PRACTICAL HYPERTENSIONOLOGY

实用高血压学

陈敬章

第 4 版

上卷

主 编　余振球　牟建军　钟久昌

科学出版社

北　京

内 容 简 介

本书在全面总结我国高血压防治成就与实际经验的基础上，对当前国内外高血压学学科各领域的新进展、新成果及新方法进行整理和合理评价，对《实用高血压学》进行了全面系统的修订，以满足今后我国高血压诊断、治疗、预防和研究的实际需要。本书围绕系统的基础理论、综合诊断方法和高血压科疾病治疗进行介绍，特别是对高血压学学科涉及的各种类型原发性高血压、继发性高血压原发疾病、靶器官损害与心血管疾病等多种疾病，既有明确的分类，又有详细的基础理论、系统诊断思路、全面检查方法和综合处理措施的介绍，强调要全面综合诊疗高血压患者存在的各种疾病；强调推进高血压分级诊疗和医院各科高血压协同诊疗，突出开展高血压防治是我国健康促进的关键环节。

本书既可作为高血压专业医师深入开展研究和教学的参考书，也可作为全国各级医疗机构、医院各科临床医师开展高血压医疗与预防工作的工具书，以及广大医学院校师生的教学参考书。

图书在版编目（CIP）数据

实用高血压学：全 2 卷 / 余振球，牟建军，钟久昌主编. —4 版. —北京：科学出版社，2023.6

ISBN 978-7-03-074130-1

Ⅰ.①实… Ⅱ.①余… ②牟… ③钟… Ⅲ.①高血压–诊疗 Ⅳ.①R544.1

中国版本图书馆 CIP 数据核字（2022）第 232715 号

责任编辑：马晓伟 王先省 刘 川 刘天然 / 责任校对：张小霞
责任印制：赵 博 / 封面设计：吴朝洪

科 学 出 版 社 出版

北京东黄城根北街 16 号
邮政编码：100717
http://www.sciencep.com

北京中科印刷有限公司印刷
科学出版社发行 各地新华书店经销
*

1993 年 6 月第 一 版 开本：889×1194 1/16
2023 年 6 月第 四 版 印张：104 1/2 插页：8
2024 年 3 月第五次印刷 字数：3 084 000

定价：398.00 元（全 2 卷）
（如有印装质量问题，我社负责调换）

研究高血压学　保护人民健康

荟萃科学智慧　促进科技进步

为《实用高血压学》题

钱信忠

一九九三年冬月

《实用高血压学》（第4版）编委会

主　编　余振球　年建军　钟久昌

编　委　（按姓氏笔画排序）

于汇民　马长生　马武开　王　浩　王永梅　王增武

王聪霞　孔　羽　卢　琳　田　刚　田　野　田小园

田红燕　史雪辉　冯颖青　匡泽民　朱俊明　朱栓立

朱鼎良　刘唐威　刘德平　米玉红　米宏志　孙　刚

孙　瑜　孙永华　年建军　李　红　李　航　李文歌

李忠艳　李南方　杨天伦　杨媛华　吴　镝　吴海英

余　静　余振球　邹云增　汪　芳　沈小梅　宋　雷

宋海庆　初少莉　张　萍　张　彬　张　薇　张延玲

张抒扬　张奉春　张新军　陆立鹤　陆召麟　陈　忠

陈可翼　陈鲁原　武力勇　金　梅　郑斯宏　郑德裕

赵仙先　赵兴胜　赵连成　赵秋平　胡　荣　钟久昌

姜永光　勇　强　骆雷鸣　袁　刚　袁　洪　格桑罗布

党爱民　袁敬柏　郭　宏　陶　军　陶　红　黄荣杰

商黔惠　谌贻璞　隋　准　惠周光　曾春雨　谢良地

蔡　军　薛军辉　戴秋艳

秘　书　石乙君　杨定燕

《实用高血压学》（第4版）编者名单

（按章节编者出现顺序排列）

余振球　首都医科大学附属北京安贞医院高血压科，贵州省高血压诊疗中心，贵州医科大学附属医院高血压科

赵　力　山西医科大学第一医院心内科

王增武　中国医学科学院阜外医院，国家心血管病中心社区防治部

万志敏　贵州医科大学附属医院高血压科

黄素兰　新疆维吾尔自治区人民医院高血压中心，常德市第一人民医院心血管内科

吴冬菊　贵州省高血压诊疗中心，贵州医科大学附属医院高血压科

陆立鹤　中山大学中山医学院，病理与病理生理学系

李　昊　西安交通大学第一附属医院重症医学科

田　刚　西安交通大学第一附属医院心血管内科

邹　雪　陆军军医大学第三附属医院心血管内科

曾春雨　陆军军医大学第三附属医院心血管病专科医院，重庆市心血管病研究所心内科

张振洲　首都医科大学附属北京朝阳医院心内科

钟久昌　首都医科大学附属北京朝阳医院心脏中心、高血压学科，北京市高血压重点实验室

王时俊　复旦大学附属中山医院中心实验室

邹云增　复旦大学附属中山医院中心实验室

赵仙先　海军军医大学第一附属医院（上海长海医院）心血管内科

冯　灿　海军军医大学第一附属医院（上海长海医院）心血管内科

金海燕　上海交通大学附属瑞金医院临床心理科

卢新政　江苏省人民医院高血压病房

余冰波　广州市第一人民医院心内科

陶　军　中山大学附属第一医院心内科，高血压中心、高血压血管病科

孙　燕　北京大学第一医院儿科

杜军保　北京大学第一医院儿科

余　静　兰州大学第二医院心血管内科，心血管内科学教研室、心血管疾病防控实验室

张延玲　澳大利亚新南威尔士大学生理药理学院

蒋　文　新疆维吾尔自治区人民医院高血压中心，新疆维吾尔自治区人民医院内科教研室

李南方　新疆维吾尔自治区人民医院高血压中心，国家卫健委高血压诊疗研究重点实验室、新疆高血压研究所

蔡　军　中国医学科学院阜外医院高血压中心

李双越　中国医学科学院阜外医院高血压中心

周晓敏　广东省人民医院心内科

于汇民　广东省人民医院，广东省人民医院南海医院

黄　辉　中山大学心血管内科

朱鼎良　上海交通大学附属瑞金医院，上海市高血压研究所

刘　丹　贵州省高血压诊疗中心，贵州医科大学附属医院高血压科

李　航　中国医学科学院北京协和医学院北京协和医院内科学系肾内科

李　威　贵州医科大学附属医院高血压科

钟　明　山东大学齐鲁医院心内科高血压专业

张　薇　山东大学齐鲁医院心内科

勇　强　北京儿童医院顺义妇幼医院

王明月　首都医科大学附属北京安贞医院综合超声科

田　菊　首都医科大学附属北京安贞医院综合超声科

董　薇　首都医科大学附属北京安贞医院核医学科

米宏志　首都医科大学附属北京安贞医院核医学科

王永梅　首都医科大学附属北京安贞医院影像科

田小园　中国医学科学院阜外医院深圳医院高血压病房

邓茜匀　中国医学科学院阜外医院深圳医院高血压病房

周　龙　四川省医学科学院，四川省人民医院心血管病研究所

赵连成　中国医学科学院阜外医院，国家心血管病中心社区防治部

孙　刚　包头医学院第二附属医院心内科

岳建伟　包头医学院第二附属医院心内科

魏晓红　包头市中心医院心内科

陈鲁原　广东省人民医院心血管内科

冯颖青　广东省人民医院高血压研究室

蔡安平　广东省人民医院高血压研究室

牟建军　西安交通大学第一附属医院心血管内科

王科科　西安交通大学第一附属医院心血管内科

胡佳文　西安交通大学第一附属医院心血管内科

严　瑜　西安交通大学第一附属医院心血管内科

高　渊　西安交通大学第一附属医院心血管内科

曹瑜梦　西安交通大学第一附属医院心血管内科

王聪霞　西安交通大学第二附属医院心内科

张新军　四川大学华西医院老年医学中心

袁敬柏　中国医学科学院西苑医院

陈可冀　国家中医心血管病临床医学研究中心，中国中医科学院

张抒扬　中国医学科学院北京协和医学院北京协和医院心内科

陶　红　首都医科大学附属北京安贞医院内分泌代谢科

汪　芳　北京医院心内科

王翔凌　北京医院心内科

裴作为　大连理工大学附属中心医院高血压心脏康复科

任金霞　中国人民解放军总医院第二医学中心心内科

骆雷鸣　中国人民解放军总医院第二医学中心心内科

党爱民　中国医学科学院阜外医院特需医疗中心

程　楠　中国医学科学院阜外医院特需医疗中心

顾莹珍　中国医学科学院阜外医院特需医疗中心

张　萍　贵州省人民医院心内科

刘　微　贵州省人民医院心内科

田红燕　西安交通大学第一附属医院周围血管科

秦　皓　西安交通大学第一附属医院周围血管科

姜永光　首都医科大学附属北京安贞医院泌尿外科

冯　涛　首都医科大学附属北京安贞医院泌尿外科

吕纳强　中国医学科学院阜外医院特需医疗中心

段小容　贵州省高血压诊疗中心，贵州医科大学附属医院高血压科

王　浩　河南省人民医院高血压科

赵海鹰　河南省高血压防治中心，河南省人民医院高血压科

王珊珊　河南省人民医院高血压科

钟　娅　贵州省高血压诊疗中心，贵州医科大学附属医院高血压科

陈隽雯　首都医科大学附属北京安贞医院急诊危重症中心

贺晓楠　首都医科大学附属北京安贞医院急诊危重症中心

米玉红　首都医科大学附属北京安贞医院急诊危重症中心

张念荣　中日友好医院肾病科

李文歌　中日友好医院肾病科

欧筱雯　福建省高血压研究所，福建医科大学附属第一医院全科医学科

韩　英　福建省高血压研究所，福建医科大学附属第一医院老年科

谢良地　福建省高血压研究所，福建医科大学附属第一医院全科医学科

沈小梅　山西医科大学第一医院高血压科

阴文杰　山西医科大学第一医院高血压科

黄荣杰　广西医科大学第一附属医院心血管内科三病区（高血压病区）

刘唐威　广西医科大学第一附属医院心血管内科三病区（高血压病区），广西心血管病研究所

曾学寨　北京医院心内科

刘德平　北京医院心内科

金　梅　首都医科大学附属北京安贞医院小儿心脏中心

上官文　首都医科大学附属北京安贞医院小儿心脏中心

刘　莉　贵州省高血压诊疗中心，贵州医科大学附属医院高血压科

李忠艳　大连医科大学附属第二医院心血管内科

王俐达　大连医科大学附属第二医院心血管内科

格桑罗布　西藏自治区人民医院，西藏高原医学研究所，西藏自治区心脏病中心

葛毅萍　青岛阜外心血管病医院心内科

张　彬　青岛阜外心血管病医院心脏中心

田　野　南方科技大学附属第二医院，深圳市第三人民医院心内科

郭　宏　哈尔滨医科大学附属第一医院心内科五病区

李治菁　贵州省高血压诊疗中心，贵州医科大学附属医院高血压科

薛军辉　空军军医大学航空航天医学系航空航天临床医学中心

赵兴胜　内蒙古自治区人民医院心血管内科

吴　云　内蒙古自治区人民医院心血管内科

田英杰　内蒙古自治区人民医院心血管内科

司胜勇　贵州省高血压诊疗中心，贵州医科大学附属医院高血压科

马　琼　西安交通大学第一附属医院心血管内科

匡泽民　首都医科大学附属北京安贞医院心脏内科医学中心-高血压中心

吴海英　中国医学科学院阜外医院高血压病房

马文君　中国医学科学院阜外医院高血压病房

赵建雯　新疆维吾尔自治区人民医院高血压中心

洪　静　新疆维吾尔自治区人民医院高血压中心，国家卫健委高血压诊疗研究重点实验室

翁春艳　中南大学湘雅三医院心内科

唐晓鸿　中南大学湘雅三医院心内科

袁　洪　中南大学湘雅三医院心内科

杨天伦　中南大学湘雅医院心内科

肖　轶　中南大学湘雅医院心内科

陈建勇　上海交通大学医学院附属新华医院耳鼻喉-头颈外科

张　华　首都医科大学附属北京同仁医院北京市耳鼻咽喉科研究所

孔　燕　上海交通大学医学院附属瑞金医院高血压科，上海市高血压研究所

初少莉　上海交通大学医学院附属瑞金医院高血压科，上海市高血压研究所

李志昭　首都医科大学附属北京地坛医院心内科

杨媛华　首都医科大学附属北京朝阳医院呼吸与危重症医学科

宋　雷　中国医学科学院阜外医院内科管委会心肌病病区

刘　凯　中国医学科学院阜外医院心血管内科

卢　琳　中国医学科学院北京协和医学院北京协和医院内分泌科

陆召麟　中国医学科学院北京协和医学院北京协和医院内分泌科

杨定燕　贵州医科大学附属医院高血压科

朱栓立　清华大学第一附属医院内分泌科

李红梅　清华大学第一附属医院内分泌科

缪思斯　贵州省高血压诊疗中心，贵州医科大学附属医院高血压科

曾之昀　华中科技大学同济医学院附属同济医院内分泌内科

袁　刚　华中科技大学同济医学院附属同济医院内分泌内科

徐潇漪　首都医科大学附属北京安贞医院肾内科

谌贻璞　首都医科大学附属北京安贞医院肾内科

褚　敏　首都医科大学宣武医院神经内科

武力勇　首都医科大学宣武医院神经内科

张奉春　中国医学科学院北京协和医学院北京协和医院风湿免疫科

陈志磊　首都医科大学附属北京潞河医院内分泌代谢与免疫性疾病中心

郑德裕　中国医学科学院阜外医院高血压中心

邢晓然　首都医科大学附属北京安贞医院心脏内科医学中心高血压中心

朱毓纯　北京大学第一医院妇产科

孙　瑜　北京大学第一医院妇产科

戴秋艳　上海交通大学医学院附属第一人民医院心内科

刘　海　襄阳市中心医院心血管内科

孙宝贵　上海远大心胸医院（原上海第一人民医院）心内科

孙永华　北京大学医学部，北京积水潭医院烧伤科

胡骁骅　北京大学医学部，北京积水潭医院烧伤科

许东奎　国家癌症中心，国家肿瘤临床医学研究中心，中国医学科学院肿瘤医院特需医疗部

惠周光　国家癌症中心，国家肿瘤临床医学研究中心，中国医学科学院肿瘤医院特需医疗部

马武开　贵州中医药大学第二附属医院风湿免疫科

曾　苹　贵州中医药大学第二附属医院风湿免疫科

王聪水　广西医科大学附属肿瘤医院心肺功能中心

彭丹丹　贵州医科大学附属医院高血压科

隋　准　北京大学人民医院内科教研室肾内科

印　清　贵州省高血压诊疗中心，贵州医科大学附属医院高血压科

沙忠心　贵州医科大学附属医院高血压科

胡　荣　首都医科大学附属北京安贞医院心脏内科医学中心

石乙君　贵州省高血压诊疗中心，贵州医科大学附属医院高血压科

周　雪　贵州医科大学附属医院高血压科

马长生　首都医科大学附属北京安贞医院心脏内科医学中心，国家心血管疾病临床医学研究中心，北京市心血管疾病防治办公室，首都医科大学心脏病学系

夏时俊　首都医科大学附属北京安贞医院心脏内科医学中心-心律失常中心

刘　畅　清华长庚医院老年医学科

黄福华　南京医科大学附属南京市第一医院心胸血管外科

鞠　帆　中国医学科学院阜外医院成人外科中心

郑斯宏　首都医科大学附属北京安贞医院心脏外科实验室

李　红　首都医科大学附属北京安贞医院急诊危重症中心

雷　轩　首都医科大学附属北京胸科医院急诊科

宋海庆　首都医科大学宣武医院神经内科

武　霄　首都医科大学宣武医院神经内科

孙　蔚　首都医科大学宣武医院神经内科

吴　镝　北京电力医院肾脏内科

耿晓东　中国人民解放军总医院第一医学中心肾脏病医学部

宋成成　北京电力医院肾脏内科

孔　羽　首都医科大学附属北京安贞医院心脏内科医学中心-心律失常中心

朱俊明　首都医科大学附属北京安贞医院心脏外科医学中心-主动脉外科中心

肖付诚　首都医科大学附属北京安贞医院心脏外科医学中心-主动脉外科中心

陈　忠　首都医科大学附属北京安贞医院血管外科

寇　镭　首都医科大学附属北京安贞医院血管外科

史雪辉　首都医科大学附属北京同仁医院眼科中心

马小青　首都医科大学附属北京同仁医院眼科中心

商黔惠　遵义医科大学第一附属医院临床医学研究所、心血管病研究所、高血压研究室

陈春艳　贵州省人民医院心内科

钟婧捷　贵州省高血压诊疗中心，贵州医科大学附属医院高血压科

赵秋平　阜外华中心血管病医院高血压病区

陈　慧　阜外华中心血管病医院高血压病区

饶　静　贵州医科大学附属医院儿童肾脏风湿科

唐一平　首都医科大学附属北京安贞医院心脏内科医学中心-高血压中心

第 4 版 序

2022 年大年初三，接到余振球医师给我的拜年电话，并告诉我《实用高血压学》(第 4 版)已着手修订，编撰工作即将收尾，请我为该书作序。春节期间得知这一消息，真是特别令人高兴，一幕幕往事又浮现在眼前。

2009 年，新中国成立 60 周年之际，由余振球主持对全国高血压专家、学者进行了多种形式的采访，总结并编撰了《中国高血压防治历史》。还记得当时为了收集新疆维吾尔自治区高血压防治成就与经验，他特地赶到乌鲁木齐采访了我们新疆的专家。他对我们及时开展高血压防治工作以及取得的成绩表示钦佩，向我询问我们开展高血压防治工作的具体做法以及如何克服困难开展工作的。"我负责和参加了新疆三次全国高血压普查，1959 年刚开始普查的时候条件非常艰苦，我们下基层都是住在简陋的学校宿舍或澡堂、旅馆，语言又不通，我们依靠当地医务人员和群众协助筛查，认真做培训工作，在当地政府的组织、支持和帮助下，普查无遗漏，工作圆满完成，受到了卫生部的好评……"余振球听得非常认真，并且还打开录音笔，手里不停地记录着。我倒变得很好奇，问余振球："这些也是高血压防治的成就？也要写进《中国高血压防治历史》中吗？""这些工作和做法是使中国高血压、心血管疾病防治事业取得伟大成就的保证和支撑"，余振球激动和兴奋地说，"你们开展高血压防治工作的这些迎难而上、勇于探索的事迹和精神必须记录下来，要永远鼓励和教育后来人"。

可以自豪地说，我们这一代人是新中国医疗卫生工作的开拓者，也是祖国卫生与健康事业发展的参与者和见证者。1949 年新中国成立，1950 年初，毛主席、周总理批准兴建新疆医学院及其第一附属医院。1955 年我从兰州大学医学院毕业后，被分配到新疆工作。当时新疆医学院(1998 年改名为新疆医科大学)正在兴建，而第一附属医院的建设更是从零开始。我们就一边工作，一边劳动建院，修路种树；资料匮乏，就向内地亲友求援，自编教材。1956 年 10 月，新疆医学院第一附属医院迎来第一批学生和患者。1958~1959 年，我作为骨干医师被派到中国医学科学院北京协和医院和阜外医院进修学习。回来后，我感到浑身是劲，与大家团结协作，克服各种困难，投入到各项工作中。在新疆医学院、第一附属医院及其内科领导的大力支持和帮助下，我们建立了心血管内科专科，它不仅是新疆地区心血管疾病患者的医疗中心，还是新疆地区心血管疾病防治人才培养的摇篮，也是新疆地区高血压、心血管疾病研究的基地。新疆第一台心导管术、第一台人工心脏起搏器、第一项心电向量图学的科研和应用都在这里开展；我们还编著出版了我国首部《临床心电向量图学》专著。我们多次深入天山南北的农林牧区、工矿、机关、学校，开展新疆地区各民族、不同生活习惯与环境条件下心血管疾病普查与研究，使科研技术与基层医疗结合在一起，开创了 14 个国内的"首先发现"，提高了新疆地区心血管疾病诊断、治疗水平，为更多的新疆居民解除了病痛。

我们教过的学生数以千计，分布在天山南北，有的已成为医疗骨干。1986 年，国务院学位委员会批准新疆医学院为自治区首个博士学位授权点（心血管内科博士点）。截至目前这里培养的研究生已遍布全国，有的已成为全国知名专家教授；同时第一附属医院心血管内科发展成为心脏中心。

在党和国家对新疆医疗卫生与健康事业的高度重视和大力支持下，新疆的高血压防治事业紧跟国家发展的步伐。1997 年，自治区人民医院高血压科、高血压研究室成立；2003 年，自治区高血压研究所在自治区人民医院挂牌成立，同年，新疆医科大学第一附属医院高血压科和高血压研究室成立。这些专业高血压机构担负着新疆地区高血压、心血管疾病医疗、科研、预防和教学重任。学科带头人李南方、徐新娟等都是新疆自己培养出来的。他们开展的新疆地区少数民族高血压和心血管疾病流行病学调查、发病机制研究、诊断与治疗方法探讨等工作已形成特色；在高血压专科基础理论研究，继发性高血压鉴别诊断平台搭建与学科著作编撰，以及患者心脑肾保护、高血压防治网络和体系建设、人才培养和人才队伍建设、分级诊疗推进等方面也走在全国前列。

我们在见证新疆高血压防治事业发展与进步的历程中深刻认识到，黄家驷、张锡钧、吴英恺、黄宛、邝安堃等老一辈医学家们开创、组织和带领下开展的我国高血压、心血管疾病防治事业，经过几代人的紧紧跟随，已拓展深入到医学各领域，推广传播到各地区，大大促进了全国高血压诊断、治疗与预防工作。

由当年的"要治心脏病，先控高血压"发展到"早期心血管疾病、发展中高血压也要治疗"；由"高血压是全身性疾病"发展成"高血压学、大高血压学"；由早期对发热、年轻、女性、顽固性等特殊高血压患者"要查原因"发展到继发性高血压鉴别理念和思路形成，使一些少见继发性高血压原发疾病能被及时发现与对因治疗；由"社区防治、人群防治"发展到"高血压防治网络和体系建立"；由单纯降压方案的制定到高血压诊疗规范形成；流行病学调查从普查发展到人群监测和明确高血压发展变化规律，确定防治重点人群；高血压治疗从寻找降压药物到精准方案推出……总之，高血压学学科基础理论研究越来越深入，诊断方法越来越准确可靠，治疗方案越来越精准有效，从而为真正达到防治高血压、保护心脑肾的目的，为促进我国城乡居民的身体健康发挥保障和支撑作用。《实用高血压学》（第 4 版）将在这些方面有详细准确的论述和合理的评价。

放下电话，我从家里书柜中找到前 3 版《实用高血压学》，立即重新阅读。1993 年开始编撰《实用高血压学》时，陶寿淇、刘力生、赵光胜、曾贵云、龚兰生、孙衍庆等权威专家亲自赐稿，保证并提高了著作质量和学术水平，助力该书对推进高血压学学科发展的作用。在之后的多次再版和本版修订中，陈可冀院士、郑德裕教授、孙永华教授等老一辈医学家们还在为该书亲自撰稿或指导年轻专家写出高水平的书稿，使我们感受到了他们的科学热情和专业精神。

《实用高血压学》从开始编撰便明确了学科理念，重视学科建设，明确提出与国内外高血压专著的不同之处：第一，是学科著作，即高血压学（hypertensionology），而不是高血压病学（hypertension）；第二，介绍的是高血压学学科包含的疾病及其关系，因此原发性高血压、继发性高血压、心血管疾病所有危险因素、靶器官损害和心血管疾病是并列的，必须同时进行诊断与处理；等等。特别是通过几次再版，该书在内容上不断创新，在学科体系上进一步完善，既吸收了国际先进的高血压诊疗方法和技术，又结合了我国高血压防治实际情况和高血压患者的特点，对满足我国高血压研究、诊疗、预防和教学需求具有重要意义。

为适应临床诊疗工作的需要，很多理论和实践需要不断补充和创新，这些是学科建设不断发展与完善的依据。《实用高血压学》（第 4 版）对高血压学学科涉及的各种疾病的分类更加明晰，既包含系统的诊疗思路、全面的检查方法和综合的处理措施，又包含继发性高血压筛查和各种心血管疾病的诊断思路。该书既以大高血压学为指导，又准确把握各种类型原发性高血压、继发性高血压原发疾病、靶器官损害与心血管疾病，对各种心血管疾病危险因素进行了系统、有效的疏理；并在推进高血压分级诊疗、医院各科协同诊疗及以高血压防治为重点的健康促进方面进行了详细论述和说明，这将对提高我国高血压控制率和心血管疾病诊疗水平有极大的促进作用。该书还拓展了高血压学学科建设的内涵和特殊性：专业高血压机构的专家学者要会开展高血压基础理论研究、药理学研究、流行病学调查、实验室检查等；对涉及高血压亚专业学科的各种疾病要给予先进、有效的诊疗；搭建高血压防治网络和体系，注重人才培养和人才队伍建设，推进高血压分级诊疗和医院各科协同诊疗，以及做好健康促进等均是学科建设的重要内容。

高血压涉及的疾病很多，这些疾病均会影响身体健康，因此必须尽早发现、及时处理，应该说没有主次之分。全国各地不同人群中都存在高血压患者，各级医疗机构的各级医务人员都要积极参与本地区高血压防治工作。以大高血压学学科理论指导今后我国高血压研究、诊疗、预防与教学工作，必将推动我国高血压防治事业持续创新发展。我相信该书的出版会对高血压学学科建设、各地专业高血压机构的建设和发展起到更加积极的促进作用。

新疆医科大学暨第一附属医院

2022 年元宵节

第 1 版 序

在发达国家和比较发达的国家，高血压是成年人最为常见的多发病之一，其患病率可高达 20%以上。即便在许多发展中国家，近年来高血压的患病率也在不断增长。我国自 1959 年开始对高血压开展普查防治工作，那时成年人高血压的患病率还不到 5%。1970~1980 年我们进行了第二次全国 29 个省市的高血压抽样普查，15 岁以上人群高血压（包括临界高血压）的患病率为 7.7%。其中 13 个省市的高血压患病率与 1959 年相比，在 20 年间平均上升了 50%，有的省市上升了 100%。1990~1991 年进行了第三次全国高血压普查，高血压患病率在近十年间又有显著的增长，估计全国至少有 6000 万人患高血压病，这已成为一个不能不引起特别重视的有关人民健康的大问题。

从 20 世纪 70 年代初至今，20 年来我国有些地区和医疗科研单位在城市、农村、工厂、机关、学校开展了高血压的基层人群防治，取得了较好的效果，但这类工作所包括的人口范围还比较局限，我们必须积极扩大防治面，并把临床、人群防治和有关的基础研究结合起来，将高血压的防治科研工作迅速推广普及，才能在全民保健的基础上更有效地控制这一危害人民健康的常见病。

高血压病是一种心血管系统疾病，但涉及多方面的病因因素，既有遗传因素，也有后天所得因素，如吸烟、饮酒、膳食、工作及生活方式、社会环境、心理状态等。因此，在治疗和预防方面必须根据患者的具体情况，首先采用非药物基础治疗，即病因疗法；对于采用非药物治疗而不能控制血压的轻型高血压患者也必须采用降压药物治疗。高血压一经定型几乎是一个终身的问题，为此针对高血压患者进行应有的防治常识宣传教育，帮助患者开展并坚持自我保健是十分重要的一环。

我国高血压防治科研工作已有了一定的基础，各级卫生行政部门为广大医务工作者提供了许多有利条件。近年来，我国又成立了高血压联盟，以推动高血压的防治科研工作和促进国际学术交流，这都为进一步控制高血压提供了良好的条件。

由余振球等几十位专家学者编著的这部《实用高血压学》，包括了高血压的病因、病理、临床防治、科研等各个方面，内容丰富、实用，为我国高血压的防治科研增添了有价值的文献。我相信这本书的问世必将对我国高血压防治研究的普及和提高起到促进作用，我在此表示衷心的祝贺。也愿借此机会向我国广大医务工作者提出倡议，人人都要在各自的工作岗位上为防治、研究高血压多做工作，为我国人民保健贡献力量，为世界人民健康贡献力量。

吴英恺

1993 年 6 月 15 日

第4版前言

在中国共产党的领导下，祖国各项事业蓬勃发展，取得了令世人瞩目的伟大成就。我国的医学事业也在不断进步，为广大城乡居民的健康提供保障。回顾和总结百年来我国高血压防治的成就与经验，我们高兴地看到党和国家一直高度重视高血压防治事业，及时组织专家开展高血压防治工作；我们也看到老一辈医学家为人民健康服务的高尚精神、严谨态度和科学作风，这些早已为我国高血压、心血管疾病等慢病防治事业奠定了坚实的基础。通过几代医学专家的不懈努力、艰苦奋斗和积极探索，我国高血压防治工作经历了及时启动、快速推进到网络和体系建立与覆盖的过程；我国高血压诊疗工作经历了寻找高血压原因、探讨诊疗方法到确定重点人群等几个关键环节；我国高血压学学科建设经历了学科形成、专业高血压机构完善到诊疗规范制定与推广的完整体系。

在我国开展高血压防治事业的征途中，老一辈医学家们及时借鉴发达国家先进的医学技术，启动我国高血压防治事业；认真学习和运用国际上先进的诊疗方法，开展高血压、心血管疾病等慢病诊断、治疗与研究；并在坚持学习、研究、吸收国际高血压、心血管疾病等慢病先进诊断经验和有效治疗方法基础上，努力赶超世界发达国家的先进水平；结合我国实际情况和高血压、心血管疾病等慢病发生发展的客观规律，使我国高血压防治事业一直健康稳步发展，使广大患者的心脑肾得到及时保护，为我国全民健康目标的实现做出贡献。

现在高血压作为一门独立的学科确立，大高血压学学科理论形成，一些专业高血压机构逐渐建立，高血压诊断与处理设备、设施逐渐完善，更加科学合理的高血压科疾病诊疗规范、原则和方法的推出又促进了我国高血压学学科体系的建设，保障了高血压患者诊断、治疗与预防的需要。我国长期高血压防治实践经验证明，有学科理念的正确引领，充分发挥专业团队的保障作用，就能使高血压防治事业顺利、健康、快速发展。这是中国医学科学家们对世界高血压防治事业的重要贡献。

正是在全面总结我国高血压防治成果与成功经验基础上，结合今后我国高血压防治实际情况，合理评价、借鉴国际上高血压防治的新进展与新方法，邀请我国高血压学学科各领域专家学者对《实用高血压学》进行修订再版，使得本书具有以下几方面的特点：

（1）学科理念指引。高血压是由不同原因和疾病引起的，高血压又是导致患者心脑肾损害和心血管疾病的原因，其诊断、治疗与研究涉及医学各领域。高血压学学科涉及的疾病范围广泛，这些疾病之间存在密切的内在联系。在高血压患者诊疗工作中，既要紧紧抓住控制患者血压这一根本，还要对高血压患者存在的所有与高血压密切相关的疾病同时进行诊治，才能真正使患者的高血压病因得到治疗，使高血压导致的心脑肾损害和心血管疾病得到有效控制，才能真正提高我国高血压患者的血压控制率。大高血压学理论认为人体作为生命的有机整体，疾病发生发展不单单是某一器官发生的病理生理性改变，而是一系列病理生理性改变，首先以某一器官损害为突出表现。所以，当高血压患者出现任一心血管疾病时，提示临床医师要同时想到另外的器官也会发生病变，要按照一定的诊断思路查找患者已存在的其他靶器官损害或心血管疾病。重视和引导医院各科医师都要而且都会开展高血压协同诊疗工作，才能保证我国高血压患者的血压得到控制，心脑肾得到保护。

（2）突出学科建设。作为专科著作，要介绍高血压学学科形成与发展，高血压流行病学和人群监测，确定高血压科疾病范围与分类，高血压患者的评估，高血压科病历特点与分析；还要详细论述高血压发病机制，涉及高血压相关疾病的诊断、治疗、研究和预防。由于高血压学涉及的领域广泛，分类较多，形成了一些相对独立的高血压亚学科，及时对这些亚学科的概念、任务、工作范围进行明确规定，是抓好高血压学学科建设的重要内容。各系统器官的很多疾病能引起高血压，而高血压又会导致这些系统器官疾病的发生，以系统为主题的学组如神经学组、心脏学组、肾脏学组等的成立有助于高血压诊断与治疗水平的提高。高血压涉及的群体范围广泛，各地区、各级医疗机构都要开展高血压防治工作，所以高血压防治人才培养与人才队伍建设是大高血压学理论的重要内容，也是高血压学学科建设的主题。高血压学学科建设要求高血压专家、学者能运用基础医学、流行病学、药理学和临床医学的知识，并将其有机结合起来更好地做好高血压防治事业。

（3）注重诊疗工作。从我国高血压患者的诊断、治疗、预防、研究和教学实际出发，本书既为临床医师诊疗高血压提供可以借鉴的总的诊疗思路、继发性高血压鉴别诊断思路及高血压患者心血管疾病筛查的诊断思路，又对各种检查方法进行科学的评价，再详细系统地介绍高血压的各种治疗方法，以及各种类型、原因和情况下高血压和高血压导致的各种心血管疾病的处理原则和有效治疗方法，从而能结合患者的实际情况，给予最佳诊断与最有效的治疗。对国际上高血压防治方面的新进展、新成果与新方法进行认真分析与评价，尽量把符合我国高血压防治实际需要的进展与方法介绍并推荐给读者。

（4）重视健康促进。高血压是心血管疾病的主要危险因素，控制高血压是预防心血管疾病的根本。推进高血压分级诊疗，带动和指导各级医疗机构能按高血压专科诊疗的方法完成各地区高血压诊疗工作；倡导与指导大中型医院各科高血压协同诊疗，全面提高我国高血压控制率。高血压科疾病涉及全身各系统很多器官，以高血压患者为主体的疾病诊疗能使很多慢病得到预防与控制，以高血压防治为重点的健康促进就能覆盖到全人群。在人们生命的各个阶段进行血压管理，不仅能推进高血压防治工作，而且能使城乡居民高血压、心血管疾病等慢病预防工作有效落地，为做好健康促进，实现全民健康尽心尽力。

（5）解决实际问题。新中国成立后，我国先后进行了 5 次大规模关于高血压的流行病学调查，结果显示我国高血压患病率一直在上升，高血压知晓率、治疗率与控制率虽然也在上升，但增长幅度和速度远不及患病率。要提高高血压控制率，特别是接受治疗者的控制率，既要找到有效的方法和合理的措施，又要求各级医疗机构、各级医务人员共同努力。高血压学学科定义让大家认识到高血压很复杂，需要专科诊疗才能真正解决问题，但现在建立的高血压专科远远不能满足我国高血压患者诊疗的需要。所以，要建立健全高血压防治网络和体系；全国各地要培养具有较高水平的专业人才，组建人才队伍；大、中型医院各科也要达到一定技术水平以诊疗各科高血压患者；专业高血压机构要研究、制定适合各级医疗机构对高血压患者开展同质化诊疗的规范。本书充分考虑了这些方面的迫切需要，希望为提高我国高血压控制率发挥重要和积极的作用。

本书在修订再版过程中，得到了各级领导的重视与关心，以及医学各领域广大专家的支持与帮助。老一辈医学家怀着对科学事业的无限热爱，对人民健康的高度责任感，积极参与本书的编撰和审阅工作。92 岁的陈可冀院士一直重视、支持、指导和参与本书各版的编撰工作。91 岁的郑德裕教授一直从事大动脉炎的诊断、治疗和研究工作，取得重大成绩，并为本书第 1～4 版撰写书稿。近 90 岁的孙永华教授从第 1 版开始撰写了高水平的书稿，在第 4 版中又带着学生对烧伤高血压进行了全面、系统的修订。80 多岁的陆召麟教授、李长育教授、彭荔薰教授、谌贻璞教授推荐、指导优秀中青年专家撰写书稿，精心修订。朱鼎良教授对本书第二编"血压的调节与高血压发病机制"进行审校。这些专家的参与保证了本书的质量。

新中国成立后，这些老一辈医学专家奔赴祖国各地，支援我国医学健康事业。他们看到自己开创的高血压、心血管疾病等慢病的诊疗工作得到发展、壮大和创新，感受到我国医学事业为人民健康提供了可靠支撑，心中无比高兴。何秉贤教授极为热情地为本书作序，对高血压学学科建立给予了充分肯定和支持；对于我国专业高血压机构的建立，尤其是高血压防治网络和体系的建立感到由衷的高兴。他鼓励并支持我们进一步做好学科建设，为中国高血压防治事业做出更大的贡献。

高血压学学科涉及的病种很多，随着基础研究不断深入，各种诊断与处理方法发展迅速，有的已经过临床检验并获公认，有的正在接受临床检验，有的则刚刚公布。任何一部著作要将非常庞杂的理论与实践知识总结、反映出来，并给予合适准确的评价都实属不易。准确地将涉及高血压学学科各类疾病诊断、治疗与研究的方法推荐给广大读者非常重要，也是我们的职责所在。我们深知，要保证准确是件很难的事，我们本着从众多诊疗方法中为高血压患者制定出科学、合理的诊疗规范的原则，对每一章书稿进行反复审校和修改。编写工作得到了专家们的理解、支持与配合，在此深表感谢。石乙君、杨定燕、李威、段小容等学生对书中各类数据、参考文献等进行了严格、反复的核对，感谢她们为本书的整理付出的辛勤劳动。

本版既对大高血压学理论进行了系统、全面的论述和阐释，又为今后高血压学学科建设、中国高血压防治事业的创新发展提供了新思路和新方法。在全面总结大高血压学理论指导高血压防治事业和临床实践的基础上，我们不仅提出了很多新观点、新概念，还对一些易于忽视或令人困扰的问题进行了分析，探讨了解决这些问题的方法。此外，书中的术语、导读等可帮助读者更好地理解和应用本书。

由于时间和精力有限，书中不足之处在所难免，恳请广大读者不吝指正。

首都医科大学附属北京安贞医院高血压科创科主任
贵州省高血压诊疗中心主任
贵州医科大学附属医院高血压科主任
中国农村卫生协会副会长
中国农村卫生协会高血压专业分会会长
《中华高血压杂志》编辑委员会常委

2022 年 8 月

第1版前言

高血压一方面是不同原因和疾病所引起的临床表现，一方面又作为原因导致心脑肾等重要器官的损害。这些高血压相关疾病的诊断、治疗及研究涉及医学各个领域，并形成一门独立的学科，即高血压学（hypertensionology）。

1827年，有人观察到一些慢性肾脏病患者出现左室扩大，提示可能与血管阻力增加有关，从此人们开始了高血压的研究，并相继设计与研制成功血压计、提出原发性高血压发病因素诸学说、证实肾血管狭窄导致持久性高血压等。但直到1927年才有人积极提倡降压，经过长期争论，到20世纪50年代初第一种降压药物出现，人们才开始重视降血压治疗。

20世纪50年代中期，流行病学家开始将研究范围扩展到慢病。对高血压诸方面的流行病学调查证明，高血压是脑血管病和心脏疾病的重要发病因素，这些疾病的发生率和死亡率与血压升高的程度密切相关，从而对高血压及其并发的种种疾病、伤残和死亡有了更深刻的了解和认识。这一时期还发现了肾素-血管紧张素系统与高血压的关系等发病机制，不同类型的继发性高血压被鉴别出来。

20世纪60年代末和70年代初开始进行了大规模临床治疗试验。综合结果显示，高血压的治疗能明显降低高血压并发症的发生率和死亡率，而对冠心病的预防作用尚不理想。80年代开始对通过降压治疗预防冠心病的发生进行了深入的研究。此外，对高血压左室肥厚的发病机制开始有了新的认识。90年代强调按照个体化用药原则，治疗各类特殊的高血压患者，并提出许多成熟的方案。与此同时，开展了心血管疾病人群防治研究；在高血压发病机制、理想的降压药物等方面的研究有了重大进展；加之先进的诊断方法和技术的应用，使更多的继发性高血压得到病因诊断并治愈；高血压并发症也得到了合理评价及早期治疗。总之，我们已在高血压症状学、病理学、病理生理学等研究领域取得了长足的进步，并且开始认识到高血压时细胞功能的变化及分子结构的改变，这些基础研究的进展，将会大大促进高血压诊断与治疗的进步。

当前，我国高血压患病率已上升到11.88%，严重威胁着人们的健康与生命，必须加强防治。高血压研究的目标是：更深入地发现和证明高血压发生的病因和机制；为使运动中或血压波动高峰时的血压被控制在理想水平，应充分应用动态血压监测来评价药物和抗高血压治疗的效果；纠正高血压时血流动力学变化；重视保护高血压时受损的血管内皮细胞的结构与功能。总之，应使高血压的治疗更合理，各种并发症的发生率和死亡率减少到最低限度，最终使高血压患者享有正常人的寿命与生活质量。

为了上述目标的实现，开拓新的思路，我们在总结国内外新成果、挖掘老一辈医学家丰富经验的基础上，结合医疗、科研和教学的实际情况，编著成此书，以满足广大医师和科技人员的迫切需要。

本书强调基础理论和临床实践密切结合，具有详细的流行病学资料，尽量全面收集继发性高血压的各种原发疾病，系统地介绍了各种情况下高血压及其并发症的诊断、治疗和预防方法，还具有总体设计新颖，内容严谨等特点。本书不仅可供临床各级医师阅读，也是医院有关辅助科室医师、基础医学研究人员、医学院校师生的重要参考书。

本书是几代科学工作者智慧的结晶，也是我们全体作者团结协作的结果。在编写过程中我们得到了各级领导的积极支持。老一辈医学家怀着对科学事业的无限热爱，对祖国未来的关心，对人民健康的高度责任感，极为热情地关怀、指导并积极参与本书的编著和审阅工作。特别是刘力生、曾贵云教授多次接见我们，在学术上给予耐心指导；陶寿淇教授亲笔撰稿，为今后高血压治疗制定了指导方针。这对本书编著工作的顺利进行起到了巨大的促进作用，也是提高与保证本书学术水平的关键。吴英恺教授极为热情地为本书作序，原卫生部部长钱信忠博士为本书题词，卫生部部长、中华医学会会长陈敏章教授为本书题写书名，这是给予我们科学工作者的巨大关怀和鼓励。

为使得本书能早日与读者见面，王江、彭彩霞、陈晓荣等近 20 位同志为本书的整理付出了辛勤的劳动。我们在此向为本书编写工作给予支持和帮助的所有人士表示衷心感谢。

由于医学科学发展很快，而本学科涉及面广，参加编写的人员较多，加上本人学识肤浅和时间有限，尽管做了很大努力，但书中定会有不足，敬请各学科专家及广大读者批评指正。

北京市心肺血管医疗研究中心

首都医学院附属北京安贞医院心内科　　余振球

1993 年 6 月

术　语

第一编　高血压学总论

高血压学　1993 年余振球提出了高血压学概念，即高血压由不同原因和疾病导致，高血压又作为原因导致心脑肾等重要靶器官损害和心血管疾病。因此，与高血压相关的疾病的诊断、治疗及研究涉及医学各领域，并形成一门独立的学科，即高血压学（hypertensionology）。

大高血压学　2016 年，余振球将高血压学发展为大高血压学，提出大高血压学概念。与高血压相关的疾病种类很多，医学各学科应从协同和关联的角度发现与诊疗高血压患者已存在的各种疾病；高血压涉及的群体范围广泛，各级医疗机构及家庭要积极主动地开展高血压防治工作，因此，高血压学已成为一个特色鲜明的大学科，即大高血压学（complex hypertensionology）。余振球指出，人体作为生命的有机整体，各系统器官联系密切，互相影响。疾病的发生发展不单单是某一器官发生病理性改变，而是一系列病理生理改变首先以某一器官损害为突出表现，高血压本身及其涉及的疾病更是如此。

专业高血压机构　指专家学者开创、卫生行政部门（或医院）批准组建的专门从事高血压诊断、治疗、研究、预防和教学的机构，是各地高血压诊疗的技术力量和引领者。例如，高血压科、高血压内分泌科、高血压血管科、高血压病区、高血压研究所、高血压诊疗中心等。

高血压科疾病　根据高血压学理论，在高血压科等专业高血压机构中，在门诊、病房等场所对涉及高血压的各种疾病患者进行系统、专业的诊疗、随诊、管理等，这些疾病总称为高血压科疾病，包括高血压原因疾病、其他心血管疾病危险因素的相关疾病、靶器官损害、心血管疾病和糖尿病等。

高血压科病历　根据高血压学理论，高血压科医师在诊治每一位高血压患者时，必须及时发现和明确诊断涉及高血压的各种疾病，并给予先进、合理、有效的处理，使心脑肾得到保护。对患者整个诊疗过程的详细记录称为高血压科病历。其书写要求与内容格式除要符合卫健管理部门的相关规定和教科书的要求外，还应包括高血压患者诊疗中的特殊内容：①病史中必须含有血压变化趋势、高血压发病情况、诊疗经过等；患者其他心血管疾病危险因素，患者靶器官损害和心血管疾病有无及其诊疗经过等。②高血压患者详细的体格检查资料或结果，特别是各种血压测定结果。③高血压患者的 13 项常规检查记录及分析。④高血压患者的特殊检查及其依据、结果分析等。

高血压患者　凡是血压超过各年龄段正常标准值者称为高血压患者，高血压患者可包含原发性高血压患者和继发性高血压患者。继发性高血压患者包括因身体各系统和除身体系统以外其他明确原因引起的血压升高者两类，这些患者会到医院相关科室就诊。高血压患者还会因靶器官损害和心血管疾病到医院相应专科就诊。医院各科对来就诊的高血压患者应协同诊疗，临床医师应对高血压患者的血压升高和其他存在的疾病尽可能做出正确评估、诊断与处理。

多发性大动脉炎 1958 年开始，黄宛及刘力生等对一组以年轻女性为主，多伴有不同程度炎性症状的重症、急进性和恶性高血压患者，采用一般抗高血压药物治疗难以奏效这一问题，通过积极观察患者病情、寻找高血压原因等措施，发现了患者主动脉及其分支的慢性、进行性、闭塞性炎症。通过对患者进行病因治疗，使其血压得到控制。黄宛及刘力生等在国际上首先研究、总结、提出了缩窄性大动脉炎（constrictive arteritis of aorta and its main branches）的概念。缩窄性大动脉炎因病变累及的动脉不同而分为不同的临床类型，以头臂部的动脉受累最为常见，常导致上肢无脉症；其次是降主动脉、腹主动脉受累所致下肢无脉症，肾动脉受累引起的肾动脉狭窄性高血压；也可见肺动脉和冠状动脉受累。后来这一概念被称为多发性大动脉炎。

高血压流行病学 高血压作为常见的非传染性慢病，是心血管疾病的主要危险因素，是危害人类健康的主要疾病，是全球疾病负担的首要病因，也是我国面临的重要公共卫生问题。流行病学研究证实高血压对人类的危害与血压水平密切相关，因而确定原发性高血压发生的危险因素，明确血压水平是高血压患者诊断、治疗和预防的主要依据等，以上是高血压流行病学的重要内容。

心血管疾病人群监测 已知高血压是引起脑卒中、冠心病等心血管疾病的最主要的发病因素，研究高血压及其有关心血管疾病的发病和死亡趋势，是探索高血压病因和评价高血压防治效果的重要方法。心血管疾病人群监测采用疾病监测的方法，对人群中心血管疾病发病和死亡进行长期的动态观察，以了解疾病的分布规律及其影响因素，从而为心血管疾病防治提供可靠的基础信息。

高血压患者诊疗的一致性 按照诊疗内容标准化、科学化，诊疗流程系统化、精准化的原则，要求各级医疗机构对每一位高血压患者所涉及的各种疾病的诊疗内容都要保持一致。诊断一致性包括：确定血压水平，为高血压患者查明原因，查清患者所有的心血管疾病危险因素，明确高血压患者已存在的靶器官损害和各种心血管疾病。治疗一致性包括：对患者进行健康教育，通过合理应用抗高血压药物、中医中药和保护靶器官的药物，以及通过外科手术和介入治疗等方法，对患者存在的疾病进行合理、有效的处理。

第二编　血压的调节与高血压发病机制

血压（blood pressure，BP） 是指由于心脏收缩和大动脉弹性回缩力推动血液在血管内流动，外周小动脉收缩和血液黏滞度对血液流动产生阻力，血液受到这对矛盾力量的作用对血管壁产生侧压力（即压强）。这里所说的血压是指动脉血压（arterial blood pressure），包括体循环动脉血压和肺循环动脉血压。临床上常把体循环动脉血压简称为"血压"。

原发性高血压的发病机制 原发性高血压（essential hypertension，EH）是指由环境因素（高盐、肥胖、吸烟、酗酒等）和不能改变的因素（遗传、年龄增大等）共同作用于机体所致体循环动脉血压增高。这些因素通过引起交感神经过度兴奋、肾素-血管紧张素-醛固酮系统过度激活、血管内皮细胞功能障碍和内分泌代谢紊乱及血压调节物质分泌异常，导致心脏泵血功能增强和（或）循环血容量过度充盈和（或）外周血管阻力增加，从而使得血管内流动的血液对单位面积血管壁的侧压力升高。

交感神经系统与高血压　　交感神经系统（sympathetic nervous system，SNS）由中枢交感神经系统、交感神经节、神经递质等组成。正常情况下，SNS 和副交感神经系统相互拮抗，实现对各器官功能的控制与调节，维持机体内环境稳定。当各种原因或刺激诱导 SNS 过度激活时，可引起体内儿茶酚胺等神经递质过度分泌，不仅导致高血压发生、发展和内分泌代谢功能紊乱，而且增加心血管疾病发生风险，还是心血管疾病发作的诱因。因此，抑制 SNS 过度激活是预防和控制血压的重要措施，针对 SNS 过度激活的治疗是降低心血管疾病发生风险的干预靶点，是预防心血管疾病急性发作的有力途径。

肾素-血管紧张素-醛固酮系统与高血压　　正常情况下，肾素-血管紧张素-醛固酮系统（renin-angiotensin-aldosterone system，RAAS）对维持心血管系统的正常生理功能，如血压稳态、水盐代谢、电解质及体液平衡等均有重要作用，是机体调控血压及维持内环境稳定最重要的体液调节机制。当各种原因诱导 RAAS 功能紊乱时，首先产生外周血管收缩增强、交感神经活性增加和血容量增多等病理生理改变从而导致血压升高，还可介导血管重构、炎症、氧化应激，进一步加重高血压和心血管疾病的发生及发展。因此，抑制 RAAS 过度激活已成为控制高血压患者血压、保护靶器官、降低心血管事件和改善预后的重要干预靶点。

血管内皮细胞与高血压　　血管内皮细胞是内衬于流动的血液与血管壁之间的单层扁平上皮细胞，是一层半透明的屏障结构和体内最大的分泌器官，能通过膜受体感知血流动力学变化，分泌一系列重要的血管活性物质，具有活跃的内分泌和代谢功能，参与调节血管张力、抑制血管平滑肌细胞增殖和炎症反应、维持凝血系统稳态等。血管内皮细胞功能障碍既是高血压患者多种

心血管疾病的共同病理基础，也是高血压和多种心血管疾病的结果之一，二者互为因果，保护血管内皮细胞的结构完整性和功能正常是预防和治疗高血压及其他心血管疾病的有效措施。

胰岛素抵抗与高血压　　胰岛素是由胰岛 B 细胞分泌的一种蛋白质激素，能促进全身组织细胞对葡萄糖的摄取和利用，并抑制糖原的分解和糖异生。胰岛素抵抗（insulin resistance，IR）是指在各种病理生理情况下胰岛素靶组织对胰岛素的反应能力减退，主要表现为肌肉、脂肪等胰岛素敏感组织对葡萄糖的摄取减少，胰岛素对促进葡萄糖利用的效率下降，即一定量的胰岛素产生的生物效应低于预计正常水平的一种状态。IR 是糖尿病、高血压等代谢综合征的共同病理生理基础，改善 IR 可有效防治糖尿病和高血压等慢病，对胰岛素信号的深入研究有助于阐明高血压的发病机制和防治心血管疾病的发生发展。

代谢组学（metabolomics/metabonomics）　是指机体在内外因素作用下内源性代谢物质的整体及其变化规律的科学，其研究对象是机体各种代谢途径产生的小分子代谢产物，包括糖、氨基酸、脂肪酸、核苷、维生素及甾体等，这些代谢产物异常与高血压、糖尿病及心血管疾病的发生发展密切相关。鉴于基因和蛋白质表达的微小改变都可以在代谢产物上得以放大，且代谢产物的数量远小于基因和蛋白质，因此代谢组学与基因组学和蛋白质组学的研究密切结合，对进一步研究高血压、糖尿病和心血管疾病的发病机制和更加有针对性地开展防治工作具有重要作用。

内源性类洋地黄物质（endogenous digitalis-like substance，EDLS）　　EDLS 是机体循环血液中一类具有洋地黄样作用的内源性物质，包括哇巴因、海蟾蜍毒素、蟾毒灵等。EDLS 能抑制细胞膜上 Na^+/K^+-ATP 酶活性，促进 Na^+ 和 Ca^{2+} 交换，使细胞内 Ca^{2+} 浓度增高，促进血管收缩。在

高血压，尤其是盐敏感性高血压发生机制中扮演重要角色。对 EDLS 的研究，有助于进一步阐明原发性高血压的发病机制。

单基因遗传性高血压 是指由单基因突变造成远端肾单位水/电解质转运和盐皮质激素合成或功能改变，导致 Na^+/Cl^- 重吸收增加的一类疾病。其发病机制可概括为盐皮质激素受体被过度激活（如家族性醛固酮增多症、先天性肾上腺皮质增生、表观盐皮质激素过多综合征）和钠通道活性改变[如假性醛固酮增多症（Liddle 综合征）和 Gordon 综合征]及血浆儿茶酚胺水平升高（如嗜铬细胞瘤合并多发性内分泌肿瘤、VHL 综合征）。这类疾病较为少见，主要表现为家族性早发高血压和低血浆肾素水平，多为中、重度高血压，且心血管疾病发生早。该类疾病是顽固性高血压的重要原因。对单基因遗传性高血压的研究，有助于阐明疑难高血压的发病机制，提高顽固性高血压的诊疗水平。

动脉粥样硬化（atherosclerosis，AS） AS是一个由多种心血管疾病危险因素所致的连续病理过程，表现为受累动脉从内膜受损破坏开始发生多种病理改变，包括局部脂质沉积、纤维组织增生和斑块形成，甚至斑块内出血、斑块破裂和血栓形成等。一方面，AS 引起管腔狭窄和堵塞，导致病变动脉远端缺血及局部组织坏死，促进心血管疾病发生发展，另一方面，AS 损伤血管内皮细胞，致使血管内皮细胞功能障碍，引起血压调节异常和内环境功能紊乱，进一步导致血压升高和难以控制，而高血压和心血管疾病又可促进 AS 进展，形成恶性循环。因此，积极保护血管功能，有效防治 AS，对降低高血压和心血管疾病的发生风险至关重要。

第三编　高血压诊断学

高血压患者总的诊断要求 临床医师要强化和提高这样的意识和观念，即对高血压的诊断实际上是对患者个体的诊断。对每一位高血压患者的诊断都要查清楚四个方面：确定是否是高血压、查清楚高血压原因、明确是否有其他心血管疾病危险因素、发现靶器官损害与心血管疾病。要求临床医师既要掌握系统的医学基础理论知识，又要有丰富的实践经验。

高血压患者的症状 高血压患者既可能有血压升高本身的症状，又可能有继发性高血压各原发疾病的症状，还可能有靶器官损害和心血管疾病的症状。这三大类症状直接影响诊断或鉴别诊断，但每一个具体症状无特异性，如头晕、头痛，既可为高血压本身的症状，又可为继发性高血压有关原发疾病的症状，还可为靶器官损害和心血管疾病的症状。这要结合患者情况具体分析。

高血压患者的常规检查 对高血压患者的诊断需要进行多项评估，包括原发性高血压的确定，继发性高血压的鉴别诊断，其他心血管疾病危险因素、靶器官损害和心血管疾病的发现与确定等。另外，高血压患者用药前须严格把握适应证与禁忌证，应进行用药风险评估；用药后要及时观察治疗效果与药物不良反应等。这些都离不开简单、实用的实验室检查和辅助检查，这些检查称为高血压患者的常规检查。

高血压患者的特殊实验室检查 通过临床资料的收集与分析、对常规实验室检查结果的判断发现继发性高血压原发疾病线索，随后进行筛查试验。对继发性高血压原发疾病确诊（定性、定位、定因）而进行的实验室检查项目包括肾素、血管紧张素、醛固酮检测（既是常规检查，也是特殊检查），儿茶酚胺及其代谢产物和皮质醇测定等。这些检查称为高血压患者的特殊实验室检查。

继发性高血压的定性试验 主要用于内分

泌性高血压的定性诊断。原发性醛固酮增多症定性试验包括盐水负荷试验、卡托普利抑制试验、高钠膳食与氟氢可的松试验。嗜铬细胞瘤与副神经节瘤确诊试验即对其标志物进行检测，包括儿茶酚胺及其代谢产物的测定。库欣综合征定性试验包括24h尿游离皮质醇测定、午夜血清/唾液皮质醇测定、1mg过夜地塞米松抑制试验与小剂量地塞米松抑制试验。

继发性高血压的定位检查　内分泌性高血压定性试验后应进行定位诊断。定位诊断的相关检查包括三方面内容：①定位试验如库欣综合征定性试验阳性后，为进一步确定病因类型与病灶位置的定位诊断，需进行如ACTH的测定、大剂量地塞米松抑制试验；②影像学检查在继发性高血压原发疾病定位诊断中有重要意义；③对原发性醛固酮增多症患者通过分侧肾上腺静脉采血有助于定位诊断。

肾小球滤过率（glomerular filtration rate, GFR）　是指单位时间内两肾生成的超滤液的量。GFR是公认的能够反映肾脏整体功能的最佳指标，可用于确定慢性肾脏病的分期。其正常值与年龄、性别和身高、体重有关，约为$130ml/(min \cdot 1.73m^2)$（年轻男性）或$120ml/(min \cdot 1.73m^2)$（年轻女性），平均值随年龄增大而逐渐减低。

动态血压监测　长期以来，临床上主要依靠偶测血压值诊断、治疗高血压，但偶测血压还有某些不足，采用自动血压监测仪进行24h血压监测具有良好的参考价值，这种血压测量方式称为动态血压监测。研究血压波动变化和平均血压值，更利于高血压患者的诊断、治疗和预后判断。

血压昼夜节律　血压昼夜变化规律大多呈双峰（6～8时，18～20时）和一谷（2～3时）的长柄"杓型"；部分表现为双峰双谷（还有午间谷：12～14时），估计与睡眠习惯有关。这种血压昼夜节律变化在适应机体的活动、保护心血管正常结构与功能方面起着重要作用。

夜间血压下降率　是判断血压昼夜节律状况的方法之一，其计算方法为：白昼平均血压−夜间平均血压）/白昼平均血压×100%，收缩压和舒张压分别计算。夜间血压下降率为10%～20%的，称为"杓型"（dipper, D）血压；夜间血压下降率＜10%且≥0的，称为"非杓型"（nondipper, ND）血压；夜间血压下降率≥20%的，称为"超杓型"（extreme-dipper, ED）血压；夜间血压下降率＜0的，即夜间血压值高于白昼血压值的，称为"反杓型"（reverse-dipper, RD）血压。非杓型、超杓型、反杓型高血压患者与血压值相同的杓型高血压患者相比，其靶器官损害及心血管疾病严重程度依次增加。

冠状动脉血流储备　是指机体基础状态下冠状动脉血流量与冠状动脉系统最大舒张时血流量的比值，用来衡量冠状动脉循环最大供血的潜在能力，对高血压患者冠状动脉血流储备的评价具有重要的临床意义。它可以解释在冠状动脉无明显粥样硬化性狭窄时，高血压患者出现心绞痛、心肌缺血、心律失常等临床表现的原因，使治疗更具针对性。

肾动态显像　是检测泌尿系统疾病的常规核医学检查方法，依据显像剂不同，显像方法和结果亦不同，包括判断肾小球滤过功能的显像与肾小管重吸收和分泌功能的显像，可为临床提供双肾功能、形态、大小、血流、功能及尿路通畅等情况的信息，是临床核医学的重要组成部分。

多普勒超声的应用　高血压患者发生的动脉硬化或动脉粥样硬化是各种心血管疾病最危险的病因，多普勒超声检查对快速了解高血压患者的动脉硬化程度、评估心血管疾病的风险，以及早期预防、及时有效干预、减少心血管疾病的发生等有重要意义。多普勒超声检查具有操作简便、安全、费用低、可重复性强等特点，已经被列入高血压患者的常规检查。此外，多普勒超声检查对筛查继发性高血压原发疾病，如肾上腺占位性病变，肾血管性病变及肾脏囊性、实性占位病变等有重要提示作用，能够及时、明确诊断继发性高血压原发疾病，或者提供诊断线索，以使疾病得到及时、有效的病因治疗。

CT 和 MR 检查 随着多层电子计算机断层扫描（computed tomography，CT）及高场磁共振（magnetic resonance，MR）检查的扫描速度越来越快、图像质量大幅提高，以及扫描覆盖部位和范围的广泛增强，CT 和 MR 检查在继发性高血压原发疾病诊断中的辅助作用越来越大。在继发性高血压的诊断中，其发挥的作用包括：对继发性高血压原发疾病进行定位及定性诊断；对高血压引起的靶器官损害和心血管疾病做出诊断，为临床医师诊治高血压患者时提供科学依据。

第四编 高血压科疾病治疗学

高血压科疾病治疗学 按照高血压学理论，对高血压患者涉及的各种疾病进行系统、规范、有效的处理，以保护心脑肾而采取的各种治疗措施称为高血压科疾病治疗学。高血压科疾病治疗学的对象是高血压患者，治疗的内容包括健康生活方式，合理应用抗高血压药物、中医中药、其他心血管疾病危险因素的治疗药物和保护心脑肾的药物，科学合理的介入与外科手术措施等。

戒烟降血压 吸烟是高血压的危险因素，也是心血管疾病的危险因素，还与很多其他疾病的发生密不可分，这些已被大量流行病学调查和研究所证实。戒烟能降低血压、预防心血管疾病，其不仅被临床实践所证实，也是国内外专家和临床医师的共识。

运动降血压 大量研究证实，运动可以降低血压。从病因学来看，运动对控制高血压的发生发展有益：适量的运动能够减轻精神压力，改善情绪，改善患者神经内分泌系统的调节功能；长期、规律的运动有利于调节交感神经和迷走神经的张力，提高骨骼肌张力，缓解小动脉痉挛，改善微循环及机体组织代谢。结合患者具体情况制定并推荐既安全又有效的运动方法，是降低血压的健康生活方式。

高血压患者的合理饮食 大量流行病学调查研究和干预性研究已经证实，合理饮食可预防或延缓高血压的发生，显著降低血压水平，从而降低心血管疾病发生的风险。合理饮食这种健康生活方式要贯穿高血压患者治疗的始终。合理饮食指的是限制钠盐摄入，限制饮酒，平衡膳食，控制主食，补充有益营养素，保持合理体重。

抗高血压药物的联合应用 当前国际、国内高血压防治指南均建议：对 2 级或以上高血压、高危及很高危险度患者，采取起始联合应用的方式，以保证降压有效性和改善心血管预后；对单纯 1 级高血压，也可采用小剂量起始联合方案，以提高治疗达标率和减少药物不良反应。起始采用单药治疗的患者，如治疗 4 周后血压仍未能达到目标值，应及时调整降压方案，启动合理的联合用药方案。随着临床实践与研究证据的不断积累，不同机制的抗高血压药物联合应用已成为高血压治疗的重要方式。抗高血压药物联合应用具有缩短达标时间、减少药物不良反应、提高患者的依从性、更有利于保护靶器官等特点。

高血压患者的中医药治疗 中医药在高血压治疗中也起到很重要的作用。随着中西医结合医学的兴起，病证结合研究在高血压防治中逐步展开，如病证结合的高血压证候诊断标准、基于循证的高血压中医诊疗研究、中医药对高血压防治的作用研究和临床应用等。

继发性高血压的外科治疗 明确导致继发性高血压的具体原发疾病或病因后，若能通过外科手术使继发性高血压的原发疾病治愈或病因祛除，达到根治或明显降低血压的效果，有效保护靶器官的治疗措施就是继发性高血压的外科治疗。如引起血压升高的肾上腺腺瘤，通过外科手术使原发疾病治愈，继发性高血压的病因被祛除，继发性高血压得到根治。进行外科手术治疗前要明确手术适应证，排除手术禁忌证，术后要定期认真进行随访观察。

高血压患者综合控制标准　高血压患者的治疗策略应该是综合性的，包括血压、血糖、血脂、体重等，每一项都要达到相应标准。①血压：一般高血压患者降至＜140/90mmHg，最佳血压应降至＜138/83mmHg，高危或极高危险度高血压患者应进一步降至＜130/80mmHg。②血糖：空腹毛细血管血糖 4.4～7.0mmol/L，非空腹毛细血管血糖＜10.0mmol/L，HbA1c＜7.0%。③血脂：低密度脂蛋白胆固醇（LDL-C）是主要干预靶点，对不同动脉粥样硬化性心血管疾病（ASCVD）危险人群设定了不同的 LDL-C 目标值，ASCVD 危险度为低、中危高血压患者 LDL-C＜3.4mmol/L，ASCVD 危险度为高危高血压患者 LDL-C＜2.6mmol/L，ASCVD 危险度为极高危高血压患者 LDL-C＜1.8mmol/L。④体重：通过适当的减重方式及合理的减重速度，使体重控制在合理水平，保持 BMI 在 $18.5～23.9kg/m^2$，男性腰围不超过 85cm，女性腰围不超过 80cm。

代谢综合征　是一组多项代谢异常组分的集合，包括腹型肥胖、胰岛素抵抗、高甘油三酯血症、高胆固醇血症、高血压和低高密度脂蛋白胆固醇血症的一组临床综合征。代谢综合征还与其他多种疾病或异常状态有关，如炎症状态、血栓前状态、非酒精性脂肪性肝病、胆固醇性胆石症及生殖障碍等。

第五编　原发性高血压的诊断与治疗

发展中高血压　血压存在个体差异，对每一位个体而言，当血压较自身基础血压开始升高时，就意味着有发展为高血压的趋势，而且会对机体产生影响。简单地将高血压诊断标准降至某一血压值，如血压≥130/80 mmHg 者就确定为高血压，这是用静止的、固定的观点来看待高血压。要用发展的眼光看待高血压，血压在逐渐升高的过程中已对心脑肾等重要靶器官造成损害，而不是在达到高血压标准后才出现。

及时修正诊断　高血压患者所合并的众多疾病大多是需要经过长期诊疗的慢病，在这些疾病的发生发展过程中，特别是患者不健康生活方式的延续或加剧，会导致其血压水平升高，而高血压患者又会出现新的其他心血管疾病危险因素，患者逐渐出现的靶器官损害、心血管疾病和糖尿病等，会导致部分低、中危险度高血压患者发展为高、很高危险度高血压患者。在高血压患者诊疗过程中，对患者的诊疗必须是连续且动态变化的，要不断修正诊断，及时发现高、很高危险度高血压患者，适时调整诊疗方案和血压控制目标，避免延误病情。

高血压危象　指的是血压急剧升高，伴或不伴有靶器官功能受损的一组临床综合征。高血压危象包括高血压急症（hypertensive emergencies）及高血压亚急症（hypertensive urgency）。高血压危象是急诊科常见的急危重症之一，可对部分患者靶器官造成损伤，甚至引发心血管疾病。临床上的急诊处理对预后至关重要，各级医疗机构的临床医师，特别是高血压科、心内科和急诊科医师要掌握高血压危象的识别和分类方法，采取对应的急诊处理措施。

低、中危险度高血压　临床上以收缩压≥140mmHg 且≤179mmHg，和（或）舒张压≥90mmHg 且≤109mmHg，不伴有心、脑、肾、眼底等脏器的损害，无伴随的临床疾病（心、脑、肾、眼底疾病，糖尿病，外周血管疾病），仅同时存在一种或两种其他心血管疾病危险因素者，诊断为低、中危险度高血压。

高、极高危险度高血压 以下几种高血压均为高、极高危险度高血压：单纯3级高血压；或1~2级高血压合并3个及以上其他心血管疾病危险因素；舒张压<70mmHg的2级高血压；伴有糖尿病、代谢综合征、靶器官损害、心血管疾病或肾脏疾病的各级高血压，甚至正常高值血压者。

清晨高血压 因血压昼夜节律异常和（或）睡眠状态转换为清醒后高血压患者出现的异常血压晨峰反应，在清晨时间段表现出血压水平急剧升高现象，称为"清晨高血压"。

高血压时间治疗学 根据血压节律特征，为高血压患者制定合理给药时间和给药剂量的治疗方案，以达到最佳疗效和最小不良反应的效果。

目标血压 高血压诊疗的最终目标是最大限度地延缓心血管疾病的发生发展，改善患者的预后。达到这个目标且不增加抗高血压药物不良反应的血压值，称为目标血压。目标血压值由大规模临床试验研究总结得出，并在临床实践中得到证实。目标血压包括高血压患者血压基本控制目标（<140/90mmHg），高血压患者血压最佳控制目标（<138/83mmHg），合并心血管疾病和（或）糖尿病患者的血压控制目标（<130/80mmHg）。

降压达标速度 循证医学研究提示，将血压控制到推荐的目标值，并在相对短的时间内（数周而非数月）减少心血管事件十分重要，较快、较早的血压达标使患者获益更大。临床实践中，较早使患者血压控制达标还能增强患者治疗的信心，提高顺应性，减少患者处于持续高血压状态的不良影响。

高原高血压 是指居住在平原地区的人尤其是青年人，在未到高原之前血压正常，移居或旅行到达高原后出现血压增高，往往以舒张压显著增高为特点，可伴有高原疾病的某些症状，到低海拔地区后血压能较快恢复正常。排除原发性高血压和其他继发性高血压。世居高原人群的高血压，应同样被称为高原高血压。

高原地区高血压 在高原地区（含世居、移居和旅行到达高原地区）居民发生的高血压均称为高原地区高血压，包括高原高血压、原发性高血压和其他继发性高血压。高原地区缺氧及其导致的交感神经系统兴奋、儿茶酚胺分泌增加、肾素-血管紧张素-醛固酮系统激活、血管内皮细胞功能紊乱等，一方面可以直接导致血压正常者出现高血压（即继发性高血压）；另一方面也可以作为原发性高血压发生或加重的因素；甚至还会成为某些无症状或症状不典型的继发性高血压原发疾病发作的诱因。因此，对每一位高原地区高血压患者特别是新发生的高原高血压患者，要仔细分析病情，并给予认真全面的诊疗。

不同地区高血压 我国18岁及以上成人高血压患者达2.45亿，这些患者生活在不同地区，各地的特殊环境与生活条件都会影响高血压与心血管疾病发病、病理生理改变和高血压诊断与治疗。因此，应考虑到各地区的特殊性，从而保证各地区高血压患者接受到更加科学有效的诊疗。

不同职业人群高血压 对于不同职业人群，他们在工作中会受到不同工作环境、天气变化和生活节奏改变等多方面的影响，而这也会影响其血压波动和血压控制情况。因此，对不同职业人群高血压的处理要考虑各工种的特殊性，研究制订符合这些劳动者实际需要的诊疗方案，保证有效降压措施能得到真正落实。

盐敏感性高血压 盐负荷后血压升高明显者称为盐敏感者。血压升高不明显，甚至下降者称为盐不敏感者或盐抵抗者。与盐敏感者相关联的高血压称为盐敏感性高血压。

夜间高血压 夜间高血压是一种特殊类型高血压，其特点是血压昼夜节律异常，常常出现非杓型血压，即夜间血压下降率不降或下降小于10%。

白大衣高血压　部分高血压患者在诊室测量血压始终较高，接受抗高血压药物治疗后仍然如此，而回家后自测血压正常，动态血压监测显示白昼或24h平均血压在正常范围的称为白大衣高血压，也称为单纯诊所高血压。

顽固性高血压　在改善生活方式的基础上，应用合理、可耐受的足量≥3种抗高血压药物（包括利尿剂）治疗，达到最大药效后血压仍未达标者称为顽固性高血压（resistant hypertension）。

第六编　继发性高血压的诊断与治疗

继发性高血压　是由某些确切的疾病或病因引起的血压升高，高血压是作为这些疾病或病因的一个症状和（或）体征。如能明确病因，可通过手术和（或）特异性药物治愈继发性高血压的原发疾病，使血压易于控制，甚至恢复正常，同时可延缓心血管疾病的发生和发展。

继发性高血压诊断思路　向高血压患者询问继发性高血压原发疾病常见症状的有无，完善尿常规及血浆肾素、醛固酮水平等常规检查，在分析这些资料并确定可疑继发性高血压后，按照定性—定位—定因的诊断流程进行诊断。认识到明确病变与血压升高二者的因果关系，采用科学、合理、有效的诊断措施，保护患者的根本利益。

继发性高血压筛查方法　是一种让人们既要考虑到继发性高血压某种原发疾病的可能，又要找到相应的线索，从而为确诊奠定基础的诊疗方法。对筛查出来的继发性高血压要及时明确诊断，尽快进行病因治疗，控制血压，同时使相应疾病产生的过多内分泌物质（如血儿茶酚胺、肾素、血管紧张素、醛固酮、甲状腺激素及皮质醇等）恢复到生理水平，从而达到减少靶器官损害、防治心血管疾病的目的。

继发性高血压确诊程序　第一，通过临床症状、体征和实验室常规检查等获得患者基本病理生理信息；第二，综合分析信息，对患者存在的疾病进行筛查；第三，确定患者可能的继发性高血压原发疾病；第四，对患者的继发性高血压相应原发疾病进行定性、定位与定因检查；第五，确定患者的继发性高血压原发疾病。

继发性高血压治愈标准　去除继发性高血压患者的原发疾病（病因），且及时采取相应的有效治疗措施（手术、介入、药物等），使原发疾病（病因）导致的高血压得到控制或根治，这也是继发性高血压获得治愈的标准。继发性高血压治愈的具体标准是在未应用抗高血压药物和未对症治疗的前提下，患者血压恢复正常，原发疾病（病因）导致的病理生理改变的指标得到明显改善，甚至恢复正常。

继发性高血压复发诊断　继发性高血压在接受有效处理方法后达到了治愈效果者，在某种诱因作用下，再次出现该疾病病理与病理生理改变及由此产生临床表现和相关实验室检查结果异常，这就表明继发性高血压复发，对这种复发现象所进行的诊断即继发性高血压复发诊断。

低钾血症诊断思路　低钾血症病因复杂，主要临床表现为摄入减少、钾分布异常、丢失增多（肾脏和肾外）等。由于上述临床表现对应的疾病谱非常广泛，尽管日常摄入不足和肾外失钾这两种情况容易判断，但肾性途径失钾和向细胞内转移钾是诊断和评估的难点与重点，临床医师应详尽分析患者的情况后再进行诊断。

药物性高血压　是继发性高血压的一种特殊类型。其原因在于药物不良反应，如剂量过大、用药不当和（或）药物相互作用及药物的肾毒性等引起神经体液变化、外周血管病理与病理生理改变、肾功能损害等，从而导致血压升高并超过正常范围[收缩压≥140mmHg 和（或）舒张压≥90mmHg]。药物性高血压可表现为血压正常者在相应药物治疗其他疾病的过程中出现高血压；高血压患者在相关药物治疗过程中血压进一步升高；血压经药物治疗降至正常后出现反跳等。药物性高血压患者可以出现高血压危象，如脑卒中、心肌梗死等严重心血管疾病。

利于确诊的实验室检查　根据各类继发性高血压原发疾病的发病机制，患者体内会发生相应的病理生理改变，并出现各种临床症状。为了准确发现、证实这些病理生理改变，判断某一具体疾病发病机制导致的血压升高而采取的相应检查就是利于确诊的实验室检查。选择检查方法时，必须排除对该病诊断没有特异性的检查，以减少检查带来的不利因素。

单基因遗传性高血压　是特殊类型的继发性高血压，由单个基因突变引起高血压，符合孟德尔遗传规律，患者发病年龄早。其表现往往为顽固性高血压，心脑肾等重要靶器官损害严重等，需依靠基因测序技术才能确立诊断。

嗜铬细胞瘤危象　是指嗜铬细胞瘤急性发作时，大量儿茶酚胺释放导致患者血流动力学不稳定、终末期靶器官损害或功能障碍急性发作等情况。嗜铬细胞瘤危象包括高血压危象、儿茶酚胺心肌病和其他靶器官功能障碍急性发作等。

第七编　靶器官损害与心血管疾病的诊断与治疗

高血压患者的心血管疾病类型　包括有症状和体征的常规心血管疾病、无症状性心血管疾病和早期心血管疾病。有症状的心血管疾病已被大家所熟悉和公认，往往会被及时发现和及时诊疗。高血压学强调及时发现并做好无症状性心血管疾病和早期心血管疾病的诊疗，使患者的治疗前移，这可能改变高血压患者的人生轨迹。

早期心血管疾病的诊断　一般来说，早期心血管疾病不属于目前公认的（经典的）心血管疾病，更不是急性心肌梗死、脑卒中等急症，临床上患者往往没有特殊症状或体征，需明确高血压患者合并的其他心血管疾病危险因素、靶器官损害等情况进行诊断。

高血压性心力衰竭的阶段分期　依据高血压性心力衰竭的病理生理特点，提出四个阶段分期。A 期，高血压阶段。B 期，靶器官损害阶段，高血压患者出现左室肥厚、瓣膜疾病、舒张功能障碍等心脏结构变化，但没有心力衰竭临床表现。C 期，临床阶段，高血压患者已出现心力衰竭的临床症状和体征。D 期，终末期心力衰竭阶段，心力衰竭患者经过有效的药物治疗后，休息时仍有严重症状和（或）体征，需反复住院治疗。

高血压性心力衰竭的病种诊断　高血压是心脏疾病的危险因素，可导致左室肥厚，左室肥厚又是心血管疾病的独立危险因素；高血压是动脉粥样硬化的危险因素，动脉粥样硬化又是缺血性心脏病的病因。高血压性心脏疾病的发生机制是多方面的，高血压导致的心脏疾病是多样的，包括左室肥厚、各类型冠心病、高血压性瓣膜疾病、严重心律失常等，这些疾病可以导致心功能不全或心力衰竭。对高血压性心力衰竭的诊断必须包含对具体的心脏疾病病种的诊断，以便于治疗。

冠心病的概率诊断法　是指在诊断高血压时，临床医师要先了解患者有无糖尿病和冠心病相关危险因素，如吸烟、血脂异常、高血压、糖代谢异常、肥胖、早发冠心病家族史等，再核查患者有无冠心病的临床特征，然后通过心电图寻找心肌缺血的证据，最后综合分析判断患者有无冠心病及其类型与程度。

脑卒中　是指以突然发病、迅速出现局限性或弥散性脑功能缺损为临床特点的一组器质性脑损伤导致的脑血管病。一般症状持续至少 24h。部分腔隙性脑梗死位于脑的相对静止区，无明显神经缺损症状。脑卒中所引起的局灶性症状和体征，与受累脑血管的供血区域相一致。脑卒中包括出血性脑卒中和缺血性脑卒中。

伴脑血管病高血压的血压管理　即脑卒中二级预防的血压管理，是指对已发生脑血管病的患者进行干预治疗，降低病死率、病残率，防止再次发病。对于已患脑卒中的患者，不论处于急性期、慢性期还是恢复期，继续实施降压方案会减少脑卒中再发及致死性脑卒中出现。

高血压肾脏损害　由高血压引起肾脏血流动力学改变、RAAS 激活和基因多态性等因素导致。病理表现为肾小动脉的玻璃样变，其诊断目前主要依靠临床表现及尿液检查。早期发现和良好的血压控制可预防高血压肾脏损害的发生；RAS 抑制剂可减少蛋白尿，延缓肾功能损害进展。

主动脉夹层　是一种病情凶险、进展快、死亡率高的急性主动脉疾病，是指各种原因造成主动脉壁内膜和中层撕裂形成内膜撕裂口，中层直接暴露于管腔，主动脉腔内血液在脉压的驱动下，经内膜撕裂口直接穿透病变中层，将中层分离并沿主动脉壁纵向和环形扩展而形成，主动脉腔被分隔为真腔和假腔，形成"双腔主动脉"。

第八编　高血压分级诊疗与协同诊疗

高血压防治网络和体系　是指在全国范围内或某个区域内（如西南地区、京津冀地区等），各级卫生行政部门批准建立的高血压诊断、治疗和预防机构的联合整体，这个联合整体在具备了一定医疗水平的高血压防治人才，且人才队伍基本构建的条件下，按照一定的秩序和内部联系组合而成，具有管理、协调机制，并能满足全国或某个区域内高血压、心血管疾病等慢病诊断、治疗和预防的需要，又能对推进高血压分级诊疗提供保障，还能对推进心血管疾病等慢病的分级诊疗工作发挥积极作用。

分级诊疗制度　完成富有效率的医疗服务体系基本构建，各地区各级医疗机构对常见慢病的诊疗能力提升后，逐步形成基层首诊、双向转诊、急慢分治和上下联动的分级诊疗模式。在国家给予明确政策引导和全方位保障健全前提下，根据常见慢病的不同时期、不同程度，按照上述分级诊疗模式，采取群众自愿的原则进行诊疗活动的制度。

高血压分级诊疗　是指各级医疗机构的医师对不同原因、不同水平、不同危险程度的高血压患者进行连续诊疗的过程。参与高血压分级诊疗的医疗机构包括乡村与社区医疗机构、县级医疗机构，还包括大、中型医院的各专业学科，如心脏内科、神经内科、肾脏内科、内分泌科、风湿科和妇产科等。

高血压分级诊疗的反复性　高血压患者在患病、治疗、预后的不同时期，由于所涉及疾病的病理、病理生理会发生不同程度的变化，一方面，各级医疗机构的医师要针对患者出现的情况进行具体分析、评估后，不断修正诊断、调整治疗方案；另一方面，患者要依据自己的病情，到各级医疗机构接受复诊。

高血压分级诊疗组织管理　组织管理是一个系统工程，高血压分级诊疗组织管理是指对参与到高血压分级诊疗的各级医疗机构进行组织分工、工作协调，确保基层首诊、双向转诊的实施，使该地区高血压患者都能得到专业水准的诊断与治疗。管理的范围包括实施高血压分级诊疗的每一个机构、机构内的相关科室，以及每一位医师的每一个行为。高血压分级诊疗组织管理内容包括对高血压防治网络和体系内各级医疗机构工作的组织协调；对下级医疗机构的人才培养和教学；对下级医疗机构工作的指导与帮扶；上级医疗机构接受下级医疗机构的监督与督促等。高血压分级诊疗组织管理对团队的凝聚力、分级诊疗实施和顺利推进等具有重要意义。

高血压诊疗质量管理　各级医疗机构医师在开展高血压诊疗工作中，对高血压患者存在的与高血压密切相关的疾病给予的系统、全面、有效的诊疗措施和诊疗效果的评价等就是高血压诊疗质量管理。高血压诊疗质量管理要求：广大临床医生要强化高血压学学科理念，加强高血压学理论知识学习和高血压诊疗技能培训；各级医疗机构要重视高血压患者的诊疗质量，认识到高血压患者诊疗质量与诊疗效果密切相关；在医疗机构管理制度方面，建议要明确提出高血压患者诊疗质量要求，在实践中落实。

贵州模式　贵州在搭建全省高血压防治网络和体系、抓好高血压防治人才培养和人才队伍建设、规范高血压诊疗与管理制度建设、落实各级医疗机构高血压规范诊疗工作、推进高血压分级诊疗过程中探索出一套之可行、行之有效的路子，积累了一定的经验，不仅使全省范围内高血压分级诊疗工作顺利推进，也使各级医疗机构的资源得到有效、合理利用，为全省高血压、心血管疾病等慢病诊疗水平的提升提供条件，形成了具有推广价值的高血压、心血管疾病等慢病防治模式。

医院各科高血压协同诊疗　是指医院各科医师认识到高血压的危害，清楚专科患者中会有一定数量的高血压患者，并通过测量血压及时发现；在高血压专业医师的指导与帮助下，做好临床资料收集和检查报告分析后，初步判断高血压患者的病情，并以此给予相应处理，达到预防心血管疾病和保证本专科疾病顺利诊疗，这也在一定程度上促进了我国高血压知晓率、治疗率和控制率的提高。

乡村与社区医疗机构　既是最基层的医疗机构，也是将高血压管理纳入社区卫生服务基本内容的执行机构；既是高血压防治"骨干"，也是分级诊疗模式中"基层首诊"的落实机构，如村卫生室、乡镇卫生院、社区卫生服务站、社区卫生服务中心。

县级医疗机构　是指一个行政县域或某个行业的综合型医院，是该县域或该行业内高血压防治的主力，主要完成重症复杂高血压患者的诊疗任务，也是执行与落实分级诊疗的主力，如县人民医院、县中医院、县妇幼保健院、各个行业的二级医院等，行使县级医院职能的三级医院在落实分级诊疗工作中按县级医院职责进行。

第九编　健 康 促 进

高血压防治的核心知识　是使受健康教育者能主动改变自己的生活方式，预防高血压发生、发展的有关知识。例如，血压正常者，特别是高危人群能预防高血压的发生；高血压患者能主动接受与配合诊疗，达到控制血压及其他心血管疾病危险因素、预防靶器官损害和心血管疾病的发生与恶化的目的。全人群（正常人、高危人群、高血压患者）高血压防治核心知识的内容和范围包括高血压的定义、高血压发生的原因、高血压的危害、高血压的预防等。针对高血压患者的核心知识还包括诊断、治疗与随诊等。

全民防治高血压　指各级医疗机构的医务人员、大中型医院各科临床医师和城乡居民共同开展高血压防治的活动。其内容包括：既要为高血压患者完成诊疗工作，还要监测血压，发现高血压患者，动员患者就诊；对高血压患者、高危人群及血压正常者进行健康教育，提高居民对高血压等重点慢病的核心知识知晓率；动员居民落实健康生活方式，预防高血压与心血管疾病的发生和发展；及时发现各种心血管疾病急症，妥善为患者处理后及时安全转至相应专科进行抢救与处理。

就诊时健康教育　高血压患者在各级医疗机构就诊时，临床医师要对他们进行个体化健康教育。此时应向患者交代清楚长期防治规划及高血压防治相关核心知识。就诊时健康教育应作为高血压诊疗工作的重要组成部分。

高血压的预防　分为一级预防、二级预防和三级预防。一级预防是指有效控制高血压的各种危险因素，预防高血压发生；二级预防是指及时控制高血压和其他心血管疾病危险因素，预防心血管疾病的发生；三级预防是指伴有心血管疾病的患者，在做好一级预防、二级预防的基础上，积极治疗心血管疾病，延长寿命，改善生活质量。

专业型基层高血压医师　按大高血压学理论，高血压患者分布在城乡各人群中，需要在基层医疗机构诊治；根据高血压患者疾病多而复杂的特点，需要专业高血压医师诊治。将县级及以下医疗机构的骨干医师培养为具备一定高血压诊疗水准的医师才能真正为高血压患者进行明确诊断和有效处理，这些医师称为专业型基层高血压医师。对于他们的培养，需要省级或市（州）级专业高血压机构的高血压专家亲自带教，完成规定的理论授课、教学查房、门诊实践教学等才能达到培训目标。

健康促进　1986年11月21日世界卫生组织在加拿大渥太华召开的第一届国际健康促进大会上首先提出了这一概念，是指运用行政的或组织的手段，广泛协调社会各相关部门及社区、家庭和个人，使之履行各自对健康的责任，共同维护和促进健康的一种社会行为和社会战略。

老年人血压管理　老年人高血压存在血压波动大、脉压大、血压难以控制等特点；老年人合并的其他心血管疾病危险因素多，病情隐匿，心血管疾病风险高；老年人心血管疾病病情重，心脑肾广泛受累。对老年人血压管理，涉及规范的病史采集、相应的辅助检查、老年人生活情况，以及全面的高血压与心血管疾病诊疗情况等，从而对老年人进行全方位的保护。

儿童少年血压管理　儿童少年时期的高血压不仅会影响儿童正常的生长发育，对各器官功能产生损害，也会增加成年后高血压与心血管疾病发生的风险，严重影响生活质量。血压管理是早期发现儿童少年高血压的核心环节，需对儿童少年进行定期体检，针对不同阶段的特点和主要健康问题及影响因素制定干预措施。

中青年人血压管理　我国中青年高血压患者人数仍在增长，控制情况不佳，加上其他心血管疾病危险因素也在增加且控制率低，这些都会影响中青年人的健康，因此必须要加强对中青年人的血压管理。中青年人血压管理以高血压为重点，对涉及其他心血管疾病危险因素进行综合管理，最终目标是控制高血压和其他心血管疾病危险因素，预防心血管疾病的发生发展。

育龄期女性　是指处于生育年龄的女性。女性生育年龄的界限取决于女性的生理状态，女性通常在14岁或15岁月经来潮，50岁左右绝经。联合国的人口统计一般以15～49岁为女性生育年龄。

育龄期女性血压管理　妊娠期高血压疾病是导致不良妊娠结局的主要原因，血压管理是妊娠期高血压疾病预防、发现和处理的关键。育龄期女性及其家属必须提高高血压对母婴安全的重要性认识，通过认真测血压，及时发现高血压，对高血压患者进行系统正规的检查与处理，明确病因，对因治疗等，使高血压得到控制，顺利度过妊娠期。以上均为育龄期女性血压管理的重要内容。育龄期女性在不同阶段进行的血管管理均有意义：妊娠前血压测量有助于发现高血压，可以在妊娠前完成高血压的病因筛查与有效处理；妊娠期做好血压管理、及时发现妊娠期高血压疾病，可使患者及时就诊。

育龄期女性高血压保健门诊 是指专业高血压机构如高血压科，以及与高血压诊疗有关的心内科、神经内科、肾内科和妇产科等为实现育龄期女性高血压预防、诊疗、产后保健等目标而搭建的专门的诊疗、随诊与保健平台。

目　录

第一编　高血压学总论

第二编　血压的调节与高血压发病机制

第三编　高血压诊断学

第四编　高血压科疾病治疗学

第一部分　健康生活方式

第二部分　抗高血压药物

第五编 原发性高血压的诊断与治疗

第一部分 总 论

第六编　继发性高血压的诊断与治疗

第一部分　总　论

第二部分　内分泌系统疾病

第三部分　各系统和各专科疾病

第七编　靶器官损害与心血管疾病的诊断与治疗

第一部分　总　　论

第八编　高血压分级诊疗与协同诊疗

第九编　健　康　促　进

彩图

第一编
高血压学总论

　　人们通过观察血压，认识到高血压及其危害，又在开展高血压防治的长期实践与研究中，不断积累高血压诊断、治疗与预防经验，为控制高血压、保护患者健康发挥积极作用。高血压学概念的提出，特别是大高血压学理论体系的形成及逐步完善，让我们认识到：对高血压患者的诊断与治疗要遵循整体、系统的诊疗原则，注重并贯彻控制高血压，保护心脑肾的科学有效的诊疗实践；高血压防治中，要全面、灵活地运用基础医学、临床各专业学科、药理学和流行病学等理论知识和临床实践经验，既要解决高血压防治难点，又要不断总结有益于患者的高血压诊疗新方法；建立专业高血压机构是对高血压患者进行科学、合理、有效诊疗的保证；高血压学学科建设和高血压防治事业发展中，要以高血压人才培养、人才队伍建设为关键点，以高血压防治网络和体系建设为助推力。通过总结我国高血压防治成就与经验，我们看到党和国家对人民健康的高度重视，认识到学科理念正确引领和团队建设支撑的重要性。现代高血压流行病学调查证实：高血压对人类的危害与血压水平的密切关系，血压水平是高血压患者诊断、治疗与预防的主要依据；心血管疾病人群监测资料对于制订科学的心血管疾病防控策略和措施具有重要意义。

　　鉴于高血压防治工作的特殊性和任务的艰巨性，要积极倡导全民防治高血压。高血压患者因各种原因在各级医疗机构、医院各科就诊，关键是要对高血压患者进行明确诊断、正确评价病情。专业高血压机构医师在诊疗活动中要有担当，发挥引领带头作用，明确高血压科疾病范围，熟练掌握高血压科病历特点，提高对高血压尤其是重症、复杂高血压患者的诊疗能力，使高血压患者得到合理有效的诊断、治疗、预防和保健。

第 1 章
高血压学学科的嬗变与发展

　　高血压学是一个古老而年轻的学科。说古老，是因为早在 250 多年前人们便开始注意到血压，160 多年前注意到高血压；说年轻，是因为在相当长的历史进程中，人们的认识总是在徘徊，到现在有些人还认为高血压是单一的疾病或综合征，不能从学科的角度对其进行研究和发展。高血压学是一个简单而复杂的学科。说简单，是因为只要控制高血压患者的血压就能预防心血管疾病的发生发展；说复杂，是因为高血压涉及的学科之广、病种之多，需要高血压科医师用毕生的精力进行探索。高血压学学科专家学者和医师的责任是重大的，从事这一学科的研究是神圣的，从业医师是光荣的，因为他们为实现全民健康的目标任务发挥着积极的作用。回顾高血压学学科的形成历程会让人们看到一个认识发展、飞跃的过程，将对促进学科建设、提高诊治水平、保护人民身体健康发挥巨大的作用。

第一节　认识血压与高血压

　　从人们认识血压、高血压及高血压对人类的危害至今已经历了 250 多年。通过回顾高血压防治历史，总结前人的经验，可充分认识到高血压对人类的危害，研究确定高血压诊断标准，提高高血压诊断与治疗水平，对更好地控制高血压，保护患者的心脑肾具有实际意义。与此同时，也使我们认识到在正确的学科理念指引下，依靠团队力量、抓好学科建设的重要性。

一、认 识 血 压

　　早在 1773 年，英国的 Stephen Hales 首先在马身上测量血压，他把小马的动脉切断接到测压计上直接测量马的血压（图 1-1-1）。1856 年，法国外科医师 Faivre 将一个断肢患者切断的肱动脉接到测压计上，首次测量到人的动脉血压，平均动脉压在 115～120mmHg。19 世纪 80 年代，奥地利维也纳的 VivtorBasch 和法国医师 Potain 先后设计和制作了早期血压计。1896 年，意大利医师 RivaRocci 进一步改进了血压计，即给血压计装上了一个可膨胀的气囊，用触摸脉搏的方法测量收缩压和舒张压，这标志着现代血压计量新时代的开端，并传遍了意大利、英国、美国及全世界。1905 年，俄国生理学家和外科医师 Korotkoff 推荐用听诊器测量收缩压和舒张压。1917 年肱动脉压力测定成为医疗常规检测项目，用来定义高血压的程度和判断疗效及预后。1962 年，24h 动态血压监测（ambulatory blood pressure monitoring，ABPM）仪的发明为高血压的诊治和预后研究提供了极大方便。20 世纪 90 年代初桡动脉压力波形分析仪的发现使无创中心动脉压测量成为可能，2006 年盎格鲁-斯堪的纳维亚心脏结局试验-导管动脉功能评估（Anglo-Scandinavian Cardiac Outcomes Trial-Conduit Artery Function Evaluation，ASCOT-CAFE）研究发现肱动脉压并不能准确代表中心动脉压，中心动脉压与靶器官损害和心血管事件发生率关系更密切[1]。随着无创中心动脉压测量技术的推广和普及，人们能够更精确地评估患者的病情，更好地指导治疗。

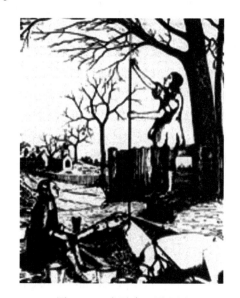

图 1-1-1　在马身上测血压

二、认识高血压

（一）高血压对人类的危害

Stephen Hales 用小马做直接试验时，最先观察到血压随运动、呼吸、精神状态（如恐惧）而变化的现象。

早在 1827 年，英国病理学家 Richard Bright 观察到一些慢性肾脏病患者，尸检时发现其左心室扩大，并记录在他的名著《医学案例报告》中，提示这可能与血管阻力增加有关。但他当时并没有进一步阐明高血压在影响心脏和肾脏病理过程中的作用，因为无法测量血压。

在血压计发明初期，人们就知道血压的测量值容易受情绪的影响，也认识到了休息对治疗高血压的意义。

1902 年，Basch 医师就认为高血压能引起心肌肥厚、血管硬化和蛋白尿，而 Potain 等对此则持否定态度。

1924 年，Wagener 和 Keith 发表了关于恶性高血压和视网膜病变关系的论文，清楚地阐明了良性和恶性高血压之间的区别。

后来解剖学研究发现，高血压能导致血管硬化。1933 年，保险公司医师 Leriche 在流行病学调查中发现了高血压与生命期望之间的反比关系，从而确定了一种新的疾病类型——高血压病，其定义是：“高血压是一种影响整个动脉系统，从而导致功能紊乱的疾病，血压升高是高血压病患者的早期症状，而晚期则表现为明显的多脏器疾病。”

20 世纪 50 年代中期，流行病学专家将他们的研究领域从传染病扩展到慢性病，诸如高血压的临床调查研究，涉及高血压的自然病史、生命保险公司的统计资料的报告等，引发了人们重新评价众所周知的人口流行病学研究及其对诸多领域的认识。在这些研究中，美国弗雷明汉（Framingham）心脏研究是最著名的。逐渐积累的证据使得现代医学界对高血压及其并发的种种疾病、伤残和死亡有了更深刻的认识，这些证据还提示人们，需要制订公共的卫生控制计划。这些证据包括：高血压是造成心脑肾等靶器官损害和心血管疾病的重要危险因素；心血管疾病的发生率和死亡率与血压增高的程度密切相关。

在 20 世纪 60 年代，医学界先后把高血压、血脂异常和吸烟确定为心血管疾病的危险因素；90 年代以来相关研究证明糖尿病是心血管疾病的重要危险因素和心血管疾病等危症。因此，1999 年世界卫生组织（World Health Organization，WHO）提出了根据血压水平、其他心血管疾病危险因素和是否有心血管疾病，对高血压患者进行危险度分层并决定相应的治疗方案。

（二）确定高血压的标准

19 世纪下半叶，人们普遍认为血压是可以波动的，那么什么是正常动脉血压呢？自从测量血压的仪器发明后，人们就一直在探索正常血压的根据。正如对现在的医师一样，对过去的医师来说很难给正常血压下定义，因为有很多障碍阻止其给出一个明确的回答。动脉血压存在生理变化以及诊断学、危险因素、治疗学在内的多种含义也使得很难对正常血压达成一致的看法，因此正常动脉血压不能被定义为单一数值。

20 世纪初，医师试图对高血压下定义，但最后却放弃了对高血压的界定。而"高血压"这个从一开始就受到批评的暂时的术语，却一直沿用至今。

1920 年，Loais Gallavadin 建议以 120/75mmHg 为界，高于此值，分为轻度、中度、重度和极重度高血压。

1959 年，WHO 建议≤140/90mmHg 作为正常血压，≥160/95mmHg 为高血压。

20 世纪 70 年代，人们认为舒张压是评定高血压的主要因素，而忽略了收缩压。至 20 世纪 80 年代后期，流行病学研究发现收缩压与心血管疾病危险性的相关程度更高，从而开始重视收缩压对心脑肾的损害，重视对收缩压的控制。

20 世纪 90 年代初，人们认识到高血压是连续分布的，很难在正常血压和高血压之间划一明确界限，因为血压从 110/70mmHg 至 160/100mmHg 以上，随血压升高心血管疾病危险性增加[2]（图 1-1-2 和图 1-1-3）。因此，1999 年 WHO 不仅确定高血压标准为≥140/90mmHg，而且提出了正常血压和理想血压的概念，并被世界各国专家认同。

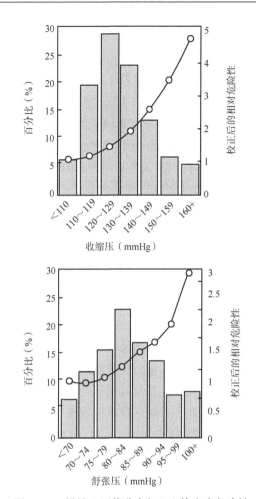

图 1-1-2　男性血压值分布与心血管疾病危险性

图示收缩压水平多在 110～159mmHg，舒张压水平多在 70～94mmHg（见柱状图部分）；心血管疾病的危险性随着血压升高而升高，在高血压患者中升高更为明显，即便在正常血压人群中也有升高的变化趋势（见曲线部分）

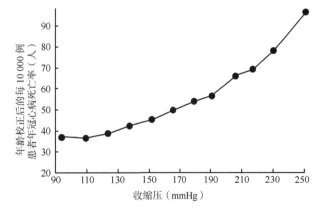

图 1-1-3　随着收缩压升高，冠心病死亡率增加

多重危险因素干预试验（multiple risk factor intervention trial，MRFIT）中根据男性收缩压水平年龄校正后的每 10 000 例患者年冠心病死亡率[2]

2003 年，WHO、欧洲心脏病学会（European Society of Cardiology，ESC）/欧洲高血压学会（European Society of Hypertension，ESH）沿用上述

观点。2007年，《ESH/ESC高血压处理指南》仍然在使用此标准，这也不难看出高血压比高血压病更科学。2015年收缩压干预试验（systolic blood pressure intervention trial，SPRINT）研究发现将收缩压目标控制在120mmHg以下可显著降低死亡率，引起了专家对高血压患者目标血压的再次思考[3]。其实早在2003年，一项纳入100万高血压患者的回顾性汇总分析证实，在120～140/80～90mmHg"正常血压"范围内，心血管事件的死亡率仍然与血压上升呈线性相关。

第二节　认识高血压诊断与治疗

认识到血压升高并不是机体的一种代偿，而是对人体的一种危害，是必须防治的，之后专家们对高血压的诊断方法、分类标准进行了长期的探讨。现在人们已能及时测量血压并确定高血压；使继发性高血压原发疾病能被及时发现与确诊，给予病因治疗，利于高血压控制；能及时发现患者存在的各种其他心血管疾病危险因素与心血管疾病并有效处理，使心脑肾得到保护；抗高血压药物不断被研发出来，并从临床诊疗中判断治疗效果，利用循证医学方法了解患者远期治疗效果。

一、认识高血压诊断

（一）研究血压的测量方法

1. 偶测血压贯穿始终　由于高血压患者早期可无症状，有很多患者并不知道自己的血压水平，因此早期检出高血压并及时给予患者治疗和健康指导，对高血压的预防和控制，降低心血管疾病发病率和死亡率具有重要意义。多年来临床上主要依靠偶测血压值来诊断和治疗高血压，偶测血压的方法在流行病学调查研究和临床科研人员的实际工作中被广泛应用于：①发现高血压患者；②评价患者病情的轻重；③确定高血压类型；④评价抗高血压药物的临床疗效；⑤在指导高血压患者的治疗及抢救中提供确切的临床证据等。此外，偶测血压也在高血压临床研究中起重要作用，现在大规模临床研究仍然依赖于偶测血压。

2. ABPM提高研究　40多年来，ABPM技术的发展也使我们逐渐认识到高血压对心脑肾的危害不仅仅表现在血压水平的升高上，还与血压的昼夜节律、24h血压变异性、血压负荷和动态脉压等密切相关。同时，由于ABPM技术的诞生，临床上开始将高血压分为白大衣高血压、隐蔽性高血压、清晨高血压、夜间高血压等多种高血压类型，为高血压的诊断和防治带来了曙光。ABPM还有助于诊断直立性低血压及餐后低血压。利用ABPM各参数可以得出平滑指数和谷峰比值，前者能反映抗高血压药物的平稳性，后者能反映抗高血压药物的长效性，两者结合能较好地评价抗高血压药物疗效。此外，ABPM较偶测血压能更全面地观察患者服用抗高血压药物后血压的变化，在评价抗高血压药物治疗效果方面有其特殊价值，结合ABPM结果能及时调整治疗方案，更好地控制血压。ABPM的各参数与高血压导致心肌梗死、脑卒中等心血管疾病患病率和死亡率密切相关，能较好地评价高血压患者左室肥厚、微量白蛋白尿、动脉粥样硬化等靶器官损害程度及其预后[4]。

（1）确定高血压。自ABPM技术问世以来，由于可排除白大衣效应、记录多次血压读数和血压变化趋势等特点，ABMP在诊断高血压方面优于诊室血压。Hodgkinson等系统综述分析了不同测压方式诊断高血压的相对有效性，文中以诊室血压为诊断高血压的标准方法评价了ABPM诊断高血压的敏感度和特异度，最后得出结论为ABPM敏感度和特异度相对较高，能作为一种单独的诊断试验，而诊室血压则不能；如果以ABPM作为参考标准，只由诊室血压水平决定是否药物治疗将导致大量的过度治疗[5]；ABPM诊断高血压的准确度高于诊室血压，这进一步说明了对于高血压的诊治，ABPM更为可靠。意大利PAMELA（Pressioni Arteriose Monitorate E Loro Associazioni）研究纳入了1438名受试者，分别进行血压测量，通过比较得出不同测压方式的联系和差异，计算出与公认的诊室血压正常上限值140/90mmHg相对应的ABPM上限值，即121～132/75～81mmHg之间[6]。Ohasama等对来自日本农村地区的1542名受试者进行ABPM并随访他们的生存状况6年余，结果显示24h ABPM范围在120～133/65～78mmHg预后最好，而24h ABPM≥134/79mmHg和≤119/64mmHg可导致心血管或非心血管死亡率风险增加[7]。国内张维忠等的研究推荐24h ABPM均值<130/80mmHg，白昼均值<

135/85mmHg，夜间均值＜125/75mmHg 为正常参考值[8]。目前《中国高血压防治指南（2018 年修订版）》和日本、欧洲各国及美国等的高血压防治或处理指南均建议 ABPM 诊断高血压的标准：24h 均值≥130/80mmHg，白昼均值≥135/85mmHg，夜间均值≥120/70mmHg。

近几年来各国高血压防治或处理指南均纳入了 ABPM，并提升了推荐级别。目前，《中国高血压防治指南（2018 年修订版）》[9]指出诊室血压测量次数较少，血压又具有明显波动性，需要数周内多次测量来判断血压升高情况，尤其对于轻中度血压升高者，如有条件，应进行 24h ABPM 或家庭血压监测。2013 年《ESH/ESC 高血压处理指南》指出诊室外血压测量（包括 ABPM 和家庭自测血压）在高血压诊治评估中的重要作用。英国和加拿大高血压管理指南明确建议，诊室血压在 1～2 级高血压范围内，即收缩压 140～179mmHg、舒张压 90～109mmHg，应进行诊室外血压测量对高血压进行确诊，首选 ABPM，若 ABPM 白昼血压≥135/85mmHg，则可诊断高血压。《2020 中国动态血压监测指南》[4]指出 ABPM 在高血压诊断、治疗、评估靶器官等方面的作用，但由于目前普及度不够，仍只能将诊室血压作为诊断标准。

（2）血压分级。目前，如何应用 ABPM 分级是亟待解决的问题。2003 年 ESH 尝试依据 ABPM 进行高血压分级，随后在《英国成人高血压管理指南》中也有相关论述，白昼清醒时 ABPM 平均值≥135/85mmHg 为 1 级高血压，≥150/95mmHg 为 2 级高血压，3 级高血压的诊断标准未提及。2012 年《澳大利亚动态血压监测专家共识》颁布，共识数据源

于澳大利亚进行的一项囊括 8575 例高血压患者的前瞻性队列研究，按照偶测血压的阈值提供了降压起始治疗及降压靶目标的 ABPM 数值[10, 11]（表 1-1-1）。2014 年 Redon 发表在 *Hypertension* 的文章就 ABPM 目前是否能替代诊室血压展开了讨论，并提出了 ABPM 的血压分级标准[12]。

表 1-1-1 《澳大利亚动态血压监测专家共识》成人高血压 ABPM 分级标准总结

高血压分级	诊室血压阈值（mmHg）	根据临床血压预测的动态血压（mmHg）		
		24h	白昼	夜间
1 级	140/90	133/84	136/87	133/84
2 级	160/100	148/93	152/96	139/84
3 级	180/110	163/101	168/105	157/93

（3）前景展望。随着时间治疗学等概念的普及，ABPM 以其操作简便及可动态观察各时间段血压情况的优势越来越受到重视，但目前需要解决的问题仍很多，如对于儿童 ABPM 的正常值目前尚未有定论、夜间测量血压影响睡眠是否会影响血压等。

3. 家庭自测血压巩固治疗 据了解，导致我国高血压知晓率、治疗率和控制率偏低的重要原因之一就是城乡居民不知道自己的血压状态，而大力提倡家庭自测血压并不仅指高血压患者要经常自测血压，血压正常的人群也应该在家中利用血压计经常测量血压，了解自己的血压变化趋势，达到提前预防的目的。同时，家庭自测血压可提高患者治疗的积极性、依从性和主动性。研究发现，家庭自测血压与心血管事件发生和心血管死亡率的关系较诊室偶测血压更为密切[13]（图 1-1-4），且强调家

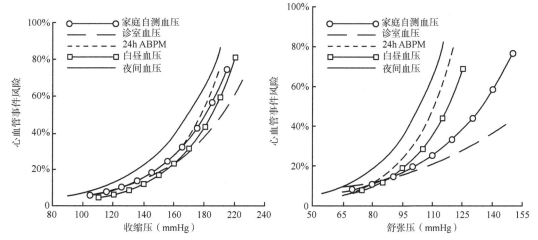

图 1-1-4 不同家庭自测血压、诊室血压和动态血压发生心血管事件风险

庭自测血压可增加患者服药依从性。2008 年高血压日的主题确立为"家庭自测血压"，宣传家庭自测血压的重要性，2019 年我国推出了《2019 中国家庭血压监测指南》，为高血压患者如何自测及管理血压提供了较为全面的指导建议。越来越多的临床研究发现需要诊室血压、ABPM、家庭自测血压三者结合，优势互补。

（二）继发性高血压的筛查

根据高血压发病机制，可将高血压分为原发性高血压和继发性高血压两大类。继发性高血压由不同疾病或某个具体原因所致，各类继发性高血压患者的肾素水平、血管紧张素 II 浓度、醛固酮浓度不一。近年来放射免疫分析和酶联免疫分析法的出现，为精确测定血浆肾素水平、血管紧张素 II 浓度、醛固酮浓度带来了极大便利。肾上腺计算机断层扫描（computer tomography，CT）检查可以观察肾上腺增生及有无占位。核医学检查为肾实质性疾病和肾血管性高血压诊治提供了重要依据。动脉彩色多普勒血流成像、磁共振成像（magnetic resonance imaging，MRI）和血管造影等检查技术的发展使临床医师能充分了解血管有无狭窄、狭窄部位和程度。睡眠呼吸监测为阻塞性睡眠呼吸暂停低通气综合征患者带来了福音，也使临床医师不再忽略阻塞性睡眠呼吸暂停低通气综合征对血压的影响。继发性高血压患者 ABPM 非杓型与反杓型血压明显增加，杓型状态改变是继发性高血压存在的线索，需予重视[14]。

（三）心血管疾病的诊断

长期高血压可导致左室肥厚、左心室舒张和收缩功能减低、冠状动脉循环改变及大中型动脉结构与功能改变，及早诊断和正确评价高血压患者的上述病变，对指导临床治疗和评价预后具有重要意义。近年来心电图、超声医学、核医学、CT、MRI 等检查技术的发展有助于临床医师较好地评价患者心脑肾功能。常规心电图检查能简便又快速地提供患者心电活动情况，有助于初步了解左室肥厚和心律失常等信息；动态心电图检查能观察到患者日常生活对心电活动的影响；超声心动图检查能测定心脏室壁厚度、瓣膜活动和心脏功能状态；心肌核素显像和肾显像等核医学检查能从细胞水平区分正常和病变组织；头颅 CT 和 MRI 检查能更直观清晰地了解患者病灶。随着新诊断技术不断出现，精确度和灵敏度也越来越高，诊断高血压科疾病将会相对简单，但临床医师也要注意有的放矢，不能完全依赖于辅助诊断技术。

（四）其他心血管疾病危险因素的诊断

降低高血压患者的血压水平只是一种手段而非最终目的，降压治疗的最终目的是减少因血压升高所致的不良事件，改善患者生存状况并延长寿命。血脂异常、糖耐量异常/糖尿病、高尿酸血症在高血压患者中有较高的发生率，各级医疗机构的医师特别是高血压科各级医师应熟悉掌握这些危险因素的诊断和处理，只有处理好这些多重心血管疾病危险因素，才能全面保护心脑肾。各个心血管疾病危险因素不仅能独立作用于心血管系统，当在个体中同时存在时，还有协同作用。高血压患者的危险性不仅取决于血压水平，还取决于是否存在其他心血管疾病危险因素、靶器官损害和心血管疾病及糖尿病。根据这些情况，1999 年 WHO 开始为高血压患者进行危险度分层，分为低危、中危、高危和极高危险度四组，并就此采取不同的处理方法。

二、认识高血压治疗

（一）抗高血压药物发展史

人们从 20 世纪 50 年代开始寻找能有效降低血压的药物，近年各类新的抗高血压药物如雨后春笋般不断涌现，每隔不长时间，就有一类新的抗高血压药物推出，呈现出抗高血压药物的品种增多、降压效果增强、不良反应减少的趋势。一些新型高效抗高血压药物，不但降压效果好、作用持久，还对心血管疾病有较好的治疗作用和改善预后的作用。

噻嗪类利尿剂作为抗高血压药物已有 50 多年历史。常用的利尿剂有噻嗪类（氢氯噻嗪）、袢利尿剂（呋塞米）和潴钾利尿剂（螺内酯）等，尽管对代谢有一些影响，但由于其降压效果确切，而小剂量应用时不良反应很少，在高血压治疗中仍具有不可撼动的地位。

β 受体阻滞剂作为治疗高血压药物也有 40 多年的历史，在高血压的治疗中占有重要地位。2005 年瑞典 Lindholm 等对 β 受体阻滞剂治疗原发性高血压的 20 项研究（共 133 381 例）进行荟萃分析，结果显示 β 受体阻滞剂组发生脑卒中的相对危险性较其他药物治疗组高 16%，心肌梗死和总死亡的发生率没有显著性差异[15]，由此引发了国际上对 β 受体阻滞剂在原发性高血压治疗中地位的广泛争论，甚至《英国高血压治疗指南》也因此将 β 受体阻滞剂从一线抗高血压药物中撤出。但由于研究设计存在一些不合理因素，选用的 β 受体阻滞剂均为当时临床上应用较少的第一代产品，我国专家普遍认为 β 受体阻滞剂在高血压治疗中的地位还不容动摇，推荐使用高选择性的 β 受体阻滞剂，同时重视 β 受体阻滞剂与具有扩血管作用的钙通道阻滞剂（calcium channel blocker，CCB）等合用效果更佳。

CCB 问世 30 余年来，发展十分迅速，药物品种已从第三代的 3 种原始型药物（维拉帕米、硝苯地平和地尔硫䓬）扩展成种类繁多的 60 余种，在降压治疗方面起着主要作用。第三代 CCB 如氨氯地平、拉西地平具有长效平稳降压作用，并有抗氧化和减少新发糖尿病等降压以外的作用。

20 世纪 70 年代，血管紧张素转换酶抑制剂（angiotensin converting enzyme inhibitor，ACEI）的成功研制是近代心血管药物发展的里程碑之一。自 1965 年发现蝮蛇的多肽类毒素能抑制 ACEI 后，ACEI 的研究工作进展迅速。第一个用于临床的 ACEI 为替普罗肽，但其需静脉注射，之后人工合成了可口服的 ACEI。目前常见的 ACEI 类药物有卡托普利、依那普利、赖诺普利、福辛普利、贝那普利等。

血管紧张素 II 受体阻滞剂（angiotensin receptor blocker，ARB）的临床应用已有 20 多年的历史，它的降压作用与 ACEI 相似，但没有 ACEI 难以克服的咳嗽、血管性水肿、首剂低血压等不良反应。除此以外，与 CCB、ACEI 一样，ARB 也有降压外作用，如逆转左室肥厚、减少高血压事件；延缓肾衰竭；减少新的显著蛋白尿的发生，预防糖尿病肾病；减少脑卒中、降低血尿酸及减少高血压患者糖尿病的发生等。

另外，α 受体阻滞剂用于降压也有多年的历史，但其临床应用相对较少，非选择性 α 受体阻滞剂酚妥拉明等主要用于治疗嗜铬细胞瘤。选择性 α 受体阻滞剂哌唑嗪、特拉唑嗪、乌拉地尔等对老年伴有前列腺肥大的高血压患者疗效较好。

（二）降低血压对改善症状的作用

由于不知道血压达到什么水平才算高血压，早期医师探索的是一个完全陌生的领域，没有预设的路线，没有指南，甚至没有追求的目标，高血压治疗一直在争论中前进。1856 年，Traube 推测，动脉压升高可以克服动脉壁增厚所引起的机械性阻力，是为了保护肾排泄功能所必需的代偿机制，这一推测导致降压被视为禁区，很多人因高血压导致心血管疾病的发生、发展，甚至危及生命。1927 年，Brown 曾积极提倡降压，他认为休息、热水浴、减轻体重、清除感染灶等都是可行的措施，如不降压可能会导致肾衰竭，这在当时是一种全新的观点，而 Brown 是少数敢于创新的先驱者之一。

1904 年以前，Widal 首先倡导用无盐饮食治疗高血压。1904 年，Ambard 和 Beaujard 证实，患有肾脏病并有左心室扩大的患者限制钠盐以后，血压就会降低。1944～1948 年，美国有 500 人参加了为期 4 年的"Kempner 大米饮食"治疗方案，许多患者通过严格限盐，头痛、嗜睡、疲劳、呼吸困难、胸痛等症状都得到了缓解，并认识到血压降低、心脏缩小、水肿消失、心电图和眼底变化逆转这些客观指标都可用来衡量治疗效果。

20 世纪 20 年代初，人们发现交感神经切除术可以降低危险的血压水平，而并未造成肾排泄功能恶化，患者的预后首次得以改善。人们开始认识到降压的必要性，之后用神经节阻断剂治疗患者取得成功，并证实低钠能强化降压效果，神经节阻断剂、利尿剂与甲基多巴成为治疗高血压的药物。

（三）降低血压对预防心血管疾病的作用

20 世纪 50 年代至 60 年代初期，人们开始着手临床试验，但由于样本量小而未取得明显的效果。1967～1970 年，美国退伍军人抗高血压药物协作研究证明，对重度高血压（舒张压在 115～129mmHg）患者进行抗高血压治疗能预防急进性高血压、充血性心力衰竭和肾衰竭的发生。此后各国广泛开展了大规模临床试验，总的结果归纳为：①高血压总死亡数、心血管疾病死亡数、脑血管意外死亡数在治疗组明显下降。②脑卒中或高血压脑病、充血性心力衰竭、主动脉夹层、肾衰竭在治疗组明显减少。③对轻型高血压（舒张压在 90～104mmHg）患者的治疗表明，脑卒中和心脏疾病的发生在治疗组明显低于未治疗组。④经研究证实，新的抗高血压药物能够延缓肾功能损害的发展。

（四）大规模临床试验推进治疗

20 世纪 80 年代以来，国际性大规模随机双盲对照临床试验，为临床医师了解各类药物的降压疗效、降压以外对靶器官的保护作用和抗高血压药物对心血管疾病预后的影响提供了证据。而目前存在的问题却是如何客观地分析利用这些试验结果，并将其充分应用到临床实践中。

1. 确定降压目标 血压究竟应降至哪一水平，是否血压降低越大，获益越多，一直是临床研究的热点。1998 年 Lancet 发表的高血压理想治疗试验（Hypertension Optimal Treatment, HOT）结果表明，强化血压控制（舒张压降至 82.6mmHg），可明显减少心血管事件[16]，引出了"控制血压是预防心血管疾病的根本"的科学理念。2008 年替米沙坦单用或与雷米普利联用全球终点试验（Ongoing Telmisartan Alone and in Combination with Ramipril Global Endpoint Trial, ONTAGET）研究显示：降压治疗中血压并非越低越好，尤其高危患者收缩压＜130mmHg 会增加心血管疾病死亡率[17]。2009 年 5 月 ESH 公布的治疗新靶点（Treating to New Targets, TNT）研究亚组分析指出：与舒张压为 70～80mmHg 的患者比较，舒张压低于 60mmHg 的患者，心血管事件风险增加了 3.3 倍，过低的舒张压水平并无明显益处[18]。2010 年 ESC 年会公布控制糖尿病心血管危险行动（Action to Control Cardiovascular Risk in Diabetes, ACCORD）结果，显示强化降压与常规降压相比，未明显降低心血管复合事件终点。同样，国际维拉帕米缓释剂——特兰多普利研究（International Verapamil SR-Trandolapril Study, INVEST）试验结果也表明，严格控制组与常规控制组相比，未明显改善心血管事件预后，相反，其亚组分析证实收缩压＜115mmHg 时，死亡风险明显增加。

2. 规范治疗方案 自 1985 年参与心血管疾病

趋势和决定因素多国监测（Multinational Monitoring of Trends and Determinants in Cardiovascular Disease, MONCIA）研究后，我国独立完成的有 Syst-China、STONE、PATS 等大型降压试验。

1978 年，WHO 提出的高血压"阶梯治疗方案"，以利尿剂为基础加用 β 受体阻滞剂。1994 年，WHO 正式规定了五类药物为一线抗高血压药物，即利尿剂、β 受体阻滞剂、ACEI、CCB、α 受体阻滞剂。1999 年 WHO，2003 年 ESH/ESC，美国国家高血压预防、检测、评价和治疗委员会第七次报告（The Seventh Report of the Joint National Committee on Prevention, Detection, Evaluation, and Treatment of High Blood Pressure, JNC-7），以及 2004、2005 年版《中国高血压防治指南》一致推荐使用抗高血压药物联合治疗方案。2007 年，《ESH/ESC 高血压处理指南》确定利尿剂、CCB、β 受体阻滞剂、ACEI、ARB 为今后高血压治疗的一线药物并主张联合治疗。

高血压治疗的益处首先来自于降压本身，治疗达标是关键，单一用药仅使 30%～60%患者达标，对于多数高血压患者尤其是高危患者，降压难度更大，常需更多的抗高血压药物进行联合治疗。UKPDS、MDRD、HOT、AASK、RENNAL、IDNT、PROGRESS、ASCOT-BPLA 和 INVEST 等大规模临床试验表明，大部分高血压患者需要联合应用两种或更多的抗高血压药物，以达到更优的降压效果和更好地改善预后。国内外高血压防治指南均强调了抗高血压药物的联合使用，联合治疗能使降压有效率达 70%以上。2013 年《ESH/ESC 高血压处理指南》建议对于血压显著升高和心血管事件高危的高血压患者初始联合用药，临床证据也显示初始联合用药不仅血压控制达标率更高，增加患者依从性，心血管获益也高于单药治疗。

第三节 高血压学学科形成

树立正确的学科理念，加强学科建设，制定高血压诊疗规范，让广大从事高血压诊疗、预防、研究者，在培养高血压防治人才、搭建高血压专业人才队伍、开展高血压诊疗工作中有据可依、有章可循，最终让高血压防治工作有技术支持、有团队保障。

一、专业机构推进高血压防治事业

高血压学作为一门独立的学科已经确立，形成了正确的学科理念。通过高血压学学科建设，制定全面、系统的诊疗规范；培养高质量的专业人才，打造高水平的高血压防治人才队伍；搭建专业高血压机构。专业高血压机构是指由专家学者开创、卫生行政部门（或医院）批准组建的专门从事高血压诊断、治疗、研究、预防和教学的机构，是各地高血压诊疗的技术力量和引领者。例如，高血压科、高血压内分泌科、高血压血管科、高血压病区、高血压研究所、高血压诊疗中心等。发挥高血压学学科理念正确引领作用，解决高血压诊疗工作中的技术难点和分歧，把有利于患者的国内外高血压诊疗新技术、新方法应用于临床实践，提高诊疗技术水平，使我国高血压防治事业健康稳步快速发展。

为了更好地开展高血压基础理论研究、提高高血压诊疗水平，在我国老一辈医学家带动和指引下，几代专家学者特别重视专业高血压诊疗（防治）机构的建立和高血压专科诊疗工作的开展。这些内容将在第 2 章"中国高血压防治成就与经验"中介绍。

二、学科建设促进高血压防治

随着我国高血压患者人数的增长，发展高血压防治专业队伍已然成为重要的议题。随着防治队伍的不断扩大和高血压患者日益精准的诊治需要，高血压学学科的发展已迫在眉睫。发展高血压学学科，除了老一辈医学家的指导，还要求我们既要有将高血压防治事业确立为自己崇高使命的决心，还要有锲而不舍、勇于探索的科学精神。

（一）学科理论的形成

世界上任何一个科学门类的建立、发展和被认可的路程都荆棘密布，但追寻真理的光芒依然照亮不断探索、前行、奋进之路，高血压学学科也是如此。我国老一辈医学家非常重视并积极发展高血压防治事业，特别是新中国成立后，专家学者们关于高血压防治的建议与做法得到中华医学会、卫健部门直至国家领导人的高度重视并采纳，在全国范围内取得了很大的成绩。但我们也应该看到，我国高

血压控制率还有很大的提升空间。1991 年流行病学调查资料显示，我国高血压控制率为 3%，治疗的高血压患者控制率仅 25%。高血压控制率低的原因是复杂而多方面的：没有让患者受到高血压专科诊疗，没有为患者分析、发现与处理高血压原因，抗高血压药物的使用欠合理、规范。出现这种状况的根本原因在于长期以来我们对高血压认识的偏差，即认为高血压是心内科的一个病种。同时，老一辈医学家早期创建的专业高血压机构（高血压科、高血压病房、高血压门诊等）没有得到保留、发展和推广。

此外，国际上对高血压的认识也具有局限性。直到 2005 年，美国对高血压的定义依然认为，高血压是一个心血管综合征渐进发展的过程，包括高血压、血脂异常、糖尿病，它们聚集在一起，促进了心脑肾损害和心血管疾病的发生。

面对上述国内外情况，我国专家认识到只有依靠我们自己的高血压防治成果和宝贵经验，依靠我们自己的聪明智慧，创建高血压学学科理论、建立高血压专科，才能引领和推动我国高血压防治工作的持续发展。

1993 年余振球提出了高血压学学科的概念，即高血压由不同原因和疾病导致，高血压又作为原因导致心脑肾等重要靶器官损害和心血管疾病。因此，与高血压相关的疾病的诊断、治疗及研究涉及医学各领域，并形成一门独立的学科，即高血压学（hypertensionology）。余振球邀请全国专家学者编著出版了《实用高血压学》，并于 1999 年、2007 年两次修订再版，此书成为高血压学这一独立学科的理论基础和开展高血压诊疗的工具书。

高血压学明确了高血压诊疗内容标准化、科学化，诊疗流程系统化、精准化的原则，要求各级医疗机构对每一位高血压患者所涉及的各种疾病的诊疗内容都要保持一致。诊断内容包括：确定血压水平，为高血压患者查明原因，查清患者所有的心血管疾病危险因素，明确高血压患者已存在的靶器官损害和各种心血管疾病。治疗内容包括：对患者进行健康教育，通过合理应用抗高血压药物、中医药和保护靶器官的药物，以及通过外科手术和介入治疗等方法，对患者存在的疾病进行合理有效的处理。

刘力生指出，高血压不像心脏病、肾病或神经

系统疾病那样，只注意到器官，也不像癌症或关节炎那样有明确的疾病过程，而是一种特殊的生物医学门类。不论其来源如何，整个机体都受牵连，多出现内分泌、旁分泌和神经系统症状，不同程度而且或迟或早地侵犯心脑肾等主要脏器。所以，高血压这个领域将基础生物学、临床医学、流行病学和公共卫生的相关专家组织起来。这一领域包含广泛的知识，可为研发心脏、内分泌相关的有价值的药物打下坚实的基础，对社会、经济和保健结构将产生难以估量的巨大影响。

1999 年，赵光胜提出，高血压病是机体血压调控失调的表现，涉及基础和临床的多学科领域，绝不可片面将其作为一个"病"种对待，由此决定了它的不均一性和复杂性，应视为生命科学奥秘的突破口去协同开拓，即一门内容丰富的边缘学科——高血压学。

1998 年，为进一步拓展高血压学研究的范畴，将其更紧密地与代谢和内分泌疾病相联系，祝之明建议设立内分泌和高血压代谢病中心。2000 年，高血压与内分泌代谢科成立。2007 年 6 月 27 日，中山大学附属第一医院成立国内首个高血压血管病科。2007 年，方圻为《实用高血压学（第 3 版）》作序，认为高血压以专科形式发展是十分妥当和必需的。2009 年，陈达光提出，高血压目前已经成为一个全球性问题，为了更好地研究、发展这一新学科，我们需要有专业的高血压人才，因高血压与内分泌科、神经内科、肾内科均有密不可分的关系，高血压科医师需要掌握全面的知识。

2016 年，余振球将高血压学发展为大高血学，提出了大高血压学的概念。余振球指出，与高血压相关的疾病种类很多，医学各学科应从协同和关联的角度发现与诊疗高血压患者已存在的各种疾病，高血压涉及的群体范围广泛，各级医疗机构及家庭要积极主动开展高血压防治工作，因此高血压学已形成一个特色鲜明的大学科，即大高血压学（complex hypertensionology）。余振球指出，人体作为生命的有机整体，各系统器官联系密切，互相影响。疾病的发生发展不单单是某一器官发生病理性改变，而是一系列病理生理改变，首先以某一器官损害为突出表现，高血压本身及其涉及的疾病更是如此。大高血压学这一概念更好地揭示了高血压的本质以及高血压与其他疾病之间的内在联系，拓展了高血

压学理论的高度、广度和深度。

（二）学科理论的内涵

以预防心血管疾病为目的的降压方案研究自开展以来，涉及高血压各领域的研究成果层出不穷，诊断治疗与预防方案不断推出，但高血压控制实际情况很不乐观，到 20 世纪 90 年代初，美国高血压控制率为 27%，而我国的高血压控制率仅 3%[19]。高血压造成的脑卒中、冠心病、心力衰竭、肾衰竭等各种疾病发生率一直在增长，严重影响高血压患者健康。有效控制高血压和其他心血管疾病危险因素是预防心血管疾病发生的重要途径。研究、制定并推广适合我国高血压防治的理论、原则和方法，为各级医疗机构的医师特别是高血压科医师等提供积极有效的防治措施，使广大高血压患者接受先进、合理、有效的治疗，这些必须要有权威专家提供精准的思想和理论指引，准确把握和真正引领我国高血压防治的方向，指导高血压防治工作实践，为高血压防治实践打下坚实有效的基础，从而有效提高我国高血压的控制率，真正促进高血压患者的健康，提高全人群健康水平。

1. 专科诊疗的保证　目前我国高血压控制率较低，要提高我国高血压控制率，特别是提高治疗者高血压控制率最根本的措施之一是具备一定专业水平的医师。要把高血压人才培养、人才队伍建设和建立高血压防治网络及体系列为学科建设的重点内容，作为专业高血压机构的重点任务，努力塑造新的正确高血压诊疗理念，网络和体系中各级医疗机构的医师都能按专科诊治患者，才能真正使高血压患者的血压得到控制，心脑肾得到保护。

医学是一门实践性很强的学科。高血压人才培养需要有专门的高血压机构来提供教学实践所需的基础条件。根据分级诊疗的特点，疾病应在不同阶段、不同层级的医疗机构进行诊治。因此，一个健全、完整的高血压防治网络和体系是高血压分级诊疗工作实施的根本。

2. 坚持正确的高血压诊断与分级标准　2017 年，美国将高血压诊断标准降至 130/80mmHg。余振球明确提出，这是用静止的、固定的观点看待高血压。如果将高血压诊断标准降低，高血压患者人数将大大增加，医疗资源的使用也会没有必要地增加。我们要用发展的眼光看待高血压，血压在逐渐

升高的过程中已经对心脑肾等重要靶器官造成损害，而不是在达到高血压标准后才出现。余振球及时提出"发展中高血压"的概念，以引起大家对血压变化的重视，及早解决问题，同时又不引起医疗资源的浪费。

流行病学调查研究显示，高血压对人体的危害是连续的，即血压高一点对人体的危害就大一些。把高血压分为 1、2、3 级，在没有其他心血管疾病危险因素和靶器官损害等条件下，患者的危险程度分别为低危、中危、高危。这不仅让人们了解到高血压水平对人体危害的这种明确关系，又便于记忆和运用。2020 年国际高血压学会（ISH）《国际高血压实践指南》把高血压划分为简单的 1、2 级，看似简单了，实则会降低人们对高血压重要性的认识，而且对高血压患者的危险程度分层也难以有确切的判断，影响科学、合理、有效诊疗方案的制定。

对高血压患者的危险度分层，应尽量方便、准确，符合人们防治高血压，保护心脑肾的理念。在考虑血压水平的重要前提下，还要考虑合并的其他心血管疾病危险因素、糖尿病、靶器官损害和心血管疾病等，所以高血压学学科理念仍坚持 1999 年 WHO 诊断标准。

3. 正确认识高血压治疗目标，合理使用抗高血压药物　以大高血压学理念作为为患者实施诊疗的总原则，在查明患者血压情况、其他心血管疾病危险因素和所具有的所有心血管疾病后，按照患者已存在的具体的上述疾病进行治疗，而不要受到目标血压的限制，更不能使目标血压成为伴有心血管疾病患者治疗的桎梏。对于单纯高血压患者，早期治疗能改变其一生；对于有心血管疾病的高血压患者，只要积极治疗，就可能预防心血管疾病再次发作；对于有靶器官损害的高血压患者，积极治疗就可能达到上述两方面的效果。需要注意的是，治疗方案不是仅按目标血压来制定的，而是按照心血管疾病的用药原则确定的。同样要注意的是，对处于各个时期的高血压患者进行治疗，意义非常重大，这些都已被相关循证医学所证实。因此，在对疾病进行早诊断、早治疗时，必须根据个体患者的具体情况来处理。

有的高血压防治指南和共识强调对抗高血压药物进行身份定位，所谓一线用药、首选用药、常用药物的提法忽视了疾病具体情况和患者个体差异。大高血压学无论从理论上还是临床诊疗应用过程中都明确了，对于单纯高血压患者，控制血压就是预防心血管疾病发生、发展，这也是科学用药的原则；对于有心血管疾病和其他心血管疾病危险因素的患者，降压的同时必须关照到疾病本身和患者的具体情况，既治疗疾病，又预防危险因素的危害，最大程度地保护患者的心脑肾。

4. 抓学科建设提高诊疗水平　我国高血压患者各地域、各年龄群、各工种都有分布，高血压本身及其涉及疾病的急、慢、复杂等危象需要不同的处理方式和治疗手段，过去是把基础医学、流行病学、药理学、临床医学等各领域专家共同组织起来开展高血压防治工作。高血压学学科理念认为应把药理学、病理生理学、基础医学、流行病学及涉及的心脑肾等理论知识和临床诊疗知识、技术纳入高血压学学科体系中，所以专业团队专家应大力开展基础研究，探讨高血压发病机制，为高血压治疗找到理论依据；寻找新的治疗方法，开展药理学研究，更好地评价治疗效果；开展流行病学研究，了解我国高血压流行分布情况，更好地指导基层的防控工作。上述各方面应有严格分工，共同开展高血压涉及疾病的研究、诊断与治疗，最大程度地保证患者的生命安全和健康。在省级专业高血压机构中，设置高血压内分泌学组、妊娠期高血压疾病学组、睡眠疾病学组等专业学组是高血压学学科建设的重要组成部分，这不仅是解决重症复杂高血压的诊疗问题，更是研究制定高血压诊疗规范的基本条件。事实证明，高血压学学科建设不仅能够推动医学各科相互促进，协调发展，医疗资源合理共享，而且能够促进高血压高层次人才培养，打造德才兼备的高血压防治人才队伍，还能带动医学各科创新知识和技术发展，有效促进科技工作的开展，在提升医学各科教学质量和水平方面，也能从根本上保证医疗人才获得科学、全面的知识结构。

（三）专业团队创新防治效果

控制高血压，预防心血管疾病，是实现全民健康的重要环节，是党和国家赋予我们医务人员的神圣使命。全国高血压研究所、高血压科、高血压诊疗（防治）中心等专业高血压机构的专家学者不忘初心，继承和发扬老一辈医学家开创的高血压防治事业，不断开拓高血压防治新的领域，使高血压防治事业不断进步，在高血压学学科建设、理论研究和诊疗工作开展方面不断开拓创新，并取得丰硕成绩。在高血压防治征途上，专业高血压机构的专家都在积极探索新的实施途径，研究新的诊断技术，寻找新的治疗方法，为促进我国人民健康贡献力量。

1. 继发性高血压诊疗规范形成 老一辈医学家从认真观察高血压患者的病情特征到研究总结出继发性高血压原发疾病病征，标志着我国继发性高血压筛查与诊疗工作开始。之后，专业高血压机构的专家学者积极行动，如王蕾礼通过认真搜集高血压患者的临床资料，提出要对临床特征比较典型的可疑继发性高血压对象进行系统检查，同时总结出行之有效的诊疗方法。之后，专家们提出了继发性高血压可疑对象的先定性、再定位、后定因的诊断流程，建立了复杂疑难高血压病因诊断和鉴别诊断平台，找到具有前瞻性的高血压病因诊断和鉴别诊断的新技术与新方法，不断创新继发性高血压筛查与确诊方法，等等。这些不仅为我国继发性高血压患者的及时诊疗提供了理论和方法基础，也使各种少见、特殊继发性高血压原发疾病不断被发现与确诊，保证了患者的及时诊疗与安全。

2016 年由中国医学科学院阜外医院牵头，全国多个医学中心共同合作开展的单基因性高血压全国免费筛查公益项目"HYPERTENSION 1000"，通过纳入全国多中心的可疑单基因性高血压病例，进行已知单基因性高血压致病基因的检测，以达成辅助单基因性高血压诊断、提高诊断率，探究单基因性高血压突变全景，形成突变库的最终目的。

2014 年，李南方结合新疆维吾尔自治区高血压研究所多年继发性高血压的诊治经验，编撰出版了专著《继发性高血压》，为我国继发性高血压诊疗提供了借鉴。

2. 寻找新的降压方法 在老一辈医学家们的不懈努力下，中国研究出了自己的抗高血压药物——降压 0 号，结束了我国无抗高血压药物的历史。为了让患者的血压得到更有效的控制，专家学者们依然在研究、探索、寻找最佳的降压方案。祝之明团队自 2010 年开展代谢手术治疗肥胖和糖尿病相关高血压的临床与基础研究，建立了糖尿病与肥胖微创介入治疗多学科规范管理模式，牵头撰写了肥胖相关高血压管理和糖尿病代谢术后管理中国专家共识，促进了行业的发展与相关类型患者血压的控制。

孙宁玲团队致力于解决我国高血压患者食盐摄入过多影响高血压防治的难题，2013 年提出并建立了我国的点尿法估算 24h 尿钠的公式，有效推动了我国高血压患者摄盐管理工作；2015 年与同行一起制定了《限盐管理控制高血压的中国专家指导意见》，并于 2016 年制定了《高血压患者盐摄入量评估和血压管理临床流程专家建议书》。

陶军团队开发了一种抗高血压微粒技术，能够快速而平稳地降低血压。

廖玉华团队从事高血压疫苗开发工作，致力于寻找简单高效的控制高血压的方法。

3. 提高顽固性高血压诊疗水平 老一辈医学家一直在积极寻找高血压有效治疗方法，特别重视控制血压对心脑肾的保护作用。大量重症复杂高血压患者都需要并希望接受高水平专科诊疗，而专业高血压机构会接诊大量顽固性高血压患者。专家们经探索顽固性高血压的发病机制、强调不同药物的个体化治疗原则、查找血压不易控制的原因，使有些患者多年的继发性高血压经原因筛查确诊后而获得病因治疗，纠正了某些错误的用药方案，使高血压得到及时控制。

王浩团队自行探索和总结出诊治顽固性高血压的流程，并编著出版了《难治性高血压诊治流程》。袁洪团队率先在国内外开展了"基因导向"指导高血压个体化治疗的临床应用研究，为高血压个体疗效差异提供了理论和实践依据。根据研究数据和文献报道，他们设计并出版了《常用心血管药物相互作用评估速查图》，并在此基础上开发了药物相互作用等相关软件，为广大基层医生提供临床上快捷直观的方法工具。

4. 加强高血压靶器官保护 从我国启动高血压防治工作开始，老一辈医学家就十分重视高血压患者中心血管疾病的发现与治疗，明确要求不能以降低血压为唯一目标。长期以来保护患者的心脑肾一直是高血压专业医生的重要职责。血管是高血压病理生理作用的主要靶器官，血管内皮功能障碍是高血压最早期和最重要的血管损害。陶军团队围绕血管损伤与修复开展了一系列研究工作，这些研究发现为治疗与高血压相关的血管内皮损伤和微血管稀疏提供了潜在的新靶点，帮助我们更加深入地认识疾病，为临床转化研究提供新的试验依据。

祝之明团队历时 10 余年在国际上率先开展瞬时感受器电位（transient receptor potential，TRP）通道在心血管与代谢病领域的研究，系统深入地阐明了 TRP 通道异常致代谢性血管病发生发展的机制，率先提出干预 TRP 通道可有效防治代谢性血管病的新观点。他们还发现膳食辣椒素等膳食因子能明显改善心血管代谢异常，提出了新的干预策略。

2017 年，蔡军及其团队发现高血压和高血压前期人群的肠道菌群在细菌多样性、肠型、组成和代谢功能及分类特征上高度相似，提示早在高血压前期肠道菌群的结构和功能已经发生改变。与 SPRINT 研究团队的结论一致，即将收缩压控制在低于 120mmHg 水平而不是低于 140mmHg，更有利于降低患者病死率及心血管事件发生率。又通过将高血压患者的粪菌移植到无菌小鼠体内的方式揭示了肠道菌群与高血压的因果关系，阐明了肠道微生物是导致高血压疾病的新的致病因素。

谢良地团队发现他汀类调脂药物和非二氢吡啶类钙拮抗剂地尔硫草联用可以进一步改善高血压患者血管的内皮依赖性舒张功能。通过经典案例介绍提出脑内异常血管结构与走行可能影响延髓血管中枢成为继发性高血压的原因。

牟建军团队首次通过队列人群 30 年前瞻性随访研究发现，儿童时期的血压轨迹对成年亚临床靶器官损害具有预测作用，并发现肾胺酶在个体血压进展和高血压的发生中可能发挥重要作用，肾胺酶在高盐引起的肾脏损伤中具有潜在保护作用，可能成为延缓肾脏损伤的有效药物。

5. 高血压防治网络和体系建设　老一辈医学家开创的高血压社区防治与人群防治经证明对高血压控制的作用明确，经验已经积累。为把这些经验与做法推广到更大的范围（如一个省或一个地区，包括这些区域内的所有基层单位），建设高血压防治网络和体系势在必行。健全完善的高血压防治网络和体系，是每个省或地区内所有居民都能享受到规范诊疗与健康教育的保证，也能有效控制和管理高血压及其他心血管疾病危险因素，最大程度地有效保护居民心脑肾。

河南省 70% 的地区建立了河南省高血压防治中心地市级中心、县级中心和成员单位。新疆研究、建立和推广农牧区基层高血压、心血管疾病防治的适宜技术和防控三级体系。贵州省实现了省、市、县、乡、村五级高血压防治网络和体系全覆盖。湖南省建立了全省高血压人群综合防控新模式、新方法并应用推广。福建省搭建起省、市、县三级高血压质控中心，等等。全国省域内高血压防治网络和体系纷纷建立起来，为全国高血压防治网络和体系的建立开创了新的思路和模式，奠定了坚实的基础。在各省建立的高血压防治网络和体系中，所开展的最重要的工作之一就是全方位抓紧所属地区各级医疗机构高血压防治人才全面系统的培养，提高诊疗技术水平，使高血压诊疗技术和规范能够同质化发展，为全民健康提供有力支撑。

6. 推进高血压分级诊疗　老一辈医学家们重视基层医疗卫生事业，亲临工厂、农村，指导和参加高血压防治工作，为各级医疗机构共同开展高血压、心血管疾病等慢病诊疗打下了基础。高血压等慢病分级诊疗推进是高血压专业医师的职责和任务。高血压防治网络和体系建成既为推进高血压分级诊疗提供必备基本支撑，也为促进我国基本医疗卫生服务体系建立健全奠定基础。在一个区域内如一个省（自治区、直辖市）或一个地市（州）要有高水平的具备高血压学学科理论素养和实践经验丰富的学科带头人做好顶层设计，要有统一协调的分级诊疗管理机制，各级医疗机构要具备真正能看病、看好病的能力，如此才能真正解决各种重症复杂高血压、心血管疾病患者的诊疗难题。

分级诊疗模式中一个重要的部分就是基层首诊，广大高血压患者在基层就能得到合理、规范的高血压诊疗，是高血压分级诊疗能够顺利推进的保证。我国高血压专业诊疗机构的专家们正在推进高血压防治网络和体系建设、大力培养高血压防治人才、解决基层高血压防治的难题，而这些就是为高血压分级诊疗的推进创造条件，就是推进高血压分级诊疗的具体行动和贡献。

当前贵州省开展和推进高血压分级诊疗的理论依据与实践经验初步形成，2021 年余振球编著出版的《高血压分级诊疗实践》全面总结了贵州省高血压分级诊疗行之有效的经验、模式和方法，阐述如何开展高血压学学科建设、高血压防治人才培养、高血压防治网络和体系建设、高血压分级诊疗工作实施与诊疗质量管理等。这部著作作为我国各地开展高血压分级诊疗工作提供了可以借鉴的经验和做法，也有助于带动其他医学各科分级诊疗工作的有效开展和推进。

（余振球）

参 考 文 献

[1] Moiseev VS, Kotovskaia I, Kobalava Z. Central arterial pressure：A necessary parameter for assessment of cardiovascular risk and efficacy of antihypertensive therapy[J]. Kardiologiia, 2007, 47（9）：15-23.

[2] Neaton JD, Wentworth D. Serum cholesterol, blood pressure, cigarette smoking, and death from coronary heart disease. Overall findings and differences by age for 316, 099 white men. Multiple Risk Factor Intervention Trial Research Group[J]. Arch Intern Med, 1992, 152（1）：56-64.

[3] Williamson JD, Supiano MA, Applegate WB, et al. Intensive vs standard blood pressure control and cardiovascular disease outcomes in adults aged≥75 years：A randomized clinical trial[J]. JAMA, 2016, 315（24）：2673-2682.

[4] 中国高血压联盟《动态血压监测指南》委员会. 2020 中国动态血压监测指南[J]. 中国循环杂志, 2021, 36（4）：313-328.

[5] Hodgkinson J, Mant J, Martin U, et al. Relative effectiveness of clinic and home blood pressure monitoring compared with ambulatory blood pressure monitoring in diagnosis of hypertension：Systematic review[J]. BMJ, 2011, 342：d3621.

[6] Mancia G, Sega R, Bravi C, et al. Ambulatory blood pressure normality：Results from the PAMELA study[J]. J Hypertens, 1995, 13（12 Pt 1）：1377-1390.

[7] Ohkubo T, Imai Y, Tsuji I, et al. Reference values for 24-hour ambulatory blood pressure monitoring based on a prognostic criterion：The Ohasama Study[J]. Hypertension, 1998, 32（2）：255-259.

[8] 张维忠, 施海明, 王瑞冬, 等. 动态血压参数正常参照值协作研究[J]. 中华心血管疾病杂志, 1995, 23（5）：325-328.

[9] 《中国高血压防治指南》修订委员会. 中国高血压防治指南 2018 年修订版[J]. 心脑血管病防治, 2019, 19（1）：1-44.

[10] Head GA, Mihailidou AS, Duggan KA, et al. Definition of ambulatory blood pressure targets for diagnosis and treatment of hypertension in relation to clinic blood pressure：Prospective cohort study[J]. BMJ, 2010, 340：c1104.

[11] Head GA, McGrath BP, Mihailidou AS, et al. Ambulatory blood pressure monitoring in Australia：2011 consensus position statement[J]. J Hypertens, 2012, 30(2)：253-266.

[12] Redon J, Lurbe E. Ambulatory blood pressure monitoring is ready to replace clinic blood pressure in the diagnosis of hypertension：Con side of the argument[J]. Hypertension, 2014, 64(6)：1169-1174；discussion 1174.

[13] Niiranen TJ, Maki J, Puukka P, et al. Office, home, and ambulatory blood pressures as predictors of cardiovascular risk[J]. Hypertension, 2014, 64(2)：281-286.

[14] Rimoldi SF, Messerli FH, Bangalore S, et al. Resistant hypertension：What the cardiologist needs to know[J]. Eur Heart J, 2015, 36（40）：2686-2695.

[15] Lindholm LH, Carlberg B, Samuelsson O. Should beta blockers remain first choice in the treatment of primary hypertension? A meta-analysis[J]. Lancet, 2005, 366（9496）：1545-1553.

[16] Hansson L, Zanchetti A, Carruthers SG, et al. Effects of intensive blood-pressure lowering and low-dose aspirin in patients with hypertension：Principal results of the Hypertension Optimal Treatment（HOT）randomised trial. HOT Study Group[J]. Lancet, 1998, 351（9118）：1755-1762.

[17] Mancia G, Jakobsen A, Heroys J, et al. Cardiac and vascular protection：The potential of ONTARGET[J]. Medscape J Med, 2008, 10 Suppl（Supp）：S7.

[18] Bangalore S, Messerli FH, Wun CC, et al. J-curve revisited：An analysis of blood pressure and cardiovascular events in the Treating to New Targets（TNT）Trial[J]. Eur Heart J, 2010, 31（23）：2897-2908.

[19] 曾正陪. 内分泌性高血压的现状及诊治[J]. 临床内科杂志, 2006, 23（3）：149-152.

　　回顾和总结我国高血压防治的历史，我们高兴地看到，党和国家对高血压防治工作一直高度重视，及时组织专家开展高血压防治工作；也让我们看到老一辈医学家为人民健康服务的高尚精神、严谨态度、科学作风和聪明智慧，这些早已为我国高血压、心血管疾病等慢病防治事业奠定了基础。

　　在高血压防治工作中，特别是在完善高血压诊疗体系建设方面，有学科理念的正确指引，充分发挥专业团队的保障作用，使得我国高血压防治事业顺利、健康、快速发展。目前，我国高血压防治事业已经取得举世瞩目的成就，本章对我国高血压防治工作的成就与经验进行总结，不仅是对历史的回顾，更是对今后做好高血压学学科建设，研究制定更加科学合理的高血压科疾病诊疗规范、原则和方法，科学指导高血压防治工作

意义重大。

第一节 抓启动、抓推广、抓覆盖

　　早在 1924 年，中华医学会第五届全国大会上，成颂文在《血压之研究》中提出："血压之检查关一生之安危，若血压过高过低均为病征。"说明当时的医学家们已经开始探讨我国人群血压标准。应元岳在《华人寻常血压之测量》中提示，40 岁以后人群收缩压和脉压增高、舒张压有下降趋势，这是由动脉硬化所致。这不仅表明当时已有人群血压调查的记录，也揭示了血压升高的原因，为高血压的防治提供了科学依据。我国医学先驱们为控制高血压进行积极探索，反映了他们格物致知的精神。

一、及时启动

"高血压要治疗"这一观念形成时，国际上还在探讨高血压是不是一种疾病，是不是心血管疾病危险因素，而我国老一辈医学家已经在临床诊疗工作中证实了治疗高血压能保护心脑肾。正是由于我国老一辈医学家及时开展了高血压防治工作，广大群众的健康才得到了一定的保护。

老一辈医学家总结经验，作出防治高血压的决策，并积极探索防治方法。1949年，中华人民共和国成立，黄宛等老一辈医学家毅然放弃国外优越的生活与研究条件，回到祖国开展医学研究，开启了我国高血压防治事业。之后，医学家们不断探索，寻找高血压的致病原因和高血压导致的疾病。1951年，戴庆麟在临床实践中发现，心力衰竭等心血管急症患者多伴有高血压病史，因此确定了"要治心脏病，先控高血压"的理念。1953年，黄宛发现长期高血压可造成全身各系统动脉硬化，小动脉玻璃样变；血管的这些改变又可导致血压进一步升高，形成恶性循环。因此，他积极主张应对高血压患者进行治疗。1953年，马万森等也针对高血压使心脑肾等脏器发生病变的相关机制及影响因素进行了详细研究，并指出眼底检查对评价血管损害具有重要价值。

专家们将群众的健康视为第一要任，自发地组织并开展高血压理论研究和临床工作，这些自发开展的工作很快被中华医学会等学术团体所认可。中华医学会也积极行动，组织、带领全国专家开展高血压防治工作，开展学术交流，传播高血压防治的新理念、新方法。1953年，由中华医学会内科学会组织的高血压座谈会上，关于高血压治疗的最新认识成为人们关注的焦点。医学前辈们交换对高血压的原因和发病机制的认识，讨论临床各方面的问题。张锡钧和刘士豪认识到肾脏在高血压发病中的作用；张孝骞和王叔咸均强调了高血压早期诊断的重要性，指出高血压防治应做到早发现、早诊断、早治疗；在当时没有特效药物治疗的条件下，钟惠澜指出预防应起到主要作用，并提倡合理健康的生活方式。

20世纪50年代初，我国高血压患病率为3%，低于欧美国家的患病率10%。1955年以后，我国高血压患病率呈现升高趋势。党和国家对此高度重视，及时组织中、西医学专家研究对策，寻找治疗方法。1957年初，北京军区在北戴河疗养院开设了高血压治疗区，在全军选出20多位患者入院治疗，卫生部领导莅临指导。

1958年，国家科学技术委员会（简称国家科委）主任何长工同志发出了"让高血压低头"的号召。

1958年开始，中国医学科学院阜外医院刘力生、吴锡桂等多次到首钢总公司（简称首钢），推广高血压快速综合治疗，开展工人健康教育，进行流行病学调查和人群监测等。

1959年，中华医学会第一次全国心脏血管疾病学术报告会议上介绍了北京、上海、黑龙江等13个省市的高血压普查情况以及华光领导的病理生理组的研究成果，这些为今后研究高血压提供了重要途径，特别是促进了高血压药理学的发展。此次会议为我国高血压诊疗和研究提出了明确的目标和要求。在之后历年中，中华医学会定期召开心血管疾病和高血压防治专题会议，高血压的防治问题被列为讨论的重点。

1960年，为了达到"让高血压低头"的目的，黄家驷向广大高血压诊疗与研究者提出任务——开展高血压防治大协作，包括各地区的协作和加强中西医协作，寻找有效的综合治疗方法。

二、推广各地

我国幅员辽阔，人口众多，高血压患者遍布祖国各个地区。广大专家孜孜不倦，在我国各个地区努力耕耘，带动各地区高血压防治工作的开展。

1950年8月，傅世英到北京协和医院进修学习，之后为东北地区高血压防治事业贡献力量。1958年，他组织领导黑龙江高血压普查工作，为东北地区高血压防治创造了条件；多次参与全国高血压普查工作，开展人群监测工作；重视、支持和指导黑龙江高血压诊疗工作，为东北地区高血压防治事业的发展奠定了坚实的基础。

1952年，周景春从哈尔滨医科大学毕业后，被分配到内蒙古自治区。他克服牧区语言障碍和交通不便的困难，坚持多年深入内蒙古基层开展高血压防治工作，多次参与高血压普查工作及国家协作课题。

1955 年，何秉贤从兰州大学医学院毕业后，踏上了去新疆开创祖国西北医学事业的征途。1958 年，何秉贤到中国医学科学院阜外医院进修学习后，毅然决然返回新疆工作，带领团队揭开新疆长寿老人之谜，大力宣传和开展高血压防治工作，为新疆培养了大量的医学人才，为西北地区高血压防治事业做出了重要贡献。

1956 年，张廷杰毕业后在华西医科大学附属医院内科工作，坚持多年参与多项国家攻关项目，并负责多项省市级科研项目，参与多部高血压专著编写。

1969 年，徐祥麟到汉中周边农村创办乡村医疗机构，从此踏上了在基层开展高血压、心血管疾病防治的征程。他开创了心血管疾病诊疗到预防的有机结合，将基层工作与国家的医学研究融为一体；为城乡居民健康、为国家医疗事业进步甘当人梯，贡献力量；为我国乡村医疗卫生事业振兴打下基础，树立榜样。

1971 年，福建医科大学的吴可贵教授多次深入山区调查高血压和心血管疾病的发病和死亡情况。1972 年，吴可贵在永春石鼓公社建立起心血管疾病防治点，观察随访长达 17 年之久，反映了一个地区心血管疾病的发病情况和规律。

1975 年，舟山市心脑血管病防治科研协作组成立，之后集中省、市、区、乡医务人员进行高血压防治并开展了几轮大规模高血压普查与复查、35～59 岁渔民心血管疾病危险因素 9 次基线普查与复查等，及时指导渔民高血压与心血管疾病防治。

除此之外，其他医学专家也对启动各地高血压、心血管疾病等慢病防治事业的发展竭尽全力，为群众健康做了重要贡献，如金宏义、李裕舒、汪师贞、王淑玉、王明英、孙明、佟铭、杜福昌、陈树兰、张鸿修、马淑平、刘忠铭、阎西艴、石毓澍、陈达光、雷仁义、刘铮、吴印生等，把高血压防治事业的火种播向了祖国各地。他们及时在各地开展高血压防治工作，特别注意在当地培养高血压防治人才，建立人才队伍，建立高血压防治机构，推动高血压防治事业持续发展。他们的工作为我国高血压防治事业的蓬勃发展奠定了坚实的基础。

20 世纪 50 年代初，首钢医院已经形成比较健全的医疗预防保健系统，这是该院领导贯彻预防保健为主的方针，尤其对高血压、心血管疾病等慢病防治工作的重视。第一任院长王远明当时提出对"首钢职工与家属从生到死都要管"的理念，率先学习苏联的经验，建立车间医师负责制和地段医师负责制，形成了全面系统的连续的保健管理体系。当时卫生部部长钱信忠也来到首钢视察指导，肯定方向。1973 年，首钢医院成立了心血管疾病防治组，对高血压患者逐步进行分级管理，1977 年改为心血管疾病防治所，重点完善高血压三级预防网络及疾病监测制度。2007 年心血管疾病防治所改为慢病防治所，拓宽了防治范围。

首钢高血压人群防治的成功经验：能得到领导重视，创造条件；广大医务人员努力、认真落实；权威专家支持，协作指导；职工与家属有健康理念，积极配合。这些也是现在各地大力开展高血压防治并取得成绩，达到真正效果不可或缺的必备条件，提示广大高血压心血管疾病防治专家必须努力学习老一辈医学家的经验和专业技术知识，争取获得当地卫健部门领导重视与支持，积极培养当地高血压防治骨干人才，建立人才队伍并运用正确理念指导工作，帮助当地解决诊疗工作中的实际问题。

三、网络体系

新中国成立之际，老一辈医学家就已认识到高血压的危害，不仅开始了高血压诊断与治疗的研究，而且萌生和形成了社区防治与人群防治的思想。1953 年，张孝骞提出高血压预防的方法，提倡人们要拥有规律的生活和良好的工作环境、适量的娱乐和运动，并强调饮食合理。

在党和国家政策的指引与支持下，老一辈医学家及时启动了高血压社区防治与人群防治。社区防治与人群防治主要是针对某一或多个社区内的所有居民或某一行业的所有人员进行的健康教育、卫生指导和诊疗工作，预防高血压、心血管疾病等慢病的发生发展。党和政府对人民健康非常重视，对高血压社区防治与人群防治工作投入很大，专家们克服各种困难，做了大量工作，具体成就如下：①始终重视对健康生活方式的指导，包括适量的娱乐和运动、保持愉快的情绪、合理膳食、戒烟限酒等。②进行流行病学调查，了解发病情况、高血压危险因素防控情况和疾病监测。③寻找治疗方法，包括早期就开始的中医药治疗、常用抗高血压药物的应用等。④高血压防治社区建立，由单纯高血压防治扩展到高血压涉及疾病的综合防治。了解各人群高血压治疗情况，提高高血压控制率。建立了很多社区防治与人群防治样板，同时对社区防治与人群防治的方法与结果进行推广，让越来越多的城乡居民享受到开展高血压、心血管疾病等慢病防治带来的福音，相关内容见第113章"分级诊疗的意义与条件"。

由于高血压的发病因素与病因普遍存在于城乡居民之中，如原发性高血压发病因素是高盐、肥胖、饮酒和吸烟、精神紧张等，继发性高血压可由全身各系统、各器官的很多疾病引起，从而导致我国高血压患者人数不断增加。老一辈医学家们在全国各地、各人群着手开展高血压防治、社区防治与人群防治工作，使我国高血压患者的知晓率、治疗率与控制率得到提高。但这种情况不能满足我国高血压、心血管疾病等慢病患者不断增长的需求，也不能满足全国各地、各人群高血压患者接受高水平诊疗的需求，以及全人群高血压防治工作的需要。因此，高血压防治网络和体系建设，推广与普及高血压社区防治与人群防治的历史任务就落在广大高血压专家学者身上。

高血压防治网络和体系建设情况及其作用[1-3]在第113章"分级诊疗的意义与条件"进行系统阐述。

（一）各地高血压防治网络和体系建设

自1997年新疆维吾尔自治区人民医院高血压科和高血压研究室成立以来，李南方带领团队长期致力于新疆农牧区高血压、心血管疾病的防控。针对新疆农牧区高血压、心血管疾病高发，而防治意识淡薄、经济条件落后、医疗资源匮乏等现实问题，研究、建立和推广农牧区基层高血压、心血管疾病防治的适宜技术和防控的三级体系，分工明确、布局合理、医疗资源优化使用，使得项目实施县的高血压患病率减少了29.7%，知晓率和治疗率分别提高了3.63倍和2.78倍，控制率提高了26.8倍，脑卒中在非传染性疾病死亡占比中下降了34.1%，还为县级医院和乡镇卫生院培养了一批骨干和专业人才，应用十分有限的医疗资源极大提升了当地高血压的防控能力和防治水平。

2012年，河南省高血压防治中心成立，同期成立河南省高血压防治专家委员会，王浩任主任委员。紧接着，河南省地市级和县级高血压防治中心成立。至今，已在全省70%的地区建立了河南省高血压防治中心地市级中心、县级中心和成员单位，在河南省卫生健康委员会的领导下组建了省级中心-市级中心-县级中心和成员单位-防治网点覆盖全省的高血压防治网络架构，形成了由卫健部门组织、各级疾病预防控制机构和医疗机构共同参与的覆盖城乡、职责分明、管理规范、运转高效的全省性的高血压防治网络，确保更多医疗卫生工作者参与到高血压防治工作中。2016年3月，河南省人民医院成立了"高血压教育学院"，常年分批次培养全省各级从事高血压防治的医护人员。正是由于河南省高血压防治网络和体系建设的良好基础，2018年河南省被世界高血压联盟选为世界卫生组织（WHO）"HEARTS"项目在中国首家开展的省份，让全省近2000万高血压患者（尤其是大部分基层患者）能用上WHO制定的标准、规范而简单易行的高血压治疗方案[4]。

2016年8月，余振球向贵州省委省政府主要领导提出在贵州建立省级高血压诊疗机构的建议得到赞同和重视。2017年，贵州省卫生健康委员会批准成立贵州省高血压诊疗中心，为配合工作在贵州医科大学附属医院建立高血压科。紧接着余振球倡议、指导与帮助全省各地建立专业高血压机构。2017年11月至2018年8月，贵州省实现9个地市（州）级高血压诊疗中心（高血压科）全覆盖；2017年9月至2019年9月实现88个县（市、区、特区）级高血压诊疗中心全覆盖；2019年11月至2020年5月贵州省实现乡镇（社区）级高血压防治中心全覆盖。至此，覆盖全省的省、地市（州）、县、乡四级高血压防治网络和体系建成，一定程度上促进了全省基本医疗卫生服务体系的建立和健全。2018年3月，贵州省高血压专科联盟成立，9个地市（州）级、88个县级人民医院、中医医院和各专科医院、民营医院加入高血压专科联盟。2021年，贵州全省各地市（州）卫生健康局对各村卫生室医务人员进行系统高血压规范诊疗与防治知识培训和经验交流，同时在各村建立高血压防治点，并制定村高血压防治点工作实施建议。这些举措加快了村卫生室的建设和发展，成为农村全面发展的保障，以及乡村振兴的重要组成部分。在建立省、市（州）、县、乡、村五级高血压防治网络和体系前后，通过各种形式、各种途径（进修学习班、各级主任/骨干医生培训班、远程教学、教学查房、撰写文章和在《中国乡村医药》杂志开办"余振球谈高血压专栏"等）对各级医疗机构的医务人员（主任、骨干医师、乡医、村医、妇产科医师、儿科医师等）进行培训，各级医疗机构的各类人才培养实现全覆盖。以学科建设为抓手，有计划、有步骤地在贵州省各地搭建高血压防治平台，以人才培养为关键，激活高血压防治平台活力，提升各级医疗机构高血压诊疗水平和服务效能，以高血压防治平台为支撑，使人才培养有实践的基地，最终为推进高血压分级诊疗和实施提供了学科、体系、平台、人才保障，极大地满足了当地高血压患者就近就医的需求，为高血压患者织密保护健康的大网。

自 2017 年以来，袁洪带领团队开启了高血压人群综合防控新模式、新方法的建立及应用推广，建立了包括 2700 余家成员的统一的基层高血压专病门诊，400 余所高血压健康教育学校，180 余家高血压专病医联体；实现了省、市、县三级高血压诊疗中心全覆盖；建立了省、市、区、社区患者高血压实时数据管理体系等。2018 年，首次发布了我国 17 项高血压信息团体标准规范，支撑了信息互联互通与共享，在全国 4600 余家医疗机构应用；形成了湖南省区域高血压大数据、互联网、物联网、药品配送等平台[5]。

2017 年 8 月，福建省卫健委发文由谢良地牵头成立福建省高血压病医疗质量控制中心，谢良地担任中心主任。12 月该中心召开成立大会，号召福建省内各地市、各县相继成立市级、县级高血压质控中心，搭建起省-市-县三级高血压质控体系，并制定不同质控中心的三级质控标准，同时进行人员培训，促进高血压同质化管理。谢良地团队还建立了"高血压防治网络管理系统"和"高血压患者血管功能数据库"，用于高血压人群特点背景研究等；开展高血压靶器官损害"福州队列研究"；主办了"武夷高血压高峰论坛"，进行高血压相关知识学术交流[5]。

（二）全国高血压防控网络

2017 年 11 月 25 日，由中国医学科学院阜外医院蔡军等发起的"国家心血管病中心高血压专病医联体"在北京成立，标志着中国第一个全国性高血压专病医联体诞生。截至 2018 年 11 月，已经有 2723 个医疗机构参与该医联体，各级中心、分中心和成员单位分工协作。

2011 年上海市高血压研究所[5]在上海闵行区的莘庄社区建立了社区高血压防治研究基地，探索社区高血压信息化综合管理模式，推广社区高血压管理新理念。依托上海市闵行区建立的以电子健康档案为核心的高血压信息化管理平台，上海市高血压研究所在闵行区开发了新型的社区血压监测系统，从血压测量、数据采集、传输到储存分析和利用，实现了诊室血压全程自动化管理。在莘庄社区通过开发家庭血压直接传输技术和设备，建立家庭血压管理平台，实现了高血压患者规范化的家庭血压信息化管理。

同时，上海市高血压研究所也在进一步探索通过网络实施远程动态血压分级管理。此外，闵行区建立的标准化、自动化、规范化高血压信息化管理系统，对纳入管理的高血压患者自动进行心血管病危险分层，按照《中国高血压防治指南（2009 年基层版）》规定的分级管理内容和要求，实行分层、分级和规范化长期随访管理。

2019 年 1 月 20 日，由中国高血压联盟发起，上海市高血压研究所牵头立项的智慧化高血压诊疗中心（Intelligent Hypertension Excellence Center, iHEC）在上海启动，旨在通过在全国范围内推动建立区域 iHEC 体系，打造标准化的技术平台，使高血压诊治行为规范化，最终在信息化的平台上实现高血压管理智慧化。

早期因为人力、物力不够，更重要的是我国还处于高血压防治的摸索阶段，要寻找适合我国的高血压防治方法，降低高血压发病率，提高知晓率、治疗率与控制率，所以采取的是先开展社区防治与人群防治试点，然后再推广的方式。2016 年国家提出健康中国规划，高血压防控从此开启高质量发展道路。目前，社区防治与人群防治方式对高血压防治的作用已经明确，经验已经积累，社区防治应该由点及面铺开。高血压防治网络与体系已经逐渐建立并完善，这为中国高血压防治事业实现新的跨越奠定了坚实的基础。

第二节 找原因、找方法、找重点

我国广大专家学者一直致力于研究和探讨适合我国实际情况的高血压防治道路、诊疗原则与方法。由于有正确学科理念指引，我们既及时吸收和借鉴国外先进的医学技术，吸收和运用国际上先进的高血压、心血管疾病等慢病诊疗方法，又不受高血压防治错误理念的干扰，及时高水平地开展高血压诊断、治疗与研究。我国高血压防治事业一直健康稳定发展，使患者的心脑肾得到及时保护，为全民健康目标的实现做出了贡献。

高血压治疗，说起来简单，就是把血压降下来，但实践起来却很困难。在寻找有效降压方法的过程中，从把血压降下来，到平稳、长效降压，再到综合治疗、保护心脑肾等，我国一代代医学家一直在努力。

一、探讨发病机制，查找高血压原因

（一）探讨高血压发病机制

为了找到高血压治疗的方法，研究高血压的发病机制特别重要。新中国成立后，张锡钧在原有研究工作的基础上，吸取了巴甫洛夫高级神经活动学说与贝柯夫皮质内脏相关学说的观点，提出将生理功能的神经-体液调节作为生理学研究方向，并专注于中西医结合的理论研究。刘士豪认为原发性高血压的中心环节是中枢神经系统，肾素和内分泌的作用也是通过大脑皮质完成。1953 年，黄宛查阅并分析有关高血压发病机制的资料后，描绘了高血压发病机制图，对现代医学探讨高血压发病机制中的神经-体液机制具有重要意义。老一辈医学家们围绕巴甫洛夫学说，开展了对神经系统与高血压关系的研究，并取得了突破性进展。20 世纪 50 年代早中期，广慈医院内科便设立了由邝安堃创建的从事实验性癫痫和神经性高血压研究的"病理生理实验室"。

通过研究初步发现精神神经因素在高血压发病中占有重要地位。1959 年，张锡钧、华光、陈孟勤等提出了交感神经功能亢进和兴奋性增高可能是高血压发病的主要因素的研究设想。通过对患者自主神经的研究，证实了大部分患者的高级神经活动兴奋和抑制过程中有不平衡的现象，自主神经活动在初期表现为抑制过程的减弱，随着病程的进展，出现了兴奋过程的减弱。此外，通过临床及动物实验研究，也证实了一些体液如去甲肾上腺素的增多，钠、钾离子浓度的改变等也和高血压的发病有关。虽然这些研究尚未能系统地阐明高血压的发病机制，但这类密切结合临床的基础性研究成为今后人们研究高血压的一个重要途径，特别是推动了高血压药理学的发展。

1960 年，文允镒毕业后留在北京协和医院工作，1990 年他发现了一种新的红细胞降压物质并一直进行深入研究。

1968 年，赵连友确定将高血压作为自己的主要研究方向和终身职责，在肾素-血管紧张素-醛固酮系统、血管升压素、一氧化氮等血管活性物质与高血压、心血管疾病的关系，以及药物干预等方面做了深入研究，开展药物干预与心血管重构的基础和临床研究，攻克了高血压防治中的一个个难题。

1982 年，郑永芳出国深造，了解到血管生理学和电生理学，毅然开创了新的研究领域——外周血管研究。之后，郑永芳在高血压发病血管机制方面做了深入研究。郑永芳与陈孟勤一同进行肾素-血管紧张素-醛固酮系统的神经-体液调节及其与血压调节关系的研究，并共同提出迷走与交感两种神经可能存在联系的新概念。

1982 年，苏定冯开始了高血压的研究，培育出四种独一无二的高血压动物模型，还对血压波动性进行了深入系统的研究。

吕卓人教授从生物学特性和生理学研究、病理生理学和临床意见研究、检测方法及应用研究探索等方面对内源性哇巴因进行了系列研究，阐明了内源性哇巴因对维持人体内水、电解质平衡稳定的机制及其对血压调节的重要作用。

随着医学的进步，人们对高血压的认识也逐步加深。随着分子生物学、遗传学等学科的发展，高血压研究工作也进入了微观阶段。惠汝太曾赴加拿大与美国从事高血压分子生物学研究，掌握了当时先进的科研思路和分子生物学技术，之后放弃国外的优厚待遇毅然回国，并主编了《心血管分子生物学实验技术》一书，建立理论体系，带领团队在较短时间内克隆了 183 个心血管基因，并对 26 个基因进行了功能研究。

虽然基因与遗传因素在高血压的发病中具有一定作用，但正如 1986 年何观清主持的四川凉山地区的流行病学调查结果显示的那样，遗传在高血压的发生中只起到次要作用，生活方式等外因才起着决定性作用。

牟建军团队阐明了遗传和环境因素交互作用与血压调节、高血压发生风险的密切关联，为明确机体血压调节机制提供了理论依据。牟建军团队筛选出了多个盐敏感性高血压标志物，有望成为新的盐敏感性和钾敏感性分子遗传标志，有助于进一步阐明盐敏感性高血压发生机制，并为高血压治疗提供了潜在靶点。

1999 年上海市高血压研究所成立了上海市血管生物学重点实验室，朱鼎良任实验室主任，在高血压基因研究、血管生物学研究等方面做出了诸多成就。高平进在朱鼎良的倡导下，继续开展以血管外膜为特色的高血压血管生物学研究，取得了诸多成就。

1999 年吴可贵、谢良地带领的团队通过检测肾素-血管紧张素-醛固酮系统两个重要成分——血管紧张素原和血管紧张素转换酶，以及胰岛素受体基因多态性在正常人与原发性高血压患者中的频率分布，提出胰岛素受体的 N_2 等位基因可能是中国人高血压的一个易感基因，并首次提出血管紧张素 II 1 型受体（angiotensin receptor II type 1 receptor，AT_1R）相关蛋白甲基化与高血压相关。近年来该团队深入研究环境及后天因素与高血压发生发展的关系的表观遗传学，同时把体循环高血压的研究延伸到肺循环高血压领域。

2009 年，张运在易损斑块模型建立、易损斑块形成的分子机制、易损斑块的预测指标、稳定易损斑块的治疗等方面进行了多项创新性研究。

廖玉华不仅开创了心血管疾病免疫学研究，而且率先提出原发性高血压患者抗 AT_1 受体和抗 α_1-受体抗体作为血管免疫损伤的标记。

2012 年，祝之明作为首席科学家牵头联合国内多家单位承担了高血压研究领域首个国家"973 计划"项目——"环境代谢因素致高血压机制及其干预措施的研究"。祝之明团队高质量地完成了项目，提出了代谢相关高血压发病的胃肠道假说，发现了盐摄入与糖脂代谢的内在关联。

2015 年，曾春雨团队报道了一个名为 G 蛋白偶联受体激酶 4（G protein coupled receptor kinase 4，*GRK4*）的基因是高血压状态下众多 G 蛋白偶联受体功能异常的原因，并针对 *GRK4* 开发出抑制剂鸢尾素，发现它有明显的降血压作用，具有成药前景。曾春雨团队还找出了盐致高血压的诱发机制，推翻性地发现了缺血性损伤后的成年心肌细胞不但具备再生能力，通过调控其子代细胞还具备收缩功能。

2016 年，顾东风团队通过筛查单核苷酸多态性及其与钠的基于基因的相互作用，确定了 8 个新的高血压基因座。

2017 年，蔡军团队研究发现，肠道菌群可引起高血压，并且高血压前期患者肠道已出现异常。

（二）查找继发性高血压病因

1958 年开始，黄宛及刘力生对一组以年轻女性为主，多伴有不同程度炎性症状的重症、急进性和恶性高血压且用一般抗高血压药物治疗难以奏效的患者，积极观察病情，寻找高血压原因，最终研究总结出对于多发性大动脉炎患者，通过病因治疗，可使其血压得到控制。黄宛及刘力生在国际上首先提出了缩窄性大动脉炎（constrictive arteritis of aorta and its main branches）的概念，后来称为多发性大动脉炎。老一辈医学家们很快将肾血管性高血压、原发性醛固酮增多症、嗜铬细胞瘤、肾上腺髓质增生、皮质醇增多症等常见继发性高血压从高血压患者中筛查诊断出来，使患者获得病因治疗，血压得到合理控制。自新中国成立后，几代医学工作者不断探讨在高血压患者中筛查继发性高血压原发疾病的方法，及时总结继发性高血压原发疾病定性、定位和定因的诊断流程，建立复杂、疑难高血压诊断与鉴别诊断平台，研究继发性高血压特性的诊断方法，大大提高了我国继发性高血压的诊疗水平，详细内容见第 73 章"继发性高血压的鉴别诊断思路"。

二、寻找治疗方法，精准降压治疗

（一）寻找治疗方法，降低患者血压

20 世纪 40 年代末，吴英恺开始对交感神经切断术治疗高血压进行研究，并于 1950 年在中华医学会第八届大会上公布结果。通过多年的临床总结

以及对接受治疗的患者的长期追踪随访，1953 年他与范度、冯传宜发现该治疗对于血压的降低多半是暂时性的，能够长期保持正常或近于正常者占极少数，因此重新提出了手术适应证及禁忌证。

早期，黄宛认识到采用低盐或无盐的饮食可使一部分高血压患者的血压有一定程度的降低。20 世纪 50 年代，有效的降压药物很少，国内仅有少量印度萝芙木制剂"寿品南"进口，急需寻找有效降压药物。

1953 年，顾复生留学苏联期间，以"静脉地巴唑治疗高血压病的效果"作为研究课题。顾复生对围绝经期女性高血压患者一直十分关注，发现应用多种降压药物仍效果不佳者加用自治溴咖合剂及相应的抗焦虑、抗抑郁药物后血压和症状明显好转。顾复生还提出对青少年高血压进行综合治疗，对妇女、儿童、肥胖高血压患者进行个体化用药。

1955 年开始，中国医学科学院药物研究所曾贵云等近 10 人在金荫昌的指导下，从中草药中寻找有效降压药，并对国产萝芙木进行了系统研究。结果发现，罗芙木根总碱具有较强的降压效应，其有效成分以利血平为主。1958 年，通过卫生部药政局鉴定、批准，我国生产出第一种降压药——降压灵（中国罗芙木总碱），结束了我国无国产降压药的历史。

1958 年，中国医学科学院将高血压研究列为重点项目，组织开展大协作，开展高血压快速综合治疗。中国医学科学院阜外医院黄宛是临床部分负责人，协和医院方圻是秘书；中国医学科学院基础医学研究所张锡钧是基础部分负责人，华光是秘书。他们首先进行高血压普查，之后分别进行研究：华光的思路是高血压的发病与神经因素密切相关，薛全福和李长城等参加家庭妇女高血压病因调查分析及电渗水治疗。为开展高血压快速综合治疗，黄宛、吴锡桂到首钢把患者集中在一起进行健康教育。

1959 年，在中华医学会第一次全国心脏血管疾病学术报告会议上，赵光胜作了"高血压专题总结"，对中西医结合进行系统分析后，概括提出了"降压、纠正机体平衡失调和巩固疗效三者兼顾"的防治方针。陈可冀报告了对 262 例患者进行中医辨证论治分型治疗的总结，根据老中医的思路和经验，将患者分为 8 个型，分型论治，结果发现对轻度高血压患者症状缓解效果比较好。20 世纪 60 年代，陈可冀制定了一个清眩调压汤，经过观察，该汤剂在降压方面作用较尼群地平弱，但解决眩晕症等相关症状方面效果较好。

1960 年，王景和、李心天充分认识到高血压是一种身心疾病，基于中西医结合提出综合快速疗法。

1965 年，邝安堃根据中医辨证施治的思路，提出我国第一种复方降压药物"复方降压片"的配伍原则和处方构成，该降压片主要成分为利血平和双氢克尿噻，之后陆续出现一些小复方制剂，由于其价格低廉，效果良好，对当时的高血压防治做出了重大贡献。

1972 年开始，洪昭光经过一年多的时间，与华罗庚、邝安堃共同研究出了长效降压药，即现在的降压 0 号，该药降压效果好，获得医生、患者的一致好评。

自 1986 年，刘治全与汉中市心血管疾病研究所合作开展对青少年血压演变规律和高血压易患因素识别的长期前瞻性追踪观察和以限盐及补钾补钙为中心的血压偏高青少年一级预防措施研究，对盐与高血压的关系，盐敏感性测定方法，盐敏感者的病理生理特征、临床特点、预防和治疗，以及盐敏感性的分子遗传标记等方面有着自己的见解，并出版了相关专著。

（二）精准降压治疗，积极保护心脑肾

对于高血压患者，最主要的是降低血压，同时协同处理合并的心血管疾病危险因素，最终目的是保护靶器官，减少心血管疾病的发生。在减少高血压及其导致的心血管疾病的过程中，我国医学专家们从未停止研究，不断提升正确的治疗理念与方法，以期最大程度地保护心脑肾。精准降压治疗、积极保护心脑肾相关工作主要体现在以下几个方面。

1. 开展大规模临床研究，寻找最佳治疗方案 20 世纪 80 年代，刘力生负责与牵头开展了中国老年收缩期高血压（Systolic Hypertension in China, Syst-China）研究[6]，研究随机将患者分为尼群地平组和安慰剂组。1980 年报道了中国老年收缩期高血压临床试验的结果，显示每治疗 1000 例老年收缩期高血压患者，5 年可减少 55 例死亡、39 例脑卒中和 59 例主要心血管事件的发生。结果证明治疗组与对照组相比心血管事件发生率与死亡率大幅度下降。这是我国首次开展的大规模随机、双盲研究。

1991~1994 年，我国 46 个协作单位共入选了 5665 例有脑卒中或短暂性脑缺血发作病史的患者，随机分为吲达帕胺治疗组或安慰剂对照组。平均随访 2 年，治疗组血压水平较对照组下降 5/2mmHg，脑卒中危险下降 29%，总死亡危险下降 9%[7]。

1994 年，成都市高血压干预试验协作组报道了硝苯地平与安慰剂随机对照研究的结果，与对照组相比，使用硝苯地平后第 1、3、5 年平均血压下降，总心血管意外发生率降低 41.7%，总心血管死亡发生率降低 20%，冠心病发生率降低 14.2%，脑卒中发生率降低 50%[8]。

1996 年，刘国仗牵头负责"九五"攻关课题"高血压治疗研究"非洛地平降低心脑血管事件（Felodipine Event Reduction，FEVER）研究，研究结果表明高危险度高血压患者，在使用噻嗪类利尿剂的基础上加用非洛地平治疗 5 年后，较对照组血压多下降 4/2mmHg，脑卒中下降 27%[9]。

1996 年，龚兰生等报道了上海老年高血压患者硝苯地平试验结果，发现硝苯地平缓释片能有效预防老年高血压患者脑卒中等严重心血管疾病，减少临床事件的发生[10]。

2. 研究有效的降压方法　1977 年，赵光胜提出高血压用药个体化、基础用药及联合用药方案，并对抗高血压药物的不良相互作用及抗高血压治疗中的一些特殊问题如妊娠期高血压、糖尿病与高血压、麻醉与高血压等进行了阐述。林曙光从 1991 年开始在国内率先进行药物对映体处置过程研究，在临床研究方面，以大规模多中心的临床药物评价为起点，既着眼于应用基础研究，又紧密服务临床，为解决当前高血压和心血管疾病的一些重大疑难问题提出极有价值的观点。1993 年，曾贵云总结发现同一种抗高血压药物，从小剂量到中、大剂量时降压效果增加不明显，而两种降压药物合用即使小剂量效果也明显，明确提出了小剂量多品种联合治疗的原则。

2009 年，胡继宏等[11]研究分析发现：与血压正常者相比，血压正常高值者有 4 倍的概率进展为高血压。体重指数变化显著影响了血压的进展和转归，饮酒仅显著影响了血压的进展。因此强调，中、重度高血压患者应该加强药物治疗，轻度高血压患者可以考虑首先予以改善生活方式，适当给予药物治疗。

2010 年，陈勇等[12]对我国 9 省居民膳食、体力活动与血压水平关系进行分析，提示膳食中盐、蔬菜和水果摄入量以及中重度体力活动时间与血压水平有关。限盐、增加蔬菜和水果摄入量、提高各项体力活动水平、积极控制体重等生活方式的转变是控制血压水平的重要方法。

2011 年，苏绍萍等[13]对老年高血压肾动脉狭窄患者介入治疗的长期疗效进行分析，认为老年高血压肾动脉狭窄患者经皮肾动脉成形术手术成功率高，并有助于此类患者血压的长期控制，特别是部分肾功能不全患者肾小球滤过率可能会有所改善，且支架内再狭窄与病变部位相关。

2012 年，周晓芳等[14]报道了对四川省 56 家医疗机构老年高血压患者治疗现状问卷调查的结果，1687 例 60 岁以上高血压患者中，血压达标率为 50.4%；冠状动脉性心脏病（41.1%）、糖尿病（35.4%）和脑卒中（22.2%）是主要的合并症。抗高血压药物联合治疗占 80.3%。绝大多数患者坚持了血压测量（94.1%）和降压治疗（84.2%）。担心药物不良反应（44.8%）成为患者不能坚持降压治疗的最主要原因。

2013 年，王文在第 23 届欧洲高血压会议上作报告，报告认为以小剂量钙拮抗剂为基础的联合治疗方案对改善中国高血压患者血压控制率及降低心血管事件有益[15]。

2018 年，韩雪玉、齐玥、赵冬等[16]报道的一项调查结果显示，血压长期处于 130~139/80~89mmHg 的人群进展为高血压的风险较高，心血管疾病发病风险也较高，应注意早期预防。

3. 重视肾病患者治疗，延缓终末期肾病发生　2009 年，中华肾脏病学会组织开展了全国慢性肾脏病患者流行病学调查研究，31 个省、自治区、直辖市的 61 家三级医院参与调查，结果发现老年慢性肾脏病患者高血压的控制率仅为 29.6%。2011~2016 年，中国慢性肾脏病队列研究（Chinese Cohort Study of Chronic Kidney Disease，C-STRIDE）显示，我国慢性肾脏病患者高血压控制率上升到了 57.1%。

血管紧张素转换酶抑制剂（ACEI）/血管紧张素Ⅱ受体阻滞剂（ARB）类药物是高血压合并轻至中度肾功能不全（血清肌酐水平≤3.0mg/dl）患者的首选降压药物，能为患者提供肾保护。但对于重度肾功能不全患者，由于 ACEI/ARB 类药物会引起血肌酐、血钾升高等不良反应，传统观念认为这类药物应禁用。2006 年，侯凡凡团队[17]报道了其研究结果，显示贝那普利可使晚期慢性肾脏病发展至肾衰竭的风险降低 43%，尿蛋白水平降低 52%，肾功能恶化速度降低 24%，使患者进入透析的时间延长 1 倍。这对减轻患者家庭的经济负担和国家的医疗卫生负担，都是十分有利的。

2020 年，侯凡凡团队率先报道了在高血压患者中评估血压控制程度和新发糖尿病风险的大规模研究，在无糖尿病的高血压患者中，与收缩压为 130～140mmHg 时相比，收缩压控制在 120～130mmHg 时，新发糖尿病的风险可明显降低[18]。

三、开展全国普查，确定防治依据

为了解我国高血压患者分布特征、流行特点、防控结果等情况，老一辈医学家们及时、全面、系统地开展了高血压普查，了解城乡居民血压分布规律，为制定防控策略提供了依据。

（一）各次普查情况简介

新中国成立后，我国曾进行 5 次大规模的高血压人群抽样调查，分别在 1959 年、1979～1980 年、1991 年、2002 年、2012～2015 年开展[19]。

第一次普查。1959 年，采取非随机抽样调查方法在全国各地开展大规模高血压人群普查，进行"高血压研究"。同年，中华医学会第一次全国心脏血管疾病学术报告会议上总结全国 13 个省市的资料：共 739 204 人的血压普查工作，平均高血压患病率为 5.11%。

当时各地采用的诊断标准不一致，测量血压的方法也不一致，有的只测量了一次，有的进行了复查；调查的资料不完备，有的未区分性别，有的未划分年龄段，但这毕竟是我国第一次大规模的人群血压普查，意义重大。

第二次普查。1979～1980 年秋季，采取随机抽样的方法进行了"全国高血压抽样调查"。吴英恺组织并按统一诊断标准在全国 29 个省、自治区、直辖市，对≥15 岁城乡人口进行高血压调查。实查 4 012 128 人，"确诊高血压" 194 751 例，患病率 4.85%；"临界高血压" 115 451 例，患病率 2.88%；二者合并计算总患病率为 7.73%。

本次调查总结出我国高血压患病率存在城市高于农村、北方高于南方、脑力劳动者高于体力劳动者和民族差异等特点。

第三次普查。1991 年，采取分层随机抽样的方法进行"全国高血压抽样调查"。在我国 22 个省、5 个自治区和 3 个直辖市中选取 274 个调查点，对年龄在 15 岁或以上注册人口 1 062 011 人进行调查。实际应答人口为 950 356 人，高血压患病粗率为 13.58%。

本次调查表明，患病率随年龄增长而增加，性别差异较规律地表现出 44 岁以前男性高于女性，45～59 岁两性相似，但 60 岁以后则各年龄组的女性患病率高于男性。同时，调查显示患病率有北高南低且有自东北向西南递减的趋势，农村低于城市，城乡差异依然存在；非在业人员高血压患病率较在业人员显著为高，考虑与非在业人员年龄较大有关；各民族患病率相差显著。

第四次普查。2002 年，采取多阶段分层整群随机抽样的方法进行"中国居民营养与健康状况调查"。结果显示，我国≥18 岁人群高血压患病率为 18.8%，估算≥15 岁人群的高血压患病率为 17.6%。我国≥18 岁人群高血压知晓率、治疗率、控制率分别为 30.2%、24.7%、6.1%。特别是，接受治疗的患者中控制率仅为 25.0%。

本次调查显示，高血压患病率随年龄增长逐渐升高。青年时，男性患病率高于女性，随年龄增长，女性患病率超过男性。中老年人群中，经济发展水平越高的地区，高血压患病率越高。本次调查了知晓率、治疗率、控制率。总的来说，知晓率和控制率是高年龄组高于低年龄组，女性高于男性，城市高于农村。而治疗高血压者控制率则表现为青壮年高于中老年，性别差异不大，城市高于农村。

第五次普查。2012～2015 年，采取多阶段分层随机抽样的方法进行"中国高血压调查"，纳入 451 755 例≥18 岁成人，结果显示高血压患病粗率为 27.9%（加权率为 23.2%）。我国≥18 岁人群高血压知晓率、治疗率、控制率分别为 51.6%、45.8%、16.8%。

此次调查显示，高血压患病率男性显著高于女性，城市高于农村，汉族人群高于少数民族，但三者差异都不具有统计学意义。高血压患病率随年龄的增加而升高。城市居民高血压的知晓率、治疗率、控制率和治疗控制率（粗率）均高于农村居民。

（二）普查结果汇总分析

1960 年，黄家驷总结了我国心血管研究工作的情况及今后发展的方向，提出高血压的研究应着重于进一步查明我国各年龄、性别、职业人群的高血压发病率，阐明高血压的病因与发病机制，找出有效的降压除症而又巩固的疗法。

五次全国高血压普查显示的高血压患病率、知晓率、治疗率和控制率汇总结果见表 1-2-1。

表 1-2-1　五次全国高血压普查资料汇总分析

年份	年龄（岁）	调查人数	高血压患病粗率（%）	高血压知晓率（%）	高血压治疗率（%）	知晓高血压患者治疗率（%）	高血压控制率（%）	治疗高血压患者控制率（%）
1959	≥15	739 204	5.11	—	—	—	—	—
1979～1980	≥15	4 012 128	7.73	—	—	—	—	—
1991	≥15	950 356	13.58	27.0	12.0	44	3.0	25
2002	≥18	272 023	18.8	30.2	24.7	82	6.1	24.70
2012～2015	≥18	451 755	27.9	51.6	45.8	89	16.8	36.68

从表 1-2-1 看出，我国高血压患病率一直在上升，而且上升速度越来越快，这是必须遏制的。高血压知晓率、治疗率一直在上升，特别是知晓者治疗率上升快、比例大，这是我国大力开展高血压防治、对城乡居民开展健康教育的结果。但是，我国高血压控制率还是偏低的，特别是治疗者的控制率还在 40% 以下。与持续快速增加的患者人数相比，差距仍然很大，说明发展高血压专科非常重要。

各人群高血压知晓率、治疗率、控制率特点归纳如下：

（1）高血压知晓率和治疗率都是女性高于男性，城市高于农村，随年龄增加，知晓率和治疗率提高。所以应对农村、青年、男性居民多进行高血压防治知识宣传，给这些人群多进行血压测量并告知血压情况，要重视、督促这些患者接受抗高血压药物治疗。

（2）高血压控制率女性高于男性，城市高于农村，随年龄增加控制率先增加而后降低，这提示还是要注意农村、男性、老年高血压患者的血压控制。

（3）治疗者高血压控制率性别差异不大，城市优于农村，随年龄增加先升高后降低，这提示中老年高血压患者的血压控制是我国今后需要重视和解决的问题。

（三）结果分析促进防治工作

从 1986 年至 1991 年，何观清[20]主持了四川普格县与凉山州高血压流行病学调查，调查人口分别为 5127 人及 14 685 人，以了解该地区人群血压模式及其影响因素。研究组应用移民流行病学方法，经过前后近十年的研究发现，凉山彝族极少有高血压病例，凉山彝族人群的血压水平及高血压患病率在全国范围内，甚至在全世界范围内可能是最低的；单纯过着彝族农民生活的成人血压水平几乎不随年龄增加而上升，不仅未发生高血压，也未发现心血管疾病；凉山彝族农民若迁居到城镇与汉民杂居生活，其血压模式就会与当地汉民一样，也随着年龄增加出现高血压病例。这些结果揭示了环境因素较遗传因素对血压模式和原发性高血压的发生具有更明显作用，因为凉山彝族的膳食特点支持当时少盐、低脂肪膳食预防高血压的假说。

顾东风主持开展了"中国高血压流行病学随访调查"，在第三次全国高血压调查的基础上，对 17 万中国成人进行 10 年的前瞻性随访，结果显示，在 20 世纪 90 年代末，心血管疾病是导致中国成人死亡的主要原因。顾东风牵头的"亚洲心血管疾病国际合作研究"采用四阶段分层抽样方法，首次在全国代表性的样本中发现血压升高是代谢综合征的主要表现。此外，"中国心血管疾病政策模型"的预测表明，如果使用国家基本药物目录中的低成本降压药物进行高血压治疗，每年将可以预防我国约 80 万心血管疾病事件，并具有成本效益。上述成果为我国心血管疾病防控策略和措施的制定提供了支撑。顾东风将基因组信息整合到中国大规模前瞻性人群队列中，并评估了遗传变异对心血管疾病风险的预测价值。他发现遗传因素是心血管疾病的一个独立风险因素，并证明了遗传因素在心血管疾病风险中的预测价值，促进了从基础研究到临床和预防工作的转化。

2003 年，罗雷等[21]检索并入选国内 24 篇有关高血压危险因素的病例对照研究进行综合定量分析，结果显示，过量饮酒、吸烟、高盐、高血压家族史、性格急躁及超重均为中国居民高血压的主要危险因素。

2002 年，北京同仁医院、北京大学人民医院等[22]单位对全国 14 个省和直辖市的自然人群进行整群抽样调查，采用国际通用的标准化调查方法，在人群中进行以高血压为主要内容的心血管流行病学调查，调查人数共 29 076 人，高血压总患病率标准化后为 27.86%，男性患者高血压患病率为 34.72%，女性为 25.34%，男性高于女性，年龄分组显示患病率随年龄增长而增加。高血压知晓率为 60.7%，治疗率标准化后为 37.7%，控制率为 5.7%。

2009 年，王薇等进行的中国高血压患者合并多重心血管病危险因素和治疗现状调查（CONSIDER 研究）表明，我国高血压合并心力衰竭的患者占 3.8%，血压控制达标率为 51.0%。

2016 年，余振球提出了全民防治高血压的概念，明确家庭是高血压防治的基本力量，乡村与社区医疗机构是高血压防治的骨干，县医院是高血压防治的主力，医院各科是高血压协同防治的新力量。

2018 年，王增武发表了《我国高血压流行新特征——中国高血压调查的亮点和启示》[23]，对刊登在 *Circulation* 杂志的《中国高血压现状：2012—2015 年中国高血压调查结果》（*Status of Hypertension in China：Results From the China Hypertension Survey，2012-2015*）的结果进行述评，指出高血压分布有了新的特征：①农村与城市高血压患病率相似，城市人群高血压患病率高于农村的现象已经改变。②大中型城市和经济快速发展地区为高血压"热点"地区。③老年高血压患者控制将面临压力，高血压患病率随年龄增加明显升高，年龄≥75 岁人群中高血压患病率高达 60%。预计到 2050 年，我国老年人口将占总人口的 30%。针对老年人群的血压控制策略将继续成为今后的工作重点。

第三节　建学科、建机构、建规范

在老一辈医学家们的开创与引领下，经过我国几代医学家的共同努力探索与实践，结合广大城乡高血压患者诊治的实际需求，及时总结我国几十年高血压防治成果与经验，高血压学作为一门独立的学科已经确立，正确的学科理念已经形成，具体内容见第 1 章"高血压学学科的嬗变与发展"。通过狠抓高血压学学科建设，制定全面、系统的诊疗规范，培养高质量的专门人才，打造高水平的高血压防治人才队伍，构建高血压防治网络和体系，发挥高血压学学科理念正确的引领作用，解决高血压诊疗工作中的技术难点和分歧，把有利于患者的国内外高血压诊疗新技术、新方法应用于临床实践，提高诊疗技术水平，使我国高血压防治事业健康稳步快速发展。

一、专业机构保障专科诊疗

我国老一辈医学家们在积极开展高血压发病机制、诊断方法、抗高血压药物等研究的同时，尤其注意专业高血压机构的建立和高血压专科诊疗工作的开展。

1954 年，上海市立第一人民医院内科增设高血压门诊，就诊患者甚多，年轻患者屡见不鲜。乐文照等研究当时我国高血压患者多见的原因，认为一方面，居民工作/学习/生活紧张使得高血压发病率增加，另一方面，老年人开始看"西医"且就诊时多量血压、居民卫生常识增加要求测血压、居民就诊和健康检查机会增多、中医开始测量血压等，使得高血压患者易于被发现。他们还分析了上海市立第一人民医院 1951～1956 年 713 例高血压患者的死亡原因，因脑卒中而死亡者占首位（71.38%），其次是因心力衰竭（13.04%）和急性心肌梗死而死亡者（2.38%）[24]。1958 年，黄宛认识到了高血压的危害性和特殊性，为更好地诊治高血压，强调要专门独立开展研究并在中国医学科学院阜外医院组建了高血压专门病室，至 20 世纪 70 年代发展并建立了高血压研究室，现已发展为中国医学科学院阜外医院高血压中心。

1958 年，赵光胜以学生身份于广慈医院（现上海交通大学附属瑞金医院）食堂门口贴出"三年征服高血压"的横幅，得到了他的老师邝安堃和医院领导的大力支持。之后广慈医院成立了我国第一个集临床和研究于一体的综合性高血压机构——上海市高血压研究所。20 世纪 60 年代，上海市高血压研究所从协作性组织向专业机构"转型"，1982 年在高血压病房的基础上成立了瑞金医院高血压科。1992 年，上海市高血压研究所与瑞金医院高血压科实现所科合一。石毓澍从 1958 年开始，为我国着手培养了黄体钢、张鸿修等高血压防治事业的领军人物。与此同时，在石毓澍领导下，天津医学院附属医院心内科专门开展了高血压病的临床研究，并于 1960 年成立了高血压病房。

1959 年的中华医学会第一次全国心脏血管疾病学术报告会上，中国医学科学院院长黄家驷作报告，明确提出高血压是全身性疾病，不能以降低血压为唯一目标[25]。这种科学、正确的诊疗理念在当时被大家认可和接受，即使新中国成立初期百废待兴，条件艰苦，我国仍然及时启动和推广了高血压诊断、治疗、研究、流行病学调查与预防工作，建立了很多专业高血压机构，高血压防治事业取得了伟大成就。

1958～1960 年，全国的医院内科或医学院校的内科教研组广泛开展了高血压诊疗与科研工作，特别是很多高血压研究和防治机构诞生，对高血压诊断、治疗与预防发起总攻。这一时期建立的专业高血压机构见表 1-2-2。

表 1-2-2 1958～1960 年建立的专业高血压机构

阜外医院高血压病室
上海市高血压研究所上海第二医学院附属广慈医院高血压病房
大坪医院高血压专科门诊
北京市高血压病研究组
天津市高血压病研究组
辽宁省高血压病研究小组
哈尔滨医科大学高血压病研究组
安徽医学院高血压研究组
江西医学院高血压研究小组
西安市科学院高血压研究所
武汉市血压普查组
上海中医学院附属第十一人民医院高血压研究小组
贵阳市工人医院内科高血压病研究小组

我国专业高血压机构的建设虽然曾受到各方面因素的影响有所停滞，但是高血压学学科的发展从未停止，一直推动着高血压防治事业持续向前。早在 1960 年，第三军医大学大坪医院就已开设高血压专科门诊。1966 年大坪医院的高血压研究陷于停顿，直至 1975 年重新恢复高血压专科门诊。1998 年，大坪医院心内科设立高血压组。2000 年祝之明团队率先成立了高血压与内分泌代谢整合一体的特色交叉学科。

1988 年，陈达光和吴可贵在福建医科大学附属第一医院中西医结合研究室基础上创建了福建医科大学高血压研究室，1997 年，升格为福建省高血压研究所。2017 年，福建医科大学附属第一医院高血压中心建立。2017 年，担任福建省高血压研究所所长的谢良地牵头成立了福建省高血压疾病诊疗质控中心。

1993 年，余振球向首都医科大学附属北京安贞医院领导提出组建高血压科的申请，院长张兆光立即开展调研。当时学术界认为高血压防治工作很重要，但这项工作放在心内科有专人做就行，没有必要成立专科。但张兆光依然想尽一切办法支持这项事业：开展高血压门诊，设立高血压特殊检查室（动态血压监测、高血压实验室等），在心内科住院病房划出专门的高血压病房……这些有力措施使来自全国各地的高血压患者得到了很好的诊疗。在收治的患者中查出了原发性醛固酮增多症、嗜铬细胞瘤、库欣综合征、肾动脉狭窄等继发性高血压原发疾病，对这些患者的明确诊断和有效治疗让患者得到了实惠。2003 年，安贞医院高血压科正式成立。高血压科成立后，余振球选派骨干医生有针对性地到国内外相关优势科室学习，有针对性地培养研究生。在人才培养的基础上建立了高血压肾脏专业组、高血压神经专业组、高血压肾上腺专业组、高血压血管病专业组、高血压睡眠障碍专业组、高血压妊娠专业组、高血压儿童专业组、高血压情绪障碍专业组等十几个高血压学亚专业组。

1993 年，孙宁玲从德国埃森大学医学院高血压研究中心学成回国后，在北京大学人民医院组建了高血压科。1997 年，在李南方的建议下，新疆维吾尔自治区人民医院高血压科和高血压研究室成立。2003 年经自治区人民政府和科技厅批准成立新疆高血压研究所。1998 年 9 月，经王浩反复申请，河南省人民医院获准在急救中心值班室兼办公室内设置高血压网络门诊；2001年，王浩通过考察北京等地已建立的高血压科，向医院递交成立高血压科的申请，阐明其必要性和可行性。2001年7月河南省人民医院宣布成立高血压科。2005年，在孙刚的建议下，内蒙古自治区高血压研究所成立，挂靠于内蒙古自治区包头医学院第二附属医院，根据业务发展2009年成立高血压专科病房。2007年6月27日，在陶军的建议下，中山大学附属第一医院成立国内首家高血压血管病科，标志着将血管疾病、高血压和预防三者作为一个整体来对待的概念在我国开始走向实践。

高血压患者要由专业高血压医生诊断、治疗，才能保证诊疗质量和诊疗效果。专业高血压医生的成长与诊疗工作的开展需要专业高血压机构的平台支撑。很多著名医学专家开创和发展高血压研究、临床教学基地，但没有专业高血压机构作为支撑。随着老专家的退休，这些工作没有得到延续的现象很普遍。还有很多其他因素也影响着专业高血压机构的工作开展与发展。一个学科的发展仅靠一个或者几个科室是远远不够的。余振球特别重视专业高血压机构的建立、建设和发展的持续性，认为专业机构达到规模化和水平化，才能应对和解决大量高血压人群的就医和诊疗问题。在他倡议、指导和帮助下，不仅贵州省省、市、县建立了专业高血压机构，全国100余家二、三级医院也创立了高血压科、高血压病房和（或）高血压门诊。专业高血压机构的建立和发展，除了专家学者的专业支持和帮助，更需要各领域特别是卫健部门领导和当地学科带头人的共同重视及努力。

二、专业平台促进学科建设

一个学科的发展，不是一个科室、几个人能完成的，既需要社会各领域共同的努力、学科发展平台及畅通的学术交流渠道，也需要发挥作用的空间。

（一）中国高血压联盟成立

20世纪80年代，虽然各地都陆续开展了高血压防治工作，但尚无全国性的高血压组织来对高血压防治工作进行统筹规划、细致组织。为了与国际接轨，促进国内外交流，开展高血压人群防治工作，遏制心血管疾病发病率和死亡率的增长趋势，刘力生和龚兰生与其他有关专家一起酝酿成立中国高血压联盟，此建议得到了国内外同行的一致赞同。1986年，由刘力生和龚兰生牵头发起组织成立的"中国高血压联盟"经申报外交部和卫生部，获得批准。1989年10月26日中国高血压联盟成立大会在湖北襄樊召开，会上通过了《中国高血压联盟章程》（草案），选举产生了中国高血压联盟第一届理事会，选举刘力生为主席，龚兰生为副主席，吴英恺、陶寿淇、何观清为名誉主席，刘国仗为秘书长。

刘力生根据世界高血压联盟和世界卫生组织对世界流行病的防治方向和中国高血压防治的现状，将中国高血压联盟的工作分为了三个阶段。第一阶段，告知公众高血压的危害。应用媒体等多种方式让人民群众知道高血压是常见病，是心血管疾病的危险因素。第二阶段，对基层医师进行培训。向临床医师宣传有关高血压的防治知识，及时更新概念。第三阶段，将高血压防治工作落实到社区，由社区对高血压患者实施防治和管理，为其建立健康档案。

中国高血压联盟是我国第一个全国性的高血压组织，成立后在领导我国高血压防治事业上做出了积极贡献。1986年前后，刘力生教授组织开展了大规模临床试验（Syst-China）、上海老年高血压临床试验（龚兰生领导）、成都硝苯地平临床研究（张廷杰领导）、"九五"攻关课题FEVER临床试验（刘国仗领导）。1998年，举办首届"全国高血压日"活动，随后在历届"世界高血压日"和"全国高血压日"围绕当年高血压日活动主题开展大规模宣教活动，编写、免费发放高血压日读本和宣教资料，举办咨询活动。1999年10月，组织制定了《中国高血压防治指南》。2005年、2010年和2018年又三次组织对《中国高血压防治指南》的修订。2001年，刘力生为主编，龚兰生、陈孟勤、曾贵云副主编的我国大型高血压学著作《高血压》发行。自2006年起，中国高血压联盟和卫生部心血管病防治研究中心提出每年5月17日至10月8日为高血压日主题宣传期，全国各地采取多种群众喜闻乐见的形式开展宣传活动。2009年，编撰《中国高血压防治指南》（2009年基层版），为我国高血压基层管理和防治工作提供了依据和参考。

（二）《中华高血压杂志》创刊

1992 年，陈达光与刘力生、龚兰生在马德里参加国际会议时，发现很多国家都有高血压方面的杂志，而我国当时尚没有，陈达光便倡议并开始筹备我国的高血压杂志。1993 年，福建医科大学附属第一医院与中国高血压联盟联合创办了《高血压杂志》，2006 年更名为《中华高血压杂志》。该杂志刚开始是季刊，后来逐渐发展为双月刊、月刊。截至2021 年 5 月 31 日，中国知网数据显示，《中华高血压杂志》共出版文献 9381 篇，总被引 68 352 次。

《中华高血压杂志》的宗旨是普及高血压防治知识，交流高血压及相关疾病的临床防治经验与科研，介绍国内外最新动态。杂志编辑部还开设了网站和微信公众号，及时介绍世界高血压动态。

为了向高血压专业医师提供更全面和系统的相关知识，尤其是新的进展和理念，杂志编辑部认真审核每一篇投稿，发布关于高血压诊断、治疗、研究的新知识，及时传播了高血压学理念，对高血压学的研究和应用起到了重要的作用，并与《美国高血压杂志》交流互换刊登文摘。

《中华高血压杂志》编委会与中国高血压联盟在各地联合举办了多场学术活动，并邀请国内高血压专业领域的专家学者交流与分享高血压基础和临床等的新知识、新方法、新进展。现任编辑部主任谢良地在胡大一主编和吴可贵副主编的大力支持下，创办"健康血压中国行"，通过生动活泼的形式宣传传统高血压理论，并开展医技培训大课堂。

（三）国家高血压专业学会创立

随着高血压学学科理论逐渐完善，高血压学学科稳步发展，高血压专业机构逐步建立，以及高血压教、学、研、防等工作规范开展，国家级高血压学会的创立和建设显得尤为重要。

鉴于我国高血压现状及面临的严峻形势，2002 年 10 月，在张兆光的鼎力支持和大力引荐下，余振球向中国医师协会常务副会长杨镜汇报了筹建中国医师协会高血压专业委员会的想法。杨镜表示赞同和支持，并对下一步的工作作出了指示。在多方领导的支持与关怀下，中国医师协会高血压专家委员会于 2004 年成立。该委员会集合了众多高血压知名专家，学术范围触及全国各个省、自治区、直辖市。赵连友出任主任委员，刘国仗、朱鼎良和余振球担任副主任委员，余振球兼任专家委员会总干事，负责处理委员会日常工作。

中国医师协会高血压专家委员会成立后，责无旁贷地担负起引领我国高血压防治的重任：确定高血压科医师应当能处理的疾病范围与分工；高血压科医师应该具备的资格和应当履行的职责；高血压科医师应该接受的培训项目和掌握的具体技能；及时组织从事高血压诊疗工作的专家学者们编撰出版《高血压科疾病诊疗规范》等著作。

2010 年，赵连友迎难而上，积极争取相关部门的支持，在多方努力下，中国医师协会高血压专业委员会成立。随着高血压防治队伍不断扩大，我国高血压防治工作又上了一个新台阶。

三、学科发展提高诊疗水平

（一）撰写诊断标准和诊疗规范

1. 从诊断标准到防治指南　在相当长的一段时间里，我国没有高血压诊断标准，前辈们借鉴的是国外的高血压诊断与分级、分期标准。在吸收、借鉴国外先进思想和方法的基础上，我国经历了从制定自己的高血压诊断、分期标准发展到制定分级、危险度分层标准的过程。特别是随着对高血压认识的不断深入，以及流行病学资料与循证医学资料的不断积累及临床经验总结，我们对高血压诊断标准有了自己的认识。

1959 年，中华医学会第一次全国心脏血管疾病学术报告会上，经过多方研究讨论，最终采纳了黄宛、高润泉建议的标准，成为我国首个高血压诊断和分期标准。1 期：血压升高，但没有可发现的器质性心血管改变。2 期：血压持续升高合并心脑肾血管轻度器质性改变。3 期：血压一般持续升高，合并心脑肾小动脉器质性改变，并引起功能衰竭或器官损伤。急进型高血压病：血压持续并显著升高，合并特异性眼底改变或急剧进展的心肾功能衰竭者。

之后 1964 年的兰州心血管病学术会议，1974 年的北京高血压普查工作会议，1979 年的郑州常见心血管疾病流行病学研究及人群防治工作会议，分别对我国高血压诊断标准进行了修订。

1999 年，受卫生部疾病控制司委托，中国高血压联盟组织国内有关专家在讨论、分析、总结当时国际、国内高血压防治经验、流行病学和大规模临床试验的基础上，参考《1999 世界卫生组织/国际高血压学会高血压防治指南》，撰写和发布了《中国高血压防治指南》，这是 1959 年以来对我国高血压诊断治疗标准进行的第五次全面修订，此次修订与国际全面并轨，并首次提出采用高血压分级法而不是之前惯用的分期法。

2005 年，《中国高血压防治指南（2005 年修订版）》发布之后，又陆续发布了《中国高血压防治指南 2010》与《中国高血压防治指南（2018 年修订版）》。这几次修订中高血压诊断标准与分级未有改动，均依据患者的血压水平、心血管疾病危险因素、靶器官损害和心血管疾病及糖尿病等对患者进行危险分层，分为低危、中危、高危和极高危（很高危）险度四层，并根据患者的危险度分层决定治疗原则和方法。

2. 学科理念指导诊疗规范的制定　通过几代医学专家的努力探索，在确定要为高血压患者进行诊疗后，经历了以下几个阶段：第一阶段，以控制患者的血压为目标，讨论高血压诊断标准、分期、分级依据及血压控制目标，各种合并情况下抗高血压药物的选择，如高血压合并良性前列腺肥大的患者不宜用利尿剂，而宜选用 α 受体阻滞剂。第二阶段，重点围绕原发性高血压的诊断与治疗，还要做好继发性高血压鉴别诊断、各种心血管疾病等并发症的处理，对高血压患者存在的各种疾病有主次之分。第三阶段，将高血压患者分为复杂和简单患者，复杂的高血压患者在市级、省级医院治疗，而简单的患者在县级及以下基层医疗机构治疗。但是有时候看起来简单的高血压患者病因却很复杂，而复杂的高血压患者病因实际上也可能较简单，在没有完善检查前难以人为主观地把高血压患者分为复杂和简单患者。

在大高血压学理念指引下的高血压诊疗规范，强调以下几点[1-3]：第一，查清楚高血压原因（包括原发性高血压发病因素与继发性高血压原发疾病）、心血管疾病所有危险因素，明确靶器官损害和心血管疾病，为患者做出全面、系统的诊断、治疗。第二，各科协同诊疗，因为人体是一个整体，高血压及其他心血管疾病危险因素可以对人体很

多器官同时造成损害，只不过以某一器官疾病首先出现或以更严重表现就诊于相应的科室，如脑出血患者就诊于神经内科、冠心病患者就诊于心血管内科，但是各科均应对高血压患者进行系统检查，及时评价患者心脑肾功能情况及其存在的损害和各种心血管疾病，并给予科学有效的处理。第三，各级医疗机构联合诊疗，不管是基层医疗机构还是省市级医院，高血压诊疗规范应在高血压分级诊疗中具体实施。对于基层医疗机构不能完善的相关检查需转诊到上级医疗机构继续完成。

规范诊疗高血压：第一，系统诊疗高血压患者血压升高的原因，原发性高血压和继发性高血压没有主次之分，也不是鉴别诊断的关系。第二，要对高血压患者存在的所有心血管疾病危险因素进行筛查和处理。第三，明确高血压患者靶器官损害和心血管疾病，进行系统、正规、有效的处理，合理应用抗高血压药物的双重性，即血压升高时起降压作用，血压正常时起治疗心血管疾病的作用。第四，对于高血压患者，检查要系统、全面，临床医师要结合患者病情合理分析检查结果，诊疗过程要有规范的流程、诊断思路和方案，从而能分析高血压患者病因，提供靶器官损害和心血管疾病的证据。高血压规范诊疗是以心脑肾为基础，这些不仅要求高血压科医师具备高血压专科水平，还要具备神经内科、肾内科、心血管内科等专业的相关知识。高血压患者的规范诊疗是全生命周期健康促进的重要环节，能促进老人健康长寿、儿童健康成长、中青年健康体魄、育龄期女性与母婴安全。

（二）提高我国高血压控制水平

近些年来，全国高血压研究所、高血压科、高血压诊疗（防治）中心等专业高血压机构的专家学者不忘初心，继承和发扬老一辈医学家开创的高血压防治事业，不断开拓高血压防治新的领域，使高血压防治事业不断进步。特别是在探索高血压的发病机制、继发性高血压诊疗规范形成、高血压防治网络和体系建设、高血压分级诊疗等方面发挥了积极作用，在高血压学学科建设、理论研究和诊疗工作开展方面不断开拓创新，并取得了一定成绩。

1. 提高难治性高血压诊疗水平　有些患者即便使用多种降压药物血压仍难以达标，让这部分患者的血压得到控制成为高血压诊疗中的一个重点、

难点。河南省人民医院高血压科自创立以来，王浩带领团队收治了大量难治性高血压患者，经探索难治性高血压的发病机制、查找血压不易控制的原因，纠正了某些错误的联合用药方案，使绝大多数难治性高血压患者的血压达标，有些患者多年的继发性高血压经原因筛查确诊后而获得病因治疗，高血压得到及时控制。王浩团队自行探索和总结出诊治难治性高血压的程序，并编著出版《难治性高血压诊治流程》供广大高血压防治工作者参考。

在对高血压患者进行降压药物治疗的过程中，袁洪发现人们对药物的降压反应和不良反应千差万别，有些患者对于降压药物反应不敏感，因而血压难以控制，这说明人群对于药物治疗存在个体差异。2003 年，袁洪团队率先在国内外开展了"基因导向"指导高血压个体化治疗的临床应用研究，为高血压个体疗效差异提供了理论和实践依据。药物的联合应用也是影响降压疗效的一个重要因素，但很多高血压患者需要联合降压治疗。袁洪团队根据自己的研究数据和文献报道，出版了《常用心血管药物相互作用评估速查图》，并在此基础上开发了药物相互作用等相关软件，为广大基层医生提供了临床上快捷直观的方法工具。

2. 寻找最佳的降压治疗方法　我国的降压 0 号作为复方降压制剂的先驱，具有疗效好、稳定性强、保护靶器官、不良反应少等优良特性，开创了我国高血压防治新局面，也远远早于目前国际上推崇的高血压自我管理和小剂量联用药等理念。虽然目前已经研发了多种降压药物，我国也早已走出了没有降压药物可用的困局，但为了让患者的血压得到更加有效的控制，专家学者们仍然一直进行研究探索以寻找最佳的降压治疗方法。

相关专家学者的研究见第 1 章"2. 寻找新的降压方法"部分。

3. 加强高血压靶器官保护　血压下降是高血压患者治疗获益的主要因素，使用不同降压药物降低相同程度的血压对心血管事件的影响是相似的。但是，药物在降低血压以外对心血管的保护作用尚未得到一致的确认。发掘降压以外的心血管保护治疗，能够更大程度地保护患者的靶器官。

陈可冀带领团队进行高血压中西医结合治疗研究的探索：首选应用川芎嗪（四甲基吡嗪）治疗急性缺血性脑血管病并研究其抗血小板机制获显效；研究血府逐瘀汤与芎芍（有效部位）胶囊经皮冠状动脉腔内血管成形术及支架置入术后冠状动脉再狭窄及其对相关基因表达的影响和对内皮素及一氧化氮水平的影响，取得显著进展；阐明血瘀证与血小板超微结构和功能的联系，研究复方与证候关系的药物动力学获得进展。

陶军团队围绕血管损伤与修复研究开展了一系列工作：发现晚期内皮祖细胞的 CXCR4/JAK2/SIRT5 信号缺失导致的线粒体功能障碍介导血管生成能力下降，导致高血压毛细血管稀疏；发现由于 SIRT3/SOD2 信号的缺乏，线粒体氧化损伤导致高血压内皮祖细胞再内皮化能力的下降；应用聚合物纳米载体进行 CXCR4 和血管内皮生长因子 a 基因的共传递，促进内皮祖细胞的迁移和分化；发现有氧运动通过 NOTCH1/Akt/eNOS 信号通路促进高血压血管生成能力的恢复。这些发现为治疗与高血压相关的血管内皮损伤和微血管稀疏提供了潜在的新靶点。

陶军团队还发现，与原发性高血压患者相比，原发性醛固酮增多症患者早期内皮祖细胞修复能力明显受损，这与盐皮质激素受体依赖性氧化应激以及随后的 5, 6, 7, 8-四氢生物蝶呤降解和内皮型一氧化氮合酶解偶联有关。研究寻找到了新的靶点，能够帮助我们更加深入地认识疾病，为临床转化研究提供新的试验依据，探索产学研用一体化研究模式与创新。

祝之明团队历时 10 余年在国际上率先开展瞬时感受器电位（transient receptor potential，TRP）通道在心血管与代谢病领域的研究，系统深入地阐明了 TRP 通道异常致代谢性血管病发生发展的机制，率先提出干预 TRP 通道可有效防治代谢性血管病的新观点被 *Nature China* 列为"2010 年中国十大科学研究亮点之一"。祝之明团队还发现膳食辣椒素等膳食因子能明显改善心血管代谢异常，并提出了新的干预策略。

袁洪团队发现了多个调控高血压血管及靶器官损害的关键靶点，包括凝血栓蛋白-2、miR27b、N771H、RGS 家族蛋白、HMGB1 等分子在早期血管与心肌重构中的调节作用。谢良地团队发现他汀类调脂药物和非二氢吡啶类钙拮抗剂地尔硫䓬联用可以进一步改善高血压患者血管的内皮依赖性舒张功能。通过经典案例介绍提出脑内异常血管结构与走行可能影响延髓血管中枢成为继发性高血压的发病原因。

目前，高血压患者合并的心血管疾病尚无法治愈，早期发现靶器官损害和心血管疾病，及早予以合理有效的干预，可以延缓病情进展，改善高血压患者生活质量和预后。高血压专业团队探索了许多预测与诊断高血压靶器官损害和心血疾病的指标。

谢良地团队率先在福建建立和使用第三代荧光钙离子指示剂 Fura-2 法测定细胞内游离钙离子，发现高血压、冠心病和心功能不全患者的静息血小板内游离钙离子浓度均明显高于正常人，提出血小板内游离钙离子浓度升高是多种病理状态下的共有现象。谢良地团队首次报道卡托普利可降低自发性高血压大鼠胸腺细胞内游离钙离子浓度；中药提取物阿魏酸钠抑制血管平滑肌细胞黏附和迁移的作用与抑制细胞内游离钙离子浓度有关；血小板源性生长因子和纤维蛋白原诱导血管平滑肌细胞黏附及迁移也与细胞内游离钙离子有关。他们还发现，Cornell 指数是较好的预测左室肥厚的指标。

袁洪团队围绕动脉硬化开展相关研究，率先阐明了我国自然人群血管老化变化趋势及规律，为女性血管风险的年龄切点提供新证据；开发了多项具有自主知识产权的我国高血压特殊人群的系列临床风险评估模型及软件产品，于 2020 年获得两项软件类医疗器械批文。牟建军团队首次通过 30 年队列人群前瞻性随访研究发现，儿童时期的血压轨迹对成年亚临床靶器官损害具有预测作用[26]。牟建军团队还发现肾胺酶在个体血压进展和高血压的发生中可能发挥重要作用，肾胺酶在高盐引起的肾脏损伤中具有潜在保护作用，可能成为延缓肾脏损伤的有效药物。

王增武团队[27]开展的职场多重干预对高血压控制的影响研究结果显示，以工作场所为基础的多重干预比常规管理更有效，带来了可衡量的益处，如降低血压、改善高血压控制效果等，为今后制定高血压控制计划提供了科学、有效的依据。

由蔡军和张伟丽牵头的中国老年高血压患者降压靶目标的干预策略研究（STEP）发现，在中国60～80 岁老年高血压患者中，降压目标为 110～＜130mmHg 强化降压，相比 130～＜150mmHg 的标准降压，心血管事件发生率更低[28]，这一结果使我国老年高血压患者降压有了中国证据，有了属于自己的临床获益且相对安全的降压目标值。

结　语

回望我国高血压防治事业发展史，在党和国家的关怀与大力支持下，在老一辈医学家和千千万万从事高血压防治工作的医务人员的努力下，高血压防治事业取得了令人瞩目的成绩，为群众健康带来更多福祉。今后，我们应着力加强高血压学学科建设，以学科理念带动医学各领域的发展；抓住人才培养这个关键，打造高质量、高水平的人才队伍，促进人才队伍可持续发展；建设一批有高水平学科带头人的高血压防治专业团队，解决防治工作中的实际问题，以保护患者利益为中心不断创新高血压诊疗新方法，为高血压学的新发展不断开拓进取；加强高血压专业机构建设，为高血压人才培养、科学研究、防治工作提供平台保障；加强区域性高血压网络和体系建设，为全域和全国高血压防治网络和体系的形成奠定基础，为群众健康织密防治的大网；动员各种力量，加强高血压健康宣教工作，使广大群众认识到自己是健康的第一责任人，坚持健康生活方式，预防高血压发生，积极治疗高血压与控制心血管疾病其他危险因素，预防心血管疾病的发生发展，使心脑肾得到理想保护。

我们应温习历史，我们能从历史中汲取前进的力量，弘扬科学精神，不忘医者初心，争当奋进人，为我国高血压防治事业书写新的华章。

（余振球）

参 考 文 献

[1] 余振球. 抓学科建设，推进高血压分级诊疗（上）[J]. 中国乡村医药，2021，28（1）：27-28.

[2] 余振球. 抓学科建设，推进高血压分级诊疗（下）[J]. 中国乡村医药，2021，28（5）：31-32.

[3] 余振球. 抓学科建设，推进高血压分级诊疗（中）[J]. 中国乡村医药，2021，28（3）：29-30.

[4] 余振球. 党和国家高度重视，学科理念正确指引，团队建设提供保障，中国高血压防治事业为全民健康保驾护航（续四）[J]. 中华高血压杂志，2021，29（10）：918-922.

[5] 余振球. 党和国家高度重视，学科理念正确指引，团队建设提供保障，中国高血压防治事业为全民健康保驾护

航（续五）[J]. 中华高血压杂志，2021，29（11）：1044-1046.

[6] Liu L，Wang JG，Gong L，et al. Comparison of active treatment and placebo in older Chinese patients with isolated systolic hypertension. Systolic Hypertension in China（Syst-China）Collaborative Group[J]. J Hypertens，1998，16（12 Pt 1）：1823-1829.

[7] 脑卒中后降压治疗临床试验协作组. 药物降压治疗预防脑卒中后病人卒中的发生：脑卒中后降压治疗临床试验的初步结果[J]. 高血压杂志，1995，（3）：171-175.

[8] 张廷杰. 高血压干预试验—硝苯地平与安慰剂随机对照研究[J]. 中华心血管病杂志，1994，（3）：201-205.

[9] Liu L，Zhang Y，Liu G，et al. The Felodipine Event Reduction（FEVER）Study：A randomized long-term placebo-controlled trial in Chinese hypertensive patients[J]. J Hypertens，2005，23（12）：2157-2172.

[10] Gong L，Zhang W，Zhu Y，et al. Shanghai trial of nifedipine in the elderly（STONE）[J]. J Hypertens，1996，14（10）：1237-1245.

[11] 胡继宏，赵连成，周北凡，等. 我国 35～59 岁人群血压的自然转归[J]. 中华高血压杂志，2009，17（1）：19-23.

[12] 陈勇，吕筠，李立明，等. 中国 9 省居民膳食、体力活动与血压水平关系的纵向分析研究[J]. 中华高血压杂志，2010，18（10）：1000.

[13] 苏绍萍，白静，高磊，等. 老年高血压肾动脉狭窄患者介入治疗的长期疗效分析[J]. 中华老年心脑血管病杂志，2011，13（3）：227-230.

[14] 周晓芳，王文艳，孙学春，等. 四川省 56 家医疗机构老年高血压治疗现状问卷调查[J]. 中华高血压杂志，2012，20（9）：862-866.

[15] 王文，张宇清. 中国高血压综合防治研究 4 年终点结果：2013 年 6 月欧洲高血压学术会议纪要[J]. 中华高血压杂志，2013，21（9）：796.

[16] 韩雪玉，齐玥，赵冬，等. 中国人群长期血压变化与心血管病发病风险关系的前瞻性队列研究[J]. 中华心血管病杂志，2018，46（9）：695-700.

[17] Hou FF，Zhang X，Zhang GH，et al. Efficacy and safety of benazepril for advanced chronic renal insufficiency[J]. N Engl J Med，2006，354（2）：131-140.

[18] Zhang Y，Nie J，Zhang Y，et al. Degree of blood pressure control and incident diabetes mellitus in Chinese adults with hypertension[J]. J Am Heart Assoc，2020，9（16）：e17015.

[19] 中国心血管健康与疾病报告编写组. 中国心血管健康与疾病报告 2020 概要[J]. 中国循环杂志，2021，36（6）：521-545.

[20] 何观清，何江，唐元昌，等. 凉山彝族高血压流行病学调查研究[J]. 医学研究通讯，1995，（6）：25.

[21] 罗雷，栾荣生，袁萍. 中国居民高血压病主要危险因素的 Meta 分析[J]. 中华流行病学杂志，2003，（1）：56-59.

[22] 赵秀丽，陈捷，崔艳丽，等. 中国 14 省市高血压现状的流行病学研究[J]. 中华医学杂志，2006，（16）：1148-1152.

[23] 王增武，杨瑛，王文，等. 我国高血压流行新特征——中国高血压调查的亮点和启示[J]. 中国循环杂志，2018，33（10）：937-939.

[24] 乐文照，胡远峰，诸祖德，等. 高血压病 713 例死亡原因分析[J]. 中华内科杂志，1957，5（12）：970-978.

[25] 黄家驷. 我国心脏血管系统疾病研究工作的现况及今后发展的方向[J]. 中华医学杂志，1960，46（3）：180-186.

[26] Zheng W，Mu J，Chu C，et al. Association of blood pressure trajectories in early life with subclinical renal damage in middle age[J]. J Am Soc Nephrol，2018，29（12）：2835-2846.

[27] Wang Z，Wang X，Shen Y，et al. Effect of a workplace-based multicomponent intervention on hypertension control：A randomized clinical trial[J]. JAMA Cardiol，2020，5（5）：567-575.

[28] Zhang W，Zhang S，Deng Y，et al. Trial of intensive blood-pressure control in older patients with hypertension[J]. N Engl J Med，2021，385（14）：1268-1279.

第3章
高血压流行病学和心血管疾病人群监测

20 世纪 50 年代中期，流行病学专家开始将研究范围从传染病扩展到慢病。在高血压流行病学调查研究方面，涉及高血压的人群分布情况、病因、自然病史、高血压与心血管疾病的关系等诸多领域。流行病学调查的证据不仅使现代医学界对高血压和心血管疾病及其所致伤残和死亡有了深刻的了解和认识，也为大规模高血压临床治疗试验的开展及结果评定提供了科学的依据和方法。

已知高血压是引起脑卒中、冠心病等心血管疾病的最主要危险因素，研究高血压及其有关的心血管疾病的发病和死亡长期趋势，是探索高血压病因和评价高血压防治效果的重要方法。心血管疾病人群监测采用疾病监测的方法，对人群中心血管疾病发病和死亡情况进行长期的动态观察，以了解疾病的分布规律及其影响因素，从而为心血管疾病的防治提供可靠的基础信息。了解我国高血压知晓率、治疗率和控制率情况，从而更好地指导我国高血压防治工作的开展。

第一节 高血压流行病学

高血压作为常见的非传染性慢病，是心血管疾病的主要危险因素，是危害人类健康的主要疾病，是全球疾病负担的首要病因[1]，也是我国面临的重要公共卫生问题。部分高血压患者早期阶段没有症状，部分患者始终无明显临床症状，直至发生临床危象——急性心脏疾病、脑卒中才被发现，因此，高血压被称为"无声杀手"。流行病学研究证实高血压对人类的危害与血压水平密切相关，因而确定原发性高血压发生的危险因素，明确血压水平是高血压患者诊断、治疗和预防的主要依据。临床医生要了解、掌握和运用流行病学知识，为高血压患者服务。

一、高血压流行情况

（一）世界各国高血压流行情况

高血压是世界性慢病。1975 年全球高血压患者人数约为 5.9 亿（患病率为 14.5%），到 2015 年已经增长到 11.3 亿（患病率为 14.5%），预计到 2025 年，全球高血压患者人数将增加到 15.6 亿[2]。通过对 1910 万 18 岁及以上成人的血压数据分析发现[该研究定义高血压为收缩压≥140mmHg 和（或）舒张压≥90mmHg]，2015 年全球年龄标化的高血压患病率男性为 24.1%（95%CI：21.4%～27.1%），女性为 20.1%（95%CI：17.8%～22.5%）[3]。发表于 *Lancet* 的最新研究指出[2]，2019 年全球 30～79 岁成人的年龄标准化高血压患病率分别为女性 32%（95%CI：30%～34%），男性 34%（95%CI：32%～37%），与 1990 年女性的 32%（95%CI：30%～35%）和男性的 32%（95%CI：30%～35%）相似，但高血压患者的数量几乎翻了一番，从 1990 年的 331 百万（95%CI：306～359）女性和 317 百万（95%CI：292～344）男性增加到 2019 年的 626 百万（95%CI：584～668）女性和 652 百万（95%CI：604～698）男性。在全球范围内，高血压男性知晓率 49%（95%CI：46%～52%）、治疗率 38%（95%CI：35%～41%）、控制率 18%（95%CI：16%～21%）；女性知晓率 59%（95%CI：55%～62%）、治疗率 47%（95%CI：43%～51%）、控制率 23%（95%CI：20%～27%）[4]。

美国国家调查显示，2015～2016 年高血压患病粗率男性为 45%，女性为 44%，高血压知晓率、治疗率和控制率（粗率）男性分别为 70%、70% 和 49%，女性分别为 86%、80% 和 54%[5]。2016～2017 年，加拿大国家调查结果显示，高血压患病粗率男性为 34%，女性为 36%，高血压知晓率、治疗率和控制率（粗率）男性分别为 84%、81% 和 69%，女性分别为 72%、66% 和 50%[5]。荷兰在 1987～1991 年对 36 273 人进行高血压患病率调查，结果显示男女高血压患病率均为 8%。南美洲国家厄瓜多尔 2017 年对 6984 人调查发现高血压患病率为 28.2%[6]。意大利在 1978～1987 年、1998～2002 年、2008～2012 年的调查显示，这期间无论男女，高血压患病率都显著降低，35～69 岁男性高血压患病率从 1978～1987 年的 54.5% 明显下降到 2008～2012 年的

41.6%，女性则相应地从 50.9% 下降到 25.0%[7]。欧美国家高血压患病率较高，但同时注意到高血压的知晓率、治疗率、控制率也较高。

2015 年日本国家调查显示，男性高血压患病粗率为 56%，女性为 40%[5]。韩国 2016 年高血压患病粗率男女分别为 44% 和 34%[5]。格鲁吉亚开展的 STEP-Georgia 调查发现，2010～2016 年高血压患病率从 33.4% 上升到 37.7%[8]。老挝 2017 年调查发现，18～64 岁人群高血压患病率为 20.0%（男性 18.5%，女性 21.1%）[9]。东南亚其他国家人口调查发现：柬埔寨 2010 年 25～64 岁人群高血压患病率为 15.3%；马来西亚 2011 年 30 岁及以上人群高血压患病率为 43.5%；缅甸 2009 年 15～64 岁人群高血压患病率为 30.1%；斯里兰卡 2005～2006 年 18 岁及以上人群高血压患病率为 23.7%；泰国 2004 年 15 岁及以上人群高血压患病率为 22.0%；越南 2002～2008 年 25 岁及以上人群高血压患病率为 25.1%；2017 年对孟加拉国 11 418 名对象调查发现高血压患病率高达 47.3%[10]。印度针对 130 万成人的全国代表性样本研究发现，高血压患病粗率为 25.3%；2017 年对 122 685 名成人的筛查发现，其中 31.8% 患有高血压[11]。亚洲各国患病率仍呈现上升趋势。

1988 年世界卫生组织（WHO）公布的有关发展中国家高血压的资料表明，一些非洲国家，如哥斯达黎加、毛里求斯、巴巴多斯、特立尼达、多巴哥和乌拉圭，20 世纪 60～80 年代 30～55 岁年龄段高血压患病率各国间虽有差异，但总的来说还是偏低的；近期新的资料显示，部分非洲国家的患病率处于较高水平，而且相对于以往也呈现出上升的趋势。非洲南部的莫桑比克[12]成人高血压患病率从 2005 年的 33.1% 上升到 2014～2015 年的 38.9%。在西非的一些国家，妇女的高血压患病率则超过 33%[13]。2017 年对苏丹 44 413 名成人调查发现高血压患病率为 16.6%[14]。

（二）我国高血压流行情况

历次全国高血压调查结果表明，我国高血压患病率逐年增长，知晓率、治疗率、控制率也有显著增加，但仍处于较低水平。我国一项研究表明[15]：强化高血压控制（血压目标值降至 133/76mmHg）与标准高血压控制（血压目标值降至 140/90mmHg）相比，10 年内可使中国高血压患者避免 220.9 万例

冠心病事件、440.9 万例脑卒中事件和 7.51 万例心血管疾病死亡事件；与标准高血压控制相比，强化高血压控制可避免 13% 的脑卒中事件，使男性避免 17% 的冠心病事件，女性避免 11% 的冠心病事件。《中国高血压健康管理规范（2019）》[16]强调初始预防和一级预防的理念，面向全人群，提供全生命周期、全方位的血压健康管理服务指导。根据《健康中国行动（2019—2030 年）》[17]，2022 年和 2030 年中国心血管疾病死亡率需分别下降至 209.7/10 万及以下和 190.7/10 万及以下；≥30 岁居民高血压知晓率分别不低于 55% 和 65%；高血压患者规范管理率分别不低于 60% 和 70%。因此，了解我国高血压

的患病率及知晓率、治疗率、控制率的流行现状，加强高血压的防治，遏制人群血压水平的上升，是心血管疾病防治的重要策略和措施。

1. 患病率　我国进行过五次大规模的高血压人群抽样调查（表 1-3-1），1958～1959 年第一次全国高血压调查患病率为 5.1%，中国高血压调查（China Hypertension Survey，CHS）[18]研究显示，2012～2015 年第五次全国高血压调查患病率为 27.9%（加权率为 23.2%），患病率逐年上升，约有 2.45 亿高血压患者。高血压患病率男性高于女性，城市地区与农村地区无明显差异（表 1-3-2），并且随着年龄的增加而升高（图 1-3-1）。

表 1-3-1　五次全国高血压患病率调查

研究名称	调查年份	年龄（岁）	设计方法	样本量（n）	患病率（%）
中国医学科学院重点项目——高血压研究	1958～1959	≥15	非随机抽样	739 204	5.1
全国高血压抽样调查	1979～1980	≥15	随机抽样	4 012 128	7.7
全国高血压抽样调查	1991	≥15	分层随机抽样	950 356	13.6
中国健康与营养调查（CHNS）	2002	≥18	多阶段分层整群随机抽样	272 023	18.8
中国高血压调查（CHS）	2012～2015	≥18	多阶段分层随机抽样	451 755	27.9（加权率为 23.2）

表 1-3-2　CHS 研究不同人口学特征：≥18 岁人群高血压患病率（加权率）

人口学特征	调查人数（n）	加权率（%）
合计	451 755	23.2
性别		
男性	216 034	24.5
女性	235 721	21.9
P		<0.001
地区		
城市	220 052	23.4
农村	231 703	23.1
P		0.819

中国疾病预防控制中心《中国慢性病及危险因素监测报告 2018》结果显示，全国 31 个省（自治市、直辖区）的 298 个县（区），采用多阶段分层整群随机抽样方法抽取≥18 岁常住居民 194 779 人进行研究[19]，结果显示，成年居民高血压患病率为 27.5%（95%CI：26.6%～28.4%），不同人口学特征成年居民高血压患病状况见表 1-3-3。

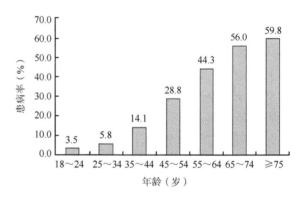

图 1-3-1　CHS 研究不同年龄段居民高血压患病粗率（引自《中国心血管健康与疾病报告 2020》）

我国的老龄化问题日益严重，老年人群作为特殊群体，其高血压的患病状况关系到伴随的心血管疾病风险以及预后和转归。CHS 研究[18]结果显示，患病率随年龄的增加而升高，其中 55～64 岁年龄段居民高血压患病粗率为 44.3%，65～74 岁年龄段为 56.0%，≥75 岁为 59.8%。中国老年健康影响因素跟踪调查（Chinese Longitudinal Healthy Longevity Survey，CLHLS）[20]显示，≥80 岁高龄老年人的

表 1-3-3　2018 年中国不同人口学特征成年居民高血压患病状况[19]

特征	男性		女性		合计	
	患病例数（n）	患病率（%，95%CI）	患病例数（n）	患病率（%，95%CI）	患病例数（n）	患病率（%，95%CI）
年龄组（岁）						
18～	513	13.4（11.5～15.2）	229	4.5（3.4～5.7）	742	8.9（7.7～10.1）
30～	1 393	19.0（17.6～20.5）	846	7.7（6.8～8.6）	2 239	13.4（12.6～14.3）
40～	4 342	30.9（29.8～32.1）	4 258	20.4（19.5～21.4）	8 600	25.7（24.9～26.6）
50～	8 820	45.1（43.7～46.4）	11 242	41.0（39.8～42.1）	20 062	43.0（42.1～44.0）
60～	12 351	54.1（52.8～55.3）	14 890	54.8（53.5～56.0）	27 241	54.4（53.4～55.4）
70～	6 275	62.1（60.1～64.1）	6 862	68.0（66.3～69.7）	13 137	65.2（63.6～66.7）
≥80	1 239	62.4（59.6～65.2）	1 377	70.1（67.2～72.9）	2 616	66.7（64.3～69.1）
趋势检验 t		36.48		43.94		43.94
趋势检验 P		<0.0001		<0.0001		<0.0001
城乡						
城市	14 338	30.3（28.6～32.0）	16 578	21.2（19.9～22.5）	30 916	25.7（24.4～27.1）
农村	20 595	31.4（30.4～325）	23 126	27.4（26.3～28.4）	43 721	29.4（28.4～30.3）
χ^2		1.21		47.43		18.40
P		0.27		<0.0001		<0.0001
地域						
华北	6 076	38.8（36.5～41.1）	7 183	28.1（26.2～29.9）	13 259	33.3（31.5～35.2）
东北	3 660	37.6（32.7～42.5）	4 132	27.8（23.1～32.6）	7 792	32.7（28.1～37.4）
华东	9 374	31.9（30.3～33.4）	10 098	23.9（22.2～25.7）	19 472	27.9（26.4～29.3）
华中	4 425	29.9（27.6～32.1）	5 164	24.8（22.5～27.1）	9 589	27.3（25.4～29.2）
华南	2 861	22.1（18.9～25.2）	3 216	17.8（15.3～20.3）	6 077	20.0（17.5～22.5）
西南	4 780	27.3（24.5～30.0）	5 492	23.6（21.6～25.6）	10 272	25.5（23.3～27.6）
西北	3 757	28.4（25.3～31.5）	4 419	23.5（20.6～26.4）	8 176	26.0（23.3～28.7）
χ^2		78.65		31.05		61.37
P		<0.0001		<0.0001		<0.0001
合计	34 933	30.8（29.8～31.9）	39 704	24.2（23.3～25.1）	74 637	27.5（26.6～28.4）

注：高血压患病率为经过加权计算后的加权率，括号内为高血压患病率的 95%CI 值；男女高血压患病率比较 χ^2=175.80，P<0.0001。

高血压患病率为 56.5%，女性略高于男性，农村显著高于城镇。中国健康与养老追踪调查（China Health and Retirement Longitudinal Study，CHARLS）项目显示[21]，45 岁及以上人群（平均年龄 61.3 岁±10.1 岁）高血压患病率为 34.38%，其中男性患病率为 33.79%，略低于女性（34.91%）。相关数据均显示我国中老年人的患病率居高，需要重点关注这一群体的血压控制情况。

近年研究发现，高血压发病趋于年轻化，青年人高血压的比例在逐渐提高。CHS 研究[18]结果显示，青年人群高血压患病率为 5.2%（约 1912.9 万

人），粗率为 5.0%。18～20 岁、20～24 岁、25～29 岁、30～34 岁年龄组患病率分别为 4.5%（95%CI：3.0%～6.5%）、3.8%（95%CI：3.3%～4.5%）、4.9%（95%CI：4.3%～5.6%）和 7.4%（95%CI：6.5%～8.3%）。因此，对青年防治高血压知识的普及更应当加以重视。

越来越多的研究表明，轻、中度血压升高的儿童青少年已不罕见，近年来儿童青少年高血压患病率显著上升，但诊断及防治相关工作仍相对滞后。儿童青少年高血压更易发展为成人高血压且较早出现靶器官损害，严重影响儿童青少年生长发育，

必须给予足够重视。2010 年全国学生体质调研（n=19 万，7～17 岁，汉族）显示[22]：中国学龄儿童青少年高血压患病率为 14.5%，男生患病率为 16.1%，女生患病率为 12.9%，男生高于女生，随年龄增长逐渐上升（$P<0.001$）（图 1-3-2）。CHNS 1991～2015 年 9 次现况调查[23]：监测地区学龄儿童青少年高血压患病率从 1991 年的 8.9% 上升到 2015 年的 20.5%（图 1-3-3）。

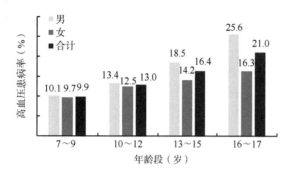

图 1-3-2　2010 年我国不同年龄段儿童青少年的高血压患病率（%）

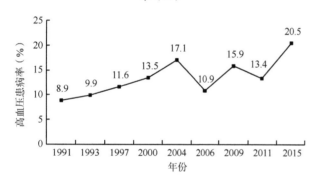

图 1-3-3　1991～2015 年 9 次现况调查我国 7～17 岁儿童青少年高血压患病率变化趋势

2. 高血压知晓率、治疗率和控制率　CHS 研究[18]显示，2012～2015 年高血压调查结果较以往历次高血压调查，知晓率、治疗率和控制率均有明显提高，从 1991 年首次全国高血压抽样调查的 27.0%、12.0% 和 3.0% 增长至 2015 年的 51.6%、45.8% 和 16.8%（图 1-3-4）。研究还显示：我国 ≥18 岁成人高血压知晓率、治疗率和控制率（加权率）总体上随年龄增长而升高，治疗（患者的）控制率先升高后降低（图 1-3-5）。高血压知晓率、治疗率和控制率（粗率）均为女性高于男性，差异具有统计学意义（图 1-3-6）。城市居民高血压的知晓率、治疗率、控制率和治疗控制率（粗率）均高于农村居民（图 1-3-7）。

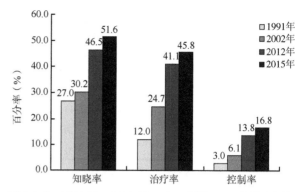

图 1-3-4　1991 年、2002 年、2012 年及 2015 年高血压知晓率、治疗率和控制率（引自《中国心血管健康与疾病报告 2020》）

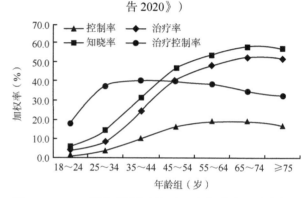

图 1-3-5　CHS 研究不同年龄组高血压知晓率、治疗率、控制率和治疗控制率（引自《中国心血管健康与疾病报告 2020》）

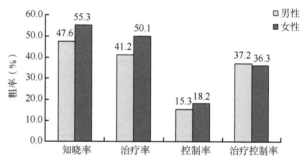

图 1-3-6　CHS 研究不同性别人群高血压知晓率、治疗率、控制率和治疗控制率（引自《中国心血管健康与疾病报告 2020》）

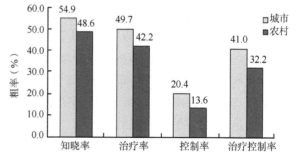

图 1-3-7　CHS 研究中国城乡居民高血压知晓率、治疗率、控制率和治疗控制率（引自《中国心血管健康与疾病报告 2020》）

中国疾病预防控制中心对慢病及危险因素监测的结果[19]显示：2015 年，我国≥18 岁高血压患者的知晓率、治疗率和控制率分别为 41.0%（95%CI：39.7～42.4）、34.9%（95%CI：33.6～36.1）和 11.0%（95%CI：10.2～11.8），不同特征人群知晓率、治疗率、控制率见表 1-3-4。

表 1-3-4　2015 年我国不同特征高血压患者高血压知晓、治疗与控制情况[19]

特征	知晓		治疗		控制	
	例数（n）	百分率（%，95%CI）	例数（n）	百分率（%，95%CI）	例数（n）	百分率（%，95%CI）
性别						
男	15 455	36.9（35.4～38.4）	13 169	30.8（29.5～32.0）	4 234	9.8（9.1～10.6）
女	20 289	46.2（44.7～47.7）	17 868	40.1（38.6～41.6）	5 593	12.5（11.4～13.6）
χ^2		150.79		177.16		46.78
P		<0.0001		<0.0001		<0.0001
年龄组（岁）						
18～	86	16.1（10.5～21.6）	56	10.2（7.0～13.5）	13	1.0（0.4～1.6）
30～	416	20.5（18.3～22.7）	294	15.0（12.8～17.2）	105	5.7（4.2～7.3）
40～	2 800	32.8（31.1～34.5）	2 205	26.5（24.9～28.2）	707	8.9（7.9～9.9）
50～	9 047	45.8（44.2～47.4）	7 695	39.3（37.7～40.9）	2 499	12.8（11.8～13.8）
60～	14 414	51.6（50.0～53.2）	12 709	45.0（43.3～46.8）	4 146	14.6（13.5～15.8）
70～	7 551	55.7（53.9～57.5）	6 776	50.0（48.1～52.0）	1 985	14.8（13.3～16.3）
>80	1 430	53.9（50.6～57.2）	1 302	48.2（45.1～51.3）	372	13.4（11.3～15.5）
趋势检验 t		18.93		25.70		17.68
趋势检验 P		<0.0001		<0.0001		<0.0001
城乡						
城市	16 365	43.1（41.2～45.1）	14 794	37.5（35.9～39.2）	5 482	13.6（12.4～14.8）
农村	19 379	39.0（37.4～40.6）	16 243	32.4（30.8～33.9）	4 345	8.5（7.6～9.5）
χ^2		11.07		21.53		46.22
P		0.0009		<0.0001		<0.0001
地域						
华北	6 950	42.9（40.7～45.1）	6 277	38.0（35.6～40.3）	2 014	10.6（9.3～11.9）
东北	3 138	34.7（28.4～41.0）	2 608	26.8（22.7～30.8）	627	6.3（4.3～8.4）
华东	10 510	46.0（43.6～48.4）	9 429	39.9（37.4～42.5）	3 414	14.3（12.5～16.2）
华南	4 659	42.8（39.8～45.8）	4 089	37.3（34.5～40.2）	1 238	11.6（9.3～13.8）
华中	2 447	32.7（28.0～37.5）	2 107	26.5（23.4～29.5）	695	8.6（6.7～10.6）
西南	4 175	37.8（34.5～41.1）	3 280	30.8（27.3～34.4）	868	9.1（6.6～11.6）
西北	3 865	36.6（32.5～40.6）	3 247	30.5（26.6～34.4）	971	9.4（7.6～11.2）
χ^2		38.90		68.48		41.53
P		<0.0001		<0.0001		<0.0001
合计	35 744	41.0（39.7～42.4）	31 037	34.9（33.6～36.1）	9 827	11.0（10.2～11.8）

注：高血压知晓率、治疗率和控制率均为经过加权计算后的加权率。

二、高血压危险因素

（一）遗传和家族聚集性

众所周知，高血压的发病与遗传密切相关，它属于多基因遗传病，父母有高血压的人群发生高血压的风险较普通人群明显升高，高血压具有明显的家族聚集性，高血压家族史是高血压患病的独立危险因素。吴小艳等[24]对陕西省汉中市 2817 名农村居民调查发现，有高血压家族史患者患高血压的危险性是无家族史的 2.06（95%CI：1.70～2.50）倍，一级亲属中高血压家族史的个体人数与高血压患病呈剂量-反应关系。对济南城区 6049 名 6~17 岁儿童青少年的调查[25]显示,父母一方有高血压、父母双方均有高血压的儿童青少年罹患高血压的可能性均较大,比值比(OR)(95%CI)分别为 1.28(1.01~1.61)、2.24(1.09~4.61)。

(二)肥胖

超重和肥胖显著增加全球人群全因死亡的风险[26],同时也是高血压患病的重要危险因素。近年来,我国人群中超重和肥胖的比例明显增加,35~64 岁中年人的超重率为 38.8%,肥胖率为 20.2%,其中女性高于男性,城市人群高于农村人群,北方居民高于南方居民[27]。CHS 研究[18]显示,2012~2015 年中国成年居民腹型肥胖检出率为 29.1%,男性为 28.6%,女性为 29.6%,全国估计有 2.778 亿人有腹型肥胖。一项对 13 739 名成人 8.1 年的随访研究[28]发现,以体重正常组为参照,在调整其他危险因素后,低体重组、超重组和肥胖组的高血压发病风险比(RR)(95%CI)在男性中分别为 0.78(0.64~0.95)、1.22(1.13~1.30)和 1.28(1.16~1.42);在女性中分别为 0.89(0.77~1.03)、1.16(1.09~1.23)和 1.28(1.18~1.38)。

(三)高钠、低钾膳食

高钠、低钾膳食是我国人群重要的高血压发病危险因素。钠摄入过多是高血压的一个重要病因,减盐(减少钠摄入)也早已被 WHO 列为三项预防慢病的最佳措施之一。2010~2012 年中国居民营养与健康状况监测数据显示,在所有膳食因素中,与心血管代谢性疾病死亡数量有关的归因比例中,影响最大的是高钠摄入。现况调查发现 2012 年我国 18 岁及以上居民的平均烹调盐摄入量为 10.5g,但较推荐的盐摄入量水平依旧高 75.0%[29]。发表于《新英格兰医学杂志》上的代用盐(该盐替代品按照我国国家标准生产,其成分为 75%氯化钠和 25%氯化钾)研究[30]显示:在对 20 995 名心血管病高危人群平均 4.7 年的随访期间,发生全因死亡 4172 例。与使用普通食盐组相比,使用代用盐组致死性和非致死性脑卒中减少了 14%(RR=0.86;95%CI:0.77~0.96,P=0.006),主要心血管事件减少了 13%(RR=0.87;95%CI:0.80~0.94,P<0.001),全因死亡减少了 12%(RR=0.88;95%CI:0.82~0.95;P<0.001)。此外,代用盐组心血管病死亡和非致死性急性冠脉综合征也显著减少。

(四)过量饮酒

大量研究证实饮酒是导致许多疾病的危险因素。过量饮酒包括危险饮酒(男性 41~60g,女性 21~40g)和有害饮酒(男性 60g 以上,女性 40g 以上)。我国饮酒人数众多,18 岁以上居民饮酒者中有害饮酒率为 9.3%[29]。2005~2010 年对 12 497 名成人随访 5 年发现[31],在调整其他危险因素后,男性饮酒者发生高血压的风险是不饮酒者的 1.236(1.128~1.354)倍,在女性中是 1.409(95%CI:1.005~1.976)倍。限制饮酒与血压下降显著相关,酒精摄入量平均减少 67%,收缩压下降 3.31mmHg,舒张压下降 2.04mmHg[32]。

(五)身体活动

身体活动是指由于骨骼肌收缩产生机体能量消耗增加的所有活动,包括频率、强度、类型和事件 4 个基本要素。其中,强度<3.0 代谢当量(metabolic equivalent,MET)的身体活动为轻度,3.0~5.9MET 为中等强度,≥6.0MET 为高强度。身体活动量一般以活动强度(即 MET)与时间(min 或 h)的乘积表达。

CHNS 研究队列中基线无高血压相关疾病的 1.2 万余人(男性 5986 人,女性 6525 人)1991~2015 年随访结果显示[33],在调整了其他因素后,相对于最低身体活动量百分位者,第 3、第 4 百分位身体活动量者收缩压分别降低了 0.98mmHg 和 0.96mmHg(P<0.05),舒张压分别降低了 0.30mmHg 和 0.38mmHg(P<0.05),高血压风险降低了 12% 和 15%;CKB 队列研究中对 15 万余名基线高血压患者进行 7.1 年随访发现[34],与身体活动量最低的 4 分位组患者相比,最高 4 分位组患者的缺血性心脏病和脑血管死亡风险分别下降了 33%和 35%。

(六)精神因素

长期精神紧张可激活交感神经从而使血压升高[35],是高血压的主要危险因素。一项关于焦虑与高血压关系的荟萃分析,纳入了 13 篇横断面研究(合计 151 389 例)和 8 篇前瞻性队列研究(合计 80 146 例),结果均显示焦虑与高血压有密切关系

（OR=1.18，95%CI：1.02～1.37；OR=1.55，95%CI：1.24～1.94）[36]。另一项荟萃分析共纳入 41 项与高血压和抑郁相关的临床研究，结果显示我国高血压患者抑郁的发生率为 28.5%[37]。

（七）环境因素

近年来，环境因素也越来越多地受到大家的关注，研究[38]显示，PM2.5、PM10、SO_2 和 O_3 等污染物与高血压的发生风险和心血管疾病的死亡率增加密切相关。2007～2010 年全国 8 省调查[39]、2011～2012 年全国 28 个省的横断面研究[40]以及 CHARLS 研究[41]均提示，空气污染可导致高血压危险增加。CHS 研究发现，环境温度对血压也有影响[42]（表 1-3-5）。

表 1-3-5　不同研究中环境因素对血压的影响

研究名称	调查年份	年龄（岁）	样本量（n）	研究结果
全国 8 省调查	2007～2010	≥50	12 665	PM2.5 浓度每增加 $10\mu g/m^3$，人均收缩压水平增加 1.30mmHg，人均舒张压水平增加 1.04mmHg，高血压患病风险增加 14%
全国横断面研究	2011～2012	35～100	13 975	PM2.5 浓度每增加 1 个四分位数（IQR，$41.7g/m^3$），人均收缩压水平增加 0.60mmHg，高血压患病风险增加 11%
CHARLS	2015	≥45	20 927	PM2.5 是高血压的危险因素，女性 OR=1.063，男性 OR=1.048
CHS	2012～2015	≥18	417 907	环境温度每升高 10℃，收缩压和舒张压分别降低 0.74mmHg 和 0.60mmHg

第二节　心血管疾病人群监测

在我国，开展心血管事件监测，建立国家级监测数据库，动态掌握我国主要心血管疾病的流行现况和变化趋势，对于制定科学的心血管疾病防控策略和措施、评价心血管疾病防控工作的效果无疑具有重要意义。

一、心血管疾病的人群监测方案

1978 年，我国著名流行病学家何观清教授根据我国国情提出了建立综合疾病监测点的设想，并在北京市东城区、通县（现通州区）试建了监测点。而后监测点数目不断增多，到 1989 年时增加到 71 个，遍布 29 个省（自治区、直辖市），正式形成了全国疾病监测系统（简称 DSP 系统）。经过不断地更新，至 2003 年，形成了覆盖全国 31 个省（自治区、直辖市）的 161 个监测点，监测人口达 7700 多万，约占全国人口的 6%。由于该系统是根据分层整群随机抽样的原则建立的，其监测结果基本可代表全国人群的情况。2013 年，国家卫生和计划生育委员会（简称国家卫生计生委）牵头将卫生部死因统计系统、全国疾病监测系统等死因报告系统进行整合和扩点，建立了具有省级代表性的全国死因监测系统。整合后，监测点个数扩大到 605 个，监测人口超过 3 亿，大约覆盖全国人口的 24%。经论证，全国死因监测系统具有良好的省级代表性，为产出分省死亡水平、死因模式和期望寿命等健康相关指标奠定了基础。

全国死因监测系统承担着收集人群健康状况基础资料的重要任务，其常规监测数据必将对全国和各省制定疾病预防控制策略和有关政策提供重要依据。这一系统包括对心血管疾病死因的监测，对发病监测有参考价值，现将系统方案介绍如下[43]。

（一）全国死因监测系统概况

2013 年，全国死因监测系统监测点选取步骤如下：

（1）根据各省（自治区、直辖市）经济发展状况、人口规模和工作基础，确定各省（自治区、直辖市）监测点总数，共计 605 个。

（2）根据 2010 年全国第六次人口普查结果，以区县城镇化率、人口数和死亡率 3 个指标，对各省（自治区、直辖市）中的所有区县依次分层，按照以上 3 个指标以中位数为分隔点将待分层的区县分成 2 层，3 个指标共计分成 8 层，详见图 1-3-8。

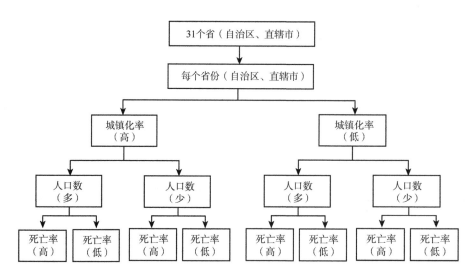

图 1-3-8　全国死因监测系统监测点选取分层示意图

（3）根据各省（自治区、直辖市）测点总数，确定各层监测点个数。

（4）按一定的选点原则（原 DSP 监测点尽量纳入；原有出生、死亡监测点尽量纳入；相关工作开展极好的区县优先纳入；同时考虑不同地域、人口状况）确定各省（自治区、直辖市）各层选区县。

（5）对各省（自治区、直辖市）入选的区县进行省级代表性评价，若代表性不好，则在该省（自治区、直辖市）同层内的区县进行置换，直到所选取的区县均具有省级代表性，并最终确定具体的605个测点。

2018年全国死因监测系统包括全国31个省（自治区、直辖市）的605个监测点，总监测人口超过3亿，约占全国人口的24%。

（二）全国死因监测系统数据报告流程

1. 死亡个案登记　全国死因监测系统的死亡登记对象是发生在各辖区内的所有死亡个案，包括户籍和非户籍中国居民，以及港、澳、台同胞和在外公民。各级各类医疗卫生机构均为死因信息报告的责任单位，其中具有执业医师资格的医疗卫生人员方可填报"死亡医学证明书"（简称"死亡证"）。

在各级各类医疗机构发生的死亡个案（包括到达医院时已死亡、院前急救过程中死亡、院内诊疗过程中死亡），由诊治医师做出诊断并逐项认真填写"死亡证"。

在家中或其他场所死亡者，由所在地的村医（社区服务站医生）将死亡信息定期报告至乡镇卫生院（社区卫生服务中心），乡镇卫生院（社区卫生服务中心）的预防保健医生根据死者家属或其他知情人提供的死者生前病史、体征和（或）医学诊断，对其死因进行推断，填写"死亡证"。

凡需公安司法部门介入的死亡个案，由公安司法部门判定死亡性质并出具死亡证明，辖区乡镇卫生院（社区卫生服务中心）负责该地区地段预防保健工作的医生根据死亡证明填报"死亡证"。

2. 死亡个案资料录入及上报　全国死因监测系统所有死亡个案均通过中国疾病预防控制中心的死因登记报告信息系统进行网络报告，中国疾病预防控制中心对各省上报的数据进行审核，针对发现的问题进行核实和修正。

（三）统计分析方法

1. 质量控制指标

（1）性别比：性别比=男性人口数/女性人口数×100%。

（2）死者生前主要疾病诊断单位：包括三级医院、二级医院、乡镇卫生院（社区卫生服务中心）、村卫生院、其他医疗机构和未就诊。

（3）死者生前主要疾病最高诊断依据：包括尸检、病理、手术、临床+理化、临床、死后推断及不详。其中尸检、病理和手术为Ⅰ级诊断，临床合并理化为Ⅱ级诊断，临床为Ⅲ级诊断，死后推断为

Ⅳ级诊断。

2. 死亡水平及死因分类指标

（1）死亡率

以年为单位的计算公式：死亡率=死亡数/人口数×100 000/10 万。

在性别死亡率、年龄组死亡率中，相应的死亡数分别为某性别死亡数、某年龄组死亡数，相应的人口数分别为某性别人口数、某年龄组人口数。在死因组死亡率中，相应的死亡数为因某类死因死亡数，人口数与计算死亡率时的人口数相同。

（2）标化死亡率：利用同一人口年龄构成比（标准人口构成比）与实际年龄组死亡率计算出来的死亡率即标化死亡率。标化死亡率用于对两个或两个以上人口年龄结构存在差别的地区进行全人群死亡率的比较。

标化死亡率的计算步骤如下：计算年龄组死亡率；以各年龄组死亡率乘以相应的标准人口年龄构成比，得到相应的理论死亡率；各年龄组的理论死亡率相加之和，即标化死亡率。计算公式如下：

$$标化死亡率=\sum n\mathrm{P}x - n\mathrm{M}x / \sum n\mathrm{P}x$$

式中，$n\mathrm{P}x$ 是标准人口的年别人口数，$n\mathrm{M}x$ 为待标化人口的年龄别死亡率，n 为各年龄组间距，x 为各年龄组起始年龄。

（3）0 岁组死亡率：0 岁组死亡率=0 岁组死亡数/0 岁组人口数×1000‰。

0 岁组死亡率与婴儿死亡率的算法略有不同（婴儿死亡率的分母为当年活产数）。

（4）三大类疾病：三大类疾病的定义和相应的 CD-10 编码范围如下。

第一大类：传染病、母婴疾病和营养缺乏性疾病。包括以下几类疾病：

1）传染病和寄生虫病（A00-B99）。

2）某些感染性疾病：包括脑炎类（G00-G04），中耳炎（H65-H66），急性上呼吸道感染（J00-J06），流行性感冒和肺炎（J10-J18），其他急性下呼吸道感染（J20-J22），女性盆腔器官部分炎性疾病（N70-N73）。

3）营养缺乏性疾病：包括部分甲状腺疾病（E00-E02），营养性贫血（D50-D53），贫血（D64.9），营养不良（E40-E46），其他营养缺乏（E50-E64）。

4）妊娠、分娩和产褥期并发症（O00-O99）。

5）起源于围生期的某些情况（P00-P96）。

第二大类：慢性非传染性疾病（简称慢病）。包括以下几类疾病：

1）肿瘤：恶性肿瘤（C00-C97），其他肿瘤（D00-D48）。

2）血液造血器官及免疫疾病（D50-D89，不包括 D50-D53、D64.9）。

3）内分泌营养和代谢疾病（E00-E90，不包括 E00-E02、E40-E64）。

4）精神障碍（F00-F99）。

5）神经系统疾病（G00-G99，不包括 G00-G04）。

6）循环系统疾病（I00-I99）。

7）呼吸系统疾病（J00-J99，不包括 J00-J22）。

8）消化系统疾病（K00-K93）。

9）泌尿生殖系统疾病（N00-N99，不包括 N70-N73）。

10）先天畸形变性和染色体异常（Q00-Q99）。

11）其他疾病：眼和附器疾病（H00-H59，不包括 H00），耳和乳突疾病（H60-H95，不包括 H65-H66），皮肤和皮下组织疾病（L00-L99），肌肉、骨和结缔组织疾病（M00-M99）。

第三大类：伤害（V01-V89）。

其他疾病：未归到上述三大类疾病的其他疾病。

（5）死因构成比及死因顺位

死因构成比：某类死因的死亡数占总死亡数的比例。计算公式如下：

某类死因占总死亡数的构成比=因某类死因死亡数/总死亡数×100%

死因顺位：按各种死因死亡数占总死亡数的比例由高到低排序。主要死因包括：传染病、寄生虫病、恶性肿瘤、血液造血器官及免疫疾病、内分泌营养和代谢疾病、精神障碍、神经系统疾病、心脏病、脑血管病、呼吸系统疾病、消化系统疾病、肌肉骨骼和结缔组织疾病、泌尿生殖系统疾病、妊娠分娩和产褥期并发症、起源于围生期的某些情况、先天畸形变性和染色体异常、损伤和中毒外部原因。另外，死因不明疾病，其他疾病（此处指全死因中除以上参与顺位的所有死因及死因不明之外的所有疾病）也列入死因顺位表，但不进行排序。

（6）死因分类：本数据集的详细死因分类以全球疾病负担（Global Burden of Disease，GBD）的分类为基础，结合卫生部《统计分类标准》（即卫统表 26-1 "居民病伤死亡原因调查表"总表病伤死亡原因类目），国家标准《疾病分类与代码》（GB/T 14396—2001）进行修订而得。

（四）数据质量评价

为保证监测系统资料的高质量和较高可信度，在进行数据分析和形成结果之前对数据质量进行评价。由于漏报很难避免，通过对所收集的资料进行数据清洗，并对整体质量和每个监测点的数据质量进行比较和判断，将一些认为漏报严重、有可能影响总体结果的监测点数据进行剔除，形成最终数据库。原卫生部死因统计系统和全国疾病监测系统监测点以死亡率低于 4.5‰为剔除标准，2013 年新增加的监测点以死亡率低于 5‰为剔除标准，共除去 93 个监测点的数据，最终纳入 512 个监测点的数据进行汇总分析，纳入分析的监测点最低死亡率为 4.50‰。2018 年质量评价总体情况见表 1-3-6。

表 1-3-6　2018 年全国疾病监测系统数据质量评价指标：死亡率（/10 万）

地区	死亡率			0 岁组死亡率	0 岁组性别比	不明死因所占比例
	合计	男	女			
城乡合计						
合计	669.42	762.39	573.16	2.75	144.82	1.22
东部地区	684.93	767.17	600.18	2.42	140.60	1.68
中部地区	655.26	749.85	557.38	2.55	157.19	1.13
西部地区	664.85	771.91	553.13	3.51	137.50	0.62
城市						
合计	628.22	713.82	539.85	3.00	141.41	1.36
东部地区	646.17	712.78	577.12	2.76	133.24	1.89
中部地区	594.78	688.97	498.50	3.20	154.26	1.26
西部地区	636.78	742.57	527.12	3.10	138.00	0.62
农村						
合计	690.80	787.52	590.48	2.67	146.17	1.15
东部地区	707.84	799.45	613.73	2.29	144.01	1.56
中部地区	680.49	775.05	582.16	2.39	158.38	1.08
西部地区	680.61	788.28	567.80	3.68	137.33	0.61

二、我国心血管疾病监测结果

（一）心血管疾病死亡率

根据死因监测系统，我国 2018 年监测的数据[43]显示：脑血管病死亡率为 149.49/10 万；心脏病死亡率为 156.73/10 万，其中缺血性心脏病死亡率为 125.49/10 万，高血压性心脏病死亡率为 21.13/10 万，风湿热和风湿性心脏病死亡率为 3.84/10 万，其他心血管疾病死亡率为 13.66/10 万。

有研究[44]显示：从 1990 年到 2015 年，我国年龄标化死亡率每 10 万人从 101.3（95%CI：95.3～107.5）上升到 114.8（95%CI：109.8～120.1），而年龄标准化伤残调整寿命年（disability adjusted life year，DALY）死亡率下降 3.9%至 1760.2/10 万（95%CI：1671.6/10 万～1864.3/10 万）。2015 年，每 10 万人年龄标化死亡率最高的省份是黑龙江省（187.4，95%CI：161.6～217.5），上海市最低（44.2，95%CI：37.0～53.1）；年龄标准化 DALY 死亡率新疆最高（3040.8，95%CI：2488.8～3735.4），上海市最低（524.4，95%CI：434.7～638.4）。在地理上，南部省份的年龄标化死亡率和 DALY 死亡率低于北部省份，特别是在东南部沿海省份。

（二）心血管疾病发病率

基于 GBD 2019 研究，对我国人群的研究显示[45]，我国心血管疾病患病人数为 1.20 亿，新发病例数 1234.11 万，死亡 458.43 万；发病率从 1990 年的 447.81/10 万升高至 2019 年的 867.65/10 万，随着年龄的增长呈上升趋势。

目前国家心血管病中心的心血管疾病监测工作正在开展，这一工作对于将来动态掌握我国心血管疾病发病率的变化趋势、制定科学的心血管疾病防控策略和措施、评价心血管疾病防控工作的效果具有重要意义。

（赵　力　王增武）

参 考 文 献

[1] Poulter NR, Prabhakaran D, Caulfield M. Hypertension. Lancet, 2015, 386（9995）: 801-812.

[2] So H, Lam T, Ho D. Worldwide trends in hypertension prevalence and progress in treatment and control from 1990 to 2019: A pooled analysis of 1201 population-representative studies with 104 million participants[J]. Lancet, 2021, 328（10304）: 957-980.

[3] Forouzanfar MH, Liu P, Roth GA, et al. Global burden of hypertension and systolic blood pressure of at least 110 to 115mmHg, 1990-2015[J]. JAMA, 2017, 317（2）: 165-182.

[4] Aguilar A. Hypertension: Global blood pressure trends[J]. Nat Rev Nephrol, 2017, 13（1）: 2.

[5] NCD Risk Factor Collaboration. Long-term and recent trends in hypertension awareness, treatment, and control in 12 high-income countries: An analysis of 123 nationally representative surveys[J]. Lancet, 2019, 394（10199）: 639-651.

[6] Penaherrera E, Ramirez M, Penaherrera R, et al. May Measurement Month 2017: An analysis of the blood pressure screening results in Ecuador-Americas[J]. Eur Heart J Suppl, 2019, 21（Suppl D）: D50-D52.

[7] Di Lonardo A, Donfrancesco C, Palmieri L, et al. Time trends of high blood pressure prevalence, awareness and control in the Italian general population: Surveys of the national institute of health[J]. High Blood Press Cardiovasc Prev, 2017, 24（2）: 193-200.

[8] Tsinamdzgvrishvili B, Gamkrelidze A, Trapaidze D, et al. May measurement month 2017: An analysis of blood pressure screening results in Georgia-Europe[J]. Eur Heart J Suppl, 2019, 21（Suppl D）: D53-D55.

[9] Pengpid S, Vonglokham M, Kounnavong S, et al. The prevalence, awareness, treatment, and control of hypertension among adults: The first cross-sectional national population-based survey in Laos[J]. Vasc Health Risk Manag, 2019,

15: 27-33.

[10] Malik FT, Ishraquzzaman M, Kalimuddin M, et al. May measurement month（MMM）2017: An analysis of blood pressure screening results in Bangladesh-South Asia[J]. Eur Heart J Suppl, 2019, 21（Suppl D）: D21-D24.

[11] Jose AP, Kondal D, Gupta P, et al. May Measurement Month 2017: An analysis of the blood pressure screening campaign results in India-South Asia[J]. Eur Heart J Suppl, 2019, 21（Suppl D）: D59-D62.

[12] Essen N, Govo V, Calua E, et al. Blood pressure screening in Mozambique: The May Measurement Month 2017 project-Sub-Saharan Africa[J]. Eur Heart J Suppl, 2019, 21（Suppl D）: D80-D82.

[13] NCD Risk Factor Collaboration. Worldwide trends in blood pressure from 1975 to 2015: A pooled analysis of 1479 population-based measurement studies with 19.1 million participants[J]. Lancet, 2017, 389（10064）: 37-55.

[14] Ali I, Behairy H, Abugroun A, et al. May Measurement Month 2017: An analysis of blood pressure screening in Sudan-Northern Africa and Middle East[J]. Eur Heart J Suppl, 2019, 21（Suppl D）: D111-D114.

[15] Zhang W, Zhang S, Deng Y, et al. Trial of intensive blood-pressure control in older patients with hypertension[J]. N Engl J Med, 2021, 385（14）: 1268-1279.

[16] 国家卫生健康委员会疾病预防控制局，国家心血管病中心，中国医学科学院阜外医院，等. 中国高血压健康管理规范（2019）[J]. 中华心血管病杂志，2020，48（1）: 10-46.

[17] 健康中国行动推进委员会. 健康中国行动（2019—2030年）: 总体要求、重大行动及主要指标[J]. 中国循环杂志，2019，34（9）: 846-858.

[18] Wang Z, Chen Z, Zhang L, et al. Status of hypertension in China: Results from the China Hypertension Survey, 2012—2015[J]. Circulation, 2018, 137（22）: 2344-2356.

[19] Ma S, Yang L, Zhao M, et al. Trends in hypertension prevalence, awareness, treatment and control rates among Chinese adults, 1991—2015[J]. J Hypertens, 2021, 39（4）: 740-748.

[20] 刘淼，王建华，王盛书，等. 中国高龄老年人血压水平和高血压患病及其控制情况[J]. 中华流行病学杂志，2019，40（3）: 290-295.

[21] 袁姣，武青松，雷枢，等. 我国中老年人群高血压流行现状及影响因素研究[J]. 中国全科医学，2020，23（34）: 4337-4341.

[22] Dong B, Ma J, Hai JW, et al. The association of overweight and obesity with blood pressure among Chinese children and adolescents[J]. Biomed Environ Sci, 2013, 26（6）: 437-444.

[23] 马淑婧，羊柳，赵敏，等. 1991—2015 年中国儿童青少年血压水平及高血压检出率的变化趋势[J]. 中华流行病学杂志，2020，41（2）：178-183.

[24] 吴小艳，李强，严惠，等. 陕西省汉中市农村居民高血压与家族史的相关性分析[J]. 中华流行病学杂志，2017，38（8）：5.

[25] 段瑶，杨丽丽，赵敏，等. 父母高血压史与儿童青少年高血压的关联分析[J]. 中华预防医学杂志，2020，54（8）：4.

[26] Global BMI Mortality Collaboration, Di Angelantonio E, Bhupathiraju S, et al. Body-mass index and all-cause mortality : Individual-participant-data meta-analysis of 239 prospective studies in four continents[J]. Lancet, 2016, 388（10046）: 776-786.

[27] 王增武，郝光，王馨，等. 我国中年人群超重/肥胖现况及心血管病危险因素聚集分析[J]. 中华高血压杂志，2014，35（4）：354-358.

[28] 冯宝玉，陈纪春，李莹，等. 中国成年人超重和肥胖与高血压发病关系的随访研究[J]. 中华流行病学杂志，2016，37（5）：606-611.

[29] 国家卫生计生委疾病预防控制局. 中国居民营养与慢性病状况报告（2015 年）. 北京：人民卫生出版社，2015：33-50.

[30] Neal B, Wu Y, Feng X, et al. Effect of salt substitution on cardiovascular events and death[J]. N Engl J Med, 2021, 385（12）: 1067-1077.

[31] Chen Y, Wang C, Liu Y, et al. Incident hypertension and its prediction model in a prospective northern urban Han Chinese cohort study[J]. J Hum Hypertens, 2016, 30（12）: 794-800.

[32] Xin X, He J, Frontini MG, et al. Effects of alcohol reduction on blood pressure : A meta-analysis of randomized controlled trials[J]. Hypertension, 2001, 38（5）: 1112-1127.

[33] Zou Q, Wang H, Su C, et al. Longitudinal association between physical activity and blood pressure, risk of hypertension among Chinese adults : China Health and Nutrition Survey 1991—2015[J]. Eur J Clin Nutr, 2020, 75（2）: 274-282.

[34] Fan M, Yu C, Guo Y, et al. Effect of total, domain-specific, and intensity-specific physical activity on all-cause and cardiovascular mortality among hypertensive adults in China[J]. J J Hypertens, 2018, 36（4）: 793-800.

[35] Bajko Z, Szekeres CC, Kovacs KR, et al. Anxiety, depression and autonomic nervous system dysfunction in hypertension[J]. J Neurol Sci, 2012, 317（1-2）: 112-116.

[36] Pan Y, Cai WP, Cheng Q, et al. Association between anxiety and hypertension : A systematic review and meta-analysis of epidemiological studies[J]. Neuropsychiatr Dis Treat, 2015, 11: 1121-1130.

[37] Li Z, Li Y, Chen L, et al. Prevalence of depression in patients with hypertension : A systematic review and meta-analysis[J]. Medicine（Baltimore）, 2015, 94（31）: e1317.

[38] Dong GH, Qian ZM, Xaverius PK, et al. Association between long-term air pollution and increased blood pressure and hypertension in China[J]. Hypertension, 2013, 61（3）: 578-584.

[39] Lin H, Guo Y, Zheng Y, et al. Long-term effects of ambient PM2.5 on hypertension and blood pressure and attributable risk among older Chinese adults[J]. Hypertension, 2017, 69（5）: 806-812.

[40] Liu C, Chen R, Zhao Y, et al. Associations between ambient fine particulate air pollution and hypertension : A nationwide cross-sectional study in China[J]. Sci Total Environ, 2017, 584-585: 869-874.

[41] Wu Y, Ye Z, Fang Y. Spatial analysis of the effects of PM2.5 on hypertension among the middle-aged and elderly people in China[J]. Int J Environ Health Res, 2019, 31（6）: 729-740.

[42] Kang YT, Han Y, Guan TJ, et al. Clinical blood pressure responses to daily ambient temperature exposure in China : An analysis based on a representative nationwide population[J]. Sci Total Environ, 2020, 705: 135762.

[43] 中国疾病预防控制中心慢性非传染性疾病预防控制中心. 中国死因监测数据集 2018[M]. 北京：中国科学技术出版社，2019.

[44] Zhang GS, Yu CH, Zhou MG, et al. Burden of ischaemic heart disease and attributable risk factors in China from 1990 to 2015 : Findings from the global burden of disease 2015 study[J]. BMC Cardiovascular Disorders, 2018, 18（1）: 18.

[45] 王燕逍翔，白建军，宇传华. 基于全球视角的中国心血管病疾病负担现状及趋势[J]. 公共卫生与预防医学，2021，32（6）：6.

　　1993 年，余振球提出了高血压学学科概念，认为高血压由不同原因和疾病引起，高血压又作为原因导致靶器官损害和心血管疾病，因此对高血压的诊断与治疗涉及医学各个领域并使之成为独立的学科。这一概念表明在高血压学学科中会出现很多疾病，即高血压科疾病，其定义为根据高血压学理念，在高血压科等专业高血压机构中，在门诊、病房等场所对涉及高血压的各种疾病患者进行系统、专业的诊疗、随诊、管理，这些疾病总结为高血压科疾病，包括：①高血压原因疾病；②其他心血管疾病危险因素相关疾病；③靶器官损害、心血管疾病和糖尿病。研究总结出高血压科疾病范围和分类有以下意义：①确定高血压专科应收治哪些患者；②确定高血压科医师治疗这些疾病要具备的基础理论知识、诊疗技术水平和临床实践经验；③培养高血压专科医师对高血压患者的整体观点全面分析等的能力；④为医院和高血压科选择和培养专科人才提供科学依据；⑤为卫健部门、医师协会建立高血压学学科准入制度提供技术保障；⑥研究出更好的高血压诊疗方法，促进学科发展。

第一节　高血压科疾病的确定

　　2003 年 7 月首都医科大学附属北京安贞医院高血压科建立后，对每一位住院的高血压患者进行 13 项常规检查及特殊检查，查清高血压病因、其他心血管疾病危险因素、靶器官损害与心血管疾病，并总结高血压患者疾病分布，很多专家学者也总结了本科室高血压患者中病种分布特点。我们对以上资料进行汇总分析后得出以下高血压患者所涉及的病种：①高血压原因疾病；②其他心血管疾病危险因素；③靶器官损害和心血管疾病。

一、高血压原因疾病

我国设有高血压专科的医院连续诊治的患者中继发性高血压的比例见表1-4-1。

表1-4-1 我国部分医院专家报告的高血压患者病因分析[例数（构成比%）] [1-3]

病因	余振球（2017~2020年）	刘雨平（2013~2018年）	王浩（2011年）	李南方（2011年）	朱新华、王玫（2000~2009年）	余振球（2004年）	王志华（2004年）	合计
高血压患者总例数	3 553	5 773	925	5 535	10 011	1 027	2 274	29 098
原发性高血压	2 925（82.32）	4 376（75.80）	641（69.31）	3 904（70.53）	8 685（86.80）	885（86.17）	1 956（86.30）	23 372（80.32）
肾实质性高血压	56（1.58）	613（10.62）	10（1.08）	116（2.10）	413（4.13）	13（1.27）	71（3.10）	1292（4.44）
肾动脉狭窄	38（1.07）	21（0.36）	39（4.22）	97（1.80）	126（1.26）	35（3.14）	80（3.50）	436（1.49）
多发性大动脉炎	5（0.08）	—	1（0.11）	—	—	6（0.58）	—	12（0.04）
原发性醛固酮增多症	14（0.39）	643（11.14）	34（12.00）	207（3.70）	139（1.39）	62（6.04）	128（5.60）	1227（4.22）
睡眠呼吸暂停低通气综合征	383（10.78）	—	54（19.00）	898（16.20）	276（2.75）	—	—	1611（5.53）
甲状腺功能亢进症	—	4（0.07）	—	13（0.20）	8（0.08）	7（0.68）	2（0.08）	34（0.12）
库欣综合征	5（0.14）	50（0.87）	—	8（0.10）	58（0.58）	4（0.39）	7（0.30）	132（0.45）
妊娠期高血压	—	—	—	—	—	2（0.19）	—	2（0.01）
垂体瘤	—	—	2（0.21）	—	—	2（0.19）	—	4（0.02）
嗜铬细胞瘤	4（0.11）	55（0.95）	5（0.54）	22（0.40）	59（0.59）	5（0.49）	27（1.20）	177（0.60）
主动脉所致	5（0.14）	11（0.19）	2（0.21）	4（0.10）	9（0.09）	3（0.25）	—	34（0.12）
桥本甲状腺炎	—	—	2（0.21）	53（1.00）	—	3（0.25）	—	58（0.19）
精神因素	—	—	93（10.05）	134（2.40）	189（1.88）	—	—	416（1.43）
"胡桃夹"综合征	—	—	1（0.11）	—	—	—	—	1（0.00）
真性红细胞增多症	—	—	1（0.11）	—	3（0.03）	—	—	4（0.02）
间脑癫痫	—	—	1（0.11）	—	—	—	—	1（0.00）
甲状腺功能减退症	—	—	—	—	17（0.16）	—	—	17（0.06）
神经源性卧位高血压并直立性低血压	—	—	1（0.11）	—	—	—	—	1（0.00）
药物性高血压	—	—	—	—	29（0.29）	—	—	29（0.09）
其他	118（3.32）	—	38（4.65）	79（1.43）	—	—	3（0.13）	238（0.82）

继发性高血压的病因涉及全身各个系统，常见的有肾实质性疾病、肾动脉狭窄、原发性醛固酮增多症（简称原醛症）、嗜铬细胞瘤、先天性心血管畸形、多发性大动脉炎、库欣综合征、甲状腺功能亢进症（简称甲亢）、桥本甲状腺炎、垂体瘤、妊娠期高血压疾病、阻塞性睡眠呼吸暂停低通气综合征（obstructive sleep apnea hypopnea syndrome，OSAHS）和先天性心血管畸形，因此除原发性高血压外，我们还确定这些为高血压科常见病种。要求高血压科医师以及从事高血压相关工作的大内科医师、广大基层医疗机构人员必须掌握高血压诊疗方法，同时向高血压科医师提出如下要求：①掌握高血压科常见病种；②通过掌握常见病种，学会诊断与鉴别诊断、分析及处理等方法；③对少见的继发性高血压原发疾病要求能在专科书上查找并复习相关诊疗方案。

（一）肾性高血压

肾性高血压包括肾实质性高血压和肾血管性高血压。肾实质性高血压是继发性高血压中患病比率最高的一类高血压。Stephen等对肾实质性疾病和高血压关系的研究显示，各类慢性肾实质性疾病均有一定的高血压发生比率，其中局灶性肾小球病变中高血压发生率高达 80%。Buckalew 等对 1795 例慢性肾脏病患者进行调查研究，其中 83%（1494 例）患有高血压。

肾血管性高血压是继发性高血压第二位原因，大动脉炎是我国肾动脉狭窄患者最常见的病因，多见于青年女性，近 90% 的病例年龄在 30 岁以下，而国外肾动脉狭窄患者中 75% 是由动脉粥样硬化所致，尤其是老年人。首钢 1076 例高血压患者中肾血管性高血压占 0.4%，但在中国医学科学院阜外医院 1964～1982 年收住院的 1372 例高血压患者中，有 170 例（12.4%）经肾动脉造影证实有明显的肾动脉狭窄。肾动脉狭窄患者收缩压大于 200mmHg 和（或）舒张压大于 120mmHg 者约占 60%，以舒张压增高明显，狭窄越严重，舒张压越高，但也有少数患者血压并不太高。

（二）内分泌性高血压

内分泌性高血压包括原醛症、嗜铬细胞瘤、库欣综合征、甲亢和甲状腺功能减退症（简称甲减）等。

原醛症最常见的首发症状是高血压，大多数患者表现为缓慢发展的良性高血压过程，随着病情进展，血压逐渐增高，多数为中等程度高血压，有的患者舒张压可高达 120～150mmHg。Vasan 等[4]研究发现血清醛固酮浓度越高，高血压的发生率越高，且血压水平也较高。

嗜铬细胞瘤最常见的临床症状是高血压，高血压可呈阵发性、持续性或在持续性的基础上阵发性加重。50%～60% 的患者为持续性高血压，其中又有半数患者呈阵发性加重；40%～50% 的患者为阵发性高血压，是嗜铬细胞瘤患者的特征表现。

74%～87% 的库欣综合征患者伴有高血压，且可以发生在任何年龄，以 25～45 岁多见，且死亡率较高，约 40% 死于心血管疾病。甲亢合并高血压的患者多表现为收缩压升高，舒张压正常或偏低，脉压增大；而甲减合并高血压的患者主要表现为舒张期高血压，有研究报道其占人群舒张期高血压的 1%～2%。有学者认为，甲减伴高血压的发生率为 39%～60%，其差异可能与调查对象及人数、年龄、并发症等综合因素有关。

（三）其他

妊娠期高血压疾病发生率占所有妊娠期妇女的 5%～9%[5]，由于常常累及各重要脏器，是孕产妇及围生儿死亡的主要原因之一。高血压与 OSAHS 密切相关。很多研究资料表明：60%～90% 的 OSAHS 患者有高血压；高血压患者中约 30% 合并 OSAHS。主动脉缩窄在儿童少年高血压患者中并非少见，如不及时治疗，将严重威胁患者的生命，且预后很差。

对于高血压科医师而言，高血压患者的诊治不是简单地使用一些抗高血压药物，其会面对很多不同病因的继发性高血压患者，如不多加留意就会错当成原发性高血压而贻误治疗。作为高血压专科医师，应该全面了解各类继发性高血压的流行病学、病因、临床特征及相应的治疗特点。

二、其他心血管疾病危险因素

在我国糖尿病患者中高血压的患病比率为 40%～55%（1994 年全国 22 万人群调查为 55%，首钢 3 万人群调查为 38%），与发达国家（40%～60%）相似。2017 年，美国一项针对 1 103 302 例糖尿病患者的大型普查显示，高血压合并糖尿病患者占 62.4%[6]。高血压患者发生糖尿病的风险也高于非高血压人群，据多项大型高血压干预试验的资料统计，高血压人群的糖尿病患病比率为 4%～36%，平均为 18%。大庆地区 465 例非糖尿病患者经随访 6 年后发现高血压组 6 年糖尿病累计发病率为 44.6%，是非高血压组（19.7%）的 2 倍；剔除曾用抗高血压药物治疗者，并调整空腹血糖和肥胖程度的影响，结果显示收缩压升高 20mmHg 可使 6 年后发生糖尿病的危险大为增加（OR 值为 1.54），与基线值收缩压为 100mmHg 组比较收缩压为 140mmHg 及 160mmHg 组糖尿病发病的 OR 值分别为 2.6 及 3.1。

有学者指出，当患者血压出现异常时，常伴血脂异常，异常血压与血脂之间存在正相关[7]。Sesso 等随访了 16 130 名 45 岁以上女性，所有受试者都没有高胆固醇和高血压病史，许多人基线血脂水平正常，在平均随访 10.8 年之后，有 4593 名受试者发生了高血压，与那些基线总胆固醇水平最低的受试者比较，基线胆固醇最高的受试者发生高血压的可能性是前者的 1.12 倍，低密度脂蛋白胆固醇（low density lipoprotein-cholesterol, LDL-C）者和高密度脂蛋白胆固醇（high density lipoprotein- cholesterol, HDL-C）者的相应相对风险分别是 1.11 和 0.81，该项研究显示血脂异常使女性发生高血压的风险增加。高血压患者中 60% 以上伴有超重或肥胖，肥胖可使高血压危险性增加 2～6 倍。Sharabi 等对 38 598 例 25～45 岁年轻的健康人进行分析后发现，人群体重指数（body mass index，BMI）和血压呈正相关，BMI 每增加 $1kg/m^2$ 就会使高血压的患病率增加 16%，尤其是年轻女性超重或肥胖者。

研究表明，无并发症的原发性高血压患者中 22%～38% 伴发高尿酸血症，痛风的发生率为 2%～12%。Olivetti 的心脏研究中，对 547 名中年男性随访 12 年发现，血清尿酸水平每增加 $1mg/dl$，发生高血压的危险性就会增加 23%。细胞培养研究和动物模型实验表明，血清尿酸浓度升高会导致肾脏疾病、高血压和代谢综合征；流行病学证据也支持血清尿酸浓度升高是肾脏疾病、高血压和糖尿病发生发展的危险因素[8]。

血脂异常、糖耐量异常/糖尿病、高尿酸血症等在高血压患者中有较高的发生率，并且各心血管疾病危险因素不仅能独立作用于心血管系统，当在个体中同时存在时，又有协同作用，即心血管疾病危险因素越多，患者的心、脑、肾损害和心血管疾病越严重[9]。所以不仅要把高血压患者的其他心血管危险因素列为高血压科疾病范畴，而且要求高血压科各级医师熟悉、掌握对这些心血管疾病危险因素的处理，只有处理好这些多重心血管疾病危险因素，才能全面保护心脑肾。

三、靶器官损害和心血管疾病

高血压的主要危害是导致心脑肾等靶器官损害和心血管疾病。40～89 岁人群血压由 110/70mmHg 到 185/115mmHg，每增加 20/10mmHg，发生心血管事件的危险性就增加 1 倍。

高血压是非风湿性心脏病心房颤动（简称房颤）和室上性心律失常的主要致病因素之一，近年高血压患者室性心律失常的发生比率逐年上升，尤其是高血压左室肥厚患者。高血压患者中 15%～20% 有左室肥厚，大量研究表明，血压升高的程度及持续时间与左室肥厚的发生率密切相关。

房颤和高血压经常共存，上海戚文航等对 1999～2001 年收入院的 9297 例平均年龄为 65.5 岁的房颤患者进行回顾性研究，其中 40.3% 的患者合并高血压。高血压伴房颤患者在接受导管消融治疗后，血压控制提高了房颤消融的长期成功率[10]。

高血压是心力衰竭最常见的病因之一，有高血压病史者发生心力衰竭的危险性比无高血压病史者高 6 倍。根据 1971 年 Franminghan 心脏研究报告，在引起心力衰竭的疾病中，高血压占 75%，在冠状动脉粥样硬化性心脏病（简称冠心病）及风湿性心脏病心力衰竭患者中，也分别有 29% 及 21% 的患者合并高血压。我国心力衰竭患者合并高血压的比率为 54.6%[11]。有一部分主动脉瓣关闭不全的患者有单纯收缩期高血压；另外，慢性高血压能导致主动脉根部扩张，血压急骤升高能引起主动脉瓣膜功能不全，控制血压后主动脉瓣膜功能又能恢复。高血压可促进主动脉硬化和导致二尖瓣关闭不全。

我国 29 个省、自治区、直辖市脑血管病流行病学调查表明，高血压是脑卒中的首要危险因素，高血压患者脑卒中发生率是心肌梗死的 5 倍。大量流行病学研究表明我国人群血压水平与脑卒中发生率关系密切，血压从 110/70mmHg 开始，人群血压水平与脑卒中发生率呈连续正相关。对我国 11 个省市年龄在 35～64 岁的 29 488 人随访 7 年发现[12]，收缩压增高或舒张压增高均增加脑卒中的发病危险，且 69.4% 的脑卒中、56.6% 的急性冠心病发生在高血压患者中。我国首钢 420 例脑卒中患者中 80.5% 的脑出血患者和 70% 的脑梗死患者有高血压史。1975～1984 年对上海宝山县 15 岁以上农民 5646 名随访 9 年发现，脑卒中发病相对危险度收缩压＞150mmHg 者为≤150mmHg 者的 28.8 倍，舒张压＞90mmHg 者为≤90mmHg 者的 19 倍。脑卒中预防研究表明血压水平与脑卒中发生危险密切相关，收缩压每升高 10mmHg，脑卒中危险就增加 25%；长期血压升高 18/10mmHg，脑卒中发病率增加 50%；脉压＞80mmHg 时发生脑卒中的相对风险性是脉压＜50mmHg 时的 3～4 倍。

众所周知，高血压和肾脏疾病两者互相影响，形成恶性循环。肾功能受损或肾功能不全能导致高血压，长期高血压可加重肾功能损害和肾衰竭。第三次美国国家健康与营养检查调查（the Third National Health and Nutrition Examination Survey，NHANES Ⅲ）数据显示，70% 的慢性肾脏病患者患有高血压[13]。我国 1999 年统计，高血压引起的肾脏损害在透析患者中占第三位，其中第一位为肾炎，第二位为糖尿病肾病。原发性高血压患者，当血压持续升高 5～10 年后即可出现轻至中度肾小动脉硬化的病理改变，高血压合并糖尿病、血脂异常、高尿酸的患者更易出现肾脏损伤。1996 年发表的多重危险因素干预试验（MRFIT）资料显示，随着血压分级指数的增加，随访 16 年终末期肾病发生率明显增加，49%的终末期肾病发生与高血压有关，重度高血压患者终末期肾病发生率是正常血压者的 11～22 倍，即使血压在正常高值范围也达 1.9 倍。正常高值血压（130/85mmHg）个体发生终末期肾病的危险性较正常血压（120/80mmHg）个体高 2 倍。高血压 3 级患者发生终末期肾病的危险性较正常血压个体高 12 倍。此外，恶性高血压患者肾功能呈进行性恶化。

第二节　高血压科疾病的分类与内在联系

一、高血压科疾病分类

由于过去将高血压作为心血管内科中的一个单病，所以对高血压的分类比较局限。主要包括：根据血压水平分为轻度、中度、重度高血压；根据有无靶器官损害和心血管疾病分为Ⅰ期、Ⅱ期、Ⅲ期高血压；根据患者特点分为老年人高血压、中青年高血压和儿童高血压；根据血压类型分为收缩期、舒张期或混合型高血压；大多数人将高血压分为原发性高血压和继发性高血压。

现在已经认识到高血压对人体的危害是可导致心脑肾损害和各种心血管疾病，对高血压患者进行诊疗时必须筛查、发现与处理心血管疾病，但将高血压作为学科后还没有人对其进行分类。根据高血压学学科定义，可将高血压科疾病分为三大类。

第一类：高血压原因疾病。包括原发性高血压和各种继发性高血压。

第二类：其他心血管疾病危险因素的相关疾病。包括血脂异常、高尿酸血症、空腹血糖受损或糖耐量异常和高同型半胱氨酸血症等。

第三类：靶器官损害、心血管疾病和糖尿病。

以上分类是一种对高血压科病种的分类，说明高血压患者有发生以上各类疾病的可能，已不属于心内科单病种，也不表明病情轻重程度。至于病情程度分类将在第 5 章"高血压患者的评估"中介绍。

二、高血压科疾病内在联系

（一）原发性高血压与继发性高血压的内在联系

1. 一致性　原发性高血压和继发性高血压的发生机制具有一致性。血压是血液在血管内流动时作用于单位面积血管壁的侧压力，是推动血液在血管内流动的动力。血压的影响因素有五个方面，分别是心肌收缩力、外周血管阻力、心率、主动脉和大动脉管壁的弹性、循环血量和血流黏滞度。动脉压的高低取决于心排血量和外周血管阻力，任何引起心排血量增加的因素，如水钠潴留后血容量增加、心肌收缩力加强等，或外周血管阻力增加，如神经或内分泌因素引起周围动脉收缩等，均能使血压升高。

目前高血压的发病机制主要集中在以下几个环节：①交感神经系统活性增强，血浆儿茶酚胺浓度升高，阻力小动脉收缩增强，使外周血管阻力增加，血压升高。嗜铬细胞瘤中嗜铬细胞分泌过多的肾上腺素及去甲肾上腺素，肾上腺素通过增加心肌收缩力和心率提高心排血量，而使收缩压升高；去甲肾上腺素主要使外周血管强烈收缩，使血压升高。此外，还有一些中枢神经系统疾病所导致的高血压也与交感神经系统活性亢进有关。②肾性水钠潴留，血容量增加使心排血量增加，同时机体为避免因心排血量增高使组织过度灌注，全身阻力小动脉收缩增强。原醛症、急性肾小球肾炎等多数肾实质性疾病高血压多与水钠潴留、血容量增加有关。③肾素-血管紧张素-醛固酮系统（RAAS）激活，血管紧张素Ⅱ作用于血管紧张素Ⅱ1型受体（AT₁R），使小动脉平滑肌收缩，刺激肾上腺皮质球状带分泌醛固酮，通过交感神经末梢突触前膜的正反馈使去甲肾上腺素分泌增加，这些作用均能使血压升高。肾动脉狭窄患者肾脏血流灌注压降低使 RAAS 激活而引起高血压；库欣综合征患者的高血压与 RAAS 激活、对血管活性物质加压反应增强、血管舒张系统受抑制及大量糖皮质激素引起水钠潴留等因素有关；肾实质性疾病患者的 RAAS 也处于激活状态，参与高血压的发生、发展。④细胞膜离子转运异常，可导致细胞内钠、钙离子浓度升高，膜电位降低，激活平滑肌细胞兴奋-收缩偶联，使血管收缩反应性增强和平滑肌细胞增生与肥大，血管阻力增高。⑤胰岛素抵抗（insulin resistance，IR）可引起血压升高，胰岛素抵抗和高血压是代谢综合征的组成部分，常常并存。临床研究表明，很大比例的高血压患者患有高胰岛素血症或葡萄糖耐受不良。胰岛素能增强肾上腺素能系统，增加交感神经系统的活动，增加外周血管阻力，引起高血压。胰岛素通过降低 Na^+/K^+ ATP酶的活性和增加 Na^+/K^+ 的活性来调节血管平滑肌细胞泵，增加其对儿茶酚胺和血管紧张素 II 的敏感性，最终增加外周阻力，引起高血压。此外，多余的脂肪组织会释放 IR 因子，包括非酯化脂肪酸、细胞因子和脂联素。这些因素增加了血管内皮影响血管弹性的能力，从而引起高血压。胰岛素还通过刺激内皮中一氧化氮的产生来诱导血管舒张，并通过增强肾脏中的钠重吸收来调节钠稳态，从而调节血压[14]。阿根廷学者把 105 例行动态血压监测后血压正常或轻度升高未治疗的成年高血压患者分为有或没有清晨高血压组和有或没有夜间高血压组，分别收集年龄、性别、诊室血压、腰围、颈围、空腹血浆胰岛素（fasting plasma insulin，FPI）、血脂、BMI 等数据，FPI、IR 的稳态模型评估（homeostasis model assessment-IR，HOMA-IR）和甘油三酯/高密度脂蛋白胆固醇比值（TG/HDL-C）被用作 IR 的替代标志物，结果发现，有或没有清晨高血压的个体之间 IR 标志物的水平没有显著差异，而无论使用 FPI、HOMA-IR 或是 TG/HDL-C 比率进行评估，都提示夜间高血压患者的 IR 程度更高；在调整性别、年龄和肥胖指标后，FPI 差异仍然显著[15]。⑥免疫系统激活在高血压的发病机制中起触发和维持作用，促炎细胞活化可引起高血压，而抗炎细胞活化可抑制高血压[16]。在高血压环境中，损伤相关模式分子（damage associated molecular pattern，DAMP）介导的免疫系统刺激通过两种不同的途径导致显著的炎症反应：固有免疫细胞直接激活有害机制，包括器官浸润、趋化因子和促炎细胞因子的产生、氧化应激；适应性免疫反应的激活导致 Th0 向 Th1 和 Th17 转化，产生活性

氧（reactive oxygen species，ROS）、γ 干扰素（IFN-γ）和白细胞介素-17（IL-17）。净效应是一种慢性低度炎症状态，导致额外的血管功能障碍、血压升高、组织损伤，最后释放更多的 DAMP，加剧并维持免疫系统的高反应性，形成免疫系统激活和异常血管炎症的恶性循环，最终导致靶器官损伤和高血压的进一步进展。其中，Toll 样受体（Toll-like receptor，TLR）被认为是这种炎症环境中的新型效应物，高血压在早期阶段就很明显地刺激促炎细胞因子产生、平滑肌细胞迁移和增殖、ROS 产生，促进低强度炎症背景，结果是氧化应激、内皮功能障碍、血管重塑，最终出现血管靶器官损伤[17]。

继发性高血压具有明确的发病机制，但原发性高血压和继发性高血压的发病机制具有共同点，也就是未确诊前使用常规抗高血压药物能使血压部分下降。

2. 并存性 原发性高血压患者可合并继发性高血压。患原发性高血压的孕妇无蛋白尿，而孕 20 周后蛋白尿≥0.3g/24h，或原发性高血压孕妇孕 20 周以后收缩压或舒张压比之前增加 30mmHg 和（或）15mmHg，即孕 20 周后蛋白尿突然增加或血压进一步升高时为慢性高血压合并妊娠期高血压。

继发性高血压也可合并原发性高血压。单纯妊娠期高血压者分娩 3 个月后血压恢复正常，或经手术治愈的继发性高血压患者，多年后血压再次升高，呈原发性高血压表现；另有一部分患者术后血压仍不能恢复至正常范围，提示可能继发性高血压发生之初同时并存原发性高血压。

原发性高血压导致靶器官损害引起的继发性高血压，造成恶性循环：长期血压升高导致高血压肾脏病，造成慢性肾功能不全，而慢性肾功能不全又可引起血压的进一步升高。高血压是致动脉粥样硬化的重要危险因素，而国外肾动脉狭窄患者中 75%是由动脉粥样硬化所致。

3. 均为心血管疾病危险因素 多数继发性高血压发病隐匿，症状轻微，至确诊时已有较长时间的病程，无论是原发性高血压还是继发性高血压，血压越高，病程越长，合并危险因素越多，心脑肾损害越严重。内分泌性高血压分泌的儿茶酚胺、血管紧张素和醛固酮等除了能导致血压升高外，还会加速靶器官损害；它们能作为生长因子通过引起心肌细胞增殖导致左室肥厚，还可通过脂质代谢、

促炎症作用、血管平滑肌增生、促凝和氧化应激等多种机制诱发动脉粥样硬化。所以继发性高血压致靶器官损害的作用较原发性高血压更为严重；肾实质性高血压与肾功能之间互相损害，形成恶性循环。对于高血压患者而言，不论引起高血压的原因如何，降压治疗是预防和治疗靶器官损害的根本。

（二）心血管疾病危险因素的内在联系

1988 年，Reaven 发现几种心血管疾病危险因素（高血压、糖耐量异常、血脂异常和肥胖）常同时发生于同一个体，故使用"X 综合征"这一名词来概括相关临床表型，后将这一并存状态改名为代谢综合征（metabolic syndrome，MS）。IR 是其发病基础，故又称为 IR 综合征，但近年发现代谢综合征的发生与脂肪分布异常、炎症等也有关。根据已有定义，不同人种/国家、不同性别、年龄组的代谢综合征患病率在 10%～50%，总体上占人群的 1/4。中国胆固醇教育计划（China Cholesterol Education Program，CCEP）提出 LDL 及其他含载脂蛋白 B（apolipoprotein B，Apo B）脂蛋白胆固醇在动脉壁内的蓄积可诱发复杂的炎性反应，是导致粥样硬化斑块形成的始动环节[18]。流行病学研究发现，HDL-C 水平与动脉粥样硬化性心血管疾病（atherosclerotic cardiovascular disease，ASVCD）的发病存在明显相关性，HDL-C 水平降低的人群，ASVCD 的发病风险增高[19]。

2005 年 4 月 13 日至 16 日，国际糖尿病联盟（International Diabetes Federation，IDF）首次发布代谢综合征全球统一定义。该代谢综合征的定义以向心性肥胖为核心，合并血压、血糖、TG 升高和（或）HDL-C 降低。其中，向心性肥胖采纳腰围男性≥90cm、女性≥80cm 作为诊断指标。

代谢综合征具体诊断标准是向心性肥胖伴以下四项指标中任意两项或两项以上：①TG 水平升高，＞150mg/dl（1.7mmol/L），或已接受相应治疗。②HDL-C 水平降低，男性＜40mg/dl（0.9mmol/L），女性＜50mg/dl（1.1mmol/L），或已接受相应治疗。③血压升高，收缩压≥130mmHg 或舒张压≥85mmHg，或已接受相应治疗或此前已诊断出高血压。④空腹血糖升高，空腹血糖≥100mg/dl（5.6mmol/L），或已接受相应治疗或此前已诊断为2 型糖尿病。

（三）心血管疾病危险因素与心脑肾的内在联系

高血压和其他心血管疾病危险因素如糖耐量异常、血脂异常和肥胖组成的代谢综合征有着共同的病因和发病基础。Ishizaka 等根据美国国家胆固醇教育计划（National Cholesterol Education Program，NCEP）代谢综合征诊断标准，对 8144 例（19～88 岁）表面看来健康的人进行健康体检，其中代谢综合征的发生率为 15.3%；经年龄调整后，男性代谢综合征的发生率更高，其 OR 值为 3.08（$P<0.0001$），而对于各个危险因素成分而言，高血压是代谢综合征中最为常见的危险因素成分，代谢综合征中含有高血压的男性患者占 85%，女性为 87%。

Wilson 等[20]对 3323 名中年人进行队列研究，代谢综合征（≥3 个心血管疾病危险因素）的患病率男性为 26.8%，而女性为 16.6%。随访 8 年后，男性代谢综合征患者发生心血管疾病、冠心病、2 型糖尿病的相对危险度（relative risk，RR）分别为 2.88、2.54、6.92，女性患者发生心血管疾病、冠心病的 RR 值相对较低，分别为 2.25、1.54，而发生 2 型糖尿病的 RR 值与男性相同为 6.92。Marianne[21] 回顾 633 例连续收入院的急性心肌梗死患者的资料发现，其中 46%（290 例）合并代谢综合征，与未合并代谢综合征的患者相比，前者住院期间的死亡率和重度心力衰竭（Killip 2～4 级）的发生率都较高，多变量分析表明代谢综合征是重度心力衰竭强的独立预测因子。Sattar 等的研究证实，代谢综合征的危险因素成分越多，非致死性心肌梗死或冠心病死亡的发生率越高，如图 1-4-1 所示。

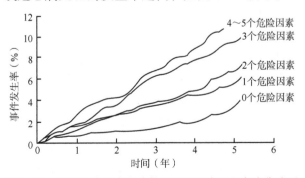

图 1-4-1　不同危险因素成分数目组冠心病死亡率或非致死性心肌梗死发生率

高血压和其他心血管疾病危险因素不仅能导致心脑肾的损害，而且代谢综合征作为一个总体对心脑肾的影响也被多项研究所证实。Kawamoto 等[22]研究代谢综合征患者缺血性脑卒中发生率和危险性，356 例对照组患者中合并代谢综合征者占 11.2%（40 例），而 197 例缺血性脑卒中患者中代谢综合征占 19.8%（39 例，P=0.002），其中 80 例粥样血栓形成性脑梗死患者中合并代谢综合征者占 27.5%（22 例，P<0.001），多元逻辑回归分析结果表明代谢综合征患者发生粥样血栓形成性脑梗死的 OR 值为 8.61，而合并 1～2 个危险因素者 OR 值为 2.68。Milionis 等报道急性缺血性/非缺血性脑卒中患者中代谢综合征大约是对照受试者的 3 倍。国内窦相峰等[23]组织的多中心病例对照研究结果表明：NCEP 成人治疗组第三次指南（the Third Adult Treatment Panel，ATP Ⅲ）定义的代谢综合征的现患率在脑卒中病例组为 28.2%，对照组为 10.1%；腔隙性脑梗死、血栓性脑梗死和脑出血的代谢综合征现患率分别为 30.9%、22.7%和 29.4%。调整年龄、性别和其他脑卒中危险因素后，代谢综合征依然增加了脑卒中患病的危险，按 ATP Ⅲ标准上述 3 组不同类型脑卒中的 OR 值分别为 4.04、2.48 和 3.67。

NHANES Ⅲ[24]显示，23.7%的美国成人患有代谢综合征，41.4%的冠心病患者有代谢综合征，43.0%的脑血管病患者存在代谢综合征，约 800 万人肾小球滤过率（glomerular filtration rate，GFR）<60ml/min，代谢综合征的危险因素成分均与慢性肾脏病有关，且代谢综合征和微量白蛋白存在明显的相关关系。Hoehner 等[25]的研究结果表明代谢综合征患者微量白蛋白的发生率较正常人群高 2.3 倍。

Chen 等[26]对美国成人代谢综合征和慢性肾脏病之间的关系进行了研究，如图 1-4-2 所示。合并代谢综合征中的危险因素越多，微量白蛋白尿和慢性肾脏病的发生率越高，合并代谢综合征者微量白蛋白尿的发生率增加了 1.86 倍，多变量调整后发生慢性肾脏病的 OR 值为 2.83。Kurella 等[27]的研究结果与此相似，对 10 096 例非糖尿病患者随访 9 年后，合并代谢综合征者经多变量调整后发生慢性肾脏病的 OR 值为 1.24。

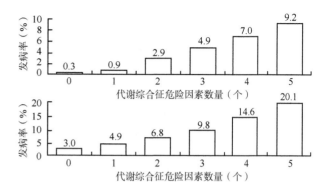

图 1-4-2　不同危险因素成分数目组微量白蛋白尿（上）和慢性肾脏病（下）的发生率

第三节　高血压科疾病与其他学科的关系

一、高血压科医师治疗疾病的发生前、早期阶段

（一）提倡健康生活方式预防高血压

截至 2015 年，我国进行的五次大规模的高血压人群抽样调查显示，我国高血压的患病率呈逐年上升趋势，患病绝对人数越来越多，18 岁及以上成人高血压患者数达 2.45 亿人[28]，见第 3 章"高血压流行病学和心血管疾病人群监测"表 1-3-1。近十几年来，我国社会经济得到了快速发展，人们的生活方式大幅度改变，饮食结构不合理、体力活动减少、精神压力过大等因素都是导致高血压的危险因素。因此，我们推荐对所有人群进行生活方式的干预，因为在长期大规模人群研究中，即使降压幅度很小，也可降低心血管疾病风险。肥胖者减轻体重，适当运动锻炼，注意饮食如增加水果、蔬菜的摄入，减少总的脂肪和饱和脂肪酸的摄入、限制饮食中钠的摄入、增加饮食中的钾含量、限制饮酒、戒烟等生活方式的改善，可有效降低高血压的发生率和达到降压的目的，同时还可减少糖尿病和血脂异常的发生，戒烟可降低死亡率，并且目前改善生活方式无已知的有害作用。改善生活方式在任何时候对任何患者，包括血压为正常高值和需要药物治疗的患者都是一种合理的治疗，不仅能降低血压，还能控制其他心血管病危险因素和心血管疾病发生。

（二）治疗代谢综合征预防心血管疾病

目前，国内外尚无代谢综合征的治疗指南，对代谢综合征的干预策略主要借用已有的单病的临床治疗指南。大规模临床试验证实，收缩压降低10～12mmHg，或舒张压降低 4～6mmHg，所有原因所致死亡危险可降低 14%（$P<0.01$），心血管原因所致死亡危险可降低 21%（$P<0.001$），发生脑卒中和冠心病的危险可分别降低 42%（$P<0.001$）、14%（$P<0.01$）。英国糖尿病前瞻性研究（United Kingdom Prospective Diabetes Study，UKPDS）清楚地阐明，在 2 型糖尿病患者中，改善血糖控制的强化干预治疗可以降低发生糖尿病晚期并发症的危险性，并且也可以降低发生微血管并发症的危险性，在大血管并发症方面，强化治疗具有降低心肌梗死危险性的趋势。1994 年，北欧辛伐他汀生存研究（4S）证实，积极降脂的确能降低冠心病总死亡率，降脂能预防缺血性脑卒中；2002年发表的心脏保护研究（Heart Protection Study，HPS）结果表明，无论患者基线总胆固醇（total cholesterol，TC）或 LDL-C 水平的高低，辛伐他汀治疗均使高危患者的主要心脏终点事件减少24%，总死亡率降低 13%。2005 年，英国盎格鲁-斯堪的那维亚心脏终点研究-降血压部分（ASCOT-BPLA）是一项迄今为止规模最大、在高血压且至少合并其他 3 项危险因素的人群中评价不同降血压治疗方案长期有效性的临床研究，血脂正常或轻度升高的高血压患者服用调脂药物阿托伐他汀治疗，与安慰剂相比，降低致死性冠心病和非致死性心肌梗死达 36%，致死性和非致死性脑卒中降低了 27%。我国人群 BMI 水平与心血管疾病发病密切相关，基线时 BMI 每增加 1kg/m²，冠心病发病风险可增高 12%，缺血性脑卒中风险可增高6%。在人群中平均体重下降 5～10kg，收缩压可下降 5～20mmHg。高血压患者体重减少 10%，则可使 IR、糖尿病、高脂血症和左室肥厚症状得以改善。

值得注意的是，代谢综合征的治疗情况不容乐观，全面治疗达标者甚少，其中 3 项指标治疗达标者仅占 1/3。如何通过综合干预，切实提高代谢综合征治疗的达标率，有效控制其远期心脑血管并发症，已成为当前迫切需要解决的问题。

（三）预防和治疗靶器官损害

高血压患者靶器官损害包括左室肥厚、蛋白尿和（或）轻度血浆肌酐浓度升高、动脉粥样硬化和视网膜动脉狭窄等。伴有靶器官损害的高血压患者自身不会有任何症状，需经辅助检查证实，而靶器官损害的存在预示着心血管疾病的发生，如果不能及时逆转，就会发展成心血管疾病。降压治疗是预防和治疗靶器官损害的关键所在。多项大规模临床试验证实血管紧张素转换酶抑制剂（ACEI）、血管紧张素 Ⅱ 受体阻滞剂（ARB）、钙拮抗剂（CCB）和 β 受体阻滞剂除了能有效降低血压外，还有靶器官保护作用。LIFE 研究表明，应用氯沙坦的患者左室肥厚逆转程度越大，心血管事件的发生率降低越明显。几项比较不同降压方案对颈动脉内膜中层厚度的长期影响的随机试验一致认为：CCB 有益于延缓颈动脉粥样硬化的发生发展。Zanchetti 等对来自糖尿病患者的大量有关肾功能的证据进行了分析，非强化降压和强化降压疗效对比试验以及活性药物与安慰剂的疗效对比试验均表明，晚期糖尿病肾病的肾功能不全的进展在应用 ARB 后能够得以延缓。此外，ACEI 也能有效降低蛋白尿的发生和血肌酐浓度的升高。

对于高血压科医师而言，控制血压是首要任务，预防和治疗靶器官损害是根本职责所在。我们在运用五大类抗高血压药物降低血压的同时，还应该合理运用各项辅助检查，判断靶器官损害是否存在及靶器官损害的程度，合理使用各种降压药物，最大限度地预防和逆转患者靶器官损害。

二、与医院各科协同诊疗高血压

高血压是由不同原因和疾病引起的，高血压又作为原因导致心脑肾损害和心血管疾病，对高血压的诊断治疗涉及医学各个领域，因此高血压科和其他科室之间存在必然联系。不健康的生活方式可导致高血压，而高血压的存在又引起冠心病等心血管疾病的发生，且高血压的二级预防本身就是动脉粥样硬化、脑卒中、冠心病的一级预防，而许多其他心血管疾病危险因素的并存，能使冠心病等心血管疾病的发病率成倍增长。不健康的生活方式是高血压科、心内科和神经内科等科室患者的共同病因，而高血压是其联系的中间枢纽。

（一）神经内科

高血压是脑卒中最主要的危险因素，高血压和脑卒中之间存在强烈、连续、一致和独立的相关性。流行病学调查显示，约有70%的急性缺血性脑卒中（acute ischemic stroke，AIS）患者存在血压升高[29]。预防脑卒中的关键是——血压达标。血压控制正常，可明显减少心血管事件的发生，脑卒中的发生可减少35%～40%。日本HiroyasuIso等[30]对3219例高血压患者进行全面干预，包括健康教育、改善生活方式和给予抗高血压药物等，随访24年（1964～1987年）后男性脑卒中的发生率降低了75%（图1-4-3）。PROGRESS研究中，积极的治疗使总体血压降低9/4mmHg，白种人发生脑卒中的危险性降低了28%，而中国人发生脑卒中的危险性下降更明显，为36%，且培哚普利加吲达帕胺使收缩压下降12mmHg，舒张压下降5mmHg，脑卒中危险性降低了43%。Staessen的研究中，收缩压下降2mmHg，可使致命性和非致命性卒中发生危险性降低18%；收缩压下降3mmHg，可使脑卒中发生危险性降低22%；而收缩压下降4mmHg，可使脑卒中发生危险性降低26%。在所观察范围内，血压越低，脑卒中的相对危险性越小。

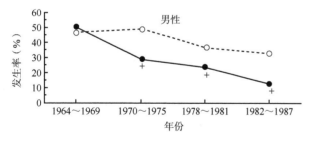

图1-4-3　男性脑卒中的发生率[30]

全面干预组（●）和对照组（○）

高血压能增加脑卒中的发生率，一部分患者患脑卒中后会引起血压波动幅度增大、血压顽固性升高，这一部分患者需要高血压科医师针对不同原因及血压情况，给予相应治疗，降低患者血压，预防再次脑卒中的发生。

（二）心内科

Syst-China研究表明心肌梗死每年发病率为2.4/1000，STONE、Syst-China研究表明我国高血压

人群发生心肌梗死的OR值为8.7。Dalby、GPPT、GBPCS等研究随访3～10年，治疗组高血压患者心血管疾病的发生率和死亡率仍远远高于同地区血压正常人群，最有可能的解释就是这些患者的血压控制并不是最恰当的，因此要达到理想血压水平是十分重要的，那么对于高血压患者而言，什么是理想血压水平呢？

迄今为止，规模最大、为期3年的HOT临床试验结果显示目标血压下降到138/83mmHg时，主要心血管事件包括致命或非致命的心肌梗死、所有致命或非致命的脑卒中和所有其他心血管病的死亡危险性降低最明显。JNC-7指出，降压达标可使心肌梗死的发生率降低20%～25%。50%的男性和75%的女性冠心病患者合并高血压，透壁性心肌梗死患者60%有高血压病史。

根据MONICA及Sino-MONICA的研究资料，目前心血管疾病已成为中国人的首要致死原因。自1984年以来，北京男性及女性冠状动脉疾病患者死亡率分别上升了50%及27%。1986～1990年我国对10组人群高血压、冠心病、脑卒中发病及其危险因素的前瞻性研究结果表明，在监测3 819 659人/年内，急性心肌梗死男性共发生409例，女性为200例，年发病率分别为（10～26）/10万，（8～13）/10万；死亡率分别为（4～11）/10万和（2～5）/10万。冠心病死亡占总死因的4.47%（男）和3.72%（女）。首钢公司男性冠心病危险因素的前瞻性研究显示，收缩压120～139mmHg时，冠心病相对危险性比<120mmHg者增高40%，收缩压达到140～149mmHg时，冠心病的危险性就比<120mmHg者增加1.3倍，同样说明了血压升高在中国人群中对冠心病发病的作用。血压急剧升高可诱发急性心肌梗死。

在美国，高血压已是心力衰竭患者的主要病因，心力衰竭患者中91%有高血压。积极控制高血压可使高血压性充血性心力衰竭的发生率降低55%。高血压者心力衰竭的风险比无高血压者高6倍。中国医学科学院阜外医院高润霖院士、王增武教授等在 Eur J Heart Fail 上发表的最新调查结果显示，在我国≥35岁的居民中，加权后心力衰竭患病率为1.3%，即大约1370万人患有心力衰竭。

众所周知，各种心脏病患者特别是急症抢救时应到心内科诊治，各种治疗也是在心内科进行，但

这些患者在病程中若还有血压增高，要查明高血压原因时就需要高血压科医师进行确诊治疗。

（三）肾内科

正因为肾脏疾病与高血压互为因果、关系密切，在国外，高血压常归肾脏内科治疗。在急性肾衰竭时大约40%的患者会出现高血压，长期随访表明，在血管或肾小球疾病造成的急性肾衰竭患者中有53%可遗留高血压。据统计，慢性肾衰竭患者中高血压的发生比率为80%～90%，而舒张压每降低5mmHg，可使发生终末期肾病的危险性减少25%。经降压治疗的高血压患者是否仍然会导致慢性肾衰竭呢？Siewert等对686例血压控制良好的高血压患者（47～55岁）随诊20年，研究20年后其慢性肾衰竭的发生率，结果显示患者15年后血肌酐平均浓度为（133±8）μmmol/L，20年后为（139±7）μmmol/L，其中仅12例（1.2%）血肌酐升高，无一例患者发展为肾衰竭。

（四）内分泌科

胰岛素抵抗是高血压和糖尿病的共同发病机制，且两者均为代谢综合征的危险因素。伴糖尿病高血压患者的心血管疾病风险是非糖尿病高血压患者的2倍。血压≥120/70mmHg与糖尿病心血管事件和死亡持续相关。UKPDS显示，收缩压每下降10mmHg，糖尿病相关的任何并发症包括死亡、心肌梗死、微血管并发症均可下降10%以上。有研究表明，降压治疗可以降低糖尿病的心血管风险达74%；多组大型研究还证实糖尿病患者的降血压治疗效果优于非糖尿病者。

继发性高血压和原发性高血压一样，长期血压升高也会导致心、脑、肾损害，以前曾认为原醛症伴有较低的心血管疾病发生率，是一种相对良性高血压，但近年来各国学者先后报道了在原醛症患者中，心血管疾病的发生率高达14%～35%，有15.5%的患者并发脑卒中，24.1%的患者有蛋白尿，6.9%发生肾功能不全。66%的继发性高血压患者血压无明显昼夜节律变化，24h血压波动曲线多呈"非杓型"，相对于"杓型"原发性高血压患者，其靶器官损害出现较早、程度较重。

（五）血管外科

主动脉狭窄的常见病因主要包括先天性主动脉发育不良、动脉粥样硬化、多发性大动脉炎，以及外科手术后复发的主动脉狭窄、闭塞等。Antonini-Canterin等用超声心动图连续检查193例有症状的主动脉狭窄患者，其中32%（62例）的患者有高血压病史，研究结果提示高血压患者合并主动脉狭窄者瓣膜区扩大、每搏做功丧失较低，但与血压正常的主动脉狭窄患者相比，平均心功能分级、左心室收缩和舒张功能及重塑模式未见明显差异。过去多采用血管移植术、血管搭桥术治疗主动脉狭窄，随着介入放射学的不断发展，国内外自20世纪80年代以来，逐步开展主动脉狭窄梗阻的介入治疗，包括局部溶栓术、球囊扩张成形术（PTA）及内支架置入术等，并都取得了较好的临床疗效。

肾动脉狭窄是引起高血压和肾功能不全的一个可愈原因。肾血管性高血压的患病比率占高血压人群的1%～5%[31]，病因以动脉粥样硬化和大动脉炎为主。药物降压是治疗肾血管性高血压的基本步骤。对于不适合做肾动脉血运重建、血运重建失败或尚未做血运重建者，药物降压是不可缺少的措施。但单纯药物降压是一种治标措施，肾动脉血运重建为根治性措施，既能控制血压又能改善肾功能。

（六）泌尿外科

原醛症、嗜铬细胞瘤由肾上腺肿瘤、增生等引起，是引起继发性高血压的重要病因。此外，还有罕见的肾球旁细胞瘤等均应在泌尿外科及早进行手术治疗，术后大部分患者可治愈，血压恢复正常（表1-4-2）。有学者报道肾上腺醛固酮腺瘤手术后治愈率达90%，但远期治愈率仅为69%，仍需降压药物维持。这些内分泌疾病均为首诊时要求高血压科确定诊断后再送至泌尿外科，不可能让外科医师从众多的高血压患者中筛选确诊这类疾病，更不能让这些疾病发展到晚期，此外手术后血压的随访也仍需要高血压科医师。

表 1-4-2　继发性高血压手术治疗 1 年后血压情况[1]

	例数	手术例数	治愈	改善	无改变	术前 SBP（mmHg）	术后 SBP（mmHg）	术前 DBP（mmHg）	术后 DBP（mmHg）
肾上腺瘤	45	45	32	13	0	175.3	138.3	97.2	83.2
单侧多发肾上腺皮质结节	3	3	3	0	0	163.3	132.4	95.2	79.4
单侧肾上腺增生	1	1	1	0	0	148	128	100	80
肾血管性高血压	5	5	3	2	0	177.8	138.1	96.7	86.3
库欣综合征	21	16	14	2	0	171.9	132.3	94.8	74.8
嗜铬细胞瘤	6	6	5	1	0	165.7	115.5	97.7	71.4

注：SBP. 收缩压；DBP. 舒张压。

（七）儿科

儿童高血压的主要类型是继发性高血压，慢性肾脏病是最常见的原因。然而，由于儿童肥胖发病率的上升，目前原发性高血压的发病率不断上升[32]。

最近的估计报告显示，3.5% 的儿童患有高血压，另有 10%～11% 的儿童血压升高（正常高值）[33]。在美洲大陆，7400 万 18 岁以下儿童患有高血压。中欧国家的几项研究也显示了广泛的流行率估计数。青少年高血压患病率瑞士为 2.2%，匈牙利为 2.5%，波兰为 4.9%。在南欧，也确定了较高的儿童高血压流行率；据估计，土耳其青少年高血压患病率为 9%，希腊为 12%，葡萄牙为 13%。肾脏疾病和主动脉缩窄是 6 岁以下儿童最常见的原因，而在 6～10 岁的儿童中，肾实质性疾病仍然是最常见的原因[28]。较不常见的原因是全身动脉炎、肾肿瘤、内分泌和神经系统等疾病。

（八）妇产科

妊娠期高血压疾病很常见，影响 5%～9% 的正常妊娠。《妊娠期血压管理中国专家共识（2021）》确定了妊娠期血压疾病管理的基本原则：动态评估、序贯诊断和全程管理。详见第 89 章"妊娠期高血压疾病"。

此外，高血压科疾病与呼吸科（如 OSAHS）、免疫科（如大动脉炎）和普外科（如甲亢）疾病等均有关。Wisconsin 睡眠研究发现在 1060 例 30～60 岁的正常志愿者中，血压水平与睡眠呼吸紊乱指数呈线性相关，对其中 709 例志愿者的前瞻性临床研究进一步证实了 OSAHS 与高血压有因果联系。大动脉炎是主动脉及其主要分支及肺动脉的慢性进行性非特异性炎性病变，以引起不同部位的狭窄或闭塞为主，病因迄今尚不明确，可能与自身免疫、内分泌异常、感染和遗传等有关，郑德裕等报道的 530 例大动脉炎患者中 60%（318 例）患有高血压。

（余振球　万志敏）

参 考 文 献

[1] 刘雨平，覃妙，杨海燕，等. 高血压住院患者 5773 例病因构成及合并代谢异常情况分析[J]. 中国临床新医学，2021，14（9）：880-884.

[2] 朱新华，王玫，杜明杰，等. 新疆地区 10 011 例住院高血压患者病因构成的分析[J]. 感染、炎症、修复，2012，13（4）：223-227.

[3] 余振球. 省中心高血压科继发性高血压病种统计[M]//余振球. 高血压分级诊疗实践. 北京：科学出版社，2020：307.

[4] Vasan RS, Evans JC, Larson MG, et al. Serum aldosterone and the incidence of hypertension in nonhypertensive persons[J]. N Engl J Med, 2004, 351（1）：33-41.

[5] Reddy S, Jim B. Hypertension and pregnancy: Management and future risks[J]. Adv Chronic Kidney Dis, 2019, 26（2）：137-145.

[6] Rehman H, Akeroyd JM, Ramsey D, et al. Facility-level variation in diabetes and blood pressure control in patients with diabetes: Findings from the Veterans Affairs national database[J]. Clin Cardiol, 2017, 40（11）：1055-1060.

[7] Fang H, Liu C, Cavdar O. The relation between submaximal aerobic exercise improving vascular elasticity through loss of visceral fat and antihypertensive[J]. Clin Exp Hypertens, 2021, 43（3）：203-210.

[8] Johnson RJ, Bakris GL, Borghi C, et al. Hyperuricemia, acute and chronic kidney disease, hypertension, and cardiovascular disease: Report of a scientific workshop organized by the National Kidney Foundation[J]. Am J Kidney Dis, 2018, 71（6）：851-865.

[9] Kannel WB. Highdensity lipoproteins：Epidemiologic profile and risks of coronary artery disease[J]. Am J Cardiol，1983，52（4）：B9-B12.

[10] Pathak RK, Middeldorp ME, Lau DH, et al. Aggressive risk factor reduction study for atrial fibrillation and implications for the outcome of ablation：The ARREST-AF cohort study[J]. J Am Coll Cardiol，2014，64（21）：2222-2231.

[11] 张健，张宇辉. 多中心、前瞻性中国心力衰竭注册登记研究——病因、临床特点和治疗情况初步分析[J]. 中国循环杂志，2015，30（5）：413-416.

[12] 王薇，赵冬，刘军，等. 收缩压及舒张压与脑卒中和冠心病关系的前瞻性研究[J]. 高血压杂志，2000，（4）：4-7.

[13] Franklin SS, Jacobs MJ, Wong ND, et al. Predominance of isolated systolic hypertension among middle-aged and elderly US hypertensives：Analysis based on National Health and Nutrition Examination Survey（NHANES）Ⅲ[J]. Hypertension，2001，37（3）：869-874.

[14] Minh HV, Tien HA, Sinh CT, et al. Assessment of preferred methods to measure insulin resistance in Asian patients with hypertension[J]. J Clin Hypertens（Greenwich），2021，23（3）：529-537.

[15] Salazar MR, Espeche WG, Stavile RN, et al. Nocturnal but not diurnal hypertension is associated to insulin resistance markers in subjects with normal or mildly elevated office blood pressure[J]. Am J Hypertens，2017，30（10）：1032-1038.

[16] Weinstein S, Leibowitz A. Role of the immune system in the pathogenesis of hypertension[J]. Harefuah，2021，160（4）：256-259.

[17] Lazaridis A, Gavriilaki E, Douma S, et al. Toll-like receptors in the pathogenesis of essential hypertension. A forthcoming immune-driven theory in full effect[J]. Int J Mol Sci，2021，22（7）：3451.

[18] 中国胆固醇教育计划（CCEP）工作委员会，中国医疗保健国际交流促进会动脉粥样硬化血栓疾病防治分会，中国老年学和老年医学学会心血管病分会，等. 中国胆固醇教育计划调脂治疗降低心血管事件专家建议（2019）[J]. 中华内科杂志，2020，59（1）：18-22.

[19] Di Angelantonio E, Gao P, Pennells L, et al. Lipid-related markers and cardiovascular disease prediction[J]. JAMA，2012，307（23）：2499-2506.

[20] Wilson PW, D'Agostino RB, Parise H, et al. Metabolic syndrome as a precursor of cardiovascular disease and type 2 diabetes mellitus[J]. Circulation，2005. 112（20）：3066-3072.

[21] Zeller M, Steg PG, Ravisy J, et al. Prevalence and impact of metabolic syndrome on hospital outcomes in acute myocardial infarction[J]. Arch Intern Med，2005，165（10）：1192-1198.

[22] Kawamoto R, Tomita H, Oka Y, et al. Metabolic syndrome as a predictor of ischemic stroke in elderly persons[J]. Intern Med，2005，44（9）：922-927.

[23] 窦相峰，张红叶，孙凯，等. 中国汉族人代谢综合征与脑卒中密切相关[J]. 中华医学杂志，2004，（7）：15-18.

[24] Ford ES, Giles WH, Dietz WH. Prevalence of the metabolic syndrome among US adults：findings from the third National Health and Nutrition Examination Survey[J]. JAMA，2002，287（3）：356-359.

[25] Hoehner CM, Greenlund KJ, Rith-Najarian S, et al. Association of the insulin resistance syndrome and microalbuminuria among nondiabetic native Americans. The Inter-Tribal Heart Project[J]. J Am Soc Nephrol，2002，13（6）：1626-1634.

[26] Chen J, Muntner P, Hamm LL, et al. The metabolic syndrome and chronic kidney disease in U. S. adults[J]. Ann Intern Med，2004，140（3）：167-174.

[27] Kurella M, Lo JC, Chertow GM, et al. Metabolic syndrome and the risk for chronic kidney disease among non diabetic adults[J]. J Am Soc Nephrol，2005，16（7）：2134-2140.

[28] Wang Z, Chen Z, Zhang L, et al. Status of hypertension in China：Results from the China Hypertension Survey，2012—2015[J]. Circulation，2018，137（22）：2344-2356.

[29] Bath P, Chalmers J, Powers W, et al. International Society of Hypertension（ISH）：Statement on the management of blood pressure in acute stroke[J]. J Hypertens，2003，21（4）：665-672.

[30] Iso H, Shimamoto T, Naito Y, et al. Effects of a long-term hypertension control program on stroke incidence and prevalence in a rural community in northeastern Japan[J]. Stroke，1998，29（8）：1510-1518.

[31] 邹玉宝，宋雷，蒋雄京. 肾血管性高血压的诊断和治疗[J]. 中国分子心脏病学杂志，2017，17（3）：2132-2136.

[32] Chrysaidou K, Chainoglou A, Karava V, et al. Secondary hypertension in children and adolescents：Novel insights[J]. Curr Hypertens Rev，2020，16（1）：37-44.

[33] Flynn JT, Kaelber DC, Baker-Smith CM, et al. Clinical practice guideline for Screening and Management of High Blood Pressure in Children and Adolescents[J]. Pediatrics，2017，140（3）：e20171904.

第 5 章

高血压患者的评估

凡是血压超过各年龄段正常标准值者称为高血压患者，高血压患者可包含原发性高血压患者和继发性高血压患者。继发性高血压患者包括因身体各系统、各原因引起血压升高两类，这些患者会到医院相关科室就诊。高血压患者还会因靶器官损害和心血管疾病到医院相应专科就诊。医院各科对来就诊的高血压患者应协同诊疗，临床医师应对高血压患者的血压升高和存在的疾病尽可能做出正确评估、诊断与处理。

高血压患者的正确评估是实施有效降压治疗的基础。对于临床医师尤其是高血压科医师而言，高血压患者的诊治并不是简单地开一些处方药，而是在复杂的病情中进行鉴别诊断与治疗。没有病情评估，无论是决定治疗还是判断疗效都难以进行，至少是不科学的；没有病情评估，患者的治疗也无法达到预期效果。在给予高血压患者处理前，应全面了解患者的诊治经过、血压水平、高血压病因（明确原发性高血压或继发性高血压）、心血管疾病危险因素及合并的心血管疾病。

第一节　总体血压水平与不同测压方式评价

一、总体血压水平评价

血压水平与心血管疾病发病和死亡风险之间存在密切的因果关系。流行病学调查表明，人群的血压随年龄的增长而升高，很难在正常与高血压之间划一明确的界限。1999 年世界卫生组织/国际高血压学会（World Health Organization/International Society of Hypertension，WHO/ISH）总结了近百年来世界高血压防治的先进经验，提出了比较完善的高血压定义：在未使用抗高血压药物的情况下，收缩压≥140mmHg 和（或）舒张压≥90mmHg。根据血压升高水平，又进一步将高血压分为 1 级、2 级和 3 级。一般需要非同日测量 2～3 次来判断血压升高水平及其分级，尤其对于轻、中度血压升高。详见第 53 章"发展中高血压"表 5-53-1。

当收缩压和舒张压分属于不同级别时，以较高的分级为准，这个高血压定义和分类中血压值较以前的高血压值有所降低，这将使更多的人被诊断为高血压或正常高值血压。从预防的角度看，这可使更多的患者被诊断为高血压而引起人们的重视，从而使患者心脑肾得到保护。又由于并不是每一个高血压患者都需要服用抗高血压药物治疗，低、中危险度高血压患者接受非药物治疗血压控制达标者，就可以继续接受非药物治疗，所以按该标准诊断高血压并不会增加国家和个人的医疗费用。2003 年、2009 年欧洲高血压学会/欧洲心脏病学会（European Society of Hypertension/European Society of Cardiology，ESH/ESC）高血压处理指南及 2010 年、2018 年中国高血压指南[1]也接受上述标准，但对理想血压、正常血压和正常高值血压进行了简化调整，见表 1-5-1。本书接受上述诊断标准为高血压患者诊治标准。

由于诊室血压测量（office blood pressure measure，OBPM）的次数较少，血压又具有明显波动性，需要数周内多次测量来判断血压升高情况，尤其对于 1 级、2 级高血压。如有条件，应进行 24h 动态血压监测（ambulatory blood pressure monitoring，ABPM）或家庭血压监测（home blood pressure monitoring，HBPM），提供更多的血压值供临床参考。

表 1-5-1　《中国高血压防治指南（2018 年修订版）》血压水平定义和分类

分类	收缩压（mmHg）		舒张压（mmHg）
正常血压	<120	和	<80
正常高值血压	120～139	和（或）	80～89
高血压	≥140	和（或）	≥90
1 级高血压（轻度）	140～159	和（或）	90～99
2 级高血压（中度）	160～179	和（或）	100～109
3 级高血压（重度）	≥180	和（或）	≥110
单纯收缩期高血压	≥140	和	<90

需要注意的是，分级依据的血压值是患者在未服用抗高血压药物时几个血压值的平均数。如果患者已经接受抗高血压药物治疗，在诊室测量血压正常或者较原来明显降低时，仍应定为高血压。建议参考病史中的血压值进行分级，但这个血压值要符合以下条件：是由正式医疗机构的执业医师测量或核实的血压值，最好有记录；如果患者已间断服药，以最后一次服药前的血压值为依据，采集一系列血压值的平均值作为参考；排除偶测血压升高，或有明显外界因素，如情绪激动、精神紧张、过度劳累等引起的暂时血压升高等。

流行病学资料显示，不仅在高血压而且在正常血压范围内，心血管疾病的发病风险是随着血压的增加而增加的，见第 1 章"高血压学学科的嬗变与发展"图 1-1-2。血压水平与冠心病、脑卒中密切相关，如图 1-5-1、图 1-5-2 所示。

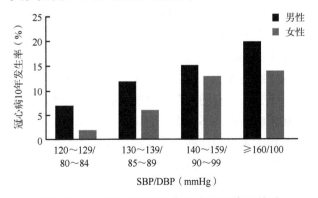

图 1-5-1　血压水平与冠心病 10 年发生率的关系

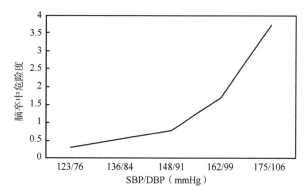

图 1-5-2　血压水平与脑卒中危险度的关系

2020 年 ISH《国际高血压实践指南》简化了血压分类，提供了基于诊室血压的高血压分类（表 1-5-2），以及用于定义高血压的动态血压和家庭血压的标准（表 1-5-3）。

表 1-5-2　基于诊室血压的高血压分类

分类	收缩压（mmHg）		舒张压（mmHg）
正常血压	<130	和	<85
正常高值血压	130～139	和（或）	85～89
1 级高血压	140～159	和（或）	90～99
2 级高血压	≥160	和（或）	≥100

表 1-5-3　基于诊室血压、动态血压和家庭血压的高血压标准

		收缩压/舒张压（mmHg）
诊室血压		≥140 和（或）≥90
动态血压	24h 平均值	≥130 和（或）≥80
	白昼（或清醒状态）的平均值	≥135 和（或）≥85
	夜晚（或睡眠状态）的平均值	≥120 和（或）≥70
家庭血压		≥135 和（或）≥85

《国际高血压实践指南》对高血压的诊断标准进行了简化，合并了高血压 2 级和 3 级。这在一定程度上方便了临床医师的理解和执行，但简单地将收缩压≥160mmHg 和（或）舒张压≥100mmHg 划分为 2 级高血压，这会让患者与医务人员对病情过于乐观，甚至有的患者不治疗、不检查，直至发生心血管疾病造成不可挽回的局面。目前多数高血压防治指南未采用这种分类方式。本书只推荐使用动态血压和家庭血压的高血压标准。

二、不同测压方式评价

血压测量是高血压诊断、评估、治疗和科学研究的重要方法；规范化、标准化操作是准确测量血压的关键。目前，在临床和人群防治工作中，主要采用诊室血压、动态血压及家庭血压三种不同测压方法。OBPM 是我国目前诊断高血压、进行血压水平分级以及观察治疗效果的常用方法。有条件者应进行 24h ABPM 或 HBPM，用于诊断白大衣高血压及隐蔽性高血压，评估降压治疗的疗效，辅助顽固性高血压的诊治。

（一）诊室血压测量

OBPM 是目前常用的方法，它是由医务人员在诊室按标准规范进行血压测量，是目前评估血压水平、临床诊疗常用的方法和主要依据。OBPM 简便、实用，所得血压数据较可靠；血压计也易于维护，比 24h ABPM 更易实现，比 HBPM 更易控制质量。因此，OBPM 仍是目前评估血压水平的主要方法。但由于 OBPM 测量的次数较少，血压又具有明显的波动性，在不能进行 24h ABPM 时，需要数次测量来判断血压升高情况，尤其对于轻、中度血压升高者。诊室血压可预测高血压患者的靶器官损害及心血管疾病风险，但其预测能力可能不及 HBPM 和 ABPM。诊室自助血压测量（automated office blood pressure，AOBP）可以减轻白大衣效应，值得进一步研究推广。

（二）动态血压监测

ABPM 是通过仪器自动间断性定时测量日常生活状态下血压的一种检测技术。由于 ABPM 克服了诊室血压 24h 内测量次数较少、观察误差和白大衣效应等局限性，因此能较客观地反映 24h 血压的实际水平与波动状况。ABPM 由自动血压测量仪完成，在诊断白大衣高血压，发现隐蔽性高血压，判断顽固性高血压的类型，评估血压升高程度、短时变异和昼夜节律方面具有独特作用，临床上常用于发现高血压患者、判断高血压严重程度、确定高血压类型、指导个体化用药及评价抗高血压药物的疗效。2011 年《英国高血压防治指南》[2]建议，所有 OBPM 在 140/90mmHg 及以上怀疑高血压的患者都必须进行 ABPM，对诊室筛查发现的高血压予以确诊。该指南还提出了 ABPM 值也可用来进行高血压的分级：白昼清醒状态血压在 135/85mmHg 及以上为 1 级高血压；在 150/95mmHg 及以上为 2 级高血

压。2013 年及 2014 年欧洲高血压学会颁布的动态血压监测指南[3, 4]中,建议用诊室血压和 ABPM 血压平均值来诊断白大衣高血压及隐蔽性高血压,替代原来不一致的标准。该指南明确列出了 ABPM 的 4 个强指征:识别白大衣高血压现象、异常隐蔽性高血压现象、血压节律及评估治疗效果。也提出了另外 10 个一般指征,包括评估清晨血压及清晨高血压,筛查和随访睡眠呼吸暂停情况,评估血压变异,评估特殊人群如儿童、青少年、孕妇、老年人及高风险人群的高血压,识别动态低血压及内分泌性高血压等。2015 年 8 月,由中国高血压联盟、中国医师协会高血压专业委员会血压测量与监测工作委员会和《中华高血压杂志》编委会共同发表的《动态血压监测临床应用中国专家共识》[5]对 ABPM 的临床应用进行了规范,进一步证实 ABPM 是高血压管理不可或缺的检测手段。《2020 年中国动态血压监测指南》[6]基于国内外多个高血压防治指南的标准和参考范围,制定了更加规范的动态血压监测方案、标准化的血压指标与判别标准,以提升我国血压监测质量,优化高血压管理,降低心血管事件发生风险,减轻人群心血管疾病负担。该指南提出的 ABPM 适应证有:新发现的诊室 1~2 级高血压;诊室血压正常高值,或合并靶器官损害或高心血管疾病风险;血压波动较大,或怀疑直立性低血压、餐后低血压、继发性高血压等;诊室血压已达标,但仍发生了心血管疾病,或新出现了靶器官损害,或靶器官损害进行性加重;顽固性高血压,或诊室血压未达标,为了解夜间、清晨血压及血压昼夜节律情况;在临床试验中,评价药物或器械治疗的降压效果。本章建议高血压患者应尽量行 24h ABPM。

(三)家庭血压监测

HBPM 通常由家庭成员协助测量,或由本人自我测量。HBPM 平均血压≥135/85mmHg 是高血压诊断的合适阈值[7]。因测量在家庭环境中进行,也可以避免白大衣效应,可识别隐蔽性高血压。HBPM 可用于了解患者生活常态下的血压水平,评估数日、数周甚至数月、数年血压的长期变异或降压治疗效应,而且有助于增强患者的参与意识,改善患者的治疗依从性,还可用于治疗高血压的长期观察[8, 9]。部分研究也证实,与 OBPM 相比,

HBPM 与高血压靶器官损害和心血管疾病的风险关系更密切[10]。HBPM 的主要特点如下。①可靠性:与 OBPM 相比,HBPM 的可靠性强。一是能提供大量血压信息;二是能翔实地记录患者血压。因此,建议使用有存储功能的血压计。HBPM 一般由合格的电子仪器自动测量,避免人为的误差。②真实性:初诊或需要改变治疗方案的高血压患者 HBPM 至少 7 天,取后 6 天血压平均值作为治疗参考的血压值,能反映患者某段时间的真实血压水平。HBPM 可筛查白大衣高血压和发现隐蔽性高血压。③简便性:HBPM 在家庭进行,不用到医院或诊室,方便测量,尤其是方便老年高血压患者或工作忙的职业人群。TeleBPCare 是一项前瞻性、多中心、随机对照的 HBPM 监测临床研究,其结果表明,采用 HBPM 对高血压患者的治疗进行监控,患者的血压达标率、生活质量均明显改善,而治疗费用则显著减少。HBPM 已得到包括中国在内的很多国家、地区的高血压防治指南的认可[11]。由来自亚洲的 10 个国家成立的亚洲血压管理团队发表的《亚洲家庭血压监测专家共识》[12]提出了与诊室血压相对应的家庭自测血压值,具体见表 1-5-4。

表 1-5-4　家庭自测血压值与诊室血压相对应的值(mmHg)

诊室血压	家庭自测血压			
	早晨	傍晚	夜间	白天和傍晚血压平均值
120/80	120/80	120/80	100/65	120/80
130/80	130/80	130/80	110/65	130/80
140/90	135/85	135/85	120/70	135/85
160/100	145/90	145/90	140/85	145/90

三、降压治疗效果评价

血压越高,患心肌梗死、心力衰竭、脑卒中和肾衰竭的风险越高。能否降低主要心血管事件发生率,关键在于血压控制是否达标。高血压治疗的根本目标是降低心血管疾病发生和死亡的总危险。血压达标时间越早,在病程中达标时间越长,则心血管事件的发生率越低。1998 年发表的 HOT 研究显示舒张压降至 80~85mmHg 时主要的心血管事件减少 30%,统计学结果显示舒张压降至 83mmHg 最佳。2009 年《欧洲高血压处理指南》进一步确定了抗高血压药物的心血管保护作用的获益主要

来源于血压降低本身。《中国高血压防治指南（2018年修订版）》也提出在条件允许的情况下，应采取强化降压的治疗策略，以取得最大的心血管获益。除了平均血压水平外，目前临床还常用 ABPM，可以提供夜间血压下降率、血压晨峰、血压变异性、动态脉压、血压负荷值、谷峰比值和平滑指数等参数以多层面评价血压情况，了解这些参数能够更准确、更全面地诊治高血压，提高治疗质量，充分发挥降压治疗预防心血管疾病的作用[13-15]。

第二节 继发性高血压与靶器官损害的关系

流行病学资料表明，继发性高血压的患病比率在 10%~20%。随着人们对继发性高血压危害认识的不断深入，筛查思路的改进和先进诊疗技术的发展，继发性高血压的确诊率越来越高。随着继发性高血压病情的进展，患者对抗高血压药物治疗反应变差，心脑肾等靶器官损害严重。国内外研究证实与原发性高血压比较，相同血压水平的继发性高血压患者靶器官损害更严重。内分泌性高血压所致分泌的儿茶酚胺、血管紧张素和醛固酮等激素除了导致血压升高外，它们作为生长因子通过引起心肌细胞增殖导致左室肥厚，还可以通过异常脂质代谢、促炎症作用、血管平滑肌增生、促凝和氧化应激等

多种机制诱发动脉粥样硬化，加速靶器官损害。而肾性高血压与肾功能损害形成恶性循环，无疑将加重病情发展。由于通过治疗继发性高血压原发疾病，可使患者血压得到明显改善，甚至可以治愈，因此我们强调在高血压人群中筛查继发性高血压，避免长期误诊导致的不可逆转的靶器官受损甚至心血管疾病发作。本章以原发性醛固酮增多症（简称原醛症）和阻塞性睡眠呼吸暂停低通气综合征（OSAHS）为例，阐述继发性高血压与靶器官损害的关系。

一、原发性醛固酮增多症与靶器官损害

与原发性高血压相比，原醛症患者左室肥厚及左室舒张功能减低、大动脉僵硬、组织广泛纤维化和血管壁重构等靶器官损害的情况要严重，更易发生脑卒中、心肌梗死和主动脉夹层等心血管疾病，这些作用均独立于血压的影响，具体机制见图 1-5-3。与原发性高血压相比，原醛症使脑卒中患病风险增加 2.58 倍、冠状动脉疾病增加 1.77倍、心房颤动增加 3.52 倍、心力衰竭增加 2.05 倍，使糖尿病、代谢综合征及左室肥厚的风险分别增加1.33 倍、1.53 倍及 2.29 倍[16]。许多研究还发现原醛症可增加精神心理、骨代谢疾病及大动脉钙化的风险[17, 18]。

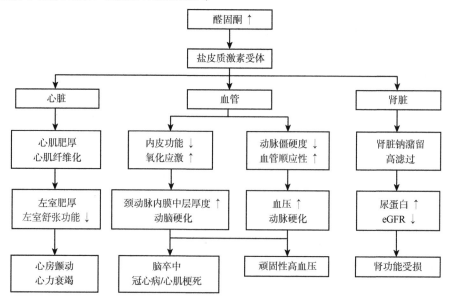

图 1-5-3 原醛症导致心血管疾病的机制

eGFR. 估算的肾小球滤过率

（一）原发性醛固酮增多症与左室肥厚

左室肥厚是高血压最常见的靶器官损害之一，又是心血管疾病的独立危险因素。研究显示，原醛症患者左室肥厚发病较早，且较原发性高血压患者更严重。Mulatero 等[19]比较了年龄、性别和血压水平均匹配的原醛症和原发性高血压患者各 125 例，两组患者中左室质量指数（left ventricular mass index，LVMI）增加的患者占比为 70% *vs.* 44%（*P*=0.02），两组患者左室肥厚之间的差异则明显具有统计学意义，他们在研究中还发现 LVMI 增加与

血浆醛固酮/肾素水平比值（aldosterone renin ratio，ARR）相关。在一篇关于原醛症患者左心形态和功能的系统综述[20]中所分析的 18 项研究中，有 14 项研究的超声心动图数据均显示，与年龄、性别和血压水平相匹配的原发性高血压患者相比，原醛症患者 LVMI 明显要高，而手术切除或者醛固酮受体拮抗剂类药物治疗后 LVMI 都有显著改善。表 1-5-5 比较了原醛症和原发性高血压患者超声心动图 LVMI 和室间隔厚度变化情况[20-25]，表中数据进一步证实与原发性高血压患者相比，原醛症患者左室肥厚更明显。

表 1-5-5　原醛症和原发性高血压患者左室肥厚结果比较

研究者	左室质量指数（g/m² 或 g/m²·⁷）			室间隔厚度（mm）			左室后壁厚度（mm）		
	PH	PA	*P*	PH	PA	*P*	PH	PA	*P*
刘岗[21]	109.1±25.7	124.7±33.6	0.03	—	—	—	—	—	—
Pimentos[22]	108.5±24.5	124.9±23.6	0.0329	10.0±1	12.0±2	0.0009	10.0±2	12.0±2	0.004
Matsumura[23]	119.1±5.1	153.8±6.8	0.006	10.0±0.3	11.8±0.5	0.01	9.8±0.3	11.1±0.4	0.045
Muiesan[24]	40±11	50±17	<0.001	—	—	—	—	—	—
Catena[25]	47.7±10.2	52.2±10.9	0.004	11.1±1.8	11.7±2.0	0.029	10.1±1.6	10.6±1.8	0.041
Savard[20]	43.8±13.7	51.1±17.0	<0.001	—	—	—	—	—	—

注：PH. 原发性高血压；PA. 原发性醛固酮增多症。

Lin 等[26]进一步分析了 85 例原醛症患者和 27 例原发性高血压患者超声心动图结果，根据血钾水平将原醛症患者分为正常血钾组和低血钾组，结果详见表 1-5-6。从表中可知原醛症患者超声心动图各项指标都显著高于原发性高血压患者，低血钾组各项指标高于正常血钾组。Born-Frontsberg 等在德国

对原醛症患者进行研究后得出合并低血钾的原醛症患者较无低血钾的患者有更高的心血管疾病发病率，这进一步说明了原醛症患者病情程度越重，心血管疾病越严重。早期诊断和治疗原醛症患者不仅是明确高血压病因及降低血压，更重要的是预防心血管疾病的发生。

表 1-5-6　不同患者超声心动图检查的数据

项目	对照组	原醛症（无低血钾组）	原醛症（低血钾组）	*P*
室间隔厚度（mm）	10.4±1.9	11.6±2.4	12.8±2.4	<0.001
左室后壁厚度（mm）	9.5±1.2	11.0±1.7	11.7±1.8	<0.001
左室舒张末期内径（mm）	44.9±5.0	44.4±5.1	47.3±4.8	0.034
左室收缩末期内径（mm）	25.9±4.9	27.4±4.7	28.3±4.0	0.125
左房内径（mm）	30.1±8.2	34.8±5.0	35.0±4.5	0.006
左室质量（g）	176±45	212±69	269±91	<0.001
左室质量指数（g/m²）	102±22	122±33	152±47	<0.001
射血分数（%）	73±9	70±7	68±8	0.044
E/A	1.8±0.7	1.7±0.5	1.8±0.6	0.540

醛固酮过度分泌致左室肥厚的具体机制包括：①醛固酮可以增强胶原Ⅰ型和Ⅲ型基因mRNA的表达，从而增加细胞外基质和胶原沉积。②醛固酮可以刺激内皮素产生，降低一氧化氮活性，从而使血管平滑肌细胞增生肥大，心肌间质纤维化。③醛固酮可促进去甲肾上腺素的摄取和纤维蛋白的溶解作用。④在小鼠实验中证实，醛固酮可以增加心室血管紧张素Ⅱ1型受体（AT$_1$R）的密度，使AngⅡ升压效应增强。⑤醛固酮还可以通过炎症反应和氧化应激等多种途径损伤内皮细胞功能。

（二）原发性醛固酮增多症与肾功能不全

关于醛固酮与肾脏疾病之间关系的研究早在20世纪50年代至60年代初就已经开展。Conn等分析了145例原醛症患者中113例出现肾脏受损，

69%的患者出现蛋白尿，9%的患者有尿浓缩功能减退，27%的患者出现肾功能减退。在PAPY研究中，Rossi等比较了肾上腺皮质醛固酮分泌腺瘤（醛固酮瘤）或肾上腺皮质球状带增生和原发性高血压患者的肾功能受损相关指标水平，结果显示与原发性高血压患者相比，醛固酮分泌过多的患者肾脏损害要早且更严重。Vin-Cent Wu等[27]分析了330例原醛症患者，其中17%有肾功能不全[eGFR<60ml/（min·1.73m^2）]，说明原醛症患者评估的高滤过发生率高于原发性高血压患者。研究还说明，原醛症患者低血钾和低肾素水平与评估的高滤过有关，计算eGFR有助于原醛症的诊断，早期诊断和治疗原醛症对保护肾脏功能有重要意义。表1-5-7比较了原醛症和原发性高血压患者不同肾脏功能受损的指标情况，说明原醛症患者肾脏功能受损明显更严重[28-31]。

表1-5-7　原醛症（PA）和原发性高血压（PH）患者肾脏功能比较

研究者	肾小球滤过率[ml/（min·1.73m^2）]		尿蛋白排泄（mg/24h）		血肌酐（μmol/L）		肌酐清除率（ml/min）	
	PH	PA	PH	PA	PH	PA	PH	PA
Sechi[28]	—	—	116（82～167）	117（82～167）	96±31	91±19	90±31	104±32
Catena[29]	—	—	—	—	98±39	90±19	89±34	106±31
Sechi[30]	—	—	15（6～26）	22（9～38）	100±38	91±20	87±37	105±31
Ribstein[31]	95±3	102±3	33±9	72±22	91±3	81±3	92±6	109±5

原醛症患者肾脏损害的机制包括：

（1）内皮功能障碍。一氧化氮能拮抗肾脏基质蛋白质沉积、平滑肌细胞的增殖及纤维化；醛固酮受体拮抗剂螺内酯能够增加一氧化氮的活性，从而减少血管收缩，导致内皮血管舒张功能障碍；醛固酮还能促进氧化应激反应，促进过氧化物产生，引起细胞膜脂质过氧化、蛋白质变性，促进细胞外间质沉积及血管平滑肌细胞聚集，引起血管内膜增厚，导致血管内皮功能障碍。

（2）肾间质纤维化。肾间质纤维化与某些细胞因子有关：①Ⅰ型纤维蛋白溶酶原活化抑制剂在肾小球硬化及肾小管纤维化发病机制中占重要位置，具有致血管重塑及微循环异常的作用。②转化生长因子-β（transforming growth factor-β，TGF-β）具有促进成纤维细胞分化及增殖、胶原合成及沉积的作用，醛固酮通过增加TGF-β及胶原mRNA表达，

进一步促进肾髓质及皮质弥漫性纤维化。③骨桥蛋白（osteopontin，OPN）是一种醛固酮促进趋化因子，可能是醛固酮在肾小球系膜细胞上的靶基因，OPN能加强醛固酮介导的特征性的炎症细胞浸润、炎症前因子的表达，刺激血管平滑肌细胞的增殖及移行。

（3）醛固酮对肾血管的损害。醛固酮能增加肾脏血管阻力、肾小球毛细血管压力，呈剂量依赖性，导致肾小球囊内高压，引起肾小球血流动力学异常，促进肾小球功能障碍及结构改变。

（三）原发性醛固酮增多症与脑卒中

随着对原醛症认识的深入，人们发现很多原醛症患者表现出神经系统症状和体征。Takeda等观察了224例原醛症和原发性高血压患者，分析后发现原醛症患者脑出血的发生率明显增高。同时Milliez

等在研究中还发现原醛症患者中脑卒中发生率为12.9%，原发性高血压患者中脑卒中发生率为3.4%。Beevers 等报道在一组原醛症患者（136 例）中有17 例（12.5%）发生脑卒中。在对日本原醛症患者的研究中，Young 等和 Takeda 等报道脑卒中的发生率分别为21.9%和10.7%，且伴有蛋白尿患者的脑出血发生率明显高于不伴有蛋白尿者。国内李彬等[32]研究显示，原醛症患者脑卒中的检出率为9.2%。肾素-血管紧张素-醛固酮系统（RAAS）的激活可使血压升高，高血压刺激脑血管重塑，使管壁硬化，管腔直径减小，改变脑血管的结构和功能，脑血管舒张障碍导致脑卒中的发生，脑血流量减少，造成脑组织受损。高血压可以通过一氧化氮、钙离子激活的钾离子通道等影响血管的内皮功能，造成血管舒张功能障碍；还可以通过氧化应激和炎症反应等机制损伤内皮细胞，破坏血脑屏障，对神经元产生毒性作用。原醛症可引起心血管疾病，与脑血管病关系密切。目前对于原醛症和脑血管病之间的相关性还需要进一步大规模的临床研究。

（四）原发性醛固酮增多症与主动脉疾病

随着外科诊治水平的发展，主动脉疾病在普通人群中的检出率也不断提高。常见的主动脉疾病包括主动脉瘤、主动脉夹层、主动脉壁内血肿、穿透性主动脉溃疡和主动脉粥样硬化。胸主动脉瘤和主动脉夹层的年发病率男性约为16.3/10 万，女性约为 9.1/10 万。主动脉夹层的死亡率很高，最好的预防措施就是尽早确定无症状患者和发病高危人群，以进行早期干预或者手术治疗。高血压是主动脉疾病最常见的危险因素，原醛症是常见的继发性高血压之一。随着人们对这两种疾病的深入了解，部分研究也开始关注原醛症对主动脉的影响。

近年来，研究表明，醛固酮水平升高除了造成高血压以外，还对血管内皮造成直接的损害，导致血管组织纤维化，从而更容易出现血管并发症[27]。脉搏波传导速度（pulse wave velocity，PWV）是反映动脉硬化的指标。研究显示，ARR 升高的高血压患者有较高的主动脉 PWV。Hung 等[27]比较了原醛症和原发性高血压患者多个血管功能参数，得出原醛症组患者 PWV、前向波振幅和后向波振幅显著

高于原发性高血压患者；治疗（手术切除或螺内酯治疗）半年后随访，原醛症患者前向波振幅和后向波振幅明显下降，提示原醛症患者存在明显的血管损伤。与原发性高血压患者相比，原醛症患者存在明显的血管重构现象。醛固酮导致胶原蛋白沉积于血管壁引起细胞外基质变化，进而导致大动脉僵硬度增加。钱静等比较了 30 例原醛症和原发性高血压患者的主动脉内径，发现原醛症患者主动脉瓣环、窦部、根部和升主动脉内径均较原发性高血压患者增宽，回归分析提示立位 ARR 是主动脉扩张的影响因素，降低 ARR 可能逆转主动脉病变。此外，超声评估和阻力血管组织活检均显示原醛症患者血管纤维化严重。应用醛固酮和高盐可诱导小鼠主动脉瘤模型，提示醛固酮在主动脉瘤发病机制中可能有重要作用。此外，对 1269例主动脉瘤患者随访 25 年，分析其随访期间药物对主动脉瘤进展的影响，结果提示螺内酯对减缓主动脉瘤进展有一定作用[33]。进一步研究表明，原醛症患者手术切除醛固酮瘤后，动脉硬化可以逆转，进一步证实动脉硬化与醛固酮和血压升高可能存在一定因果关系。

（五）醛固酮水平与靶器官损害

原醛症的特征性表现是高醛固酮、低肾素水平，研究显示改变其醛固酮浓度可以改善患者的病情，Chikako 等研究了 41 例未经治疗的高血压患者接受钙拮抗剂（CCB）或血管紧张素 Ⅱ 受体阻滞剂（ARB）治疗 12 个月，结果显示 CCB 与 ARB 降低收缩压效果相当，但是 ARB 组患者醛固酮浓度明显下降，而 CCB 组无变化。LVMI 的降低与醛固酮浓度及收缩压的变化呈正相关，提示不论高血压患者采用何种抗高血压药物，醛固酮浓度与收缩压的变化是左室质量逆转的重要因素。Durukan 等研究入选 42 例单纯收缩期高血压患者、30 例原发性高血压患者和 29 例正常血压对照者，检测血浆肾素水平、血浆醛固酮浓度，计算 ARR。结果显示，所有组间，年龄、性别和其他心血管疾病危险因素没有显著差异；与原发性高血压组和对照组相比，单纯收缩期高血压组肾素水平显著降低，ARR 显著升高。因此，研究认为高水平 ARR 是醛固酮相对过量的指标，应通过阻断 RAAS 活性，减少原发性高血压患者心血管事件。

醛固酮瘤及单侧肾上腺增生首选手术治疗，特发性醛固酮增多症及糖皮质激素可抑制性醛固酮增多症首选药物治疗。醛固酮瘤患者手术切除腺瘤后，低钾血症可很快得到纠正，除较严重的心血管疾病患者外，大多数患者术后可全部缓解且达到治愈；而病程长，有较严重并发症者，手术后高血压及其症状也可达到部分缓解，血钾可恢复正常。Rossi 等选择在年龄、性别、种族、BMI、血压值和高血压病程都能够匹配的原发性高血压和原醛症患者各 34 例，在比较了各项指标后得出两组患者发生左室肥厚或左室重构的比例是 15% 和 50%；术后随访 1 年，左室后壁厚度和 LVMI 有明显下降，原醛症患者尤其明显，同时心血管事件的发生率也低于治疗前。

二、阻塞性睡眠呼吸暂停低通气综合征与靶器官损害

与 OSAHS 相关的高血压称为阻塞性睡眠呼吸暂停相关性高血压，是继发性高血压的重要原因。由于睡眠中反复发生上气道部分或者完全阻塞而表现为夜间间断低氧和高碳酸血症、反复觉醒、睡眠结构紊乱，从而引起交感神经激活、血流动力学及凝血系统异常和血管内皮损伤，具体机制见图 1-5-4。与睡眠相关的呼吸障碍在心血管疾病中发生率非常高，是心血管疾病的重要危险因素，临床上可导致冠心病、心力衰竭、心律失常、脑卒中、肺动脉高压、夜间猝死等多种并发症乃至多脏器损害。患者病情越严重，心血管病的发病率就越高。

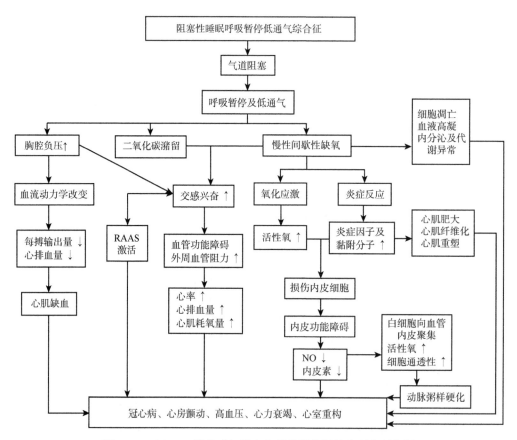

图 1-5-4　OSAHS 诱发或加重心血管疾病的相关病理生理机制

（一）阻塞性睡眠呼吸暂停低通气综合征与左室肥厚

左室肥厚是高血压常见的靶器官损害，也是心血管事件的独立危险因素，常用 LVMI 检出和诊断左室肥厚。研究结果显示：与原发性高血压组相比，OSAHS 合并高血压组的 LVMI、室间隔厚度、左室后壁厚度及左心室异常重构发生率增高，而正常构型比例下降，多元回归分析结果表明，OSAHS 是左室肥厚的独立危险因素，OSAHS 合并高血压发

生左室肥厚的风险比原发性高血压高 1.827 倍。邓鸣等将呼吸暂停低通气指数（apnea hypopnea index，AHI）作为分组依据，在研究 OSAHS 介导的间歇性低氧血症与左室肥厚的关系中发现，中、重度 OSAHS 组 LVMI 均高于非 OSAHS 组，并得出结论，OSAHS 左室肥厚与其严重程度相关，其介导的间歇性低氧是导致左室肥厚的主要因素。以上研究表明，OSAHS 会促进左室肥厚及左室异常重构的发生，增加左室肥厚的风险，且与 OSAHS 的严重程度相关。

（二）阻塞性睡眠呼吸暂停低通气综合征与冠心病

OSAHS 患者易发生冠状动脉疾病已被流行病学调查所证实。Maekawa 等发现，OSAHS 患者患冠心病的相对危险性是正常人的 1.2～6.9 倍，35%～40% 的冠心病者 AHI≥10。研究发现，重度 OSAHS 患者中 50% 患有冠心病，30% 患有夜间心肌缺血，而 85% 的缺血性发作在睡眠呼吸暂停伴血氧饱和度下降 >3% 时，78% 的缺血性发作在快速眼动睡眠期发生，并且服用硝酸盐类药物不能减少此类缺血性发作，而持续性正压通气治疗 OSAHS 可以减少夜间心肌缺血的发生。睡眠心脏健康研究（Sleep Heart Health Study，SHHS）的调查数据显示，OSAHS 是不依赖于年龄、种族、性别、吸烟、糖尿病与高血压等因素而独立存在的致冠心病危险因素。SHHS 的横向研究发现，OSAHS 患者 AHI 值越高，患冠心病的概率越高。因此，可以得出结论：OSAHS 的有害作用在心血管疾病患者身上会更严重。冠状动脉疾病患者合并 OSAHS 时会有较多的心血管不良事件和较高的病死率，冠状动脉介入治疗后再狭窄的发生率也较高。表 1-5-8 进一步阐明了合并 OSAHS 的患者冠心病发病率明显增加，再次证实了 OSAHS 在冠心病进程中的作用[34-37]。

表 1-5-8 OSAHS 患者与无 OSAHS 患者冠心病发病率比较

研究者	无 OSAHS（%）	OSAHS（%）
张文莉	30.8	52.1
张敏艳	21.4	56
Mooe	20	37
Peker	6.6	36.7

（三）阻塞性睡眠呼吸暂停低通气综合征与肾功能不全

OSAHS 对肾脏功能的影响涉及滤过、重吸收功能和分泌功能等多方面。

1. 肾脏滤过功能 Kinebuchi 等对比了 27 例中重度 OSAHS 患者和 32 例正常移植供肾者的肾功能，发现 OSAHS 患者治疗前肾血浆流量较正常组已有明显的下降。而肾小球滤过率（GFR）尚无明显改变，但 GFR 和肾血流量的比值及滤过分数（filtration fraction，FF）显著升高，且其升高幅度与低氧指数的升高幅度相关。也就是说，夜间缺氧越严重，单位肾血浆流量下产生的肾小球滤过液就越多，即所谓的肾脏"高滤过状态"，进一步发展可能导致 GFR 的下降。Agrawal 等研究了 55 例 OSAHS 患者的肾功能相关指标，结果得出肥胖的成人中 OSAHS 的严重程度与血肌酐的水平呈正相关，但与尿蛋白的关系则不明显。Büchner 等也比较了有无 OSAHS 的患者的肾功能情况，进一步证实了 OSAHS 是肾功能受损的独立危险因素。

2. 肾小管重吸收功能 临床研究已经证实 OSAHS 患者的夜尿量较正常人明显增多。研究发现，OSAHS 患者血 β_2-微球蛋白与正常对照组相比无显著差异，但尿 β_2-微球蛋白却明显增高，提示 OSAHS 对患者肾功能的影响以肾小管为主。Sahebjami 观察到 β_2-微球蛋白患者晨尿尿酸分泌较晚间入睡前尿尿酸分泌明显增高，同时他们的晨尿尿酸分泌也明显高于正常对照组。

3. 肾脏分泌功能 现已证实，OSAHS 患者体内促红细胞生成素（erythropoietin，EPO）分泌的平均值高于正常对照组，且昼夜节律消失。重症患者可能引起继发性红细胞增多，其机制有待进一步研究。

（四）阻塞性睡眠呼吸暂停低通气综合征与脑卒中

有充分的证据表明，50%～70% 的脑卒中患者存在与睡眠相关的呼吸障碍，OSAHS 是脑卒中的独立危险因素，在睡眠时易发生缺血性脑卒中，OSAHS 患者脑卒中的危险度为 3.75，发生率是非 OSAHS 患者的 10.3 倍。Yaggi 等调查结果显示，在 1022 例患者中，697 例（68%）存在 OSAHS；在校正年龄、性别、种族、吸烟、饮酒、BMI，以及是否患有糖尿病、血脂异常、心房颤动和高血压等因素的影响后，OSAHS 仍与脑卒中和死亡显著相关，且 OSAHS 越重，危险度越大。Bassetti 等的临床调查显示，脑卒中组与短暂性脑缺血发作组睡眠呼吸暂停的严重程度是一致的。一项大型的前瞻性流行病学研究显示，在校正其他危险因素（包括高血压）后，OSAHS 患者发生脑卒中或出现死亡的危险度为 1.97（95%CI：1.12～3.4；P=0.02），并且病情越重，脑卒中风险越高。Arzt 等进行的睡眠队列研究更好地诠释了 OSAHS 与脑卒中之间的因果关系。他们对 1476 例研究对象进行首次多导睡眠监测后，在第 4 年和第 8 年的随访中再次进行多导睡眠监测，并记录研究对象的脑卒中病史和已知的一些影响因素，结果显示，在校正年龄、性别、BMI、吸烟及饮酒史等因素的影响后，有重度 OSAHS 者（AHI＞20）较无 OSAHS 者（AHI＜5）脑卒中发生率有明显差异（OR=4.33；95%CI：1.32～14.24，P=0.02）。这项研究还提供了前瞻性数据，说明重度 OSAHS 将显著增加脑卒中发生率。2014 年发表的《阻塞性睡眠呼吸暂停与卒中诊治专家共识》建议 OSAHS 不仅是卒中的独立危险因素，还加重卒中后的脑损伤，增加预后不良风险。因此，应提高对 OSAHS 的警觉性，将筛查与评估是否存在 OSAHS 列为 OSAHS 高危人群、心血管疾病患者及糖、脂代谢紊乱者的常规检查项目[38]。

（五）阻塞性睡眠呼吸暂停低通气综合征与主动脉疾病

OSAHS 与主动脉疾病有密切联系，可通过间歇性低氧、炎症和增加胸腔内负压与交感神经活性的机制促进主动脉疾病的发生、发展。Bianchi 等[39] 的柏林问卷调查结果发现，60% 的腹主动脉瘤患者患有 OSAHS。有研究者[40]对 44 例马方综合征患者随访 29 个月后发现，同时患有 OSAHS 者生存期较无明显 OSAHS 者短，且 AHI 与主动脉事件（主动脉扩张和主动脉夹层破裂死亡）呈正相关。Cortuk 等[41]评估 90 例 OSAHS 主动脉僵硬度指标，结果显示高 AHI（AHI≥24.8 次/小时）主动脉脉搏波传导速度较低 AHI 组（AHI＜24.8 次/小时）明显增快，主动脉扩张明显下降，且 AHI 与主动脉脉搏波传导

速度、主动脉扩张性具有独立相关性。由此可见，OSAHS 与主动脉疾病密切相关。

（六）阻塞性睡眠呼吸暂停低通气综合征与眼底疾病

近年来，OSAHS 对眼科疾病的影响也越来越受到关注，既往多项研究证明，该病与多种眼部疾病具有相关性。Agard 等[33]在一项前瞻性研究中发现，约 91.5% 的视网膜静脉阻塞患者存在中至重度睡眠障碍，经多变量分析得出 OSAHS 是视网膜静脉阻塞的独立危险因素。Kwon 等[42]对 19 例视网膜静脉阻塞患者的研究发现，42.1% 存在睡眠障碍，且两者的严重程度成正比。Huon 等[43]针对 5965 例睡眠障碍患者和 29 669 例正常对照的研究表明，睡眠障碍患者的视网膜静脉阻塞的患病比率提高了 1.94 倍。另外，一项 meta 分析显示 OSAHS 患者发生非动脉炎性前部缺血性视神经病变的风险是正常人的 6 倍，这提示 OSAHS 可能是非动脉炎性前部缺血性视神经病变的独立危险因素。一项大型研究结果提示，OSAHS 与非动脉炎性前部缺血性视神经病变之间有明显的相关性，且 OSAHS 会加速非动脉炎性前部缺血性视神经病变的进展。

因此，早期诊断 OSAHS 不仅能够明确高血压原因，更重要的是对降低心血管疾病的发生率具有重要意义。值得注意的是，OSAHS 的评估不仅包括筛查这类患者，为明确诊断提供线索，更重要的是评价 OSAHS 患者的靶器官损害。

第三节　心血管疾病危险因素与靶器官损害评价

一、心血管疾病危险因素评价

心血管疾病危险因素的概念最早由美国 Framingham 心脏研究提出并定义。目前比较认同的定义是：存在于机体的一种生理生化或者社会性特征（因素），由于它的存在使个体发生某病的危险（概率）增加，减少或去除该因素后个体发生某病的危险就减少或消失。这样的特征（因素）称为某病的危险因素。在 20 世纪 60 年代初，高血压、吸烟、血脂异常等先后被确定为心血管疾病的危险因

素，以后逐渐认识到肥胖、超重、糖尿病等也是心血管疾病的危险因素。近年来，由于研究的深入，"新"的危险因素（主要有 C 反应蛋白、脂蛋白 a、纤维蛋白原和同型半胱氨酸）或危险标志（如清晨高血压）的报告不断出现。早有流行病学调查证实高血压患者合并的危险因素越多，心血管疾病越严重（见第 23 章"临床资料的评价"图 3-23-1），各因素间还存在相互联系和相互作用，大部分是协同关系，因此多个危险因素并存使个体发病危险成倍增加。

因此，高血压患者的处理不能仅限于控制血压水平，更重要的是改善上述诸多危险因素，以预防或逆转脏器的损害，降低血压和控制心血管疾病的所有危险因素是降低心血管疾病发生率和死亡率的关键。结合我国实际情况，并根据中国高血压防治指南实施情况和有关研究进展，《中国高血压防治指南（2018 年修订版）》对影响风险分层的内容作了部分修改，详见表 1-5-9。

表 1-5-9　影响高血压患者心血管预后的重要因素

心血管危险因素	靶器官损害	伴发临床疾病
高血压（1～3 级）	左室肥厚	**脑血管病**
男性＞55 岁；女性＞65 岁	心电图：Sokolow-Lyon 电压＞3.8mV 或	脑出血、缺血性脑卒中、短暂性脑缺血发作
吸烟或被动吸烟	Cornell 乘积＞244mV・ms	**心脏疾病**
糖耐量受损(2h 血糖 7.8～11.0mmol/L）和（或）空腹血糖异常（6.1～6.9mmol/L）	超声心动图 LVMI：男性≥115g/m²，女性≥95g/m²	心肌梗死史、心绞痛、冠状动脉血运重建、慢性心力衰竭、心房颤动
血脂异常	颈动脉超声 CIMT≥0.9mm 或动脉粥样斑块	**肾脏疾病**
TC＞5.2mmol/L（200mg/dl）或	颈-股动脉脉搏波速度≥12m/s	糖尿病肾病
LDL-C≥3.4mmol/L（130mg/dl）或	踝/臂血压指数＜0.9	肾功能受损，包括：
HDL-C＜1.0mmol/L（40mg/dl）	估算的肾小球滤过率降低[eGFR 30～59ml/（min・173m²）]	eGFR＜30ml/（min・1.73m²）
早发心血管病家族史（一级亲属发病年龄＜50 岁）	或血清肌酐轻度升高：	血肌酐升高
腹型肥胖（腰围：男性≥90cm，女性≥85cm）或肥胖（BMI≥28kg/m²）	男性 115～133μmol/L（1.3～1.5mg/dl），女性 107～124μmol/L（1.2～1.4mg/dl）	男性≥133μmol/L（1.5mg/dl）女性≥124μmol/L（1.4mg/dl）
高同型半胱氨酸血症（≥15nmol/L）	微量白蛋白尿（30～300mg/24h）或白蛋白/肌酐比≥30mg/g（3.5mg/mmol）	蛋白尿（≥300mg/24h）
		外周血管疾病
		视网膜病变
		出血或渗出，视乳头水肿
		糖尿病
		新诊断：
		空腹血糖：≥7.0mmol/L（126mg/dl）
		餐后血糖：≥11.1mmol/L（1200mg/dl）
		已治疗但未控制：
		糖化血红蛋白（HbA1C）：6.5%

注：TC. 总胆固醇；LDL-C. 低密度脂蛋白胆固醇；HDL-C. 高密度脂蛋白胆固醇；LVMI. 左室重量指数；CIMT. 颈动脉内膜中层厚度；BMI. 体重指数。

以上因素已被 WHO 确定为心血管疾病危险因素，并决定高血压患者的危险度分层。因此，临床医师必须掌握上述各危险因素单独存在或并存的识别和处理方法。

二、靶器官损害评价

临床发现，很多高血压患者往往同时患有心脏疾病、脑血管病和肾脏损害，以及外周血管疾病。在欧美国家，高血压造成的靶器官损害中冠心病占首位，其次是脑卒中和肾脏损害；在我国，则脑卒中占首位，其次是冠心病和肾脏损害。可能是这些疾病有着共同的发生机制，即血管损害，与血管内皮细胞受损致动脉粥样硬化发生机制一样。这提示在诊治高血压患者时，若发现患者的心脑肾器官中任一方损害或发生疾病，同时还要注意其他器官是否也受到影响。

（一）全面评价患者的靶器官

高血压患者生长因子如甲状腺素、儿茶酚胺、血管紧张素等，可以刺激靶器官，致心脑肾损害。当然高血压本身就是导致心血管病的危险因素。GoAS等总结出不同肾功能患者的心血管疾病情况，如表1-5-10所示。

表1-5-10　不同肾功能患者心血管疾病发生情况

eGFR [ml/（min·1.73m²）]	全因死亡	任何冠脉事件	任何住院情况
≥60	1.0	1.0	1.0
45～59	1.2（1.1～1.2）	1.4（1.4～1.5）	1.1（1.1～1.1）
30～44	1.8（1.7～1.9）	2.0（1.9～2.1）	1.5（1.5～1.5）
15～29	3.2（3.1～3.4）	2.8（2.6～2.9）	2.1（2.0～2.1）
<15	5.9（5.4～6.5）	3.4（3.1～3.8）	3.1（3.0～3.3）

注：表内数据以完全校正的风险比和95%CI表示。

以上结果表明，高血压对心脑肾等重要脏器存在广泛、复杂的损害，提示我们在临床实践中对高血压患者不应局限于单脏器的评估，而应给予全面的靶器官评价，从而真实地反映患者的患病状况，进而为制定科学的个体化治疗方案提供前提条件。高血压患者的靶器官损害和心血管疾病分别见表1-5-9。

2020年ISH《国际高血压实践指南》提出了针对不同靶器官损害的特定影像和评估。

1. 脑　短暂性脑缺血发作或脑卒中是高血压的常见表现。磁共振成像（MRI）可以灵敏地发现早期亚临床变化，包括白质病变、无症状微梗死、微出血和脑萎缩。由于MRI的成本问题和可及性有限，不建议常规进行脑部MRI检查，但是对于有神经系统疾病、认知功能下降和记忆力减退者应该考虑使用。

2. 心脏　建议高血压患者常规进行12导联心电图检查，并采用简单标准（Sokolow-Lyon指数：$SV_1+RV_5≥35mm$；Cornell指数：SV_3+RaVL，男性>28mm、女性>20mm；Cornell电压乘积：>2440mm/ms），但检测左室肥厚的敏感性非常有限。二维经胸超声心动图是准确评估左室肥厚的首选方法（LVMI：男性>115g/m²、女性>95g/m²），其他相关参数包括左心室的几何形状、左心房容积、左心室的收缩和舒张功能等。

3. 肾脏　肾脏损害可能是导致高血压的原因，也可能是高血压导致的结果，最好是通过简单的肾功能参数（血清肌酐和eGFR）和尿白蛋白检查[早晨点尿试纸检测或尿白蛋白/肌酐比值（urinary albumin to creatinine ratio，UACR）]进行常规评估。

4. 动脉　通常评估三种血管床来检测动脉的高血压介导的损害（hypertension mediated organ damage，HMOD）：①通过颈动脉超声检查颈动脉，以明确动脉粥样硬化斑块的负荷/狭窄和颈动脉内膜中层厚度（carotid intima-media thickness，CIMT）。②通过颈-股动脉脉搏波传导速度（carotid-femoral artery PWV，cfPWV）评估主动脉，以检测大动脉的僵硬程度以及通过踝臂指数（ankle brachial index，ABI）评估下肢动脉。尽管有证据表明上述三者均提供了超越传统危险因素评估方式的额外价值，但除非临床上有明确指征，即在有神经系统症状、单纯收缩期高血压或疑似外周动脉疾病的患者中，否则目前不建议常规使用。

5. 眼　检眼镜（眼底镜）检查是筛查高血压性视网膜病的简单有效的床旁检查手段，尽管不同观察者之间甚至是同一观察者的观察结果间可重复性有限。检眼镜检查对于高血压危象和高血压急症患者尤其重要，可用于高血压进行性加重或恶性高血压患者的视网膜出血、微动脉瘤和乳头水肿。2级高血压患者应进行检眼镜检查，最好是通过有经验的检查者或其他可行的方法进行眼底可视化检查（数字眼底照相机）。

（二）及时识别靶器官损害

高血压患者靶器官（心、脑、肾、血管等）损害的早期识别，对于评估高血压患者的心血管疾病风险，早期积极治疗都具有重要的意义。从高血压到最终发生心血管事件的整个疾病过程中，亚临床靶器官损伤都是极其重要的中间环节。采用相对简便、花费较少、易于推广的检查手段，在高血压患者中检出无症状性亚临床靶器官损害是高血压诊断评估的重要内容。本章同样提倡因地因人制宜，采用相对简便、费效比适当、易于推广的检查手段，开展亚临床靶器官损害的筛查和防治。

左室肥厚既是高血压的靶器官损害，又可作为独立危险因素加重靶器官损害和心血管疾病。左室肥厚者发生心脑肾损害的概率要高于无左室肥厚者。下面主要分析左室肥厚对心脏和脑卒中的影响。

1. 对心脏的影响　如左心室损害冠状储备功

能：由于肥厚心肌重量增加，需要更多的血供，但供血的小冠状动脉数量并不增加，而且心肌内小冠状动脉中层增厚，管腔相对缩小，血流阻力增加，使得冠状动脉扩张潜力降低，冠状动脉储备下降。当活动增加或情绪改变时，心肌供血不能适应生理需要的变化而增加，就会产生心绞痛、心悸等症状，这种情况往往称为 X 综合征。

2. 对脑卒中的影响　Verdecchia P 等对 2363 例中老年高血压患者进行了 5 年随访，新发脑血管事件（出血或缺血性脑卒中等）共 105 例，心电图示左室肥厚者每年脑卒中发生率达 2.04%，而无左室肥厚者每年仅 0.73%（$P<0.01$）；同样，超声心动图示左室肥厚者每年脑卒中发生率达 1.50%，而无左室肥厚者每年仅 0.57%（$P<0.01$），说明有左室肥厚者容易发生脑卒中。

在高血压患者中如何规范管理危险因素以避免靶器官损害，如何保护靶器官避免心血管事件发生是亟待解决的问题。我们应着眼于疾病发生、发展过程，根据合并不同危险因素、不同靶器官损害程度，制定出综合控制危险因素和保护靶器官的诊治规范，做到个体化诊断与治疗。

第四节　高血压患者危险度分层的新依据

心肌梗死、脑卒中等严重心血管事件是否发生、何时发生难以预测，但发生心血管事件的风险不仅可以评估，也应该评估。高血压及血压水平是影响心血管事件发生和预后的独立危险因素，但是并非唯一决定因素。大部分高血压患者还有血压升高以外的心血管疾病危险因素。因此，高血压患者的诊断和治疗不能只根据血压水平，必须对患者进行心血管疾病风险的评估及分层。明确高血压患者的心血管疾病风险分层，有利于确定启动降压治疗的时机，有利于采用优化的降压治疗方案，有利于确立合适的血压控制目标，有利于实施危险因素的综合管理。

过去的高血压防治指南过多强调血压水平，并把它作为要不要治疗和如何治疗的唯一依据。2003 年《ESH/ESC 高血压处理指南》强调了高血压的诊断和治疗必须考虑总体心血管疾病危险。2007 年《ESH/ESC 高血压处理指南》更强调了总体心血管疾病危险的重要性。2009 年《ESH/ESC 高血压处理指南》仍强调总体心血管疾病风险评估，且更重视对亚临床器官损害的评估。总体心血管疾病危险的概念是基于以下事实：①只有少部分高血压患者是"单纯"高血压而不伴有其他危险，大部分高血压患者伴有其他心血管疾病危险因素。②血压水平越高，其他危险因素（如糖代谢异常和血脂异常等）水平也越高。③同时存在的心血管疾病危险因素相互协同，其总致病效果大于各个组分致病作用之和。④高危险度的高血压患者的治疗策略和方法与低危险度的高血压患者不同。本书采用《中国高血压防治指南（2018 年修订版）》的分层原则和基本内容，将高血压患者按心血管风险水平分为低危、中危、高危和很高危险度四个层次，见表 1-5-11。

心血管风险分层根据血压水平、心血管疾病危险因素、靶器官损害、心血管疾病和糖尿病，分为低危、中危、高危和很高危险度四个层次。从前面的分析不难看出，高血压患者本身存在心脑肾损害

表 1-5-11　高血压患者心血管风险水平分层

其他心血管疾病危险因素和疾病史	血压			
	SBP 130～139mmHg 和（或）DBP 85～89mmHg	SBP 140～159mmHg 和（或）DBP 90～99mmHg	SBP 160～179mmHg 和（或）DBP 100～109mmHg	SBP 180mmHg 和（或）DBP≥110mmHg
无		低危	中危	高危
1～2 个其他危险因素	低危	中危	中/高危	很高危
≥3 个其他危险因素，靶器官损害，或 CKD 3 期，无并发症的糖尿病	中/高危	高危	高危	很高危
临床并发症，或 CKD≥4 期，有并发症的糖尿病	高/很高危	很高危	很高危	很高危

注：CKD. 慢性肾脏病；SBP. 收缩压；DBP. 舒张压。

风险，当合并其他心血管疾病危险因素时，心血管事件风险有所提高，当合并靶器官受损时，危险度大大提高。同一水平的高血压由于合并的危险因素不一，预后也不一样，因此，要对高血压患者进行危险度的估计。为了取得高血压治疗的最大效益，应该根据总体心血管疾病危险度对高血压进行分类（分层），见表1-5-11。高血压患者的心血管风险分层，有利于确立合适的血压控制目标，有利于实施危险因素的综合管理。

所谓危险度就是流行病学调查研究证实每观察100例患者10年发生心血管疾病的可能性，见表1-5-12。

表1-5-12　不同危险度高血压患者与降压治疗的效益

危险度分层	10年内心血管事件绝对危险（%）	降压治疗绝对效益（每治疗1000例患者年预防心血管事件数）	
		降10/5mmHg	降20/10mmHg
低危	<15	<5	<8
中危	15~20	5~7	8~11
高危	20~30	7~10	11~17
很高危	>30	>10	>17

从表1-5-12中看出，高危、很高危险度者发生心血管事件的危险性明显高于低、中危险度高血压患者，且经降压治疗后获益也大于低、中危险度高血压患者。那么，从众多高血压患者中，找出高危、很高危险度高血压患者是很重要的，2007年《欧洲高血压处理指南》确定了高危（很高危）险度高血压患者的判定标准，见表1-5-13。

表1-5-13　高危、很高危险度高血压患者判定标准

· 收缩压≥180mmHg和（或）舒张压≥110mmHg
· 收缩压<160mmHg伴舒张压<70mmHg
· 糖尿病
· 代谢综合征（MS）
· ≥3个心血管RF
· 有1种或1种以上亚临床靶器官损害（OD）：
　*心电图显示左室肥厚（特别是伴有缺血）
　或超声心动图显示有左室肥厚（特别是向心性肥厚）
　*超声显示有颈动脉壁增厚或斑块
　*动脉僵硬度增加
　*血清肌酐浓度升高
　*肾小球滤过率或肌酐清除率降低
　*尿微量白蛋白或尿蛋白
· 确诊为心血管病或肾脏疾病

就单纯高血压患者，1、2、3级高血压分别为低危、中危、高危和很高危险度，说明血压越高，危险性越大。同一级别的高血压患者具有不同的其他心血管疾病危险因素、靶器官损害和心血管病，危险度是不一样的。当然，不管是几级高血压，即使是正常高值血压或正常血压者，当患心血管疾病时，如果不积极治疗则有较高的心血管疾病危险性；如果积极给予抗高血压药物治疗，就能减缓心血管疾病的发生发展。

因此，3级高血压伴1项及以上危险因素，合并糖尿病、心血管疾病或慢性肾脏病等，属于心血管风险很高危险度患者。

血压水平、其他心血管疾病危险因素、靶器官损害、心血管疾病与糖尿病，作为高血压患者危险度分层的依据，已被流行病学的资料和临床实践所证实，因此已深入人心，被临床广泛采用。总结临床实践发现，继发性高血压与心血管疾病发生、发展的关系也较密切，因此对于继发性高血压患者，应确定为高危和很高危险度人群。继发性高血压多合并代谢紊乱，合并靶器官损害及心血管疾病，从危险分层上属于高危（很高危）险度，本章建议增加继发性高血压作为危险度分层的因素。此外，清晨高血压、夜间高血压、波动大的高血压和顽固性高血压（将在第五编"原发性高血压的诊断与治疗"中详细介绍），对心脑肾的危害巨大，或者高血压患者表现出这些变化时，本身已经发生心血管疾病，甚至是发病的前兆。另外，有效控制清晨高血压能减少30%的心脏事件和40%的脑血管事件，是治疗达标及减少心血管疾病的关键，已成为降压治疗的新目标，本章也建议增加清晨高血压作为心血管疾病危险分层的新依据。但是，什么样的人群应定为高危和很高危险度人群，还有待大规模临床试验来证实。

（黄素兰　余振球）

参 考 文 献

[1] 《中国高血压防治指南》修订委员会. 中国高血压防治指南（2018年修订版）[J]. 中国心血管杂志，2019，24（1）：1-46.

[2] Krause T，Lovibond K，Caulfield M，et al. Management of hypertension：Summary of NICE guidance[J]. BMJ，2011，

343：d4891.

[3] O'Brien E，Parati G，Stergiou G，et al. European Society of Hypertension position paper on ambulatory blood pressure monitoring[J]. J Hypertens. 2013，31（9）：1731-1768.

[4] Parati G，Stergiou G，O'Brien E，et al. European Society of Hypertension practice guidelines for ambulatory blood pressure monitoring[J]. J Hypertens. 2014，32（7）：1359-1366.

[5] 中国高血压联盟，中国医师协会高血压专业委员会血压测量与监测工作委员会，中华高血压杂志编委会. 动态血压监测临床应用中国专家共识[J]. 中华高血压杂志，2015，23（8）：727-730.

[6] 中国高血压联盟《动态血压监测指南》委员会. 2020 中国动态血压监测指南[J]. 中国循环杂志，2021，36（4）：313-328.

[7] Sharman JE，Howes FS，Head GA，et al. Home blood pressure monitoring：Australian Expert Consensus Statement[J]. J Hypertens，2015，33（9）：1721-1728.

[8] 中国医师协会高血压专业委员会，中国高血压联盟，中华医学会心血管病学分会. 家庭血压监测中国专家共识[J]. 中国医学前沿杂志（电子版），2012，4（4）：525-529.

[9] 罗雪琚，叶鹏. 家庭血压监测：澳大利亚专家共识说明[J]. 中华高血压杂志，2015，23（8）：708.

[10] Stergiou GS，Palatini P，Parati G，et al. 2021 European Society of Hypertension practice guidelines for office and out-of-office blood pressure measurement[J]. J Hypertens. 2021，39（7）：1293-1302.

[11] John A，Luma M，Michael SK. Home blood pressure monitoring to improve hypertension control：A narrative review of international guideline recommendations[J]. Blood Press，2021，30（4）：220-229.

[12] Park S，Buranakitjaroen P，Chen CH，et al. Expert panel consensus recommendations for home blood pressure monitoring in Asia：The Hope Asia Network[J]. J Hum Hypertens，2018，32：249-258.

[13] 杨旦红，刘锐. 动态血压监测临床应用进展[J]. 上海医药，2016，37（20）：22-24.

[14] 黄素兰，匡泽民，余振球. 动态血压监测诊断高血压的研究进展[J]. 中华高血压杂志，2013，21（7）：687-690.

[15] 中国高血压防治指南修订委员会. 中国高血压防治指南 2010[J]. 中华高血压杂志，2011，19：701-743.

[16] Silvia M，Fabrizio D，Claudio M，et al. Cardiovascular events and target organ damage in primary aldosteronism compared with essential hypertension：A systematic review and meta-analysis[J]. Lancet Diabetes Endocrinol，2018，6（1）：41-50.

[17] Anand V，Paolo M，Rene B，et al. The expanding spectrum of primary aldosteronism：Implications for diagnosis，pathogenesis，and treatment [J]. Endocr Rev，2018，39（6）：1057-1088.

[18] 国家卫生健康委高血压诊疗研究重点实验室学术委员会. 高血压患者中原发性醛固酮增多症检出、诊断和治疗的指导意见[J]. 中华高血压杂志，2021，29（6）：508-518.

[19] Milan A，Magnino C，Fabbri A，et al. Left heart morphology and function in primary aldosteronism[J]. High Blood Press Cardiovasc Prev，2012，19（1）：11-17.

[20] Savard S，Amar L，Plouin PF，et al. Cardiovascular complications associated with primary aldosteronism：A controlled cross-sectional study[J]. Hypertension，2013，62（2）：331-336.

[21] 刘岗，张少玲，刘品明，等. 原发性醛固酮增多症和原发性高血压内皮损伤标志物及早期靶器官损害的比较[J]. 中华心血管病杂志，2012，（8）：640-644.

[22] Pimenta E，Gordon RD，Ahmed AH，et al. Cardiac dimensions are largely determined by dietary salt in patients with primary aldosteronism：Results of a case-control study[J]. J Clin Endocrinol Metab，2011，96：2813-2820.

[23] Matsumura K，Fujii K，Oniki H，et al. Role of aldosterone in left ventricular hypertrophy in hypertension[J]. Am J Hypertens，2006，19：13-18.

[24] Catena C，Colussi G，Lapenna R，et al. Long-term cardiac effects of adrena-lectomy or mineralocorticoid antagonists in patients with primary aldosteronism[J]. Hypertension，2007，50：911-918.

[25] Muiesan ML，Salvetti M，Paini A，et al. Inappropriate left ventricular mass in patients with primary aldosteronism[J]. Hypertension，2008，52：529-534.

[26] Lin YH，Wang SM，Wu VC，et al. 2011. The association of serum potassium level with left ventricular mass in patients with primary aldosteronism[J]. Eur J Clin Invest，2011，41（7）：743-750.

[27] Wu VC，Yang SY，Lin JW，et al. Kidney impairment in primary aldosteronism[J]. Clin Chim Acta，2011，412（15-16）：1319-1325.

[28] Sechi LA，Novello M，Lapenna R，et al. Long-term renal outcomes in patients with primary aldosteronism[J]. JAMA，2006，295（22）：2638-2645.

[29] Catena C，Colussi G，Nadalini E，et al. Relationships of plasma renin levels with renal function in patients with primary aldosteronism[J]. Clin J Am Soc Nephrol，2007，2（4）：722-731.

[30] Sechi LA，Di Fabio A，Bazzocchi M，et al. Intrarenal hemodynamics in primary aldosteronism before and after treatment[J]. J Clin Endocrinol Metab，2009，94（4）：1191-1197.

[31] Ribstein J，Du Cailar G，Fesler P，et al. Relative

glomerular hyperfiltration in primary aldosteronism[J]. J Am Soc Nephrol, 2005, 16（5）: 1320-1325.

[32] 李彬, 蒋雄京, 彭猛, 等. 原发性醛固酮增多症患者的高血压危险度分层及心脑血管合并症: 北京阜外心血管病医院调查[J]. 中华高血压杂志, 2015, 23（7）: 644-648.

[33] Agard E, Chehab HE, Anne-Laure V, et al. Retinal vein occlusion and obstructive sleep apnea: a series of 114 patients[J]. Acta Ophthalmol, 2018, 96（8）: e919-e925.

[34] 张文莉, 王士雯, 卢才义, 等. 冠心病的危险因素-睡眠呼吸暂停[J]. 中国现代医学杂志, 2003,（17）: 4-6.

[35] 张敏艳, 刘卓拉, 张秀兰. 阻塞性睡眠呼吸暂停低通气综合征与冠心病的相关性研究[J]. 临床医药实践, 2011, 20（2）: 98-101.

[36] Mooe T, Franklin KA, Wiklund U, et al. Sleep-disordered breathing and myocardial ischemia in patients with coronary artery disease[J]. Chest, 2000, 117: 1597-1602.

[37] Peker Y, Grote L, Kraiczi H, et al. Sleep apnea a risk factor of cardiovascular disease[J]. Lakartidningen, 2002, 99（45）: 4473-4479.

[38] 阻塞性睡眠呼吸暂停与卒中诊治专家共识组. 阻塞性睡眠呼吸暂停与卒中诊治专家共识[J]. 中华内科杂志, 2014, 53（8）: 657-664.

[39] Bianchi VE, Herbert WG, Myers J, et al. Relationship of obstructive sleep apnea and cardiometabolic risk factors in elderly patients with abdominal aortic aneurysm[J]. Sleep Breath, 2015, 19（2）: 593-598.

[40] Kohler M, Pitcher A, Blair E, et al. The impact of obstructive sleep apnea on aortic disease in Marfan's syndrome[J]. Respiration, 2013, 86（1）: 39-44.

[41] Cortuk M, Akyol S, Baykan AO, et al. Aortic stiffness increases in proportion to the severity of apnoea-hypopnea index in patients with obstructive sleep apnoea syndrome[J]. Clin Respir J, 2016, 10（4）: 455-461.

[42] Kwon HJ, Kang EC, Lee J, et al. Obstructive sleep apnea in patients with branch retinal vein occlusion: A preliminary study[J]. Korean J Ophthalmol, 2016, 30（2）: 121-126.

[43] Huon LK, Liu SYC, Camacho M, et al. The association between ophthalmologic diseases and obstructive sleep apnea: A systematic review and meta-analysis[J]. Sleep Breath, 2016, 20（4）: 1145-1154.

  根据高血压学理论，高血压科医师在诊治高血压患者时，必须及时发现和明确诊断涉及高血压的各种疾病，并给予先进、合理、有效的处理，使心脑肾得到保护。高血压科医师对患者整个诊疗过程的详细记录称为高血压科病历。其书写要求与内容格式除要符合卫健管理部门的相关规定和教科书的要求外，还应考虑高血压患者诊疗的特殊性：①病史中必须含有血压变化趋势、高血压发病情况、诊疗经过；患者其他心血管疾病危险因素、靶器官损害和心血管疾病有无及其诊疗经过。②高血压患者详细的体格检查资料或结果，特别是各种血压测定结果。③高血压患者的13项常规检查记录及分析。④高血压患者的特殊检查及其依据、结果分析等。写好高血压科病历既是每一位高血压患者特别是重症复杂高血压患者高质量诊疗的有力保证，又是研究制定高血压患者诊疗规范、高血压防治指南等专业著作的临床实践依据，还是各级医疗机构医院和各科医师协同诊疗高血压的人才培养、教学内容和实际工作汇总的参考模板；是提高我国高血压防治事业的有力支撑。

  高血压患者就诊时，高血压科医师要通过详细询问其病史、收集以前的病例资料进行归纳总结并详细分析，为患者提出一个诊断方向，得出下一步诊疗方案，从而省时、省力，少走弯路，还可避免不必要的检查，达到事半功倍的效果，这是每一位经过专科训练的高血压科医师应该具备的能力。

  高血压科医师在具体的医疗文书中要做到书写规范，包括住院病历、住院期间的诊疗经过，以及随诊的结果。除了严格按照教科书的住院病历格式与要求外，书写高血压科病历时，还要有自己的特殊性（限于版面要求，本章省略了部分无异常结果的临床资料）。诊疗经过包括病历分析、完善的检查、诊断与治疗结果。

第一节　培养诊断思路的入院病历

本节通过对典型且少见的继发性高血压患者从门诊、住院到随诊的诊断经过与治疗相关资料进行归纳与整理，呈现了一份完整的高血压患者住院病历与随诊记录的医疗文件模板，供读者学习对高血压患者总的诊断思路，特别是对继发性高血压患者的鉴别诊断思路；启迪广大读者面临复杂高血压患者时能结合高血压学学科基础理论与临床实践，针对患者的具体情况及时、准确、系统地给出诊断、治疗与预防方案，让患者接受先进、合理的高血压专科诊疗。

一、临 床 资 料

（一）病史

患者，女性，16岁，高中一年级学生，于2017年4月18日入院。

主诉：体检发现血压升高40天。

现病史：患者40天前体检测血压210/140mmHg。之前无感冒、发热、咽痛、血尿、水肿等；当时无头晕、头痛及颈项板紧；无视物模糊及鼻出血；无恶心、呕吐；无心慌、出汗及腿软乏力；夜尿0～1次，白昼尿3～4次。于当地市立医院就诊，测血钾2.5mmol/L，血钠134.1mmol/L，血氯89.2mmol/L，血浆肾素浓度703ng/ml，双肾及肾上腺MRI平扫未见异常，垂体MRI平扫未见明显异常，颅脑、胸部、盆腔CT检查未见明显异常。诊断：继发性高血压3级（极高危组）、低钾血症、原发性醛固酮增多症？口服硝苯地平控释片30mg每日1次，缬沙坦80mg每日1次，美托洛尔缓释片23.75mg每日1次，螺内酯20mg每日3次，血压控制在130～150/80～100mmHg。近2周余未服

螺内酯，现为进一步诊治入院。病程中无胸闷、胸痛及夜间阵发性呼吸困难，无四肢活动障碍、意识障碍，夜尿0～1次，白昼尿3～4次，近期体重无明显增减，精神、饮食、睡眠可。

既往史：小学及初中一、三年级体检测血压时均未被告知高血压，数字不详。既往无糖尿病史。无肝炎、结核、甲亢、肾炎、哮喘等病史。无外伤、手术史。无药物及食物过敏史。无输血史。预防接种正规。

个人史：生于原籍。无吸烟、饮酒史。从小不爱发热，很少感冒。

婚姻史：未婚。

家族史：父母体健，否认家族中有遗传病史。父母无高血压病史。奶奶60岁时确诊高血压，爷爷无高血压，姥姥有脑卒中史（发病年龄不详）。

（二）体格检查

体温36.5℃，脉搏80次/分，呼吸17次/分，体重54kg，身高160cm，腹围77cm，BMI 21.09kg/m²。坐位血压130/78mmHg，卧位四肢血压：右上肢121/68mmHg，左上肢117/69mmHg，右下肢129/56mmHg，左下肢134/59mmHg。双肺呼吸音清，未闻及干湿啰音。心浊音界不大，心率80次/分，律齐，心音可，各瓣膜听诊区未闻及病理性杂音。双下肢无水肿。神经系统检查未见异常。

二、入院诊疗经过

（一）总结检查

1. 实验室检查　患者血常规提示白细胞和平均血红蛋白浓度增加，详见表1-6-1。血生化提示重度低血钾，余基本正常，见表1-6-2。基础状态下肾素-血管紧张素-醛固酮系统检测结果提示血浆肾素水平和醛固酮浓度均增高，详见表1-6-3。

表 1-6-1　不同时期患者的血常规检查结果

	2017.03.13	2017.04.18	2017.05.22	2017.05.25	参考值
白细胞（G/L）	9.55	7.78	6.56	12.21	8～10
淋巴细胞百分比（%）	/	28.4	30.9	13.8	20～40
中性粒细胞百分比（%）	/	64.7	64.3	78.6	40～75
单核细胞百分比（%）	/	6.0	3.7	7.0	3～10
淋巴细胞数（G/L）	/	2.21	2.03	1.69	1.1～3.2

续表

	2017.03.13	2017.04.18	2017.05.22	2017.05.25	参考值
中性粒细胞数（G/L）	/	5.03	4.22	9.60	1.8～6.3
单核细胞数（G/L）	/	0.47	0.24	0.85	0.1～0.6
红细胞（T/L）	/	4.50	4.32	3.67	3.8～5.1
血红蛋白（g/L）	/	136.0	134.0	113.0	115～150
血细胞比容（%）	/	38.10	37.50	32.10	35～45
平均红细胞体积（fL）	/	84.7	86.8	87.5	85～100
平均血红蛋白量（pg）	/	30.2	31.0	30.8	27～34
平均血红蛋白浓度（g/L）	156	357.0↑	357.0↑	352.0	316～354
红细胞分布宽度-SD 值（fL）	/	39.00	38.60	40.2	37～51
红细胞分布宽度-CV 值（%）	/	12.9	12.10	12.40	100～300
血小板（G/L）	326	286.0	221.0	192.0	6.8～13.5
血小板平均体积（fL）	/	15.5	12.1	12.1	0.1～2.4
血小板压积（%）	/	0.33	0.27	0.23	9.9～16.1
血小板分布宽度（%）	/	13.8	15.7	15.2	0.02～0.5
嗜酸细胞数（G/L）	/	0.05	0.06	0.06	0.4～8
嗜酸细胞百分比（%）	/	0.6	0.9	0.5	/
嗜碱细胞数（G/L）	/	0.02	0.01	0.01	0～0.06
嗜碱细胞百分比（%）	/	0.3	0.2	0.1	0～1
人血小板比率（%）	/	37.6	42.70	42.60	13～43

表 1-6-2　不同时期患者的血生化检查结果

	2017.03.13	2017.04.18	2017.04.20	2017.05.04	2017.05.22	2017.05.25	2017.06.01	2017.08.23
谷丙转氨酶（U/L）	/	20	/	24	20	19	10	35
谷草转氨酶（U/L）	/	20	/	/	18	22	13	25
总蛋白（g/L）	/	78.0	/	72.5	73.2	59.1	66.5	73.6
白蛋白（g/L）	/	48.8	/	45.4	46.6	37.1	37.8	45.4
总胆红素（μmol/L）	/	/	/	/	29.70	/	1.32	28.40
直接胆红素（μmol/L）	/	/	/	/	4.58	/	2.06	4.83
尿素氮（mmol/L）	/	3.30	4.6	/	4.70	2.6	3.70	5.20
肌酐（μmol/L）	/	47.7	50.9	48.8	56.5	54.5	39.1↓	50.3
尿酸（μmol/L）	/	313.9	313.6	344	297.4	216.2	206.5	334.7
葡萄糖（mmol/L）	/	4.86	4.89	5.02	4.25	5.07	4.69	5.06
餐后 2h 血糖（mmol/L）	/	/	6.15	/	/	/	/	/
肌酸激酶（U/L）	/	64	/	67	63	/	49	95
乳酸脱氢酶（U/L）	/	/	/	/	180	/	206	157
甘油三酯（mmol/L）	/	/	/	1.47	1.23	/	1.43	1.64
总胆固醇（mmol/L）	/	/	/	3.55	3.57	/	3.85	3.66
低密度脂蛋白（mmol/L）	/	/	/	2.18	2.07	/	2.49	2.03
高密度脂蛋白（mmol/L）	/	/	/	0.99	1.09	/	0.86	1.11
钠（mmol/L）	134.1	138.0	138.3	137.4	138.6	137.7	140.5	140.3
钾（mmol/L）	2.5	3.5	3.6	3.8	4.1	4.0	4.0	3.8
氯（mmol/L）	89.2	99.4	102.7	100.1	102.1	104.0	102.1	104.1
高敏 C 反应蛋白（mg/L）	/	/	0.05	/	0.07	/	4.5	0.09

表 1-6-3 不同时期患者的肾素-血管紧张素-醛固酮系统检查结果

	血浆肾素（ng/ml）	血管紧张素Ⅱ（ng/ml）	醛固酮（pmol/L）
2017.03.14（站立）	703	272.33	269.14
2017.04.18（普食卧位）	＞158.73	/	1259.36
2017.08.23（普食立位）	3.397	/	125.12

2. 辅助检查　腹部超声检查提示轻度脂肪肝；胆囊多发结石；左肾下级可见一类圆形等回声，大小约 1.6cm×1.4cm。

超声心动图检查未见明显异常，见表 1-6-4。

表 1-6-4 不同时期患者的超声心动图检查结果

项目	2017.03.17	2017.04.18	2017.05.22	2017.08.24
主动脉根部（mm）	18	21	24（窦部）	25（窦部）
升主动脉内径（mm）	24	23	20	27
肺动脉主干径（mm）	18	18	20	17
左房（mm）	25	23	26	27
室间隔厚度（mm）	10	11	9	9
运动幅度（mm）	/	8	7	5
左室后壁厚度（mm）	9	10	9	10
后壁运动幅度（mm）	/	12	10	12
左室舒末内径（mm）	/	36	41	40
左室收末内径（mm）	/	23	26	24
EF（%）	71	73	65	72
FS（%）	39	41	35	42
E波（cm/s）	95	107	137	113
A波（cm/s）	80	73	77	78
诊断	未见异常	未见异常	三尖瓣反流（轻度）	未见异常

颅脑 CT 平扫、胸部 CT 平扫、上腹部 CT 平扫、下腹部 CT 平扫、盆腔 CT 平扫检查均未见异常。肾上腺 CT 平扫与增强未见异常。

脑垂体 MRI 平扫、双肾及肾上腺 MRI 平扫检查均未见明显异常。

（二）初步分析

1. 高血压原因分析　该患者病例特点为：16 岁女性；病程明确，15 岁体检时未告知高血压，40 天前首次发现血压高，血压达 210/140mmHg，高血压 3 级诊断明确；服用含血管紧张素Ⅱ受体阻滞剂（ARB）在内的 4 种抗高血压药物，血压控制在 121/68mmHg；实验室检查提示重度低血钾、高肾素水平、高醛固酮浓度。根据此种情况，应考虑继发性高血压，高度怀疑以下疾病：

（1）肾动脉狭窄。患者以往血压正常，发现血压升高之前无发热、咽痛等炎症性病史，几种常见肾动脉狭窄原因无；肾动脉狭窄患者血钾低的程度往往轻，故临床上不支持。首先完善肾动脉狭窄的相关检查，如肾动脉 B 超、肾动态显像检查，如果有异常，进一步完善肾动脉计算机断层扫描血管成像（computed tomography angiography，CTA）、肾动脉磁共振血管成像（magnetic resonance angiography，MRA）或肾动脉造影。

（2）肾球旁细胞瘤。该患者起病急，血浆肾素水平、醛固酮浓度明显升高，血钾重度降低，使用 ACEI/ARB 在内的多种抗高血压药物治疗才有效，高度怀疑该患者为此病。对肾球旁细胞瘤的诊断，以往专家都主张用分侧肾静脉取血测肾素水平和进行肾动脉造影检查。我们回顾了 2005～2015 年国内报道的 110 例肾球旁细胞瘤诊疗的文献。110 例患者中有 36 例在术前确诊肾球旁细胞瘤，其中 14 例进行了分侧肾静脉取血测肾素水平，只有 3 例阳性，阳性比率仅为 21.4%；36 例进行了肾脏 CT 增强扫描，均提示肾球旁细胞瘤；6 例进行了肾脏 MRI 检查，2 例考虑肾癌，4 例提示肾素瘤；11 例进行了肾动脉造影检查，3 例未见异常，7 例肿瘤部位提示缺血，1 例见类圆形无血管区，无特异性。因此，结合文献结果，需对患者完善肾脏 CT 平扫和增强检查。

2. 靶器官损害的分析　患者病程短，目前没有相应的靶器官损害的特异性临床症状，也没有相应靶器官损害的客观证据，需完善高血压患者 13 项常规检查以确定有无靶器官损害。

（三）完善检查

高血压患者 13 项常规检查和针对该患者的特殊检查及结果如下。

1. 实验室检查 血常规白细胞正常，平均血红

蛋白浓度仍高，见表 1-6-1。尿常规白蛋白+，见表 1-6-5，尿微量白蛋白 220.10mg/L。基础状态下肾素、血管紧张素和醛固酮检查提示血浆肾素水平和醛固酮浓度均增高，详见表 1-6-3。

表 1-6-5 不同时期患者的尿常规检查结果

尿十项+流式尿沉渣结果	2017.04.19	2017.05.22	2017.06.01	参考值
离心后镜检白细胞（/HP）	0	2～4	2～3	男：0～3
				女：0～5
离心后镜检红细胞（/HP）	0	0	1～2	0～2
比重	1.020	1.027	1.023	1.002～1.03
酸碱度	7.0	5.5	6.5	4.5～8
白细胞	－	+	－	/
亚硝酸盐	－	－	－	/
白蛋白	+	++	+	/
尿糖	－	±	－	/
酮体	－	±	－	/
尿胆原	－	－	－	/
胆红素	－	+8.5	－	/
潜血	－	－	±	/
——流式尿沉渣结果——				/
白细胞（μl）	5	92.4	43.80	0～30
白细胞（高倍视野）（HPF）	0.90	16.6	7.90	0～5.4
红细胞（μl）	5.7	17.5	64.90	0～25
红细胞（高倍视野）（HPF）	1.00	3.2	11.70	0～4.5
上皮细胞（μl）	10.50	169.4	85.50	0～21.4
上皮细胞（高倍视野）（HPF）	1.90	30.50	15.40	0～3.8
管型（μl）	0.82	0.12	0.00	0～1.3
管型（低倍视野）（LPF）	2.38	1.10	0.00	0～3.8
细菌（μl）	345.00	3692.10	57.60	0～130
病理管型（μl）	0.13	0.00	0.00	/
小圆上皮细胞数量（μl）	5	10.30	27.60	/

患者血生化结果基本正常，经补钾治疗后血钾上升至正常值，见表 1-6-2。内生肌酐清除率增加，见表 1-6-6。

甲状腺功能、甲状旁腺功能正常，儿茶酚胺代谢产物、皮质醇、促肾上腺皮质激素正常，见表 1-6-7。

表 1-6-6 不同时期患者的血肌酐和内生肌酐清除率检查结果

	2017.04.18	2017.04.20	2017.05.04	2017.05.22	2017.05.25	2017.06.01	2017.08.24
肌酐（μmol/L）	47.7	50.9	48.8	56.5	54.5	39.1	50.3
内生肌酐清除率[ml/（min·1.73m²）]	145.87	136.7	142.58	122.93	127.67	177.95	140.90

表 1-6-7　患者有关内分泌检查结果

项目	2017.04.18	参考值
1. 儿茶酚胺（pg/ml）		
多巴胺	14	0～80
肾上腺素	44	0～200
去甲肾上腺素	116	70～550
甲氧基肾上腺素	26	0～120
甲氧基去甲肾上腺素	740	0～140
2. 甲状腺功能		
总三碘甲状腺原氨酸（nmol/L）	1.75	
总甲状腺素（nmol/L）	108.5	
超敏人促甲状腺素（mIU/L）	2.79	
3. 甲状旁腺检查		
甲状旁腺激素（pg/ml）	72.3	
钙（mmol/L）	2.47	
磷（mmol/L）	1.3	
4. 血清皮质醇检查（μg/d）		
0 点	4.8	
8 点	10.66	6.70～22.50
16 点	6.33	0.00～10.00
5. 24h 尿皮质醇（μg/24h）	290.85	58～403
6. 促肾上腺皮质激素测定（pg/ml）		4.7～48.8
8 点	11.2	
16 点	6.6	

红细胞沉降率（简称血沉）、C 反应蛋白、类风湿因子、抗链球菌溶血素 "O" 试验、免疫球蛋白正常。肿瘤标志物正常。血气分析结果正常，见表 1-6-8。

2. 辅助检查

（1）24h 动态血压监测。患者 24h 动态血压监测结果见图 1-6-1A 和图 1-6-1B。

（2）心电图检查。提示窦性心律，心率 91 次/分，未见明显 ST-T 改变，正常心电图。

（3）腹部 B 超检查。结果显示：轻度脂肪肝；胆囊多发结石。双肾形态、大小如常，包膜光滑，实质回声均匀，左肾下极拟可见一类圆形等回声，

大小约 1.6cm×1.4cm。超微血管成像见上述等回声周边见环状血流信号，其内可见少量血流信号；右肾内未见明显异常回声，双肾集合系统未见明显分离。双肾动脉未见明显狭窄。

（4）超声心动图检查。患者入院时超声心动图检查结果未见异常，见表 1-6-4。

（5）腹部 CT 检查。全腹部 CT 检查见左肾近下极附近类圆形低密度影，大小约 15.86cm×13.50mm，边界尚清晰，平扫基本呈等密度，CT 值为 26Hu；强化后动脉期 CT 值为 86Hu，静脉期 CT 值为 108Hu，延迟期 CT 值为 114Hu，右肾及双肾上腺未见明显异常强化影，见图 1-6-2。

表 1-6-8　患者血气分析的检查结果

项目	2017.04.18	参考值
酸碱度	7.452	7.35～7.45
CO_2 分压（mmHg）	38.3	35～45
氧分压（mmHg）	100.3	83～108
氧饱和度（%）	98.1	95～98
血细胞比容（%）	40.0	35～45
血红蛋白（g/dl）	13.3	11.7～15.5
钠（mmol/L）	134.6	136～146
钾（mmol/L）	3.4	3.5～5.1
氯（mmol/L）	107.7	98～106
钙（mmol/L）	1.17	1.09～1.3
镁（mmol/L）	0.40	0.45～0.6
葡萄糖（mg/dl）	89	65～95
乳酸（mmol/L）	0.60	0.7～2.5
尿素氮（mg/dl）	9.00	7～18
细胞外剩余碱（mmol/l）	2.8	
剩余碱（mmol/l）	3.5	
标准碳酸氢根浓度（mmol/l）	27.5	
碳酸氢根浓度（mmol/l）	27.0	
总 CO_2	28.1	
氧含量	18.4	
肺泡内氧分压（mmHg）	100.9	
渗透压（mOsm/kg）	267.6	

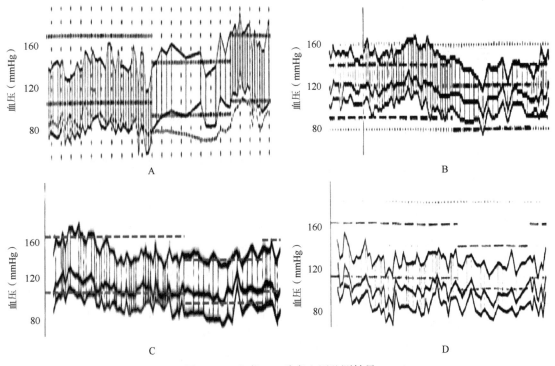

图 1-6-1　患者 24h 动态血压监测结果

A. 口服硝苯地平缓释片 30mg qd、缬沙坦 80mg qd、美托洛尔缓释片 23.75mg qd。24h 平均血压 124/77mmHg，24h 平均心率 73 次/分；B. 口服硝苯地平缓释片 30mg qd、美托洛尔缓释片 23.75mg qd。24h 平均血压 147/100mmHg，24h 平均心率 75 次/分；C. 手术后 1 周，未用药。24h 平均血压 129/80mmHg，白昼平均血压 130/81mmHg，夜间平均血压 126/75mmHg，24h 平均心率 91 次/分；D. 术后 3 个月，未用药。24h 平均血压 107/65mmHg，白昼平均血压 109/67mmHg，夜间平均血压 103/62mmHg，24h 平均心率 73 次/分

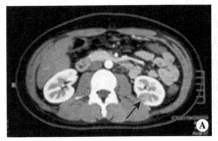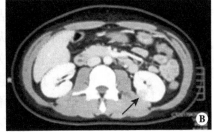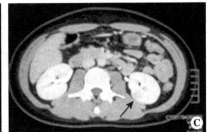

图 1-6-2　全腹部 CT 增强扫描结果

A. 动脉期；B. 静脉期；C. 延迟期

（四）诊断与诊断依据

1. 确定诊断　左肾下极肾球旁细胞瘤；继发性高血压 3 级；微量白蛋白尿。

2. 诊断依据　①年轻女性，肾球旁细胞瘤女性发病率约为男性的 2 倍，起病急；②血浆肾素水平高，血钾低，需 ACEI/ARB 在内的多种抗高血压药物联合治疗才能控制血压；③短时间内出现靶器官损害证据；④对患者完善相关检查，排除其他高血压伴低血钾疾病，结合影像学检查支持诊断。

（五）处理

患者因上学出院，给予硝苯地平控释片 30mg 每日 1 次口服、缬沙坦 80mg 每日 1 次口服、美托

洛尔缓释片 23.75mg 每日 1 次口服及补钾治疗。

三、随　诊

（一）术前随诊

患者在第一次住院诊断明确后，因上学未能及时接受手术治疗。1 个月后于本院高血压科随诊。此时查超声心动图提示左室舒张末期内径增加了 5mm，出现三尖瓣轻度反流，见表 1-6-4。查血肌酐上升了 8.8μmol/L，见表 1-6-2。1 个月的时间患者心脏和肾脏的上述改变说明肾球旁细胞瘤短期内造成了靶器官损害，且使用包含 ARB 在内的抗高血压药物也不能有效保护靶器官。所以，对临床医师提出要求：①既要对短期内血压升高、血钾低合并血浆肾素水平高的患者，也要对短期内靶器官损害严重的患者，及时筛查肾球旁细胞瘤，并做出正确诊断。②对于确诊患者要及时给予手术治疗，有效保护心脑肾。

（二）术后随诊

2017 年 5 月 24 日患者在全身麻醉下行左肾下级肾球旁细胞瘤机器人手术治疗。术后病理检查结果为：肿物由较一致的圆形细胞瘤组成，部分细胞嗜酸性变。

病理诊断：（左肾肿物）符合肾球旁细胞瘤，请结合临床。免疫组化：EMA（−），CK7（−），CD10（−），Melanoma（黑色素瘤）（−），Melan（黑素细胞）A（−），CD34（＋），CD117（散在+），SMA（−），ki-67（1%+）。

1. 术后 1 周　患者症状消失，未用降压药物，血压 120/70mmHg，心率 91 次/分，血钾 4.0mmol/L。24h 平均血压 129/80mmHg，24h 平均心率 91 次/分，见图 1-6-1C。复查血肌酐下降，见表 1-6-6。

2. 术后 3 个月　患者症状消失，未用降压药物，监测血压在 100～125/60～81mmHg，2017 年 8 月 22 日于笔者科室门诊复诊。

查体：血压 120/80mmHg，心率 92 次/分，律齐，心音可，各瓣膜听诊区未闻及病理性杂音。肺部查体、神经系统查体未见异常。双下肢无水肿。

完善辅助检查：

（1）实验室检查。复查血生化结果提示：血钾 3.8mmol/L，见表 1-6-2；血肌酐 50.3μmol/L，见表 1-6-6。复查基础状态下 RASS，提示血浆肾素水平、醛固酮浓度正常，见表 1-6-3。复查甲状腺功能正常，详见表 1-6-7。

（2）心电图检查。心电图结果提示：心率 75 次/分，P-R 238ms，PR 间期延长，逆时针旋转。

（3）24h 动态血压监测。患者未用药物，24h 动态血压监测结果显示，24h 平均血压 107/65mmHg，24h 平均心率 73 次/分，见图 1-6-1D。

（4）超声心动图检查。超声心动图结果提示左室舒张末期内径 40mm，心脏结构及血流未见明显异常，详见表 1-6-4。

该患者为 16 岁女性，40 天前体检发现高血压，而在 1 年前体检时未被告知高血压。这说明患者高血压发生时间在 1 年内，故应问清楚这 1 年内患者的症状变化，按照这个年龄段最易发生的有关继发性高血压进行询问，结合患者常规检查结果中的变化，就能锁定最有可能的继发性高血压原发疾病。在这些原发疾病中如果是常见的，或临床医师比较熟悉的病种，按照继发性高血压的诊断流程不难做出诊断。如果是不常见的或是复杂的，甚至是临床医师不熟悉的病种，一定要认真学习教科书或相关疾病临床诊疗指南或共识，甚至要及时查阅相应文献进行归纳总结，找出有意义的诊断方法。肾球旁细胞瘤长期被认为是少见的继发性高血压病种，目前教科书或相关诊疗指南尚未明确指出其诊断流程，为了做好定性、定位，以往专家们多主张肾动脉造影和分侧肾静脉取血测肾素水平。笔者复习文献进行总结后发现，对于这类患者，要同时进行定性、定位检查才能明确诊断肾球旁细胞瘤，即在高血浆肾素水平、高醛固酮浓度的情况下，同时存在肾脏影像学改变，特别是肾脏 CT 增强扫描提示动脉期强化不明显，静脉期和延迟期强化明显。

（余振球）

第二节　注重随诊观察的入院记录

本节通过对典型继发性高血压患者诊断后从县级医院上转到省级专业高血压机构确诊，再到泌尿外科施行手术治疗以及长期随诊等各方面资料进行记录和整理，为读者呈现开展高血压专科诊疗、对高血压进行随诊和管理、发现高血压患者的各种心血管疾病并给予相应处理的思路与方法。

一、临床资料

入院记录

患者，男性，32 岁，于 2020 年 4 月 1 日入院，余一般项目略。

主诉：发现血压高 2 年，伴四肢乏力 1 年半。

现病史：2 年前患者体检时测血压 141/96mmHg。之前无发热、咽痛；当时无头痛、头晕，无胸闷、胸痛及夜间阵发性呼吸困难，无四肢乏力，夜尿 0~1 次，白昼尿 3~4 次。未诊疗，后未监测血压。1 年半前出现四肢乏力、抬腿困难。之前无发热、感冒，未使用排钾利尿剂，无饮食改变、腹泻；当时无头痛、头晕，无心悸、胸闷、胸痛，小便同前。未诊疗，在家休息，症状持续 1$^+$周后自行缓解，后未监测血压。半年前饮酒后出现手麻、僵硬，当时无头痛、头晕，无心悸、胸闷、胸痛。就诊于当地三甲医院，未测血压，查血钾偏低（具体数值不详）。予补钾治疗后上述症状缓解，后未复查血钾，未监测血压。2 个月前再次出现四肢乏力，当时无头痛、头晕，无心悸、胸闷、胸痛，无肢体麻木、意识障碍，未就诊，未测血压，自行补钾后症状缓解，后未监测血压。12 天前乏力再发，抬腿困难，爬 2 楼感胸闷，当时无头痛、头晕，无肢体麻木、意识障碍，就诊于当地县人民医院急诊科测血压 170/110mmHg，查血钾 2.43mmol/l，收治入院，测血压 140~160/80~100mmHg，查血浆肾素水平减低，血浆醛固酮/肾素水平比值（ARR）升高，卡托普利抑制试验提示醛固酮未被抑制，腹部 CT 检查提示左侧肾上腺内侧支腺瘤，诊断"原发性醛固酮增多症"。为进一步诊疗，转诊我科住院。病程中无胸痛及夜间阵发性呼吸困难，无四肢活动障碍，

夜尿 1~2 次，白昼尿 3~4 次，近期体重无明显增减，精神、饮食、睡眠可。

既往史：初中未测血压，高中、大学至 4 年前献血与体检时测血压均未被告知高血压。3 年前献血时测血压 120/80mmHg。否认"糖尿病、慢性肾炎、哮喘、甲亢"等系统疾病史。否认"结核、伤寒或副伤寒"等传染病史。否认药物、食物过敏史。否认外伤、手术史。预防接种史不详。

个人史：出生、生长于本地。吸烟 10 余年，20~40 支/天，未戒。饮酒 10 余年，2~3 次/周，0.25~0.5 千克/次，未戒。平素口味重，否认打鼾史。

婚育史：29 岁结婚，育有 1 子，配偶体健。

家族史：无与疾病相关的遗传或遗传倾向的病史及类似本病病史。家庭成员：父母健在，兄弟姐妹均体健。

体格检查

体温 38.6℃，脉搏 90 次/分，呼吸 20 次/分，体重 63kg，身高 168cm，腹围 88cm，BMI 22.32kg/m^2。坐位血压：118/102mmHg。卧位四肢血压：左上肢 146/91mmHg，右上肢 144/99mmHg，左下肢 170/100mmHg，右下肢 171/90mmHg。立位 1min 血压 140/102mmHg，立位 3min 血压 148/103mmHg。双肺呼吸音清，未闻及干湿啰音。心浊音界不大，心率 94 次/分，律齐，心音可，各瓣膜听诊区未闻及病理性杂音。双下肢无水肿。神经系统检查未见异常。

辅助检查

2020 年 3 月 20 至 29 日，患者于当地县人民医院心内科住院检查结果如下：

血常规：未见异常。

尿常规：尿蛋白（−），尿隐血（−），红细胞 12 个/μl，白细胞 10 个/μl，见表 1-6-9。

血生化：肝功能指标正常；血肌酐 80μmol/L，尿素 3.67mmol/L，见表 1-6-10。

表 1-6-9　患者的尿常规检查结果

项目	2020.03.20	2020.04.01	2020.04.14	2020.07.31	2021.10.14	2021.10.16
尿蛋白	—	—	—	—	—	—
尿隐血	—	—	—	—	—	—
红细胞（个/μl）	12	0	0	0	0	0
白细胞（个/μl）	10	0	12	0	21	5

表 1-6-10　患者的血生化检查结果

项目	2020.03.20	2020.04.01	2020.04.14	2020.04.22	2020.05.26	2020.07.03	2020.07.31	2021.10.14
肌酐（μmol/L）	80	87	78	96	120	116.63	97.45	113.8
eGFR[ml/（min·1.73m²）]	103.97	95.61	106.64	86.64	69.32	71.32	87.14	74.71
尿酸（mmol/L）	/	293	340	401	527	/	541.5	520
甘油三酯（mmol/L）	1.47	1.47	/	/	3.36	/	/	1.66
总胆固醇（mmol/L）	4.04	4.04	/	/	4.35	/	/	4.46
高密度脂蛋白（mmol/L）	/	1.13	/	/	1.23	/	/	0.92
低密度脂蛋白（mmol/L）	/	2.7	/	/	2.46	/	/	3.17
空腹血糖（mmol/L）	5.1	5.74	5.38	/	/	/	/	4.94
同型半胱氨酸（μmol/L）	/	11.4	/	/	/	/	/	20.3
谷丙转氨酶（U/L）	/	/	86.4	45.9	/	/	/	16.3
谷草转氨酶（U/L）	/	/	43.5	20	/	/	/	19.8

注：eGFR. 估算的肾小球滤过率。

钾 2.43mmol/L，补钾后复查为 3.30mmo/L、3.53mmol/L，见表 1-6-11。

表 1-6-11　患者的血钾检查结果

时间	血钾（mmol/l）	备注
2020.03.20	2.43	乏力，未服药
2020.03.21	3.30	补钾后
2020.03.22	3.53	补钾后
2020.04.01	2.775	未补钾
2020.04.01	3.01	补钾后
2020.04.02	3.036	补钾后
2020.04.04	3.41	补钾后
2020.04.08	3.59	补钾后
2020.04.11	3.51	补钾后
2020.04.14	3.48	补钾后
2020.04.16	3.533	术后当天未补钾
2020.04.22	4.43	术后 1 周未补钾
2020.05.26	4.49	术后 1 月未补钾
2020.07.31	4.747	术后 3 月未补钾
2021.10.13	4.15	术后 1 年 6 月未补钾

空腹血葡萄糖 5.1mmol/L。餐后 2h 血葡萄糖 7.0mmol/L。

甲状腺功能：促甲状腺激素 2.526μIU/ml，总三碘甲状腺原氨酸 1.39ng/ml，总甲状腺素 76μg/dl，游离 T_3 3.46pg/ml，游离 T_4 14.7pg/ml，见 1-6-12。

表 1-6-12　患者的甲状腺功能检查结果

项目	2020.03.20	2020.05.26	2021.10.14
促甲状腺激素（μIU/ml）	2.526	2.1	1.4
总三碘甲状腺原氨酸（ng/ml）	1.39	1.43	1.41
总甲状腺素（μg/dl）	76	70.14	70.57
游离 T_3（pg/ml）	3.46	4.55	4.68
游离 T_4（pg/ml）	14.7	15.53	15.92

皮质醇 5.25μg/dl，促肾上腺皮质激素 13.5pg/ml，见表 1-6-13。

表 1-6-13　患者的内分泌检查结果

项目	2020.03.20	2020.04.02	2020.05.26	2021.10.16
皮质醇随机（μg/dl）	5.25	/	14.6	12.15（早8点）
促肾上腺皮质激素（pg/ml）	13.5	/	/	46.00
血浆皮质醇（nmol/L）	/	/	/	485.00（早8点）
肾上腺素（pg/ml）	/	32.14	/	/
去甲肾上腺素（pg/ml）	/	222.95	/	/
多巴胺（pg/ml）	/	53.8	/	/

RAAS 检查：肾素活性 0.81ng/（ml·h），醛固酮 572.59pg/ml，ARR 70.69，见表 1-6-14。

心电图检查：窦性心律，T波异常。

表 1-6-14 患者的肾素-血管紧张素-醛固酮系统检查与卡托普利试验结果

时间	肾素 [ng/(ml·h)]	醛固酮（pg/ml）	ARR	备注
2020.03.23	0.81	572.59（40～310）	70.69	基础立位
2020.03.27	0.74	616.64（40～310）	83.06	卡托普利服药前
2020.03.27	0.76	579.86（40～310）	76.3	卡托普利服药后
2020.05.26	3.77	115（40～310）	3.05	术后基础立位
2021.10.15	3.53	23.137（<280）	0.66	术后1年半

心脏超声检查：左房前后径 30mm，左室舒张末期内径 42mm，右房径 44mm×35mm，右室前后径 18mm，左室后壁厚度 10mm，室间隔厚度 8mm，EF 71%，提示二尖瓣、三尖瓣及主动脉瓣轻度反流，见表 1-6-15。

表 1-6-15 患者的超声心动图检查结果

项目	2020.03.20	2020.04.01	2021.10.15
左房前后径（mm）	30	30	28
左室舒张末期内径（mm）	42	43	43
右房径（mm）	44×35	38×41	31×37
右室前后径（mm）	18	20	18
左室后壁厚度（mm）	10	10	9
室间隔厚度（mm）	8	11	9
EF（%）	71	68	65
提示	二尖瓣、三尖瓣及主动脉瓣轻度反流	未见明显异常	未见明显异常

颈部血管超声检查：双侧颈部血管未见异常。

腹部超声检查：未见明显异常。

肾动脉超声检查：未见明显异常。

24h 动态血压监测：24h 平均血压 155/101mmHg，白昼平均血压 155/101mmHg，夜间平均血压 157/101mmHg，具体见图 1-6-3、表 1-6-16。

腹部增强 CT 检查：左侧肾上腺内侧支一枚结节状低密度影，增强呈轻度强化，考虑为左侧肾上腺腺瘤，具体见图 1-6-4。

入院诊断：高血压 2 级原因待查。

（1）原发性醛固酮增多症。左侧肾上腺腺瘤；继发性高血压 2 级。

（2）原发性高血压。

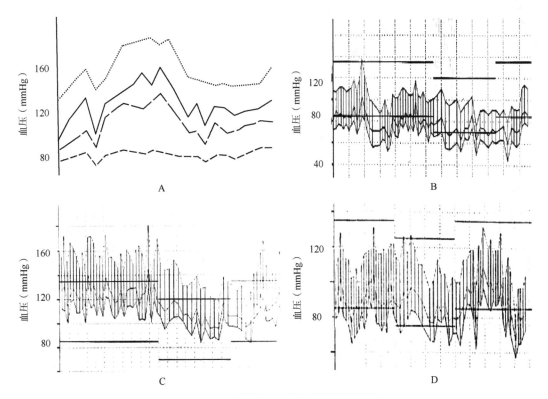

图 1-6-3 患者的 24h 动态血压监测结果

表 1-6-16 患者的 24h 动态血压监测结果

项目	2020.03.20	2020.04.03	2020.04.23	2021.10.15
全天平均血压（mmHg）	155/101	130/89	146/105	111/77
白昼平均血压（mmHg）	155/101	136/93	151/108	112/78
夜间平均血压（mmHg）	157/101	116/79	136/97	109/75
昼夜节律（%）	/	14.8	10	2.7
平均脉压（mmHg）	/	41	42	34
平均心率（次/分）	/	69	80	76
备注	未服药	非洛地平 5mg bid	术后 1 周，未服药	未服药
图形	图 1-6-3A	图 1-6-3B	图 1-6-3C	图 1-6-3D

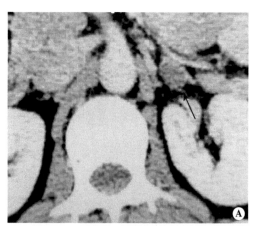

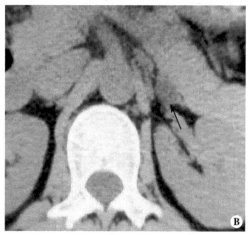

图 1-6-4 患者的腹部增强 CT 结果

A. 2020 年 3 月 26 日腹部增强 CT（动脉期）；B. 2020 年 3 月 26 日腹部增强 CT（静脉期）

二、诊 疗 经 过

（一）病历分析与完善检查

1. 病历分析 首先归纳出患者病例特点：①青年男性。②以往测血压 120/80mmHg，无高血压记录，高血压病史 2 年清晰，轻中度高血压，见表 1-6-17。③伴乏力、腿软 1 年半，饮酒后出现手麻、僵硬等低血钾临床表现。④目前已经开始出现夜尿增多。⑤无头痛、头晕等症状。⑥无心血管疾病的特异性临床表现。⑦外院检查已发现血钾低（2.43～3.30mmol/L），见表 1-6-11。血浆肾素水平减低，ARR＞30%；卡托普利试验检查醛固酮抑制率＜30%，见表 1-6-14。⑧腹部 CT 增强检查发现左侧肾上腺内侧支远端一个腺瘤。

表 1-6-17 患者手术前、后血压情况

时间	血压（mmHg）	备注
2018 年	141/96	健康体检，未服药
2020 年 3 月 20 日至 29 日	140～160/80～100	当地县人民医院，未服药
2020 年 4 月 1 日	140/87	入院当天，非洛地平 5mg qd
2020 年 4 月 16 日	132/85	手术当天，术前，非洛地平 5mg qd
2020 年 4 月 17 日	138/87	术后第 2 天，未服药
2020 年 4 月 18 日	166/103	术后第 3 天，未服药
2020 年 4 月 22 日	143/97	术后 1 周，未服药
2020 年 5 月	120～130/80～90+	术后 1 个月，未服药
2020 年 7 月	120～130/80	比索洛尔 1.25mg qd
2020 年 8 月至 2021 年 10 月	120～130/80～89	未服药

对于夜尿增多症状的分析：①原发性醛固酮增多症（简称原醛症）；②肾功能损害。高血压早期出现夜尿增多，伴头晕、头痛、乏力症状，要考虑原醛症；长期高血压后出现的夜尿增多要考虑肾功能损害。目前患者病程短，出现夜尿增多、低血钾，且化验肾功能正常，所以考虑原醛症。

对于低血钾的原因分析：①使用排钾利尿剂等减低血钾的药物；②存在食欲缺乏、腹泻等消化道症状；③疾病所致。结合病史，目前①、②均不考虑。③中患者合并低肾素水平，故肾动脉狭窄、主动脉缩窄均不考虑；甲状腺功能正常，不考虑甲状腺功能减退症所致低血钾，所以考虑原醛症。

根据上述高血压早期出现乏力、夜尿开始增多的典型原醛症症状，又通过临床检查，筛查试验 ARR＞30，定性卡托普利试验检查醛固酮抑制率＜30%，定位腹部 CT 检查见左侧肾上腺内侧支远端一腺瘤，所以确诊原醛症。

目前无心血管疾病特异性的临床体征，临床上无心血管疾病依据。

2. 入院完善检查　高血压患者入院必须完善 13 项常规检查，目的是查清高血压原因，筛查心血管疾病危险因素，评估靶器官损害和心血管疾病，指导治疗。对于常规检查发现异常者，或有特殊临床表现需进行继发性高血压鉴别诊断或心血管疾病筛查确诊者，还应加用相应的特殊检查。这就构成了一位具体高血压患者的全部检查内容。

对于每一位接诊的高血压患者，入院前近期在其他医院诊疗过程中已进行的检查，若结果可靠，又没有相应临床变化，检查结果可以采纳参考。本例患者在当地县人民医院已完成部分检查，检查规范，结果可靠，则入院后不再重复检查。患者入院检查及其结果归纳如下。

（1）实验室检查。①血常规结果正常，详见表 1-6-18。②尿常规结果正常，详见表 1-6-9。③尿微量白蛋白/尿肌酐比值结果正常，详见表 1-6-19。④24h 尿蛋微量白蛋白 13.51g/24h，24h 尿微量总蛋白 123.95g/24h。⑤24h 尿钾 69.59mmol/24h（持续补钾中），24h 尿钾同期血钾 3.51mmol/L。⑥血生化检查提示血肌酐较入院前有升高（80μmol/L 升至 87μmol/L），估算的肾小球滤过率（eGFR）有降低[从 103.97 降至 95.61ml/（min ·1.73m²）]，见表 1-6-10。血钾低，见表 1-6-11。⑦外院餐后 2h 血糖 7.0mmol/L，结果可靠，故入院后未复查。甲状腺功能正常、结果可靠，故入院后未复查（见表 1-6-12）。⑧卡托普利抑制试验：用药前醛固酮为 616.64pg/ml，服卡托普利后醛固酮为 579.86pg/ml，醛固酮抑制率为 5.96%，提示醛固酮未被抑制（见表 1-6-14）。⑨外院皮质醇、促肾上腺皮质激素检查结果正常、可靠，故入院后未复查，儿茶酚胺代谢产物正常，见表 1-6-13。

表 1-6-18　患者的血常规检查结果

项目	2020.04.01	2020.04.14	2020.04.16	2020.04.22	2021.10.14
白细胞（×10⁹/L）	4.59	6.23	10.33	9.33	6.11
血红蛋白（g/L）	132.00	135.00	140.00	138	143
红细胞（×10¹²/L）	4.49	4.66	4.75	4.64	4.78
血小板（×10⁹/L）	140	184	170	225	159

表 1-6-19　患者的尿微量白蛋白/尿肌酐比值检查结果

项目	2020.04.01	2020.07.31	2021.10.16
尿肌酐（μmol/L）	9 955	11 477	33 477
尿微量白蛋白（mg/L）	8	5.3	11.3
尿微量白蛋白/尿肌酐（mg/L）	7.1	4.08	2.98

（2）心电图检查。提示窦性心律，心室率 77 次/分，非特异性 T 波改变，正常心电图。

（3）超声检查。①超声心动图检查提示心脏结构、功能未见异常，见表 1-6-15。②外院颈动脉 B 超检查未见异常、结果可靠，故入院后未复查。③外院肾动脉 B 超检查未见明显异常、结果可靠，故入院后未复查。④外院腹部 B 超检查未见明显异常、结果可靠，故入院后未复查。

（4）腹部 CT 检查。外院腹部增强 CT 检查见左侧肾上腺内侧支一枚结节状低密度影，增强呈轻度强化，结果可靠，故入院后未复查，见图 1-6-4。

（5）肢体动脉功能检查。右上肢 143/97mmHg，左上肢 143/97mmHg，右下肢 170/87mmHg，左下肢 171/93mmHg，右 baPWV 1203cm/s，左 baPWV 1244cm/s；四肢血压对称，肢体动脉功能正常。

（6）24h 动态血压监测。患者服药后 24h 平均血压 130/89mmHg，见表 1-6-16、图 1-6-3。

（7）眼底检查。眼底检查提示双眼黄斑中心凹存在，视盘界限模糊。

（二）诊断与处理

1. 诊断与诊断依据

（1）确定高血压。依据：患者 2 年前体检测血压 141/96mmHg，就诊于当地县人民医院测血压 150～160/85～100mmHg，此次入院测血压 144/99mmHg，高血压诊断明确，高血压水平 2 级。

（2）高血压原因：高血压伴乏力、夜尿增多的典型原醛症症状；原醛症筛查、定性、定位支持诊断。

（3）确定靶器官损害和心血管疾病：患者有高血压、吸烟等心血管疾病危险因素，心血管疾病危险分层为中危。目前无心脑肾损害的特异性临床症状及心血管疾病相关临床证据。

（4）目前诊断：原发性醛固酮增多症；左侧肾上腺腺瘤；继发性高血压 2 级。

2. 处理与结果

（1）健康教育：予以低钠、低脂饮食，戒烟、限酒，适当运动，监测血压、规律服药。

（2）降压治疗：予非洛地平 5mg 每日 1 次对症降压治疗，除外手术禁忌证，尽快行"左侧肾上腺腺瘤切除术"病因治疗。

（3）补钾治疗：予氯化钾 1g 每日 3 次对症补钾治疗，尽快行外科手术病因治疗。

（4）手术治疗：2020 年 4 月 16 日，患者于本院泌尿外科行"腹腔镜下左侧肾上腺肿瘤切除术"，术后病理结果回示（左）肾上腺皮质腺瘤，详见图 1-6-5（彩图 1-6-5）。术后当天未补钾情况下血钾 3.533mmol/L，详见表 1-6-11。未服药血压 138/87mmHg，详见表 1-6-17。

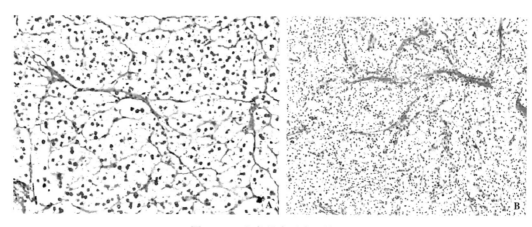

图 1-6-5　患者的术后病理结果

（5）手术当天复查血常规，检查结果提示白细胞升高，术后 3 天住院监测血压 130～138/80～87mmHg，感易出冷汗、心悸，无头晕、头痛，无乏力、胸闷、胸痛，夜尿 0 次，白昼尿 3～4 次，泌尿外科予 50mg 氢化可的松静脉滴注治疗。于 2020 年 4 月 20 日出院，出院规律服用泼尼松 10mg 每日 1 次，持续 4 天后每周减半量服用至停药；非洛地平 5mg 每日 2 次。

三、随诊与分析

（一）随诊

1. 术后 1 周　患者出院后仍感出冷汗、心悸明显，无头晕、头痛，无乏力、胸闷、胸痛，夜尿 0 次，白昼尿 3～4 次。在家监测血压 130～144/85～92mmHg，未服用抗高血压药物。2020 年 4 月 22 日就诊高血压科门诊，完善 24h 动态血压监测提示 24h 平均血压 146/105mmHg（未服抗高血压药物，甲泼尼龙减量治疗），详见表 1-6-16、图 1-6-3。复查血常规结果正常，详见表 1-6-12。肝功能结果正常，血肌酐 99μmol/L，eGFR 86.64ml/（min·1.72m^2），尿酸 401mmol/L，详见表 1-6-10。血钾 4.43mmol/L，详见表 1-6-11。嘱患者遵泌尿外科医嘱激素逐渐减量至停药，予非洛地平 5mg 每日 2 次治疗，继续监测血压。

2. 术后 1 个月　1 个月前患者感出冷汗逐渐好转，但仍感心悸，遵泌尿外科医嘱甲泼尼龙逐渐减量至停药。家庭自测血压 118/79mmHg（服药后），规律服用非洛地平至半月前自行停药，后在家监测血压 108～145/73～97mmHg，心率 75～105 次/分。2020 年 5 月 25 日，患者因血压升高、反复心悸就诊于高血压科门诊，复查血肌酐 120μmol/L，eGFR

69.32ml/（min·1.72m²），尿酸 527mmol/L，血钾
4.49mmol/L，详见表 1-6-10、表 1-6-11。心电图检
查提示窦性心律，心率 72 次/分，随机皮质醇
14.6μg/dl。考虑高血压、血肌酐原因待查、高尿酸
血症，予比索洛尔 1.25mg 每日 1 次。嘱患者低嘌
呤饮食，规律服用比索洛尔，继续监测血压、心率，
1 个月后复查血肌酐。

3. 术后两个半月　一个半月前开始服用比索
洛尔 1.25mg 每日 1 次，服药后测血压 120/80mmHg，
心率 65 次/分，感心悸较前好转，余无不适。2020
年 7 月 3 日于我科门诊测血压 110/79mmHg，心率
85 次/分，复查血肌酐 116.63μmol/L，eGFR 71.32ml/
（min·1.72m²），尿酸 541.5μmol/L。强化健康教育，
嘱患者规律服用比索洛尔，继续监测血压、心率，
1 个月后复查血肌酐。

4. 术后三个半月　半个月前自行停用比索洛
尔，监测血压 110～128/68～82mmHg，无不适。2020
年 7 月 31 日就诊于高血压科门诊测血压 120/
80mmHg，复查血肌酐 97.45μmol/L，eGFR 87.14ml/
（min·1.72m²），尿酸 520μmol/L（见表 1-6-10）。
尿微量白蛋白/尿肌酐比值 4.08mg/g（见表 1-6-14）。
尿蛋白阴性（见表 1-6-13）。血钾 4.75mmo/L（见表
1-6-11）。复查肾动脉、肾脏 B 超检查未见异常。予
比索洛尔 1.25mg 每日 1 次治疗。

5. 术后一年半　患者高血压病史三年半，左侧
肾上腺皮质腺瘤术后一年半，血肌酐升高、高尿酸
血症 1 年 5 个月，于 2021 年 10 月 13 日入住高血
压科。

第二次入院病史简介如下：

主诉：血压升高 3 年半，血肌酐升高 1 年 5 个月。

现病史：3 年半前患者体检时测血压 141/
96mmHg。之前无发热、咽痛；当时无头痛、头晕，
无胸闷、胸痛及夜间阵发性呼吸困难，无四肢乏力，
夜尿 0～1 次，白昼尿 3～4 次。未诊疗，后未监测
血压。3 年前、1 年 4 个月前、1 年半前出现四肢乏
力、抬腿困难、爬 2 楼感胸闷等症状，当时无头痛、
头晕，无肢体麻木、意识障碍，就诊于当地县人民
医院心内科，查血压高、血钾低，考虑原醛症，进
一步行原醛症筛查、定性、定位后确诊。为进一步
诊疗转诊于高血压科住院，诊断为原醛症、左侧肾
上腺腺瘤。2020 年 4 月 16 日于泌尿外科行手术切
除，病理报告提示左侧肾上腺皮质腺瘤。术后 3 天

监测血压正常，术后患者出现心悸、冷汗症状，泌
尿外科予甲泼尼龙治疗。出院后在家监测血压
130～144/85～92mmHg，于高血压科门诊复查血肌
酐较前升高，予非洛地平 5mg 每日 2 次治疗，甲泼
尼龙逐渐减量至停药后出冷汗症状好转，患者同时
停用非洛地平。后多次测血肌酐升高，波动范围
96～120μmol/L。自行停药 13 个月，偶测血压 110～
120/80mmHg。无头晕、头痛，无胸闷、胸痛及夜
间阵发性呼吸困难，无心悸、乏力，无四肢活动障
碍，夜尿 0～1 次，白昼尿 2～3 次。今为进一步明
确血肌酐升高原因入住高血压科病房。体重较上次
入院增长 2kg。

既往史、个人史、家族史：核实病史同上次入
院记录。

婚育史：29 岁结婚，育有 2 子，配偶体健。

查体：脉搏 67 次/分，血压 117/84mmHg，腹
围 102cm，体重指数 23.03kg/m²。心、肺、腹查体
及神经系统查体未见异常。

第二次入院完善辅助检查：

（1）实验室检查：①血常规结果正常（见表
1-6-18）。②尿常规结果提示尿白细胞 5 个/μl（见
表 1-6-9）。③血生化结果提示血肌酐升高、eGFR
减低、血尿酸升高、血脂异常、血同型半胱氨酸升
高（见表 1-6-10）。血钾正常（见表 1-6-11）。④餐
后 2h 血糖 4.53mmol/L。⑤甲状腺功能正常（见表
1-6-12）。⑥基础 RAAS 检查结果正常（见表 1-6-14）。
⑦血浆基础皮质醇正常（见表 1-6-13）。⑧尿微
量白蛋白/尿肌酐比值结果正常（见表 1-6-19）。
⑨24h 尿微量白蛋白 7.44g/24h，24h 尿微量总蛋白
78.65g/24h。⑩风湿免疫相关检查结果均阴性。

（2）心电图检查：提示窦性心律，心室率 59
次/分，正常心电图。

（3）超声检查：超声心动图检查未见明显异常
（见表 1-6-15）。颈动脉 B 超检查提示右侧锁骨下
动脉开口处单发斑块形成，双侧椎动脉超声未见明
显异常。腹部 B 超检查提示肝实质回声细密。肾动
脉 B 超检查提示正常。

（4）肢体动脉功能检测：右上肢 115/79mmHg，
左上肢 118/79mmHg，右下肢 128/83mmHg，左下
肢 129/84mmHg，右 baPWV 1263cm/s，左 baPWV
1265cm/s；四肢血压对称，四肢动脉功能检查正常。

（5）24h 动态血压监测：夜间平均血压升高，

具体详见表 1-6-16、图 1-6-3。

（6）肾动态显像检查：提示左肾上级及右肾盂见显像剂滞留，双肾功能轻度受损；eGFR：左侧 30.1ml/min，右侧 31.2ml/min。

诊断：①左侧肾上腺皮质腺瘤术后；②原发性高血压 1 级；③血肌酐升高原因待查；④CKD 2 期。

处理：鉴于患者肾脏各项指标提示肾功能有下降的趋势，即便血压不高也应该加用肾脏保护药物，给患者使用 ARB 和钙拮抗剂，并建议患者到肾脏内科进一步诊疗。

（二）总体病情分析

1. 诊断明确 患者 1 年半前术前进行原醛症筛查，定性、定位诊断规范、明确，术后定因病理结果支持诊断，术后血压、血钾均恢复正常。

2. 高血压 患者诊室偶测血压正常，但家庭自测血压为 120～130/80～89mmHg，24h 动态血压监测夜间平均血压为 109/75mmHg（见表 1-6-16），证明血压还是升高。

高血压原因：患者存在饮酒、吸烟、高盐饮食、高脂饮食、运动锻炼不足，所以随诊中诊断为原发性高血压。

3. 靶器官损害和心血管疾病

（1）心血管疾病危险因素：患者有高血压、吸烟、腹型肥胖、脂代谢异常、高同型半胱氨酸血症，心血管疾病危险因素多，且既往患有原醛症，即便病程不长，但仍能对重要靶器官造成损害。

（2）心脏：患者活动时无胸闷、气促，心电图检查结果正常；超声心动图检查结果正常（见表 1-6-15）。

（3）血管

1）脑血管：患者无头晕、头痛、肢体活动障碍等症状，神经系统查体未见阳性定位体征，故不考虑。

2）颈动脉：颈动脉 B 超提示右侧锁骨下动脉开口处单发斑块形成。

（4）眼：双眼视盘界限模糊，视网膜动脉变细，动静脉交叉处可见压迹，双眼高血压视网膜病变 2 级，眼底损害明显。

（5）肾脏：患者第一次血肌酐变化是从当地县人民医院转诊至笔者科室时，复查血肌酐较前有所升高，考虑为腹部 CT 造影剂对肾功能的可逆性损害，后复查恢复。

第二次变化是术后 1 个月，考虑因原醛症患者潴钠、潴水，故 eGFR 处于较高水平，术后内分泌功能恢复，故 eGFR 下降。继发性高血压患者即便病程不长，仍可能对重要靶器官造成损害。后来患者出现尿酸逐渐升高，考虑为高尿酸肾损害，还要考虑患者是否有风湿免疫相关肾脏疾病。风湿免疫相关检查：肾动态显像提示左肾上极及右肾盂见显像剂滞留，双肾功能轻度受损；eGFR：左侧 30.1ml/min，右侧 31.2ml/min。

4. 体会

（1）健康教育。该患者原醛症确诊前就有原发性高血压危险因素，如饮酒、吸烟、高盐饮食、运动量少等，所以患者手术治疗病因后血压降至正常，但高血压的危险因素没有改善，血压仍有升高的风险。对于继发性高血压患者，由于原发疾病已得到治疗，患者容易麻痹大意，更加不注意坚持健康生活习惯，长此以往，也会出现原发性高血压。因此，不论是继发性高血压，还是原发性高血压，健康教育都应贯穿整个诊疗过程。

（2）继发性高血压即便病程不长，也仍旧能对重要靶器官造成损害。

（3）原醛症患者术后管理同样很重要。原醛症短时间内也能造成靶器官损害，此外患者可同时合并原发性高血压。因此，术后监测心脑肾等重要靶器官的结构与功能仍很重要，特别是原本生活习惯不好的患者，更加需要延长随诊时间，对血压、各项靶器官结构和功能的指标进行监测、管理。

（余振球　吴冬菊）

第二编
血压的调节
与高血压发病机制

　　心脏收缩把血液泵入动脉系统，外周血管收缩对血液在血管内流动产生阻力，这样血液在动力、阻力的作用下对血管壁产生的侧压力称为血压。本编简述了血压形成和维持正常血压的神经-体液等调节机制。同时指出，血压调节机制异常会导致心脏收缩增强、血容量增多、阻力增大，从而产生高血压。对交感神经系统、各内分泌激素、免疫学、代谢组学、血管内皮细胞和多种血压调节物质等多方面的正常生理功能，以及这些机制、功能异常与高血压的关系，特别是对心脑肾损害的作用一一作了详细阐述，有助于正确理解导致这些生理功能失调的因素，这些功能失调在高血压发病中的作用机制，以及发生高血压时对以上各方面的影响，如激素的分泌及功能的变化等。

　　本编对高血压发生机制和降压机制进行了细致阐释。交感神经系统兴奋可导致过度分泌肾上腺素递质，同时肾上腺素受体变化又反作用于交感神经，影响交感神经的反应性；肥胖、胰岛素抵抗等可通过不同机制引起交感神经过度兴奋，促进高血压的发生发展。肾素-血管紧张素-醛固酮系统异常激活是高血压和心血管疾病发生的重要机制，阻止和干预该系统的过度激活既是高血压治疗的药理基础，也是保护心脑肾的基本方法。本编还系统阐述了单基因遗传性高血压、原发性高血压的分子遗传学机制，探索了可能的生理生化"遗传标记"，启迪临床医师研究新的诊疗方法。充分认识高血压发生机制，有助于理解和研究抗高血压药物治疗的作用靶点、动脉粥样硬化的发病机制。对高血压发病机制和降压机制的正确理解及科学运用能够帮助临床医师更好地理解和开展高血压及心血管疾病的诊断与治疗。

　　本编还介绍了多种检测与评估神经内分泌激素、血管内皮细胞功能等的方法，阐述了高血压发病机制中部分环节起到的阻滞与纠正作用，以及与高血压诊断与处理的密切关系。此外，在第五、六编原发性和继发性高血压的诊断与治疗中对各类高血压发病机制也进行了相应的说明和论述，基础理论和临床实践紧密结合，具有科学性和实践性。

第一节　血压的形成

一、血压的基本概念

血压（blood pressure，BP）是指血液在血管内流动时，作用于单位面积血管壁的侧压力，即压强。早在 1628 年，英国科学家 William Harvey 在其著作《心与血的运动》中就提出了血压的概念。由于血管分为动脉、静脉和毛细血管，因此血压也相应分为动脉血压、静脉血压和毛细血管压。通常所说的血压是指动脉血压。此外，临床上常把体循环动脉血压简称为"血压"。

血压以大气压作为参照值，即用高于大气压的数值来衡量血压的高低。血压计量的国际标准单位是千帕（kPa），但由于长期以来临床上用水银柱

血压计测量血压，因此习惯上也用水银柱的高度即毫米汞柱（mmHg）为单位记录血压值。二者的换算关系为：1kPa = 7.5mmHg；1mmHg = 0.133kPa。本书记录血压值采用 mmHg。血液在流动过程中，由于血流阻力的存在，能量逐渐消耗，因此从动脉到静脉血压也逐渐降低，右心房上下腔静脉入口处的血压接近于零。由于大静脉和右心房内血压较低，通常以厘米水柱（cmH_2O）为单位，$1cmH_2O = 0.098kPa$[1]。最经典测量血压的方法是将连接 U 形管水银压力计或压力换能器的导管插入血管或心腔，可直接读出测量部位的血压，此种方法测量的血压最为直接和精确，但具有一定创伤性，且对测量者的操作技术要求较高。目前临床上普遍采用的动脉血压测量法是听诊法（Korotkoff 音听诊法）或用经校准过的电子血压计间接测量上臂肱动脉血

压。与直接测量法相比，误差在10%以内。

二、血管的解剖结构及其血压特点

按照生理功能可将血管分为动脉、静脉和毛细血管。其中，动脉又可细分为弹性贮器血管（主动脉、肺动脉主干及大分支）、分配血管（中动脉）及阻力血管（小动脉和微动脉）。

（一）动脉血压

动脉血压是指动脉内血液对动脉管壁的侧压强，随心动周期而呈周期性变化。因弹性贮器血管管壁坚韧厚实，有较好的弹性和扩张性，当心室收缩时，血液从心室流入动脉，导致主动脉压急剧升高，主动脉壁受压扩张，一部分血液继续向前流动，另一部分则储存在扩张的大动脉中。因此，一个心动周期内心室肌收缩所释放的能量，一部分成为推动血液迅速流动的动能，另一部分暂时转化为势能，表现为对动脉管壁的侧压力，即血压。当心室舒张时，动脉壁在弹性回缩力的作用下回缩，势能又转化成动能，将这部分存储的血液推入循环，成为心室舒张时继续推动血液流动的动力。因此，无论在心脏的收缩期和舒张期都能保证血液在动脉系统中的单向流动，见图2-7-1。动脉壁承受的侧压力在收缩中期达到峰值，这时动脉血压值称为收缩压（systolic blood pressure，SBP），收缩压高低主要取决于心脏收缩力的大小、心排血量的多少及大动脉的弹力；心室舒张时，动脉血管弹性回缩，血液仍继续向前流动，主动脉压下降，在心舒末期动脉血压的最低值称为舒张压（diastolic blood pressure，DBP），舒张压高低主要取决于外周血管阻力及动脉壁的弹性。收缩压与舒张压的差值称为脉搏压，简称脉压。一个心动周期中动脉血压的平均值称为平均动脉压（mean arterial blood pressure，MAP）。平均动脉压约等于舒张压加上1/3收缩压[1]。

小动脉和微动脉口径较小，管壁含有丰富的平滑肌细胞。这些平滑肌细胞在正常情况下保持一定的紧张性收缩，因此小动脉和微动脉是产生血流阻力的主要因素，称为阻力血管。血液在流经这部分阻力血管时能耗较大，降压明显，故动脉血压在流经小动脉和微动脉后显著下降。

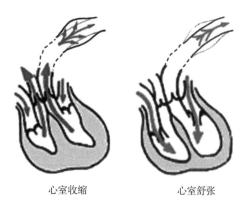

心室收缩　　　　心室舒张

图2-7-1　心脏收缩期和舒张期大动脉内血流的变化

正常人的血压不仅随个体性别、年龄而有差异，而且在不同的生理情况下也有一定的波动幅度。血压，特别是收缩压，有随年龄增长逐渐升高的趋势。有研究调查表明，平均收缩压自35岁起，每5岁增加4mmHg；平均舒张压自30岁起，每5岁增加约1.5mmHg，但并非所有人的血压都随年龄增长而上升。一般而言，更年期前女性血压略低于同年龄段男性，更年期后血压值几乎无性别差异。人体血压还存在昼夜节律，对于多数个体而言，一日之中凌晨2～3时血压最低，上午8时和下午6时左右各有一个高峰，最大差值可达到40mmHg，这种血压的昼夜节律波动在老年人和高血压患者中尤为明显。冬季血压往往比夏季同一时间段高，其确切原因尚不清楚。血压与体重也有关，一般肥胖者血压偏高。因此，正常血压和不正常血压之间难以划定一个明确的界限，只能从调查人群中取一个相对的范围。我国健康成人在安静状态下的收缩压范围为100～120mmHg，舒张压范围为60～80mmHg（8.0～10.6kPa），脉压范围为30～40mmHg（4.0～5.3kPa）。WHO建议的血压标准是：成人收缩压应<140mmHg，舒张压应<90mmHg[2]。

（二）静脉血压

较之同级动脉，静脉数量较多，管壁较薄且扩张性好，口径较大，因此容量较大，又称为容量血管。静脉血压分为右心房和上、下腔静脉处测得的中心静脉压（central venous pressure，CVP）与各器官静脉的外周静脉压（peripheral venous pressure，PVP）。CVP可通过上、下腔静脉或右心房内置管测得，是体循环血压最低处，正常值范围为4～12mmH$_2$O。CVP受循环血容量、心脏射血功能及血管张力三个因素影响。循环血容量增加时，静脉系统内存留较多血液，CVP 就可能升高，反之降低。因此，临床上常以 CVP 作为监测补液速度和补液量的指标，若 CVP 过低，提示补液量不够，反之提示补液速度过快。CVP 也是临床上判断心功能的重要指标，心脏收缩功能良好时，能及时将心腔内的血液射出，CVP 就较低，反之就升高。另外，当全身静脉收缩时，外周静脉压升高，CVP 也会相应升高。

三、血压的形成及其影响因素

循环系统内的血液充盈，心脏射血及外周阻力是形成血压的基本条件。因此，循环血容量、血流速度、血管壁弹性和外周阻力大小等是影响血压的主要因素。此外，体位也对血压有一定影响。

（一）循环血容量

血液充盈于心血管系统是形成动脉血压的物质基础，血液在有机的心血管系统中循环不息。不同于在固化的无机容器中循环，在心血管系统中不存在"缝隙和空间"（不包括细胞间隙等微小结构），如果存在"缝隙和空间"，则很容易产生湍流，那么心血管系统就随时处在病变的状态中。如果循环血容量不足，血管壁处于塌陷状态，便失去形成血压的基础。心脏停搏时，全身各处的血管内压力相等，此时的压力称为循环系统平均充盈压（mean circulatory filling pressure），可以反映循环系统中血液充盈的程度。动脉充盈度取决于循环血容量和血管系统容量的比例。在正常情况下，循环血容量和血管容量是相适应的，血管系统充盈程度的变化不大。当循环系统内血容量增多，或血管收缩致管腔容量减小时，平均充盈压升高，反之降低。在失血时，循环血容量可显著减少。失血量占总血量的10%～20%时，可通过自身的调节作用，使小动脉收缩以增加外周阻力，同时使小静脉收缩以减少血管容积，尚可维持血管的充盈，使血压不至于显著降低；若失血量超过 30%，对一般人来说，神经和体液作用已不能保证血管系统的充盈状态，血压将急剧下降。而在另一些情况下，如果循环血容量不变而血管系统容量增大，也会造成动脉血压下降。

1828 年法国生理学家 Poiseuille 通过 U 形水银管测量了犬的血压，并在其论著《小管径内液体流动的实验研究》中阐明了圆柱管内血液流量与压力差的关系，称为泊肃叶（Poiseuille）定律。泊肃叶定律可近似地用于分析人体的血液流动。但应指出，由于血管具有弹性，与刚性的管子不同，其半径是可变的，因此血流阻力和血流量会随血管半径的变化而变化。

$$\Delta P = \frac{8\eta LQ}{\pi r^4}$$

ΔP：血管两端的压力差；η：血液黏滞度；L：血管长度；Q：血流量；r：血管半径。

（二）血管内血流速度

理论上说，血管内血流速度越快，血管壁承受的剪切力就越大，血压就越高。血液的流速主要取决于心脏射血的动力和心率。心脏收缩力越强，射入主动脉的血流速度就越快，管壁所受的张力也更大，动脉血压升高；反之，心脏射血能力下降，动脉血压降低。同样，心率越快，单位时间内射血的次数就越多，血流速度就越快，血压就越高。但心率增快时舒张期缩短较收缩期明显，舒张期末存留在主动脉中的血量增多，舒张压就会进一步增高，脉压减小。故心率主要影响舒张压水平。

（三）血管壁弹性

动脉壁的弹性回缩力是构成心脏舒张期动脉血压的一个重要因素。但由于大动脉、中小动脉、静脉、毛细血管的结构组成不同，血管壁弹性系数也明显不同，因此血管属于非线性黏弹性材料，其力学性质也是非线性的。也就是说，大动脉的弹性好，而小动脉部分属性具有刚性管的特点，所以很难建立一个统一的标准的数学模型。目前，对于血管壁弹性一般用脉搏波传导速度（pulse wave velocity，PWV）来评估，PWV 与动脉僵硬度呈正相关。参照 Moens-Korteweg 公式：

$$PWV = \sqrt{\frac{E_{inc} \cdot h}{2r\rho}}$$

PWV：脉搏波传导速度；h：动脉厚度，r：血管内半径，ρ：血液密度，E：管壁的杨氏模量。

其中，杨氏模量 $E = \Delta P/h \times \Delta D$（$\Delta P$：压力变化度；$\Delta D$：血管口径改变度）。

1995 年 Asmar 在法国人群中建立了如下回归

方程[3, 4]。整体人群：PWV（m/s）= 0.07 收缩压（mmHg）+ 0.09 年龄（岁）– 4.3；正常血压人群：PWV（m/s）= 0.06 收缩压（mmHg）+ 0.09 年龄（岁）– 2.3；高血压人群：PWV（m/s）= 0.06 收缩压（mmHg）+ 0.09 年龄（岁）– 2.7。

上述线性回归方程说明，PWV 与血压水平密切相关。一般分为臂踝脉搏波传导速度（brachial-ankle pulse wave velocity，baPWV）和颈-股动脉脉搏波传导速度（carotid-femoral pulse wave velocity，cfPWV），能够很好地反映大动脉僵硬度，是评价主动脉硬度的经典指标。由于主动脉和大动脉的弹性贮器作用，动脉血压的波动幅度明显小于心室内压。老年人的动脉管壁硬化，大动脉的弹性贮器作用减弱，故脉压增大。

此外，血管的延迟顺应性（delayed compliance）对于维持机体血压的稳定也有重要作用。血管的延迟顺应性是指血管内血量突然增减引起血压迅速升高或降低时，由于血管壁平滑肌具有缓慢延伸的特点，一段时间（数小时或数分钟）后，血压又可恢复至原来的水平。这对于人体接受大量补液或失血时维持血压的相对稳定具有重要意义。

（四）外周阻力

外周阻力（peripheral resistance）也是构成血压的重要因素。外周阻力是当血液在血管内流动时，血液有形成分之间以及血液与血管之间摩擦而产生的阻力。由于外周阻力的存在，当心室射血后，血液不能全部迅速通过动脉，部分血液潴留在血管内，充盈和压迫血管壁形成动脉血压。反之，如果不存在这种外周阻力，心脏射出的血液将迅速流向外周，致使心室收缩释放的能量全部或大部分转化为动能而形不成侧压。

当血液从主动脉流向外周时，因不断克服血管的外周阻力而消耗能量，血流克服阻力消耗的能量一般表现为热能，这部分热能不能再转化成血流的动能或势能，故造成血压的逐渐降低。某段血管的外周阻力可通过检测该段血管两端的血压差和血流量计算得出，公式如下：

$$R = 8\eta L/\pi r^4$$

R：外周阻力；η：血液黏滞度；L：血管长度；r：血管半径。

这一公式表明：血流阻力（R）与血管的长度（L）和血液的黏滞度（η）成正比，与血管半径（r）的 4 次方成反比。人体内血管的长度通常不会发生较大变化。因此，血流阻力主要取决于血管半径和血液黏滞性，其中血管半径是形成血流阻力的主要因素。血管半径发生很小的改变，即可以引起血流阻力的明显变动。血液循环中外周阻力大小主要受阻力血管口径大小控制。神经和体液因素对血压的调节作用，可通过这一环节起作用。原发性高血压的发生，主要是由于阻力血管口径变小而造成外周阻力过高。

因为 $R = 8\eta L/\pi r^4$，因此泊肃叶公式又可以改写成 $\Delta P = QR$。也就是说，在各段血管中，血压降低的幅度与该段血管的阻力大小成正比。在大动脉段，因血管口径较大，外周阻力较小，血压下降的幅度也较小。在上臂肱动脉的血压仅比主动脉血压低 4～5mmHg，故临床上通常以上臂肱动脉血压代表主动脉血压。而微动脉段的血流阻力最大，血压下降也最为显著。因此，在不同的动脉段记录血压时，可以看到从主动脉到外周动脉，血压的波动幅度逐步增大。

血液的黏滞性对外周阻力也有一定影响。因为血液的黏滞性大，血液流动时的内摩擦力也增大，导致外周循环阻力增大。从上述阻力公式可以看出，血液黏滞性与外周阻力呈正比例线性关系。要维持一定的心排血量，心脏必须做更多的功来克服增大的阻力，从而导致血压的增加。如果心排血量不变而外周阻力加大，则心舒期中血液向外周流动的速度减慢，心舒期末存留在主动脉中的血量增多，故舒张压升高。在心缩期，由于动脉血压升高使血流速度加快，因此收缩压的升高不如舒张压的升高明显，故脉压减小；反之，当外周阻力减小，脉压增大。可见，在一般情况下，舒张压的高低主要反映外周阻力的大小。

（五）体位

血液的主要成分是水，在地球重力的作用下可产生一定的静水压（hydrostatic pressure）。因此，各部分血管的血压除由心脏做功形成以外，还要加上该部分血管处的静水压。血管静水压的高低与该血管与地面的垂直高度成反比，见图 2-7-2。

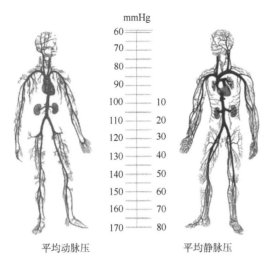

图 2-7-2　血压高低与血管和地面垂直高度的关系

血压与体位有关，当人体平卧时，全身各处血管的位置大致处在与心脏同一水平，故全身各处血管的静水压也大致相同。但当人体直立时，足部远低于心脏的高度，此时足部血管的血压将升高，在不考虑神经反射调节的情况下，升高的数值约等于从足至心脏这样一段血柱高度形成的静水压。而在心脏水平以上的部分血压则降低，如头部血管。因此，当人体从平卧位突然转为直立位时，如果神经反射调节功能不良，常易发生头部直立性低血压。

第二节　血压的调节

一、神经调节机制

（一）血压调节中枢

血压调节的神经基本中枢位于延髓网状结构内。血管收缩区位于脑桥下部和延髓上部的腹外侧区（ventrolateral medulla，VLM），即外侧巨细胞旁核的上半部，发出下行纤维至胸髓侧角的节前神经元；血管舒张区位于延髓下半部的腹外侧区，即外侧巨细胞旁核的下半部，发出纤维上行至血管收缩区，抑制其缩血管反应而致血管扩张[5]。此外，延髓以上的脑干部分以及大脑和小脑中，也都存在与血压调节有关的高级神经元。血压是通过各级神经元的协调产生复杂的整合而调控的。中枢各级水平与心血管活动有关的神经元在调制心血管活动中常常随着不同情况而出现不同形式的功能组合

并做相应反应。

（二）支配心脏活动的神经

支配心脏活动的神经包括心交感神经和心迷走神经见图 2-7-3。

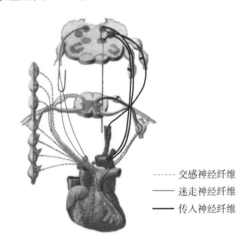

-------- 交感神经纤维
———— 迷走神经纤维
———— 传入神经纤维

图 2-7-3　心脏的神经支配[6]

心交感神经的节前神经元位于脊髓第 1～5 胸段的中间外侧柱，其轴突末梢释放的递质为乙酰胆碱（acetylcholine，ACh），其能激活节后神经元膜上的 N_1 型胆碱能受体；心交感神经节后神经元位于星状神经节或颈交感神经节内，其轴突构成心脏神经丛，释放的递质为去甲肾上腺素（norepinephrine，NE），支配心脏各个部分。NE可与心肌细胞膜上的 β 受体结合，可导致心率加快，房室交界的传导加快，心房肌和心室肌的收缩能力加强的正性变时作用、正性变传导作用和正性变力作用，可使心率增快、心排血量增加，从而使血压升高。

心迷走神经节前纤维位于延髓迷走神经背核（dorsal motor nucleus of the vagus，DMNX）和疑核（nucleus ambiguous，NA）。孤束核、疑核周围，以及疑核和背核之间的区域也有散在分布的心迷走神经节前纤维[5]，因此心脏副交感活动也是起源于中枢而非外周神经节。心迷走神经节前和节后神经元都是胆碱能神经元，通过节后纤维末梢释放的递质 ACh 作用于心肌细胞膜的 M 受体发挥对心脏的抑制作用，导致心率减慢，心房肌收缩能力减弱，心房肌不应期缩短，房室传导速度减慢，即具有负性变时、变力和变传导作用，使心率减慢、心排血量降低，血压下降。

（三）支配血管活动的神经

除毛细血管外，大多数血管壁含有平滑肌纤维，受自主神经的支配，包括交感缩血管神经、交感舒血管神经和副交感舒血管神经（表 2-7-1）。

表 2-7-1 支配血管活动的神经

	交感缩血管神经	交感舒血管神经	副交感舒血管神经
中枢	脑干	大脑皮质	脑干
末梢神经递质	肾上腺素	乙酰胆碱	乙酰胆碱
受体	α 肾上腺素受体	M 受体	M 受体
主要分布	广泛	骨骼肌	消化腺和生殖器
效应	调节外周阻力	安静时无作用，运动时舒张骨骼肌血管	只调节局部血流，对外周阻力影响很小

由于神经末梢和血管平滑肌细胞之间的间隙较窄，故神经活动可以对阻力血管的口径进行快速和精确的调节。交感缩血管神经中枢位于脑干，其纤维在肾和皮肤的血管处较丰富，而在冠状动脉和脑部血管分布较少，交感缩血管神经节后纤维释放肾上腺素（epinephrine，E），作用于血管平滑肌细胞膜上的 α 肾上腺素受体引起血管收缩。人体多数血管平滑肌受交感缩血管神经纤维及单一神经支配，安静时神经持续发放低频冲动，使血管平滑肌维持一定程度的收缩，称为交感缩血管紧张。当交感缩血管紧张性增强时，血管平滑肌进一步收缩，当其紧张性减弱时，血管平滑肌的收缩力降低，血管即舒张。交感舒血管神经起源于大脑皮质，下行线为下丘脑和中脑接替，通过延髓达脊髓中间外侧柱灰质换神经元并发出节前纤维，经神经节换元后发出节后纤维支配骨骼肌血管，神经递质是 ACh，与骨骼肌血管平滑肌细胞膜上的 M 受体结合，致血管舒张。交感舒血管神经在安静时并无紧张性活动，只有在机体激动或剧烈运动等情况下才发放冲动，使骨骼肌血管舒张。副交感舒血管神经仅分布于部分消化道腺体和外生殖器的血管，节后纤维释放 ACh，一般只起调节器官组织局部血流的作用，对外周阻力影响很小。

（四）压力感受器

动脉压力感受器是位于颈动脉窦和主动脉弓血管外膜下的感觉神经末梢，能够感觉血管壁的机械牵张程度。当动脉血压升高时，动脉管壁被牵张的程度就升高，压力感觉器发放的神经冲动也就增多。在一定范围内，压力感觉器的传入冲动频率与动脉管壁扩张程度成正比。颈动脉窦压力感受器的传入神经纤维组成颈动脉窦神经。窦神经加入舌咽神经，进入延髓和孤束核的神经元发生突触联系。在心房、心室和肺循环大血管壁还存在着心肺感受器，其传入神经纤维行走于迷走神经干内，同样能感觉血管壁的机械牵张程度。和颈动脉窦、主动脉弓压力感受器相比较，心肺感受器位于循环系统压力较低的部分，故常称之为低压力感受器，而动脉压力感受器则称为高压力感受器。在生理情况下，心房壁的牵张主要由血容量增多引起，因此心房壁的牵张感受器也称为容量感受器。此外，颈动脉体和主动脉体化学感受器、内脏和躯体感受器也参与了血压的神经调节。

（五）血压的神经反射调节

神经系统对血压的调节是通过各种神经反射来实现的。当机体内、外环境发生变化或处于不同的生理状态时，可引起各种心血管反射，使心排血量和各器官的血管收缩状况能在短时间内发生相应的改变，动脉血压也可发生变化。主动脉弓压力感受器的传入神经纤维走行于迷走神经干内，然后进入延髓，到达孤束核，神经递质多为谷氨酸或 P 物质。来自孤束核的兴奋性中间神经元投射到延髓疑核和迷走神经背核，动脉血压升高时，压力感受器传入冲动增多，通过中枢机制使迷走神经的活动加强，心交感紧张和交感缩血管紧张减弱，其效应为心率减慢，心排血量减少，外周血管阻力降低，故动脉血压下降。当动脉血压降低时，来自孤束核的抑制性中间神经元投射到延髓腹外侧的血管运动区，引起血管收缩，外周血管阻力增高，血压回升。多数心肺感受器受刺激时引起的反射效应是交感紧张降低，心迷走紧张加强，导致心率减慢，心排血量减少，外周血管阻力降低，血压下降。

二、体液调节机制

体液调节是指血液和组织液中一些化学物质对心肌和血管平滑肌的活动产生影响，从而起调节作用。这些体液调节物质，有些是通过血液携带的，可广泛作用于心血管系统；有些则在组织中形成，主要作用于局部的血管，对局部组织的血流起调节作用。

（一）肾素-血管紧张素-醛固酮系统

肾素-血管紧张素-醛固酮系统（RAAS）是人体内重要的体液调节系统。RAAS 既存在于循环系统，也存在于脑、肾、骨骼肌、脂肪和肾上腺、胰腺等组织中，故其在体内的作用可分为系统作用和局部作用，前者对血压的调节有重要意义（图 2-7-4），后者则主要参与组织修复改造和结构重塑。RAAS 是体内重要的循环内分泌系统，同时是一个全身性广泛分布的旁分泌、自分泌、胞内分泌系统。RAAS 由肾素、血管紧张素原（angiotensinogen，AGT）、血管紧张素 I（angiotensin I，Ang I）、Ang-（1—7）、Ang-（1—9）、Ang II、Ang III、血管紧张素转换酶（angiotensin converting enzyme，ACE）、ACE2 及上述相应的受体等构成（图 2-7-4）。肾素是一种由肾球旁细胞合成和分泌的酸性蛋白水解酶，经肾静脉进入血循环，可水解 AGT 生成 Ang I。AGT 是一种 α_2 球蛋白，属于丝氨酸蛋白酶抑制物（serine protease inhibitor）超家族，由肝脏合成和释放，目前尚未发现其可抑制任何酶的活性；皮质激素、雌激素、甲状腺激素和 Ang II 均能升高其在血浆中的浓度。Ang II 能刺激肾上腺髓质分泌 E，可收缩血管平滑肌，升高血压。此外，Ang II 可刺激肾上腺皮质球状带醛固酮释放，醛固酮促进远曲小管和集合管对 Na^+ 的吸收，从而增加血容量，导致血压升高。位于入球小动脉的牵张感受器和致密斑的感受器分别能感受肾动脉灌注压和感受流经该处小管液中的 Na^+ 浓度。若肾动脉灌注压降低，对入球小动脉壁牵拉的程度减小，或肾小球滤过率降低，流经致密斑小管液中的 Na^+ 减少均可使肾素释放增加。此外，循环中的 E、NE，肾内生成的前列腺素 E_2（prostaglandin E_2，PGE_2）和前列腺素 I_2（prostaglandin I_2，PGI_2）均能诱导肾素释放增加；而 Ang II、血管升压素、心房利钠肽（atrial natriuretic peptide，ANP）、内皮素（endothelin，ET）、一氧化氮（nitric oxide，NO）则抑制肾素释放。肾素作用的受体叫作肾素/肾素原受体（prorenin receptor，PRR），是一种由 350 个氨基酸残基组成的单次跨膜蛋白，主要分布在远曲小管、近曲小管、肾小球系膜和集合管的闰细胞，心脏和肾血管的平滑肌细胞等部位，可被细胞内弗林蛋白酶（furin）剪切成可溶性肾素原受体（soluble PRR，sPRR）并分泌到循环中。当肾素原与 PRR 结合后，可引起肾素原前部抑制片段构象改变，导致肾素原非蛋白酶解激活；当肾素与 PRR 结合后，其活性可增强 3～5 倍。ACE 是一种外肽酶，主要存在于肺循环血管内皮表面，可催化 Ang I 转化为 Ang II。作为人类 ACE 的第一个同源酶，ACE2 可直接高效降解 ACE 的作用产物 Ang II 而生成 Ang-（1—7），还能使 Ang I 产生 Ang-（1—9），后者经 ACE 或中性内肽酶作用进一步水解为 Ang-（1—7）（图 2-7-4）。Ang II 可降解成 Ang III，后者可强烈刺激肾上腺皮质合成和释放醛固酮，也有缩血管效应，但仅为 Ang II 的 10%～20%。在循环系统的 Ang II 半衰期约为 30s，而在组织中可长达 15～30min。Ang II 可直接使全身微动脉收缩，血压升高，还能促进交感神经末梢释放递质增多，使交感缩血管紧张性加强，故 Ang II 可通过中枢和外周机制，使外周血管阻力增大，血压升高。此外，Ang II 可通过强烈刺激肾上腺皮质球状带细胞合成和释放醛固酮以促进肾小管对 Na^+ 的重吸收，同时增强渴觉，导致饮水行为，以及收缩静脉，使回心血量增多等方式增加外周阻力和循环血量，导致血压升高[7-12]。

（二）肾上腺素和去甲肾上腺素

肾上腺素属儿茶酚胺类物质，分子式为 $C_9H_{13}O_3N$，主要由肾上腺髓质合成，可与 α 和 β 两类受体结合。在心脏，肾上腺素与 β 受体结合，产生正性变力和正性变时作用，使心排血量增加。在皮肤、肾、胃肠道的血管平滑肌处，由于 α 受体在数量上占优势，故肾上腺素的作用是使这些器官的血管收缩；在骨骼肌和肝的血管，β 受体占优势，小剂量的肾上腺素常以兴奋 β 受体的效应为主，引起血管舒张。但大剂量的 E 也可兴奋 α 受体，引起血管收缩。NE 是肾上腺素去掉 N-甲基后形成的物质，在化学结构上也属于儿茶酚胺，主要由肾上腺髓质分泌。NE 主要与 α 受体结合，使全身血管广泛收缩，动脉血压升高；也可与心肌的 β 受体结合，但和血管平滑肌的 β 受体结合的能力较弱。

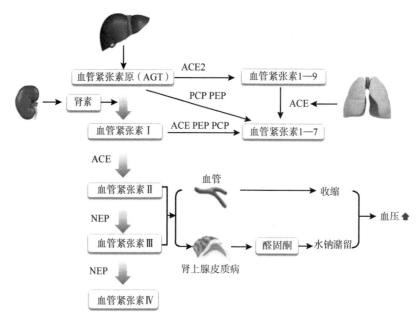

图 2-7-4　新的 RAAS 成员转换关系及其调节血压的机制

NEP. 中性内肽酶；PEP. 脯氨酰内肽酶；PCP. 脯氨酸羧基肽酶

（三）抗利尿激素

抗利尿激素（antidiuretic hormone，ADH）是由下丘脑的视上核和室旁核的神经内分泌细胞合成，在神经垂体部贮存的九肽激素，氨基酸序列为 H_2N-Gly-Arg-Pro-G-Asn-Gln-Phe-Tyr-G-COOH。ADH 与远曲小管和集合管上皮细胞管周膜上的 V2 受体结合后，激活膜内的腺苷酸环化酶，使上皮细胞中环磷酸腺苷（cyclic adenosine monophosphate，cAMP）的生成增加；激活上皮细胞中的蛋白激酶，使位于管腔膜附近的含有水通道的小泡镶嵌在管腔膜上，增加管腔膜上的水通道，从而增加水的重吸收，发挥其抗利尿效应。此外，ADH 还能作用于血管平滑肌的相应受体，引起血管平滑肌收缩，血压升高，是已知的最强的缩血管物质之一，故又称血管升压素（vasopressin，VP）。由于 ADH 还有提高压力感受性反射敏感性的作用，因此血浆中 ADH 浓度升高时首先出现抗利尿效应，只有当其血浆浓度明显高于正常时才具有引起血压升高的效应。ADH 在循环血量减少等情况下释放增加，对体内细胞外液量的调节和动脉血压的维持起重要作用。

（四）激肽释放酶-激肽系统

激肽释放酶-激肽系统（kallikrein-kinin system，KKS）作为一个复杂的内源性多酶系统，参与调控心血管、肾脏、神经系统等的生理功能。KKS 是体内主要的降压系统之一，由激肽原（kininogen）、激肽释放酶（kallikrein，KLK）、激肽酶和激肽组成。激肽原是一种单链糖蛋白，主要由肝细胞及少量血管内皮细胞产生。由于转录后剪切方式差异，人体内存在两种激肽原：低分子量激肽原（low molecular weight kininogen，LMWK），主要存在于血浆和各种组织中；高分子量激肽原（high molecular weight kininogen，HMWK），主要存在于血浆中。激肽释放酶包括存在于血浆中的血浆激肽释放酶和存在于组织器官内的组织激肽释放酶。可水解激肽原生成激肽。人体存在至少三种激肽：血浆中生成的缓激肽（bradykinin）、组织中生成的赖氨酰缓激肽（lysyl-bradykinin）和存在于尿液中的甲二磺酰赖氨酰缓激肽（methionyl-lysyl-bradykinin），均可发挥引起血管平滑肌舒张的降压效应。激肽可被激肽酶（kininase）分解而失活，激肽酶Ⅱ即 ACE[1]。

（五）前列腺素

前列腺素（prostaglandin，PG）结构为一个环和两条侧链构成的 20 碳不饱和脂肪酸，在体内由花生四烯酸合成。按其结构，前列腺素分为 A、B、

C、D、E、F、G、H、I 等类型，其中 PGE_2 和 PGI_2 具有舒血管作用，PGE_2 通过 4 种受体 EPs 在血压的调控中起重要作用。总而言之，EP_1 和 EP_3 受体的激活可介导血管收缩、血压升高效应；而 EP_2 和 EP_4 则介导血管舒张、血压降低作用。通常 EP_2 与 EP_4 介导产生的联合降压作用占优势，因而整体给予 PGE_2 对血管的舒张作用更强，起降血压作用。$PGF_{2\alpha}$ 能收缩静脉。前列腺素的半衰期极短（1～2min），除 PGI_2 外，其他前列腺素经肺和肝迅速降解，故前列腺素不像典型的激素那样通过循环影响远距离靶组织的活动，而是在局部产生和释放，对产生前列腺素的细胞本身或邻近细胞的生理活动发挥调节作用。

（六）血管内皮生成的血管活性物质

内皮素（endothelin，ET）是一种由血管内皮细胞合成的内源性长效血管收缩调节因子，也是迄今所知最强的缩血管物质。ET 缩血管升压效应还可反射性引起心率抑制，加上 ET 可强烈收缩冠状动脉、降低心脏泵功能，收缩外周血管，减少回心血量，导致心排血量下降。由于 ET 在升高外周阻力的同时又可降低心排血量，其升高血压的效应并不明显。ET 分为 ET-1、ET-2、ET-3 三种亚型，对心血管起作用的主要是 ET-1，与 Ang II 和 NE 比较，其作用强度分别是两者的 10 倍和 100 倍。ET-1 还有强大的正性肌力作用，这种正性肌力作用与 E、组胺、5-羟色胺等受体无关，可能是对心肌的直接作用。刺激 ET-1 合成的因素包括：肾上腺素、血栓素、血管升压素、Ang II、胰岛素、细胞因子，以及血管壁剪切力与压力的变化及缺氧等理化因素，刺激 ET-1 合成的过程需要有 Ca^{2+} 依赖型蛋白激酶 C（protein kinase C，PKC）的参与。抑制 ET-1 合成的因素有 NO、PGI_2、心房利钠肽及肝素等。ET-1 在血浆中的半衰期很短（<5min），很快与组织上的受体结合，其清除部位主要在肺与肾脏，ET 降解酶很快将其分解。内皮素受体（endothelin-receptor，ET-R）属于 G 蛋白偶联受体超家族，包括内皮素 A 受体（ET-R_A）和内皮素 B 受体（ET-R_B）两种，ET-R_A 表达于血管平滑肌和心肌细胞，主要与 ET-1 和 ET-2 相结合，激活后可介导血管平滑肌收缩及增殖[13]。ET-R_B 表达于内皮细胞、表皮细胞、神经细胞及内分泌细胞等，可与 3 种 ET 结合。

ET-R_{B1} 激活后可促进 NO、PGI_2 等血管舒张剂的释放，加快 ET-1 在肺脏、肾脏及肝脏的清除；ET-R_{B2} 亦位于血管平滑肌细胞，其缩血管作用在机体正常状态下较弱。目前认为在生理状态下 ET-R_B 介导的缩血管效应可忽略不计，而在疾病状态下（如动脉粥样硬化或原发性高血压等）ET-R_B 表达增加，但是总的来说，对于心肾疾病患者，ET-R_B 介导的舒血管效应远远超过其缩血管效应[14, 15]。

NO 是由 L-精氨酸在一氧化氮合酶（nitric oxide synthase，NOS）催化下合成的气体分子，具有舒张血管平滑肌、减小外周阻力，从而降低血压的作用。NO 在体内几乎可完全转化为硝酸盐。体内 NOS 广泛分布于多种组织中，可分为神经元型 NO 合成酶（neuronal nitric oxide synthase，nNOS）、内皮型 NO 合成酶（endothelial nitric oxide synthase，eNOS）和诱导型 NO 合成酶（inducible nitric oxide synthase，iNOS）三种，是 NO 产生的关键因素。

ET、Ang II 及 NO 三者在血压调节中起重要作用（表 2-7-2）。Ang II 是内源性 ET 表达和释放的激动剂，能显著促进 ET mRNA 的表达，从而促进血管内皮释放 ET。同时，ET 又刺激平滑肌细胞释放大量 Ang II，二者之间呈正相调节作用。血浆 ET-1 升高可使内皮功能失调，NO 合成下降。ET-1 可使 NOS 基因启动因子的活性下降 40%，使 NO 的产生显著下降[16, 17]。

表 2-7-2 调节血压的体液因素

升高血压的体液因素	降低血压的体液因素
血管紧张素 II	激肽释放酶-激肽系统
肾上腺素和去甲肾上腺素	PGE_2 和 PGI_2
抗利尿激素（血管升压素）	一氧化氮
内皮素	心钠素
	降钙素基因相关肽
	β-内啡肽
	肾上腺髓质素

（七）其他心血管活性肽

心钠素（cardionatrin）是由心房肌细胞合成和释放的一类二十八肽，可使血管舒张，外周阻力降低，也可使每搏输出量减少，心率减慢，故心排血量减少。心钠素作用于肾的受体，还可以使肾排水和排钠增多，故心钠素也称为 ANP。此外，心钠素还能抑制肾的近球细胞释放肾素，抑制肾上腺球状带细胞释放醛固酮；在脑内，心钠素可以抑制血管升压素的释放。这些作用都可导致体内细胞外液量减少，血压降低。

β-内啡肽（β-endorphin）由垂体释放，主要通过中枢作用使血压降低。血浆中的 β-内啡肽可进入脑内并作用于某些与心血管活动有关的神经核团，使交感神经活动抑制，心迷走神经活动加强。内毒素、失血等强烈刺激可引起 β-内啡肽释放，并可能成为引起循环休克的原因之一（表 2-7-2）。

肾上腺髓质素（adrenomedullin，ADM）由 52 个氨基酸残基构成，可通过刺激 NO 生成和抑制 RAAS 等途径产生强力、长效的降血压效应。

降钙素基因相关肽（calcitonin gene-related peptide，CGRP）由 37 个氨基酸组成，是迄今发现的最强舒血管物质（表 2-7-2）。

三、肾脏对血压的调节

肾脏主要通过调节细胞外液量而对动脉血压起长期调节作用。肾脏分泌的升压与降压物质（如肾素）及肾脏的排钠排水等正常功能，均直接或间接影响心排血量和外周血管阻力，对血压的调节起重要作用。肾脏对水平衡的调节是通过肾小管对尿的浓缩和稀释功能实现的。当血浆渗透压升高时，通过丘脑下部视上核及其周围存在的渗透压感受器作用于中枢神经系统，刺激垂体分泌 ADH，使远端小管和集合管上皮细胞对水的通透性明显提高，在远端小管和皮质集合管处小管内液中水分不断外渗。当进入髓质集合管后，因髓质间液是高渗的，所以小管液内大量水分继续且迅速透出集合管，直到管内液与髓质间液渗透压平衡，这样就形成了浓缩尿，为机体保留了水分。反之，当血浆渗透压降低，亦通过渗透压感受器使 ADH 分泌减少，远端小管和集合管对水的通透性下降，小管液中的水分不能被重吸收而排出低渗的稀释尿以清除体内过多的水分。水钠潴留致细胞外液容量扩张，血压上升。血压上升使肾血流量增加，肾小管对钠的重吸收减少，尿钠排泄增加直到体液容量-血压恢复正常。它们之间形成一种明显的正相关关系，即动脉血压越高，由肾排出的尿量也越多，形成一条负反馈回路：动脉血压 → 肾脏排水和盐 → 血容量 → 动脉血

压，称为"压力-利尿作用"（pressure-diuresis）。机体的动脉血压、肾脏的排尿量与机体水和盐摄取量三者之间有一平衡点（equilibrium point）（图 2-7-5），动脉血压在这一平衡点的上下进行调节[18, 19]。

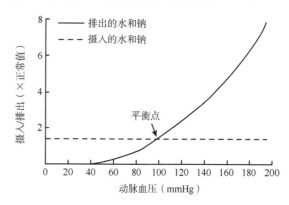

图 2-7-5　压力-利尿作用[20]

压力-利尿作用在慢性血压调节中具有主导作用。有资料表明，只要机体的这一功能正常，单纯外周阻力或血容量的变化不会明显影响动脉血压的稳定。当血管收缩、外周阻力升高时，血压升高，压力-利尿作用促使肾脏排水和排钠的作用加强，造成机体体液量减少，血容量减少，心排血量减少，血压降低，从而抵消了外周阻力升高造成的血压升高。同样，如果压力-利尿作用功能正常，单纯升高血容量造成动脉血压的升高也只是短暂的。因此，只要压力-利尿作用保持正常，由于某种原因升高或降低动脉血压，从长远效果看，机体可以通过肾脏的缓冲作用，维持动脉血压基本正常，说明压力-利尿作用在慢性血压调节中起重要作用[19, 21]。

此外，肾通过合成和分泌肾素、缓激肽及 NO 等体液因子参与血压调节，还能调控前列腺素前体花生四烯酸的代谢。许多血管活性物质，如 ANP 可与位于肾的受体结合而增加肾小球滤过率和尿钠排泄，并抑制肾素、醛固酮和 ADH 的分泌，起到降压效果。肾实质病变时降压物质分泌减少，当肾实质损伤时，交感神经能通过传入肾反射活化，释放 NE 等递质，该递质能与血管壁上 α 受体结合，刺激血管收缩，增高血管阻力；并能与近端肾小管上皮细胞上 α 受体结合，增加 Na^+ 重吸收，扩张血容量。慢性肾功能不全还能导致机体钙磷代谢紊乱，高磷血症能刺激甲状旁腺素分泌，高水平甲状旁腺素能导致血管平滑肌细胞胞质内 Ca^{2+} 浓度增

加，增强血管收缩，使外周血管阻力升高，导致血压上升。

（陆立鹤）

参 考 文 献

[1] 朱大年，王庭槐. 生理学[M]. 8 版. 北京：人民卫生出版社，2014.

[2] 韩启德，文允镒. 血管生物学[M]. 北京：北京医科大学中国协和医科大学联合出版社，1997.

[3] Asmar R，Benetos A，Tppouchina J，et al. Assessment of arterial distensibility by automatic pulse wave velocity measurement. Validation and clinical application studies[J]. Hypertension，1995，26（3）：485-490.

[4] Asmar R，Benetos A，London G，et al. Aortic distensibility in normotensive，untreated hypertensive patients[J]. Blood Press，1995，4（1）：48-54.

[5] 柏树令. 系统解剖学[M]. 北京：人民卫生出版社，2014.

[6] 郭光文. 人体解剖学彩色图谱[M]. 北京：人民卫生出版社，2008.

[7] Te Riet L，van Esch JH，Roks AJ，et al. Hypertension：Renin-angiotensin-aldosterone system alterations[J]. Circ Res，2015，116（6）：960-975.

[8] Takahashi H，Yoshika M，Komiyama Y，et al. The central mechanism underlying hypertension：A review of the roles of sodium ions，epithelial sodium channels，the renin-angiotensin-aldosterone system，oxidative stress and endogenous digitalis in the brain[J]. Hypertens Res，2011，34（11）：1147-1160.

[9] Patel VB，Zhong JC，Grant MB，et al. Role of the ACE2/Angiotensin 1-7 axis of the renin-angiotensin system in heart failure[J]. Circulation Research，2016，118（8）：1313-1326.

[10] 张振洲，宋蓓，钟久昌. ACE2/Apelin 与动脉粥样硬化[J]. 上海交通大学学报（医学版），2016，36（6）：917-920.

[11] 钟久昌. 高血压发病机制的研究进展[M]//葛均波. 现代心脏病学. 上海：复旦大学出版社，2011：411-415.

[12] Sato T，Suzuki T，Watanabe H，et al. Apelin is a positive regulator of ACE2[J]. J Clin Invest，2013，123（12）：5203-5211.

[13] Goddard J，Johnston NR，Hand MF，et al. Endothelin-A receptor antagonism reduces blood pressure and increases renal blood flow in hypertensive patients with chronic renal failure：A comparison of selective and combined endothelin receptor blockade[J]. Circulation，2004，109（9）：1186-1193.

[14] Matsumura Y，Kuro T，Kobayashi Y，et al. Exaggerated vascular and renal pathology in endothelin-B receptor-deficient rats with deoxycorticosterone acetate-salt hypertension[J]. Circulation，2000，102（22）：2765-2773.

[15] Speed JS，Pollock DM. Endothelin，kidney disease，and hypertension[J]. Hypertension，2013，61（6）：1142-1145.

[16] Li Q，Youn JY，Cai H. Mechanisms and consequences of endothelial nitric oxide synthase dysfunction in hypertension[J]. J Hypertens，2015，33（6）：1128-1136.

[17] Wang X，Chandrashekar K，Wang L，et al. Inhibition of nitric oxide synthase 1 induces salt-sensitive hypertension in nitric oxide synthase 1 alpha knockout and wild-type mice[J]. Hypertension，2016，67（4）：792-799.

[18] Guyton AC，Hall JE. Textbook of medical physiology [M]. 10th ed. Philadelphia：W. B. Saunders Company，2002：195-201.

[19] Hall JE. The kidney，hypertension，and obesity[J]. Hypertension，2003，41（3 Pt 2）：625-633.

[20] 范少光，吴静，吕昂. 慢性动脉血压调节与原发性高血压病——I. 慢性动脉血压调节[J]. 生理科学进展. 2006，37（4）：339-346.

[21] Hall JE，Mizelle HL，Woods LL，et al. Pressure natriuresis and control of arterial pressure during chronic norepinephrine infusion[J]. J Hypertens，1988，6：723-731.

第 8 章
交感神经系统在高血压发病中的作用

多项临床和动物实验结果显示，交感神经系统（sympathetic nervous system，SNS）过度激活在心血管疾病尤其是高血压的发病过程中具有重要作用[1]。SNS 和副交感神经系统（parasympathetic nervous system，PSNS）共同组成自主神经系统（autonomic nervous system）。机体绝大多数器官均受到两者的共同支配，当机体处于疾病、应激状态时，SNS 激活，能量消耗；而当机体处于睡眠或放松状态时，PSNS 激活，能量被储存[1]。换言之，SNS 和 PSNS 通过相互拮抗，从而实现对器官功能的控制与调节，维持机体内环境稳定。本章将就以下几个问题进行阐述：①评估交感神经功能及活动度的方法；②交感神经在高血压发病过程中的机制；③通过抑制交感神经治疗高血压的方法。

第一节 概　　述

一、评价交感神经功能的方法

在评价 SNS 功能之前，必须要清楚两个概念：

①交感神经的功能具有区域差异性，不同区域（心脏、肾脏、骨骼肌等）、不同状态（疾病、应激、健康）下的交感神经功能均存在差异，很难统一评价。②SNS 包括中枢交感神经系统、交感神经节、神经递质等，由于交感神经系统是一个非常复杂的系统，加之神经递质存在清除及再吸收，因此很难精确地衡量其功能。

（一）心率功能谱分析

近些年来，多种新方法被用来评价交感神经功能，但心率作为一个传统的评价指标，仍然无法被摒弃[2]。心率的调节依赖于 SNS 及 PSNS 的相互作用，来自 SNS 的去甲肾上腺素（NE）及肾上腺素（E）可以发挥其正性变时作用，使心率上升，而属于副交感神经的迷走神经则可通过抑制窦房节功能，发挥其负性变时作用，使心率下降。因此，心率并不能够作为衡量心脏交感肾上腺素能神经功能的一个特异性参数，因为迷走胆碱能神经也可以影响心率。此外，和骨骼肌及肾脏交感神经相比，心脏交感神经具有明显差异。例如，当骨骼肌交感神经激活时，心脏交感神经功能可能无明显改变，心率仍处于正常范围。一项临床研究进一步显示，当患者处于高血压或肥胖状态时，交感神经传输速率和心率无相关性[3]，提示尽管心率的测量方式简便易行，但由于 SNS 的区域差异性及复杂性，心率可能很难精确反映 SNS 功能。

心率功率谱分析方法是一种通过计算机来评价心脏交感神经功能的方法，可以将人体心电信号通过计算机放大并行傅里叶转换，获得心率功率谱。该方法具有无创伤性的优点，且简单易行。迷走神经和交感神经均可对心脏产生作用，从而导致心率变化，但是迷走神经需要在较高的频率（1.0Hz）上调节心率，而交感神经在较低的频率（0.15Hz）上调节心率，因此可以通过计算机获得的不同频率来判断自主神经系统活性[4]。但需要指出的是，心率功率谱方法仍有其局限性，因为性别、年龄、传感器等因素均可影响其最终结果的判定。

（二）血浆去甲肾上腺素水平测定

血浆 NE 水平测定是评估交感肾上腺素能神经功能的传统方法。该方法的优点是简便易行，同时也被绝大多数的科学研究所接受。但是，该方法的敏感性及可重复性长期以来一直受到质疑[5]。有研究证实：可以通过多点、多次采集血样，获得 NE 的平均值，来提高该方法的可重复性[6]。但是该方法的敏感性受到多个因素的影响，比如释放入血循环的 NE 仅仅是交感神经末梢分泌的一小部分，因此血浆 NE 水平无法精确反映交感神经递质的真实分泌水平。Meredith 等研究证实：当患者存在自主神经功能紊乱时，血浆 NE 水平升高并非交感神经末梢释放过多的神经递质所致，而是由组织对递质的清除速率减慢所引起[7]。因此，血浆 NE 的水平也难以精确评估交感神经功能，或者说难以用一种神经递质的水平来衡量交感神经的功能。

同位素稀释法可以非常精确地定量测量不同区域交感神经释放的神经递质（去甲肾上腺素等），这是其他方法无法达到的。但为了精确评估区域交感神经功能，该方法具有侵入性。例如，当测量心脏和肾脏区域性 NE 水平时，需要在冠状动脉窦和肾动脉插入导管测量放射标记的去甲肾上腺素水平，因此导致该方法具有较大的局限性，难以推广[8]。

（三）微型神经成像法

微型神经成像法（microneurography）可以直接记录并测量交感神经节后神经纤维的活动，记录时，需要皮下植入 200μm 的钨丝电极到达浅表神经，如腓神经或桡神经，然后记录节后神经纤维的活动[2]。微型神经成像法具有其他测量方法所无法比拟的优势：①可以直接测量中枢交感神经向骨骼肌及皮肤的传出兴奋性；②可以连续记录交感神经的活动度，动态评估 SNS 功能；③操作简便易行；④该方法具有高度可重复性。但微型神经成像法仍存在一定的局限性：①该方法记录的是交感神经节后神经纤维的活动，但是节后神经纤维可能并不能精确反映神经递质的水平；②无法直接记录胸腹腔脏器（如肾脏和心脏）交感神经活动度。在健康人群，通过微型神经成像法记录桡神经获得的数据可以很好地反映心脏和肾脏神经网络的活动，但是对处于病理状态的人群，对该方法的准确性仍持有保留意见。

（四）神经影像学

神经影像学是极具发展前途的一种评估交感神经功能的方法，该方法通过放射性标记的胺类神经递质来显示器官尤其是心脏的交感神经功能。但是该方法费用高昂，且无法动态评估心脏交感肾上腺素能神经的功能，因此限制了该方法在临床的应用和推广[2]。

总而言之，目前可使用的测量交感神经功能的方法各有优缺点，但评估其功能的主要方法如下：区域和整体去甲肾上腺素测量法可以精确评估肾脏和心脏交感神经功能，而微型神经成像法可以较好地评估中枢交感神经及其传出神经功能。多种方法可以在临床工作和研究过程中互相补充。

二、交感神经系统功能亢进对高血压的影响

科学家对青年高血压患者及早期高血压患者的研究显示：在上述患者体内，SNS 被激活，交感神经功能亢进。Julius 等进行的一项经典研究显示，31 例青年高血压患者存在心率加快并伴有血浆 NE 水平升高[9]。随后一些使用微型神经成像法的研究

同样证实，在青年临界高血压人群中，SNS 被激活。上述研究均提示：在早期高血压患者，尤其是年轻患者中，SNS 功能亢进，换言之，SNS 功能亢进和高血压的发生具有密切关系。随着对 SNS 与高血压关系的进一步研究，人们发现 SNS 的激活要早于血压的升高，且 SNS 功能亢进在中年高血压患者或老年高血压患者中普遍存在[10, 11]。Framingham 心脏研究也支持类似的观点，即和心率正常的青年人群相比，心率较快（SNS 亢进）的青年人群将在未来十几年之内出现高血压[12]。另一项长达 20 年的纵向研究也证实：动脉血中 E 和高血压的发生具有密切关系[13]。一些应用微型神经成像法的研究发现，青年高血压患者和中年及老年高血压患者具有同样的 SNS 兴奋度。研究证实：高血压合并左室肥厚或左室舒张功能障碍的患者，伴有交感神经兴奋性增加及心脏 NE 水平升高[14, 15]。另一方面，高血压引起的血管重构，除了和血管壁增厚有关，交感神经兴奋也参与了该病理过程[16-19]。上述研究结果提示：交感神经参与高血压的发生和发展，并且是导致靶器官损伤的主要原因。值得关注的是，一些研究报道了继发于肾动脉狭窄或原发性醛固酮增多症的继发性高血压患者，也伴有交感神经兴奋。相反，一些使用微型神经成像法的研究显示：在继发性高血压患者中，无明显的交感神经兴奋[20-22]。

总而言之，在高血压发生的早期，存在骨骼肌、肾脏和心脏的交感神经功能亢进。因此，可以得出这样的结论：交感神经参与了高血压的发生及发展过程，也同时参与了高血压相关靶器官损害的发生。当然，并非所有的高血压患者均存在交感神经功能亢进。但是由于目前有限的研究手段，关于内脏系统交感神经功能评估的研究仍处于起步阶段，未来有可能直接测量内脏器官的交感神经功能，以加深人们对内脏器官交感神经功能及高血压潜在关联的了解。

第二节　交感神经系统与代谢综合征相关性高血压的关系

在过去 20 年中，人们一直在探索肥胖、高血压及交感神经的关系。目前关于交感神经功能和肥胖的关系有两种不同的学术观点。一种观点认为肥胖可以导致胰岛素抵抗和高胰岛素血症，从而刺激 SNS 并增加机体代谢[23]。另一种观点则认为当机体处于肥胖状态时，交感神经处于抑制状态，代谢被降低，换言之，交感神经兴奋性降低是导致机体代谢率降低、最终发生肥胖的原因[24]。而进一步使用微型神经成像法和放射性标记的 NE 等方法评估肥胖患者体内交感神经功能后，发现结果无法支持前一种观点。同时，也有人群研究证实：和消瘦的高加索人相比，肥胖的 Pima 印第安人（肥胖、糖尿病高发人群）具有较低的肌肉交感神经兴奋性。而根据 Bray 的假设，较低的交感神经兴奋性（或者交感神经功能被抑制）可能是导致 Pima 印第安人发生肥胖的原因。另一方面，较低的交感神经系统兴奋性，可能也是 Pima 印第安人较少发生肥胖相关高血压的原因。

另一项人群研究结果显示：肥胖患者存在明显的 SNS 过度激活，但此类患者一般不易发生高血压[25]。进一步研究发现，在肥胖的血压正常患者体内，交感神经功能发生改变，并且这种改变和正常高血压患者及消瘦高血压患者不同[26]。在消瘦高血压患者中，SNS 兴奋性增加，而这种兴奋性增加是由于单一神经发放冲动的频率增加；与之相反，在肥胖血压正常者及高血压患者中，交感神经兴奋性增加，是由于多根神经纤维兴奋性增加而非单一神经冲动增加。而关于单一神经纤维兴奋性增加和多根神经纤维兴奋性增加的精确机制，以及相应的血流动力学至今仍不十分清晰。但是肥胖高血压患者和消瘦高血压患者不同的肌肉交感神经兴奋性提示，两种高血压患者的交感肾上腺素能神经兴奋的机制是不同的。

在肥胖高血压患者和肥胖血压正常患者中，交感神经兴奋性具有明显的差异[27, 28]。有研究发现在肥胖血压正常患者中，心脏 NE 释放减少；在肥胖高血压患者中，心脏 NE 释放轻度增加；而在消瘦高血压患者中，心脏 NE 释放显著增加。而一些研究发现在肥胖高血压患者中，肾脏 NE 释放量并不高于血压正常的患者，而消瘦高血压患者肾脏 NE 释放量明显高于血压正常的人。综合这些观点，我们发现肾脏交感神经兴奋性对于高血压的发生具有重要意义，那些消瘦高血压患者存在肾脏交感神经的过度兴奋，但是用肾脏交感神经兴奋并不能够解释肥胖相关高血压的发病机制。

在一项研究中，研究者给肥胖高血压患者及消瘦高血压患者服用了1个月的α和β受体阻滞剂，比较两者血压变化情况。根据之前的讨论结果，服用α和β受体阻滞剂后，消瘦高血压患者血压应该大幅度下降，然而结果并非如此，相较于消瘦高血压患者，α和β受体阻滞剂可以明显改善肥胖高血

压患者的血压，但该研究并未评估肾上腺素能阻断药物对肥胖正常血压患者的影响[29]。上述研究提示：对于肥胖或消瘦群体，仍需进一步探索交感神经对血压的影响机制。我们将肥胖和消瘦的高血压及正常血压患者的交感神经功能暂时总结如图2-8-1所示。

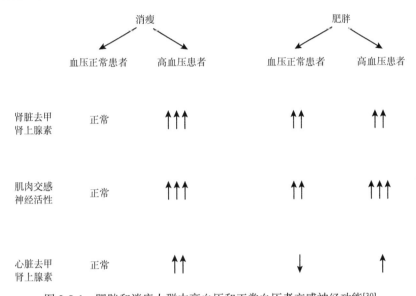

图 2-8-1 肥胖和消瘦人群中高血压和正常血压者交感神经功能[30]

箭头向上表示升高，箭头向下表示下降；1个向上的箭头表示轻度升高，2个向上的箭头表示中度升高，3个向上的箭头表示显著升高

通过不同方法评估交感神经功能可以判断交感神经对肥胖患者血压的影响[31]。使用急性神经节阻断法并可逆性地干扰正常血压或肥胖高血压和消瘦患者的交感神经兴奋度，结果发现：和消瘦血压正常患者相比，神经节阻断法可以明显降低肥胖血压正常患者的血管阻力和血压。当交感神经节被阻断时，肥胖血压正常患者的血压下降不明显，而肥胖高血压患者血压明显下降，这意味着在肥胖高血压患者中SNS对血压的调节格外重要。因此，目前有2种看似相矛盾的观点：第一，血压正常或血压升高的肥胖患者中肾脏交感神经兴奋性增高，但两者无差异。第二，药理学研究显示，SNS对高血压患者的血压调节重要性要高于血压正常者。有一种合理的解释是：肥胖高血压患者肌肉交感神经兴奋性增加可能是由于在高血压早期的肌肉交感神经兴奋性升高。这个解释和之前的交感神经节阻断的研究结果类似。此外，还有一种解释是：交感神经兴奋性增加是肥胖高血压发生的条件之一，但不是关键条件。

一、交感神经系统与代谢综合征的关系

早期研究认为，腹腔脂肪堆积是代谢综合征的始动因素[32]，有研究发现代谢综合征患者肌肉交感神经兴奋性与腰围相关，提示交感神经兴奋性与腹型肥胖密切相关，而与皮下脂肪堆积关系不大。有研究报道，与正常对照组人群相比，不伴有高血压的代谢综合征患者存在肌肉交感神经兴奋（尤其单一神经纤维兴奋性增加）[33]，高血压合并代谢综合征的患者可能与单一神经冲动增加和肌肉交感神经兴奋性增加密切相关。总而言之，代谢综合征患者往往合并交感神经兴奋。

二、肥胖高血压人群交感神经兴奋性增加的机制

自瘦素发现以来，一大批针对肥胖的神经生理研究呈井喷样出现，这又反过来推动肥胖相关高血压

的机制研究，尤其是活体动物研究方面，研究范围涵盖肾素-血管紧张素-醛固酮系统（RAAS）、肾脏、睡眠呼吸暂停低通气综合征、内质网应激等[34-36]。1999年，肥胖相关高血压的发病机制研究有了突破性进展。首先，肥胖患者发生高血压可能和基因遗传、神经生理功能改变等密切相关。其次，肥胖并不总是合并高血压。从人群研究而来的证据证实交感神经系统和肥胖相关高血压的发生具有密切关系，机体可能从基因遗传-神经生理机制方面进而通过交感神经系统参与血压的调节。

三、胰岛素与交感神经的相互作用

在肥胖患者中高胰岛素水平可能导致交感神经过度兴奋，同时加剧血管阻力。这种胰岛素诱导的交感神经兴奋提示在肥胖相关高血压的发病中，高胰岛素血症是关键致病因素[23]。目前已有多项研究证实，在健康人群中高胰岛素水平可以导致肌肉交感神经兴奋性增加，血浆NE水平也同时上升。但最令人惊讶的是，胰岛素诱导的交感神经兴奋过程中，血压不会因此而直接上升，因为交感缩血管作用和胰岛素的扩血管作用相互抵消[30,37,38]。同样的研究结果在大动物（如犬）身上也得到了验证，即生理状态下增加的血浆胰岛素并不能够升高血压，因为增加的心排血量被降低的外周血管阻力所抵消。因此，在正常人群，高胰岛素血症增加交感神经兴奋性，但是由于交感神经的兴奋性被胰岛素的扩血管作用所抵消，所以并不能够增加血压（图2-8-2）。另一方面，在肥胖人群，胰岛素诱导的交感神经兴奋性增加，胰岛素导致的扩血管作用减弱，最终参与高血压的发生和发展（图2-8-2）。在肥胖患者，胰岛素诱导的骨骼肌血管扩张效果减弱[39]。与之相反，

在高血压患者，胰岛素诱导的交感神经兴奋性增加，骨骼肌去甲肾上腺素释放持续性增多[40]。上述研究提示，在肥胖患者或高血压易患个体，慢性高胰岛素血症可能通过促进交感神经系统兴奋性，参与高血压的发病过程。

胰岛素可以导致骨骼肌血流增加，促进葡萄糖在骨骼肌的转运及摄取，胰岛素诱导的血管舒张作用被破坏，可以降低骨骼肌对葡萄糖的摄取，最终导致胰岛素抵抗的发生[39]。近期，两项重要的研究证实：在血压正常的高胰岛素患者，前臂交感神经反射性缩血管作用降低了葡萄糖在局部的摄取和利用[40,41]。Gamboa等证实：在肥胖胰岛素抵抗个体，当交感神经节被阻滞后，可以增加胰岛素诱导的葡萄糖代谢，改善胰岛素抵抗[42]。上述研究证实：交感神经系统可以通过影响机体血流动力学功能，参与骨骼肌胰岛素抵抗的发生，而胰岛素又能促进交感神经兴奋性增加。交感神经兴奋性增加，交感缩血管作用加强，从而减弱葡萄糖在骨骼肌的摄取，增加胰岛素抵抗，最终出现代偿性高胰岛素血症。

四、大脑皮质黑素通路

大脑皮质黑素通路是调节肥胖状态下交感神经兴奋性及血压的重要信号通路[34,35]。此外，抑制食欲、增加代谢率，刺激下丘脑黑素皮质素受体4均可以促进交感神经兴奋性及血压升高。当肥胖啮齿类动物存在下丘脑黑素皮质素受体4基因无功能性变异时，此类动物不会出现交感神经兴奋性增加和肥胖相关高血压。和体重正常的对照组相比，这些肥胖动物存在低的交感神经兴奋性和血压。此外，当予以健康个体下丘脑黑素皮质素受体4激动剂时，动物会出现交感神经兴奋性增加和血压上升。这些实验结果支持了这样的概念，即在肥胖个体，肥胖相关性高血压可能和基因遗传、神经生理功能等因素密切相关。

五、瘦　　素

瘦素除了影响食欲和代谢以外，还通过和定位于大脑的瘦素受体结合，刺激区域性交感神经兴奋性增加。多个饮食诱导的肥胖动物模型的研究证实，瘦素可以导致交感神经兴奋性升高及高血压的

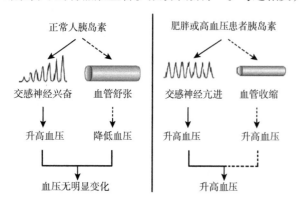

图2-8-2　胰岛素和交感神经的相互作用及对血压的影响

发生[43]。另一方面，有研究证实瘦素可以参与人体肥胖相关高血压的发病过程。瘦素绝对缺乏而严重肥胖的成年人存在交感神经功能低下，并伴有高血压，且有研究中 3 例患者在接受冷加压刺激后，血压无明显上升[44]。这些研究提示：在人群中低的生理瘦素水平可能与交感神经兴奋性抑制及血压升高相关。而另一项研究则显示给健康的消瘦男性一次性注射瘦素，可以迅速导致肌肉交感神经兴奋性上升，不伴血压升高，给消瘦和肥胖人群一次性注射或持续缓慢注射瘦素，血压也无明显升高[45]。由于缺乏安全有效可逆的瘦素拮抗剂，因此在人群中仍难以评估瘦素是否与肥胖相关高血压发生有关。

第三节　肾脏交感神经与肾相关性高血压

　　肾脏交感神经在高血压发生发展过程中具有特殊地位。肾脏交感神经通过影响肾小管功能、肾素分泌及肾脏血管阻力，参与高血压的发生[46, 47]。肾脏交感神经功能亢进是高血压发生的主要条件[48]。在未经治疗的高血压患者中，区域性 NE 测量法证实肾脏交感神经存在过度兴奋，这种交感神经过度激活在心脏也存在，导致心脏局部 NE 释放增多。肾小管被交感神经所支配，尤其在钠的重吸收方面，而这是高血压发病的关键[49]。研究证实，肾脏去交感神经支配后，压力-尿钠排泄曲线左移，促进尿钠排泄增多，从而降低血压。手术肾脏交感神经切除术也在实验动物身上证实可以降低血压。肾脏交感神经感受器分为两种类型：第一类在肾脏实质，主要负责有害信号的感受，如肾脏损伤信号刺激后，负责发送冲动至下丘脑，刺激中枢交感神经兴奋。第二类是在肾盂的压力敏感受体，属于交感抑制受体，介导肾脏局部的反射[50]。经肾脏交感传入神经输送的损伤信号已经被认为可能和系统性交感神经兴奋性升高有关，同时造成高血压患者对抗高血压药物产生抵抗作用和慢性肾脏病（chronic kidney disease，CKD）。当肾脏处于缺血状态时，这种情况就会发生。而化学刺激，如在大鼠肾内行苯酚注射同样可以刺激肾脏交感神经兴奋。另外，在对抗高血压药物抵抗的高血压患者中，肾小球滤过率增加是正常的，且多不伴有蛋白尿。临床上那些对抗

高血压药物不敏感的患者，其实间接证实了有害信号的存在以及肾交感神经的兴奋性增高，需要进行干预。

一、慢性肾脏病

　　CKD 患者存在 SNS 过度激活，表现为血浆 NE 水平上升，通过微型神经成像法可以发现交感神经激活[51]。使用肾上腺素抑制剂如可乐定，此类患者血压多会降低。交感神经激活多发生在 CKD 的早期阶段，即非尿毒症或终末期肾病阶段，如肾病综合征、多囊肾等疾病，尽管该阶段肾功能大致正常，但血压可随着疾病的进展而升高[52, 53]。交感神经系统激活的机制目前仍不十分清楚，考虑可能和肾脏传入神经的信号刺激有关，但也有其他机制参与。

　　接受规律肾替代治疗的终末期肾病患者，存在高水平的交感神经兴奋，并伴有心力衰竭[54]。一些设计良好的临床研究证实：肾脏交感传入神经信号可以激活终末期肾病患者的中枢交感神经系统，并导致高血压的发生，这种交感神经兴奋并不能够因肾移植而缓解，但是如果患者在接受双侧患病的肾脏摘除术后，血压可以有所下降。在 5/6 的肾切除尿毒症大鼠模型上也观察到同样的现象，证实是肾交感传入神经而非尿毒症的毒素激活了中枢交感神经系统[55]。

二、抑制交感神经对肾脏病病程及预后的影响

　　在肾性高血压和终末期肾病患者中，交感神经系统激活，进而导致血压升高，加剧肾脏疾病，最终导致心血管疾病及不良预后。对于已经存在高血压、蛋白尿、肾脏间质纤维化和肾小球硬化的患者，交感神经兴奋性增加可以加剧上述这些改变[56]。血浆 NE 浓度可以预测终末期肾病患者发生心血管事件的概率及生存率[57]。高交感神经兴奋性是导致心律失常发生的重要机制，也间接解释了为什么终末期肾病患者容易发生猝死。一些交感神经兴奋引起的不良后果如心律失常、心力衰竭等可以通过使用交感神经抑制剂来阻断。中枢交感神经阻滞剂莫索

尼定已经被证实可以降低 1 型糖尿病患者的尿蛋白排泄，但是对血压无明显影响[58]。另一项针对 CKD 患者的研究证实，相对于尼群地平，莫索尼定可以减缓肾脏病的发展进程，并轻度降低血压[59]。

（李　昊　田　刚）

参 考 文 献

[1] 池肇春. 代谢相关脂肪性肝病是交感神经系统激活相关性疾病的研究进展[J]. 世界华人消化杂志，2022，30（11）：465-476.

[2] Grassi G, Esler M. How to assess sympathetic activity in humans[J]. J Hypertens, 1999, 17（6）: 719-734.

[3] Grassi G, Vailati S, Bertinieri G, et al. Heart rate as marker of sympathetic activity[J]. J Hypertens, 1998, 16（11）: 1635-1639.

[4] Eckberg DL. Sympathovagal balance a critical appraisal[J]. Circulation, 1997, 96（9）: 3224-3232.

[5] Esler M, Jennings G, Lambert G, et al. Overflow of catecholamine neurotransmitters to the circulation: Source, fate, and functions[J]. Physiol Rev, 1990, 70（4）: 963-985.

[6] Eslerr M, Jennings G, Korner P, et al. Assessment of human sympathetic nervous system activity from measurements of norepinephrine turnover[J]. Hypertension, 1988, 11（1）: 3-20.

[7] Meredith IT, Eisenhofer G, Lambert GW, et al. Plasma norepinephrine responses to head-up tilt are misleading in autonomic failure[J]. Hypertension, 1992, 19（6Pt2）: 628-633.

[8] Vaz M, Jennings G, Turner A, et al. Regional sympathetic nervous activity and oxygen consumption in obese normotensive human subjects[J]. Circulation, 1997, 96（10）: 3423-3429.

[9] Julius S, Krause L, Schork NJ, et al. Hyperkinetic borderline hypertension in Tecumseh, Michigan[J]. J Hypertens, 1991, 9（1）: 77-84.

[10] Rea RF, Hamdan M. Baroreflex control of muscle sympathetic nerve activity in borderline hypertension[J]. Circulation, 1990, 82（3）: 856-862.

[11] Schobel HP, Heusser K, Schmieder RE, et al. Evidence against elevated sympathetic vasoconstrictor activity in borderline hypertension[J]. J Am Soc Nephrol, 1998, 9（9）: 1581-1587.

[12] Levy RL, White PD. Transient tachycardia; prognostic significance alone and in association with transient hypertension[J]. Med Press Egypt, 1946, 38（6）: 207.

[13] Gudmundsdottir H, Strand AH, Høieggen A, et al. Do screening blood pressure and plasma catecholamines predict development of hypertension? Twenty-year follow-up of middle-aged men[J]. Blood Press, 2008, 17（2）: 94-103.

[14] Greenwood JP, Scott EM, Stoker JB, et al. Hypertensive left ventricular hypertrophy: Relation to peripheral sympathetic drive[J]. J Am Coll Cardiol, 2001, 38（6）: 1711-1717.

[15] Schlaich MP, Kaye DM, Lambert E, et al. Relation between cardiac sympathetic activity and hypertensive left ventricular hypertrophy[J]. Circulation, 2003, 108（5）: 560-565.

[16] Burns J, Sivananthan MU, Ball SG, et al. Relationship between central sympathetic drive and magnetic resonance imaging-determined left ventricular mass in essential hypertension[J]. Circulation, 2007, 115（15）: 1999-2005.

[17] Grassi G, Seravalle G, Quarti-Trevano F, et al. Sympathetic and baroreflex cardiovascular control in hypertension-related left ventricular dysfunction[J]. Hypertension, 2009, 53（2）: 205-209.

[18] Folkow B. Cardiovascular structural adaptation; its role in the initiation and maintenance of primary hypertension[J]. Clin Sci Mol Med Suppl, 1978, 55（s4）: 3s-22s.

[19] Folkow B. Physiological aspects of primary hypertension[J]. Physiol Rev, 1982, 62（2）: 347-504.

[20] Miyajima E, Yamada Y, Yoshida Y, et al. Muscle sympathetic nerve activity in renovascular hypertension and primary aldosteronism[J]. Hypertension, 1991, 17（6 Pt 2）: 1057-1062.

[21] Johansson M, Elam M, Rundqvist B, et al. Increased sympathetic nerve activity in renovascular hypertension[J]. Circulation, 1999, 99（19）: 2537-2542.

[22] Kontak AC, Wang Z, Arbique D, et al. Reversible sympathetic overactivity in hypertensive patients with primary aldosteronism[J]. J Clin Endocrinol Metab, 2010, 95（10）: 4756-4761.

[23] Landsberg LE. Diet, obesity and hypertension: An hypothesis involving insulin, the sympathetic nervous system, and adaptive thermogenesis[J]. Q J Med, 1986, 61（236）: 1081-1090.

[24] Bray GA. Obesity, a disorder of nutrient partitioning: The MONA LISA hypothesis[J]. J Nutr, 1991, 121（8）: 1146-1162.

[25] Scherrer U, Randin D, TappyL, et al. Body fat and sympathetic nerve activity in healthy subjects[J]. Circulation, 1994, 89（6）: 2634-2640.

[26] Lambert E, Straznicky N, Schlaich M, et al. Differing pattern of sympathoexcitation in normal-weight and obesity-related hypertension[J]. Hypertension, 2007, 50（5）:

862-868.

[27] Rumantir MS, Vaz M, Jennings GL, et al. Neural mechanisms in human obesity-related hypertension[J]. J Hypertens, 1999, 17（8）：1125-1133.

[28] Esler M, Straznicky N, Eikelis N, et al. Mechanisms of sympathetic activation in obesity-related hypertension[J]. Hypertension, 2006, 48（5）：787-796.

[29] Wofford MR, Anderson DC, Brown CA, et al. Antihypertensive effect of α-and β-adrenergic blockade in obese and lean hypertensive subjects[J]. Am J Hypertens, 2001, 14（7）：694-698.

[30] Grassi G, Mark A, Esler M. The sympathetic nervous system alterations in human hypertension[J]. Circ Res, 2015, 116（6）：976-990.

[31] Shibao C, Gamboa A, Diedrich A, et al. Autonomic contribution to blood pressure and metabolism in obesity[J]. Hypertension, 2007, 49（1）：27-33.

[32] Straznicky NE, Lambert EA, Lambert GW, et al. Effects of dietary weight loss on sympathetic activity and cardiac risk factors associated with the metabolic syndrome[J]. J Clin Endocrinol Metab, 2005, 90（11）：5998-6005.

[33] Huggett RJ, Burns J, Mackintosh AF, et al. Sympathetic neural activation in nondiabetic metabolic syndrome and its further augmentation by hypertension[J]. Hypertension, 2004, 44（6）：847-852.

[34] Rahmouni K. Obesity-associated hypertension recent progress in deciphering the pathogenesis[J]. Hypertension, 2014, 64（2）：215-221.

[35] Hall JE, da Silva AA, do Carmo JM, et al. Obesity-induced hypertension：Role of sympathetic nervous system, leptin, and melanocortins[J]. J Biol Chem, 2010, 285（23）：17271-12726.

[36] Lim K, Burke SL, Head GA. Obesity-related hypertension and the role of insulin and leptin in high-fat-fed rabbits[J]. Hypertension, 2013, 61（3）：628-634.

[37] Anderson EA, Hoffman RP, Balon TW, et al. Hyperinsulinemia produces both sympathetic neural activation and vasodilation in normal humans[J]. J Clin Invest, 1991, 87（6）：2246.

[38] Vollenweider P, Randin D, Tappy L, et al. Impaired insulin-induced sympathetic neural activation and vasodilation in skeletal muscle in obese humans[J]. J Clin Invest, 1994, 93（6）：2365.

[39] Laakso M, Edelman SV, Brechtel G, et al. Decreased effect of insulin to stimulate skeletal muscle blood flow in obese man. A novel mechanism for insulin resistance[J]. J Clin Invest, 1990, 85（6）：1844.

[40] Lembo G, Napoli R, Capaldo B, et al. Abnormal sympathetic overactivity evoked by insulin in the skeletal muscle of patients with essential hypertension[J]. J Clin Invest, 1992, 90（1）：24.

[41] Jamerson KA, Julius S, Gudbrandsson T, et al. Reflex sympathetic activation induces acute insulin resistance in the human forearm[J]. Hypertension, 1993, 21（5）：618-623.

[42] Gamboa A, Okamoto LE, Arnold AC, et al. Autonomic blockade improves insulin sensitivity in obese subjects[J]. Hypertension, 2014, 64（4）：867-874.

[43] Haynes WG, Morgan DA, Walsh SA, et al. Receptor-mediated regional sympathetic nerve activation by leptin[J]. J Clin Invest, 1997, 100（2）：270.

[44] Ozata M, Ozdemir IC, Licinio J. Human leptin deficiency caused by a missense mutation：Multiple endocrine defects, decreased sympathetic tone, and immune system dysfunction indicate new targets for leptin action, greater central than peripheral resistance to the effects of leptin, and spontaneous correction of leptin-mediated defects[J]. J Clin Endocrinol Metab, 1999, 84（10）：3686-3695.

[45] Mark AL. Selective leptin resistance revisited[J]. Am J Physiol Regul Integr Comp Physiol, 2013, 305（6）：R566-R581.

[46] Dibona GF. The functions of the renal nerves[M] // Pedersen SHF. Reviews of Physiology, Biochemistry and Pharmacology. Heidelberg：Springer Berlin, 1982：719-722.

[47] Dibona GF, Kopp UC. Neural control of renal function[J]. Physiol Rev, 1997, 77（1）：75-198.

[48] Dibona GF, Esler M. Translational medicine：The antihypertensive effect of renal denervation[J]. Am J Physiol Regul Integr Comp Physiol, 2010, 298（2）：R245-R253.

[49] Roman RJ, Cowley AW. Characterization of a new model for the study of pressure-natriuresis in the rat[J]. Am J Physiol, 1985, 248（2）：F190-F198.

[50] Campese VM, Kogosov E, Koss M. Renal afferent denervation prevents the progression of renal disease in the renal ablation model of chronic renal failure in the rat[J]. Am J Kidney Dis, 1995, 26（5）：861-865.

[51] Brecht HM, Ernst W, Koch KM. Plasma noradrenaline levels in regular haemodialysis patients[J]. Proc Eur Dial Transplant Assoc, 1976, 12（12）：281-290.

[52] McGrath BP, Ledingham JG Benedict CR. Catecholamines in peripheral venous plasma in patients on chronic haemodialysis[J]. Clin Sci Mol Med, 1978, 55（1）：89-96.

[53] Schlaich MP, Socratous F, Hennebry S, et al. Sympathetic activation in chronic renal failure[J]. J Am Soc Nephrol, 2009, 20（5）：933-939.

[54] Converse Jr RL, Jacobsen TN, Toto RD, et al. Sympathetic overactivity in patients with chronic renal failure[J]. N Engl J Med, 1992, 327 (27): 1912-1918.

[55] Campese VM, Kogosov E. Renal afferent denervation prevents hypertension in rats with chronic renal failure[J]. Hypertension, 1995, 25 (4): 878-882.

[56] Adamczak M, Zeier M, Dikow R, et al. Kidney and hypertension[J]. Kidney Int, 2002, 61 (5SA): 62-67.

[57] Zoccali C, Mallamaci F, Parlongo S, et al. Plasma norepinephrine predicts survival and incident cardiovascular events in patients with end-stage renal disease[J]. Circulation, 2002, 105 (11): 1354-1359.

[58] Strojek K, Grzeszczak W, Gorska J, et al. Lowering of microalbuminuria in diabetic patients by a sympathicoplegic agent: Novel approach to prevent progression of diabetic nephropathy?[J]. J Am Soc Nephrol, 2001, 12 (3): 602-605.

[59] Vonend O, Marsalek P, Russ H, et al. Moxonidine treatment of hypertensive patients with advanced renal failure[J]. J Hypertens, 2003, 21 (9): 1709-1717.

第一节　肾上腺素受体的
分类与分布

　　研究发现，交感神经反应性的增强与高血压的形成密切相关，在交感神经反应性增强的条件下可分泌肾上腺素能递质，同时肾上腺素受体数量反作用于交感神经，影响交感神经的反应性。早在十九世纪七八十年代，学者们就陆续发现了肾上腺的水解物对动物的严重毒性作用。根据药理学特性，Ahlquist 于 1948 年首先将肾上腺素受体分为 α 受体和 β 受体，Land 等于 1967 年进一步将 β 受体分为 β₁、β₂ 两种亚型，20 世纪 70 年代人们又将 α 受体分为 α₁、α₂ 两种亚型。近年来，通过基因克隆技术已证实存在更多的肾上腺素受体亚型。

一、α 受体的分布及药理学特性

　　α 受体广泛分布于人体的不同器官和组织，又称为"α 型肾上腺素受体"，能与交感神经节后纤维释放的递质去甲肾上腺素（NE）和肾上腺素（E）结合。受体结合后能使血管平滑肌、子宫平滑肌、瞳孔开大肌等兴奋、收缩。心肌细胞存在 α 受体，α 受体兴奋可引起心肌收缩力加强，但作用较弱。

　　α 受体为传出神经系统的受体，根据其作用特性与分布不同分为 α₁、α₂ 两个亚型。最初认为，α₁ 受体仅分布于神经元突触后，介导血管收缩，而 α₂ 受体仅分布于交感神经节前神经元的末梢，介导负反馈效应，控制 NE 的释放[1]。后来通过分析高度特异性的 α₁ 和 α₂ 受体复合物，发现突触前的 α 受体几乎全部为 α₂ 亚型，而突触后受体则是由 α₁ 和 α₂ 两种亚型共同组成，这两种亚型的突触后受体并无功能上的差异。α₁ 受体倾向于分布在突触区域内，易对神经元释放的儿茶酚胺产生反应，而 α₂ 受体分布在突触外区域，易对循环中的儿茶酚胺产生反应。

　　α₁ 受体主要分布在血管平滑肌（如皮肤、黏膜血管，以及部分内脏血管），激动时引起血管收缩；α_1 受体也分布于瞳孔开大肌，激动时瞳孔开大肌收缩，瞳孔扩大。目前已发现 3 种不同的 α_1 受体基因（表 2-9-1）。

表 2-9-1　3 种 α_1 受体亚型的区别

	α_{1A}	α_{1B}	α_{1D}
分子大小	560AA	515AA	560AA
插入子	？	有	有
糖基化	有	有	有
人染色体定位	5q32—q34	5q32—q31	？
选择性药物	WB4101	氯乙基可乐定	SZL-49
	5-甲基-乌拉地尔		氯乙基可乐定
	（+）-尼古地平		
主要分布部位	大脑皮质、海马、平滑肌、前列腺	脑、心脏、肾脏	大脑、主动脉
功能	调节血压、收缩血管（动脉）、前列腺平滑肌收缩	肾动脉收缩	调节血压、收缩血管（动静脉）

α_{1A} 受体在大脑皮质、海马中分布最多；在生殖、泌尿系统，α_{1A} 受体主要分布在前列腺、尿道和膀胱三角区、输精管。α_{1B} 受体分布在血管。α_{1D} 受体分布在膀胱逼尿肌和输尿管平滑肌，在锥体细胞层可观察到 α_{1D} 受体 mRNA 的表达。心脏中也存在上述 3 个 α_1 受体亚型。研究显示，在动物，α_{1A} 受体和 α_{1D} 受体主要介导血管收缩[2]，而 α_{1B} 受体主要介导平滑肌收缩[3]。在人类，α_{1B} 受体位于冠状动脉内皮细胞；α_{1B} 受体在心肌细胞中可能与 Gi 蛋白偶联，降低苯肾上腺素所致的血压升高和慢性心肌重构作用[4]；α_{1D} 受体存在于冠状动脉平滑肌细胞，可能导致血管收缩作用[5]。第一个 α_2 受体亚型基因克隆源于人血小板纯化的受体蛋白[6]，该受体基因位于人第 10 号染色体，在体内分布较为广泛，根据其与阻滞剂的结合力分为 α_{2A}、α_{2B}、α_{2C} 3 种亚型（表 2-9-2）。

神经性血管张力，发挥收缩血管的作用。突触后 α_2 受体与高血压的发生有密切关系。如在离体灌注的自发性高血压大鼠（spontaneously hypertensive rat，SHR）尾动脉注射 α_2 受体阻滞剂后可显著性对抗神经兴奋和外源性 NE 引起的反应，而在正常血压大鼠（Wistar-Kyotorat，WKY）未见这一情况[7]。在麻醉的 SHR，α_2 受体阻滞剂可使舒张压产生累积下降[8]。这些结果均表明，突触后 α_2 受体对高血压动物的血管调节及维持动物的高血压状态起着重要作用。

二、β 受体的分布及药理学特性

β 受体分布于大部分交感神经节后纤维所支配的效应器细胞膜上，其受体分为 3 种类型，即 β_1 受体、β_2 受体和 β_3 受体（表 2-9-3）。

表 2-9-2　3 种 α_2 受体亚型的区别

	α_{2A}	α_{2B}	α_{2C}
分子大小	450AA	450AA	461AA
插入子	无	无	无
糖基化	有	无	有
人染色体定位	10	2	4
选择性药物	羟甲唑啉	哌唑嗪	哌唑嗪
主要分布部位	血小板、脑、脊髓	外周组织、肾脏	中枢神经系统、肾脏
功能	麻醉、镇痛及抗交感作用	血管收缩	感觉与运动中调节多巴胺的活性

表 2-9-3　3 种 β 受体亚型的区别

	β_1	β_2	β_3
分子大小	477AA	413AA	402AA
插入子	无	无	无
糖基化	有	有	有
人染色体定位	10	5	？
选择性药物	CGP20712A	ICI118551	BRL37344
主要表达部位	心脏、脂肪组织、胃肠道、肠系膜动脉	支气管平滑肌、血管平滑肌	脂肪细胞
功能	加速传导、加快心率、增加心脏收缩力、收缩血管、升高血压	扩张支气管、舒张血管	降低血压、扩张外周血管、扩张冠脉微血管

α_2 肾上腺素受体激动剂结合每种不同的亚型都能产生独特的效应，并可以协同 α_1 受体共同调节

β₁ 受体主要分布于心脏，可激动引起心率和心肌收缩力增加；β₂ 受体主要存在于支气管和血管平滑肌，可激动引起支气管扩张、血管舒张、内脏平滑肌松弛等；β₃ 受体主要存在于脂肪细胞，可激动引起脂肪分解。心肌细胞表面亦表达 3 种肾上腺素受体，其中 β₁ 受体是心肌细胞表面最重要的受体，它对儿茶酚胺的正性肌力作用发挥主要功能；β₂ 受体对心脏功能也存在调节作用，但它主要通过非经典的信号通路来激活下游通路[9]。β₁、β₂ 受体在人类心脏中的比例约为 7∶3，它们均具有正性肌力作用。β₃ 受体则介导负性肌力作用，但其作用尚无定论。这 3 种受体具有不同的细胞内信号转导机制和功能[10]。

（一）β₁ 受体

β₁ 受体主要分布于心脏、脂肪组织及肾血管床、血小板、唾液腺和胃肠道、肠系膜动脉，主要由 NE 和 E 激动，β₁ 受体激活时使传导加速，心率加快，心肌收缩力增加，肾素分泌增加，血管收缩，外周阻力增加，血压升高，肠管张力松弛以及脂肪分解增加，血小板聚集和唾液腺分泌淀粉酶。β₁ 受体是交感神经系统的重要成员，在调节心肌功能方面起关键作用[11]。同时，β₁ 受体以儿茶酚胺为内源性配体，参与人体对血压的调节，主要发挥正性肌力作用。β₁ 受体基因表达变化与高血压和心力衰竭等心血管疾病的发生、发展及治疗密切相关。β₁ 受体激活后，启动经典的 G 蛋白-腺苷酸环化酶-环磷酸腺苷-蛋白激酶 A 信号转导通路。但当机体发生病理性改变时，β₁ 受体信号通路发生变化。持久兴奋 β₁ 受体，从而激活钙/钙调蛋白激酶 Ⅱ（calcium/calmodulin protein kinase Ⅱ，CaMK Ⅱ），使心肌收缩增强，心率加快，诱发心肌细胞肥大及凋亡，最终导致心肌重塑、心肌收缩及舒张功能下降。研究发现，β₁ 受体表达参与调控血压。Arnold 等通过 SHR 大鼠心脏转染小干扰 RNA（small interfering RNA，siRNA）特异性沉默 β₁ 受体表达，结果表明，与生理盐水组相比，干扰组 β₁ 受体 mRNA 降低 51%，而 β₂ 受体表达不变。β₁ 受体 siRNA 干扰后 12 天内，SHR 血压明显降低，最大降低值达 30mmHg。β₁ 受体基因作为交感神经系统中重要一员，其基因多态性与高血压的关系成为研究热点。β₁ 受体中 Ser49Gly 和 Arg389Gly 均可在体外及体内改变受体

的活性。其中，49 位 Ser—Gly 突变与高血压的发病及治疗无相关性，而 Arg389Gly 位于细胞内羧基端，影响着配体介导的腺苷酸环化酶活性及 G 蛋白偶联功能，进而影响心率和血压[12]。

（二）β₂ 受体

β₂ 受体主要分布于支气管平滑肌、血管平滑肌、胃肠道、骨骼肌、肝脏和肥大细胞、子宫、脂肪细胞及肾脏组织。在心脏传导系统、窦房结、心房内、房室结、希氏束和心室内传导系统均有 β₂ 受体分布。β₂ 受体与其激动剂结合后激活腺苷酸环化酶使环磷酸腺苷（cAMP）生成增多，从而激活蛋白激酶 A（protein kinase A，PKA），作用于多种糖脂代谢相关的酶类、离子通道及转录因子，对心脏、血管、呼吸道、代谢、内分泌及中枢神经系统等发挥生理作用。在人体心脏中，β₁ 受体和 β₂ 受体在心室的比例分别为 70%～80% 和 30%～20%，在心房的比例分别为 60%～70% 和 40%～30%。仅从受体的数量来看，β₁ 受体在心脏中占主导地位。但是，β₂ 受体在儿茶酚胺对心肌的正性肌力以及正性频率的影响中发挥重要的作用。

β₂ 受体与交感神经张力增高及高血压发病密切相关。交感神经兴奋作用于 α 受体，直接或间接地通过减少肾血流激活肾素-血管紧张素系统导致外周血管收缩、血管平滑肌增殖，而增高外周阻力；作用于 β₁ 受体，使心率增快，心肌收缩力增强，增加心排血量；作用于 β₂ 受体使血管平滑肌扩张，从而调节机体的血流动力学平衡。β₂ 受体是交感神经的重要组成部分，与血管紧张性、肾素释放及水盐代谢的调节均有重要关系，对血压的短期和长期调节均有重要影响。有研究证实：在血压正常的欧洲白种人中，盐敏感者比盐抵抗者成纤维细胞中的 β₂ 受体表达下降，提示 β₂ 表达的变化与水盐代谢的异常有关。

（三）β₃ 受体

β₃ 受体主要存在于脂肪细胞，但在人类和啮齿类动物的肌肉、脑、心脏、血管、胃、小肠、大肠、胆囊、膀胱和前列腺中都可检出 β₃ 受体。β₃ 受体的分子结构和药理特性不同于 β₁ 和 β₂ 肾上腺素受体，仅有 40%～50% 氨基酸序列与之相一致，β₁ 和 β₂ 肾上腺素受体不含内因子，而 β₃ 受体含有内因

子,而且缺乏 cAMP 和 β_3 肾上腺素受体激酶的识别位点[13, 14]。1996 年首次发现在人类心室肌组织中也存在 β_3 受体,研究发现在 β_1 受体阻滞剂美托洛尔或纳多洛尔存在下,用 BRL37344(肾上腺素受体特异性激活剂)激活受体,可见心肌收缩力减弱,而非特异性 β_1、β_2、β_3 受体阻滞剂布拉洛尔则阻止这一反应[15],由此证实,β_3 受体对心肌可产生负性肌力作用。由于 β_3 受体负性变力作用,心力衰竭时 β_3 受体含量明显增加,使心脏功能进一步恶化。同时,β_3 受体激动剂可引起血压降低,外周血管扩张(主要在皮肤、脂肪组织)及冠脉微血管扩张。

第二节　肾上腺素受体变化与高血压发生机制

一、高血压状态下肾上腺素受体变化

交感肾上腺素能系统紧张性增强与高血压发生、发展具有密切的相关性。在高血压发展过程中不仅伴随交感肾上腺素能紧张性的变化,而且与肾上腺素受体变化有一定相关性。

(一)α 受体

α 受体在生理条件下参与调节心脏正性肌力、正性频率,调节外周血管收缩,影响肾脏摄钠潴水。心肌细胞表面的 α 受体主要为 α_1 受体,正常情况下,交感神经兴奋时 α_1 受体调节的心肌正性变力作用极微,但在某些病理情况下,如高血压、心力衰竭、长期 β 受体阻滞剂治疗等,α_1 受体则成为正性变力作用的储备机制。已有研究发现[16],介导血管舒张的 β 受体在 SHR 的功能明显降低,而介导血管收缩的 α 受体的功能显著增强。如 SHR 的尾动脉对 NE 的反应性明显高于 WKY 大鼠;SHR 及糖尿病性 SHR 肾血管对 α 受体激动剂的反应性增强,肾血流降低;SHR 胸主动脉对 NE、苯肾上腺素的反应性增高,且内皮依赖性的血管舒张作用明显减弱,提示内皮功能降低[17]。人类和其他动物一样,α_1 受体占心脏受体的比例很低,只有 11% 左右。高血压时,交感神经释放的 NE 增多以及神经末梢对 NE 重摄取减少,使突触间隙的递质浓度增高,β_1 受体下调,而心脏 α_1 受体含量从心肌肾上腺素受体

总量的 11%(2%~23%)上调至 25%(9%~41%),提示在 β_1 受体下调时,α_1 受体起到主要作用[18]。在高血压状态下,血管平滑肌细胞的 α 受体的反应性也明显增强。研究发现,高血压患者主动脉、股动脉、肾动脉、大网膜动脉对 NE 的反应性明显高于非高血压患者,NE 的量效曲线显著左移,pD_2 值高于非高血压患者,该状态下 α 受体反应性增强的可能机制与受体收缩的效率提高和(或)受体数目增加即受体上调有关。α 受体功能的长期增强能刺激血管壁 DNA 的合成,刺激平滑肌细胞增殖和动脉壁增厚,由于这一作用出现在高血压形成之前,推测 α 受体功能的增强是形成高血压的原因之一[19]。

(二)β 受体

β 受体在生理条件下主要调节心脏正性肌力、正性频率作用并有舒血管作用,还与肾素合成释放有关。高血压发病过程中 β 受体密度变化不大,血压严重升高时略有下降,其中心脏上 β_1 受体密度有一定的降低或不变,β_2 受体有所上升[20]。肾脏中受体密度增加、血管平滑肌受体舒血管反应下降,是高血压中外周阻力上升的重要原因。

大多数实验证明高血压中 β 受体反应性降低,但不能与其密度变化完全统一。对人 β 受体的研究主要通过检测淋巴细胞上的 β_2 受体。许多实验表明原发性高血压患者淋巴细胞 β_2 受体数目较正常人有所增高,但受体的反应性及调节功能都有所下降。从总体上分析 β 受体的变化似乎只是高血压发病过程中一种继发现象,因为它随血压的变化而变化,任何降压措施都可使 β 受体密度恢复正常[21]。Feldman 等[22]在研究血管功能时发现,白种人高血压患者存在 β 肾上腺素介导的血管收缩。为了解释此现象,以淋巴细胞作为人类 β 受体-G 蛋白-腺苷酸环化酶复合体的模型,研究与之平行的动静脉 β 肾上腺素反应。结果发现,淋巴细胞 β 肾上腺素反应在高血压患者中减弱,在年轻白种人高血压患者中明显缺失,促速 G 蛋白(Gs 蛋白)功能受损。β 受体主要以 cAMP 作为第二信使,许多作者已经发现高血压动物 cAMP 合成能力降低,可能与高血压中 Gs 蛋白功能降低有关。

高血压患者交感神经系统兴奋性增高,循环和心脏局部儿茶酚胺含量增加,NE 可通过激动 β 受体使心肌收缩增强,心率增快,cAMP 生成和糖原

合成增加，从而促进心肌细胞总蛋白和非收缩蛋白质合成，心肌细胞肥大。慢性压力负荷过高造成的心肌肥厚预示着慢性心力衰竭的发生[23]。在这个病理过程中，β 受体减敏及交感活性增强起着重要作用。Choudhury 等[24]也证实在原发性高血压患者心肌中都可出现 β 受体密度下调。

二、高血压状态下肾上腺素受体表达

（一）心脏肾上腺素受体分布、表达及调节

在高血压发生、发展过程中，心脏作为高血压的靶器官，为了代偿长期后负荷增高，产生左室肥厚（LVH），继续发展造成左室舒张和收缩功能降低，最终发生心力衰竭。然而，有些研究表明，LVH 可出现于高血压早期，甚至在血压升高之前就可检测到 LVH。Iso 等[25]对 354 名正常血压男性随访 6～8 年发现，左室质量指数（left ventricular mass index，LVMI）的增加可先于高血压发生，且 LVMI 与血压增高呈正相关，LVMI 每增加 $20g/m^2$，收缩压增加 5mmHg，而要揭示这种共同因素，研究肾上腺素受体介导的功能是一种重要手段。

大鼠心脏 α_1 受体主要是 α_{1B} 亚型，α_{1A} 亚型仅占 30%。心脏 α_1 受体介导正性肌力作用，并促进心肌肥厚的发展。在成年大鼠，正性肌力作用主要由 α_{1B} 受体介导，而新生鼠心肌肥厚的形成由 α_{1A} 受体介导[26]。α_1 受体在 SHR 中介导何种肌力作用尚存争议，有报道它可促进或不影响肌力作用。与其他种属相比，人心脏 α_1 受体含量极低，少量 α_1 受体在调节心脏生理作用上的重要性及高血压患者心脏 α_1 受体的改变较 β 受体弱，但当 β_1 受体下调时，α_1 受体可起主要作用。心脏 α_1 受体主要位于节前纤维，高血压时其数量及功能较正常状态下明显增强。β_1、β_2、β_3 三种肾上腺素受体亚型都能被 NE 和 E 激活。大鼠心脏存在大量 β_1 受体，它介导正性肌力和正性频率作用。少量 β_2 受体主要位于节后纤维或内皮细胞，对肌力作用可能无影响。β_3 受体通过 cAMP 通路参与高血压所致心力衰竭过程。在遗传性或获得性高血压大鼠模型，常有心脏 β 受体失敏，抗高血压药物治疗可逆转此失敏现象。高血压时心脏 β 受体总数的变化也存在争议，但多数研究表明，获得性高血压大鼠及 SHR 心脏 β 受体刺激

的腺苷酸环化酶活性下降，β 受体可介导 LVH，并在一定程度上提示预后。

（二）血管肾上腺素受体分布、表达及调节

研究表明，α_{1A}、α_{1B}、α_{2A}、α_{2B} 受体均介导血管收缩效应，β 受体介导血管舒张效应，在小部分血管床舒张效应由 β_1 受体介导，如冠状动脉[27]。这种亚型差异在高血压的受体调节中极其重要。个别报道证实，SHR 尾动脉 α_2 受体数量增加，这仍不能解释激动 α 受体后为何血管收缩反应增强。研究表明，在 SHR 及盐皮质激素诱导的高血压大鼠，α_1 激动剂可增加动脉磷酸肌醇的形成，由此促进缩血管效应。人体研究也表明，原发性高血压及部分继发性高血压患者，α_1 和（或）α_2 受体介导的血管收缩效应增强。一般认为，高血压时血管 β 受体可出现失敏及向下调节现象。后来的证据显示，高血压时血管 β 受体并未发生向下调节。Asano 等[28]认为 SHR 血管 β 受体失敏可能是 G 蛋白功能改变的结果，但是，之后实验又否认这一点。人前臂动脉和手静脉的体内实验证实，高血压患者有 β 受体功能失敏，但低盐饮食可恢复受损伤的血管 β 受体功能[29]。总之，高血压时血管 α 受体功能增强而 β 受体功能减弱可能是患者外周阻力增加的原因。

（三）肾脏肾上腺素受体分布、表达及调节

肾脏含 α_{1A}、α_{1B}、α_{2A}、α_{2B} 及 β 受体，且比例近似。20 世纪 80 年代初，一些学者证实 SHR 肾脏 α 受体结合点较正常 WKY 大鼠明显增加，多数研究发现增加的是肾脏 α_2 受体，但部分研究结果认为肾脏 α_1 受体增多。Michel 等[26]则发现，在获得性高血压大鼠，其肾脏 α 受体减少或未见改变。因此，肾脏 α 受体密度增加可能是遗传性高血压特定的现象，推测它在遗传性高血压的形成中发挥重要作用。放射配体结合实验研究表明，大鼠肾脏存在 α_{2B} 受体及少量 α_{2A} 受体。α_{2A} 受体存在两个等位基因，WKY 大鼠表现一种同源等位基因，SHR 表现另一种同源等位基因，在 WKY 大鼠与 SHR 杂交的第二代，与 WKY 大鼠基因型同源的大鼠血压最低，与 SHR 基因型同源的大鼠血压最高，WKY 大鼠与 SHR 基因型混合的大鼠血压介于上两者之间。这表明 α_{2A} 受体可能在遗传性高血压的形成中起一定作用。对人 α 受体的研究多限于血小板 α_2 受体（属 α_{2A}

亚型），同时研究也发现，有高血压家族史的个体血小板 α_2 受体密度较正常人高，Michel 等[30]发现，高血压孪生兄弟中存在一种调节 α_2 密度的基因片段，进一步说明 α_{2A} 受体密度可能与高血压家族的遗传有关。肾脏 β 受体的主要功能是促进肾素释放，通过肾素-血管紧张素系统调节血压。大量研究显示，在遗传性或获得性高血压动物模型，肾脏 β_1、β_2 受体密度均增加。Michel 等[31]发现，高血压大鼠 β 受体密度与血压呈正相关，显示某种与血压有关的因素直接参与肾脏 β 受体的调节。

第三节 肾上腺素受体阻滞剂对高血压患者的作用

肾上腺素受体阻滞剂又称抗肾上腺素药，与肾上腺素受体结合后，其本身不产生或较少产生拟肾上腺素作用，却妨碍神经递质或拟肾上腺素药与受体结合，从而产生拮抗作用，使激动药的量效曲线平行右移。根据所阻断的受体不同，可分 α 受体阻滞剂、β 受体阻滞剂、α 和 β 受体阻滞剂。

一、α 受体阻滞剂

肾上腺素能神经元被激活后，其中的储藏颗粒可以释放儿茶酚胺进入突触间隙与效应细胞的 α 受体结合，产生强烈的缩血管作用。α 受体阻滞剂可以选择性地与 α 受体结合，并不激动或减弱激动肾上腺素受体，却能阻滞相应的神经递质及药物与 α 受体结合，从而产生抗肾上腺素作用。

（一）分类

1. 非选择性 α 受体阻滞剂 非选择性 α 受体阻滞剂对 α_1 和 α_2 受体均有较显著的抑制作用，如酚苄明、酚妥拉明等传统药物。其作用部位除阻滞外周 α_1 和 α_2 受体外，还具有其他效应，如直接扩张血管作用、拟交感和拟副交感神经作用。由于非选择性 α 受体阻滞剂对 α_1 和 α_2 受体的选择性较差，常引起心率加快等不良反应，所以，此类药物目前仅用于嗜铬细胞瘤患者的治疗，《中国高血压防治指南》已不再将该药作为抗高血压治疗药物[1]。

2. α_1 受体阻滞剂 α_1 受体阻滞剂对 α_1 受体呈高选择性而对 α_2 受体亲和力较低，代表药物有哌唑嗪、特拉唑嗪、多沙唑嗪和其他间二氮杂萘衍生物。这些药物最早被认为是直接血管扩张药，目前认为它们的作用主要来自对突触后的 α_1 受体的可逆性抑制。其他选择性的 α_1 受体阻滞剂还包括吲哚拉明、曲马唑嗪和乌拉地尔，其中乌拉地尔还可以激活突触前的 α_2 受体，并具有中枢性 5-羟色胺受体激活作用。α_1 受体阻滞剂由于体位性低血压和（或）水钠潴留等不良反应（尤其是后者甚至可诱发充血性心力衰竭）而限制了其临床应用。尽管如此，α_1 受体阻滞剂作为抗高血压药物仍具有一定的作用。

3. α_2 受体阻滞剂 常用 α_2 受体阻滞剂药物为育亨宾，不用于抗高血压治疗[32]。

（二）临床应用

1. 联合用药 大多数高血压患者需要 2～3 种药物联合应用以使血压达标。若两种或两种以上抗高血压药物联合应用仍不能使血压降至理想水平，加用 α_1 受体阻滞剂则会取得比预期更佳的效果。这是由于此类药物对血流动力学的改善，降低外周血管阻力且不影响心排血量。因此，对于那些想保持充沛体力的患者来讲是最佳的选择。α 受体阻滞剂与 β 受体阻滞剂联合应用，其提高脂蛋白酯酶活性的作用可以平衡 β 受体阻滞剂对脂质代谢的不利影响；而与血管紧张素转换酶抑制剂（ACEI）联合应用时，ACEI 则能够抵消 α 受体阻滞剂所带来的肾素-血管紧张素-醛固酮系统（RAAS）激活的不良反应。因此，α 受体阻滞剂与 ACEI 或 β 受体阻滞剂联合应用，疗效最佳、不良反应最少。α 受体阻滞剂亦可与利尿药、钙拮抗剂（CCB）和血管紧张素 II 受体阻滞剂（ARB）等联合应用，当与利尿药联合应用时可以抵消 α 受体阻滞剂所造成的水钠潴留。但与 CCB 并用时，须注意由于降血压作用的叠加，易发生症状性体位性低血压。

2. 对糖、脂质代谢的有益作用 一项持续 19 周的开放性多中心随机对照临床研究共纳入 264 例抗高血压药物治疗后血压仍＞130/85mmHg 的患者，包括 2 型糖尿病患者 219 例，空腹血糖水平异常者 16 例，糖耐量异常者 29 例，其中 116 例（44%）单独予以 ACEI；55 例（21%）服用 ARB；32 例

（12%）应用 CCB；21 例（8%）接受其他药物治疗；40 例（15%）给予联合治疗。结果显示，经多沙唑嗪（1~8mg/d）治疗 16 周后，治疗组中血压＜130/85mmHg 的患者比例明显高于安慰剂组；超过 1/3 的患者血压达标；而且糖、脂质代谢参数均有所改善，10 年冠心病发生危险性降低[33]。另一项随机双盲对照临床试验对长期应用多沙唑嗪或厄贝沙坦治疗的 2 型糖尿病伴高血压患者糖代谢的影响进行了比较，96 例 2 型糖尿病患者分别接受多沙唑嗪 4mg/d 或厄贝沙坦 300mg/d 治疗。研究结果表明，厄贝沙坦较多沙唑嗪具有更好的抗高血压效应（$P<0.05$），而多沙唑嗪则可以明显降低糖化血红蛋白、空腹血糖、空腹血浆胰岛素、总胆固醇、低密度脂蛋白胆固醇及甘油三酯等参数（$P\leq0.05$）[34]。

3. 降低交感应激状态　α_1 受体阻滞剂可降低炎性标志物血浆超敏 C 反应蛋白水平。Derosa 等[35]的研究结果显示，未经多沙唑嗪治疗的高血压患者血浆超敏 C 反应蛋白水平明显升高（$P<0.01$），亚硝酸盐或硝酸盐水平明显降低（$P<0.01$）；经多沙唑嗪治疗的高血压患者血浆超敏 C 反应蛋白水平明显降低（$P<0.05$），亚硝酸盐或硝酸盐水平明显升高（$P<0.05$）。结果提示，多沙唑嗪除了治疗高血压外，还具有抗炎症作用。应用分子生物学方法评价多沙唑嗪对高血压患者血浆单核细胞基因、氧化应激蛋白表达水平以及 p22 基因和 Ⅰ 型纤溶酶原激活因子抑制剂水平的影响，结果显示多沙唑嗪可抑制单核细胞基因及氧化应激蛋白的表达，具有抗氧化及抗动脉粥样硬化的作用[36]。

4. 改善良性前列腺增生　α_1 受体阻滞剂可通过降低膀胱颈部和前列腺平滑肌的张力而缓解前列腺增生所致的梗阻症状，使患者生活质量、最大尿流速、排空后残余尿量等指标得到改善，因此适用于有良性前列腺肥大的老年高血压患者[37, 38]。

5. 有助于左心室肌产生适应性改变　左心室肌由于压力后负荷发生的适应性变化，包括心肌细胞肥大和间质性纤维化，在一定程度上依赖于交感活性的增加。Perlini 等[39]对腹主动脉结扎动物模型进行观察发现，应用多沙唑嗪 10mg/（kg·d）治疗高血压 SD 大鼠可以产生与交感神经节切除相似的抗纤维化和生化效应，而 β 受体阻滞剂则不产生如此效应。由此可见，压力后负荷造成的左心室肌的

适应性变化是通过 α 受体所介导的而非 β 受体。

二、β 受体阻滞剂

根据药物对 β 受体的选择性可以将 β 受体阻滞剂分为非选择性 β 受体阻滞剂如普萘洛尔等，选择性 β 受体阻滞剂如美托洛尔、比索洛尔等[40]。选择性 β_1 受体阻滞剂的优势在于小剂量应用时对血管及支气管平滑肌的 β_1 受体的影响较小，较少引起支气管平滑肌痉挛和周围血管收缩[41]。但是，β 受体的选择性是相对的，大剂量的选择性 β_1 受体阻滞剂同样会对 β_2 受体产生阻滞作用。在药理学上，根据油水分配系数的大小可将 β 受体阻滞剂分为脂溶性和水溶性两大类。脂溶性药物的主要代表为普萘洛尔、美托洛尔及卡维地洛等，其胃肠吸收率高，主要由肝脏代谢和清除，肝功能不全的患者应减少剂量。脂溶性药物的清除半衰期较短（1~5h），并且可以通过血脑屏障作用于中枢神经系统从而发挥其降压作用，同时亦可产生幻觉、抑郁情绪等中枢神经系统不良反应。水溶性药物的主要代表为阿替洛尔、纳多洛尔等，其胃肠道吸收差，主要由肾脏排泄，肾功能不全时应减少剂量，其清除半衰期较长（6~24h），一般不与其他通过肝脏代谢的药物发生相互作用。

有些 β 受体阻滞剂如吲哚洛尔和醋丁洛尔在阻断 β 受体的同时有部分激动作用，称为内在拟交感活性。具有内在拟交感活性的 β 受体阻滞剂在降低心率和心排血量方面的作用较无内在拟交感活性的药物弱，同时具有外周血管扩张作用。但是由于其减慢心率作用不明显甚至可增加心率，故不适用于冠心病心绞痛和急性心肌梗死患者。β 受体阻滞剂对于年轻的高血压患者，特别是肾素水平和心排血量较高者疗效较好；此外，高血压合并心绞痛、心肌梗死后、快速性心律失常患者亦可将其作为首选药物。由于大多数高血压患者需要多种药物联合治疗，β 受体阻滞剂也是联合治疗中的重要一员[42]。但是，2005 年 *Lancet* 发表了 Lindholm 的一项荟萃分析结果，该研究共纳入 13 项比较 β 受体阻滞剂与其他抗高血压药物疗效的随机对照试验。结果显示，与安慰剂组或不予治疗组比较，β 受体阻滞剂可使脑卒中的发生危险降低 19%，但比其他药物治疗组发生脑卒中的危险高 16%[43]。

南非斯泰伦博斯（Stellenbosch）大学的 Wiysong 教授等对 β 受体阻滞剂用于高血压初始治疗进行了一系列研究报道。研究发现，β 受体阻滞剂作为高血压初始治疗药物与安慰剂或不治疗相比，不会降低全因死亡率，但可减少心血管事件发生。另外，β 受体阻滞剂作为起始抗高血压药物与利尿剂或 RAAS 抑制剂治疗高血压相比，全因死亡率和心血管事件均无差异，但高于 CCB[44]。对此，来自英国的 Cruickshank 教授作了一番评论：在未考虑年龄因素的情况下，关于 β 受体阻滞剂减少高血压患者全因死亡和心血管事件的荟萃分析，容易对 β 受体阻滞剂的优缺点进行错误的分析。Framingham 心脏研究表明，舒张期高血压见于年轻患者，且和肥胖关系密切，而单纯收缩期高血压见于老年患者，和年龄、动脉硬化相关。这两种类型的高血压需要不同的治疗方案，特别是在年轻高血压患者，其向心性肥胖和高交感神经兴奋性相关。考虑年龄因素的荟萃分析显示年轻高血压患者，β 受体阻滞剂在减少死亡、脑卒中或心肌梗死风险等方面明显优于安慰剂。相反，对于年龄大于 60 岁的高血压患者，β 受体阻滞剂（主要是阿替洛尔）在减少上述风险方面明显劣于其他抗高血压药物[45]。但从最近的研究可以发现，β 受体阻滞剂作为初始治疗的推荐等级有所降低[46]。

三、α 和 β 受体阻滞剂

α 和 β 受体阻滞剂，如卡维地洛、拉贝洛尔和阿罗洛尔（阿尔马尔）。这类药物能够同时阻断 α 和 β 受体，其 α 受体阻断作用是使周围血管阻力降低，血管舒张，血压下降，同时对血脂和胰岛素抵抗产生有益影响；而 β 受体阻断可以使心排血量减少，并抑制交感神经纤维的传导作用，阻断交感神经，抑制去甲肾上腺素释放，从而使血压下降。β 受体阻断作用还可抑制 α 受体阻断所引起的反射性心动过速。拉贝洛尔阻断 α 受体的作用仅为酚妥拉明的 1/10～1/6，阻断 β 受体的作用为普萘洛尔的 1/4～2/3；其 β 受体阻滞作用是 α 受体阻断作用的 4～16 倍。和其他 β 受体阻滞剂一样，拉贝洛尔可以治疗高血压和冠心病心绞痛患者。卡维地洛与拉贝洛尔不同，其阻断 α₁ 和 β 受体的作用之比为 1∶10，β 受体阻滞作用为普萘洛尔的 2～4 倍；另外，它还

具有抗氧化和抗增殖作用。目前，卡维地洛被用于治疗高血压和冠心病心绞痛患者，也可以用于有症状的心力衰竭。阿罗洛尔阻滞 β 受体的效能是阻断 α 受体的 8 倍，除适用于降压治疗外，还可治疗原发性震颤和心绞痛、心律失常等疾病。

α 和 β 受体阻滞剂兼有 α 和 β 受体阻断作用，具有良好的降压疗效。α 受体阻断作用对血脂和胰岛素抵抗有裨益，β 受体阻断作用还可以抑制 α 受体阻断所引起的反射性心动过速，其中静脉应用拉贝洛尔可用于治疗高血压急症、妊娠期高血压疾病；卡维地洛除有降血压作用，还可有效降低慢性心力衰竭患者的再住院率和病死率，减少室性心律失常的发生。肾上腺素受体与高血压关系的研究已取得相当的进展，同时，肾上腺素受体阻滞剂已广泛用于临床高血压的治疗，但仍有许多问题尚未解决，未来的研究方向将可能集中在高血压状态下肾上腺素受体数量及功能的调节机制，尤其是多种亚型受体的调节。

（邹　雪　曾春雨）

参 考 文 献

[1] van Zwieten PA. Development and trends in the drug treatment of essential hypertension[J]. J Hypertens Suppl，1992，10（7）：S1-S12.

[2] Khan AH，Sattar MA，Abdullah NA，et al. Influence of cisplatin-induced renal failure on the alpha(1)-adrenoceptor subtype causing vasoconstriction in the kidney of the rat[J]. Eur J Pharmacol，2007，569（1-2）：110-118.

[3] Görnemann T，von Wenckstern H，Kleuser B，et al. Characterization of the postjunctional alpha 2C-adrenoceptor mediating vasoconstriction to UK14304 in porcine pulmonary veins[J]. Br J Pharmacol，2007，151（2）：186-194.

[4] Jensen BC，Swigart PM，Montgomery MD，et al. Functional alpha-1B adrenergic receptors on human epicardial coronary artery endothelial cells[J]. Naunyn Schmiedebergs Arch Pharmacol，2010，382（5-6）：475-482.

[5] Jensen BC，Swigart PM，Laden ME，et al. The alpha-1D is the predominant alpha-1-adrenergic receptor subtype in human epicardial coronary arteries[J]. J Am Coll Cardiol，2009，54（13）：1137-1145.

[6] Kobilka BK，Matsui H，Kobilka TS，et al. Cloning, sequencing, and expression of the gene coding for the human platelet alpha 2-adrenergic receptor[J]. Science. 1987，238（4827）：650-656.

[7] Medgett IC, Hicks PE, Langer SZ. Smooth muscle alpha-2 adrenoceptors mediate vasoconstrictor responses to exogenous norepinephrine and to sympathetic stimulation to a greater extent in spontaneously hypertensive than in Wistar Kyoto rat tail arteries[J]. J Pharmacol Exp Ther, 1984, 231（1）: 159-165.

[8] Sawyer R, Warnock P, Docherty JR. Role of vascular alpha 2-adrenoceptors as targets for circulating catecholamines in the maintenance of blood pressure in anaesthctiscd spontaneously hypertensive rats[J]. J Cardiovasc Pharmacol, 1985, 7（4）: 809-812.

[9] Akhter SA, Milano CA, Shotwell KF. et al. Transgenic mice with cardiac overexpression of alpha1B-adrenergic receptors. In vivo alpha1-adrenergic receptor-mediated regulation of beta-adrenergic signaling[J]. J Biol Chem, 1997, 272（34）: 21253-21259.

[10] Akhter SA, Luttrell LM, Rockman HA, et al. Targeting the receptor-Gq interface to inhibit in vivo pressure overload myocardial hypertrophy[J]. Science, 1998, 280（5363）: 574-577.

[11] Khamssi M, Brodde OE. The role of cardiac beta1-and beta2-adrenoceptor stimulation in heart failure. J Cardiovasc Pharmacol, 1990, 16（Suppl 5）: S133-S137.

[12] Gao F, de Beer VJ, Hoekstra M, et al. Both beta1-and beta2-adrenoceptors contribute to feedforward coronary resistance vessel dilation during exercise[J]. Am J Physiol Heart Circ Physiol, 2010, 298（3）: H921-H929.

[13] Nelson DR, Koymans L, Kamataki T, et al. P450 superfamily: Update on new sequences, gene mapping, accession numbers and nomenclature[J]. Pharmacogenetics, 1996, 6（1）: 1-42.

[14] Fukumoto K, Kobayashi T, Tachibana K, et al. Effect of amiodarone on the serum concentration/dose ratio of metoprolol in patients with cardiac arrhythmia[J]. Drug Metab Pharmacokinet, 2006, 21（6）: 501-505.

[15] 赵立子, 马锦芳, 邓颖, 等. 银杏叶提取物对细胞色素 P450 酶 CYP1A2 实验研究[J]. 中国临床药理学杂志, 2005, 21（2）: 122-125.

[16] Fujimoto S, Fujimoto KS, Moriyama A. Diminished beta-adrenoceptor-mediated relaxation of femoral arteries from young spontaneously hypertensive rats[J]. Auton Neurosci, 2001, 87（2-3）: 178-86.

[17] Dalziel HH, Machaly M, Sneddon P. Comparison of the purinergic contribution to sympathetic vascular responses in SHR and WKY rats in vitro and in vivo[J]. Eur J Pharmacol, 1989, 173（1）: 19-26.

[18] O'Connell TD, Jensen BC, Baker AJ, et al. Cardiac alpha1-adrenergic receptors: Novel aspects of expression, signaling mechanisms, physiologic function, and clinical importance[J]. Pharmacol Rev, 2013, 66（1）: 308-333.

[19] deBlois D, Schwartz SM, van Kleef EM, et al. Chronic alpha 1-adrenoreceptor stimulation increases DNA synthesis in rat arterial wall. Modulation of responsiveness after vascular injury[J]. Arterioscler Thromb Vasc Biol, 1996, 16（9）: 1122-1129.

[20] Michel MC, Wang XL, Schlicker E, et al. Increased beta 2-adrenoreceptor density in heart, kidney and lung of spontaneously hypertensive rats[J]. J Auton Pharmacol, 1987, 7（1）: 41-51.

[21] Brodde OE, Daul AE, Wang XL, et al. Dynamic exercise-induced increase in lymphocyte beta-2-adrenoceptors: Abnormality in essential hypertension and its correction by antihypertensives[J]. Clin Pharmacol Ther, 1987, 41（4）: 371-379.

[22] Feldman RD, Chorazyczewski J. G-protein function is reduced in hypertension[J]. Hypertension, 1997, 29（1 Pt 2）: 422-427.

[23] Böhm M, Moll M, Schmid B, et al. Beta-adrenergic neuroeffector mechanisms in cardiac hypertrophy of renin transgenic rats[J]. Hypertension, 1994, 24（6）: 653-662.

[24] Choudhury L, Rosen SD, Lefroy DC, et al. Myocardial beta adrenoceptor density in primary and secondary left ventricular hypertrophy[J]. Eur Heart J, 1996, 17（11）: 1703-1709.

[25] Iso H, Kiyama M, Doi M, et al. Left ventricular mass and subsequent blood pressure changes among middle-aged men in rural and urban Japanese populations[J]. Circulation, 1994, 89（4）: 1717-1724.

[26] Michel MC, Brodde OE, Insel PA. Peripheral adrenergic receptors in hypertension[J]. Hypertension, 1990, 16（2）: 107-120.

[27] Trivella MG, Broten TP, Feigl EO. Beta-receptor subtypes in the canine coronary circulation[J]. Am J Physiol, 1990, 259（5 Pt 2）: H1575-H1585.

[28] Asano M, Masuzawa K, Matsuda T, et al. Decreased responsiveness to beta-adrenoceptor agonists in arterial strips from spontaneously hypertensive rats is not associated with alterations in beta-adrenoceptors[J]. J Hypertens, 1991, 9（7）: 607-613.

[29] Feldman RD. Defective venous beta-adrenergic response in borderline hypertensive subjects is corrected by a low sodium diet[J]. J Clin Invest, 1990, 85（3）: 647-652.

[30] Michel MC, Galal O, Stoermer J, et al. Alpha-and beta-adrenoceptors in hypertension. II. Platelet alpha 2-and lymphocyte beta 2-adrenoceptors in children of parents with essential hypertension. A model for the pathogenesis of the genetically determined hypertension[J]. J Cardiovasc Pharmacol, 1989, 13（3）: 432-439.

[31] Michel MC，Kanczik R，Khamssi M，et al. Alpha and beta-adrenoceptors in hypertension. I. Cardiac and renal alpha 1-，beta 1-，and beta 2-adrenoceptors in rat models of acquired hypertension[J]. J Cardiovasc Pharmacol，1989，13（3）：421-431.

[32] De Hert S，Foubert L，Poelaert J，et al. Beta-adrenergic blocking drugs in the perioperative period[J]. Acta Anaesthesiol Belg，2003，54（2）：127-139.

[33] Pessina AC，Ciccariello L，Perrone F，et al. Clinical efficacy and tolerability of alpha-blocker doxazosin as add-on therapy in patients with hypertension and impaired glucose metabolism[J]. Nutr Metab Cardiovasc Dis，2006，16（2）：137-147.

[34] Derosa G，Cicero AF，Gaddi A，et al. Effects of doxazosin and irbesartan on blood pressure and metabolic control in patients with type 2 diabetes and hypertension[J]. J Cardiovasc Pharmacol，2005，45（6）：599-604.

[35] Derosa G，Cicero AF，D'Angelo A，et al. Effect of doxazosin on C-reactive protein plasma levels and on nitric oxide in patients with hypertension[J]. J Cardiovasc Pharmacol，2006，47（4）：508-512.

[36] Calò LA，Bertipaglia L，Pagnin E，et al. Effect of doxazosin on oxidative stress related proteins in essential hypertensive patients[J]. Clin Exp Hypertens，2006，28（2）：181-188.

[37] Chung BH，Hong SJ. Long-term follow-up study to evaluate the efficacy and safety of the doxazosin gastrointestinal therapeutic system in patients with benign prostatic hyperplasia with or without concomitant hypertension[J]. BJU Int，2006，97（1）：90-95.

[38] Cheng TO. Should patients with benign prostatic hypertrophy stop taking doxazosin in the light of the ALLHAT study?[J]. Int J Cardiol，2006，107（2）：275-276.

[39] Perlini S，Palladini G，Ferrero I，et al. Sympathectomy or doxazosin，but not propranolol，blunt myocardial interstitial fibrosis in pressure-overload hypertrophy[J]. Hypertension，2005，46（5）：1213-1218.

[40] López-Sendón J，Swedberg K，McMurray J，et al. Expert consensus document on beta-adrenergic receptor blockers[J]. Eur Heart J，2004，25（15）：1341-1362.

[41] Reiter MJ. Cardiovascular drug class specificity：Beta-blockers[J]. Prog Cardiovasc Dis，2004，47（1）：11-33.

[42] Cameron AC，Lang NN，Touyz RM. Drug treatment of hypertension：Focus on vascular health [J]. Drugs，2016，76（16）：1529-1550.

[43] Lindholm LH，Carlberg B，Samuelsson O. Should beta blockers remain first choice in the treatment of primary hypertension? A meta-analysis[J]. Lancet，2005，366（9496）：1545-1553.

[44] Wiysonge CS，Opie LH. β-Blockers as initial therapy for hypertension[J]. JAMA，2013，310（17）：1851-1852.

[45] Cruickshank J. β-Blocker therapy for patients with hypertension[J]. JAMA，2014，311（8）：862.

[46] 中国高血压防治指南修订委员会. 2015 年中国高血压防治指南[J]. 中华心血管病杂志，2015，32：1060-1064.

第一节　肾素-血管紧张素-醛固酮系统与血压调控

原发性高血压（essential hypertension，EH）是一类由环境、遗传因素共同作用的复杂的多基因疾病，其发病机制至今尚未被完全阐明。研究表明，肾素-血管紧张素-醛固酮系统（RAAS）参与维持血容量与血管张力以及调控心血管和肾脏功能，是机体内调控血压的最重要机制之一，其表达和（或）活性异常参与EH的发病过程[1-3]。RAAS既可在循环系统中通过内分泌途径发挥作用，也可以旁分泌、自分泌及胞内分泌的方式在中枢、心脏、血管、肺、肾脏及肾上腺等组织中调节局部活动[1, 3-6]。在正常情况下，RAAS对维持心血管系统的正常生长发育、血压稳态、水盐代谢、电解质以及体液平衡均有重要作用[1, 4, 5]。

一、肾素（原）、肾素（原）受体与血压调控

肾素是 RAAS 激活的始动环节，在血压调节中发挥重要作用[1, 4, 5]。1898 年，Tigerstedt 和 Bergman 首次在兔子的肾脏提取物中发现了可致血压升高的成分，并将其命名为肾素。在此之后的 100 多年里，在心血管和肾脏系统中发挥生理和病理作用的多种 RAAS 成分被发现。肾素由肾球旁细胞分泌和释放，是一种偏酸性、由 240 个氨基酸组成的糖蛋白，分子量为 35~40kDa，对热不稳定，特异性催化肝脏合成释放的血管紧张素原（angiotensinogen，AGT）裂解为血管紧张素 I（Ang I）。肾素最初来源于肾皮质合成的前肾素原。前肾素原经过肾近球细胞转运加工，由肾入球微动脉管壁的球旁细胞合成、储存，最终通过 N 端 43 个氨基酸肽链的剪切，形成具有生物活性的肾素[1]。生理情况下，肾素是 RAAS 反应的启动者和限速因素，控制着该级联反应的初始限速步骤[5, 10]。自从非肽类直接肾素抑制剂问世后，直接肾素抑制剂在高血压中的治疗效果才逐步显现[5]。阿利吉仑是第一种可用于治疗高血压的口服肾素抑制剂，选择性高、口服有效。多个临床试验证明阿利吉仑降压效果显著，耐受性好，不良反应少，其降压效果与血管紧张素转换酶抑制剂（ACEI）和血管紧张素 II 受体阻滞剂（ARB）相似。肾素本质上是一种蛋白水解酶，在肾及其他重要器官均有表达，随后发现前肾素和肾素均可作用于（前）肾素受体（prorenin receptor，PRR）[4, 5, 8-10]。PRR 是一种由 350 个氨基酸组成的跨膜区域蛋白，有 1 个非糖基化且高度疏水的氨基末端（该区域与肾素和肾素原的结合有关），此外还包括 1 个由 20 个氨基酸构成的尾部。PRR 分布于血管、心肌、肾小管、肾小球足突等细胞表面的蛋白，可以与肾素或肾素原相结合，在生理状态下心脏中肾素含量较低，但肾素原受体却广泛表达，且心脏、脑及胎盘中含量丰富[1, 10]。PRR 抑制剂——柄区肽（handle region peptide，HRP），可以竞争性结合 PRR，抑制肾素（原）的活化及非依赖于 RAAS 的细胞内信号传递。在糖尿病小鼠中 HRP 可降低肾脏蛋白尿和炎症细胞因子[1, 5, 10]。另外，HRP 可大大减轻高盐饮食的自发性高血压小鼠心肌的纤维化及肥大，最终改善高血压心肌重构。临床上，血浆肾素活性（plasma renin activity，PRA）指单位时间内 Ang I 的生成速率，基本上能反映血循环中 Ang II 生成的净能力[4]。不同病因所致的高血压在 PRA 或 Ang II 浓度水平有很大差异，而 PRA 不同导致不同种类抗高血压药物的疗效有明显差异。目前有学者在研究中根据正常人基础状态 PRA 水平将原发性高血压划分为低肾素型、正常肾素型和高肾素型。由此我们可得出，以 PRA 为依据对高血压进行分型有利于指导临床医师合理选择抗高血压药物，增加高血压患者的依从性和降压达标率[4]。

二、血管紧张素原与血压调控

AGT 是肾素的底物，也是所有血管紧张素多肽的来源和合成 Ang II 的唯一前体[1, 10]。血浆 AGT 主要由肝脏合成，其他组织器官如脑、大动脉、肾脏、肾上腺和脂肪组织也能合成 AGT。人 AGT 基因定位于 1 号染色体长臂 42~43 区，由 5 个外显子和 4 个内含子构成，全长 13kb，其 cDNA 由 1455 个核苷酸组成，编码的蛋白质含有 485 个氨基酸。AGT 作为肾素的底物在调节血压上具有重要作用，其血浆浓度与血压有密切联系[3, 4]。有研究发现体内分别注射 AGT 及其抗体后，分别出现血压升高和降低。至今已发现 AGT 基因的 15 种变异，其中第 2 外显子上 521 位核苷酸 C→T 突变导致第 174 位氨基酸由苏氨酸（T）变成蛋氨酸（M）（T174M）；第 704 位核苷酸 T→C 突变导致第 235 位氨基酸由蛋氨酸变成苏氨酸（M235T），对于 M235T 等位基因的研究较多[6, 9]。研究发现 T 纯合子个体血清 AGT 水平比野生型纯合子个体高出约 270ng/ml。235T 突变影响 AGT 浓度，EH 患者血浆中的 AGT 水平高，其后代血浆 AGT 水平也高。AGT M235 突变可引起血浆 AGT 水平轻度升高，Ang I 和 Ang II 浓度上调，最终引起血压升高[6, 9, 10]。但也有研究认为 235T 等位基因与血压没有相关性，M235T 可能仅作为高血压发生相关的一个遗传标记，与其他的调节机制共同参与高血压的发生发展[9]。

三、血管紧张素多肽及其受体与血压调控

（一）血管紧张素家族概述

在经典 RAAS 通路中，肾球旁细胞分泌的蛋白水解酶——肾素，将肝脏合成释放的 AGT 裂解为十肽 Ang I。接下来 Ang I 被位于血管内皮表面的血管紧张素转换酶（ACE）和非 ACE 系统的酶（如肝脏中的糜蛋白酶、组织蛋白酶 A 等）水解为具有强烈缩血管活性的 Ang II，最终促使血压水平升高（图 2-10-1）[1, 10]。研究表明，*ACE* 基因第 16 个内含子存在 I/D 的多态性，此多态性影响该基因的表达，从而参与血压调节[6]。有多项研究发现，虽然 *ACE* 基因与高血压发生无明显相关，但可能与多种心血管疾病如脑卒中、左室肥厚、冠心病、心肌梗死和肾血管病变等存在显著相关。Ang II 在氨基肽酶 A（aminopeptidase A，APA）的催化下可进一步水解为 Ang III（图 2-10-1）。Ang II 和 Ang III 均可刺激肾上腺皮质球状带分泌和醛固酮释放，参与水盐代谢及血压调节过程。Ang III 还可进一步被氨基肽酶水解为 Ang IV，后者促进血管收缩、炎症及氧化应激反应增强，在高血压的发生、发展中起着重要作用[8]。

（二）血管紧张素 II 及其受体与血压调控

Ang II 是 RAAS 的主要效应分子。在生理情况下，Ang II 可调节并维持血压；但在病理情况下，RAAS 活性异常会引起血压升高、水电解质紊乱、氧化应激及炎症反应，最终导致心脑肾等靶器官的损害[1, 5, 10]。Ang II 的生物学功能是通过与其膜表面受体结合而产生的[10-12]。Ang II 受体大致可以分为两种，即血管紧张素 II 1 型受体（AT_1R）和血管紧张素 II 2 型受体（AT_2R）[1, 10]。AT_1R 和 AT_2R 均属于 7 次跨膜受体，AT_1R 介导了 RAAS 大多数生理功能，如血管收缩、醛固酮释放、调节肾小球反馈机制、刺激肾小管钠重吸收等。在啮齿类动物，AT_1 的亚型包括 AT_{1A} 和 AT_{1B}，AT_{1A} 表达于大多数器官，除了肾上腺和中枢神经系统的部分区域，而 AT_{1B} 主要在这些区域表达。AT_{1B} 独有的作用是调节渴觉，而 AT_{1A} 在血压调节及血管收缩反应的调控中

占主导地位，因此 AT_1R 被认为是最接近人类 AT_1R 的亚型[14]。AT_1R 在血管、肾脏、中枢和交感神经系统中表达，研究发现，肾单位中的 AT_1R 不仅参与维持血压平衡，还介导 Ang II 依赖的高血压。药理学和基因学研究已经证明 RAAS 的经典生理及病理生理功能主要由 AT_1R 介导[10, 11]。

AT_1R 约有 34% 的氨基酸序列与 AT_2R 一致，近些年来，对 AT_2R 的研究正成为新的热门方向，并且已经开发出了新的 AT_2R 激动剂。AT_2R 在胚胎发育阶段表达广泛，出生后表达普遍降低，但在成人的肾脏、肾上腺和脑等部位可检测到 AT_2R 的持续性表达，其绝对表达受到 Ang II 和一些生长因子的调控[11]。Ang II 及 Ang III 与 AT_2R 的亲和力一样，尽管 AT_2R 和 AT_1R 识别相同的生理配体，但其所介导的生理功能与 AT_1R 截然不同。敲除小鼠 AT_2R 基因导致小鼠对 Ang II 介导的血管升压效应及血管损伤更敏感。部分 AT_2R 基因敲除小鼠出现基础血压和心率升高及行为异常，而心脏中特异性 AT_2R 过表达小鼠对 AT_1R 介导的升压效应敏感性下降，且 Ang II 介导的升压效应明显减弱。AT_2R 特异性激动剂复合物 21（C21）进一步证明了 AT_2R 对 AT_1R 的拮抗作用。C21 治疗可显著减轻心肌梗死小鼠的梗死面积并限制心脏的炎症反应，此外 C21 还对外周血管疾病和高血压肾脏损伤等具有保护效应[11]。AT_2R 可成为治疗神经性疼痛的靶点，针对部分小分子化合物如 PD123319 和 EMA401 已经进行临床试验，但因其治疗作用效率低下、副反应大而受到很大限制[1, 11]。AT_1R 激活会引起血管收缩、炎症和内皮功能紊乱等，而 AT_2R 可拮抗以上生理改变，但是关于 AT_2R 的作用还未形成统一认识，在自发性高血压大鼠（SHR）中，AT_2R 表现出 AT_1 样的效应，该现象的机制还不清楚，可能因为在血管中的作用位置不同或 AT_2 与 AT_1 形成异质二聚体所致。因此，在病理情况下，上调 AT_2R 的表达是否有益目前仍不清楚[12]，开发 AT_2R 的激动剂和阻滞剂可能成为疾病早期干预的靶点，因此还需要更多的研究来阐明 AT_2R 在体内的作用机制。尽管有研究报道 AT_3R 亚型表现出独有的药理学机制，但目前还没有文献报道该型受体基因在人体内的表达。1995 年，Ang IV 在细胞膜表面的高亲和力结合部位被称为 AT_4R，AT_4R 主要集中在脑部，在心、肾、肾上腺和血管等组织也有不同程度的表达。Mas 是内源

性多肽 Ang-（1—7）的受体，在脑部和睾丸高表达，脑部表达的 Mas 具有重要的心血管调节功能。Mas 受体基因敲除小鼠出现心率改变，血压降低，可能与一氧化氮（NO）和活性氧（ROS）失衡有关。体内研究证明了 Mas 的保护功效，Mas 可能成为新的药物靶点。Mas 的病理生理学与心、肾、血管、脑和生殖器官等相关，其受体激活机制尚需要进一步研究[1, 10]。

（三）新发现的血管紧张素多肽与血压调控

Ang A 是近年新发现的 RAAS 组分，其结构与 Ang II 相近。两者结构上的区别仅在于第一个氨基酸：Ang A 的首个氨基酸为丙氨酸，而 Ang II 为门冬氨酸。Ang A 可能是由单核细胞来源的天冬氨酸脱羧酶催化生成，其与 AT_1 受体的亲和力几乎与 Ang II 相同，而与 AT_2 受体的亲和力明显高于 Ang II。有学者认为，Ang A 对 AT_1R 和 AT_2R 的亲和力相同。总体来说，Ang A 可通过 AT_1R 介导而负性调控心血管和肾脏功能[8]。在健康个体内，Ang A 的浓度不及 Ang II 的 20%，在终末期肾衰竭患者体内，Ang A/Ang II 比值明显高于对照组。Angioprotectin 是从健康和终末期肾病患者血浆中分离出来的一种内源性 Ang II 样八肽。Angioprotectin 是由 Ang II 经酶催化而生成，其氨基酸序列的前两位与 Ang II 不同。Angioprotectin 通过 Mas 受体拮抗 Ang II 介导的血管收缩反应，其结构及生理功能与 Ang-（1—7）相似，但 Angioprotectin 与 Mas 受体的亲和力高于 Ang-（1—7）。Alamandine 是 RAAS 家族的新成员，与 Ang-（1—7）不同的是，Alamandine 通过与一种新型受体 MrgD 结合来介导血管舒张作用。Alamandine 在 SHR 体内介导血管舒张和降血压功能，同时还可下调心肌中胶原和纤连蛋白的沉积。关于 Alamandine 的血压调控及其他心血管作用仍需进一步研究[1, 8]。

四、血管紧张素转换酶 2 与血压调控

血管紧张素转换酶 2（ACE2）是人类 ACE 的第一个同源基因，已被克隆并定位于 X 染色体的

Xp22 位点上，而经研究证实在多种高血压大鼠模型 X 染色体上存在一个能影响高血压复杂表型表达的基因位点，被认为是与高血压相关的数量性状遗传位点（quantitative trait locus，QTL）之一[1, 5, 10]。ACE2 的催化区约有 42% 与 ACE 同源，但与 ACE 不同的是，ACE2 作为一种羧肽酶，其催化底物是 Ang I、Ang II 或其他活性多肽，将其底物的 C 端脱去一个疏水氨基酸残基；ACE2 不水解缓激肽（bradykinin，BK），也不被典型的 ACEI 所抑制。ACE2 可直接降解 Ang II，使其转变为具有扩血管作用的保护性多肽 Ang-（1—7），也可通过水解 Ang I 生成 Ang-（1—9）进而生成 Ang-（1—7）。值得注意的是，ACE2 与 Ang II 的亲和力更高，几乎是与 Ang I 亲和力的 500 倍[1, 10]。

作为 RAAS 新的生理轴，ACE2/Ang-（1—7）/Mas 可能为高血压病防治的潜在靶标。RAAS 在调控血压及心血管功能中主要依赖于以下两条路径（图 2-10-1）：一条为具有促心血管收缩、促氧化应激及促纤维化重构作用的 ACE/Ang II/AT_1 路径；另一条为促血管舒张、抗氧化应激及抗纤维化重构作用的 ACE2/Ang-（1—7）/Mas 路径[1, 10]。RAAS 与血压的关系甚为复杂，当 ACE2/Ang-（1—7）/Mas 轴过表达或其活性过度增高情况下，ACE2/Ang-（1—7）/Mas 与 ACE/Ang II/AT_1 两条路径失去平衡状态，从而引发低血压[1, 5]。另外，当 ACE2/Ang-（1—7）/Mas 轴基因缺失时机体内 Ang II 生成增加，可能发展为高血压[1, 2, 10]。新近研究发现，*ACE2* 基因突变可影响人体内 ACE2 和 Ang-（1—7）的水平，且 *ACE2* 基因单核苷酸多态性与心血管疾病相关[13]。一项共纳入 3408 例患者的临床研究表明，*ACE2* rs2106809 T 等位基因促使患高血压的风险升高 1.6 倍[14]。Lieb 等报道，在半合子男性中，*ACE2* 基因多态性位点 rs4646156、rs879922、rs4240157 和 rs233575 可能与左心室质量、室间隔厚度和左室肥厚相关[15]。Liu 等还发现，*ACE2* 基因多态性位点 rs2106809 可能是决定女性高血压患者循环血中 Ang-（1—7）水平的重要决定因素[13]。这些结果均说明，*ACE2* 基因多态性可影响心血管系统的功能，参与机体血压调节及高血压靶器官损害的发生过程。

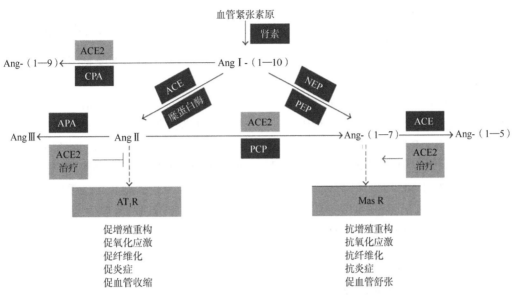

图 2-10-1　肾素-血管紧张素系统调节心血管功能的两条主要途径

AT₁R. 血管紧张素 Ⅱ 1 型受体；APA. 氨基肽酶 A；CPA. 羧肽酶 A

五、醛固酮及其相关酶与血压调控

醛固酮的合成主要受肾素系统的调节，主要来源于两条途径：一条是经典的 RAAS，主要参与血压和电解质的调节；另一条是心血管局部 RAAS，为独立的醛固酮系统。多种器官组织均能在特定条件下以非经典方式产生醛固酮，并以旁分泌和自分泌形式在局部发挥生理或病理效应[1, 5]。在最初的研究中，醛固酮只是被看作 Ang Ⅱ 激活后反馈生成的活性物质。后来研究发现，体内多种激素如肾上腺皮质激素、糖皮质激素、儿茶酚胺和心房钠尿肽等都可以刺激醛固酮水平的升高。临床上长期服用 ACEI 和 ARB 类药物的患者血中醛固酮水平出现了异常升高的情况，其原因是长期使用 RAAS 抑制剂使 Ang Ⅱ 和儿茶酚胺代偿性上调，从而直接引起醛固酮的大量分泌，这一现象被称为"醛固酮逃逸现象"[12, 16]。因此，20 世纪 90 年代中期至今，醛固酮和醛固酮受体的研究受到了科学家的广泛关注。初期研究认为，醛固酮作为一种甾体激素，其主要功能只是促进肾脏远曲小管和集合管对钠离子的重吸收，引起水钠潴留和血压升高。随着研究的进一步深入，人们发现醛固酮受体在人体的心、肾、血管和平滑肌细胞等部位均有表达，醛固酮与受体结合后直接内吞进入细胞核与 DNA 结合，调控靶基因的

转录和表达。醛固酮活性升高可引起心肌肥厚，造成心室重构，因而长期服用 ACEI 或 ARB 类药物且血压控制不好的患者发生心力衰竭的风险较高[4, 12]。

醛固酮合酶是体内合成醛固酮的限速酶，表达于肾上腺皮质球状带，主要受 Ang Ⅱ 和血钾浓度的调节，其编码基因 *CYP11B2* 位于 8q24.3 远端近端粒处。*CYP11B2* 基因有两种常见的变异：一种是在 344 部位的转录调节区，在 SF-1 转录因子结合位点发生胞嘧啶与胸腺嘧啶的互换；另一种是发生在第 2 个内含子的基因突变[6, 16]。血浆醛固酮水平不仅受血容量和血钾水平的影响，还与 *CYP11B2* 基因及其变异有关。与 *CYP11B2* 基因相距 40bp 处还有一种酶——CYP11B1，*CYP11B1* 与 *CYP11B2* 的外显子序列同源性为 95%，内含子同源性为 90%，其翻译产物表达于肾上腺皮质束状带，受促肾上腺皮质激素调节[12, 16]。阻断醛固酮成为高血压治疗新的研究方向，醛固酮合酶是肾上腺皮质激素生物合成的关键酶，抑制该酶不仅可以减少醛固酮的合成，还可避免醛固酮受体拮抗剂引起的甾体激素副作用。

第二节　RAAS、炎症免疫与高血压

随着经济和城市化的快速发展及人口老龄化的到来，高血压所引发的冠心病、脑卒中等心血管疾病已成为我国人口患病与死亡的首要病因。我国

18 岁及以上居民高血压患病率达 20%(每 5 个成人中就有 1 人患高血压），且仍呈增长态势；但高血压知晓率、治疗率和控制率较低。提高人群对高血压的知晓率、治疗率和控制率是降低我国心血管疾病负担的首要策略[17]。高血压是多种心血管疾病的主要危险因素，其发病因素多样，包括生理因素、遗传因素、生活方式等。RAAS 不仅是内环境稳态的主要调节系统，还与高血压的发病密切相关，因而 RAAS 是高血压药物干预的重要靶点。长期持续的 RAAS 激活可引发高血压，而高血压一旦形成则可引起血管、心脏和肾脏等组织器官损伤。此外，RAAS 激活诱导的氧化应激与炎症免疫是导致高血压靶器官损伤的主要原因[3, 4, 7]。临床试验已经证明，RAAS 阻断以后可以明显降低高血压的发病率/死亡率及炎症因子表达[7, 18]。

一、炎症、氧化应激反应与高血压

炎症、氧化应激反应与高血压密切相关，相互促进[19]。高血压本身是炎症相关疾病，心血管炎症反应导致黏附分子、趋化因子表达增多及氧化应激增强，使血管舒张功能降低并招募 T 淋巴细胞及巨噬细胞等在心血管、肾脏等器官聚集，从而使血压升高。高血压又反过来促进心血管炎症及氧化应激反应，由此形成一个正反馈。高血压的发生、发展与 ROS 的过度生成或机体内抗氧化能力降低密切相关。抗氧化能力降低是造成高血压患者氧化应激损伤的重要原因。高血压患者体内的超氧化物歧化酶（superoxide dismutase，SOD）、谷胱甘肽过氧化物酶和过氧化氢酶等抗氧化酶活性和含量下降明显[1, 3]。氧化应激反应增强会诱导血压的升高，而高血压又会进一步促进 ROS 的生成和组织氧化损伤。氧化应激导致高血压发生的机制涉及心血管系统、肾脏组织及中枢神经系统等，其中脉管系统在 ROS 引起的氧化应激损伤中首当其冲。ROS 是血管张力和结构重塑强有力的调节因子，其作用机制包括以下几个方面：抑制血管舒张因子 NO；促使脂质过氧化产物如前列腺素 F_2 生成而引起血管收缩；消耗 NOS 的重要辅酶四氢生物蝶呤；激活前炎症转录因子；刺激各种生长因子生成；激活基质金属蛋白酶诱导血管纤维化[3, 5]。

二、ACE/Ang II /AT₁ 受体轴与炎症免疫及高血压

ACE/Ang II /AT₁ 受体信号可通过诱导激活还原型烟酰胺腺嘌呤二核苷酸磷酸氧化酶（nicotinamide adenine dinucleotide phosphate oxidase，NOX），促使巨噬细胞产生 ROS，导致血管重构和血压升高[1, 2, 19]。研究证实，ACE/Ang II /AT₁ 受体信号激活后可上调血管内皮、平滑肌和外膜中 NOX 活性，刺激血管中 ROS 生成。ROS 可通过激活丝裂原活化蛋白激酶（mitogen-activated protein kinase，MAPK）、酪氨酸激酶、磷酸酶、钙通道及氧化还原敏感的转录因子等信号通路，促进细胞增殖、炎症因子表达、细胞外基质合成和沉积，最终导致血管重塑[3, 15]。核因子 κB（nuclear factor-κB，NF-κB）和激活蛋白 1（AP1）等促炎症转录因子可调节各种黏附分子和趋化因子的基因表达，当 ROS 生成过多时，NF-κB 和 AP1 表达上调，进而促进心血管炎症反应发生。Ang II 促进单核细胞趋化蛋白-1（monocyte chemoattractant protein-1，MCP-1）、肿瘤坏死因子-α（TNF-α）及白细胞介素-6（IL-6）等炎症因子生成，促使心血管组织炎症反应加强。此外，Ang II 还可以通过调节 NF-κB，间接促进心血管炎症[19, 20]。

近来发现，固有免疫反应和适应性免疫反应可促进高血压介导的炎症反应及氧化应激的进一步发展。适应性免疫中不同淋巴细胞亚型和它们产生的各种炎症细胞因子参与了高血压心血管损伤过程[2, 19]。辅助性 T 细胞 1（helper T cell 1，Th1）活化以后产生的 γ 干扰素（interferon-γ，IFN-γ）、TNF-α 等细胞因子可直接引起血管重塑，导致血压升高。调节性 T 细胞（regulatory T cell，Treg）可以拮抗 Th1 介导的病理过程而抑制血压的升高。Th17 产生的促炎性细胞因子 IL-17 可直接引起高血压的心血管损伤，并募集其他炎症细胞到血管周围组织发生作用。高血压本身具有双重作用：一方面促进 T 细胞的激活，另一方面上调炎症因子和黏附分子在心血管等组织中的表达，进而促进炎症细胞激活，由此来加剧炎症反应[19, 20]。原发性醛固酮增多症是继发性高血压发生的主要原因之一，患者体内醛固酮水平显著高于正常人。约有超过 10% 的高血压患者体内

醛固酮水平升高,盐皮质激素受体阻滞剂被用于治疗对 ACEI 和 ARB 类药物耐受的高血压患者[20]。过去认为醛固酮的功能局限于肾脏,现在的观点认为醛固酮也可以作用于其他血压调节器官(组织),如心脏、血管和脑等。据报道,醛固酮结合盐皮质激素受体(mineralocorticoid receptor,MR)后可产生一定的促炎症效应。外源性醛固酮输入动物体内后可引起动物冠状动脉血管中细胞间黏附分子-1 (intercellular adhesion molecule-1,ICAM-1)、MCP-1 和 TNF-α 等炎症因子表达升高,单核细胞和淋巴细胞浸润增加。在心脏,醛固酮上调 ICAM-1、MCP-1 和骨桥蛋白的表达,这一效应可被 MR 阻断剂所抑制[20]。醛固酮的促炎症效应还表现在肾脏,醛固酮可引起持续性肾损伤,其诱导的肾损伤主要表现为蛋白尿、胶原沉积和肾小球结构损伤,促损伤发生的机制可能与醛固酮介导的 ROS 生成增加有关,过多产生的 ROS 通过肾脏皮质中的 MAPK 通路导致肾损伤。醛固酮引起的蛋白尿与其诱使肾小球足细胞数量减少、破坏裂孔膜的完整性有关。炎症和氧化应激是醛固酮相关肾损伤发生的主要机制,阻断醛固酮介导的促炎症效应,影响肾小球血流动力学,具有一定的肾脏保护功效[18, 21]。醛固酮水平较高的原发性高血压患者的循环血中往往伴有高水平的 C 反应蛋白和淋巴细胞,进一步证明醛固酮与高血压炎症的发生有着密切联系。

三、ACE2/Ang-（1—7）/Mas 与心血管炎症免疫及高血压

有研究表明,在高血压动物模型如 SHR、盐敏感性大鼠和易脑卒中 SHR 中均发现 *ACE2* 基因表达明显降低,提示 *ACE2* 基因表达或活性异常与高血压的发生、发展密切相关。ACE2 过表达可以减少 Ang II 诱导的心血管组织 TNF-α、IL-1β 和 IL-6 等表达[1, 2, 19]。采用重组 ACE2 治疗不仅可降低 SHR 的血压,还可抑制其心血管组织中 ROS 的产生(见表 2-10-1)。ACE2 抑制剂 MLN4760 可增加 Ang II 依赖的 ROS 生成,同时伴有 Ang-（1—7）生成减少。*ACE2* 基因敲除小鼠心肌和血管组织中结缔组织生长因子(connective tissue growth factor,CTGF)和细胞外信号调节激酶 1/2（extracellular signal-

regulated protein kinases 1/2,ERK1/2）磷酸化信号通路增强,同时炎症趋化因子 Fractalkine（FKN）和 MCP-1 等生成释放增加,伴有血压水平上升[10, 22]。在 *ACE2* 基因敲除小鼠主动脉血管组织中,*ACE2* 基因缺失促进 MCP-1、IL-6 及 NADPH 氧化酶表达增加,加重血管炎症与氧化损伤。在体外培养的血管平滑肌细胞中,重组 ACE2 蛋白可以抑制 Ang II 介导的酪氨酸激酶 2（Janus kinase 2,JAK2）/信号转导子与转录激活子 3（signal transducer and activator of transcription 3,STAT3）/细胞因子信号转导抑制因子 3（suppressor of cytokine signaling 3,SOCS3）信号通路及促炎症因子前纤维蛋白-1（profilin-1）的生成,减轻血管平滑肌细胞增殖与氧化应激水平[1, 5, 22]。在体外培养的心肌成纤维细胞中 Ang II 可促进细胞中 CTGF、FKN 表达及 ERK1/2 磷酸化水平增加,并伴有细胞炎症因子如 MCP-1 水平上升,而 Ang II 的此效应可被重组 ACE2 和 Ang-（1—7）干预所逆转,相反,可被 ACE2 抑制剂 DX600 加剧(表 2-10-1)。上述结果提示 ACE2/Ang-（1—7）/Mas 轴通过调节 JAK2/STAT3/SOCS3 和 CTGF-FKN-ERK 信号通路可减轻 Ang II 介导的高血压状态下心血管炎症与氧化损伤过程[19]。

第三节　RAAS 与纤维化重构及高血压

一、RAAS 与高血压血管纤维化及重构

（一）纤维化概述

纤维化是由细胞外基质过度沉积所引起的组织过度增殖和硬化的过程,纤维化的发生主要因为长期受到各种病理刺激,如持续感染、自身免疫反应、过敏反应、化学品刺激、辐射和组织损伤等[2, 5]。各种病理刺激可诱导多种细胞因子分泌,包括 RAAS 组分如 Ang II、IL-13、IL-21、转化生长因子-β1（TGF-β1）、MCP-1、巨噬细胞炎症蛋白-1β（MIP-1β）、血管生成因子、血管内皮生长因子（vascular endothelial growth factor,VEGF）、急性反应蛋白及细胞凋亡蛋白酶等,以上细胞因子的分泌促进纤维化相关细胞的活化,并且在组织修复和

降解过程中发挥关键作用[1, 2, 5, 19]。肌成纤维细胞是产生胶原的主要细胞，也是纤维化发生的关键细胞。肌成纤维细胞的来源有多种，包括间质细胞、上皮细胞、内皮细胞和成纤维细胞。TGF-β1 信号可诱导细胞外基质合成，抑制蛋白酶对细胞外基质的降解，同时促进细胞表面整合素的表达，因此 TGF-β1 信号与血管纤维化的发生、发展密切相关[1, 2]。

（二）Ang Ⅱ 与血管重构及高血压

在 RAAS、血管重构、高血压之间存在着一种复杂网络联系，Ang Ⅱ 在其中起关键调控作用[1, 10]。在正常情况下，血管重构在胚胎形成的早期及生命的衰老阶段较为显著。在高血压等病理情况下，血管发生明显重构。血管平滑肌细胞的增生、凋亡、炎症及纤维化促使高血压血管重构形成，这种血管重构最初是适应性的，但渐渐会损坏靶器官功能[1, 4, 5]。高血压状态下，血管重构使血管对缩血管物质反应增大，血管张力升高；又促使血管床阻力增加，血管舒张能力降低，进一步引起血压上升，导致靶器官功能改变，组织供血减少而出现心脑肾等靶器官损害的严重后果[5, 10, 23, 24]。Ang Ⅱ 除了参与血管紧张性和醛固酮分泌调节外，还有促进核酸合成、调控某些基因表达、刺激血管增殖肥厚等重要生物学功能，以上均为促进高血压血管重构的重要原因。Ang Ⅱ 还可能通过上调 CTGF 等生长因子及炎症因子的表达，刺激胶原纤维增生及细胞外基质沉积，加速血管平滑肌的生长发育，促进血管重构的形成[1, 5, 10]。

（三）ACE/Ang Ⅱ/AT₁ 与高血压血管纤维化

在 AT₁ 受体介导下，Ang Ⅱ 能增加血管壁通透性，促使循环血液中血小板源性生长因子、碱性成纤维细胞生长因子、TGF-β1 等渗入血管间质，刺激成纤维细胞合成和胶原分泌，引起血管肥厚，同时增强血管平滑肌细胞的生长发育以及细胞外基质的沉积，促进血管重构，最终导致血压升高[20]。在高血压状态下，Ang Ⅱ 能够通过上调 TGF-β1 和醛固酮的水平招募肌成纤维细胞向纤维化部位聚集[13]。体外培养的血管外膜成纤维细胞，在 Ang Ⅱ 刺激下可产生内皮素-1（endothelin-1，ET-1），后者促进细胞外基质和胶原合成，提示其在纤维化发展过程中起一定作用[23]。另外，Ang Ⅱ 还可刺激血管外膜成纤维细胞分泌 IL-6，并改变 ICAM-1

和 P 选择素的表达，进一步影响巨噬细胞在血管组织的迁移和聚集，上述结果提示 Ang Ⅱ 介导的炎症反应是引起高血压血管纤维化重构的重要机制之一[17-19]。

Ang Ⅱ 可使 VEGF 表达增加并激活血管炎症。向野生型小鼠体内注射 Ang Ⅱ 可引起其主动脉血管壁和血浆 VEGF 表达增加，导致小鼠主动脉炎症（单核细胞浸润）、血管壁增厚及纤维化。另外，Ang Ⅱ 可通过激活氧化还原敏感通路及转录因子来诱导整合素、黏附分子、细胞因子以及促生长和纤维化的催化剂合成，最终引起血管重构[19, 24]。长期高血压状态下，持续性的细胞损伤和氧化应激导致死亡细胞释放损伤相关模式分子，体内的免疫细胞通过 Toll 样受体（Toll-like receptor，TLR）识别损伤相关模式分子并做出反应，在纤维化的发生过程中也起重要作用。在小鼠主动脉结扎模型中，TLR-4 受体基因敲除小鼠的左室肥厚程度明显轻于对照组[25]。向小鼠体内输注 Ang Ⅱ 2 周后，主动脉中 TLR-4、IL-6 和 TNF-α 的表达升高，伴有内皮功能紊乱、胶原沉积和血管结构改变，但在阻滞 TLR-4 受体治疗以后，小鼠血压及心室肥厚状况并未改变，表明炎症因子通过 TLR-4 受体所介导的仅是促纤维化表型[26]。TLR 拮抗剂的应用证明了 TLR 在组织纤维化和靶器官损伤过程中扮演重要角色。

（四）ACE2/Ang-（1—7）/Mas 与高血压血管纤维化及重构

ACE2 的发现是近年来高血压及心血管疾病防治新靶点研究的一个重大突破[1, 2, 10]。新近研究报道，给予高血压小鼠重组 ACE2 治疗后，小鼠血压水平下降，血管组织 NADPH 氧化酶活性明显降低、氧自由基生成减少、血管纤维化重构明显减轻，提示通过外源性增加 ACE2 表达和（或）活性可能是改善血管组织损伤，保护高血压靶器官的新途径[1, 4, 10]。作为 ACE2 最主要的生物活性产物，Ang-（1—7）的扩血管降压效应主要通过提升 BK、NO 及前列腺素等舒血管物质的水平来实现[1]。新近研究发现，应用 AT₁ 受体阻滞剂奥美沙坦治疗 SHR 可在降压的同时明显减少主动脉中膜厚度以及中膜厚度与腔径的比值，伴有 ACE2 表达增强和 Ang-（1—7）生成增加，提示 ACE2/Ang-（1—7）/Mas 可能介导奥美沙坦逆转高血压大鼠血管重构和纤维化的作用，很可能为 ARB 在治疗高血压及其并发症方面的新机制[1, 10]。

（五）醛固酮与高血压血管纤维化及重构

在 RAAS 中，醛固酮与 MR 受体信号可参与高血压血管纤维化、钙化、炎症反应等病理生理过程的调控，促进高血压血管重构。研究发现，醛固酮-MR 信号活化可促进血管平滑肌细胞表达 ICAM-1，后者参与淋巴细胞黏附[20, 27]。高水平醛固酮与血管重构密切相关。研究发现，醛固酮在 MR 和 AT_2 受体的介导下激活动脉血管中的 NOX，增强血管的氧化应激。醛固酮可通过 AT_2 受体激活血管平滑肌细胞中的 ERK1/2、JNK 和 NF-κB 信号，促进血管重构。醛固酮与其受体 MR 的结合可调控多种基因的表达，参与高血压血管纤维化等病理生理过程[20, 27]。

二、RAAS 与高血压心肌纤维化

（一）Ang Ⅱ 与高血压心肌纤维化及重构

RAAS 的活性异常是高血压心肌纤维化及心血管功能紊乱的发病机制之一。心肌间质主要由心肌成纤维细胞合成的 Ⅰ、Ⅲ 型胶原构成，胶原的合成与降解处于动态平衡。心肌成纤维细胞通过合成基质金属蛋白酶（matrix metallo-proteinase，MMP）促进细胞外基质降解，MMP 和基质金属蛋白酶组织抑制剂（tissue inhibitor of metalloproteinase，TIMP）的平衡在心力衰竭的病理进程中起重要作用，在炎症因子和氧化应激等刺激下，MMP 的活性明显提高[28]。多种因素参与该平衡的调节，Ang Ⅱ、内皮素、TGF-β1、儿茶酚胺等均是促纤维化因子，而 NO、缓激肽、前列腺素等为抑纤维化因子[29]。氧化应激和炎症因子在心肌纤维化过程中起重要作用，心肌中 ROS 合成增加和炎症反应增强可刺激心肌胶原合成，导致心肌纤维化。众多资料表明，Ang Ⅱ 所诱导的胶原产量增加可促进心肌纤维化。Ang Ⅱ 可直接促进胶原的生成，并抑制基质金属蛋白酶的降解而减少胶原的分解[28]。Ang Ⅱ 在 AT_1 受体的介导下通过激活丝裂原活化蛋白激酶 MAPK 途径直接诱导纤维化相关基因的表达，并刺激去甲肾上腺素和内皮素的释放，导致心肌肥厚。MAPK 信号可增强炎症因子 FKN、MCP-1 的表达，促使成纤维细胞增殖，胶原蛋白及纤维蛋白表达增加，最终引发心肌纤维化[28]。TGF-β1 信号及炎症因子是参与心肌纤维化的重要因子。Ang Ⅱ 通过促进 TGF-β1 及促炎性细胞因子如白介素（IL）表达增加而刺激细胞外基质蛋白合成增加，介导心肌纤维化的形成[28, 29]。促炎性细胞因子 IL 在高血压介导心肌纤维化及心力衰竭的发生、发展中发挥重要调节作用。IL-1、IL-6 可抑制心肌收缩功能，诱导细胞凋亡。心肌组织缺血、缺氧可诱导 IL-6 等细胞因子的表达，后者直接损伤心肌并增强氧化应激，从而促进高血压心肌纤维化重构[29]。

（二）ACE2/Ang-（1—7）信号与高血压心肌纤维化

ACE2/Ang-（1—7）信号参与拮抗高血压介导的心肌纤维化。新近研究发现，*ACE2* 基因缺失可进一步上调 Ang Ⅱ 所介导的纤维化相关因子 TGF-β1、CTGF、Ⅰ 型和Ⅲ型胶原的表达（表 2-10-1），而重组 ACE2 的干预可明显下调以上纤维化相关因子的表达及 ERK 磷酸化，最终改善高血压介导的心肌纤维化重构现象[1, 2]。在胸主动脉缩窄模型中，重组 ACE2 治疗后，心肌组织中纤维化相关基因的表达明显下调[31]，而 *ACE2* 基因缺失显著加重主动脉缩窄所致心肌纤维化和肥厚[32]（表 2-10-1）。ACE2/Ang-（1—7）信号可阻断 Ang Ⅱ 介导的高血压心肌纤维化重构作用，在降低血浆中 Ang Ⅱ 浓度的同时，提高 Ang-（1—7）水平[2]（表 2-10-1）。Ang Ⅱ 是合成 Ang-（1—7）的基础，人心肌细胞中 Ang-（1—7）的合成量与 Ang Ⅱ 的合成量具有很强的关联性，当 Ang Ⅱ 的合成受抑制，Ang-（1—7）生成量也明显降低[29]。通过慢病毒过表达 ACE2 可上调 RAAS 中抗高血压组分[Ang-（1—7）、Mas、AT_2R]的表达，降低血压，进而减轻心肌纤维化（表 2-10-1）[1]。Ang-（1—7）可有效拮抗 Ang Ⅱ 诱导的心肌肥厚，是维持心肌正常功能的必需组分，Ang-（1—7）还可以舒张冠状动脉，提高冠脉血流量，抑制心肌成纤维细胞胶原合成和生长因子表达。利用 Ang-（1—7）治疗 *ACE2* 基因敲除（*ACE2* knockout，ACE2KO）小鼠，可明显减轻高血压介导的心肌肥厚和纤维化重构现象[1, 2, 10]。

（三）醛固酮与高血压心肌纤维化及重构

醛固酮可上调心肌细胞中 ERK1/2 磷酸化和 TGF-β1 表达，后两者促进心肌成纤维细胞和心肌细胞中 CTGF、纤连蛋白、胶原蛋白和纤溶酶原激活物抑制因子-1（PAI-1）等表达升高，导致高血压心肌纤维化重构现象。采用醛固酮干预的大鼠心肌中胶原合成和纤维化反应增强，CTGF、TGF-β1、PAI-1、MMP-2 和 TNF-α 等促纤维化因子的表达上调，参与心肌纤维化调控[30]。

三、RAAS 与高血压肾脏纤维化

（一）高血压与肾脏纤维化

肾脏是参与血压调控的重要器官，也是高血压损伤的主要靶器官之一。高血压肾损伤的病理学改变主要是肾小球纤维化，后者可引起肾功能紊乱，并由此进一步加重高血压。肾脏纤维化是慢性肾脏病共同的病理形态学特征，病变进程表现为肾小管萎缩，大量炎症细胞浸润，肾间质成纤维细胞增殖、活化。细胞外基质在肾间质过度积聚，最终取代正常肾脏结构，导致肾小球硬化和小管间质纤维化[21, 32]。

（二）AngⅡ/AT₁ 受体与高血压肾脏纤维化

AngⅡ通过其 AT₁ 受体触发肾脏氧化应激、炎症介质生成及血管胶原增生。AngⅡ可激活肾上腺髓质及交感肾上腺系统，促进醛固酮分泌增加，加速肾脏纤维化形成。另外，AngⅡ/AT₁受体信号还可激活肾脏 TGF-β1、血小板源性生长因子和内皮素-1 等，刺激肾脏成纤维细胞的增殖、胶原增生及细胞外基质沉积。AngⅡ通过刺激 CTGF 诱导 MMP 表达及细胞外基质生成增加，促进肾间质纤维化[31, 32]。细胞外基质的降解减少是肾脏纤维化的一个重要原因，MMP、TIMP 和纤溶酶是结缔蛋白酶中研究较多的蛋白酶，AngⅡ可激活纤溶酶原激活因子的抑制因子-1、MMP-2 和 TIMP-2 而促进肾脏纤维化。在细胞水平上，AngⅡ可上调 MAPK/ERK1/2 及 JAK-STAT 磷酸化水平，最终促使肾脏纤维化形成[31, 32]。

（三）ACE2/Ang-（1—7）信号与高血压肾脏纤维化及其作用机制

ACE2/Ang-（1—7）信号通过拮抗 ACE/AngⅡ信号发挥其降压、抗炎症、抗氧化应激及抗肾脏纤维化的功效。钟久昌等研究发现，ACE2 基因敲除小鼠肾脏组织中 AngⅡ水平升高，TGF-1 表达和 NADPH 氧化酶的活性增强，而促炎性细胞因子和趋化因子 CCL5 表达上调，肾小球中纤维连接蛋白、胶原蛋白及细胞外基质沉积增加，最终促使肾间质纤维化形成[32, 33]（表 2-10-1）。研究表明，ACE2/Ang-（1—7）信号能够通过以下几种方式改善肾脏纤维化：①改善 NO 生成与降低氧化应激水平[1, 32]。ACE2 增加 Ang-（1—7）的生成，促进 NO 的释放，发挥其扩血管、抗氧化应激、抗炎症及抗细胞增殖功效，拮抗 AngⅡ介导的促肾脏纤维化作用（表 2-10-1）。②直接影响肾脏成纤维细胞生成。ACE2/Ang-（1—7）信号可降低肾脏组织 TGF-β1、MAPK 及 JAK-STAT 磷酸化水平，进而改善高血压状态下肾脏纤维化重构现象[2, 32]。③调节 MMP 活性与 ECM 生成。ACE2 可调节 MMP 的活性，阻滞肾脏组织胶原表达、ECM 沉积和肾脏纤维化[2, 32, 33]。④拮抗醛固酮合成、分泌。醛固酮可促进 TGF-β1 与 MAPK 磷酸化信号、纤维蛋白原及胶原合成，促使肾小球系膜细胞增殖及足细胞凋亡，加重高血压肾小球硬化及纤维化重构[29, 33]。ACE2/Ang-（1—7）信号通过对抗 AngⅡ的作用，可抑制醛固酮释放，改善高血压肾脏纤维化的形成。

表 2-10-1　ACE2 活性调节方式及其在疾病模型中的作用

实验模型	干预方式	结果
SHR	慢病毒过表达 ACE2	左心室壁厚度减小
		左心室舒张末期血压增加
		血管周围纤维化减轻
高血压小鼠	慢病毒过表达 ACE2	心脏重量及体重降低
		心肌纤维化减轻
高血压小鼠	rhACE2 治疗	心肌肥厚减轻
		活性氧产生减少
		病理信号被抑制
SHR	rhACE2 治疗	部分纠正高血压
		ROS 产生减少

续表

实验模型	干预方式	结果
胸主动脉缩窄术	rhACE2 治疗	纤维化基因的表达降低
高血压小鼠	ACE2KO	小鼠心肌纤维化和病理性肥厚加重
心肌成纤维细胞＋AngⅡ刺激	ACE2 抑制剂（DX600）	超氧化物的产生增加，CTGF、FKN 的表达及 ERK1/2 磷酸化升高
高血压小鼠	ACE2KO	ROS 生成增加，炎症因子表达上调，肾组织纤维化加重
高血压小鼠	rhACE2 治疗	NO 合成和释放增加，氧化应激减弱，肾脏纤维化减轻

注：SHR. 自发性高血压大鼠；ACE2KO. *ACE2* 基因敲除；ROS. 活性氧；NO. 一氧化氮；CTGF. 结缔组织生长因子；ERK1/2. 胞外信号调节激酶。

第四节 Apelin/APJ 信号与高血压

一、Apelin/APJ 信号概述

Apelin 与 AngⅡ来源于同源染色体且均为 ACE2 的催化底物，两者具有一定的同源性[1]。Apelin 是 G 蛋白偶联受体 APJ 的内源性配体，广泛表达于心、肝、肾、脂肪、内皮及血浆等。人 Apelin 基因定位于染色体 Xq25—q26.1，由 3 个外显子和 2 个内含子组成，mRNA 长度为 2673bp。Apelin 前体 preproapelin 由 77 个氨基酸组成。经纯化确认 Apelin 存在多种亚型，长肽有 Apelin-36、-31、-28，短肽有 Apelin-19、-17、-13、-12，其中 Apelin-13 和 Apelin-36 是内源性 Apelin 的主要活性形式[34]。值得注意的是，Apelin 和 APJ 前体的氨基酸组成分别与 AngⅡ和 AT₁ 受体有一定的相似性。虽然 APJ 和 AT₁ 受体的跨胞膜区序列有 54%的统一性，但两者的下游信号不同[35]。Apelin/APJ 在血管内皮、血管平滑肌细胞和心肌细胞中高表达，参与机体正常血压水平和心血管功能的维持及调控[36-38]。

二、Apelin/APJ 信号与血压调控

Apelin 不仅具有降压、增强心肌收缩力、促进一氧化氮合成的特性，在介导炎症免疫调节以及水盐代谢调节方面也起重要作用，其基因异常表达涉及高血压的发病过程[1, 36-38]。正常情况下，Apelin 以旁分泌和自分泌形式发挥血管舒张效应，Apelin/APJ 信号通过激活内皮细胞的内皮型 NO 合酶（endothelial nitric oxide synthase，eNOS）促进 NO 的合成和释放，进而实现血管舒张。完整的内皮细胞是 Apelin 发挥血管舒张功能的必备条件，在内皮细胞损伤后，NOS 活性受抑制，此时 Apelin 表现出促血管收缩效应[35]。Apelin/APJ 信号可拮抗 RAAS 介导的多种心血管系统病理生理活动。通常情况下，APJ 和 AT₁ 受体共同表达于多种心血管组织，Apelin-13 可促进 APJ 和 AT₁ 受体形成异质二聚体，由此降低 AngⅡ与 AT₁ 受体的亲和力[35]。此外，Apelin/APJ 信号还能够上调 ACE2 的表达并增强其活性，Apelin 基因缺失小鼠体内的 ACE2 表达水平明显下降。Ang-（1—7）治疗可逆转 Apelin 基因敲除小鼠的心肌肥厚和功能紊乱[34]。

Apelin/APJ 在中枢神经系统中主要表达于海马回及下丘脑视上核和室旁核，可减少血管升压素的释放，降低血压。在外周组织中，Apelin/APJ 可拮抗 AngⅡ介导的血管收缩作用，抑制血压升高[35]。此外，Apelin 与血管平滑肌细胞上的 APJ 结合以后可直接舒张血管。研究发现，注射 Apelin 的小鼠平均动脉压降低，但这种效应可被 NOS 抑制剂阻断。APJ 在肾小球微动脉中高表达，可逆转 AngⅡ对肾脏血管的收缩作用，改善肾血流动力学和肾小球动脉微循环[35]。Apelin 在心血管中的作用正逐步被发掘出来，但其作用机制仍需深入研究。

三、展　望

RAAS 与 Apelin/APJ 信号在心血管系统中既独立发挥作用又相互影响，共同参与血压与心血管功能的调控，但两者的具体作用机制还未完全阐明[1, 36-38]。RAAS 在介导血管纤维化重构、炎症、氧化应激，以及高血压的发生、发展中发挥极为重要的作用。在现有抗高血压药物中，RAAS 抑制剂在高血压防治中具有极为重要的地位，不仅在降低血压水平方面，而且在保护靶器官、减少脑卒中和心血管事件发生，以及改善高血压患者的生存质量方面均具有优势。除了探索新型 ACEI 和 ARB 外，针对 RAAS 开发的药物还有新型 AT₁R 和 AT₂R 阻滞剂与激动剂、肾素抑制剂和阻断剂、Mas 受体及

ACE2 激动剂、新型 ACE 和非 ACE 的抑制剂、醛固酮合成抑制剂等。随着对 RAAS 和 Apelin/APJ 信号的深入研究，将为 RAAS 与 Apelin 调节药物的发展提供更广阔的空间，同时有助于阐明高血压的发病机制，为高血压防治提供新的思路。

（张振洲　钟久昌）

参 考 文 献

[1] Patel VB, Zhong JC, Grant MB, et al. Role of the ACE2/angiotensin 1-7 axis of the renin-angiotensin system in heart failure[J]. Circ Res, 2016, 118: 1313-1326.

[2] Zhong JC, Basu R, Guo D, et al. Angiotensin-converting enzyme 2 suppresses pathological hypertrophy, myocardial fibrosis, and cardiac dysfunction[J]. Circulation, 2010, 122: 717-728.

[3] 蒋毅宏，钟久昌. 血管紧张素转换酶2、氧化应激与高血压[J]. 中华高血压杂志，2011，19：518-520.

[4] 钟久昌，朱鼎良. RAAS 相关成分的测定[M]//黄峻. 肾素-血管紧张素-醛固酮系统与心血管病. 北京：中国协和医科大学出版社，2015：93-104.

[5] 钟久昌. 高血压发病机制的研究进展[M]//葛均波. 现代心脏病学. 上海：复旦大学出版社，2011：411-415.

[6] 钟久昌. 血管紧张素转换酶 2/apelin 信号与高血压靶器官损害[J]. 中华高血压杂志，2017，25（10）：913-916.

[7] 钟久昌. 从 2014 年美国成人高血压治疗指南推荐看肾素-血管紧张素-醛固酮系统阻断剂在高血压病防治中的地位[J]. 上海医学，2014，37：551-553.

[8] Balakumar P, Jagadeesh G. A century old renin-angiotensin system still grows with endless possibilities: AT$_1$ receptor signaling cascades in cardiovascular physiopathology[J]. Cell Signal, 2014, 26: 2147-2160.

[9] Zotova TY, Kubanova AP, Azova MM, et al. Analysis of polymorphism of angiotensin system genes（ACE, AGTR1, and AGT）and gene ITGB3 in patients with arterial hypertension in combination with metabolic syndrome[J]. Bull Exp Biol Med, 2016, 161: 334-338.

[10] Parajuli N, Tharmarajan R, Patel VB, et al. Targeting angiotensin-converting enzyme 2 as a new therapeutic target for cardiovascular diseases[J]. Can J Physiol Pharmacol, 2014, 92（7）: 558-565.

[11] Singh KD, Karnik SS. Angiotensin receptors: structure, function, signaling and clinical applications[J]. J Cell Signal, 2016, 1（2）: 111.

[12] Te Riet L, van Esch JH, Roks AJ, et al. Hypertension: renin-angiotensin-aldosterone system alterations[J]. Circ Res, 2015, 116: 960-975.

[13] Liu D, Chen Y, Zhang P, et al. Association between circulating levels of ACE2-Ang-（1—7）-MAS axis and ACE2 gene polymorphisms in hypertensive patients[J]. Medicine（Baltimore）, 2016, 95（24）: e3876.

[14] Fan X, Wang Y, Sun K, et al. Polymorphisms of ACE2 gene are associated with essential hypertension and antihypertensive effects of Captopril in women[J]. Clin Pharmacol Ther, 2007, 82: 187-196.

[15] Lieb W, Graf J, Gotz A, et al. Association of angiotensin-converting enzyme 2（ACE2）gene polymorphisms with parameters of left ventricular hypertrophy in men. Results of the MONICA Augsburg echocardiographic substudy[J]. J Mol Med（Berl）, 2006, 84: 88-96.

[16] Schiffer L, Anderko S, Hannemann F, et al. The CYP11B subfamily[J]. J Steroid Biochem Mol Biol, 2015, 151: 38-51.

[17] Bundy JD, He J. Hypertension and related cardiovascular disease burden in China[J]. Ann Glob Health, 2016, 82: 227-233.

[18] Gheblawi M, Wang K, Viveiros A, et al. Angiotensin-converting enzyme 2: SARS-CoV-2 receptor and regulator of the renin-angiotensin system: Celebrating the 20th anniversary of the discovery of ACE2[J]. Circ Res, 2020, 126（10）: 1456-1474.

[19] 钟久昌. 血管紧张素转换酶2：新型冠状病毒肺炎炎症风暴的"导火索"和"灭火器"[J]. 中华高血压杂志，2020，28（3）：213-215.

[20] Dinh QN, Drummond GR, Sobey CG, et al. Roles of inflammation, oxidative stress, and vascular dysfunction in hypertension[J]. Biomed Res Int, 2014, 2014: 406960.

[21] Pacurari M, Kafoury R, Tchounwou PB, et al. The rennin-angiotensin-aldosterone system in vascular inflammation and remodeling[J]. Int J Inflam, 2014, 2014: 689360.

[22] Song B, Jin H, Yu X, et al. Angiotensin-converting enzyme 2 attenuates oxidative stress and VSMC proliferation via the JAK2/STAT3/SOCS3 and profilin-1/MAPK signaling pathways[J]. Regul Pept, 2013, 185: 44-51.

[23] An SJ, Boyd R, Wang Y, et al. Endothelin-1 expression in vascular adventitial fibroblasts[J]. Am J Physiol Heart Circ Physiol, 2006, 290: H700-H708.

[24] Zhang Z, Chen L, Zhong J, et al. ACE2/Ang-（1—7）signaling and vascular remodeling[J]. Sci China Life Sci, 2014, 57: 802-808.

[25] Ha T, Li Y, Hua F, et al. Reduced cardiac hypertrophy in Toll-like receptor 4-deficient mice following pressure overload[J]. Cardiovasc Res, 2005, 68: 224-234.

[26] Hernanz R, Martinez-Revelles S, Palacios R, et al. Toll-like receptor 4 contributes to vascular remodelling

and endothelial dysfunction in angiotensin Ⅱ -induced hypertension[J]. Br J Pharmacol, 2015, 172: 3159-3176.

[27] Hirono Y, Yoshimoto T, Suzuki N, et al. Angiotensin Ⅱ receptor type 1-mediated vascular oxidative stress and proinflammatory gene expression in aldosterone-induced hypertension: The possible role of local renin-angiotensin system[J]. Endocrinology, 2007, 148: 1688-1696.

[28] Song B, Zhang ZZ, Zhong JC, et al. Loss of angiotensin-converting enzyme 2 exacerbates myocardial injury via activation of the CTGF-fractalkine signaling pathway[J]. Circ J, 2013, 77 (12): 2997-3006.

[29] Zhang ZZ, Shang QH, Jin HY, et al. Cardiac protective effects of irbesartan via the PPAR-gamma signaling pathway in angiotensin-converting enzyme 2-deficient mice[J]. J Transl Med, 2013, 11: 229.

[30] Taira M, Toba H, Murakami M, et al. Spironolactone exhibits direct renoprotective effects and inhibits renal renin-angiotensin-aldosterone system in diabetic rats[J]. Eur J Pharmacol, 2008, 589: 264-271.

[31] Palm F, Nordquist L. Renal oxidative stress, oxygenation, and hypertension[J]. Am J Physiol Regul Integr Comp Physiol, 2011, 301: R1229-R1241.

[32] Zhong J, Guo D, Chen CB, et al. Prevention of angiotensin Ⅱ -mediated renal oxidative stress, inflammation, and fibrosis by angiotensin-converting enzyme 2[J]. Hypertension, 2011, 57: 314-322.

[33] Lv LL, Liu BC. Role of non-classical renin-angiotensin system axis in renal fibrosis[J]. Front Physiol, 2015, 6: 117.

[34] Wang W, McKinnie SM, Farhan M, et al. Angiotensin-converting enzyme 2 metabolizes and partially inactivates Pyr-Apelin-13 and Apelin-17: Physiological effects in the cardiovascular system[J]. Hypertension, 2016, 68 (2): 365-377.

[35] Ma Z, Song JJ, Martin S, et al. The Elabela-APJ axis: A promising therapeutic target for heart failure[J]. Heart Fail Rev, 2021, 26 (5): 1249-1258.

[36] 张振洲, 宋蓓, 钟久昌. ACE2/Apelin 与动脉粥样硬化 [J]. 上海交通大学学报（医学版）, 2016, 36 (6): 917-920.

[37] Zhang ZZ, Wang W, Jin HY, et al. Pyr-Apelin-13 is a negative regulator of angiotensin Ⅱ -mediated adverse myocardial remodeling and dysfunction[J]. Hypertension, 2017, 70 (6): 1165-1175. .

[38] Zhong JC, Zhang ZZ, Wang W, et al. Targeting the Apelin pathway as a novel therapeutic approach for cardiovascular diseases[J]. Biochim Biophys Acta Mol Basis Dis, 2017, 1863 (8): 1942-1950.

第11章
激肽释放酶-激肽系统与高血压

激肽是人体在内分泌-代谢调节过程中产生的一类活性肽类物质，包括大分子蛋白多肽、蛋白酶以及水解产生的小分子肽段等，激肽参与心脏、脑和肾脏等多脏器的生理活动，尤其在血压调节、血管功能及中枢神经功能等方面发挥非常重要的作用。激肽释放酶-激肽系统（kallikrein kinin system，KKS）主要包括激肽原、激肽、激肽释放酶、激肽酶等多种成分。对于 KKS 的认识最早是在 1909 年，Abelous 等首次发现并报道了给犬静脉注射人体尿液可引起短暂的血压下降，从而推断尿液中含有降压的活性物质[1]。1930 年由 Kraut 等在胰腺中提取出高浓度的该物质，命名为 "kallikrein" [2]，即后来熟知的激肽释放酶（kallikrein，KLK）。而最新发现的激肽释放酶可使无活性的激肽原水解为具有生物活性的激肽物质，在整个系统中占有重要地位。然而，在过去长达 100 年的研究中，我们对于激肽释放酶-激肽系统的认识仍非常有限，目前公认的激肽物质仅仅是舒缓激肽、血管紧张素等少数几种多肽，更多活性肽的功能还有待认识和开发。这一方面，固然是由于激肽原分子量的差异，以及水解形式的多样性（理论上可以产生无数种活性肽小分子）；但另一方面，人们的科技手段以及认知水平也有待不断提高，从而更为全面地阐述血压调节及神经-体液调节网络的概念，对于新型抗高血压药物的研发也有非常积极的意义。本章就 KKS 的基础理论、国内外最新进展及其与高血压和心血管疾病的关系进行阐述。

第一节 激肽释放酶-激肽系统概述

在激肽系统中最先被发现的是大量存在于血浆和腺体中的激肽释放酶，这种活性物质本身并不能引起血管的收缩-舒张反应，以及血压、肾功能和神经-体液的调节。这一生理过程是通过 KLK 水解一种称为激肽原的底物，并产生小分子的多肽——激肽来实现的，即后来我们熟知的 KKS。

一、激 肽 原

激肽原是一种血浆 α_2-球蛋白，来源于肝脏并分泌到血浆中，是体内形成激肽的前体物质。人体内主要存在高分子量激肽原（high molecular weight kininogen，HMWK）和低分子量激肽原（low molecular weight kininogen，LMWK）两种激肽原，其编码基因 KNG1（也称为 BK 或 BDK）定位于 3 号染色体[3-7]；大鼠和小鼠的 KNG 基因都有 2 个亚型，对应编码位于 11 号和 16 号染色体[5, 7]。激肽原本身没有生物活性，并在血浆中稳定存在，一旦被血浆激肽酶水解后即成为小分子活性肽段，后者在血浆中的半衰期非常短，一般在数秒至 30s 内完成生物信号传递，然后由体内另一类含锌指结构的蛋白酶特异识别并降解。激肽原虽然没有生物活性，但它们却是半胱氨酸蛋白酶和巯基蛋白酶的有效抑制剂[8, 9]。此外，在大鼠中还存在第三类激肽原——t 激肽原[5, 10, 11]，因其在孵化过程中利用了胰蛋白酶释放激肽，主要参与炎症急性期反应。

二、激肽释放酶

激肽释放酶（KLK）是一组富含丝氨酸的蛋白酶，多数存在于组织和体液中，是 KKS 的主要限速酶。KLK 是一种肽链内切酶，通过切割羧基端肽链水解大分子的激肽原。由于其在体内的分布，一般分为血浆激肽释放酶和组织（腺体）激肽释放酶两种。血浆前激肽释放酶又被称为"Fletcher"因子，主要在肝脏合成，以无活性的酶原形式存在于血浆中[12-14]。编码 Fletcher 因子的基因 KLKB1 和编码凝血因子XII的基因 F12 紧密连锁于 4 号和 5 号染色体[15, 16]。当促凝血系统被激活时，高分子量激肽原可以促进XII因子活化为XIIa，后者具有水解酶活性，可切割 Fletcher 因子使其活化，并优先从高分子量激肽原释放九肽的缓激肽（bradykinin，BK）[13, 14, 17]。除了凝血系统因子外，研究发现一种脯氨酰羧肽酶（prolylcarboxypeptidase，PRCP）也可以激活 Fletcher 因子，这种酶起初被认为是血管紧张肽酶 C（angiotensinase C）[18, 19]。随着研究的深入，人们发现当 HMWK 和 Fletcher 因子同时黏附于血管内皮细胞表面时，Fletcher 因子就会被内皮细胞表达的 PRCP 蛋白迅速切割活化，同样起到激活缓激肽的作用[20-23]。HMWK 的水解依赖于凝血因子激活，反过来 HMWK 的存在也参与了凝血、纤溶及激活补体系统的过程。例如，HMWK 可通过激活凝血因子XII促进血液凝固[24, 25]，而在先天性

HMWK 基因缺失的患者血液中检测到正常的激肽水平，提示 HMWK 不是激肽形成的唯一来源[26, 27]。体内激肽形成的另一重要来源，即不参与凝血反应的 LMWK，它是由组织型激肽释放酶特异性识别并水解产生的十肽结构的赖氨酰缓激肽。

有别于血浆激肽释放酶的单基因编码，组织激肽释放酶是一组具有高度同源性的丝氨酸蛋白酶家族，这些酶的编码基因紧密连锁排列在同一染色体上，并在不同种类的哺乳动物中数量有所差异。例如，人类的组织激肽释放酶由 3 个基因编码，而大鼠的组织激肽释放酶有 20 个基因编码，小鼠有 23～30 个[28-30]。组织激肽释放酶优先水解 LMWK 生成赖氨酰缓激肽（Lys-bradykinin），该水解酶主要在胰脏、肾脏和颌下腺表达，所以又被称作腺体激肽释放酶。尽管编码丝氨酸蛋白酶的氨基酸密码子组成具有高度同源性，但大部分编码的腺体激肽释放酶具有不同的作用底物，其中仅有编码 1 型 KLK（KLK1）的产物可以水解激肽原[15, 16]。其他功能已被识别的 KLK 编码产物主要有：①紧张肽，大鼠的 KLK 超家族基因编码的一种水解酶，可以水解血管紧张素原产生血管紧张素 II（Ang II）[31]。②前列腺特异性抗原蛋白，这是人源 KLK 基因编码的一种蛋白水解酶，可以水解大分子量的精液腺蛋白[32]。

综合来看，血浆激肽释放酶通过作用于 HMWK 释放九肽缓激肽，主要参与调节血管紧张度和炎症反应，以及内源性的促凝血和纤维蛋白溶解过程。而组织激肽释放酶则通过水解 LMWK 释放十肽缓激肽，主要参与机体血压调节、电解质平衡、腺体内分泌调控等多种生理过程。此外，血浆激肽释放酶主要依赖于凝血因子XIIa 的活化，两者的结构中都富含丝氨酸组合的蛋白酶，在生理状态下，机体存在一些针对丝氨酸蛋白酶的抑制剂，如 C1 抑制剂（C1 inhibitors，C1-INH）、α_2-巨球蛋白和蛋白 C 抑制物，PK 和XIIa 的催化基团都可以被这些酶所抑制。当出现 C1-INH 基因缺失时，容易引起遗传性血管性水肿[33, 34]。

三、激肽和激肽受体

激肽是指激肽原经激肽释放酶水解产生的低聚肽结构分子，主要包括缓激肽、赖氨酰缓激肽以及甲

基化的赖氨酰缓激肽[35,36]。此外，经肾素-血管紧张素-醛固酮系统（RAAS）产生的血管紧张素由于也可以通过 KLK 旁路途径水解形成，因此也属于激肽范畴。

狭义概念上的激肽即指缓激肽类。由于具有降压效应的激肽释放酶的最先发现及提纯，起初的研究一致认为缓激肽就是一类血管保护性激素，可以调节血管舒展反应，降低血压和减轻心脏重构。其中，经血浆激肽释放酶水解 HMWK 形成的是 9 位氨基酸的活性肽（Arg-Pro-Pro-Gly-Phe-Ser-Pro-Phe-Arg），即通常所说的缓激肽；而经组织激肽释放酶作用的 LWMK 形成的是 10 位氨基酸的活性肽，其分子结构比九肽的缓激肽的 N 端多出一个赖氨酸（Lys），即赖氨酰缓激肽[27,37]。通过体外合成结构类似的模拟肽，成功找到了机体内分布的 B$_1$ 和 B$_2$ 两类激肽受体[38-40]。在对这两类受体的研究中发现其各自不同的生物学效应后，我们对于激肽的作用又有了新的认识。

从蛋白结构上看，B$_1$ 和 B$_2$ 受体都属于具有七次跨膜结构的 G 蛋白偶联受体[41,42]，但是缓激肽和赖氨酰缓激肽只特异性结合 B$_2$ 受体，而且十肽赖氨酰缓激肽与 B$_2$ 受体的亲和力要明显高于九肽缓激肽，由它们介导的 PKG 信号通路促进细胞内环磷酸鸟苷（cyclic guanosine monophosphate，cGMP）形成，最终通过血管内皮细胞释放一氧化氮（NO）和前列环素（PG），引起血管舒张效应[43-45]。正常组织中的 B$_1$ 受体表达很低，几乎检测不到。但是，当发生组织损伤、急性炎症反应以及用脂多糖或内毒素刺激细胞时，B$_1$ 受体的水平迅速上升[42,46]。同时九肽和十肽缓激肽在激肽酶的水解作用下，可以切除位于 C 端的最后一个精氨酸（Arg）形成 Des-Arg^9-BK 或者 Des-Arg^{10}-BK，它们也是具有活性的激肽类分子[35,37,47]，可以特异性结合 B$_1$ 受体，通过细胞内 PKC 信号通路激活类花生四烯酸产物，分泌大量促炎因子如环加氧酶 2（cyclo-oxygenase 2，COX2）、血栓烷 A$_2$（thromboxane A$_2$，TXA$_2$），以及 ROS 水平增高，介导组织炎症和疼痛，同时与高血压、心律失常及组织纤维化等疾病密切相关[48]。利用 Des-Arg-BK 结合 B$_1$ 受体的这一特殊生物学效应，研究人员通过突变羧基末位 Arg 以外的氨基酸

合成多肽，可以竞争性结合 B$_1$ 受体，这些人工合成的模拟肽不仅是研究激肽系统非常重要的分子工具，也是开发口服的激肽受体拮抗剂用于治疗疼痛和炎症的有效手段[49]。目前，缓激肽受体拮抗剂已开发到第三代，其中有代表性的如 B9430、B9330 和 MEN11270，都具有长效和非可逆性结合 B$_1$ 或 B$_2$ 受体的功效[49-51]。

此外，RAAS 中的血管紧张素转换酶（ACE）也可以降解缓激肽，通过消耗产生过多的激肽类物质实现血压和代谢的平衡调节。临床上常用的抗高血压药物血管紧张素转换酶抑制剂（ACEI）的主要不良反应之一是血管通透性增加导致的咳嗽。推测其原因：一方面是由于 ACEI 拮抗了 ACE 降解缓激肽的效应，促使缓激肽受体水平升高或受体激活[52]；另一方面，ACEI 可以激活 RAAS 的血管紧张素 II 2 型受体（AT$_2$R），后者促进缓激肽释放增多，同样引起 B$_2$ 受体激活，导致血管神经性水肿[45,53]。但最新研究也发现，ACEI 作为拮抗性模拟肽在 ACE 不表达的情况下还可以直接结合 B$_1$ 受体，并产生激肽类似的炎症和组织水肿效应[54]。除了经典的 B$_1$ 和 B$_2$ 受体以外，目前在支气管上皮细胞中还发现了 B$_3$ 受体，其作用可能与缓激肽诱导的支气管狭窄有关。激肽组成系统和功能见图 2-11-1。

四、激 肽 酶

激肽酶主要存在于血浆、血管内皮及其他组织中，它可以水解激肽以及与激肽有类似结构的激素。目前认识到的激肽酶包括激肽酶 I、激肽酶 II 和脑啡肽酶。其中，激肽酶 I 又称为羧肽酶 N1（carboxypeptidase N1，CPN1），在炎症或应激反应中表达水平升高，主要水解缓激肽位于 C 端的 9 位（或 10 位）精氨酸，分别形成 Des-Arg^9-BK 和 Des-Arg^{10}-BK 两种新的激肽，并通过结合 B$_1$ 受体发挥生物学效应[21,22,55]。有报道称，CPN1 基因的突变或缺失可导致血管性水肿和慢性荨麻疹等变态反应[56,57]。激肽酶 II 即 ACE，除了水解血管紧张素形成有活性的 Ang II 以外，还可水解缓激肽形成更短的五肽分子并使其失活。第三种重要的激肽酶是中性肽链内切酶 24.11（NEP-24.11），也称为脑啡肽酶[58]，

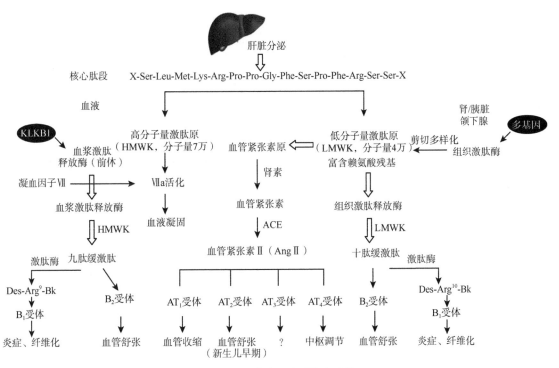

图 2-11-1　激肽组成系统和功能

该酶不仅可使缓激肽和脑啡肽失活，而且对于心房利钠肽（atrial natriuretic peptide，ANP）、脑钠肽（brain natriuretic peptide，BNP）、内皮素-1（endothelin-1，ET-1）和胰高血糖素也有降解作用[59, 60]。由NEP-24.11 的肽链结构还发现了其类似物，如NEP-24.15 等氨基肽酶或羧肽酶，但是它们在激肽降解中的具体作用还不甚清楚。

第二节　激肽释放酶-激肽系统对高血压的影响

KKS 在心血管生理功能及神经-体液调节中发挥至关重要的作用。KKS 紊乱是高血压的重要发病机制，KKS 还通过很多途径影响高血压的发生发展。

一、激肽释放酶-激肽系统与原发性高血压

原发性高血压（EH）的病因不太明确，通常是遗传和环境因素相互作用的结果。研究表明，激肽释放酶-激肽系统与 EH 密切相关，对于 EH 的调节机制主要体现在如下几个方面：①遗传性的基因缺陷。例如，编码凝血因子或激肽原的基因缺失，会引起缓激肽释放障碍，从而影响血管的舒张反应，导致高血压的发生。②激肽释放酶的活性改变。凝血因子功能异常，HMWK 的缺失，以及编码 BK 或TK 的基因多态性都会造成激肽释放酶的活性下降或缺失[15, 61]，从而导致相应的 RAAS 激活异常，通过释放大量缩血管物质如 Ang Ⅱ，促使交感缩血管中枢紧张度加强、外周血管阻力增加、肾小管对Na+重吸收等，造成血压升高[62, 63]。此外，作为激肽酶Ⅱ的 ACE 如果水解异常，也会导致上述现象，提示 KKS 可以部分拮抗 RAAS 的生物学效应，起到调节血压、平衡体液和电解质以及维持心血管功能稳态的作用[64]。③激肽 B2 受体功能异常。通常情况下，血浆激肽释放酶水解 HMWK 形成缓激肽，是通过特异性结合 B2 受体激活 cAMP 或者 PKG 信号通路，促进血管内皮型一氧化氮合酶（eNOS）合成增加，释放 NO 和 PGI2 等物质，最终引起血管舒张反应[65, 66]。当 B2 受体出现基因缺失或编码异常，或者被体内一些小分子肽竞争性阻断时，缓激肽介导的舒血管效应就无法实现，从而导致外周血管阻力增加，引发肾损伤、心力衰竭和缺血性脑卒中[67, 68]。同时，受体异常还体现在 B1 和 B2 受体的

配比上，生理状态下，B_1 受体的表达水平要远远低于 B_2 受体，然而炎症损伤等应激因素会导致 B_1 受体表达迅速升高[69-71]。有研究表明，B_1 受体过度激活，以及组织激肽释放酶或 B_2 受体的缺失都会导致肾动脉发生血管重构，血管组织 TGF-β 水平增高[72, 73]，血管因纤维化而弹性变差，促使肾源性高血压的发生。最新研究发现，拮抗 B_2 受体还可以影响中性粒细胞的表型，改善炎症损伤和血管平滑肌增生，从而有效抵御 Ang II 升高诱导的腹主动脉瘤风险事件[51]。

应该说对于 KKS 的认识就是从研究高血压开始的，从 20 世纪初 Abelous 等科学家率先发现人体尿液中存在一种降低血压的活性物质，到 20 年后由 Kraut 等明确从胰腺分离纯化到激肽释放酶，才逐渐揭开 KKS 的面纱。尽管当时对 KKS 的作用机制还不太清楚，但在经历了一个世纪的基础研究后，这种认识已经大大改观。并且随着研究的不断深入，我们对于 KKS 的作用机制又产生了一些新的认识。首先，血浆激肽释放酶由肝脏分泌，是以无活性的前体形式稳定存在于血浆中，凝血反应间接激活激肽释放酶并启动了 KKS。而对于 HMWK 的剪切是分两步完成的，即第一步水解 HMWK 位于 C 端的氨基酸肽链，再水解其位于 N 端的多肽链，最终形成缓激肽。水解下来的另两种物质也具有生物活性，主要参与炎症和促凝血反应。换言之，缓激肽的形成只是机体凝血-纤溶反应中的附带产物。随后在腺体和组织中找到的激肽释放酶，不依赖凝血系统的激活，可优先识别 LMWK 并水解形成赖氨酰缓激肽，实验证实这种十肽的缓激肽（Lys-BK）对于 B_2 受体的亲和力要远高于九肽的缓激肽（bradykinin）[50, 74]，因此可以推断局部组织和腺体中存在的激肽释放酶可能是拮抗肾素-血管紧张素系统（RAS）引起的血管收缩和血压升高的主体。其次，通过人工模拟缓激肽类物质的竞争结合试验，发现机体存在 B_1 和 B_2 两种受体结合缓激肽，只有 B_2 受体激活介导血管舒张[48, 52]。无论是九肽还是十肽的缓激肽都可以被一种激肽酶进一步水解，其中羧肽酶 N1 通过切除一个精氨酸使缓激肽变为另一种活性形式，后者可以特异性结合 B_1 受体，在非生理状态下介导炎症、疼痛和组织纤维化反应，甚至可以部分拮抗 B_2 受体的效应[75]。而存在于 RAAS 中的 ACE 作为另一种激肽酶物质，在 RAAS-KKS 互为调控平衡血压中发挥重要作用[76]。一方面，ACE 通过剪切 Ang I 形成强效缩血管物质 Ang II；另一方面，ACE 又加速缓激肽水解成为无活性分子。因此，ACE 的活性增强不仅可促进血管收缩，血压升高，而且可预防纤溶反应的发生，使血管易发生纤维化等重构，血管外周阻力的增加也导致了高血压的发生。

二、激肽释放酶-激肽系统与高血压合并糖尿病

随着人们饮食结构及生活习惯的改变，糖尿病成为高血压之外又一人群常见疾病，而且高血压合并糖尿病的患者也在逐年增加。糖尿病是心血管疾病等危症，而糖耐量异常是冠心病等心血管疾病的独立危险因素。但是，高血压患者往往出现胰岛素抵抗这一现象却是近几十年的新发现，即胰岛素敏感性下降会导致血糖被动升高从而引发糖尿病。其潜在的机制可能是交感神经异常兴奋，促进远端肾小管重吸收钠，导致胰岛素过度释放而活性下降；而血浆中大量的胰岛素又反过来抑制体内 PGI_2 和 PGE_2 的合成，刺激小动脉平滑肌细胞的增生，使外周血管阻力增加。最新的研究认为，高血压引起的胰岛素抵抗可能还与 KKS 的功能异常有密切关系。正常人在运动时，骨骼肌 KKS 的活性明显增加；而无论是 EH 患者还是非胰岛素依赖型糖尿病患者，组织中的 KKS 活性均下降。通过构建组织激肽释放酶基因过表达载体特异性转染自发性高血压大鼠（SHR）的骨骼肌，可有效改善血浆胰岛素水平，并且明显降低血压[77, 78]。在应用 ACEI 治疗糖尿病性心肌病或肾病时对于靶器官的缺血损伤都有良好效果，提示 ACEI 具有促进缓激肽释放、激活 KKS 的保护作用[76]。此外，与正常大鼠相比，激肽原基因缺失大鼠表现为葡萄糖摄取能力下降，同时胰岛素敏感曲线和胰岛素清除率也出现相应降低。在构建经典的胰岛素抵抗模型——肥胖 2 型糖尿病（Zucker diabetic fatty，ZDF）大鼠研究中，向 ZDF 大鼠皮下注射激肽可显著增强其对葡萄糖的耐受能力[79]。在另一项 SD 大鼠导入组织激肽释放酶（TK）基因的实验中，TK 过表达可以有效改善动物的胰岛素抵抗现象[80]；同时分子水平检测发现，胰岛素受体亚基的磷酸化水平增高，下游 PI3K-Akt 信号通路激活，表明缓激肽的释放除了调

节血压,也参与机体胰岛素活性的调节。鉴于 TK 转基因的良好效果,研究人员想到在体外合成重组的 TK 分子(DM199)。在高脂喂养的 db/db 小鼠和 ZDF 大鼠两种动物模型中,DM199 治疗均能反映出胰岛素增敏,促进葡萄糖利用,降低血糖的效果[77, 81]。同时,DM199 还可以抑制糖尿病小鼠的自身免疫反应,保持胰岛 B 细胞的完整性[82]。所以,DM199 可能成为未来治疗 2 型糖尿病的一种非常有潜力的新型药物。

　　激肽系统中的另一个重要成员——激肽受体,其与高血压伴糖尿病的关系是近来研究的又一热点。缓激肽通过活化 B_1 受体,通常可诱导机体的炎症反应。而最近的研究表明,B_1 受体激活可能还介导了胰岛素抵抗的发生。利用一种 B_1 受体特异性拮抗剂——SSR240612 可以明显改善 STD 诱导的大鼠高血糖和胰岛素抵抗,同时对血管通透性及血小板凝集也有影响[83]。进一步实验证实,该作用是通过抑制诱导型一氧化氮合酶(iNOS)和 COX2 通路实现的[84, 85]。在研究中发现 B_1 受体激活炎症反应,会释放大量的白细胞介素-1β(IL-1β)和 iNOS,而后者的持续活化产生信号正反馈的放大效应:一方面促进炎症持续进展,另一方面造成高胰岛素血症,提示 iNOS 和 COX2 类似,可能是治疗胰岛素抵抗的一个重要靶点。B_1 受体除了介导炎症反应以外,它的激活还诱导多种免疫细胞,如树突状细胞(dendritic cell,DC)、巨噬细胞和 $CD4^+$ T 细胞等的成熟,并在大鼠胰腺浸润,这种反复的免疫损伤破坏了胰岛 B 细胞的完整性[86],影响了胰岛功能和使胰岛素敏感性下降。因此,缓激肽 B_1 受体拮抗剂不仅可通过减少免疫细胞浸润减轻肾脏炎症反应和组织损伤[71],而且可发挥保护胰岛 B 细胞的功能和抗糖尿病作用。对 B_1 受体基因敲除($B_{1R}^{-/-}$)小鼠进行高脂喂养 2 个月以上,与对应的野生型(WT)小鼠比较,可有效抵抗高脂饮食引起的肥胖和糖尿病综合征。而造成胰岛素抵抗的重要基因,以及 TNF-α 和 C 反应蛋白的表达水平在这种小鼠的白色脂肪组织、骨骼肌及肝脏中都出现了明显下调。

　　目前还有一种新的观点认为,B_2 受体的激活可能也参与了胰岛素抵抗。因为在 $B_{2R}^{-/-}$ 小鼠模型中,同样可以有效抵抗高脂饮食造成的肥胖,提高葡萄糖耐量和调节糖脂代谢;此外,B_2 受体的缺失可使

线粒体数目和重量同时增加,促进骨骼肌的有氧运动[87]。通过模拟肽选择性激活或抑制 B_1 或 B_2 受体的研究发现,B_1 受体的激活对于糖尿病引起的皮肤伤口愈合没有影响,反而是 B_2 受体的激活延迟了伤口愈合,而应用 B_2 受体拮抗剂能显著改善糖尿病引起的皮肤溃疡。一种可能的解释是,B_2 受体拮抗剂的效应不同于激肽释放酶抑制剂。它无法阻断 B_1 受体或者缓激肽非依赖的一些旁路途径对胰岛素水平的影响。如果是 $B_{1R}B_{2R}$ 基因双敲除小鼠,高脂饮食一段时间后则有明显的血中胰岛素和瘦素水平下降的现象[88];且使用选择性 B_1 或 B_2 受体拮抗剂,可以迅速恢复后肢缺血后血管新生的能力。此外,另一项研究证实,B_1 受体拮抗剂 SSR240612,仅仅影响了 ZDF 大鼠的体重增益和脂肪酸成分的改变,而对于高血糖和高胰岛素血症并没有太大改善,提示 B_1 受体可能更多参与了胰岛素介导的糖代谢下游通路。至于 B_1 和 B_2 受体与高血压伴胰岛素抵抗的确切关系,还有待后续研究进一步明确。

三、激肽释放酶-激肽系统与肾血流量的调节及其对高血压的影响

　　肾脏具有调节水钠代谢的功能,一旦有炎症或免疫损伤造成肾功能受损,就会出现水钠潴留等现象,这是导致高血压发生的重要原因之一,而肾功能受损还会引起 RAAS 功能亢进、局部组织肾素和 Ang II 水平增高,从而造成持续性高血压和肾损伤加重。早期实验发现,在肾动脉内注射激肽可以增加肾血流量,这主要是通过扩张入球小动脉和出球小动脉,并促进肾脏排水和排钠的能力,改善肾功能和降低血压。但是促使缓激肽形成的重要物质——激肽释放酶,却可以使入球小动脉平滑肌细胞的肾素分泌增加,从而造成局部组织 Ang II 水平升高,由此我们看到生理性血压变化受到 RAAS 和 KKS 两大系统的精细调控。这里需要提到另一个调节肾功能和血压的重要酶——ACE,ACE 基因的多态性(I/D)决定了酶的活性水平。研究表明,当这个基因突变出现 3 个拷贝以上时会严重影响肾脏的 Ang II、Ang-(1—7)及缓激肽的水平,从而导致肾源性高血压的发生。临床使用 ACEI 在降低血压、改善心脏重构和降低肾脏疾病死亡率等方面都有很好的作用。第一,ACEI 对于 RAAS 的抑制,可以减少

AngⅡ的形成和醛固酮的分泌，抑制交感神经过度兴奋。第二，ACEI 可以通过减少激肽的水解，使血液中缓激肽水平升高，通过 B_2 受体激活 cGMP 信号通路，发挥舒血管作用，该效应可以被激肽拮抗剂部分逆转。有研究发现，ACEI 可以直接结合 B_2 受体促进血管内皮源性舒张因子（endothelium-derived relaxing factor，EDRF），如 NO 和 PG 的释放。第三，应用 ACEI 还可以阻止 B_1 受体的过度激活，减轻肾脏的炎症损伤和肾动脉的纤维化增生。此外，ACEI 的产物 Ang-（1—7）还可以作用于中枢，促使阿片样物质分泌增多，同时 ACE 的减少又可以阻止脑啡肽、BNP 等快速降解，从而通过神经-体液调节，扩张肾动脉，增加肾血流量，改善肾功能。

除了 ACE 基因多态性之外，组织激肽释放酶（TK）的基因变异也对肾功能产生重要影响。有大量研究报道了 TK 的 3 号外显子的第 53 位氨基酸出现的一个密码子的变异（R53H）可以使 TK 的活性下降 50%~60%，这会导致远端肾小管钙重吸收障碍[89-91]；类似的 TK 基因缺失小鼠也表现出肾性高尿钙，原因是肾小管重吸收钙的功能缺陷[92]，而在 B_2 受体基因敲除的小鼠中应用 B_1 受体拮抗剂，这种现象并未得到改善，提示组织激肽释放酶可能是通过激肽非依赖的作用机制参与调控肾小管钙运输[93]。而最近的一项研究通过不同的激肽原水解肽片段与微量蛋白尿水平的关联分析发现，Des-Arg^9-BK 是评价糖尿病或慢性肾病患者肾功能下降的预见性指标[94]，同时也从一定程度上揭示 B_1 受体的激活可能参与了慢性肾病介导的炎症损伤，以及肾血管重构和肾血流量的改变。

四、KKS 和 RAAS 调节网络对高血压的影响

RAAS 的关键分子——AngⅡ，可以被 ACE2 进一步降解为 Ang-（1—7），也可以被内皮细胞表达的一种脯氨酰羧肽酶（PRCP）水解。近来的研究发现这种小片段肽同样具有生物活性，并且是类似 ACEI 的效应。Ang-（1—7）可作为活化缓激肽受体的活性肽，具有激活并释放 NO 和 PGI_2 的作用，可以部分拮抗 AngⅡ-AT$_1$ 信号轴介导的血管收缩效应[95-97]。最新研究还发现一种结构与 Ang-（1—7）高度相似的七肽，命名为"Alamandine"，它可以

结合不同于 Mas 的 G 蛋白偶联受体——MrgD，引起类似 Ang-（1—7）的血管舒张效应[98]。尽管 AngⅡ 进一步水解的形式非常多样化，但是这些小分子肽依然很难拮抗血浆中 AngⅡ 这种强效血管收缩素存在时所引起的血管收缩和血压升高作用，可能的原因：其一，在正常组织中 AT$_2$R 的表达水平要远低于 AT$_1$R，而且 AngⅡ 与 AT$_2$R 的结合力也同样远低于与 AT$_1$R 的结合力；其二，ACE 是 RAAS 的限速酶，Ang-（1—7）等小肽的表达水平也比 AngⅡ 低，而且它们的生物学效应只有在 AT$_1$R 被阻断的前提下才得以实现。这提示应用血管紧张素Ⅱ受体阻滞剂（ARB）类抗高血压药物可以使血浆中 Ang-（1—7）水平升高，而 ACEI 的使用也间接改变了血浆中 AngⅡ 和 Ang-（1—7）的浓度配比，从而起到舒张血管、调节血压的作用。

除了激肽分子及其相应受体介导了 RAAS 和 KKS 两大系统的信号交叉（cross talk），许多水解酶可能也参与了这个平衡调节的过程，从而对血管功能、血压调节及水盐代谢等产生重要影响。例如，ACE 是由 AngⅠ 转变为 AngⅡ 的限速酶，而且 ACE 也促进了缓激肽的降解，因此 ACE 可以看作 RAAS 的激活酶。有研究报道称，ACE 降解缓激肽形成的五肽分子依然具有生物活性，在蛋白酶激活受体 1（protease activated receptor 1，PAR1）存在时，它可以水解血栓素，从而抑制血栓素诱导的血小板聚集，参与凝血系统的调控[99, 100]。与 ACE 正好相反，PRCP 通过激活前激肽释放酶，再在 FⅫ因子的参与下，激活 HMWK 促进缓激肽释放[21-23]；同时它也可将 AngⅡ 水解为 Ang-（1—7）以减轻 AngⅡ 的缩血管效应，所以 PRCP 可以被看作 RAAS 的抑制酶。此外，据报道，血浆激肽释放酶既可以作用于激肽原释放缓激肽，也可参与肾素前体水解而使肾素生成增加，对于 RAAS 和 KKS 起到平衡调节的作用[101]。

AT$_2$R 一般在动物胚胎期有高表达，而在成年期表达水平呈明显下降趋势，因此既往研究往往忽视了其在 RAAS 和 KKS 中重要的调节作用。最近的研究发现，在成年 C57BL/6 小鼠中利用腺病毒转染过表达 AT$_2$R，可以使 PRCP 的 mRNA 和蛋白水平都出现增高[102]，而 PRCP 表达增加可以促进血浆激肽释放酶的活化，后者通过缓激肽-NO 信号途径调节血管舒张和血压下降。此外，ARB 类抗高血

压药物通过竞争性阻断 AT_1R 后间接活化 AT_2R，后者通过激活缓激肽 B_2 受体途径，改善血管重构，减轻炎症和组织纤维化，实现对心脑及肾脏的保护作用[45, 53, 103]。目前，对于 AT_2R 的相关分子机制研究仍不断深入，推测 AT_2R 的激活可能通过更多的旁路途径来影响 RAAS 和 KKS 两大系统。

RAAS 和 KKS 两大系统间的精细网络调控在机体生理状态下的血压、免疫炎症及水盐代谢等平衡调节中起到重要作用。因此，系统地研究 RAAS/KKS 中各个分子之间的联系，并对缓激肽受体以及 AngⅡ受体不同亚型的基因敲除疾病模型中可能产生的矛盾性实验数据进行合理的解释，才能使我们更为全面地理解 RAAS 和 KKS 互为调控作用模式，丰富对于高血压、心脑血管疾病及肾脏损伤等的作用机制的认识，加强相关基础理论知识和临床应用。

第三节　激肽释放酶-激肽系统与心血管疾病

随着对 KKS 研究的不断深入，我们发现 KKS 是通过多种途径参与心血管疾病的发病机制，并在其中发挥重要的生物学作用。本节以 KKS 与心血管疾病的关系为主要内容，重点围绕 KKS 在缺血性心脏病发病中的作用进行阐述。

一、激肽释放酶-激肽系统与缺血性心脏病

除了肾脏能够通过组织激肽释放酶水解合成激肽以外，也有报道称心脏可以释放激肽物质，而且心肌缺血时释放增加，具有明显的心脏保护效应。一项实验结果显示，冠状动脉内注射缓激肽可以显著减少心肌梗死后的梗死面积，降低心律失常发生率，改善心肌代谢紊乱和心脏重构[104]。最新的研究又发现，缓激肽具有类似钙拮抗剂的作用，通过开放钾离子通道，缓解冠脉痉挛[105, 106]。ACEI 在多项临床研究中被证实对于降低心力衰竭发病率和死亡率具有显著效果，且被《2021 欧洲心脏病学会急慢性心力衰竭诊断和治疗指南》认定为治疗心力衰竭的Ⅰ类药物。ACEI 区别于 ARB 的一个显著特点就是促使激肽系统的活化。在激肽原和 B_2 受体

两种不同的小鼠基因敲除模型中，ACEI 的上述心脏保护作用明显减弱甚至消失[107, 108]，提示 ACEI 通过激肽释放对于缺血心肌保护的重要作用。此外，激肽还可以作为缺血预适应的调节剂，参与心脏缺血/再灌注的损伤保护机制，即用缓激肽预处理心肌组织，可以显著减少再灌注损伤后心肌的梗死面积[107, 109]。如果同时抑制激肽酶 ACE 和 NEP-24.11，对于心力衰竭的保护作用会更明显[110]。

目前，关于 ACEI 保护缺血心肌的分子机制还不是完全清楚，推测可能的机制：一方面，ACEI 可增加缓激肽刺激血管内皮细胞释放 NO，因为在 eNOS 基因敲除的小鼠中上述心脏保护作用消失；另一方面，可能与 B_2 受体介导的 PI3K-Akt 信号通路激活，启动血管内皮再生功能有关[104]。然而 KKS 的成分缺陷，如 TK 缺失、B_2 受体被拮抗剂阻断，或者在 $B_{2R}^{-/-}$ 小鼠模型中，激肽作为缺血预适应保护因子的作用就消失了[108, 111, 112]，表现为血管内皮细胞增殖能力下降，对心肌梗死后心肌的保护作用明显减弱[113, 114]。此外，最新研究还表明，不同亚型的激肽受体在改善心肌梗死方面有细微差别。在非糖尿病小鼠发生急性心肌缺血后，B_2 受体激活通过 PI3K-Akt 信号通路可显著减小心脏的梗死面积达 47%，而 B_1 受体激活没有类似的心脏保护作用；在糖尿病小鼠急性心肌梗死模型中，激活 B_1 受体反而能有效减小心脏梗死面积达 44%[116, 117]，推测这可能与 B_1 和 B_2 受体通过激活细胞内不同的信号通路有关。B_2 受体激活促进了 $GSK3\beta$ 的表达和心肌线粒体功能受损[118]，B_2 受体是在克服了高血糖的基础上促进心肌细胞的保护效应。

二、激肽释放酶的基因多肽性与心血管疾病

血浆激肽释放酶是 KKS 中最早被明确的具有舒缓血管的物质，其基因多态性与心血管疾病关系，也是目前了解最为清楚的。不同于组织激肽释放酶具有多个基因编码，血浆激肽释放酶由单基因（KLKB1）编码，KLKB1 基因的缺失或突变很容易造成血浆激肽释放酶前体的缺乏，并且最新研究发现其与机体的凝血功能障碍有关。一项来自英国女子心脏健康中心、涉及 2500 多例个体的遗传学调

查发现，HMWK、Ⅻ的单核苷酸多态性（single nucleotide polymorphism，SNP）位点和 *KLKB1* 的 rs4253304 变异子有连锁性，并且是导致心血管事件风险增加的重要因子[119]；而全基因组关联分析（genome-wide association study，GWAS）进一步揭示，*KLKB1* 的 SNP 改变或突变会导致高血压或者代谢性疾病的发生。例如，突变位于 *KLKB1* 的重链球状蛋白 2 结构域，一个氨基酸密码子的改变，Gly104Arg 就可以导致血浆中激肽释放酶的活性明显下降，如果同时还伴有 Asn124Ser 变异子的出现，则造成无活性的血浆激肽释放酶产生[61]，即蛋白结构的改变使之无法结合激肽原并发挥生物活性作用。一项已经完成的关于 8000 多例正常个体的 GWAS 研究证实，rs4241816 的多态性位点可以影响血浆组氨酸的水平[120]，它甚至可以影响到组氨酸的代谢，而组氨酸的重要代谢产物之一——组胺，即一种免疫促炎因子，可作用于 KLKB1 信号通路，激活血管炎症反应。此外，另一项 GWAS 报道，Asn124Ser 的突变会造成蛋白水解异常，从而改变血浆中肾上腺髓质和内皮素前体物质的浓度，推测该位点突变可能与肾脏疾病及肾动脉高压有密

切联系[15]。关于欧洲人群大型 GWAS 研究的调查显示，*KLKB1* 基因的一个常见变异子 rs4253252 是影响血浆激肽释放酶水平以及部分 EH 的诱因[121]；而在 815 例西班牙裔儿童的 GWAS 研究中，则找到了与胰岛素样生长因子-1（insulin-like growth factor-1，IFG-1）异常表达相关的 *KLKB1* 的另一个 rs3733402 变异子[122]。通过候选基因病例对照研究发现，*KLKB1* 基因非编码区的变异也会改变血浆激肽释放酶的水平，而针对 *KLKB1* 基因的 3′-UTR 区域的 rs3087505 位点的变异，则会影响血浆 XI 因子的表达水平，这可能与静脉血栓栓塞症的发生有密切关系[123, 124]。2007 年，中国医学科学院阜外医院顾东风教授的研究团队，针对 *KLKB1* 基因在 1317 例高血压患者以及 1269 例正常对照人群中进行了 GWAS 研究，筛查到 2 个 SNP 位点，分别是 rs2304595 和 rs4253325，其等位基因突变使发生高血压的风险率分别上升了 1.37 倍和 1.17 倍[125]，该研究提示 *KLKB1* 基因突变与高血压的连锁分析同样适用于中国北方汉族人群，其遗传变异会导致中国北方汉族人群患高血压的风险增加。*KLKBL* 基因的遗传变异子见表 2-11-1。

表 2-11-1　*KLKB1* 基因的遗传变异子

SNP 位点	等位基因频率	定位	遗传关联/功能	参考文献
rs3733402（187395028）	37.3	5 号外显子	PK 重链的球形结构域（A2）Asn124Ser 关联血浆肾上源髓质素、内皮素前体水平	[15][61]
rs4253238（187385381）	37.1	2kb 的上游区域	异常升高的血浆肾上腺髓质素前体和内皮素前体水平	[15]
rs1912826（187386534）	40.2	内含子	关联血浆肾上腺髓质素、内皮素前体水平	[15]
rs4253252（187394452）	40.4	内含子	血浆缓激肽水平下降、关联高血压	[121]
rs4241816（187389321）	40.2	内含子	关联血浆组氨酸水平及其与缬氨酸的比例	[120]
rs3087505（187416480）	7.3	3′-UTR	关联静脉血栓栓塞症和血浆 XI 因子水平	[123][124]
rs4253304（187410565）	33.8	内含子	关联凝血时间（APTT）	[119]
rs2304595 rs4253325		内含子	关联 Hap1 和 Hap2 蛋白水平，高血压风险	[125]

目前，我国的大型 GWAS 研究仍处于起步阶段，需要国内更多的优秀研究团队通过项目合作参与到这项研究计划中。从宏观的意义上来说，通过激肽释放酶-激肽系统的 GWAS 研究，可以从遗传学角度和网络调控的分子水平，对于整个 KKS 有更为全面的认识，对于 KKS 中各个因子、多肽，以及蛋白酶与疾病的关联性和患病风险系数有更为直观的感受和数据论证，对于未来包括高血压在内的心血管疾病的精准化治疗有非常

重要的科学意义。

（王时俊　邹云增）

参 考 文 献

[1] Abeloos M, Barcroft J, Cordero N, et al. The measurement of the oxygen capacity of haemoglobin[J]. J Physiol, 1928, 66（3）：262-266.

[2] Nuzum FR, Elliot AH. Insulin-free pancreatic extract and

the circulatory hormone（kallikrein of frey and kraut）：A comparative study of their effects on angina pectoris[J]. Cal West Med，1933，39（6）：361-364.

[3] Kitamura N，Takagaki Y，Furuto S，et al. A single gene for bovine high molecular weight and low molecular weight kininogens[J]. Nature，1983，305（5934）：545-549.

[4] Kitamura N，Kitagawa H，Fukushima D，et al. Structural organization of the human kininogen gene and a model for its evolution[J]. J Biol Chcm, 1985, 260（14）：8610-8617.

[5] Takano M，Kondo J，Yayama K，et al. Molecular cloning of cDNAs for mouse low-molecular-weight and high-molecular-weight prekininogens[J]. Biochim Biophys Acta，1997，1352（2）：222-230.

[6] Sabater-Lleal M，Martinez-Perez A，Buil A，et al. A genome-wide association study identifies KNG1 as a genetic determinant of plasma factor Ⅺ level and activated partial thromboplastin time[J]. Arterioscler Thromb Vasc Biol，2012，32（8）：2008-2016.

[7] Strausberg RL，Feingold EA，Grouse LH，et al. Generation and initial analysis of more than 15，000 full-length human and mouse cDNA sequences[J]. Proc Natl Acad Sci USA，2002，99（26）：16899-16903.

[8] Ohkubo I，Kurachi K，Takasawa T，et al. Isolation of a human cDNA for alpha 2-thiol proteinase inhibitor and its identity with low molecular weight kininogen[J]. Biochem-istry，1984，23（24）：5691-5697.

[9] Sueyoshi T，Enjyoji K，Shimada T，et al. A new function of kininogens as thiol-proteinase inhibitors：Inhibition of papain and cathepsins B，H and L by bovine，rat and human plasma kininogens[J]. FEBS Lett，1985，182（1）：193-195.

[10] Furuto-Kato S，Matsumoto A，Kitamura N，et al. Primary structures of the mRNAs encoding the rat precursors for bradykinin and T-kinin. Structural relationship of kininogens with major acute phase protein and alpha 1-cysteine proteinase inhibitor[J]. J Biol Chem，1985，260（22）：12054-12059.

[11] Okamoto H，Greenbaum LM. Pharmacological properties of T-kinin（isoleucyl-seryl-bradykinin）from rat plasma[J]. Biochem Pharmacol，1983，32（17）：2637-2638.

[12] Hojima Y，Pierce JV，Pisano JJ. Purification and characterization of multiple forms of human plasma prekallikrein[J]. J Biol Chem，1985，260（1）：400-406.

[13] Donaldson VH，Saito H，Ratnoff OD. Defective esterase and kinin-forming activity in human fletcher trait plasma. A fraction rich in kallikreinlike activity[J]. Circ Res，1974，34（5）：652-662.

[14] Weiss AS，Gallin JI，Kaplan AP. Fletcher factor deficiency. A diminished rate of hageman factor activation caused by

absence of prekallikrein with abnormalities of coagulation，fibrinolysis，chemotactic activity，and kinin generation[J]. J Clin Invest，1974，53（2）：622-633.

[15] Verweij N，Mahmud H，Mateo Leach I，et al. Genome-wide association study on plasma levels of midregional-proadrenomedullin and c-terminal-pro-endothelin-1[J]. Hypertension，2013，61（3）：602-608.

[16] Biswas N，Maihofer AX，Mir SA，et al. Polymorphisms at the F12 and KLKB1 loci have significant trait association with activation of the renin-angiotensin system[J]. BMC Med Genet，2016，17：21.

[17] Wiggins RC，Bouma BN，Cochrane CG，et al. Role of high-molecular-weight kininogen in surface-binding and activation of coagulation factor Ⅺ and prekallikrein[J]. Proc Natl Acad Sci USA，1977，74（10）：4636-4640.

[18] Yang HY，Erdos EG，Chiang TS. New enzymatic route for the inactivation of angiotensin[J]. Nature，1968，218（5148）：1224-1226.

[19] Kumamoto K，Stewart TA，Johnson AR，et al. Prolylcarboxypeptidase（angiotensinase C）in human lung and cultured cells[J]. J Clin Invest，1981，67（1）：210-215.

[20] Moreira CR，Schmaier AH，Mahdi F，et al. Identification of prolylcarboxypeptidase as the cell matrix-associated prekallikrein activator[J]. FEBS Lett，2002，523（1-3）：167-170.

[21] Shariat-Madar Z，Mahdi F，Schmaier AH. Identification and characterization of prolylcarboxypeptidase as an endothelial cell prekallikrein activator[J]. J Biol Chem，2002，277（20）：17962-17969.

[22] Shariat-Madar Z，Mahdi F，Schmaier AH. Recombinant prolylcarboxypeptidase activates plasma prekallikrein[J]. Blood，2004，103（12）：4554-4561.

[23] Wang J，Matafonov A，Madkhali H，et al. Prolylcar-boxypeptidase independently activates plasma prekallikrein（fletcher factor）[J]. Curr Mol Med，2014，14（9）：1173-1185.

[24] Chan JY，Habal FM，Burrowes CE，et al. Interaction between factor Ⅻ（hageman factor），high molecular weight kininogen and prekallikrein[J]. Thromb Res，1976，9（5）：423-433.

[25] Revak SD，Cochrane CG，Griffin JH. The binding and cleavage characteristics of human hageman factor during contact activation. A comparison of normal plasma with plasmas deficient in factor Ⅺ，prekallikrein，or high molecular weight kininogen[J]. J Clin Invest，1977，59（6）：1167-1175.

[26] Donaldson VH，Glueck HI，Miller MA，et al. Kininogen deficiency in fitzgerald trait：Role of high molecular weight kininogen in clotting and fibrinolysis[J]. T J Lab

Clin Med, 1976, 87（2）: 327-337.

[27] Chan JY, Movat HZ, Burrowes CE. High molecular weight kininogen: Its inability to correct the clotting of kininogen-deficient plasma after cleavage of bradykinin by plasma kallikrein, plasmin or trypsin[J]. Thromb Res, 1979, 14（6）: 817-824.

[28] Carretero OA, Carbini LA, Scicli AG. The molecular biology of the kallikrein-kinin system: I. General description, nomenclature and the mouse gene family[J]. J Hypertens, 1993, 11（7）: 693-697.

[29] Scicli AG, Carbini LA, Carretero OA. The molecular biology of the kallikrein-kinin system: II. The rat gene family[J]. J Hypertens, 1993, 11（8）: 775-780.

[30] Carbini LA, Scicli AG, Carretero OA. The molecular biology of the kallikrein-kinin system: III. The human kallikrein gene family and kallikrein substrate[J]. J Hypertens, 1993, 11（9）: 893-898.

[31] Yamaguchi T, Carretero OA, Scicli AG. A novel serine protease with vasoconstrictor activity coded by the kallikrein gene S3[J]. J Biol Chem, 1991, 266（8）: 5011-5017.

[32] Lilja H. A kallikrein-like serine protease in prostatic fluid cleaves the predominant seminal vesicle protein[J]. J Clin Invest, 1985, 76（5）: 1899-1903.

[33] Cicardi M, Levy RJ, McNeil DL, et al. Ecallantide for the treatment of acute attacks in hereditary angioedema[J]. N Engl J Med, 2010, 363（6）: 523-531.

[34] Rubinstein E, Stolz LE, Sheffer AL, et al. Abdominal attacks and treatment in hereditary angioedema with c1-inhibitor deficiency[J]. BMC Gastroenterol, 2014, 14: 71.

[35] Gera L, Roy C, Bawolak MT, et al. Met-lys-bradykinin-ser-ser, a peptide produced by the neutrophil from kininogen, is metabolically activated by angiotensin converting enzyme in vascular tissue[J]. Pharmacol Res, 2011, 64（5）: 528-534.

[36] Bras G, Bochenska O, Rapala-Kozik M, et al. Extracellular aspartic protease sap2 of candida albicans yeast cleaves human kininogens and releases proinflamm-atory peptides, Met-Lys-bradykinin and des-Arg（9）-Met-Lys-bradykinin[J]. Biol Chem, 2012, 393（8）: 829-839.

[37] Sheikh IA, Kaplan AP. Studies of the digestion of bradykinin, Lys-bradykinin, and des-Arg9-bradykinin by angiotensin converting enzyme[J]. Biochem Pharmacol, 1986, 35（12）: 1951-1956.

[38] Tropea MM, Gummelt D, Herzig MS, et al. B1 and B2 kinin receptors on cultured rabbit superior mesenteric artery smooth muscle cells: Receptor-specific stimulation

of inositol phosphate formation and arachidonic acid release by des-Arg9-bradykinin and bradykinin[J]. J Pharmacol Exp Ther, 1993, 264（2）: 930-937.

[39] Hess JF, Derrick AW, MacNeil T, et al. The agonist selectivity of a mouse B1 bradykinin receptor differs from human and rabbit B1 receptors[J]. Immunopharmacology, 1996, 33（1-3）: 1-8.

[40] Pesquero JB, Pesquero JL, Oliveira SM, et al. Molecular cloning and functional characterization of a mouse bradykinin B1 receptor gene[J]. Biochem Biophys Res Commun, 1996, 220（1）: 219-225.

[41] Marceau F, Hess JF, Bachvarov DR. The B1 receptors for kinins[J]. Pharmacol Rev, 1998, 50（3）: 357-386.

[42] Calixto JB, Medeiros R, Fernandes ES, et al. Kinin B1 receptors: Key G-protein-coupled receptors and their role in inflammatory and painful processes[J]. Br J Pharmacol, 2004, 143（7）: 803-818.

[43] Stoos BA, Carretero OA, Farhy RD, et al. Endothelium-derived relaxing factor inhibits transport and increases CGMP content in cultured mouse cortical collecting duct cells[J]. J Clin Invest, 1992, 89（3）: 761-765.

[44] Seyedi N, Xu X, Nasjletti A, et al. Coronary kinin generation mediates nitric oxide release after angiotensin receptor stimulation[J]. Hypertension, 1995, 26（1）: 164-170.

[45] Pees C, Unger T, Gohlke P. Effect of angiotensin AT2 receptor stimulation on vascular cyclic GMP production in normotensive Wistar Kyoto rats[J]. Int J Biochem Cell Biol, 2003, 35（6）: 963-972.

[46] Kato H, Nagasawa S, Suzuki T. Studies on the structure of bovine kininogen: Cleavages of disulfide bonds and of methionyl bonds in kininogen-II [J]. J Biochem, 1970, 67（2）: 313-323.

[47] Schanstra JP, Bataille E, Marin Castano ME, et al. The B1-agonist[des-Arg10]-kallidin activates transcription factor NF-kappaB and induces homologous upregulation of the bradykinin B1-receptor in cultured human lung fibroblasts[J]. J Clin Invest, 1998, 101（10）: 2080-2091.

[48] Basei FL, Cabrini DA, Figueiredo CP, et al. Endothelium dependent expression and underlying mechanisms of des-Arg（9）-bradykinin-induced B（1）R-mediated vasoconstriction in rat portal vein[J]. Peptides, 2012, 37（2）: 216-224.

[49] Uknis AB, DeLa Cadena RA, Janardham R, et al. Bradykinin receptor antagonists type 2 attenuate the inflammatory changes in peptidoglycan-induced acute arthritis in the lewis rat[J]. Inflamm Res, 2001, 50（3）: 149-155.

[50] Meini S, Quartara L, Rizzi A, et al. Men 11270, a novel

selective constrained peptide antagonist with high affinity at the human B2 kinin receptor[J]. J Pharmacol Exp Ther, 1999, 289（3）: 1250-1256.

[51] Moran CS, Rush CM, Dougan T, et al. Modulation of kinin B2 receptor signaling controls aortic dilatation and rupture in the angiotensin Ⅱ-infused apolipoprotein E-deficient mouse[J]. Arterioscler Thromb Vasc Biol, 2016, 36（5）: 898-907.

[52] Ignjatovic T, Tan F, Brovkovych V, et al. Activation of bradykinin B1 receptor by ACE inhibitors[J]. Int Immunopharmacol, 2002, 2（13-14）: 1787-1793.

[53] Kurisu S, Ozono R, Oshima T, et al. Cardiac angiotensin Ⅱ type 2 receptor activates the kinin/NO system and inhibits fibrosis[J]. Hypertension, 2003, 41（1）: 99-107.

[54] Ignjatovic T, Tan F, Brovkovych V, et al. Novel mode of action of angiotensin Ⅰ converting enzyme inhibitors: Direct activation of bradykinin B1 receptor[J]. J Biol Chem, 2002, 277（19）: 16847-16852.

[55] Skidgel RA, Erdos EG. Cellular carboxypeptidases[J]. Immunol Rev, 1998, 161: 129-141.

[56] Cao H, Hegele RA. DNA polymorphism and mutations in CPN1, including the genomic basis of carboxypeptidase N deficiency[J]. J Hum Genet, 2003, 48（1）: 20-22.

[57] Mueller-Ortiz SL, Wang D, Morales JE, et al. Targeted disruption of the gene encoding the murine small subunit of carboxypeptidase N（CPN1）causes susceptibility to C5a anaphylatoxin-mediated shock[J]. J Immunol, 2009, 182（10）: 6533-6539.

[58] Ura N, Carretero OA, Erdos EG. Role of renal endopeptidase 24. 11 in kinin metabolism in vitro and in vivo[J]. Kidney Int, 1987, 32（4）: 507-513.

[59] Pirracchio R, Deye N, Lukaszewicz AC, et al. Impaired plasma B-type natriuretic peptide clearance in human septic shock[J]. Crit Care Med, 2008, 36（9）: 2542-2546.

[60] Trebbien R, Klarskov L, Olesen M, et al. Neutral endopeptidase 24. 11 is important for the degradation of both endogenous and exogenous glucagon in anesthetized pigs[J]. Am J Physiol Endocrinol Metab, 2004, 287（3）: E431-E438.

[61] Katsuda I, Maruyama F, Ezaki K, et al. A new type of plasma prekallikrein deficiency associated with homozygosity for Gly104Arg and Asn124Ser in apple domain 2 of the heavy-chain region[J]. Eur J Haematol, 2007, 79（1）: 59-68.

[62] Ceravolo GS, Montezano AC, Jordao MT, et al. An interaction of renin-angiotensin and kallikrein-kinin systems contributes to vascular hypertrophy in angiotensin Ⅱ-induced hypertension: In vivo and in vitro studies[J]. PLoS One, 2014, 9（11）: e111117.

[63] Katori M, Majima M. Roles of the renal kallikrein-kinin system in salt-sensitive hypertension[J]. Hypertension, 2004, 44（6）: e12.

[64] Bryant JW, Shariat-Madar Z. Human plasma kallikrein-kinin system: Physiological and biochemical parameters[J]. Cardiovasc Hematol Agents Med Chem, 2009, 7（3）: 234-250.

[65] Chao J, Yin H, Gao L, et al. Tissue kallikrein elicits cardioprotection by direct kinin B2 receptor activation independent of kinin formation[J]. Hypertension, 2008, 52（4）: 715-720.

[66] Liu YH, Xu J, Yang XP, et al. Effect of ace inhibitors and angiotensin Ⅱ type 1 receptor antagonists on endothelial no synthase knockout mice with heart failure[J]. Hypertension, 2002, 39（2 Pt 2）: 375-381.

[67] Chao J, Chao L. Kallikrein-kinin in stroke, cardiovascular and renal disease[J]. Experimental Physiology, 2005, 90（3）: 291-298.

[68] Xia CF, Smith R S Jr, Shen B, et al. Postischemic brain injury is exacerbated in mice lacking the kinin B2 receptor[J]. Hypertension, 2006, 47（4）: 752-761.

[69] Wang PH, Campanholle G, Cenedeze MA, et al. Bradykinin[corrected] B1 receptor antagonism is beneficial in renal ischemia-reperfusion injury[J]. PLoS One, 2008, 3（8）: e3050.

[70] Kopkan L, Huskova Z, Jichova S, et al. Conditional knockout of collecting duct bradykinin B2 receptors exacerbates angiotensin Ⅱ-induced hypertension during high salt intake[J]. Clin Exp Hypertens, 2016, 38（1）: 1-9.

[71] Estrela GR, Wasinski F, Almeida DC, et al. Kinin B1 receptor deficiency attenuates cisplatin-induced acute kidney injury by modulating immune cell migration[J]. J Mol Med（Berl）, 2014, 92（4）: 399-409.

[72] Madeddu P, Emanueli C, El-Dahr S. Mechanisms of disease: The tissue kallikrein-kinin system in hypertension and vascular remodeling[J]. Nat Clin Pract Nephrol, 2007, 3（4）: 208-221.

[73] Ardiles L, Cardenas A, Burgos ME, et al. Antihypertensive and renoprotective effect of the kinin pathway activated by potassium in a model of salt sensitivity following overload proteinuria[J]. Am J Physiol Renal Physiol, 2013, 304（12）: F1399-F1410.

[74] Fathy DB, Kyle DJ, Leeb-Lundberg LM. High-affinity binding of peptide agonists to the human B1 bradykinin receptor depends on interaction between the peptide N-terminal L-lysine and the fourth extracellular domain of the receptor[J]. Mol Pharmacol, 2000, 57（1）: 171-179.

[75] Zhang X, Tan F, Zhang Y, et al. Carboxypeptidase M and

kinin B1 receptors interact to facilitate efficient B1 signaling from B2 agonists[J]. J Biol Chem, 2008, 283（12）：7994-8004.

[76] Desposito D, Waeckel L, Potier L, et al. Kallikrein（K1）-kinin-kininase（ACE）and end-organ damage in ischemia and diabetes：Therapeutic implications[J]. Biol Chem, 2016, 397（12）：1217-1222.

[77] Kolodka T, Charles ML, Raghavan A, et al. Preclinical characterization of recombinant human tissue kallikrein-1 as a novel treatment for type 2 diabetes mellitus[J]. PLoS One, 2014, 9（8）：e103981.

[78] Wang C, Chao C, Chen LM, et al. High-salt diet upregulates kininogen and downregulates tissue kallikrein expression in Dahl-SS and SHR rats[J]. Am J Physiol, 1996, 271（4 Pt 2）：F824-F830.

[79] Henriksen EJ, Jacob S, Fogt DL, et al. Effect of chronic bradykinin administration on insulin action in an animal model of insulin resistance[J]. Am J Physiol, 1998, 275（1 Pt 2）：R40-R45.

[80] Tschope C, Walther T, Koniger J, et al. Prevention of cardiac fibrosis and left ventricular dysfunction in diabetic cardiomyopathy in rats by transgenic expression of the human tissue kallikrein gene[J]. FASEB J, 2004, 18（7）：828-835.

[81] Charest-Morin X, Raghavan A, Charles ML, et al. Pharmacological effects of recombinant human tissue kallikrein on bradykinin B2 receptors[J]. Pharmacol Res Perspect, 2015, 3（2）：e00119.

[82] Maneva-Radicheva L, Amatya C, Parker C, et al. Autoimmune diabetes is suppressed by treatment with recombinant human tissue kallikrein-1[J]. PLoS One, 2014, 9（9）：e107213.

[83] Talbot S, Dias JP, El Midaoui A, et al. Beneficial effects of kinin B1 receptor antagonism on plasma fatty acid alterations and obesity in Zucker diabetic fatty rats[J]. Can J Physiol Pharmacol, 2016, 94（7）：752-757.

[84] Haddad Y, Couture R. Interplay between the kinin B1 receptor and inducible nitric oxide synthase in insulin resistance[J]. Br J Pharmacol, 2016, 173（12）：1988-2000.

[85] Tidjane N, Hachem A, Zaid Y, et al. A primary role for kinin B1 receptor in inflammation, organ damage, and lethal thrombosis in a rat model of septic shock in diabetes[J]. Eur J Inflamm, 2015, 13（1）：40-52.

[86] Tidjane N, Gaboury L, Couture R. Cellular localisation of the kinin B1R in the pancreas of streptozotocin-treated rat and the anti-diabetic effect of the antagonist SSR 240612[J]. Biol Chem, 2016, 397（4）：323-336.

[87] Reis FC, Haro AS, Bacurau AV, et al. Deletion of kinin B2 receptor alters muscle metabolism and exercise performance[J]. PLoS One, 2015, 10（8）：e0134844.

[88] Morais RL, Silva ED, Sales VM, et al. Kinin B1 and B2 receptor deficiency protects against obesity induced by a high-fat diet and improves glucose tolerance in mice[J]. Diabetes Metab Syndr Obes, 2015, 8：399-407.

[89] Azizi M, Boutouyrie P, Bissery A, et al. Arterial and renal consequences of partial genetic deficiency in tissue kallikrein activity in humans[J]. J Clin Invest, 2005, 115（3）：780-787.

[90] Blanchard A, Azizi M, Peyrard S, et al. Partial human genetic deficiency in tissue kallikrein activity and renal calcium handling[J]. Clin J Am Soc Nephrol, 2007, 2（2）：320-325.

[91] Stone OA, Richer C, Emanueli C, et al. Critical role of tissue kallikrein in vessel formation and maturation：Implications for therapeutic revascularization[J]. Arterioscler Thromb Vasc Biol, 2009, 29（5）：657-664.

[92] Azizi M, Emanueli C, Peyrard S, et al. Genetic and dietary control of plasma tissue kallikrein secretion and urinary kinins exretion in man[J]. J Hypertens, 2008, 26（4）：714-720.

[93] Picard N, Van Abel M, Campone C, et al. Tissue kallikrein-deficient mice display a defect in renal tubular calcium absorption[J]. J Am Soc Nephrol, 2005, 16（12）：3602-3610.

[94] Merchant ML, Niewczas MA, Ficociello LH, et al. Plasma kininogen and kininogen fragments are biomarkers of progressive renal decline in type 1 diabetes[J]. Kidney Int, 2013, 83（6）：1177-1184.

[95] Chen Z, Tan F, Erdos EG, et al. Hydrolysis of angiotensin peptides by human angiotensin I-converting enzyme and the resensitization of B2 kinin receptors[J]. Hypertension, 2005, 46（6）：1368-1373.

[96] Fukada SY, Tirapelli CR, de Godoy MA, et al. Mechanisms underlying the endothelium-independent relaxation induced by angiotensin II in rat aorta[J]. J Cardiovasc Pharmacol, 2005, 45（2）：136-143.

[97] Erdos EG, Tan F, Skidgel RA. Angiotensin I-converting enzyme inhibitors are allosteric enhancers of kinin B1 and B2 receptor function[J]. Hypertension, 2010, 55（2）：214-220.

[98] Lautner RQ, Villela DC, Fraga-Silva RA, et al. Discovery and characterization of alamandine：A novel component of the renin-angiotensin system[J]. Circ Res, 2013, 112（8）：1104-1111.

[99] Hasan AA, Amenta S, Schmaier AH. Bradykinin and its metabolite, Arg-Pro-Pro-Gly-Phe, are selective inhibitors of alpha-thrombin-induced platelet activation[J]. Circulation, 1996, 94（3）：517-528.

[100] Nieman MT，Pagan-Ramos E，Warnock M，et al. Mapping the interaction of bradykinin 1-5 with the exodomain of human protease activated receptor 4[J]. FEBS Lett，2005，579（1）：25-29.

[101] Sealey JE，Atlas SA，Laragh JH，et al. Human urinary kallikrein converts inactive to active renin and is a possible physiological activator of renin[J]. Nature，1978，275（5676）：144-145.

[102] Zhu L，Carretero OA，Xu J，et al. Angiotensin Ⅱ type 2 receptor-stimulated activation of plasma prekallikrein and bradykinin release：Role of SHP-1[J]. Am J Physiol Heart Circ Physiol，2012，302（12）：H2553-H2559.

[103] Messadi-Laribi E，Griol-Charhbili V，Gaies E，et al. Cardioprotection and kallikrein-kinin system in acute myocardial ischaemia in mice[J]. Clin Exp Pharmacol Physiol，2008，35（4）：489-493.

[104] Bell RM，Yellon DM. Bradykinin limits infarction when administered as an adjunct to reperfusion in mouse heart：The role of PI3K，AKt and eNOS[J]. J Mol Cell Cardiol，2003，35（2）：185-193.

[105] Malester B，Tong X，Ghiu I，et al. Transgenic expression of a dominant negative K（ATP）channel subunit in the mouse endothelium：Effects on coronary flow and endothelin-1 secretion[J]. FASEB J，2007，21（9）：2162-2172.

[106] Chen X，Li W，Hiett SC，et al. Novel roles for Kv7 channels in shaping histamine-induced contractions and Bradykinin-dependent relaxations in pig coronary arteries[J]. PloS One，2016，11（2）：e0148569.

[107] Griol-Charhbili V，Messadi-Laribi E，Bascands JL，et al. Role of tissue kallikrein in the cardioprotective effects of ischemic and pharmacological preconditioning in myocardial ischemia[J]. FASEB J，2005，19（9）：1172-1174.

[108] Yang XP，Liu YH，Scicli GM，et al. Role of kinins in the cardioprotective effect of preconditioning：Study of myocardial ischemia/reperfusion injury in B2 kinin receptor knockout mice and kininogen-deficient rats[J]. Hypertension，1997，30（3 Pt 2）：735-740.

[109] Liu X，Lukasova M，Zubakova R，et al. Kallidin-like peptide mediates the cardioprotective effect of the ACE inhibitor captopril against ischaemic reperfusion injury of rat heart[J]. Br J Pharmacol，2006，148(6)：825-832.

[110] Xu J，Carretero OA，Liu YH，et al. Dual inhibition of ACE and NEP provides greater cardioprotection in mice with heart failure[J]. J Card Fail，2004，10(1)：83-89.

[111] Miki T，Miura T，Ura N，et al. Captopril potentiates the myocardial infarct size-limiting effect of ischemic preconditioning through bradykinin B2 receptor activation[J]. J Am Coll Cardiol，1996，28（6）：1616-1622.

[112] Xi L，Das A，Zhao ZQ，et al. Loss of myocardial ischemic postconditioning in adenosine A1 and bradykinin B2 receptors gene knockout mice[J]. Circulation，2008，118（14 Suppl）：S32-S37.

[113] Koike MK，de Carvalho Frimm C，de Lourdes Higuchi M. Bradykinin B2 receptor antagonism attenuates inflammation，mast cell infiltration and fibrosis in remote myocardium after infarction in rats[J]. Clin Exp Pharmacol Physiol，2005，32（12）：1131-1136.

[114] Xu J，Carretero OA，Sun Y，et al. Role of the B1 kinin receptor in the regulation of cardiac function and remodeling after myocardial infarction[J]. Hypertension，2005，45（4）：747-753.

[115] Pons S，Griol-Charhbili V，Heymes C，et al. Tissue kallikrein deficiency aggravates cardiac remodelling and decreases survival after myocardial infarction in mice[J]. Eur J Heart Fail，2008，10（4）：343-351.

[116] Potier L，Waeckel L，Vincent MP，et al. Selective kinin receptor agonists as cardioprotective agents in myocardial ischemia and diabetes[J]. J Pharmacol Exp Ther，2013，346（1）：23-30.

[117] Yin H，Chao L，Chao J. Kallikrein/kinin protects against myocardial apoptosis after ischemia/reperfusion via Akt-glycogen synthase kinase-3 and Akt-Bad. 14-3-3 signaling pathways[J]. J Biol Chem，2005，280（9）：8022-8030.

[118] Park SS，Zhao H，Mueller RA，et al. Bradykinin prevents reperfusion injury by targeting mitochondrial permeability transition pore through glycogen synthase kinase 3beta[J]. J Mol Cell Cardiol，2006，40（5）：708-716.

[119] Gaunt TR，Lowe GD，Lawlor DA，et al. A gene-centric analysis of activated partial thromboplastin time and activated protein C resistance using the humancvd focused genotyping array[J]. Eur J Hum Genet，2013，21（7）：779-783.

[120] Kettunen J，Tukiainen T，Sarin AP，et al. Genome-wide association study identifies multiple loci influencing human serum metabolite levels[J]. Nat Genet，2012，44（3）：269-276.

[121] Suhre K，Shin SY，Petersen AK，et al. Human metabolic individuality in biomedical and pharmaceutical research[J]. Nature，2011，477（7362）：54-60.

[122] Comuzzie AG，Cole SA，Laston SL，et al. Novel genetic loci identified for the pathophysiology of childhood obesity in the hispanic population[J]. PLoS One，2012，7（12）：e51954.

[123] Austin H，De Staercke C，Lally C，et al. New gene variants

associated with venous thrombosis: A replication study in white and black americans[J]. J Thromb Haemost, 2011, 9（3）: 489-495.

[124] Heit JA, Cunningham JM, Petterson TM, et al. Genetic variation within the anticoagulant, procoagulant, fibrinolytic and innate immunity pathways as risk factors

for venous thromboembolism[J]. J Thromb Haemost, 2011, 9（6）: 1133-1142.

[125] Lu X, Zhao W, Huang J, et al. Common variation in KLKB1 and essential hypertension risk: Tagging-SNP haplotype analysis in a case-control study[J]. Hum Genet, 2007, 121（3-4）: 327-335.

钠尿肽家族是心脏来源的一种发挥广泛保护性作用的激素，其作用包括排钠、利尿、舒张血管、分解脂肪和改善胰岛素敏感性等。这些作用均通过鸟苷酸环化酶途径产生细胞内第二信使环磷酸鸟苷（cyclic guanosine monophosphate，cGMP）得以发挥。目前越来越多的证据表明，先天性或获得性的钠尿肽系统缺陷会导致高血压、心肌肥厚、肥胖、糖尿病、代谢综合征及心力衰竭等多种疾病。临床上，钠尿肽水平是有关疾病诊断和预后判断的重要指标，而钠尿肽水平的升高则是心脏代谢性疾病的一个重要治疗靶点。

第一节　钠尿肽家族的生理作用

一、钠尿肽家族及其受体

钠尿肽是心脏来源的一个激素大家族，具有多重心脏保护功能，其中三个主要的钠尿肽——心房钠尿肽（atrial natriuretic peptide，ANP）、B 型钠尿肽（BNP）和 C 型钠尿肽（CNP）已被广大临床医生所熟知[1]。在体内，这些钠尿肽均由 1 号染色体上的 A 型钠尿肽原、B 型钠尿肽原基因和 2 号染色体上的 C 型钠尿肽原基因所编码[2]。由内皮素、血管紧张素 Ⅱ、交感神经系统、血管升压素、低氧、寒冷和运动等产生的心肌细胞的伸缩可以诱导 GATA 转录因子结合到钠尿肽启动子上，引起钠尿肽的转录激活。钠尿肽前体基因转录翻译为钠尿肽前体，随后经过转录后加工成为具有生物活性的羧基端和无活性的氨基端[1]（图 2-12-1）。

绝大部分 ANP 是储存在心房肌中的，而 BNP 主要由心房细胞和心室肌细胞生成，CNP 大部分则来源于血管内皮细胞和神经元。尽管无活性的氨基末端碎片常常拥有较长的半衰期，但具有活性的羧基端的钠尿肽在循环中的半衰期却很短[3]。ANP 和 BNP 主要通过鸟苷酸环化酶受体 A（guanylyl cyclase-A receptor，GC-A）途径发挥作用，CNP 则是通过鸟苷酸环化酶受体 B（GC-B）途径起作用。这两种受体均为跨膜蛋白，可催化细胞内的鸟苷三磷酸转化为 cGMP，进一步增加细胞内的蛋白激酶 G 来实现其生理作用（图 2-12-2）[1]。

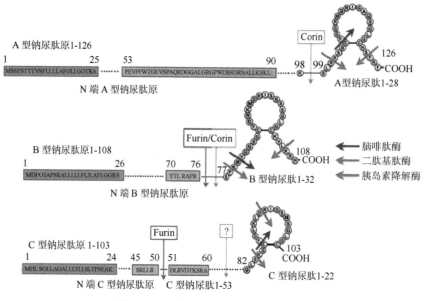

图 2-12-1 钠尿肽的转录后加工过程

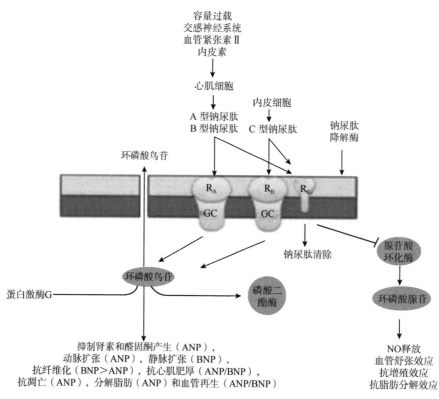

图 2-12-2 钠尿肽系统通过结合鸟苷酸环化酶受体发挥作用

心肌细胞和内皮细胞在受到刺激后释放钠尿肽，随后钠尿肽与鸟苷酸环化酶受体结合，激活后进一步增加细胞内环磷酸鸟苷水平的同时通过蛋白激酶 G 和磷酸二酯酶进一步发挥其下游生理学作用。值得注意的是，C 型钠尿肽能够通过钠尿肽受体 C 抑制腺苷酸环化酶从而降低环磷酸鸟苷水平

钠尿肽受体 C（natriuretic peptide receptor C，NPR-C）主要发挥清除这三种钠尿肽的作用，同时也通过激活磷脂酶 C 来抑制 G 蛋白和腺苷酸环化酶[4]。钠尿肽的受体不仅仅存在于心肌细胞和心肌纤维，同时也在肾脏、血管、胃肠道平滑肌、肾上腺、大脑、胰腺、脂肪细胞、软骨细胞、血小板和肝脏中表达。由此可见，钠尿肽家族所发挥的生理学作用远远超过其名字"利尿排钠"所赋予的字面含义[4]。除了被 NPR-C 清除外，钠尿肽还能够被肾小管上皮细胞、血管中的中性肽链内切酶、胰岛素

降解酶、肽蛋白水解酶抑制剂等作用后失活，还可在尿中被动排泄（图 2-12-1）[1]。

二、钠尿肽生理学作用的试验证据

（一）基因学模型

研究显示钠尿肽对于心血管和代谢发挥着广泛的生理学作用，多种转基因或者基因敲除小鼠模型展现了各种钠尿肽及其相关受体对心脏及人体代谢进程的广泛影响和作用（表 2-12-1）[5]。过表达 A 型钠尿肽原、B 型钠尿肽原和 GC-A 能在降低血压的同时降低盐敏感性高血压的发生率。敲除 NPR-C 也会产生一个类似的低血压表型。相比野生型大鼠，过表达 BNP 基因的大鼠会出现对肥胖的抵抗和较低的血糖及胰岛素水平，该现象是骨骼肌线粒体增多及脂肪酸氧化增加所致。相比之下，A 型钠尿肽原、B 型钠尿肽原和 GC-A 基因敲除的小

表 2-12-1　基因调控钠尿肽系统及其在模型动物中产生的表型

基因	表型/生理学效果
ANP 过表达	低血压
ANP 敲除（*Nppa*⁻/⁻）	高血压、与血压无关的心室肥大、钠氯排泄受损
BNP 过表达	低血压、骨骼过度增长、不受免疫介导的肾损伤
BNP 敲除（*Nppb*⁻/⁻）	负荷介导的心室纤维化损伤，无心肌肥厚和高血压
CNP 敲除（*Nppc*⁻/⁻）	侏儒、早期死亡
CNP 过表达（以软骨细胞为靶点）	可抵消上述侏儒表型
NPR-A（GC-A）过表达	低血压、抵抗盐敏感性高血压
NPR-A（GC-A）敲除（*Npr1*⁻/⁻）	高血压、心室肥大、猝死概率上升、NHE-1 活性及心力衰竭敏感性增强
NPR-A 敲除	
靶点：心肌细胞	心肌肥厚、低血压
靶点：平滑肌细胞	ANP 反应消失、容量依赖性高血压
靶点：血管内皮细胞	高血压、心肌萎缩、血浆容量增加
NPR-B（GC-B）敲除（*Npr2*⁻/⁻）	侏儒、神经元功能障碍、女性不育
NPR-B（GC-B）阴性过表达（鼠）	心肌肥厚、心率增加、心力衰竭发病率增高
NPR-C 敲除（*Npr3*⁻/⁻）	低血压、骨过度生长、血容量降低

鼠则出现高血压、盐敏感性风险增加、心肌肥厚及纤维化、心力衰竭易感性增加和肥胖等表现[5]。

（二）非基因领域的相关研究

动物研究表明，输入 ANP 和 BNP 会导致低血压，其原因一方面是增加利钠和利尿，另一方面是因为动静脉舒张和血管通透性增强（使细胞内容量转移到细胞外），以及肾素-血管紧张素-醛固酮系统（RAAS）和交感神经系统活性被抑制[6]；与之类似的，CNP 会诱导血管扩张。钠尿肽的利钠和利尿效果主要通过以下两方面实现：①持续扩张入球小动脉、收缩出球小动脉而增加肾小球滤过率。②拮抗血管紧张素 II 和血管升压素对肾小管上皮细胞的作用。此外，ANP 和 BNP 还可降低交感神经对脑干的刺激而发挥血管扩张的作用[6, 7]。

ANP 能够抑制心肌成纤维细胞的生长，同时诱导心肌的凋亡，CNP 也是心肌成纤维细胞的潜在抑制因子，发挥抗纤维化作用，这种作用可能由 PKG 依赖的 Smad3 氧化磷酸化作用所介导[1]。钠尿肽通过 p38-MAPK 通路的介导表现出抗有丝分裂及一定的抗肿瘤特性，并且可减少炎症反应和黏附[8]。p38-MAPK 通路能够调节钠尿肽诱导白色脂肪组织转化为棕色脂肪组织的能力[9]，后续研究发现，钠尿肽在控制能量稳态方面发挥重要作用，在给予脂肪细胞生理剂量的 ABP 或 BNP 后能够促进 cGMP 依赖的脂肪酶激活，导致脂肪分解[10]。

第二节　钠尿肽生理作用的临床证据

一、基因变异

不同种属间 A 型钠尿肽原基因高度保守性证实了钠尿肽系统的重要生理学地位，然而目前已在人体发现钠尿肽及其受体的基因型突变[11]。研究发现突变表现型与已知的相关动物模型高度类似，也从一个侧面证明了钠尿肽的跨物种保守性。表 2-12-2 显示了启动子编码区、内含子和 3' 端非转录区的突变基因型。

表 2-12-2   人类 NPPA 基因突变及与之相关的临床基因型

NPFA 突变	高血压	左室肥厚	心血管急性事件	房颤	代谢综合征	心力衰竭
−664C＞G	等位基因 G 使年轻个体高血压发病率升高；等位基因 G 在日本人中与高血压发病率升高有关[12]	等位基因 G 增加高血压患者的左室肥厚发病率[13]	不同等位基因间无明显卒中和急性心肌梗死相关性[14]	高危意大利患者中未发现房颤与不同等位基因之间的关系	—	—
rs5063（664G＞A）	等位基因 A 与低舒张压有关[15]；等位基因 A 与血压进展有关，在日本患者中未发现相关联系[16]		等位基因 A 增加事件发生率[17]；等位基因与急性事件高危相关	等位基因 A 与我国患者中房颤发病率升高有关[18]；北美个体中未观察到相关性[19]	—	—
Hpall	突变与高血压发病危险增高有关[20, 21]		突变与卒中增加有关[17]	—	—	—
rs5065（2238T＞C）	等位基因 C 与高血压发病率降低有关		等位基因 C 与卒中、急性心肌梗死和主要心血管不良事件（MACE）危险增加有关[14, 23, 24]	等位基因 C 在北美和意大利患者中与房颤无关[19]	—	等位突变与 NYHA Ⅲ～Ⅳ级患者的血浆 ANP 浓度相关[25]
rs5068	等位突变与高血压发病风险降低相关[26]	等位突变与左室肥厚发病危险降低有关[27]	—	—	等位突变与代谢综合征发病风险降低有关	等位突变与心力衰竭发生无关[29]

日本和意大利个体的基因研究发现，C-664G 突变可在降低循环血中 ANP 水平的同时下调高血压以及降低左室肥厚的发生率。rs5063 突变的研究结果数据混杂，rs5063 的错义突变与我国人群低血压密切相关，但是这种现象在日本人中却未被观察到。其他人群中，rs5063（2238T＞C）在外显子 3 的突变可降低高血压的患病风险，但会导致心肌梗死和脑卒中的风险上升，该现象与 NPR-C 的激活及内皮功能障碍有关[11]。尽管如此，上述这些受试者基因改变并没有被大规模人群的基因学研究或者 GWAS 及 meta 分析所重复。

有统计学数据支持的发现来自于白种人的大样本研究，比如 Framingham Heart Study、Malmo Diet and Cancer Study 和 Finrisk Study，NPPA 基因中 rs5068 在 3′非转录区 A/G 突变与循环血中 ANP 水平升高密切相关。等位基因 G 与低血压和心室肥厚减轻相关[30]。还有研究发现，rs5068 A/G 突变与代谢改变密切相关，如较低的 BMI 指数、较小的腰围、高 HDL、低 C 反应蛋白水平以及较低的心力衰竭易感性[30]。近期，Arora 教授及其同事阐明了 rs5068 突变影响 ANP 的分子机制：这种突变位于 NPPA 基因的 3′UTR，此区域为编码 miRNA 的重要区域。ANP 的表达能够被 miR-425（可以与 rs5068 结合）特异性下调。因此，与具有 AG 等位基因的个体相比，AA 纯合子个体能够抵抗 miR-425 的结合，由此导致 ANP 水平升高、高血压发生率降低[31]。其他钠尿肽的基因突变如 NPPB rs198388（等位基因 A）和 198389（等位基因 C）突变与低血压、左室舒张功能改善、左室重构减低和低糖尿病发病率相关[32, 33]。

GC-A 基因的钠尿肽受体 5′端的侧翼序列删除突变导致的转录降低与日本人的高血压和心室肥厚相关[34]。在 GWAS 研究中，NPR-C 基因突变与高加索人和亚洲人的高血压发病相关[33]。CORIN（555T＞I 和 568Q＞P）编码丝氨酸蛋白酶，能够将钠尿肽前体裂解成活性的羧基端和无活性的氨基端，具有极高的高血压和心肌肥厚患病风险[35]。

二、生理学研究

ANP、BNP 和 CNP 均可诱导血管舒张，其中 ANP 和 BNP 还能够降低血压。输注 ANP、BNP 或

CNP 还有可能改善急性心肌梗死后的心肌重构。ANP 和 BNP 输注可降低心力衰竭患者肺毛细血管楔压和系统性血管阻力，同时增加每搏输出量[1, 36]。钠尿肽不仅影响心肌的结构和功能，对脉管系统也有一定影响。体外研究发现，ANP 或 CNP 处理的内皮细胞中黏附分子（MCP-1 和 P 选择素）表达降低，而 MCP-1 和 P 选择素对于白细胞浸润粥样硬化斑块必不可少。CNP 能够抑制冠状动脉平滑肌细胞增殖及血小板和白细胞聚集，通过减少 PAI-1、NPR-C 抑制血栓的形成[1, 37]。钠尿肽的代谢益处也在人体研究中得到证实，输注生理水平的 ANP 能够诱导脂质从皮下脂肪组织转移到骨骼肌进行脂肪氧化。BNP 能够降低血糖水平，ANP 和 BNP 可通过线粒体非偶联蛋白-1 和 p38-MAPK 通路促进白色脂肪向棕色脂肪的转化，亦有研究发现运动诱导脂肪分解也是由 ANP 所介导[7, 36]。

三、流行病学相关性

流行病学对循环血钠尿肽水平与心血管疾病和代谢性疾病之间的关系进行了研究，发现血浆钠尿肽水平与 BMI 指数呈负相关[7]。在代谢综合征和左室肥厚患者中发现了相对低水平的 N 端 B 型钠尿肽原（NT-proBNP）和 N 端 A 型钠尿肽原（NT-proANP）。Framingham 心脏研究探讨了钠尿肽对于内皮功能的益处，与动物实验一致，钠尿肽水平与糖尿病的进展有关[7, 36]。

第三节　钠尿肽作为生物标志物和治疗靶点的研究进展

一、作为生物标志物的钠尿肽

众多研究均证实了钠尿肽水平和心脏代谢性疾病的负相关关系。在人群研究中，较高的钠尿肽水平在亚临床心血管疾病中非常常见，因此钠尿肽能够作为临床生物学标志物反映对升高心室壁压力的正常生理反应。在没有既往心血管疾病基础的研究中，发现高钠尿肽水平与心血管死亡率或者主要不良心血管事件呈显著正相关。在稳定性冠心病或者急性冠状动脉综合征患者中，高钠尿肽水平与再发心血管事件危险性及死亡率呈显著正相关，与心力衰竭患者更差的预后相关[36]。

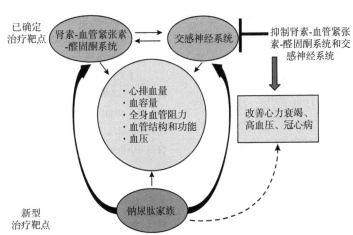

图 2-12-3　钠尿肽是心血管疾病中的新型治疗靶点

钠尿肽能够对心血管系统产生直接作用及通过抑制肾素-血管紧张素-醛固酮系统和交感神经系统产生间接作用，因此成为理想的心血管保护靶点

二、钠尿肽作为治疗靶点的研究进展

大部分治疗和预防心血管疾病的策略都是直接阻断 RAAS 及交感神经系统[1]。高血压、肥胖、胰岛素抵抗是目前大部分心血管疾病进展的主要危险因素，而钠尿肽能够阻止这些疾病和异常生理状态的发展，因此钠尿肽家族是未来很有吸引力的治疗靶点（图 2-12-3）。治疗的途径包括静脉输入重组的 ANP 或 BNP、口服中性内肽酶抑制剂、使用合成的钠尿肽类似物。静脉输入 ANP 和 BNP 已经在高血压和心力衰竭的临床研究获得了较好的血流动力学效果，但是远期临床预后尚不明确，并

且口服的 ANP 和 BNP 尚不稳定，也在慢性疾病中限制了它们的临床使用[1]。

另外一种可选的策略是限制内源性钠尿肽的转化从而增加体内活性钠尿肽的水平。坎沙曲（candoxatril）是第一个用于高血压治疗的中性内肽酶（neutral endopeptidase，NEP）的抑制剂，但会增加内皮素-1 和血管紧张素Ⅱ的浓度而引起持续的血管收缩，故该药并不能发挥持续降压效应[1]。能够同时抑制中性内肽酶和血管紧张素转换酶的新型药物奥马曲拉已经在 OCTAVE、OVERTURE 和 IMPRESS 三个研究中进行了评估验证。结果显示，服用奥马曲拉的患者血压比单独使用依那普利组更低，然而奥马曲拉可能引起血管神经水肿及症状性低血压，因而限制了在临床上的进一步推广应用[1, 37]。NEP 抑制剂与血管紧张素Ⅱ受体阻滞剂（ARB）联合应用能够避免血管紧张素转换酶抑制剂（ACEI）所致的血管神经性水肿。血管紧张素Ⅱ受体阻滞剂和脑啡肽酶抑制剂沙库巴曲（LCZ696）能够有效降低高血压患者血压水平，且不增加血管神经性水肿的发生率[38]。在 PARAMOUNT 研究中发现，沙库巴曲对 NT-proBNP 的抑制效应优于缬沙坦[39]，而且沙库巴曲在减少心力衰竭患者死亡率和住院时间方面的效果优于依那普利[40]，进一步证明了钠尿肽的保护效应。合成钠尿肽比天然钠尿肽更稳定，比如 ANP 类似物卡培立肽能够促进血管舒张、利钠、抑制 RAAS，目前合成钠尿肽已被日本批准用以治疗急性失代偿性心力衰竭[41]。另一个类似物 M-ANP 比天然 ANP 抵抗中性内肽酶降解的能力更强，已被证实具有更强的抗高血压效果[42]。由 15 个 CNP 氨基酸的羧基端组合而成的新型嵌合分子 CD-NP，能够有效激活 GC-A 和 GC-B，且具有较强的利钠利尿及抗纤维化、抗增殖作用[43]。

（赵仙先　冯　灿）

参 考 文 献

[1] Volpe M，Rubattu S，Burnett J Jr. Natriuretic peptides in cardiovascular diseases：Current use and perspectives[J]. Eur Heart J，2014，35（7）：419-425.

[2] Nemer M，Chamberland M，Sirois D，et al. Gene structure of human cardiac hormone precursor, pronatriodilatin[J]. Nature，1984，312（5995）：654-656.

[3] Del Ry S，Cabiati M，Clerico A. Natriuretic peptide system and the heart[J]. Front Horm Res，2014，43：134-143.

[4] Potter LR. Natriuretic peptide metabolism, clearance and degradation[J]. FEBS J，2011，278（11）：1808-1817.

[5] Gardner DG，Chen S，Glenn DJ，et al. Molecular biology of the natriuretic peptide system：Implications for physiology and hypertension[J]. Hypertension，2007，49（3）：419-426.

[6] Nishikimi T，Kuwahara K，Nakao K. Current biochemistry, molecular biology, and clinical relevance of natriuretic peptides[J]. J Cardiol，2011，57（2）：131-140.

[7] Schlueter N，de Sterke A，Willmes DM，et al. Metabolic actions of natriuretic peptides and therapeutic potential in the metabolic syndrome[J]. Pharmacol Ther，2014，144（1）：12-27.

[8] Nojiri T，Hosoda H，Tokudome T，et al. Atrial natriuretic peptide prevents cancer metastasis through vascular endothelial cells[J]. Proc Natl Acad Sci U S A，2015，112（13）：4086-4091.

[9] Bordicchia M，Liu D，Amri EZ，et al. Cardiac natriuretic peptides act via p38 MAPK to induce the brown fat thermogenic program in mouse and human adipocytes[J]. Jclin Invest，2012，122（3）：1022-1036.

[10] Moro C，Lafontan M. Natriuretic peptides and CGMP signaling control of energy homeostasis[J]. Am J Physiol Heart Circ Physiol，2013，304（3）：H358-H368.

[11] Rubattu S，Sciarretta S，Volpe M. Atrial natriuretic peptide gene variants and circulating levels：Implications in cardiovascular diseases[J]. Clin Sci（Lond），2014，127（1）：1-13.

[12] John SW，Krege JH，Oliver PM，et al. Genetic decreases in atrial natriuretic peptide and salt-sensitive hypertension[J]. Science，1995，267（5198）：679-681.

[13] Birkenfeld AL，Boschmann M，Moro C，et al. Lipid mobilization with physiological atrial natriuretic peptide concentrations in humans[J]. J Clin Endocrinol Metab，2005，90（6）：3622-3628.

[14] Steele MK，Gardner DG，Xie PL，et al. Interactions between ANP and ANG Ⅱ in regulating blood pressure and sympathetic outflow[J]. Am J Physiol，1991，260（6 Pt 2）：R1145-R1151.

[15] Knowles JW，Esposito G，Mao L，et al. Pressure-independent enhancement of cardiac hypertrophy in natriuretic peptide receptor A-deficient mice[J]. J Clin Invest，2001，107（8）：975-984.

[16] Holtwick R，van Eickels M，Skryabin BV，et al. Pressure-independent cardiac hypertrophy in mice with cardiomyocyte-restricted inactivation of the atrial natriuretic peptide receptor guanylyl cyclase-A[J]. J Clin

Invest, 2003, 111（9）: 1399-1407.

[17] Rubattu S, Evangelista A, Barbato D, et al. Atrial natriuretic peptide（ANP）gene promoter variant and increased susceptibility to early development of hypertension in humans[J]. J Hum Hypertens, 2007, 21（10）: 822-824.

[18] Niu W. The relationship between natriuretic peptide precursor a gene t2238c polymorphism and hypertension: A meta-analysis[J]. Int J Hypertens, 2011, 2011: 653698.

[19] Gruchala M, Ciecwierz D, Wasag B, et al. Association of the Scai atrial natriuretic peptide gene polymorphism with nonfatal myocardial infarction and extent of coronary artery disease[J]. Am Heart J, 2003, 145（1）: 125-131.

[20] Wang W, Cui Y, Shen J, et al. Salt-sensitive hypertension and cardiac hypertrophy in transgenic mice expressing a corin variant identified in blacks[J]. Hypertension, 2012, 60（5）: 1352-1358.

[21] Charles CJ, Espiner EA, Richards AM. Cardiovascular actions of ANF: Contributions of renal, neurohumoral, and hemodynamic factors in sheep[J]. Am J Physiol, 1993, 264（3 Pt 2）: R533-R538.

[22] Schultz HD, Gardner DG, Deschepper CF, et al. Vagal C-fiber blockade abolishes sympathetic inhibition by atrial natriuretic factor[J]. Am J Physiol, 1988, 255（1 Pt 2）: R6-R13.

[23] Yang R, Jin H, Wyss JM, et al. Salt supplementation does not alter the pressor effect of blocking atrial natriuretic peptide in nucleus tractus solitarii[J]. Hypertension, 1992, 20（2）: 242-246.

[24] Itoh H, Pratt RE, Dzau VJ. Atrial natriuretic polypeptide inhibits hypertrophy of vascular smooth muscle cells[J]. J Clin Invest, 1990, 86（5）: 1690-1697.

[25] Barbato E, Bartunek J, Mangiacapra F, et al. Influence of rs5065 atrial natriuretic peptide gene variant on coronary artery disease[J]. J Am Coll Cardiol, 2012, 59（20）: 1763-1770.

[26] Melo LG, Veress AT, Chong CK, et al. Salt-sensitive hypertension in ANP knockout mice: Potential role of abnormal plasma renin activity[J]. Am J Physiol, 1998, 274（1 Pt 2）: R255-R261.

[27] Dillingham MA, Anderson RJ. Inhibition of vasopressin action by atrial natriuretic factor[J]. Science, 1986, 231（4745）: 1572-1573.

[28] Conen D, Cheng S, Steiner LL, et al. Association of 77 polymorphisms in 52 candidate genes with blood pressure progression and incident hypertension: The Women's Genome Health Study[J]. J Hypertens, 2009, 27（3）: 476-483.

[29] Cannone V, Huntley BK, Olson TM, et al. Atrial natriuretic peptide genetic variant rs5065 and risk for cardiovascular disease in the general community: A 9-Year Follow-up Study[J]. Hypertension, 2013, 62（5）: 860-865.

[30] Jujic A, Leosdottir M, Ostling G, et al. A genetic variant of the atrial natriuretic peptide gene is associated with left ventricular hypertrophy in a non-diabetic population—the Malmo preventive project study[J]. BMC Med Genet, 2013, 14: 64.

[31] Arora P, Wu C, Khan AM, et al. Atrial natriuretic peptide is negatively regulated by microRNA-425[J]. J Clin Invest, 2013, 123（8）: 3378-3382.

[32] Parmar PG, Taal HR, Timpson NJ, et al. International genome-wide association study consortium identifies novel loci associated with blood pressure in children and adolescents[J]. Circ Cardiovasc Genet, 2016, 9（3）: 266-278.

[33] Kato N, Takeuchi F, Tabara Y, et al. Meta-analysis of genome-wide association studies identifies common variants associated with blood pressure variation in east Asians[J]. Nat Genet, 2011, 43（6）: 531-538.

[34] Nakayama T, Soma M, Takahashi Y, et al. Functional deletion mutation of the 5'-flanking region of type a human natriuretic peptide receptor gene and its association with essential hypertension and left ventricular hypertrophy in the Japanese[J]. Circ Res, 2000, 86（8）: 841-845.

[35] Rame JE, Drazner MH, Post W, et al. Corin I555（P568）allele is associated with enhanced cardiac hypertrophic response to increased systemic afterload[J]. Hypertension, 2007, 49（4）: 857-864.

[36] Kerkela R, Ulvila J, Magga J. Natriuretic peptides in the regulation of cardiovascular physiology and metabolic events[J]. J Am Heart Assoc, 2015, 4（10）: e002423.

[37] Potter LR, Yoder AR, Flora DR, et al. Natriuretic peptides: Their structures, receptors, physiologic functions and therapeutic applications[J]. Handb Exp Pharmacol, 2009, （191）: 341-366.

[38] Ruilope LM, Dukat A, Bohm M, et al. Blood-pressure reduction with LCZ696, a novel dual-acting inhibitor of the angiotensin II receptor and neprilysin: A randomised, double-blind, placebo-controlled, active comparator study[J]. Lancet, 2010, 375（9722）: 1255-1266.

[39] Solomon SD, Zile M, Pieske B, et al. The angiotensin receptor neprilysin inhibitor LCZ696 in heart failure with preserved ejection fraction: A phase 2 double-blind randomised controlled trial[J]. Lancet, 2012, 380（9851）: 1387-1395.

[40] McMurray JJ, Packer M, Desai AS, et al. Angiotensin-neprilysin inhibition versus enalapril in heart failure[J]. N Engl J Med, 2014, 371（11）: 993-1004.

[41] Suwa M，Seino Y，Nomachi Y，et al. Multicenter prospective investigation on efficacy and safety of carperitide for acute heart failure in the 'real world' of therapy[J]. Circ J，2005，69（3）：283-290.

[42] McKie PM，Cataliotti A，Boerrigter G，et al. A novel atrial natriuretic peptide based therapeutic in experimental angiotensin Ⅱ mediated acute hypertension[J]. Hypertension，2010，56（6）：1152-1159.

[43] McKie PM，Sangaralingham SJ，Burnett JC Jr. CD-NP：An innovative designer natriuretic peptide activator of particulate guanylyl cyclase receptors for cardiorenal disease[J]. Curr Heart Fail Rep，2010，7（3）：93-99.

第**13**章

胰岛素与高血压

第一节　高血压与糖尿病

原发性高血压（EH）是一类由环境、遗传因素共同作用的复杂的多基因疾病，其发病机制至今尚未被完全阐明。高血压所引发的脑卒中、冠心病等心脑血管疾病是目前人类最主要的死亡原因之一[1-3]，其患者年轻化趋势及患病率的快速增加使我国成为世界上高血压危害最严重的国家之一。高血压往往合并糖尿病，两者持续损害心脑肾等重要脏器，均可导致心肌梗死、心力衰竭及脑卒中等心脑血管疾病的发生发展。糖尿病（diabetes mellitus，DM）是一种持续损害心血管系统、肾脏等重要脏器的慢性病，具有高发病率、高致残率和高死亡率的特点[2]。糖尿病的重要特征是胰岛素不足，主要由于胰岛素释放减少或终末器官胰岛素抵抗（insulin resistance，IR）[3, 4]。研究表明，IR 和糖尿病不仅构成代谢异常，而且易导致高血压和血管硬化相关心血管病，而动脉硬化和血管舒张功能受损反过来又会导致糖尿病的发展[3]。高血压常合并糖尿病，且两者相互促进[4]，但目前尚缺乏对两种疾病均有良好疗效的药物，因此积极寻找新的生物标志物和干预靶点对高血压合并糖尿病的防治具有重要的临床意义。

随着我国社会经济的发展和人们生活方式的改变，以糖尿病、高血压等为主的慢性非传染性疾病已成为影响我国居民健康和经济社会发展的一个因素。我国糖尿病的患病率逐年增高。上海交通大学医学院附属瑞金医院宁光研究团队与中国疾病预防控制中心赵文华团队共同研究完成且发表于《美国医学会杂志》的结果表明[1]，我国 18 岁及以上成人糖尿病患病率达 11.6%（据估测，我国成人中约有 1.139 亿糖尿病患者），其中男性患病率为 12.1%，女性患病率为 11.0%；城市居民患病率为 14.3%，农村居民患病率为 10.3%。目前我国 18 岁以上成人中，高血压患病率为 23.2%，高血压知晓率、治疗率及控制率分别为 46.9%、40.7%及 15.3%。高血压和（或）糖尿病具有一些特殊之处，如血压昼夜曲线异常、自主神经功能损害、血压血糖调节功能障碍等。高血压与糖尿病或 IR 之间有高度的关联性，基于这种"互生"关系，两者之间形成了一个恶性反馈环，从而增加心血管疾病和代谢性疾病发生，导致患者脑卒中、冠心病等心血管事件的急剧增长[4, 5]，这也是近年我国和全球范围内心血管疾病发病率及死亡率上升的重要原因。因此，最近有学者提出"切断代谢性疾病与心血管疾病之间的纽带"的高血压防治策略，为 EH 的治疗提供了新的思路。IR 作为形成 2 型糖尿病和代谢综合征的基础,是高血压与 2 型糖尿病之间关联性的重要指标。因此,积极地控制与治疗高血压和 DM,对于提高人民健康水平具有重大意义。

第二节 胰岛素抵抗与高血压

一、高胰岛素血症与胰岛素抵抗

IR 是 DM、代谢综合征及高血压共同的病理生理基础。在正常情况下,血糖刺激胰岛 B 细胞分泌胰岛素,后者进入血液且与细胞膜上胰岛素受体(insulin receptor,InsR)的亚基结合,激活 InsR 上具有酪氨酸酶活性的β亚基,而β亚基引起胰岛素受体底物(insulin receptor substrate,IRS)的酪氨酸残基磷酸化并将其激活,进一步与磷脂酰肌醇-3-激酶(phosphatidyl inositol-3 kinase,PI-3K)上的调节亚基结合并激活其催化亚基,同时激活其下游的信号分子 3-磷酸肌醇依赖的蛋白激酶(phosphatidyl inositol 3-dependent kinase,PDK)[2, 4, 6, 7]。PDK 可激活下游分子蛋白激酶 B(PKB/Akt),Akt 在葡萄糖转运过程中起关键作用,并且 Akt 的几种作用底物,包括糖原合酶 3(GSK3)、非典型蛋白激酶 C(protein kinase C,PKC)及 AS160 等在细胞葡萄糖转运的激活过程中也发挥着极为重要的作用[3-5]。

IR 是指在各种病理情况下胰岛素靶组织对胰岛素的反应能力减退,主要表现为肌肉、脂肪等胰岛素敏感组织对葡萄糖的摄取减少,胰岛素促进葡萄糖利用的效率下降,即一定量的胰岛素产生的生物效应低于预计正常水平的一种状态[3]。这种情况下组织对胰岛素反应不敏感,机体为克服 IR 而产生过多胰岛素来代偿 IR 产生的生物效应,导致高胰岛素血症,从而维持血糖稳定,故高胰岛素血症是反映 IR 的一个重要标志[4-7]。遗传因素引起的生物信号转导受损是 IR 产生的主要原因;环境因素中肥胖、久坐和老龄化等均可引起一系列代谢变化以及多种细胞因子和脂肪因子的表达异常,加重 IR 的发生。胰岛素的生物学效应可分为受体前、受体和受体后三个阶段,其中任何阶段发生异常均可致 IR:发生在胰岛素受体前即肌肉、肝脏、脂肪组织等处者,称为葡萄糖摄取过程受损的 IR;发生在受

体者,称为胰岛素敏感性降低;发生在受体后即氧化分解过程中,称为胰岛素反应性降低。

高胰岛素血症与 IR 共存,但两者的含义并不完全相同,因为血胰岛素水平除受 IR 等因素影响外还与 B 细胞的分泌功能和胰岛素代谢清除率有关[4-6],故必须除外后两种情况,血胰岛素水平才能一定程度上反映 IR 的程度。多个水平的缺陷是 IR 的重要特征,包括胰岛素信号转导的异常、酪氨酸激酶活性的下降、葡萄糖转运减少、葡萄糖磷酸化及糖原合成酶活性减弱等,虽然胰岛素受体数目减少以及受体的结合能力下降均可导致 IR,但可能均是继发于高胰岛素血症。

二、胰岛素抵抗导致高血压的机制

(一)交感神经系统激活

高胰岛素血症可提高交感肾上腺系统(sympathoadrenal system,SAS)的兴奋性[4, 8]。研究发现,胰岛素可导致循环中去甲肾上腺素(NE)水平呈剂量依赖性升高,提示胰岛素可促进去甲肾上腺素的生成。胰岛素可使胰岛素受体酪氨酸激酶、酪氨酸羟化酶、cAMP 依赖性蛋白激酶等磷酸化和去磷酸化,其中酪氨酸羟化酶是 NE 合成过程中的限速酶。胰岛素水平升高,可使血中 NE 水平升高,后者可直接作用于血管、心脏、肾脏致高血压。此外,交感神经肾上腺系统可促进肾素-血管紧张素-醛固酮系统(RAAS)中 Ang Ⅱ 增加,在提高外周血管张力的同时,协同胰岛素对内皮素缩血管效应的敏感性增强,导致高血压的发生、发展[4, 9]。

(二)血管活性物质失衡与内皮功能紊乱

血管内皮细胞分泌的内皮素(endothelin,ET)与一氧化氮(NO)的失衡在高血压的发生发展中起着重要作用[3, 4, 9-11]。NO 通过对抗氧化应激效应,进而改善胰岛素信号的传导,可提高组织细胞对胰岛素的敏感性。胰岛素能刺激主动脉内皮细胞合成和分泌 ET 且与胰岛素浓度呈正相关。ET 是迄今最强的缩血管剂,可引起外周阻力增加,从而导致高血压发生。高胰岛素血症通过激活 PKC、抑制 PI3K 激酶,一氧化氮合酶(eNOS)受阻,使内皮细胞合成与分泌 NO 受影响,导致血管舒张作用丧失。血

压一旦升高又可加重内皮损伤,使其分泌 ET 与 NO 的功能失活,进一步促使心血管增殖重构和内皮功能紊乱,血压进一步升高[12]。

(三)水钠潴留与血管重构

高胰岛素血症引起肾小管对钠和水的重吸收增加,导致血容量和心排血量增加。影响钠重吸收的部位主要在近曲小管,这一部分胰岛素受体密度也最高,且 Na^+-K^+-ATP 酶也最活跃。胰岛素可促进 Na^+-K^+-ATP 酶基因的表达和激活。Na^+-K^+-ATP 酶活性的升高,可作用于肾脏近曲小管和远曲小管的上皮细胞,使钠重吸收增加,造成钠潴留,使外周循环血容量增大,同时胰岛素对 RAAS 及 SNS 的激活也可增加钠的重吸收,最终促使血容量增加而导致血压升高。此外,高胰岛素血症促进 ET 和 Ang Ⅱ 生成,可引起肾小管对钠水重吸收增加,还可促进平滑肌及心肌增殖,引起血管重构[4, 6, 12]。Ang Ⅱ 诱导的 ROS 增加及促炎症因子 TNF-α、MCP-1、IL-6 生成增多可激活 MAPK 和 PKC 信号,后两者又可直接激活 NF-κB,通过抑制 InsR 和 IRS 的丝氨酸磷酸化,抑制 IRS 与下游信号分子 PI3K/Akt 等的结合及抑制 InsR 和 IRS 的活性,干扰胰岛素信号的传导,从而形成炎症反应和 IR 的正反馈,最终促使血管重构发生和高血压发病[4, 7]。

(四)肾素-血管紧张素-醛固酮系统异常

1. Ang Ⅱ　IR 与 RAAS 活性异常密切相关。血管紧张素转换酶抑制剂(ACEI)对血糖的良好作用及降压作用提示胰岛素、高血压与 RAAS 的重要关系[4, 9-11]。临床上一些大规模临床试验(LIFE、VALUE、HOPE、ALLHAT)都一致显示,阻断 RAAS 可减少 2 型糖尿病及心血管事件。研究表明,Ang Ⅱ 通过激活还原型烟酰胺腺嘌呤二核苷酸磷酸(NADPH)氧化酶,可造成组织细胞内 ROS 生成增加,引起氧化应激[4, 8-10]。而氧化应激所生成的自由基可直接作用于 IRS,促其丝氨酸磷酸化从而降低其酪氨酸活性,抑制胰岛素信号的转导。大量 ROS 的产生还可导致 PKC 的持续激活,PKC 参与氧自由基和脂质过氧化加重氧化应激,而且可抑制 IRS 和 InsR 的活性,影响胰岛素信号转导[4, 6, 7]。当 ROS 产生过多时,可引起 eNOS 解偶联,解偶联的 eNOS 协同 NADPH 氧化酶介导内皮功能紊乱并进一步催

化 ROS 的生成,引起内皮细胞的 IR[4]。细胞内大量 ROS 的堆积可将 NO 转化为过硝酸盐,过硝酸盐也可导致心血管组织内皮细胞损伤,介导局部 RAAS 的激活和炎症反应[3-5]。Ang Ⅱ 可促进醛固酮的分泌,通过下调细胞表面 InsR 蛋白表达和激活 NADPH 氧化酶从而加重氧化应激,参与 IR 的发生[4-7]。另外,脂肪组织局部 RAAS 激活通过 Ang Ⅱ 诱导的 ROS 生成增加,可阻碍脂肪细胞对脂肪酸的储存能力,并促进脂肪分解导致血液中游离脂肪酸(free fatty acid,FFA)的含量增多,后者被其他组织摄取,致使脂肪堆积加重局部氧化应激和炎性损伤,进而引起脂肪组织 IR 发生[3, 4]。

2. 血管紧张素转换酶 2(ACE2)　作为 RAAS 新成员,ACE2 是 Ang Ⅱ 的特异性催化酶,通过改善氧化应激与炎症介质生成,减缓 IR 形成的病理过程,成为高血压与糖尿病及其靶器官损害干预新的靶标[7-9]。ACE2 表达于胰腺腺泡和胰岛组织,其表达与活性异常可能参与了 IR 和糖尿病的发生、发展过程。ACE2 可将 Ang Ⅱ 水解为 Ang-(1—7),后者通过提高组织中缓激肽和 NO 的水平,从而拮抗 Ang Ⅱ 的促氧化应激和促 IR 效应,进而改善胰岛素信号的转导,提高组织细胞对胰岛素的敏感性[3, 4, 7, 9]。新近研究报道,ACE2 能够通过抑制转化生长因子-β1(TGF-β1)表达而抑制胰岛纤维化,改善胰岛功能,降低胰岛氧化应激水平,增加胰岛血流灌注及抑制细胞凋亡,从而有效改善胰岛素分泌,延缓糖尿病的发展[7]。炎症反应对胰岛素细胞信号转导的影响方式复杂多样,并且 Ang Ⅱ 与 ROS 及炎症反应在这一过程中存在协同和交互作用,共同促进 IR 的发生、发展。在高血压及糖尿病模型动物心肌、血管及肾脏病变的病理生理过程中,ACE2 基因缺失可促进心血管与肾脏炎症和氧化应激水平增加及 IR 发生;而 ACE2 过表达则通过抑制 Ang Ⅱ 诱导的 NADPH 氧化酶活性、MAPK/ERK 信号及促炎症介质 MCP-1、IL-6 的表达,从而显著改善胰岛素信号,减轻 IR[3, 4, 9]。而 IL-6 可通过 JAK-STAT 通路介导细胞因子信号抑制物(SOCS)的表达,SOCS 家族分子通过阻碍 IRS-1/2 蛋白的酪氨酸磷酸化或者促进 IRS-1/2 蛋白的降解,同时抑制 Akt 及其胰岛素下游信号分子的激活,从而抑制胰岛素信号的传导,改善 IR[4, 12]。ACE2/Ang-(1—7)信号具有一定的抗氧化和抗炎作用,在 IR、糖尿病和高血压发病早期

防治中可能发挥代偿性保护功效[3, 12-16]。

三、问题与展望

目前关于 IR 与高血压发病机制关系的研究方兴未艾。高血压患者不仅存在血流动力学异常，还常同时伴有糖、脂肪等其他方面的代谢紊乱。IR、高胰岛素血症与高血压和心血管疾病有着密切的联系。胰岛素是一种重要的物质代谢激素，高胰岛素血症伴发的物质代谢紊乱是导致这些疾病发生的原因之一。血管紧张素Ⅱ受体阻滞剂（ARB）和 ACEI 对高血压、糖尿病及其心脑肾靶器官损害防治的有效性，促使人们对 RAS 的新靶点产生极大兴趣。作为 RAS 的新成员，ACE2 可通过直接降解 AngⅡ使之转换为 Ang-（1—7），从而拮抗 AngⅡ所介导的促氧化和促炎症反应，在改善胰岛素信号转导的同时，对高血压和糖尿病患者的靶器官损害发挥积极的保护作用[12-16]。越来越多的临床证据显示 ACE2 在 IR、糖尿病及高血压早期保护中具有重要功效。

高血压和糖尿病作为一类在世界范围内日益流行的具有高发病率和高死亡率特点的慢病，需要寻求和制定新的预防和治疗策略，从而最大限度地减少患者心血管事件的发生。IR 和高血压的发生均为多因素造成，进一步的临床研究应区分各种情况如高胰岛素血症和低胰岛素血症。探讨胰岛素与高血压间的关系，人们已逐渐认识到高血压的治疗已从单纯的降压提高到从代谢的角度减少心血管病危险因素，改善 IR 将有助于血压的控制及预防或减缓糖尿病等慢性代谢性疾病的发生和发展。通过开展胰岛素信号在高血压中调控作用及其机制的研究，将为高血压和心血管疾病的全面治疗带来新的变化。

（金海燕　卢新政　钟久昌）

参 考 文 献

[1] Xu Y, Wang L, He J, et al. 2010 China Noncommunicable Disease Surveillance Group. Prevalence and control of diabetes in Chinese adults[J]. JAMA, 2013, 310（9）: 948-959.

[2] Xu M, Huang Y, Xie L, et al. Diabetes and risk of arterial stiffness: A mendelian randomization analysis[J]. Diabetes, 2016, 65（6）: 1731-1740.

[3] Oudit GY, Liu GC, Zhong J, et al. Human recombinant ACE2 reduces the progression of diabetic nephropathy[J]. Diabetes, 2010, 59: 529-538.

[4] 张振洲, 张晓晓, 钟久昌. 血管紧张素转换酶 2 与胰岛素抵抗及糖尿病[J]. 中华临床医师杂志(电子版), 2013, 7（9）: 4023-4025.

[5] 李凡, 薛建红, 英明中. 高血压与胰岛素抵抗相关性机制的研究进展[J]. 中华老年心脑血管病杂志, 2012, 14（2）: 209-210.

[6] Olivares-Reyes JA, Arellano-Plancarte A, Castillo-Hernandez JR. Angiotensin Ⅱ and the development of insulin resistance: Implications for diabetes[J]. Mol Cell Endocrinol, 2009, 302（2）: 128-139.

[7] Bindom SM, Lazartigues E. The sweeter side of ACE2: Physiological evidence for a role in diabetes[J]. Mol Cell Endocrinol, 2009, 302: 193-202.

[8] Tanaka A, Node K, Hypertension in diabetes care: Emerging roles of recent hypoglycemic agents[J]. Hypertens Res, 2021, 44（8）: 897-905.

[9] Patel VB, Zhong JC, Grant MB, et al. Role of the ACE2/angiotensin 1-7 axis of the renin-angiotensin system in heart failure[J]. Circulation Research, 2016, 118（8）: 1313-1326.

[10] 钟久昌. 血管紧张素转换酶 2/apelin 信号与高血压靶器官损害[J]. 中华高血压杂志, 2017, 25（10）: 913-916.

[11] 钟久昌. 高血压发病机制的研究进展[M]// 葛均波. 现代心脏病学. 上海: 复旦大学出版社, 2011, 411-415.

[12] Velloso LA, Folli F, Perego L, et al. The multi-faceted cross-talk between the insulin and angiotensin Ⅱ signaling systems[J]. Diabetes Metab Res Rev, 2006, 22: 98-107.

[13] Wysocki J, Ye M, Soler MJ, et al. ACE and ACE2 activity in diabetic mice[J]. Diabetes, 2006, 55: 2132-2139.

[14] Li XT, Zhang MW, Zhang ZZ, et al. Abnormal apelin-ACE2 and SGLT2 signaling contribute to adverse cardiorenal injury in patients with COVID-19[J]. Int J Cardiol, 2021, 336（1）: 123-129.

[15] Patel VB, Mori J, McLean BA, et al. ACE2 deficiency worsens epicardial adipose tissue inflammation and cardiac dysfunction in response to diet-induced obesity[J]. Diabetes, 2016, 65（1）: 85-95.

[16] Srivastava P, Badhwar S, Chandran DS, et al. Improvement in Angiotensin 1-7 precedes and correlates with improvement in Arterial stiffness and endothelial function following Renin-Angiotensin system inhibition in type 2 diabetes with newly diagnosed hypertension[J]. Diabetes Metab Syndr, 2020, 14（5）: 1253-1263.

众所周知，高血压是导致心血管疾病的重要危险因素。高血压的早期征象表现为动脉壁的结构和功能改变，血管顺应性减退、弹性降低；到后期可以导致心脑肾等重要靶器官损害和心血管疾病的发生发展，积极降压治疗就能预防心血管疾病的发生发展，这已被临床实践特别是循证医学研究结果所证实。然而在治疗中也发现，虽然血压得到了控制，某些以高血压为主要危险因素的心血管疾病，如冠心病等的发病率和死亡率并没有得到满意的降低，究其原因是高血压患者血管重构导致动脉顺应性减退，几乎波及所有的组织器官，尽管治疗期间血压可以降至正常范围，其血流储备却难以恢复正常。1994年，Schiffrin对高血压患者臀部皮下脂肪组织的小动脉进行活检发现，血管紧张素转换酶抑制剂（ACEI）能减轻高血压患者的血管损害，而β受体阻滞剂虽有降低血压的作用，但是却不能减轻高血压患者的血管损害[1]。因此，在高血压的治疗上提出了抗高血压治疗必须同时兼顾保护血管的观点。2003年美国心脏病学会（American College of Cardiology，ACC）提出"VHP"的概念，将血管疾病（vascular disease）、高血压（hypertension）

和预防（prevention）三者作为一个整体来对待。2009年美国高血压学会（American Society of Hypertension，ASH）将高血压描述为一种"由多种病因相互作用所致的、复杂的、进行性的心血管综合征"[2]，而血压本身仅仅是这一综合征的表象。《中国高血压防治指南 2010》也同样关注与血管病变相关的靶器官损害指标的检测和评估，并且和2005年版指南相比，新增了颈-股动脉脉搏波传导速度（cfPWV）和踝臂指数（ABI）两个指标[3]。显然，在高血压的防治过程中，不应该仅仅着眼于血压值本身，而更应该关注其背后的血管风险，早期发现、早期干预血管损害，从而最大程度地降低心血管疾病风险。

第一节　血管内皮细胞与血管内皮细胞功能障碍

原发性高血压（EH）是多种危险因素和多机制相互作用产生的疾病，其发病机制非常复杂，且尚未完全明确。在其发生发展过程中，交感神经兴奋、多种因子释放、基因遗传以及血管内皮细胞损伤和重构都发挥了重要的作用。多种危险因素之中，血管内皮细胞损伤与 EH 的发病机制密切相关，血压水平的高低只是 EH 的表现，而血管病变才是 EH 的本质[4]。

一、血管内皮细胞及其主要生理功能

血管内皮细胞是内衬于流动的血液与血管壁之间的单层扁平上皮细胞，以往认为其只为血液流动提供光滑的内表面，以维持全身血液循环的正常进行。研究发现，血管内皮细胞不仅仅是位于血液与血管组织间的一层半透明的屏障结构，还是体内最大的分泌器官，能通过膜受体途径，感知血流动力学变化，并在接受物理和化学刺激后通过分泌一系列重要的生物活性物质参与调节血管功能。包括调节血管张力、抑制血管平滑肌细胞（vascular smooth muscle cell，VSMC）增殖和炎症反应、维持凝血系统稳态等[5]。因此，血管内皮细胞结构和功能的完整性对于维持心血管系统正常稳态具有重要的意义。血管内皮细胞的主要生理功能有如下两方面。

第一，屏障功能。血管内皮细胞作为血管壁与血流之间的屏障，具有选择性通透功能。当血管内皮细胞剥脱、内皮下胶原组织暴露时，易引起血小板的黏附聚集，进而促进炎性细胞、单核细胞浸润，并引起血栓形成。

第二，信息传递功能。血管内皮细胞可通过膜受体感知血流动力学的变化，合成分泌多种生物活性物质，从而传递信号在机体的表达。①血管收缩因子：血栓素 A_2（thromboxane A_2，TXA_2）是由血管内皮细胞中的花生四烯酸经环氧化酶代谢途径生成前列腺素 G_2（prostaglandin G_2，PGG_2），再在血小板内代谢生成，具有血管收缩、促血小板聚集作用；内皮素-1（endothelin-1，ET-1）是血管内皮细胞分泌的一种强有力的血管收缩物质，其通过激活钙通道可增加钙离子内流，促进血管平滑肌细胞收缩，同时具有类似生长因子的作用，能促进平滑肌细胞增殖[6]。②血管内皮细胞舒张因子：前列腺素 I_2（prostaglandin I_2，PGI_2）是血管内皮细胞膜上磷脂中的花生四烯酸的代谢产物，可通过刺激腺苷酸环化酶升高环磷腺苷（cAMP）水平而产生舒张血管等作用；NO 是血管内皮细胞释放的重要血管活性物

质，是由 L-精氨酸在血流切应力等因素的刺激下经一氧化氮合酶（NOS）作用途径合成，起到舒张血管、抑制血小板黏附聚积、抑制血管平滑肌细胞增生的作用。③分泌血管内皮细胞黏附分子-1（vascular cell adhesion molecule-1，VCAM-1）、细胞间黏附分子-1（intercellular cell adhesion molecule-1，ICAM-1）和 E 选择素（E-selectin）等黏附分子，促进血细胞与血管内皮细胞的黏附，调节炎症反应。④通过调节血液中可溶性物质、水分子及细胞成分进入周围组织，起着选择性血管通透屏障作用，并维持血管基底膜静息时胶原及糖蛋白的稳定。⑤合成和分泌一些生长因子及细胞因子，调节正常的生理功能。

二、血管内皮细胞功能障碍及其影响因素

多年前，血管内皮细胞被认为是血液和血管壁之间单纯的选择性渗透屏障。如今，人们认识到血管内皮细胞不仅仅是一层半透性屏障，更是一个调节血管张力和结构基础的自我平衡器官。而在多种心血管疾病危险因素存在的情况下，血管内皮细胞的结构和功能发生改变，失去正常的血管内皮细胞功能，称为"血管内皮细胞功能障碍"。这在具有主要心血管疾病危险因素如 EH、吸烟、糖尿病、血脂异常的患者中都可以观测到。值得注意的是，多种心血管疾病危险因素的存在能够使血管内皮细胞功能障碍发生发展；同时，存在血管内皮细胞功能障碍增加了 EH 和糖尿病的易感性[7, 8]。

除上述传统的心血管疾病危险因素外，血流动力学因素在血管内皮细胞功能障碍中发挥重要作用。众所周知，血液在血管内流动时，血管壁主要承受三种类型的机械应力刺激：①沿血管长轴方向的切应力，即血流作用于血管内皮细胞表面所产生的摩擦力；②由血流静水压力产生的作用于血管壁的压力；③血液的脉动流产生的轴向张力[9]。而在诸多的血流动力学因素中，切应力是决定血管损伤局部发生的关键因素[10]。血液流体切应力是指血流经过血管内皮细胞时，在血管内皮细胞表面与血流方向一致的切线方向的作用力，人体内大血管的生理范围切应力平均为 $15\sim25dyn/cm^2$。研究发现，切应力可直接作用于血管内皮细胞并通过局部的力学转导机制，活化特定的反应元件，调节血管内

皮细胞的基因表达，分泌不同的活性物质，如舒张因子 NO 和 PG，血管收缩因子 ET、VCAM-1 和 ICAM-1 等，从而调控血管稳态[11, 12]。

临床研究表明，血管内皮细胞损伤伴随动脉粥样硬化斑块好发于动脉血管的分叉处、弯曲处、血管狭窄处这样一些血管几何形状发生急剧变化的部位[13, 14]，如冠状动脉、颈动脉、外周动脉和腹主动脉等。由此可见，血流动力学因素在此局部现象中起关键作用。而在血管分叉处、弯曲处、血管狭窄处这些血管几何形状发生急剧变化的部位，其血流动力学表现为局部低切应力。一方面，低切应力使血液中的有害成分如炎症细胞、脂质易于长时间黏附和聚集在血管壁上，损伤血管内皮细胞；另一方面，低切应力本身直接作用于血管内皮细胞，导致动脉粥样硬化基因和蛋白表达增加，而抗动脉粥样硬化相关因子下调。可见，血管低切应力微环境在局部血管内皮细胞损伤中起关键作用[15]。

第二节　血管内皮细胞功能障碍与高血压

血压升高和血管功能受损形成一个相互影响的恶性循环过程。Rizzini 等发现，特发性高血压大鼠在血压升高之前已有平滑肌和心肌细胞的肥厚性变化，这些结构的改变在血压升高后并不与血压水平明显相关，提示血管损伤性的改变并非全部继发于血压升高，可能参与了 EH 的发病过程[16]。交感神经兴奋亢进、儿茶酚胺分泌增加、肾素-血管紧张素-醛固酮系统（RAAS）活性增加、糖尿病-高血糖晚期糖基化终末产物（advanced glycation end product，AGE）增多以及肥胖、血脂异常等均可引起血管内皮细胞结构和功能的变化，进而导致血管结构损伤和功能紊乱。当血管内皮细胞功能不全时，由于 NO 等舒血管因子的减少，而 ET、ROS 等血管内皮细胞收缩因子分泌的增多，使得外周血管强烈收缩，外周血管阻力明显增加；而 ET/NO 的失平衡导致 NO 的生物利用率降低，ET 等促进血管平滑肌细胞增殖作用增强，导致血管壁增厚，同时血管炎症作用增强，促凝因子增多，加速动脉粥样硬化，导致血管重构、血管弹性下降，加大外周

阻力，促进 EH 的发生发展[17-20]。而 EH 本身也加重血管结构及功能损害，血管的持续痉挛收缩引起血管内皮细胞的缺血缺氧，血管内皮细胞功能损害，血管合成的生物活性物质如 NO 和 PGI_2 等血管舒张因子分泌减少，而 EF、$TXTA_2$ 和血管紧张素 II（Ang II）等血管收缩因子分泌增加，导致血管内皮细胞舒缩调节功能失调和内皮依赖性血管舒张功能减退，外周阻力增大，并导致血管重构。

EH 对血管造成损害主要影响三方面：血管结构、血管流变学及血管内皮细胞功能。血管结构的变化包括血管管腔直径的减小及中膜的增厚，并导致了壁/腔比率的增加，但管腔外径和横截面积不变，这种壁/腔比率的改变是由富营养重塑或肥厚性重塑引起的[21]；EH 也可造成血流动力学改变，这些改变引起细胞外基质成分如胶原和整合素的表达和沉积，并促进了血管粥样硬化的进展，RAAS 的高度活跃是造成这些改变的基础；此外，EH 的持续损害可引起血管内皮细胞功能不全，导致 NO 的生成减少和（或）灭活增加，NO 生物利用度减少，血管内皮细胞依赖性收缩因子如 ET、TXA_2 增加，导致血管舒缩功能异常，引起动脉弹性降低、中膜增厚并导致血管重构，而薄弱部位受高血流动力的冲击及自身机械抗力下降易发生血管破裂，造成心血管不良事件的发生和发展。

一、血管内皮细胞舒缩调节功能障碍与高血压

EH 引起血管内皮细胞功能紊乱最重要的特征是内皮依赖性舒张功能减退，表现为血管舒缩调节功能障碍。血管舒张分为 2 种形式：①内皮依赖性舒张功能，指在药物（如乙酰胆碱）或生理性刺激（如反应性充血）的作用下释放血管活性物质，引起血管舒张，主要由 NO、PGI_2 和内皮源性舒张因子（EDRF）介导，与血管内皮细胞结构和功能的完整性密切相关。②内皮非依赖性舒张功能，指在硝普钠等药物的作用下释放 NO，直接作用于血管平滑肌引起血管舒张，这种作用并不依赖于内皮，去掉内皮后其舒张血管作用不受影响。研究表明，EH 时存在血管内皮细胞损伤，此时内皮依赖性舒张功能作用减退，血管内皮细胞受损程度

与 EH 的严重程度呈正相关,而抗高血压药物治疗后随着血压下降,内皮依赖性舒张功能得到恢复,提示内皮依赖性舒张功能减退是 EH 发病机制的重要环节。

切应力和搏动性血流是调节 NO、PGI$_2$ 和 EDRF 等血管活性物质分泌的重要生理因素,收缩压主要反映血流对血管壁的切应力,脉压主要反映血流对血管壁的切应力和搏动性血流的大小。在 EH 尤其是老年收缩期高血压的情况下,收缩压和脉压水平异常升高,血管活性物质分泌的调节机制发生障碍,NO 和 PGI$_2$ 等血管内皮细胞舒张因子以及 ET 和 TXA$_2$ 等血管内皮细胞收缩因子分泌失衡,导致血管舒缩调节功能失调,表现为以内皮依赖性反应减退为特征的内皮功能紊乱。此外,EH 状态下血管痉挛收缩引起血管内皮细胞缺血缺氧,引起血管内皮细胞结构和功能的损伤,进一步影响血管活性物质的合成和分泌,加重内皮依赖性舒张反应的减退。反之,血管内皮细胞功能紊乱发生时,由于血管内皮舒张因子分泌减少而血管内皮收缩因子分泌增加,使外周血管强烈收缩,外周阻力明显增加,并且 ET 等某些血管内皮收缩因子还具有促进平滑肌细胞增殖的作用,导致血管壁增厚和血管结构重塑,动脉弹性下降,加重外周阻力升高,促进 EH 及其靶器官损害和心血管疾病的发生发展。因此,EH 和血管内皮细胞功能紊乱二者互为因果,相互影响和加重,形成恶性循环,加速了 EH 血管损伤及其并发症的发生发展。目前认为,NO、ET、PGI$_2$、EDRF、C 型利钠肽(CNP)、非对称性二甲基精氨酸(asymmetric dimethylarginine,ADMA)和 Ang II 等血管活性物质分泌异常在 EH 引起的内皮依赖性舒张功能减退中起着重要作用。

二、血管内皮细胞氧化应激与高血压

氧化应激是指机体或细胞内氧自由基产生和消除失衡,或外源性氧化物质的过量摄入导致 ROS 在体内或细胞内过量蓄积,从而引起细胞毒性改变的病理过程。ROS 主要包括超氧阴离子($\cdot$O$_2^-$)、过氧化氢(H$_2$O$_2$)、羟基(OH—)、次氯酸(HClO)。原本一直认为 ROS 诱导有害的细胞效应,现在认为 ROS 也有关键性的生理作用,如诱导宿主防御基因、激活转录因子和调控信号转导[22]。ROS 可

以由多种细胞产生,如血管内皮细胞、平滑肌细胞、外膜成纤维细胞等。在心血管系统中,ROS 主要来源于还原型烟酰胺腺嘌呤二核苷酸磷酸(NADPH)氧化酶,其他来源包括黄嘌呤氧化酶(xanthine oxidase,XO)和一氧化氮合酶脱偶联[23]。

在亚细胞水平,ROS 影响 EH 的发展涉及氧化还原敏感的信号通路、超氧阴离子和 H$_2$O$_2$ 作为第二信使。ROS 刺激丝裂原活化蛋白激酶(MAPK)、酪氨酸激酶、Rho 激酶和转录因子(AP-1 和 HIF-1),使蛋白酪氨酸磷酸酶(protein tyrosine phosphatase,PTP)失活,增加细胞内游离 Ca^{2+}浓度以及促炎症基因的表达和激活[24, 25]。在血管水平,这些细胞内信号的改变导致血管内皮细胞功能障碍,血管内皮细胞舒张性降低,增加血管收缩和血管重构,引起外周血管阻力增加和血压升高[26, 27]。在下丘脑和室周器官,由 NADPH 氧化酶产生 ROS,部分通过交感神经流出,这涉及 EH 的中央控制[28]。在肾脏中,氧化还原敏感途径的活化与肾小球损害、蛋白尿、水钠潴留及肾单位的损害相关,这些在 EH 的发生发展过程中都很重要[29, 30]。

EH 的病理生理过程是复杂和多因素的,大量实验也提示 EH 同时伴随着 ROS 的增加,并来源于血管各层。在 EH、肾血管性高血压和恶性高血压患者中都提示氧化应激和血压升高有密切的关系。但是,氧化应激到底是否为促使 EH 发展的原因,以及是否影响了血压的升高和血管的重构始终存在争议。从临床观察的结果发现抗高血压药物在降低血压的同时也降低了血管氧化应激,而且在动物模型中也观察到通过服用抗氧化药物或者去除产生 ROS 的酶谱也能降低血压。氧化应激能直接改变血管内皮细胞功能和血管紧张度,如通过蛋白和核酸的氧化修饰。氧化应激影响血管紧张度的一个很重要的机制是 NO 的生物利用度和信号的降低,导致血管内皮细胞损伤,并且 ROS 的增加会促进血管内皮细胞增殖和迁移、炎症反应和细胞凋亡,甚至细胞外基质的改变。这些都是促进 EH 的重要因素。超氧化物阴离子可以直接影响 NO,因此可以激活 NO/超氧化物阴离子反应而产生 ONOO$^-$,这种超氧化物可以解开内皮源性一氧化氮合酶,导致生成 NO 的生物酶变成了生成 ROS 的生物酶,因此加速了动脉硬化过程,升高的 ROS 通过可溶性鸟苷酸环化酶和环鸟苷酸依赖激酶发挥重

要的作用。

三、血管内皮细胞微颗粒与高血压

1990 年 Hamilton 等在体外应用补体复合物刺激人脐静脉内皮细胞诱导血管内皮细胞来源的亚微米级微颗粒生成释放，从而首次提出血管内皮细胞微颗粒（endothelial microparticle，EMP）的概念[31]。EMP 来源于被激活和凋亡后损伤的血管内皮细胞，直径 0.1~4μm，由脂质双分子层和内容物组成，包含蛋白质、核酸等物质。这种微粒携带大量的血管内皮细胞表面蛋白和生物信息，通过表面受体或配体与其他细胞结合，从而引起靶细胞的生物学或者表观遗传学改变，释放后通过旁分泌或自分泌作用引起血管内皮细胞功能紊乱。之后证实在多种存在血管内皮细胞激活或高凝状态的疾病（如 EH、糖尿病、冠心病等）过程中 EMP 水平升高。

近年来，研究认为 EMP 不仅是血管内皮细胞损伤的标志物之一，也作为直接介质诱导并加重血管内皮细胞损伤，表现为损害内皮依赖的血管舒张功能，降低毛细血管新生能力、促进凝血等，使机体陷入血管内皮细胞损伤—EMP 生成释放—血管内皮细胞损伤加重的恶性循环。EMP 主要通过 3 种方式损伤血管内皮细胞功能：①抑制 NO 的生物利用度，一方面，EMP 通过降低血管内皮细胞 NOS 的活性，使具有舒血管作用的 NO 合成减少；另一方面，EMP 通过激活烟酰胺腺嘌呤二核苷酸磷酸盐氧化酶使具有损害作用的 ROS 产物合成增多，加速 NO 的降解[32]。②促进炎症反应的发生，EMP 与血管内皮细胞的相互作用可上调靶细胞的 ICAM mRNA 和可溶性 ICAM 分子的表达，从而促进炎症反应，而这种促炎效应受刺激 EMP 产生的 C 反应蛋白、TNF-α 等炎症因子的影响[33]。③促进凝血级联反应，EMP 表达磷脂酰丝氨酸和组织因子两大促凝物质，磷脂酰丝氨酸表面有Ⅸa、Ⅷ、Ⅴa、Ⅱa等多个凝血因子结合位点。组织因子是体内外源性凝血途径的启动因子，磷脂酰丝氨酸和组织因子共同参与促凝血反应并形成凝血瀑布，导致动脉血栓形成[34, 35]。有文献表明，外周血中 EMP 水平与许多严重心血管疾病的诊断和预后相关[36, 37]。近年研究也发现在 EH 的患者中，外周循环的 EMP 数量水平明显高于健康人[37]；相对于其他血管内皮细胞标志物来说，EMP 是血管内皮细胞损伤的最直接的产物，这也确立了 EMP 作为血管内皮细胞损伤标志的地位；研究者还发现大量的 EMP 释放会导致持续性的血管损伤[38]。这些都说明 EMP 与血管内皮细胞损伤密切相关，可能是造成 EH 的原因之一[39]。

四、血管内皮祖细胞与高血压

1997 年 Asahara 首次提出了血管内皮细胞损伤修复的新机制：在人外周循环中存在一种骨髓源性血管内皮细胞的前体细胞——血管内皮祖细胞（endothelial progenitor cell，EPC）。EPC 能移动并黏附于损伤血管内壁并定向分化为成熟血管内皮细胞，实现血管再内皮化，是一种有效的生理性修复血管内皮细胞损伤的整体调控手段[40, 41]。在血管内皮细胞损伤后，EPC 能归巢至损伤血管内皮细胞局部，加快损伤血管再内皮化，抑制病理性新生内膜形成，在血管内皮细胞损伤修复中起着重要作用。在多种血管疾病危险因素存在和动脉粥样硬化性血管疾病发生时，循环 EPC 存在的数量和功能下降，而增加循环 EPC 的数量和改善其功能，能加快损伤血管再内皮化，防止血管平滑肌细胞增生和移行，抑制病理性新生内膜形成和血管重构，在血管修复和延缓动脉粥样硬化等方面具有重要意义。

EH 状态下，EPC 的数量和功能受到明显的损害，而受损程度与 EH 血管损伤的严重性呈正相关，提示机体内源性修复功能的下降可能参与了 EH 的发生。研究也表明，EH 时 EPC 端粒酶的缩短有可能是 EPC 数量下调的原因之一，但其机制仍待进一步研究[42]。增加循环 EPC 的数量和增强其功能有利于改善血管内皮细胞功能，预防远期心血管事件的发生。目前已证实血流切应力，多种细胞因子如粒细胞巨噬细胞集落刺激因子（granulocyte-macrophage colony stimulating factor，GM-CSF）、血管内皮生长因子（vascular endothelial growth factor，VEGF）、促红细胞生成素（erythropoietin，EPO）、基质细胞衍生因子 1（stromal cell-derived factor-1，SDF-1）、NO 可上调循环中的 EPC[43]，其中基质细胞趋化因子 SDF-1 对 EPC 动员和归巢起关键作用，VEGF 及 NO 等均可通过 SDF-1 途径增加 EPC 修复血管的能力[44]。NO 被证实在 EPC 的动员、迁移、增殖等过程中发挥重要作用，在 EH 患者 NO 与 EPC 同时下调，增加一氧化氮的分泌有助 EPC 功能和数量的恢复。近来研究表明，氧化应激作用致 EPC 凋亡也参与了 EH 时 EPC 数量和功能的下调。Levy 等观察到 ACEI 培哚普利具有上调体内 EPC 数量和功能的作用。所以，EPC 的数量和功能下降可能是 EH 患者血管内皮细胞功能损伤的重要细胞生物学机制。

第三节　高血压患者血管内皮细胞功能评估与保护

一、高血压患者血管内皮细胞功能评估

众所周知，血管内皮细胞损伤是心血管疾病发生的始动环节，表现为血管内皮细胞结构和功能改变，血管顺应性减退、弹性降低，到后期可以导致心脑肾等重要器官损害。检测血管内皮细胞功能比单纯血压评估更能反映心血管疾病的风险水平。因此，在 EH 的防治过程中，不能只关注基本的血压参数，更要重视其背后的血管风险，早期发现、早期干预血管内皮细胞损害，从而最大程度地降低心血管疾病风险。

概括来讲，现今已应用到临床的评价血管内皮细胞功能的方法可分为两大类：一类为有创检测方法；另一类为无创检测方法。有创检测方法包括冠状动脉造影和血管内超声检查（intravenous ultrasound，IVUS）等。这种方法的缺点是有创，且设备要求复杂，不适合广泛的临床应用。无创方法有血管超声检测肱动脉血流介导的血管舒张功能（flow-mediated dilation，FMD）、颈动脉内膜中层厚度（CIMT）、臂踝脉搏波传导速度（baPWV）、踝臂指数（ABI），以及 EMP、EPC 等新的生物学标志物。

（一）有创检测方法

1. 冠状动脉造影　冠状动脉造影是通过冠状动脉内注射不同浓度的乙酰胆碱、血清素、P 物质等，比较注射前后血管直径、流量的变化。其机制：正常血管平滑肌对乙酰胆碱的反应是血管舒张，但依赖于正常血管内皮细胞分泌 NO，当血管内皮细胞功能障碍时，NO 分泌减少或缺乏，乙酰胆碱对血管平滑肌的舒张减弱，局部血管收缩。在乙酰

胆碱作用下血管呈收缩状态是血管内皮细胞功能减退的最早期表现。该技术曾被视为冠状动脉内皮细胞功能检测的金标准，但此为有创操作，不宜重复检测，故不适合疾病早期阶段的诊断及研究。

2. IVUS　IVUS 是近年发展起来的一项新技术，采用超声同心导管相结合的方法，将高频超声探头置于心导管顶端进入冠状动脉内，可清楚地观察管腔的形态学改变，精确测量用药前后管腔横截面积的变化，是目前诊断冠心病新的金标准。近年临床实践表明，IVUS 评价冠状动脉血管内皮功能准确可靠，但其导管不能重复使用，设备昂贵，操作技术性强，并且是有创性检查，因而其临床应用受到限制。

（二）无创检测方法

1. 动脉弹性检测　动脉弹性又称顺应性，主要反映动脉舒张功能的状态，它取决于动脉腔径的大小和血管壁僵硬度。动脉弹性下降是 EH 患者血管的特征性改变，而血管内皮细胞功能受损导致动脉壁结构和舒缩功能的变化是引起动脉弹性下降的主要原因。因此，动脉弹性检测可作为反映 EH 患者血管内皮细胞功能的重要指标。

2. 超声测量肱动脉 FMD　Celermajer[45]等于 1992 年首次描述了应用高分辨率超声观测血管内皮细胞功能的方法，即通过测量肱动脉 FMD 来评价血管内皮细胞功能，其机制为阻断患者被测动脉血管的近端或远端血流 5min，放气后由于阻力血管舒张，引起血流迅速增加（反应性充血），从而刺激血管内皮细胞依赖性舒张，如果血管内皮细胞功能受损，反应性充血刺激血管内皮细胞释放的 NO 则减少，血管舒张减弱。测量血管内径的变化百分比可间接地评估血管内皮细胞功能，其正常值为 10%~20%。此方法有良好的精确度及可重复性，为早期监测血管内皮细胞功能提供了可能。

Jambrik 等应用动脉 FMD 法研究证实，冠状动脉内皮细胞功能与肱动脉内皮细胞功能存在明显的相关性，肱动脉舒张异常对冠状动脉内皮细胞功能障碍的阳性预测敏感度达 90%，故 FMD 评价可以取代冠状动脉内有创检测外周血管的内皮细胞功能。该方法可用于评估各种心血管事件发生的可能性，其操作简单易行、价格低廉，在临床上应用较广泛。

3. 脉搏波传导速度（PWV） PWV 是心脏泵出血时形成的动脉搏动波沿动脉血管壁由近心端向远心端的传导速度，是通过测量脉搏波的传导时间和两个记录部位的距离求得的，为两个记录波点位的距离（L）与脉搏波传导时间（T）的比值（L/T）。计算公式为 PWV（mm/s）$=L/T$。PWV 运用"当动脉硬化时由心脏输出的血液产生的波动（脉搏波）的传导速度会加快"这一原理，测量 2 次心跳之间的波动（脉搏波）传导速度，判断血管的弹性程度。动脉血管弹性越大，脉搏波传播速度越小。

超声多普勒测量 cfPWV 是反映大动脉弹性功能的经典方法，目前国际上也应用全自动动脉检测仪通过测量肱动脉和胫后动脉之间的 baPWV 反映动脉弹性，该方法具有检测速度快、无创伤、准确灵敏、操作便捷、不受操作者影响、重复性好等特点。

一般健康成人 cfPWV＜900mm/s，baPWV＜1400mm/s。PWV 是主要反映动脉僵硬度、弹性和顺应性的指标，其数值越大，动脉的扩张性越差，僵硬度越高，弹性就越差。研究证实，PWV 是预测心血管疾病死亡和全因死亡的超越传统危险因素的独立预测因子。

4. EMP、EPC——反映内皮损伤的新生物学标志物 在血管整体功能改变之前已经存在血管内皮细胞结构和功能的生物学改变——EMP 水平升高以及 EPC 数量和功能的下降，这种生物学改变能反映更早期的血管内皮细胞损伤。以往的血管损伤评价指标如传统的动脉粥样硬化危险因素分层以及上文提到的早期血管功能结构检测方法，都侧重于反映动脉粥样硬化进展的某一阶段、某一程度，是动脉粥样硬化进展的结果，是对动脉粥样硬化进展程度的反映。而对血管内皮细胞损伤这一动脉粥样硬化的起源和始动环节缺乏及时的检测及研究。EMP 和 EPC 作为一对反映血管内皮细胞损伤/修复的标志物，二者数量和功能的改变更可以反映早期血管内皮细胞损伤修复失衡，较全面地描述血管内皮细胞工作状态,是研究 EH 血管损伤的新指标。

5. 血管内皮细胞活性物质测定 血管内皮细胞可合成和分泌多种生物活性物质，通过实验室检测其含量或代谢产物的含量可以间接评价血管内皮细胞功能，如 ET-1、NO、PG、血管性血友病因子、黏附因子、E 选择素、P 选择素、tPA、纤溶酶原激活物抑制因子等。但是上述生物活性物质的测定难以区分是血管内皮细胞受刺激引起还是血管内皮细胞功能受损引起，故血管内皮细胞活性物质测定要结合患者临床资料进行分析才能准确评价，否则在临床上的应用会受到局限。

二、降压治疗与血管内皮细胞保护

随着对 EH 认识和了解的不断深入,EH 治疗理念也得到了新的发展和改善。传统的 EH 治疗强调将血压尽量降低，但是最近的研究则表明，当血压降到一定水平时，心血管事件不会进一步降低，反而有所回升。EH 的治疗理念已经由单纯的降压逐步向血压达标、多种心血管疾病危险因素的控制，以及重视保护血管内皮细胞的目标转变。因此，新时期下的 EH 防治策略，应以降压治疗为基础，优化 EH 治疗，深化降压达标的内涵，以降压达标为根本，以强化血管获益为关键，最大限度地减少心血管事件。

综上所述，血管内皮细胞具有活跃的内分泌和代谢功能，它是多种心血管疾病或危险因子作用的重要靶器官，其功能紊乱构成了许多心血管疾病的共同病理基础。EH 可以导致并加重血管内皮细胞功能障碍，而血管内皮细胞功能障碍又进一步促进 EH 的发生和发展，二者构成恶性循环，因而早期而又准确地评价血管内皮细胞功能障碍及其严重程度对于疾病的诊断、治疗、预后具有重要价值。虽然目前已有多种评价血管内皮细胞功能的方法，但由于各种方法均有其局限性，因此，如何更好地检测、保护血管内皮细胞功能，将成为当前高血压和心血管疾病领域的重要研究方向。

（余冰波　陶　军）

参 考 文 献

[1] Schiffrin EL, Deng LY, Larochelle P. Effects of a beta-blocker or a converting enzyme inhibitor on resistance arteries in essential hypertension[J]. Hypertension, 1994, 23（1）: 83-91.

[2] Giles TD, Materson BJ, Cohn JN, et al. Definition and classification of hypertension: An update[J]. J Clin Hypertens, 2009, 11（11）: 611-614.

[3] 《中国高血压防治指南》修订委员会. 中国高血压防治指南: 2005 年修订版[M]. 北京: 人民卫生出版社, 2006.

[4] Arribas SM, Hinek A, González MC. Elastic fibres and vascular structure in hypertension[J]. Pharmacol Ther, 2006, 111 (3): 771-791.

[5] Luscher TF, Barton M. Biology of the endothelium[J]. Clin Cardiol, 1997, 20: 3-10.

[6] Thorin E, Webb DJ. Endothelium-derived endothelin-1[J]. Pflugers Arch, 2009, 459 (6): 951-958.

[7] Wong WT, Tian XY, Huang Y. Endothelial dysfunction in diabetes and hypertension: Cross talk in RAS, BMP4, and ROS-dependent COX-2-derived prostanoids[J]. J Cardiovasc Pharmacol, 2013, 61 (3): 204-214.

[8] Kotani K, Tsuzaki K, Taniguchi N, et al. Correlation between reactive oxygen metabolites & atherosclerotic risk factors in patients with type 2 diabetes mellitus[J]. Indian J Med Res, 2013, 137 (4): 742-748.

[9] Hsiai TK. Mechanosignal transduction coupling between endothelial and smooth muscle cells: Role of hemodynamic forces[J]. Am J Physiol Cell Physiol, 2008, 294 (3): C659-C661.

[10] Tzima E, Irani-Tehrani M, Kiosses WB, et al. A mechanosensory complex that mediates the endothelial cell response to fluid shear stress[J]. Nature, 2005, 437 (7057): 426-431.

[11] Chatzizisis YS, Coskun AU, Jonas M, et al. Role of endothelial shear stress in the natural history of coronary atherosclerosis and vascular remodeling: Molecular, cellular, and vascular behavior[J]. J Am Coll Cardiol, 2007, 49 (25): 2379-2393.

[12] Tarbell JM, Shi ZD, Dunn J, et al. Fluid mechanics, arterial disease, and gene expression[J]. Annu Rev Fluid Mech, 2014, 46: 591-614.

[13] Cheng C, Tempel D, van Haperen R, et al. Atherosclerotic lesion size and vulnerability are determined by patterns of fluid shear stress[J]. Circulation, 2006, 113 (23): 2744-2753.

[14] Kwak BR, Back M, Bochaton-Piallat ML, et al. Biomechanical factors in atherosclerosis: Mechanisms and clinical implications[J]. Eur Heart J, 2014, 35 (43): 3013-20, 3020a.

[15] Malek AM, Alper SL, Izumo S. Hemodynamic shear stress and its role in atherosclerosis[J]. JAMA, 1999, 282 (21): 2035-2042.

[16] Hackam DG, Khan NA, Hemmelgarn BR, et al. The 2010 Canadian Hypertension Education Program recommendations for the management of hypertension: Part 2-therapy[J]. Can J Cardiol, 2010, 26 (5): 249-258.

[17] Davignon J, Ganz P. Role of endothelial dysfunction in atherosclerosis[J]. Circulation, 2004, 109 (23 Suppl 1): Ⅲ27-32.

[18] Wong WT, Wong SL, Tian XY, et al. Endothelial dysfunction: The common consequence in diabetes and hypertension[J]. J Cardiovasc Pharmacol, 2010, 55 (4): 300-307.

[19] Taddei S, Virdis A, Ghiadoni L, et al. Vitamin C improves endothelium-dependent vasodilation by restoring nitric oxide activity in essential hypertension[J]. Circulation, 1998, 97 (22): 2222-2229.

[20] Iglarz M, Schiffrin EL. Role of endothelin-1 in hypertension[J]. Curr Hypertens Rep, 2003, 5 (2): 144-148.

[21] Intengan HD, Thibault G, Li JS, et al. Resistance artery mechanics, structure, and extracellular components in spontaneously hypertensive rats: Effects of angiotensin receptor antagonism and converting enzyme inhibition[J]. Circulation, 1999, 100 (22): 2267-2275.

[22] Lassegue B, Griendling KK. NADPH oxidases: Functions and pathologies in the vasculature[J]. Arterioscler Thromb Vasc Biol, 2010, 30 (4): 653-661.

[23] Chen AF, Chen DD, Daiber A, et al. Free radical biology of the cardiovascular system[J]. Clin Sci (Lond), 2012, 123 (2): 73-91.

[24] Al GI, Khoo NK, Knaus UG, et al. Oxidases and peroxidases in cardiovascular and lung disease: New concepts in reactive oxygen species signaling[J]. Free Radic Biol Med, 2011, 51 (7): 1271-1288.

[25] Zinkevich NS, Gutterman DD. ROS-induced ROS release in vascular biology: Redox-redox signaling[J]. Am J Physiol Heart Circ Physiol, 2011, 301 (3): H647-H653.

[26] Touyz RM, Briones AM. Reactive oxygen species and vascular biology: Implications in human hypertension[J]. Hypertens Res, 2011, 34 (1): 5-14.

[27] Montezano AC, Touyz RM. Molecular mechanisms of hypertension—reactive oxygen species and antioxidants: A basic science update for the clinician[J]. Can J Cardiol, 2012, 28 (3): 288-295.

[28] Purushothaman S, Renuka NR, Harikrishnan VS, et al. Temporal relation of cardiac hypertrophy, oxidative stress, and fatty acid metabolism in spontaneously hypertensive rat[J]. Mol Cell Biochem, 2011, 351 (1-2): 59-64.

[29] Wilcox CS. Oxidative stress and nitric oxide deficiency in the kidney: A critical link to hypertension?[J]. Am J Physiol Regul Integr Comp Physiol, 2005, 289 (4): R913-935.

[30] Popolo A, Autore G, Pinto A, et al. Oxidative stress in patients with cardiovascular disease and chronic renal failure[J]. Free Radic Res, 2013, 47 (5): 346-356.

[31] Hamilton KK，Hattori R，Esmon CT，et al. Complement proteins C5b-9 induce vesiculation of the endothelial plasma membrane and expose catalytic surface for assembly of the prothrombinase enzyme complex[J]. J Biol Chem，1990，265（7）：3809-3814.

[32] Wang JM，Wang Y，Huang JY，et al. C-reactive protein-induced endothelial microparticle generation in HUVEs is related to BH4-dependent NO formation[J]. J Vasc Res，2007，44（3）：241-248.

[33] Horstman LL，Jy W，Jimenez JJ，et al. Endothelial microparticles as markers of endothelial dysfunction[J]. Front Biosci，2004，9（5-1）：1118-1135.

[34] Berckmans RJ，Nieuwland R，Boing AN，et al. Cell-derived microparticles circulate in healthy humans and support low grade thrombin generation[J]. Thromb Haemost，2001，85（4）：639-646.

[35] Abid HM，Boing AN，Biro E，et al. Phospholipid composition of in vitro endothelial microparticles and their in vivo thrombogenic properties[J]. Thromb Res，2008，121（6）：865-871.

[36] Boulanger CM，Amabile N，Tedgui A. Circulating micro-particles：a potential prognostic marker for atherosclerotic vascular disease[J]. Hypertension，2006，48（2）：180-186.

[37] Morel O，Toti F，Hugel B，et al. Procoagulant micro-particles：disrupting the vascular homeostasis equation?[J]. Arterioscler Thromb Vasc Biol，2006，26（12）：2594-2604.

[38] Preston RA，Jy W，Jimenez JJ，et al. Effects of severe hypertension on endothelial and platelet microparticles[J]. Hypertension，2003，41（2）：211-217.

[39] Heiss C，Amabile N，Lee AC，et al. Brief secondhand smoke exposure depresses endothelial progenitor cells activity and endothelial function：sustained vascular injury and blunted nitric oxide production[J]. J Am Coll Cardiol，2008，51（18）：1760-1771.

[40] 胡帅帅，仉红刚. 高血压内皮微粒产生的机制和病理生理学作用[J]. 中国病理生理学杂志，2013，29（8）：1525-1529.

[41] Asahara T，Murohara T，Sullivan A，et al. Isolation of putative progenitor endothelial cells for angiogenesis[J]. Science，1997，275（5302）：964-967.

[42] Rehman J，Li J，Orschell CM，et al. Peripheral blood "endothelial progenitor cells" are derived from monocyte/macrophages and secrete angiogenic growth factors[J]. Circulation，2003，107（8）：1164-1169.

[43] Delva P，Degan M，Vallerio P，et al. Endothelial progenitor cells in patients with essential hypertension[J]. J Hypertens，2007，25（1）：127-132.

[44] Urbich C，Dimmeler S. Endothelial progenitor cells：characterization and role in vascular biology[J]. Circ Res，2004，95（4）：343-353.

[45] Celermajer DS，Sorensen KE，Gooch VM，et al. Non-invasive detection of endothelial dysfunction in children and adults at risk of atherosclerosis[J]. Lancet，1992，340（8828）：1111-1115.

第15章

一氧化氮与高血压

早在 20 世纪 80 年代中期，一氧化氮（nitric oxide，NO）作为气体信号分子，开始引起研究者的关注。NO 是生命代谢过程中的终末代谢产物，其分子结构简单，但却具有可以连续产生、迅速传播、快速弥散并产生广泛生物学效应等特点。研究人员首次认识到 NO 以不依赖于受体转导的细胞内外信号转导方式发挥作用。NO 的发现更新了科学界对经典知识的认识，从而产生了气体信号分子的研究新领域。人们认识到，不仅蛋白质、核酸等大分子在机体调节中发挥广泛的调节作用，既往认为是"代谢废物"的小分子 NO 也参与了机体内环境的稳态调节，具有重要的生物学活性。NO 作用的分子机制及血管效应的研究极大地推动了科学界对于血管生理调节和血管损伤性疾病发病机制的认识及研究的进展[1]。

第一节　一氧化氮的基本特征

被《科学》（*Science*）杂志誉为"明星分子"的 NO 的发现开创了生命科学与医学的新的研究领域——"气体信号分子"领域。目前较为公认的气体信号分子的基本特征包括以下五方面：①均为气体小分子。②可以自由通过细胞膜，并能以膜受体非依赖的方式发挥生物学效应。③以可调控的酶促反应内源性生成。④在生理状态下具有特定的调节作用。⑤具有明确的细胞及分子靶点，其生物学效应可由细胞内第二信使介导，也可不经由细胞内第二信使直接发挥作用[2]。下文将重点介绍气体信号分子 NO 的生物学特征及生成与代谢过程。

1998 年，因对内源性 NO 在心血管系统中作用的杰出研究贡献，三位科学家 Robert F. Furchgott、Louis J. Ignarro 和 Ferid Murad 获得了诺贝尔生理学或医学奖。在气体信号分子这一新领域，NO 是第一种体内气体信号分子。NO 易溶于水和脂肪，可以透过细胞膜，在细胞内外自由弥散。作为一种特殊的小自由基分子，NO 产生后即可在形成部位快速弥散，发挥作用。NO 拥有一个不成对的自由电子，因而化学性质相当活泼、极不稳定，其半衰期仅数秒。在富氧的生理溶液中，NO 可以迅速氧化生成硝酸盐和亚硝酸盐。NO 进入血液后，血液中的血红蛋白可以通过与 NO 快速结合生成亚硝基血红蛋白的方式使其失去活性，从而阻止其在体内的作用。NO 以 S-亚硝基硫醇的形式在生物体内储存和释放。NO 在人体内经过代谢主要生成硝酸盐，代谢产物由肾脏排出[2, 3]。

L-精氨酸（L-Arg）为内源性 NO 的生成前体物质，它和氧分子（O_2）相互作用，接受由辅助因子还原型烟酰胺腺嘌呤二核苷酸磷酸（NADPH）提供的电子，经过一氧化氮合酶（nitric oxide synthase，NOS）的催化作用，生成 L-瓜氨酸和 NO。合成 NO 的物质除了 L-Arg，还包括含精氨酸的小分子多肽[3]。在 NO 合成过程中，NOS 是重要的限速酶，NO 的生成受到 NOS 基因表达及其活性的影响。目前已确定三种 NOS 亚型：①NOS I（～160kDa）：为结构型 NOS（constructive NOS，cNOS），因主要存在于中枢和外周的神经元内，又被称为神经元型 NOS（neuronal NOS，nNOS）。②NOS II（～130kDa）：又称为诱导型 NOS（inducible NOS，iNOS），因可在炎症细胞为主的多种细胞内诱导产生而得名。各种致炎因子的刺激可诱导 NO 大量快速生成。③NOS III（～133kDa）：由于内皮细胞是其主要场所，又被称为内皮型 NOS（endothelial NOS，eNOS），也属于结构型 NOS。eNOS 和 nNOS 的活性受到 Ca^{2+}/钙调蛋白的调控，而 iNOS 的活性则不依赖于细胞内的 Ca^{2+} 浓度[3]。

血管内皮细胞和炎症细胞是内源性 NO 的形成部位，此外研究还发现血管平滑肌细胞中也存有完整的 L-Arg/NOS/NO 通路。激光共聚焦可以检测到血管平滑肌细胞中三种 NOS 和精氨酸酶及 sGC 共定位表达，以及血管平滑肌细胞经胞膜阳离子氨基酸转运体（CAT）摄取 L-Arg。上述科学发现使内源性 NO 的血管调节意义得到了进一步的推进与深化[1]。内源性 NO 的生成受到一定的调节机制的调控。例如，L-Arg 同构物可以通过与 L-Arg 竞争性结合 NOS 催化位点从而抑制内源性 NO 的形成。然而近期研究表明，长期低剂量应用 L-NAME（eNOS 抑制剂）可反馈性地促进 NO 的生成。调节内源性 NO 生成的另一调节机制为向细胞内转运 L-Arg。此外，在生理状态下，NO 可通过对 NOS 活性的反馈性抑制而调节内源性 NO 的生成，该调节过程起效迅速，可在 NOS 合成第 3 个 NO 分子前即达到反应平衡，从而维持 NO 生理浓度的稳定[1,3]。

第二节　一氧化氮与血管调节

自开创了"气体信号分子"这一新的研究领域以来，科学界对气体信号分子 NO、CO 及 H_2S 的实验研究逐渐深入。有研究最早发现了内源性 H_2S 的病理生理学意义[4]，还发现机体心血管系统存在内源性 SO_2 的生成体系，揭示了内源性 SO_2 的血管生理学意义及病理生理学调节意义，提出内源性 SO_2 是继 NO、CO 和 H_2S 之后心血管调节的新的气体信号分子[5]。诸多研究逐渐展示了气体信号分子

广泛参与机体的生理及病理调节，涉及心血管、呼吸、免疫、神经、消化等各大系统。以下将详述气体信号分子 NO 参与血管调节的作用机制及意义，包括对血管结构及舒缩功能的调节。

NO 可参与血管舒缩功能的调节。平滑肌细胞胞质 sGC 在血管内皮细胞及平滑肌细胞来源的 NO 的作用下，升高 cGMP 的水平，cGMP 依赖性蛋白激酶（cGMP-dependent protein kinase，PKG）因而被激活，血管平滑肌内的 Ca^{2+} 浓度下降并产生血管舒张效应[6]。NO 明显降低细胞内 Ca^{2+} 浓度的具体生理机制如下：①细胞外钙离子的内流减少：a. 电压依赖性及受体依赖性钙通道的开放减少，从而减少 Ca^{2+} 的内流；b. 细胞膜的钾通道受到激活，K^+ 外流增加，使细胞超极化，降低了电压依赖性钙通道的开放，从而使 Ca^{2+} 的内流减少；c. Ca^{2+}-ATP 酶活性的增加使 Ca^{2+} 外流增加；d. 直接作用于 Na^+/Ca^{2+} 交换，使 Ca^{2+} 外流增加。②通过内质网降低细胞内 Ca^{2+} 浓度：a. 激活内质网的 Ca^{2+}-ATP 酶活性，增加内质网结合的 Ca^{2+} 水平，降低细胞内 Ca^{2+}；b. 减少 IP_3 敏感性钙释放通道的开放，减少 Ca^{2+} 的释放；c. 激活肌凝蛋白轻链磷酸酶的活性，使肌凝蛋白轻链去磷酸化受到抑制。细胞内 Ca^{2+} 水平的降低可激活肌凝蛋白轻链磷酸酶，从而减弱肌凝蛋白轻链去磷酸化作用，进而产生舒张血管效应[1,3,7]。此外，近期有研究显示，NO 可通过氧敏感性调控，促进 sGC 和 PKG 的二聚体化，从而激活 sGC 和 PKG。除 sGC/cGMP/PKG 依赖性途径以外，NO 亦可直接作用于离子通道（如 BK_{Ca} 通道和 K_{ATP} 通道等），发挥扩张血管效应[1,8]。

除了参与调节血管舒张，内源性 NO 还参与血管结构的调节。在生理状态下，NO 对维持血管的正常结构有重要意义，其中一种经典的高血压动物模型即是通过施加 NOS 抑制剂、阻断内源性 NO 的生成而建立的模型。NO 可以抑制血管平滑肌细胞增殖，调节血管平滑肌细胞的凋亡，并发挥血管内皮细胞保护效应[3,7]。

NO 抑制细胞增殖的调节机制：NO 通过 sGC/cGMP 依赖途径发挥 G_1 晚期阻滞效应，通过非 sGC/cGMP 依赖途径发挥 S 期阻滞效应，以上两种途径使 NO 得以影响血管平滑肌细胞周期。其中，NO 的 S 期阻滞受到磷酸还原酶抑制剂介导。NO 直接作用于胞膜钾通道[如钙激活的钾通道（K_{Ca} 通道）以及

电压依赖型钾通道（K_V 通道）]，使血管平滑肌细胞的增殖受到抑制。但 NO 对 ATP 敏感的钾通道（K_{ATP} 通道）无明显效应。NO 抑制血管平滑肌细胞增殖的作用涉及 ERK/MAPK 和 p21 信号转导途径[9]。另有研究显示，NO 可以双向调节细胞增殖——低浓度发挥促进增殖作用，而高浓度时则抑制增殖：在胎鼠肺动脉平滑肌细胞的研究中，$10^{-5}\sim10^{-4}$mol/L 的 SNP 可以显著促进细胞 DNA 合成和细胞增殖，而 $10^{-3}\sim10^{-2}$mol/L 的 SNP 则明显抑制 DNA 合成和细胞增殖[10]。

除了与细胞增殖有关，NO 还参与细胞凋亡的调节。NO 具有促凋亡及抗凋亡的双重效应，其效应的不同与细胞的类型、细胞内外的氧化还原环境、局部 NO 的浓度及 NO 的生成速度有关。在生理浓度或低浓度条件下，NO 发挥抗凋亡的作用，调节机制涉及与 caspase 酶活性中心的蛋白质巯基作用而抑制其激活，促进 MAPK 磷酸酶（MKP-2）激活，抑制 ERK 磷酸化，促进 bcl-2 表达，并抑制细胞色素 c 转位。而另一方面，当 iNOS 受到激活产生大量 NO 时，NO 则发挥促进细胞凋亡的作用。促凋亡的效应是通过上调 p53 基因、激活 sGC/cGMP 信号转导途径或 p38/MAPK 和 JNK/SAPK 信号途径而产生。在上述情况下，促凋亡基因 p21 和 bax 的表达增加，而抗凋亡基因 bcl-2 的表达受到抑制，这一过程促进细胞色素 c 由线粒体向细胞质转位并激活 caspase，从而诱导凋亡[7]。此外，NO 亦可直接与线粒体膜作用，促进细胞色素 c 的转位[7]。

第三节　一氧化氮在高血压中的作用

血压是指血液在血管内向前流动时，对血管壁造成的侧压力。在体内不同部位的血管，其压力各不相同。随着血液在血管中的运输，血管分支，压力的传导会降低。因此，主动脉血压高于其他各级动脉，高于毛细血管及静脉压。通常意义的血压指体循环的动脉血压。血压的高低可直接影响全身各组织器官的血液供给。如血压过低，可造成组织器官供血不足，相反，血压过高，会增加心脏负担，持续一定时间后，可造成心力衰竭，同时导致血管弹性下降。血压是心脏和血管功能的体现，动脉血压的形成主要是心室射血和外周阻力相互作用的结果。心室射血对血压的影响取决于心排血量：如心排血量增大，则收缩压增大；如外周阻力增大，则收缩/舒张压增大。血压是由神经和体液共同调节的[11]。

高血压是一种慢性全身多系统受累的疾病，高血压靶器官损害是指在高血压持续过程中出现的心脑肾等器官的功能性和结构性改变。高血压可导致严重心血管疾病，如心肌梗死、脑出血、脑梗死及肾衰竭甚至猝死等。高血压初期全身细小动脉痉挛，如果此时不能有效控制血压，持续几年后可引起全身细小动脉硬化而使得血管壁僵硬、缺乏弹性，血管腔逐渐变狭窄，输送至组织的血流速度减慢，造成心脑肾等重要器官供血不足而不能正常工作，这种损害首先表现为组织结构异常，之后逐渐发展为失代偿致脏器功能衰竭。高血压患者靶器官（心、脑、肾、血管等）损害的识别，对评估患者心血管风险，早期积极治疗具有重要意义。从患者靶器官损害到最终发生心血管事件的整个疾病过程中，亚临床靶器官损害是极其重要的中间环节[11]。

研究发现氧化应激与高血压的发病机制有关[12]。NO 生物利用度降低是高血压发病的机制之一。体育锻炼可能是一个潜在的非药物治疗高血压疾病的手段，因为体育锻炼对抗氧化应激和维持血管内皮细胞功能有益。研究发现内皮功能障碍和 NO 水平减低与氧化应激及高血压密切相关。既往研究发现，有氧运动可显著降低血压和高血压患者的氧化应激，但剧烈的有氧运动也会损伤内皮细胞。体育锻炼，特别是有氧训练可以作为一种有效的干预措施，预防和治疗高血压与心血管疾病的氧化应激[12]。

Zhao 等[13]报道，NO 作为第一个发现的气体信号分子，它可以作用于血管平滑肌细胞及内皮细胞，从而参与调节血管张力。NO 主要通过作用于血管平滑肌细胞 sGC/cGMP 信号通路而调节血管张力。在血管壁上，NO 主要由 L-精氨酸通过 eNOS 作用产生，部分 NO 由非酶作用释放，如 S-亚硝基硫醇或硝酸盐/亚硝酸盐产生。NO 的产生和（或）生物利用度功能异常将会造成内皮功能障碍，与心血管疾病，如高血压和动脉粥样硬化的发病有关。

目前已公认内源性 NO 生成不足和（或）生物利用度不足是高血压及血管重塑的一个重要发病

机制。NO 直接调节动脉血压与器官组织血流量，基础状态下 NO 可由动脉血管内皮合成及释放，其基础分泌的重要刺激因素包括血液脉冲式流动及其对血管壁的剪切力；脉冲式流动和剪切力作用于内皮细胞的压力感受器，激活 eNOS，促进 NO 释放。NO 发挥舒张血管效应，调节血压、血流量和流速。当 NO 的基础分泌停止或不足时，血管收缩，导致血压升高。在高血压动物模型中，可检测到内源性 NO 体系的下调[8]。向大鼠腹腔注射 NOS 抑制剂左旋硝基精氨酸（L-NNA）、左旋精氨酸类似物或基因敲除 eNOS，均可诱导持续严重高血压的发生。原发性高血压患者的基础 NO 分泌降低，存在严重的内皮功能障碍。高血压患者在基础和病理因素刺激下，NO 的生物利用度不足，因而血压上升。予以 L-Arg 后内皮功能得到改善，升高的血压可下降[8]。

　　NO 不仅可直接参与高血压的发病过程，还可通过影响其他血管活性小分子的生成参与高血压的发生。NO 可下调内皮细胞和肾上腺血管紧张素 Ⅱ 受体 1 的表达，抑制内皮细胞 ACE 的合成，降低血管紧张素 Ⅱ 激活的转化生长因子 β 的活化[8]。NO 与 ET 相互拮抗：L-NNA 诱导高血压大鼠 ET-1 含量升高，主动脉对 ET-1 的收缩反应显著增高，对乙酰胆碱的舒张反应降低；若同时给予 ET-1 抗血清，则可明显降低 ET-1 水平，并使血压降至正常，主动脉对 ET-1 收缩反应降低，而对乙酰胆碱舒张反应增强。体内 NO 与 ET 比值的平衡可以明显影响血管张力的维持[14]。NO 可增加血管内源性 CO、H_2S 和 SO_2 的产生，促进 H_2S、SO_2 的舒血管效应。但 NO 可抑制 CO 的舒张血管效应，推测其意义可能在于当 NO 生成不足时，CO 可发挥后备代偿作用，从而代偿性舒张血管[15, 16]。

（孙　燕　杜军保）

参 考 文 献

[1] Vanhoutte PM, Zhao Y, Xu A, et al. Thirty years of saying no: Sources, fate, actions, and misfortunes of the endothelium-derived vasodilator mediator[J]. Circ Res, 2016, 119（2）: 375-396.

[2] Koshland DE Jr. The molecule of the year[J]. Science, 1992, 258（5090）: 1861.

[3] Forstermann U, Sessa WC. Nitric oxide synthases: Regulation and function[J]. Eur Heart J, 2012, 33（7）: 829-837, 837a-837d.

[4] Zhong G, Chen F, Cheng Y, et al. The role of hydrogen sulfide generation in the pathogenesis of hypertension in rats induced by inhibition of nitric oxide synthase[J]. J Hypertens, 2003, 21（10）: 1879-1885.

[5] Liu D, Jin H, Tang C, et al. Sulfur dioxide: A novel gaseous signal in the regulation of cardiovascular functions[J]. Mini Rev Med Chem, 2010, 10（11）: 1039-1045.

[6] Jiang B, Du L, Flynn R, et al. Overexpression of endothelial nitric oxide synthase improves endothelium-dependent vasodilation in arteries infused with helper-dependent adenovirus[J]. Hum Gene Ther, 2012, 23（11）: 1166-1175.

[7] Hirst DG, Robson T. Nitric oxide physiology and pathology[J]. Methods Mol Biol, 2011, 704: 1-13.

[8] Vanhoutte PM, Shimokawa H, Feletou M, et al. Endothelial dysfunction and vascular disease—a 30th anniversary update[J]. Acta Physiol（Oxf）, 2017, 219（1）: 22-96.

[9] Monica FZ, Bian K, Murad F. The endothelium-dependent nitric oxide-cGMP pathway[J]. Adv Pharmacol, 2016, 77: 1-27.

[10] Thomae KR, Nakayama DK, Billiar TR, et al. The effect of nitric oxide on fetal pulmonary artery smooth muscle growth[J]. J Surg Res, 1995, 59（3）: 337-343.

[11] Hall JE, Granger JP, do Carmo JM, et al. Hypertension: Physiology and pathophysiology[J]. Compr Physiol, 2012, 2（4）: 2393-2442.

[12] Korsager Larsen M, Matchkov VV. Hypertension and physical exercise: The role of oxidative stress[J]. Medicina（Kaunas）, 2016, 52（1）: 19-27.

[13] Zhao Y, Vanhoutte PM, Leung SW. Vascular nitric oxide: Beyond eNOS[J]. J Pharmacol Sci, 2015, 129（2）: 83-94.

[14] Rapoport RM. Nitric oxide inhibition of endothelin-1 release in the vasculature: In vivo relevance of in vitro findings[J]. Hypertension, 2014, 64（5）: 908-914.

[15] Holwerda KM, Karumanchi SA, Lely AT. Hydrogen sulfide: Role in vascular physiology and pathology[J]. Curr Opin Nephrol Hypertens, 2015, 24（2）: 170-176.

[16] Olas B. Gasomediators（·NO, CO, and H_2S）and their role in hemostasis and thrombosis[J]. Clin Chim Acta, 2015, 445: 115-121.

第16章
内源性类洋地黄物质与高血压

  血压的正常调节以及高血压的发生发展均与体液因素有关。研究发现，高血压患者血管平滑肌细胞内 Ca^{2+} 浓度明显较正常人升高，血小板、红细胞及白细胞内的 Ca^{2+} 浓度也明显增高，细胞外 Ca^{2+} 浓度却较低。因此，认为 Ca^{2+} 在高血压的发病机制中起着关键作用。循环血液中有一种改变 Na^+ 和 Ca^{2+} 离子代谢的物质，这种物质可能具有洋地黄样作用，能抑制细胞膜上 Na^+/K^+-ATP 酶的活性，使细胞内 Na^+ 浓度增高，促进 Na^+ 和 Ca^{2+} 交换的进行，从而使细胞内 Ca^{2+} 浓度增高。这种物质被称作内源性类洋地黄物质（ endogenous digitalis-like substance，EDLS）。数十年的研究显示 EDLS 在高血压的发病机制和发生发展中发挥了重要作用。

  Na^+/K^+-ATP 酶，即 ATP 磷酸水解酶，是镶嵌在细胞膜磷脂双分子层之间的一种普遍存在的大分子蛋白质，具有酶活性，又称为钠泵，其调节细胞主动排钠和蓄钾，由其产生的钠钾离子浓度梯度很大程度上决定了细胞膜静息电位，并参与维持细胞容积内稳态。Na^+/K^+-ATP 酶的酶蛋白由两个大亚基（α亚基）和两个小亚基（β亚基）组成，α亚基贯穿膜，β 亚基暴露在细胞外。每个功能单位含有一个磷酸化位点、一个强心甙结合位点、三个 Na^+ 和两个 K^+ 结合位点，其中强心甙结合位点位于膜外侧面。Na^+/K^+-ATP 酶的强心甙结合位点在 EDLS 参与高血压的发病中具有重要的作用。

第一节 内源性类洋地黄物质概述

一、内源性类洋地黄物质的发现

  在 EDLS 被发现前，多种强心甙已在被子植物中被发现，其中洋地黄糖甙类药物为 Na^+/K^+-ATP 酶的特异性抑制剂，这一类物质可与 Na^+/K^+-ATP 酶的强心甙结合位点结合，并抑制其活性，使 Na^+、K^+ 转运受到抑制，细胞内 Na^+ 浓度升高，K^+ 浓度降低，然后通过 Na^+-Ca^{2+} 交换而增加细胞内 Ca^{2+} 浓度，增加心肌细胞收缩力。就像内源性阿片类物质的发现过程一样，有学者认为，由于生物体内存在这种特异性洋地黄受体，所以有理由推测这种洋地黄受体同时有内源性配体的存在。这种内源性配体应具有调控细胞膜离子流、持续性调节膜静息电位和细胞容积的作用，并且不仅仅局限于中枢神经系统。

1978 年 Flier[1]从蟾蜍皮肤检测到含有类哇巴因的活性物质，并认为这种物质意味着内源性的离子转运调节。1979 年，他又发现澳洲蟾蜍的血浆中具有内源性的类洋地黄作用的成分[2]。同年，Fishmen[3]在豚鼠的脑组织中提取到了类洋地黄物质，它能竞争性抑制[3H]-哇巴因与人红细胞膜 Na^+/K^+-ATP 酶的结合，Fishmen 将之称为内洋地黄素（endigen）；Haupert 等[4]也从牛科下丘脑中分离出一种具有抑制离子转运作用的低分子量非肽类因子，其能够抑制两栖类动物细胞膜 Na^+ 转运，抑制哇巴因与青蛙膀胱结合，并直接抑制其肾脏 Na^+/K^+-ATP 酶活性。Lichtstein 等[5]从大鼠脑中提取到了"类哇巴因"物质。De Pover 等[6]及 Godfraind 等[7]在豚鼠、牛和大鼠的心脏中也提取到内源性洋地黄样物质，并命名为心洋地黄素（cardiodigin）[8]。Gruber 等[9]根据内源性洋地黄样物质能与地高辛抗体结合的特点，用地高辛放射免疫法在扩血容量后犬的血浆中检测到内地高辛素（endoxin）[8]。此后，通过此种方法，内地高辛素在大鼠多种组织（肾上腺、脑、心、肾、肝、肺和骨骼肌等）以及人血液和尿液中被检测到[8]。1985 年，Kelly 等[10]在人脱盐脱蛋白血浆中发现存在三种片段，这些片段类似洋地黄糖苷，因为它们具有以下特点：低分子量；能抵抗酸及酶蛋白水解；能抑制 Na^+/K^+-ATP 酶活性；能抑制人红细胞 Na^+ 泵活性；能取代[3H]-哇巴因与酶结合，并且与高亲和力多克隆和单克隆地高辛特异性抗体交叉反应，但不与抗哇巴因和抗地高辛抗体反应。能证明这三种物质与强心苷不同的是它们抑制 Na^+/K^+-ATP 酶的浓度效应曲线及其[3H]-哇巴因放射受体法结果不同。这些结果证实了人类血浆中存在多种以上的内源性类洋地黄化合物。

二、内源性类洋地黄物质的特征和定义

1961 年，deWardener 等[11]发表了"容量扩张尿钠排泄"的机制。其研究显示，对使用了大剂量盐皮质激素的犬进行盐水灌注所引起的尿钠排泄，在对肾动脉水平以上的主动脉造成缩窄导致肾小球滤过率下降低于初始水平后并未终止，并且将血液从容量扩张犬（供体）传输给血容量正常犬（受体）后引起尿钠排泄。deWardener 等认为血容量扩张引

起了某些促尿钠排泄物质在循环中的增加，排钠激素（natriuretic hormone，NH）的概念由此产生。受体犬的尿钠排泄较供体犬显著减少，这个问题的原因一直没有被完全解释清楚，但一些观察性研究显示当向肾动脉水平以上的主动脉输注供体血液时，受体的排钠反应增强，提示循环中 NH 引起的排钠反应与急性肾血流灌注增加相关[12,13]。

Haupert[4]所纯化到的洋地黄样物质具有排钠活性，他认为内源性洋地黄样物质可能就是一种排钠激素。Gruber[8,9]也指出：①含排钠因子和内源性地高辛素组分在进行高压液相分离时，二者保留时间相等；②通过高压液相层析法在犬血浆中分离到的含荧光胺组分，兼有排钠以及与地高辛抗体相结合的特点；③盐负荷使犬血浆中的排钠因子及内地高辛素含量同时增高。Kramer 也证实在大鼠中血容量扩张刺激了一种物质的产生，这种物质能够抑制肾脏 Na^+/K^+-ATP 酶的活性[14]，而从人尿液中提取到的小分子排钠因子能与地高辛抗体结合[8,15]，与先前的研究结果一致。Bohan 从血容量扩张犬尿中分离到的排钠因子，能取代[3H]-哇巴因与肾 Na^+/K^+-ATP 酶的结合，取代曲线与哇巴因抑制曲线完全平行。

许多学者曾尝试确定类洋地黄物质的定义。根据最开始的设想，真正内源性、促钠排泄的洋地黄样物质需要满足以下条件：第一，为内源性合成，并在某种生理或病理条件刺激下分泌；第二，具有"类哇巴因"的抑制肾脏和血管 Na^+/K^+-ATP 酶活性作用，即能够像哇巴因一样与特异性受体结合并产生与哇巴因类似的对 Na^+/K^+-ATP 酶的作用；第三，具有排钠和血管收缩活性。然而，这些试图确定此类物质成分的研究得出了许多不同的化合物，包含许多种物质包括类固醇、脂质、肽类和一系列新的化合物。大多数人认为对内源性类洋地黄物质的定义应当局限在"洋地黄样类固醇"的范围内，因为除了类固醇，其他物质的合成途径并不完全明确，不能确认其完全为"内源性"[16]。另一方面，洋地黄这种典型的 Na^+/K^+-ATP 酶抑制剂，在正常人体内却并没有排钠作用[17]，这与将 EDLS 认作排钠激素相矛盾。由于研究得到的化合物的不一致和不确定性，对 Na^+/K^+-ATP 酶抑制剂研究的热潮在 20 世纪 80 至 90 年代下降。

然而，随着几种内源性强心类固醇，包括哇巴

因、海蟾蜍毒素（marinobufagin，MBG）、远华蟾毒精和蟾毒灵从动物和人体中分离和识别出来，人们对内源性强心类固醇的研究兴趣开始稳定上升。另外，一种 Na$^+$/K$^+$-ATP 酶信号级联的效应分子功能被发现并不依赖于内源性强心类固醇对钠泵离子转运功能的抑制，而是由在 Src 和表皮生长因子存在下强心类固醇与 Na$^+$/K$^+$-ATP 酶的结合而激活[18]。最终，对特定内源性强心类固醇的识别促进了可靠的免疫分析方法的发展。

第二节　内源性强心类固醇的亚型

一、内源性强心苷

1991 年，Hamlyn 及其同事[19]首次从人类血浆中分离一种强心类固醇，这种物质在各方面均与植物来源的强心苷哇巴因相似，故他们将这种物质命名为内源性哇巴因。此后，内源性哇巴因可以从牛肾上腺[20]、牛下丘脑[21]和大鼠肾上腺髓质细胞中分离出来[22]。质谱分析和核磁共振研究表明哺乳动物内源性哇巴因与植物来源哇巴因一致[22]。且肾上腺皮质和下丘脑被认为是哺乳动物分泌哇巴因的来源[22, 23]。促肾上腺皮质激素、血管紧张素 Ⅱ（Ang Ⅱ）、血管升压素和苯肾上腺素能够在体外刺激肾上腺皮质哇巴因的释放[24]。然而，尽管有大量研究支持[25]，哺乳动物组织中是否含有真正的哇巴因仍存在争议[26]。

有证据显示地高辛也是内源性强心类固醇的一种[27]，它可能是内源性哇巴因的一种拮抗剂[28, 29]。然而，采用地高辛免疫分析在未使用过地高辛的人群中检测地高辛样免疫反应性物质的结果存在广泛变异性，不支持这一论点。

二、内源性蟾蜍二烯羟酸内酯

两栖动物产生的强心类固醇属于内源性蟾蜍二烯羟酸内酯类。与强心苷不同的是，它们拥有一个不饱和六位内酯环。用青蛙和蟾蜍皮肤制备的包含蟾蜍二烯羟酸内酯的传统药物早已用于治疗充血性心力衰竭。检测到蟾蜍二烯羟酸内酯浓度最高的是由陆地迁移至水生环境的物种的皮肤[30]。蟾蜍

二烯羟酸内酯和 Na$^+$/K$^+$-ATP 酶在两栖动物的皮肤调节水电解质平衡中具有重要作用[30, 31]。蟾蜍脑和皮肤来源的蟾蜍二烯羟酸内酯水平随着环境中盐度的变化而波动支持了这一理论[31]。

上述观察性研究结果引发了寻找哺乳动物蟾蜍二烯羟酸内酯的研究。最初，在人类胆汁和血浆中发现了类蟾毒灵免疫反应性物质[32]。Lichtstein 等[33]使用质谱仪在几种哺乳动物晶体中检测到了蟾毒灵衍生物。其他学者[34, 35]使用特定免疫分析、质谱分析和核磁共振波谱法证明了哺乳动物血浆和尿液中存在海蟾蜍毒素。Sich 等[36]报道人类血浆和牛科肾上腺含有能与抗海葱次甙 A（一种少见的植物来源蟾蜍二烯羟酸内酯）的抗体交叉反应的物质。Hilton 及同事[37]使用质谱分析在人类胎盘和血浆中发现了一种蟾蜍二烯羟酸内酯，进一步证实了哺乳动物组织器官内确实存在蟾蜍二烯羟酸内酯。

海蟾蜍毒素作为一种可能的哺乳类内源性强心类固醇而出现，主要是由于一些研究结果确定了两栖动物蟾蜍二烯羟酸内酯的药理性质[38, 39]。海蟾蜍的毒液含有具有血管收缩、抑制 Na$^+$/K$^+$-ATP 酶和正性肌力作用的类地高辛免疫反应性物质[39]。此后，这种物质被识别为海蟾蜍毒素，一种蟾蜍体内的类固醇[34, 35]。其他研究发现海蟾蜍毒素的多种抗体能与人类、犬和大鼠血浆和（或）尿液中的物质交叉反应[34, 40, 41]。Komiyama 等[35]采用串联质谱和核磁共振质谱分析证实尿毒症患者血浆内含有另一种蟾蜍二烯羟酸内酯——远华蟾毒精。这种蟾蜍二烯羟酸内酯与海蟾蜍毒素不同，是因为它在内酯环的 14 位上含有一个羟基，而不是在 14/15 位上的环氧基。推测远华蟾毒精可能是海蟾蜍毒素的自然前体[35]。

第三节　内源性强心类固醇在高血压发病机制中的作用

动物和人的研究显示，高盐摄入和内源性强心类固醇（cardiotonic steroids，CTS）水平升高相关，在盐敏感性高血压的发病机制中起重要作用。通过抑制肾脏和血管的 N$^+$/K$^+$-ATP 酶[42]，CTS 表现出利钠和血管收缩的特性。另外，CTS 还可以作为刺

激信号转导的激素作用于 Na^+/K^+-ATP 酶，哇巴因可激活 $\alpha2$ Na^+/K^+-ATP 酶介导的蛋白激酶信号级联，这会导致 Ca^{2+} 转运蛋白的表达增加，从而促进长期动脉 Ca^{2+} 增加，并导致血压长期升高[43]。在年轻患者中，MBG 排泄也与血压升高和动脉僵硬相关[44]。内源性强心类固醇主要包括内源性哇巴因和内源性海蟾蜍毒素，通过参与多种机制诱导机体高血压[45]。CTS 主要包括内源性哇巴因和内源性海蟾蜍毒素。

一、内源性哇巴因

内源性哇巴因是一种"内循激素"，1961 年英国学者 DeWardener 等[11]发现扩容可以引起尿钠的排泄增加，认为这部分利钠作用可能是由一种未知的体液物质来进行调节的。这是"内源性哇巴因"以一种利钠因子的概念首先被提出的。随着研究的进一步深入，发现它是由下丘脑和垂体分泌的一种肾上腺皮质激素，在体内发挥着重要的生物学作用。在原发性高血压患者中，外周血中内源性哇巴因和醛固酮水平显著升高，表明内源性哇巴因与血压水平密切相关，且其可能参与肾素-血管紧张素-醛固酮系统（RAAS）的激活[46]。

我国学者吕卓人致力于探索内源性哇巴因的生理水盐代谢和离子调控机制及其在原发性高血压发病中的作用，建立及改良了内源性哇巴因的放射性免疫检测及酶联免疫检测方法。研究检测内源性哇巴因在肾上腺的分布情况，发现内源性哇巴因可能源于肾上腺皮质网状带，研究发现了体外合成或生物表达哇巴因多克隆抗体 Fab 片段。该片段可替代机体内的钠泵与内源性类洋地黄物质的结合，阻断其生物学效应，有望研发新的降压药物[47]。

（一）对肾脏的作用

内源性哇巴因并不符合假定排钠激素的标准（如它并不促进尿钠排泄），但是，它在钠缺乏和钠负荷的适应过程中起到了作用。尽管一些研究显示血压正常大鼠在盐负荷后可刺激哇巴因的分泌[47, 48]，但其他使用犬[49]、大鼠[50]和对人群的研究[51]并没有报道这种结果。在 180 名未经治疗的高血压患者中，血浆内源性哇巴因水平在盐负荷（摄入钠 170mmol/d）

后 2 周并未改变，但在低钠摄入 2 周后增加（限制钠 70mmol/d）[51]。另一项研究在 13 名健康男性中限制钠盐摄入使其血浆平均哇巴因水平上升了 4 倍，而盐负荷（钠 171mmol/d）3 天后血浆内源性哇巴因水平升高了 13 倍，2 天后虽下降但仍高于基线水平[52]。这种盐负荷后内源性哇巴因的反应特点在 Dahl 盐敏感大鼠[53, 54]和血压正常人群[55]中也可观察到。

一些证据支持内源性哇巴因具有诱导高血压作用，包括"内收蛋白模式"[56]。用哇巴因干预啮齿类动物可诱导动物发生高血压，高血压大鼠内源性哇巴因升高。在大鼠中，长期从外周给予低剂量哇巴因（每日 10～50μg/kg）可升高血压，导致心肌肥厚[57-60]。有趣的是，给予地高辛[200μg/（kg·d）]能够逆转由哇巴因诱导的高血压[28]。

哇巴因升高血压的作用机制之一在 Milan 高血压大鼠的研究中得到了体现。这些大鼠携带编码细胞骨架蛋白内收蛋白基因的变异，同时展示出升高的循环哇巴因水平[61]。这些特征都与肾小管上皮细胞 Na^+/K^+-ATP 酶表达和活性增加有关。对于内收蛋白而言，基因变异导致细胞膜钠泵停留时间增加[62]，进而导致肾小管基底外侧膜上 Na^+/K^+-ATP 酶过度表达和钠重吸收增加，引起高血压[63]。不同于表达在肾小管上皮细胞的耐哇巴因的 $\alpha1$ Na^+/K^+-ATP 酶，在肾小管细胞小窝中发现的 $\alpha1$ 同工型对哇巴因显著敏感[59]。Milan 高血压大鼠血浆中哇巴因子摩尔浓度升高导致钠泵激活，刺激 Src-表皮生长因子受体-细胞外信号调节激酶（extracellular signal-regulated kinase，ERK）依赖性信号转导通路，从而导致肾脏钠潴留和高血压[59]。另外，在高血压患者中，内源性哇巴因可介导高血压引起的肾脏损伤[64]。此外，肾功能不全不仅会降低 MBG 的利尿钠功能，还会额外刺激 MBG 的产生并增加 MBG 的血管收缩特性。这个过程可能会引发和加速盐敏感性血压升高的恶性循环。

在高盐诱导的高血压大鼠中，大脑室旁核中的 $\alpha2$ Na^+/K^+-ATP 酶被抑制，并通过激活氧化应激和炎症反应增加大鼠平均动脉压和交感神经活性[65]。内源性哇巴因还能通过抑制血管平滑肌 $\alpha2$ Na^+/K^+-ATP 酶的转运功能而升高血压，继而通过钠钙交换促使钙内流[60, 66]。不同于表达哇巴因敏感 $\alpha2$ Na^+/K^+-ATP 酶的对照小鼠，表达耐哇巴因 $\alpha2$ $Na^+/$

K⁺-ATP 酶的基因工程小鼠在长时间给予哇巴因后没有出现血压升高[60]。因此，具有耐哇巴因 α2 Na⁺/K⁺-ATP 酶小鼠的血管平滑肌对哇巴因的加压作用不敏感。此外，在 α2 Na⁺/K⁺-ATP 酶（而非 α1 Na⁺/K⁺-ATP 酶）表达下降的基因工程小鼠可出现高血压[66]。与内源性哇巴因对肾脏的钠潴留作用一致，无论是在实验动物还是在高血压患者中，内收蛋白多态性及内源性哇巴因升高均与肾脏对钠再吸收功能改变有关[67]。此外，对 Milan 高血压大鼠给予洋地黄毒苷衍生的 Rostafuroxin（PST 2238）[68]，可拮抗内源性哇巴因和变异内收蛋白对肾小窝 Na⁺/K⁺-ATP 酶的作用，抑制肾髓质 Na⁺/K⁺-ATP 酶的活性[59]，进而降低血压。

（二）对大脑的作用

1992 年，Leenen 等发现了"脑哇巴因"及其在盐敏感性高血压发生机制中的重要作用[62]。此后大量确凿证据表明脑内源性哇巴因参与了盐敏感性高血压的发生发展[70-75]。对大鼠中枢给予哇巴因引发了升压和尿钠排泄反应，这一作用依赖于 RAAS 的激活[76,77]。同样，对 Dahl 盐敏感性大鼠中枢给予盐刺激或进行系统性盐负荷均可导致脑内源性哇巴因水平升高，这种升高由中枢 RAAS 调节[70,71,77]。Leenen 等[78,79]证实脑脊液中氯化钠浓度升高先于高血压的发生，且 Na⁺通过上皮细胞钠通道进入了细胞内间隙，通道开关由中枢盐皮质激素受体调控[80]。

脑哇巴因是下丘脑 RAAS-上皮 Na⁺通道-脑哇巴因通路的远端成分（图 2-16-1）[81-83]。这种能被高盐和（或）Ang II 激活的脑慢通路，能调节与高血压和心力衰竭有关的交感兴奋性神经元[83-86]。高盐摄入/盐潴留能抑制外周 RAAS，相反却能激活中枢 RAAS[82,86]。此慢通路中的近端成分包括 Ang II、AT₁ 受体、醛固酮、盐皮质激素受体及上皮 Na⁺通道等，然而脑哇巴因却常被忽略。后来学者们逐渐达成共识，认为脑哇巴因和血浆哇巴因一样真实存在，并且在盐敏感性高血压和 Ang II 依赖性高血压的发生中起到了作用[25,81]，这导致了慢性脑通路对循环内源性哇巴因水平的调节作用被发现。对大鼠中枢予以 Ang II 刺激或给予大鼠高盐饮食后，内源性哇巴因水平显著升高，通过增加室旁核和延髓腹外侧交感神经系统活性激活外周神经系统，进而增加主动脉内皮细胞及心肌细胞内 Ga²⁺浓度，引起心

肌收缩和盐敏感性血压升高[87]，且大鼠中枢予以 Ang II 后，可通过包含醛固酮的中枢神经系统路径导致循环内源性哇巴因升高[55]。内源性哇巴因是盐敏感性高血压的中枢调节因子。对高血压大鼠神经中枢给予能与内源性类洋地黄因子（endogenous digitalis-like factor，EDLF）交叉反应的抗地高辛抗体的抗原结合片段后，能阻止 Dahl 盐敏感性大鼠和自发性高血压大鼠血压的升高。以上研究可证实脑 EDLF 在高血压发生中起到关键作用[25]。然而有研究显示，脑特异性 Na⁺通道而非上皮细胞 Na⁺通道，作为脑脊液钠浓度感受器在血压的调节中起到了重要作用[88]。

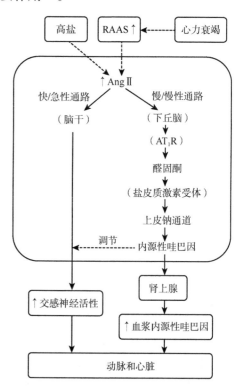

图 2-16-1　调节心血管系统的脑快（急性）及慢（慢性）通路

脑干和下丘脑两条通路均由高盐摄入和（或）Ang II 增加激活。循环或脑 Ang II 激活脑慢通路，从而调节脑快通路及通过未知机制增加内源性哇巴因水平[25]

二、内源性海蟾蜍毒素

急性血容量扩张或慢性高盐饮食后，血压正常大鼠血浆 MBG 水平升高[89]，且在血容量扩张时[40]、先兆子痫[90,91]、原发性高血压、原发性醛固酮增多症[92]和终末期肾病[93]等多种病理情况下均发现 MBG 增加。对分离的人肺动脉内皮细胞予以与体内血浆浓度相当的 MBG 后，可观察到肺动脉收缩[38,90]。予以

MBG 干预大鼠主动脉和肾髓质耐哇巴因 α1 Na⁺/K⁺-ATP 酶会受到持续性抑制[54,94]。然而，在预测内源性缩血管物质和排钠物质存在的高血压模型，即 Dahl 盐敏感性高血压大鼠中，采用特异抗体对 MBG 进行免疫中和具有降血压和促进肾钠排泄的作用[54,70,95]。因此，MBG 抑制 Na⁺/K⁺-ATP 酶和抑制肾钠的排泄是引起高血压的重要机制之一。临床研究显示，在盐敏感性高血压患者中，血浆中 MBG 水平与 24h 舒张压密切相关，增加患者盐负荷后，血浆中 MBG 水平显著升高，而非盐敏感性高血压患者 MBG 水平较低。因此，内源性 MBG 与盐负荷相关，且对于诊断盐敏感性高血压具有重要作用[96]。

近期研究证实，颈 - 股动脉脉搏波传导速度（cfPWV）和 MBG 排泄之间存在正相关性，而与盐摄入量无关[97]。在对盐摄入量与 MBG 和动脉僵硬度之间的关系进行敏感性分析时，盐摄入量增加并不显著，暗示盐摄入量和动脉僵硬度之间观察到的关系可能是通过 MBG，而不是盐本身发生的。Grigorova 等最近发表的研究结果证明，在正常血压大鼠中增加膳食钠可刺激 MBG 的产生，激活 TGF-β 前纤维化信号，增加主动脉胶原蛋白表达和动脉僵硬度[98]。相反，钠减少和 MBG 排泄同时减少导致主动脉胶原丰度降低并恢复大动脉弹性。因此，MBG 与动脉僵硬度呈正相关，以另一种机制引起血压升高。另外，24h 尿 MBG 可作为习惯高盐饮食的年轻人早期心血管风险的潜在生物标志物，且减钠可能是降低与 MBG 升高相关的心血管风险的关键[99]。

三、内源性哇巴因和内源性海蟾蜍毒素的相互作用

在 Dahl 盐敏感性高血压大鼠中，外周强心类固醇对于血压的调节发挥重要作用。在对这些大鼠给予急性和慢性盐负荷后，在外周血 MBG 持续性升高之前，可观察到血液中一过性的内源性哇巴因升高[53,54]。这说明内源性哇巴因可能作为一种神经激素，触发了 MBG 的释放，进而通过抑制 Na⁺/K⁺-ATP 酶引起心脏及外周血管收缩和尿钠排泄[70,71]。经证实脑内源性哇巴因一过性升高最显著的部位是在杏仁核[70]。脑内源性哇巴因可激活中枢 RAAS，后者可能通过交感神经传出系统激活肾上腺皮质 RAAS 进而引起高血压[70,71]。肾上腺 RAAS

激活促进了 MBG 的产生和分泌，从而引起血浆和尿蟾蜍二烯羟酸内酯水平升高。这一系列反应可通过向海马体内注射极低剂量的植物来源哇巴因来完全模拟[70]。与 Dahl 盐敏感性大鼠类似，血压正常人群盐负荷后出现一过性尿内源性哇巴因水平升高，继而表现为更加持续的肾海蟾蜍毒素排泄[55]。

所以，高血压的发病机制中应该有两种不同的对强心类固醇的反应模式，内收蛋白变异已经被证实与人类高血压有关，内源性哇巴因水平在内收蛋白变异或内收蛋白基因变异的高血压患者中升高[67]。其他模式，包括脑内源性哇巴因与循环海蟾蜍毒素之间关系的临床证据仍需进一步探索。

总之，数十年来我们对 EDLS 的认识在不断进步，尽管此类物质的成分特征、化学本质，以及 EDLS 在高血压发病机制中的作用仍存在很多不确定的方面。然而，EDLS 在高血压，尤其是在盐敏感性高血压发病机制中扮演了不可忽视的角色。对 EDLS 及不同类型 EDLS 的合成途径和组织来源的深入研究对进一步阐明高血压的发病机制具有重要意义。研究 EDLS 与高血压的关系可为今后探索抗高血压药物的治疗靶点提供思路。

（余　静）

参 考 文 献

[1] Flier JS. Ouabain-like activity in toad skin and its implications for endogenous regulation of ion transport[J]. Nature, 1978, 274（5668）: 285-286.

[2] Flier JS, Maratos-Flier E, Pallotta JA, et al. Endogenous digitalis-like activity in the plasma of the toad Bufo marinus[J]. Nature, 1979, 279（5711）: 341-343.

[3] Fishman MC. Endogenous digitalis-like activity in mammalian brain[J]. Proc Natl Acad Sci U S A, 1979, 76（9）: 4661-4663.

[4] Haupert GT, Jr, Sancho JM. Sodium transport inhibitor from bovine hypothalamus[J]. Proc Natl Acad Sci U S A, 1979, 76（9）: 4658-4660.

[5] Lichtstein D, Samuelov S. Endogenous 'ouabain like' activity in rat brain[J]. Biochem Biophys Res Commun, 1980, 96（4）: 1518-1523.

[6] De Pover A, Castaneda-Hernandez G, Godfraind T. Water versus acetone-HCl extraction of digitalis-like factor from guinea-pig heart[J]. Biochem Pharmacol, 1982, 31（2）: 267-271.

[7] Godfraind T, De Pover A, Castaneda Hernandez G, et al.

Cardiodigin：Endogenous digitalis-like material from mammalian heart[J]. Arch Int Pharmacodyn Ther, 1982, 258（1）：165-167.

[8] 朱鼎良. 内源性洋地黄样物质[J]. 生理科学进展，1986，17（4）：333-337.

[9] Gruber KA，Whitaker JM，Buckalew VM，JR. Endogenous digitalis-like substance in plasma of volume-expanded dogs[J]. Nature, 1980, 287（5784）：743-745.

[10] Kelly RA，O'hara DS，Canessa ML，et al. Characterization of digitalis-like factors in human plasma. Interactions with Na-K-ATPase and cross-reactivity with cardiac glycoside-specific antibodies[J]. J Biol Chem, 1985, 260（21）：11396-11405.

[11] De Wardener HE，Mills IH，Clapham WF，et al. Studies on the efferent mechanism of the sodium diuresis which follows the administration of intravenous saline in the dog [J]. Clin Sci, 1961, 21：249-258.

[12] Blythe WB，D'avila D，Gitelman HJ，et al. Further evidence for a humoral natriuretic factor[J]. Circ Res, 1971, 28（5）：21-31.

[13] Hamlyn JM. Natriuretic hormones，endogenous ouabain，and related sodium transport inhibitors[J]. Front Endocrinol（Lausanne），2014，5：199.

[14] Kramer HJ，Gonick HC. Effect of extracellular volume expansion on renal Na-K-ATPase and cell metabolism[J]. Nephron, 1974, 12（4）：281-296.

[15] Kramer HJ，Heppe M，Weiler E，et al. Further characterization of the endogenous natriuretic and digoxin-like immunoreacting activities in human urine：Effects of changes in sodium intake[J]. Ren Physiol, 1985，8（2）：80-89.

[16] Buckalew VM. Endogenous digitalis-like factors：An overview of the history[J]. Front Endocrinol（Lausanne），2015，6：49.

[17] Hauptman PJ，Kelly RA. Digitalis[J]. Circulation，1999，99（9）：1265-1270.

[18] Liang M，Tian J，Liu L，et al. Identification of a pool of non-pumping Na/K-ATPase[J]. J Biol Chem, 2007, 282（14）：10585-10593.

[19] Hamlyn JM，Blaustein MP，Bova S，et al. Identification and characterization of a ouabain-like compound from human plasma[J]. Proc Natl Acad Sci U S A, 1991, 88（14）：6259-6263.

[20] Schneider R，Wray V，Nimtz M，et al. Bovine adrenals contain，in addition to ouabain，a second inhibitor of the sodium pump[J]. J Biol Chem, 1998, 273（2）：784-792.

[21] Kawamura A，Guo J，Itagaki Y，et al. On the structure of endogenous ouabain[J]. Proc Natl Acad Sci U S A, 1999, 96（12）：6654-6659.

[22] Komiyama Y，Nishimura N，Munakata M，et al. Identification of endogenous ouabain in culture supernatant of PC12 cells[J]. J Hypertens, 2001, 19（2）：229-236.

[23] Murrell JR，Randall JD，Rosoff J，et al. Endogenous ouabain：Upregulation of steroidogenic genes in hypertensive hypothalamus but not adrenal[J]. Circulation, 2005, 112（9）：1301-1308.

[24] Shah JR，Laredo J，Hamilton BP，et al. Effects of angiotensin II on sodium potassium pumps, endogenous ouabain，and aldosterone in bovine zona glomerulosa cells [J]. Hypertension, 1999, 33（1 Pt 2）：373-377.

[25] Blaustein MP. Why isn't endogenous ouabain more widely accepted?[J]. Am J Physiol Heart Circ Physiol, 2014, 307（5）：H635-639.

[26] Lewis LK，Yandle TG，Hilton PJ，et al. Endogenous ouabain is not ouabain[J]. Hypertension, 2014, 64（4）：680-683.

[27] Qazzaz HM，Goudy SL，Valdes R，JR. Deglycosylated products of endogenous digoxin-like immunoreactive factor in mammalian tissue[J]. J Biol Chem, 1996, 271（15）：8731-8737.

[28] Huang BS，Kudlac M，Kumarathasan R，et al. Digoxin prevents ouabain and high salt intake-induced hypertension in rats with sinoaortic denervation[J]. Hypertension, 1999, 34（4 Pt 2）：733-738.

[29] Song H，Karashima E，Hamlyn JM，et al. Ouabain-digoxin antagonism in rat arteries and neurones[J]. J Physiol, 2014, 592（5）：941-969.

[30] Flier J，Edwards MW，Daly JW，et al. Widespread occurrence in frogs and toads of skin compounds interacting with the ouabain site of Na+, K+-ATPase[J]. Science, 1980, 208（4443）：503-505.

[31] Lichtstein D，Gati I，Babila T，et al. Effect of salt acclimation on digitalis-like compounds in the toad[J]. Biochim Biophys Acta, 1991, 1073（1）：65-68.

[32] Oda M，Kurosawa M，Numazawa S，et al. Determination of bufalin-like immunoreactivity in serum of humans and rats by time-resolved fluoroimmunoassay for using a monoclonal antibody[J]. Life Sci, 2001, 68（10）：1107-1117.

[33] Lichtstein D，Gati I，Samuelov S，et al. Identification of digitalis-like compounds in human cataractous lenses[J]. Eur J Biochem, 1993, 216（1）：261-268.

[34] Bagrov AY，Fedorova OV，Dmitrieva RI，et al. Characterization of a urinary bufodienolide Na+, K+-ATPase inhibitor in patients after acute myocardial infarction[J]. Hypertension, 1998, 31（5）：1097-1103.

[35] Komiyama Y，Dong XH，Nishimura N，et al. A novel

endogenous digitalis, telocinobufagin, exhibits elevated plasma levels in patients with terminal renal failure[J]. Clin Biochem, 2005, 38（1）: 36-45.

[36] Sich B, Kirch U, Tepel M, et al. Pulse pressure correlates in humans with a proscillaridin a immunoreactive compound[J]. Hypertension, 1996, 27（5）: 1073-1078.

[37] Hilton PJ, White RW, Lord GA, et al. An inhibitor of the sodium pump obtained from human placenta[J]. Lancet, 1996, 348（9023）: 303-305.

[38] Bagrov AY, Dmitrieva RI, Fedorova OV, et al. Endogenous marinobufagenin-like immunoreactive substance. A possible endogenous Na, K-ATPase inhibitor with vaso-constrictor activity[J]. Am J Hypertens, 1996, 9（10 Pt 1）: 982-990.

[39] Bagrov AY, Roukoyatkina NI, Pinaev AG, et al. Effects of two endogenous Na+, K（+）-ATPase inhibitors, marinobufagenin and ouabain, on isolated rat aorta[J]. Eur J Pharmacol, 1995, 274（1-3）: 151-158.

[40] Bagrov AY, Fedorova OV, Austin-Lane JL, et al. Endogenous marinobufagenin-like immunoreactive factor and Na^+, K^+ ATPase inhibition during voluntary hypoventilation[J]. Hypertension, 1995, 26（5）: 781-788.

[41] Goto A, Yamada K, Yagi N, et al. Digoxin-like immunoreactivity: Is it still worth measuring?[J]. Life Sci, 1991, 49（23）: 1667-1678.

[42] Orlov SN, Tverskoi AM, Sidorenko SV, et al. Na, K-ATPase as a target for endogenous cardiotonic steroids: What's the evidence?[J]. Genes Dis, 2020, 8（3）: 259-271.

[43] Blaustein MP, Chen L, Hamlyn JM, et al. Pivotal role of α2 Na（+）pumps and their high affinity ouabain binding site in cardiovascular health and disease[J]. J Physiol, 2016, 594（21）: 6079-6103.

[44] Strauss M, Smith W, Wei W, et al. Large artery stiffness is associated with marinobufagenin in young adults: The African-PREDICT study[J]. J Hypertens, 2018, 36（12）: 2333-2339.

[45] Slabiak-Blaz N, Piecha G. Endogenous mammalian cardiotonic steroids—A new cardiovascular risk factor?—A mini-review[J]. Life（Basel）, 2021, 11（8）: 727.

[46] Tentori S, Messaggio E, Brioni E, et al. Endogenous ouabain and aldosterone are coelevated in the circulation of patients with essential hypertension[J]. J Hypertens, 2016, 34（10）: 2074-2080.

[47] 吕卓人. 内源性哇巴因的研究与展望[J]. 西安交通大学学报（医学版）, 2005, 6: 513-518.

[48] Butt AN, Semra YK, Ho CS, et al. Effect of high salt intake on plasma and tissue concentration of endogenous ouabain-like substance in the rat[J]. Life Sci, 1997, 61（24）: 2367-2373.

[49] Ludens JH, Clark MA, Kolbasa KP, et al. Digitalis-like factor and ouabain-like compound in plasma of volume-expanded dogs[J]. J Cardiovasc Pharmacol, 1993, 22（Suppl 2）: S38-S41.

[50] Fedorova OV, Anderson DE, Lakatta EG, et al. Interaction of NaCl and behavioral stress on endogenous sodium pump ligands in rats[J]. Am J Physiol Regul Integr Comp Physiol, 2001, 281（1）: R352-R358.

[51] Manunta P, Messaggio E, Ballabeni C, et al. Plasma ouabain-like factor during acute and chronic changes in sodium balance in essential hypertension[J]. Hypertension, 2001, 38（2）: 198-203.

[52] Manunta P, Hamilton BP, Hamlyn JM. Salt intake and depletion increase circulating levels of endogenous ouabain in normal men[J]. Am J Physiol Regul Integr Comp Physiol, 2006, 290（3）: R553-R559.

[53] Fedorova OV, Lakatta EG, Bagrov AY. Endogenous Na, K pump ligands are differentially regulated during acute NaCl loading of Dahl rats[J]. Circulation, 2000, 102（24）: 3009-3014.

[54] Fedorova OV, Talan MI, Agalakova NI, et al. Endogenous ligand of alpha（1）sodium pump, marinobufagenin, is a novel mediator of sodium chloride—dependent hypertension[J]. Circulation, 2002, 105（9）: 1122-1127.

[55] Anderson DE, Fedorova OV, Morrell CH, et al. Endogenous sodium pump inhibitors and age-associated increases in salt sensitivity of blood pressure in normotensives[J]. Am J Physiol Regul Integr Comp Physiol, 2008, 294（4）: R1248-R1254.

[56] Ferrari P, Ferrandi M, Valentini G, et al. Rostafuroxin: an ouabain antagonist that corrects renal and vascular Na^+-K^+-ATPase alterations in ouabain and adducin-dependent hypertension[J]. Am J Physiol Regul Integr Comp Physiol, 2006, 290（3）: R529-R535.

[57] Cheung WJ, Kent MA, El-Shahat E, et al. Central and peripheral renin-angiotensin systems in ouabain-induced hypertension[J]. Am J Physiol Heart Circ Physiol, 2006, 291（2）: H624-H630.

[58] Rossoni LV, Xavier FE, Moreira CM, et al. Ouabain-induced hypertension enhances left ventricular contractility in rats[J]. Life Sci, 2006, 79（16）: 1537-1545.

[59] Ferrandi M, Molinari I, Barassi P, et al. Organ hypertrophic signaling within caveolae membrane subdomains triggered by ouabain and antagonized by PST 2238[J]. J Biol Chem, 2004, 279（32）: 33306-33314.

[60] Dostanic-Larson I, Van Huysse JW, Lorenz JN, et al. The highly conserved cardiac glycoside binding site of Na, K-ATPase plays a role in blood pressure regulation[J]. Proc Natl Acad Sci U S A, 2005, 102（44）: 15845-15850.

[61] Bianchi G, Tripodi G, Casari G, et al. Two point mutations within the adducin genes are involved in blood pressure variation[J]. Proc Natl Acad Sci U S A, 1994, 91（9）: 3999-4003.

[62] Efendiev R, Krmar RT, Ogimoto G, et al. Hypertension-linked mutation in the adducin alpha-subunit leads to higher AP2-mu2 phosphorylation and impaired Na$^+$, K$^+$-ATPase trafficking in response to GPCR signals and intracellular sodium[J]. Circ Res, 2004, 95（11）: 1100-1108.

[63] Simonini M, Casanova P, Citterio L, et al. Endogenous ouabain and related genes in the translation from hypertension to renal diseases[J]. Int J Mol Sci, 2018, 19（7）: 1948.

[64] Iatrino R, Lanzani C, Bignami E, et al. Lanosterol synthase genetic variants, endogenous ouabain, and both acute and chronic kidney injury[J]. Am J Kidney Dis, 2019, 73（4）: 504-512.

[65] Su Q, Yu XJ, Wang XM, et al. Na（＋）/K（＋）-ATPase alpha 2 isoform elicits rac1-dependent oxidative stress and TLR4-induced inflammation in the hypothalamic paraventricular nucleus in high salt-induced hypertension[J]. Antioxidants（Basel）, 2022, 11（2）: 288.

[66] Zhang J, Lee MY, Cavalli M, et al. Sodium pump alpha2 subunits control myogenic tone and blood pressure in mice[J]. J Physiol, 2005, 569（Pt 1）: 243-256.

[67] Wang JG, Staessen JA, Messaggio E, et al. Salt, endogenous ouabain and blood pressure interactions in the general population[J]. J Hypertens, 2003, 21（8）: 1475-1481.

[68] Ferrari P, Ferrandi M, Tripodi G, et al. PST 2238: A new antihypertensive compound that modulates Na, K-ATPase in genetic hypertension[J]. J Pharmacol Exp Ther, 1999, 288（3）: 1074-1083.

[69] Huang BS, Harmsen E, Yu H, et al. Brain ouabain-like activity and the sympathoexcitatory and pressor effects of central sodium in rats[J]. Circ Res, 1992, 71（5）: 1059-1066.

[70] Fedorova OV, Zhuravin IA, Agalakova NI, et al. Intrahippocampal microinjection of an exquisitely low dose of ouabain mimics NaCl loading and stimulates a bufadienolide Na/K-ATPase inhibitor[J]. J Hypertens, 2007, 25（9）: 1834-1844.

[71] Fedorova OV, Agalakova NI, Talan MI, et al. Brain ouabain stimulates peripheral marinobufagenin via angiotensin Ⅱ signalling in NaCl-loaded Dahl-S rats[J]. J Hypertens, 2005, 23（8）: 1515-1523.

[72] Huang BS, Leenen FH. Brain "ouabain" and angiotensin Ⅱ in salt-sensitive hypertension in spontaneously hype-rtensive rats[J]. Hypertension, 1996, 28（6）: 1005-1012.

[73] Hamlyn JM, Blaustein MP. Salt sensitivity, endogenous ouabain and hypertension[J]. Curr Opin Nephrol Hypertens, 2013, 22（1）: 51-58.

[74] Hauck C, Frishman WH. Systemic hypertension: The roles of salt, vascular Na$^+$/K$^+$ ATPase and the endogenous glycosides, ouabain and marinobufagenin[J]. Cardiol Rev, 2012, 20（3）: 130-138.

[75] Huang BS, Leenen FH. Both brain angiotensin Ⅱ and "ouabain" contribute to sympathoexcitation and hypertension in Dahl S rats on high salt intake[J]. Hypertension, 1998, 32（6）: 1028-1033.

[76] Huang BS, Amin MS, Leenen FH. The central role of the brain in salt-sensitive hypertension[J]. Curr Opin Cardiol, 2006, 21（4）: 295-304.

[77] Huang BS, Leenen FH. Sympathoexcitatory and pressor responses to increased brain sodium and ouabain are mediated via brain ANG Ⅱ[J]. Am J Physiol, 1996, 270（1 Pt 2）: H275-H280.

[78] Huang BS, Van Vliet BN, Leenen FH. Increases in CSF[Na+] precede the increases in blood pressure in Dahl S rats and SHR on a high-salt diet[J]. Am J Physiol Heart Circ Physiol, 2004, 287（3）: H1160-H166.

[79] Wang H, Leenen FH. Brain sodium channels and central sodium-induced increases in brain ouabain-like compound and blood pressure[J]. J Hypertens, 2003, 21（8）: 1519-1524.

[80] Amin MS, Wang HW, Reza E, et al. Distribution of epithelial sodium channels and mineralocorticoid receptors in cardiovascular regulatory centers in rat brain[J]. Am J Physiol Regul Integr Comp Physiol, 2005, 289（6）: R1787-R1797.

[81] Blaustein MP, Leenen FH, Chen L, et al. How NaCl raises blood pressure: A new paradigm for the pathogenesis of salt-dependent hypertension[J]. Am J Physiol Heart Circ Physiol, 2012, 302（5）: H1031-H1049.

[82] Gabor A, Leenen FH. Central neuromodulatory pathways regulating sympathetic activity in hypertension[J]. J Appl Physiol（1985）, 2012, 113（8）: 1294-1303.

[83] Leenen FH. The central role of the brain aldosterone-"ouabain" pathway in salt-sensitive hyper-tension[J]. Biochim Biophys Acta, 2010, 1802（12）: 1132-1139.

[84] Leenen FH. Actions of circulating angiotensin Ⅱ and aldosterone in the brain contributing to hypertension[J]. Am J Hypertens, 2014, 27（8）: 1024-1032.

[85] Zucker IH, Xiao L, Haack KK. The central renin-angiotensin system and sympathetic nerve activity in chronic heart failure[J]. Clin Sci（Lond）, 2014, 126（10）: 695-706.

[86] Osborn JW，Fink GD，Sved AF，et al. Circulating angiotensin Ⅱ and dietary salt：Converging signals for neurogenic hypertension[J]. Curr Hypertens Rep，2007，9（3）：228-235.

[87] Leenen FHH，Wang HW，Hamlyn JM. Sodium pumps，ouabain and aldosterone in the brain：A neuromodulatory pathway underlying salt-sensitive hypertension and heart failure[J]. Cell Calcium，2020，86：102151.

[88] Orlov SN，Mongin ΛΛ. Salt-sensing mechanisms in blood pressure regulation and hypertension[J]. Am J Physiol Heart Circ Physiol，2007，293（4）：H2039-H2053.

[89] Periyasamy SM，Liu J，Tanta F，et al. Salt loading induces redistribution of the plasmalemmal Na/K-ATPase in proximal tubule cells[J]. Kidney Int，2005，67（5）：1868-1877.

[90] Lopatin DA，Ailamazian EK，Dmitrieva RI，et al. Circulating bufodienolide and cardenolide sodium pump inhibitors in preeclampsia[J]. J Hypertens，1999，17（8）：1179-1187.

[91] Agalakova NI，Reznik VA，Nadei OV，et al. Antibody against Na/K-ATPase inhibitor lowers blood pressure and increases vascular Fli1 in experimental preeclam- psia[J]. Am J Hypertens，2020，33（6）：514-519.

[92] Tomaschitz A，Piecha G，Ritz E，et al. Marinobufagenin in essential hypertension and primary aldosteronism：A cardiotonic steroid with clinical and diagnostic implications[J]. Clin Exp Hypertens，2015，37（2）：108-115.

[93] Gonick HC，Ding Y，Vaziri ND，et al. Simultaneous measurement of marinobufagenin, ouabain, and hypertension-associated protein in various disease states[J]. Clin Exp Hypertens，1998，20（5-6）：617-627.

[94] Fedorova OV，Bagrov AY. Inhibition of Na/K ATPase from rat aorta by two Na/K pump inhibitors，ouabain and marinobufagenin：Evidence of interaction with different alpha-subunit isoforms[J]. Am J Hypertens，1997，10（8）：929-935.

[95] Dahl LK，Knudscn KD，Iwai J. IIumoral transmission of hypertension：Evidence from parabiosis[J]. Circ Res，1969，24（5）：21-33.

[96] Łabno-Kirszniok K，Kujawa-Szewieczek A，Wiecek A，et al. The effects of short-term changes in sodium intake on plasma marinobufagenin levels in patients with primary salt-sensitive and salt-insensitive hyper-tension[J]. Nutrients，2021，13（5）：1502.

[97] Jablonski KL，Fedorova OV，Racine ML，et al. Dietary sodium restriction and association with urinary marinobufagenin, blood pressure, and aortic stiffness[J]. Clin J Am Soc Nephrol，2013，8（11）：1952-1959.

[98] Grigorova YN，Wei W，Petrashevskaya N，et al. Dietary sodium restriction reduces arterial stiffness，vascular TGF-beta-dependent fibrosis and marinobufagenin in young normotensive rats[J]. Int J Mol Sci，2018，19（10）：3168.

[99] Strauss M，Smith W，Fedorova OV，et al. The Na（＋）K（＋）-ATPase inhibitor marinobufagenin and early cardiovascular risk in humans：A review of recent evidence[J]. Curr Hypertens Rep，2019，21（5）：38.

第17章
几种内源性血压调节物质与高血压

机体在不同的生理状况下，各器官、组织的代谢水平不同，对血流量的需求也不同。机体可通过不同机制对心血管活动进行调节，使心排血量、动脉血压、外周阻力和器官血流量等发生相应变化，其中对动脉血压的调节尤其重要，因为血压的调节异常是造成高血压及心血管疾病发生发展的重要因素。

体液因素在原发性高血压的形成中占重要地位。除了经典的体液因素参与对血压的调节外，近年来人们发现，高血压动物或高血压患者血液内存在着另外一些升压和降压物质（或因子），这些物质对血压的调节与高血压的发病有着密切关系。本章就这些升压和降压因子对血压的影响及其作用机制等方面进行综述和讨论。

第一节　甲状旁腺高血压因子

一、甲状旁腺高血压因子的发现与高血压

甲状旁腺通常有 4 个，左右各一对，为扁椭圆形小体，棕黄色，形状大小略似大豆，均贴附于甲状腺侧叶的后缘，位于甲状腺被囊之外，有时也可埋藏于甲状腺组织中，上一对甲状旁腺一般位于甲状腺侧叶后缘中部附近处，下一对则在甲状腺下动脉的附近，约位于腺体后部下 1/3 处。甲状旁腺是较小的内分泌器官，分泌的甲状旁腺素的功能为调节钙的代谢，维持血钙平衡，主要使骨钙释出入血，

再由肾排出进行调节血钙平衡，故甲状旁腺的靶器官是骨与肾。但近年来的研究发现，甲状旁腺除分泌上述激素外，还分泌一种调节血压的重要激素。

1986 年，Resnick 等应用自发性高血压大鼠（SHR）与正常大鼠颈动脉相连接进行交叉灌流实验时，发现 SHR 的血液进入正常大鼠动脉后，引起后者血压升高[1]。随后不久，Pang 等重复进行了实验并发现了类似的结果[2,3]。

究竟是什么物质在上述实验中引起正常大鼠的血压升高？为验证高血压动物的血浆中可能存在一种新的升压因子，Pang 等进行了系列研究。他们将 SHR 的血浆灌注入正常大鼠静脉内，正常大鼠的血压出现较缓慢的升高，灌流 90min 时血压达到最高点[2-5]。他们的实验结果说明，在高血压动物血浆中可能有未知的升压因子，能使正常动物的血压发生缓慢的升高。

因为血浆中已知的大分子物质如血管紧张素 II（Ang II）、儿茶酚胺（catecholamine，CA）和加压素（vasopressin，VP）等都可产生快速的升压作用，可以排除上述物质发挥作用的可能性。随后，Pang 等对 SHR 血浆进行透析，去除小分子物质（<1kDa），发现处理过的血浆仍发挥缓慢升压作用。这些研究结果表明，高血压动物血浆中的确存在一种新的升压因子。此外，人们还发现 SHR 血浆能促进正常大鼠动脉细胞外 Ca^{2+} 的内流增加，同时这种 Ca^{2+} 内流增加也具有迟缓性特征。这种迟发性升压作用与缓慢的细胞 Ca^{2+} 内流增加是甲状旁腺高血压因子（parathyroid hypertensive factor，PHF）的两个典型特征，它能与大多数已知的缩血管物质相区别。结合这些发现及其他实验研究结果，可以确定，SHR 血浆中升高血压的物质即是 PHF。

二、甲状旁腺高血压因子的来源

在动物实验中发现，将高血压大鼠的甲状旁腺与正常大鼠进行交换移植，结果正常血压大鼠血压升高，高血压大鼠血压下降。当切除高血压大鼠的甲状旁腺后，高血压大鼠血压升高的过程和幅度减缓[5-7]。由此推测，甲状旁腺对血压的调节和高血压的发生有着密切的关系。

结合上述研究成果，人们认为，PHF 来自于甲状旁腺。得出这一结论是基于以下一些实验研究：SHR 经过甲状旁腺切除术（parathyroidectomy）后，动物

的平均动脉压（mean arterial pressure，MAP）降低，非切除和假手术对照组血浆 PHF 明显，而甲状旁腺切除术组的 SHR 血浆 PHF 消失。

在人体内证明 PHF 源自甲状旁腺较为困难，只能在甲状旁腺功能亢进的患者中进行研究。在临床上，大多数高血压伴有甲状旁腺功能亢进的患者血液中可检测到 PHF，而在血压正常的甲状旁腺功能亢进患者中测不到。当切除甲状旁腺后，术前 PHF 阳性者血压下降，血压下降与术前 PHF 水平成反比，而阴性者血压没有改变。这些结果进一步证实，PHF 确实来源于甲状旁腺。

三、甲状旁腺高血压因子的特性

目前研究表明，PHF 已能从血浆和 PTG 的培养基中被提取出来，分子量 3~4kDa，对酸稳定，但不耐碱，它是一个由 7 个氨基酸组成的多肽[7-9]。此肽具有以下特点：①对蛋白酶敏感，经胰蛋白酶、糜蛋白酶及羧肽酶等蛋白水解酶水解，可使 PHF 失去活性。②耐热，加热不使其活性消失。这些也表明 PHF 有肽类结构。由于 PHF 对碱敏感，对酸不敏感，这与其活性结构组成部分的酯键特点相一致。还原和烷基取代不影响 PHF 活性，提示 PHF 结构中没有二硫键和游离的巯基（—SH）。另外，磷脂酶 C 和 D 可消化 PHF，说明 PHF 含有磷脂成分。PHF 对磷脂酶 A_2 抑制作用不敏感，提示磷脂的胆碱结构在第二位碳（C_2）没有被脂肪酸取代。用氯仿/甲醇提取时不影响 PHF 活性，由此认为，PHF 的结构中有酯和磷脂成分，可能是其生物活性的重要组成成分。

四、甲状旁腺高血压因子的作用机制

在较早的研究中，发现 PHF 能明显增加大鼠尾动脉环细胞外 Ca^{2+} 内流，而且这种 Ca^{2+} 内流也和血压的变化相似，呈现迟发性现象，其内流高峰与血压升高的峰值一致，即 Ca^{2+} 内流与升压的高度相关性，表明 PHF 的升压机制可能与胞质 Ca^{2+} 的水平密切相关。此外，应用膜片钳技术测定 PHF 对大鼠尾动脉血管平滑肌细胞膜电压依赖性钙通道（potential-dependent calcium channel，PDC）电流的作用，发现 PHF 可显著增加 L 型-PDC 的开放，表明 PHF 能

改变通道门控系统的适应性[8-10]。

研究表明，cAMP 有舒张血管的作用，PHF 的作用可能会降低胞内 cAMP 含量，从而引起动脉血压升高。已知磷酸二酯酶（PDE）可分解 cAMP，而腺苷酸环化酶可产生 cAMP。用 PDE 抑制剂氨茶碱可抑制 PHF 诱发的延迟性升压效应，提示 PHF 的升压作用可能与 PDE 的活化过程有关。目前一般认为，PHF 通过刺激 PDE 而产生延迟性升压效应可能是由以下几方面的因素所导致：①由 PDE 降低 cAMP 的水平至影响细胞功能需要时间。②由减少 cAMP 至胞内 Ca^{2+} 浓度升高以增强其他缩血管因子的敏感性也需要一系列反应步骤。③高水平的胞内 Ca^{2+} 平衡形成更需要一定时间。另外，PHF 的升压效应最终需有足够数量的 PHF 效应细胞。因此，PHF 作用可概括如下：PHF 激活 PDE 导致 cAMP 减少，开放 L 型钙通道，而 L 型的延迟性峰值效应使细胞内 Ca^{2+} 浓度达到一个新的平衡，并增强其他缩血管因子对血管平滑肌细胞（VSMC）的敏感性，最终产生升压效应[11-13]。

研究显示，VSMC 的活性受细胞内钙浓度的影响，Ca^{2+} 内流增加能引起血管收缩或增加 VSMC 对其他血管收缩物质的敏感性。许多血管活性物质如血管升压素（AVP）、NE、甲状旁腺激素（parathyroid hormone，PTH）等主要影响钙的内流。在离体大鼠尾动脉测定钙内流，发现 PHF 使血管条摄取 Ca^{2+} 呈剂量依赖式增加。此外，钙摄取的增加也具有时间依赖性，这种效应可被尼非地平（Nif）所阻断。

实验观察到，大鼠尾动脉 VSMC 用 KCl 去极化时，细胞 L 型-PDC 开放，引起 Ca^{2+} 内流增加，这是由于钙通道开放，Ca^{2+} 由胞外进入胞内。有 PHF 存在时，KCl 诱导 Ca^{2+} 内流升高的作用明显增强，提示 PHF 进一步促进钙通道开放，引起细胞外钙内流增加，从而影响对 Ca^{2+} 内流的调节，导致血管的阻力增加和血压的升高。以上结果提示，PHF 可能通过两种不同的方式影响血压：一是 PHF 本身可以增加细胞 Ca^{2+} 内流引起血管收缩，产生高血压；二是 PHF 可加强其他内源性血管收缩物质的效应引起高血压，如对去甲肾上腺素等的反应即是如此。

研究发现，在静息状态下，细胞 Ca^{2+} 内流维持在较低的水平，而当有外界因素刺激时，Ca^{2+} 内流快速增加达 100～1000 倍之多，刺激因素消失后，

Ca^{2+} 内流又逐渐恢复到静息水平，达到一种细胞内钙稳态，这种钙稳态的调节对 Ca^{2+} 作为第二信使参与胞内信号转导过程至关重要。同时，胞内 Ca^{2+} 浓度是血管平滑肌细胞收缩的关键因素。实验结果显示，PHF 在多个环节影响了 VSMC 胞内钙稳态的调节。这些环节主要包括：①增加 VSMC 胞膜上 L 型-PDC 的开放。②通过降低 Ca^{2+}-Mg^{2+}-ATP 酶的活性，抑制胞内钙的外流。值得注意的是，PHF 本身并不是一种直接的缩血管物质，它对胞内钙稳态的影响并不能导致静息 Ca^{2+} 内流的升高而使血管平滑肌收缩，而是当其他缩血管物质如 NE 等增加引起 Ca^{2+} 内流迅速升高时，PHF 才参与对钙稳态的调节和影响，将缩血管物质的作用增强，最终导致缩血管效应的发生，引起血压的升高[9-12, 14, 15]。

有研究报道，给予盐敏感性高血压患者或动物高钙饮食可降低血压，当给予此类患者钙拮抗剂时也可引起血压降低。已知 PTH 的分泌受钙负反馈抑制，PHF 来源于甲状旁腺，也受钙负反馈调节。实验发现，如果降低甲状旁腺培养基的钙浓度，释放到培养基的 PHF 就会增加。在整体动物，当给予缺钙饮食使动物体内的钙浓度降低时，SHR 动脉血压会进一步升高；而用含钙食物喂养时可抑制动物血压的增加，同时，血液中 PHF 的含量降低。在临床上，有些高血压患者在补充钙摄入时也表现出血浆中 PHF 水平降低的现象。这些结果提示，增加食物中的钙摄入可以通过抑制 PHF 的合成和（或）释放进入血液循环，从而降低高血压患者的血压。服用钙拮抗剂后患者的血压降低，其降低血压的效应在一定程度上与钙拮抗剂能够阻断 PHF 的作用有关。

虽然补充食物钙可以降低循环高血压因子 PHF 水平，但也会使更多的钙作用于细胞；同样，钙拮抗剂可以促进 PHF 从 PTG 的合成和（或）释放，抑制血管收缩物质的作用。根据这一推论，从钙拮抗剂和补充食物钙联合治疗高血压的疗效上看可能存在叠加作用。

有关 PHF 对血压调节的确切作用机制以及与细胞其他物质，特别是信号转导因子之间的相互作用关系尚未完全明了，还有待进一步深入探讨。已有报道指出，PHF 增加胞内 Ca^{2+} 内流而不影响肌醇三磷酸（IP_3）水平，提示 PHF 不影响胞内储存钙的释放。PHF 可能升高 PDE 的活性，从而降

低细胞内 cAMP 水平，通过某种机制打开细胞膜通道，使 Ca^{2+} 内流增加，随之，血管对其他缩血管物质的敏感性增加，最终导致血管阻力升高和血压升高。

五、甲状旁腺高血压因子引起的高血压与其他因素的关系

（一）甲状旁腺高血压因子与肾素的关系

研究表明，有大于 1/3 的 EH 患者血浆中 PHF 水平升高，因此有人认为 PHF 过高可以导致高血压[16]。如前所述，在临床试验中发现，对 PHF 阳性的高血压及高甲状旁腺素患者，在手术切除甲状旁腺后，可引起患者血压下降，并且血中的 PHF 消失。在动物实验中，为 PHF 阳性的 SHR 注射抗 PHF 的抗体，能显著降低其动脉血压，当注射该抗体的同时注射PHF 时，PHF 的升压作用减弱或消失。这些结果表明，PHF 是高血压发病的一个重要因素。

随后的研究发现，在 SHR 血浆中能检测到PHF，而在 WKY 大鼠或其他血压正常的动物或人群中则不能检测到或 PHF 水平很低。用双盲法测定显示，高血压患者 PHF 水平比血压正常者明显升高。因为高血压在起源上是异源性的，如果 PHF 是引起高血压的因子，那么所有高血压患者将存在高水平的 PHF。资料显示，PHF 血浆水平与患者血浆的肾素水平呈负相关，即主要在低肾素高血压患者群体中血浆 PHF 水平高。因为低肾素高血压与盐敏感性呈相关，提示 PHF 与这种盐敏感性高血压类型有关。此外，PHF 与低肾素-盐敏感性高血压的相关性在动物模型中也得到进一步验证。用醋酸去氧皮质酮（DOCA）-盐及二肾一夹（two kidney one clip，2K1C）方法建立实验性高血压大鼠模型，其中DOCA-盐建立的是低肾素盐敏感性高血压模型，而2K1C 建立的是高肾素高血压模型。检测结果发现，在 DOCA-盐高血压大鼠组血浆 PHF 明显升高，而在 2K1C 高血压组未测到 PHF[8, 9, 16]。这些实验结果表明了 PHF 活性与低肾素-盐敏感性高血压发病的密切关系。由于在高肾素组血浆 PHF 消失，提示 PHF 与肾素-血管紧张素系统（RAS）之间可能存在着某种相互作用和影响。

基于上述研究结果，人们的注意力自然会集中

到人类 EH 的病因上。因为，当以肾素水平为标志对高血压患者进行分类时，如血浆高肾素、正常肾素和低肾素 3 种情况，发现 PHF 水平在低肾素患者中最高；在正常肾素患者中 PHF 水平低，但能够检测到；而高肾素患者血浆中检测不到 PHF。因此，PHF 特异性地存在于低肾素群体中。由于二者的此种关联，只要测定 PHF 即可判断患者血中的肾素状态，也可预测是否是盐敏感性、患者对 Ca^{2+} 补充剂的反应以及给予何种药物来治疗此类患者。

临床在对高血压患者的治疗过程中发现，低肾素型高血压患者对钙拮抗剂和利尿剂反应较好，而高肾素型高血压患者对 β 受体阻滞剂和血管紧张素转换酶抑制剂（ACEI）反应较好[17, 18]。通过测定血浆 PHF 水平，可预示降压治疗的效果，即血浆 PHF水平较低或不能检测出 PHF 的高血压患者宜选用 β受体阻滞剂或 ACEI[16]。

（二）甲状旁腺高血压因子与钙摄入的关系

许多研究表明，增加饮食中的钙含量能使高血压患者与 SHR 的血压降低。然而，在这些患者与高血压动物中，大都属于低肾素型高血压。我们已经知道，饮食中钙的增加可下调甲状旁腺的功能，因此推测，钙补充剂的降压作用可能是由于抑制了甲状旁腺分泌 PHF。应用 SHR 做实验，给予 3 种不同剂量的钙补充剂，动物的血压出现与剂量不一致的变化，但其血压的变化与 PHF 的水平是直接相关的。因此，高钙饮食降低血压的程度与 SHR 血中 PHF 的水平是平行的。在对高血压患者的研究中，给予患者钙补充剂 1g/d 可显著降低患者的血压，同时降低其血中 PHF 水平[16, 19]。因此认为，应用钙补充剂降低患者的血压很可能是降低甲状旁腺分泌 PHF 所导致的结果。

（三）甲状旁腺高血压因子与盐的关系

盐摄入和血中 Na^+ 含量水平与高血压发病相关的肾素有着密切的关系。笔者所在实验室证实，在高血压动物模型中，饮食中盐（NaCl）的摄入量可直接影响肾素水平[21-23]。给予肾积水小鼠高盐饮食，血浆肾素浓度（plasma renin concentration，PRC）、肾脏组织肾素浓度（renal renin content，RRC）及肾脏肾素 mRNA 水平明显降低，而低盐摄入，PRC、RRC 和肾脏肾素 mRNA 升高，表明盐

摄入量与肾素水平和肾素 mRNA 表达水平成反比。由此可见，盐与肾素有着相互作用关系。与此同时，PHF 水平与肾素也存在着一定的关系。如前所述，PHF 与低肾素型高血压的发生密切相关。为探讨 PHF 与盐敏感性的关系，选择 Dahl-S 大鼠模型进行研究。Dahl-S 大鼠是一种遗传性盐敏感性高血压动物，其发病机制与人类 EH 发病机制相类似。应用该高血压动物模型，可以研究体液因素对血压的影响以及提供 PHF 作用的实验证据。给予 Dahl-S 盐敏感性大鼠和 Dahl-R 盐抵抗性大鼠三种不同剂量的盐摄入，Dahl-R 盐抵抗性大鼠对盐无敏感性（作为对照）。结果发现，Dahl-R 盐抵抗性大鼠的血压未见改变，其血液中也未测到 PHF，而 Dahl-S 盐敏感性大鼠的血压随着盐摄入量增加而升高，血浆内 PHF 浓度的变化趋势也与血压变化相一致[24]。此外，在临床上对盐敏感性（salt-sensitive）和盐非敏感性（salt-insensitive）高血压患者进行观察，发现盐敏感性高血压患者血中 PHF 明显高于盐非敏感性患者。进一步观察发现，应用盐摄入诱发高血压患者的血压水平可以预测其血浆 PHF 含量的高低[16]。因此，PHF 对盐敏感性高血压患者的升压作用是显而易见的。

第二节　红细胞高血压因子

一、红细胞高血压因子的特征

1982 年 Wright 等首次发现 SHR 的红细胞膜上存在一种能使血压升高的物质，这种物质被命名为红细胞高血压因子（erythroid hypertension factor，EHF）[25]。该因子能够显著升高正常大鼠的动脉血压。随后，Wright 的实验室对 EHF 的理化特性、生理学功能及作用机制等进行了深入研究。EHF 的氨基酸组成见表 2-17-1。

表 2-17-1　EHF 的氨基酸组成

氨基酸肽链成分	比值
天冬氨酸/天冬酰胺（Asp/Asn）	1.41
丝氨酸（Ser）	1.02
谷氨酸/谷氨酰胺（Glu/Gln）	1.00
甘氨酸（Gly）	2.00

EHF 的分子量为 700～800Da，它是由 6 个氨基酸组成的酸性肽链，其氨基酸组成见表 2-18-1。EHF 易溶于水，耐高温，而且反复冻融后活性不变[26]。此外，研究发现此肽的活性对 Ca^{2+} 有依赖性，当 Ca^{2+} 增加时 EHF 活性升高，Ca^{2+} 缺乏时 EHF 活性降低。

二、红细胞高血压因子的升压作用

MeCumbee 等[27]研究发现，EHF 提取物对大鼠主动脉环静息张力无明显影响，但可增强血管平滑肌对去甲肾上腺素（NE）和高 K^+ 的敏感性。EHF 的这种缩血管作用具有 Ca^{2+} 依赖性，且可被钙拮抗剂维拉帕米（商品名：异搏定）非竞争性和硝苯吡啶竞争性抑制。进一步的实验发现，如果对 EHF 提取物进行纯化，其增高血压的作用大大增强，比纯化前增加了 1500 倍。如果将纯化的 EHF 注射入 WKY 大鼠侧脑室，可引起大鼠血压显著升高，推测在侧脑室内可能存在 EHF 的受体。这些发现提示脑组织是否也可产生 EHF？此种推测有待进一步研究证实。综上所述，EHF 可能在高血压发病中具有重要意义。

三、红细胞高血压因子的升压机制

许多实验证明，EHF 可增加 NE 和 K^+ 所激活的 VSMC Ca^{2+} 内流。EHF 对 Ca^{2+} 内流的刺激作用在不同动物中存有差异，如对 SHR 的作用超过对正常大鼠的作用。EHF 不仅可以促进 VSMC Ca^{2+} 内流，也可以升高细胞的 Ca^{2+} 外向转运，提示 EHF 对细胞 Ca^{2+} 的转运具有双向调节作用。不同种属间 EHF 活性的比较见表 2-17-2。

表 2-17-2　不同种属间 EHF 活性的比较

种属	units/mg（蛋白）	units/L（血液）
大鼠	28.3±2.6	572±54
兔	19.8±4.7	434±81
犬	29.4±1.8	517±54
人	14.6±6.1	201±83

人们发现，高钙饮食可以降低 SHR 的血压水

平，而低钙饮食可以引起血压升高，目前对这种现象尚无法充分解释。Hangiarua 等的实验结果表明，EHF 对高钙饮食后的 SHR 主动脉条 Ca^{2+} 内流的抑制作用明显减弱，提示 EHF 的组织反应性增高与高血压的形成有着密切关联[28]。应用限制钙摄入的方法，可延缓 SHR 血压升高，同时观察到 EHF 的活性明显降低，即 SHR 血压水平与其红细胞 EHF 的活性呈明显正相关，提示血中 EHF 活性或浓度受外部刺激如饮食等因素的影响。实验证实，不同种类的动物及人的 EHF 活性存有差异，不同种属间的 EHF 活性见表 2-17-2。

研究表明，经单克隆纯化的 EHF 可以激活蛙心肌细胞膜上 L 型-PDC 的开放。另外，EHF 的缩血管作用具有对 Ca^{2+} 的依赖性，且可被维拉帕米非竞争性抑制，被硝苯地平竞争性抑制的作用减弱。这些结果都提示，EHF 可能是一种新型的内源性钙通道激动剂。Wright 等应用 SHR、WKY 大鼠和肾性高血压大鼠及 DOCA-盐大鼠，探讨其血管对 EHF 的反应性。他们观察到，与对照组 WKY 大鼠比较，SHR 对 EHF 有明显反应，而其他两组大鼠的血管反应性并无增加。Wright 等认为，SHR 对 EHF 的反应性增高与血压的升高之间并不相关，这种增高的血管反应性可能是高血压基因的特殊作用[28]，但这种观点有待于进一步的实验研究来证实。

第三节　红细胞抗高血压因子

在研究红细胞高血压因子 EHF 的过程中，MeCumbee 等（1985）意外发现红细胞存在另外一种物质，该物质的分子量在 6000Da 以上[26]，能够降低高血压动物的血压，他们将这种物质命名为红细胞抗高血压因子（erythroid antihypertensive factor，EAHF）。吴光玉等从大鼠红细胞中提取出 EAHF，其分子量较小，可显著降低动物血压。随后该实验室从人的红细胞中提取了 EAHF，命名为红细胞源降压因子（erythrocyte-derived depressing factor，EDDF）[29, 30]。

一、红细胞抗高血压因子的特性

MeCumbee 等在实验中观察到，EAHF 具有抑制细胞对 Ca^{2+} 摄取的作用。为验证 EAHF 抑制 Ca^{2+} 摄取作用在热的环境中是否稳定，他们将含有 EAHF 的提取液置于沸水中 15min，发现对 Ca^{2+} 摄取的抑制作用并未减弱，表明 EAHF 具有耐热的特性[26-28]。文允镒等报道[29-31]，EAHF 在酸、碱的环境中作用稳定，经 HCl 或 NaOH 处理后仍保持其生物活性。另外，EAHF 无种属特异性，在正常动物、高血压动物以及正常人与高血压患者的红细胞中均含有此因子。血压正常的动物与人群中红细胞的 EAHF 含量明显高于高血压动物或高血压患者，说明红细胞 EAHF 水平的减少可能是高血压发病的重要因素之一。

二、红细胞抗高血压因子对血压和心脏功能的作用

（一）EAHF 的降压效应

MeCumbee 等将纯化的 EAHF 经腹腔分别注入 SHR 和 SD 大鼠，注射 3h 后 SHR 的动脉收缩压出现显著降低。注射后 24h，SHR 血压不再进一步降低，但其血压在注射后 3 天内仍然保持在低水平状态。与此不同，注射同样剂量的 EAHF，SD 大鼠的血压未受影响[26]。MeCumbee 等进一步观察了 EAHF 对其他动物血压的影响，发现给予 DOCA-盐大鼠 EAHF 治疗后，其血压明显降低，在注射后 2~4 天可恢复到注射前水平。当注射 EAHF 的替代品（vehicle），DOCA-盐大鼠的血压无明显变化。应用一肾一夹（1K1C）大鼠进行实验，注射 EAHF 可明显降低其动脉血压，降压作用持续 24h，但对 1KC 大鼠的血压无明显作用[27]。

赵贵卿等[32]报道，给予 Wister 大鼠颈外静脉注射人红细胞 EAHF 后，MAP 的快速降低达 26.7%，HR 增加了 20%。注射 3min 后上述指标基本恢复到给药前水平，由此认为 EAHF 能够产生短暂的降压作用。实验证实，人红细胞 EAHF 对正常大鼠的降压作用具有剂量依赖性。当 EAHF 注射不同剂量时，降压的幅度不同，即随着 EAHF 注射剂量的增大，最大降压幅度亦增大。此外，血压恢复正常所需时间存在差异，剂量越大恢复到正常血压所需的时间越长。也就是说，降压幅度增大，血压恢复所需时

间亦延长。

（二）EAHF 对心功能的影响

EAHF 对 SHR 在体心脏具有负性变时变力效应。与血压变化相似，在注射人红细胞 EAHF 后，SHR 心率（HR）、左心收缩末压（LVESP）和左室内收缩与舒张最大变化速率（LVdp/dt_{max}）均迅速下降，随后回升至正常水平。单独注射生理盐水无显著心脏效应。EAHF 还可显著降低SHR 离体心脏收缩幅度和静息张力，而对 HR 和冠状动脉血流量无明显影响[33]。这些结果表明，EAHF 对 SHR 在体及离体心脏都有负性变力效应。

三、红细胞抗高血压因子的作用机制

自从 EAHF 被发现以来，许多实验室对 EAHF 进行了系列研究，尤其对 EAHF 对动物血压的影响方面进行了详细的观察和报道，但对于 EAHF 作用机制方面的研究还处于探索阶段，其准确的作用机制还有待于继续深入探究。以下就 EAHF 可能的作用机制进行讨论。

（一）EAHF 对血管平滑肌的作用

许多报道表明，EAHF 参与对血管张力的调节进而影响动脉血压变化[29-32]。EAHF 的主要作用是降低血管张力，导致血压降低。研究发现，给予糖尿病-高血压大鼠苯肾上腺素（phenylephrine, PE），可引起肾脏血管阻力增加，当注射 EAHF 后，其肾脏血管对 PE 的反应性明显降低，血管阻力减弱。同时，肾脏阻力血管平滑肌细胞（VSMC）损伤明显减轻，细胞核形态与内质网等细胞器结构基本恢复正常[34]。这些结果提示，EAHF 能明显舒张血管平滑肌，是实现降压作用的重要机制。有报道指出，应用左旋硝基精氨酸（L-NNA）和甲基蓝能够抑制EAHF 的舒血管作用，提示 EAHF 是通过刺激血管内皮细胞产生 NO 的作用从而激活血管平滑肌细胞内可溶性 cGMP 这一途径引起血管舒张。进一步实验发现，EAHF 可增加大鼠主动脉和肠系膜动脉丛内 cGMP 水平，也证明 EAHF 的舒血管作用是通过NO 实现的。

（二）EAHF 对血管平滑肌 Ca^{2+} 转运的作用

研究结果表明，VSMC 胞质内 Ca^{2+} 浓度对胞内信号转导与血管的收缩和舒张起着重要调节作用。EAHF 可显著降低高血压大鼠肠系膜和主动脉VSMC Ca^{2+} 内流，这种作用在阻力血管更为明显，但 EAHF 对卒中易感性自发性高血压大鼠（SHRsp）红细胞膜上的 Ca^{2+}、Mg^{2+}-ATP 酶主动转运并无明显影响[29]。

除了对 VSMC 胞质内 Ca^{2+} 浓度的影响外，EAHF 对 VSMC 核内 Ca^{2+} 水平也起一定的调节作用。研究发现，EAHF 可使正常大鼠肠系膜和主动脉 VSMC 核内游离 Ca^{2+} 浓度改变。例如，它可抑制高 K$^+$ 所激发的核内 Ca^{2+} 水平的增加，还可抑制 L 型-PDC 钙通道激活剂 Bay K8644 所激活的 VSMC 核内 Ca^{2+} 水平的升高，进一步表明 EAHF 可以明显阻断 L 型-钙通道的开放，EAHF 本身可能就是一种内源性的钙拮抗剂。

（三）EAHF 在细胞信号转导中的作用

实验研究提示，细胞核内某些基因结构和基因表达异常可能会导致高血压发病。许多研究表明，高血压发生时血管壁增生肥厚与某些癌基因的激活有着密切关系[35]。例如，癌基因 c-myc 和 c-fos 等基因编码的 DNA 结合蛋白，具有调节 mRNA 转录以调节细胞的增殖和分化的作用，它可以引起基因的过度表达，最终导致血管 VSMC 异常增殖与血管肥厚。研究结果显示，经 EAHF 处理后的 SHR 大鼠 VSMC，其 c-myc 基因表达受到明显的抑制。

此外，VSMC 钙调素（calmodulin, CaM）与细胞增殖调控的关系也受到人们的广泛重视和深入研究。CaM 作为胞内的 Ca^{2+} 受体，可介导 Ca^{2+} 多种重要的生理功能。现已证明，CaM 水平对细胞分化从 G$_1$ 期转为 S 期起着关键的调节作用，抑制 CaM 基因表达可降低细胞的增殖。EAHF 可抑制 SHR 血管 VSMC 中的 CaM 表达，从而抑制 VSMC 的过度增殖和肥厚。

综上所述，EAHF 能通过多种调节机制降低高血压动物的动脉血压，降低肾血管、肠系膜阻力血管的异常反应性；同时还可以改善高血压动物VSMC 结构的异常。由此可见，EAHF 对血管具有一定的保护作用。对 EAHF 可能的作用机制进行归纳，如图 2-17-1 所示。

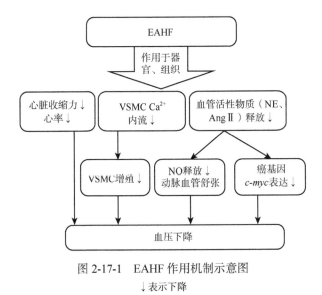

图 2-17-1　EAHF 作用机制示意图

↓表示下降

（张延玲）

参 考 文 献

[1] Resnick LM，Muller FB，Laragh JH. Calcium regulating hormones in essential hypertension[J]. Ann Intern Med，1986，105：649-654.

[2] Pang PKT，Yang MCM，Shew RL，et al. The vasorelaxant action of parathyroid hormone fragments on isolated rat tail artery[J]. Blood Vessels，1985，22：57-64.

[3] Pang PKT，Yang MCM，Sham JSK. Parathyroid hormone and calcium entry blockade in a vascular tissue[J]. Life Sci，1988，42：1395-1400.

[4] Wang R，Karpinski E，Pang PKT. Parathyroid hormone selectively inhibits L-type calcium channels in single vascular smooth muscle cells of the rat[J]. J Physiol，1991，441：325-346.

[5] Wang R，Wu L，Karpinski E，et al. The changes in contractile status of single vascular smooth muscle cells and ventricular cells induced by bPTH-（1-34）[J]. Life Sci，1993，52：793-801.

[6] Lewanczuk RZ，Resnick LM，Blumenfeld JD，et al. A new circulating hypertensive factor in the plasma of essential hypertensive subjects[J]. J Hypertens，1990，8：105-108.

[7] Resnick LM，Lewanczuk RZ，Laragh JH，et al. Plasma hypertensive factor in essential hypertension[J]. J Hypertens，1990，8（Suppl 3）：101.

[8] Lewanczuk RZ，Pang PKT. Parathyroid hypertensive factor is present in DOCA-salt but not two-kidney oneclip hypertensive rats[J]. Am J Hypertens，1991，4：802-805.

[9] Benishin CG，Tang L，Lewanczuk RZ，et al. Production of polyclonal antisera to parathyroid hypertensive factor from spontaneously hypertensive rats[J]. J Hypertens，1993，11：245-251.

[10] Karanja N，McCarron DA. Calcium and hypertension[J]. Annu Rev Nutr，1986，6：475-494.

[11] Fouda KA，Marazzi A，Boillat N，et al. Changes in the vascular reactivity of the isolated tail arteries of spontaneous and renovascular hypertensive rats to endogenous and exogenous noradrenaline[J]. Blood Vessels，1987，24：63-75.

[12] De Feo TT，Morgan KG. Calcium-force relationships as detected with aequorin in two different vascular smooth muscles of the ferret[J]. J Physiol，1985，369：269-282.

[13] Williams DA，Fay FS. Calcium transients and resting levels in isolated smooth muscle cells as monitored with quin-2[J]. Am J Physiol，1986，250：C779-C791.

[14] Shan J，Benishin CG，Lewanczuk RZ，et al. Mechanism of the vascular action of parathyroid hypertensive factor[J]. J Cardiovasc Pharmacol，1994，23（Suppl. 2）：S1-S8.

[15] Lewanczuk RZ，Pang PKT. In vivo potentiation of vasopressors by spontaneously hypertensive rat plasma：Correlation with blood pressure and calcium uptake[J]. Clin Exp Hypertens，1989，11（8）：1471-1485.

[16] Lewanczuk RZ，Benishin CG，Shan J，et al. Clinical aspects of parathyroid hypertensive factor[J]. J Cardiovasc Pharmacol，1994，23（Suppl. 2）：S23-S26.

[17] Zhang Y，Li B，Wang B，et al. Cardiac ACE2/Mas expression and cardiac remodelling in rats with aortic constriction[J]. Chin J Physiol，2014，57（6）：335-342.

[18] Zhang Y，Ma L，Wu J，et al. Hydronephrosis alters cardiac ACE2 and Mas receptor expression in mice[J]. J Renin-Angiotensin-Aldosterone Syst，2015，16（2）：267-274.

[19] Pang PKT，Benishin CG，Shan J，et al. PHF：the new parathyroid hypertensive factor[J]. Blood Pressure，1994，3：148-155.

[20] 张延玲，陈孟勤. 肾素-血管紧张素系统[M]// 刘力生. 高血压. 北京：人民卫生出版社，2003：288-320.

[21] Zhang Y，Wu J，Wang X，et al. Effects of enalapril and sodium depletion on the renin-angiotensin system in hydronephrotic mice[J]. Can J Physiol Pharmacol，2009，87：515-521.

[22] Zhang Y，Wu J，Wang X，et al. Interaction of sodium loading and enalapril on renin mRNA and renin release in hydoronephrotic mice[J]. Acta Physiol Sini，2009，61（3）：239-246.

[23] Zhang Y，Wu J，Zhang Z，et al. Effect of low sodium intake and beta-blockade on renin synthesis and serection in mice with unilateral ureteral ligation[J]. Hypertens Res，2010，33（12）：1258-1263.

[24] Lewanczuk RZ，Pang PKT. Parathyroid hypertensive factor may be a mediator of salt sensitivity in hypertension[J]. Euro J Pharmacol，1990，183：1828.

[25] Wright GL，Bookout C. A hypertensive substance in erythrocytes of spontaneously hypertensive rats[J]. Can J Physiol Pharmacol，1982，60：622-627.

[26] MeCumbee WD，Johnson P，Kasvinsky PJ，et al. An endogenous peptide that stimulates lanthanum-resistant calcium uptake in vascular tissue[J]. Can J Physiol Pharmacol，1987，65：1991-1995.

[27] MeCumbee WD，Wright GL. Partial purification of a hypertensive substance from rat erythrocytes[J]. Can J Physiol Pharmacol，1985，63：1321-1326.

[28] Hangiarua El，Wright GL，MeCumbee WD. Effect of dietary calcium on in vitro aortic tissue responsiveness to a hypertensive factor[J]. Clin Exp Hypertens，1990，A12（7）：1255-1279.

[29] 吴光玉，文允镒，陈孟勤，等. 抗高血压因子对大鼠血管平滑肌钙内流的抑制作用[J]. 基础医学与临床，

1991，11（3）：153-156.

[30] 吴光玉，文允镒，陈孟勤，等. 原发性高血压患者红细胞抗高血压因子对高血压大鼠血压的影响[J]. 生理学报，1991，143（4）：352-359.

[31] 文允镒，陈孟勤，贾红蕊，等. 大鼠红细胞抗高血压因子的降压作用[J]. 中国医学科学院学报，1991，13（3）：199-202.

[32] 赵贵卿，刘婉珠，文允镒. 人红细胞抗高血压因子降压作用的实验性研究[J]. 锦州医学院学报，2001，22（3）：1-2.

[33] Wu G，Wen Y，Chen M，et al. An antihypertensive factor in the erythrocytes of essential hypertensive subjects—Effects on blood pressure and calcium uptake by vascular tissue in rats[J]. Chin Med Sci J，1991，6（3）：136-140.

[34] 马宁，王玉堂，文允镒. 红细胞源降压因子对糖尿病性高血压大鼠血管的保护作用[J]. 基础医学与临床，2004，5：566-569.

[35] 文允镒. 红细胞抗高血压因子[M] //刘力生. 高血压. 北京：人民卫生出版社，2003：358-365.

　　单基因遗传性高血压是由单一基因突变直接引发的高血压，遗传方式符合孟德尔遗传定律，又称孟德尔型高血压。大部分孟德尔型高血压为少见疾病，发病年龄常早于35岁，多表现为中、重度高血压，心血管疾病发生早，患者当中脑卒中的发生比率为77%，心力衰竭的发生比率为67%，心肌梗死的发生比率为40%，慢性肾功能不全的发生比率为26%，且与2/3的继发残疾有关[1]。该类高血压的降压治疗有其特殊性，常规抗高血压药物疗效不佳，是临床"顽固性高血压"的重要原因。目前随着检测技术尤其是基因测序技术的发展，单基因遗传性高血压的诊断水平有了很大提高，已明确的单基因遗传性高血压有17种，其中包含40余种亚型，并且能够通过筛查直系亲属，发现携带突变基因的家庭成员，从而对其进行早期诊断、早期针对性治疗达到改善预后的目的。

　　单基因遗传性高血压的根本病因为分子水平病变，主要为单个基因突变造成远端肾单位水/电解质转运和盐皮质激素的合成或功能发生改变，导致Na^+-Cl^-重吸收增加，容量扩张，表现为家族性早发高血压和低血浆肾素水平。发病机制可概括为盐皮质激素受体（mineralocorticoid receptor, MR）被过度激活、钠通道活性改变及血浆儿茶酚胺水平升高三类。其中，MR被过度激活又包括：①醛固酮增加[家族性醛固酮增多症（familial hyperaldosteronism, FH）]。②其他盐皮质激素增加（先天性肾上腺皮质增生）。③远端肾单位皮质醇增加（表观盐皮质激素过多综合征）。④盐皮质激素受体突变，可与之结合并产生作用的物质增加（盐皮质激素受体突变导致妊娠期高血压加重）。钠通道活性改变包括上皮钠通道蛋白（epithelial sodium channel, ENaC）活性增加（Liddle综合征）及钠氯协同转运蛋白（Na^+-Cl^--cotransporter, NCC）活性增加[戈登（Gordon）综合征]；血浆儿茶酚胺水平升高可导致血压升高，如嗜铬细胞瘤合并多发性内分泌肿瘤（multiple endocrine neoplasia, MEN）、 vonHippel-Lindau（VHL）综合征、颈动脉体副神经节瘤病及遗传性神经纤维瘤病等[2]。

第一节　家族性醛固酮增多症

根据遗传基础可将 FH 分为 FH-Ⅰ、FH-Ⅱ和 FH-Ⅲ 3 种类型，共同表现为醛固酮合成增加。醛固酮水平升高导致醛固酮受体过度激活，NCC 和上皮钠通道蛋白（ENaC）活性升高。目前研究较多的为Ⅰ型，Ⅱ型和Ⅲ型较为少见，近年开始出现了关于Ⅱ型的报道。

一、家族性醛固酮增多症Ⅰ型

家族性醛固酮增多症Ⅰ型（familial hyperaldosteronism Ⅰ，FH-Ⅰ）亦称为糖皮质激素可抑制性醛固酮增多症（glucocorticoid-remediable aldosteronism，GRA），是第一个被确认的单基因性高血压，也是最为常见的单基因遗传性高血压。1966 年首次报道该病病例，为常染色体显性遗传。患者常为中到重度高血压，伴低血浆肾素和低血钾水平，血浆醛固酮浓度很高，CT 检查未见腺瘤，常被疑诊为"原发性醛固酮增多症"（简称原醛症）。

Aglony 等检测 130 名高血压儿童（年龄 4～16 岁），发现 4 名儿童，以及 21 名他们的直系亲属中有 5 名患有 FH-Ⅰ[3]。高血压多在 13 岁前发生，通常为严重高血压，常早发脑血管意外，尤其以脑出血为特征（平均年龄 32 岁）。目前美洲具有凯尔特人血统的家庭有该病例的报道，美国、中国、日本、意大利、德国均有较为详尽的家系报道，随着原醛症检出率的不断提高，可以预见发现的 FH-Ⅰ型患者也会增多。

该病因肾上腺基因嵌合所致，此嵌合基因由合成类固醇的基因调控区与调控醛固酮合成的基因编码区嵌合而成，故醛固酮分泌受促肾上腺激素（adrenocorticotropic hormone，ACTH）调控，不受血管紧张素Ⅱ（AngⅡ）、钾调控。高血压是醛固酮大量"异位分泌"导致水钠潴留所致。

人类正常 8 号染色体含有两个调节肾上腺皮质激素分泌的基因：11β-羟化酶基因（CYP11B1）和醛固酮合酶基因（CYP11B2）。正常生理情况下，CYP11B1 是由 ACTH 调控区和皮质醇编码区组成，

受 ACTH 的调节，在肾上腺皮质束状带催化合成糖皮质激素。而 CYP11B2 由 AngⅡ调控区和醛固酮编码区组成，受 AngⅡ、血钾所调控，在肾上腺球状带合成醛固酮。两个基因均位于 8q21，约 7kb 大小，都包含 9 个外显子和 8 个内含子，其内含子、外显子排列顺序完全相同，相距约 30kb。减数分裂期间，8 号染色体的两条染色单体联合时配对不精确、不等交叉将造成部分基因重复，使得第 8 号染色体不仅含有正常的 11β-羟化酶基因和醛固酮合酶基因，而且还携带有一个新的"融合基因"，由 CYP11B1 基因的启动子区（调控区）和 CYP11B2 的编码区嵌合而成，即 5'-CYP11B1-CYP11B2-3'（表 2-18-1），在束状带异位分泌醛固酮，不受 AngⅡ、钾调控，只受 ACTH 调控。目前已发现多种交叉融合的形式，嵌合基因的交叉融合点集中在内含子 2 至外显子 4 部位。不同的嵌合部位，其表现型也可能不一致[4, 5]。近年研究发现也有嵌合基因携带者并不表现出盐敏感性高血压，表型差异的原因尚不清楚[6]。

表 2-18-1　家族性醛固酮增多症Ⅰ型嵌合基因形成

基因型	基因组成	调控	功能	分泌部位
CYP11B1	ACTH 调控区 + 皮质醇编码区	ACTH	合成皮质醇	肾上腺皮质束状带
CYP11B2	AngⅡ调控区 + 醛固酮编码区	AngⅡ，血钾	合成醛固酮	肾上腺皮质球状带
嵌合基因	ACTH 调控区 + 醛固酮编码区	ACTH	合成醛固酮	肾上腺皮质束状带

FH-Ⅰ型患者肾素-血管紧张素-醛固酮系统（RAAS）受抑，并不易被立位、限盐和 AngⅡ所激发，醛固酮的分泌主要受 ACTH 的调节。醛固酮昼夜分泌节律平行于皮质醇的分泌节律，经站立 4h 激发后血浆醛固酮浓度随着血浆皮质醇水平的下降而降低。ACTH 刺激试验时，血浆醛固酮浓度对 ACTH 的反应较正常人强烈。

本病为家族性遗传病，患者多表现为中、重度高血压（也有患者血压正常），呈盐敏感性高血压表现。血浆醛固酮浓度很高，患者之间血钾浓度变异很大，呈低血钾或者正常血钾（50%左右的患者），常伴随代谢性碱中毒，血浆肾素水平被抑制。尿中出现 18-羟皮质醇及 18-酮皮质醇。脑血管意外较为多见，青少年患者以脑出血为特征，据报道发生脑出血的平均年龄为 32 岁。在 FH-Ⅰ型家族中，发生

脑血管意外比率高达 48%。FH-Ⅰ型患者的临床表现酷似原醛症，当肾上腺 CT 等影像学检查并未发现肿瘤时，应疑及本病。

本病患者实验室检查包括以下几方面：

（1）血生化检测。约半数患者有低钾血症，常伴随代谢性碱中毒。

（2）激素测定。血浆醛固酮浓度很高，血浆肾素水平抑制。尿中 18-羟皮质醇（一般 24h 尿 18 羟皮质醇大于正常值的 2 倍以上，或者大于 10nmol/L）及 18-酮皮质醇阳性。地塞米松抑制试验（dexamethasone suppression test，DST）阳性，为该病最为经典的特征。

（3）分子遗传诊断。DNA 印迹（Southern blot）及大片段 PCR 法检测嵌合基因，敏感度与特异度均为 100%。

（4）影像学检查。一般患者肾上腺 B 超、CT 及 MRI 等影像学检查无特异性发现，部分患者呈现双侧肾上腺增生或结节样改变。

对高血压伴低血钾患者要考虑此病可能，特别是家族性发病患者。依据低血浆肾素水平、高血浆醛固酮浓度，肾上腺 CT 扫描检查无明确占位性病变；小剂量地塞米松不仅抑制醛固酮的过量分泌，还可使患者的血压、血钾和血浆肾素水平恢复正常，则临床诊断成立。FH-Ⅰ型可用基因诊断进行确诊。

需要进行鉴别诊断的疾病：①其他类型的原醛症，一般都有高血压伴低血钾的特点，但 DST 阴性。②FH-Ⅱ型，对糖皮质激素治疗无效，无嵌合基因的形成，可用基因诊断方法进行鉴别。③继发性高醛固酮血症，通常为高血浆肾素刺激所致，均有原发病表现。

对 FH-Ⅰ型患者，治疗方法如下：

（1）糖皮质激素。使用外源性小剂量糖皮质激素能抑制醛固酮的分泌，达到控制血压、改善预后的目的。一般开始使用时剂量可较大，每天 2mg，待醛固酮和生化指标正常后逐渐减量维持。血钾上升较快而高血压难以纠正者，可加用其他抗高血压药物如钙拮抗剂（CCB）等控制血压。对于儿童患者，地塞米松的剂量为 $0.05 \sim 0.1$ mg/（kg·d），也可用氢化可的松 $12 \sim 15$ mg/m² 体表面积，分 3 次服用，后者对儿童生长发育的影响较小。

（2）盐皮质激素受体阻滞剂。螺内酯及钠通道阻滞剂阿米洛利也可以降低血压，达到保护心脑肾的效果。

（3）噻嗪类利尿剂。不作为 FH-Ⅰ型患者一线治疗药物，与螺内酯合用能够帮助控制血压，但要避免发生继发性低钾血症。

本病若能及早诊断，运用糖皮质激素治疗，预后良好。但如延误诊断，则患者年轻时即可出现脑出血等心血管疾病。

二、家族性醛固酮增多症 Ⅱ 型

家族性醛固酮增多症 Ⅱ 型（familial hyperaldosteronism Ⅱ，FH-Ⅱ）是一种较为罕见的单基因常染色体显性遗传的家族性醛固酮增多症，又称为 ACTH 非依赖性原发性醛固酮增多症（ACTH-independent hyperaldosteronism）。最初报道为 1991 年 5 个家庭中的 13 名原醛症患者[7]，目前国内仅报道 1 个家系[8]。

澳大利亚、美洲、印度等连锁分析发现本病致病基因位于 7p22，发病原因与双侧肾上腺皮质增生及能够分泌醛固酮的腺瘤有关。但我国学者认为国人该病患者与该位点不存在连锁关系。据文献报道，FH-Ⅱ型家系成员高血压的诊断年龄为 $14 \sim 72$ 岁，目前发病机制仍不明确。CYP11B2 及编码血管紧张素 Ⅱ 1 型受体（AT₁R）的基因已被排除。位于染色体 7p22 的 FH-Ⅱ型的可能候选基因包括 G 蛋白偶联受体 30（G protein-coupled receptor 30，GPR30）、PMS2、PRKAR1B 及 centaurin-α1 基因等，它们均与肿瘤发生或者 RAAS 相关[9]。

近年来有研究显示 FH-Ⅲ型致病基因的 KCNJ5 突变可导致类似 FH-Ⅱ型的表现，因此有学者推测 FH-Ⅱ 有可能是 FH-Ⅲ 的亚型[10]。

FH-Ⅱ 型患者临床表现为高血压及低血钾，具有家族性遗传的特点，其临床特征包括发病的年龄、血压、血钾水平，肾上腺腺瘤发生的比例等，均与散发的原醛症相似。该疾病主要导致长期高血压，从而导致冠心病、脑卒中等心血管疾病。

FH-Ⅱ 型患者具有肾上腺腺瘤或增生所致原醛症的家族史，在临床表现、生化和病理形态上都无法与散发性原醛症相鉴别。FH-Ⅱ型的诊断依据为一个家系中至少有两人确诊为原醛症。FH-Ⅱ型的基因背景尚不清楚，因此主要根据血浆醛固酮/肾素水平比值（ARR）持续升高（排除药物影响后）、确诊试验阳性（盐负荷中氟氢可的松）以及没有导致 FH-Ⅰ 型的嵌合基因进行诊断。用上述方法筛查 FH-Ⅰ 型和 FH-Ⅱ 型患者的一级亲属，可发现血压正常的原醛症患者，说明该病外显率的差异甚至可存在于同一家系中[9]。

FH-Ⅱ 型是一种皮质激素不能抑制的家族性原醛症，对地塞米松治疗无效，用螺内酯（安体舒通）治疗有效。如果为单侧肾上腺皮质腺瘤引起，可手术切除腺瘤治疗高血压。

三、家族性醛固酮增多症 Ⅲ 型

该病是近年报道的一类新的家族性醛固酮增多症[11,12]，被称为家族性醛固酮增多症 Ⅲ 型（familial hyperaldosteronism Ⅲ，FH-Ⅲ），有其自身的一些特点。

目前研究显示该病由编码内向整流钾离子通道 Kir3.4 的基因（*KCNJ5*）突变所致。该基因突变导致 Kir3.4 的选择性丧失，钠电导增加，肾上腺皮质球状带细胞去极化，电压激活 Ca^{2+} 通道，Ca^{2+} 内流增加，细胞内 Ca^{2+} 信号通路过度激活，导致醛固酮持续高合成及肾上腺增生。遗传模式为常染色体显性遗传[13]。

FH-Ⅲ 型患者的临床表现为儿童早期严重高血压，伴有醛固酮浓度显著升高、低钾血症和重要靶器官损害。FH-Ⅲ 型临床表现和生化指标较 FH-Ⅰ 型更严重，也与 FH-Ⅱ 型明显不同，后者通常在成年后发病。而且某些类型的抗高血压药在足剂量应用时仍无明显疗效，这一点可用于区分 FH-Ⅰ 型与其他家族性及散发性原醛症，因为在其他类型原醛症中螺内酯通常有效。

FH-Ⅲ 型患者不仅醛固酮浓度特别高，而且 18-羟皮质醇和 18-氧代皮质醇也显著升高，分别比 FH-Ⅰ 型患者高 10 倍和 1000 倍。DST 显示 FH-Ⅲ 型患者的醛固酮浓度反常升高至基线的 2 倍，皮质醇水平虽在正常范围内但不受抑制。FH-Ⅰ 型患者在进行 DST 时，醛固酮受到抑制，降至可测水平以下。而在 FH-Ⅱ 型患者或散发性原醛症患者中，醛固酮浓度可被暂时及部分抑制，但不会低于可测水平。然而，某些散发性原醛症患者的醛固酮浓度在 DST 时可被完全抑制，他们也不带有嵌合基因。

通常抗高血压药物治疗（包括螺内酯和阿米洛利）对该病无效，需进行肾上腺手术切除处理。

第二节　先天性肾上腺皮质增生

先天性肾上腺皮质增生（congenital adrenal hyperplasia，CAH）是一组常染色体隐性遗传病，多在青春期前发病，基本病变为肾上腺皮质激素合成过程中限速酶缺陷所致，如 21-羟化酶、11β-羟化酶、3β-羟类固醇脱氢酶、17α-羟化酶、18-羟化酶及 20, 22-裂解酶等[14,15]。这些酶的缺乏造成有关的皮质激素合成障碍，对下丘脑和垂体前叶的负反馈作用消失，导致垂体前叶增量分泌 ACTH，刺激肾上腺皮质增生，促使皮质激素分泌增加，从而引起水钠潴留、血容量扩增、血压升高等一系列症状。与高血压有关的先天性肾上腺皮质增生主要有 2 种类型，以下予以详述。

一、11β-羟化酶缺乏症

11β-羟化酶缺乏症（11β-hydroxylase deficiency），即 CYP11B1 缺乏症，1955 年首次被报道，临床特征是低肾素性高血压。该型占先天性肾上腺皮质增生全部患者的 5%～8%。

11β-羟化酶缺乏症是一种少见疾病，新生儿中发病率约为 1/10 万，中东的犹太人和阿拉伯人发病率较高。我国目前也有发病的报道，并有该病合并糖尿病的报道[16]。

CYP11B1 编码的 11β-羟化酶存在于肾上腺皮质束状带和球状带的线粒体中，属于细胞色素 P450 单氧化酶，可催化 11-去氧皮质酮（11-deoxycorticosterone，DOC）和 11-去氧皮质醇转化成皮质醇和皮质酮。人体的 11β-羟化酶有两种同工酶，即 CYP11B1 和 CYP11B2，分别参与皮质醇和醛固酮的合成。CYP11B1 主要在束状带参与皮质醇的合成，受 ACTH 调节，催化 11-去氧皮质醇和 DOC 分别转变为皮质醇和皮质酮。*CYP11B1* 基因突变导致皮质醇的合成缺陷，皮质醇合成减少，肾上腺酶前体合成增加，使盐皮质激素增多，尤其是 11-脱氧皮质醇增加，使其对下丘脑和腺垂体的负反馈抑制作用减弱，引起 ACTH 分泌增加。Na^+ 重吸收增加，血容量扩增，引起高血压，血浆肾素水平受到抑制，同时在 17α-羟化酶/17, 20 裂解酶的作用下合成过量的

雄激素、脱氢表雄酮、硫酸脱氢表雄酮、睾酮等血浆水平升高,患者出现雄激素过多的症状。同时造成 11-去氧皮质醇和 DOC 前体物质过量堆积而引起高血压等表现。

11β-羟化酶缺乏症是一种常染色体隐性遗传疾病,由 CYP11B1 基因突变引起。CYP11B1 基因位于染色体 8q21,由 9 个外显子组成,长度为 6030bp,503 个氨基酸序列,含有 24 个末端氨基酸残基的信号肽序列。外显子 6、7、8 虽然仅占基因编码序列的 30%,但是已知的突变大多集中在这三个外显子中,其中密码子 448 是最容易发生突变的位点。事实上,发生在该基因的任何突变均可能引起 11β-羟化酶基因突变,导致不能表达或者表达减少,但与非经典型 11β-羟化酶缺乏症相关的基因突变尚不明确,而且该疾病的基因型及表型之间尚未发现明显联系。目前发现的主要突变形式有错义/无义突变、剪接、小片段缺失、大片段缺失、复杂重组等。其突变遍布整个基因,但多集中在第 6、7、8 外显子上[17]。

11β-羟化酶缺乏症可引起严重的高血压及靶器官损害,该病患者的临床表现为高血压、低血钾、雄激素过多等。大约 2/3 的患者有高血压,通常在出生最初几年内出现。即使是轻至中度高血压,也可有 1/3 的患者出现左室肥厚和(或)高血压性视网膜病变,且死因常常是脑卒中。该病的临床表现可分为经典型和非经典型两种。

(1)经典型:约 2/3 的患者为轻至中度高血压,是 DOC 分泌过多造成水钠潴留和血容量扩增所致。患者通常在婴幼儿时期表现出高血压,如果血压长期未得到控制,则会出现高血压导致的靶器官损害和心血管疾病。女性患者在出生时即有假两性畸形,男性患者则出现男性假性性成熟。儿童期的早期患者生长加速,通常身高显著高于同龄正常儿童,而随着骨骼快速成熟,可出现骨龄超前和骨骺提前关闭,因而患儿的最终身高低于正常人。患者的青春期发育和生育力也受到影响,未经治疗的患者不能获得正常的青春期发育。女性患者男性化,表现为阴蒂肥大,不同程度的阴唇融合,伴有月经不规律,甚至原发性闭经,多数患者不育不孕,并可出现多毛、痤疮、肌肉发达、喉结突出等其他男性化表现。男性患者表现为非 GnRH 依赖性性早熟,阴茎过早发育,睾丸无增大,小睾丸和生精障碍而致使生育力下降,同时患者有皮肤色素沉着。

(2)非经典型:非经典型 11β-羟化酶缺乏症患者临床表现不突出,血压通常正常或轻度升高。患者在出生时无明显异常,至青春期前后才出现雄激素分泌过多的临床表现。儿童最常见的表现为肾上腺出现过早,如快速生长、阴毛腋毛早现等,而在青年女性则以痤疮、多毛、月经紊乱等高雄激素血症表现多见。

本病患者实验室检查包括以下几方面。

(1)激素测定:血浆 ACTH、11-去氧皮质醇、DOC 和睾酮水平增高,血浆肾素水平和醛固酮浓度降低,而 24h 尿 17-酮类固醇和 17-生酮类固醇水平增高。

(2)基因诊断:通过测定羊水中 11-去氧皮质醇可判断胎儿是否患有 11β-羟化酶缺乏症。如果在妊娠早期即开始应用糖皮质激素来抑制肾上腺雄激素,则可以有效防止女性患儿的外生殖器男性化。

但目前研究发现 CYP11B1 存在 50 余种基因变异类型,包括错义突变、移码突变、无义突变等多种形式,具有一定的种族特异性,导致 11β-羟化酶的活性不同程度地丧失。突变的严重程度和患者的临床表现之间不一定完全相符,提示患者的表型还受到 CYP11B1 基因之外的某些因素影响[18, 19]。

未成年患者影像学检查/功能学检查多显示骨龄提前,CT 检查提示肾上腺增粗。

出现两性畸形、性早熟合并或不合并高血压、低血钾的患者应与其他引起雄激素过多的疾病相鉴别,如 21-羟化酶缺陷症、分泌雄激素的肿瘤、多囊卵巢综合征,以及导致高血压与低血钾的疾病,如 17α-羟化酶/17, 20 裂解酶缺乏症、糖皮质激素可抑制性醛固酮增多症、库欣综合征等。

对本病患者可采用以下几方面的治疗:

(1)糖皮质激素替代治疗。一般首选地塞米松 0.75mg/d,可较快地将 ACTH、雄激素、去氧皮质酮、去氧皮质醇等降至正常。治疗过程中应根据血压、血钾及上述激素水平检测结果调整使用剂量,或改用泼尼松(强的松)。糖皮质激素通过抑制 ACTH 的过量分泌而减少肾上腺雄激素的产生,抑制患儿过快的生长速度,纠正高雄激素血症,使 DOC 的分泌下降到正常以缓解高血压。

(2)辅助用药。如单用糖皮质激素不能使血压降至正常,则需加用辅助性抗高血压药物。小剂量的保钾利尿剂可以纠正低血钾和轻度高血压。也可以选用CCB。噻嗪类利尿剂有可能加重低血钾的不良反应，一般不单独使用，除非与保钾利尿剂合用。

（3）性分化异常的治疗。11β-羟化酶缺乏症的女性患者呈现假两性畸形，在进行糖皮质激素替代治疗后，增大的阴蒂会有所回缩，有些患儿不需要进行手术矫形。但如果患儿有明显的阴蒂增大和阴唇融合，则需尽早进行外生殖器矫形手术。正确而早期开始的治疗可使患儿获得正常的青春发育和生育力，并且有助于患儿的心理健康。

二、17α-羟化酶/17, 20 碳链裂解酶缺陷症

17α-羟化酶/17, 20 碳链裂解酶缺陷症（17α-hydroxylase/17, 20-lyase deficiency，17-OHD）系 *CYP17A1* 基因突变所致常染色体隐性遗传的先天性肾上腺皮质增生。临床主要表现为低肾素性高血压、低血钾、女性性幼稚、原发性闭经及男性假两性畸形，以及与性激素缺乏相关的骨龄落后，骨骺关闭延迟所致身材过高。

该病是先天性肾上腺增生的少见类型，患病比率不足肾上腺增生患者的 1%。自 1966 年 Biglieri 等报道首例 17-OHD 以来，目前仅报道约 150 例[20]，我国报道约 60 例[21]。

17α-羟化酶/17, 20 碳链裂解酶是细胞色素 P450 酶的一种，为肾上腺类固醇激素合成的关键酶之一，兼具 17α-羟化酶和 17, 20 碳链裂解酶两种酶的活性。该酶在肾上腺和性腺中均参与类固醇激素的生物合成。前者的作用是将孕烯醇酮/孕酮转化为皮质醇的前体物质——17-羟孕烯醇酮/孕酮，后者则是将 17 位和 20 位碳链裂解产生雌激素和肾上腺雄激素的前体物质。

人类 17α-羟化酶/17, 20 碳链裂解酶的编码基因是 *CYP17A1* 基因。该基因位于染色体 10q24.3，含有 8 个外显子和 7 个内含子。mRNA 全长为 2.1kb，可生成具有 508 个氨基酸的酶蛋白，分子量为 57kDa，性腺和肾上腺均表达。该基因主要发挥两种催化活性：①孕酮、孕烯醇酮的 17α 羟化作用；②还发挥 17α-羟孕酮、17α-羟孕烯醇酮的 17, 20-碳链裂解作用。

1988 年 Yanase 报道了第 1 例 *CYP17* 基因突变，并随后进行了有关突变酶蛋白的功能学研究。到目前为止，已经发现并报道了 70 余种突变类型，包括编码区的缺失突变、插入突变、核苷酸替代（无义或错义突变）、剪接部位的突变、大片段的缺失伴插入。这些突变以替代突变为主，约占 1/3，其次为小的缺失突变以及小片段的重复序列，复合杂合突变也占有一定的比例，多为个体病例。目前，在大部分人群中尚未发现热点突变。突变发生频率较高的人群集中在荷兰家系、日本家系和东亚患者，各自存在突变高频等位基因。中国人多以缺失突变+替代突变的复合类型为主，最常受累的外显子以第 8 外显子为主，其次为第 6 外显子。第 8 外显子编码区为极端保守的血红素结合区，第 6 外显子编码区与底物结合有关，这些区域的突变可能会极大地影响蛋白的功能。我国杨军等研究发现 D487_F489del 3 个氨基酸的缺失在 10 例该病患者中发生频率最高[22]。

17α-羟化酶/17, 20 碳链裂解酶缺陷引起皮质醇合成下降，ACTH 分泌大量增加，过量分泌皮质酮，患者很少出现肾上腺皮质功能低下的表现。但皮质酮和皮质醇相比，仅具有弱的糖皮质激素作用，因此机体刺激 ACTH 来分泌更多的皮质酮，以达到能替代皮质醇的作用，同时也产生大量的中间产物，如孕酮、DOC，以及 18-羟皮质酮、19-去氧皮质酮等。这些因 ACTH 过量分泌而形成的盐皮质激素最终导致了低肾素性高血压及低血钾代谢性碱中毒，但一般没有肾上腺皮质功能减退的表现，因为分泌增加的皮质酮有一定的糖皮质激素活性；而盐皮质激素，特别是 DOC 和皮质酮合成增加，引起钠潴留、血容量增加、高血压及低血钾。

17α-羟化酶/17, 20 碳链裂解酶同时在性腺中表达，所有的性激素合成亦存在缺陷，这种缺陷在胚胎发育期已经存在，雌激素和睾酮等性激素合成障碍，导致女性第二性征不发育，表现为性幼稚、原发性闭经；而男性则出现假两性畸形：由于睾酮水平不足，外生殖器呈女性化表现，而腹腔、腹股沟或大阴唇中发现睾丸组织。肾上腺缺乏 P450c17 使皮质醇的合成受阻而盐皮质激素的合成增加。由于 17α-羟化酶/17, 20 碳链裂解酶的缺陷可同时累及肾上腺和性腺 C_{19} 类固醇激素的合成，导致雄激素和雌激素的生成均下降，对促黄体生成素（luteinizing hormone，LH）、促卵泡激素（follicle-stimulating hormone，FSH）负反馈作用减弱，因此在青春期后形成高促性腺激素性性腺功能低下。性激素合成障碍使 FSH 及 LH 分泌增多，男性出现假两性畸形，女性则出现原发性闭经。

绝大多数该病患者血浆肾素水平受到抑制，并且醛固酮浓度也低于正常，对此较为公认的解释为肾上腺束状带过量分泌的皮质酮和 DOC 使得血容量增多，故而抑制了血浆肾素水平以及球状带分泌醛固酮，而过量分泌的皮质酮和 DOC 使得血压升高。

本病可分为完全性 17-OHD 及不完全性 17-OHD 两类，又被称为典型性 17-OHD 和非典型性 17-OHD。完全性 17-OHD 若染色体为 46XX，患者表现为青春期第二性征不发育，原发闭经，没有阴毛和腋毛。而染色体为 46XY 的患者尽管睾丸支持细胞可以正常分泌副中肾管抑制激素导致副中肾管退化，但因在胚胎期时不能合成雄性激素，所以缺乏男性外生殖器的特征，呈假两性畸形，患者为女性表型，腹腔或腹股沟内有发育不良的睾丸，亦无阴毛和腋毛生长。其他表现还有骨龄落后、骨骺关闭延迟及骨质疏松等，并伴有水钠潴留、血容量增加，出现高血压、低血钾等表现。不完全性 17-OHD 患者具有某些雌激素或者雄激素功能的表现。

对 17-OHD 患者的实验室检查包括：

（1）ACTH 兴奋试验。测定前体物与产物的比例，如在 ACTH 兴奋后 17-去氧类固醇激素孕酮、皮质酮和 DOC 升高 5～10 倍，则支持 17α-羟化酶/17，20 碳链裂解酶缺陷症诊断。

（2）基因诊断。CYP17 突变位点较多，遗传诊断较为费时。ACTH 兴奋试验可帮助诊断。

（3）影像学检查。拍片可见患者骨龄明显落后于同龄人。骨密度检查可见骨量明显低于同龄人。肾上腺 CT 检查提示肾上腺增粗。

完全性 17-OHD 的诊断要点：①女性以及外表为女性的患者有第二性征不发育、原发性闭经和高血压、低血钾的表现；②激素测定示皮质醇低于正常，ACTH 反馈性增高；③性激素（E₂、T）明显低于正常，而促性腺激素（LH、FSH）增高。不完全性 17-OHD 的诊断要点：患者外生殖器存在两性畸形或有自发的青春期第二性征发育及月经，或者血压及血钾正常，体内有一定量的 17α-羟化激素（17α-羟孕酮、E₂、T）分泌，并且对 ACTH 兴奋试验有反应[23]。

该病主要与 21-羟化酶缺陷症及 11β-羟化酶缺陷症进行鉴别。21-羟化酶缺陷症患者在出生后即有肾上腺皮质功能低下的表现，多在出生后不久即诊断，而 17-OHD 一般没有肾上腺皮质功能低下的表现，因而通常要等到出现高血压、低血钾或者青春期不发育（青春期或成年早期）才得到诊断。而 11β-羟化酶缺陷症患者 18-羟皮质酮和 18-羟 DOC 也是升高的。依据皮质酮与 DOC（或它们的 18-羟产物）的比例可以鉴别 17-OHD 与 11β-羟化酶缺陷症。

17-OHD 患者在治疗中应注意良好地控制血压，避免长期高血压导致严重靶器官损害和心血管疾病。总的原则是抑制分泌过多的激素，并对分泌不足的激素进行替代治疗。对不同年龄的患者，需要达到的治疗目标有所区别，药物的选择也不尽相同。

（1）儿童期：饮食上应适当限制钠盐的摄入，并应用糖皮质激素抑制过量分泌的 DOC。儿童可以选择口服氢化可的松，每日分 2 或 3 次服用。糖皮质激素治疗目标是维持血压及血钾正常，并使被抑制的肾素水平有所恢复。

（2）青春期：根据患者的心理及生殖器的解剖结构特点来决定社会性别，应该较其遗传性别更受到重视。选择女性社会性别的患者到了青春发育期后应进行女性激素替代治疗。如诊断时已经过了青春发育期则可以直接进行替代治疗。性激素替代治疗不仅可以促进女性第二性征发育，而且可以在青春发育期加速骨骼生长。对部分性缺陷症 46XY 患者补充雄激素可以刺激阴茎的发育。

（3）成年：患者的治疗包括减少盐皮质激素的过量分泌或抑制其作用；避免出现糖皮质激素过量的不良反应；性激素替代治疗。地塞米松制剂可以迅速地抑制过量的 DOC 和皮质酮，因此一般作为首选药物，也可以同时服用小剂量的盐皮质激素受体拮抗剂，如螺内酯，尤其是成年患者，以此适当减少糖皮质激素的用量。如果上述治疗后仍不能控制高血压，加用 CCB 也有一定的帮助。

本症患者去氢表雄酮（dehydroepiandrosterone，DHEA）的合成也存在障碍。已经证实对肾上腺皮质功能低下的女性患者补充 DHEA 是有益的，可以促进阴毛与腋毛的生长及提高性欲。有少数染色体为 46XX 的患者有原发月经，但是绝大多数患者仍需要联合性雌、孕激素替代治疗。而对于染色体为 46XY、社会性别是女性的患者，可以在性激素替代时单用雌激素。染色体为 46XY 的患者因腹腔内的原始性腺有可能发生恶性变，因此需要进行性腺切除。

因不完全性 17-OHD 患者体内能合成少量的性激素，近年来也有致力于改善患者生育功能的相关研究。尽管目前还没有成功分娩的报道，但是已有一些研究显示对于不完全性 17-OHD 患者应用糖皮质激素和合适的雌激素替代治疗可促进子宫内膜成熟并使生殖功能得到一定的改善。

第三节 表观盐皮质激素过多综合征

表观盐皮质激素过多综合征（apparent mineralocorticoid excess，AME）又称为可视性盐皮质类固醇过多症。该病是一种以低血钾、低肾素为特征的高血压，多见于儿童。临床表现为高血压、低血钾、低肾素、低醛固酮等所有盐皮质激素过多的症状，低盐饮食或用螺内酯阻断盐皮质激素（MR）可改善高血压，ACTH 可加重高血压，因此最初假设此类患者有不明原因的 ACTH 引起的盐皮质激素水平增高，但所有已知的盐皮质激素如醛固酮等的水平并不高，故将其命名为表观 AME。

AME 是较为罕见的遗传性高血压，1977 年 Ulick 等首次报道 1 例 3 岁幼儿患有严重的高血压综合征，至今全世界 AME 病例报道不足 100 例[24]。

AME 是一种常染色体隐性遗传病，由 16 号染色体上 11β-羟化类固醇脱氢酶 2（11β-hydroxysteroid dehydrogenase type 2，11β-HSD2）基因点突变导致 11β-HSD2 活性缺乏。*HSD11B2* 基因突变导致 11β-HSD2 的缺乏，使皮质醇不能转化为皮质酮，大量皮质醇占据远端肾小管的 MR，激活转录因子及血清糖皮质类固醇激酶，后者磷酸化 Nedd4，使之不能与 ENaC 结合，ENaC 不能被灭活，ENaC 活性升高，钠重吸收增加，出现类似醛固酮增高的表现。

肾上腺皮质 11β-羟类固醇脱氢酶有两种亚型：在肝脏为 I 型（11β-HSD1），可将皮质酮还原为皮质醇；在肾脏为 II 型（11β-HSD2）。编码 11β-HSD2 的基因是 *HSD11B2*，该基因位于染色体 16q22，包含 5 个外显子，总长度为 6.2kb。11β-HSD2 是一种高亲和力的 NAD+依赖的酶，位于 16 号染色体，广泛分布于盐皮质激素靶组织，如肾皮质，特别是远曲小管和集合管、直肠和乙状结肠、唾液腺和汗腺、胎盘、肾上腺亦有大量 11β-HSD2 存在。已报道的突变类型主要为错义突变和缺失突变[25, 26]。最近的流行病学资料表明大部分人群中，11β-HSD2 的基因多态性决定其盐敏感性，是一些成人发生高血压的主要易感因素[27]。敲除 11β-HSD2 酶基因的小鼠表现出明显的 AME 症状[28]。研究证实[24]，11β-HSD2 蛋白稳定性降低引起低肾素、低醛固酮性高血压，并且提供了 11β-HSD2 蛋白被蛋白酶降解的机制，推测 11β-HSD2 蛋白稳定性缺陷，包括翻译后修饰加工及蛋白酶体活性缺陷，是 AME 的发病机制，而并非基因缺陷。

本病的临床表现是由于皮质醇与肾脏 MR 的结合而产生，醛固酮的分泌受到反馈性抑制，所以首先表现为醛固酮浓度降低。AME 又可分为 AME-I 型（儿童型）及 AME-II 型。其中 AME-I 型患者 11β-HSD2 无活性，导致儿童致命性、容量型盐敏感性高血压，血浆肾素水平抑制，血钾降低，血浆醛固酮浓度低或无，尿中无 18-羟皮质醇与 18-酮皮质醇代谢产物，用利尿剂、螺内酯及地塞米松（抑制皮质醇）治疗有效。其临床特征还包括出生体重较轻，低血钾继发的肾性尿崩、骨病、身材矮小、多尿、烦渴、肾钙质沉着、左室肥厚，多见于儿童。严重者在幼年或青春期即死亡，死因多为颅内出血、心律失常。而 AME-II 型患者 11β-HSD2 活性低，可引起高血压脑血管疾病。

本病的实验室检查包括：

（1）四氢可的松（tetrahydrocortisone，THE）加 5α-四氢可的松/四氢可的松[（THF 加 5α-THF）/THE]：AME 患者氢化可的松因不能被 11β-HSD2 氧化为失去活性的可的松而大量蓄积，THE 升高，此比值为 6.7～33（正常为 1.0）。

（2）尿中氢化可的松与可的松的比值（F/E 值）：F/E 正常值为 0.160±0.117，AME 患者 F/E 值升高。

（3）氢化可的松至可的松的转化率：典型 AME 患者为 0～6%，正常人为 90%～95%。

11β-HSD2 的基因诊断是金标准。

本病诊断及鉴别诊断包括儿童期高血压、低血钾、低肾素、低醛固酮等。有 AME 表现时需要考虑此病。诊断主要依据血浆及尿中氢化可的松的代谢，确诊主要依据 11β-HSD2 的基因诊断。

甘草酸和水果中的类黄酮都可抑制 11β-HSD2 酶活性，导致皮质醇蓄积，出现类似醛固酮增高的临床表现，但尿中无皮质醇代谢产物，通过询问病史可明确诊断。患有小细胞肺癌等肿瘤时，ACTH 持续分泌过多造成皮质醇生成过多，超出 11β-HSD2 酶的转化能力，皮质醇水平升高，出现类似 AME 症状，但因恶病质，无皮质醇增多体征，可合并其他严重疾病体征，地塞米松不能抑制 ACTH 和皮质醇高分泌。

AME 最常用的治疗方法是低盐饮食、补钾及给予螺内酯。主要治疗方法如下：

（1）低盐饮食：AME 引起的高血压是盐敏感性、低肾素型高血压。大部分病例报道表明，低盐饮食对患者高血压的控制起着重要作用。

（2）补钾：多以口服补钾为主。保钾利尿剂，螺内酯、氨苯蝶啶、阿米洛利等可以成功治疗 AME，亦可以与髓袢利尿剂联用，如呋塞米 40mg/d。地塞米松（DXM 0.15mg/d，然后 1mg/d），可抑制皮质醇，降低尿游离皮质醇。

（3）其他：硝苯地平（nifedipine，20mg/d）可以缓解 AME 的高血压；血管紧张素转换酶抑制剂（ACEI）可增强肾 11β-HSD2 酶活性，对有部分酶活性的患者有效。有研究显示贝那普利 10mg/d，6 个月内可降低血压，同时逆转左室肥厚。AME 患者伴慢性肾功能不全时，通过透析可降低血压，这与血钠水平降低和体液平衡相关。

第四节　盐皮质激素受体突变导致妊娠期高血压加重

盐皮质激素受体突变导致妊娠期高血压加重为常染色体显性遗传，占妊娠期妇女妊娠并发症的 6%。目前认为，机体控盐基因的突变会导致女性年轻时的高血压，并在妊娠时显著加重。带有 MR 突变基因的女性妊娠时激素的改变会过度刺激受体，使盐的重吸收过度，血压大幅升高[29]，所有突变携带者 20 岁以前均发生高血压。

机体在盐水平低时分泌醛固酮，醛固酮是一种刺激 MR 基因的激素，它的产生反过来会刺激肾脏重吸收盐，使血压升高。如果 MR 受体结合域发生突变（S810L 丝氨酸/亮氨酸），一些正常情况下仅能与 MR 基因受体结合而不能激活受体的物质，在受体突变后，可以将突变受体激活。孕酮在正常情况下也是 MR 阻滞剂，当受体的配体结合域突变时，孕酮便成为该受体的激动剂。妊娠后体内孕酮升高 100 倍，因此妊娠后 MR 受体突变携带者会发生严重的高血压，同时血浆肾素水平受抑制，血浆醛固酮浓度减低。在这些情况下，ENaC 功能亢进，Na$^+$重吸收增加，血容量显著扩张，引起高血压。

MR 受体突变导致妊娠期高血压加重与先兆子痫的区别是，前者不伴有蛋白尿、水肿及精神改变；与先兆子痫的治疗方法相同，即终止妊娠。对于 MR 受体突变的男性患者和非妊娠期妇女，螺内酯及氢化可的松在肾脏的代谢产物非但不能降压，还可以与突变受体结合，导致血压进一步升高，因此对于此类患者目前尚无有效的治疗方法。

第五节　钠通道基因突变所致单基因性高血压

钠通道基因变异导致单基因性高血压主要包括 ENaC 活性增加的假性醛固酮增多症（Liddle 综合征）及 NCC 活性增加的假性低醛固酮血症 II 型（即 Gordon 综合征）。

一、Liddle 综合征

假性醛固酮增多症又称 Liddle 综合征，是一种罕见的常染色体显性遗传病，属于早发盐敏感性高血压。患者有高血压家族史，临床表现酷似原醛症，包括高血压、低血钾、代谢性碱中毒、血浆肾素水平受抑制，但血浆醛固酮浓度正常。对 ENaC 抑制剂阿米洛利或氨苯蝶啶敏感而对醛固酮受体拮抗剂螺内酯不敏感。近年研究证实其遗传基础为编码上皮钠通道亚单位的基因 βENaC 或 γENaC 发生突变，引起 ENaC 过度激活导致肾脏远曲小管对钠、水重吸收增强所致。因常染色体显性遗传致肾小球集合管对钠重吸收增加，排 K$^+$泌 H$^+$增多致全身性遗传性钠转运异常。对防止本病发生目前尚无有效措施，但对已发病者应积极对症治疗，延缓病情发展及预防心血管疾病的发生。

1963 年 Liddle 发现该病后, 国内外共有数十个家系的报道。

正常人肾脏远端肾单位, 即集合管上皮细胞管腔的细胞膜上含有阿米洛利敏感性 ENaC, 起调控 Na^+ 重吸收的作用, 可被阿米洛利及氨苯蝶啶特异性阻断。ENaC 由 α、β、γ 三个亚单位构成。目前认为, α 亚单位是基本结构单位, β、γ 亚单位是 ENaC 的活性调节单位, 三个亚单位都包含一个细胞外结构域, 两个胞浆尾和两个跨膜结构域。β、γ 亚单位胞浆尾 C 端, 有一特异序列 PPPXY, 对从膜上消除 ENaC 十分重要。研究显示, ENaC 亚单位 C 端的脯氨酸富集基序 PPPXYXXL (PY) 与泛素连接酶 Nedd4 的 WW 区域结合, 使 ENaC 发生泛素化, ENaC 被胞饮分解代谢, 失去功能、活性下降。当 β 或 γ 亚单位 C 端的 PY 基序发生缺失或突变后, 该基序不能与 Nedd4 的 WW 区域结合, 抑制了 Nedd4 与 ENaC 的结合, 通道不能发生泛素化, 阻滞了 ENaC 的快速内摄和降解, 导致顶膜上 ENaC 数量持续增加并处于持续激活状态, 使远端肾单位对 Na^+ 重吸收显著增加。基因研究表明人类 ENaC 的 α、β、γ 亚单位分别由 SCNN1A、SCNN1B、SCNN1G 基因编码。SCNN1A 基因位于 12p13; 而 SCNN1B、SCNN1G 基因位于 16p12 及 16p13。当编码 β 亚单位的基因 SCNN1B 及编码 γ 亚单位的基因 SCNN1G 发生突变时, PPPXY 序列缺失, 最终导致 ENaC 功能异常。

Furuhashi 等[30]报道因 β 和 γENaC PY 基序发生 P616R 和 W576X 错义突变可引起 Liddle 综合征。在爪蟾卵母细胞中 βENaC P616R 突变可使 ENaC 活性增加 6 倍。SCNN1B 基因的第 13 外显子 C 端 PY 基序中的 616 位密码子发生 CCC 到 CTC 错义突变, 使脯氨酸变为亮氨酸, 导致 Liddle 综合征, 该氨基酸的替换可使 ENaC 活性增加 8.8 倍, 故 PY 基序对 ENaC 活性的调节非常关键。因 αENaC C 端通过十字孢碱敏感激酶调节 ENaC, 当 C 端缺失时, 这种调节作用丧失, 抵消了 PY 基序缺失所产生的对 ENaC 的作用, 因此, 只有 β 或 γENaC 而非 αENaC 突变时才会致 Liddle 综合征。引起 Liddle 综合征常见的基因突变包括无义突变、错义突变、移码突变。基因突变多在 β 亚单位的第 13 外显子, 位于密码子 564～618, 也有关于 γ 亚单位突变的报道。我国研究者发现编码 γ 亚单位基因 SCNN1G 第 13 外显

子第 567 密码子 CAG-TAG (Q-X) 杂合无义突变可能会导致 Liddle 综合征[31], ENaC 亚单位或调节蛋白的微小突变, 使 ENaC 的 3 个亚单位可作为寻找原发性高血压病因的候选基因。ENaC 基因突变既可能通过增加 ENaC 在细胞表面表达的数量, 也可能通过增强通道门控的开放影响 ENaC 的功能而导致 Liddle 综合征的发生。

因 ENaC 过度激活, 远端肾单位对 Na^+ 的重吸收增加, 细胞外液容量扩张, 血容量增加、血压升高; 因 K^+ 外流与 Na^+ 重吸收间接偶联, 远端肾小管对 Na^+ 重吸收持续增多、K^+ 过度排泄, 引起低钾高钠血症, 大量胞内 K^+ 移向胞外, H^+、Na^+ 进入胞内, 引起细胞外液代谢性碱中毒; 血容量增加可抑制肾小球旁器合成和释放肾素, 使 RAAS 合成减少, 此外, 低钾、高钠、高血容量均可抑制肾上腺皮质球状带分泌醛固酮, 致低肾素和低醛固酮血症; 肾小管上皮细胞内缺 K^+, 因而只能分泌较多的 H^+ 与 Na^+ 进行交换, 造成 "反常性" 酸性尿[32]。

临床上 Liddle 综合征发病多见于青少年, 以高血压、低血钾、低镁血症、代谢性碱中毒等为主要表现, 而且对 ENaC 抑制剂敏感, 但是对醛固酮受体拮抗剂不敏感。此外, 可由高血压引起各种靶器官损害和心血管疾病, 同时可出现低钾血症所致的各种心脏及神经系统症状, 长时间低钾, 尚可合并低钾性心肌病及低钾性肾病的临床表现。

本病患者的实验室检查包括:

(1) 血电解质: 表现为低血钾, 血钾常低至 2.4～3.5mmol/L; 高血钠, 多在 145mmol/L 以上。

(2) 血气分析: 代谢性碱中毒。

(3) 尿常规: 尿呈酸性, pH 多小于 5。

(4) 激素测定: 血浆醛固酮浓度不高或降低, 尿 17-羟类固醇和 17-酮类固醇及 ATCH 试验均正常。

(5) 基因诊断: 该疾病突变多发生在 SCNN1B 基因的第 13 外显子上, 通过对 ENaC 的 β 与 γ 亚基基因的测序筛查, 可明确 Liddle 综合征的致病突变。目前我国开展遗传性高血压基因诊断技术的单位有上海高血压研究所、中国医学科学院阜外医院等, 已有多例 Liddle 综合征基因诊断的报道。

(6) 影像学检查: 常规进行相应部位的 X 线及 B 超检查, 可协助排除其他类似疾病。

本病的诊断: 对高血压合并低血钾患者, 特别是青少年发病、有家族史者要考虑此病可能。进一

步测定激素水平，如患者存在低肾素、低醛固酮血症，则此病可能性大。可实验性给予螺内酯治疗，如无反应，而低盐饮食及应用氨苯蝶啶可改善低钾血症及高血压症状，则临床 Liddle 综合征诊断成立。ENaC 的 β 与 γ 亚基基因的测序筛查是诊断 Liddle 综合征的金标准。

本病需与以下疾病鉴别。①巴特综合征（Bartter syndrome）：表现为低血钾、高血钠、碱中毒，但患者血压正常，并且醛固酮增高。②表征性盐皮质激素增多症：是一种罕见的以低血钾、低肾素为特征的高血压，好发于儿童。其症状与 Liddle 综合征极为类似，但对补钾及螺内酯治疗有特效，其突变基因为 HSD11B2。③FH-I 型：FH-I 型系原醛症的特殊类型，患者主要表现为中到重度高血压，伴低血钾及低肾素水平、高醛固酮浓度，CT 检查多无明确占位性病变。FH-I 型患者化验醛固酮均增高是鉴别点。④原发性高血压：一般患者仅在服用利尿剂治疗且并不补钾时会出现低血钾，一旦停药或补钾即可恢复正常；实验室检查无醛固酮异常升高。

目前 Liddle 综合征尚无有效的基因治疗方法，主要治疗还是补充氯化钾并保钾利尿，同时进行低钠饮食。因为该病对限盐和钠通道阻滞剂（保钾利尿药）敏感，保钾利尿药氨苯蝶啶、阿米洛利疗效好。严格地限盐或中度限盐加保钾利尿剂可使血压恢复正常，且可恢复血浆肾素水平和醛固酮浓度。噻嗪类利尿剂也可有效地治疗 Liddle 综合征，其机制为通过加重低钾血症而纠正高钠，但需要大量补充氯化钾，或者限制钠盐，并服用噻嗪类利尿剂或氨苯蝶啶或阿米洛利。治疗过程中需经常监测血压和血钾，根据血压和血钾情况调整治疗方案，如果血压升高，就要利尿剂加量或进一步限制钠盐摄入。如果血钾水平低，就要补充氯化钾，增加氨苯蝶啶或阿米洛利用量。不可用碱性钾盐。

Liddle 综合征的主要症状是由高血压和慢性低血钾引起的，积极正确的治疗，就可能预防并发症的发生，其状况也可如常人。如果不治疗，该病无自愈的可能，患者可因疾病本身或并发症而早亡。因 Liddle 综合征是家族性疾病，故患者的所有血缘亲属都应该检查血压和血钾，以便尽早检查发现患者，早期干预治疗。

二、假性低醛固酮血症 II 型

假性低醛固酮血症 II 型（pseudohypoaldosteronism type II，PHA2），又称为 Gordon 综合征、家族性高血钾高血压（familial hyperkalemia and hypertension，FHH），为高血钾、高血氯、低肾素性高血压，身材矮小、智力缺陷、门齿缺失、肌力差等也是 Gordon 综合征的特征性临床表现。该病为常染色体显性遗传，呈家族性发病，但也有散发病例的报道。

1964 年首次报道 1 例澳大利亚 15 岁少年患者。1970 年 Gordon 等报道 1 例 10 岁少女，患者身材矮小，侧门齿缺失，有下肢乏力和智力障碍。血压 160/110mmHg，高血钾（8.5mmol/L），高血氯（117mmol/L），酸中毒（血 HCO_3^- 为 14mmol/L，血 pH 7.30），而血浆肾素水平极低，醛固酮浓度在正常范围偏低。进一步完善肾动脉造影、肾活检和尿浓缩功能检查均正常，治疗随访预后好。1973 年，此病被命名为 Gordon 综合征。据文献报道大部分病例为家族性，但也有散发病例的报道，发病极为罕见。发病年龄从出生时至 52 岁，多为 10～30 岁。

现有研究报道，该病系蛋白激酶 WNK 基因家族变异所致。WNK 家族基因属于丝氨酸-苏氨酸激酶家族蛋白，在集合管远端肾单位表达，调控钾-氢交换及氯吸收。当前发现 17 号染色体 WNK4 丝氨酸-苏氨酸激酶家族基因错义突变，以及 12 号染色体 WNK1 内含子缺失均可导致 Gordon 综合征。野生型 WNK4 能降低分布于肾小管远曲小管的 NCC 在肾小管上皮细胞膜表面的表达，抑制 NCC 功能[33, 34]。

野生型 WNK1 在 WNK4 存在的情况下，能完全阻断 WNK4 对 NCC 的作用。WNK1 基因第一内含子的大片段缺失导致 WNK1 的 mRNA 水平大大增高[35]，表达更强的 WNK1 更多地阻断 WNK4 对 NCC 的抑制作用，导致 NCC 活性增加而致病。WNK4 基因激酶结构域下游一段高度保守区域的错义突变导致 WNK4 抑制 NCC 的作用减弱，也导致 NCC 活性增加而致病。由 WNK4 错义突变导致者称为 PHA2B，WNK1 内含子缺失所导致者命名为 PHA2C，此外还有少数是由 1q31—q42 区域的突变所致，称为 PHA2A。

野生型 WNK1 和 WNK4 有抑制远端肾单位

NCC 的作用，该蛋白位于肾脏的集合管，其突变增加了 NCC 的活性，使 Na^+、Cl^- 重吸收增加，血管内容量增加，K^+/H^+ 分泌减少，造成高血压、高血氯、高血钾、代谢性酸中毒，但肾功能正常。血容量的增加可抑制肾素和醛固酮分泌，血浆肾素、醛固酮水平下降，表现为容量型高血压、血浆肾素活性抑制、高血钾。

Gordon 综合征大部分表现为家族性发病，其余约 1/3 为散发病例。主要表现是低肾素性高血压、高血钾、高血氯、酸中毒（远端性肾小管酸中毒）。有学者认为 Gordon 综合征是高血压、高血钾而肾小球滤过率（GFR）正常的三联征。一般患者伴有身材矮小、智力缺陷、门齿缺失、肌力差等特征性临床表现。血压以中重度升高为主，除利尿剂外常规降压治疗效果差。部分患者因血压过高而发生脑卒中。

本病患者的实验室检查包括以下几方面：

（1）血电解质：高血钾是发现本病的线索和诊断的基本条件，宜多次检查血钾。上海高血压研究所报道 1 例 48 岁男性患者，血压 140～170/90～105mmHg，血钾 5.8～6.1mmol/L；而澳大利亚报道血钾水平可达 8.5mmol/L。一般患者伴有高血氯性酸中毒，多数病例血浆碳酸盐浓度降低，动脉血 pH 也有下降。

（2）肾功能检查：血肌酐、尿素氮、内生肌酐清除率常在正常范围，尿浓缩功能正常。

（3）血浆肾素水平和醛固酮浓度测定：血浆肾素水平明显降低，血浆醛固酮浓度多为正常水平。

（4）影像学检查：双侧肾脏、肾上腺 B 超、CT 等扫描正常。

Gordon 综合征临床表现有一定的特殊性，诊断时患者必须具有高血钾，再结合高血氯、代谢性酸中毒、高血压，同时肾功能正常，血浆肾素水平低下，临床上基本能明确诊断。

本病首先应与原醛症相鉴别，但后者除出现高血压、周期性麻痹、代谢性碱中毒、肾素活性减低外，还表现为低血钾，血浆醛固酮水平增高，肾上腺 B 超、CT 扫描可发现腺瘤或增生，其高血压、低血钾可被螺内酯所纠正。

Gordon 综合征以药物治疗为主，配以限钠饮食可使病情明显改善。治疗药物以噻嗪类利尿剂为主，因为存在遗传缺陷，该病患者需要终身服药。噻嗪类利尿剂作用于远曲小管近端，通过抑制 NCC 使 Na^+、Cl^- 重吸收减少，从而纠正高血钾、高血氯及代谢性酸中毒，减少血容量，有效降低血压，可使血压下降至正常水平。建议从小剂量开始，根据血压和血钾、血氯变化调整治疗剂量。长期应用利尿剂可能产生高尿酸血症、高血糖和高血钙，但在 Gordon 综合征此种副作用并不常见。

本病预后良好，若能早期诊断及合理治疗，患者的水、电解质代谢异常早期就能纠正。一般患者出生时即可能发生生化紊乱，而高血压发生稍晚些。高血压少见于儿童期，多见于成人期。高血压对预后有重大影响，对噻嗪类利尿剂反应好的患者比普通高血压患者的并发症少些，患者往往寿命正常。

第六节　合并嗜铬细胞瘤和副神经节瘤的单基因遗传性高血压

嗜铬细胞瘤和副神经节瘤（paraganglioma，PGL）可导致儿茶酚胺（CA）分泌过量，引起阵发性高血压、心动过速、代谢紊乱等临床表现。通过测定血浆肾上腺素（E）、去甲肾上腺素（NE）、多巴胺（DA），以及 24h 尿中的 NE、E、DA 代谢产物的浓度可以对嗜铬细胞瘤和副神经节瘤做出定性诊断。CT、MRI、MIBG（[131]I-间碘苄胍）、腔静脉分段取血查儿茶酚胺等检查方法可以帮助定位诊断。酚苄明、哌唑嗪等长效 α 受体阻滞剂可以有效控制高血压。为防止高血压危象的发生，应及时切除肿瘤以达到彻底治愈的效果。

嗜铬细胞瘤和副神经节瘤起源于神经外胚层嗜铬细胞，肿瘤位于肾上腺称为嗜铬细胞瘤，位于肾上腺外则称为副神经节瘤。PGL 可起源于胸、腹部和盆腔的脊椎旁交感神经链，也可来源于沿颈部和颅底分布的舌咽、迷走神经的副交感神经节，后者常不产生 CA。其中，嗜铬细胞瘤占 80%～85%，副神经节瘤占 15%～20%[36]。大约 20% 的嗜铬细胞瘤为家族性，常染色体显性遗传，常合并多发性内分泌肿瘤、von Hippel-Lindau（VHL）综合征、颈动脉体副神经节瘤及遗传性神经纤维瘤。

一、嗜铬细胞瘤伴多发性内分泌肿瘤

多发性内分泌肿瘤（multiple endocrine neoplasia, MEN）综合征是指患者同时或先后出现 2 个或 2 个以上内分泌腺体肿瘤或增生而产生的综合征，为常染色体显性遗传，可分为 MEN-1 型和 MEN-2 型。MEN-1 型主要受累腺体包括甲状旁腺、胰腺和腺垂体等，首选手术治疗。MEN-2 型是以甲状腺髓样癌、嗜铬细胞瘤、甲状旁腺功能亢进为主的临床综合征症候群，其综合征的甲状旁腺功能亢进以细胞增生为主的可作为 MEN-2A 型，仅有甲状旁腺功能亢进而无细胞增生的可作为 MEN-2B 型。MEN-2 型是一种常染色体显性遗传病，属于单基因遗传性高血压的一种。

1961 年首先由 Sipple 报告了一例肾上腺嗜铬细胞瘤，两侧甲状腺腺瘤合并单发性甲状旁腺瘤。1965 年 Williams 确认甲状腺髓样癌伴嗜铬细胞瘤；同年，Schimke 将其称为嗜铬细胞瘤-甲状腺髓样癌综合征。1967 年 Ljungberg 等将本征称为家族性嗜铬细胞瘤病。1968 年 Steiner 将其命名为 MEN-2 型，又称西普勒（Sipple）综合征，患病率在 1/30 000 左右。总体上 MEN-2 型的患病率大约为 1/35 000，男女比例约 1∶1。国外已报道 500 多个家系，国内多为散在报道。

几乎所有的 MEN-2A 型患者都有甲状腺髓样癌，50% 有嗜铬细胞瘤，15%～30% 有甲状旁腺增生。MEN-2B 型除有甲状腺髓样癌外，50% 表现为嗜铬细胞瘤。MEN-2A 型占整个 MEN-2 型的 75%。上海交通大学医学院附属瑞金医院内分泌科于 2002～2006 年共收治了 20 个家系，其中 MEN-2A 型家系 15 个，患者 37 例；MEN-2B 型家系 5 个，患者 5 例。MEN-2A 型患者中，甲状腺髓样癌 34 例（92.0%），嗜铬细胞瘤 21 例（56.8%），甲状旁腺增生 4 例（10.8%）。5 例 MEN-2B 型均有甲状腺髓样癌，类马方体形及唇、舌的黏膜神经瘤。因 MEN-2 型患者 50% 有嗜铬细胞瘤，此为多发性内分泌肿瘤合并高血压的病理基础。

自 1995 年 RET 基因被克隆以来，已发现几乎所有 MEN-2 型家系都为 RET 基因突变所致，并且进一步发现 RET 基因突变类型与 MEN-2 型的临床表现类型有很好的相关性。RET 原癌基因为一种酪氨酸激酶基因，位于 10 号染色体长臂，全长 60kb，含 21 个外显子，编码 1100 个氨基酸的酪氨酸激酶受体超家族 RET 蛋白。酪氨酸激酶受体是一组跨膜受体，分为胞外区、跨膜区和胞内区。胞外部分包含 4 个类黏附素的重复片段、1 个钙结合区和 1 个富含半胱氨酸的结构区。胞内部分是一个含有酪氨酸激酶的结构区，其中酪氨酸残基在受体与配体结合后能自动磷酸化，激活下游信号途径。酪氨酸激酶受体缺陷与很多疾病的发生相关。

MEN-2A 型由位于染色体 10q11.2 的原癌基因 RET 突变导致酪氨酸激酶途径激活引起。突变位于原癌基因 RET 外显子 10 和外显子 11 编码的富含半胱氨酸的胞外区域，表现为甲状腺髓样癌、甲状旁腺功能亢进、嗜铬细胞瘤。RET 原癌基因突变是这一疾病的遗传基础，87% 的 MEN-2 型家系中都可以检测到 RET 原癌基因突变。MEN-2B 型为原癌基因 RET 外显子 16 的 M918T 突变所致，临床表现为嗜铬细胞瘤、甲状腺髓癌、多发黏膜神经瘤（唇、舌、颊膜、眼睑、结膜、角膜、胃肠道、马方样体型），但无晶体及主动脉病变。因此对临床诊断为嗜铬细胞瘤患者进行 RET 原癌基因突变检测有可能筛选出一部分 MEN-2 型患者。对这部分患者的后代进行 RET 原癌基因突变检测有助于早期诊断 MEN-2 型。据国外文献报道，在散发性嗜铬细胞瘤患者中，RET 基因的突变率为 4.8%～7.8%[37]。目前研究已报道的 RET 突变位点有 634TGC→TAC（C634Y）、TGC→CGC（C634R）、GAG→AAG（E632K）等。RET 基因第 11 外显子突变占 85%[38]。

临床上嗜铬细胞瘤伴多发性内分泌肿瘤约 70% 呈家族聚集发病。由于肿瘤产生大量儿茶酚胺，症状表现突出，以发作性血压升高、心悸、紧张、焦虑和头痛为主[39]。MEN-2A 型患者的临床表现相对简单而固定，近乎所有 MEN-2 型患者均有甲状腺髓样癌；70%～80% 伴嗜铬细胞瘤（几乎总是良性）及双侧肾上腺髓质增生；约 1/4 的患者存在甲状旁腺功能亢进症，表现为骨痛、肾结石、肾钙化等。与散发性嗜铬细胞瘤不同，MEN-2A 型患者以分泌肾上腺素为主，约 10% 临床上无症状。此外，患者尚可伴发多发性神经瘤、黏膜神经瘤、巨结肠等。临床上常以某一个腺体病变为主要表现而掩盖了其他内分泌腺肿瘤的表现，故当发现某一内分泌腺瘤时均须考虑有本综合征的可能。

本病的实验室检查包括：

（1）血液检查：血电解质及血糖需作为常规检查；测定血液各种激素浓度，如 T_3、T_4、醛固酮、皮质醇及胰高血糖素、降钙素、甲状旁腺激素、生长激素、5-羟色胺等，便于早期诊断本病征。尿 3-甲氧基-4-羟基苦杏仁酸及血去甲肾上腺素、肾上腺素及降钙素明显升高，对诊断有特异性意义。

（2）激发试验：单纯性嗜铬细胞瘤用胰高血糖素或酪胺做激发试验均呈阳性，若嗜铬细胞瘤合并其他内分泌腺肿瘤，特别是甲状腺髓样癌，则酪胺试验阴性，胰高糖素呈阳性反应。

（3）影像学检查：由于 MEN-2 型病变组织特异性的表达，分泌甲状腺激素的甲状腺、分泌降钙素的甲状旁腺以及肾上腺髓质嗜铬细胞表现为显著增生及肿瘤生成，X 线、B 超、CT 检查等有助于发现甲状腺髓样癌、肾上腺肿瘤及甲状旁腺瘤等。

对合并 2 个或以上内分泌腺体病变者，都需考虑 MEN 可能性。虽然，MEN-2 型的主要特点是几乎所有患者均表现出甲状腺髓样癌，但是嗜铬细胞瘤仍然可以作为 MEN-2 型的首发症状。因此，对散发性嗜铬细胞瘤患者如能肯定合并甲状腺髓样癌，则进行 *RET* 基因筛查是十分必要的。MEN-2 型须与 MEN-1 型鉴别。MEN-1 型以甲状腺、垂体及胰腺肿瘤为主；MEN-2A 型是以甲状腺髓样癌、嗜铬细胞瘤及甲状旁腺功能亢进三者并存为特点；而 MEN-2B 型以多发性神经瘤伴甲状腺髓样癌和（或）肾上腺嗜铬细胞瘤为特点。

本病的治疗原则为针对主要的内分泌腺亢进采取相应的措施。肿瘤可手术切除，或做放疗或化疗。癌变迅速破坏者预后不良。对于 MEN-2 型高血压的治疗基本同嗜铬细胞瘤的降压治疗。MEN-2 型病因未明，为有明显家族倾向的显性遗传性疾病，因此可参考遗传性疾病预防措施。预防措施从孕前贯穿至产前。

二、家族性视网膜及中枢神经系统血管瘤病

1904 年德国眼科医师 von Hippel 首次报道视网膜血管瘤有家族聚集性。1926 年 Lindau 报道了小脑延髓和脊髓血管瘤，合并内脏囊肿或肿瘤（即称为 Lindau 病），当两者合并存在时，称为 von Hippel-Lindau（VHL）综合征，又称家族性视网膜及中枢神经系统血管瘤病，为常染色体显性遗传，是斑痣性错构瘤的一种主要类型。该病最初被认为是一种多发性视网膜血管瘤和小脑血管母细胞瘤，后来又发现该病患者常有家族史和出现腹部脏器囊肿与肿瘤。常见的肿瘤包括中枢神经系统及视网膜的血管母细胞瘤、肾囊肿及肾细胞癌、胰腺囊肿及囊腺瘤、嗜铬细胞瘤、附睾或子宫阔韧带乳头状囊腺瘤等。

VHL 综合征发病率约为 1/36 000，65 岁之前外显率超过 90%。多数患者在 18～30 岁发病，平均发病年龄 26.3～30.9 岁，且男性相对占比高。如未治疗，自然死亡年龄在 50 岁以前，最常见的死亡原因是小脑血管母细胞瘤的合并症和肾细胞癌转移[40]。

正常情况下，*VHL* 基因是一个抑癌基因，该基因的功能是调节细胞生长，当其失活时，细胞生长失去控制，导致肿瘤的发生。1993 年，Latif 等通过连锁分析将 *VHL* 基因定位于染色体 3p25—p26，并首次成功地克隆了 *VHL* 基因。VHL 综合征是一种常染色体显性遗传性肿瘤综合征，因 *VHL* 基因突变或丢失所致。*VHL* 基因的突变、丢失或甲基化失活，导致不能合成正常的 VHL 蛋白，进而引发 VHL 综合征，外显率接近 100%[41]。

本病患者可以出现包括中枢神经系统的血管母细胞瘤、视网膜血管瘤、胰腺多发囊肿和神经内分泌肿瘤、肾上腺嗜铬细胞瘤、肾囊肿、透明细胞癌及附睾乳头状瘤等多系统肿瘤或病变。

临床表现包括神经系统及其他脏器受累表现：头痛、眼球震颤、共济失调、颅内高压、眼底变化等。肾囊肿发生率约为 76%，囊肿临床表现轻微。肾肿瘤是主要死因。44%～72% 的 VHL 综合征患者发生中枢神经系统血管母细胞瘤。嗜铬细胞瘤见于 10%～20% 的患者，可以是 VHL 综合征的唯一表现。视网膜血管母细胞瘤也是 VHL 综合征常见的临床病理改变之一，45%～59% 的 VHL 综合征患者出现该病，半数以上为双侧性。肾脏病变的发生一般晚于脑和眼底病变，平均发病年龄 39 岁，主要有肾囊肿及肾细胞癌。VHL 综合征患者 59%～63% 有肾囊肿，24%～45% 可伴发肾细胞癌，两种病变常混合存在[60]。亦可发生肾血管瘤、腺瘤、血

管平滑肌脂肪瘤。35%～70%的 VHL 综合征患者发生胰腺病变，包括单发或多发囊肿、囊腺瘤和神经内分泌肿瘤。胰腺癌罕见，一旦发生则预后较差。

VHL 综合征的诊断主要依赖于实验室检查，包括血常规、血及尿儿茶酚胺测定、影像学检查、检眼镜检查等。由于患者主要表现为中枢神经系统的血管母细胞瘤、视网膜血管瘤、肾上腺嗜铬细胞瘤、肾囊肿和（或）肾癌，以及多发神经内分泌肿瘤等病变，因而影像学检查是该病诊断、监测、发现新病灶和并发症的重要手段。常用的检查方法有 MRI 或 CT 平扫及增强扫描，腹部 B 超和正电子发射计算机断层扫描（positron emission tomography，PET）等，尤其是薄层 CT 增强扫描是 VHL 综合征患者内脏病变的首选诊断和随访方法。而对中枢神经系统病变的显示和诊断以 MRI 更具优势。

VHL 综合征临床诊断标准如下：①有 VHL 综合征家族史的病例，存在中枢神经系统或视网膜血管母细胞瘤、胰腺囊肿或肿瘤、附睾囊腺瘤、嗜铬细胞瘤或肾球旁细胞瘤。②无 VHL 综合征家族史的病例，存在中枢神经系统或视网膜血管母细胞瘤，合并其他部位肿瘤，如胰腺囊肿或肿瘤、附睾囊腺瘤、嗜铬细胞瘤或肾细胞瘤[42]。

根据是否存在嗜铬细胞瘤将 VHL 综合征分为两种类型：1 型不包括嗜铬细胞瘤；2 型包括嗜铬细胞瘤，进一步被分为 2A、2B、2C 3 个亚型。其中，2A 型包括嗜铬细胞瘤、胰腺囊肿或肿瘤、视网膜血管母细胞瘤以及中枢神经系统血管母细胞瘤，但不包括肾细胞癌。2B 型包括嗜铬细胞瘤、视网膜血管母细胞瘤、胰腺囊肿或肿瘤、肾细胞癌和中枢神经系统血管母细胞瘤。2C 型只有嗜铬细胞瘤，比较少见[43]。VHL 综合征组织学上与散发的嗜铬细胞瘤鉴别困难，但具有早发、双侧多灶、恶性率低的特点，且其特性常不能预测，良性可以变为恶性，无症状嗜铬细胞瘤可突然危及生命。约5%的 VHL 综合征患者死于嗜铬细胞瘤引起的恶性高血压[44]，其他病变如附睾（或子宫阔韧带）囊腺瘤、肝脏囊肿，多无症状且预后良好。

影像学诊断标准包括以下 3 条中的任意 1 条即可成立：①中枢神经系统 1 个以上的血管母细胞瘤。②1 个中枢神经系统血管母细胞瘤及 1 个或多个内脏病变。③1 个中枢神经系统血管母细胞瘤或本病的内脏病变加上明确的家族史。

VHL 综合征的治疗以对症为主。肿瘤（特别是恶性肿瘤）的早期诊断很重要，以便尽早手术切除，提高生存率。传统观点主张行根治性肾切除术，但随着技术的进步，对术中检查发现肿瘤有完整包膜的患者，保留肾单位手术已是泌尿外科常规处理方法。VHL 综合征有产生多病灶及新病灶的危险性，术后复发率可高达 66%。此外，应重视对 VHL 综合征患者的家系调查，对于有该病家族史者行基因检测是早期确诊的有效方法。对胎儿进行基因检测筛查，选择妊娠是阻断该病发生与遗传的关键。

三、遗传性神经纤维瘤病 I 型

神经纤维瘤病（neurofibromatosis，NF）又称多发性神经纤维瘤，通常也被称为 von Recklinghausen 病，是一种家族性遗传性疾病，有染色体显性遗传倾向。新生儿或儿童早期表现明显，表现为多发性神经纤维瘤病，皮肤上有片状棕褐色的色素沉着斑或称咖啡斑，眼睛上可出现虹膜凸起的棕褐色错构瘤称为 Lisch 结节，部分患者中枢神经系统受累，可出现语言障碍、智力减退、巨大头、骨骼异常、恶性变等。

NF 发病率约占出生儿的 1/3000。美国国立卫生研究院（USA National Institutes of Health，NIH）将 NF 分为两类：NF-I 型基因定位于 17q11—q12，NF-II 型基因定位于 22q11.2—q12。其中，NF-I 型基因已经在 1990 年被克隆并编码为神经纤维瘤蛋白（neurofibromin），神经纤维瘤蛋白的真正作用目前还不了解，但它包含单个显性鸟苷三磷酸（guanosine triphosphate，GTP）酶激活功能。

NF-I 主要临床表现包括：皮肤褐色斑或咖啡斑；腋窝或腹股沟处雀斑样色素（称为克劳氏征）；蓝红色斑点和假性萎缩性斑点；神经纤维瘤；Lisch 结节；癫痫发作和智力障碍；视力和听力受到影响；颅内和脊髓肿瘤，包括视神经胶质瘤、星形细胞瘤、神经鞘瘤、听神经瘤、神经纤维瘤和脑脊膜瘤，其中脊膜瘤或神经纤维瘤较为常见；恶性肿瘤，主要可形成神经纤维肉瘤，其他肿瘤性病变如白血病、恶性神经鞘瘤、肾母细胞瘤和嗜铬细胞瘤等也可见；骨缺陷和先天性脱位；口腔病变；内分泌异常；胃肠道受侵；高血压等。成人 NF-I 型患者发生高血压者并不少见，其原因可能是肾血管性，也可能是嗜铬细胞瘤所致或两者兼有。18 岁以下以肾血管性多见，发生率为嗜铬细胞瘤所致高血压的 7 倍，NF 患者中嗜铬细胞瘤发生比例是 1∶223，而嗜铬细胞瘤患者中 NF 的发生比例在 1∶（5～20）。

NF-Ⅰ型的诊断标准：该标准是 1987 年由 NIH 制定的，若具备下列 2 条或 2 条以上，即可诊断为 NF-1。①6 个或 6 个以上咖啡斑，青春期之前的患者，直径大于 5mm；青春期之后的患者直径大于 15mm。②2 个以上任何类型的神经纤维瘤或 1 个丛状神经纤维瘤。③Crown 征。④视神经肿瘤。⑤2 个以上 Lisch 结节。⑥不同于其他疾病的骨损害，如长骨骨皮质蝶翅状发育不良或变薄，伴或不伴有假关节存在。⑦1 个一级亲属（父母、兄弟姐妹或子女）按前述标准患有 NF-Ⅰ。

大多数 NF-Ⅰ单纯依靠临床表现即可以确定诊断。50% 的 NF-Ⅰ是新的基因突变所致，传统的识别 NF-Ⅰ突变基因的方法受到限制，这是由于 NF-Ⅰ基因较大且突变是千变万化的，未发现突变集中在基因的任何一个区域。NF-Ⅰ基因跨越 DNA 350kb 以上，由 60 个外显子组成，所以在 DNA 中检查突变位点需要大量的技术工作，既费时，价格又非常高。

NF-Ⅰ的治疗应根据患者年龄进行：①婴幼儿期患者，咖啡斑一般无须治疗，需防止因胫骨发育不良导致的骨折。②学龄前儿童 3～5 岁之间开始出现雀斑，也可能发生神经胶质瘤、视神经异常，应行颅内 MRI 检查。学习障碍也是 NF-Ⅰ最常见的表现之一，占 NF-1 的 40%～60%，患儿行为能力、运动协调能力均低于正常儿童。应定期检查评估患儿的血压。部分 NF-1 患儿可发生偏头痛，可伴恶心、腹痛，但需排除其他原因所致的头痛、腹痛，可应用药物预防和治疗。③儿童后期、青少年、青春期之前，皮肤神经纤维瘤表现一般比较典型，脊柱侧凸可在儿童后期或青少年时期出现，需要进行短节段脊柱融合。④成人：皮肤神经纤维瘤的数量和部位难以预测，一些特殊部位的病变可被切除。有人应用二氧化碳激光治疗皮肤神经纤维瘤和咖啡牛奶斑。伴有高血压者应进行相应治疗。NF-Ⅰ发生恶性肿瘤的危险性为 5%。恶性周围神经鞘瘤有时源于丛状神经纤维瘤，所以丛状神经纤维瘤若生长迅速或出现疼痛，应尽快手术治疗，并检查有无转移发生。

第七节　高血压伴短指畸形

高血压伴短指畸形（Bilginturan 综合征）又称为高血压-短指综合征（brachydactyly with hypertension，HTNB），也称 E 型短指-矮身材-高血压，是罕见的常染色体显性遗传病，1973 年由 Bilginturan 等首先在一个土耳其家族中发现，连锁分析证实候选基因位于 12p11.2—p11.2 区域的 D12S364 和 D12S87 位点之间。家族中患者特征是高血压伴有 E5 型短指畸形，血压随年龄增加而升高，多在 50 岁前死于脑卒中。高血压伴短指畸形的发病机制尚不清楚，研究显示高血压伴短指畸形患者压力反射功能显著受损，同时合并左侧延髓腹外侧神经血管压迫，可能与神经性高血压有关。一组 15 例患者中，100% 合并脑血管畸形。

这类患者并不存在肾素抑制，也不属于盐敏感型。血浆肾素水平、血管紧张素、醛固酮和儿茶酚胺浓度正常，除高血压外，均合并短指畸形和脑血管异常，常表现为椎动脉分支血管的迂曲。据文献报道，未经治疗的此类患者大多在 40～50 岁时发生致死性脑卒中。该综合征致病基因虽然已经被定位，但对该基因编码产物及其在高血压伴短指畸形患者体内的突变情况目前仍不清楚。有学者推测这类患者的脑血管畸形可能影响到心血管中枢神经元的活动状态[45]，但尚需进一步证实。此外，这类患者 RAAS 和交感系统反应正常，体外实验表明，其成纤维细胞存在过度增殖现象[46]。到目前为止，高血压伴短指畸形是和原发性高血压最为相似的单基因高血压，但对其发病机制目前尚不了解。该病对 β 受体阻滞剂、CCB、α 受体阻滞剂和 ACEI 反应一般，联合治疗可能更有效。

（蒋　文　李南方）

参 考 文 献

[1] 邹玉宝，孙筱璐，王继征，等. 单基因致病型高血压[J]. 中国医学前沿杂志（电子版），2016，8，（5）：16-22.

[2] 胡艳荣. 单基因遗传性高血压[M] //李南方. 继发性高血压. 北京：人民卫生出版社，2014：837-861.

[3] Aglony M, Aguayo AM, Carvajal CA, et al. Frequency of familial hyperaldosteronism type 1 in a hypertensive pediatric population[J]. Hypertension, 2011, 57（6）: 1117-1121.

[4] Carvajal CA, Stehr CB, Gonzalez PA, et al. A de novo unequal cross-over mutation between CYP11B1 and CYP11B2 genes causes familial hyperaldosteronism type Ⅰ[J]. J Endocrinol Invest, 2011, 34（20）: 140-144.

[5] Vonendl O, Altenhennel C, Bu chner NJ, et al. A German family with glucocorticoid-remediable aldosteronism[J]. Nephrol Dial Transplant, 2007, 22: 1123-1130.

[6] McMahon GT, Dluhy RG. Glucocorticoid-remediable aldosteronism[J]. Cardiol Rev, 2004, 12: 44-48.

[7] Stowasser M, Gordon RD, Tunny TJ, et al. Familial hyperaldosteronismtype Ⅱ: Five families with a new variety of primary aldosteronism[J]. Clin Exp Pharmacol Physiol, 1992, 19（5）: 319-322.

[8] 董爱梅, 袁振芳, 高燕明, 等. 一个中国家族性高醛固酮血症 Ⅱ 型家系临床表型与 7p22 的连锁分析[J]. 中华高血压杂志, 2009, 17（1）: 62-66.

[9] Multatero P. A new form of hereditary primary aldosteronism familial hyperaldosteronism type Ⅲ[J]. J Clin Endocrinol Metab, 2008, 93（8）: 2972-2974.

[10] Mulatero P, Tauber P, Zennaro MC, et al. KCNJ5 mutations in European families with nonglucocorticoid remediable familial hyperaldosteronism[J]. Hypertension, 2012, 59（2）: 235-240.

[11] Geller DS, Zhang JJ, Wisgerhof MV, et al. A novel form of human mendelian hypertension featuring non-gluco-corticoid remediable aldosteronism[J]. J Clin Endocrinol Metab, 2008, 93: 3117-3123.

[12] 袁文祺, 宁光. 一种新的遗传性原发性醛固酮增多症: 家族性醛固酮增多症 Ⅲ 型[J]. 中华内分泌代谢杂志, 2008, 24（6）: 679-680.

[13] Choi M, Scholl UI, Yue P, et al. K$^+$ channel mutations in adrenal aldosterone-producing adenomas and hereditary-hypertension[J]. Science, 2011, 331（6018）: 768-772.

[14] Simonetti GD, Mohaupt MG, Bianchetti MG. Monogenic forms of hypertension[J]. Eur J Pediatr, 2012, 171（10）: 1433-1439.

[15] Marumudi E, Khadgawat R, Surana V, et al. Diagnosis and management of classical congenital adrenal hyperplasia[J]. Steroids, 2013, 78（8）: 741-746.

[16] 付新, 黄振文. 11β 羟化酶缺乏症并 1 型糖尿病 1 例[J]. 中华高血压杂志, 2009, 17（11）: 1024.

[17] 韩俗, 田浩明. 先天性肾上腺增生症-11β 羟化酶缺乏症 的分子遗传学研究进展[J]. 中华内分泌代谢杂志, 2006, 22（6）: 596-599.

[18] Kharrat M, Trabelsi S, Chaabouni M, et al. Only two mutations detected in 15 Tunisian patients with 11β-hydroxylase deficiency: The p. Q356X and the novel p. G379V[J]. Clin Genet, 2010, 78（4）: 398-401.

[19] Scott M, Elaine CM. Friel EC, et al. Polymorphic variation in the 11β-hydroxylase gene associates with reduced 11-hydroxylase efficiency[J]. Hypertension, 2007, 49（1）: 113-119.

[20] Tao H, Lu Z, Zhang B, et al. Study on the genetic mutations of 17α-hydroxylase/17, 20-lyase deficiency in Chinese patients[J]. Chin J Med Genet, 2006, 23（2）: 7-10.

[21] 余勤, 栗夏莲, 陈姗姗, 等. 17α 羟化酶/17, 20-碳链裂解酶缺陷症 11 例分析[J]. 临床荟萃, 2010, 25（17）: 1515-1518.

[22] 杨军, 李小英, 孙首悦, 等. 10 例 17α 羟化酶/17, 20 碳链裂解酶缺陷症临床和遗传学研究[J]. 上海交通大学学报（医学版）, 2006, 26（1）: 17-21.

[23] 张咏言, 李莉, 韩萍. 17α-羟化酶缺陷症 2 例分析[J]. 中国实用内科杂志, 2009, 29（6）: 555, 556.

[24] 中华医学会心血管病学分会精准心血管病学学组, 中国医疗保健国际交流促进会, 精准心血管病分会, 等. 单基因遗传性心血管疾病基因诊断指南[J]. 中华心血管病杂志, 2019, 47（3）: 22.

[25] Lavery GG, Ronconi V, Draper N, et al. Late-onset apparent mineralocorticoid excess caused by novel compound heterozygous mutations in the HSD11B2 gene[J]. Hypertension, 2003, 42: 123-129.

[26] Carvajal CA, Gonzalez AA, Romero DG, et al. Two homozygous mutations in the 11beta-hydroxysteroid dehydrogenase type 2 gene in a case of apparent mineralocorticoid excess[J]. J Clin Endocrinol Metab, 2003, 88（6）: 2501-2507.

[27] Hammer F, Stewart PM. Cortisol metabolism in hypertension[J]. Best Pract Res Clin Endocrinol Metab, 2006, 20（3）: 337-353.

[28] Kotelevtsev Y, Brown RW, Fleming S, et al. Hypertension in mice lacking 11beta hydroxysteroid dehydrogenase type 2[J]. J Clin Invest, 1999, 103（5）: 6832-6891.

[29] Geneviève E. Hyperaldosteronism in pregnancy[J]. Ther Adv Cardiovasc Dis, 2009, 3: 123-132.

[30] Furuhashi M, Kitamura K, Adachi M, et al. Liddle's syndrome caused by a novel mutation in the proline-rich PY motif of the epithelial sodium channel β2 subunit[J]. J Clin Endocrinol Metab, 2005, 90（1）: 340-344.

[31] 史瑾瑜, 陈香, 任艳, 等. 一个中国人 Liddle 综合征家系的 SCNN1G 基因新突变及其临床特征[J]. 中华医学遗传学, 2010, 27（2）: 132-135.

[32] 徐红, 李南方. 上皮细胞钠通道基因多态性与血压关系研究现状[J]. 医学综述, 2008, 14（7）: 990-993.

[33] Golbang AP, Murthy M, Hamad A, et al. A new kindred with pseud-ohypoaldosteronism type Ⅱ and a novel mutation（564D>H）in the acidic motif of the WNK4 gene[J]. Hypertension, 2005, 46: 295-300.

[34] Cai H, Cebotaru V, Wang YH, et al. WNK4 kinase regulates surface expression of the human sodium chloride cotransporter in mammalian cells[J]. Kidney Int, 2006, 69: 2162-2170.

[35] Yang CL, Zhu X, Wang Z, et al. Mechanisms of WNK1 and WNK4 interaction in the regulation of thiazide-sensitive NaCl cotransport[J]. J Clin Invest, 2005, 115: 1379-1387.

[36] 中华医学会内分泌学分会肾上腺学组. 嗜铬细胞瘤和副神经节瘤诊断治疗的专家共识[J]. 中华内分泌代谢杂志, 2016, 32 (3): 181-187.

[37] James C, Thomas JS, Victoria M, et al. First description of parathyroid disease in multiple endocrine neoplasia 2A syndrome[J]. Endocr Pathol, 2008, 19: 289-293.

[38] 韩战营, 邱春光, 陈庆华, 等. 散发性嗜铬细胞瘤患者RET 原癌基因突变检测[J]. 中华医学遗传学杂志, 2006, 23 (3): 320-322.

[39] Young W F, Abboud AL. Paraganglioma—all in the family[J]. J Clin Endocrinol Metab, 2006, 91: 790-792.

[40] 张进, 黄翼然, 潘家骅, 等. 中国人 von Hippel-Lindau 综合征种系突变研究[J]. 中华医学遗传学杂志, 2007,

24 (2): 124-126.

[41] Michael S. Patrick HW. Maxwell KU, et al. Novel insights into the role of the tumor suppressor von Hippel Lindau in cellular differentiation, ciliary biology, and cyst repression[J]. J Mol Med, 2009, 87: 871-877.

[42] Shuin T, Yamasaki I, Tamura K, et al. Molecular pathological basis, clinical criteries genetic testing, clinical features of tumors and treatments[J]. Jpn J Clin Oncol, 2006, 36: 337-343.

[43] William GK. Von Hippel-Lindau disease[J]. Annu Res Pathol Mech Dis, 2007, 2: 145-173.

[44] Opocher G, Conton P, Schiavi F, et al. Pheochromocytoma in von Hippel-Lindau disease and neurofibromatosis type 1[J]. Familial Cancer, 2005, 4 (1): 13-16.

[45] Toka O, Maass PG, Aydin A, et al. Childhood hypertension in autosomal-dominant hypertension with brachydactyly[J]. Hypertension, 2010, 56: 988-994.

[46] Bahring S, Kann M, Neuenfel Y, et al. Inversion region for hypertension and brachydactyly on chromosome 12p features multiple splicing and noncoding RNA[J]. Hypertension, 2008, 51: 426-431.

　　原发性高血压（essential hypertension，EH）是由遗传、肥胖、生活习惯、环境等诸多内外因素单一或联合引起的，临床表现主要为体循环动脉压增高。关于 EH 的发病原因及病理发展机制仍需深入研究，目前认为该病是在特定的遗传背景下，某些后天因素使机体内血压的正常调节机制受到影响，发生失代偿效应从而造成的血压增高，这些后天因素往往涉及肾素-血管紧张素-醛固酮系统（RAAS）异常、交感神经系统（sympathetic nervous system，SNS）异常、高钠、精神神经异常、血管内皮功能

异常、胰岛素抵抗、肥胖、吸烟、饮酒等，均可触发 EH。

　　2005 年美国高血压学会（American Society of Hypertension，ASH）提出不单纯根据血压的测定值来预测人群中心血管疾病的发病危险，而是将 EH 描绘成在特定的遗传背景下由多种原因引起的进行性心血管综合征。该定义全面评估了高血压患者发生心血管疾病的风险，除血压读数外，还需包含以下三个层面的内容：一是心血管疾病的早期标志，包含精神压力或运动引起的血压过度反应，微

量蛋白尿和糖耐量减退等；二是心血管疾病的危险因素，包括年龄、性别、血脂、血糖、体重指数、长期紧张、缺少运动、吸烟和心血管疾病家族史等；三是靶器官损害，可发生在心、脑、肾、眼底和动脉系统。EH 是多种心血管疾病的重要病因及危险因素，可严重影响心、脑、肾等机体内重要器官的功能，最终导致器官功能衰竭。目前，高血压及其导致的各种心血管疾病的治疗给社会带来了沉重的医疗负担，对健康造成了极大损害。研究和明确 EH 的具体分子遗传学机制有助于寻找高血压防治的干预靶点，利于疾病的一级防护和二级防护。EH 的发生发展从根本上来说是由机体内某些特定的遗传变异及基因突变造成的。目前，已有众多文献资料指出基因的遗传变异参与了高血压的发生，造成特定人群的高血压遗传易感性。综合近年来的研究进展，现将关于高血压的分子遗传机制具体介绍如下。

第一节　神经内分泌机制

一、肾素-血管紧张素-醛固酮系统

RAAS 既存在于循环系统中，也存在于血管壁、心脏、中枢、肾脏和肾上腺等器官或组织中，共同参与对靶器官的调节，控制、调节全身血压的同时也维持电解质及体液平衡，对心血管疾病的发生发展及病理生理过程的影响也尤为重要。该系统也是目前高血压研究中涉及内容最为广泛、最为详尽的系统。

（一）肾素和肾素相关蛋白

肾素（renin，REN）是指肾小球中的入球小动脉上近球细胞所分泌的物质，同时也被称为血管紧张素原酶，是 RAAS 的重要成员之一。REN 经肾静脉进入血液循环系统，它最重要的作用是可催化剪切肝脏分泌进入血浆中的血管紧张素原（无活性）变成血管紧张素Ⅰ（angiotensin Ⅰ，Ang Ⅰ）。

肾素前体由 406 个氨基酸残基组成，分别包含 20 个和 46 个氨基酸的前/后片段。成熟的肾素包含 340 个氨基酸残基，分子量为 37kDa。编码肾素的 REN 基因位于 1 号常染色体 q32，跨度约为 12.5kb，包含 10 个外显子和 9 个内含子，该基因能转录产生几种编码不同 REN 亚型的 mRNA。早前研究人类肾素基因多态性的位点主要有 Bgl Ⅰ、Hind Ⅲ 及 Mbo Ⅰ 等限制性片段的多态性。现阶段研究进一步表明，该基因的多态性与血压、血浆中肾素水平、高血压易感性密切相关，是人类 EH 遗传易感性的重要基因标志物。Mohana 等[1]研究表明在南印度人群中，携带肾素基因 MBbo Ⅰ AA+GA 等位基因的女性患高血压风险约为携带 AA+GG 基因者的 1.8 倍，因此 REN MBbo Ⅰ 的基因多态性可作为基因标记物，与高血压具有潜在联系。Sun 等[2]进行的单核苷酸多态性研究表明单倍体 H1A|H2A（AA-ACG）与高血压发病相关，同时证实 REN MBbo Ⅰ 限制了基因多态性的长度，与 EH 密切相关。Park 等[3]研究表明在韩国女性中，肾素基因 rs6682082 多态性与 EH 相关，并影响血压水平。

肾素结合蛋白作为细胞内蛋白，可与肾素形成同源二聚体，抑制肾素活性，可能参与心血管活动的调节和高血压发病过程，在体内电解质平衡和内环境的稳定中可能具有重要意义。肾素结合蛋白由 RnBP 基因编码，Dong 等[4]研究表明，在中国哈尼族中，RnBP 的基因多态性与 EH 具有密切关系；此外，Gu 等[5]研究表明 X 染色体上肾素结合蛋白标记基因 rs1557501 和 rs2269372 的基因多态性与收缩压密切相关。

（二）血管紧张素原、血管紧张素转换酶及血管紧张素受体

血管紧张素原（angiotensinogen，AGT）是由 AGT 基因编码，是 RAAS 的一种限速底物，经肾素酶催化生成 Ang Ⅰ，Ang Ⅰ 由血管紧张素转换酶（angiotensin converting enzyme，ACE）催化生成 Ang Ⅱ，Ang Ⅱ 可调节血压水平。

AGT 表达于心脏、血管壁、大脑和肾脏等多种组织中，是目前研究最多的高血压易感基因。人类 AGT 基因是丝氨酸蛋白酶抑制剂基因超家族成员之一，位于 1 号染色体 q42—q43，全长 11.6kb，mRNA 全长 2099nt，共有 5 个外显子和 4 个内含子。较为早期的研究认为，AGT 基因的两种变异——M235T、T174M 与 EH 相关联，即 T174M 和 M235T 的变异等位基因在严重高血压病例中比在对照组

中更普遍，而 235T 变异也与血浆 AGT 增加相关，在先兆子痫患者中也更常见。*AGT* 基因的多态性对肾素-血管紧张素系统有一定的作用，*AGT* 基因有些变异对 *AGT* 的转录水平、肾素对底物的催化活性及 ACE 的作用影响较大，从而影响血管紧张素水平，对血压产生作用。Ayada 等[6]的研究结果显示，*AGT*（M235T）的基因多态性与 EH 相关，即该等位基因中 TT 基因型出现频率越高，患高血压风险越高。该结果在伊朗人群调查研究中得到了印证[7]。Li 等[8]在 2014 年一项研究中报道指出，在中国北方汉族人群中，对 *AGT* 进行基因分型研究，分别筛选出 A-20C（rs5050）、A-6G（rs5051）、C3889T（rs4762）及 C4072T（rs699）基因多态型进行比对，结果显示 C4072T 基因型分布规律及等位基因频率存在较大差异，受试者为 CC 基因型，具有较高的高血压患病率；A-6G（rs5051）的基因分布规律在正常人群和高血压人群中存在较大差异；含有 AGT-6A 和 4072C 等位基因的受试者在调查人群中具有遗传易感性。

ACE 又称激肽酶 II 或肽基-羧基肽酶，是一种外肽酶，属于血管内皮细胞膜结合蛋白，由肽的 C 端将氨基酸切为两段变换而来，可使肽链 C 端二肽残基水解。ACE 有两个主要功能，即催化血管紧张素 I 转化为血管紧张素 II 使血管进一步收缩，血压升高；也可作用于肾上腺皮质，促进醛固酮的分泌。ACE 还可催化具有降压作用的缓激肽水解而使其失去活性。血管紧张素转换酶因这两种功能而成为治疗高血压、心力衰竭、2 型糖尿病和糖尿病肾病等疾病的理想靶点。

ACE 基因位于 17 号染色体 q23.3，为 ACE 的编码基因，是 RAAS 中最受关注的基因之一。*ACE* 基因的插入/缺失（I/D）基因多态性与高血压的关系长久以来备受关注。

ACE（I/D）多态性、钠摄入量和 RAS 之间的相互作用决定了血压，从而影响患高血压的风险。龚洪涛等[9]研究表明，*ACE* 基因的等位基因缺失型——D 型在 EH 人群中基因频率较高；*ACE* DD 基因型携带者患高血压的危险性显著增加，可能是高血压发病的风险因子。Abbas 等[10]进一步的研究结果显示，在北方印度人群中，*ACE* 基因（rs4646994）的基因多态性与原发性高血压相关，*ACE* DD 型、II 型在正常人群和高血压人群中存在

显著差异。这些表型的出现是由于一段 287bp 的基因序列存在与否从而导致基因型出现插入/缺失（I/D）多态性，分别为 D/D 型、I/D 型以及 I/I 型。变体 D 携带者产生更多的 ACE 蛋白，从而导致比变体 I 携带者更活跃的 RAS。更活跃的 RAS 会导致对钠摄入的敏感性更高，并且钠摄入量高时患高血压的风险更高。当钠摄入量低时，变异 D 携带者患高血压的风险与非携带者相当。

血管紧张素受体（angiotensin receptor，ATR）是以血管紧张素作为其配体的一种 G 蛋白偶联受体，是 RAAS 的重要组成部分。血管紧张素受体主要包括 1 型受体（AT_1R）和 2 型受体（AT_2R）两种，此外还有 3 型和 4 型受体。AT_1R 和 AT_2R 仅有约 30% 的序列相同，但血管紧张素 II 作为其主要配体，与二者有相近的亲和力。目前研究最为广泛的为 AT_1R。

AT_1R 被血液中的 Ang II 激活后，通过偶联的 $G_{q/11}$ 和 $G_{i/o}$ 激活下游的磷脂酶 C（phospholipase C，PLC），同时升高胞质内的钙离子浓度，进而引发一系列细胞反应。AT_1R 的激活可引起血管收缩、醛固酮和血管升压素的分泌、外周 NE 浓度升高，促进心肌肥厚及血管平滑肌细胞增生；同时降低肾血流并抑制肾素的分泌，增加肾小管对钠离子的重吸收作用。此外，AT_1R 的激活亦可调节交感神经活动度、心脏收缩力、中枢渗透压感受器及细胞外基质合成等。

人体中编码 AT_1R 的基因位于 3 号常染色体 q21—q25，基因长度为 55kb，共包含 5 个外显子和 4 个内含子，属于单拷贝基因。目前的研究共发现编码区和非编码区至少存在 50 多处变异，具有高度的多态性，但并不均与 EH 相关。其中，位于 3′UTR 的 +1166A/C 位点是目前研究最为详尽且与临床关系最为密切的多态性位点，从 A 到 C 的突变虽不影响该基因的开放阅读框，但却参与了基因从转录和翻译的调控。Tsai 等[11]研究表明，AT_1R 基因的 A1166C 等位基因多态性与高血压相关。Kobashi 等[12]还发现在严重的妊娠期高血压患者中 AC+CC 基因型的比例与妊娠期血压正常对照者相比显著升高，该研究结果表明 AT_1R 基因+1166 位的 AC+CC 基因型与 AGT235 位的 TT 基因型相互独立地影响妊娠期高血压的形成。此外，Liu 等[13]研究表明，A1166C 等位基因的（AC+CC）含量在

高血压人群中表达明显偏高，说明表达等位基因者患高血压的风险较高。

编码 AT_2R 的基因位于 X 染色体，其 +3123A/C 多态性可能导致心肌病的心脏肥大。最新研究发现，AT_2R 基因中出现了 9 个新的 SNP；一项国内的研究显示，在 AT_2R 基因的启动子、内含子、外显子和 3′非翻译区（3′UTR）发现了 9 个 SNP，其中 5 个为新的分子变异。在病例对照研究中，启动子区域最常见 SNP（1334T/C）研究结果显示，男性高血压受试者中 C1334 等位基因频率显著增加，提示 C1334 位点与高血压密切相关。此外，在英国人群中的研究也显示了相同的关系。

（三）醛固酮及醛固酮合酶

醛固酮是一种类固醇类激素（盐皮质激素家族），由肾上腺皮质所产生，主要作用于肾脏，可进行钠离子及水分的重吸收，以此来维持血压稳定。作为一种促进肾脏对离子和水分重吸收的激素，醛固酮在血压的形成和维持中发挥重要作用，是 RAS 的重要组成部分。此外，醛固酮还直接作用于盐皮质激素受体，可促进平滑肌细胞的增殖及胶原合成，从而造成血管重塑及纤维化。醛固酮合成的标志基因 CYP11B2 位于 8 号染色体的 q21—q22，转录翻译后产生的蛋白为醛固酮合酶，该酶可催化脱氧皮质酮经多步反应生成醛固酮。CYP11B2 遗传变异和单倍型在许多心血管疾病[如高血压、冠心病（CAD）、心房颤动（AF）、心肌病、心力衰竭]的易感性、进展、生存和治疗反应中发挥着关键作用。Ye 等[14]报道，CYP11B2 基因 -344T/C 多态性基因型和等位基因频率，与 EH 相关，提示 TT 型个体血清醛固酮水平较高，与 CC 型个体相比血压较高，为高血压易感人群。此外，醛固酮合酶基因（C-344T）和盐皮质激素受体（S810L）多态性与妊娠期高血压相关。

二、儿茶酚胺/肾上腺-交感神经系统

SNS 一般控制兴奋相关行为，是机体应对环境压力的首要反应机制，该系统的激活能刺激交感神经，引起腹腔内脏及皮肤末梢血管收缩、心搏加强和加速；过度激活会导致心率增加及 RASS 激活，造成动脉收缩、动脉壁压力增加、冠脉血流下降等。因此，该系统的激活与血压升高的幅度呈正相关关系。

研究显示，高血压时出现的 SNS 活性、反应性，以及肾上腺素能受体和靶器官功能的改变在某种意义上来说是可以遗传的，因此经基因组连锁分析，研究者发现了一些含有交感神经系统组分的编码基因区域与高血压具有密切的连锁关系。

（一）儿茶酚胺相关酶

儿茶酚胺是具有儿茶酚核的（苯乙）胺类化合物的统称，含有儿茶酚和胺基，是由肾上腺产生的一类应激拟交感神经类物质。儿茶酚和胺基通过存在于交感神经、肾上腺髓质和嗜铬细胞中的 L-酪氨酸酶化结合而形成。通常，儿茶酚胺是指去甲肾上腺素（NE）、肾上腺素（E）和多巴胺（DA），这三种儿茶酚胺均是从苯丙氨酸和酪氨酸转化合成而来。NE 在中枢神经系统内分布广泛，含量较多；而 E 含量则较少；DA 则主要集中在锥体外系部位，也是一种神经介质，这三种都是典型的肾上腺素受体激动剂。

儿茶酚胺的生理作用是兴奋血管的 α 受体，使小动脉及小静脉收缩，在皮肤和黏膜表现最为明显；也可促进肾脏的血管收缩，对脑、肝、肠系膜和骨骼肌血管起到收缩作用；亦可提高心脏冠状动脉的灌注压力，使冠脉血流量增加。当体内儿茶酚胺释放增多时，心肌收缩力加强，心率加快，心搏出量增加，从而造成收缩压增高，使得脉压变小。

在儿茶酚胺的合成过程中，参与反应的酪氨酸羟化酶（tyrosine hydroxylase，TH）是合成反应中的限速酶，负责催化氨基酸 L-酪氨酸转变为二羟基苯丙氨酸（多巴），在 SNS 的调节中发挥重要作用。TH 基因位于 11 号染色体 p15 区域的单拷贝基因，包含 13 个外显子，约 8kb。先前研究表明，TH 基因内含子的 TCAT 四核苷酸重复多肽与原发性高血压相关。研究表明[15]，TH 基因 C-824T 多态性位点基因型个体舒张压高于基因型为 CC 的个体，表明 TH 基因与高血压具有相关性。Van Deventer 等[16]研究表明，在 TH 基因的启动子区域 C-824T 单核的多态性与高血压密切相关。

（二）肾上腺素受体

肾上腺素受体（adrenergic receptor，ADR）又

称为肾上腺素能受体,是接受以儿茶酚胺类物质刺激的代谢型 G 蛋白偶联受体,所接受的儿茶酚胺类物质主要是去甲肾上腺素及肾上腺素。依据其对去甲肾上腺素的不同反应情况,分为肾上腺素能 α 受体和 β 受体,其中 ADRα 又分为 ADRα1、ADRα2,ADRβ 分为 ADRβ1、ADRβ2 和 ADRβ3 三种。

ADRα1 偶联与 EH 相关,与收缩压变异相连锁。张鹏华等[17]研究表明,ADRα1A 多肽 C2547G 与 EH 相关,位于 ADRα1A 基因的第 3 个外显子 3′-UTR 的 C2547G 和 T2564C 两个多态可产生 4 种基因组合,同时 2547G 与 2547T 共同位于高血压关联单体型,C2547G 多态可能通过调节基因转录产物的稳定性影响基因的表达水平,多态 T2564C 对等位基因 2547 目标 CT 的作用有影响,进而参与血压调控。ADRα2 主要位于中枢交感神经系统,是唯一存在于血小板中的亚型,与血压显著相关[18]。其启动子区域 C-1291G 多态性与 Lys251Asn 存在连锁关系,与舒张压相关[19]。Kitsios 等[20]研究表明,物种基因型的变化(ADRβ1p.Arg389Gly,ADRβ1 p.Ser49Gly,ADRβ2g.9368308A > G,ADRβ3 p.Trp64Arg,ADRα1Ap.Cys347Arg)与高血压病相关。

ADRβ 受体在体内主要分布于心脏、肾脏和血管,调节心率和血管张力,对血压的短期及长期调节均有重要作用。近年来研究显示该基因 ADRβ1、ADRβ2 和 ADRβ3 的多态性与 EH 相关,Wu 等[21]研究表明 ADRβ1 1165G>C 基因多态性参与血压调控;Lou 等[22]研究阐明在 ADRβ2 基因上 A46G 及 C79G 的多态性与高血压易感性相关。此外,ADRβ1 基因编码区域有两个常见多态性位点,Arg389Gly 及 Arg389Gly,与静息状态时的收缩压和舒张压升高相关。Gjesing 等[23]研究结果显示,ADRβ1 Arg389Gly 基因的改变会促使高血压患病风险增加。

(三)多巴胺受体

多巴胺受体(dopamine receptor,DR)在体内以 DA 为配体,在调节血压和肾脏功能中发挥重要的作用。DR 为一种 G 蛋白偶联受体,属视紫红质家族,分为两个亚群:D1 类及 D2 类受体。D1 类受体由 D1 和 D5 组成,与 $G_{αS}$ 和 G_{olf} 偶联,可以激活腺苷酸环化酶(adenylate cyclase,AC)。D2 类受体由 D2、D3 和 D4 亚型组成,与抑制性 G 蛋白 $G_{αi}$ 和 G_o 偶联,可抑制腺苷酸环化酶的活性和钙通道活性,并具有对钾通道的调节作用。已有多项研究表明 DR 基因敲除小鼠表现出收缩压升高现象。人类 DRD1 基因包含 446 个氨基酸,定位于 5 号染色体 q35.2,由 2 个外显子和 1 个内含子组成,外显子 2 的 5′-UTR-48 存在基因多态性(-48A/G),与 EH 相关,高血压患者 G 基因型明显高于正常人群。Fung 等[24]研究结果表明 DRD1 5′-UTR G-94A 等位基因的多态性与血压调控相关。

第二节 细胞与免疫机制

一、细胞机制

(一)离子通道、细胞因子及细胞信号通路转导系统

机体内血压调控的过程是复杂的、多方面的,除上述经典的系统调节外,机体中还存在着众多离子通道、细胞因子及信号通路来完成血压调控过程,其中包括肾钠处理过程中发挥重要作用的肾脏上皮钠通道(epithelial sodium channel,ENaC)以及参与细胞信号转导的骨架蛋白 α-内收蛋白(α-adducin,α-ADD)等。此外,G 蛋白偶联受体转导系统在高血压的发生和维持中起着重要的作用:Ang Ⅱ、ADR 等众多血管活性物质皆通过该信号转导途径发挥生理效应。这些通道蛋白、骨架蛋白、信号转导蛋白将细胞内的具体调节机制联成网络,最终发挥血压调控作用。

1. 肾脏 ENaC ENaC 是控制钠离子通过细胞膜的跨膜离子通道,是由 α、β、γ 三种亚基单位组成的异源三聚体蛋白,其主要生理功能为跨越紧密连接上皮单向重吸收钠离子,从而维持水盐平衡,是 EH 的重要候选基因。在肾脏中,ENaC 主要分布在远曲小管和集合管,维持内环境稳态。ENaC 属于 ENaC/Deg 家族,当基因发生突变使其功能发生障碍时,可造成 Liddle 综合征。Rayner 等[25]研究结果显示:ENaC 的 β 亚基 R563Q 发生突变与高血压的发生相关;上调 ENaC/Deg 的活性可促进盐敏感性高血压的产生[26]。Gupta 等[27]也提出在 βENaC 的 T594M 存在多态性,会使得盐敏感性高血压患

病风险提高，另一种变异 βR563Q 在南非黑种人和混血人群中与高血压有关。

2. α-ADD 内收蛋白是一种异源二聚体细胞骨架蛋白，由 α 螺旋及 β 和 Y 折叠组成。在人体中，α 螺旋的突变会激发肾脏管状细胞钠钾泵和 ATP 合酶活性，增加肾脏对 Na⁺ 的再吸收，进而影响肾功能，最终导致高血压。α-ADD 编码基因定位于 4 号染色体 p16，长约 85kb，其中包括 16 个外显子，目前研究较为明确的为第 10 个外显子 G460T 的基因多态性和 S586C 多态性[28]。Liu 等[29]通过数据 meta 分析阐述了人群中 Gly460Trp 与 EH 密切相关；Wang 等[30]的研究结果显示，α-ADD 基因 G614T 在 EH 患者中具有基因多态性，患者体内低密度脂蛋白水平较高。ADD1W 等位基因与高血压关联，与 ADD1G 等位基因的纯合子相比，ADD1W 等位基因携带者的红细胞钠含量降低，Na⁺-K⁺共转运速度更快，血压更高。

3. G 蛋白 β3 亚基 G 蛋白偶联受体(G protein-coupled receptor，GPCR)是一类外周膜蛋白受体的统称，这类受体与鸟苷三磷酸（ guanosine triphosphate，GTP ）或鸟苷二磷酸（ guanosine diphosphate，GDP ）结合，将细胞膜外侧的信号及胞内的效应蛋白相偶联，从而转导信号。该蛋白家族的共同点是立体结构中都含有七次跨膜 α 螺旋，且其肽链的 C 端和连接第 5 和第 6 个跨膜螺旋的胞内环上都有 G 蛋白(鸟苷酸结合蛋白)的结合位点。G 蛋白 α、β、γ 三种亚单位组成的三聚体，静息状态时与 GDP 结合。当受体激活时 GDP-αβγ 复合物在 Mg²⁺ 参与下，结合的 GDP 与胞质中 GTP 交换，GTP-α 与 βγ 分离并激活效应器蛋白，同时配体与受体分离。α 亚单位本身具有 GTP 酶活性，促使 GTP 水解为 GDP，再与 βγ 亚单位形成 G 蛋白三聚体，恢复原来的静息状态。与高血压密切相关的为 G 蛋白 β3 亚基，其编码基因为 *GNB3*，位于 12 号染色体 p13.31，长约 7.5kb，由 11 个外显子和 10 个内含子组成，其中第 10 外显子中的 C825T 是研究多态性最为广泛的位点，该突变虽然不改变蛋白质的编码，但由于形成"T-单体型"而影响其功能。Hemimi 等[31]研究阐述了 *GNB3* 中 C825T 的等位基因发生突变可提高该蛋白活性，是 EH 的潜在危险因素。

4. G 蛋白偶联受体激酶 4 G 蛋白偶联受体激酶（ G protein-coupled receptor kinase，GRK ）是一簇与 GPCR 快速失敏相关的激酶,属丝氨酸/酪氨酸蛋白激酶家族，可以专一地磷酸化激活 GPCR，将受体与 G 蛋白脱偶联，从而使受体介导的信号转导消失。GRK 家族由 7 个同源序列的家族成员组成，每种 GRK 都含有共同的功能结构，包括 1 个中心催化区、1 个底物识别和含有 G 蛋白信号调节蛋白（ regulators of G-protein signaling，RGS ）样结构的氨基末端区，以及 1 个作用于胞膜的羧基末端区。GRK4 蛋白基因 *GRK4* 定位于 4 号染色体 p16.3,分别编码 4 种蛋白 GRK4α、GRK4β、GRK4γ、GRK4δ，参与血压调控，其中 GRK4γ 多态性位点 A486V 原发性高血压相关[32]。Allen 等[33]研究发现，A486V 可使 G 蛋白偶联受体激酶活性增加，磷酸化增强，从而使多巴胺 D1 型受体与 G 蛋白酶复合体解偶联，进而影响多巴胺能系统对肾脏水、盐代谢的调节，导致高血压的产生。Wang 等[34]研究表明 GRK4γ 基因 A142V、R65L 的多态性可造成多巴胺 D1 型受体功能紊乱，从而影响高血压的发生发展。

5. Rho 激酶（Rho-associated protein kinase，ROCK） 属于丝氨酸-苏氨酸特异性蛋白激酶，它主要通过作用于细胞骨架来调节细胞的形状和运动，具有调节细胞收缩、迁移、黏附和增殖等多种功能。ROCK 有两种亚型，即 ROCK1 和 ROCK2，位于 18 号染色体 p11.1(*ROCK1*)和 2p24(*ROCK2*)上单独编码，ROCK1 和 ROCK2 酶分别含有 1354 个和 1388 个氨基酸。Rho/Rho 激酶信号转导通路的异常激活在心血管疾病发病方面有着复杂的机制，可作为心血管疾病的预防和治疗的新靶点。Seasholtz 等研究结果显示，Asn/Asn 基因型(与 Asn/Thr 或 Thr/Thr 相比)与静息收缩压、舒张压和平均 BP 的增加相关。同时，ROCK2 位点的等位变异约占 BP 变异的 5%，Asn/Asn 基因型个体的全身血管阻力较高，而心排血量、大动脉顺应性和血管活性激素分泌没有差异。在 Asn/Asn 纯合子中，肾素-血管紧张素系统与系统性抗性和 BP 的耦合减弱，这表明 Thr431Asn 存在遗传多效性。此外，Rankinen 等研究表明 *ROCK2* 基因座的主要单倍型块（ 包含 rs965665、rs10178332、rs6755196 和 rs10929732 的次要等位基因 ）与较低的高血压风险隐性相关。也有研究显示该蛋白与全身血管阻力相关，可能参与高血压的发展，其中 ROCK 激活可以

诱导肺组织对 Ca^{2+} 敏感性增加，使肺血管持续收缩，引起肺性高血压和肺功能异常。对原发性高血压患者皮肤组织进行分析，发现 ROCK 表达上调导致的功能性血管收缩与发病有明显相关性[35]。

6. 11β-羟基类固醇脱氢酶　11β-羟基类固醇脱氢酶（11β-hydroxysteroid dehydrogenase，11β-HSD）属于氧化还原酶家族，是生物体内的一种微粒复合酶，催化惰性十一酮产物（可的松）转化为活性的皮质醇或其逆反应的酶，从而调节糖皮质激素进入类固醇受体的途径，是一种在受体前调节激素水平的酶，在肾脏、心血管和中枢广泛分布并与高血压具有密切联系。11β-HSD 存在两种亚型：HSD11B-1 型主要在糖皮质激素靶组织中表达，HSD11B-2 型主要在盐皮质激素靶组织中表达。11β-HSD 基因位于 16 号染色体 q22，由 5 个外显子组成，长约 6.2kb，编码 405 个氨基酸的蛋白质，预测分子量为 42kDa。早前研究显示，该基因表达缺陷会造成高血压及表观盐皮质激素增多症，以儿童期高血压、低钾性碱中毒、血浆肾素和醛固酮水平低为特征。目前，11β-HSD 基因已作为 EH 的候选基因。Patnaik 等[36]研究结果显示，在印度人群中，11β-HSD 基因的 G534A 多态性与原发性高血压相关；此外，Hejduk 等[37]采用单核苷酸多态性（single nucleotide polymorphism，SNP）分析显示该基因第 3 内含子中的 ins 4436A（rs45487298）的基因多态性可增加高血压患病风险，并能降低体内高密度脂蛋白。Evans 等[38]发现啮齿类动物中条件性敲除 11β-HSD 基因会造成嗜盐性高血压。

7. 核转录因子-κB（NF-κB）　血浆中的 NF-κB 是一种控制 DNA 转录的蛋白复合体，其活性是正常人群中舒张压和脉压的独立决定因素，可能参与高血压的发病过程。NF-κB 家族的所有蛋白在 N 端都有一个 Rel 同源结构域，包括 5 个亚单位：Rel（cRel）、p65（RelA，NF-κB3）、RelB、p50（NF-κB1）、p52（NF-κB2）；在其 C 端有一个反式活化结构域。作为早期转录因子，NF-κB 的激活不需要新翻译出的蛋白进行调控。因此，可以在第一时间对有害细胞的刺激做出反应。NF-κB 作为重要的炎症介质调控因子，在高血压早期肾损害的发生发展中起重要作用。研究表明，炎症介质及其调控因子参与高血压早期肾损害的过程，NF-κB 激活后可以上调肾脏炎症介质的表达，促进炎症反应，加重肾脏纤维化，

导致肾损害的发生发展。因此，影响 NF-κB 上调的基因改变均有可能造成高血压的产生。例如，Ying Yu 等报道称，将 TRPC6 通道的转录异常（C254G SNP）与核因子-κB 联系起来，可能使个体更易发生特发性肺动脉高压。

8. 转化生长因子-β1（transforming growth factor-β1，TGF-β1）　是转化生长因子 β 超家族细胞因子的多肽成员。它是一种分泌蛋白，执行许多细胞功能，包括控制细胞生长、细胞增殖、细胞分化和凋亡。在人类中，TGF-β1 由 *TGFB1* 基因编码，位于 19 号染色体 q13.2。起初对 TGF-β1 的生物学功能研究主要集中在炎症、组织修复和胚胎发育等方面，近年来发现 TGF-β1 对细胞的生长、分化和免疫功能都有重要的调节作用。Aguilar-Duran 等[39]报道，在墨西哥北部，TGF-β1 基因 T896C 中含有 TT 等位基因的女性先兆子痫患病率较高。女性 TGF-β1 基因 C509T 的基因多态性引起妊娠期高血压的发生[40]。Argano 等[41]研究结果表明，TGF-β1 基因 T29C 基因多态性促使高血压的发展并与心血管肾脏损伤相关。

9. WNK1、WNK4　缺乏赖氨酸的丝氨酸/苏氨酸蛋白激酶 1（with-no-lysine kinase 1，WNK1）是 WNK 家族中第一个被发现的成员，有多个转录起始位点，在不同的组织中有不同的转录产物。WNK1 是肾脏中多个离子转运体和通道的调控蛋白，在维持肾脏钾钠氯离子平衡以及血压调控中起非常重要的作用，由此被认为是 EH 的致病候选基因，并且 *WNK1* 的基因多态性可能与 EH 的遗传易感性相关。*WNK1* 定位于 12 号染色体 p13.3 区域，长约 156kb，由 28 个外显子组合，具有多个转录起始点，同时 *WNK1* 基因 1 号内含子大片段缺失可导致 Gordon 综合征。近年来有研究对 *WNK1* 基因多态性位点 rs956868 与高血压相关性进行了探讨，结果显示（CA + AA）基因型患者显著高于 CC 基因型患者[42]。Persu 等[43]研究结果显示，rs1468326（WNK1）-AA 基因多态性与 EH 密切相关。

缺乏赖氨酸的丝氨酸/苏氨酸蛋白激酶 4（with-no-lysine kinase 4，WNK 4）是丝氨酸苏氨酸激酶，其基因为一种蛋白激酶基因，与高血压常染色体变异遗传相关。*WNK4* 基因位于 17 号染色体 q21.2，有 19 个外显子。该基因第 7 外显子（exon7）和第 17 外显子（exon17）突变可导致常染色体显

性遗传疾病——假性低醛固酮血症。WNK4 蛋白在肾脏的远曲小管（DCT）和皮质集合管（CDD）中高度表达。该病症主要表现为高血钾、代谢性酸中毒和高血压，因此 WNK4 基因可能与 EH 密切。近年来研究显示，WNK4 基因突变多集中于 exon 7 和 exon17 区域。孙志军等[44]指出在高血压患者和健康人群序列中存在 G1662A 的编码区内单核苷酸多态性（cSNP），提示该等位基因存在基因多态性且与高血压的发病相关。Ghodsian 等[45]在研究中指出，马来西亚人群中，WNK4 基因的 A589S 基因多态性与高血压和 2 型糖尿病相关。在对日本人群的随机抽样调查研究中，检测 WNK4 C14717T 中男性的收缩压，CT+TT 基因型为比 CC 基因型高 3.1mmHg，WNK4 的基因多态性可能参与了 EH 的形成[46]。

（二）血管张力调节系统

血管张力调节系统在机体血压控制过程中发挥重要作用，其中血管内皮细胞和血管平滑肌细胞为组成血管壁的两种主要细胞，负责调节血管张力。内皮细胞分泌血管收缩和舒张因子来调节血管功能，参与血管调节的因子或蛋白自身编码异常便会影响到高血压的遗传易感性。血管平滑肌收缩或松弛的同时会改变血管的体积以及局部的血压，因此血管平滑肌的主要功能就是调节体内血管的管径，主要受交感神经系统通过肾上腺素能受体（肾上腺素受体）支配，其遗传易感性如前所述，此部分以内皮分泌因子为主进行介绍。

1. 内皮素系统 包括内皮素（endothelin，ET）、内皮素受体和内皮素转换酶。ET 是由血管内皮细胞合成的一种活性多肽，可使血管收缩、血压升高，ET 过度表达时会导致高血压、心脏病和潜在的其他疾病。内皮素有三个亚型（ET-1、ET-2、ET-3），每个亚型由一个单独的基因编码，具有不同的表达区域，并与至少四种已知的内皮素受体（ETA、ETB1、ETB2 及 ETC）结合。人类基因 endothelin-1（ET-1）、endothelin-2（ET-2）和 endothelin-3（ET-3）分别位于染色体第 6、1 和 20 号染色体。编码 ET-1 的基因为 EDN1，位于 6 号常染色体，p23—p24，全长 6836bp。ET-1 基因在人群中存在多种变体，包括颠换、转换、插入和重复的核苷酸多态性，这些影响心血管及其他相关疾病的遗传风险变体已经被定位、分型和检测。其中包括颠换在内有多达

10 种多态性。ET-1 的基因多态性可以在特定人群中影响高血压的发生发展，在 ET-1 基因第 5 外显子的 K198N（G/T）处具有氨基酸取代（Lys/Asn）的 G/T 多态性，可与血压相关的体重指数（BMI）相互作用，研究认为 T 携带者比 GG 纯合子对与血压相关的体重增加更敏感[47]。此外，内皮素受体（ETA）的编码基因也存在与血压相关的多态性位点，具体证据表明，EDNRA 基因 rs5335（C+70G）SNP 的基因型与夜间血压之间存在关联。以上结果解释了内皮素系统组分的编码基因多态性参与血压调节。

2. eNOS eNOS 也称为一氧化氮合酶 3（NOS3）或组成型 NOS（cNOS），是合成一氧化氮（NO）的三种同工酶之一，所产生的内皮中的 NO 是一种参与调节血管张力、细胞增殖、白细胞黏附和血小板聚集的小型气态和亲脂性分子。在生理状态下，由 eNOS 催化左精氨酸氧化为左瓜氨酸的过程中生成 NO，具有舒张血管、降低全身平均动脉压、控制全身各种血管床的静息张力、增加肾血流等作用。NO 对血压的调控机制：①参与血管自身调节，如包括血管平滑肌内在的"肌源性反应"。②抑制血管平滑肌细胞增殖。③减弱交感神经张力。④调节肾动脉舒张节奏和系膜松弛，影响肾小球微循环，参与对肾脏排钠和肾素释放的调节。⑤抑制血小板黏附聚集，防止血小板黏附于血管壁。eNOS 在人体中由位于 7 号染色体 q35—q36 区域的 NOS3 基因编码。近年来对 eNOS 基因研究发现其多个位点的多态性与 EH 有关。Tang 等[48]研究发现在中国哈尼族和彝族中，eNOS 基因的 G894T 多态性与 EH 相关。此外，刘永生等[49]指出 eNOS 基因启动子-786 位点与 EH 发病有一定程度的相关性，并且 eNOS 基因启动子-786 位点 T/T 是 EH 的保护性基因。Yang 等[50]报道在汉族人群中，eNOS 基因 rs1800780（A→G）多态性与 EH 相关，eNOS rs1799983 多态性都与高血压风险增加有关，其中 TT 与 GG、TT 与 GG + GT 的对比表明，TT 基因型不仅与亚洲人群高血压风险增加有关，而且与其他人群高血压风险增加有关。在 Wai 等[51]研究中，提供了关于 eNOS 基因的 rs3918166 SNP 与成年日本人血压关系的新证据，发现存在更多的次要等位基因 A 携带者 eNOS SNP（rs3918166），在外显子 4 的密码子 112 处的精氨酸取代为谷氨酰胺残基可能通过与小窝

蛋白的相互作用引起酶活性调节的变化，从而导致 NO 产生的生理调节缺陷。

二、炎症与免疫机制

EH 与血管功能、结构改变及心血管系统性病变密切相关，其中包括内皮功能失调、收缩功能改变和血管重构等。众多研究提示，高血压是一种炎症性疾病，且炎症和免疫反应参与高血压的发病过程。

（一）炎症因子

EH 患者存在血管壁炎症反应，炎症反应参与 EH 的病理生理过程，与疾病相互影响，互为因果，为恶性循环关系。在病程中，肿瘤坏死因子-α（TNF-α）、白细胞介素-6（IL-6）和 C 反应蛋白（CRP）是慢性炎症的主要指标。

TNF-α 是一种涉及系统性炎症的细胞因子，同时也是引起急性反应的众多细胞因子中的一员。TNF-α 基因位于 6 号染色体 p21.3，全长 2.8kb，共有 4 个外显子，mRNA 全长 1669nt，编码 234 个氨基酸残基的蛋白。TNF-α 蛋白以前体的形式合成，去掉由 76 个氨基酸残基组成的引导序列后，成为由 157 个氨基酸残基组成的成熟 TNF-α，分子量为 17.35kDa。具有生物活性的天然型 TNF-α 分子是以三聚体形式存在的，其生物活性与立体结构密切相关，主要通过以下渠道影响血压水平：①TNF-α 调节 NOS 的表达和（或）活性，直接影响 NO 的产生，即诱导型一氧化氮合酶（inducible nitric oxide synthase，iNOS）表达进而硝化应激并损害内皮功能，下调 eNOS 表达[52]。②TNF-α 还可通过 CAPK（神经酰胺活化蛋白激酶）、NADPH 氧化酶、XO、NOS 等刺激中性粒细胞和血管内皮细胞中的 O_2^{2-} 产生，是使血管损伤的重要原因。③激活 NF-κB 的转录，从而调节与炎症、氧化应激和内皮功能障碍有关的基因的表达，进而影响血压水平。④TNF-α 还可促进 IL-6 的释放，并形成免疫复合物而参与血栓的形成，使内皮功能损伤；同时促进 IL-1 的分泌，促进血管平滑肌细胞的增殖与分化，致使血管壁增厚，管腔狭窄，外周阻力增加。于欣等研究结果显示，单纯高血压病患者的 TNF-α-308 以 GA 基因型为多见，其次为 GG、AA，G/A 等位基因频

率分别为 53% 和 47%。高血压肾损害患者的 TNF-α-308 以 GG 基因型最为多见，其次为 GA 和 AA，G/A 等位基因频率分别为 70% 和 30%[53]。此外，广西壮族原发性高血压患者血清 TNF-α 水平增高可能与 TNF-α-238G>A 有关联[54]。

IL-6 由 *IL6* 基因编码，位于 7 号染色体 p15.3 处，分子量为 21~30kd，其差异是肽链的糖基化和磷酸程度不同所致。在体内 IL-6 是由单核巨噬细胞、Th2 细胞、血管内皮细胞、成纤维细胞产生，其对血压的影响体现在：①快速升高平滑肌细胞内的 Ca^{2+} 浓度，引起血管收缩，外周血管阻力增高。②增加白细胞黏附性，使其易于黏附于血管内皮，增加血管阻力。③促进血管平滑肌细胞和成纤维细胞增生，导致血管重构。④促进血小板源性生长因子（platelet-derived growth factor，PDGF）的合成和分泌，可使血循环中的血小板数量增加，并升高血浆纤维蛋白原的含量，导致循环阻力增加。⑤升高 Ang Ⅱ 及儿茶酚胺等其他升血压因子水平，协同促进高血压的发生。⑥在 IL-6 的刺激下，肝脏合成大量 CRP，后者与脂蛋白结合，由经典途径激活补体系统，继而产生大量终末复合物和终末蛋白，造成血管内膜受损，从而参与血管的炎症过程，导致循环阻力升高，最终导致高血压[55]。于欣等研究的相关结果显示，高血压肾损害组中，IL-6-572 的 CG 基因型、IL-6-174 的 GG 基因型比例较高，是中国汉族人群 EH 发病的遗传危险因素之一，可能通过对血清 IL-6 水平表达的影响增加个体 EH 的发病风险。

CRP 是急性炎症的标志物，基因位于 1 号染色体 q21—q23，全长共 2031bp，由 2 个外显子及 1 个内含子组成，编码 206 个氨基酸残基，含多达 40 个 SNP 位点。CRP 主要通过以下渠道影响血压水平：①CRP 可直接作用于内皮细胞，抑制内皮细胞 NO 的合成。②高浓度 CRP 直接参与血管内皮细胞或其他血管壁细胞之间的相互作用促进血管炎症，导致白细胞黏附、血小板激活、氧化作用、血管收缩和血栓形成[56]。③CRP 可上调 ATR，促进血管内皮表达纤溶酶原激活物抑制物-1，从而导致血压升高和动脉粥样硬化等代谢综合征表现。④CRP 可通过糖脂代谢间接影响血压。Pravenec 等[57]报道，CRP 升高能直接促使高血糖、腹型肥胖等多种临床特征发生，因此 CRP 可能通过促进代谢紊乱等参与高血压的发生。

（二）烟碱-胆碱能

胆碱能抗炎通路（cholinergic anti-inflammatory pathway，CAP）是一种神经抗炎机制，由传出迷走神经、神经递质和 α7 烟碱型乙酰胆碱受体（α7 nicotinic acetylcholine receptor，α7nAChR）组成，在调节炎症因子方面也起到一定的作用。在作用过程中，抗炎信号通过迷走神经传出纤维到达脾脏、肝脏、心脏和胃肠道等网状内皮系统，通过释放乙酰胆碱与巨噬细胞等免疫细胞上表达的 α7nAChR 结合，进而抑制促炎因子释放而起到抗炎的作用。研究发现，高血压患者体内 CRP、TNF-α 等炎症因子表达明显升高，由此证明 EH 可能是一种慢性低级别的炎症反应[58]。Li 等[59]的研究证明，和对照组大鼠相比，多种类型的高血压大鼠模型中，心脏、肾脏和主动脉上 α7nAChR 的基因和蛋白表达均下调，而在自发性高血压大鼠（SHR）中 IL-1、IL-6 和 TNF-α 水平升高，靶器官损害明显，这一改变在 α7nAChR 基因敲除的高血压大鼠中表现得更为明显。进一步实验证实，α7nAChR 选择性激动剂（PNU-282987）可改善 SHR 体内炎症因子的水平和靶器官的损害程度，可能是通过抑制 NF-κB 信号通路的激活实现的。

（三）T 细胞及相关细胞因子

高血压与细胞免疫密切相关。免疫细胞会破坏血管内皮层的内层功能，如抑制 NO 的产生；此外，免疫细胞对肾脏的损伤更为严重，可刺激肾脏吸收过量的钠，从而促使身体保留更多的水分，导致血压增高。研究表明，EH 中肾脏损伤、血管功能障碍及血压升高的可能作用机制是 T 细胞直接或间接地刺激其他细胞进而释放细胞因子或募集其他炎症细胞引起前炎症反应。Th1 细胞产生 IFN-γ、IL-2、TNF-α 和 TNF-β，而 Th2 细胞产生 IL-4、IL-5、IL-10 和 TGF-β[60]。新近研究发现在 T 细胞中，Th17 细胞是一种独立于 Th1 和 Th2 细胞之外，既可促进又可抑制炎症反应的一种细胞毒性 T 细胞，可产生 IL-17[61]。IL-17 被证实可以诱导细胞因子和黏附因子表达[62]，从而促进其他炎症细胞进入组织，提示其是参与 EH 进程中重要的细胞因子。

因此，T 细胞参与 EH 的发病机制可能为：应激时，血管及肾脏的交感神经被激活，引发了适度

的血压升高，并导致新生抗原形成以及 T 细胞的激活，进而引起炎性反应。具体表现为：细胞黏附因子、趋化因子、生长因子及 Ang Ⅱ 等的表达增加，而这些因子通过下游反应，引起心脏、肾脏、血管等靶器官的炎症反应，最终导致血管和心脏重构。当缺乏干预措施时，最初的轻度血压升高就会进展成终末期显著的血压升高。T 细胞中 SH2B3 基因在肾脏损伤和高血压发病中具有重要作用[63]。Vinh 等[64]研究结果显示，T 细胞的 B7/CD28 基因表达差异会造成 EH 的发生。Cui 等[65]的结果显示，D4+ T 细胞中内源性胱硫醚 γ 裂解酶-硫化氢通过硫化肝激酶 B1 促进调节性 T 细胞分化和增殖来减轻高血压。

（四）IgG、IgM 抗体

在高血压患者和妊娠期高血压患者循环血中，IgG、IgM 抗体含量明显增加。Chan 等[66]研究表明，在高血压的病理发展中，一些相关蛋白的抗体在妊娠期高血压和 EH 的病理生理发展中发挥重要作用。自身免疫系统中，体内抗体由 B 淋巴细胞特异产生，与高血压相关的抗体包括血管紧张素 1 型受体激活自身抗体（AT$_1$R-activating IgG autoantibody，AT$_1$-AA）、β1 型肾上腺素能受体拮抗自身抗体（β$_1$AR-agonistic IgG autoantibody，β$_1$AR-AA）、L 型-电压依赖性钙通道（L-type voltage-gated calcium channel，L-type VOCC）、热激蛋白（heat shock protein，HSP）家族等。这些抗体受遗传因素的影响发生上调会发挥相应的生物学效应，进而影响高血压等疾病的发生。

第三节　其他机制

一、激肽释放酶-激肽系统

激肽释放酶-激肽系统又称激肽系统，作为复杂的内源性多酶系统，广泛存在于动物体内，参与调控心血管、肾脏、神经系统等生理功能，在心血管系统内分布最为密集，是体内主要的降压系统。该系统包括激肽原（活性因子前体）、激肽释放酶（活性因子前体的激活物，又称为激肽原酶）、激肽（主要活性因子）、激肽酶（活性因子的灭活物）。

（一）激肽释放酶

激肽释放酶（kallikrein，KLK）又称血管舒缓素，是激肽系统的主要限速酶。激肽释放酶是一种丝氨酸蛋白酶，存在于多种组织和体液中，具有肽链内切酶功能。在该蛋白的 C 端可特异性切割底物肽，裂解激肽原释放具有活性的激肽，在心血管系统及肾脏功能的调节作用中由激肽发挥作用。激肽释放酶因分布不同分为两大类：血浆激肽释放酶（plasma kallikrein，PK）和组织激肽释放酶（tissue kallikrein，TK），分别由前激肽释放酶和激肽释放酶前体转换而来。PK 和 TK 在分子量、底物、免疫学特性、基因结构和释放的激肽种类方面有很大差异。PK 主要参与凝血、纤维反应、炎症反应及调节血管张力，其编码基因 KLKB1 位于 4 号染色体 q35。关于中国汉族人群 KLKB1 基因与原发性高血压的研究结果显示，该基因与 EH 具有较高的关联性[67]。此外，Lu 等[68]采用 SNP 研究方法得出的结果显示 KLKB1 中 rs2304595 和 rs4253325 与 EH 密切相关。鲁向锋的研究显示，KLKB1 在中国北方人群中共有 8 个常见 SNP，rs2304595 和 rs4253325 与高血压的发生显著关联。与单个 SNP 分析结果一致，携带有 rs2304595G 等位基因和 rs4253325A 等位基因的两种单体型 Hapl（AGAC）和 Hap3（CGAC）显著增加了高血压发生的危险。

组织激肽释放酶主要在肾脏、胰腺和脑组织中表达，它们的编码基因分别是 KLK1～KLK15。早前动物研究显示大鼠组织激肽释放酶编码基因可能参与了高血压的发病机制。近年来研究显示 KLK 的启动子 ESRD 编码区域与高血压的发病相关[69]，KLK1 的基因表达差异会影响到血压变化，KLK9 的表达升高与高血压发生相关[70]。

（二）激肽受体

激肽是血液中的 α 球蛋白经专一的蛋白酶作用后释放的一类活性多肽，对维持人体正常血压和血流通畅起重要作用，与多肽激素一样，有很强的生理效应，因而又称为组织激素。研究得较清楚的激肽有舒缓激肽（bradykinin）和血管紧张素（angiotensin）。舒缓激肽能舒张微血管和小动脉，收缩大动脉和冠状动脉，增高血管壁的通透性，从而导致血压下降。激肽在机体内通过与激肽受体相结合来发挥其生物学效应，人体内主要包含两种激肽受体：B1 和 B2 受体。该受体为 G 蛋白偶联受体，具有 7 个跨膜区域，其中 B2 受体发挥主要作用，介导激肽引起的心血管事件，B1 受体在人体中缺乏而在炎症反应和组织损伤时表达。目前研究激肽受体的遗传分子机制主要集中在 B2 受体的编码基因 BDKRB2，该基因位于染色体 14q32.2，含 3 个外显子，其编码区位于第 2 和第 3 外显子，编码 364 位氨基酸。其启动子区域的-58T/C 以及±9bp 等位基因多态性与高血压之间存在显著关联，增加了遗传易感性[71]。Cui 等研究 BDKRB2 基因变异与原发性高血压关系时，对 98 名非洲裔美国高血压患者和 120 名血压正常者进行测序，结果患者组中的 C 等位基因频率明显高于正常对照组。Freitas 等[72]对 2044 名巴西实验参加者行 BDKRB2±9bp 多态性和高血压相关性分析，通过多变量回归分析，-9bp 等位基因与舒张压升高有明显的关系。

（三）激肽原和激肽酶

激肽原（kininogen）是一种血浆 α_2-球蛋白，体内激肽的前体物质，为由肾脏产生的抗高血压物质，参与凝血、血管舒张、平滑肌收缩、炎症调节以及心血管和肾脏系统的调节。激肽原由体内 KNG1 基因编码，位于 3 号染色体 q27.3 处，共有 10 个外显子，在肝脏和肾脏中高表达。该基因缺陷会造成大鼠倾向发生高血压，但在人类遗传中目前并没有系统的报道。

激肽酶也称激肽灭活酶，主要包括 ACE、中性肽链内切酶（neutral endopeptidase，NEP）、氨基肽酶 P（aminopeptidase P，APP）和羧基多肽酶。其中发挥主要作用的是 ACE，可见该酶将 RAAS 及激肽释放酶-激肽系统紧密地联系起来，体现出机体内血压调节的复杂性。

二、利钠肽系统

利钠肽（natriuretic peptide，NP）系统是结构和功能上的同源相关肽家族，是脊椎动物体内用于调节循环系统的容量和渗透压的一大类激素物质，是可诱导利钠作用的多肽。利钠肽包括心房利钠肽（atrial natriuretic peptide，ANP）、脑钠肽（brain natriuretic peptide，BNP）和 C 型利钠肽（C-type natriuretic peptide，CNP）。ANP 和 BNP 分别主要由心房与心室分泌产生，调节体液平衡和血压，并可降低心脏前、后负荷，控制心室重塑；CNP 则由内皮分泌，是内皮衍生舒血管肽，可调节血管平滑肌细胞结构和控制血管重塑。

（一）利钠肽前体

利钠肽前体对调节血管紧张度和钠平衡发挥重要作用。吴胜男等[73]在研究中利用 TaqMa-MGB 等方法对该基因进行分型，结果显示 rs632793 很可能与收缩压的调节相关。利钠肽前体可被 corin 酶（一种跨膜的心脏丝氨酸蛋白酶）迅速裂解成具有生物活性的 28 氨基酸形式。缺乏功能性 corin 酶的小鼠，其心脏 ANP 水平降低，血压升高[74]。

（二）心房利钠肽、脑钠肽

ANP 和 BNP 都是一个多肽类激素家族的成员，它们的生物学效应很多，其中包括：①调节内皮素-1（endothelin-1，ET-1）、肾素的分泌；②抑制肾脏和 RAAS 作用；③提高心脏射血分数，增强左心室功能，对抗心肌肥厚和心肌纤维化，抑制心肌细胞及血管平滑肌细胞的增殖；④抑制全身和心脏去甲肾上腺素的分泌，抑制交感神经系统和反射性自主神经兴奋；⑤降低脑干交感神经兴奋性，减少下丘脑血管加压素以及促肾上腺皮质激素的分泌；⑥抑制中枢性摄盐、摄水，介导脂解作用。

ANP 编码基因为 NPPA（natriuretic peptide A），位于 1 号染色体 p36.2，长度约为 2kb，包含 3 个外显子和 2 个内含子。Conen 等[75]的研究结果显示在 NPPA 基因的[rs5063（664 G＞A）和 rs5065（2238 T＞C）] SNP 研究中，rs5063 等位基因 A 和 rs5065 等位基因 C 的携带者高血压的发病率明显降低，结果提示 NPPA 基因参与了血压的调控，是高血压的独立保护因素。此外，Kato 等[76]研究表明，在 ANP 5′端的非编码区存在 C-664G 多态性，与原发性高血压相关。BNP 基因位于 1 号染色体 p36.2，位置上毗邻于 NPPA，长度为 1472bp，包含 3 个外显子和 2 个内含子。BNP 在其在基因 5′端和 3′端分别包含一个 488bp 和 247bp 的非编码区，其中 5′端侧翼含 2 个 "GATAAA" 盒，3′端终止密码子后 70～100bp 处有 "TATTTAT" 短暂重复序列，此 "TATTTAT" 重复序列会导致 BNP mRNA 的不稳定，

影响 BNP mRNA 的表达。在 BNP 基因 T381C 位点存在多态性，与 EH 及左室肥厚相关[77, 78]。Newton-Cheh 等对约 1.5 万欧洲人的 NPPA 和 NPPB 基因进行回顾性分析发现，NPPA-NPPB 的 rs5068、rs198358 和 rs632793 SNP 多态性与循环中 ANP 和 BNP 水平相关，并与血压密切相关。

（三）C 型利钠肽

CNP 是钠尿肽家族的第 3 个成员，主要由血管内皮分泌，它高度保守，存在于人类及一些低等生物体内。有研究结果显示，CNP 具有扩张血管的作用，并能抑制血管平滑肌细胞的增殖、迁移，同时减少细胞外基质的形成。此外，也有学者认为，CNP 还能抑制血管重塑和炎症反应，并降低血管内膜及心肌细胞的增殖，减少动脉硬化及斑块的形成。CNP 的作用机制为：体内的 CNP 与相应的利钠肽受体结合，会引起第二信使鸟苷酸环化酶的浓度升高，增加细胞内 cAMP 的含量，从而引起下游的级联放大反应。在多种心血管病理情况下，患者血浆中 CNP 水平升高。因此，CNP 在高血压及心肌肥厚、动脉粥样硬化斑块的发生及发展过程中起着重要的保护作用。

人编码 CNP 的基因为 NPPC（natriuretic peptide C），位于 2 号染色体 q24。该基因的表达会受如 IL-1、VEGF、TGF、TNF-α 和胰岛素等血管活性物质的影响且转录调控机制目前尚未明晰。有研究结果提示，NPPC 基因的启动子近端具有富含 GC 的区域，此特点可抑制其基础转录活性。新近研究表明，2 号染色体的平衡易位 t（2；7）（q37.1；q21.3）可造成 NPPC 基因片段的缺失，从而影响到心血管疾病的发展进程。此外，Ono 等[79]的研究证明了 C 型利钠肽基因 G2628A 多态性与血压调控相关。

（四）利钠肽受体

利钠肽在调节心血管稳态过程中主要是通过与 3 种膜受体相结合来诱导细胞应答。其中，2 种受体为鸟苷酸环化酶偶联受体，称为利钠肽受体 A（natriuretic peptide A receptor，NPRA）和利钠肽受体 B（natriuretic peptide B receptor，NPRB）。另一种为细胞表面的非鸟苷酸环化酶受体，即利钠肽受体 C（natriuretic peptide C receptor，NPRC）。此 3 种受体广泛地分布于组织和细胞中，能以较高的亲

和力与 ANP、BNP、CNP 及其他具有同源结构的多肽相结合。利钠肽受体的基本功能是通过受体介导的内化和降解作用来捕获和降解利钠肽。其中，NPRA 选择性地结合 ANP、BNP，而 NPRB 则倾向于结合内皮细胞源的 CNP。配体与受体结合后可通过增加胞内的 cGMP 水平并激活 cGMP 依赖的蛋白激酶及其下游信号通路来介导特定生理功能。

在 3 个受体的相关基因研究中，目前 NPRA 基因研究较为广泛。人 NPRA 位于 1 号染色体 q21.3，包含 22 个外显子。有研究提示，该基因的启动子多态性与 EH 相关。已有报道指出：NPRA 基因 3 号外显子即 rs28730726 的错义突变能导致 M341I 发生由甲硫氨酸到异亮氨酸的转变。空间三维结构分析结果提示 M341I 非常关键，位于 2 个螺旋结构之间，其氨基酸的变化会改变蛋白螺旋结构的稳定性进而对蛋白活性产生影响。研究发现，该位点的突变后，C/C 纯合基因型仅见于高血压人群中，且 C/C 基因型的血浆 BNP 水平以及平均血压均明显高于基因型为 G/G 或 G/C 的人群，该结果提示血液中的 BNP 升高可能是 NPRA 基因的突变所造成的代偿反应，并且 M341I 引起高血压的现象仅仅发生在纯合子基因型中。此外，如果 NPRA 基因发生缺失，则会造成 ANP 和 BNP 失去靶点，高血浓度的 ANP 和 BNP 使得高血压、心肌肥厚等心血管事件发生率升高，因此在 EH 发病过程中，NPRA 受体值得关注。

NPRC 于肾脏中高表达，该受体具有两个不同的亚型：单体（66kDa）及二聚体（130kDa）。在细胞中 NPRC 均与利钠肽清除相关：通过形成异源三聚体 G 蛋白来抑制鸟苷酸调节蛋白 Gi，或通过偶联抑制 cAMP，升高肌醇三磷酸和甘油二酯的浓度，进而激活磷脂酶 C。NPRC 基因又称 NPR3，位于 5 号染色体 p13.3 处，包含 10 个外显子。NPR3 的遗传变异与血压调节、腹部脂肪分布和人体身高的变异有关。两项大型全基因组关联分析（GWAS）研究提出 NPR3 在高血压风险中可能发挥作用。最近的 GWAS 确定了 16 个新基因座，其中一个是 NPR3-C5orf23，它们与 20 万名欧洲人后裔的血压相关。该基因位点在东亚人收缩压和舒张压的 GWAS 中也有显著性，强调了该基因可能在血压控制中的重要性。通过应用标签单核苷酸多态性（SNP）方法确定的 NPR3 的遗传变异也与糖尿病患

者的高血压有关，并且发现了高血压与盐反应相关。

三、盐敏感、细胞代谢功能及机体代谢异常

机体血压稳态依赖于一个庞大而又复杂的系统，任何一个环节出现异常都会导致血压的变化。遗传因素与环境因素可相互作用诱发 EH。

（一）盐敏感

高盐饮食可以导致血压升高，增加心血管疾病发生的风险，盐敏感性人群的高血压患病率和病死率都要高于盐抵抗性人群。盐敏感性的相关基因及其多态性大多数涉及上述参与血压调节的各个系统，并非独立基因，如 REN、AGT、ACE、AR、CYP 等；此外，还包括细胞色素 P4503A 及血清糖皮质激素调节蛋白激酶等。这些基因均参与盐敏感性遗传差异，存在盐敏感个体和盐抵抗个体，但仍有争议，需进一步研究。例如，α-ADD/G460T 基因多态性曾经是盐敏感性高血压易感基因研究的热点位点，因其多态性参与了肾小管细胞的离子转运，但是在一项高加索人群的验证实验中并不存在显著差异；此外，在欧洲一项调查中，ACEI 等位基因携带者由于不同的等位基因作用在钠盐摄入增加的情况下，II 型血压增高明显高于 DD 型，提示 ACEI 基因与盐敏感有关，而在我国 DD 型则为高危险因素，与欧洲研究结果相悖；在对美国黑种人的 CYP11B2 基因研究中，C344T 多态性与盐敏感性高血压相关；GNB3 基因 825C/T 多态性与盐敏感性高血压的发病相关；位于 X 染色体的 ACE2 和 APLN 基因多态性可直接影响钾盐摄入后血压的反应等。

（二）胰岛素受体

胰岛素受体（insulin receptor，INSR）是细胞表面的一种糖蛋白，该受体是由两个 α 亚基（135kd）和两个 β 亚基（95kd）通过二硫键连接成的四聚体，其中两个 α 亚基位于细胞质膜的外侧，含有胰岛素的结合位点；两个 β 亚基是跨膜蛋白，起信号转导作用。有报道指出，在有高血压家族史的青少年和 EH 患者中分别有 45% 和 60% 的盐敏感者，且盐敏感者的空腹血胰岛素水平较盐不敏感者明显增高，

提示盐敏感性与胰岛素抵抗可能存在相互联系。INSR 基因位于 19 号染色体 p13.2，由 22 个外显子和 11 个内含子组成，具有 3 个转录本，人类胰岛素受体基因中第 12~22 外显子编码 β 亚单位，当 β 亚基的基因发生突变后会抑制酪氨酸激酶的活性，从而产生胰岛素抵抗。一项关联研究表明，A1147G 是高血压易感性关联性非常高的 SNP。盐敏感性高血压患者是否存在胰岛素受体基因其他区域的突变，亟待研究。

（三）高尿酸血症

高尿酸血症（hyperuricemia，HUA）是指血液中尿酸水平异常高的表现，由嘌呤核苷酸代谢紊乱致尿酸产生过多或肾脏排泄尿酸减少所致。大量数据表明，高尿酸血症与多种心血管疾病危险因素共存，可能是造成高血压、冠心病、慢性肾脏疾病、糖尿病及外周血管疾病发生的重要危险因素。基于机体庞大及复杂的工作系统，高尿酸血症是一种多基因遗传病或复杂疾病，并不符合遗传定律，但总结其主要的遗传机制，应考虑分为两方面：一是常染色体显性遗传，约占原发性高尿酸血症的 90%，是某些基因突变导致尿酸清除率过低，尿酸排泄减少，进而发展成为 EH。与之相关基因变异主要包括尿酸转运蛋白、Leptin、ApoE、尿调素等的基因突变。二是尿酸生成过程中，与嘌呤代谢相关的某些酶的基因发生突变或酶的活性发生变异而导致尿酸生成过量，约占原发性高尿酸血症的 10%，主要包括磷酸核糖焦磷酸合成酶活性增加、次黄嘌呤-鸟嘌呤磷核糖转移酶部分缺陷、亚甲基四氢叶酸还原酶缺陷、β3 受体缺陷、ACE 基因改变和 AGT 基因改变。研究表明，5,10-亚甲基四氢叶酸还原酶（5,10-methylenetetrahydrofolate-reductase，MTHFR）基因多态性是人体内促进叶酸代谢的一个重要酶，MTHFR C677T 基因有 3 个基因型，分别为 CC、CT 和 TT，携带 TT 和 CT 基因型的人 MTHFR 酶活性会分别下降 70% 和 30%，从而影响尿酸的代谢，增加 EH 合并 HUA 的患病风险。近年来，也有研究指出，线粒体融合蛋白 2（mitofusin 2，Mfn2）基因多态性参与胰岛素抵抗、内质网应激等病理过程，且与 EH 相关，该基因 SNP 位点 rs17037564 GG+AG 基因型对象的高血压患病率明显低于 rs17037564 AA 基因型，是高血压的保护性因素。并且在女性组中，Mfn2 基因多态性位点与 HUA 相关性可见于 rs3766741 的显性遗传模型，rs2236057 AA+AG 基因型对象的 HUA 患病率明显高于 rs2236057 GG 基因型。

除此之外，随着人们生活水平的提高和饮食结构的改变，近年来高嘌呤、高蛋白、高热量的快餐饮食及社交酗酒等因素都成为原发性高尿酸血症不可忽视的诱发因素，致使 EH 发病率日益增长，由此产生的表观遗传因素也必须考虑在内。

（四）代谢综合征

代谢综合征是指生理代谢层面的心血管危险因子的聚集现象。血压高于正常值、血脂异常（包括甘油三酯偏高等）、血糖异常、尿酸升高、凝血异常及肥胖，都是代谢综合征的危险因素。当代社会，代谢综合征已经成为一个全球性的公共卫生问题，其患病率正逐年快速增长，其发生是环境与遗传共同作用的结果。脂代谢异常、糖代谢异常、肥胖及胰岛素抵抗均与高血压共存，已有研究指出脂代谢及糖代谢相关基因可作为 EH 的候选基因[80]。例如，Syndecan-3 基因 C1330T 多态性与男性高胆固醇血症及血脂水平有关；ACE 基因的插入、缺失（I/D）多态性中，蒙古族人群中 ACE 基因的 ID 基因型与高血压相关联，即高血压组的 ID 基因型频率显著高于血压正常组；参与代谢的 PPARγ 基因表达水平比正常值低的小鼠比对照的小鼠的血压更高。高血压作为代谢相关组成成分，与代谢综合征关系密切，值得关注。

第四节　研究现状及展望

随着高血压遗传分子研究的不断深入，目前研究并不局限于某种系统的基因多态性，而是定位于新的遗传方向：表观遗传调控参与 EH 的分子遗传机制。表观基因遗传关注影响基因表达的机制，这些机制通常是可遗传的，但不依赖于 DNA 碱基序列的差异。表观遗传的研究因其关注于基因与表型间在环境影响下的遗传烙印而更适用于精准医疗。

其中，非编码 RNA 的特点是从基因组上转录而来，但是不翻译成蛋白，在 RNA 水平上就能行使各自的生物学功能，进行生物学调控，目前研究较多的为微小 RNA（microRNA，miRNA）和长链非编码 RNA（long non-coding RNA，LncRNA）。miRNA 在 EH 的发生发展中起到重要的作用，维持和恢复靶器官中相应 miRNA 的稳定表达可能成为 EH 治疗的一个新靶点。miRNA 的调控过程及其在 EH 中的作用靶点将是一项非常有价值的研究，可能将高血压的治疗方法引领到新的高度。

LncRNA 是一类转录本长度大于 200bp 的 RNA，位于细胞核内或胞质中，不参与蛋白质编码功能，以 RNA 形式在表观遗传学上、转录及转录后等多种层面上调控基因的表达水平，其表达差异结果对于血压存在调控作用，甚至相关的 LncRNA 疫苗可进行基因层面的治疗。

非基因序列改变所导致的遗传变化，如 DNA 甲基化、组蛋白修饰等调控手段均参与 EH 的发病过程。重要的表观遗传修饰发生在胚胎、胎儿和早期发育阶段，以及生物体生命的后期阶段。由于表观基因组是与环境相互作用的结果，有关 DNA 甲基化和组蛋白修饰的研究可以提供 EH 病理生理学的动态、综合示意图，并可能导致发现新的药物靶点。

另外，除了表观遗传外，人体内其他基因组参与 EH 的研究也如火如荼。例如，线粒体相关基因的遗传在 EH 发病过程中同样参与调控，研究发现线粒体基因突变引起的疾病往往伴有血压升高现象，提示线粒体 DNA 突变可能影响血压表型。EH 线粒体基因 ND3、ND4、16S rRNA 基因突变与 EH 发病相关。肠道微生物菌群改变是近年来高血压的研究热点，与遗传相关的机体内肠道菌群基因组改变也是促使 EH 发病的重要因素之一。

随着分子生物学及基因遗传学的飞速发展，新兴的技术手段及新的基因学研究方法不断涌现，与高血压相关的基因位点及遗传调控方式将会被陆续揭开面纱。尽管如此，当前的研究仍有不足且充满挑战：

（1）不同人群的研究差异巨大，不可重复性较高，在特定基因研究中不可忽视遗传背景及环境因素。目前研究发现的血压相关的基因位点只在指定人群中存在，由于其遗传背景、环境等因素的差异较大，大多不能在不同人种之间进行重复验证，因此某些基因研究应考虑地域限制。

（2）不能忽略基因-基因的相互作用。基于人群的研究大多需要巨大的样本量才能得到有显著关联性的结果，而且单个基因位点的变异对血压的影响都极其微弱。最新研究中利用多个已经证实的对血压有影响的基因位点对不同人群高血压的风险进行评估，结果揭示了利用多个基因位点变异的累积效应来评价高血压的发病风险更为准确。

（3）缺乏罕见基因变异研究。随着罕见疑难高血压患者的逐渐增多，目前对于罕见变异在高血压发病机制中的作用还知之甚少，且针对高血压相关基因位点的研究多集中于常见变异已有的相应治疗方案，因此针对个体的罕见变异研究提出个体化治疗方案仍需解决。利用全外显子组测序等技术来检测罕见变异在血压调节中的作用是实现精准医疗的必经之路。

（4）多组学的关联性分析研究。血压稳态和高血压是众多、尚未完全了解的潜在途径相互作用的结果，是一类疾病的风险因素。迄今为止，在 GWAS 中发现与 BP 相关的变异在功能验证中与潜在的分子途径研究较少。为此，有必要联合转录组学和代谢组学进行功能性后续研究，以剖析和表征变异在生理途径中的作用，将所有组学共同提供的 EH 疾病表型及病理机制以更完整的图片形式呈现，提出新的预防、预测和治疗途径，最终可以在临床试验中得到验证。

（5）未来发展应更为关注转化作用或治疗手段的研究。目前的研究多集中于认识层面，研究基因位点变异对血压水平或高血压发病风险的关联研究，而缺乏新治疗手段的探索和治疗方案的创新。已有研究中有关高血压降压治疗效果方面的研究较少，或将降压研究转化为临床应用的探索较少。例如，采用同一种抗高血压药物在不同的人群中具有不同的反应性，研究不同基因位点的变异对抗高血压药物的反应，以便有针对性地进行降压治疗，也是将来研究的一个方向。

总之，随着科学研究技术的不断进步，遗传因素在机体血压调节中的作用将会逐渐为人们所认识。未来 EH 的研究焦点将会是：以 EH 为出发点，以应用当前技术为手段，从不同水平、不同层面、不同维度，深入发掘遗传因素调节 EH 的发病机制，并以转化治疗、控制及预防为终极目的[81]。

（蔡　军　李双越）

参 考 文 献

[1] Mohana VU，Swapna N，Usha G，et al. Contribution of REN gene MBbo Ⅰ polymorphism in conferring risk for essential hypertension：A case control study from South India[J]. J Renin Angiotensin Aldosterone Syst，2013，14（3）：242-247.

[2] Sun B，Williams JS，Pojoga L，et al. Renin gene polymorphism：Its relationship to hypertension，renin levels and vascular responses[J]. J Renin Angiotensin Aldosterone Syst，2011，12（4）：564-571.

[3] Park J，Song K，Jang Y，et al. A polymorphism of the renin gene rs6682082 is associated with essential hypertension risk and blood pressure levels in Korean women[J]. Yonsei Med J，2015，56（1）：227-234.

[4] Dong Y，Ding Y，Cun Y，et al. Association of renin binding protein（RnBP）gene polymorphisms with essential hypertension in the Hani minority of southwestern China[J]. J Genet Genomics，2013，40（8）：433-436.

[5] Gu D，Kelly TN，Hixson JE，et al. Genetic variants in the renin-angiotensin-aldosterone system and salt sensitivity of blood pressure[J]. J Hypertens，2010，28（6）：1210-1220.

[6] Ayada C，Toru U，Genc O，et al. Angiotensinogen gene M235T and angiotensin Ⅱ-type 1 receptor gene A/C1166 polymorphisms in chronic obtructive pulmonary disease[J]. Int J Clin Exp Med，2015，8（3）：4521-4526.

[7] Tabei SM，Nariman A，Daliri K，et al. Simple renal cysts and hypertension are associated with angiotensinogen（AGT）gene variant in Shiraz population（Iran）[J]. J Renin Angiotensin Aldosterone Syst，2015，16（2）：409-414.

[8] Li H，Du Z，Zhang L，et al. The relationship between angiotensinogen gene polymorphisms and essential hypertension in a Northern Han Chinese population[J]. Angiology，2014，65（7）：614-619.

[9] 龚洪涛，马先林，杜凤和. 血管紧张素转换酶和醛固酮合成酶基因多态性与原发性高血压病的关系研究[J]. 中国全科医学，2011，14（23）：2609-2611.

[10] Abbas S，Raza ST，Chandra A，et al. Association of ACE，FABP2 and GST genes polymorphism with essential hypertension risk among a North Indian population[J]. Ann Hum Biol，2015，42（5）：461-469.

[11] Tsai CT，Fallin D，Chiang FT，et al. Angiotensinogen gene haplotype and hypertension：Interaction with ACE gene I allele[J]. Hypertension，2003，41（1）：9-15.

[12] Kobashi G，Hata A，Ohta K，et al. A1166C variant of angiotensin Ⅱ type 1 receptor gene is associated with severe hypertension in pregnancy independently of T235 variant of angiotensinogen gene[J]. J Hum Genet，2004，49（4）：182-186.

[13] Liu DX，Zhang YQ，Hu B，et al. Association of AT1R polymorphism with hypertension risk：An update meta-analysis based on 28，952 subjects[J]. J Renin Angiotensin Aldosterone Syst，2015，16（4）：898-909.

[14] Ye WJ，Zheng L，Wang ZH，et al. [Meta analysis on the association of CYP11B2 gene polymorphism and essential hypertension in Chinese Han population] [J]. Zhonghua Xin Xue Guan Bing Za Zhi，2013，41（9）：795-799.

[15] 陈璐佳. 酪氨酸羟化酶基因多态性与湖南汉族人群原发性高血压易感性的关联研究[D]. 长沙：中南大学，2009.

[16] van Deventer CA，Louw R，van der Westhuizen FH，et al. The contribution of the C-824T tyrosine hydroxylase polymorphism to the prevalence of hypertension in a South African cohort：the SABPA study[J]. Clin Exp Hypertens，2013，35（8）：614-619.

[17] 张鹏华，陈兰英，高运良，等. 高血压关联 ADRA1A 多态 C2547G 导致转录产物稳定性改变[Z]. 中国黑龙江哈尔滨：第十三次全国心血管病学术会议，2011.

[18] Lockette W，Ghosh S，Farrow S，et al. Alpha 2-adrenergic receptor gene polymorphism and hypertension in blacks[J]. Am J Hypertens，1995，8（4 Pt 1）：390-394.

[19] Iaccarino G，Cipolletta E，Fiorillo A，et al. Beta（2）-adrenergic receptor gene delivery to the endothelium corrects impaired adrenergic vasorelaxation in hypertension[J]. Circulation，2002，106（3）：349-355.

[20] Kitsios GD，Zintzaras E. Synopsis and data synthesis of genetic association studies in hypertension for the adrenergic receptor family genes：The CUMAGAS-HYPERT database[J]. Am J Hypertens，2010，23（3）：305-313.

[21] Wu D，Li G，Deng M，et al. Associations between ADRB1 and CYP2D6 gene polymorphisms and the response to beta-blocker therapy in hypertension[J]. J Int Med Res，2015，43（3）：424-434.

[22] Lou Y，Liu J，Huang Y，et al. A46G and C79G polymorphisms in the beta2-adrenergic receptor gene（ADRB2）and essential hypertension risk：A meta-analysis[J]. Hypertens Res，2010，33（11）：1114-1123.

[23] Gjesing AP，Andersen G，Albrechtsen A，et al. Studies of associations between the Arg389Gly polymorphism of the beta1-adrenergic receptor gene（ADRB1）and hypertension and obesity in 7677 Danish white subjects[J]. Diabet Med，2007，24（4）：392-397.

[24] Fung MM，Rana BK，Tang CM，et al. Dopamine D1 receptor（DRD1）genetic polymorphism：Pleiotropic effects on heritable renal traits[J]. Kidney Int，2009，76（10）：1070-1080.

[25] Jones ES，Owen EP，Davidson JS，et al. The R563Q

mutation of the epithelial sodium channel beta-subunit is associated with hypertension[J]. Cardiovasc J Afr，2011，22（5）：241-244.

[26] Pavlov TS，Levchenko V，O'Connor PM，et al. Deficiency of renal cortical EGF increases ENaC activity and contributes to salt-sensitive hypertension[J]. J Am Soc Nephrol，2013，24（7）：1053-1062.

[27] Wong ZY，Stebbing M，Ellis JA，et al. Genetic linkage of beta and gamma subunits of epithelial sodium channel to systolic blood pressure[J]. Lancet，1999，353（9160）：1222-1225.

[28] Soualmia H，Ben RA，Midani F，et al. Alpha adducin G460T variant is a risk factor for hypertension in Tunisian population[J]. Clin Lab，2016，62（5）：765-770.

[29] Liu K，Liu Y，Liu J，et al. alpha-adducin Gly460Trp polymorphism and essential hypertension risk in Chinese：A meta-analysis[J]. Hypertens Res，2011，34（3）：389-399.

[30] Wang L，Zheng B，Zhao H，et al. alpha-Adducin gene G614T polymorphisms in essential hypertension patients with high low density lipoprotein（LDL）levels[J]. Indian J Med Res，2014，139（2）：273-278.

[31] El D HN，Mansour AA，Abdelsalam MM. Prediction of the risk for essential hypertension among carriers of C825T genetic polymorphism of G protein beta3（GNB3）gene[J]. Biomark Insights，2016，11：69-75.

[32] Felder RA，Jose PA. Mechanisms of disease：The role of GRK4 in the etiology of essential hypertension and salt sensitivity[J]. Nat Clin Pract Nephrol，2006，2（11）：637-650.

[33] Allen SJ，Parthasarathy G，Darke PL，et al. Structure and function of the hypertension variant A486V of G protein-coupled receptor kinase 4[J]. J Biol Chem，2015，290（33）：20360-20373.

[34] Wang Z，Zeng C，Villar VA，et al. Human GRK4-gamma142V variant promotes Angiotensin Ⅱ type Ⅰ receptor-mediated hypertension via renal histone deacetylase type 1 inhibition[J]. Hypertension，2016，67（2）：325-334.

[35] Seasholtz TM，Wessel J，Rao F，et al. Rho kinase polymorphism influences blood pressure and systemic vascular resistance in human twins：Role of heredity[J]. Hypertension，2006，47（5）：937-947.

[36] Patnaik M，Pati P，Swain SN，et al. Aldosterone synthase C-344T，angiotensin Ⅱ type 1 receptor A1166C and 11-beta hydroxysteroid dehydrogenase G534A gene polymorphisms and essential hypertension in the population of Odisha，India[J]. J Genet，2014，93（3）：799-808.

[37] Hejduk P，Sakowicz A，Pietrucha T. Association between ins4436A in 11beta-hydroxysteroid dehydrogenase type 1 gene and essential hypertension in Polish population[J]. Postepy Hig Med Dosw（Online），2015，69：1245-1250.

[38] Evans LC，Ivy JR，Wyrwoll C，et al. Conditional deletion of Hsd11b2 in the brain causes salt appetite and hypertension[J]. Circulation，2016，133（14）：1360-1370.

[39] Aguilar-Duran M，Salvador-Moysen J，Galaviz-Hernandez C，et al. Haplotype analysis of TGF-beta1 gene in a preeclamptic population of northern Mexico[J]. Pregnancy Hypertens，2014，4（1）：14-18.

[40] Del GV，Giganti MG，Zenobi R，et al. The immunosuppressive cytokines influence the fetal survival in patients with pregnancy-induced hypertension[J]. Am J Reprod Immunol，2000，44（4）：214-221.

[41] Argano C，Duro G，Corrao S，et al. Transforming growth factor beta1 T29C gene polymorphism and hypertension：Relationship with cardiovascular and renal damage[J]. Blood Press，2008，17（4）：220-226.

[42] 刘洁琳，李梅，刘雅，等. WNK1 基因单核苷酸多态性位点与高血压患者左心室质量指数的相关性研究[J]. 心肺血管病杂志，2013，（4）：448-451.

[43] Persu A，Evenepoel L，Jin Y，et al. STK39 and WNK1 are potential hypertension susceptibility genes in the BELHYPGEN Cohort[J]. Medicine（Baltimore），2016，95（15）：e2968.

[44] 孙志军，马淑梅，邹德玲，等. WNK4 基因与原发性高血压的相关性分析[J]. 中华心血管病杂志，2004.

[45] Ghodsian N，Ismail P，Ahmadloo S，et al. Novel association of WNK4 gene，Ala589Ser polymorphism in essential hypertension，and type 2 diabetes mellitus in Malaysia[J]. J Diabetes Res，2016，2016：8219543.

[46] Kokubo Y，Kamide K，Inamoto N，et al. Identification of 108 SNPs in TSC，WNK1，and WNK4 and their association with hypertension in a Japanese general population[J]. J Hum Genet，2004，49（9）：507-515.

[47] 李丽华，赵炳让. 内皮素 1 基因多态性及其与高血压的关系[J]. 医学综述，2008，（17）：2595-2597.

[48] Tang W，Yang Y，Wang B，et al. Association between a G894T polymorphism of eNOS gene and essential hypertension in Hani and Yi minority groups of China[J]. Arch Med Res，2008，39（2）：222-225.

[49] 刘永生，郑立文，武国东. 内皮型一氧化氮合酶基因启动子-786 位点多态性与原发性高血压发病相关性的研究[J]. 中国心血管病研究，2014，12（4）：309-312.

[50] Yang B，Liu X，Li M，et al. Genetic association of rs1800780（A→）polymorphism of the eNOS gene with susceptibility to essential hypertension in a Chinese Han population[J]. Biochem Genet，2014，52（1-2）：71-78.

[51] Wai KR，Shidoji Y，Masaki M. Association of eNOS gene

polymorphism（rs3918166）with blood pressure in adult Japanese[J]. Hypertens Res, 2010, 33（3）：275-277.

[52] Zhang H, Park Y, Wu J, et al. Role of TNF-alpha in vascular dysfunction[J]. Clin Sci（Lond）. 2009, 116（3）：219-230.

[53] 于欣, 于美玲, 张德凯, 等. 宁夏地区高血压肾损害患者肿瘤坏死因子-α-308 基因多态性及其与贝那普利治疗反应的相关性研究[J]. 重庆医学, 2018, 47（1）：23-25.

[54] 赵艳英, 黄照河, 潘兴寿, 等. 肿瘤坏死因子 α 及其基因-238G＞A 和-863C＞A 多态性与广西壮族原发性高血压的相关性研究[J]. 右江医学, 2014, 42（4）：397-401.

[55] Chen L, Frister A, Wang S, et al. Interaction of vascular smooth muscle cells and monocytes by soluble factors synergistically enhances IL-6 and MCP-1 production[J]. Am J Physiol Heart Circ Physiol, 2009, 296（4）：H987-H996.

[56] Cheung BM, Ong KL, Tso AW, et al. C-reactive protein as a predictor of hypertension in the Hong Kong Cardiovascular Risk Factor Prevalence Study（CRISPS）cohort[J]. J Hum Hypertens, 2012, 26（2）：108-116.

[57] Pravenec M, Kajiya T, Zidek V, et al. Effects of human C-reactive protein on pathogenesis of features of the metabolic syndrome[J]. Hypertension, 2011, 57（4）：731-737.

[58] 褚剑锋, 陈可冀. 炎症与高血压应对策略[J]. 中西医结合心脑血管病杂志, 2007, （2）：95-98.

[59] Li DJ, Evans RG, Yang ZW, et al. Dysfunction of the cholinergic anti-inflammatory pathway mediates organ damage in hypertension[J]. Hypertension, 2011, 57（2）：298-307.

[60] Guzik TJ, Hoch NE, Brown KA, et al. Role of the T cell in the genesis of angiotensin II induced hypertension and vascular dysfunction[J]. J Exp Med, 2007, 204（10）：2449-2460.

[61] Witowski J, Ksiazek K, Jorres A. Interleukin-17：A mediator of inflammatory responses[J]. Cell Mol Life Sci, 2004, 61（5）：567-579.

[62] Zheng Y, Rudensky AY. Foxp3 in control of the regulatory T cell lineage[J]. Nat Immunol, 2007, 8（5）：457-462.

[63] Rudemiller NP, Lund H, Priestley JR, et al. Mutation of SH2B3（LNK）, a genome-wide association study candidate for hypertension, attenuates Dahl salt-sensitive hypertension via inflammatory modulation[J]. Hypertension, 2015, 65（5）：1111-1117.

[64] Vinh A, Chen W, Blinder Y, et al. Inhibition and genetic ablation of the B7/CD28 T-cell costimulation axis prevents experimental hypertension[J]. Circulation, 2010,

122（24）：2529-2537.

[65] Cui C, Fan J, Zeng Q, et al. CD4（+）T-cell endogenous cystathionine γ lyase-hydrogen sulfide attenuates hypertension by sulfhydrating liver kinase B1 to promote T regulatory cell differentiation and proliferation[J]. Circulation, 2020, 142（18）：1752-1769.

[66] Chan CT, Lieu M, Toh BH, et al. Antibodies in the pathogenesis of hypertension[J]. Biomed Res Int, 2014, 2014：504045.

[67] 鲁向锋. 中国汉族人群 KLKB1 和 TERT 基因与原发性高血压的关联研究[D]. 北京：中国协和医科大学, 2007.

[68] Lu X, Zhao W, Huang J, et al. Common variation in KLKB1 and essential hypertension risk：Tagging-SNP haplotype analysis in a case-control study[J]. Hum Genet, 2007, 121（3-4）：327-335.

[69] Yu H, Song Q, Freedman BI, et al. Association of the tissue kallikrein gene promoter with ESRD and hypertension[J]. Kidney Int, 2002, 61（3）：1030-1039.

[70] Blazquez-Medela AM, Garcia-Sanchez O, Quiros Y, et al. Increased Klk9 urinary excretion is associated to hypertension-induced cardiovascular damage and renal alterations[J]. Medicine（Baltimore）, 2015, 94（41）：e1617.

[71] Bhupatiraju C, Patkar S, Pandharpurkar D, et al. Association and interaction of -58C>T and ±9 bp polymorphisms of BDKRB2 gene causing susceptibility to essential hypertension[J]. Clin Exp Hypertens, 2012, 34（3）：230-235.

[72] Freitas SR, Pereira AC, Floriano MS, et al. Insertion/deletion polymorphism of the bradykinin type 2 receptor gene influence diastolic blood pressure[J]. J Hum Hypertens, 2009, 23（8）：553-555.

[73] 吴胜男, 高平进, 朱鼎良. 钠尿肽前体 A 基因多态性与原发性高血压及血压的关联分析[C]. 中国辽宁大连：中华医学会第 11 次心血管病学术会议, 2009.

[74] Chan JC, Knudson O, Wu F, et al. Hypertension in mice lacking the proatrial natriuretic peptide convertase corin[J]. Proc Natl Acad Sci U S A, 2005, 102（3）：785-790.

[75] Conen D, Glynn RJ, Buring JE, et al. Natriuretic peptide precursor a gene polymorphisms and risk of blood pressure progression and incident hypertension[J]. Hypertension, 2007, 50（6）：1114-1119.

[76] Kato N, Sugiyama T, Morita H, et al. Genetic analysis of the atrial natriuretic peptide gene in essential hypertension[J]. Clin Sci（Lond）, 2000, 98（3）：251-258.

[77] Hu W, Zhou PH, Zhang XB, et al. Plasma concentrations of adrenomedullin and natriuretic peptides in patients with essential hypertension[J]. Exp Ther Med, 2015, 9

（5）：1901-1908.

[78] Kosuge K，Soma M，Nakayama T，et al. A novel variable number of tandem repeat of the natriuretic peptide precursor B gene's 5'-flanking region is associated with essential hypertension among Japanese females[J]. Int J Med Sci，2007，4（3）：146-152.

[79] Ono K，Mannami T，Baba S，et al. A single-nucleotide polymorphism in C-type natriuretic peptide gene may be associated with hypertension[J]. Hypertens Res，2002，

25（5）：727-730.

[80] 初少莉，朱鼎良，熊墨淼，等. 糖及脂代谢调节基因与高血压病的连锁分析[J]. 中华医学杂志，2001，（1）：23-25.

[81] Tang Y，Li S，Zhang P，et al. Soy isoflavone protects myocardial ischemia/reperfusion injury through increasing endothelial nitric oxide synthase and decreasing oxidative stress in ovariectomized rats[J]. Oxid Med Cell Longev，2016，2016：5057405.

第20章

遗传与高血压

原发性高血压（EH）具有明显的家族聚集性，但对其遗传方式至今尚无统一意见[1]，目前多认为EH是遗传和环境因素相互作用所导致的一种复杂性状疾病。明显的家族聚集倾向、同卵双生子发病的一致性等揭示了遗传因素所起的作用[2]，EH亦受环境因素的影响，如膳食因素、精神心理因素等。

第一节 遗传因素在高血压发病中的作用

一、高血压遗传学研究方法

常用的高血压遗传研究方法有以下几方面：

（1）遗传流行病学。遗传流行病学运用遗传学方法和理论基础，着重辨析某些遗传因素和环境因素在疾病发病中所起的不同作用，以及它们相互作用的后果，近年来在高血压、糖尿病、心血管疾病和肿瘤等复杂疾病中得到广泛应用。遗传病学的主要研究方法包括宏观流行病学和微观流行病学。宏观流行病学主要研究家系和群体的资料，包括家族聚集性研究、群体研究、双生子和养子研究等。微观流行病学主要应用分子遗传学方法，在基因水平进一步分析，包括连锁分析（linkage analysis）和关联分析（association analysis）等。近年来全基因组关联分析（genome-wide association study，GWAS）为遗传流行病学研究提供了新方法[3]。

（2）探索可能的生理生化"遗传标记"。研究发现，EH 患者及高血压动物模型有多种生化变异，其中一些变异存在于 EH 家族史阳性的正常后代[4, 5]，提示与遗传有关。探索可能的生理生化"遗传标记"，可能为高血压的早期发现、分型、合理治疗及预防提供依据。遗传缺陷可表现在：①细胞跨膜电解质转运异常；②血管平滑肌和肌质网异常；③肾内血流动力学、排钠能力异常等环节。

（3）高血压遗传与代谢异常。代谢综合征（metabolic syndrome，MS）是指人体的蛋白质、脂肪、碳水化合物等物质发生代谢紊乱的病理状态，是一组复杂的代谢紊乱症候群，是导致糖尿病、心血管疾病的危险因素。近年发现，高血压患者和高血压遗传因素者（无论是否表现为高血压）均有一定程度的代谢紊乱，高血压遗传因素与代谢异常之间明显相关，提示有高血压家族史者无论血压是否正常，都是重点防治人群，研究高血压遗传与代谢紊乱之间的具体机制对高血压、糖尿病、冠心病等疾病的防治有重要意义。

二、高血压的人群分布

（一）高血压全人群的分布

我国分别于 1958～1959 年、1979～1980 年、1991 年、2002 年、2012～2015 年进行过五次大规模高血压人群抽查，抽查人群有以下特征：①高血压患病率随年龄增长而增加，1991 年全国高血压调查显示，35 岁以后患病率持续上升，每增长 10 岁，患病

率增加 10%[6]；②45 岁以前，男性高血压患病率高于女性，45 岁以后则女性高于男性[7]；③藏族人群高血压患病率最高，苗族则最低[7]。也有调查结果显示黑种人高血压的发病率明显高于白种人[8]，不同种族患病率的明显不同，提示高血压与遗传密切相关。

（二）高血压家族聚集现象

高血压有明显的家族聚集性，高血压患者亲属的高血压发病率及血压水平高于其他人群，夫妻双方均为高血压，子女的发病率达 46%[9]。高血压家族聚集倾向甚至在儿童时期就可以显示出来，研究发现，高血压患者后代的血压水平比其他同龄者的血压偏高[10]。遗传流行病学调查显示约 60%高血压患者有高血压家族史[9]。第三次高血压抽样调查覆盖 94 万余人，结果显示：有高血压家族史的人收缩压和舒张压分布曲线右移，其血压水平和高血压患病率明显升高，见表 2-20-1[11]。高血压家族史在高血压发病中作用显著，在调整年龄、体重指数、吸烟饮酒和文化程度后仍然存在，有高血压家族史者患高血压的风险是无高血压者的 1.79 倍[11]。高血压的家族聚集现象提示了遗传因素在高血压发病中的重要作用，但也可能受共同生活环境下某些共同存在的环境因素所影响。

父母双亲均有高血压史者的血压水平和高血压患病率又比父母一方有高血压者明显升高，见表 2-20-1。在我国十组人群的心血管病危险因素研究中，父母均有高血压史者高血压患病率最高[11]。研究显示[12]：在调查了亲生子女、收养子女家庭后，发现亲生子女与父母的血压有明显的相关性，而收养子女与养父母及家庭成员的血压无明显关系，提示父母与亲生子女之间可能存在共同的遗传基础，证明高血压的家族聚集性主要是遗传因素的作用，而不是某些共同存在的环境因素。多个证据表明[13, 14]，随着亲属级别的递增，高血压患病率递减，一级＞二级＞三级＞一般人群，进一步说明遗传因素在高血压发病中的作用无可置疑。

表 2-20-1　不同遗传背景人群血压均值和高血压患病率（年龄调整后）

	无家族史	父或母有	父母均有	不详
男性				
收缩压（mmHg）	118.8	121.1	124.3	119.7

	无家族史	父或母有	父母均有	不详
				续表
舒张压（mmHg）	74.4	77.1	79.8	73.7
高血压患病率（%）	11.8	18.5	25.1	12.2
女性				
收缩压（mmHg）	114.8	116.1	119.1	117.3
舒张压（mmHg）	71.2	72.9	75.2	71.5
高血压患病率（%）	10.6	15.6	20.2	12.0
总均值				
收缩压（mmHg）	116.6	118.5	121.5	118.5
舒张压（mmHg）	72.7	74.8	77.3	72.5
高血压患病率（%）	11.1	17.6	21.8	12.1

注：除合计一栏的"父或母有"和"不详"两组的收缩压无显著差异外，其余各组 $P<0.01$。

（三）双生子高血压模型研究

对同卵（monozygotic，MZ）双生子、异卵（dizygotic，DZ）双生子和父母血压相关系数研究，见表 2-20-2[15]。

表 2-20-2　同卵和异卵双生子与父母血压相关系数（R）

	同卵双生		异卵双生	
	双生儿 SBP	父母 SBP	双生儿 SBP	父母 SBP
双生儿 SBP		0.309②	0.899②	0.473②
父母 SBP	0.262①		0.214①	0.788②
双生儿 DBP	0.736②	0.2202		0.440②
父母 DBP	0.366②	0.852②	0.284②	

注：① $P<0.05$；② $P<0.01$；SBP. 收缩压；DBP. 舒张压。

结果发现：①亲属间血压存在很好相关性；②同卵双生子血压之间的相关系数大于异卵双生子；③兄弟姐妹之间的相关系数大于父母之间，提示遗传因素对血压的作用明显，遗传因素对高血压的影响优于环境因素。此外，非双生儿母亲为高血压患者，其子女患高血压的风险是母亲血压正常者的 2.3 倍[15]，差异有统计学意义，而对父亲则无统计学意义，提示母亲血压对子女血压的遗传影响可能显于父亲，存在"母体效应"，即母体环境对胎儿发育过程的影响，母亲孕期的生理状态、内分泌状态等对胎儿的影响。

有人设想，产生血压值水平的家族性聚集主要遗传因素乃是生长、体重等表观性状的遗传。经过对体重、身长因子校正后各亲属间的相关系数无多大改变，提示除体重、身长之外其他遗传因素也对高血压家族聚集起重要作用[15]。

三、血压变异中遗传和环境因素研究

血压变异（blood pressure variability，BPV）是遗传和环境因素共同作用的结果，从表 2-20-3[15]推测，多基因和显性基因对血压水平的影响同时存在，且以前者为主。

表 2-20-3　血压变异的遗传和环境组分估计

变异组分	收缩压	舒张压
累加	0.32	0.38
显性	0.22	0.18
遗传	0.47	0.53
环境	0.53	0.47
表型		

注：用同卵双生和异卵双生相关系数数差来估计显性离差。

BPV 是人类血压的基本生理特征之一，且 BPV 与血压水平一样影响高血压患者靶器官损害及总体预后。高血压患者 BPV 原因复杂，受遗传、环境等因素影响。30%～60% 的 BPV 受遗传基因的影响[16]，特别是高血压家族中可以明显观察到遗传基因对血压变异的影响，间接说明了 EH 有明显的遗传倾向。

第二节　高血压遗传的相关理论

一、高血压遗传模式

20 世纪 60 年代以来提出了高血压遗传的两种假说：寡基因模式（oligogenic model），即存在一种或几种主效基因（major gene），共同参与了高血压的发生，主要见于一些继发性高血压，一般符合孟德尔遗传规律；多基因模式（polygenic model），涉及许多微效基因（minor gene）的累积效应，主要见于 EH。还有学者提出：只有相关基因数达到一定阈值（threshold）时才表现出临床症状。迄今不仅发现了符合寡基因模式的单基因遗传性高血压（monogenic hypertension），而且对 EH 有了更

进一步的认识，遗传异质性、外显不全、表型模糊等特点使其更倾向于多基因遗传模式。

（一）单基因遗传性高血压

以 Platt 为代表的一些学者认为，EH 仍按孟德尔显性基因遗传方式传递，某些研究应用 Morton 的不完全确认条件下的分离分析方法，结果均支持 EH 为常染色体显性遗传[17]。然而越来越多的证据表明 EH 倾向于多基因遗传。但近年来取得重大突破的是发现了符合孟德尔遗传定律的罕见单基因遗传性高血压。单基因遗传性高血压一般呈家族聚集性发病，发病年龄一般为 20~40 岁，临床表现为顽固性高血压，且靶器官损害严重。

单基因突变导致远端肾单位水电解质转运和盐皮质激素合成或功能改变，钠和氯的重吸收率增加，容量扩张导致高血压[18]。随着医学研究与诊断检测技术的发展，目前发现的单基因遗传性高血压有 17 种，其中包括 40 余种亚型[19]。根据受影响基因功能，可分为两类：一类直接影响远端肾单位转运系统，增加水钠吸收，包括 Liddle 综合征、表观盐皮质激素过多综合征（apparent mineralocorticoid excess，AME）、Gordon 综合征和妊娠加重型高血压；另一类因突变导致肾上腺类固醇合成异常，进而造成远端肾单位的盐皮质激素受体异常激活，远端肾小管钠转运失调，包括家族性醛固酮增多症（familial hyperaldosteronism，FH）、先天性肾上腺皮质增生症和家族性糖皮质激素抵抗综合征等。

单基因遗传性高血压的分子机制提示水盐代谢在人体血压调节中的作用，使高血压发病机制深入到离子通道基因水平。虽然单基因遗传性高血压只是高血压的特例，但为阐明 EH 的遗传机制提供了思路与线索。

（二）高血压是遗传因素和环境因素共同作用所致

经上述资料分析，EH 有明显家族聚集性，先证者一级亲属患病率＞二级亲属患病率＞三级亲属患病率＞群体患病率，遗传因素在发病中起主要作用等特点都与多基因遗传病一致。不少研究者所累积的证据支持占高血压患者总数 95% 的 EH 为多基因遗传模式的概念[21]，即人群中血压分布是连续的，高血压是人群血压偏正态分布中超过某人为确定的正常值上界的尾端部分，多基因模式更符合 BPV 的数量性状特征。这些基因相互作用，并通过分子、细胞、组织、器官等数种中间表现型（intermediate phenotype，IP）的介导，最终导致血压升高[22]。应用 Penrose 法分析表明 EH 符合多基因遗传，估算遗传度为 $70.00\% \pm 11.86\%$[20]，与大多数研究结果基本相符，表明遗传因素对 EH 发病有重要作用，但不是唯一的因素。

EH 亦受环境因素的影响，包括一些膳食因素、精神心理因素、体力活动程度等。协变量的引入可以进一步探讨基因与基因、基因与环境间的相互作用，有学者提出：环境因素通过与基因的相互作用对血压产生影响[23]，可能通过以下途径：①影响基因表达，如钠的摄入，高血压患者红细胞膜排钠有缺陷，缺乏此保护机制，高钠摄入时肾排钠受阻，导致血压升高；②作用于基因产物。

二、探索可能的生理生化"遗传标记"

（一）遗传性细胞膜离子转运异常

流行病学研究发现，血清钠和血压之间存在密切联系，51% 的高血压患者及 26% 的血压正常个体存在盐敏感性[8]。高血压患者存在膜离子转运异常，证据表明[24-26]：红细胞中 Na^+、血小板 Ca^{2+} 与血压呈正相关，提示细胞中 Na^+、Ca^{2+} 可能作为衡量 EH 严重程度、反映治疗效果的指标。相关研究提出：在高血压的发展过程中，存在钠泵从过亢向受抑转变的动态变化。有实验表明[27]，绝大多数患者及子女钠泵活性正常，提示钠泵活性改变不是 EH 的共同特征。影响钠泵活性的因子很多，不能作为固定可靠的"遗传标记"对待[28]。

据赵光胜等报道，红细胞膜存在 Na^+-K^+ 协同转运抑制，红细胞膜 Na^+-K^+ 协同转运反映静脉顺应性，与收缩压关系密切[29]。研究表明，红细胞膜也存在 Na^+-Li^+ 协同转运增强，进一步研究考虑其可作为：①检测盐敏感性高血压的易感指标；②反映重要器官功能及结构改变的指标；③预测心血管疾病危险因子发生的指标。有学者认为，Ca^{2+} 是血管平滑肌张力的主要决定因素，细胞内 Ca^{2+} 浓度变化可能与高血压发病有关[30, 31]。细胞内 Ca^{2+} 浓度增高影响心肌收缩功能，并引起细胞坏死，使心肌收缩、舒张功能受损。高血压患者红细胞胞质或血小板内游离 Ca^{2+} 水平明显升高，并与血压呈正相关[32]。研究结果表明[33]，血浆 Ca^{2+} 浓度减低，细胞膜 Na^+-K^+-ATP 酶和 Ca^{2+}-ATP 酶活性减低，与细胞内 Ca^{2+} 浓度增高之间具有直接关系，是高血压发病的关键机制。

Na^+-K^+-ATP 酶活性减低和造成细胞内 Na^+ 增高，通过启动 Na^+/Ca^{2+} 交换而促进 Ca^{2+} 内流增加。此外，细胞内 Ca^{2+} 浓度增高，能激活 Na^+/H^+ 交换，Na^+/H^+ 交换增加可能引起平滑肌增殖及肾排 Na^+ 障碍[34]，导致动脉硬化和盐敏感现象。总之，遗传因素可导致多种细胞膜特异性缺陷，参与高血压的发病机制。

（二）原发性高血压的"膜学说"

细胞膜具有物质运输、能量转换和信息传递等基本功能。Na^+、K^+、Ca^{2+} 等均为极性强的水化离子，难以通过细胞膜脂质双分子层，需借助细胞膜转运系统才能透过细胞膜。"膜学说"认为，EH 的细胞膜存在特异性生化缺陷，可能因膜转运蛋白结构异常，经一系列中间环节最终导致高血压发生。大量证据表明细胞阳离子代谢异常与 EH 有关，细胞膜离子转运功能障碍可导致细胞内外离子分布异常，如细胞内 Na^+ 增加不仅可促进动脉管壁对血中某些缩血管物质的敏感性增加，同时也增加血管平滑肌细胞膜对 Ca^{2+} 的通透性，使细胞内 Ca^{2+} 增多，加强了血管平滑肌兴奋/收缩偶联，导致外周血管阻力增加和血压升高；主动性及被动性离子转运改变时，细胞内外离子浓度发生变化，膜电位也产生变化。除极本身可以增加收缩性，还可通过增强血管对缩血管物质反应性等加强收缩，进而导致血压升高。

（三）交感神经及其介质代谢的缺陷

EH 是一种遗传因素和环境因素相互作用的疾病，也是一种神经系统与体液因素共同参与的病理状态。近来认为，交感神经过度激活是 EH 的特殊征象。交感神经激活可影响血压水平，心脏交感神经活性增强，心率增快，心肌收缩力增强，心排血量增加，最终导致血压升高；肾交感神经活性增强

可增加近端小管的钠水重吸收，使肾血管收缩导致肾血流量减少，还可激活 β_1 受体使肾素释放致血管紧张素 Ⅱ（Ang Ⅱ）生成，通过使血管收缩、去甲肾上腺素（NE）释放增多等因素最终致血压升高[35]。

许多临床资料表明，EH 患者中确实存在交感神经功能亢进，如 β 受体阻滞剂对心率增加患者作用显著；患者对冷压、屏息、Valsalva 呼吸等加压试验反应性增强等。相关研究[36]发现：双亲均患 EH 的正常血压遗传易感性子女中，交感介质及其代谢产物释放增加，提示交感神经与遗传相关，肯定了 EH 中存在遗传性交感活性和（或）递质代谢异常。

（四）肾脏及相关因子与高血压的遗传

肾脏疾病是高血压靶器官损害的结果，肾脏疾病也是继发性高血压最常见的病因。关于肾脏与高血压的关系，认为肾脏自身所产生的多种内分泌激素对局部水、电解质代谢和全身血压起重要调节作用。

1. 遗传性肾改变 不论低盐、高盐摄入，高血压家族史阳性（FH⁺）者的肾及全身血管阻力均较高，提示高血压存在遗传性对盐水输入的高肾血管收缩反应；限制钠摄入时，FH⁺对二氢吡啶类钙拮抗剂的肾血管扩张反应增强，提示 FH⁺的肾血管存在遗传性张力控制失常；FH⁺的尿微量白蛋白排泄增加，表明存在因肾小管血流动力学遗传性异常所致的早期肾小管毛细血管通透性改变，负荷水后尿微量白蛋白的增加恢复较慢，表明肾脏存在遗传性功能储备降低。

2. 遗传性肾脏内分泌异常 相关研究提示，有些高血压患者存在遗传性肾生成多巴胺（dopamine，DA）功能低下，高盐摄入下，因肾生成 DA 受抑使肾排钠受阻而升压；据报道，在 EH 患者及 FH⁺患者中尿激肽释放酶排泄量明显减低，提示终末肾小管量可能遗传性减少，存在遗传性肾生成激肽释放酶受抑。内源性类洋地黄物质（EDLS）可抑制全身许多细胞的 Na^+-K^+-ATP 酶活力，有强大的强心、利尿和缩血管作用。研究表明，它不仅在 EH 患者，而且在 FH⁺患者中存在明显的遗传性过量释放，可能是对肾脏遗传性肾小管钠潴留的代偿性释放增加。

三、高血压遗传与代谢异常

（一）高血压遗传与胰岛素抵抗

近年来高血压研究中，高血压与胰岛素抵抗（insulin resistance，IR）的关系备受关注，大多数研究认为高血压与胰岛素抵抗之间显著相关。Ferrannini 等[37]率先提出 EH 患者伴胰岛素抵抗的证据，发现高血压患者胰岛素敏感性减低 40%。国内相关研究也发现单纯高血压患者和伴胰岛素抵抗的高血压患者胰岛素敏感性减低分别为 26%和43%[33]。

EH 是遗传和环境因素相互作用所致的一种复杂疾病，高血压家族聚集性明显，且家系中常存在多种代谢异常。经研究发现，EH 的发病与胰岛素有一定关系：①高胰岛素血症影响肾脏，引起肾钠潴留，钠潴留使细胞内离子浓度增加，结果细胞内钙离子上升，二者结合使血管收缩反应增强，血压升高；②通过增加交感神经活性使血管紧张性增加；③胰岛素抵抗存在时，钠泵活性受抑制，细胞内钠、钙含量增加，血管紧张性增加。由此推测，高血压患者的胰岛素抵抗现象可能与遗传有关。

许多学者发现，EH 患者及他们血压正常的第一代子女都存在 IR[38-41]，提示有高血压遗传因素者在高血压发生前（血压正常）就可能存在胰岛素抵抗。黄成群等[42]的家系研究调查显示，无论高血压家系或普通家系，超重者的胰岛素水平均显著高于非超重者，具有高血压遗传因素的超重者胰岛素水平在四组间最高，无遗传因素的非超重者最低，进一步说明高血压遗传因素在未遗传高血压的情况下可能潜在地遗传胰岛素抵抗，且遗传因素与超重对胰岛素抵抗具有叠加作用。临床经验表明，没有高血压家族史者也会存在肥胖、高血压、IR 等情况，高血压伴发 IR 与遗传有关，但 IR 也可受环境因素影响，如可因饮食结构、肥胖、运动等发生改变，有学者认为 IR 可能是遗传和环境因素共同导致高血压的途径[43]。

（二）高血压遗传与代谢综合征

高血压患者常伴有多种代谢异常，高血压家系中，无论是否有高血压，均表现为肥胖、血脂和尿酸代谢异常，以及 IR，说明有高血压遗传因素者存在多种代谢异常[44, 45]，且比较高血压家系内患或不患高血压两组间血脂、尿酸等代谢指标，结果未见显著差异，说明遗传对相关代谢因素的异常变化影响很大，无论高血压发生与否，具有高血压遗传因素者都可能遗传了多种代谢紊乱。研究显示，脂质代谢紊乱性高血压（dyslipidemia hypertension，DH）具有明显家族性；近年来，研究发现多个基因突变与胰岛素抵抗有关，如脂联素基因多态性与胰岛素相关[46]，提示代谢的改变有着重要的遗传基础。

许多学者注意到高血压、肥胖、脂代谢异常、高血糖、高尿酸等心血管疾病危险因素常常聚集在同一个体身上，形成所谓代谢综合征。代谢综合征各组分均有一定遗传异质性，可能存在某种内在联系。目前认为，代谢综合征是在多基因遗传基础上发生的多种代谢异常，遗传因素在代谢综合征发病中起重要作用。近年来，对于危险因素聚集现象始动因素的研究成为热点之一，但研究存在着不同观点[47, 48]。不少学者认为 IR 是复杂关联中的主要因素，也有学者认为超重或肥胖才是危险因素个体聚集的影响因素[49, 50]。高血压家族遗传史与超重、高血脂、低高密度脂蛋白胆固醇、高尿酸血症、高血糖、高肌酐血症的个体聚集性之间有明显关联，这些危险因素不同组合的聚集水平高于旁系，且不受年龄影响，提示家族遗传因素可能是介导危险因素聚集性的始动因子[51]。胰岛素抵抗和超重或肥胖均受遗传因素影响，高血压相关遗传因素也可通过胰岛素抵抗影响血压和机体代谢。多种相关的遗传缺陷以其自身调控或表达产物如胰岛素、心钠素等对血压和代谢起作用，因此，高血压家系遗传缺陷可能是多种因素聚集的关键[52]。

第三节　原发性高血压的分子遗传学

EH 属复杂疾病，又称多因子病，其发生受多个微效基因及环境因素的影响，存在着基因-基因、基因-环境间相互作用[53]。近年来，随着分子遗传学的发展和分子生物学新技术的应用，其遗传机制研究取得了重要进展。

一、复杂疾病研究中的问题与策略

EH 的复杂性主要表现在：①难以用一种固定的遗传模式来描述；②具有遗传异质性（genetic heterogeneity），基因组不同部位存在多个某种疾病的易感基因，可增加疾病的易感性，某些疾病的家族聚集性可能由遗传引起，也可能由家庭成员暴露的相同环境因素引起，为研究带来了很多干扰；③具有表型异质性（phenotypic heterogeneity），即同一疾病具有不同的临床表现。由于高血压具有多位点决定性、各位点效应的未知性、遗传方式复杂性及外显不全、表型模拟等特点，为高血压遗传机制研究带来了很多问题，至今提出过很多方向与策略。

（一）采用动物模型

近年来，动物模型和实验杂交（experimental cross）被广泛运用于高血压遗传机制研究上。模型动物基因组与人类有一定同源性，参与血压调节的一些基因产物与人类相似，有助于人类同源基因的克隆和鉴定。模型动物世代短，多胎妊娠，可提供丰富的实验材料；利用纯种动物进行杂交实验，可消除遗传异质性影响；利用基因重组技术进行转基因（transgene）或敲除（knockout）基因研究，有助于观察目的基因功能和基因定位。但由于二者遗传信息的差别，参与人类 EH 发病的基因数量远远多于动物模型，人类的随机婚配与动物严格的杂交实验设计相去甚远，最终还是要靠人类对自身基因的研究揭开高血压的遗传机制[2]。

（二）化繁为简：中间表现型的选择

复杂疾病的临床特征可以用质量性状和数量性状来表述。质量性状指该患者是患病还是不患病，数量性状指患者的身高、体重、血压、血脂水平等。由于高血压等复杂疾病具有遗传异质性和表型异质性，候选基因研究发现遗传变异与某临床表型因果相关概率很小。大多数生物系统，从基因到它的产物，一直到最终用来诊断疾病的临床症状或体征，中间可有多个水平。如果能发现与临床表型关联的较低水平的生理机制，较低水平表型涉及较少基因或变异，分析起来相对容易[54]。根据年龄、临床表型、生理、生化指征和病理改变等中间表现型对高血压患者进行层化分型，使研究群体的遗传背景尽可能趋于均一，可减少其他因素干扰，提高分析力度。

（三）结构与功能相结合

基因研究的目的即发现结构-功能的关系，故可以考虑从表现型入手筛选基因结构改变后，重新回到表现型上，寻找结构改变引起基因改变的证据，借此确定其在高血压发病中的作用。

针对高血压这样的复杂疾病，正确选择遗传分析的对象和方法，随着分子遗传学和生物新技术的应用，高血压遗传机制的研究将会不断进展。

二、原发性高血压遗传机制研究策略和方法

EH 为遗传和环境共同作用的多基因疾病，20 世纪 90 年代后期起，高血压的基因研究成为热点，功能克隆、候选基因策略、定位克隆和定位候选策略等是其主要的研究策略。EH 相关基因研究多采用候选基因策略，一般认为，某些基因由于在高血压发病机制中的一些作用假说或者模型动物实验支持其在高血压病理生理过程中有作用而被确立为候选基因[55]。

（一）基于遗传标记的连锁分析

连锁分析近年来成为发现血压调节基因和高血压易感基因的主要途径。其主要利用连锁重组率的原理，研究致病基因与参考位点（即遗传标记）的关系[56]。主要包括：家系连锁分析（family linkage analysis）即 Lods 分析、受累同胞分析（affected sib-pair analysis）。连锁分析偏倚小、基因组范围广泛，但依赖于大量的家系资料，适用于发现研究样本的主效基因，但对独立家系的中效或微效基因检出率较差。该策略曾经成功应用于单基因遗传病筛查，近来也广泛运用于高血压的遗传学研究。

（二）基于候选基因途径的关联研究

一般选择基因的多态性标记，是在特定人群中设置观察组和对照组，进行遗传标记连锁不平衡（linkage disequilibrium）分析，得到某一遗传标记和

引起疾病关联的相对危险度，从而找出易感等位基因[56]。关联研究不仅可以检测主效基因，还可以观察微效基因，弥补连锁分析的缺陷，且不需要收集大量家系，确定等位基因后，可以提供更多信息，定位区域较小，比较适用于复杂疾病的定位研究[57]。

EH 属于复杂性状疾病，连锁分析仅对单基因遗传病的基因研究有效，不适合复杂疾病基因研究；关联研究应用广泛，但高质量研究不多，重复性差，而且只针对已知的高血压候选基因，不能发现未知的疾病相关基因。复杂性状疾病遗传学研究需要新策略、新方法。

三、遗传因素在原发性高血压发病中的新进展

人类基因组计划（human genome project，HGP）和人类基因组单倍型图谱（haplotype map，HapMap）的完成、高通量基因分型技术的发展，使人们在全基因组中寻找与疾病相关的单核苷酸多态性（single nucleotide polymorphism，SNP）成为可能。在此基础上发展起来的全基因组关联分析（GWAS）被广泛用于多基因疾病遗传研究。

2007 年的威康信托基金会病例控制协会（Wellcome Trust Case Control Consortium，WTCCC）对 7 种常见复杂性状疾病进行 GWAS[58]，报道了冠心病、2 型糖尿病等疾病的易感位点，但未发现与高血压有显著关联的基因位点，提示高血压基因组研究需要更大的样本量。2009 年，心脏和衰老基因组流行病学队列研究协作组（Cohorts for Heart and Aging Research in Genomic Epidemiology Consortium，CHARGE）对 6 项 GWAS 结果进行荟萃分析，共入选 29 136 名白种人，发现了 4 个与收缩压相关的基因变异、6 个与舒张压相关的基因变异和 1 个与高血压相关的基因变异[59]。同年，Newtoncheh 等在选出的 34 433 个样本中发现有 8 个与血压关联的基因位点[60]，其中有 3 个为以上两项研究共有阳性位点。2011 年，血压基因组关联研究国际协作组在《自然》（Nature）上发表了研究成果，通过对约 20 万欧洲人的 GWAS 结果进行荟萃分析，发现了 28 个影响血压的风险位点，其中 17 个是新的与血压有关的基因位点，并发现这些位点的遗传风险

评分与高血压、心脏病及脑卒中存在关联[61]。一项研究对包含了 8 个东亚人群共 19 608 例样本的血压 GWAS 结果进行荟萃分析，不仅证实了欧洲后裔人群研究中的 7 个位点，还发现了东亚人群中特有的 5 个新位点[62]。2012 年，Salvi 等对 3615 例欧洲裔研究对象进行了全基因组扫描，在内皮型一氧化氮合酶（eNOS）发现了一个新的与高血压易感性相关的基因位点[63]。同年，Turner 等发现染色体 11q21 区的多态性位点与血压对坎地沙坦、氢氯噻嗪等的反应性相关[64]。

尽管 GWAS 可能在 EH 的基因研究中发挥了重要作用，但研究过程中仍存在一些问题[65]。

（1）遗传性缺失。虽然通过高血压 GWAS 发现了一批遗传易感位点，但它们对血压的影响很小，其共同作用只能解释人群中约 1% 的血压变异，这一现象就是在复杂性状疾病中普遍存在的"遗传性缺失"。血压的遗传度为 30%～60%，遗传对血压、高血压发病的作用远不能用现有 GWAS 结果来解释，如何解决遗传性缺失已成为今后高血压基因组学研究的巨大挑战。

（2）后基因组研究。GWAS 有一个很大的局限性，就是其发现的阳性位点仅起到标记作用，而无法直接发现致病基因变异，目前仍没有一个被识别的基因可以作为常见的变异基因参与血压调节[66]。如何将这些信号与特定的生物功能联系起来，从标记入手，进一步识别致病基因并阐明其病理生理机制，是后基因组研究的艰巨任务。

四、高血压基因研究的其他策略

为了解决 GWAS 中的相关问题，近年来诞生了一些新方法和策略[65, 67]。

（1）罕见基因变异。GWAS 关注的基因变异主要集中在常见的基因变异，GWAS 不能发现罕见基因变异与疾病的关系。近年来罕见变异（rare variant）的作用受到重视，目前已确定十多个罕见基因突变，通过影响肾脏对钠的重吸收导致血压变化，成为某些单基因遗传疾病的致病基因。

（2）外显子组测序。是指对人类基因组中的所有外显子进行测序，这一新技术有望发现孟德尔遗传疾病的未知突变基因，对阐明罕见基因变异在复杂性状疾病中的作用有帮助。近年来启动的千人基

因组计划（1000 genomes project）将催生全基因组测序的应用。

（3）表观遗传。越来越多的证据表明，基因功能的遗传性改变不完全因 DNA 结构改变所致。对于复杂性疾病而言，其所受的后天环境因素会降低遗传因素对疾病易感性的影响，目前 GWAS 缺少基因与环境交互作用的分析，导致 GWAS 结果重复率低或无法重复[66]。近年来，很多报道提出，表观遗传调控高血压、血管重构及心血管疾病等[68]，为高血压这样一种遗传和环境因素相互作用所导致的复杂性状疾病提供了思路。每个细胞都具有生物体的全套基因，可表达出多种多样的细胞和组织，这一复杂有序的表达调控过程被称为表观遗传学（epigenetics）。表观遗传变量是联系基因、环境和疾病的重要环节。表观遗传学的分子机制如 DNA 甲基化、组蛋白修饰、染色质重塑和 RNA 干扰等都可能参与了血压调节和高血压发生。

五、高血压相关基因研究进展

迄今，国内外研究所涉及的 EH 候选基因有百余种，研究较多的候选基因主要集中于肾素-血管紧张素-醛固酮系统（RAAS）、离子通道（SLC12A3、SLC12A1、KCNJ1、SCNN1A、SCNN1B、SCNN1G、CLCNKB）、G 蛋白信号转导系统（GNB3）、肾上腺素系统（TH、COMT、DBH、DRD1、DRD2、ADRB1、ADRB2、ADRB3、ADRA1A）、炎症（TGF-β）、血管舒缩（NOS3、EDN1、EDN-RA、CYP2C8）及水盐代谢（ADD1）等[55]。以下对几种较受关注的基因做简要介绍。

RAAS 相关基因方向的研究进展包括：①肾素（REN）基因位于染色体 1q21.3—q32.3 区域，有学者应用 SNP 发现肾素基因有 3 种异常突变，并发现外显子 9 的错义突变（G1051A）与高血压有关[69]。②血管紧张素原（AGT）基因位于染色体 1q42—q43 区域，Jeunemaitre 等[70]首次证实了 AGT 基因 M235T 多态性与高血压有关，但其关系在不同人群中结果不同。此后他们进行了深入研究，发现位于第 2 外显子的两处错义突变（M235T 和 T174M）的检出频率在 EH 患者中增高，其中 M235T 与血浆 AGT 水平升高相关[71]。目前认为可能与 EH 发生有关的主要突变有[72]：AGT 基因的

M235T 和 T174M；AGT 基因上出现的额外 GT 重复序列。③血管紧张素转酶（ACE）基因定位于染色体 17q23 区。近年来，第 16 内含子上有一段 287bp 的缺失/插入（D/I）多态性与 EH 发生的关系被广泛论证。血清 ACE 浓度与 ACE 基因多态性密切相关[73]，血浆 ACE 活性与基因型关系为缺失纯合子型（DD）＞杂合子型（ID）＞纯合子型（Ⅱ）。

G 蛋白 β₃ 亚单位基因（GNB3）定位于染色体 12p13 区，Siffert 等[74]首先报道该基因第 10 外显子的 C825T 多态性与第 9 外显子 498～620 位核苷酸缺失的一个剪切变异有关，导致编码蛋白质丢失了 41 个氨基酸和 1 个 WD 重复区域。关于 GNB3 研究尚有争论，目前认为 GNB3 基因突变可以解释一部分 EH 的发病。

肾上腺素受体（ADR）基因：目前已对多种亚型 ADR 基因与 EH 发病的关系进行了研究，其中被认为最有意义的是肾上腺素能受体 β₂ 基因（β₂ adrenergic receptor gene，ADRB2），定位于染色体 5q31—q32。Svetkey 等[75]采用病例对照研究证实 ADRB2 是黑种人和白种人高血压候选基因。Tomaszewski 等[76]通过家系与连锁分析发现 ADRB2 中 Arg16Gly、Gln27Glu 及 Thr164Ile 的核苷酸多态性与 EH 相关，其中 Arg16Gly 与 EH 的关系更密切。

（周晓敏　于汇民）

参 考 文 献

[1] 李学刚. 原发性高血压遗传流行病学研究[J]. 中国优生与遗传杂志, 2009, 17（6）: 108-109.

[2] 侯嵘, 刘治全. 高血压遗传机制研究进展[J]. 中华心血管病杂志, 2001, 29: 251-255.

[3] 谭奎璧, 戴勇. 遗传流行病学研究方法的进展[J]. 医学综述, 2011, 17: 1627-1629.

[4] Bianchi G, Ferrari P, Cusi D, et al. Genetic aspects of ion transport systems in hypertension[J]. J Hypertens Suppl, 1991, 8: 213-218.

[5] Williams GH. Biochemical predictors of hypertension. Utility in prevention and treatment[J]. Am J Hypertens, 1991, 4: 629S-632S.

[6] 武阳丰. 我国人群高血压及其危险因素流行病学研究进展[J]. 医学研究杂志, 2003, 32: 27-29.

[7] 易秋艳, 张林潮. 原发性高血压流行病学研究进展[J]. 中华高血压杂志, 2010, 18（9）: 823-826.

[8] 赵连友, 王先梅. 高血压病发病机制的研究现状[J]. 中

华保健医学杂志，2004，6：67-70.

[9] 杜婷婷，张子波. 原发性高血压遗传流行病学研究现状[J]. 国际遗传学杂志，2009，32：24.

[10] Fuentes RM，Notkola IL，Shemeikka S，et al. Familial aggregation of blood pressure：a population-based family study in eastern Finland[J]. J Hum Hypertens，2000，14：441-445.

[11] 黄广勇，顾东风，吴锡桂，等. 父母高血压史对子女高血压患病率及血压水平的影响[J]. 中华高血压杂志，2002，10：274-277.

[12] André JL，Deschamps JP，Guéguen R. Familial aggregation of blood pressure[J]. Arch Mal Coeur Vaiss，1984，77：1278-1282.

[13] 刘蓬勃，王学良，徐慧文，等. 原发性高血压遗传流行病学研究[J]. 西安医科大学学报，1996，17：90-91.

[14] 周宝森，王天爵，时景璞. 原发性高血压的遗传流行病学调查[J]. 中国医科大学学报，1989，18：362-365.

[15] 沈建华，王兴田，李燕，等. 双生儿分析法和非双生调查法对血压的影响因素分析[J]. 中国妇幼保健，2007，22：261-264.

[16] 侯斌，陈明. 血压变异的研究进展[J]. 心血管病学进展，2009，30：594-597.

[17] 孙德成，胡伟明，朱世明，等. 家族性高血压遗传分析[J]. 中华内科杂志，1997，36：108-111.

[18] 樊晓寒，惠汝太. 单基因遗传性高血压研究现状[J]. 中华高血压杂志，2009，17：395-398.

[19] 邹玉宝，孙筱璐，王继征，等. 单基因致病型高血压[J]. 中国医学前沿杂志：电子版，2016，8（5）：16-22.

[20] 公茂莲，张红叶，扬军，等. 原发性高血压遗传模式研究[J]. 中华高血压杂志，1999，（1）：66-69.

[21] Brown JJ，Lever AF，Robertson JI. Pathogenesis of essential hypertension[J]. Lancet，1976，1：1217-1219.

[22] Bianchi G，Ferrari P. A genetic approach to the pathogenesis of primary hypertension and to its treatment[J]. Clin Exp Pharmacol Physiol，1995，22：S399-S405.

[23] Farese RV Jr，Biglieri EG，Shackleton CH，et al. Licorice-induced hypermineralocorticoidism[J]. N Engl J Med，1991，325：1223-1227.

[24] Zhao GS，Li DY，Zhu DL，et al. Cellular mechanism relating sodium and potassium to hypertension[J]. Ann Clin Res，1984，16（Suppl 43）：55-61.

[25] Chien YW，Zhao GS. Abnormal leucocyte sodium transport in Chinese patients with essential hypertension and their normotensive offsprings[J]. Clin Exp Hypertens A，1984，6：2279-2296.

[26] Chen S，Zhao GS，Li DY，et al. Platelet free calcium and serum free calcium in essential hypertension[J]. J Shanghai Second Medical University，1990（2）：7-12.

[27] 张明华，郭亦寿，龚瑶琴，等. 原发性高血压红细胞膜钠泵和钙泵活性变异的遗传分析[J]. 心肺血管病杂志，1997，（2）：146-148.

[28] 李德萍，赵光胜，李迪元，等. 红细胞钠泵活性与原发性高血压关系的研究[J]. 上海医学，1985，8：351-352.

[29] 朱鼎良，赵光胜，李元迪，等. 红细胞钠及钠、钾离子转运与原发性高血压关系的初步研究[J]. 中华内科杂志，1981，20：641-625.

[30] Heagerty AM，Riozzi A，Brand SC，et al. Membrane transport of ions in hypertension：a review[J]. Scand J Clin Lab Invest Suppl，1986，180：54-64.

[31] Orlov SN，Li JM，Tremblay J，et al. Genes of intracellular calcium metabolism and blood pressure control in primary hypertension[J]. Semin Nephrol，1995，15：569-592.

[32] Touyz RM，Milne FJ，Reinach SG. Platelet and erythrocyte Mg^{2+}，Ca^{2+}，Na^+，K^+ and cell membrane adenosine triphosphatase activity in essential hypertension in blacks[J]. J Hypertens，1992，10：571-578.

[33] 符云峰，李红，王素敏，等. 原发性高血压患者红细胞内 Ca^{2+}、Mg^{2+}水平及细胞膜 ATP 酶活性[J]. 中华高血压杂志，1997，（4）：279-281.

[34] Hayashi M，Yoshida T，Monkawa T，et al. Na+/H+-exchanger 3 activity and its gene in the spontaneously hypertensive rat kidney[J]. J Hypertens，1997，15：43-48.

[35] 金晶晶. 交感神经活性在高血压患者中的影响价值[J]. 医学综述，2013，19：48-50.

[36] 赵光胜. 强化高血压遗传性早期预测可阻抑患病率飚升[J]. 中国慢性病预防与控制，2006，14：385-386.

[37] Ferrannini E，Buzzigoli G，Bonadonna R，et al. Insulin resistance in essential hypertension[J]. N Engl J Med，1987，317：350-357.

[38] Ferrari P，Weidmann P，Shaw S，et al. Altered insulin sensitivity，hyperinsulinemia，and dyslipidemia in individuals with a hypertensive parent[J]. Am J Med，1991，91：589-596.

[39] Ferrari P，Siccoli MM，Fontana MJ，et al. Abnormalities in insulin sensitivity，vascular resistance and erythrocyte cation transport are independent genetic traits in familial hypertension[J]. Blood Press，1999，8：102-109.

[40] Grandi AM，Gaudio G，Fachinetti A，et al. Hyperinsulinemia，family history of hypertension，and essential hypertension[J]. Am J Hypertension，1996，9：732-738.

[41] Andersen UB，Dige-Petersen H，Ibsen H，et al. Insulin resistance，exercise capacity and body composition in subjects with two hypertensive parents[J]. J Hypertens，1999，17：1273-1280.

[42] 黄成群，张红叶，周北凡，等. 高血压家族遗传因素、超重与胰岛素抵抗的关系及其相加作用的研究[J]. 中华心血管病杂志，1997，25（2）：112-115.

[43] 李光伟，李春梅，孙淑湘，等. 胰岛素抵抗——遗传和环境因素致高血压的共同途径?[J]. 中华内科杂志，2003，42：11-15.

[44] 黄成群，张红叶，杨军，等. 高血压遗传因素与胰岛素抵抗[J]. 中华高血压杂志，1997，（2）：97-99.

[45] 王爱玲. 高血压遗传因素与胰岛素抵抗[J]. 临床中老年保健医学，1999，2：80-82.

[46] 杜鹏飞，徐敏，洪洁，等. 脂联素基因多态性与胰岛素抵抗的相关性研究[J]. 中国糖尿病杂志，2004，12：393-396.

[47] Kaplan NM. The deadly quartet. Upper-body obesity, glucose intolerance, hypertriglyceridemia, and hypertension. Arch Intern Med, 1989, 149：1514-1520.

[48] Hodge AM, Boyko EJ, de Courten M, et al. Leptin and other components of the metabolic syndrome in Mauritius—a factor analysis[J]. Int J Obes Relat Metab Disord, 2001, 25：126-131.

[49] DeFronzo RA, Ferrannini E. Insulin resistance. A multifaceted syndrome responsible for NIDDM, obesity, hypertension, dyslipidemia, and atherosclerotic cardiovascular disease[J]. Diabetes Care, 1991, 14：173-194.

[50] Lebovitz HE. Insulin resistance：definition and consequences[J]. Exp Clin Endocrinol Diabetes, 2001, 109（Suppl 2）：S135-S148.

[51] 张建陶，姜维平，王亚龙，等. 高血压家系心血管病危险因素聚集关系的研究[J]. 中国预防医学杂志，2006，7：35-37.

[52] 黄成群，周北凡，武阳丰，等. 高血压家族遗传因素与心血管病危险因素聚集关系的研究[J]. 中国循环杂志，1997，12：272-276.

[53] Keavney B. Genetic association studies in complex diseases[J]. J Hum Hypertens, 2000, 14：361-367.

[54] Terwilliger JD, Weiss KM. Linkage disequilibrium mapping of complex disease：fantasy or reality?[J]. Curr Opin Biotechnol, 1998, 9：578-594.

[55] 杨国红，周欣，姜铁民，等. 高血压发病机制的基因学研究进展[J]. 武警医学，2013，24：985-988.

[56] 孙兰英，王虎林. 高血压遗传学研究常用策略及现状分析[J]. 西南国防医药，2011，21：1041-1043.

[57] 张学军. 复杂疾病的遗传学研究策略[J]. 安徽医科大学学报，2007，42：237-240.

[58] Wellcome Trust Case Control Consortium. Genome-wide association study of 14,000 cases of seven common diseases and 3,000 shared controls[J]. Nature, 2007, 447：661-678.

[59] Levy D, Ehret GB, Rice K, et al. Genome-wide association study of blood pressure and hypertension[J]. Nat Genet, 2009, 41：677-687.

[60] Newton-cheh C, Johnson T, Gateva V, et al. Genome-wide association study identifies eight loci associated with blood pressure[J]. Nat Genet, 2009, 41：666-676.

[61] Ehret GB, Munroe PB, Rice KM, et al. Genetic variants in novel pathways influence blood pressure and cardiovascular disease risk[J]. Nature, 2011, 478：103-109.

[62] Kato N, Takeuchi F, Tabara Y, et al. Meta-analysis of genome-wide association studies identifies common variants associated with blood pressure variation in east Asians[J]. Nat Genet, 2011, 43：531-538.

[63] Salvi E, Kutalik Z, Glorioso N, et al. Genome-wide association study using a high-density SNP-array and case-control design identifies a novel essential hypertension susceptibility locus in the promoter region of eNOS[J]. Hypertension, 2012, 59：248.

[64] Turner ST, Bailey KR, Schwartz GL, et al. Genomic association analysis identifies multiple loci influencing antihypertensive response to an angiotensin II receptor blocker[J]. Hypertension, 2012, 59：1204-1211.

[65] 朱鼎良，王彦. 人类基因组计划：破译高血压遗传奥秘的新起点[J]. 诊断学理论与实践，2012，11：541-542.

[66] 林文婷，袁洪，黄志军，等. 全基因组关联研究在高血压研究中的应用[J]. 现代诊断与治疗，2012，23：149-150.

[67] 朱鼎良. 遗传因素在原发性高血压发病中的新进展[J]. 中国循环杂志，2012，27：81，82.

[68] Chen S. Essential hypertension：perspectives and future directions[J]. J Hypertens, 2012, 30：42-45.

[69] Hasimu B, Nakayama T, Mizutani Y, et al. Haplotype analysis of the human renin gene and essential hypertension[J]. Hypertension, 2003, 41：308-312.

[70] Jeunemaitre X, Soubrier F, Kotelevtsev YV, et al. Molecular basis of human hypertension：Role of angiotensinogen[J]. Cell, 1992, 71：169-180.

[71] Jeunemaitre X, Inoue I, Williams C, et al. Haplotypes of angiotensinogen in essential hypertension[J]. Am J Hum Genet, 1997, 60：1448-1460.

[72] 何燕，钟国强. 原发性高血压候选基因的研究进展[J]. 医学综述，2006，12：1104-1106.

[73] 赵平，常培叶. 原发性高血压相关基因的研究进展[J]. 内蒙古医科大学学报，2013，5：417-420.

[74] Siffert W. G-protein β3 subunit 825T allele and hypertension[J]. Curr Hypertens Rep, 2002, 5：47-53.

[75] Svetkey LP, Timmons PZ, Emovon O, et al. Association of hypertension with β_2-and α_{2c10}-adrenergic receptor genotype[J]. Hypertension, 1996, 27：1210-1215.

[76] Tomaszewski M, Brain NJ, Charchar FJ, et al. Essential hypertension and beta2-adrenergic receptor gene：Linkage and association analysis[J]. Hypertension, 2002, 40：286-291.

第一节　代谢组学的研究现状及应用

一、代谢组学的含义及优势

　　代谢组学（metabolomics/metabonomics）是20世纪90年代末期迅速发展起来的一门新兴组学（omics）学科，是继基因组学及蛋白质组学以来系统生物学（system biology）研究又一重要组成部分[1]。目前关于代谢组学的多种定义概括起来：代谢组学是关于生物系统在内外因素（如疾病、药物、遗传、环境变化等）作用下内源性代谢物质的整体及其变化规律的科学。代谢组学的研究对象是生物体系各种代谢路径产生的小分子代谢产物（分子量在1000Da以内），包括糖、氨基酸、脂肪酸、核苷、维生素及甾体等，采用磁共振成像（MRI）、色谱、质谱等高通量检测和数据处理手段，定性与定量地分析其动态变化。物质代谢是生命的本质特征和物质基础，作为生物信息流的末端，机体的代谢特征包含着基因、转录、蛋白质变化及相互间协调作用等信息的总和，能直接反映生物体的表型特征，揭示疾病的发生发展规律[2, 3]。

　　原发性高血压（EH）和冠心病等心血管疾病是

一类复杂的多因素疾病，研究单基因多态性致病作用的同时还需考虑整个遗传和环境因素，目前基因组学对基因间、基因和外部环境之间的相互作用的研究还处于初级阶段。而且，基因治疗似乎更适用于单基因遗传病，对于高血压和心血管疾病这类多基因疾病的治疗，应从修饰或改变基因的表达与基因产物的功能入手。代谢组学可从整体上检测基因表达的产物，对代谢物进行定性和定量研究，并识别未知代谢产物。此外，某个基因或蛋白的缺失可由其他基因或蛋白补偿，导致最后反应的净结果为零。而小分子代谢产物的产生是一系列事件的最终结果，因此对代谢产物的研究更能准确地反映生物体系的状态。

与体内十万数量级的蛋白种类相比，目前蛋白质组学还只能观察 1000～5000 种蛋白质，并且蛋白质有着极其复杂的翻译后修饰，如磷酸化、甲基化和糖基化等，给分离和分析蛋白质带来很多困难。极端酸性、碱性、低拷贝、难溶性蛋白质的分离是蛋白质组学技术的难点，技术短板及庞大的研究群体使得目前蛋白质组学在 EH 和心血管疾病研究中仍停留在蛋白质表达模式的层面，对蛋白质功能的研究较少。目前，代谢组学技术已趋于成熟稳定，已经构建起精细、全面的健康人群与 EH、心血管疾病（如冠心病、心力衰竭等）患者的组织和体液小分子代谢图谱，每一个个体的代谢图谱如同指纹，具有独一无二的特性。通过对这些图谱的分析，可在找到底物、产物、中间体和关键酶的基础上，建立对整个代谢途径调节机制和调节关键点的描述，联合基因组学和蛋白质组学，不仅能够阐明疾病的发病机制，还能为疾病的早期诊断、预后判断提供依据。针对特有代谢小分子的变异情况进行修复是 EH 和心血管病治疗的新途径，代谢组学技术正是实施该精准医疗策略的"利器"[4, 5]。

总的来说，在 EH 和心血管疾病及其他研究领域，代谢组学与基因、蛋白质组学相比具有以下优势：①快捷、低廉的体液采集与处理，大大降低了检测时间与金钱成本。②任何基因和蛋白表达的细微变化都会在代谢物上得到放大，加上对各代谢途径产物瞬时与动态变化的监测，使得检测更为精

准。③机体代谢物数量级远小于基因与蛋白质的数目，代谢标签数据库的建立更为简单、方便。④代谢物与理化检验、病理切片等现实功能活动关系的联系更为紧密，通过交叉比较与验证，容易获得全面的信息[6]。

二、代谢组学的研究方法

代谢组学研究一般包括以下三个技术流程：样品制备；代谢产物分离、检测、鉴定；数据分析与模型建立（图 2-21-1）。相关生物样品包括尿液、血液、脑脊液、胆汁、各类穿刺液甚至细胞培养液等。要对这些生物样品进行全面、无偏倚的分析，首先需要对其包含的众多代谢产物进行分离，目前常用的化学分离技术有气相色谱、液相色谱和毛细管电泳；其次，再利用光谱、质谱、核磁共振等分析手段，检测这些代谢物的种类、含量、理化性质及变化；最后，借助于生物信息学平台的模式识别技术，最常用的为非监督性化学计量方法中的主成分分析（principal component analysis，PCA），发掘数据中蕴含的生物学意义。

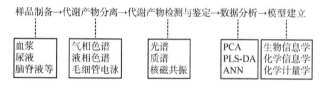

图 2-21-1 代谢组学研究的技术流程
PCA. 主成分分析；PLS-DA. 偏最小二乘-判别分析；ANN. 人工神经网络

三、代谢组学的应用

（一）机制研究

1. 疾病发病机制的研究 由于代谢组学所检测的许多内源性小分子代谢产物直接参与了体内各种代谢路径，其种类差异、含量高低在一定程度上反映了机体生化代谢的机能和状态，通过代谢网络轮廓刻画能够揭示体内生化代谢状态，从机体代谢异常层面阐述生化代谢与疾病关系。目前，越来越多的疾病诸如高血压、冠心病、糖尿病、肝病、肿瘤等，其病因和发病机制被认为与体内代谢失衡相关。

2. 药物作用机制的研究 药物治疗使代谢网

络中缺陷的调控通路正常化，同时又不引起健康的代谢路径的改变。因此，研究给药前后代谢产物整体轮廓的变化，就可从代谢网络调控角度探索变化的原因，找出药物作用的靶点，揭示药物作用过程和作用机制[7]。

3. 疾病诊断　机体的正常生理平衡在外部或内部因素的刺激下，会出现某种程度的代谢水平紊乱，研究表明多种疾病发展过程中，机体基础生化代谢均发生了明显变化，主要涉及糖代谢、氨基酸代谢、脂代谢等，并多在尿液和血液等样本中得到体现。因此，对体液的代谢组进行检测，就有可能发现相关疾病发生的早期代谢组标志物簇（metabonomics biomarker clusters），从而对疾病进行早期诊断和鉴别诊断。Yang 等[8]应用液相色谱-质谱联用技术对尿液中选取的 113 种代谢物的数据进行全面分析，结果表明：该方法的诊断准确率为肝癌 83%、肝硬化 88.9%，而肝硬化误诊为肝癌的发生率仅为 7.4%，准确度明显优于甲胎蛋白、癌胚抗原、CA199、CA125 等传统生物标志物，可有效应用于鉴别原发性肝癌与肝炎、肝硬化。目前，高血压，心血管疾病如冠心病，肿瘤，内分泌疾病如糖尿病，神经精神疾病如帕金森综合征、抑郁症，以及胎儿遗传缺陷早期诊断等均已有代谢组学的广泛临床应用。

（二）临床效价评估

1. 药物疗效及安全评价　药物的疗效或毒性均是通过药物或药物代谢物影响基因表达、改变蛋白质活性、调控内源性代谢产生的，分析机体产生的特征性内源代谢物构成和浓度的模式变化，就有可能获得丰富的药效信息。目前，药物诱导产生的肝毒性和肾毒性是药物被药品监管机构撤出市场的主要原因之一，代谢组学研究可有效帮助我们找到预测药物毒性的生物标志物。Klawitter 等[9]采用 MR 技术分析了健康受试者口服环孢素后的血液和尿液样本，证实了尿液中具体代谢物的变化规律对预测环孢素的肾毒性具有高度灵敏性。

2. 药物个体化治疗　个体化治疗是未来医疗趋势，研究显示，给药前个体生物体系内代谢物的水平可用于预测机体未来的药物反应表型，代谢组学作为一门研究生物样本整体特征的科学，恰能为

以药物反应表型预测为基础的个体化药物治疗提供新的技术平台。Zweiri 等[10]将 125 名癫痫患者分为 3 组，分别服用 3 种抗癫痫药物，运用 NMR 和液相色谱-质谱相结合技术分析患者治疗前后的血液样本，结果表明，药物代谢组学能够很好地预测机体对不同药物的反应，并找到相应生物预测物。

3. 手术治疗及预后评价　以器官移植为例，代谢组学技术能够快速、全面地反映器官移植患者机体代谢变化情况，对临床疗效判断、病情变化和预后判断具有显著临床指导意义。肝移植前后，供受体内多种与尿素代谢循环相关的重要生物标志物的变化与预后密切相关。例如，Martin-Sanz[11]发现供体肝中甲基化精氨酸衍生物的浓度可强烈预示最终的移植器官排斥反应。

第二节　代谢组学技术在原发性高血压研究中的应用

一、代谢组学在原发性高血压发病机制研究中的应用

EH 是一种涉及多种基因和环境因素的疾病，至今病因仍不十分明确，多数人认为，高血压是"遗传易感性与环境影响"相结合的发病模式。目前，关于高血压疾病的代谢组学的系统研究处于起始阶段，多停留在对体内某种活性物质与高血压的关系的初步探索阶段。Brindle 等[12]应用 MR 技术对 EH 患者进行血清代谢谱研究，对比发现收缩压（SBP）>130mmHg 与 SBP≤130mmHg 人群脂蛋白颗粒组成存在显著差异，表明高血压确实可引起个体代谢的改变，并且临界高血压患者与 EH 患者存在相似的代谢紊乱，表明高血压患者的代谢紊乱在血压发生明显升高前便可出现，提示代谢紊乱可能是引起高血压的关键因素。先前研究显示，高血压患者体内总胆固醇、载脂蛋白 A、总游离脂肪酸和多不饱和脂肪酸等升高，表明高血压与脂蛋白及脂肪酸的代谢紊乱相关[13,14]。一项覆盖 4 个国家（中国、英国、日本、美国）4630 名受试者（40~59 岁 17 个群体样本）的代谢表型研究报道称，尿液中的甲酸盐、马尿酸盐与舒张压、收缩压呈负相关

关系，丙氨酸则正好相反[15]。国内蒋海强等[16, 17]应用色谱-质谱联用技术分析高血压患者和健康志愿者的尿液、血浆中各类代谢产物的种类与含量。结果显示，高血压患者体内氨基酸代谢、葡萄糖代谢、磷脂代谢及微量元素代谢模式均与健康对照组存在明显差异。代谢组学研究初步证实了高血压患者体内的代谢异常现象，但高血压与代谢紊乱之间的关系一直不明。目前相关基础研究多采用模型动物，其中自发性高血压大鼠（spontaneously hypertensive rat，SHR）和易发生脑卒中的自发性高血压大鼠（stroke prone spontaneously hypertensive rat，SHRSP）的应用最为广泛。Akira[18]利用以 MR 技术为平台的代谢组学方法分析 8 周龄 SHR 的尿液样本，通过与正常大鼠（Wistar-Kyoto rat，WKY）比较，发现高血压大鼠尿样中柠檬酸盐、α-酮戊二酸和琥珀酸盐的水平显著降低，类似现象在 10 周龄的 SHR 中也存在，提示 SHR 体内三羧酸循环水平和代谢能力较低。除了三羧酸循环的异常外，Lu 等[19]利用气相色谱-质谱技术，研究发现 SHR 存在明显的脂质代谢和氨基酸代谢的异常，这一结果与临床上对高血压患者的研究结论基本一致。但对于某些氨基酸，如牛磺酸和肌酸，高血压患者和动物模型呈现出相反的结果。Akira 等[20]将 6 只 SHRSP 和 WKY 大鼠的尿液样本经过常规处理，应用 MR 技术及主成分分析，发现尿液代谢谱中牛磺酸和肌酸增加（图 2-21-2～图 2-21-4），而先前研究显示，牛磺酸和肌酸在高血压患者尿液样本中多为减少。人类、啮齿类动物对牛磺酸的代谢路径不同以及 SHRSP 肾脏对牛磺酸及肌酸的选择性作用可能是造成这种差异的原因。不仅尿液代谢谱能为高血压研究提供重要依据，高血压大鼠代谢变化信息同样体现在动物模型的血液代谢谱中。一项基于气相色谱-飞行时间-质谱和 PCA 的代谢组学研究探讨了 10～18 周 SHR 与 WKY 大鼠的血浆代谢组差异，从代谢组学典型色谱-质谱总离子图鉴定出约 80 个化合物，确证了高血压模型。排除年龄增长对代谢产物变化的影响后，研究人员发现游离脂肪酸（FFA）的大幅增加只在 SHR 血液代谢谱中出现，将两组动物代谢组学数据经多重回归分析后，证实 FFA 与收缩压具有显著统计学意义[19]。

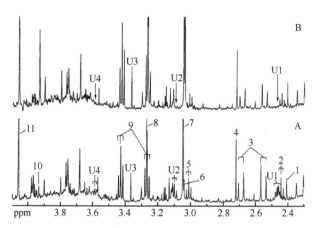

图 2-21-2　12 周龄 WKY（A）及 SHRSP（B）组尿液样本 ^{1}H NMP 谱[20]

1. 琥珀酸盐；2、5. α-酮戊二酸盐；3. 柠檬酸盐；4. 二甲胺；6、10. 肌酸；7、11. 肌酸酐；8. 氧化三甲胺；9. 牛磺酸；U1、U2、U3 和 U4 未定义共振态

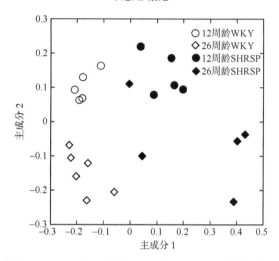

图 2-21-3　12 及 26 周龄 WKY 和 SHRSP 组尿液样本 ^{1}H NMP 谱散点分布图[20]

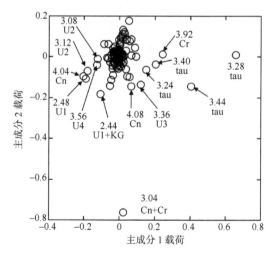

图 2-21-4　主成分分析 SHRSP、WYK 组荷载图[20]

二、代谢组学在抗高血压药物治疗中的应用

近年来，抗高血压药物的研发已趋于成熟，但有一个问题常常困扰临床医师，那就是不同个体对同一种药物往往会产生不同的降压效应。由于这种个体差异必将会体现在代谢水平差异上，所以，采用代谢组学技术研究每个个体用药前后的生化代谢表型，可以为个体化给药提供客观、综合、动态的基础数据。关于这点，已经有不少学者在多个层面进行尝试研究。临床工作中，陈晓虎等[21]发现不同患者对血管紧张素Ⅱ受体阻滞剂（ARB）类抗高血压药物厄贝沙坦的敏感性差异很大，采用基于气相色谱-飞行时间-质谱技术的代谢组学分析厄贝沙坦敏感高血压患者、不敏感高血压患者以及健康志愿者血清代谢谱差异并鉴定差异化合物。结果显示：与健康志愿者相比，高血压患者血清中大部分脂类（除单硬脂酸甘油酯）、FFA 较高；氨基酸中除苯丙氨酸、丙氨酸较高外，丝氨酸、色氨酸、苏氨酸水平较低。厄贝沙坦敏感组较不敏感组血清中缬氨酸、谷氨酰胺、甘氨酸、核糖醇、尿素、哌啶酸升高，而胆固醇、丙酮酸降低，提示厄贝沙坦敏感性可能与这些内源性物质差异有关。另外，近年来多项基于代谢组学方法的研究揭示了多种降压药物和调脂药物（β 受体阻滞药、噻嗪类利尿药、血管紧张素转换酶抑制剂、他汀类、贝特类）对高血压患者代谢特征的调节作用，以及人种、基因多态性影响高血压患者对药物的反应[22-26]。因此，借助代谢组学技术，可通过机体代谢水平预测同一药物对不同种族或个体高血压患者治疗效果的差异性。

高血压患者往往伴随代谢综合征，伴或不伴有代谢紊乱的患者对抗高血压药物的表现可能不同，代谢组学研究为可同时改善代谢综合征的新型抗高血压药物的评价提供了依据。在给予中药人参总皂苷治疗 2 周左右，SHR 的代谢紊乱得到明显改善，特别是体内 FFA 水平下降，而大鼠血压在 3～4 周才出现明显降低；人参总皂苷与几种常用抗高血压药物卡托普利、苯磺酸氨氯地平、特拉唑嗪、氢氯噻嗪相比，均能不同程度地降低血压，其中人参总皂苷降压作用虽弱，但调整代谢紊乱的作用最强，氨氯地平降压效果好、调整代谢紊乱作用次之，其余 3 种药物虽然也能起到速效降压作用，但对代谢紊乱几乎没有调节作用。此结果提示降低血压并不能改善异常的代谢，相反改善代谢紊乱可能具有缓解血压的作用，这一发现对于 EH 的药物治疗策略和及时纠正 EH 患者合并的代谢综合征具有重要意义，由此也可进一步证实，代谢异常尤其是脂质代谢紊乱可能是高血压的致病因素之一[24]。

第三节 代谢异常与原发性高血压

EH 的发病机制尚待阐明，其病理生理改变是多因素的，影响血压的任何环节发生功能性或器质性病变，都会引起血压调节异常，目前有多种病因学说，其中之一是神经、膳食结构及内源性激素的自分泌、旁分泌网络的调节失衡。肥胖、糖耐量异常、氨基酸紊乱、血脂紊乱等代谢异常涉及的数千种内源性代谢产物小分子，以不同程度、不同组合方式在促进高血压的发生、发展中起着显著的作用。目前，应用代谢组学方法研究高血压的报道还不多，既往研究可以在氨基酸、脂类、糖类、核苷酸及微量元素代谢异常等几个方面发现，高血压可能涉及这些特定代谢产物的改变（图 2-21-5）。

一、氨基酸代谢异常

正常人血中游离氨基酸水平是相对恒定的，它们在体内被用以合成具有多种生物活性的重要物质，如激素、酶、多肽、核酸及各种神经递质等，氨基酸种类、含量及代谢失衡会导致机体发生各种病理生理学改变。Yamakado 等[27]研究发现，血浆游离氨基酸轮廓图可用来准确预测四年内糖尿病、代谢综合征、高胰岛素血症及高血压的发病风险。研究表明，高血压患者多伴有游离氨基酸失衡。与健康人血浆游离氨基酸对比，高血压患者体内缬氨酸、亮氨酸、异亮氨酸、苯丙氨酸四种必需氨基酸升高，非必需氨基酸中，丙氨酸、精氨酸升高，而牛磺酸与谷氨酸、鸟氨酸、甘氨酸、丝氨酸、羟脯氨酸均有不同程度的降低[28]。缬氨酸属于支链氨基

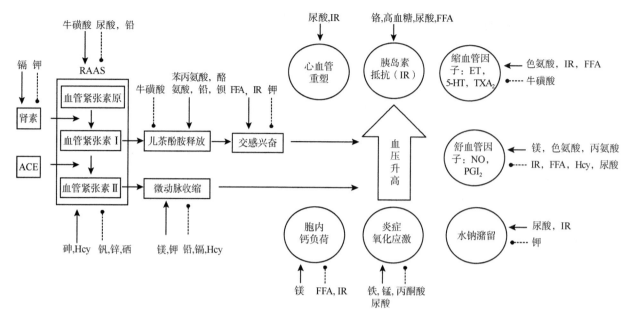

图 2-21-5　各代谢产物与微量元素在高血压发病机制中的作用（实线箭头：促进；虚线箭头：抑制）

ACE. 血管紧张素转换酶；RAAS. 肾素-血管紧张素-醛固酮系统；FFA. 游离脂肪酸；IR. 胰岛素抵抗；Hcy. 同型半胱氨酸；ET. 内皮素；

5-HT. 5-羟色胺；TXA$_2$. 血栓素 A$_2$；NO. 一氧化氮；PGI$_2$. 前列环素 I$_2$

酸，在氮的代谢中起着特殊的作用，支链氨基酸的转氨基是葡萄糖-丙氨酸循环中必不可少的一环，支链氨基酸的水平可反映机体整体合成代谢水平。丙氨酸是抑制性神经递质的一种，也是葡萄糖代谢的重要参与者与调控者。谷氨酸、鸟氨酸、甘氨酸是生物体内重要的生物活性介质，可通过调节自主神经及细胞内活性物质的信号转导间接调节血压。目前氨基酸对血压影响机制研究较多的有牛磺酸、含硫氨基酸、芳香族氨基酸等。

（一）牛磺酸与原发性高血压

牛磺酸在心血管、中枢神经系统中含量很高，在人体内由甲硫氨酸和半胱氨酸衍化而来[29]。以往临床研究和动物实验认为，牛磺酸可起到预防性降压作用[30, 31]。牛磺酸调节血压的可能机制有：①调节神经系统活动，高血压时机体交感神经活动增强，内源性升压因子儿茶酚胺类神经递质释放增多，牛磺酸可抑制儿茶酚胺释放、去甲肾上腺素转换、内源性阿片肽在下丘脑的过表达。②调节舒、缩血管活性物质生成，内皮素是目前已知的最强的血管收缩剂，可引起外周阻力增加，促进肾小管对钠水重吸收，还可促进平滑肌及心肌增殖，引起心血管重塑。而牛磺酸可降低心肌、主动脉、脑组织

及循环中的内皮素水平，并且在其某些作用环节上起到有效的作用。③抑制 RAAS，RAAS 是机体血压、血容量、水和电解质平衡的重要调节系统，过度激活的 RAAS 是导致高血压的原因之一，牛磺酸可降低局部及循环血管紧张素 II（Ang II）含量及血管紧张素转换酶抑制剂（ACEI）活性，拮抗 RAAS升压作用。④清除自由基及抗氧化作用，氧自由基能促进血管收缩、过氧化物生成，从而促进高血压发展及靶器官损害，牛磺酸能减少氧自由基的生成，并使谷胱甘肽、超氧化物歧化酶等抗氧化物增多，保护内皮细胞，减轻血管重构[30, 32, 33]。

（二）含硫氨基酸与原发性高血压

含硫氨基酸包括甲硫氨酸、半胱氨酸和胱氨酸。同型半胱氨酸是一种含巯基的氨基酸，主要来源于饮食中摄取的甲硫氨酸，是甲硫氨酸和半胱氨酸代谢过程中一个重要的中间产物，维生素 B$_6$、维生素 B$_{12}$ 及叶酸的缺乏会导致血液同型半胱氨酸水平的上升。同型半胱氨酸是心血管疾病的独立危险因素，其血浆浓度增高与高血压靶器官损害显著相关。可能机制有：①直接作用于血管平滑肌细胞，引起细胞内钙超载，导致血压升高、血管壁硬化。②过氧化作用致内皮损伤，进而影响一氧化氮生物利用度，导致肌动蛋白、肌凝蛋白硝基化变性失去

功能。③激活金属蛋白酶，降解弹性蛋白，引起血管壁结构破坏、功能失调，血管内皮病理性肥大、增生。④同型半胱氨酸抑制半胱氨酸转硫途径，内源性硫化氢生成减少，对血管紧张素活性抑制作用减弱，血管紧张素 II 含量增加[34]。

（三）芳香族氨基酸与原发性高血压

芳香族氨基酸包括苯丙氨酸、酪氨酸和色氨酸。苯丙氨酸和酪氨酸是儿茶酚胺类神经递质生物合成的前体，酪氨酸可促进肾上腺髓质递质合成，酪氨酸不足则中枢交感神经释放儿茶酚胺减少，外周交感活性增强，导致血压增高。色氨酸是必需氨基酸，经氧化脱羧生成 5-HT，5-HT 是血小板释放的内源性强力血管收缩剂，对已有内膜损伤的血管收缩作用更强，血小板、血浆 5-HT 水平的不断升高是高血压发生或引起高血压患者血压持续升高的重要因素之一[35]。

由此可见，除限钠降压外，高血压患者也应该调整其饮食结构，适当摄入叶酸、维生素 B6、维生素 B12 及牛磺酸，减少摄入动物脂肪及过多蛋白，尤其是同型半胱氨酸的前体物质甲硫氨酸、胱氨酸，并控制体重及血糖，纠正机体胰岛素抵抗，改善血脂紊乱，减缓代谢综合征对靶器官的损害。

二、脂类代谢异常

脂质、不饱和脂肪酸、甘油三酯属于脂类代谢途径产物[13]。Tromso 研究[36]显示，血胆固醇水平随血压升高而显著增加，呈独立正相关关系。

（一）脂质代谢与原发性高血压

脂质代谢紊乱导致高血压发生发展的机制仍未阐明，但已有研究证据支持的多种假说被提出，包括：①影响细胞膜脂质结构，进而影响膜 Ca^{2+} 转运。高血压患者血清总胆固醇（TC）、甘油三酯（TG）、低密度脂蛋白胆固醇（LDL-C）等脂质成分均可作用于细胞膜，使其通透性等理化性质改变，促进细胞 Ca^{2+} 内流。②直接损害内皮细胞功能，氧化型低密度脂蛋白（oxidized low density lipoprotein，ox-LDL）作用于内皮细胞，导致舒张血管的一氧化氮与前列环素释放减少，缩血管生物活性物质如内皮素、血栓烷增多，导致血压升高。③与胰岛素抵抗协同作用，胰岛素抵抗可导致血液胰岛素水平升高，外周游离脂肪酸释放，甘油三酯肝脏合成及清除减少，极低密度脂蛋白胆固醇（very low density lipoproteincholesterol，VLDL-C）合成增加及高密度脂蛋白胆固醇（HDL-C）降解，而糖尿病、高胰岛素血症、肥胖、脂质代谢紊乱等常常合并存在于高血压患者，提示胰岛素抵抗、脂质代谢紊乱与高血压存在密切联系。④共同遗传分子生物学关联机制，4 号染色体上一个影响血清游离脂肪酸的基因位点同时与收缩压显著相关，联系舒张压与清除血浆脂蛋白中所含甘油三酯的脂蛋白脂酶的基因位点在 8 号染色体短臂上，联系收缩压与血载脂蛋白水平的基因位点在邻近 19 号染色体长臂[37-40]。

（二）游离脂肪酸与原发性高血压

FFA 是细胞膜脂质结构和血栓烷等合成的前体，以及脂肪代谢的中间产物，也是人体重要的能源物质之一。既往研究表明，FFA 是 EH 的潜在生物标志物，在 EH 的发展中发挥重要作用[40]。

一项大规模流行病学调查显示：无论体重正常、超重还是肥胖，高血压患者体内的 FFA 水平均高于血压正常者，且 FFA 与血压显著相关，血浆 FFA 水平与收缩压呈正相关关系，是高血压的独立危险因素，并可预测高血压的发病[13]。

FFA 升高血压的可能机制有：①促血管收缩活性物质的生成，花生四烯酸是人体必需的游离脂肪酸之一，也是产生血栓烷和前列环素的共同底物，TXA_2 强烈促血管收缩、血压升高，而 PGI_2 是舒血管因子。花生四烯酸水平升高，促进血小板聚集，大量释放其微粒体中的血栓烷合成酶，使循环及内皮细胞中 TXA_2 含量增加，血管强烈收缩，血压升高，且研究表明，大剂量花生四烯酸主要增加 TXA_2 含量，PGI_2 含量无明显增加。②增加胰岛素抵抗作用，血浆高水平的 FFA 促进胰岛 B 细胞凋亡，影响靶器官利用胰岛素，同时使微血管发生病变，功能下调，导致胰岛素抵抗，从而促使高血压的发生和发展。③增加 α_1 受体对儿茶酚胺的敏感性，使交感神经兴奋性增强，且促进血管紧张素分泌增加，使血管收缩、外周阻力增加。④刺激大量炎症因子如髓过氧化物酶的产生，损伤血管内皮细胞功能，损伤的内皮细胞又触发大量炎症因子的释放。⑤抑制血管内皮细胞内皮型一氧化氮合酶（eNOS）活性，使内皮源性一氧化氮合成减少，从而内皮依赖性血管舒张功能受损。⑥激活蛋白激酶 C，抑制 Na^+-K^+-ATP 酶的功能，导致细胞内 Ca^{2+} 平衡紊乱，致使细胞内 Ca^{2+} 水平升高[41-45]。

三、糖类代谢异常

高血糖是心血管疾病的主要危险因素，与高血压有着密切关系，流行病学调查显示，在高血糖人群中高血压的患病比率明显高于普通人群[46]。

（一）胰岛素抵抗与原发性高血压

多数研究者认为，高血糖与高血压之间共同的病理生理基础即胰岛素抵抗（IR）。研究显示，IR 在 EH 患者中发生率为 58.0%，而当高血压患者同时合并糖尿病或血脂异常时，发生率更是高达 95.2%。近年来分子生物学研究结果也证实了高血压和 IR 的联系，Guo 等[47]应用胰岛素钳夹试验研究墨西哥裔美国人高血压患者，结果显示 *AGT*、*NOS3*、*NPPA*、*ADRB2*、*ADD1* 和 *SCNN1A* 这些高血压基因同时也是 IR 的基因标志。

IR 导致高血压的可能机制有：①血管内皮细胞依赖的舒张血管作用受损，IR 造成机体高胰岛素血症状态。高水平胰岛素能刺激主动脉内皮细胞合成和分泌内皮素，该作用与胰岛素浓度呈正相关，抑制磷脂酰肌醇 -3- 羟激酶（phosphatidylinositol 3-kinase，PI3K）进而影响 NO 合成，造成循环 NO 与 ET 水平的失调。高胰岛素血症还可引起纤溶酶原激活物抑制物 1（plasminogen activator inhibitor-1，PAI-1）的增加及红细胞膜流动受限，使血液处于高凝状态，血流阻力增加，加快高血压发展。②促进交感神经系统活化。③拮抗 RAAS 作用受损，高胰岛素血症可刺激内皮细胞合成 NO 减少。④抗利尿作用，促水钠潴留，IR 时，肾近曲小管重吸收钠增加，肾小球滤过率下降，引起水钠潴留，血压升高。⑤影响细胞电解质平衡，IR 时，Na^+-K^+-ATP 酶和 Ca^{2+}-ATP 酶活性降低，细胞内 Ca^{2+} 浓度升高，抑制血管舒张，周围血管阻力增加。⑥促心血管重塑，高胰岛素血症状态下，细胞对生长因子敏感性增加，血管平滑肌细胞迁移、增殖和心肌细胞增殖造成管壁肥厚及管腔狭窄，心血管重塑[48-50]。

（二）乳酸与原发性高血压

乳酸是糖酵解的产物，缺氧是引起乳酸增加的重要因素，其代谢异常是能量代谢紊乱的标志。高血压伴发心肌肥大、血管不完全生成等病理改变时，细胞和组织血供及氧供不足，造成代谢紊乱。正常生理状态下，心肌可摄取乳酸作为能量来源，乳酸转化为丙酮酸，进入三羧酸循环进行能量合成。高血压靶器官损害造成的心肌缺血缺氧使乳酸的摄入和利用减少，乳酸盐合成与释放增加。临床研究显示，血清乳酸盐水平与平均动脉压、收缩压及舒张压水平相关。一项前瞻性调查表明，血清乳酸盐可作为预测高血压发生的危险因素之一，尤其是对于先前血压处于正常水平的女性个体，并且乳酸盐的升高先于血压的升高[51]。

（三）丙酮酸与原发性高血压

丙酮酸是三大营养物质进入三羧酸循环进行有氧代谢的媒介，丙酮酸调节三羧酸循环的水平，对维持组织细胞的能量代谢具有重要作用。心脏是高血压累及的主要靶器官，长期血压升高可引起心肌细胞肥大、左室肥厚，并可加速血管动脉硬化，冠状动脉循环储备功能下降，易发生心肌缺血。丙酮酸对组织细胞如心肌细胞、血管内皮细胞、红细胞等有保护作用。在心肌缺血再灌注损伤和氧化应激损伤中，心肌细胞可利用丙酮酸进行能量代谢，改善糖代谢紊乱，减缓高能磷酸盐的代谢耗竭，生成更多胞内 NAD^+ 进行能量供给。丙酮酸的 α-酮酸结构使其具有强抗氧化特性，可与氧自由基发生非酶促反应，抑制氧自由基和亚硝酸基介导的细胞损伤和炎症细胞的迁移，并且丙酮酸盐可以稳定血管内皮细胞功能，抑制糖基化反应，保护血管内皮细胞 NO 的生成。在缺氧缺血条件下，丙酮酸对红细胞也有保护作用，主要机制为促葡萄糖转入和改善糖酵解，抗氧化应激和纠正细胞酸中毒[52]。

四、核酸代谢异常

（一）尿酸与原发性高血压相关性研究

尿酸是核酸中嘌呤在体内代谢的终末产物，其含量与体内核酸分解代谢速度及肾的排泄功能有关。如果尿酸生成增加和（或）排出减少，尿酸蓄积可导致高尿酸血症。大量前瞻性调查和多中心临床研究显示，血清尿酸水平是心血管疾病的独立危险因素，两者互相影响，互相促进。尿酸水平的增高与 EH 的风险增加呈一致性、连贯性趋势，血清尿酸每增加 1mg/dl 会使高血压发病率增加约 20%，血压升高发生风险增加 1.11 倍，并且高尿酸血症可加重高血压靶器官损害，具有靶器官损伤的高血压患者其血尿酸水平明显要高于没有靶器官损伤的患者。此外，代谢组学研究结果也表明，EH 合并高尿酸血症组的脂代谢紊乱、糖代谢紊乱较单纯高尿酸血症组更为严重。同时，高血压也可影响血尿酸水平，高血压分级及危险程度越高，其血尿酸水平也越高。通过使用别嘌呤醇和苯碘达隆等干预方法降低尿酸，同时也降低了血压水平[53]。Syamala、Feig 等[54]研究显示，高尿酸血症先于高血压形成，提示高尿酸血症不是高血压的结果。

（二）尿酸与原发性高血压发病机制

大量基础实验及临床研究表明，尿酸介导高血压病程主要分为两个阶段：前期尿酸通过激活肾素-血管紧张素系统下调 NO，抑制血管内皮依赖舒张功能，引发阻力血管的持续收缩，导致高血压发生；后期尿酸主要通过促进血管平滑肌细胞增殖及引发肾脏尿钠排泄系统受损等综合因素导致高血压的进展，而炎症及氧化应激反应的激活可贯穿病程始终。具体机制如下：①激活肾素-血管紧张素系统，高尿酸可直接激活 RAAS，也可通过降低胰岛素敏感性即诱导 IR 使 RAAS 亢进，交感系统兴奋，外周阻力增加，并最终导致水、钠潴留，血容量增加。②降低 NO 水平，高尿酸血症时，肾脏致密斑及内皮细胞的 NOS 表达下调，导致 NO 合成受到抑制。NO 水平降低可使内皮细胞 ACE 活性上调，Ang II 和超氧阴离子的生成增加，导致阻力血管显著收缩，造成持续的血压升高。③促进血管重构，血管平滑肌细胞膜上的尿酸盐转运子 1（uric acid transporter 1，URAT1）可使尿酸进入胞内。胞内尿酸水平升高，激活特异性细胞丝裂原活化蛋白激酶（mitogen-activated protein kinase，MAPK）通路，上调局部血栓素（thromboxane，TXA）、血小板源性生长因子（PDGF）的表达，导致血管平滑肌细胞的增殖、迁移，血管发生重塑。④损伤机体尿钠

排泄系统，高浓度的尿酸盐沉积在肾小管和肾间质，引发肾小管肥大及扩张，导致肾功能损害，肾小球滤过率下降，引起水钠潴留，尿酸沉积同时造成肾动脉及肾小球硬化，影响压力排钠机制，导致盐依赖性高血压。⑤诱发炎症、氧化应激反应，尿酸盐可促进低密度脂蛋白和脂质的过氧化，使活性氧（ROS）生成增加，此外，沉积于动脉管壁的尿酸盐结晶通过 Toll 样受体介导激活嗜中性粒细胞碱性磷酸酶 3（neutrophilic alkaline phosphatase 3，NALP3）炎症小体，上调 IL-1β 表达，以及激活 NF-κB 而上调单核细胞趋化蛋白（monocyte chemotactic protein，MCP）表达，同时直接刺激中性粒细胞及单核细胞释放 IL-1、IL-6、TNF-α，尿酸在血管平滑肌细胞内通过导致血管内膜损伤及炎症反应[55-62]。

（三）高尿酸血症与原发性高血压

EH 是高尿酸血症的促发因素，其可能的作用机制如下：①高血压引起大血管及微血管病变，导致组织缺氧，血乳酸水平增高，与尿酸竞争排泄。此外，局部乳酸的增加可减少尿酸盐的清除，最终导致高尿酸血症。②长期进行性高血压造成肾小动脉硬化、肾小管受损，影响肾脏的正常排泄功能，从而导致尿酸排泄障碍。③高血压患者长期使用噻嗪类利尿剂，影响尿酸代谢，血尿酸水平增高[55]。

综上所述，EH 与高尿酸血症相互影响、相互促进，造成肾功能损害与血压升高的恶性循环。因此，血尿酸水平有望成为 EH 早期诊断、治疗和评价预后的新指标，对高尿酸血症的早期预防及干预具有重要的临床意义。

五、矿物质元素异常

矿物质元素是生物体内某些酶、激素和蛋白质的重要组成部分，参与生物体内多种代谢途径，对生命活动的维持发挥着重要作用。已知在人体发挥重要生理功能的矿物质元素至少有 14 种，即铁、铜、锌、钴、钒、铬、镍、锡、氟、碘、硒、硅、钼、锰。代谢组学研究发现，高血压患者存在矿物质元素代谢异常，患者尿液中矿物质元素含量与正常人相比具有显著差异。矿物质元素对血压的调节和影响是多方面的（表 2-21-1），既可导致动脉管

壁发生退行性改变，间接引起血压升高，亦可直接参与血压的调节。根据已较为明确的对血压影响机制的不同，可大致将矿物质元素紊乱划分为以下四组：①通过氧化应激途径影响血压的元素，主要包括铜、锌、锰、铬、铁等；②影响心肌或血管糖脂代谢的元素，主要包括硒、钼、钴、钒；③影响肾脏对血压的调节能力的元素，主要包括铅、钡、镉、砷等；④通过影响血管张力调控血压的元素，主要包括镁、钾、钠、钙。

表 2-21-1　矿物质元素对血管的作用[63]

舒血管因素	缩血管因素	两者兼有的元素
Cr	As	Al
Co	Ba	Cd
Cu	Ca	Li
I	La	Se
Fe	Pb	
Mg	Mn	
Ni	Hg	
P	Rb	
K	Na	
Sn	Sr	
Ti	Tl	
Zn	V	

（一）通过氧化应激途径影响血压的元素

机体铜缺乏时，可促发及加剧高血压，铜影响血压的机制主要是：①影响体内酪氨酸酶和多巴胺β-羟化酶的催化过程，从而影响去甲肾上腺素的合成。②影响血管内皮细胞合成、分泌 PGI₂，血管舒张作用紊乱。③促进动脉硬化，铜主要通过参与构成赖氨酸氧化酶、超氧化物歧化酶（superoxide dismutase，SOD）在机体氧化还原体系中发挥作用。铜缺乏使酶的作用减弱，弹性蛋白和胶原蛋白合成受抑制，血管壁弹性降低，脆性增加，进而导致动脉硬化，影响血压的调节[64]。

锌对血压有明显影响，锌的降压作用主要有：①参与构成血管紧张素酶活性部位，调节 Ang Ⅱ 的生成。②参与细胞膜蛋白构成，稳定细胞膜的结构和功能，此外缺锌还可引起体内亚油酸代谢紊乱，影响生物膜的稳定性。③与其他元素相互作用，如拮抗镉、铅对生物膜的损害作用。④缺锌时味觉敏

感度降低，导致钠摄入增多，增加血容量[65]。

锰是多种重要生物酶的活性中心、激活剂或辅基，参与维持机体重要生理功能与生化过程。研究表明机体锰水平降低可导致 Mn-SOD 活性降低，自由基清除减少。同时，锰缺乏可使脂质代谢发生紊乱，造成动脉硬化加剧，高血压、冠心病等心脑血管疾病发病率增加[66]。

铬主要通过胰岛素的介导参与脂肪、蛋白质的代谢和糖耐量的维持。高血压患者存在血清铬水平降低。低铬影响胰岛素与胰岛素受体的结合，干预胰岛素发挥生物效应，导致高血糖的发生；另外，低铬可干扰脂肪代谢，导致机体循环内脂肪及类脂物质的含量明显增加，加速动脉硬化[67]。

铁在心血管疾病发生发展中具有多方面的作用。Piperno 等[68]研究发现，血清铁蛋白在男性高血压患者中普遍增高，并且这类患者更容易发生代谢的改变。此外，缺铁性贫血患者不易患心脑血管疾病，适当限制膳食铁的摄入有助于妊娠期高血压的防治。作用机制可能为高铁使血细胞比容升高，血管内壁不饱和脂肪酶过氧化作用增强，过氧化自由基增多导致弹性蛋白破坏，促进动脉硬化的形成。

（二）影响心肌或血管糖脂代谢的元素

硒谷胱甘肽过氧化物酶（selenium-dependent glutathione peroxidase，Se-GPx）的活性部分是硒半胱氨酸，该酶可清除体内过氧化物，维持细胞膜稳定性。Se-GPx 与心血管系统疾病关系密切，其含量及活性与动脉硬化和原发性高血压呈负相关关系。硒在体内转化成硒酶，该酶的主要功能是清除血管壁损伤处聚集的胆固醇，使血管保持畅通。硒对血压的影响涉及以下机制：①拮抗肾素-血管紧张素系统。亚硒酸钠可抑制大鼠注射 Ang Ⅱ 后引起的血压升高。②促进前列腺素系统激活。③拮抗其他可诱发高血压的元素的作用。④影响 Na^+-K^+-ATP 酶和 Ca^{2+}-Mg^{2+}-ATP 酶活性[69]。

钼参与维持心肌细胞的能量代谢，对心肌具有保护作用，缺钼可造成心肌坏死。钼与硒是协同关系，缺钼可影响机体对硒的吸收，间接地影响血压变化[70]。

研究表明，钴的长期减少或缺乏与高血压的发生相关，脑力劳动者头发中钴的含量低于体力劳动者，其高血压病发病比率也较高。流行病调查显示，

高血压患者血清中钴明显低于正常人。喂食钴盐可使动物血压下降，并对高血压的靶器官损害、肾脏损害具有保护作用[71]。动物试验中对高血压的大鼠投喂含钒饮食可降低血中血管紧张素Ⅱ水平，使收缩压下降，达到降压目的[72]。

（三）影响肾脏对血压的调节能力的元素

铅引起高血压的可能机制包括：①作用于肾小球旁器，刺激肾素分泌，激活 RAAS。②增加血中儿茶酚胺水平，同时减弱β受体调节的血管扩张作用，增强α受体调节的血管收缩作用。③直接引起血管平滑肌收缩。④损害肾组织、肾功能，间接引起血压升高[73]。微量元素钡主要通过参与儿茶酚胺的代谢，引起血压升高[74]。

镉诱发高血压的机制可能包括：①增强肾素活性，影响儿茶酚胺代谢。②直接作用于血管壁引起血管收缩，增强外周阻力。③直接作用于肾小管，促进水钠潴留、血容量扩张，造成血压增高。④影响锌、硒等元素代谢。若体内镉升高或锌降低，造成镉/锌值升高，则镉对机体的毒性作用增强从而导致高血压的形成[75]。慢性砷中毒可造成肾脏和神经缺陷，并且妨碍酶的正常功能，机体血管紧张素水平升高，最终诱发高血压的发生[76]。

（四）通过影响血管张力调控血压的元素

镁、钾、钠、钙等电解质在高血压病中发挥关键作用。

镁的降压机制可能包括：①作用于血管平滑肌扩张小动脉，阻断交感神经节，引起外周血管如肾血管的舒张，使血压下降。②激活钠泵和腺苷激酶，拮抗钙对血管平滑肌的作用，缺镁可使胞内钠浓度升高。③调节前列腺素生成[77]。

钾的降压作用，主要是通过：①调节交感神经的活性。②抑制近曲小管和远曲小管对钠的重吸收，增加钠的排泄。③抑制肾素分泌，降低血浆肾素活性，拮抗血管紧张素Ⅱ对醛固酮的促进作用。④激活 Na^+-K^+-ATP 酶，作用于血管平滑肌，扩张小动脉，降低周围血管阻力。⑤稳定细胞膜[78]。钠在盐敏感高血压中的作用已得到广泛研究，过量摄入钠盐可造成钠-水潴留，血容量增加，使血压升高[78]。

高血压患者体内普遍存在"三高一低"现象：细胞内钙增高，肾脏排泄钙增高，甲状旁腺激素增

高和机体缺钙。使用各种抗高血压药物能降低细胞内钙离子浓度，从而松弛血管，使血压降低。低血钙可促使血管平滑肌细胞内钠水平增高，细胞膜的钙离子通道开放，导致胞内钙离子浓度升高，同时，低血钙上调血清甲状旁腺素，使血管收缩增强，外周血管阻力增加，促进高血压的发生。研究显示，高钙饮食具有明显的降压作用，且血压与钙的摄入量成反比。补钙的降压机制可能是：①降低血浆肾素降低及 AngⅡ受体活性，抑制 RAAS。②稳定细胞膜和保护心肌，钙结合在细胞膜上可降低细胞膜通透性，提高兴奋阈。③增加钠排泄，拮抗高钠所致尿钾排泄增加。④影响磷、维生素 D_3、甲状旁腺代谢，抑制甲状旁腺产生"致高血压因子"。⑤钙自身可阻断钙通道，细胞外钙无法进入胞内[79]。

高血压是心脑血管疾病的独立危险因素，当高血压合并肥胖、脂质代谢异常、糖耐量异常、氨基酸代谢异常、微量元素紊乱等代谢因素时，可对靶器官造成更大的损害，且合并代谢综合征的成分越多，患者心血管疾病变越严重，不良心血管事件的比例也越高[80]。代谢组学关注的是小分子代谢产物，基因和蛋白质表达的微小改变可以在代谢物上得到放大，代谢物的数量级又远小于基因和蛋白质的数目，从而弥补了基因组学和蛋白质组学等微观研究的不足。我们相信，随着代谢组学技术的不断革新，通过代谢组学对高血压病的发病机制、危险因素、各类抗高血压药物及治疗手段的作用机制、个体化药物治疗等方面的深入研究，高血压病的早期诊断、防治措施及预后判断等领域必将出现重大的突破。

（黄　辉）

参 考 文 献

[1] Jordan KW, Nordenstam J, Lauwers GY, et al. Metabolomic characterization of human rectal adenocarcinoma with intact tissue magnetic resonance spectroscopy[J]. Dis Colon Rectum, 2009, 52（3）：520-525.

[2] Nicholson JK, Lindon JC, Holmes E. Metabonomics: Understanding the metabolic responses of living systems to pathophysiological stimuli via multivariate statistical analysis of biological NMR spectroscopic data[J]. Xenobiotica, 1999, 29（11）：1181-1189.

[3] Nicholson JK, Connelly J, Lindon JC, et al. Metabonomics: A platform for studying drug toxicity and gene

function[J]. Nat Rev Drug Discov, 2002, 1（2）: 153-161.

[4] Brindle JT, Antti H, Holmes E, et al. Rapid and noninvasive diagnosis of the presence and severity of coronary heart disease using 1H-NMR-based metabonomics[J]. Nat Med, 2002, 8（12）: 1439-1444.

[5] Fava F, Lovegrove JA, Gitau R, et al. The gut microbiota and lipid metabolism: Implications for human health and coronary heart disease[J]. Curr Med Chem, 2006, 13(25): 3005-3021.

[6] Taylor J, King RD, Altmann T, et al. Application of metabolomics to plant genotype discrimination using statistics and machine learning[J]. Bioinformatics, 2002, 18 Suppl 2: S241-S248.

[7] Kouskoumvekaki I, Panagiotou G. Navigating the human metabolome for biomarker identification and design of pharmaceutical molecules[J]. J Biomed Biotechnol, 2011, 2011: 525497.

[8] Yang J, Xu G, Zheng Y, et al. Diagnosis of liver cancer using HPLC-based metabonomics avoiding false-positive result from hepatitis and hepatocirrhosis diseases[J]. J Chromatogr B Analyt Technol Biomed Life Sci, 2004, 813（1-2）: 59-65.

[9] Klawitter J, Haschke M, Kahle C, et al. Toxicodynamic effects of ciclosporin are reflected by metabolite profiles in the urine of healthy individuals after a single dose[J]. Br J Clin Pharmacol, 2010, 70（2）: 241-251.

[10] Al Zweiri M, Sills GJ, Leach JP, et al. Response to drug treatment in newly diagnosed epilepsy: A pilot study of（1）HNMR-and MS-based metabonomic analysis[J]. Epilepsy Res, 2010, 88（2-3）: 189-195.

[11] Martin-Sanz P, Olmedilla L, Dulin E, et al. Presence of methylated arginine derivatives in orthotopic human liver transplantation: Relevance for liver function[J]. Liver Transpl, 2003, 9（1）: 40-48.

[12] Brindle JT, Nicholson JK, Schofield PM, et al. Application of chemometrics to 1H NMR spectroscopic data to investigate a relationship between human serum metabolic profiles and hypertension[J]. Analyst, 2003, 128（1）: 32-36.

[13] Fagot-Campagna A, Balkau B, Simon D, et al. High free fatty acid concentration: An independent risk factor for hypertension in the Paris Prospective Study[J]. Int J Epidemiol, 1998, 27（5）: 808-813.

[14] Pannier BM, Cambillau MS, Vellaud V, et al. Abnormalities of lipid metabolism and arterial rigidity in young subjects with borderline hypertension[J]. Clin Invest Med, 1994, 17（1）: 42-51.

[15] Holmes E, Loo RL, Stamler J, et al. Human metabolic phenotype diversity and its association with diet and blood pressure[J]. Nature, 2008, 453（7193）: 396-400.

[16] 蒋海强, 聂磊, 李运伦. 高血压病肝阳上亢证患者尿液代谢指纹图谱研究[J]. 上海中医药大学学报, 2010, 3: 43-45.

[17] 蒋海强, 李运伦. 高血压病肝阳上亢证代谢网络构建及特征分析[J]. 世界科学技术-中医药现代化, 2013, 5: 942-946.

[18] Akira K, Masu S, Imachi M, et al. 1H NMR-based metabonomic analysis of urine from young spontaneously hypertensive rats[J]. J Pharm Biomed Anal, 2008, 46(3): 550-556.

[19] Lu Y, AJ, Wang G, et al. Gas chromatography/time-of-flight mass spectrometry based metabonomic approach to differentiating hypertension-and age-related metabolic variation in spontaneously hypertensive rats[J]. Rapid Commun Mass Spectrom, 2008, 22（18）: 2882-2888.

[20] Akira K, Imachi M, Hashimoto T. Investigations into biochemical changes of genetic hypertensive rats using 1H nuclear magnetic resonance-based metabonomics[J]. Hypertens Res, 2005, 28（5）: 425-430.

[21] 陈晓虎, 方祝元, 王广基, 等. 厄贝沙坦敏感与不敏感高血压患者的血清代谢谱差异分析[J]. 现代预防医学, 2011, 21: 4502-4506.

[22] Wikoff WR, Frye RF, Zhu H, et al. Pharmacometabolomics reveals racial differences in response to atenolol treatment[J]. PLoS One, 2013, 8（3）: e57639.

[23] Rotroff DM, Shahin MH, Gurley SB, et al. Pharmacometabolomic assessments of atenolol and hydrochlorothiazide treatment reveal novel drug response phenotypes[J]. CPT Pharmacometrics Syst Pharmacol, 2015, 4（11）: 669-679.

[24] Aa JY, Wang GJ, Hao HP, et al. Differential regulations of blood pressure and perturbed metabolism by total ginsenosides and conventional antihypertensive agents in spontaneously hypertensive rats[J]. Acta Pharmacol Sin, 2010, 31（8）: 930-937.

[25] Altmaier E, Fobo G, Heier M, et al. Metabolomics approach reveals effects of antihypertensives and lipid-lowering drugs on the human metabolism[J]. Eur J Epidemiol, 2014, 29（5）: 325-336.

[26] Au A, Cheng KK, Wei LK. Metabolomics, lipidomics and pharmacometabolomics of human hypertension[J]. Adv Exp Med Biol, 2017, 956: 599-613.

[27] Yamakado M, Nagao K, Imaizumi A, et al. Plasma free amino acid profiles predict four-year risk of developing diabetes, metabolic syndrome, dyslipidemia, and hypertension in Japanese population[J]. Scientific Reports, 2015, 5: 11918.

[28] 刘春兰, 刘勇, 曲卫, 等. 血浆游离氨基酸的水平变化

与高血压病的相关性[J]. 实用医药杂志，2002，12：926-928.

[29] Fujita T，Sato Y. Hypotensive effect of taurine. Possible involvement of the sympathetic nervous system and endogenous opiates[J]. J Clin Invest，1988，82（3）：993-997.

[30] Militante JD，Lombardini JB. Treatment of hypertension with oral taurine：Experimental and clinical studies[J]. Amino Acids，2002，23（4）：381-393.

[31] Akira K，Hichiya H，Morita M，et al. Metabonomic study on the biochemical response of spontaneously hypertensive rats to chronic taurine supplementation using（1）HNMR spectroscopic urinalysis[J]. J Pharm Biomed Anal，2013，85：155-161.

[32] Azuma M，Takahashi K，Fukuda T，et al. Taurine attenuates hypertrophy induced by angiotensin Ⅱ in cultured neonatal rat cardiac myocytes[J]. Eur J Pharmacol，2000，403（3）：181-188.

[33] Conlay LA，Maher TJ，Wurtman RJ. Tyrosine increases blood pressure in hypotensive rats[J]. Science，1981，212（4494）：559-560.

[34] Rodrigo R，Passalacqua W，Araya J，et al. Homocysteine and essential hypertension[J]. J Clin Pharmacol，2003，43（12）：1299-1306.

[35] Virdis A，Ghiadoni L，Salvetti G，et al. Hyperhomocyst（e）inemia：Is this a novel risk factor in hypertension?[J]. J Nephrol，2002，15（4）：414-421.

[36] Bonaa KH，Thelle DS. Association between blood pressure and serum lipids in a population. The Tromso Study[J]. Circulation，1991，83（4）：1305-1314.

[37] Doris PA，Fornage M. The transcribed genome and the heritable basis of essential hypertension[J]. Cardiovasc Toxicol，2005，5（2）：95-108.

[38] Schopfer FJ，Cipollina C，Freeman BA. Formation and signaling actions of electrophilic lipids[J]. Chem Rev，2011，111（10）：5997-6021.

[39] Burger CD，Foreman AJ，Miller DP，et al. Comparison of body habitus in patients with pulmonary arterial hypertension enrolled in the Registry to Evaluate Early and Long-term PAH Disease Management with normative values from the National Health and Nutrition Examination Survey[J]. Mayo Clin Proc，2011，86（2）：105-112.

[40] Setsuta K，Seino Y，Mizuno K. Heart-type fatty acid-binding protein is a novel prognostic marker in patients with essential hypertension[J]. Int J Cardiol，2014，176（3）：1323-1325.

[41] Mu YM，Yanase T，Nishi Y，et al. Saturated FFAs，palmitic acid and stearic acid，induce apoptosis in human granulosa cells[J]. Endocrinology，2001，142（8）：3590-3597.

[42] Sun Y，Liu S，Ferguson S，et al. Phosphoenolpyruvate carboxykinase overexpression selectively attenuates insulin signaling and hepatic insulin sensitivity in transgenic mice[J]. J Biol Chem，2002，277（26）：23301-23307.

[43] Azekoshi Y，Yasu T，Watanabe S，et al. Free fatty acid causes leukocyte activation and resultant endothelial dysfunction through enhanced angiotensin Ⅱ production in mononuclear and polymorphonuclear cells[J]. Hypertension，2010，56（1）：136-142.

[44] De Jongh RT，Serne EH，Ijzerman RG，et al. Free fatty acid levels modulate microvascular function：Relevance for obesity-associated insulin resistance，hypertension，and microangiopathy[J]. Diabetes，2004，53（11）：2873-2882.

[45] Davda RK，Stepniakowski KT，Lu G，et al. Oleic acid inhibits endothelial nitric oxide synthase by a protein kinase C-independent mechanism[J]. Hypertension，1995，26（5）：764-770.

[46] Liu L. The study of hypertension in China[J]. Blood Press，2004，13（2）：72-74.

[47] Guo X，Cheng S，Taylor KD，et al. Hypertension genes are genetic markers for insulin sensitivity and resistance[J]. Hypertension，2005，45（4）：799-803.

[48] Solymoss BC，Marcil M，Chaour M，et al. Fasting hyperinsulinism，insulin resistance syndrome，and coronary artery disease in men and women[J]. Am J Cardiol，1995，76（16）：1152-1156.

[49] Nagai M，Kamide K，Rakugi H，et al. Role of endothelin-1 induced by insulin in the regulation of vascular cell growth[J]. Am J Hypertens，2003，16（3）：223-228.

[50] Tsuda K，Kinoshita Y，Nishio I，et al. Hyperinsulinemia is a determinant of membrane fluidity of erythrocytes in essential hypertension[J]. Am J Hypertens，2001，14（5 Pt 1）：419-423.

[51] Lian H，Zhuo SQ，Tian XT，et al. Increased plasma lactate level is associated with subclinical cardiovascular damage in patient with non-dipping hypertension[J]. Clin Exp Hypertens，2016，38（6）：541-544.

[52] Picano E，Palinkas A，Amyot R. Diagnosis of myocardial ischemia in hypertensive patients[J]. J Hypertens，2001，19（7）：1177-1183.

[53] Verdecchia P，Schillaci G，Reboldi G，et al. Relation between serum uric acid and risk of cardiovascular disease in essential hypertension. The PIUMA study[J]. Hypertension，2000，36（6）：1072-1078.

[54] Feig DI. Hyperuricemia and hypertension[J]. Adv Chronic Kidney Dis，2012，19（6）：377-385.

[55] Mazzali M，Hughes J，Kim YG，et al. Elevated uric acid increases blood pressure in the rat by a novel crystal-

independent mechanism[J]. Hypertension, 2001, 38（5）：1101-1106.

[56] Strazzullo P, Puig JG. Uric acid and oxidative stress: Relative impact on cardiovascular risk?[J]. Nutr Metab Cardiovasc Dis, 2007, 17（6）：409-414.

[57] Price KL, Sautin YY, Long DA, et al. Human vascular smooth muscle cells express a urate transporter[J]. JAm Soc Nephrol, 2006, 17（7）：1791-1795.

[58] Ogino K, Kato M, Furuse Y, et al. Uric acid-lowering treatment with benzbromarone in patients with heart failure: A double-blind placebo-controlled crossover preliminary study[J]. Circ Heart Fail, 2010, 3（1）：73-81.

[59] Khosla UM, Zharikov S, Finch JL, et al. Hyperuricemia induces endothelial dysfunction[J]. Kidney Int, 2005, 67（5）：1739-1742.

[60] Johnson RJ, Schreiner GF. Hypothesis: the role of acquired tubulointerstitial disease in the pathogenesis of salt-dependent hypertension[J]. Kidney Int, 1997, 52（5）：1169-1179.

[61] Forman JP, Choi H, Curhan GC. Uric acid and insulin sensitivity and risk of incident hypertension[J]. Arch Intern Med, 2009, 169（2）：155-162.

[62] Feig DI, Nakagawa T, Karumanchi SA, et al. Hypothesis: Uric acid, nephron number, and the pathogenesis of essential hypertension[J]. Kidney Int, 2004, 66（1）：281-287.

[63] Loyke HF. Effects of elements on blood pressure[J]. Biol Trace Elem Res, 1997, 58（1-2）：1-12.

[64] Klevay LM. Cardiovascular disease from copper deficiency—a history[J]. J Nutr, 2000, 130（2S Suppl）：489s-492s.

[65] Kunutsor SK, Laukkanen JA. Serum zinc concentrations and incident hypertension: New findings from a population-based cohort study[J]. J Hypertens, 2016, 34（6）：1055-1061.

[66] Poreba R, Gac P, Poreba M, et al. Relationship between chronic exposure to lead, cadmium and manganese, blood pressure values and incidence of arterial hypertension[J]. Med Pr, 2010, 61（1）：5-14.

[67] Preuss HG, Gondal JA, Bustos E, et al. Effects of chromium and guar on sugar-induced hypertension in rats[J]. Clin Nephrol, 1995, 44（3）：170-177.

[68] Piperno A, Trombini P, Gelosa M, et al. Increased serum ferritin is common in men with essential hypertension[J]. J Hypertens, 2002, 20（8）：1513-1518.

[69] Kuruppu D, Hendrie HC, Yang L, et al. Selenium levels and hypertension: A systematic review of the literature[J].

Public Health Nutr, 2014, 17（6）：1342-1352.

[70] Mark SD, Wang W, Fraumeni JF Jr, et al. Do nutritional supplements lower the risk of stroke or hypertension?[J]. Epidemiology, 1998, 9（1）：9-15.

[71] Ajibade TO, Oyagbemi AA, Omobowale TO, et al. Quercetin and vitamin C mitigate cobalt chloride-induced hypertension through reduction in oxidative stress and nuclear factor Kappa Beta（NF-κb）expression in experimental rat model[J]. Biol Trace Elem Res, 2016, 175（2）：347-359.

[72] Shi SJ, Preuss HG, Abernethy DR, et al. Elevated blood pressure in spontaneously hypertensive rats consuming a high sucrose diet is associated with elevated angiotensin II and is reversed by vanadium[J]. J Hypertens, 1997, 15（8）：857-862.

[73] Sandstead HH, Burk RF, Booth GH, Jr, et al. Current concepts on trace minerals. Clinical considerations[J]. Med Clin North Am, 1970, 54（6）：1509-1531.

[74] Perry HM, Jr, Kopp SJ, Perry EF, et al. Hypertension and associated cardiovascular abnormalities induced by chronic barium feeding[J]. J Toxicol Environ Health, 1989, 28（3）：373-388.

[75] Wu H, Liao Q, Chillrud SN, et al. Environmental exposure to cadmium: Health risk assessment and its associations with hypertension and impaired kidney function[J]. Sci Rep, 2016, 6：29989.

[76] Waghe P, Sarath TS, Gupta P, et al. Arsenic causes aortic dysfunction and systemic hypertension in rats: Augmentation of angiotensin II signaling[J]. Chem Biol Interact, 2015, 237：104-114.

[77] Basrali F, Kocer G, Ulker Karadamar P, et al. Effect of magnesium supplementation on blood pressure and vascular reactivity in nitric oxide synthase inhibition-induced hypertension model[J]. Clin Exp Hypertens, 2015, 37（8）：633-642.

[78] Stolarz-Skrzypek K, Bednarski A, Czarnecka D, et al. Sodium and potassium and the pathogenesis of hypertension[J]. Curr Hypertens Rep, 2013, 15（2）：122-130.

[79] Miller GD, Dirienzo DD, Reusser ME, et al. Benefits of dairy product consumption on blood pressure in humans: A summary of the biomedical literature[J]. J Am Coll Nutr, 2000, 19（2 Suppl）：147s-164s.

[80] Moulana M, Lima R, Reckelhoff JF. Metabolic syndrome, androgens, and hypertension[J]. Curr Hypertens Rep, 13（2）：158-162.

第一节 动脉粥样硬化的发病因素

动脉粥样硬化（atherosclerosis，AS）病变主要累及全身的大中型动脉，表现为内膜增厚、泡沫细胞及动脉粥样斑块形成，进而出现不同程度的血管管腔狭窄、血栓形成及血管堵塞，使受阻动脉远端缺血而导致局部组织坏死，引发严重临床事件[1,2]。AS 由多种易患因素或危险因素所致，其病因尚不清楚。目前认为高血压、血脂异常、糖尿病、吸烟、酒精摄入等均为 AS 的主要危险因素。其他 AS 危险因素还包括年龄、性别、体重、饮食、感染等。

一、高　血　压

高血压是 AS 的主要易患因素，可引起小动脉及大中动脉硬化，参与冠心病、脑卒中、缺血性肾动脉损害及大动脉疾病的发生、发展过程，具有重要的病因学和预后意义。高血压促进 AS 发生和发展，而 AS 所导致的血管狭窄又进一步引起继发性高

血压。因此，高血压与 AS 相互影响，相互促进[1,2]。高血压致 AS 的机制主要在于血流动力学因素对血管内皮的损伤。此外，高血压常常与代谢性和致血栓性危险因素并存，还与遗传因素、生活方式和饮食习惯等相关[3]。众多流行病学资料显示，高血压与冠心病、脑卒中的发病率密切相关。

高血压患者 AS 发病率明显增高，其患病率为血压正常者的 3～4 倍。与正常血压者相比，高血压患者的 AS 发病早，病变更重。随着血压水平的升高，心血管疾病发生的危险性逐渐增加，脑卒中风险与收缩压和舒张压的水平呈正相关[2]。与血压＜110/75mmHg 相比，血压水平在 140～149/90～94mmHg 的高血压患者，其心血管疾病发生危险性增加 2 倍，血压＞180/110mmHg 的患者则增加 10倍。高血压患者收缩压每升高 10mmHg 和（或）舒张压每升高 5mmHg，其脑卒中危险性增加 46%～50%。而 14 项随机控制的降血压临床试验研究表明，5 年内降低血压可以减少 14% 的冠心病发生率和 42% 的脑卒中发生率。降压治疗可降低脑卒中、

冠心病及心力衰竭患者的死亡率[2]。

二、血脂异常

血脂异常是 AS 重要的危险因素，包括高胆固醇血症、高甘油三酯血症及混合型高脂血症。由于脂质在血液中以脂蛋白的形式存在，因此高脂血症又称为高脂蛋白血症。血脂异常与心血管疾病，尤其是 AS 的发生密切相关[2-4]。根据脂蛋白的脂质含量、超速离心速度及表面载脂蛋白的不同可分为乳糜微粒（CM）、极低密度脂蛋白（VLDL）、中间密度脂蛋白（IDL）、低密度脂蛋白（LDL）及高密度脂蛋白（HDL）。其中，LDL 水平与 AS 的发生关系密切，被认为是判断冠心病发病风险的重要指标。

LDL 的主要功能是将胆固醇运输到全身各处细胞，当 LDL 水平过高时可引起 AS。LDL 经氧化修饰后可形成氧化性低密度脂蛋白（ox-LDL）。研究表明 ox-LDL 可参与 AS 形成，其机制包括[2-4]：①促进巨噬细胞摄取 LDL，形成泡沫细胞。②促进细胞因子的释放，加速动脉粥样斑块的形成。③去分化作用，促进循环中细胞黏附血管内皮。④细胞毒作用，使血管内皮细胞功能紊乱，通透性增加，坏死脱落。⑤促使吞噬了 ox-LDL 的巨噬细胞和泡沫细胞逐渐衰老死亡，并进一步促进斑块形成，从而增加斑块的不稳定性。

当 LDL 升高、HDL 降低时，血浆中升高的血脂可沉积于动脉血管壁，血管壁对血浆蛋白和脂蛋白的通透性增加，进入血管壁的脂蛋白被巨噬细胞过度摄取后可引起巨噬细胞变性成为泡沫细胞，同时释放致炎介质。异常升高的血脂可损伤血管内皮细胞，受损血管内皮细胞分泌炎症介质，趋化单核细胞聚集到受损部位，同时受损部位释放的血小板激活因子促使血小板大量聚集，易引起局部血栓形成[2,4]。

三、吸　烟

吸烟是公认的心血管疾病的独立危险因素。吸烟的致病机制是多方面的，吸烟时所产生的尼古丁和一氧化碳等有害物质被吸入人体后可刺激交感神经兴奋性增加，促进儿茶酚胺的释放，引起心率加快，血压升高。尼古丁和一氧化碳等有害气体可

引起血管内皮功能紊乱，氧化应激和炎症反应增加，脂质代谢紊乱，基质金属蛋白酶活性改变及血栓形成，从而促进 AS 的发生。吸烟可促使心肌梗死和缺血性脑卒中的危险性成倍增加，这可能与吸烟所导致的血液高凝状态有关[2,4]。

四、糖　尿　病

糖尿病患者动脉粥样硬化性疾病的发生率比非糖尿病患者高 2～4 倍，且发病年龄早，病情严重。糖尿病引起动脉粥样硬化性心血管疾病（arteriosclerotic cardiovascular disease, ASCVD）发生危险性增高的原因包括血脂异常、高血压、胰岛素抵抗、凝血和纤溶系统异常等[4,5]。高血糖本身导致的终末糖基化产物（advanced glycation end product, AGE）增多也是 AS 发病的重要因素[4,5]。多项研究表明，AGE 通过影响脂蛋白及平滑肌细胞的生理功能参与 AS 的发生、发展过程。AGE 通过多种机制引起血管内皮细胞损伤，包括细胞外基质交联，细胞内蛋白修饰，促进血管内皮细胞活性氧、促炎症细胞因子及黏附分子生成增加，最终引发血管内皮细胞损伤及内皮功能紊乱[5]。AGE 在平滑肌细胞中诱导氧化应激损伤，促进血管炎症反应及平滑肌细胞增殖，从而参与血管 AS 及狭窄过程[5]。

五、其 他 因 素

AS 有家族聚集性倾向，家族性高胆固醇血症患者的发病率显著高于正常对照组。多种基因异常可能参与对脂质的代谢调节，故遗传因素也是 AS 发生的原因之一。此外，年龄、性别、肥胖、缺乏体力劳动、饮食、感染等多种因素均与 AS 的发生相关。

第二节　高血压与动脉粥样硬化流行病学

AS 病灶的形成是一个连续的病理过程，该病变特点是受累动脉的病变从内膜开始，继而发生多种病变，包括局部脂质沉积（脂质条纹）、纤维组织增生和纤维斑块、粥样斑块及复合斑块的

形成[2, 4]。继发性病变有斑块内出血、斑块破裂及局部血栓形成。AS 可引起不同程度的血管管腔狭窄和堵塞，导致病变动脉远端缺血及局部组织坏死。冠状动脉 AS 是动脉系统病变损害中最常见的类型，常导致心绞痛、急性心肌梗死、心律失常和猝死等严重疾病[4]。另外，AS 还常累及脑动脉、肾动脉和外周动脉等多处血管床，弥漫性的 AS 对判断患者预后有重要意义。流行病学研究大多使用 AS 所导致靶器官损害的临床事件，如急性冠心病事件和急性脑卒中事件的发病、死亡频率表示疾病的危害程度[4-6]。以急性心肌梗死和冠心病猝死计算冠脉事件发病率，以急性心肌梗死、冠心病猝死和慢性冠心病死亡计算冠心病死亡率。急性脑卒中事件定义为迅速发生的局灶或整个半球的脑功能障碍，症状持续 24h 以上且没有明显的血管性以外的其他原因。

目前世界各国均以冠脉事件和脑卒中事件统计不同地区或国家冠心病和脑卒中发病率或死亡率[6]。2019 年中国心血管病报告[7]显示：随着我国人口老龄化及城镇化进程的加速，心血管疾病危险因素流行趋势明显，导致心血管疾病患者数不断增加。高血压等心血管疾病死亡居城乡居民总死亡原因的首位。每 5 个死亡人中就有 2 个是死于心血管疾病。高血压是最常见的慢性非传染性疾病，也是心血管疾病最重要的危险因素[1, 7]。高血压所引发的脑卒中和心血管事件越来越多，降低并控制血压水平在一个相对稳定的状态即可降低高血压所致的靶器官损伤，从而降低患者死亡率，改善高血压患者的生活质量，最终延长高血压患者生命[1]。

第三节　高血压促动脉粥样硬化发生的机制

一、高血压血流动力学改变与血管内皮损伤

血管内皮在维持血管张力，调节血管直径、通透性、炎症及损伤修复等病理生理过程，以及局部血流动力学稳态方面起着重要作用。AS 好发于人体动脉系统的某些局部部位，如动脉血管的分叉处、弯曲处及血管狭窄处等血管几何形状发生急剧

变化的部位。这一规律与这些部位血流动力学特点有关，局部血流动力学改变易损伤血管内膜，促使 AS 的发生[2]。血流动力学指的是血液在心血管系统中流动的力学，主要研究血流量、血流阻力、血压以及它们之间的相互关系。血管内皮细胞表面的力学受体能够感知血管内的力学变化并做出反应。血管内皮细胞承受着三种不同的机械力，即剪切力、坏形张力和静水压。剪切力指血液流动时所产生的对血管内皮细胞切线方向的张力，它与血液黏度成正比，与血管半径成反比。环形张力是指血管搏动所产生的致使血管扩张和收缩的张力，主要由血管弯曲度和分叉造成。静水压即血压，高血压时血管壁的静水压显著升高，长期持续的高血压造成内皮炎症损伤，是 AS 发生、发展的主要因素[8]。高血压通过影响血流速度、血液黏度及血管壁的顺应性而影响血管内皮所承受的各种机械力。高血压状态下，血流动力学的改变可使血管内皮细胞的形态结构及血管壁的通透性发生改变，且引发舒缩血管物质失衡，黏附分子表达异常，细胞通透性增加，细胞增殖和凋亡失衡，这些变化最终促使 AS 的发生[8]。

二、一氧化氮与高血压及动脉粥样硬化

血管内皮细胞不仅是循环血液与周围组织之间的结构性屏障，更重要的功能是在受到物理和化学刺激后合成和分泌多种血管活性物质，从而影响血管的生理状态。血管内皮通过合成和释放缩血管物质和舒血管物质调节局部血流量。在受到机械和体液因素刺激时，血管内皮可释放三种不同的扩血管物质，即一氧化氮（NO）、前列环素（PG）和内皮超极化因子；其分泌的主要缩血管物质包括内皮素（ET）和血小板激活因子。NO 通过扩张血管平滑肌对整体血压调节起主要作用[2]。NO 由一氧化氮合酶（NOS）催化合成，后者作为一种同工酶，根据分布和表达方式不同可分为诱导型 NOS（iNOS）、神经元型 NOS（nNOS）及内皮型 NOS（eNOS）[9]。iNOS 主要表达于血管平滑肌细胞、巨噬细胞、心肌细胞和肝细胞。nNOS 主要表达于神经系统，而 eNOS 主要表达于血管内皮细胞。众多研究资料证实 NO 相关信号通路异常可导致内皮功能紊乱，促进高血压和心血管疾病的发生。NO 在

血压调节中发挥重要作用。原发性高血压患者体内，NO 介导的肱动脉、冠状动脉和肾动脉的血管舒张功能明显减弱。高血压状态下血管内皮细胞中的 NOS 活性下降，NO 合成减少，进而内皮依赖的血管舒张功能降低，而收缩性增强，进一步促进血压升高，引发血管内皮细胞损伤和 AS[9]。在实验动物研究中，eNOS 基因敲除小鼠表现为血压明显升高，过表达 eNOS 则呈现低血压。NOS 抑制剂可促使血压升高。血管 NO 表达升高可能是对血压升高的反应，起器官保护作用[9]。NO 抑制血管平滑肌细胞和肾小球系膜细胞迁移和增殖，抑制血小板聚集、白细胞黏附和纤维蛋白溶解酶原激活抑制因子-1 的激活。以上表明 NO 具有抗高血压和抗 AS 作用，NO 活性下降引起内皮功能损伤是高血压和 AS 的发病基础之一[2]。

三、肾素-血管紧张素系统与高血压及动脉粥样硬化

（一）肾素-血管紧张素系统与 Apelin-APJ 系统

肾素-血管紧张素系统（RAS）是体内维持心血管功能以及血压稳态的重要激素系统，也是调节心血管系统各种生理和病理反应的主要物质[10]。RAS 不仅存在于循环系统中，在心脏、血管、中枢、肺脏、肾脏及肾上腺等组织中也广泛表达，共同参与对靶器官的调节。RAS 过度激活可导致血压升高及靶器官损伤。血管重塑不仅是血压增高的重要原因，而且是机体发生靶器官损害和心血管疾病如高血压性左室肥厚、AS、心力衰竭、脑卒中及肾衰竭等的重要原因[10]。在 RAS 的经典通路中，肾球旁细胞分泌肾素，肾素催化血管紧张素原（AGT）裂解为血管紧张素 I（Ang I），后者又被位于血管内皮表面的血管紧张素转换酶（ACE）和糜蛋白酶进一步水解为血管紧张素 II（Ang II）。Ang II 是 RAS 的主要效应物质，与血管紧张素 II 1 型受体（AT_1R）结合后可引起血管收缩，促氧化应激，促炎性反应，促纤维化和促增殖作用，最终导致血压上升。Ang II 可激活细胞外信号调节激酶 1/2（extracellular regulated protein kinases 1/2，ERK1/2）和 p38-丝裂原活化蛋白激酶，促进血管平滑肌细胞（vascular

smooth muscle cell，VSMC）胶原合成，同时刺激 VSMC 迁移、肥大及增殖。Ang II 能增加血管壁通透性，刺激成纤维细胞合成和胶原分泌，引起血管肥厚，加速 VSMC 的生长及细胞外基质的沉积，促进血管重塑及血压升高。高血压状态下，血管重塑使血管对缩血管物质敏感性增加，血管张力升高。血管重塑促使血管结构改变，血管舒张功能降低，进一步引发血压上升，导致靶器官功能改变，组织供血减少而出现心脑肾等靶器官严重后果[11]。血管紧张素转换酶 2（ACE2）是人类 ACE 的第一个同源酶，ACE2 不仅能够直接降解 Ang II 而生成 Ang-（1—7），还能与 ACE 竞争性结合底物 Ang I，催化后者生成 Ang-（1—9），Ang-（1—9）经 ACE 催化进一步水解为 Ang-（1—7）[10]。Ang-（1—7）是 ACE2 最主要的生物活性产物，为 G 蛋白偶联受体 Mas 的一个内源性配体，其部分通过提升 NO 和前列腺素等舒血管物质来实现扩血管降压效应。尽管 ACE2 与 ACE 分子结构极为相近，但两者功能却大不相同。ACE2 在心血管功能调节中与 ACE/Ang II 轴作用相反。血管紧张素转换酶抑制剂（ACEI）和血管紧张素 II 受体阻滞剂（ARB）可上调 ACE2/Ang-（1—7）表达或活性，从而抑制心血管组织氧化应激，在高血压患者靶器官保护方面发挥重要作用[1]。新的 RAS 参与血压调控主要依赖于两条路径[10, 11]：其中一条为 ACE-Ang II-AT_1 受体轴，起促增殖、促氧化及升压效应；另一条为 ACE2-Ang-（1—7）-Mas 受体轴，可对抗前一路径，发挥降血压效应。这两条路径一旦失衡，将导致体内血压改变。当 ACE2 表达相对较低时，Ang II 作用增强，血管收缩增强，引发血压升高。而 ACE2 表达或者活性增加时，Ang-（1—7）水平升高，可一定程度上对抗 Ang II 介导的缩血管效应，从而维持机体血压在正常水平。当 ACE2 过表达或其活性过度增高情况，甚至可能引发低血压[11, 12]。提示在新的 RAS 中，ACE2-Ang-（1—7）-Mas 受体轴与 ACE-Ang II-AT_1 受体轴的动态平衡是机体血压水平和心血管功能稳态的重要因素。

Apelin 是 G 蛋白偶联受体 APJ 的内源性配体，广泛表达于心、肝、肾、脂肪、内皮及血浆等。Apelin/APJ 在血管中主要分布于血管平滑肌和血管内皮细胞，在 AS、高血压、冠心病及缺血/再灌注损伤中具有重要的调控作用[13]。Apelin 和 APJ 前体

的氨基酸组成分别与 AngⅡ和 AT₁R 有一定的相似性[14]。Apelin 是一种具有正性变力和心血管保护作用的内源性多肽,通过与 APJ 的结合而参与心血管系统多种病理及生理活动的调节[15]。通常情况下,APJ 和 AT₁R 共同表达于多种心血管组织,Apelin-13 可促进 APJ 和 AT₁R 形成异质二聚体,由此降低 AngⅡ与 AT₁R 的亲和力,而 AngⅡ与 AT₁R 的结合并不会抑制 Apelin 与 APJ 的亲和力[14, 15]。研究发现,Apelin 基因缺失小鼠体内的 ACE2 表达水平明显降低,而 Apelin/APJ 信号可促进 ACE2 的表达并增强其活性。Ang-(1—7)治疗可一定程度上逆转 Apelin 基因敲除小鼠介导的心肌肥厚和功能紊乱。由此可见,ACE2/Ang-(1—7)/Mas 信号与 Apelin/APJ 系统在心血管系统中既独立发挥作用又相互影响,两者的具体作用机制目前尚未完全阐明。

(二)炎症与高血压及动脉粥样硬化

目前公认的是,高血压和 AS 均为慢性炎症性疾病。AS 的病理改变符合炎症的基本病理表现,可见血管细胞的变性、坏死,单核细胞和淋巴细胞的渗出、浸润,平滑肌细胞的纤维性增生。炎症在 AS 的起始和发展过程中均起关键作用[16, 19]。心血管炎症免疫反应促进黏附分子、趋化因子表达,同时增强氧化应激反应,降低血管舒张功能并招募 T 细胞及巨噬细胞等在心血管、肾脏等器官或组织聚集,最终引起血压升高。炎症细胞因子与趋化因子参与高血压心血管损伤的各个阶段,在高血压及心血管损害发生、发展中起非常重要的作用[16]。先天性免疫反应和适应性免疫反应可促进高血压和心血管疾病中的炎症反应进一步发展。适应性免疫的不同淋巴细胞亚型和它们产生的各种炎症细胞因子参与了高血压心血管损伤过程。活化的辅助性 T 细胞 1(helper T cell 1,Th1)产生的 γ 干扰素(IFN-γ)、肿瘤坏死因子-α(TNF-α)等细胞因子可直接作用于心血管组织促进心血管重塑及血压升高。而调节性 T 细胞(regulatory T cell,Treg)可以通过阻断上述 Th1 介导的病理过程抑制血压的升高。炎症免疫反应与高血压密切相关,相互促进[10, 17, 18]。附着于内皮损伤部位的被修饰过的脂蛋白激发血管的炎症反应,进而趋化炎症细胞聚集和脂质沉积,逐步形成粥样斑块。随着研究的不断深入,炎症、氧化应激及内皮功能紊乱等被认为是 AS 发生的主要机制,而 RAS 的异常激活在这些机制中处于中心地位[16, 19]。炎症免疫和氧化应激损伤血管内皮细胞,上调黏附分子和趋化分子表达,两者相互联系、相互促进,在心血管局部组织形成炎症反应恶性循环而不断加重内皮损伤[10, 20],促使高血压和 AS 状态下内皮功能紊乱的发生(图 2-22-1)。

(三)ACE2/Apelin 信号、炎症与高血压及动脉粥样硬化

作为 RAS 系统的主要效应子,AngⅡ及其介导的炎症反应可导致心血管结构发生改变引发高血压,高血压反过来又进一步促进心血管炎症反应。AngⅡ活性异常所介导的组织氧化应激和炎症反应,是引起 AS 的主要因素(图 2-22-1)。研究发现,ARB 可下调 NF-κB 活化及多种黏附分子的表达。ACE 抑制剂和 ARB 在降低血压的同时还可降低炎症反应。采用 ACEI 和 ARB 治疗 APOE 基因敲除小鼠后,可发现小鼠体内粥样斑块的数量明显减少,血管外周组织炎症因子表达下调。在自发性高血压大鼠(SHR),ARB 治疗除降低大鼠的血压外还能上调其血管组织中 ACE2 的表达及血浆中 Ang-(1—7)的浓度,说明该类药物具有独立于血压之外的血管保护作用[12]。ACE2 基因缺失后,血管中细胞炎症因子和黏附分子表达升高,血管对炎症刺激的敏感性增强,粥样斑块数量明显增加。ACE2 过表达可促进体外人脐动脉血管内皮细胞的迁移,抑制单核细胞黏附及单核细胞趋化蛋白-1(MCP-1)的表达;在体内,ACE2 过表达可降低 MCP-1 及 IL-6 水平,抑制粥样斑块的形成。由此发现,ACE2 可以通过改善内皮功能和抑制炎症反应抑制粥样斑块的形成[12, 21]。AS 斑块中有 IL-6 和 AT₁ 受体表达,IL-6 可诱导 AT₁ 受体表达的升高,而 AT₁ 受体激活后又反过来上调 IL-6 的表达,如此形成的恶性循环及持续的炎症状态可能加速稳定斑块向不稳定斑块的转变[22]。Apelin 具有一定的抗血管炎症效应。Apelin 下调小鼠体内 MCP-1 及 IL-6 等炎症因子的表达,抑制腹主动脉 AS 及动脉瘤的形成[10, 22]。

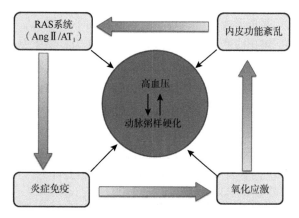

图 2-22-1 RAS 系统、炎症与高血压及动脉粥样硬化的
相关性

在高血压和 AS 状态下，Ang Ⅱ 通过激活炎症因子及 NADPH 氧化酶等导致心血管组织活性氧（ROS）产生增加。过度生成的 ROS 可引发交感神经激活而触发血管收缩、水钠潴留等效应继而引起高血压（图 2-22-1）。此外，ROS 增加反过来亦激活促炎症转录因子 NF-κB，并增加血管内皮通透性，促进血管炎症反应的发生（图 2-22-1），从而进一步促进血压升高[17]。受损的血管可趋化炎症细胞募集到损伤部位，并促使 ROS 释放增加，由此形成一个正反馈，进一步促进炎症氧化应激增强及血压升高。受损部位 ROS 可使 NO 失活，血管舒张功能受损。动脉受损后，邻近的正常细胞迁移至受损部位进行修复。ROS 可诱导 MCP-1 的表达而影响血管平滑肌细胞的迁移，但 MCP-1 还可促进血管炎症，从而导致 ROS 生成、血管平滑肌细胞迁移的恶性循环。基质的降解伴随基质金属蛋白酶（matrix metallo-proteinase，MMP）的分泌，ROS 可调节 MMP 的活性和表达，进而通过调节细胞外基质的降解介导血管平滑肌细胞的迁移[16, 23]。ROS 促进 LDL 氧化和 NO 降解，刺激血管炎症产物如 MCP-1、血管内皮细胞黏附分子-1（VCAM-1）和细胞间黏附分子-1（intercellular adhesion molecule，ICAM-1）的表达。LDL 经氧化修饰形成 ox-LDL，后者不能经 LDL 受体代谢，而由清道夫受体识别、结合、内吞入细胞，因而丧失了正常的胆固醇代谢途径，引起细胞内脂质沉积。ox-LDL 的受体（LOX-1）在平滑肌细胞和巨噬细胞摄取脂质转变为泡沫细胞的过程中起重要作用，动脉粥样斑块处的 Ang Ⅱ 可上调巨噬细胞 LOX-1 的表达，因而促进巨噬细胞摄取更多的 LDL，增加泡沫细胞体积[2, 23, 24]。

ACE2/Apelin 信号不仅可以延缓 AS 的起始和发展，还可增加已成型斑块的稳定性，从而降低 AS 并发症的发生率[22]。研究表明，粥样斑块中的 ACE2 过表达可降低 ACE 和 Ang Ⅱ 水平，并减少炎症细胞因子如 MCP-1 的生成及巨噬细胞的聚集，并增加血管粥样斑块的稳定性。此外，Ang-（1—7）治疗能够抑制粥样斑块形成，同时提高斑块的稳定性[25]。斑块纤维帽中 Ang Ⅱ 激活的 MMP 可促使斑块破裂，当内源性 Ang-（1—7）被 A779 阻断后，斑块组织中促炎症因子及 MMP 的表达均明显提高[25]。研究发现，Mas 受体缺失或抑制后 NO 的释放减少，出现内皮功能损害，而采用 Ang-（1—7）或 Mas 激动剂 AVE0991 进行干预可明显改善大鼠内皮功能，伴有 NO 的释放增加。AVE0991 可阻断 AS 的发展，则进一步证明了 ACE2/Ang-（1—7）/Mas 通路的血管保护功效[25]。此外，ACE2 还具有一定的肾脏保护作用，参与机体肾脏功能的调控，改善高血压肾脏损害及 AS 性肾脏损害[26, 27]。ACE2 信号通过拮抗 Ang Ⅱ/AT$_1$R 信号的作用，发挥其抗肾脏纤维化和抗炎症效应。作为 Ang Ⅱ 特异性催化酶，ACE2 缺失可加重 Ang Ⅱ 诱导的高血压小鼠肾脏功能紊乱，促进肾小球硬化的发生[26]。AS 性肾脏损害为肾动脉狭窄的最常见原因，易于发生肾血管性高血压及多种致死性并发症。RAS 异常激活介导的氧化应激及纤维化改变是肾动脉狭窄和 AS 性肾脏损害发生的主要机制[27]。ACE2 促进 Ang-（1—7）的生成，后者能够明显改善 ApoE 基因缺陷小鼠的肾脏功能，同时减轻转化生长因子-β1（TGF-β1）介导的肾脏纤维化。Nephrin 促进足突细胞成熟和裂隙膜的形成，是维持肾小球正常滤过功能和足突细胞稳定性的重要组分。国内钟久昌教授等[27]发现，ACE2 缺失下调 Nephrin 表达，加重 ApoE 基因缺陷小鼠肾脏炎症及 AS 性肾脏损害，且重组 ACE2 治疗通过促进 Ang-（1—7）和 Nephrin 表达而改善 ApoE 基因缺陷小鼠肾脏炎症和肾功能，从而减轻 AS 性肾小球结构损伤现象。研究表明，经 Apelin 治疗后 ApoE 基因缺陷小鼠体内的 Ang Ⅱ 介导的作用明显减弱，AS 的发生明显减少，且 Apelin 介导的抗粥样硬化效应与 Akt 磷酸化水平的升高和 eNOS 表达的增加相关[28]。Apelin 还可诱导血管内皮细胞 eNOS 磷酸化，增加 NO 的合成而促进血管舒张，降低血压。Apelin 受体 APJ 基因缺失可提高血管对

Ang Ⅱ 的敏感性，与单纯 AT₁R 基因敲除小鼠相比，APJ 和 AT₁R 双敲除小鼠的血压水平明显增加，进一步证实了 Apelin/APJ 与 Ang Ⅱ/AT₁R 信号的平衡是维持机体血压稳态的关键[22, 29, 30]。

四、展　望

高血压所导致的脑卒中、缺血性心脏病及慢性肾脏病等疾病严重危害健康。众多研究资料证实，降低血压可以有效降低心血管事件发生和死亡风险。高血压患者是否需要药物治疗取决于其血压水平和心血管危险程度。对于已经存在明显动脉粥样硬化性靶器官损害的高血压患者，不可选择过于激进的降压治疗策略。针对高危人群的降压，一般要联合用药治疗高血压。由于多种抗高血压药物可能引起或加重脂质代谢紊乱，因此临床上需要更多关注抗高血压药物对脂质代谢的影响。各种抗高血压药物对高血压合并 AS 的治疗效果存在差异，联合治疗应用不同作用机制的抗高血压药物以合适的剂量进行组合，在增强降压疗效的同时，减少不良反应，更加全面地保护血管和靶器官，降低心血管事件的发生率[3]。RAS 活性异常与高血压及 AS 发生、发展密切相关。这为抗高血压药物的研发带来了新的方向，给临床高血压病患者的治疗提供更多的选择。ACE2 基因对心血管炎症免疫及高血压发病的调控作用是目前的研究热点。调控 ACE2 的活性靶点，并据此设计 ACE2 激动剂，可以增加内源性 ACE2 活性，大大降低高血压大鼠血压、逆转心血管纤维化及重塑[31]。ACE2 激动剂和人工重组 ACE2 等可能成为未来治疗高血压的新途径。ACE2/Ang-（1—7）/Mas 轴和 ELA/Apelin/APJ 轴既相互影响又各自具备独立的基础性和多样化心血管调控作用，两者皆可阻止或逆转 Ang Ⅱ 介导的心血管功能紊乱及结构损伤[11, 22, 30-32]。开发 ACE2/Apelin 信号相关的新型药物将为高血压和 AS 的治疗提供新策略，具有极其重要的临床意义。

（钟久昌　张振洲　朱鼎良）

参 考 文 献

[1] Bundy JD, He J. Hypertension and related cardiovascular disease burden in China[J]. Ann Glob Health, 2016, 82: 227-233.

[2] 孙宁玲. 高血压与动脉粥样硬化[M]//杨永宗. 动脉粥样硬化性心血管疾病基础与临床. 北京：科学出版社，2009：454-471.

[3] 华琦. 高血压[M]//胡大一，马长生. 心血管内科学. 北京：人民卫生出版社，2014：109-128.

[4] 崔燕. 动脉粥样硬化病因学研究[M]//孟晓萍，布艾加尔·哈斯木. 动脉粥样硬化. 北京：人民卫生出版社，2011：1-25.

[5] 邸北冰，李卫萍，李虹伟. 糖基化终末产物及其受体对糖尿病动脉粥样硬化的作用及机制研究进展[J]. 医学临床研究，2014，31（10）：2071-2074.

[6] 段秀芳. 动脉粥样硬化流行病学[M]//杨永宗. 动脉粥样硬化性心血管疾病基础与临床. 北京：科学出版社，2009：28-52.

[7] 陈伟伟，高润霖，刘力生，等. 中国心血管病报告 2019 概要[J]. 中国循环杂志，2020，33：521-528.

[8] 王贵学. 血流动力学变化与动脉粥样硬化[M]//杨永宗. 动脉粥样硬化性心血管疾病基础与临床. 北京：科学出版社，2009：612-633.

[9] Vanhoutte PM, Zhao Y, Xu A, et al. Thirty years of saying NO: Sources, fate, actions, and misfortunes of the endothelium-derived vasodilator mediator[J]. Circ Res, 2016, 119: 375-396.

[10] 陈来江，钟久昌. 血管紧张素转换酶 2 基因与高血压心血管炎症[J]. 上海医学，2014，37：178-181.

[11] 钟久昌. 血管紧张素转换酶 2/apelin 信号与高血压靶器官损害[J]. 中华高血压杂志，2017，25（10）：913-916.

[12] Parajuli N, Tharmarajan R, Patel VB, et al. Targeting angiotensin-converting enzyme 2 as a new therapeutic target for cardiovascular diseases[J]. Can J Physiol Pharmacol, 2014, 92: 558-565.

[13] Zhou Q, Cao J, Chen L. Apelin/APJ system: A novel therapeutic target for oxidative stress-related inflammatory diseases (Review) [J]. Int J Mol Med, 2016, 37: 1159-1169.

[14] Ma Z, Song JJ, Martin S, et al. The Elabela-APJ axis: A promising therapeutic target for heart failure [J]. Heart Fail Rev, 2021, 26（5）: 1249-1258.

[15] Yamaleyeva LM, Shaltout HA, Varagic J. Apelin-13 in blood pressure regulation and cardiovascular disease[J]. Curr Opin Nephrol Hypertens, 2016, 25（5）: 396-403.

[16] Husain K, Hernandez W, Ansari RA, et al. Inflammation, oxidative stress and renin angiotensin system in atherosclerosis[J]. World J Biol Chem, 2015, 6: 209-217.

[17] Pacurari M, Kafoury R, Tchounwou PB, et al. The renin-angiotensin-aldosterone system in vascular inflammation and remodeling[J]. Int J Inflam, 2014, 2014: 689360.

[18] 魏宇森，廖玉华. 肾素-血管紧张素-醛固酮系统与高血压[M]//余振球，赵连友，惠汝太，等. 实用高血压学. 3版. 北京：科学出版社，2007：648-736.

[19] Li H, Horke S, Forstermann U. Vascular oxidative stress, nitric oxide and atherosclerosis[J]. Atherosclerosis, 2014, 237：208-219.

[20] da Silva AR, Fraga-Silva RA, Stergiopulos N, et al. Update on the role of angiotensin in the pathophysiology of coronary atherothrombosis[J]. Eur J Clin Invest, 2015, 45：274-287.

[21] Wang Y, Tikellis C, Thomas MC, et al. Angiotensin converting enzyme 2 and atherosclerosis[J]. Atherosclerosis, 2013, 226：3-8.

[22] 张振洲，宋蓓，钟久昌. ACE2/Apelin 与动脉粥样硬化[J]. 上海交通大学学报（医学版），2016，36（6）：917-920.

[23] Dinh QN, Drummond GR, Sobey CG, et al. Roles of inflammation, oxidative stress, and vascular dysfunction in hypertension[J]. Biomed Res Int, 2014, 2014：406960.

[24] Schulz E, Gori T, Munzel T. Oxidative stress and endothelial dysfunction in hypertension[J]. Hypertens Res, 2011, 34：665-673.

[25] Yang J, Yang X, Meng X, et al. Endogenous activated angiotensin-（1-7）plays a protective effect against atherosclerotic plaques unstability in high fat diet fed ApoE knockout mice[J]. Int J Cardiol, 2015, 184：645-652.

[26] Zhong J, Basu R, Guo D, et al. Angiotensin-converting enzyme 2 suppresses pathological hypertrophy, myocardial fibrosis, and cardiac dysfunction[J]. Circulation, 2010, 122（7）：717-728.

[27] Jin HY, Chen LJ, Zhang ZZ, et al. Deletion of angiotensin-converting enzyme 2 exacerbates renal inflammation and injury in apolipoprotein E-deficient mice through modulation of the nephrin and TNF-alpha-TNFRSF1A signaling[J]. J Transl Med, 2015, 13（1）：255.

[28] Zhang ZZ, Wang W, Jin HY, et al. Pyr-apelin-13 is a negative regulator of angiotensin II-mediated adverse myocardial remodeling and dysfunction[J]. Hypertension, 2017, 70（6）：1165-1175.

[29] Busch R, Strohbach A, Pennewitz M, et al. Regulation of the endothelial apelin/APJ system by hemodynamic fluid flow[J]. Cell Signal, 2015, 27：1286-1296.

[30] Zhong JC, Zhang ZZ, Wang W, et al. Targeting the apelin pathway as a novel therapeutic approach for cardiovascular diseases[J]. Biochim Biophys Acta-Molecular Basis of Disease, 2017, 1863（8）：1942-1950.

[31] Patel VB, Zhong JC, Grant MB, et al. Role of the ACE2/Angiotensin 1-7 axis of the renin-angiotensin system in heart failure[J]. Circulation Research, 2016, 118（8）：1313-1326.

[32] 宋佳玮，陈临溪，钟久昌. ELA-Apelin-APJ 系统在血管重构稳态与血管疾病中的调控作用及相关药物研发进展[J]. 药学进展，2020，44（12）：894-905.

第三编

高血压诊断学

　　按照高血压学理论，对高血压患者要查清楚高血压原因、其他心血管疾病危险因素、靶器官损害、心血管疾病和糖尿病等，并对这些疾病给予及时、合理、有效的处理。要明确诊断这些疾病，必须在熟悉高血压学理论知识的基础上，通过临床实践理解和基本掌握诊断思路，并将其运用到临床实践中，以找到确切且有价值的诊断依据。系统全面收集临床资料和合理分析是诊断的前提；高血压患者常规检查的充分应用是诊断的支撑；必要的特殊检查是使高血压患者存在的各种疾病得到定性、定位、定因诊断的保障。

　　本编内容以实用性和可操作性为编写原则，对高血压患者可能出现的上述几方面的诊断内容进行了详细、系统的阐述。临床资料评价部分阐述了询问清楚高血压患者症状并给予科学分析的方法；强调详细体格检查，特别是血压测量结果对给予明确诊断的重要性。动态血压监测对高血压患者诊断、治疗、靶器官损害的评价和预后评估等方面有重要的指导价值，这是临床医师必须熟悉和掌握的。高血压患者的实验室检查包括六项常规检查和四方面特殊检查，特殊实验室检查包括筛查试验、确诊试验和定位、定因试验等。肾功能评价与高血压诊断关系密切，本篇进行了专门的说明和解释。超声心动图和多普勒超声检查对高血压患者中继发性高血压原因疾病筛查、高血压靶器官损害和心血管疾病的诊断及治疗具有重要的参考价值，且具有无创、简便、可重复性的特点，要在高血压诊断中推广普及。对于高血压科疾病，核医学检查和影像学检查既是很多继发性高血压原发疾病的确诊证据，又是各种心血管疾病诊断的重要依据，必须在检查适应证明确之后再予以安排。

　　另外，第一编和第九编中收集的典型案例对理解和掌握高血压患者诊断思路、诊断方法有启迪作用，可阅读参考。

高血压一方面是不同原因和疾病所引起的临床表现,另一方面又作为原因导致靶器官损害和心血管疾病。对高血压患者的诊断涉及医学各领域。为了实现诊断这些疾病的目的,通常要求临床医师了解和掌握一系列基本诊断技术,这些基本诊断技术将在本编各章中进行论述,在继发性高血压、靶器官损害和心血管疾病的诊断与治疗一编中也均有相应的讨论。本章主要涉及诊断高血压患者最重要和最基本的方法。在对高血压患者进行诊断时,要认识到对高血压的诊断实际上是对患者的诊断,要形成一种特殊的诊断分析思路。简单地说,对每一位高血压患者的诊断都要明确三个重要问题:①是什么原因和何种疾病引起的高血压,特别强调对原发性高血压患者,一定要分析判断是否存在高盐饮食、肥胖、大量饮酒等发病因素,并劝导患者坚持健康生活方式,使血压得到理想的控制。②高血压患者心脑肾结构和功能怎样,及时发现靶器官损害和心血管疾病,并及时处理和控制其发展。③其他心血管疾病危险因

素,因为血脂异常、吸烟、年龄增长、心血管疾病家族史等心血管疾病危险因素越多,高血压患者发生心血管疾病的风险就越高。正是由于上述原因,不难看出,对高血压患者的诊断要求临床医师既有系统的医学基础理论知识,又有丰富的实践经验。因为临床医师,特别是高血压科医师只有通过详细系统地了解病史,才能准确分析出可能是哪种疾病,然后灵活运用目前先进的医疗检查手段,有针对性地对患者进行相应的检查,才会达到事半功倍的效果。这就说明了正确分析与评价高血压科患者临床资料的重要性。

第一节　高血压患者的症状采集与分析

众所周知,患者就诊时向医师诉说的自己的不适或痛苦的异常感觉,即医学上所谓的症状。患者将这些症状发生及发展的经过述说出来的过程叫

作诉说病史。临床医师通过分析这些症状，结合查体发现的异常，可得出初步印象，即患者可能会患什么疾病。然后决定做哪些相应的辅助检查，如化验、心电图、核医学检查等，最后结合检查结果给出一个明确的诊断。高血压患者的症状包括：①高血压本身的症状；②继发性高血压各原发疾病的症状；③靶器官损害和心血管疾病的症状；④心血管疾病危险因素簇的症状；⑤合并其他疾病的症状。

一、高血压患者的症状采集

（一）血压升高本身的症状

无论是持续性血压升高，还是暂时性血压升高，无论是原发性高血压，还是各种继发性高血压，只要血压升高，都会使患者产生各种症状，如头晕、头痛、耳鸣、记忆力下降、失眠、多梦、易醒、胸闷、心悸、气短、恶心、呕吐、腰酸腿软、乏力、活动耐力下降、工作效率不高等。对于不同的患者，这些表现不一，大致分为以下三种情况：

（1）绝大多数患者以身体的某一部分症状为主，如有的患者头晕、头痛、失眠、多梦，就诊于神经内科而发现高血压；也有的患者因心悸、胸闷，就诊于心内科而发现高血压。

（2）少数患者上述症状几乎全有，这类患者的症状多且非常痛苦，思想压力大，反复就诊，也很配合治疗。

（3）极少数患者尽管血压很高却无任何不适，服用抗高血压药物后反而会出现一些不适，这类患者通常不理解或不配合治疗；或者由于自己不知道有高血压而没有及时诊治，直到出现心脑肾等重要靶器官损害或发生急性脑血管病、心力衰竭、冠心病心肌梗死等疾病后就诊时被发现有高血压。

鉴于上述各种情况，为了尽早发现高血压患者，要求各科医务人员为患者诊治疾病时或为患者体检时均测量1次血压，以便及时发现高血压。同时强调，对高血压进行治疗的根据是血压水平而不是症状的有无或轻重。

此外，临床上还可能遇到部分高血压患者的相关症状是伴随的，与血压升高无关。还有一些患者在服用抗高血压药物过程中可出现一些症状，这也不属于高血压本身的症状。

（二）继发性高血压各原发疾病的症状

调查表明，有80%～90%及以上的高血压患者未找到明确的病因，这种病因不明的高血压称为原发性高血压；而5%～10%的高血压是由许多特殊疾病引起的[1]，高血压就是这些特殊疾病引起的一系列症状中的一个突出症状或体征，故称为继发性高血压或症状性高血压。

继发性高血压包括很多原发疾病，这些疾病本身特有的症状，如原发性醛固酮增多症（简称原醛症）患者有头痛、夜尿增多及低血钾的症状（四肢乏力甚至麻痹）等。当然急性肾小球肾炎患者的症状有发热、水肿、尿少等。临床医师在问诊时，要明确高血压患者平时少有的上述特殊症状，以便排除继发性高血压。

总的来说，继发性高血压的临床特点如下：

（1）无高血压家族史的高血压患者。

（2）发病年龄小于30岁或大于60岁者。

（3）发现高血压前有感染病史者。

（4）有口服避孕药物史的妇女。

（5）特殊类型高血压患者，如持续性高血压或发作性高血压患者或血压难以控制者。

（6）伴随一些继发性高血压原发疾病的特征性表现者：有夜尿增多及周期性麻痹史；有多汗、心悸、面色苍白史；有尿痛、尿急及血尿史；有贫血及水肿史等。

（三）靶器官损害和心血管疾病的症状

众所周知，如果高血压患者得不到及时合理的治疗，血压不能平稳控制在理想或正常水平以下和（或）糖尿病、血脂异常、吸烟等其他心血管疾病危险因素没有及时消除，就会导致心脑肾等重要靶器官损害和一系列疾病，称为高血压靶器官损害和心血管疾病。高血压患者发生这些靶器官损害或心血管疾病时，就会表现出相应的症状，如发生高血压性心力衰竭时，就会出现呼吸困难（早期劳力性呼吸困难，逐渐发展到休息时也有呼吸困难，甚至夜间阵发性呼吸困难）、气短、胸闷、口唇发绀等。发生脑血管急症时就会出现头晕、头痛、恶心、呕吐、四肢活动障碍等。肾功能受损者会发生夜尿增多。归纳起来，患者心脑肾的症状有三方面，询问病史时应按如下三方面进行：①心脏疾病，一定要明确是劳力性呼吸困难还是夜间阵发性呼吸困难。②脑血管病，一定要明确头痛的特点和四肢活动情况。③肾功能受损，一定要明确夜间尿量次数及尿量的多少，并和白昼尿量相比。

高血压患者上述三大类症状是做好高血压诊断与鉴别诊断的重要依据。高血压科医师在临床诊疗中要养成上述问诊习惯，以免出现心血管疾病漏诊的现象。

（四）心血管疾病危险因素簇的症状

糖尿病、高血压、血脂异常、吸烟等已被确定为心血管疾病危险因素，而且因素越多，心血管疾病发生的概率越高，如图 3-23-1 所示[2]。

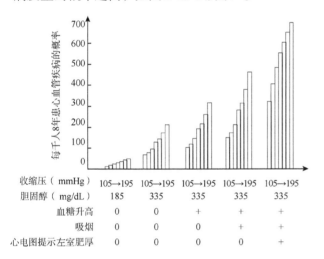

收缩压（mmHg)	105→195	105→195	105→195	105→195	105→195
胆固醇（mg/dL)	185	335	335	335	335
血糖升高	0	0	+	+	+
吸烟	0	0	0	+	+
心电图提示左室肥厚	0	0	0	0	+

图 3-23-1　收缩压在 105～195mmHg 的 40 岁男子合并其他心血管疾病危险因素时心血管疾病发病情况

近来研究发现，糖尿病能使其他心血管疾病危险因素所致心血管疾病的风险加倍，如与单纯高血压患者相比，同一血压水平的糖尿病患者心血管疾病发生风险可增加 1 倍。一项队列研究进行了多重危险因素干预试验（MRFIT）筛查，分析在 347 978 名伴有（$n=5163$）或不伴（$n=342\,815$）糖尿病的男性中收缩压和其他心血管疾病危险因素与心血管疾病死亡率的关系。对患者平均随访 12 年，在不同的血压水平，糖尿病高血压组心血管疾病死亡率是单纯高血压组的 2 倍[3]，如图 3-23-2 所示。因此，为高血压患者诊治时，一定要考虑到其他心血管疾病危险因素。

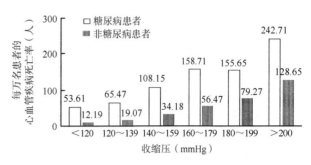

图 3-23-2　在 MRFIT 中平均随访 12 年后，不同收缩压水平糖尿病与非糖尿病男性心血管疾病死亡率

血压与心血管疾病死亡风险呈正相关，在两个队列中都有显著趋势
（$P<0.001$）

（五）合并疾病的症状

目前我国≥18 岁成人中有 2.45 亿高血压患者，这些患者也可患有其他各科疾病，会有相应的症状，如伴青光眼患者可有眼胀、头痛、胸闷、恶心、呕吐等；伴前列腺肥大患者可有尿流变细、尿频或充盈性尿失禁等。当向患者询问过高血压的几大类症状后，还应询问有无其他疾病或身体不适，如伴有其他疾病在选用抗高血压药物时要兼顾其他疾病的治疗，如伴有青光眼的高血压患者适合选用利尿类降压药，在服用利尿剂和眼部局部用药的情况下，根据血压可适当加用小剂量钙拮抗剂而避免使用血管扩张剂。对前列腺肥大患者，宜选用 α_1 受体阻滞剂而避免中强效利尿剂的应用，以免加重排尿困难。对于有慢性阻塞性肺疾病的患者，最好选用钙拮抗剂、血管紧张素转换酶抑制剂或血管紧张素 Ⅱ 受体阻滞剂类药物，而应避免非选择性的 α 受体阻滞剂。由此得出，全面了解高血压患者特别是老年高血压患者所患疾病的情况，不仅对高血压治疗有益，而且会影响到其他疾病的预后。

二、高血压患者的症状分析

如前所述，高血压患者可有上述三大类直接影响疾病诊断或鉴别诊断的症状，而每一个具体症状缺乏特异性，如头晕、头痛，既可是高血压本身的症状，又可为继发高血压有关原因疾病的症状，还可为靶器官损害和心血管疾病的症状。因此要结合患者情况进行具体分析，以下四点有助于我们做好鉴别诊断：

（1）症状出现时间不同考虑诊断不一，如高血压发生早期出现的症状，主要考虑为继发性高血压的症状，而不太考虑靶器官损害和心血管疾病的症状。长期高血压患者仅近期出现的新症状，主要考虑高血压靶器官损害和心血管疾病。举例说明：两例高血压病史在 10 年以上的高血压患者，第一例在发现高血压时即有夜尿增多，则考虑原醛症；第二例近期才出现夜尿增多，则考虑为高血压肾功能受损。

（2）不同症状群考虑不同的结果，如头痛、夜尿增多、四肢乏力三个症状中，头痛主要考虑为原醛症继发性高血压的可能；而头痛、恶心、一侧肢体活动障碍中的头痛系急性脑血管病发作的结果。

（3）可从症状的性质、程度、特点分析考虑病因诊断和发生的心血管疾病等等。

（4）根据症状的诱因及对治疗的反应进行诊断。如饱餐和运动均可引起乏力，冠心病、心绞痛、心力衰竭患者均可在这两种诱因下出现症状。然而，高血压患者在饱餐后出现明显四肢发软而运动时无明显不适时，要想到低钾血症的可能。这是由于患者平时血钾正常或偏低，在进食后食物中的钾离子随着葡萄糖进入细胞内而使细胞外血钾降低出现症状，这一部分患者平时运动时不一定出现乏力。

就高血压伴胸闷、气短、乏力而言，可能是伴有心力衰竭或冠心病。随着血压的控制，心力衰竭患者症状很快消失，活动量增加；而冠心病患者症状改善就不那么明显了。因此，在为高血压患者治疗时，应根据治疗效果分析患者的诊断。

就降低血压而言，对不同的抗高血压药物反应效果不一，可提示不同病因的高血压。例如，对血管紧张素转换酶抑制剂敏感的患者，应想到肾血管性高血压；对钙拮抗剂敏感的患者应想到盐敏感性高血压；对于应用 β 受体阻滞剂后血压增高者，应考虑到嗜铬细胞瘤的可能。

第二节　高血压患者的体征

美国国家高血压预防、检测、评价与治疗委员会和世界卫生组织/国际高血压学会指出，对高血压患者全面的体格检查非常重要，除了仔细的血压测量外，还包括其他重要内容[4,5]：①测量身高和体重，计算体重指数。②心血管系统检查，特别是心脏大小、颈动脉、肾动脉、周围动脉及主动脉病变的证据，以及心力衰竭的证据。③肺部检查：啰音和支气管痉挛证据。④腹部检查：血管杂音、肾脏增大和其他肿块的证据。⑤神经系统和眼底检查：证实是否有脑血管损害。对于上述其他检查，请参考相应教科书要求进行，本章不予赘述。

一、就诊时血压测量

为高血压患者测量血压是诊断与处理的重要环节，必须保证测量的准确性，我们强调对于初诊患者要求在同一位置（仰卧位）同时测量四肢血压；对同一肢体要求测量卧位、坐位和立位三个不同体位的血压。此外，笔者强调患者自己在家测量血压也有重要意义。这些测量有助于发现很多重要的线索。例如，主动脉缩窄患者可出现两上肢血压高于双下肢血压。以下举例说明。

患者，女性，39 岁，2001 年 1 月入院，18 年前发现高血压，超声心动图检查发现二尖瓣关闭不全，13 年前妊娠 5 个月时发现血压升高，12 年前出现头晕、眼前发黑，近 1 年来体力下降。

入院时查体：左上肢坐位血压 185/84mmHg。卧位四肢血压：左上肢 194/87mmHg，右上肢 183/79mmHg；左下肢 114/70mmHg，右下肢 107/75mmHg。

胸骨左缘第 2 肋间闻及 3 级收缩期吹风样杂音。根据上述情况考虑主动脉缩窄，超声心动图证实了以上判断。磁共振心血管造影提示：距左锁骨下动脉开口远端约 1.8cm 处的降主动脉可见一局限性缩窄并轻度褶曲，长度约 10cm，最窄处直径 7cm，呈膜性狭窄，狭窄以远轻度扩张，直径约 32cm，主动脉显影同时可见肋间动脉显影，如图 3-23-3 所示。

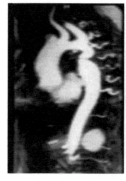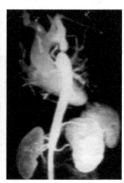

图 3-23-3　磁共振心血管造影

确诊后立即给予手术根治，患者心脏杂音消失，血压恢复正常，如图 3-23-4 所示。

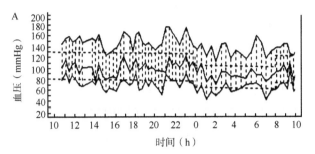

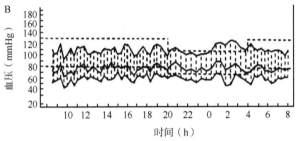

图 3-23-4　手术前后 24h 动态血压监测图
A. 术前服复方降压片 1 片，每日 2 次，24h 平均血压 158/83mmHg，心率 68 次/分；B. 术后半个月，未用抗高血压药物，同一肢体平均血压 121/71mmHg，心率 67 次/分

该患者发现心脏病 18 年，一直按照"风心病"诊治，病情越来越重，以至于发生了心力衰竭。笔者为其诊治时及时测量了四肢血压，发现上述异常，给确诊提供了重要线索。

二、在家测量血压

（一）在家测量血压的结果

在家测量血压是指患者及其家属在自己家里测血压，简称自测血压，又称家庭血压监测或家庭血压测量。建议早晚各测量 1 次。每次重复测量 2～3 次，并采用其平均值作为当时血压水平。早晨测定最好是在醒来后 1h 内、早晨排尿后、早晨给药前、早餐前；晚间测定最好在晚上睡觉前（每次静坐 1～2min 后）测量[6]。测前 0.5h 禁止吸烟、饮浓茶或咖啡，全身肌肉放松。

临床医师在诊室所测血压（简称诊室血压）与自测血压相比，既可相同又可不同。相同方面包括：①在医师诊室或在家测量血压都高于正常，大多数高血压患者属于这种情况；②在医师诊室或家里测量血压均正常，这见于正常健康者。不同方面包括：

①在诊室测量血压高，回家测量血压低；②在诊室测量血压正常，而回家后测量血压高。对于这两种情况要结合患者的具体情况进行分析，得出正确结论。

（1）自测血压值低于诊室血压值，而与 24h 动态血压监测记录的白昼平均血压值接近。这可能是由于医务人员在场，导致血压反应性升高和心动过速，也就是白大衣高血压。

（2）自测血压值高于诊室血压值。有人对 129 名临界性高血压（血压 130～139mmHg/80～89mmHg）患者，采取自测量血压的方法，发现有 30% 的患者在医师诊室测量是临界性高血压，而在家里是高血压；只有 28% 的患者属于血压正常者；还有 42% 的患者在家里仍然是临界性高血压。笔者在门诊发现对于有症状的正常高限血压患者，让其在家自测血压，可以发现有 1/3 为高血压。笔者认为，能通过自测血压而确定高血压的理由有如下两方面：①在家里能反映出运动或情绪激动时的血压。②无论是正常人还是高血压患者，一天内都有两个血压高峰，即上午 6～8 点和下午 5～8 点，而高血压患者在这两个时间段血压往往会超过 140/90mmHg，此时测血压易发现高血压，而临床医师很难测量到患者此时的血压。

（二）自测血压的实际意义

1. 高血压患者的及时确诊　对早期高血压患者及时确诊，使其及时接受饮食控制、运动、减轻体重等非药物治疗，以便使血压及时得到控制。生活方式调整降压效果与单药治疗相当，只有少数在进行非药物治疗后血压降低不明显者，需再加用少量抗高血压药物治疗[7]。例如，有一位心慌、胸闷、头晕的老年男性患者，由于长期诊断不明，患者很痛苦。笔者详细了解其病情后，采取自测血压方法，发现患者早起血压明显升高，按高血压治疗后症状消失。一些研究和荟萃分析表明，自测血压与 24h 动态血压监测的优势大致相同，并且在与临床前器官损伤的关联方面优于诊室测量[8-10]。

2. 及时确定白大衣高血压和隐蔽性高血压　白大衣高血压患者在诊室测量血压高，而在家测量血压和 24h 动态血压监测均在正常范围内，对于这类患者明确诊断不仅给患者减轻了长期不必要的大量用药的经济负担，而且避免了不必要的药物不良反应。

白大衣高血压在我国自然人群中的患病率约为 10%，诊室血压高者更常见[11]。与心血管结果相关的家庭血压国际数据库数据显示，白大衣高血压患者心血管风险高于正常血压者（危险比为 1.42，$P<0.02$）[12]。多项研究表明，白大衣高血压会导致患者出现左室肥厚等靶器官损害以及糖、脂等代谢紊乱[13]；20%～25%的白大衣高血压患者会在随访的 3～6 个月内发展为真正的顽固性高血压[14]。这些都表明了定期复查动态血压或自测血压的必要性。相较于 24h 动态血压监测，自测血压患者接受度高、参与积极，可以更频繁地重复进行。

因此，对该类患者应定期观察随访，出现室间隔增厚的趋势而给予抗高血压药物治疗是有依据的。服药后诊室血压仍高，但动态血压依旧正常，说明抗高血压药物不能改变患者的血压特点。

诊室血压升高而在家自测血压不高者应接受临床医师系统的诊治，既不能小题大做盲目服药，也不能因每次测量血压高而思想压力过重。

3. 在白天和夜晚不同时间评估抗高血压药物的疗效，睡眠除外 目前我国常用抗高血压药物已有近 50 种，因同一药物对不同的个体治疗效果是不一样的，结合患者的不同情况，提倡个体化用药治疗原则。为了解和评价患者目前所用新药是否确实有效以及能否维持足够长的时间，可在药物作用高峰时间及下次用药前通过自测血压进行观察。由于患者只能定期到医院复诊，且途中、排队均费时费力，所以对 2、3 级（中、重度）高血压患者，特别是老年和行动不便的高血压患者，最好由家属测量血压并观察抗高血压药物治疗的效果。

4. 提高治疗依从性 例如，四季天气变化也会影响血压，夏天天气炎热，血管扩张、出汗多等原因会使血压下降，高血压患者应适当减少抗高血压药物剂量。有的高血压患者在某一时段会因工作劳累、精神紧张等使血压升高，治疗上应适当增加抗高血压药物剂量。还有的高血压患者尽管血压已稳定在正常水平，但某一时期合并其他疾病，因应用特殊药物而影响抗高血压药物的效果，也应适当

调整抗高血压药物剂量。随时增减药物的依据就是血压值，而判断调整治疗效果的依据也是血压值，自测血压既方便又及时。患者及其家属的积极参与较单纯被动治疗更能收到理想效果。

5. 诊断清晨高血压[15] 清晨血压是指清晨醒后 1h 内、服药前、早餐前的家庭血压测量结果或动态血压监测记录的起床后 2h 或早晨 6∶00～10∶00 时的血压。清晨血压在一定范围内的升高属于生理现象，但如果家庭血压测量或动态血压监测清晨血压≥135/85mmHg 和（或）诊室血压≥140/90mmHg 即为清晨高血压（morning hypertension）。研究表明，60%的高血压患者诊室血压已控制，但其清晨血压并未达标。而清晨是心血管事件的高发时段，猝死、心肌梗死和脑卒中等发病高峰均在觉醒前 4～6h。在家自测血压具有低成本、操作方便等优势，被优先推荐用来筛查诊断清晨高血压。

6. 指导高血压急症患者的自救 有些高危、极高危险度高血压患者突然出现头、胸部严重不适时，要考虑到已发生高血压急症，如急性脑血管病、急性左心衰竭等。目前公认对高血压急症治疗的首要原则是降低血压。当自测血压明显超过患者平时血压时，可给予患者舌下含服卡托普利 12.5mg，一定要咬碎后放在舌下，同时与急救中心联系并立即送往附近医院。

因此，笔者积极主张大力开展自测血压，以便及早发现高血压患者，并指导和评价高血压治疗。

为了准确记录血压，需要向患者及其家属交代如下注意事项：①使用经国际标准方案评定合格的上臂式医用电子血压计或符合计量标准的水银柱血压计。②如果使用水银柱血压计，应强调血压计袖带、听诊器胸件的位置；同时强调手臂、心脏、血压计应保持在同一平面。③患者应重视自己的血压，但不应紧张。血压是时刻波动变化的，人体每天血压波动范围在 30/20mmHg。要理解血压的变化，对于比较紧张而血压较高的患者，最好由家属为患者测量血压并暂时"保密"。④应每隔一定时间争取在某一天内多测量几次血压。总之，强调家庭测量血压应先接受临床医师的指导，并应经常校正血压计。

第三节　高血压诊断思路

诊断思路不明确会给高血压患者的治疗带来很多不利。例如，有些正常人由于某种外界因素导致血压暂时升高而接受了抗高血压药物治疗，也有部分真正的高血压患者得不到药物治疗。主要原因有以下两点：一是患者无症状而不求医；二是目前常规使用的偶测血压的方法不能及时发现血压升高而导致患者无法接受治疗。还有部分高血压患者伴有其他心血管疾病危险因素（如糖尿病、血脂异常、吸烟等），而医务人员只给患者使用了抗高血压药物，导致患者在治疗中仍然发生脑卒中、心力衰竭、冠心病，甚至危及生命。发生上述不合理治疗现象的原因是诊断方面存在问题。

由此看出，只有对患者做出正确、全面的诊断，才能使患者获得理想、先进的治疗。大高血压学学科认为，不要孤立、片面地看待高血压，而要注意到高血压作为疾病的原因和结果所包括的这些疾病与高血压的内在联系，强调要从更全面、更系统的角度看待高血压涉及的疾病[16]。因此，高血压诊断的特殊性是对患者进行整体的诊断。

一、确定高血压，明确血压水平分级

确定高血压包括及时发现高血压和排除假性高血压，给就诊患者一个真实的血压结果，这就需要将诊室测量血压与家庭自测量血压密切结合，部分特殊患者需接受动态血压监测和临床随诊观察。

目前因限于人力，难以对所有居民进行高血压普查，但每一个人均有测量血压的机会，如参加各种健康体检时，到医院各科就诊时，或定期在卫生防疫站，单位卫生所，街道、乡村初级保健站测量血压，由家属、亲友或邻居测量血压。

根据初查血压情况，应按照我国专家制定的随访建议，到医疗卫生服务机构接受随诊与治疗。

以下人员建议进行 24h 动态血压监测，以确定是否患有高血压：①新发现的 1～2 级诊室高血压；②诊室血压正常高值，或合并靶器官损害或心血管疾病高风险；③血压波动较大，或怀疑直立性低血压、餐后低血压、继发性高血压等[17]。综上方法，要及时发现高血压并不难，但临床医师对于初次发现高血压者，要进一步确定是否为真正的高血压。在未确诊之前，不急于给予药物治疗，因为初次测量血压高可见于如下两种情况：一是由于患者某一时期工作紧张、情绪波动大，暂时性血压升高，如学生考试时血压暂时升高，这种临时性原因消除后，血压可自动恢复正常；二是白大衣高血压。让患者在家里自测血压或进行 24h 动态血压监测不仅能够排除上述白大衣高血压，还能发现一些早期高血压患者或隐蔽性高血压患者。因此，笔者积极提倡自己在家里测血压，对未治疗的患者最好进行常规 24h 动态血压监测。

二、判断高血压原因

高血压分为原发性高血压和继发性高血压。对于首次发现并确诊为高血压的患者，一定要通过详细询问病史、全面的体格检查结合有关辅助检查，区分是原发性高血压还是继发性高血压，以便对症治疗，使患者获得最佳治疗效果。

对于原发性高血压患者，确定和分析高血压危险因素，并帮助患者去除相关因素后，血压才能得到理想控制。

对于继发性高血压患者，是由于某些疾病在发生发展过程中导致的高血压，当原发疾病治愈后，患者的血压也可自动恢复正常或明显下降。以下举例说明。

患者，男性，64 岁，发现高血压 20 余年，于 2000 年 11 月就诊，先后同时服用钙拮抗剂、血管紧张素转换酶抑制剂、利尿剂、β 受体阻滞剂等药物，血压控制在 140～150/90～100mmHg，超声心动图显示主动脉瓣关闭不全，左心室舒张末期内径由 46mm 增加到 52mm。

实验室检查血钾偏低，24h 尿钾偏高，查血浆肾素水平、醛固酮浓度得以明确诊断，肾上腺 CT 扫描示左侧肾上腺结节，诊断为原醛症（左侧肾上腺腺瘤），如图 3-23-5 所示。手术前后 24h 动态血压监测结果见图 3-23-6。

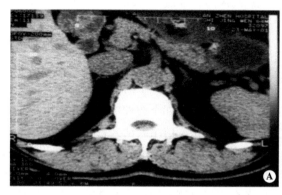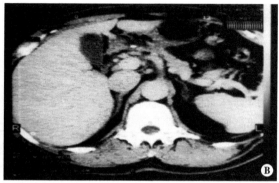

图 3-23-5　患者肾上腺 CT 图

左侧肾上腺交叉部见一圆形肿块，大小 1.1cm，CT 值 5Hu；左侧肾上腺交叉部见一低密度灶，圆形，增强后周围轻度强化，CT 值 6Hu

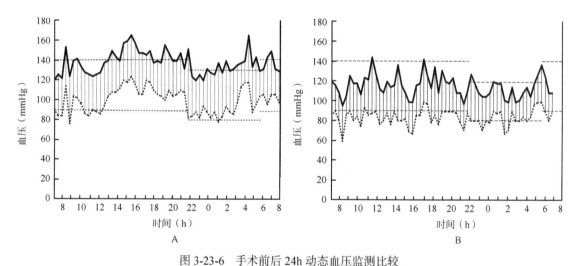

图 3-23-6　手术前后 24h 动态血压监测比较

A.术前服用 4 种抗高血压药物（含利尿剂），平均血压 138/97mmHg；B.术后服用 2 种抗高血压药物，平均血压 119/88mmHg

三、寻找其他心血管疾病危险因素簇

流行病学调查显示，高血压能导致患者心脑肾等重要器官的一系列疾病，而这些疾病的发生和严重程度与血压值密切相关，并且高血压合并其他心血管疾病危险因素时更容易引起或加重靶器官损害[2]。有研究指出，血压在同一水平的高血压患者，合并心血管疾病危险因素越多，心血管损害发生率也越高，这说明心血管疾病危险因素之间存在着对心血管系统损害的协同作用。那么对确诊的高血压患者，及时发现和纠正其他心血管疾病危险因素，对降低心脑肾损害的严重性，保护这些器官有着实际意义。因此，不仅要详细了解高血压患者饮食习惯、运动、体重等情况，而且要常规检测血糖、血脂等，如发现血糖异常者，还要进一步做葡萄糖耐量试验。要求临床医师在控制患者高血压的同时，进一步查清其他心血管疾病危险因素，并进行有效防治，只有这样才能真正保护患者的心脑肾。

例如，笔者曾诊治一例 61 岁的女性患者，原发性高血压 3 级，属于极高危人群，糖尿病 2 型，就诊前服用复方降压片，每日 2 片，血压控制在 162/88mmHg，因确诊糖尿病改用福辛普利和硝苯地平控释片治疗半个月后症状消失，24h 动态血压控制在 121/69mmHg，如图 3-23-7 所示。

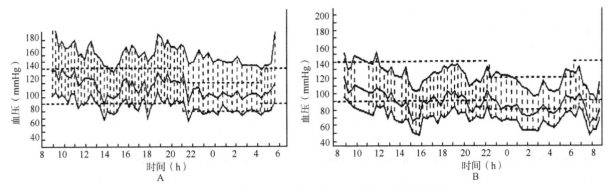

图 3-23-7　服药前（A）后（B）24h 动态血压监测比较

四、评价心脑肾功能情况

高血压对人体最大的损害是能引起患者心脑肾等重要器官的一系列疾病。评估是否有靶器官损害和心血管疾病是高血压诊断评估的重要内容，特别是检出无症状性靶器官损害。早期诊断并及时治疗，有的靶器官损害是可以逆转的[15]。因此，对于每一位高血压患者都要评价心脑肾的结构与功能情况，以便保护这些重要器官。高血压患者除了向临床医师描述自己的主要症状外，还应接受常规检查，如血尿酸和血肌酐的测定、心电图、超声心动图、胸部 X 线片、眼底检查、脑血流图、肾图及 CT、磁共振等检查。

那么，哪些高血压患者容易发生心脑肾损害呢？大家知道，心脑肾等重要器官损害的发生率和死亡率与血压值、高血压类型、高血压病程及其他心血管疾病危险因素簇密切相关，特别是近年来 24h 动态血压监测数据证明，高血压患者的靶器官损害和心血管疾病的发生与 24h 平均血压的关系较诊室偶测血压更密切。不同类型的高血压不仅对心脑肾的损害程度有所不同，而且对这些器官的损害也有一定的选择性。有研究证实，单纯性收缩压增高患者易发生动脉硬化和脑卒中，而收缩压和舒张压均增高患者易发生左室肥厚和心力衰竭。高血压病程越长的患者，心脑肾等重要器官损害程度也越严重。

临床应尽量避免对心血管疾病的漏诊和误诊现象，对每一位患者都要提高警惕，特别是对心血管疾病危险因素多又有心血管疾病症状者，更应想到心脏病发作的可能。例如，笔者曾诊治一位 82 岁女性高血压患者。主诉：间断头晕 30 余年，加重 1 个月。现病史：患者 30 年前无明显诱因出现头晕，无头痛，无恶心、呕吐，之前无发热，夜尿 1～2 次，无四肢乏力，无心慌、胸闷、胸痛，血压波动在 130～220/70～80mmHg，偶尔服用降压片，服用后血压可降至 130/80mmHg。9 个月前因突然头晕，血压高至 220/80mmHg 收入外院住院治疗，给予硝苯地平控释片降压治疗，血压降至 130/80mmHg，后因服用硝苯地平缓释片感心慌又改服复方降压片。1 个月前血压波动在 140～190/70～80mmHg，间断头晕而无明显时间规律，伴心慌，夜尿 1～3 次。我们发现患者血压波动伴心慌，判定为冠心病，建议做冠状动脉造影。

造影结果显示为冠心病，主要累及前降支。右冠状动脉开口于右冠窦，右冠状动脉管腔弥漫性管壁不规则钙化，起始段管腔狭窄，估计狭窄程度为 80%，右冠状动脉中远段管腔通畅；左冠状动脉开口于左冠窦，右前降支弥漫性管壁不规则钙化，管腔观察不清，估计中段管腔中度狭窄（估计狭窄程度为 75%～90%），左旋支弥漫性管壁不规则钙化，管腔轻度狭窄，估计狭窄程度为 50%～75%。

在冠状动脉狭窄处行支架治疗后患者血压平稳。口服药物：非洛地平 5mg，每日 1 次；氯沙坦 50mg，每日 1 次；氯吡格雷 75mg，每日 1 次；阿司匹林 0.1g，每日 1 次；单硝酸异山梨酯缓释片 60mg，每日 1 次；阿托伐他汀钙片 20mg 每晚 1 次。

（余振球）

参 考 文 献

[1] Mancia G，Fagard R，Narkiewicz K，et al. 2013 ESH/ESC

guidelines for the management of arterial hypertension: The Task Force for the Management of Arterial Hypertension of the European Society of Hypertension (ESH) and of the European Society of Cardiology (ESC) [J]. Eur Heart J, 2013, 34 (28): 2159-2219.

[2] Kannel WB. High-density lipoproteins: Epidemiologic profile and risks of coronary artery disease[J]. Am J Cardiol, 1983, 52 (4): B9-B12.

[3] Stamler J, Vaccaro O, Neaton JD, et al. Diabetes, other risk factors, and 12-yr cardiovascular mortality for men screened in the Multiple Risk Factor Intervention Trial[J]. Diabetes Care, 1993, 16 (2): 434-444.

[4] Chalmers J. 1999 World Health Organization-International Society of Hypertension Guidelines for the Management of Hypertension. Guidelines Subcommittee[J]. J Hypertens, 1999, 17 (2): 151-183.

[5] Jones D, Basile J, Cushman W, et al. Managing hypertension in the southeastern United States: Applying the guidelines from the Sixth Report of the Joint National Committee on Prevention, Detection, Evaluation, and Treatment of High Blood Pressure (JNC Ⅵ) [J]. Am J Med Sci, 1999, 318 (6): 357-364.

[6] 《中国高血压防治指南》修订委员会, 高血压联盟（中国）, 中华医学会心血管病学分会, 等. 中国高血压防治指南（2018年修订版）[J]. 中国心血管杂志, 2019, 24 (1): 24-56.

[7] Chiang CE, Wang TD, Ueng KC, et al. 2015 Guidelines of the Taiwan Society of Cardiology and the Taiwan Hypertension Society for the management of hypertension[J]. J Chin Med Assoc, 2015, 78 (1): 1-47.

[8] Stergiou GS, Argyraki KK, Moyssakis I, et al. Home blood pressure is as reliable as ambulatory blood pressure in predicting target-organ damage in hypertension[J]. Am J Hypertens, 2007, 20 (6): 616-621.

[9] Gaborieau V, Delarche N, Gosse P. Ambulatory blood pressure monitoring versus self-measurement of blood pressure at home: Correlation with target organ damage[J]. J Hypertens, 2008, 26 (10): 1919-1927.

[10] Bliziotis IA, Destounis A, Stergiou GS. Home versus ambulatory and office blood pressure in predicting target organ damage in hypertension: A systematic review and meta-analysis[J]. J Hypertens, 2012, 30 (7): 1289-1299.

[11] Wang GL, Li Y, Staessen JA, et al. Anthropometric and lifestyle factors associated with white-coat, masked and sustained hypertension in a Chinese population[J]. J Hypertens, 2007, 25 (12): 2398-2405.

[12] Stergiou GS, Asayama K, Thijs L, et al. Prognosis of white-coat and masked hypertension: International database of home blood pressure in relation to cardiovascular outcome[J]. Hypertension, 2014, 63 (4): 675-682.

[13] 吴悦, 胡蓉. 白大衣高血压对靶器官损害的影响[J]. 世界最新医学信息文摘（电子期刊）, 2021, 21 (23): 134-136.

[14] Muxfeldt ES, Fiszman R, de Souza F, et al. Appropriate time interval to repeat ambulatory blood pressure monitoring in patients with white-coat resistant hypertension[J]. Hypertension, 2012, 59 (2): 384-389.

[15] 中华医学会心血管病学分会高血压学组. 清晨血压临床管理的中国专家指导建议[J]. 中华心血管病杂志, 2014, 42 (9): 721-725.

[16] 余振球. 医院各科是高血压协同防治的新力量[M] //余振球, 马琳琳. 刘静华, 等. 医院各科高血压协同诊疗指南. 北京: 科学出版社, 2016: 2-11.

[17] 中国高血压联盟《动态血压监测指南》委员会. 2020中国动态血压监测指南[J]. 中国循环杂志, 2021, 36(4): 313-328.

第24章
常用实验室检查的评价

　　高血压患者的诊断需要进行多项评估，包括原发性高血压的确定，继发性高血压的鉴别诊断，其他心血管疾病危险因素、靶器官损害与心血管疾病的发现与确定等。另外，在高血压患者用药前须严格把握适应证与禁忌证，应进行用药风险评估；用药后要及时观察和评估治疗效果与药物不良反应等。这些评估项目离不开实验室检查，而实验室检查项目分为常规检查与特殊检查。

　　本章将针对高血压科医师在工作中需要用到的实验室检查项目，从检查要求、影响因素、测定方法、注意事项与检验结果的评价等方面进行介绍。同时，为从事高血压研究的人员提供实用的基础理论知识，并对高血压领域最新知识进展与方法进行介绍。

本章血常规、尿常规、尿钾、血生化、血糖、肾功能、肌酸激酶、皮质醇等相关检测指标参考值来自万学红、卢雪峰主编的《诊断学》，同型半胱氨酸、肾小球滤过率、腺垂体激素等检测指标参考值来自尹一兵、倪培华主编的《临床生物化学检验技术》，甲状腺功能相关检测指标参考值来自刘观昌、马少宁主编的《生物化学检验》。各实验室若采用不同的检测方法和试剂盒，应使用各自合适的参考值。

第一节　常规检查

按照高血压学学科要求，高血压患者的实验室常规检查包括血常规，尿常规，血生化，餐后 2h 血糖，甲状腺功能检测，肾素、血管紧张素、醛固酮的检查等。对于肾素、血管紧张素、醛固酮的检查既是高血压患者的常规检查，也是高血压患者的特殊实验室检查，将在本章第二节进行介绍。

一、血　常　规

炎症性疾病导致的继发性高血压可引发血液成分的变化，血常规检测相应指标对于高血压确诊、血压进展情况等有一定的提示作用。

（一）检查要求

采血前勿剧烈运动。采血分为静脉采血法（包括静脉穿刺采血法与真空采血法）和毛细血管采血法。大中型医院常采用真空采血法；毛细血管采血法主要用于微量血液的检验项目和婴幼儿常规检验。注意避免溶血，采血后应立即贴好患者唯一性标识。因不同送检时间与储存条件均可影响血常规检测结果，采血后应立即送检。实验室接收样本时须核对患者信息、送检项目，须查验采样时间、采血管类型、采血量、血标本质量等是否符合要求。接收样本后可室温存放待检，应在 6h 内完成检测。

红细胞、白细胞、血小板计数、血红蛋白测定均可采用显微镜计数法或血液分析仪法，血小板计数还可采用流式细胞仪法。目前临床多采用血液分析仪法，显微镜计数法用于血液分析仪法异常结果的复查。

（二）血液成分检验结果的评价

1. 红细胞计数与血红蛋白

（1）正常值：①红细胞，成年男性为（4.0～5.5）$\times 10^{12}$/L，成年女性为（3.5～5.0）$\times 10^{12}$/L。②血红蛋白，成年男性为 120～160g/L，成年女性为 110～150g/L。

（2）红细胞和血红蛋白水平升高的临床意义：病理性升高见于血液浓缩（如大量失水、严重腹泻）、慢性心肺疾病导致长期组织缺氧等。生理性升高见于机体缺氧导致代偿性增多，如新生儿、高原居民等。高血压患者出现红细胞增多见于原发性红细胞增多症、阻塞性睡眠呼吸暂停低通气综合征、高原红细胞增多症等。

（3）红细胞和血红蛋白水平降低的临床意义：病理性降低见于肾衰竭、再生障碍性贫血、缺铁性贫血等。生理性降低见于血液稀释（如妊娠期血容量增加）、老年人造血功能减退等。

2. 白细胞计数

（1）正常值：成人（4～10）$\times 10^9$/L。

（2）白细胞水平升高的临床意义：白细胞计数主要受中性粒细胞数量的影响，二者临床意义一致。病理性升高见于急性感染、大出血、严重组织损伤等。生理性升高见于剧烈运动、情绪激动、严寒、暴热、新生儿、妊娠等。一项针对中国人群的大样本调查研究显示，血压升高与白细胞计数增加相关[1]。

（3）白细胞水平降低的临床意义：白细胞水平降低见于某些感染、血液病、理化损伤等。

3. 血小板计数

（1）正常值：（100～300）$\times 10^9$/L。

（2）血小板水平升高的临床意义。病理性升高见于原发性血小板增多症、慢性粒细胞白血病、真性红细胞增多症等。生理性升高见于剧烈运动、妊娠中晚期、饱餐后等。高血压患者血小板中缩血管物质嘌呤二核苷酸的浓度较正常人高。

（3）血小板水平降低的临床意义：血小板水平降低见于再生障碍性贫血、急性白血病、特发性血小板减少性紫癜、弥散性血管内凝血等。

高血压患者使用血管紧张素转换酶抑制剂（ACEI）或血管紧张素Ⅱ受体阻滞剂（ARB）等抗高血压药物，会导致红细胞、白细胞、血小板计数下降，应定期复查血常规。

二、尿　常　规

高血压可引起肾脏功能受损，肾脏疾病也会导致继发性高血压，尿常规是一个重要的早期筛查指标。

（一）检查要求

尿液采集后应在 2h 内检测完毕，如未能及时检测，应避光加盖保存在 4℃冰箱或室温，最多可保存 6h。实验室收到样本后应核对患者信息、检测项目，查验尿量、颜色、标本质量、采集容器、送检时间等是否符合要求。尿蛋白检测可采用试带法、加热乙酸法、磺基水杨酸法等。尿隐血可采用化学法。

（二）尿液成分检验结果的评价

1. 尿蛋白　正常尿液中蛋白质含量不超过 100mg/L；常规定性检测为阴性。尿蛋白定量浓度＞100mg/L 或 150mg/24h 的尿液，蛋白质定性检测呈阳性的尿液，称为蛋白尿。病理性蛋白尿见于肾小球滤过、肾小管重吸收功能异常等疾病。生理性蛋白尿见于剧烈运动、脱水、发热等。定性检查尿蛋白多于尿隐血，常提示高血压引起的肾脏损害。

2. 尿隐血　正常参考值为阴性。尿路感染或长时间放置致细菌繁殖可造成假阳性，或因红细胞破坏导致干化学法与镜检法的人为差异。每升尿液中的血液在 1ml 以上，肉眼可见尿液为红色。当每升尿液中的血液在 1ml 以下，则需通过尿隐血试验或尿沉渣镜检来发现，称为隐血或镜下血尿。尿隐血试验可采用尿液干化学分析仪进行测定，尿沉渣采用显微镜镜检（每高倍视野平均≥3 个红细胞）。尿隐血试验与显微镜镜检结果可以相互参照比对。尿隐血阳性主要见于泌尿生殖系统炎症、损伤、结石、肿瘤等。在高血压患者中，定性检查尿隐血呈阳性，且尿隐血多于尿蛋白，提示肾脏疾病引起血压升高。

三、血　生　化

血生化指标对于继发性高血压线索的发现、心血管疾病危险因素的确定、靶器官损害程度与心血管疾病的评估有重要意义。

样本采集应在患者禁食 12h 之后，宜坐位采血，选择合适的采血部位（避开感染、血循环不良部位），压脉带使用不超过 1min，避免溶血，因存放时间过长易导致检测结果差异，采血后应尽快送检。

（一）血钾检测

机体内钾离子主要存在于细胞内，其浓度为细胞外的 40 倍，依赖钠钾泵维持平衡，可参与酸碱平衡的调节、维持渗透压等。临床常采用离子选择电极法进行检测。采血后应在 1h 内非冷却条件下离心分离，尤其注意避免溶血，溶血会使钾离子由细胞内转至细胞外，导致浓度假性升高。

正常值：血浆钾 3.5～5.5mmol/L（血清钾离子浓度参考值较血浆高 0.2～0.5mmol/L）。病理性升高见于高血压患者肾功能不全进展期，组织细胞破坏致钾离子由细胞内向细胞外转移等。某些药物（如 ACEI、ARB、保钾利尿剂等）若长期加量使用，可诱发肾脏功能损害，提前出现血钾浓度升高或血钾浓度升高程度加重。病理性降低见于血浆稀释、原发性醛固酮增多症（简称原醛症）、肾动脉狭窄、甲状腺功能亢进症等。药物性降低见于高血压患者应用排钾利尿剂未补钾或未与保钾利尿剂联合应用。

（二）空腹血糖检测

高血压患者检测血糖目的在于筛查糖尿病患者并予以及时处理，确定心血管疾病危险因素，帮助判断心血管疾病危险分层，指导抗高血压药物治疗。血糖越高，大血管病变危险性越高。合并糖尿病的高血压患者会加速心脑肾疾病的发生和发展。有研究报道高血压患者中血压和血糖之间存在双向关系，即收缩压与空腹血糖不分先后，互为因果[2]。高血压患者应常规检查空腹血糖及餐后 2h 血糖（在本节后文中介绍）。检测方法有己糖激酶法、葡萄糖氧化酶法。

1. 检查要求　隔夜空腹（8～10h 未进任何食物，饮水除外），早餐前采集血液。采集血液后立即送检，离心后尽快检测。血液中若出现白细胞增多、细菌污染、溶血等情况均可加速糖酵解。

2. 检验结果的评价

（1）正常值：成人 3.9～6.1mmol/L。

（2）空腹血糖水平升高的临床意义：病理性升高见于糖尿病、皮质醇增多症、嗜铬细胞瘤等。生理性升高见于餐后 1～2h、高糖饮食、情绪激动等。

（3）空腹血糖水平降低的临床意义：病理性降低见于胰岛素用量过大、肾上腺皮质激素缺乏、恶病质等。生理性降低见于饥饿、妊娠等。

（三）心血管疾病危险因素相关指标检测

1. 血脂 高血压患者往往合并血脂异常，两者共存时更易促使动脉硬化的发生。防治血脂异常最主要的目的是防治心血管疾病的发生发展。

（1）总胆固醇（total cholesterol，TC）：TC 为血液中各脂蛋白所含胆固醇总和，仅能提示血脂变化趋势。血清中胆固醇在低密度脂蛋白（LDL）中含量最高。常规检测方法为酶法。检测前最好静坐 20min 以上，采血后 3h 内检测，若不能及时检测应密封置于 4℃冰箱，可保存 7 天。

1）正常值。合适水平：<5.20mmol/L。

2）TC 水平升高的临床意义。边缘性升高：5.20～6.20mmol/L；升高：>6.20mmol/L。TC 水平仅作为某些疾病（尤为动脉粥样硬化）的一种危险因素，对于疾病诊断需结合其他检验指标。升高见于动脉粥样硬化所致心血管疾病、甲状腺功能减退症、肾病综合征等。

3）TC 水平降低的临床意义。降低见于甲状腺功能亢进症、肝硬化、贫血、应用钙拮抗剂（calcium channel blocker，CCB）等。

（2）甘油三酯（TG）：24h 内如不能检测，应密封置于 4℃冰箱，可保存 3 天。常规检测方法为酶法。

1）正常值。合适水平：0.56～1.7mmol/L。

2）TG 水平升高的临床意义。边缘性升高：1.70～2.30mmol/L；升高：>2.30mmol/L。病理性升高见于冠心病、原发性高脂血症、动脉粥样硬化等。生理性升高见于高脂饮食、运动不足、肥胖等。

3）TG 水平降低的临床意义。降低见于低 β 脂蛋白血症、严重肝脏疾病、肾上腺皮质功能减退等。

（3）高密度脂蛋白（HDL）：HDL 是动脉粥样硬化和心血管疾病的保护因子。检测方法有匀相法、沉淀法、超速离心法。

1）正常值。合适水平：>1.04mmol/L。

2）HDL 水平升高的临床意义。升高见于长期足量运动、绝经期前妇女，还可见于慢性肝炎等。

3）HDL 水平降低的临床意义。降低见于动脉粥样硬化、糖尿病、应用 β 受体阻滞剂等，可导致心血管疾病发病风险增加。

（4）低密度脂蛋白（LDL）：LDL 是富含胆固醇的脂蛋白，是心血管疾病的主要危险因子，更能反映个体血脂水平。LDL 水平受影响因素多，应结合临床资料进行分析。检测方法有间接法和直接法。

1）正常值。合适水平：≤3.4mmol/L。

2）LDL 水平升高的临床意义。LDL 水平升高可使缺血性心血管疾病的发病风险增加，见于家族性高胆固醇血症、肾病综合征、应用 β 受体阻滞剂等。

3）LDL 水平降低的临床意义。LDL 水平降低见于无 β 脂蛋白血症、甲状腺功能亢进症、肝硬化等。

2. 同型半胱氨酸（homocysteine，Hcy） Hcy 检测常采用免疫学法。

（1）正常值：4.7～13.9μmol/L。

（2）Hcy 水平升高的临床意义：高浓度 Hcy 可损伤血管内壁，使血管内膜增厚、粗糙、斑块形成，导致管腔狭窄，造成动脉供血不足，引起动脉粥样硬化和冠心病。Hcy 水平升高，可使心血管疾病危险性增加。

（3）Hcy 水平降低的临床意义：Hcy 水平降低可减少急性心肌梗死（acute myocardial infarction，AMI）等缺血性心肌损伤和其他缺血性心血管疾病的发生。

（四）肾脏功能相关指标检测

高血压患者长期血压升高可导致肾脏功能受损，肾脏疾病也可以导致继发性高血压。高血压患者病因的确定、肾脏功能损害程度的评估以及用药的选择等方面都离不开肾功能检查。

1. 血尿酸 血尿酸为嘌呤核苷酸代谢的终产物，从肾脏排泄，可反映肾脏功能。检测方法为尿酸酶-过氧化物酶法。

（1）正常值：成人男性 150～416μmol/L；女性 89～357μmol/L。

（2）血尿酸水平升高的临床意义：血尿酸水平升高见于肾小球滤过功能损伤、原发性与继发性痛风、长期使用利尿剂等。血尿酸水平升高是高血压发病的独立危险因素，可导致高血压发病相对风险增加。

（3）血尿酸水平降低的临床意义：血尿酸水平降低见于肾小管重吸收尿酸功能障碍、肝功能严重损害、使用阿司匹林。

2. 血尿素氮 尿素氮为体内蛋白质代谢的终产物，从肾脏排泄，可反映肾脏排泄功能。只有当肾小球滤过率下降至 50% 以下时，血尿素氮才会升高，因此不作为早期肾功能检测指标，仅用于粗略观察肾小球的滤过功能。检测方法可有酶法、化学法。

（1）正常值：成人 3.2～7.1mmol/L。

（2）血尿素氮水平升高的临床意义：病理性升高见于血容量不足、肾脏疾病、尿路梗阻等。生理性升高见于高蛋白饮食等。

（3）血尿素氮水平降低的临床意义：少见，可见于严重肝病、妊娠等。

3. 血清肌酐 肌酐为肌酸代谢的终产物，主要在肌肉生成，从肾脏排泄，可反映肾脏排泄功能，对于高血压引起的肾脏功能损害程度与用药有指导意义。检测方法有化学法、酶法。

（1）正常值：全血肌酐 88.4～176.8μmol/L。血清或血浆肌酐：男性 53～106μmol/L，女性 44～97μmol/L。

（2）血清肌酐水平升高的临床意义：升高见于急、慢性肾衰竭。主要用于评价肾小球滤过功能，有助于晚期肾脏疾病诊断。

（3）血清肌酐水平降低的临床意义：降低见于进行性肌肉萎缩、贫血、老年人、消瘦者、妊娠等。

4. 肾小球滤过率（GFR） GFR 是评估肾小球滤过功能最重要的参数，用于评价肾脏功能损害程度。GFR 不能直接测定，临床上可以用一些指标来进行评价。

（1）内生肌酐清除率（endogenous creatinine clearance rate，Ccr）：通过测定血和尿中肌酐含量来计算单位时间（通常指 1min）内有多少毫升血液中的肌酐通过肾脏时被清除。需要收集 24h 尿液。

24h 尿液收集要求：患者连续 3 天，每天摄入蛋白质少于 40 克，并禁食肉类，不饮咖啡和茶，不用利尿药，试验前避免剧烈运动，尿量不少于 1ml/min。

计算公式：Ccr（ml/min）=[尿肌酐浓度（μmol/L）/血肌酐浓度（μmol/L）]×每分钟尿量（ml/min）。

标准化计算公式：Ccr[ml/（min·1.73m²）]=Ccr×标准体表面积（1.73m²）/个体体表面积。

正常值：成年男性标准化 Ccr 85～125ml/（min·1.73m²）；成年女性标准化 Ccr 75～115ml/（min·1.73m²）。

（2）估算的肾小球滤过率（eGFR）：以血肌酐值为基础，根据患者年龄、性别、身高、体重、种族等参数来估算肾小球滤过率的值。不需要收集尿液，准确性与内生肌酐清除率相当，更易用于临床。

MDRD 法公式：eGFR[ml/（min·1.73m²）]=186×血肌酐（μmol/L）$^{-1.154}$×年龄（岁）$^{-0.203}$×0.742（女性）×1.233（中国）。

Cockcroft-Gault 法公式：Ccr[ml/（min·1.73m²）]=（140–年龄）×体重（kg）×72^{-1}×血肌酐（μmol/L）$^{-1}$×0.85（女性）。

Connhan-Banatp 法公式：eGFR[ml/（min·1.73m²）]=0.43×身高（cm）×血肌酐（μmol/L）$^{-1}$。

Schwonty 法公式：Ccr[ml/（min·1.73m²）]=0.55×身高（cm）×血肌酐（μmol/L）$^{-1}$。

MDRD 法与 Cockcroft-Gault 法主要用于成人估算 GFR；Connhan-Banatp 法与 Schwonty 法主要用于儿童估算 GFR。

（3）临床意义：GFR 升高见于糖尿病、代谢综合征、肥胖、原醛症等。GFR 降低可反映肾小球滤过功能损伤程度。肾功能损伤：Ccr < 80ml/（min·1.73m²）；肾功能不全代偿期：Ccr 51～80ml/（min·1.73m²）；肾功能不全失代偿期：Ccr 25～50ml/（min·1.73m²）；肾衰竭期（尿毒症期）：Ccr < 25ml/（min·1.73m²）；尿毒症终末期：Ccr < 10ml/（min·1.73m²）。

（五）其他

1. 肌酸激酶（creatine kinase，CK） 肌酸激酶同工酶分为心型（CK-MB）、肌型（CK-MM）、脑型（CK-BB）。临床上 CK-MB 明显升高见于各种原因导致的心肌损伤，是诊断心肌梗死应用最为广泛的酶学指标。在高血压患者，可用于评估血压长期升高对心脏的损害。CK 检测方法可采用比色法、酶偶联速率法。CK-MB 检测方法可采用免疫抑制法、放射免疫法、电泳法。

（1）正常值与特点

速率法：男性 50～310U/L；女性 40～200U/L。

（2）CK 水平升高的临床意义：CK-MB 在急性心肌梗死发病后 3～8h 增高，10～36h 即可达峰值，72～96h 恢复正常。用于急性心肌梗死的诊断、估计梗死范围和判断再梗死。CK 还有助于判断溶栓后的再灌注情况。

（3）CK 水平降低的临床意义：降低见于甲状腺功能亢进症、长期卧床等。

2. 肝脏功能 他汀类调脂药物用于降低血脂水平，但可造成肝脏功能受损，对于高血压合并血脂异常患者，使用他汀类药物前需对肝脏功能进行评估才可选择用药。某些抗高血压药物如 ARB，服用后在肝脏进行代谢，因此应在服药前评估肝脏功能，并在服药期间进行监测。

四、餐后 2h 血糖检测

餐后 2h 血糖升高为心血管疾病的独立危险因素。

（一）检查要求及注意事项

口服 75g 葡萄糖或 100g 馒头后（注意食物种类只能是米饭或馒头），从进食第一口开始计算时间，2h 时抽取血液进行血糖测定。注意测定起止时间，采血后立即送检。

若不采用氟离子抗凝或抑制糖酵解，则需在采集后 1h 内检测或采集后离心待测。影响因素：餐后胰岛素的分泌、组织对胰岛素的敏感性、餐前血糖水平、进食的种类和时间、胃肠道消化和吸收功能、情绪等。

（二）检验结果的评价

正常餐后 2h 血糖＜7.8mmol/L。餐后 2h 血糖反映胰岛 B 细胞储备功能情况，用于判断降糖药物是否合适，为诊断糖尿病的另外一种方法。当餐后 2h 血糖≥11.1mmol/L 为升高，易发生糖尿病并发症。

五、甲状腺功能检测

甲状腺功能亢进症、甲状腺功能减退症都与血压水平密切相关，均可引起血压升高。所以，甲状腺功能检测应作为高血压患者的常规检查。

甲状腺功能检测需新鲜血清或血浆，溶血、脂血（亦称为乳糜血，血液因脂肪含量高而呈乳白色或混浊状）等血液标本情况对检测结果干扰大，一般在清晨起床前采血，若不能在 8h 内测定，4～8℃ 条件下血清可保存 2 天，更长时间需置于 -20℃ 下冻存，避免反复冻融。

（一）测定方法

化学发光免疫法、竞争性荧光免疫分析法、电化学发光免疫法。

（二）检验结果的评价

1. 促甲状腺激素（thyroid stimulating hormone，TSH） TSH 为反映甲状腺功能紊乱最敏感的指标。

（1）正常值。竞争性荧光免疫分析法：0.63～4.19μU/L。化学发光免疫法：0.2～7.0mU/L。电化学发光免疫法：0.27～4.2mU/L。

（2）TSH 水平升高：见于原发性甲状腺功能减退症、继发性甲状腺功能亢进症。

（3）TSH 水平降低：见于原发性甲状腺功能亢进症、继发性甲状腺功能减退症。

2. 血清总甲状腺素（total thyroxine，TT_4） TT_4 主要受甲状腺素结合球蛋白（thyroxine-binding globulin，TBG）含量和结合力影响。

（1）正常值。竞争性荧光免疫分析法：69～141nmol/L。化学发光免疫法：78.4～157.4nmol/L。电化学发光免疫法：66～181nmol/L。

（2）TT_4 水平升高：见于甲状腺功能亢进症。引起 TBG 水平升高的原因包括妊娠、口服避孕药等高雌激素状态等。

（3）TT_4 水平降低：见于原发或继发性甲状腺功能减退症。引起 TBG 水平降低的原因包括肝硬化、肾病及服用某些引起 TBG 降低的药物等。

3. 血清总三碘甲状腺原氨酸（total triiodothyronine，TT_3） TT_3 含量受 TBG 含量和结合力影响，与血清 TT_4 变化一致。

（1）正常值。竞争性荧光免疫分析法：1.3～2.5nmol/L。化学发光免疫法：1.34～2.73nmol/L。电化学发光免疫法：1.3～3.1nmol/L。

（2）TT_3 水平升高：见于甲状腺功能亢进症、

T_3 型甲状腺功能亢进症、亚急性甲状腺炎等。

（3）TT_3 水平降低：见于肢端肥大症、呆小症、慢性甲状腺炎等。

4. 血清游离甲状腺素（free thyroxine，FT_4）、**血清游离三碘甲状腺原氨酸**（free triiodothyronine，FT_3） 因 FT_4 与 FT_3 不受体内 TBG 影响，敏感性、特异性更高，因此临床检测价值更大。

（1）正常值。FT_4：竞争性荧光免疫分析法 8.7～17.3pmol/L，化学发光免疫法 2.8～7.1pmol/L，电化学发光免疫法 12～22 pmol/L。FT_3：竞争性荧光免疫分析法 4.7～7.8pmol/L，化学发光免疫法 66～181pmol/L，电化学发光免疫法 2.8～7.1pmol/L。

（2）FT_4 和 FT_3 水平升高：见于甲状腺功能亢进症、毒性弥漫性甲状腺肿。诊断甲状腺功能亢进症 FT_3、FT_4 较 TT_4、TT_3 更为灵敏，价值更大。

（3）FT_4 和 FT_3 水平降低：见于甲状腺功能减退症、黏液性水肿。甲状腺功能减退症 TT_4 或 FT_4 降低早于 TT_3 或 FT_3。FT_3 降低见于低 T_3 综合征、应用糖皮质激素。

第二节　肾素、血管紧张素、醛固酮的检查

肾素-血管紧张素-醛固酮系统（RAAS）中肾素由肾小球旁细胞合成和分泌，可催化血浆中的血管紧张素原生成血管紧张素 I（Ang I），再经肺等部位的血管紧张素转换酶作用而生成血管紧张素 II（Ang II）。Ang II 具有重要作用，包括：作用于 Ang II 1 型受体引起血管收缩；促进交感神经兴奋性增加；刺激肾上腺皮质球状带分泌醛固酮，后者可促进肾小管重吸收 Na^+、水和分泌 K^+，增加循环血容量。在 RAAS 中，肾素水平决定着 Ang II 与醛固酮浓度的变化。肾素分泌受肾脏入球小动脉的压力感受器、致密斑细胞（感受 Na^+ 浓度）、交感神经、体液因子等因素调节。

常规的肾素、血管紧张素、醛固酮检查可为高血压鉴别诊断提供重要的依据，是发现某些继发性高血压的线索，所以被列为高血压患者的常规检查。

原醛症的筛查、确证与分型诊断中，肾素、血管紧张素、醛固酮检查起关键作用，是高血压患者的特殊实验室检查。肾素、血管紧张素、醛固酮检查受影响因素多，检查结果需综合考虑多方面因素。

一、肾素、血管紧张素、醛固酮的常规检查

（一）检查要求

要求高血压患者都须进行肾素、血管紧张素、醛固酮检查，在不耽误病情的情况下确定患者基础状态检测值。采用乙二胺四乙酸（ethylene diamine tetraacetic acid，EDTA）抗凝管采集血液，取同一时间采集的血浆样本进行肾素水平（包括血浆 PRA 与肾素浓度）、Ang II 与醛固酮浓度检测。不同体位对检测结果会造成影响，应保持非卧位状态（可以取坐位、站立或者室内活动）至少 2h，静坐 5～15min 后采血，避免溶血；检测血浆肾素活性（plasma renin activity，PRA）需冰浴送检，检测直接肾素浓度（direct renin concentration，DRC）则为室温送检，离心后尽快检测[3]，否则应将分离后血浆置于至少 −20℃冰箱冻存待测。2016 年法国内分泌学会、高血压学会、内分泌外科学会联合发表《原发性醛固酮增多症共识：导论和手册》，推荐在肾素水平较低且醛固酮/肾素水平比值（aldosterone renin ratio，ARR）升高的患者中至少进行两次核实[4]。

（二）测定方法与注意事项

1. 测定方法 包括放射免疫法、化学发光法、液相色谱串联质谱法（liquid chromatography tandem mass spectrometry，LC-MS/MS）等。

（1）放射免疫法：主要用于 PRA 检测。为传统检测手段，敏感度、特异度较高，但存在放射性污染、操作复杂、耗时长、影响因素多（重复性较差）、无法自动化等缺点，目前在临床中已逐步淘汰。

（2）化学发光法：主要用于肾素浓度检测。具有自动化、快速、无污染及影响因素少等优点，越来越多地受到关注，但仍处于摸索阶段，对于高血压相关激素检测要求建立适合各自实验室的参考值与诊断切点值，且存在免疫交叉反应，导致高血压相关激素检测通路上的同分异构体不能被区分

而一并检测出来，使目标物检测值偏高。

（3）LC-MS/MS：主要用于 PRA 检测。操作简单，检测精准，尤为针对低浓度激素物质，是激素检测方法发展的前沿领域，但设备昂贵，对技术人员要求高，目前暂不适用于基层医疗机构。有研究指出使用 LC-MS/MS 检测血浆醛固酮较放射免疫法测定值低 30%[5]，需要重新进行切点值的确定。

LC-MS/MS 利用色谱分离与质谱精准测量进行检测，是目前检测高血压相关内分泌激素水平的最优方法，检测原理不同于化学发光法和放射免疫法，不可相互替代。

2. 注意事项 常用抗高血压药物，如醛固酮受体拮抗剂、保钾利尿剂、排钾利尿剂等对肾素水平、醛固酮浓度影响较大。ACEI、ARB、钙拮抗剂（CCB）等可导致 ARR 假阴性。β 受体阻滞剂、中枢 $α_2$ 受体阻滞剂、非甾体抗炎药等可导致 ARR 假阳性。对于已使用抗高血压药物的患者应排除药物对检测结果的影响，适时予以停药，但停药应在不影响患者病情、充分保证患者安全的前提下进行。或可根据病情替换使用对 ARR 影响较小的药物如 α 受体阻滞剂（哌唑嗪、多沙唑嗪、特拉唑嗪）、非二氢吡啶类 CCB（维拉帕米缓释片）及血管扩张剂（肼屈嗪）等。

除上述药物影响外，其他可引起 ARR 假阳性的因素包括高血钾、肾功能不全、高钠饮食、年龄增长等，引起 ARR 假阴性的因素包括低血钾、肾血管性高血压、恶性高血压、低钠饮食、妊娠等。口服避孕药及人工激素替代治疗可能会降低 DRC，在无更好更安全避孕措施时无须停用避孕药。

（三）肾素、血管紧张素、醛固酮检查结果的评价

血浆肾素水平、Ang Ⅱ 与醛固酮浓度检测主要用于高血压诊断，特别是对原醛症、肾血管性疾病的诊断具有重要价值。

1. 肾素水平、血管紧张素 Ⅱ 浓度升高的临床意义 肾素水平与 Ang Ⅱ 浓度的临床意义一致。肾素水平升高，促使血管紧张素原转变为 Ang Ⅰ 增多，在血管紧张素转换酶作用下引起 Ang Ⅱ 生成增加。见于原发性高血压高肾素型，还见于肾实质性高血压、肾血管性高血压、肾球旁细胞瘤等继发性高血压原发疾病，这些疾病会引起醛固酮增多，称为继发性醛固酮增多。

（1）原发性高血压高肾素型：原发性高血压患者血压过高常导致肾脏功能受损，伴随的肾素水平升高可能是肾小动脉损伤的表现。另有研究认为，血压水平轻度升高的部分年轻患者，高肾素水平是交感神经系统过度活跃所致[6]。

（2）肾实质性高血压：是引起继发性高血压最常见类型。见于慢性肾小球肾炎、慢性肾盂肾炎等，二者均有肾脏血管病变，引起肾脏血流减少。因肾素受肾脏入球小动脉处的压力感受器调节，血流减少使得肾脏血管灌注压降低，入球小动脉壁受牵拉程度减小，从而激活 RAAS，引发肾小球入球小动脉球旁细胞合成和分泌肾素增加。

（3）肾血管性高血压（renovascular hypertension，RVH）：主要是单侧或双侧肾动脉及其分支狭窄、阻塞使得肾血流减少，受压力感受器调节激活 RAAS，导致肾小球入球小动脉球旁细胞合成和分泌肾素增多，进而引起 Ang Ⅱ 浓度升高，后者通过其生理作用引发血压升高，形成顽固性高血压。

（4）肾球旁细胞瘤：又称肾素瘤，是肾脏内分泌肿瘤，来源于肾小球入球小动脉球旁细胞，由入球小动脉细胞分化而来，始于肾脏皮质，自主分泌大量肾素，通过 RAAS 通路，导致 Ang Ⅰ 生成增多，从而促进 Ang Ⅱ 生成增多，Ang Ⅱ 刺激肾上腺皮质球状带分泌醛固酮，表现为肾素水平及醛固酮浓度均明显升高。

（5）嗜铬细胞瘤：瘤体持续或间断地释放大量儿茶酚胺（CA），产生过多去甲肾上腺素（NE）和肾上腺素（E），通过影响肾脏入球小动脉压力感受器、致密斑化学感受器刺激肾小球入球小动脉球旁细胞释放肾素，肾素水平升高引起 Ang Ⅱ 同步升高。

2. 肾素水平、血管紧张素 Ⅱ 浓度降低的临床意义 见于原醛症、异位促肾上腺皮质激素（adreno cortico tropic hormone，ACTH）综合征、原发性高血压低肾素型等。

（1）原醛症：醛固酮水平异常升高可负反馈调节抑制 RAAS，引起肾素分泌减少。肾素水平低于参考值下限非原醛症特有，但如果肾素水平不低，则原醛症应予以排除。

（2）异位 ACTH 综合征：可分泌大量 ACTH，使醛固酮分泌增多。原因可能是调节醛固酮合成与分泌的基因发生突变，使肾小球细胞对 ACTH 刺激敏感性提高，导致应激条件下醛固酮分泌过多[7]，从而负反馈导致肾素分泌受到抑制。

（3）原发性高血压低肾素型：多见于原发性高血压老年患者，原因可能与肾功能减退致水钠潴留引发肾素分泌受到抑制有关。此外，分子机制、应激、某些药物的使用也参与了肾素分泌减少的调节。

3. 醛固酮水平升高的临床意义 醛固酮水平升高见于原醛症、继发性醛固酮增多、低钠饮食、妊娠、体位改变等。

（1）原醛症：可由肾上腺皮质球状带发生腺瘤、增生或癌等原因引发，因醛固酮为肾上腺皮质球状带合成和分泌，肾上腺皮质病变可直接导致醛固酮分泌异常增多。

（2）继发性醛固酮增多：任何引起肾素水平升高的原因，肾素水平升高通过 RAAS 引起高浓度 Ang Ⅱ，从而致醛固酮生成增多。

（3）低钠饮食：肾小管致密斑可感受肾小管液中钠浓度变化。低钠饮食使钠浓度降低，可激活致密斑感受器促进对肾素合成与分泌的调节，肾素水平升高通过引起 Ang Ⅰ 增多而进一步引起 Ang Ⅱ 升高，后者促进醛固酮合成与分泌。

（4）妊娠：孕期可引起醛固酮分泌增加，主要原因为醛固酮可促进水钠重吸收，增加循环血容量以满足孕期血管床循环量增加的需求。

（5）体位改变：由卧位转为立位时，肾脏血流因立位灌注减少，受肾脏入球小动脉处的压力感受器调节激活 RAAS，引起肾素水平、醛固酮浓度升高。因体位对检测结果影响较大，故应在检测前规定体位并明确告知患者所采用检查体位。如就诊患者已在外院进行过肾素、血管紧张素、醛固酮检查，接诊医师应询问患者检查时体位以提供判断依据。

4. 醛固酮水平降低的临床意义 醛固酮水平降低见于肾上腺皮质功能减退、腺垂体功能减退症、服用某些药物（如普萘洛尔、甲基多巴等）等。

（1）肾上腺皮质功能减退：醛固酮为肾上腺皮质球状带所分泌产生，皮质功能减退导致分泌功能受到影响从而引起醛固酮分泌减少。

（2）腺垂体功能减退：垂体分泌 ACTH，此激素的生理作用为刺激肾上腺皮质增生、合成与分泌肾上腺皮质激素，包括对盐皮质激素（如醛固酮）分泌的促进作用。垂体功能减退导致盐皮质激素（如醛固酮）分泌受到抑制。

（3）服用某些药物（如普萘洛尔、甲基多巴等）：普萘洛尔为 β 受体阻滞剂，可使肾小球旁细胞分泌肾素减少，抑制血管紧张素原生成 Ang Ⅰ，后者对 Ang Ⅱ 转换减少从而引发醛固酮分泌减少。甲基多巴通过中枢转化成甲基去甲肾上腺素，抑制交感神经兴奋性，降低周围血管阻力及 PRA，PRA 降低使得 Ang Ⅰ 与 Ang Ⅱ 减少，从而引发醛固酮分泌减少。

5. 醛固酮/肾素水平比值

（1）醛固酮/肾素水平比值（ARR）计算公式与正常值。计算公式：①血浆醛固酮浓度（ng/dl）/血浆肾素水平[ng/（ml·h）]（正常值：ARR<30）；②血浆醛固酮浓度（ng/dl）/直接肾素浓度（mU/L）（换算系数8.2，正常值：ARR<3.7）。

（2）ARR 升高的临床意义：ARR 主要用于原醛症筛查。如使用肾素活性计算，ARR≥30 提示原醛症可能性。

二、特殊情况下血浆肾素、血管紧张素、醛固酮的检查

原醛症在继发性高血压中患病比率较高，但目前大多数临床医师对原醛症的诊疗认识不足，导致诊疗规范性欠佳。原醛症规范诊疗分为筛查→确证→分型。筛查即对所有高血压患者进行肾素水平、血管紧张素、醛固酮浓度常规检查。在常规检查中，对于合并自发性低钾血症、血浆肾素水平低于可检测水平[PRA<0.2μg/（L·h）或 DRC<5mU/L]且醛固酮浓度>20ng/dl（550pmol/L）的患者可直接诊断原醛症而无须行确证试验[8]。肾素水平低或 ARR≥30 的患者应进一步进行确证，需至少进行≥1 项确证试验，包括盐水负荷试验、卡托普利抑制试验、高钠膳食、氟氢可的松试验。2020 年欧洲高血压学会发表的《原发性醛固酮增多症共识》推荐坐位盐水负荷试验对于无潜在液体输注风险的患者是最佳选择，对于有潜在液体输注风险的患者，卡托普利抑制试验较盐水负荷试验可能更优[9]。检查要求、测定方法与注意事项同肾素、血管紧张素、醛固酮常规检查。

（一）确证试验

因确证试验对患者存在一定的安全风险，为确

保患者安全，确证试验皆须在具备监测条件下的二、三级医院病房内进行。行此类试验前应完成高血压 13 项常规检查。常规检查中若肾动脉彩超发现肾动脉狭窄，因该类患者对 ACEI 敏感，不适合做卡托普利抑制试验。

1. 盐水负荷试验

（1）测定方法与注意事项[3]：试验前必须卧床休息 1h，试验在上午 8：00～9：00 开始，4h 内输注 2000ml 0.9%氯化钠溶液，整个过程需监测血压和心率，在输注前及输注后分别采血测定血浆肾素水平，以及血醛固酮、血皮质醇和血钾浓度。对于血压难以控制、心功能不全及有低钾血症的患者不应进行此项检查。

（2）检验结果的评价：试验后醛固酮浓度大于 10ng/dl，诊断原醛症（阳性）；试验后醛固酮浓度小于 5ng/dl，排除原醛症（阴性）；试验后醛固酮浓度为 5～10ng/dl，则须根据患者临床表现、实验室检查及影像学表现综合评价[3]。2020 年针对中国人群坐位生理盐水试验对原醛症确证的研究显示，坐位生理盐水试验较卧位更优，但坐位醛固酮切点值存在较大差异，目前难以推广使用，还需进一步研究证实[10]。

2. 卡托普利抑制试验

（1）测定方法与注意事项：坐位或站位 1h 后采血测定血浆肾素水平及血醛固酮、皮质醇浓度，采血后即口服卡托普利 50mg 后取坐位，服药后 1h、2h 分别采血测定血浆肾素水平及血醛固酮、皮质醇浓度。卡托普利抑制试验较其他试验更为安全、便利，目前在临床应用更为广泛，特别适用于县级医院，但存在一定假阴性，必要时应结合其他 1～2 项试验进行联合确证。老年人对 ACEI 敏感性较高，对于在老年人中行此试验需谨慎。

（2）检验结果的评价

计算公式：醛固酮抑制率（%）=[（服药前醛固酮浓度 – 服药后醛固酮浓度）/服药前醛固酮浓度]×100%。

正常人卡托普利抑制试验后血醛固酮抑制率＞30%（阴性），而原醛症患者醛固酮分泌不受抑制，试验后醛固酮浓度仍处于高水平。有研究提出，卡托普利抑制试验后 2h 醛固酮最佳诊断切点为 11ng/dl，灵敏度和特异度均为 90%[11]。2020 年欧洲高血压学会《原发性醛固酮增多症共识》指出卡托

普利抑制试验后醛固酮浓度＞11ng/dl 且肾素水平处于抑制状态或 ARR＞20ng/dl/[μg/（L·h）]就可诊断原醛症[9]。

3. 高钠膳食

（1）测定方法与注意事项[3]：将钠盐摄入量增加到＞200mmol/d（相当于氯化钠 6g/d），持续 3 天，维持血钾在正常范围，收集第 3 天至第 4 天的 24h 尿液测定尿醛固酮浓度。注意严重高血压、肾功能不全、心功能不全、心律失常、严重低钾血症患者不应进行此项试验。

（2）检验结果的评价：试验后尿醛固酮浓度＞12μg/24h（梅奥医学中心标准）或试验后尿醛固酮浓度＞14μg/24h（克利夫兰医学中心标准），诊断原醛症（阳性）；试验后尿醛固酮浓度＜10μg/24h，排除原醛症（阴性）[3]。

4. 氟氢可的松试验

（1）测定方法与注意事项[3]：口服氟氢可的松 0.1mg，每 6h 服用 1 次，连续服用 4 天。血钾达到 4mmol/L，高钠饮食（每日三餐分别补充 30mmol，每天尿钠排出至少 3mmol/kg），第 4 天晨 10：00 坐位采血测血浆醛固酮、血浆 PRA，晨 7：00 及 10：00 采血测血皮质醇。氟氢可的松抑制试验是确诊原醛症最敏感的试验，但由于操作繁琐、准备时间较长、国内无药等原因，目前在临床很少开展。

（2）检验结果的评价：第 4 天晨 10：00 血浆醛固酮浓度＞6ng/dl（170nmol/L），诊断原醛症（阳性）[3]。

（二）分型试验

分型试验即继发性高血压的定位试验，内分泌性高血压定性试验后进行定位诊断。

原醛症分为五种亚型：醛固酮瘤、特发性醛固酮增多症（特醛症）、单侧肾上腺皮质结节增生、家族性醛固酮增多症、分泌醛固酮的肾上腺皮质癌。其中，特醛症与醛固酮瘤所占比例最高，但是二者治疗方案截然不同，若分型不准确，直接影响后续正确治疗方案的选择。分型检查包括肾上腺 CT、分侧肾上腺静脉采血（adrenal venous sampling，AVS）检查、基因检测等。目前临床以 CT 应用更为广泛，但 CT 易漏诊直径＜1cm 肿瘤，且不能判断出瘤体优势侧与非优势侧，易误将非优势侧瘤体切除或将表现为肾上腺微腺瘤的特醛症误认为醛

固酮瘤的肾上腺切除而造成患者医疗负担。所以，AVS 检查成为原醛症分型检查最重要的方法，更是外科手术前某些原醛症的必备检查。AVS 检查准备如下：纠正低血钾，早上采血，停用对测定结果有影响的抗高血压药物（同肾素水平及血管紧张素、醛固酮浓度常规检查），调整为影响较小的抗高血压药物。对于需要联用多种抗高血压药物的难治性高血压患者，若肾素水平被抑制，必要时小可使用ACEI、ARB、利尿剂与 β 受体阻滞剂等[13]。为避免醛固酮受体拮抗剂或阿米洛利对检测结果的影响，建议在调整抗高血压药物情况下停药 6 周后再行 AVS 检查[12]。采血前卧床休息至少 15min，避免疼痛刺激。

部分原醛症患者可不行 AVS，如影像学提示单侧腺瘤、症状典型的年轻（<40 岁）患者、影像学怀疑肾上腺恶性肿瘤患者、拒绝手术、手术风险过高患者、明确为 I 型或 Ⅲ 型家族遗传性醛固酮增多症患者等[13]。

1. 测定方法与注意事项　AVS 检查包括输注 ACTH（可以在采血前或采血中输注）与不输注 ACTH 两种。多数中心采用输注 ACTH 刺激下的序贯采血（先于一侧肾上腺静脉采血后再行另外一侧），不输注 ACTH 的则采用双侧静脉同时采血（双侧肾上腺静脉同时采血）。术中在腔静脉及肾上腺静脉处分别采血检测皮质醇浓度，以判定插管位置；在双侧肾上腺静脉处采血检测醛固酮与皮质醇浓度，以判定优势侧与非优势侧。左侧肾上腺静脉常与膈下静脉汇合，右侧肾上腺静脉偶尔汇入副肝静脉，容易导致插管失败，常见于右侧，术中应正确判定插管位置后再行后续。

2. 检验结果的评价

（1）插管是否正确。插管过程中判断导管是否正确置入肾上腺静脉尤为重要，AVS 术中须检测皮质醇以及时判断导管位置。通过选择指数（selectivity index，SI）进行判定。SI=肾上腺静脉皮质醇浓度/腔静脉皮质醇浓度。插管成功：无 ACTH 输注条件下，SI≥2；有 ACTH 输注条件下，SI≥3；插管失败，SI 低于临界值，常见于右侧[13]。

（2）优势侧判断。优势侧可分泌大量醛固酮。通过偏侧化指数（lateralization index，LI）进行判断。LI=（一侧肾上腺静脉醛固酮浓度/同侧肾上腺皮质醇浓度）/（对侧肾上腺静脉醛固酮浓度/同侧

肾上腺皮质醇浓度）。优势侧判断：无 ACTH 输入条件下，LI≥2；有 ACTH 输入条件下，LI≥4[13]。

第三节　特殊检查

通过临床资料的收集与分析、常规检查结果判断，发现继发性高血压线索的患者，对患者可疑继发性高血压原发疾病进行的进一步特征性检查，亦称为高血压患者的特殊实验室检查。除了上述肾素、血管紧张素、醛固酮检查外，特殊检查还包括尿钾、儿茶酚胺（CA）及其代谢产物、皮质醇与下丘脑垂体激素等检查。

一、尿　钾

尿钾用于评估机体排钾程度，用于继发性高血压诊断，测定尿钾对于高血压患者尤为重要。测定方法有 24h 尿钾、点尿钾。检查要求与影响因素同尿常规。

（一）24h 尿钾

1. 测定方法与注意事项　患者于第一天上午 8 时排空膀胱并弃去尿液，此后收集每次排出的尿液，直至第二天上午 8 时最后一次排出的尿液全部收集送检，24h 尿液均收集于同一个容器。患者当天常规生活饮食（饮水量不可过多或过少），尿液收集容器须大于 4L、无污染。尿钾应与血钾同步检测，即留取 24h 尿液标本同时采集当天血样进行血钾检测。

2. 检验结果的评价

正常值：24h 尿钾的正常值依血钾水平而定。血钾≥3.5mmol/L，24h 尿钾<50mmol；血钾<3.5mmol/L 而≥3.0mmol/L 时，24h 尿钾<25mmol；血钾<3.0mmol/L，24h 尿钾<20mmol。原醛症患者，醛固酮升高导致尿钾排出增多，部分患者血钾水平降低，24h 尿钾会高于以上标准。

（二）点尿钾

24h 尿钾收集为评估钾排出量的可靠方法，但由于过程复杂，常常收集到的尿液不完整，导致检测结果受到影响，特别对一些重症复杂的患者需及时了解尿钾排泄情况时可采用点尿钾测定。近几年人们进行了点尿钾方法的研究比较，目的在于简化

流程，但目前仍在探索阶段，结果准确性有待考究，仍不能替代 24h 尿钾测定。

上午 8 时排出的尿液，取 5ml 置于尿常规管中作为点尿钾样本，就此推算出 24h 尿钾，其计算公式为

24h 尿钾排泄量估算值（E24UK）=7.59×[（点尿钾/点尿肌酐）×E24UCR]$^{0.431}$

24h 尿肌酐估算值（E24UCR）= − 2.04×年龄 +14.89×体重+16.14×身高 − 2244.45

换算单位：点尿钾、点尿肌酐（mmol/L），体重（kg），身高（cm），年龄（岁），24h 尿钾排泄量估算值（mmol/d）。

二、儿茶酚胺及其代谢产物

CA 是神经类物质，可使心肌收缩、心率加快，心排血量增多，并参与肾素分泌调节。嗜铬细胞瘤和副神经节瘤（pheochromocytoma and paraganglioma，PPGL）可引发继发性高血压。CA 及其代谢产物为诊断 PPGL 定性指标，对这些指标进行测定为继发性高血压的定性试验。传统检测指标包括血或尿去甲肾上腺素（NE）、肾上腺素（E）、多巴胺（DA）和其他代谢产物高香草酸（homovanillic acid，HVA）、香草扁桃酸（vanillylmandelic acid，VMA）、3-甲氧基酪胺（3-methoxytyramine，3-MT）。近年来，甲氧基肾上腺素类物质（metanephrines，MNs）被认为是目前 PPGL 定性诊断首选特异性标志物，包括甲氧基去甲肾上腺素（normetanephrine，NMN）和甲氧基肾上腺素（metanephrine，MN），为 CA 中间代谢产物，受交感神经兴奋、抗高血压药物（ACEI、ARB 等）影响较小，检测值更为稳定。

（一）测定方法

1. 准备方法[14] 检测血浆游离 MNs 时患者应取仰卧位或坐位至少休息 30min 后采血，置于冰水中立即送检并及时进行检测，若不能及时检测应离心分离出血浆冻存于至少−20℃以下待测。检测尿 MNs 时应准确留取 24h 尿液并保持酸化（pH 4.0）待测。检测前至少 8h 避免应激、剧烈运动、吸烟、饮用咖啡因、酒精类、含酪胺/CA 类食物等。

检测尿 CA 应准确收集 24h 尿液。血 CA 易受环境、应激等状态影响，检测血 CA 时患者应空腹、

卧位休息 30min 后抽血。CA 检测主要用于甲氧基肾上腺素类物质检测后不能完全除外 PPGL 时。检测前停用对 CA 测定结果有干扰的药物，如利尿剂、肾上腺 α 及 β 受体阻滞剂、扩血管药、钙拮抗剂等，以及外源性拟交感药物及甲基多巴、左旋多巴。

2. 检测方法 检测 MNs 首选 LC-MS/MS。检测 CA 可采用 LC-MS/MS 或高效液相色谱-电化学法（high performance liquid chromatography with electrochemical detection，HPLC-ECD）。

（二）检验结果的评价

1. 甲氧基肾上腺素类物质 有研究报道显示血浆 NMN 浓度为 130pg/ml 时，诊断 PPGL 的灵敏度和特异度皆高，血浆 MN 浓度在 83pg/ml 时诊断 PPGL 仅特异度高[15]。血浆 MNs 测定优于尿液 MNs。

血或尿 MNs 浓度高于正常参考值上限 1.5～2.0 倍时可提示 PPGL 诊断。但 MNs 存在一定假阳性率，为降低假阳性，可以 NMN 或 MN 单项升高于参考值上限 3 倍以上或两者均升高作为判断标准，但确诊还应结合临床资料及其他检查。若 MNs 检测值仅轻度升高，又不能除外 PPGL，应排除影响因素后进行重复测定。同时联合测定血与 24h 尿 CA 和 MNs 水平可提高灵敏度和特异度[14]。

2. 儿茶酚胺 正常人在平卧及安静状态时血浆 NE 浓度<500～600pg/ml，E 浓度<100pg/ml。正常人尿 CA（NE 与 E）排泄量为 100～150mg/d。疑诊患者血浆或尿 CA 高于正常参考值上限 1.5～2.0 倍时可提示 PPGL 诊断[14]。如果达不到上述诊断标准，需结合患者临床表现再次复查，定期随诊。

3. 儿茶酚胺其他代谢产物 VMA、HVA、3-MT 为 CA 代谢产物，作为 PPGL 辅助诊断指标，不能替代血、尿 CA 和 MNs。检测 3-MT 可提高筛查头颈部副神经节瘤（paraganglioma，PGL）的灵敏度，目前临床上常与 MNs 一同检测，PPGL 患者血浆多巴胺与 3-MT 浓度明显增高则高度提示为转移性肿瘤。

三、皮质醇与下丘脑垂体激素

皮质醇为肾上腺皮质分泌的糖皮质激素，其浓度受到 ACTH 调节而存在昼夜节律变化，午夜达最

低谷。库欣综合征（Cushing syndrome，CS）因分泌过多皮质醇导致继发性高血压，通过对皮质醇的检测，可以对库欣综合征进行筛查、定性与定位。席汉综合征患者可发生血压升高，因垂体功能减退，分泌 ACTH 减少使得皮质醇分泌减少。

（一）测定方法

使用新鲜血清或血浆，须在 8h 内进行检测。血清皮质醇正常参考值：上午 8 时 140～630nmol/L；午夜 2 时 55～165nmol/L。24h 尿游离皮质醇：30～276nmol/24h。

皮质醇升高见于库欣综合征、肾上腺皮质功能亢进症、垂体促肾上腺皮质激素腺瘤、休克等。降低见于肾上腺皮质功能减退症、腺垂体功能减退、严重肾脏疾病等。

（二）皮质醇检测在库欣综合征诊断中的意义

1. 定性试验 可采取放射免疫法、化学发光法与 LC-MS/MS。放射免疫法、化学发光法存在免疫交叉反应，导致皮质醇检测结果偏高，建议采用 LC-MS/MS 法。

（1）24h 尿游离皮质醇（urine free cortisol，UFC）：收集 24h 尿液检测皮质醇，至少测定 2 次。UFC 相较血皮质醇受影响因素少，但患者每天饮水大于 5L，一些导致皮质醇分泌增加的原因可使结果出现假阳性；肾功能不全患者，GFR 下降到一定程度也可出现假阴性结果[16]。

（2）午夜血清/唾液皮质醇：血清皮质醇检测受影响因素多，如情绪、静脉穿刺是否顺利等，因此午夜皮质醇采血时应确保患者处于睡眠状态，且须在患者醒后 5～10min 完成采血。唾液皮质醇适用于非住院患者，相较于血清皮质醇，唾液皮质醇稳定，采集便利，检测敏感性、特异性都较高。库欣综合征患者午夜皮质醇低谷消失。

（3）1mg 过夜地塞米松抑制试验（overnight dexamethasone suppression test，ODST）：患者上午 8：00 采血测定血皮质醇作为基础对照，在当天午夜 23：00～24：00 口服地塞米松 1mg，第二天上午 8：00 再次采集血皮质醇标本进行测定。此试验中影响地塞米松代谢的原因皆可影响检测结果，试验期间如服用某些药物如苯巴比妥、卡马西平等，

可加速地塞米松被清除而导致皮质醇受抑制程度减轻而呈现假阳性检测结果；而肝、肾衰竭患者行此试验会降低地塞米松清除率，导致皮质醇受抑制程度增加而出现假阴性；患者对地塞米松不同吸收和代谢率亦可影响检测结果[16]。库欣综合征患者皮质醇大量分泌，分泌量未受服用的地塞米松抑制，故服药后仍处于较高浓度水平。目前无最优诊断切点值，不同切点值诊断敏感性与特异性不同，可结合临床资料进行分析。

（4）小剂量地塞米松抑制试验（low dose dexamethasone inhibition test，LDDST；2mg/d×48h）：服用地塞米松前留 24h UFC 或者清晨采血测定血皮质醇作为对照，留尿或采血后即口服地塞米松 0.5mg，每 6h 1 次，连续 2 天，在服药的第 2 天再留 24h UFC 或服药 2 天完成后测定清晨血皮质醇水平。24h UFC 未能下降到正常值下限以下或服药后血皮质醇≥50nmol/L，说明皮质醇分泌未受到地塞米松抑制，定性试验为阳性[16]。

如上述 2 项以上检查异常，则高度怀疑库欣综合征，需要行下一步定位检查。

2. 定位试验 用于库欣综合征病因诊断。包括血 ACTH 测定和大剂量地塞米松抑制试验（high dose dexamethasone inhibition test，HDDST）等。

（1）ACTH 测定：清晨 8 点采血，建议采用 EDTA-K$_2$ 抗凝管采集血液，ACTH 的半衰期很短，易被蛋白水解酶水解，体外极不稳定，采血后应立即送检，并尽快低温离心进行检测。如血 ACTH＜2.2pmol/L，则考虑 ACTH 非依赖性库欣综合征，如 ACTH＞4.4pmol/L，则考虑为 ACTH 依赖性库欣综合征[16]。

（2）大剂量地塞米松抑制试验（8mg/d×48h）：服药前留 24h UFC 或血皮质醇作为对照，留尿或采血后即口服地塞米松 2.0mg，每 6h 1 次，连续 2 天，在服药的第 2 天再留 24h UFC 或服药 2 天后测定清晨血皮质醇。若 24h UFC 或者血皮质醇下降到对照值的 50% 以下为阳性，支持库欣病的诊断[16]。

（三）下丘脑垂体激素检测在席汉综合征诊断中的意义

席汉综合征（Sheehan 综合征）是围生期女性因产后大出血引发腺垂体缺血坏死所致的一系列

以垂体前叶功能减退为主的综合征。其主要累及的腺体为性腺、甲状腺及肾上腺皮质，涉及的激素为生长激素（growth hormone，GH）、催乳素（prolactin，PRL）、卵泡刺激素（follicle stimulating hormone，FSH）、促黄体生成素（luteinizing hormone，LH）、TSH、ACTH。患者主要表现为某一种或多种激素水平不同程度的降低，部分患者可出现高血压。下丘脑垂体激素的检测对于席汉综合征的诊断具有重要意义，还应结合其他临床资料与检查进行综合判断。

1. 生长激素

（1）测定方法与注意事项：电化学发光免疫分析法。使用新鲜血清或肝素血浆，清晨起床前安静卧位采血，8h 内进行检测，若不能 8h 内检测，可将血样置于 4～8℃保存 2 天，更长时间则须储存在–20℃条件下。

（2）检验结果的评价

1）正常值。成人：<94.92μmol/L。

2）GH 水平升高：见于垂体肿瘤导致的巨人症、糖尿病、肾功能不全等。

3）GH 水平降低：见于垂体功能减退、垂体性侏儒等。

2. 催乳素

（1）测定方法与注意事项：化学发光免疫法。使用新鲜血清或肝素血浆，避免溶血或脂血，在上午 8～10 时采集血液，8h 内进行检测，若不能 8h 内检测，可将血样置于 4～8℃保存 2 天，更长时间则须储存在–20℃条件下。

（2）检验结果的评价

1）正常值。成人：<400mIU/L。

2）PRL 水平升高：见于运动后、妊娠、垂体肿瘤、CS 等。

3）PRL 水平降低：见于垂体功能减退。

3. 卵泡刺激素和促黄体生成素

（1）测定方法与注意事项：化学发光免疫法。FSH 与 LH 通常为同时测定。使用新鲜血清或肝素血浆，避免溶血，在上午 8 时采集血液，8h 内进行检测，若不能在 8h 内检测，可将血样置于 4～8℃保存 2 天，更长时间则须储存在–20℃条件下。

（2）检验结果的评价

1）正常值。①FSH。成年男性：5～20U/L。成年女性：卵泡期 5～20U/L；黄体期 6～15U/L；排卵期 12～30U/L；闭经期 20～320U/L。②LH。成年男性：5～20U/L。成年女性：卵泡期 2～30U/L；排卵期 40～200U/L；黄体期 0～20U/L；闭经期 40～200U/L。

2）FSH 和 LH 水平升高：两者均升高见于垂体促性腺激素细胞腺瘤、卵巢功能早衰等。

3）FSH 和 LH 水平降低：两者均降低见于下丘脑-垂体病变引发的疾病。

（刘　丹　余振球）

参 考 文 献

[1] Sun YT, Gong Y, Zhu R, et al. Relationship between white blood cells and hypertension in Chinese adults：The Cardiometabolic Risk in Chinese（CRC）study[J]. Clin Exp Hypertens, 2015, 37（7）：594-598.

[2] 郭荣荣，谢艳霞，郑佳，等. 高血压人群中血糖与血压的因果关系研究[J]. 中国预防医学杂志，2019，20（9）：769-774.

[3] 中华医学会内分泌学分会. 原发性醛固酮增多症诊断治疗的专家共识(2020)版[J]. 中华内分泌代谢杂志，2020，36（9）：727-736.

[4] Amar L, Baguet J P, Bardet S, et al. SFE/SFHTA/AFCE primary aldosteronism consensus：Introduction and handbook[J]. Ann Endocrinol(Paris)，2016，77(3)：179-186.

[5] Baron S, Amar L, Faucon AL, et al. Criteria for diagnosing primary aldosteronism on the basis of liquid chromatography-tandem mass spectrometry determinations of plasma aldosterone concentration[J]. J Hypertens, 2018, 36（7）：1592-1601.

[6] Esler M, Julius S, Randall O, et al. High-renin essential hypertension：Adrenergic cardiovascular correlates[J]. Clin Sci Mol Med Suppl, 1976, 51：181s-184s.

[7] Mourtzi N, Sertedaki A, Markou PA, et al. Unravelling the genetic basis of ACTH-mediated aldosterone hypersecretion in hypertensive patients without primary aldosteronism[J]. J Endocr Soc, 2021, 5：A73-A74.

[8] 万爽，任艳. 2020 年欧洲高血压学会原发性醛固酮增多症专家共识解读[J]. 中华高血压杂志，2021，29（11）：1039-1043.

[9] Mulatero P, Monticone S, Deinum J, et al. Genetics, prevalence, screening and confirmation of primary aldosteronism：A position statement and consensus of the working group on endocrine hypertension of the European Society of Hypertension?[J]. J Hypertens, 2020, 38（10）：1919-1928.

[10] Zhang D, Chen T, Tian H, et al. Exploration of the seated

saline suppression test for the diagnosis of primary aldosteronism in the Chinese population[J]. Endocr Pract, 2020, 26（8）: 891-899.

[11] 陈适, 曾正陪, 宋爱羚, 等. 卡托普利试验在原发性醛固酮增多症诊断中的应用[J]. 中华内科杂志, 2017, 56（6）: 402-408.

[12] Ching KC, Cohen DL, Fraker DL, et al. Adrenal vein sampling for primary aldosteronism: A2-week protocol for withdrawal of renin-stimulating antihypertensives[J]. Cardiovasc Intervent Radiol, 2017, 40（9）: 1367-1371.

[13] 中国医师协会泌尿外科分会肾上腺源性高血压外科协作组. 原发性醛固酮增多症的功能分型诊断: 肾上腺静脉采血专家共识[J]. 现代泌尿外科杂志, 2020, 25（3）: 205-208.

[14] 中华医学会内分泌学分会. 嗜铬细胞瘤和副神经节瘤诊断治疗专家共识（2020 版）[J]. 中华内分泌代谢杂志, 2020, 36（9）: 737-750.

[15] 苏颋为, 王卫庆, 周薇薇, 等. 血浆甲氧基肾上腺素和甲氧基去甲肾上腺素诊断嗜铬组织来源肿瘤的意义[J]. 上海交通大学学报, 2010, 30（5）: 489-492.

[16] 中国垂体腺瘤协作组. 中国库欣病诊治专家共识（2015）[J]. 中华医学杂志, 2016, 96（11）: 835-840.

第25章
肾功能检查的评价

肾脏和高血压关系密切。肾脏在维持正常人体血压中起着重要作用。肾脏疾病时肾素-血管紧张素-醛固酮系统（RAAS）活性增高及水钠潴留等可引起高血压（约占继发性高血压的 10%），是继发性高血压的首要病因。此外，高血压可引起肾脏损害，根据高血压持续时间和程度不同，肾脏损害可轻重不等。无论对继发性高血压患者进行鉴别诊断还是明确高血压引起的肾脏损害程度，均应进行肾功能评价。由于肾脏强大的储备能力，目前临床常用的肾功能检查方法的敏感度不够，肾功能检查结果正常并不能完全排除肾脏器质性损害及功能受损。

第一节　肾小球滤过功能检查

目前临床上评估肾小球滤过功能主要通过检测血清肌酐（serum creatinine，SCr）、半胱氨酸蛋白酶抑制物 C（Cystatin-C）、估算的肾小球滤过率（estimated glomerular filtration rate，eGFR）、同位素测定等。

一、血清肌酐

肌酐是肌酸的代谢产物。肌酸主要在肝脏和肾脏由氨基酸代谢生成，生成后由血循环带到肌肉组织中，在肌肉中肌酸转变为磷酸肌酸，去磷酸、脱水后转化成肌酐。肌酐随血液循环到达肾脏，从尿中排出体外。当肾小球滤过功能下降，肌酐清除的速率低于产生速率时，血肌酐水平即可上升。但实验研究证明只有当 GFR 下降至正常人的 1/3 时，血肌酐水平才明显上升，故血肌酐测定并非反映肾小球滤过功能的敏感指标[1]。

临床上常用的检测方法有化学测定法（苦味酸法）、酶联法和高效液相层析法等。苦味酸法受非肌酐发色体的干扰，使血清肌酐测定值偏高，正常人血清肌酐测定值可偏高 20%。酶联法不能检测出非肌酐发色体，因此血清肌酐测定值较低。高效液相层析法一般被用作参考方法评价常规检查方法的准确度[2]。

正常情况下测定血肌酐（苦味酸法）<133μmol/L（1.5mg/dl）。

血肌酐测定的临床意义：

（1）血肌酐升高，90%以上是肾功能不全所致。肾脏具有很强的储备能力和代偿能力，肾脏损害早期或轻度损害时，血中肌酐浓度多正常，血肌酐的升高常表示肾功能受损较严重[3]。

（2）其他可引起血肌酐升高的原因有肌肉损伤、心功能不全、肌炎等。肌肉萎缩时肌酐可降低。

（3）慢性肾功能不全的分期：①肾功能不全代偿期：血肌酐 133～177μmol/L。②肾功能不全失代偿期：血肌酐 177～442μmol/L。③肾衰竭期：血肌酐 442～707μmol/L。④尿毒症期：血肌酐>707μmol/L。

二、半胱氨酸蛋白酶抑制物 C

Cystatin C 是一种非糖基化碱性蛋白质，分子量 13Da，可被肾小球自由滤过。Cystatin C 从肾小球滤过后，可被肾小球上皮细胞重吸收和分解，仅少量经尿排出。其生成量的差异似乎比肌酐小，但血清 Cystatin C 水平仍与年龄、性别、体重、身高、吸烟状况等因素有关，有证据表明皮质类固醇也可影响其血清水平。目前有研究提示半胱氨酸蛋白酶抑制物 C 可能是比血肌酐更好的反映 GFR 水平的指标，但临床医生仍更多使用血肌酐，较少使用此项指标，可能同检测成本高有关，另外也同长期的使用习惯相关。

三、肾小球滤过率

（一）基本原理

GFR 指单位时间内两肾生成的超滤液的量。GFR 是公认的能够反映肾脏整体功能的最佳指标，可用于确定慢性肾脏病（chronic kidney disease，CKD）的分期（表 3-25-1），其正常值与年龄、性别、身高和体重有关，约为 130ml/（min·1.73m²）（年轻男性）或 120ml/（min·1.73m²）（年轻女性），平均值随年龄增大而逐渐减低[4]。GFR 不能直接测定，主要通过测定某物质清除率的方法间接反映。单位时间内肾脏清除血浆中某物质的能力称为肾

脏清除率，用 ml/min 表示。在特定的情况下（即某物质 X 在肾小管内不被重吸收也不排泌），则 GFR 可通过公式计算：GFR=Cx=Ux·V/Px（X：血中能被肾小球滤过的某物质；Px 与 Ux：分别表示 X 在血浆和尿中的浓度；V：表示每分钟的尿量）[5]。用于 GFR 测定的物质有菊粉、肌酐、硫代硫酸钠、甘露醇、^{51}Cr-EDTA 等。

表 3-25-1　慢性肾脏病的分期

CKD 分期	描述	GFR[ml/（min·1.73m²）]
1	肾损伤伴 GFR 正常或升高	>90
2	肾损伤伴 GFR 轻度降低	60～89
3	GFR 中度减低	30～59
4	GFR 严重减低	15～29
5	肾衰竭	<15

（二）菊粉清除率

菊粉为植物块茎中提取的果糖聚合物，人体内不含此物质。菊粉无毒性，不参与任何化学反应，可从静脉注入人体。菊粉从人体清除的方式为只从肾小球滤过不被肾小管重吸收或排泌，也不在体内合成和分解，故菊粉清除率（inulin clearance，Cin）能准确反映肾小球的滤过功能，为目前测定 GFR 的金标准。

Cin 的测定方法：患者于清晨空腹平卧位，静脉注射 10%菊粉溶液，同时留置导尿管。当血浆中菊粉浓度稳定在 10mg/L，并且每分钟尿量稳定后，测尿中菊粉浓度，代入公式 Cin=Uin·V/Pin，即可算出 Cin 数值（Uin 和 Pin 分别为尿中和血浆中菊粉浓度，单位 mg/100ml；V 为每分钟尿量，单位 ml/min）。虽然 Cin 能精确反映 GFR，但由于测定程序繁杂，不适用于临床，仅限于少数研究。

（三）GFR 的估算公式

1. 内生肌酐清除率　肌酐的排泄主要通过肾小球的滤过作用，仅少量从肾小管分泌，不被肾小管重吸收。当外源摄入稳定情况下，测定肌酐清除率（Ccr）可较准确地反映肾小球滤过功能。最常用的是 24h 尿标本法，该方法成本低、操作方便、应用较广泛。具体测定方法如下：素食 3 天后，收集 24h 全部尿液，在收集尿液结束时取血，用 Jaffe

反应测定血、尿肌酐定量，按下述公式计算 Ccr：

$$Ccr（ml/min）=$$
$$\frac{尿肌酐浓度（\mu mol/L）\times 24h尿量（ml）}{血浆肌酐浓度（\mu mol/L）\times 1440}$$

当血肌酐增高时，部分肌酐从肾小管排泌，Ccr往往会过高估计 GFR 的真实值[6]，而且收集 24h 全部尿液较麻烦，容易出错，更加限制了 Ccr 的准确性。有研究其准确性并不优于公式法，因此不再常规推荐使用 24h 尿标本法测定肌酐清除率作为估计肾功能水平的方法。但在下列情况下仍可考虑应用：特殊饮食（素食、肌酸补充）、异常肌肉容量（截肢术后、营养不良、肌肉萎缩）和接受透析的患者等。

为了改善留取 24h 尿液不方便的缺陷，国外学者应用血肌酐浓度和人口统计学特征开发了一系列 GFR 评估方程，最常用的是 Cockcroft-Gault 公式和 MDRD 公式。

2. Cockcroft-Gault 公式 该公式是 1976 年由 Cockcroft 和 Gault 提出的[7]。具体公式如下：

$$男性：Ccr（ml/min）=\frac{（140-年龄）\times 体重（kg）}{72 \times 血肌酐（mg/dl）}$$

$$女性：Ccr（ml/min）=\frac{（140-年龄）\times 体重（kg）}{85 \times 血肌酐（mg/dl）}$$

该公式是依据患者的肌酐清除率（24h 留尿计算法）开发的。因此，Cockcroft-Gault 公式本质上是肌酐清除率的估算公式，通过 Ccr 间接反映 GFR 的水平。公式的准确性不可避免地受到肌酐清除率的限制，可能系统地高估了 GFR。尽管如此，与单纯测定血清肌酐相比，该公式仍可显著改善临床肾功能的评估，已被广泛采用。

3. MDRD 公式 1999 年，Levey 等[8]根据 1628 例 CKD 患者的资料开发了一系列公式，称为 MDRD 系列方程。其中，方程 7 因其结果相对准确而获得广泛应用，通常将其称为 MDRD 公式。2000 年，作者又将 MDRD 方程 7 进行简化，并证实简化 MDRD 方程与 MDRD 方程 7 的准确性无差异[9]。

MDRD 方程 7：$GFR[ml/（min \cdot 1.73m^2）]=170 \times [Pcr]^{-0.999} \times [年龄（岁）]^{-0.176} \times [女性 \times 0.762] \times [黑种人 \times 1.180] \times [BUN]^{-0.170} \times [Alb]^{0.318}$

简化 MDRD 方程：$GFR[ml/（min \cdot 1.73m^2）]=186 \times [Pcr]^{-1.154} \times [年龄（岁）]^{-0.203} \times [女性 \times 0.742] \times [黑种人 \times 1.121]$

式中，Pcr 为血浆肌酐（mg/dl）；BUN 为血浆尿素（mg/dl）；Alb 为血浆白蛋白（g/dl）。

多项大样本研究发现，MDRD 方程 7 用于估计西方人群 GFR 比 C-G 方程更准确，方便性明显优于留取 24h 尿测定 Ccr[10, 11]。因此，美国国家肾脏基金会肾脏病预后质量倡议（NKF-K/DOQI）临床实践指南推荐临床工作中使用 MDRD 方程 7 或简化公式替代 Ccr 作为评价肾功能水平的方法。

研究发现 MDRD 方程也有其局限性，当 GFR >60ml/（min · 1.73m²）时，MDRD 公式的准确性明显降低，往往低估 GFR 的实际值。有学者认为可能与公式开发时所用人群资料有关[1628 例 CKD 患者，平均 GFR 为 39.8ml/（min · 1.73m²）]。

MDRD 方程是根据白种人和黑种人的资料开发的，为了评价 MDRD 公式在中国人群的准确性，国内进行了大量的研究，发现该方程直接应用于我国 CKD 患者时准确性很差[12]。我国 eGFR 协作组于 2006 年发表了适合我国人群的 MDRD 方程[13]，公式形式为

$$GFR[ml/（min \cdot 1.73m^2）]=175 \times [Pcr（mg/dl）]^{-1.234} \times [年龄（岁）]^{-0.179} \times [0.79（女性）]$$

4. CKD-EPI 公式 2009 年慢性肾脏病流行病学协作组（Chronic Kidney Disease Epidemiology Collaboration）提出 CKD-EPI 公式[14]，此公式根据来自研究及临床的大型数据库研发得到，其涵盖人群类型多样，包含合并或不合并慢性肾脏病、糖尿病及器官移植病史的人群。具体公式如下：

$$GFR[ml/（min \cdot 1.73m^2）]=141 \times min（SCr/\kappa, 1）^{\alpha} \times max（SCr/\kappa, 1）^{-1.209} \times 0.993^{年龄} \times 1.018[女性] \times 1.157[黑种人]$$

式中，κ 女性为 0.7，男性为 0.9；α 女性为 –0.329，男性为 –0.411；min 为 SCr/κ 或 1，其中最小值；max 为 SCr/κ 或 1，其中最大值；SCr 为血浆肌酐（mg/dl）。

此公式纠正了 MDRD 公式对较高的 GFR 水平的低估趋势，因此在 eGFR>60ml/（min · 1.73m²）的人群中使用 CKD-EPI 公式更为准确，且在特征差距较大的人群中，如年龄、性别、BMI 及是否存在糖尿病、器官移植病史等，CKD-EPI 公式皆较 MDRD 公式更为准确。在 2012 年 KDIGO 的指南中[15]，亦推荐使用 CKD-EPI 公式。

5. 肌酐联合半胱氨酸蛋白酶抑制物 C Crubb 及

Simonsen[16,17]等首先对血中其他低分子量蛋白质浓度与 GFR 的关系进行了研究，发现 Cystatin-C 是其中与 GFR 相关性最好的内源性标志物[16,17]。此后很多学者的研究证明，Cystatin-C 是评价肾功能很好的指标。但 Cystatin-C 本身或仅使用 Cystatin-C 的公式并不比仅使用 Cr 进行评估的公式更为准确，联合使用 Cr 及 Cystatin-C 的公式在合并或不合并 CKD 的人群中都最为准确。2012 年 Inker 等 CKD-EPI 协作组成员提出基于 Cr 和 Cystatin-C 的 CKD-EPI 公式[18]。具体如下：

$$GFR[ml/(min \cdot 1.73m^2)] = 135 \times min(SCr/\kappa, 1)^\alpha \times max(SCr/\kappa, 1)^{-0.601} \times min(Scys/0.8, 1)^{-0.375} \times max(Scys/0.8, 1)^{-0.711} \times 0.995^{年龄} \times 0.969[女性] \times 1.08[黑种人]$$

式中，SCr：血清肌酐（mg/dl）；Scys：血清半胱氨酸蛋白酶抑制物 C；κ：女性为 0.7，男性为 0.9；α：女性为 –0.248，男性为 –0.207；min：SCr/κ 或 1，其中最小值；max：SCr/κ 或 1，其中最大值。

目前标准化的 Cystatin-C 测定方法已在临床得以应用，2012 年 KDIGO 指南中亦推荐在已知 Cystatin-C 水平时使用此公式进行肾功能评估[15]，特别是在使用 CKD-EPI_Cr 公式计算得到 GFR 为 45～59ml/（min·1.73m²）]而并无其他肾脏损害标志物存在时，推荐使用 CKD-EPI_Cr-Cys 公式进行确证。

（四）核素 99mTc-DTPA 测定 GFR

近年来，由于放射性核素技术的应用，GFR 测定方法越来越简便。采用一次注射代替持续静脉滴注，甚至不取血、不留尿，应用放射性测量，根据数学模型或经验公式即可计算出 GFR。99mTc-二乙三胺五乙酸（99mTc-diethylene triamine pentaacetic acid，99mTc-DTPA）是国内最常用的显像剂，其价格较低、显像效果好。

放射性核素测定 GFR 主要有两种方法：血浆标本法和 γ 照相法。

1. 血浆标本法 根据取血次数不同又可分为多血浆法、双血浆法、单血浆法。

（1）多血浆法：在弹丸式静脉注射一定量的 99mTc-DTPA 后，采集多个时间点的血标本，测定其血浆放射性计数，通过数学模型计算可获得 GFR，

其清除率与菊粉清除率有极好的一致性，平均偏差仅为 3.5ml/min，可替代菊粉清除率作为科学研究的参考标准。

（2）双血浆法：自弹丸式注入放射性核素 99mTc-DTPA 后分别于 2h 及 4h 从另一侧前臂取静脉血，测定 γ 放射性计数，通过两次血浆中放射性药物浓度的变化间接测得 GFR。GFR 的计算公式：

$$GFR = [Dln(P1/P2)/(T2-T1)]exp[(T1lnP2) - (T2lnP1)]/(T2-T1)$$

式中，D 为注入药物的放射性计数；T1 为自弹丸式注入放射性标记物至第一次采血时间；P1 为 T1 时血浆中的放射性计数；T2 为自弹丸式注入放射性标记物至第二次采血的时间；P2 为 T2 时血浆中的放射性计数。D、P1 和 P2 的单位为 cpm/（min·ml），T1 和 T2 的单位为 min。

根据研究[19]，双血浆法与多血浆法比较，两种方法测定的 GFR 高度一致，平均偏差仅为 2.8ml/（min·1.73m²），因此美国核医学协会推荐可以使用双血浆法作为临床科研中评价 GFR 的参考方法。

（3）单血浆法：仅需一次取血，根据公式计算出 GFR。最常用的计算公式为 Watson 改良的 Christensen-Groth 公式。研究发现[20]，当 GFR＞30ml/（min·1.73m²）时，单血浆法预测 GFR 较准确；当 GFR＜30ml/（min·1.73m²）时，单血浆法测定 GFR 准确性明显下降。因此，临床中应用单血浆法测定 GFR，需选择适当的患者，才能保证较高的准确率。

2. γ 照相法 又称肾动态显像法，静脉注射一定量的 99mTc-DTPA 后，测量单位时间肾的摄取率，根据公式（目前应用最多的是改良的 Gates 法）即可计算出 GFR。该方法不需收集患者的血、尿标本，可评价分肾功能，并且可进行显像，技术简化、省时，已被广泛应用于临床。

但由于用该法测定 GFR 受影响因素较多，准确性较差。有研究者以多血浆法为参考标准，对 Gates 法测定 GFR 的准确性进行了评价，发现该方法测定的 GFR 与真实 GFR 存在较大差异，其准确性甚至不如 Cockcroft-Gault 公式法、MDRD 公式法和 Ccr（24h 尿标本法）[21,22]，但该方法在评价分肾功能和肾显像方面仍有一定意义。

第二节 尿液与肾小管功能检查

尿液是血液经肾小球滤过、肾小管和集合管重吸收和排泌而产生的终末代谢产物，其组成和性状与肾脏关系密切。因此，尿液检查在肾脏疾病诊疗中有重要价值。

一、一般性状检查

（1）颜色：正常尿液从无色至深琥珀色变化较大，取决于尿色素和尿液酸碱度。除了食物和药物可影响尿色外，有些疾病可引起尿液异常，临床上较为重要的是血尿、血红蛋白尿、肌红蛋白尿等，尿联苯胺试验和尿沉渣镜检有助于鉴别。

（2）泡沫：正常尿液中没有泡沫，若尿液中蛋白质增多，尿液表面可出现细泡沫，并且这些小泡沫不易消失。

（3）尿比重：参见本节"肾小管功能检查"部分。

（4）尿 pH：机体代谢产生结合酸经肾脏排泄，正常尿液呈弱酸性，pH 在 6.5 左右，随进食改变，pH 可波动于 5.0～7.0。以进食动物蛋白为主时尿呈酸性，以进食蔬菜、水果为主时呈碱性。持续酸性尿或碱性尿多为病理性原因。持续酸性尿常见原因有代谢性酸中毒、急性呼吸性酸中毒、低钾、药物和痛风等；持续碱性尿常见原因有尿路感染、代谢性碱中毒、急性呼吸性碱中毒、肾小管酸中毒 I 型和药物等。

二、尿蛋白检查

正常情况下可有少量小分子蛋白质从肾小球滤过屏障滤出，但其在通过近端肾小管时几乎全部被重吸收，因此最后残留在终尿中的蛋白质极少。一般尿蛋白定性试验呈阴性。每日尿蛋白超过 0.15g 称为蛋白尿。常用的检测方法有尿蛋白定性试验、尿蛋白定量测定。

（一）检测方法

1. 尿蛋白定性试验　常通过半定量方式或加号方式检测尿液中排出的蛋白质的多少，用于判断

和了解肾脏功能是否出现问题及问题的严重性，其结果可用阴性、微量、1～4 个加号表示，也可用数值表示，加号越多或数值越高，则尿蛋白越多。目前临床实验室应用最广泛的是醋酸加热法、磺柳酸法与试纸法。试验结果易受试验方法敏感性和尿量、尿 pH 等多种因素的影响，易出现假阴性或假阳性。因此，尽管定性试验比较方便，但有时难以反映蛋白尿的实际情况，必要时最好进行定量检查。

2. 尿蛋白定量测定　通常为 24h 尿蛋白定量检测。测定方法有凯氏定氮法、双缩脲法等，测定较准确，但操作很复杂。目前临床多采用简易的半定量法，如艾司巴赫定量法、磺基柳酸比浊定量法。24h 尿蛋白定量在 0.15～0.5g 为微量蛋白尿，在 0.5～1g 为轻度蛋白尿，在 1～4g 为中度蛋白尿，大于 4g（有学者定为 3.5g）为重度蛋白尿。

3. 次尿白蛋白肌酐比和尿总蛋白肌酐比　由于 24h 尿蛋白留取方法较复杂，存在较大程度的取样及计量误差，且对于持续存在蛋白尿的患者，多需定期重复检查，增加患者不便。因此，临床对于使用次尿蛋白浓度代表 24h 尿总蛋白定量的检测方法存在迫切需求。近年来，次尿白蛋白与肌酐比值（albumin-to-creatinine ratio，ACR）及次尿总蛋白与肌酐比值（protein-to-creatinine ratio，PCR）在临床皆有广泛应用，且美国肾脏基金会（National Kidney Foundation，NFK）/K/DOQI 关于慢性肾脏病的临床实践指南也建议用清晨尿或随意一次尿 ACR 或 PCR 替代传统的"定时尿液收集方法"，尽量采用晨起中段尿以减少活动对尿蛋白的影响，但亦可应用任意次尿[23]。PCR 及 ACR 的正常值分别为小于 300mg/g、小于 30mg/g。ACR 对于较低水平蛋白尿敏感性更强，但经临床研究验证，PCR 与 ACR 皆与 24h 尿蛋白总量及肾脏预后有较好的相关性[24, 25]。2016 年 Hogan 等[26]在对肾病综合征队列的研究（NEPTUNE）中发现，24h 尿蛋白定量与 ACR 或 PCR 仅存在中度相关性，而与任意次尿蛋白与肌酐比的对数值相关性较好。亦有研究者指出，此研究结论与研究人群特殊性相关[27]，仍需其他临床研究进一步验证。

4. 尿蛋白电泳分析　常用的方法有醋酸纤维薄膜电泳、聚丙烯酰胺凝胶电泳、尿蛋白免疫电泳等方法。该方法主要从确定尿中蛋白质的种类出

发，通过区分不同尿蛋白的种类，对某些疑难病症如多发性骨髓瘤、重链病等有诊断和鉴别诊断的意义，同时可以区别尿蛋白的分子量大小，这对于区别蛋白尿的来源，以及检查尿中是否有特殊蛋白质具有重要的意义。

（二）临床意义

1. 生理性蛋白尿　指泌尿系统无器质性病变，尿内暂时或一过性出现蛋白尿，又可分为如下几种情况。①功能性蛋白尿：多由剧烈运动、高热、寒冷、精神紧张等引起，蛋白定性一般不超过"+"，经休息或刺激消失后可恢复正常。②体位性蛋白尿：脊柱前凸或长时间站立时，左肾静脉受压导致肾静脉压升高，通过肾小球滤过的蛋白质重吸收不良引起的蛋白尿称为体位性蛋白尿，此种蛋白尿经卧床休息后可消失，多见于儿童和青年。

2. 病理性蛋白尿　当尿蛋白不受体位影响并且多次检测均为阳性时称为持续性蛋白尿，持续性蛋白尿均为病理性，主要见于以下情况。①肾小球疾病：肾小球肾炎、狼疮肾炎、糖尿病肾病等，可引起肾小球滤过蛋白增多，超过肾小管重吸收而产生蛋白尿。②肾小管疾病：活动肾盂肾炎、间质性肾炎、重金属（汞、镉、铋）中毒和应用某些药物等，可引起肾小管重吸收功能减退，尿中滤出蛋白不能完全被重吸收而产生蛋白尿。③血中某种蛋白浓度升高：多发性骨髓瘤、溶血、肌溶解、淀粉样变等情况下，血中异常增多的蛋白经尿排出，超过肾小管重吸收时可产生蛋白尿。④其他疾病：泌尿系肿瘤或感染，肾静脉血栓形成、心功能不全、肾缺血等肾血循环因素也可引起蛋白尿。

蛋白尿多提示肾脏疾病，但尿蛋白的含量多少与疾病的轻重及肾功能并不完全平行，而与尿蛋白的性质和疾病的性质、部位有密切关系。

三、尿微量白蛋白的检测与临床意义

微量白蛋白尿（microalbunminuria，MAU）是指尿中白蛋白含量超出健康人参考范围，但常规定性及定量方法难以测出这种微量的变化。常用MAU 检测方法有免疫透射比浊法、酶联免疫吸附法（ELISA 法），检出量可以达到 ng/ml 水平[28]。

白蛋白分子量为 69kDa，带负电荷，由于肾小球滤过膜的孔径障碍和电荷屏障，正常情况下，只有少量白蛋白可以通过肾小球滤过膜，且绝大多数由肾小管重吸收，尿中只有极微的含量。肾小球病变时，白蛋白滤过量超过肾小管重吸收量，可导致尿中白蛋白升高，是肾小球早期病变的指标。

目前临床上对尿液白蛋白浓度或排出量的表达方式有多种，再加上测定方法及尿液标本的不同，结果差异较大，应注意识别。国际常用参考值为：尿白蛋白排泄率<30mg/24h 或 <20μg/min。尿白蛋白排泄率在 20～300mg/24h 时称为 MAU；尿白蛋白排泄率＞300mg/24h 时称为大量白蛋白尿。

MAU 的临床意义[29]：

（1）MAU 是糖尿病肾病早期诊断的敏感指标，对其临床分期和预后判断有重大意义。肾脏病早期尿常规测定阴性时，尿微量白蛋白的含量就可发生明显变化。微量白蛋白尿患者在没有干预的情况下5～10 年内有 20%～40%发展为蛋白尿。2 型糖尿病患者一旦出现蛋白尿，其肾脏功能的减退将是不可逆转的，患者将进行性发展为需要进行血液透析或肾移植的终末期肾病。

（2）MAU 是高血压肾损害的早期指标。肾小球轻度病变时尿微量白蛋白即可升高。对原发性高血压患者的研究还发现，MAU 阳性患者心肌肥厚、室间隔增厚、心律失常的发生率高于 MAU 阴性者，二者之间有明显的统计学差异[30]。目前认为对MAU 阳性者必须强化高血压的治疗，其血压最好控制在 130/80mmHg 以下。

（3）大量研究已经证明，MAU 增高与心血管事件的发生有密切的相关性。统计学多因素分析表明，MAU 阳性与性别、年龄、肌酐清除率、高血压、糖尿病、血脂水平之间没有直接的依赖关系，是一个独立存在的冠心病危险因素。MAU 阳性心血管病患者的死亡率比 MAU 阴性患者高出 2～8倍[31]。在心血管疾病同时伴有糖尿病和高血压的患者中，这一倾向更加明显，是一个与病情进展密切相关的危险因素。

因此，对于微量白蛋白尿高危人群应常规进行定期的微量白蛋白尿检查，有助于治疗的最优化，以预防或减缓肾脏并发症的进展。

由于影响尿微量白蛋白测定的因素有很多，如发热、运动、酮症、感染、原发性高血压、心力衰竭等，在临床应用时要注意除外以上情况。

四、尿红细胞或隐血

每升尿中含血量超过 1ml 即可呈淡红色，称为肉眼血尿；新鲜尿离心后显微镜检查每高倍视野红细胞≥3 个称为镜下血尿。正常人尿液中可有极少量红细胞，偶可引起尿隐血弱阳性。女性在经期可由于月经的污染引起隐血阳性。

临床意义：尿隐血阳性可见于肾小球肾炎、尿路感染、结石、肿瘤及出血性疾病等。通过相差显微镜观察红细胞大小、形态可进一步鉴别红细胞来源，经肾单位排出的红细胞为变形红细胞，肾单位以外血管破裂溢出的红细胞为均一红细胞。由于尿液分析仪检测的尿隐血包括尿液中的红细胞和红细胞裂解后溢出的血红蛋白，因此在溶血性疾病、弥散性血管内凝血、阵发性睡眠性血红蛋白尿等疾病时也可出现尿隐血阳性。

五、肾小管功能检查

（一）近端肾小管功能检查[5]

1. 酚红排泄试验 酚红（phenolsulfonphthalein，PSP）为一种酸碱指示剂，在碱性尿液中呈红色。静脉注入酚红后，当血浆流经肾脏时，约 66% 的 PSP 被清除，其中肾小管分泌量占 94%。正常情况下，15min 排泄量应大于 25%，2h 排泄总量为 55%～75%。近端肾小管疾病时酚红排泄量将减低。PSP 清除量与肾血流量有关，因此血容量不足或心力衰竭时也可出现排泄减少，应注意鉴别。阿司匹林、青霉素等药物可与 PSP 竞争排泄，试验前应停用。

2. 尿氨基酸的测定 血中氨基酸经肾小球滤过后，绝大部分在近端肾小管内被重吸收。如在同样饮食情况下，尿中氨基酸排出异常增多，应考虑为近端肾小管重吸收功能障碍。

3. 肾小管最大重吸收量的测定 主要通过肾小管葡萄糖最大重吸收量（maximal tubular glucose reabsorptive capacity，TmG）来表示。正常情况下，从肾小球滤过的葡萄糖几乎全部被近端肾小管重吸收。当血中葡萄糖浓度增加至 8.9～10mmol/L 时，原尿中葡萄糖不能完全被重吸收，可出现尿糖，此值称为肾糖阈。当血糖在 27.8mmol/L 时，重吸收达到极限，在此浓度下，单位时间内肾小球滤过的葡萄糖量减去尿中排泄量即为 TmG。TmG 可反映肾小管重吸收功能，但由于测定方法烦琐，临床上不常用。

4. 肾小管最大排泄量的测定 通常用对氨马尿酸最大排泄量（TmPAH）来表示。血液中的对氨马尿酸可经肾小球滤过及肾小管排泌，不被肾小管重吸收，当血中多环芳烃（polycyclic aromatic hydrocarbon，PAH）浓度达到一定值时，肾小管排泌能力达极限，即使浓度再增加，其排泌量也不再增加。此种情况下，总排泌量减去肾小球滤过量即为肾小管对 PAH 最大排泌量。TmPAH 成人正常值为 60～90mg/min，TmPAH 降低表示近端肾小管排泌功能减低或有功能的肾小管数量减少。

（二）远端肾小管功能检查

尿的浓缩和稀释是远端肾小管的主要功能，对维持机体内环境的相对稳定具有非常重要的作用。常用的远端肾小管功能检查方法如下。

1. 尿比重 尿比重反映了单位容积尿中溶质的质量。正常人 24h 总比重为 1.015～1.030，单次尿最高与最低比重之差应大于 0.008，而且最高比重应大于 1.018。若尿比重固定在 1.010 左右，称等张尿，提示肾小管浓缩功能极差。尿比重受尿液浓度及尿中蛋白与糖含量的影响，应注意校正，若标本温度与比重计所标温度不符，较标准温度每升高 3℃，应追加 0.001，反之应减去 0.001，尿糖每增加 10g/L 应减去 0.004，尿蛋白每增加 10g/L 应减去 0.003。

2. 尿与血浆渗透压测定 尿渗透压反映了单位容积尿液中具有渗透活性的粒子数（包括离子和分子），与粒子的大小无关，较尿比重能更精确地反映肾脏浓缩稀释功能。尿渗透压通常采用冰点降低法测定。成人普通膳食时每日从尿排出 600～700mmol 的溶质，因此 24h 尿量为 1000ml 时，尿渗透压约为 600mmol/（kg·H$_2$O），24h 尿量为 2000ml 时，尿渗透压约为 300mmol/（kg·H$_2$O）。禁水 8h 后尿渗透压应大于 700～800mmol/（kg·H$_2$O）。尿蛋白对尿渗透压影响较小，尿糖存在可使尿渗透压明显升高。

尿渗透压与血浆渗透压比值称为浓缩指数，正常为 2.5±0.8，正常人禁水 12h 后比值应大于 3，急性肾小管功能障碍时小于 1.2。

3. 尿的浓缩稀释试验　浓缩试验是观察机体缺水情况下远端肾小管浓缩功能，该方法简单易行且较敏感。具体做法：受试者晚 6 时饭后禁食水，睡前排尿，夜尿亦弃去，收集次日 6 时、7 时、8 时 3 次尿标本，分别测定尿量及尿比重。一般情况下，每次尿量应少于 50ml，至少一次尿比重大于 1.026（老年人可为 1.020），尿比重小于 1.020 表示肾浓缩功能差。稀释试验也是反映远端肾小管功能的检查，具体做法：受试者晨 7 时排尿并弃去，于 30min 内空腹饮水 1200～1800ml，卧床休息，上午 9 时、10 时、11 时、12 时各留尿 1 次，分别测定尿量和尿比重。正常情况下，在 4h 内能排出饮水量 80%以上，尿比重降至 1.003 或以下。因需短时间内大量饮水，可引起不良反应，又受多种肾外因素影响，敏感度较差，临床上极少应用。

4. 自由水清除率测定　自由水清除率（free water clearance，CH_2O）指单位时间内从血浆中清除到尿中不含溶质的水量，正常情况下为负值。CH_2O 可由下列公式求得：$CH_2O=(1-Uosm/Posm)\times V$（Uosm：尿渗透压；Posm：血浆渗透压；$V$：单位时间内尿量）。正常人禁水 8h 后 CH_2O 为 $-120\sim-25$ml/h。CH_2O 是反映肾脏浓缩和稀释功能的指标。急性肾小管坏死时，CH_2O 常为正值，因此 CH_2O 可作为急性肾小管坏死早期诊断和病情观察的指标，也可用于鉴别肾前性氮质血症与急性肾小管坏死。

（李　航）

参 考 文 献

[1] Shemesh O, Golbetz H, Kriss JP, et al. Limitations of creatinine as a filtration marker in glomerulopathic patients[J]. Kidney Int, 1985, 28: 830-838.

[2] Miller WG, Myers GL, Ashwood ER, et al. Creatinine measurement: State of the art in accuracy and interlaboratory harmonization[J]. Arch Pathol Lab Med, 2005, 129: 297-304.

[3] Levey AS. Measurement of renal function in chronic renal disease[J]. Kidney Int, 1990, 38: 167-184.

[4] Wesson L. Physiology of the human kidney[M]. New York: Grune & Stratton, 1969.

[5] 潘缉圣，朱世乐. 肾功能检查[M] //王海燕. 肾脏病学. 2 版. 北京：人民卫生出版社，2001：318-327.

[6] Giovannetti S, Barsotti G. In defense of creatinine clearance. Nephron, 1991, 59: 11-14.

[7] Cockcroft DW, Gault MH. Prediction of creatinine clearance from serum creatinine[J]. Nephron, 1976, 16: 31-41.

[8] Levey AS, Bosch JP, Lewis JB, et al. A more accurate method to estimate glomerular filtration rate from serum creatinine: A new prediction equation[J]. Ann Intern Med, 1999, 130: 461-470.

[9] Levey AS, Greene T, Kusek J, et al. A simplified equation to predict glomerular filtration rate from serum creatinine. J Am Soc Nephrol, 2000, 11: 155A.

[10] Bostom AG, Kronenberg F, Ritz E. Predictive performance of renal function equations for patients with chronic kidney disease and normal serum creatinine levels[J]. J Am Soc Nephrol, 2002, 13: 2140-2144.

[11] Poggio ED, Wang X, Greene T, et al. Performance of the modification of diet in renal disease and Cockcroft-Gault equations in the estimation of GFR in health and in chronic kidney disease[J]. J Am Soc Nephrol, 2005, 16: 459-466.

[12] Zuo L, Ma YC, Zhou YH, et al. Application of GFR-estimating equations in Chinese patients with chronic kidney disease[J]. Am J Kidney Dis, 2005, 45 (3): 463-472.

[13] Ma YC, Zuo L, Chen JH, et al. Modified glomerular filtration rate estimating equation for Chinese patients with chronic kidney disease[J]. J Am Soc Nephrol, 2006, 17 (10): 2937-2944.

[14] Levey AS, Stevens LA, Schmid CH, et al. A new equation to estimate glomerular filtration rate[J]. Ann Intern Med, 2009, 150 (9): 604-612.

[15] Disease K. Improving Global Outcomes (KDIGO) CKD Work Group: KDIGO 2012 clinical practice guideline for the evaluation and management of chronic kidney disease. Polskie Archiwum Medycyny Wewnętrznej, 2013, 120 (7-8): 300-306.

[16] Grubb A, Simonsen O, Sturfelt G, et al. Serum concentration of cystatin C, factor D and beta 2-microglobulin as a measure of glomerular filtration rate[J]. Acta Med Scand, 1985, 218 (5): 499-503.

[17] Simonsen O, Grubb A, Thysell H. The blood serum concentration of cystatin C(gamma-trace)as a measure of the glomerular filtration rate[J]. Scand J Clin Lab Invest, 1985, 45 (2): 97-101.

[18] Inker LA, Schmid CH, Tighiouart H, et al. Estimating

glomerular filtration rate from serum creatinine and cystatin C[J]. N Engl J Med, 2012, 367（1）: 20-29.

[19] Waller DG, Keast CM, Fleming JS, et al. Measurement of glomerular filtration rate with technetium-^{99m}DTPA: comparison of plasma clearance techniques[J]. J Nucl Med, 1987, 28: 372-377.

[20] Itoh K, Tsushima S, Tsukamoto E, et al. Accuracy of plasma sample method for determination of glomerular filtration rate with^{99m}Tc-DTPA[J]. Ann Nucl Med, 2002, 16: 39-44.

[21] Natale G, Pirtro A, Massimo C, et al. Measurement of glomerular filtration rate by the^{99m}Tc DTPA renal dynamic imaging is less precise than measured and predicted creatinine clearance[J]. Nephron, 1999, 81: 136-140.

[22] Itoh K, Tsushima S, Tsukamoto S, et al. Comparison of methods for determination of glomerular filtration rate: ^{99m}Tc-DTPA renography, predicted creatinine clearance method and plasma sample method[J]. Ann Nucl Med, 2003, 7: 561-565.

[23] National Kidney Foundation. K-DOQI: Clinical practice guidelines for chronic kidney disease: Evaluation, classification, and stratification: Guideline 5. Assessment of proteinuria. Am J Kidney Dis, 2002, 39（Suppl 2）: S93-S102.

[24] Fisher H, Hsu CY, Vittinghoff E, et al. Comparison of associations of urine protein-creatinine ratio versus albumin-creatinine ratio with complications of CKD: a cross-sectional analysis[J]. Am J Kidney Dis, 2013, 62（6）: 1102-1108.

[25] Carrero JJ, Grams ME, Sang Y, et al. Albuminuria changes are associated with subsequent risk of end-stage renal disease and mortality[J]. Kidney Int, 2017, 91（1）: 244-251.

[26] Hogan MC, Reich HN, Nelson PJ, et al. The relatively poor correlation between random and 24-hour urine protein excretion in patients with biopsy-proven glomerular diseases[J]. Kidney Int, 2016, 90（5）: 1080-1089.

[27] Glassock RJ. Evaluation of proteinuria redux[J]. Kidney Int, 2016, 90（5）: 938-940.

[28] Gansevoort RT, Verhave JC, Hillege HL, et al. The validity of screening based on spot morning urine samples to detect subjects with microalbuminuria in the general population[J]. Kidney Int, 2005,（94）: S28-S35.

[29] Halbesma N, Kuiken DS, Brantsma AH, et al. Macroalbuminuria is a better risk marker than low GFR to identify subjects at risk for accelerated GFR loss in a general population[J]. J Am Soc Nephrol, 2005, 17（9）: 2582-2590.

[30] Palatini P. Microalbuminuria in hypertension[J]. Curr Hypertens, 2003, 5: 208-214.

[31] Lane JT. Microalbuminuria as a marker of cardiovascular and renal risk in type 2 diabetes mellitus: A temporal perspective[J]. Am J Physiol Renal Physiol, 2004, 286: F442-F450.

　　多年来临床上主要依靠偶测血压值来诊断和治疗高血压，偶测血压值在流行病学调查研究，以及临床科研工作中被广泛应用于发现高血压患者、评估病情轻重、确定高血压类型、评价抗高血压药物的临床疗效，并可在指导高血压患者的治疗及抢救中提供确切的临床证据等，但是只依靠偶测血压值诊断和治疗高血压实有不足之处，主要包括：①部分早期高血压患者由于血压不稳定而容易延误诊断。②因不了解血压动态变化，从而难以明确继发性高血压和原发性高血压的区别要点。③因为不能更精确地评价高血压及其靶器官损害的严重程度，所以不能更有效地预防或减轻心血管疾病的发生。④无法根据血压波动的高峰时间合理用药。

所以，积极开展动态血压监测（ambulatory blood pressure monitoring，ABPM）、掌握血压变化规律不仅能帮助解决上述问题，还可以为高血压发病及波动机制的研究开拓新的思路。

正是由于上述原因，人们开创了无创性动态监测动脉血压的新方法，目的是研究血压波动变化，从而更有利于对高血压的诊断、治疗和预后的判断，并逐渐发展到目前比较完善的动态血压监测技术。而对于 ABPM 这一新技术本身的准确性及如何合理应用又提出了新的要解决的问题，这就形成了一门新的学科，即动态血压学。

第一节　血压波动相关研究

英国 Bevan 等在 1969 年首次运用动脉内插管技术对人的血压进行了连续性监测，从此人们对血压的波动有了一定的了解。由于动脉内插管技术为有创性技术，随着科技的发展，无创动态血压监测仪诞生，并在血压波动研究中发挥了重要作用。

一、简要回顾与展望

（一）简要回顾

大量资料表明，血压受生理活动和睡眠的影响。通常生理活动可使血压升高，而睡眠时血压下降[1-8]。早在 1894 年，Tarchanoff 就观察到在睡眠早期，犬的血压可下降 20～50mmHg。1912 年，Brooks 和 Carroll 发现人在夜间睡眠时血压最低；而夜间工作、白昼睡眠者则白昼睡眠中血压最低。还有人证实，夜间将患者叫醒时，会使其睡眠中下降的血压立即回升。一般在无抗高血压药物影响下，睡眠中收缩压（SBP）和舒张压（DBP）均下降 20%[1]。

无创性动态血压测量技术自 20 世纪 60 年代开始应用。1962 年，Hinman 等最早研制出便携式无创性血压监测仪用于监测患者在日常生活状态下血压的变化。1982 年，Pickering 等用无创性动态

血压监测仪对血压正常者、临界高血压患者、确诊高血压患者连续记录了 24h 血压，结果证明三组人群均在工作时血压最高，睡眠时血压最低，如图 3-26-1 所示。

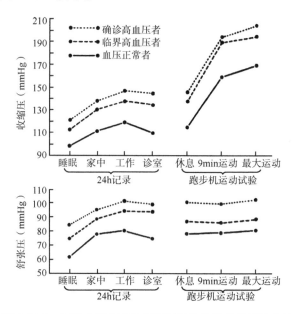

图 3-26-1　三组人群在不同情况下及跑步机运动试验中的收缩压与舒张压

我国学者非常重视对血压波动的研究。1983年，李焕堂等[2]首先用台式血压计对 100 例血压正常者及 50 例高血压患者进行了血压昼夜节律的监测，报道称我国高血压患者一天内血压波动很大，其收缩压、舒张压在一天内最大差距分别为80mmHg、40mmHg，指出在清晨和下午测量血压容易发现高血压。

1988 年，余振球等用监护仪（HP78354A 型）对正常人及不同程度的高血压患者连续监测 24h 血压，每次测血压前 10min 观察对象平卧休息，结果显示：正常人和无靶器官损害（Ⅰ期）、有靶器官损害（Ⅱ期）、有心血管疾病（Ⅲ期）高血压患者SBP 最高点分别出现在 6～7pm、6～8pm、5～7pm、4～5pm，然后血压开始下降，最低点分别出现在1am、1am、2am、3am，然后血压开始升高，各组均于 6～8am 出现全天第一个高峰。各组 DBP 的变化规律同 SBP 变化规律[3]（见图 3-26-2），而且还观察到老年高血压患者 SBP 高峰及 DBP 低谷的持续时间均较长，形成平台状曲线。因为上述研究是在日常活动中休息 10min 后进行的，基本反映了体内生理状态下血压变化的一般规律。

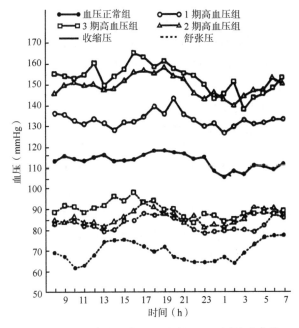

图 3-26-2　正常人和高血压患者 24h 血压波动曲线

1988 年，冯建章等[4]最早报道应用动态血压仪（美国 ICR5300 型）对正常人和原发性高血压患者进行 24h ABPM，发现血压波动分为三种亚型：多数为双峰型（正常人占 66%，高血压患者占 78%），睡眠时及午间血压较低（图 3-26-3A、C）；少数近似双峰型（图 3-26-3B、D）；只有极少数呈单峰型，即白昼较高，夜间较低。

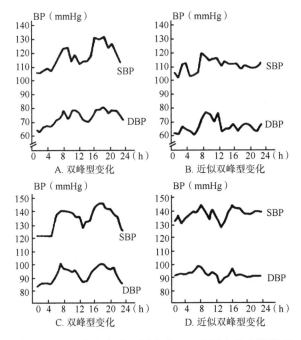

图 3-26-3　正常人和高血压患者 24h 血压变化曲线类型

1995 年，张维忠等组织上海市高血压研究所等

7 个医疗机构，监测并研究了 283 例年龄在 20～79 岁临床健康者的动态血压正常值（标准见后），其研究结果已作为国人动态血压正常参照值标准，并在当时的临床和科研工作中被广泛采用。

（二）展望

24h ABPM 已成为进行高血压诊断、治疗和研究的重要方法。临床工作中 ABPM 会影响患者夜间睡眠，从而导致患者依从性差，期待未来出现更加舒适、可靠的动态血压监测仪[5]。同时，要将 ABPM 方法应用到基层医疗机构，让大家按照 ABPM 研究的结论指导实际工作。我国目前正在推广基于网络的 ABPM 远程诊断系统，临床医师可通过该系统帮助基层医疗机构解读监测报告，该项举措将会进一步普及 ABPM 的应用以及提高我国高血压防治的总体水平。ABPM 能够更精确地评估靶器官损害，偶测血压不及动态血压，采用动态血压能协助和评估流行病学研究，推广 ABPM 的使用价值，预测心血管事件发生。近年来的研究显示，ABPM 在脑卒中后血压的慢性管理[6]、心力衰竭患者[7]的预后判断，以及妊娠期间与终止妊娠[8]后血压管理等方面也发挥着积极的作用，但目前仍有许多问题亟待解决，如临床医师在患者未服用抗高血压药物之前，需进行 ABPM（除非紧急情况，如高血压 3 级），而在我们实际工作中，在为初诊患者进行抗高血压药物治疗前，大多未进行 ABPM。ABPM 与家庭血压监测逐步融合，实现对患者长期血压的监测，满足优质管理高血压的需求，这些都将是 ABPM 发展的趋势。

二、血压波动的机制

在个体内，血压的波动性主要表现在 24h、白昼和夜间，这让人们认识到各时段（清晨、夜间及白昼）与不同活动状态（工作、锻炼及生活休息）对血压的影响，并更精确地认识到一些突然因素（如情绪波动、疾病发作时）变化对血压的影响。即便外在条件不变的情况下，人体内的血压也时刻发生着动态变化。Mancia G[9]对一名接受 24h 动脉内监测的高血压患者，通过计算机逐次分析动脉内信号，获得了 24h 期间每半小时血压的平均值和标准差（SD）。结果很明显，白昼和夜间存在明显的血压变化，如图 3-26-4 所示[11]。

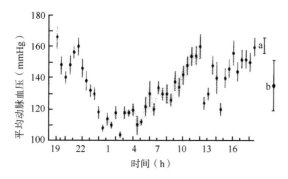

图 3-26-4　24h 记录每半小时的血压平均值和标准差

图中为未经治疗的原发性高血压受试者 24h 内的平均动脉压。数据通过动脉内监测获得，计算机每 60ms 对信号进行一次采集，获得 24h 内每 0.5h 的平均值和 SD。a. 表示所有 0.5h SD 的平均值（半小时内的变化）；b. 表示通过平均 0.5h 平均值获得的 SD（半小时内的变化）

（一）人体活动对血压波动的影响

血压波动受体力、脑力活动变化的影响，Chau 等[10]研究了轮班工人 24h 血压变化规律，发现晚 8 时到早晨 4 时，早晨 4 时到中午 12 时，中午 12 时到晚 8 时三班工作者，在血压高峰期间平均血压值是相同的，但是下午轮班的工人血压下降的平均血压值比其他两班工人低，在离开与进入低压段收缩压变化的坡度也较其他两班工人的陡峭。夜间轮班的工人血压升高段最长而下午轮班工人的最短。Furlen 等发现神经系统影响血压的昼夜节律，但更重要的是受活动的影响，尤其是在下午和清晨。这说明血压的昼夜节律不可避免地要受到各种体力、脑力活动的影响和调节。

（二）神经、体液对血压波动的影响

正常血压的调节参见相关章节，本部分主要介绍神经、体液调节引起血压波动变化的机制。

血压的变化受神经（中枢或外周，如交感神经和副交感神经活动）和体液（如肾素-血管紧张素、肾上腺素、去甲肾上腺素、胰岛素-胰高血糖素、褪黑激素分泌）等的影响。

交感缩血管神经兴奋时主要效应是血管收缩，从而调节血压的变化。在安静状态下，交感缩血管神经持续发放 1～3Hz 的低频冲动，是血管平滑肌神经一定程度的收缩状态，使得人体血压维持在一定范围内。活动中致交感缩血管神经兴奋时，总外周血管阻力增加，动脉血压升高。

肾素-血管紧张素-醛固酮系统（RAAS）是人体重要的调节血压的体液调节系统。激肽释放酶-激肽系统和 RAAS 之间关系密切，血浆激肽释放酶在离体条件下还可将肾素原转化为有活性的肾素，从而调节血压的变化。

根据神经和多种体液因素参与对动脉血压的调节过程，可将动脉血压调节分为短期调节和长期调节。短期调节是指对短时间内发生的血压变化的调节，主要通过神经调节方式，包括通过各种心血管反射调节心肌收缩力和血管外周阻力，使动脉血压恢复正常并保持相对稳定。当较长时间内（数天、数月或更长时间）血压发生变化，单纯依靠神经调节不足以将血压恢复至正常水平，则主要通过肾脏调节细胞外液量来实现（即长期调节），当体内细胞外液增多时，循环血量增多，使动脉血压升高，而循环血量增多和动脉血压升高又能直接导致肾排钠和排水增加，将过多的体液排出体外，从而使血压调节至正常水平；当体内细胞外液或循环血量较少，血压下降时，则发生相反的调节。

（三）短期血压波动与疾病的关系

临床发现急性脑卒中患者血压可明显升高，一项关于脑卒中前后血压的研究显示，27 例脑出血患者中 19 例（70%）有血压明显升高，脑出血前收缩压和舒张压分别为 166mmHg 和 89mmHg，脑出血后收缩压和舒张压分别为 212mmHg 和 108mmHg。37 例脑梗死患者有 12 例（32%）其发病前后收缩压变化分别为 149mmHg 和 185mmHg[11]。

Owens 等[12]研究 25 例冠心病患者，用 ABPM 记录了 107 件低血压事件，13 例患者发生舒张压下降（舒张压中位数 57.6mmHg，最大 72mmHg，最小 45mmHg），14 例患者发生了 40 起 ST 段事件，其中 1/4 患者有临床症状，如心绞痛。如何解释低血压和缺血之间的联系？冠状动脉的灌注压力与升主动脉舒张压相同，冠状动脉中的血流量主要取决于舒张压，在冠状动脉狭窄和灌注压降低的情况下，自动调节机制可能无法维持足够的血流量。因此，舒张压的极端降低可能会超过自动调节补偿，导致灌注不足和缺血。从而使患者出现心绞痛等心肌缺血临床表现。

有学者研究发现，通过 ABPM 记录显著甲状腺

功能亢进症患者短期血压变异性高于亚临床甲状腺功能亢进症患者。这与甲状腺激素与内皮功能、血管反应性、肾血流动力学和RAAS相互作用有关。甲状腺功能亢进症，无论是内源性还是外源性，都与心排血量、静息心率、收缩力、射血分数和血容量增加，以及全身血管阻力降低有关。因此，甲状腺疾病引起某些血流动力学变化，导致血压升高。

血压波动大是嗜铬细胞瘤患者最为常见和最重要的临床表现，该病发作时患者血压可呈持续性升高、发作性升高和持续性升高伴阵发性升高三种表现。嗜铬细胞瘤患者血压升高与瘤体分泌物过量的儿茶酚胺物质有关。

（四）长期血压波动与疾病的关系

长期血压波动包括一周、一个月、一个季节和一年内的血压变化，其中尤以季节变化对血压波动的影响明显，季节性血压波动表现出季节性变化，环境温度越高，血压值越低，温度越低，血压值越高。在接受治疗的高血压患者中，可能会出现夏季血压过度下降，或冬季血压升高[13]。

越来越多的证据表明，温度的季节性变化与全球血压和心血管疾病死亡率的季节性变化有关。流行病学研究中血压与温度之间的负相关可能是生理体温调节的结果：寒冷时血管收缩和外周阻力增加，温暖环境中血管舒张和外周阻力降低，同时温度的季节性变化会改变交感神经系统的活动[14]。

相关研究观察到去甲肾上腺素与室外最高温度之间呈独立负相关，因为慢性寒冷暴露会导致去甲肾上腺素分泌增加[15]。在寒冷的季节人体出汗减少，盐分流失减少，可能进一步导致寒冷季节血压升高[14]。寒冷季节紫外线强度降低，导致维生素D储存减少和甲状旁腺激素分泌增加，维生素D缺乏会影响RAAS、自由基的产生、炎症过程和碳水化合物耐受性，进而影响血管内皮功能和血管结构，从而增加血管阻力，出现血压升高[16]。

第二节　动态血压监测方法与内容

通常采用无创性携带式动态血压监测仪进行ABPM，但我们应该注意到ABPM在测量过程中可能会因干扰睡眠而对部分患者昼夜节律特征及测量血压水平产生一定的影响，可能会出现测量数值高于实际数值。在进行ABPM过程中，应由经过培训的医务人员负责管理、使用和维护动态血压监测仪；佩戴袖带前，向受试者说明测压的注意事项。强调自动测量血压时，佩戴袖带的上臂要尽量保持静止状态。

一、监　测　方　法

ABPM通常采用上臂袖带间断自动充气间接测压，根据压力波震荡法或柯氏音听诊法原理拾取信号并记录储存。动态血压监测仪一般以数字方式储存信号或数据，通过连接微机系统，提供每次测量的血压读数和一些初步的参数进行统计分析。

（一）严格选择适应证

作为一项无创血压测量方法，ABPM无绝对禁忌证，但是在部分人群中需要谨慎评估其检测结果[17]。以往心房颤动（简称房颤）患者使用动态血压监测仪测不出血压值，随着动态血压监测仪的改进，如今房颤患者亦可测量出血压值。在已发表的几项小样本研究中，也有动态血压的监测成功率在房颤患者与窦性心律人群中并无明显差异的报道[18]。房颤患者由于心律绝对不齐，单次血压测量容易产生误差，多次测量可提高血压评估的准确性[17]。在心室率不快的持续性房颤患者中，动态血压监测仪测得的诊室收缩压与普通血压计听诊法所测结果类似，但是舒张压可能略高于普通血压计听诊法所测结果[18]。由于ABPM需要被测者配合，对于小于5岁且不配合的患儿，难以获得成功，所以建议不进行ABPM。

下列患者暂时不利于做ABPM：需要保持安静和休息的患者，如急性心肌梗死急性期、不稳定型心绞痛患者；体弱多病的高龄患者；有血液系统疾病；有严重皮肤疾病；有血管疾病、传染病急性期和发热患者等。

（二）动态血压监测仪管理的要求、操作方法

1. 动态血压监测仪管理的要求

（1）安装动态血压监测仪前严格检查。保证格式化和换电池，模糊不清者或间断使用的动态血压仪器一律重新格式化。

（2）安装动态血压监测仪时要教会患者对袖带松紧、挪位的处理。让患者或家属自己检查，保证部位准确、松紧合适，以防太紧造成患者血管受压，太松则测压不准确。强调测压时上臂不动，测压后可正常活动；保护仪器不受外伤及浸湿等。

（3）安装动态血压监测仪后严格登记。教会患者填写日记表，并核实日记准确性，特别是对药物记录不清者，一定要当面问清后补上。

2. 操作方法

（1）监测时间：从上午 8～9 时到次日上午 8～9 时，患者监测当天所测肢体避免抽血等小的外伤，以免感染或淤血。受试者当天活动：照常工作、生活，要求当天 22 时上床休息，不上夜班，以使日常活动大体保持一致，便于组间和组内治疗前后对比分析。

（2）选择时期：①为了观察正常人和高血压患者自然血压波动曲线，最好在不用抗高血压药物，如利尿剂、β 受体阻滞剂等之前，及时做 24h ABPM。②患者已经服药或病情重需要立即治疗者，应该在正规服药使血压达到一定疗效后再做，以便检查治疗效果。③评估顽固性高血压波动情况时，可先完善 24h ABPM，这对于顽固性高血压的诊治有重要意义。④在行 ABPM 前，最好先测量双侧上臂诊室血压，或了解既往双侧上臂血压测量结果，如果两侧上臂血压相差≥10mmHg，应选择血压较高一侧上臂进行 ABPM；如果两侧上臂血压相差＜10mmHg，建议选择非优势臂进行监测，以减少手臂活动对血压监测的影响；同时告知患者在自动测量血压时，测量侧手臂需保持静止不动。在佩戴好动态血压监测仪后，先用动态血压监测仪手动测量两次，以测试动态血压监测仪是否能正常工作。监测结束后，在卸下动态血压监测仪之前，最好再次用动态血压监测仪手动测量两次，确认动态血压监测仪正常工作[17]。

3. ABPM 要求 对心律失常者，如房颤患者，在进行 ABPM 之前需充分告知患者进行 ABPM 的必要性及弊端，并取得患者的积极配合。在进行 ABPM 的起始 2h 内，患者需在医疗机构内认真观察动态血压监测仪运转情况。如果在起初 2h 内动态血压监测仪频繁进行血压测量（如 5min 左右便进行一次血压测量），则需终止 ABPM。如果院内 2h 动态血压监测仪能够正常监测血压变化情况，才

能嘱患者回家继续接受 ABPM，同时需嘱患者保存医务人员电话。在院外进行 ABPM 时，遇到动态血压监测仪频繁进行血压测量、测量侧上臂疼痛不适时，需终止继续动态血压监测。若遇到其他突发情况，则可通过电话联系医务人员。

4. 测压间隔 按照我国专家建议，白昼为 6～22 时，夜间为 22 时到次日晨 6 时。白昼每 15～30min 记录 1 次；夜间每 30min 记录 1 次。一般来讲，如果有效读数在设定应获得读数的 70%以上，即 27 次以上（包括白昼至少 20 次，夜间至少 7 次），可以看作有效监测。如不满足上述条件，则应重复监测[17]。

研究表明，每 15～20min 测定 1 次所获得的 24h 血压平均值与动脉内直接测压数据有很好的相关性。动态血压值的标准差随着测压频度（每小时次数）增加而变小。

5. 有效血压测量的定义 进行 ABPM 时应注意以下情况：①佩戴袖带的上臂在自动测量血压时要尽量保持静止状态，避免上肢肌肉收缩。②袖带位置移动或松脱可导致数据误差或者较多数据脱落，因此要教会患者自己检查发现并调整袖带位置和松紧。③睡眠时上臂位置变化或被躯干压迫可影响血压读数的正确性，因此可在血压袖带外穿件棉衣以防袖带滑脱。只有按照上述方法才可使 24h ABPM 获得满意的效果。

在实际进行 24h ABPM 时，由于不可完全避免袖带位置移动或松脱而导致数据误差或者较多数据脱落；睡眠时上臂位置变化或被躯干压迫影响血压读数正确性，部分数据的可靠性相对较差。这些数据可称为无效的数据或无效测量，分析时应该舍弃。

以下标准为无效血压测量，应该被舍弃：收缩压＞260mmHg 或＜70mmHg，舒张压＞150mmHg 或＜40mmHg，脉压＞150mmHg 或＜20mmHg。有效的血压读数次数应该达监测次数的 80%以上，否则结果的可靠性与重复性较差。余振球建议有效的血压读数次数应该达监测次数的 90%以上，这样才能定为优质结果。

（三）如何评价动态血压监测仪的准确性

目前已有 50 种以上不同型号的动态血压监测仪，其准确性的临床考核可通过比较其与水银柱式

血压计之间的读数差异来判断，在同一上臂、同一血压袖带使用连通管连接水银柱式血压计和动态血压监测仪，根据英国高血压学会（British Hypertension Society，BHS）制定的评价方案和美国医疗器械联合会（The Association for the Advancement of Medical Instrumentation，AAMI）的标准进行评价。BHS 方案采用 A、B、C、D 等级法。AAMI 采用的标准是两种血压读数的平均差异必须≤（5±8）mmHg。

二、动态血压监测正常值的确立方法

动态血压监测的正常值一般认为可采用以下方法来建立。

1. 检测临床健康者　此途径较容易，根据血压值呈正态连续分布的现象，上限值可取均值加 2 个标准差或者 95 百分位数，目前大部分研究报道采用此方法。但这种简单的方法并不合理，因为对所谓的正常健康者定义不清，正常血压的筛选采用的是偶测血压，包括了一部分偶测血压正常但动态状况下血压升高者（隐蔽性高血压患者），剔除了一部分偶测血压轻度升高但 ABPM 血压不高又无靶器官损害者（白大衣高血压患者）。选择对象时标准不同可以影响数据的准确性和可靠性，采用经严格挑选的对象显然不同于一般筛选的对象。

2. 自然人群调查　这种方法的优点在于摒弃了由对象选择所引起的偏差，能较客观地反映动态血压值的实际分布状况，但此方法工作量巨大，在高血压患病率不同的自然人群中可能出现较明显的数据差异。

3. 相关性研究　在无任何选择条件的对象中进行白昼动态血压均值与偶测血压值的相关性研究。将偶测血压的正常范围上限值 139/89mmHg 代入相关方程，求出相对应的白昼动态血压正常范围上限值。这种方法只能得到白昼动态血压值的正常标准，如果考虑在正常血压者白昼动态血压值往往略高于或接近于偶测血压值，相反，在大多数未经治疗的高血压者中，白昼动态血压值低于偶测血压值，那么上述相关性方程的相关程度相对就较弱，获得的正常值标准的可信度相对也较差。

4. 垂直随访结果　根据纵向垂直随访结果来判断。这是一种最合理的方法，这种方法通过分析动态血压参数值与高血压靶器官损害和心血管疾病之间的内在联系，确定正常动态血压的上限值。然而，长期纵向垂直随访的工作难度很大，短时期内无法获得此类资料。

三、动态血压监测的内容和正常参考值

目前临床上 ABPM 常用的参数有平均血压、血压变异性、血压昼夜节律（夜间血压下降率）、血压负荷和动态脉压等。

（一）平均血压

1. 正常动态血压值　平均血压包括 24h、白昼、夜间的平均收缩压和平均舒张压。目前多采用的正常值是：24h 动态血压均值＜130/80mmHg，白昼动态血压均值＜135/85mmHg，夜间动态血压均值＜120/70mmHg。大量研究证明，24h 动态血压均值、白昼动态血压均值、夜间动态血压均值与高血压导致的靶器官损害和心血管疾病的相关性优于偶测血压。

2. ABPM 诊断高血压的标准　诊断高血压的动态血压标准是 24h 平均收缩压/舒张压≥130/80mmHg，和（或）白昼血压均值≥135/85mmHg，和（或）夜间血压均值≥120/70mmHg[17, 20, 21]。

（二）血压变异性

血压变异性（BPV）也称血压的波动，即单位时间内血压波动的程度，是描述一段时间内波动程度的量化指标，通常以 ABPM 血压的"均数±标准差"反映血压变异的幅度。血压变异性的增加与脑卒中、心血管疾病、痴呆和轻度认知障碍有关[22]。一般 24h 血压变异＞白昼血压变异＞夜间血压变异，收缩压变异＞舒张压变异，老年人群的血压变异性大于中青年人。血压变异性可分为瞬时变异（几秒钟到几分钟）和长时变异（24h 内）两种类型。瞬时变异大多由呼吸变化、脑力和体力活动引起；长时变异主要受睡眠和日常活动的影响，但也受内源性因素，包括中枢作用、神经反射、机械活动及内分泌激素的影响，如儿茶酚胺、血管升压素等。另外，机体压力反射敏感性下降会导致高血压患者的血压变异性增大。

采用标准差/均数比值，可计算出 24h、白昼、夜间血压的变异系数，用以表示不同时间阶段血压

波动的程度。研究表明，血压变异性大小与高血压靶器官损害程度明显相关，且独立于平均血压水平。血压波动大的高血压患者，其靶器官损害的发生率与严重程度均明显升高。血压急剧升高可导致心肌梗死、猝死、脑卒中和短暂性脑缺血发作发生率明显上升。

（三）血压昼夜节律（夜间血压下降率）

血压受生理活动和睡眠的影响，呈现明显的昼夜节律。血压昼夜变化规律大多呈双峰（6～8 时，18～20 时）和一谷（2～3 时）的长柄"杓型"；部分表现为双峰双谷（还有午间谷：12～14 时），估计与睡眠习惯有关。这种血压昼夜节律变化对适应机体的活动、保护心血管正常结构与功能起着重要作用。血压昼夜节律受脑力、体力活动的控制，受交感神经和迷走神经平衡的昼夜节律性变化的影响及人体内分泌激素节律的调节，原发性高血压患者上述调节机制中某一个或多个因素的异常，使得血压昼夜节律出现异常。生理情况下，夜间的收缩压和舒张压会比白昼血压下降 10%～20%。临床上根据血压下降比值，如夜间血压下降率=（白昼平均血压–夜间平均血压）/白昼平均血压×100%，用于判断动态血压的昼夜节律状况。夜间血压下降率在 10%～20%，称为"杓型"（D）血压；夜间血压下降率<10%且≥0，称为"非杓型"（ND）血压；夜间血压下降率≥20%，称为"超杓型"（ED）血压；夜间血压下降率<0，即夜间血压值高于白昼血压值时，称为"反杓型"（RD）血压。与杓型高血压患者相比，非杓型、超杓型、反杓型高血压患者血压水平、靶器官损害及心血管死亡风险大大增加[23]。

在西方国家"非杓型"高血压患者占高血压患者总人数的 17%～40%，尤其是老年高血压、重度高血压和有明显靶器官损害的高血压患者，其血压昼夜波动幅度减小或消失。在继发性高血压、心脏移植及自主神经功能减退等疾病患者中血压昼夜节律则几乎消失。夜间血压下降率减少在某些靶器官损害中起重要作用，如左室肥厚（LVH）、颈动脉内膜中层增厚等，且独立于 24h 血压水平。Ohkubo 等对1542 名居民进行了 4.1～9.2 年的研究，也发现夜间血压下降率与心血管事件的发生率呈线性负相关。Kario 等[19]对 575 名日本老年高血压

患者进行 ABPM 发现，夜间血压下降程度与脑卒中发生的风险有关（图 3-26-5），超杓型高血压患者由于夜间低血压和清晨血压急骤升高易导致脑缺血发作，而反杓型高血压患者易发生脑出血。

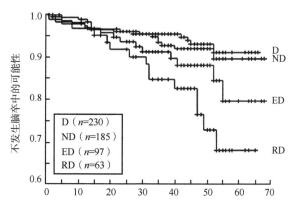

图 3-26-5　杓型（D）、非杓型（ND）、超杓型（ED）和反杓型（RD）患者的无脑卒中生存曲线[19]

相比于欧洲（西欧与东欧）人群，非杓型高血压在亚洲（中国、日本和南非）人群中更为常见，相关统计结果显示其比率为 10.9% vs 6.0%[24, 25]。一项基于中国汉族 2 型糖尿病合并高血压人群的研究表明[26]，非杓型 2 型糖尿病合并高血压患者靶器官损害的发生率比杓型 2 型糖尿病合并高血压患者更高。

（四）血压负荷

血压负荷一般是指某一时段内（白昼、夜间或24h）收缩压或舒张压的读数大于正常值的次数占总测量次数的百分比。为了更准确地反映血管承受的压力负荷程度，临床研究中也将血压曲线下面积作为血压负荷[17]。血压超过正常值或舒张压负荷>30%时即有显著的心室舒张功能下降。White 等以清醒时血压均值≥140/90mmHg，睡眠时血压均值≥120/80mmHg 作为异常血压负荷进行研究，结果表明 24h 血压负荷与左心室质量指数呈正相关，与左心室充盈率呈负相关，提出收缩压及舒张压负荷>40%是预测左心室功能不全的指征，对动态血压提示血压负荷>40%的患者应积极治疗，以防止靶器官损害的发生。Lee 等发现一组健康老年人的收缩压和舒张压负荷平均为 36%和 21%，故对老年患者，血压负荷值应偏低。

部分学者认为血压负荷较血压均值更能精确地预测心血管事件，但血压负荷仅考虑了 24h 血压

超过设定值在总测量次数中所占的比例，与血压增高的幅度无关。因此，它尚不能真正代表血压的增高和持续时间对心血管系统的影响。

（五）动态脉压

脉压（pulse pressure，PP）是收缩压与舒张压的差值，动态脉压（ambulatory pulse pressure，APP）为 24h 脉压变化。PP 随年龄增长而增加，是心血管事件和死亡率的一个公认的独立预测因子，特别是在 60 岁或以上的老年患者中。APP 是死亡率预测指标，被广泛认为是动脉僵硬的标志。然而，血管僵硬度本身与压力有关。Gavish 等[27]研究表明 APP 提供了一种新颖且具有临床价值的工具，在它与动脉特性之间架起桥梁。Balietti 等[28]在老年人高血压治疗研究中发现，动态血压的十年变化中APP、收缩压较舒张压能更好地预测死亡率。APP 目前尚无统一参考值，高血压、糖尿病、血脂异常和吸烟人群及合并代谢综合征患者中 APP 值较高。国内研究表明[29]，血压水平类似的单纯收缩期高血压患者，脉压每增加 10mmHg，其总死亡率、心血管病死亡率、靶器官损害的相对危险度分别增加 38%、48%、64%，而欧洲人群以上各指标分别增加 6%、10%、6%，提示中国人群可能比欧洲人群对脉压增大更敏感，APP 对其更有预测价值。

在 PIUMA 的一项研究中[30]，对 2010 多例未接受治疗的单纯原发性高血压患者平均随访 3.8 年，将脉压值分为＜51mmHg、51～65mmHg 和＞65mmHg 三个等级，总的心血管事件发生率（每 100人每年）分别为 1.38、2.12 和 4.34，死亡事件的发生率分别为 0.12、0.30 和 1.07（P＜0.01），同时将24h 平均动态脉压值也分为三个等级：≤45mmHg、45～53mmHg 和＞53mmHg，总的心血管事件发生率分别为 1.19、1.81 和 4.92，死亡事件的发生率分别为 0.11、0.17 和 1.23（P＜0.01）。每一级门诊脉压值中，24h 平均脉压值的增加使得心血管事件的发生率和死亡率均增加，即 24h 平均脉压＞53mmHg时，心血管事件的发生率显著增加。老年收缩期高血压研究（Systolic Hypertension in the Elderly Program，SHEP）显示即使血压控制在正常范围之内，仍有 50%的患者 24h 平均 PP 超过 50mmHg，APP 较偶测脉压估测心血管事件更为可靠，24h 脉压是高血压患者心血管事件的独立预测指标。

Iida 等[31]对 255 名未接受治疗的原发性高血压患者进行 48h ABPM 后发现 APP 也存在昼夜节律（图 3-26-6），夜间 PP 平均下降约 10%（白昼 PP为基础值），最多可下降 40%，而"非杓型"高血压患者夜间脉压下降也减少；以夜间 PP 下降 7%为分水岭，＜7%者左室质量指数（left ventricular mass index，LVMI）明显高于＞7%者[（146±30）g/m² vs（119±34）g/m²，P＜0.01]。

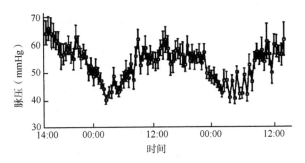

图 3-26-6　48h APP 的昼夜节律变化[31]

第三节　动态血压监测对诊断的意义

ABPM 目前在临床工作中的主要作用：①确定高血压和发现早期高血压；②判断白大衣高血压和隐蔽性高血压；③诊断顽固性高血压；④鉴别继发性高血压；⑤判断清晨高血压和夜间高血压；⑥协助查明反复晕厥的原因。

一、确定高血压和发现早期高血压

目前临床上诊断高血压仍采用偶测血压值作为依据，但偶测血压提供的信息量小、影响因素多，不能准确地反映血压 24h 变化规律，易造成漏诊和误诊。在临床实际工作中，有的患者血压时高时低，部分高血压患者的血压仅 6～8 时和晚上 7～10 时增高，若依靠传统的偶测血压容易漏诊。瑞士学者对内科、普外科、整形外科患者进行 ABPM，38%的患者被确诊为高血压，而其中 70%同期偶测血压正常，且出院后和住院期间的 ABPM 值高度一致，排除了住院因素的干扰[32]。因此，对可疑高血压患者进行 24h ABPM，可以早期及时发现高血压患者，并进行干预。

二、判断白大衣高血压和隐蔽性高血压

白大衣高血压（WCH）指部分患者诊室血压始终较高，而白昼或24h平均血压正常，又称为单纯诊所高血压。ABPM 有助于诊断白大衣高血压，ABPM 可以评估一个人日常生活状态下的血压，因此可以排除白大衣效应；也可以测量全天的血压水平，包括清晨、睡眠过程中的血压，从而发现隐蔽性高血压。相较于诊室血压，ABPM 能够更准确地预测心血管事件发生和死亡率情况。

目前临床工作中多采用如下诊断标准：诊室内至少测量血压3次，偶测收缩压≥140mmHg 和（或）舒张压≥90mmHg，并且白昼动态血压均值＜135/85mmHg 或24h动态血压均值＜130/80mmHg。隐蔽性高血压（MHT）与白大衣高血压相反，这类患者诊室血压正常而动态血压高于正常，常用的诊断标准为：诊室血压＜140/90mmHg 且白昼动态收缩压≥135mmHg 和（或）白昼动态舒张压≥85mmHg。

通过 ABPM 显示，在欧洲高血压人群中白大衣高血压和隐蔽性高血压人群占比分别为 17.6%和8.5%，在日本高血压人群中这个比例分别为12.8%和16.6%，在国内高血压人群中这个比例分别为7.8%和10.8%[33]。值得注意的是，白大衣高血压发展为持续性高血压的风险比血压正常者高2～3倍[34]。其他研究[35]也显示隐蔽性高血压患者和未治疗的高血压患者一样，其靶器官损害和发生心血管事件的不良风险增加。同白大衣高血压一样，该类患者常常需要用 ABPM 来协助诊断。

三、诊断顽固性高血压

原发性高血压患者在改善生活方式的基础上，应用合理可耐受的足量≥3 种抗高血压药物（包括利尿剂）治疗，达到最大药效后血压仍未达标则称为顽固性高血压（RH）或难治性高血压。顽固性高血压的诊断首先应该通过 ABPM 鉴别是真的 RH 还是 WCH。流行病学队列研究通常不包括药物剂量、治疗依从性、适当使用利尿剂和其他可能影响血压的临床因素的详细信息。国外一些流行病学研究报告显示，顽固性高血压的变化率比较大，患病比率在 2%～40%[36]，然而这个比率取决于医疗机构的等级与科室、RH 是如何定义的、研究者在计算过程中使用的方法存在差异、研究高血压群体特征存在差异及是否排除假性顽固性高血压患者等。

顽固性高血压各地流行病学研究的患病比率情况，详见表3-26-1。国外一项研究在 8295 例疑似顽固性高血压患者中进行 ABPM，结果表明 37.5%的患者存在白大衣效应，即假性难治性高血压[37]。与 WCH 患者相比，真性 RH 患者中男性、老年患者居多，24h 血压形态多呈"非杓型"，且多有其他代谢异常，靶器官损害也较严重[38]。RH 和血压控制不佳的患者易引起靶器官损害，而靶器官损害的存在又造成了治疗上的困难而导致顽固性高血压。Daugherty 等[39]研究在开始治疗的高血压患者中，1/50 的患者发展成为顽固性高血压，然而顽固性高血压患者发生心血管事件的风险增加。令人担忧的是，与对照组高血压患者相比，RH 患者发生心血管疾病相关事件的可能性要高出 50%。这些发现表明，在顽固性高血压患者中，需要做出更大的努力来改善其预后[39]。

表3-26-1　顽固性高血压各地流行病学情况[37, 40-46]

作者及国家	对顽固性高血压的定义	研究对象总样本量（n）及特点	血压测量方法	时间	顽固性高血压人数占比
Egan BM 等/美国	当受试者服用≥3 种抗高血压药物时，SBP≥140mmHg 和（或）DBP≥90mmHg	5061 名高血压患者	水银柱测量（90%以上的受试者在研究期间测量了两次血压）	1988～1994 年	5.5%
		4759 名高血压患者		1999～2004 年	8.5%
		3555 名高血压患者		2005～2008 年	11.8%（均未排除假性 RH）
Weitzman D 等/以色列	30 天中 25 天以上口服≥3 种药物（包括利尿剂），所有药物剂量都为最大耐受剂量，SBP≥140mmHg 和（或）DBP≥90mmHg	172 432 名高血压患者	6 个月内记录 BP 测量值≥2 次，部分使用 24h ABPM 排除 RH	2010～2011 年	0.86%（部分排除了假性 RH）

续表

作者及国家	对顽固性高血压的定义	研究对象总样本量（n）及特点	血压测量方法	时间	顽固性高血压人数占比
Kumbhani DJ 等/美国	BP≥140/90mmHg（如果糖尿病/肾功能不全，则 BP≥130/80mmHg）并使用≥3 种抗高血压药物，包括利尿剂	53 530 名高血压患者		2000 年 11 月至 2009 年 4 月，并随访 1～4 年	12.7%（排除 RH）
De Nicola L 等/意大利	诊室测量 BP≥130/80mmHg，尽管使用≥3 种足够剂量的抗高血压药物，包括利尿剂或≥4 种药物	436 名慢性肾功能不全高血压患者	24h ABPM	2003～2005 年	22.9%（排除 RH）
Gupta AK 等/英国	以最大耐受量使用 3 种不同类别抗高血压药物，服药剂量保持不变且不间断至少 1 个月，BP≥140/90mmHg	19 257 名高血压患者	—	—	19.03%（未排除假性 RH）
de la Sierra A 等/西班牙	口服≥3 种抗高血压药物，其中一种包括利尿剂，诊室测量 BP≥140/90mmHg	68 045 名高血压患者	诊室血压测量及 24h ABPM	2009 年	7.62%（排除假性 RH）
Sinnott SJ 等/英国	口服≥3 种不同类别抗高血压药物，其中一种包括利尿剂，并开始服用第 3 种抗高血压药物 12 个月内 BP≥140/90mmHg，同时口服 4 种不同抗高血压药物	1 317 290 名高血压患者	—	1995～2015 年	7.46%（未排除 RH）
Naseem R 等/巴基斯坦	口服≥3 种抗高血压药物，其中一种包括利尿剂，BP≥140/90mmHg	515 名高血压患者	1 年内到诊所测量血压≥3 次	2015 年	12%（排除假性 RH）
Song SH 等/韩国	口服≥3 种抗高血压药物，其中一种包括利尿剂，BP≥140/90mmHg，或口服 4 种不同抗高血压药物	1921 名非透析慢性肾脏疾病患者	电子血压计测量	2011～2016 年，并随访至 2010 年	13.95%（未排除假性 RH）

四、鉴别继发性高血压

一般来说，血压正常者、无靶器官损害和心血管疾病的原发性高血压患者均有睡眠中血压下降的规律，24h 血压变化曲线呈"杓型"，而这种规律性变化在大部分继发性高血压患者中表现不明显：近 70% 的继发性高血压患者夜间血压下降不明显，昼夜节律变化不明显，24h 血压变化曲线呈"非杓型"。嗜铬细胞瘤患者表现为夜间血压增高，与原发性高血压的昼夜节律差别最大，其次分别为糖尿病肾病、原发性醛固酮增多症和肾移植术后。另外，肾实质性高血压、库欣综合征、睡眠呼吸暂停低通气综合征、原发性甲状旁腺功能亢进症和中重度妊娠期高血压疾病患者血压变化也常呈"非杓型"。

对原发性醛固酮增多症、嗜铬细胞瘤、肾动脉狭窄等继发性高血压患者进行病因治疗后，夜间血压明显下降，昼夜节律得以恢复，见图 3-26-7。因此，对进行 ABPM 后夜间血压不降低的患者，应注意排除有无继发性高血压。

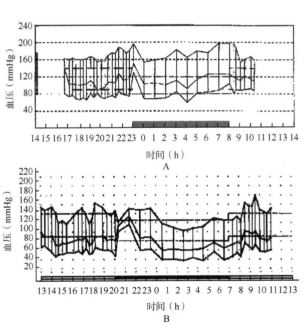

图 3-26-7　肾动脉狭窄患者置入支架前（A）后（B）ABPM
血压趋势图

ABPM 还有助于发现一些特殊类型和特殊人群的继发性高血压：Fujishima 等对 1 例怀疑为膀胱嗜铬细胞瘤的患者进行 ABPM，发现血压升高后紧接着出现尿频,提示 ABPM 可能有助于发现尿频患者短暂的血压升高,从而为膀胱嗜铬细胞瘤患者提供诊断的依据。Seeman 等对 145 例未经治疗的高血压儿童 ABPM 结果进行回顾性分析,其中 100 例为继发性高血压,继发性高血压患儿中 65% 的收缩压为"非构型",21% 的舒张压为"非构型"(原发性高血压患儿中分别为 11% 和 0),且继发性高血压患儿夜间收缩压和舒张压负荷明显较高。该项研究结果表明未经治疗的高血压患儿,其夜间血压降低幅度的减少和持续性夜间高血压是继发性高血压的特有标志,对夜间血压降低幅度减少或持续性夜间高血压患儿应行全面检查,以发现高血压的潜在原因。

虽然 ABPM 可以帮助人们提高对继发性高血压的诊断水平,但由于这些改变没有特异性,所以目前还不能总结出各种继发性高血压疾病 ABPM 的特点,ABPM 仍然只是继发性高血压的辅助性筛选检查之一。

五、判断清晨高血压和夜间高血压

人体血压在一天中是波动的,人体由睡眠转为清醒并开始活动,血压也从相对较低水平迅速上升至较高水平,便形成了血压晨峰现象,血压晨峰(morning blood pressure surge,MBPS)是人体一天中血压变化最大的状态。MBPS 在一定程度上属于正常的生理现象,但过度的血压骤升会带来危害。MBPS 是评估高血压患者清晨醒来后 2h 内平均动脉血压情况的指标,对于心血管疾病发展和病情评估具有重要价值。目前针对 MBPS 无统一计算标准,其中一种算法为 MBPS=清晨收缩压平均值(起床后 2h 内)-夜间最低收缩压平均值(夜间最低及前后共 3 次收缩压平均值)。

MBPS 与清晨交感神经活性增强、心率加快、纤溶活性降低、血小板聚集率增加和儿茶酚胺水平升高等有关。管理好清晨血压,可以实现更多心血管的获益。《清晨血压临床管理的中国专家指导建议》将清晨时段的动态血压平均水平≥135/85mmHg 定义为清晨高血压,不论其他时段血压是否升高[47]。一项对 15 618 例来自希腊、比利时、意大利、葡萄牙、法国的已接受降压治疗的高血压患者的观察性研究显示,≥65 岁组清晨血压达标率为 21.5%,<65 岁组清晨血压达标率为 31.8%[47, 48]。清晨血压升高与清晨心肌梗死、猝死、心绞痛和脑卒中的高发生率密切相关,Framingham 通过对心脏研究中 5209 名患者的死亡时间进行分析发现,清晨猝死的危险度较其他时间至少高 70%。清晨血压每升高 10mmHg,则脑卒中发生风险约增加 44%[49],无症状颅内动脉狭窄患病风险约增加 30%[50]。因此,发现并积极推动清晨高血压管理,将改善高血压患者的生存质量。

Kazuomi 等评价了 ABPM 下高血压患者中清晨血压的突然升高和脑损害(脑 MRI 诊断)的关系,研究中共纳入 519 例患者,平均随访 41 个月,共有 44 例患者出现脑卒中;MBPS≥55mmHg 组(53 例)与 MBPS<55mmHg 组(466 例)相比,更多患者出现多发性脑梗死(75% vs 3%,P=0.001),更多患者出现脑卒中(19% vs 7.3%,P=0.004)。在调整各因素后,MBPS≥55mmHg 组发生脑卒中的风险是 MBPS<55mmHg 组的 2.7 倍(P=0.04)。

ABPM 提示夜间血压≥120/70mmHg 可诊断为夜间高血压(nocturnal hypertension,NH),阻塞性睡眠呼吸暂停低通气综合征患者夜间高血压的发生率较高。与 24h 平均血压、白昼平均血压和偶测血压相比,夜间血压升高是 5 年心血管疾病死亡风险的最佳预测指标,夜间血压越高,风险越大(图 3-26-8),而且夜间血压不下降的患者提示其患有继发性高血压可能。

清晨高血压和夜间高血压与靶器官损害及心血管事件密切相关,已引起流行病学专家和临床医学专家的共同重视,合理控制夜间高血压和清晨高血压对保护靶器官、预防心血管疾病至关重要。ABPM 将给临床提供重要的证据,这一内容将在清晨高血压和夜间高血压相关章节详细介绍。

六、协助查明反复晕厥的原因

晕厥是由短暂的脑部低灌注导致的一过性意识丧失及体位不能维持的现象,具有起病迅速、持续时间短暂、可自行恢复的特点。24h ABPM 在临床上广泛应用,能够真实反映受检者血压水平及血压昼夜节律变化。

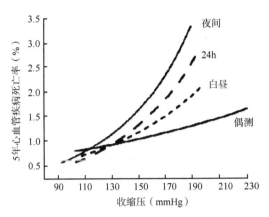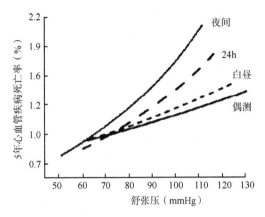

图 3-26-8 夜间、24h、白昼和偶测血压值与 5 年心血管疾病死亡风险的关系[51]

在儿童不明原因的晕厥中 80% 为自主神经介导的晕厥（neurally-mediated syncope，NMS），NMS 是由自主神经介导的自主神经功能障碍或反射调节异常作为主要原因导致的晕厥。人体的血压受自主神经的调节，而 NMS 患儿的自主神经调节失衡，通过 24h ABPM 分析 NMS 患儿的血压变化情况对明确其血管调节机制具有重要意义[52]。刘德宇等采用 ABPM 方法探讨直立性高血压（orthostatic hypertension，OHT）患儿血压的类型，对有晕厥史的患者可与 ABPM 同时进行检查，以发现是否存在直立性低血压，对于指导疾病诊治及判断预后等方面具有重要意义。

在老年人群中，血压水平常根据其体位发生改变，平卧后尤其在夜间血压很高，长时间站立、从平卧位转为直立位时血压会下降，常引起患者眩晕和晕厥。ABPM 能测量患者日常活动时不同体位状态下的血压变化情况，明确对这类患者的诊断，从而选择适合的药物和方案治疗，将血压控制在合理的水平，在降血压的同时防止低血压现象，对了解血压的调节信息、指导疾病治疗及判断预后等方面具有重要意义。

第四节 评价抗高血压药物疗效 及指导治疗

ABPM 对药物（包括新药）及治疗方案的疗效评价方面起到重要的作用。对于口服抗高血压药物患者，能否保证 24h 平稳降压，不能单纯依靠诊室血压测量确定，ABPM 能提供动态监测血压变化的技术，从而更好地反映药物治疗后对血压的控制情况。

一、应用动态血压监测参数评价 抗高血压药物疗效

1988 年，美国康涅狄格大学医学院 White 教授首先提出应用 ABPM 评估抗高血压药物疗效，近年逐渐引入大规模临床试验并取得可喜成果，极大地提高了临床研究和医疗实践中对药物疗效评价的能力。评价一种抗高血压药物是否起到一定的效果，一般以在监测患者血压变化时，收缩压下降 10～20mmHg，舒张压降低 5～10mmHg 为最佳。ABPM 可评估患者血压下降情况，用 ABPM 评价抗高血压药物疗效具有重复性好、误差少、能排除干扰因素和疾病等优点，目前常用的指标有反映降压长效性的谷峰比值（trough-peak ratio，TPR）和降压平稳性的平滑指数（smoothness index，SI）。

（一）谷峰比值和平滑指数的概念

TPR 是指抗高血压药物前一剂量作用终末、下一剂量使用前的血压降低值（谷效应）与药物使用期间的血压最大下降值（峰效应）的比值，是 1998 年美国 FDA 心肾药物委员会提出的一项评价抗高血压药物疗效的临床指标。FDA 的建议中提出：一种抗高血压药物应在谷效应时保持其大部分的峰效应，药物的谷效应（考虑到安慰剂引起的差异）应至少保留峰效应的 50%～66%。FDA 提出此项指标的主旨是避免过大剂量用药及因此导致的不良后果。通过评估 TPR 以了解药物是否能 24h 平稳降压，以及指导每日用药的次数。根据 TPR 的定义，

在 24h 内的所有时间都观察到血压降低较低者，可能会发现 TPR 高得离谱。对于有些患者，在 ABPM 后，可能会发现这些患者的血压在波谷或波峰的变化可能接近于零，从而产生相应 TPR 的异常值（分别为 0 或无穷大）。因而，在抗高血压药物作用特征评估中需要用到另一个指标。

1998 年，Parati 等又提出了反映药物平稳降压的指标——SI。它的定义为应用抗高血压药物后每小时的降压幅度的平均值（ΔH）与每小时降压幅度的标准差（$SD\Delta H$）的比值，即 $SI=\Delta H/SD\Delta H$。SI 越高，药物 24h 降压效果越大越均衡。

（二）谷峰比值和平滑指数的计算方法

1. TPR 的计算方法 目前 TPR 的计算方法有许多种，多年来由于测定方法未统一，各家报道的同一长效抗高血压药物 T/P 值不尽相同，影响了对长效抗高血压药物的评价，衡量长效抗高血压药物的 T/P 值的方法学是目前临床药理领域中急需解决的一个问题。谷效应值与峰效应值取值方法不同，导致降压谷峰比值不同的计算结果。既往刘国仗等提出两种计算方法，如下：

（1）点时取值。计算每小时血压下降平均值，用相应时段的安慰剂效应所得值进行矫正。取服药后 2～6h（半衰期长者药物可延长）内最大的 1h 血压下降平均值为峰效应值。取服药后第 24h 的血压下降平均值为谷效应值。如 Omboni 等[53]用 24h ABPM 对峰效应取多点（如降压最显著的连续 4 点）计算平均值，而谷效应取 22～24h 三点平均值来计算 T/P 值。这种计算方法简单，但由于仅是一个时点的血压，易受多种因素影响，故准确性不佳。

（2）段时取值。将两次服药的间隔期平均分成若干个连续的时段，取每个时段（2h）的血压下降平均值，用相应安慰剂效应中各时间段的均值进行矫正，治疗期服药后各时段平均血压值减去服药前相应时段的平均血压值，差值最大者定为峰效应值。谷效应为治疗期上一次服药后，下一次服药前清醒状态下 2h 的血压下降平均值。这一取值方法虽较烦琐，但准确性与可重复性均有所提高。

影响 TPR 的主要因素：①药物的量效关系；②药物的种类；③个体反应不同；④计算方法不一。其中，后三个因素容易理解，有些药物的 TPR 是剂量依赖性的，在一些研究中已得到证实。如分别给予赖诺普利 2.5mg、10mg、20mg 和 80mg，TPR 可从 50% 增至 100%。另外，一些药物的 TPR 与剂量关系不大，如分别服用群多普利 0.25mg、1mg、2mg 和 4mg TPR 都在 70% 左右。

2. 平滑指数的计算方法 尽管 TPR 能提示抗高血压药物的作用时间，SI 代表了 24h 降压的平稳性，但两者并不代表血压下降的幅度，有一种情况是可能没有明显降压作用的药物通过 ABPM 血压参数也可计算出较大的 TPR 和 SI 值（图 3-26-9），这在一定程度上不利于两药之间的比较。因此，Aboy 等[54]提出了标准化平滑指数（normalized SI，SIn）：$SIn=\Delta H/（\alpha+SD\Delta H）$。其中，$\alpha$ 可取任意值但最好取 $\alpha=1$，因为当 $SD\Delta H$ 趋向于 0 时能获得最佳 SIn 值，即血压下降值 ΔH。图 3-26-9A 中 $T=0.5788$，$P=0.6408$，$\Delta H=0.5713$，$SD\Delta H=0.0561$，尽管血压下降值 $\Delta H<1$mmHg，但仍可得较高的 TPR 和 SI（TPR=0.903，SI=10.191），而此时计算出的 SIn=0.5713/（1+0.0561）=0.541。图 3-26-9B 中 $T=31.5252$，$P=27.4501$，$\Delta H=27.2771$，$SD\Delta H=4.0559$，只得出相对较低的 TPR 和 SI（TPR=0.871，SI=6.725），而 SIn=5.395。由此可见，SIn 值既传承了 SI 值代表降压的平稳性的优势，又弥补了 SI 值不能提示降压幅度的缺陷，但目前这一方法还处于研究阶段，并没有广泛应用于临床实践，目前临床试验中仍多采取 SI 的传统计算法对药物进行评价。

（三）谷峰比值和平滑指数的临床意义

1. 评价新抗高血压药物 如表 3-26-2 所示，各类抗高血压药物之间以及同类抗高血压药物之间的 TPR 和 SI 均有不同，而新近研发的抗高血压药物一般都具有较高的 TPR 和 SI 值，符合理想的抗高血压药物的标准之一，即每天给药 1 次就能维持 24h 疗效，并且在服药后 24h 末还能维持至少 50% 的峰效应。近年由于各种工艺手段的改进，能不断开发出长效的制剂或者通过改变药物的剂型（控释片、缓释片）改善药代动力学和延长作用时间。第一代钙拮抗剂（calcium channel blocker，CCB）硝苯地平的谷峰比值为 47%，新一代 CCB 拉西地平为 62.5%，而硝苯地平控释片则达 75%～100%。

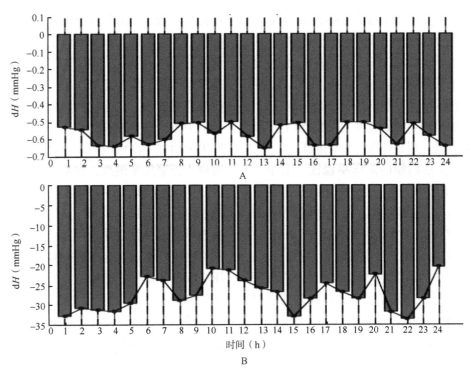

图 3-26-9　降压幅度不一，但可得大致相同的平滑指数

A. 血压平均下降 0.5713mmHg；B. 血压平均下降 27.2771mmHg，但两者 SI 大致相同

表 3-26-2　部分抗高血压药物谷峰比值和平滑指数[55-63]

类别	药物名称	药物公司	治疗时间	剂量	TPR（平均 SBP）	TPR（平均 DBP）	SI（SBP）（x±s）	SI（DBP）（x±s）
ARB	替米沙坦	德国勃林格殷格格翰制药有限公司	4 周	40mg/d	68%	24%	1.53±0.62	1.26±0.45
	氯沙坦钾	杭州默沙东制药有限公司	4 周	50mg/d	68.7%	73.9%	—	—
	缬沙坦	北京诺华制药有限公司	4 周	80mg/d	68%	61%	1.22±0.62	1.15±0.48
	依贝沙坦	扬子江药业集团有限公司	8 周	150mg/d	71.2%	68.5%	1.50±0.99	1.26±0.77
ACEI	依那普利叶酸片	—	3 月	（10mg/0.8mg）/d	71%	78%	1.33±0.59	1.25±0.53
	贝那普利	北京诺华制药有限公司	4 周	10mg/d	62.53%	62.91%	—	—
CCB	非洛地平缓释片	阿斯利康制药有限公司	4 周	5mg/d	67.9%	74.1%	—	—
	硝苯地平控释片	德国拜耳公司	8 周	30mg/d	91.8%	86.3%	—	—
	硝苯地平缓释片	广东环球制药有限公司	8 周	20mg/d	28.7%	23.4%	—	—
	苯磺酸氨氯地平片	—	3 月	10mg/d	68%	65%	1.15±0.53	1.10±0.42
	氨氯地平片	大连辉瑞制药有限公司	8 周	5mg/d	68.8%	65.7%	—	—
	苯磺酸左旋氨氯地平片	扬子江药业	8 周	2.5mg/d	71.0%	70.0%	1.47±0.35	1.38±0.43
β 受体阻滞剂	富马酸美托洛尔缓释片	—	8 周	100mg/d	72%	61%	—	—
	酒石酸美托洛尔缓释片	—	8 周	95mg/d	74%	67%	—	—
利尿剂	氢氯噻嗪片	—	8 周	25mg/d	39.76%	30.79%	0.59±0.29	0.40±0.26
	吲达帕胺缓释片	法国施维雅公司	8 周	1.5mg/d	93.2%	65.7%	1.19±0.85	0.87±0.59
复合制剂	厄贝沙坦/氢氯噻嗪复方片	赛诺菲（杭州）制药有限公司	8 周	（150mg/12.5mg）/d	75%	73%	1.36±0.45	1.27±0.31
	比索洛尔/氢氯噻嗪	—	8 周	（2.5mg/6.25mg）/d	52%	55%	1.05±0.98	1.28±0.72
	缬沙坦/氢氯噻嗪片	北京华润赛科药业有限责任公司	4 周	（80mg/12.5mg）/d	85.62%	71.39%	—	—

然而，在实际工作中绝不可盲目使用高 TPR 的药物，因为有的药物降压作用微弱，谷效应和峰效应时的血压值相差不大，此时 TPR 接近 100%，但没有治疗意义；而另有的药物降压作用较强，TPR 高，应注意其持续的较强降压作用有可能导致夜间血压下降过低，增加缺血性脑卒中危险性。因此，SI 这一概念的提出对选择用药、提高药物疗效有重要意义。

2. 评价抗高血压药物的降压平稳性 对于一种理想的抗高血压药物，除了能使患者血压降至正常范围以外，还应使其血压尽量接近生理状态下的平滑程度，即接近血压正常人群的血压 SI。目前，越来越多的研究表明，原发性高血压患者每日 24h 血压变化幅度越大，对靶器官损害越明显，心血管事件的发生率越高。故降压的目的不仅仅是使平均血压下降，还要求药物降压是平稳、均匀一致和持续的，尽量降低 BPV 的增加，以避免靶器官损害，防止心血管危险事件的发生[64]。

SI 目前多用于评价抗高血压药物的平稳性，与 TPR 值相比，SI 包含了 24h 血压变化的信息，能反映用药后血压变化的平滑程度，并与用药后的血压变异性呈明显负相关[64]。大量资料表明如果 SI 大于 0.8，则说明血压波动较小，降压效果较平稳。

3. 评价降压疗效持续时间 目前降压 TPR 主要被用于观察抗高血压药物的疗效是否能持续 24h，由此制订给药方案。降压 TPR 小于 50% 的药物必须每日至少 2 次给药；超过 50%，甚至 67% 者说明此药在两次使用期间（24h）一直保持降压疗效，另一方面也提示药物的降压效应在此后一段时间内还有效。高血压患者如每日服用依那普利 20mg，峰效应为 35.25mmHg，谷效应为 12.75mmHg，TPR 为 36%。而当相同的每日 20mg 剂量分为两次服用时，峰效应为 29.25mmHg，谷效应则升至 21.75mmHg，TPR 升至 74%，同时平均每小时的降压幅度也有所提高[61]。相关研究显示[65]，两组患者分别服用硝苯地平控释片 30mg 和 60mg，服药前和服药 4 周后分别行 ABPM，两组患者收缩压下降幅度在 24h 中任一时刻都很显著且近似，TPR 在 90% 以上，而将用药间隔改为 30h 和 36h 后，计算出的 TPR 仍然达到 50% 以上，说明此药降压效果能长久维持达 36h。

4. 指导个体化治疗 由于生理活动和睡眠的影响，正常人 24h 血压在 ABPM 趋势图表现为夜间降低呈一低谷，清晨及下午升高呈双峰单谷状的长柄"构型"。根据夜间血压下降率可将血压的昼夜节律分为"构型"、"非构型"和"反构型"。"构型"血压是机体的适应性反应，有保护作用。大量研究资料表明，"非构型"和"反构型"血压与靶器官损害呈明显相关性，且发生心血管疾病的危险性大大增加。高血压患者清晨血压一般较高，且此时血小板聚集率最高，容易引发急性心血管事件。因此，根据患者 ABPM 结果了解患者血压的昼夜变化规律，对于具有"非构型"或"反构型"血压的高血压患者有针对性地采用一些 TPR>50% 的长效抗高血压药物或者合理选择服药时间，尽可能使血压 24h 都能得到平稳控制，可有助于更好地控制高血压和减少在清晨发生急性心肌梗死等急性心血管事件。而对夜间血压下降明显的患者，可在清晨使用 TPR<50% 的短作用药物或不影响夜间血压的药物，同时还应该尽可能恢复正常血压昼夜节律，减少清晨血压的骤升情况，保持 24h 血压平稳。

5. 预测靶器官损害 原发性高血压患者靶器官损害程度不仅与血压绝对值水平有关，而且与血压的波动程度即血压变异性密切相关。国外研究发现，血压波动较大是老年原发性高血压患者靶器官损害的主要原因。近年来有学者将 24h 血压均值的标准差作为观察血压变异性的指标，但该值与患者血压基础值密切相关。因此，对于不同血压水平的高血压患者无法进行血压变异性的比较。有学者进一步提出 SI 作为一个新的衡量指标[64]，与谷峰比值相比，它包含了 24h 内每小时血压变化的信息，更能反映用药后血压变化的平滑程度，与血压变异性呈负相关，而且 SI 是由血压差值经计算后得到的，与基础血压水平无关，因此 SI 似较血压均值的标准差更能反映血压变异性，所以已越来越受到国内外专家的重视。因此，平滑指数可以作为一个新的指标来预测远期靶器官损害程度，即平滑指数越高，血压变异程度越小，远期可能的损害就越小。

国外已有资料表明，在 LVH 相关危险性及高血压预后的观察中，以及预测颈动脉壁厚度变化等方面，血压平滑指数优于 TPR。林文果[64]等在研究原发性高血压动态血压曲线平滑指数与早期肾功能损害的关系中发现微量白蛋白尿与 24h 收缩压 SI 呈负相关（$r = -0.35$）。另有研究表明 SI 可以作为一种反映血压波动的新监测指数，与血压变异性联合观察可以更好地反映血压的波动与 LVH 的关系，其 24h 收缩压 SI 与 LVMI 有较好的相关性（$r=0.66$），与国外的研究结果一致。

SI 包含了 24h 的血压变化信息，其重复性较好，较 TPR 能更稳定、可靠地反映抗高血压药物平稳降压的作用，且能预测靶器官损害，但 TPR 是反映药物时效作用的重要指标，因而在抗高血压药物疗效评价的临床试验中，两者仍然缺一不可，近年国内外并始联合 TPR 和 SI 值对药物进行评价（图 3-26-9），这更有利于药物作用的评价。然而，正如 VALUE 研究中提到的，"降压疗效应该作为评价抗高血压药物的主要标准"，不管一个药物的 TPR 和（或）SI 值有多高，在临床实践工作中，有明显的降压作用才是评价药物作用的主要前提。

二、应用动态血压监测评价抗高血压药物疗效的试验评价

ABPM 在评价抗高血压药物疗效方面具有较高灵敏性：Ernst 等[66]比较了小剂量的氯噻酮（逐渐加量到 25mg/d）和氢氯噻嗪（逐渐加量到 50mg/d）的降压效应，两组患者均用动态血压和诊室血压监测，8 周实验结束后显示：用 ABPM 来评价，氯噻酮较氢氯噻嗪能更明显地降低收缩压[（-12.4 ± 1.8）mmHg vs（-7.4 ± 1.7）mmHg，$P=0.054$]，两者降低夜间平均压为[（-13.5 ± 1.9）mmHg vs（-6.4 ± 1.8）mmHg，$P=0.009$]；而用诊室血压来评价，两者没有明显区别[（-17.1 ± 3.7）mmHg vs（-10.8 ± 3.5）mmHg，$P=0.84$]。以往 HOPE 研究评价雷米普利（夜间服用）的降压作用依赖于白天的偶测血压值，雷米普利组仅有轻微降压作用，平均降压幅度为 3/2mmHg，而将其降低心血管疾病发病率和死亡率的作用归功于降压以外的作用，HOPE 亚组研究表明，予雷米普利 1 年后偶测血压和白昼 ABPM 降低不明显（8/2mmHg、6/2mmHg，$P=NS$），但雷米普利能明显降低夜间血压（17/8mmHg，$P=0.001$），24h ABPM 也显著减少（10/4mmHg，$P=0.03$）。

三、动态血压监测在指导临床治疗中的意义

ABPM 较偶测血压能更全面地观察患者服用抗高血压药物后血压的变化，ABPM 可显示降压治疗是否超过了安全范围，在直立、运动或休息时血压是否过度降低。多次给药或使用长效抗高血压药物有可能引起夜间血压明显降低（尤其是舒张压），诱发心肌缺血甚至心肌梗死。评价抗高血压药物是否能够控制静息及运动状态和应激状态下的血压，分析药物对血压波动的影响，以更好地预防疾病及事件的发生。对于可能存在动脉灌注不良如冠状动脉和脑血管疾病的患者，尽早发现和诊断在降压治疗过程中出现的低血压具有重要的意义。ABPM 有助于诊断直立性低血压及饭后低血压，这将使患者避免在低血压时活动，否则会加重重要器官血流灌注不良，避免患者在低血压状态时服用抗高血压药物。

ABPM 在评价抗高血压治疗效果方面有其特殊价值。如果 24h 平均血压较治疗前降低 $10\sim12/5\sim8$mmHg，或同一组患者治疗前后 ABPM 趋势图曲线呈大部分或完全向下分离，则可作为 24h 血压有效控制的参考标准。此外，高血压患者的血压昼夜节律不同，合理的降压治疗需要将抗高血压药物的剂量、种类、服药的时间与血压昼夜节律相结合，充分发挥抗高血压药物的作用，应用 ABPM 可以准确获得高血压患者的血压昼夜节律，应根据 ABPM 提供的血压高峰低谷等情况，选择适合患者血压特点的抗高血压药物。通过对比降压前后动态血压趋势图，评估治疗前后血压水平，了解降压作用强弱、降压持续时间等可以调整治疗方案和服药时间，以更好地控制血压，充分做到个体化治疗，既能更好地发挥药物的降压作用并有效预防高血压并发症的发生，又可避免用药时间不当等造成的不良反应。对于降压治疗后诊室血压仍控制不满意的患者，以及诊室血压控制满意，但仍有靶器官损害加重表现的患者应进行 ABPM，以指导合理应用抗高血压药物。对用药后血压控制不良的患者，结合 ABPM 能及时调整治疗方案，更好地控制血压。

第五节　动态血压监测评价靶器官损害、心血管疾病与预后

高血压引起的靶器官损害（target organ damage，TOD）包括左室肥厚、颈动脉内膜增厚或动脉粥样硬化斑块、肾损害等，以及进一步发展到心血管疾

病（包括冠心病、心力衰竭、肾衰竭及脑卒中等）是有一定过程的。靶器官损害可以是单个的脏器，也可以是几个脏器同时受损害。因此，在积极治疗高血压的同时，应注意监测高血压患者靶器官损害和心血管疾病的发生发展，改善其预后。

一、动态血压监测与靶器官损害、心血管疾病的关系

与血压正常的个体相比，高血压患者发生靶器官损害和心血管疾病的风险更高，尤其是心血管事件。并发症的严重程度取决于血压升高的程度和与靶器官损伤相关的其他心血管危险因素[67]。因此，血压控制和器官损伤管理可能有助于降低这种风险。在过去几十年，越来越多的证据表明，除血压绝对值外，高血压患者的 BPV 与心脏、肾脏和血管损伤的发生、发展及严重程度有关，并与心血管事件死亡风险的增加有关。

血压昼夜节律异常患者夜间交感神经功能活跃，激活 RAAS 及多种血管活性物质，夜间血压持续升高和血压负荷增加使血管内皮受损，导致动脉血管顺应性降低及僵硬度增加，进而引起动脉粥样硬化，最终可导致心脑肾等靶器官损伤及外周血管疾病[26]。

（一）靶器官损害

1. 左室肥厚　LVH 不仅是高血压发展的结果，也是心血管疾病发生发展的独立危险因素。近年研究表明，ABPM 与 LVH 的相关程度明显大于偶测血压，其中与 24h 平均收缩压相关性最好。Moulopulos 等认为白昼血压均值升高与 LVMI 相关，而夜间血压均值升高与左心室后壁厚度、室间隔厚度和 LVMI 均有很好的相关性。血压昼夜节律消失的高血压患者，LVH 检出率明显高于血压昼夜节律正常的高血压患者。White 等的研究表明，24h 血压负荷与 LVMI 呈正相关。Rizzo 等在动态脉压和 LVH 及左心室功能的研究中发现，当 APP 大于 60mmHg 时，左心房容量扩大，LVMI 增加。

蒋智渊等[68]分析 411 例原发性高血压患者血压昼夜节律与阵发性心房颤动的关系，发现阵发性房颤组患者非杓型血压比例（96.2% vs 83.7%）、夜间收缩压[（132.23±16.50）mmHg vs（122.38± 17.70）mmHg]均高于窦性心律组，非杓型血压、夜间收缩压升高是原发性高血压患者阵发性房颤的独立危险因素，与阵发性房颤的发生密切相关。

2. 动脉粥样硬化　血压升高，血流动力学的改变导致大、中动脉处形成动脉粥样斑块。通过颈动脉超声等可观察到颈动脉内膜中层厚度（CIMT），提示颈动脉处粥样硬化的程度，以初步了解大、中动脉的粥样硬化情况。CIMT 增厚是一种非侵害性的早期动脉壁改变的标志。流行病学数据表明 CIMT 增厚至 1mm 或 1mm 以上说明有心肌梗死或脑血管疾病的危险。动态动脉硬化指数（ambulatory arterial stiffness index，ASSI）是反映动脉硬化程度的新指标，研究表明非杓型血压患者的 ASSI 高于杓型患者[（0.54±0.05）vs（0.51±0.05）（P<0.01）]，ASSI 与夜间收缩压下降率和夜间舒张压下降率呈负相关[69]，证实血压昼夜节律异常可加重动脉硬化程度。Sander 等研究发现，收缩压的变异是 CIMT 进展最好的预测指标。BPV 增高的患者缺血性心脏病发病率增高，CIMT 进展也显著增大，血压波动每增高 1mmHg，CIMT 增加 0.005～0.012mm，早期颈动脉粥样硬化的相对危险性也相应增加。

3. 蛋白尿和（或）肌酐轻度升高　血压昼夜节律异常变化与肾损害有着密切联系，并具有重要的预测价值，血压昼夜节律减弱或消失、夜间血压持续升高，可导致肾脏长期处于高滤过、高灌注状态，最终可导致肾脏结构和功能损害[70]。肾脏相关指标检测，如估算肾小球滤过率（eGFR）30～60ml（min·1.73m²）或血肌酐轻度升高 115～133μmol/L（1.3～1.5mg/dl，男性）、107～124μmol/L（1.2～1.4mg/dl，女性），尿微量白蛋白 30～300mg/24h 或白蛋白/肌酐≥30mg/g，提示高血压患者存在靶器官（肾脏）损害。Cerasola 等的研究发现原发性高血压尿白蛋白分泌率与血肌酐水平显著相关，认为微量白蛋白尿是原发性高血压早期肾脏结构和功能改变的标志，且微量白蛋白尿的出现预示着早期心、肾结构和功能及视网膜病变的变化。目前多采用尿白蛋白排泄率（urinaryalbuminexcretionratio，UAER）、尿蛋白肌酐比（albumin-to-creatinineratio，ACR）来评价，标准定为 UAER 20～200μg/min，ACR >3.0mg/mmol，也有学者推荐 ACR>1.5mg/mmol 作为参考值。

多项研究证实，与偶测血压相比，ABPM 与微

量白蛋白尿程度的相关性更明显。O'Sullivan 等[71] 研究 80 岁以上人群高血压靶器官损害情况发现，ABPM 与偶测血压均能发现高血压患者 ACR 明显高于正常血压者（log ACR 1.21±0.50 *vs* 0.95±0.23，*P*<0.05），而 ABPM 的相关性更强。Viazzi 等研究表明收缩压每增高 10mmHg，微量白蛋白尿发生的风险增加近 3 倍。

（二）心血管疾病

1. 冠状动脉粥样硬化性心脏病 Divisón-Garrote 等[72]对来自西班牙 ABPM 登记处的 2892 名接受冠状动脉粥样硬化性心脏病（coronary atherosclerotic heart disease，CHD）治疗的高血压患者进行了横断面研究。根据先前的研究，低血压定义为根据诊室测量的收缩压/舒张压<120 和（或）70mmHg，根据白昼 ABPM<115 和（或）65mmHg，夜间 ABPM<100 和（或）50mmHg，以及根据 24h ABPM<110 和（或）60mmHg，共有 19.6%的患者有诊室低血压，26.5%有白昼低血压，9.0%有夜间低血压，16.1%有 24h ABPM 低血压。在大型 ABPM 记录中，根据日间 ABPM，每 4 名接受 CHD 治疗的高血压患者中就有 1 人因低血压而处于潜在风险中，如果仅依靠诊室血压测量，则有一半以上的人没有被识别出来，我们建议对这些患者进行 ABPM。

2. 心力衰竭 高血压可能是发展为心力衰竭（HF）的重要危险因素。一方面，高血压与血脂异常等心血管危险因素一起，促进和加速了冠状动脉粥样硬化，可导致左心室收缩功能障碍，定义为射血分数降低的心力衰竭（HF with reduced ejection fraction，HFrEF）（LVEF<40%）。另一方面，高血压引起 LVH，这是舒张功能障碍的原因，因为它增加了左心室的僵硬程度，使得心室舒张功能受损，导致了心力衰竭，称为保留射血分数的心力衰竭（HF with preserved ejection fraction，HFpEF）（LVEF≥50%）[7]。已证明 ABPM 在伴或不伴有其他心血管疾病的 HF 高血压患者的预后评估中具有价值。尽管 ABPM 未（或至少尚未）被推荐作为高血压患者临床评估的常规工具，但它可能会被越来越频繁地使用，因为已证明 ABPM 能够更精确地评估血压相关的心血管风险，并量化 24h 内与治疗相关的血压降低的幅度和分布。Camafort 等[73]在前瞻性多中心研究中，共纳入了来自 17 个中心的 154

名患者，所有患者均接受 ABPM，在这些慢性 HF 老年患者中，通过 ABPM 测量的非杓型血压患者有更高的住院治疗的风险和由 HF 导致死亡的风险。

3. 慢性肾衰竭（chronic renal failure，CRF） 高血压伴随肾脏病变的临床表现为血肌酐≥133μmol/L（1.5mg/dl，男性），≥124μmol/L（1.4mg/dl，女性），尿蛋白≥300mg/24h 或白蛋白/肌酐≥30mg/g。高血压所致肾脏病变如 CRF，其代表慢性肾脏疾病中 eGFR 下降至失代偿的那一部分群体，eGFR<29ml（min·1.73m^2）。纵向研究发现[74, 75]，ABPM 提示夜间血压模式为"非杓型"或"反杓型"是肾功能不良预后的独立预测因子，临床上肾功能指标通过蛋白尿或 eGFR 来评估。其中，BPV 在预测肾病和慢性肾脏疾病发展的风险方面可能具有重要价值。

4. 脑卒中 血压昼夜节律紊乱可导致血管内皮功能受损，产生炎性反应和氧化应激等，引起或加重脑血管动脉粥样硬化，导致脑血管疾病[70]。脑卒中多发生在晨起以后 2h 内，这恰好是血压晨峰时段，也是脑卒中高发时段，说明血压晨峰对脑卒中事件有一定预测价值[76]。BPV 异常对脑卒中的风险预测价值较血压平均值更大，当 BPV 增大时，发生脑卒中的风险显著增加，收缩压每上升 10mmHg 时，脑卒中风险将增加约 10%[76]。

Yan 等[77]对 362 例高血压患者行 ABPM 评价血压模式，结果显示 93 例患者（25.7%）表现为反杓型血压，179 例高血压患者（49.4%）为非杓型血压，90 例（24.9%）为杓型血压，而反杓型高血压患者中腔隙性脑梗死的比例最高，结果提示反杓型高血压是腔隙性脑梗死的独立危险因素（OR=2.492，95%CI：1.33~5.479，*P*<0.05），从而得出反杓型高血压模式可能是腔隙性梗死的独立危险因素，应为夜间血压升高的患者提供更个性化的血压管理。在认知功能方面，BPV 与老年人认知测试得分有关，并被认为是认知功能下降的高风险预测因子[67]。

二、动态血压监测与预后的关系

（一）动态血压监测评价预后优于偶测血压

2005 年 Dolan[51]研究显示：在预测高血压患者的死亡率方面，ABPM 优于偶测血压。该研究共入选 5292 例未治疗的高血压患者，平均随访 8.4 年，研究中有 646 例死亡（其中 389 例死于心血管疾病）。经校正性别、年龄、危险指数和诊室血压后结果显示，动态血压的平均值增高能独立预测心血管疾病死亡率。ABPM 在评价 10 年心血管疾病死亡绝对风险方面具有明显优势。

夜间高血压、隐蔽性高血压、白大衣高血压、清晨高血压的诊断通过 ABPM 进行，尤其是夜间高血压仅可通过 ABPM 诊断，这限制了该类高血压的防治。针对夜间血压的流行病学特点研究，ABPM 应被更广泛使用，以发现夜间血压升高的潜在高风险人群。

（二）动态血压监测参数与预后

一项基于社区人群的 PAMELA 研究[78]共纳入 2051 名 25～74 岁的意大利米兰普通居民，评价随访 131 个月，结果表明在预测心血管病死亡风险方面 ABPM 优于偶测血压，24h 收缩压优于 24h 舒张压，且夜间血压优于白昼血压（图 3-26-10）。Khattar 等[79]对 546 名 60 岁以下和 142 名 60 岁以上已接受治疗的高血压患者进行 ABPM 对比研究，平均随访（9.2±4.1）年，多变量分析表明，60 岁以下患者的 24h、白昼和夜间的舒张压、MAP 和收缩压与死亡事件均呈正相关，而舒张压为其最强的预测因子；而 APP 和收缩压为 60 岁以上老年患者死亡事件的最强预测因子。

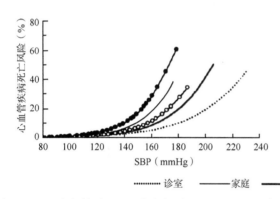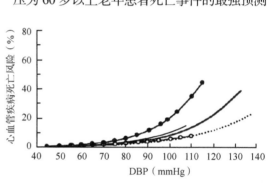

图 3-26-10　诊室偶测血压、家庭自测血压、ABPM 和白昼、夜间 SBP、DBP 的 11 年心血管疾病死亡风险预测[78]

相关荟萃分析表明，ABPM 中夜间血压不下降与不良心血管预后相关。Lo 等[80]回顾性招募了 2012 年 1 月至 2014 年 12 月期间接受 ABPM 的 1199 名中国高血压患者，平均随访 6.42 年。对这些患者的人口统计数据和混杂因素进行了多变量回归调整后，发现反勺型高血压患者更大程度上显示出不良的心血管预后。ABPM 能够动态监测患者血压变化规律和昼夜节律情况，这对于指导临床进行合理的干预处理，控制好患者的血压，以及改善患者不良预后具有重要意义。

（李　威　余振球）

参 考 文 献

[1] Mancia G，Verdecchia P. Clinical value of ambulatory blood pressure：Evidence and limits[J]. Circ Res，2015，116（6）：1034-1045.

[2] 李焕堂，朱援胜，岳景山. 150 例血压昼夜变化的规律分析（摘要）[J]. 中华心血管病杂志，1985，（1）：20.

[3] 余振球，李锁柱，陈竹，等. 正常人及高血压患者 24h 血压波动的研究[J]. 中国循环杂志，1989，（2）：127-129.

[4] 冯建章，孙卉，叶怀莲，等. 正常人与高血压病患者 24h 动态血压观察[J]. 中华心血管病杂志，1989，（2）：111-114，128.

[5] 张毅，柳志红. 动态血压监测在高血压中的应用现状与问题[J]. 心血管病学进展，2019，40（6）：848-852.

[6] Castilla-Guerra L，Fernandez-Moreno Mdel C. Chronic management of hypertension after stroke：The role of ambulatory blood pressure monitoring[J]. J Stroke，2016，18（1）：31-37.

[7] Coca A. Reliable prognostic markers for the progression of heart failure in older adults：Is ambulatory blood pressure monitoring one of them[J]. Rev Clin Esp（Barc），2021，221（8）：470-472.

[8] Bello NA，Miller E，Cleary K，et al. Out of office blood pressure measurement in pregnancy and the postpartum period[J]. Curr Hypertens Rep，2018，20（12）：101.

[9] Mancia G. Blood pressure variability：mechanisms and clinical significance[J]. J Cardiovasc Pharmacol，1990，16（Suppl6）：S1-S6.

[10] Chau NP，Mallion JM，De Gaudemaris R，et al. Twenty-

four-hour ambulatory blood pressure in shift workers[J]. Circulation. 1989，80（2）：341-347.

[11] 陈国俊. 高血压患者的血压波动[J]. 中国循证心血管医学杂志，2009，1（3）：254-255.

[12] Owens P，Brien E. Hypotension in patients with coronary disease：Can profound hypotensive events cause myocardial ischaemic events[J]. Heart，1999，82（4）：477-481.

[13] Stergiou GS，Palatini P，Modesti PA，et al. Seasonal variation in blood pressure：Evidence，consensus and recommendations for clinical practice. Consensus statement by the European Society of Hypertension Working Group on Blood Pressure Monitoring and Cardiovascular Variability[J]. J Hypertens，2020，38（7）：1235-1243.

[14] Modesti PA. Season，temperature and blood pressure：A complex interaction[J]. Eur J Intern Med，2013，24（7）：604-607.

[15] Winnicki M，Canali C，Accurso V，et al. Relation of 24-hour ambulatory blood pressure and short-term blood pressure variability to seasonal changes in environmental temperature in stage I hypertensive subjects. Results of the Harvest Trial[J]. Clin Exp Hypertens，1996，18（8）：995-1012.

[16] Rostand SG. Vitamin D，blood pressure，and African Americans：Toward a unifying hypothesis[J]. Clin J Am Soc Nephrol，2010，5（9）：1697-1703.

[17] 中国高血压联盟《动态血压监测指南》委员会. 2020 中国动态血压监测指南[J]. 中国循环杂志，2021，36（4）：313-328.

[18] Kollias A，Stergiou GS. Automated measurement of office，home and ambulatory blood pressure in atrial fibrillation[J]. Clin Exp Pharmacol Physiol，2014，41（1）：9-15.

[19] Kario K，Pickering TG，Matsuo T，et al. Stroke prognosis and abnormal nocturnal blood pressure falls in older hypertensives[J]. Hypertension，2001，38（4）：852-857.

[20] Williams B，Mancia G，Spiering W，et al. 2018 ESC/ESH guidelines for the management of arterial hypertension[J]. Eur Heart J，2018，39（33）：3021-3104.

[21] 王鸿懿. 2018 欧洲高血压防治指南解读[J]. 中国医学前沿杂志（电子版），2018，10（10）：20-27.

[22] de Havenon A，Anadani M，Prabhakaran S，et al. Increased blood pressure variability and the risk of probable dementia or mild cognitive impairment：A post hoc analysis of the SPRINT MIND trial[J]. J Am Heart Assoc，2021，10（18）：e022206.

[23] Yang WY，Melgarejo JD，Thijs L，et al. Association of office and ambulatory blood pressure with mortality and cardiovascular outcomes[J]. JAMA，2019，322（5）：409-420.

[24] Kristanto A，Adiwinata R，Suminto S，et al. Nocturnal hypertension：Neglected issue in comprehensive hypertension management[J]. Acta Med Indones，2016，48（1）：76-82.

[25] 严力远，袁嘉敏，王明晗，等. 夜间高血压的临床意义及治疗进展[J]. 中国继续医学教育，2020，12（29）：83-86.

[26] Li S，Wang X，Zhao L，et al. The characteristics of 24-hour ambulatory blood pressure monitoring and its relationship with cardiovascular target organ damage in Chinese Han patients with concomitant type 2 diabetes and hypertension[J]. Blood Press Monit，2019，24（4）：167-173.

[27] Gavish B，Bursztyn M. Ambulatory pulse pressure components：Concept，determination and clinical relevance[J]. J Hypertens，2019，37（4）：765-774.

[28] Balietti P，Spannella F，Giulietti F，et al. Ten-year changes in ambulatory blood pressure：The prognostic value of ambulatory pulse pressure[J]. J Clin Hypertens（Greenwich），2018，20（9）：1230-1237.

[29] Blacher J，Staessen JA，Girerd X，et al. Pulse pressure not mean pressure determines cardiovascular risk in older hypertensive patients[J]. Arch Intern Med，2000，160（8）：1085-1089.

[30] Verdecchia P，Schillaci G，Borgioni C，et al. Ambulatory pulse pressure：A potent predictor of total cardiovascular risk in hypertension[J]. Hypertension，1998，32（6）：983-988.

[31] Iida T，Kohno I，Fujioka D，et al. Blunted reduction of pulse pressure during nighttime is associated with left ventricular hypertrophy in elderly hypertensive patients[J]. Hypertens Res，2004，27（8）：573-579.

[32] Conen D，Martina B，Perruchoud AP，et al. High prevalence of newly detected hypertension in hospitalized patients：The value of inhospital 24-h blood pressure measurement[J]. J Hypertens，2006，24（2）：301-306.

[33] Kang YY，Li Y，Huang QF，et al. Accuracy of home versus ambulatory blood pressure monitoring in the diagnosis of white-coat and masked hypertension[J]. J Hypertens，2015，33（8）：1580-1587.

[34] Mancia G，Bombelli M，Brambilla G，et al. Long-term prognostic value of white coat hypertension：An insight from diagnostic use of both ambulatory and home blood pressure measurements[J]. Hypertension，2013，62（1）：168-174.

[35] Ohkubo T，Hozawa A，Yamaguchi J，et al. Prognostic significance of the nocturnal decline in blood pressure in individuals with and without high 24-h blood pressure：The Ohasama study[J]. J Hypertens，2002，20（11）：

2183-2189.

[36] Braam B, Taler SJ, Rahman M, et al. Recognition and management of resistant hypertension[J]. Clin J Am Soc Nephrol, 2017, 12（3）：524-535.

[37] de la Sierra A, Segura J, Banegas JR, et al. Clinical features of 8295 patients with resistant hypertension classified on the basis of ambulatory blood pressure monitoring[J]. Hypertension, 2011, 57（5）：898-902.

[38] Muxfeldt ES, Bloch KV, Nogueira Ada R, et al. True resistant hypertension：Is it possible to be recognized in the office. Am J Hypertens, 2005, 18（12 Pt 1）：1534-1540.

[39] Daugherty SL, Powers JD, Magid DJ, et al. Incidence and prognosis of resistant hypertension in hypertensive patients[J]. Circulation, 2012, 125（13）：1635-1642.

[40] Egan BM, Zhao Y, Axon RN, et al. Uncontrolled and apparent treatment resistant hypertension in the United States, 1988 to 2008[J]. Circulation, 2011, 124（9）：1046-1058.

[41] Weitzman D, Chodick G, Shalev V, et al. Prevalence and factors associated with resistant hypertension in a large health maintenance organization in Israel[J]. Hypertension, 2014, 64（3）：501-507.

[42] Kumbhani DJ, Steg PG, Cannon CP, et al. Resistant hypertension：A frequent and ominous finding among hypertensive patients with atherothrombosis[J]. Eur Heart J, 2013, 34（16）：1204-1214.

[43] De Nicola L, Gabbai FB, Agarwal R, et al. Prevalence and prognostic role of resistant hypertension in chronic kidney disease patients[J]. J Am Coll Cardiol, 2013, 61（24）：2461-2467.

[44] Sinnott SJ, Smeeth L, Williamson E, et al. Trends for prevalence and incidence of resistant hypertension：Population based cohort study in the UK 1995-2015[J]. BMJ, 2017, 358：j3984.

[45] Naseem R, Adam AM, Khan F, et al. Prevalence and characteristics of resistant hypertensive patients in an Asian population[J]. Indian Heart J, 2017, 69（4）：442-446.

[46] Song SH, Kim YJ, Choi HS, et al. Persistent resistant hypertension has worse renal outcomes in chronic kidney disease than that resolved in two years：Results from the KNOW-CKD study[J]. J Clin Med, 2021, 10（17）：3998.

[47] 王继光. 清晨血压临床管理的中国专家指导建议[J]. 中华心血管病杂志, 2014, 42（9）：721-725.

[48] 葛均波. 从《清晨血压临床管理中国专家指导建议》看清晨血压临床实践的重要性[J]. 中华高血压杂志, 2015, 23（6）：513-515.

[49] Kario K, Ishikawa J, Pickering TG, et al. Morning hypertension：The strongest independent risk factor for stroke in elderly hypertensive patients[J]. Hypertens Res, 2006, 29（8）：581-587.

[50] Chen CT, Li Y, Zhang J, et al. Association between ambulatory systolic blood pressure during the day and asymptomatic intracranial arterial stenosis[J]. Hypertension, 2014, 63（1）：61-67.

[51] Dolan E, Stanton A, Thijs L, et al. Superiority of ambulatory over clinic blood pressure measurement in predicting mortality：The Dublin outcome study[J]. Hypertension, 2005, 46（1）：156-161.

[52] 卢慧玲. 动态血压监测在儿童晕厥诊断中的研究进展[J]. 中华实用儿科临床杂志, 2016, 31（1）：13-16.

[53] Omboni S, Parati G, Zanchetti A, et al. Calculation of trough：Peak ratio of antihypertensive treatment from ambulatory blood pressure：methodological aspects[J]. J Hypertens, 1995, 13（10）：1105-1112.

[54] Aboy M, Fernández JR, Hermida RC. Methodological considerations in the evaluation of the duration of action of antihypertensive therapy using ambulatory blood pressure monitoring[J]. Blood Press Monit, 2005, 10（3）：111-115.

[55] 曾位位. 比较比索洛尔-氢氯噻嗪复合剂与缬沙坦对原发性高血压 24h 动态血压的影响研究[J]. 北方药学, 2020, 17（4）：5-7.

[56] 谭静, 华琦, 刘荣坤, 等. 动态血压监测比较北京降压0 号和氢氯噻嗪的降压疗效[J]. 首都医科大学学报, 2006,（2）：222-225.

[57] 王莉, 华潞, 庞会敏, 等. 动态血压监测评价两种酸根美托洛尔缓释片的降压疗效[C]. 北京：中国心脏大会（CHC）2011 暨北京国际心血管病论坛, 2011.

[58] 李鹏, 刘勇, 吴海松. 厄贝沙坦/氢氯噻嗪复方片治疗原发性高血压的谷峰比值与平滑指数研究[J]. 中国医药导报, 2010, 7（24）：54-55.

[59] 金琦. 厄贝沙坦氢氯噻嗪和贝那普利治疗高血压的疗效比较[J]. 包头医学, 2012, 36（2）：96-97.

[60] 彭刚. 谷峰比值和平滑指数在降压药物疗效评价中的应用[C]. 珠海：国际数字医学会数字中医药分会成立大会暨首届数字中医药学术交流会, 2016.

[61] 费心学, 周亮良, 李静, 等. 替米沙坦治疗老年单纯收缩期高血压的谷峰比值与平滑指数研究[J]. 齐齐哈尔医学院学报, 2012, 33（4）：439-440.

[62] 丁海娥. 缬沙坦氢氯噻嗪片与缬沙坦对原发性高血压降压效果及动态血压变化观察[J]. 中国现代医生, 2014, 52（11）：48-50.

[63] 杨若娟, 吕吉元. 依那普利叶酸联合苯磺酸氨氯地平治疗 H 型高血压的疗效分析[J]. 中西医结合心脑血管病杂志, 2016, 14（10）：1149-1150.

[64] 林文果，刘丽，何江，等. 原发性高血压动态血压曲线平滑指数与早期肾功能损害的关系[J]. 中国老年学杂志，2005，（10）：1152-1153.

[65] 霍岩，周淑芬，王海霞. 24 小时动态血压监测与指导降压治疗[J]. 医学综述，2009，15（13）：1976-1978.

[66] Ernst ME，Carter BL，Goerdt CJ，et al. Comparative antihypertensive effects of hydrochlorothiazide and chlorthalidone on ambulatory and office blood pressure[J]. Hypertension，2006，47（3）：352-358.

[67] Irigoyen MC，De Angelis K，Dos Santos F，et al. Hypertension, blood pressure variability, and target organ lesion[J]. Curr Hypertens Rep，2016，18（4）：31.

[68] 蒋智渊，黄荣杰，钟国强，等. 原发性高血压患者血压昼夜节律及夜间血压与阵发性心房颤动的相关性[J]. 中华高血压杂志，2015，23（9）：900.

[69] 曹滢. 动态动脉硬化指数与原发性高血压患者血压昼夜节律的相关性研究[J]. 实用心脑肺血管病杂志，2017，25（6）：14-18.

[70] 申明珠，陈书艳. 血压昼夜节律异常与靶器官损害[J]. 国际心血管病杂志，2021，48（4）：229-233.

[71] O'Sullivan C，Sullivan C，Duggan J，et al. Hypertensive target-organ damage in the very elderly[J]. Hypertension，2003，42（2）：130-135.

[72] Divisón-Garrote JA，de la Cruz JJ，de la Sierra A，et al. Prevalence of office and ambulatory hypotension in treated hypertensive patients with coronary disease[J]. Hypertens Res，2020，43（7）：696-704.

[73] Camafort M，Jhund PS，Formiga F，et al. Prognostic value of ambulatory blood pressure values in elderly patients with heart failure. Results of the DICUMAP Study[J]. Rev Clin Esp（Barc），2021，221（8）：433-440.

[74] Felício JS，de Souza AC，Kohlmann N，et al. Nocturnal blood pressure fall as predictor of diabetic nephropathy in hypertensive patients with type 2 diabetes[J]. Cardiovasc Diabetol，2010，9：36.

[75] Davidson MB，Hix JK，Vidt DG，et al. Association of impaired diurnal blood pressure variation with a subsequent decline in glomerular filtration rate[J]. Arch Intern Med，2006，166（8）：846-852.

[76] 张艳红. 高血压前期患者靶器官损害与血压变异性相关性研究[D]. 乌鲁木齐：新疆医科大学，2021.

[77] Yan B，Peng L，Dong Q，et al. Reverse-dipper pattern of blood pressure may predict lacunar infarction in patients with essential hypertension[J]. Eur J Neurol，2015，22（6）：1022-1025.

[78] Sega R，Facchetti R，Bombelli M，et al. Prognostic Value of Ambulatory and Home Blood Pressures Compared With Office Blood Pressure in the General Population. Follow-up Results from the Pressioni Arteriose Monitorate e Loro Associazioni（PAMELA）Study[J]. ACC Current Journal Review，2005，14（8）：16，17.

[79] Khattar RS，Swales JD，Dore C，et al. Effect of aging on the prognostic significance of ambulatory systolic，diastolic，and pulse pressure in essential hypertension[J]. Circulation，2001，104（7）：783-789.

[80] Lo L，Hung S，Chan S，et al. Prognostic value of nocturnal blood pressure dipping on cardiovascular outcomes in Chinese patients with hypertension in primary care[J]. J Clin Hypertens（Greenwich），2021，23（7）：1291-1299.

第 **27** 章
超声心动图检查的评价

长期高血压可导致左心室肥厚、左心室舒张和收缩功能减低、冠脉循环的结构和功能改变、大中型动脉损伤等病变，及早诊断和正确评价高血压的上述改变，对指导临床治疗和评价患者预后具有重要意义。近 30 年来，超声心动图技术发展迅速，二维超声心动图、彩色多普勒血流显像、频谱多普勒及组织多普勒技术的结合，不仅能探测心脏的解剖结构，而且可直观形象地显示血流动力学改变，并做出定量诊断，已被广泛用于高血压患者的诊断和病情评价[1,2]。经食管超声心动图（transesophageal echocardiography，TEE）由于探头位置的改变和高频探头的应用，使经胸超声心动图（transthoracic echocardiography，TTE）难以显示的结构如冠状动脉、胸主动脉、肺静脉等得以清楚显示，为高血压患者的病情评价开辟了一个新窗口。近年来，随着对高血压发生和发展机制的深入研究，高血压大动脉功能障碍和动脉弹性降低与心血管疾病预后的确切关系受到重视，高分辨率的外周血管超声探头可清楚显示颈动脉、股动脉和肱动脉的结构，其不但被用于动脉粥样硬化疾病的早期诊断，也被用于评价大动脉的功能。近年来斑点追踪和实时三维超声心动图的发展，更是为高血压患者诊断和预后的评价提供了新的技术。

第一节　左心室肥厚

高血压是左心室肥厚（left ventricular hypertrophy，LVH）的最常见原因，高血压患者合并 LVH 时猝死率明显升高，心肌梗死、心律失常及心力衰竭的发生率明显升高，LVH 作为心血管疾病的独立危险因素日益受到重视[3,4]。超声心动图是检测 LVH 敏感而特异的方法，文献报道应用超声心动图技术发现 36%～41% 的高血压患者合并 LVH[5]。

一、室 壁 增 厚

通过经超声心动图检测，可将高血压性 LVH 分为向心性、非对称性和离心性三种类型。

1. 向心性肥厚　室间隔和左心室游离壁均增厚，左心室内径在正常范围或缩小，腔内为肥大乳头肌所填塞。应用 M 型超声心动图测量室间隔和左心室后壁厚度均增加。检查时取胸骨旁长轴切面，在二维超声引导下，选用腱索水平 M 型超声切面，在心脏舒张末期测量室间隔和左心室后壁厚度。当绝对厚度≥12mm 时，即可诊断 LVH。

2. 非对称性肥厚　心肌肥厚可发生在左心室前后壁、心尖、心底部，特别是室间隔增厚更为突出，当室间隔厚度/左心室后壁厚度＞1.30 时，即可诊断为室间隔非对称性肥厚。应用二维超声心动图在左心室长轴、短轴和心尖四腔心切面上可测量左心室各个室壁的厚度。对于存在心室形状异常的患者，最好采用三维超声心动图技术测量患者室壁局部肥厚的情况。

3. 离心性肥厚　多见于晚期高血压心脏病，表现为室壁增厚，心腔扩大，呈离心性肥厚。此时需要测量相对室壁厚度（relative wall thickness，RWT），方法是取胸骨旁左心室腱索水平切面，首先测量舒张末期室间隔厚度（inter ventricular septal thickness at end-diastole，IVSd）、左心室后壁厚度（left ventricular posterior wall thickness，LVPWT）和左心室舒张末期内径（left ventricular end-diastolic diameter，LVEDD），然后代入以下公式求出左心室平均相对厚度。

RWT＝（2×LVPWd）/LVEDD

正常值为 0.42[6]，LVEDD 和 LVMI（左心室重量指数）增大，RWT 定义为左心室离心性肥厚。

二、左心室重量增加

左心室重量（left ventricular mass，LVM）是评价 LVH 的重要指标，测量方法有 M 型超声和二维超声，计算公式有多种，目前应用最多的是 Devereux 校正公式[式（27.1）]，计算获得的结果与尸检的符合率最高（$r=0.96$）。

LVM（g）=0.8×1.04×[（IVSd+LVPWd+
LVEDD）^{3}– LVEDD^3]+0.6　　（27.1）

Devereux 校正公式是基于一定的几何假设建立的，临床应用过程中要注意其适用范围。左心室过大或过小、存在室壁节段性运动异常及心腔几何形态发生异常变化时，不应用该公式计算 LVM。室间隔和左心室后壁厚度与体表面积（body surface area，BSA）密切相关，不经体表面积校正，肥胖者易诊断为 LVH，因此，左心室质量指数（left ventricular mass index，LVMI）被认为是反映 LVH

的较理想指标。LVMI（g/m²）=LVM/BSA。

目前尚无统一的超声心动图诊断 LVH 的标准，Devereux 推荐的标准为 LVMI 男性＞134g/m²，女性＞110g/m²。美国超声心动图学会（ASE）推荐的标准为 LVMI 男性＞115g/m²，女性＞95g/m²[7]。有条件的实验室最好采用三维超声测量 LVM，因为三维超声是目前唯一可以直接测量心肌体积的超声心动图技术，不需要假设左心室的几何形状和室壁增厚的分布情况[7]。

三、左心室构型改变

左心室重构是高血压患者心血管事件的独立危险因素。根据 LVMI 和 RWT 的不同，左心室适应高血压变化所形成的几何构型有四种，即正常型、向心性重构型、向心性肥厚型和离心性肥厚型[6-8]。

几何重构构型正常：LVMI 及 RWT 均正常。

左心室向心性重构：LVMI 正常，RWT 增大。

左心室向心性肥厚：LVMI 及 RWT 均增大。

左心室离心性肥厚：LVEDD 和 LVMI 增大，RWT 正常，见图 3-27-1。

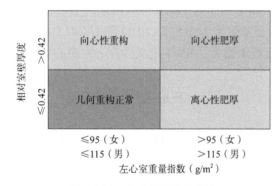

图 3-27-1　左心室构型的变化

（摘自 Eur Heart J Cardiovasc Imaging，2015，16：233-270.）

研究表明，高血压患者心血管事件的发生率、病死率不仅与 LVMI 密切相关，还因左心室重构的类型和程度而异。Krumholz 等[9]发现，在除外其他心血管疾病危险因素后，向心性肥厚患者预后最差，其次为离心性肥厚、向心性重构和正常构型。还有研究发现[10, 11]，左心室重构的类型与血管重构相关，颈动脉内膜中层厚度与前壁小血管阻力在左心室向心性重构和向心性肥厚组较离心性肥厚和正常构型组高，颈动脉粥样硬化斑块发生率以向心性肥厚组最高（56%），其次为离心性肥厚（44%）

和向心性重构（31%），正常构型组最少（21%）。因此，对左心室几何构型的评价有利于对高血压患者危险度的精确分层，从而有助于确定临床治疗决策。

第二节　左心功能改变

长期高血压可引起左心室收缩和舒张功能减低，近年来，高血压患者左心房结构和功能的改变受到重视，超声心动图可实时显示心脏的解剖结构、室壁活动度和血流信息，特别是声学定量、组织多普勒和斑点跟踪技术的应用，为简便、准确地测量心脏功能提供了无创性新技术。

一、左心室舒张功能

研究表明，几乎大部分高血压患者均有不同程度的左心室舒张功能异常，而且常发生于左心室收缩功能障碍之前，因此对高血压患者来说，对左心室舒张功能的评价远比对收缩功能的评价重要。近年来，脉冲多普勒测量的舒张期二尖瓣血流充盈参数、肺静脉血流频谱及组织多普勒测量的 E/e' 已被广泛应用于左心室舒张功能的评价，特别是 TEE 检查时，肺静脉血流位于超声束的近场，记录的频谱轮廓清晰且易于测量。

（一）左心室等容舒张时间

左心室等容舒张时间（isovolumic relaxation time，IVRT）是指从主动脉瓣关闭至二尖瓣开放所需的时间。当左心室心肌松弛速率减低时，IVRT 延长，但这一指标受到心率、主动脉压力和左心房压力的影响。心率增快、主动脉压力降低和左心房压力升高时 IVRT 缩短；反之，IVRT 延长。IVRT 正常值≤70ms。

（二）二尖瓣血流频谱

1. E 波最大速度　E 波最大速度即二尖瓣血流频谱中 E 波的峰值流速，反映了舒张早期左心房和左心室之间的压差，它受左心室松弛速度和左心房压变化的影响。当左心室松弛延缓时，二尖瓣开放时左心室压仍未降至正常水平，左心房和左心室之间的压差减小，E 波流速降低；但当长期充盈异常使左心房压力升高时，E 波流速反而上升。正常值为（0.86±0.16）m/s。

2. A 波最大速度　A 波最大速度即二尖瓣血流频谱中 A 波的峰值流速，它反映了舒张晚期左心房和左心室之间的压差，受左心室顺应性和左心房收缩功能的影响。当左心室松弛延缓时，舒张早期充盈减少，心房收缩期左心房容积增大，收缩力增强，故 A 波增高；但当舒张中晚期左心室僵硬度升高时，左心房排血阻力增大，A 波反而降低。正常值为（0.56±0.13）m/s。

3. E/A 比值　E/A 比值即 E 波最大速度与 A 波最大速度的比值。根据二尖瓣 E/A 比值可以确定左心室充盈类型：左心室充盈正常、左心室松弛受损、假性正常化和限制性充盈异常。正常情况下，舒张早期左心室充盈量大于心房收缩期左心室充盈量，E/A>1；当左心室松弛性降低时，E/A<1；但当左心室僵硬度和舒张早期左心房压力升高时，E/A>1，称为"假性正常化"；E/A>2，称为限制性充盈异常（图 3-27-2，彩图 3-27-2）。E/A 比值正常值为 1.6±0.5。

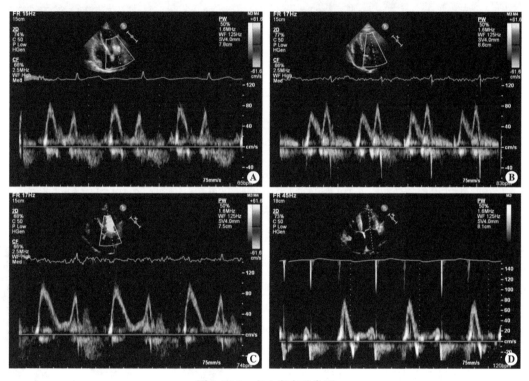

图 3-27-2　左心室充盈类型

A.左心室充盈正常：E/A>1；B.左心室松弛受损：E/A<1；C.假性正常化：E/A>1；D.限制性充盈异常：E/A>2

4. E 波减速时间（E wave deceleration time，EDT）　EDT 是指 E 波减速支所占据的时间。EDT 受左心室舒张压、左心室松弛性和心率的影响。左心室松弛性减低时 EDT 延长；心率增快时，EDT 缩短，反之则延长。正常值为（199±32）ms。

5. Valsalva 动作时二尖瓣血流变化　深吸气后，在屏气状态下用力做呼气动作 10～15s，使胸腔内压升高至 40mmHg，有助于鉴别正常和假性正常化的左心室充盈模式。Valsalva 动作时 E/A 比值下降≥50%或者 A 波速度增加（排除 E、A 峰融合）与左心室充盈压升高密切相关[12]。

（三）组织多普勒频谱

1. 二尖瓣瓣环舒张早期运动速度 e′　e′为采用组织多普勒（tissue Doppler imaging，TDI）技术获取室间隔侧和左心室侧壁二尖瓣瓣环舒张早期的运动速度（图 3-27-3，彩图 3-27-3）。e′受左心室松弛性、回缩力和充盈压的影响。e′有年龄依赖性，但无负荷依赖性。二尖瓣瓣环 e′的正常值如下：室间隔侧 e′>7cm/s，侧壁 e′>10cm/s[12]。平均间隔和侧壁 e′<9cm/s 为异常[13]。

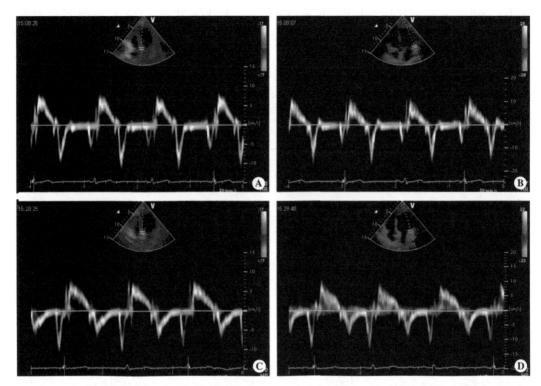

图 3-27-3 组织多普勒（TDI）描记正常人和高血压患者室间隔侧和左心室侧壁二尖瓣瓣环运动速度

A. TDI 描记正常人室间隔侧二尖瓣瓣环运动速度；B. TDI 描记正常人左心室侧壁二尖瓣瓣环运动速度；C. TDI 描记高血压患者室间隔侧二尖瓣瓣环运动速度；D. TDI 描记高血压患者左心室侧壁二尖瓣瓣环运动速度

2. 二尖瓣 E/e′ E/e′即二尖瓣 E 波最大流速除以二尖瓣瓣环 e′。E/e′可用来预测左心室充盈压，侧壁处 E/e′更为准确，平均 E/e′<8 通常表示左心室充盈压力正常。室间隔侧 E/e′>15 或侧壁 E/e′>13 被认为异常，平均 E/e′>13 提示左心室充盈压力升高（>15mmHg）[13]。目前关于平均 E/e′诊断左心室舒张功能异常的切点尚有争议。2016年 ASE/EACVI（欧洲心血管影像协会）对左心室舒张功能评价的指南建议将平均 E/e′>14 定义为异常[12]，而 2021《欧洲心脏病学会急性和慢性心力衰竭的诊断和治疗指南》将静息状态下 E/e′阈值下调为>9（对 HFpEF 存在的敏感度为 78%，特异度为 59%），同时该新版指南也指出，较高的临界值 13 具有较低的敏感度（46%），但有更高的特异度（86%）[14]。

（四）肺静脉血流频谱

正常人肺静脉血流频谱由收缩期波峰（S）、舒张期波峰（D）和心房收缩期的逆向波（AR）组成（图 3-27-4）。

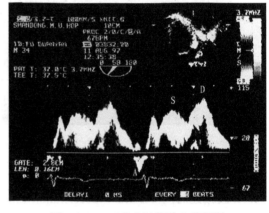

图 3-27-4 正常人肺静脉血流频谱

1. S 波最大速度 S 波最大速度即肺静脉血流频谱中 S 波的峰值流速。S 波的大小取决于心房的松弛性、二尖瓣瓣环的收缩期下移及左心房压力。在心房颤动（房颤）、心排血量降低和左心房压力升高时，S 波变小。

2. D 波最大速度 D 波最大速度即肺静脉血流频谱中 D 波的峰值流速。D 波的大小主要受舒张早期左心室充盈和顺应性的影响，且与二尖瓣 E

峰流速同步变化，所有影响左心室充盈的因素都将影响 D 波的大小。

S 波与 D 波最大速度的正常值尚无统一标准，我们应用 TEE 技术，测量了一组平均年龄为（34±12）岁的正常人左肺上静脉的血流速度，结果显示，S 波的峰值速度为（61±0.13）cm/s，D 波的峰值速度为（51±10）cm/s。

3. AR 波最大速度　即心房收缩期肺静脉血流反流的峰值速度。AR 波的大小取决于左心室舒张末期的压力，在正常情况下，左心房收缩时二尖瓣处于完全开放状态，左心室舒张末压较低，故左心房血液绝大部分进入左心室，仅有少量逆流入肺静脉，如左心室舒张末压升高，则左心房血液逆流入肺静脉的血流增多而进入左心室的血流减少。AR 波是肺静脉血流频谱中评价左心室舒张功能最有价值的指标。正常值小于 35cm/s。

4. AR-A 持续时间　肺静脉血流频谱中 AR 波持续时间与二尖瓣血流频谱中 A 波持续时间的差值称为 AR-A 持续时间，它受心房收缩和左心室舒张末压的影响，但不受年龄和 LVEF 的影响。时间差越大，左心室舒张末压越高。AR-A 持续时间＞30ms 提示左心室舒张末压升高。

（五）左心房容积指数

左心房容积指数（LA volume index，LAVI）为于心尖四腔心及两腔心切面采用双平面 Simpson 法测量的左心房容积与体表面积的比值。正常值＜34ml/m²。无二尖瓣病变的人群中，左心房扩张的最常见原因是左心房内压力和左心房壁张力的增加，以及左心房的心肌病变导致左心房功能的减退。左心房扩张的程度既反映了左心室舒张功能不全的程度和病程，也反映了左心房压力升高的幅度[15, 16]。

评估左心房大小时，推荐测量左心房容积，因为左心房容积顾及了左心房各个方向的大小变化。业已证明，左心房容积对多种心脏疾病具有重要的预后价值。LAVI≥34ml/m²是心力衰竭、房颤、缺血性脑卒中及死亡的独立预测因子，同时也是射血分数保留心力衰竭的关键性结构改变[12, 17]。与左心房的前后径相比，左心房容积在心血管疾病患者不

良事件的预测方面更有效[18, 19]。在无房颤或瓣膜疾病的情况下，左心房的扩大反映了左心室充盈压的长期升高（在存在房颤的情况下，LAVI 阈值为＞40ml/m²）。

（六）三尖瓣反流最大流速

三尖瓣反流（tricuspid regurgitation，TR）最大流速是采用连续多普勒于心尖四腔心切面测定三尖瓣反流的峰值流速，正常值＜2.8m/s。排除原发性肺血管疾病后，可以根据三尖瓣反流压差估测肺动脉收缩压（正常值＜30mmHg）（图 3-27-5，彩图 3-27-5）。肺动脉收缩压增高通常提示心室充盈压升高。

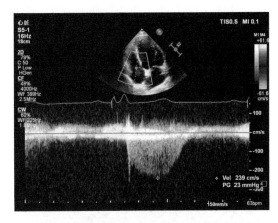

图 3-27-5　连续多普勒测量三尖瓣反流
肺动脉收缩压（PAS）= 三尖瓣最大反流压差（4V²）+右房压（RAP）

无右室流出道梗阻的情况下，轻度三尖瓣反流，可估测 RAP 为 5mmHg；中度三尖瓣反流，可估测 RAP 为 10mmHg；重度三尖瓣反流，可估测 RAP 为 15mmHg。

（七）左心室解旋率

心脏有内外两层螺旋形肌束，心内膜下呈右手螺旋走行，心外膜下呈左手螺旋走行。正是由于这种螺旋状排列的心肌纤维缩短直接导致心室的旋转运动。左心室的旋转运动主要是由收缩期左心室的扭转和舒张期左心室的解旋构成。左心室的解旋主要发生在等容舒张期，其迅速的弹性回缩释放了扭转时储存的弹性势能，使舒张期心室内的压差和心房心室间的压差增加，造成抽吸作用，从而引起左心室早期充盈，该时期左心室容积无改变，不受

负荷影响，可更准确地评价左心室舒张功能。

超声斑点追踪技术（speckle tracking imaging, STI）利用高分辨率的二维灰阶图像分析声学斑点的运动轨迹，可实时反映心肌组织的运动和形变，不受心脏整体运动和角度的影响，从而比 TDI 更真实、准确地反映心脏运动情况，为评价心脏扭转变形提供了一种全新的量化手段（图3-27-6，彩图3-27-6）。Takeuchi M 等[20]应用 STI 技术对高血压患者解旋特征进行研究发现，与对照组相比，高血压患者尽管收缩期扭转峰速没有差异，但等容舒张期解旋率明显减低，解旋时间明显延长，而且二者的变化平行于 LVH 的程度。与传统 MRI 相比，STI 技术为评价左心室扭转运动提供了更为简便的方法，为更加深入探讨左心室舒张机制提供了可能。

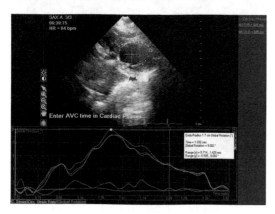

图3-27-6 斑点追踪解旋曲线

心尖部左心室短轴旋转-时间曲线，从心尖往心底方向看，收缩早期为顺时针方向旋转，为负值，显示在基线下方；收缩中晚期为逆时针方向旋转，为正值，显示在基线上方

（八）左心室舒张功能的评估诊断流程

左心室的舒张是一个涉及多种因素的复杂生理过程，与单纯测量左室射血分数（LVEF）可定量反映左心室收缩功能的情况不同，目前尚无一个公认的、全面评价左心室舒张功能的指标，因此在应用脉冲多普勒技术评价左心室舒张功能时，必须测量多项指标进行综合判断。

1. 传统超声心动图指标评估左心室舒张功能 一般认为，左心室松弛性减退时，IVRT 延长，E 波减低，EDT 延长，A 波升高，E/A<1，AR 轻度

增大；左心室僵硬度增加时，IVRT 缩短，E 波增大，EDT 缩短，A 波减小，E/A>2，AR 增高；左心室松弛性减低合并僵硬度增加时，IVRT 正常或延长，E 波和 A 波正常或减低，E/A 正常，EDT 正常，AR 显著增高[21]。

2. LVEF 正常患者左心室舒张功能异常的评估 2016 年 ASE 提出了评价左心室舒张功能的新方法，进一步强调了多种指标的综合运用。在确定左心室舒张功能有无异常时，应该综合评估以下四个变量，以减少假阳性诊断。四个推荐变量及其异常临界值是二尖瓣瓣环速度（室间隔侧 e'<7cm/s，侧壁 e'<10cm/s），平均 E/e'比率>14（侧壁 E/e'比>13 或室间隔侧 E/e'>15），LAVI>34ml/m²，三尖瓣最大反流速度>2.8m/s[12]。如果超过一半的可用参数达不到异常界值，则左心室舒张功能是正常的；如果超过一半的可用参数达到异常界值，则存在左心室舒张功能障碍；如果一半参数不满足界值，则诊断不能明确[12]（图3-27-7）。

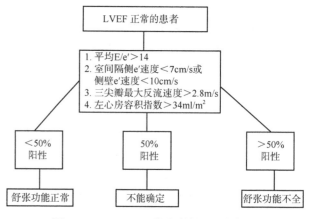

图3-27-7 LVEF 正常患者的左心室舒张功能的评价

（摘自 J Am Soc Echocardiogr，2016，29：277-314.）

在房颤存在的情况下，LAVI 的阈值为>40ml/m²。运动负荷试验时的阈值 E/e'≥15，三尖瓣反流速度>3.4m/s。

3. LVEF<50%患者左心室舒张功能异常的评估 综合考虑临床和二维图像数据之后，LVEF<50%患者左心室充盈压和舒张功能异常分级的评估流程[21]见图3-27-8。

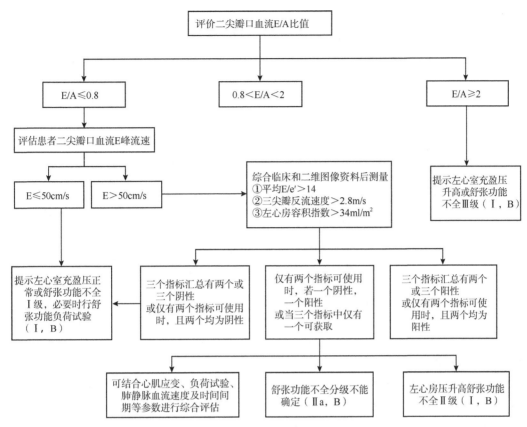

图 3-27-8　左心室舒张功能异常分级诊断流程
（摘自中华超声影像学杂志，2020，29：461-477）

二、左心室收缩功能

（一）M 型超声心动图方法

1. 左心室缩短分数（left ventricular fractional shortening，LVFS）　也称为缩短率（$\Delta D\%$），是 LVEF 的近似指标，这一指标的提出基于如下观察：左心室的收缩来自左心室长轴和短轴两个方向的缩短，但主要来自短轴方向的缩短，因此由短轴缩短率可估测 LVFS，其计算公式为

$$\text{LVFS}=\frac{D_d - D_s}{D_d}\times 100\%$$

式中，D_d 为左心室舒张末期内径（类似于左心室舒张末期容积）；D_s 为左心室收缩末期内径（类似于左心室收缩末期容积）。应用 M 型超声心动图可方便地测得 D_d 和 D_s，从而求得 LVFS。研究表明，在无节段性室壁运动异常的患者，LVFS 与 LVEF 相关良好，但在有节段性室壁运动异常的患者，LVFS 与 LVEF 呈相关性下降。随着 LVEF 二维超声测量

技术的不断完善，短轴缩短率的临床应用已明显减少。LVFS 正常值＞25%（34%±5%）。

2. 平均环周纤维缩短率（V_{cf}）　是指单位时间内左心室周长的相对缩短程度。假设左心室短轴切面为圆形，舒张末期和收缩末期内径分别为 D_d 和 D_s，其周长分别为 D_d 和 D_s，则平均 V_{cf} 可从下式得出。

$$V_{cf}=\frac{\pi D_d - \pi D_s}{\pi D_d \cdot ET}=\frac{D_d - D_s}{D_d \cdot ET}\qquad（27.2）$$

式中，ET 为左心室射血时间。由上式可见，V_{cf} 实际上可由缩短分数除以 ET 得出。与 LVFS 相比，V_{cf} 这一指标不仅包括了室壁运动幅度，而且包括了室壁运动时间，从而可更准确地反映心肌纤维的收缩速度，但其缺点是仅考虑了左心室短径的变化，在节段性室壁运动异常的患者，该公式的误差增大。V_{cf} 正常值＞11 周径/秒。

（二）二维超声心动图方法

1. 左心室容积　左心室容积的准确测量是应

用左心室容积变化评价左心室收缩功能的前提。目前最常用的计算左心室容积的方法是改良的 Simpson 法。根据 Simpson 法则，一较大几何的体积可由若干个具有相似形状的较小几何的体积组成，这一方法也称为圆盘相加法。应用这一方法计算左心室容积时，首先将左心室划分为一系列等间距的圆柱体，每一圆柱体的体积可由下式得出。

$$V = \pi \cdot \frac{D_1}{2} \cdot \frac{D_2}{2} \cdot H = \frac{\pi}{4} \cdot D_1 \cdot D_2 \cdot H \quad (27.3)$$

式中，H 为每一圆柱体的高度；D_1 和 D_2 为圆柱体横截面上两条正交的直径。整个左心室的体积由所有圆柱体的体积相加得出。

$$V = \frac{\pi}{4} \cdot H \cdot \sum_{0}^{N} D_1 \cdot D_2 \quad (27.4)$$

由上式可见，圆柱体的数目取得越多，所计算的总体积越接近于左心室实际容积。然而，将这一理论应用于二维超声心动图技术时，所能获取的左心室短轴切面的数目受透声窗口的限制，因此必须对 Simpson 法则进行修订，常用的方法有下列两种。

（1）心尖双平面 Simpson 公式：应用二维超声技术记录心尖四腔心和两腔心切面，人工描绘心内膜轮廓，测量左心室长径，计算机软件沿左心室长轴自动将左心室等分为数十个圆盘，然后代入式（27.4）求出左心室容积，式中 D_1 和 D_2 分别为心尖四腔心和两腔心切面与左心室长径互相垂直的左心室短径。研究表明，在目前所有二维超声心动图计算左心室容积的公式中，这一公式具有最高的准确性，同时由于心尖切面检查成功率较高，这一方法也有较高的实用性。在现代超声心动图仪中，已配备双平面 Simpson 公式的计算机软件，从而大大节省了测量时间。

（2）心尖单平面 Simpson 公式：为了减少左心室容积测量的工作量，一些学者提出了单平面 Simpson 公式。首先记录心尖四腔心切面，人工描绘心内膜轮廓，测量自二尖瓣瓣环中点至心尖的左心室长径，计算机软件可沿左心室长轴将左心室自动等分为数十个圆盘，代入下式求得左心室容积。

$$V = \frac{\pi}{4} \sum_{0}^{N} D \quad (27.5)$$

式中，D 为心尖四腔心切面中与左心室长径互相垂直的左心室短径。研究表明，在形态正常的左心室，

单平面 Simpson 公式具有较高的准确性，但在左心室严重变形的患者，这一公式的准确性则低于双平面 Simpson 公式。在现代的超声心动图仪中，也已配备单平面 Simpson 公式的软件。

左心室舒张末期容积的正常值为（70±20）ml/m²，左心室收缩末期容积的正常值为（24±10）ml/m²（m² 为体表面积单位）。

2. 每搏输出量（stroke volume，SV） 是指每次心动周期左心室排出的血流量，应用前述的测量左心室容积的二维超声心动图技术可分别测量舒张末期和收缩末期的左心室容积。在二维超声图像中，通常选择二尖瓣关闭前、左心室腔面积呈最大的停帧，作为舒张末期图像；选择二尖瓣开放前、左心室腔面积呈最小的停帧，作为收缩末期图像；继而选择前述的计算左心室容积的方法和公式计算左心室容积。每搏输出量可由下式求出。

$$SV = EDV - ESV \quad (27.6)$$

式中，EDV 和 ESV 分别为舒张末期和收缩末期的左心室容积。研究表明，二维超声心动图测量的每搏输出量和心排血量与心导管法、热稀释法均具有良好的相关性。每搏输出量的正常值为每搏 60～120ml。

3. 每搏输出量的衍生指标

（1）心排血量（CO）：是指每分钟左心室排出的血流量。一旦测得 SV，代入下式可求出每搏输出量。

$$CO = SV \cdot HR \quad (27.7)$$

式中，HR 为心室率，心排血量的正常值为 3.5～8.0L/min。

（2）心搏指数：是指每搏输出量与体表面积的比值，正常值为每搏 40～80ml/m²。

（3）心脏指数：是指心排血量与体表面积的比值，正常值为 2.2～5.0L/（min·m²）。

4. 射血分数 每搏输出量及其衍生指标虽可反映左心室泵血功能，但后者是左心室前负荷、后负荷和心肌收缩力综合作用的结果，这类指标受到左心室前后负荷的显著影响，因此单纯测量每搏输出量不能准确反映左心室心肌收缩力的变化。为了矫正左心室前负荷对每搏输出量的影响，需要计算每搏输出量与左心室舒张末期容积的比值，即 LVEF。

$$LVEF = SV/EDV \times 100\% \qquad (27.8)$$

对比研究表明，双平面 Simpson 公式测量的 LVEF 与心导管左心室造影的结果相关最佳，对于无明显左心室节段性室壁运动异常的患者，单平面 Simpson 公式也可采用。近年来出现的声学定量技术可自动显示和跟踪血液-组织界面，该技术采用单平面 Simpson 公式计算左心室容积，实时显示左心室容积曲线和射血分数，与传统的人工逐帧描绘心内膜轮廓的方法学比较，声学定量技术大大减少了左心室容积和射血分数测量的工作量，避免了人工描绘心内膜轮廓的主观误差，提高了测值的重复性和可比性，可实时观察每次心搏的射血分数，为其他射血分数测量技术所不及，为观察 LVEF 的动态变化和疗效反应提供了新的手段。

在静息状态下，LVEF＜50% 已被公认为左心室收缩功能减低的诊断标准，LVEF 为 40%～50% 为轻度减低，30%～40% 为中度减低，＜30% 为重度减低。

5. 整体纵向应变　目前临床上常采用斑点跟踪技术评价左心室整体功能（图 3-27-9，彩图 3-27-9）。二维的整体纵向应变（global longitudinal strain，GLS）峰值是指舒张末期与收缩末期之间左心室心肌长度的相对变化。

$$GLS（\%）=（MLs-MLd）/MLd \times 100\%$$

式中，MLs 和 MLd 分别为收缩末期和舒张末期的心肌长度。由于 MLs 小于 MLd，故 GLS 峰值为负数。GLS 的正常值取决于心肌的测量部位、使用的仪器、分析软件等因素，故在发表的文献中差异很大，如 GLS 在 –20%，应视为正常。现有的数据多为壁间 GLS，虽然壁间 GLS 在常规临床超声心动图的应用中远不如 LVEF，但在几项研究中已表明 GLS 测值稳定，且重复性好，在多种心脏疾病时可提供较 LVEF 更多的预后价值[22, 23]。

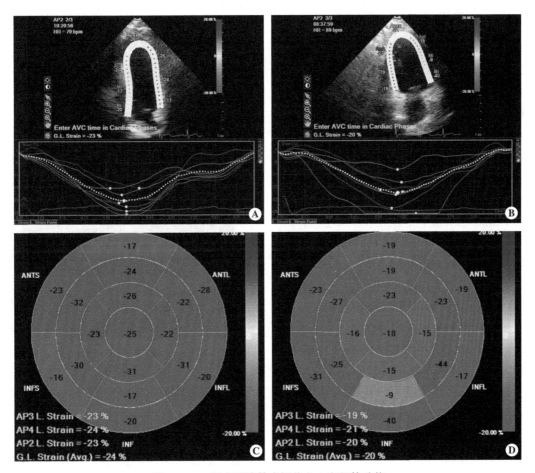

图 3-27-9　斑点跟踪技术评价左心室整体功能

A. 二维斑点追踪取样区置于高血压患者室壁心肌组织及获得的二维应变曲线；B. 二维斑点追踪取样区置于正常人室壁心肌组织及获得的二维应变曲线；C. 二维斑点追踪高血压患者心脏牛眼图及各节段收缩期峰值应变；D. 二维斑点追踪正常人心脏牛眼图及各节段收缩期峰值应变

三、左心房结构和功能

左心室舒张功能异常是高血压患者心脏损害的早期表现，发生在左心室收缩功能改变之前，左心房在左心室舒张功能障碍时发挥调节左心室充盈和心血管功能的重要作用，因此，高血压患者左心房结构和功能的变化应受到重视。已有研究证明，左心房扩张与心血管不良事件的发生有直接关系[24, 25]。左心房的功能主要有三个：左心室收缩期收集并储存肺静脉回流血的储存器功能；左心室舒张早期将肺静脉血流输送至左心室的管道功能；左心室舒张晚期主动收缩以增强心室充盈的助力泵功能，左心房通过这三个功能在各种生理及病理状态下发挥其调节左心室充盈和维持正常每搏输出量的重要作用，而左心房功能失代偿与房颤的发生密切相关。

（一）声学定量技术对左心房功能的评价

超声心动图是检测评价左心房功能的常用方法。声学定量技术（acoustic quantification，AQ）利用自动边缘检测原理，能实时显示心腔面积-时间曲线、容积-时间曲线及其微分曲线（图 3-27-10），为左心房功能的评价提供了无创性的方法[26]。

1. 检测方法和测量指标 受试者左侧卧位，取心尖四腔心观，启动二次谐波显像和 AQ 系统，调节 TGC 和 LGC 等控制键，使 AQ 曲线与左心室内膜密切贴合，划定包括整个左心房的感兴趣区，同步记录左心房容积-时间变化曲线及其微分曲线和 Ⅱ 导联心电图，测量如下指标。

（1）左心室舒张末期左心房容积（end diastolic volume，EDV，ml）：与心电图 R 波顶点对应的左心房容积，即左心房容积曲线的最小值。

（2）左心室收缩末期左心房容积（end systolic volume，ESV，ml）：与心电图 T 波终点对应的左心房容积，即左心房容积曲线的最大值。

（3）左心房主动收缩前容积（onset atrial emptying volume，OAEV，ml）：左心房主动收缩排空的起始点对应容积。

（4）左心房储存器容积（reservoir volume，RV，ml）：RV=ESV－EDV，RV 为左心房排空总量。

（5）左心房主动收缩排空容积（atrial emptying volume，AEV，ml）：AEV＝OAEV－EDV。

（6）左心房射血分数（left atrial ejection fraction，LAEF）：LAEF=AEV/OAEV×100%。

（7）高峰充盈率（peak filling rate，PFR，ml/s）：左心房充盈容积变化的最大微分值。

（8）峰值快速排空率（peak rapid emptying rate，PRER，ml/s）：左心房快速排空容积变化的最大微分值。

（9）峰值心房排空率（peak atrial emptying grate，PAER，ml/s）：左心房主动收缩排空容积变化的最大微分值。

（10）峰值快速排空率与峰值心房排空率的比值（PRER/PAER）。

（11）管道容积（conduit volume，CV，ml）：CV＝TF－RV，TF 为左心室充盈总量。

在左心房 AQ 的测量指标中，左心房存储容积（RV）和左心室收缩末期左心房容积（ESV）是反映左心房储存器功能的指标，以 RV 为代表；管道容积（CV）和峰值快速排空率（PRER）是反映左心房管道功能的指标，以 CV 为代表；LAEF、左心房主动收缩排空容积（AEV）和峰值心房排空率（PAER）为反映左心房助力泵功能的指标，以 LAEF 为代表。

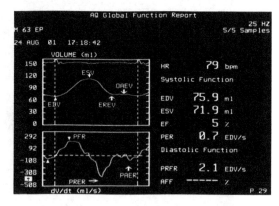

图 3-27-10 左心房功能的 AQ 测量方法

2. 高血压左心室构型对左心房功能的影响

（1）左心室构型正常时左心房功能改变：笔者团队的一组研究表明[27]，左心室构型正常的高血压患者左心房储存器功能增加，这可能与高血压早期的高容积负荷及高心排血量使经肺静脉回流心房血量增加有关，心房储存器功能增强可提高左心室早期充盈。研究结果还显示，左心房峰值快速排空率与峰值心房排空率的比值（PRER/PAER）显著减少，表明高血压患者左心房排空尤其是舒张早期排空异常，因此左心房通过提高储存器功能，代偿舒张早期左心室的充盈异常。由于左心房舒张早期排空与左心室舒张功能的密切关系，该指标的变化提示高血压患者左心室发生明显重构之前其舒张功能已有减退。

（2）左心室向心性重构时左心房功能改变：笔者团队的研究结果显示，左心室向心性重构的高血压患者左心房储存器功能增强，虽然左心房的收缩性无明显增强（LAEF 无显著增加），但左心房主动收缩排空量（AEV）增多，提示左心房助力泵功能在左心室向心性重构，LVH 之前已开始代偿性增强。左心房收缩可增加左心室的充盈，在左心室功能正常的情况下，15%～30% 的左心室每搏输出量是来自左心房助力泵功能的贡献。但是在左心室舒张功能障碍时，左心房助力泵功能将发生代偿性改变，这对维持左心室充盈具有重要意义。

（3）左心室向心性肥厚时左心房功能改变：笔者团队的研究结果显示，与构型正常组和向心性重构组比较，左心室向心性肥厚组患者除左心房储存器功能增强外，左心房的助力泵功能也增强，但管道功能明显减低，其余多项左心房排空指标均异常，提示向心性肥厚患者左心房功能发生了显著及全面的变化。动物模型研究发现，管道容积占流经左心房血量的 35%±8%，因此，左心房管道功能对左心室充盈具有显著意义。左心室肥厚患者心肌僵硬度增大，顺应性减低，舒张期充盈压升高，肺静脉与左心室压差减小，减少了舒张期肺静脉经左心房流入左心室的血量，使管道功能减低。由此可见，高血压 LVH 患者左心房管道功能受损，储存器功能和助力泵功能代偿性增强，以维持左心室充盈。

（4）左心室离心性肥厚时左心房功能改变：笔者团队的研究显示，与对照组比较，左心室离心性肥厚患者左心房储存器功能增强，左心房助力泵功能和管道功能明显减低。左心室离心性肥厚患者除上述改变外，与前 3 组最大的不同是 LVEF 明显减低，提示离心性肥厚患者同时存在左心室舒张功能和收缩功能减低，属于混合性心力衰竭。有研究表明，在各种疾病状态下左心房通过其储存器功能、管道功能和助力泵功能的重新分配，代偿左心室充

盈异常，最大限度地保证左心室充盈量[28]。离心性肥厚患者左心房管道功能和助力泵功能失代偿，通过储存器功能的增强充盈左心室。

（二）斑点追踪技术对左心房功能的评价

二维斑点追踪成像技术不依赖于多普勒原理，无角度依赖性，且不受心脏自身运动及心脏周围组织牵拉的影响，可多角度测量心肌横向、轴向应变/应变率。由于心房肌较薄，通常测量其长轴方向的运动，且具有图像稳定、变异度小等优点，此技术为左心房功能的研究提供了新的方法[29, 30]。

1. 检测方法和测量指标　受试者左侧卧位，在帧频 50～80 帧/秒条件下将取样点置于心尖四腔心切面（显示左心房侧壁、房间隔）和心尖两腔心切面（显示左心房前壁、下壁）的基段、中段、房顶段的心内膜下进行描记，对每一节段的室壁进行斑点追踪分析，追踪过程中可手动调整感兴趣范围。连续测量 3 个心动周期的左心房应变取平均值，自动显示各节段心肌的应变曲线，得出心肌收缩期纵向应变（SSL）；分别取各节段峰值的平均值作为左心房平均峰值应变（mSSL）。自动显示各节段心肌的应变率曲线，分别测定各个节段长轴方向房壁的左心室收缩期、舒张早期和舒张晚期的纵向峰值应变率（SRs、SRe 和 SRa），反复测量 3 次，取其平均值作为左心房平均峰值应变率（mSRs、mSRe 和 mSRa）（图 3-27-11）。

心房 SSL 与 SRs 为左心室收缩期二尖瓣瓣环向心尖部移动、肺静脉血充盈左心房作用下的心房肌最大伸展形变及速率，反映心房舒张性及左心房储存器功能。SRe 为左心室舒张早期心房舒张期储存的血液进入心室，心房内径减小，伸长的心房肌缩短的速率，反映左心房的管道功能。SRa 为左心室舒张晚期心房主动收缩将心房内血液泵入心室，心房肌缩短的速率，反映助力泵功能[31]。

2. 高血压对左心房功能的影响　多项研究表明，高血压患者左心房扩大可发生在 LVH、扩大之前。Liu 等采用二维斑点追踪技术研究显示，与对照组相比，高血压患者 SSL 和 SRs、SRe 显著降低，SRa 差异无统计学意义[32]（图 3-27-11，彩图 3-27-11），结果提示，高血压患者左心房管道功能和储存功能受损。与 Mondillo 等的研究结果相一致[33]。夏娟等采用二维斑点追踪和实时三维成像技术评价不同左心室构

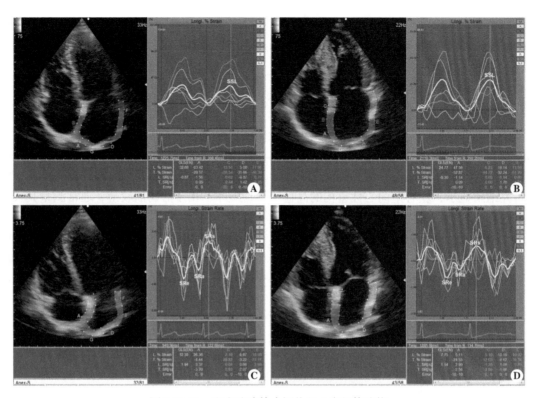

图 3-27-11　斑点追踪技术评价左心房整体功能

A. 心尖四腔心切面正常人左心房纵向应变曲线；B. 心尖四腔心切面高血压患者左心房纵向应变曲线；C. 心尖四腔心切面正常人左心房纵向应变率曲线；D. 心尖四腔心切面高血压患者左心房纵向应变率曲线

型高血压患者的左心房功能，指出左心室重构发生之前左心房壁形变能力已降低，左心房壁形变能力与左心房射血功能呈显著正相关[34]。因此，早期评价高血压患者左心房结构和功能改变具有重要的临床意义。

第三节　高血压对冠状动脉血流储备的影响

冠状动脉血流储备（coronary flow reserve，CFR）是指机体基础状态下冠状动脉血流量与冠状动脉系统最大舒张时血流量的比值，用来衡量冠状动脉循环最大供血的潜在能力。评价高血压患者CFR具有重要的临床意义，它可以解释在冠状动脉无明显粥样硬化性狭窄时，高血压患者出现心绞痛、心肌缺血、心律失常等临床表现的原因，使治疗更具针对性。

以往测定CFR的方法均是有创性检查，故临床应用受到限制，正电子发射断层成像虽属无创检查，但价格昂贵，不利于推广开展。1991年，Iliceto等[35]首次应用TEE方法测定了冠状动脉左前降支血流速度，并应用药物试验对CFR进行评价。随后有研究[36]应用冠状动脉内多普勒导丝直接测量CFR，并与TEE方法比较，结果显示两种方法具有良好的相关性，证实了TEE测定CFR的可靠性，并且TEE方法属于半创伤性检查，患者易于耐受，从而受到国内外学者的重视。TEE测量CFR的方法有左前降支血流储备测量和经冠状静脉窦（冠状窦）血流储备测量两种方法。

一、左前降支血流储备的测量

（一）检查方法

1. 冠状动脉二维超声图像　正常的左右冠状动脉分别起源于左右冠状动脉窦，成人左冠状动脉主干长度为1～28mm，在左侧冠状沟内分为左前降支和左回旋支，近端冠状动脉可从主动脉短轴切面显示。进行TEE检查时，患者取左侧卧位，常规探头消毒和插管后，将探头尖端置于食管中段深度，采用 TEE 技术时，旋转相控阵装置至 30°～60°，可清楚显示主动脉口短轴切面，上提探头，近端冠状动脉恰在主动脉瓣叶之上（距门齿 25～30cm），左冠状动脉主干、左回旋支和左前降支呈"Y"形无回声结构。在二维超声图像上，左回旋支近似于左主干的延续，左前降支几乎与左主干和左回旋支垂直，与声束平行，因此 TEE 法是通过测量冠状动脉左前降支血流来评价 CFR 的。在显示"Y"形无回声结构后，微调探头位置，即可清楚显示 10～25mm 左前降支近段图像（图 3-27-12，彩图 3-27-12A）。

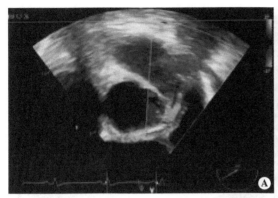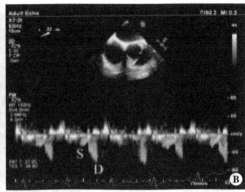

图 3-27-12　冠状动脉左前降支 TEE 图像
A. 左前降支二维图像；B. 左前降支血流频谱

2. 冠状动脉血流测定　显示冠状动脉左前降支二维图像后，启用彩色多普勒技术以显示冠状动脉血流，将脉冲多普勒取样容积置于左前降支距开口 5～10mm 处，即可记录到左前降支近段多普勒频谱，呈收缩期和舒张期双峰形（图 3-27-12）。测量指标包括：①舒张期最大血流速度（PDV）；②舒张期平均血流速度（MDV）；③收缩期最大血流速度（PSV）；④收缩期平均血流速度（MSV）。

（二）冠状动脉血流储备测量

CFR 是指冠状动脉最大扩张时血流量或血流速度与静息时血流量或血流速度的比值，临床上测定 CFR 的常用药物是双嘧达莫（潘生丁），双嘧达莫通过抑制腺苷灭活和再摄取，使血浆腺苷浓度升高，从而引起小冠状动脉扩张。常用剂量为 0.56mg/kg，在静脉内于 4min 注入。TEE 测定 CFR 是用流速比代替流量比，测量参数包括：①舒张期最大血流速度比（D/RPDV）；②舒张期平均血流速度比（D/RMDV）；③收缩期最大血流速度比（D/RPSV）；④收缩期平均血流速度比（D/RMSV）。文献报道[35, 37-39]正常值见表 3-27-1。

表 3-27-1　TEE 双嘧达莫方法测定 CFR 的正常参考值

研究者	D/RPDV	D/RMDV	D/RPSV	D/RMSV
Iliceto	3.2±0.96	—	3.04±0.88	
李卓仁	2.84±0.73	2.65±0.64	—	—
张薇	3.43±0.71	3.11±0.62	2.02±0.78	2.06±0.78
林金秀	2.66±0.58	—	2.30±0.37	—

二、经冠状窦血流储备的测量

（一）检查方法

1. 冠状窦二维超声显像　冠状窦为心大静脉的延续膨胀部分，位于心膈面左心房室沟内，在下腔静脉与房间隔之间注入右心房，开口处多数有一个半月形、发育不完全的瓣膜。冠状窦的平均长度为 32.3mm（15～50mm），直径在起始部平均为 4.6mm（3～8mm），中段平均为 7mm（4～12mm），末段平均为 9.4mm（6～13mm），TTE 在心尖四腔心切面可显示冠状窦及其开口，检出率约为 52.5%，且声束与冠状窦长轴垂直，记录不到血流信号。由于冠状窦的解剖学特点，TEE 技术为冠状窦的检测提供了可靠方法。常规插管后，将探头尖端置于食管-胃底交界处，该深度的一系列切面可全面显示右心的形态结构。采用多平面 TEE 检查时，0°即可显示右心房及与其相连的冠状窦、三尖瓣前叶、隔瓣和右心室，但声束与冠状窦长轴仍有大于 30°的夹角。根据 50 例冠状窦患者检查经验[40]，在食管-胃

底深度，旋转相控阵装置至 105°（100°~110°），顺时针方向旋转管体，适当调整深度，可清楚显示位于图像正中的冠状窦和右心房（图 3-27-13），且声束几乎与冠状窦长轴平行。文献报道应用 TEE 方法测量正常人冠状窦开口处的最大直径为（4.7±1.2）~（10±4）mm。

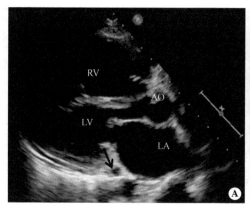 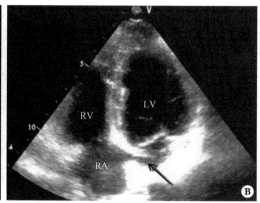

图 3-27-13　冠状窦图像

A. 左室长轴切面冠状窦（箭头）；B. 冠状窦长轴切面（箭头）

LV. 左心室；LA.左心房；RV.右心室；RA.右心房

2. 冠状窦血流测定　二维超声心动图显示冠状窦解剖结构后，启用彩色多普勒技术以显示冠状窦血流，正常人呈背离探头的蓝色血流，于整个心动周期中持续显色。然后将脉冲多普勒取样容积置于距冠状窦开口≤1cm 处，可探及血流频谱。典型的冠状窦血流频谱呈收缩期和舒张期正向频谱和一较小的舒张晚期逆向频谱（图 3-27-13）。研究表明，双期正向血流频谱是由于右心房压力下降，冠状静脉血流入右心房而形成。心脏收缩时三尖瓣环向右心室移位，使右心房压力下降，形成了频谱的收缩期成分；心脏舒张早期，右心房血流向右心室快速充盈，使右心房压力下降，形成频谱的舒张期成分。舒张晚期逆向波是由右心房收缩，血液倒流入冠状窦引起的。

（二）冠状窦血流储备测量

冠状窦血流频谱的测量指标包括：①收缩期最大流速（PSV）；②舒张期最大流速（PDV）；③逆向血流最大流速（peak retrograde velocity，PRV）；④收缩期血流速度时间积分（SVi）；⑤舒张期血流速度时间积分（DVi）；⑥总前向血流速度时间积分（TVi）；⑦逆向血流速度时间积分（RVi）。

文献报道[41-43]的正常值和检出率见表 3-27-2。

表 3-27-2　冠状窦血流正常参考值和检出率

指标	Siostrzonek[41]	Zehetgruber[42]	Zamorano[43]
PSV（cm/s）	34±21	38±19	21±12
PDV（cm/s）	26±4	30±9	32±12
PRV（cm/s）	20±6	23±10	–
SVi（cm/s）	51±34	43±24	–
DVi（cm/s）	43±17	52±23	–
TVi（cm/s）	92±25	100±32	–
RVi（cm/s）	23±18	27±19	–
检出率（%）	96	97.7	71

经冠状窦血流频谱计算 CFR 的指标有多种，达到冠状动脉最大扩张的常用药物和剂量同左前降支冠状动脉血流储备测量的药物和剂量。冠状窦血流量=（前向血流速度时间积分–逆向血流速度时间积分）×冠状窦横截面积×心率。研究发现，静脉注射双嘧达莫前后冠状窦直径无变化，因此假设用药前后冠状窦横截面积不变，以用药后与基础状态（前向血流速度时间积分–逆向血流速度时间积分）×心率之差代表 CFR，这是目前最常用的公式。更为简单的方法是采用前向流速时间积分或前向最

大流速计算 CFR，但准确性较差。文献报道的正常值为（2.28±0.74）～（3.4±2.0），一般认为 2.0 是正常临界值。

三、高血压对冠状动脉循环的损害

业已证明，高血压患者的 CFR 可有不同程度的减低，而冠状动脉造影可显示心外膜冠状动脉正常。Hamouda 等采用 TEE 技术测定了合并或不合并 LVH 高血压患者 CFR 的变化，结果发现与正常对照组相比，高血压患者 CFR 明显减低，尤其是合并 LVH 者，CFR 的降低与 LVMI 密切相关[44]。高血压患者 CFR 减低可能与下列因素有关[45-48]。

1. 基础状态冠状动脉血流增加　Issaaz 和笔者团队的研究发现，高血压 LVH 患者基础状态冠状动脉左前降支内径和血流速度均高于对照组，使用药物前后比值减小，CFR 减低；静息流速增加还使血管内膜的剪切应力升高，内皮损伤，血流介导的血管舒缩反应异常使 CFR 减低。

2. 心肌组织中阻力小动脉再生不足　随着高血压心肌肥厚的发展，心肌内小血管增生落后于心肌重量的增加，使单位心肌内血管数量减少，单位心肌组织阻力小动脉的总横截面积减少，导致相对供血不足。

3. 冠状动脉微循环障碍　高血压患者冠状动脉微循环障碍主要表现在两方面。①冠状动脉循环阻力小动脉的结构重塑：高血压患者冠状动脉循环阻力小动脉的动脉壁增厚，主要是中层平滑肌细胞重组排列，壁/腔比值增大。冠状动脉循环阻力小动脉结构重塑的后果造成对血管活性物质的反应性增强，在情绪或寒冷等应激时容易发生小动脉痉挛收缩，甚至管腔完全闭塞，造成小动脉最大扩张时仍有较高的血管阻力，最大冠状动脉灌注压下降。②冠状动脉微循环功能障碍：有研究发现，在无冠心病的高血压患者冠状动脉内滴注内皮依赖性血管扩张剂乙酰胆碱，冠状动脉血流量不仅不增加，反而显著减少；滴注内皮不依赖性血管扩张剂硝酸酯类药物后冠状动脉血流量仍正常。结果表明，高血压患者的冠状动脉循环如同其他周围血管一样存在血管内皮功能异常，影响内皮依赖性的血管扩张能力，导致 CFR 减低。Völz 等研究发现，与血压控制良好的高血压患者相比，顽固性高血压患者的 CFR 明显减低，但二者基线冠状动脉血流速度差异无统计学意义，结果提示，顽固性高血压患者存在冠状动脉微循环功能障碍[45]。

4. 心肌组织中纤维化及心肌电生理改变　在肥厚心肌中观察到散在的纤维化灶、胶原纤维增加、心脏舒张功能减低、心电生理特性异常和传导障碍均与 CFR 减低有关。

第四节　高血压与大动脉功能

随着对高血压发生和发展机制的深入研究，对高血压的认识已从阻力动脉转向大动脉结构和功能改变[49]。研究证实，高血压时动脉僵硬度（大动脉重构）增大是 LVH、冠脉事件和心力衰竭的独立危险因素，动脉弹性减低与脑卒中、肾脏损害和周围血管病变密切相关[50, 51]，因此，逆转高血压血管重构是降压治疗的新靶点。

大动脉系统具有传输、缓冲和内分泌三大功能。传输功能的作用是将心脏射出的血液输送到全身的器官和组织，血流量、血流阻力等是评价传输功能的主要指标。缓冲功能的作用是将心脏间断射出的非连续性血流变成连续性稳定血流，使周围组织器官在心脏舒张期时也能获得所需的血流量，反映这种特征的参数是扩张性和顺应性。内分泌功能是动脉血管内皮细胞通过合成和释放血管活性物质如一氧化氮（NO）、内皮素等来调节循环系统的自身稳定性，其中 NO 介导的内皮依赖性血管舒张功能尤为重要。

高血压时，整个动脉系统均受累，但各个部位的大动脉病变不尽相同。高血压大动脉病变主要有动脉粥样硬化和纤维性硬化两种病变：前者分布呈局灶性，如冠状动脉、胸腹主动脉、股动脉和颈动脉，病变主要在内膜层，引起管腔狭窄，影响血流传输，导致组织缺血或梗死；后者分布呈弥漫性，病变累及动脉壁全层，以中层纤维化为主，引起管腔扩张，僵硬度增大，影响缓冲功能。

超声技术可直接观察和研究血管结构及功能的变化，已被广泛用于高血压患者病情的评价。反映动脉壁结构改变的常用指标为内膜中层厚度（IMT），反映动脉功能的常用指标有：①顺应性，指压力增加时动脉内径反应性增加的幅度；②扩张性，指压力增加时动脉内径变化的分数值；③僵硬指数，是根据局部动脉压力及内径变化关系来估算动脉僵硬度的指标；④切应力，指动脉内径或容积达到指定的增加幅度所需的每单位面积的压力增幅；⑤张力，在特定的压力或切应力下动脉内径或容积的增幅；⑥弹性指数，特定张力变化引起的切应力的变化。

一、高血压对颈动脉和股动脉的损害

（一）检查方法

双侧颈动脉超声检查使用 7.5～10MHz 线阵双功探头。检查时受检者去枕仰卧位，头偏向对侧约 45°。充分暴露颈部，依次检查右侧和左侧颈动脉，首先将超声探头置于受检查侧锁骨上窝处，于颈动脉起始处做纵向扫查，依次显示颈总动脉、颈总动脉分叉处、颈内动脉和颈外动脉，尽可能检查到颈动脉最高位置。然后将探头旋转 90°，沿血管走行横切扫查，由下而上至颈内动脉和颈外动脉，观察动脉内膜是否完整、有无增厚、斑块部位、大小和回声特点。然后启用脉冲多普勒，将取样容积置于颈总动脉管腔中央，声束尽量保持与血管平行，声束线与血流方向的夹角≤60°，记录血流频谱。

双侧股动脉超声检查亦常使用 7.5～10MHz 线阵双功探头。检查时受检者取仰卧位，暴露下肢，探头置于腹股沟韧带中点，纵向扫查股动脉、股动脉分叉、股浅动脉。然后将探头旋转 90°，扫查股动脉，观察动脉内膜是否完整、有无增厚、斑块部位、大小和回声特点。然后启用脉冲多普勒，将取样容积置于股动脉管腔中央，声束尽量保持与血管平行，声束线与血流方向的夹角≤60°，记录血流频谱。

（二）测量指标

1. 血流速度测定 根据颈动脉和股动脉血流频谱，测量收缩期血流速度峰值、舒张末期血流速度和平均血流速度。

2. 血管扩张性和顺应性测定

（1）动脉扩张性系数（distensibility coefficient, DC）：DC=2（$D_s - D_d$）/D_d'PP。D_s、D_d 和 PP 分别代表动脉收缩期内径、舒张期内径和脉压。

（2）动脉顺应性系数（compliance coefficient, CC）：CC=πD_d'（$D_s - D_d$）/2PP。D_s、D_d 和 PP 分别代表动脉收缩期内径、舒张期内径和脉压。

（3）顺应性（compliance, C）：C=（$D_s - D_d$）/（lnP_s – lnP_d）D_d。D_s 和 D_d 分别为动脉收缩期和舒张期内径；lnP_s 和 lnP_d 分别为收缩压和舒张压值的自然对数。

（4）搏动指数（pulse index, PI）：PI=（V_s – V_d）/V_m。V_s、V_d 和 V_m 分别为收缩期血流速度峰值、舒张期血流速度和平均血流速度。

（5）阻力指数（resistance index, RI）：RI=（V_s – V_d）/V_s。V_s 和 V_d 分别为收缩期血流速度峰值和舒张期血流速度。

（6）最大剪切率（systolic shear rate, SRr）：SRr=4V_s/D_s。V_s 和 D_s 分别为收缩期血流速度峰值和收缩期内径。

这些参数均可作为反映动脉某一横断面的顺应性和血流弹性阻力。

3. 脉搏波传导速度测定 脉搏波传导速度（pulse wave velocity, PWV）是指脉搏波由动脉特定位置沿管壁传播至另一特定位置的速率，是目前临床上用于评估动脉硬化的良好指标，它反映传输动脉壁的弹性和硬度。PWV 测定可采用压力感受器或多普勒信号方法获取不同部位的脉搏波。目前多采用脉搏波速度自动测定仪测定颈-股动脉 PWV（cfPWV）和臂踝动脉 PWV（baPWV）等。PWV 虽然受许多因素的影响，如年龄、性别、心率和血压等，但在这些因素稳定的情况下，PWV 可以代表动脉僵硬度的程度。cfPWV 正常值＜12m/s，baPWV 正常值＜14m/s。PWV 越大，表示动脉壁的僵硬度越重，动脉弹性越差。

4. 颈动脉和股动脉 IMT 在 M 型和二维超声心动图中，正常 IMT 表现为"双线征"，即两条平行的强回声线被一低回声或无回声带所分离。就动脉后壁而言，"双线征"的近侧回声线由血液与内膜面形成，远侧回声线由中膜与外膜之间的界面形成，两条回声线之间的距离即为 IMT。目前国内外测定 IMT 的方法很多，没有统一规范，常用的为一点测量方法，即在颈总动脉分叉前 1cm 处和股动脉分叉前 1.5cm 处，测定舒张末期血管后壁的 IMT。以 IMT≥1.0mm 定义为增厚[52, 53]。

5. 颈动脉和股动脉内径　取血管前壁内膜-管腔界面至血管后壁内膜-管腔界面的距离作为动脉内径，测定收缩期和舒张期内径。

6. 动脉粥样硬化斑块的检测　斑块定义如下：二维超声测得局部 IMT 值≥1.5mm；大于周围正常 IMT 值至少 0.5mm，或大于周围正常 IMT 值 50%以上，且凸向管腔的局部结构变化[52-54]。根据病理学特征，斑块的超声分型可分为 4 型（图 3-27-14，彩图 3-27-14D）。①扁平斑：为早期少量类脂质积聚，局部隆起或弥漫性增厚，超声显示动脉管壁偏心性增厚，内膜不光滑呈较均匀的低回声。②软斑：随病情发展，纤维组织增生及钙盐沉积，斑块内出血，斑块突出于管腔内，局部显示不同程度的混合性回声或均匀的弱回声，表明有连续的回声轮廓及光滑的纤维帽。③硬斑：由于斑块内钙化或纤维化，局部回声增强，后方伴有声影或较明显的声衰减。④溃疡斑：超声表现为斑块不规则，呈穴状或壁龛影像，溃疡边缘回声低。

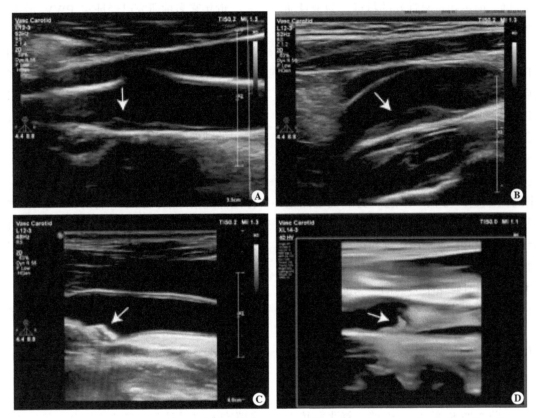

图 3-27-14　颈动脉粥样硬化斑块

A. 扁平斑块；B. 软斑块；C. 硬斑块；D. 颈动脉斑块的实时三维图像

近年来国内外学者对实时三维超声定量颈动脉斑块体积的可行性进行研究，结果证实斑块体积定量在观察者间和观察者内部均有较高的重复性[54, 55]。2020 年 Urbak 等学者利用一种新型的三维超声系统进行研究，发现在对传统风险因素进行调整后，颈动脉斑块厚度和体积的差异仍然存在。与不稳定型动脉粥样硬化患者相比，稳定型动脉粥样硬化患者的颈动脉斑块更大、更亮，结果提示三维超声可能有助于识别血栓栓塞风险[56]。

（三）高血压对颈动脉和股动脉结构及功能的影响

高血压引发的血管损害主要有动脉粥样硬化和动脉纤维性硬化，两种损害改变不同但又相互联系。由于血压增高和动脉分支的特定角度及走向等引起血流动力学改变，产生湍流、剪切应力改变、血管活性物质释放等，导致血管内膜损伤和功能障碍，有利于脂质的沉积和血小板的黏附及聚集，从而形成粥样硬化。国内外学者采用高分辨率超声技术对高血压患者颈动脉和股动脉血管形态及血流动力学变化进行研究，发现高血压患者以动脉壁增厚及粥样硬化斑块形成为主要特点。斑块的形态常见扁平斑、低回声软斑、纤维硬化斑和混合性斑块，以扁平斑和纤维硬化斑多见，好发于颈动脉分叉处及颈内动脉起始段。颈动脉粥样硬化与冠心病和各种心血管疾病危险因素间存在显著相关性。高分辨率超声可清晰地显示颈动脉和股动脉壁的结构，具有无创、准确、简单和重复性好的特点，为全身动脉粥样硬化和脑卒中危险的预测提供了一种有用的方法。作为早期外周动脉粥样硬化病变标志的颈动脉 IMT 已被许多大规模临床试验用作替代指标，《中国高血压防治指南（2018 年修订版）》也将颈动脉 IMT 作为影响预后的指标[49]。一项纳入 16 项临床研究涉及 36 984 例受试者的 meta 分析证实，颈动脉 IMT 与心血管事件的发生密切相关，但 IMT 每年的变化率与心血管事件的风险无关[57]。而近年发展起来的三维超声可较二维超声更准确地测量斑块体积的变化，使临床上短期内评估斑块的消退成为可能。Ainsworth 等采用三维超声测量了治疗前后颈动脉斑块的变化，结果显示阿托伐他汀治疗 3 个月后斑块体积明显缩小[58]。而一项前瞻性研究也证实与二维超声相比，三维超声测定的颈动脉斑块体积<0.09cm³，对于冠心病的阴性预测价值高达 93.3%，敏感度高达 98%[59]。

彩色多普勒频谱变化对评价颈动脉硬化亦有一定意义。健康人正常颈动脉多普勒频谱大部分为三峰递减型，收缩期 S_1 峰大于 S_2 峰，舒张期基线均有持续低速血流。当动脉硬化明显时，收缩期呈圆钝型，上升支时间延长，舒张期血流明显降低甚至低平消失，形成高阻力波型。在检查过程中，因技术操作不当造成二维图像过于抑制，易使小的低回声斑块遗漏，而彩色血流显像对于低回声斑块和血管狭窄病变检出具有重要意义。

高血压引发的血管纤维性硬化病变呈弥漫性，主要是动脉中层退行性变，动脉管壁胶原含量增加，弹力层断裂，伴有中层纤维化和钙化，主要导致动脉缓冲功能降低。研究表明大动脉顺应性的降低是高血压发生发展及心血管疾病发生的促进因素。脉压虽然可反映血管弹性，但脉压增大往往是动脉弹性明显严重减退的标志。王宏宇等[60]的

研究发现，与正常对照相比，高血压患者的脉压水平无明显变化，但其动脉的顺应性和扩张性已发生明显变化，动脉缓冲功能降低，说明超声测量的动脉顺应性改变早于临床常用指标脉压水平的变化。高血压时动脉横断面顺应性的改变首先表现为动脉内径的增大，这种变化事实上是一种代偿，是为了维持在高的血压水平下稳定的顺应性和缓冲功能，而 IMT 增厚是导致动脉缓冲功能减低的结构基础。

近年来多项研究已经证实 PWV 增快是心血管事件的独立预测因素[61-63]。一项 meta 分析显示，调整常规危险因素后，PWV 仍然是冠心病（HR：1.23；$P<0.001$）、脑卒中（HR：1.28，$P<0.001$）和心血管事件（HR：1.30；$P<0.001$）的预测因子[64]。JMSS 研究显示，降压治疗对于 baPWV 的改善与蛋白尿的减低密切相关；与 baPWV 不减低的高血压患者相比，baPWV 减低的高血压患者蛋白尿的下降幅度更大[65]。我们的一项研究也显示，选择性 β 受体阻滞剂治疗后高血压患者的 baPWV 显著降低（结果未发表）。综上所述，PWV 的测定不仅可以反映高血压患者的病情和协助判断预后，而且有利于对血管病变进行早期干预和控制。

二、高血压对肱动脉内皮功能的影响

血管内皮细胞是覆盖于血管内表面的连续的单层细胞，以自分泌、旁分泌和内分泌形式产生几十种血管活性物质，NO 为其主要活性因子。内皮细胞结构和功能的完整性在调节血管舒张状态、维持凝血和纤溶系统的平衡、抑制血小板聚集、抑制炎症细胞与内皮细胞间的黏附及调控血管平滑肌生长等方面有重要的生理功能。在许多病理状态下内皮功能发生异常改变。内皮功能障碍与高血压发生发展密切相关，参与其发生、发展和转归，保护血管内皮功能和逆转内皮功能障碍已成为高血压治疗的新靶点。

超声对于血管功能评价的一个重要的贡献是为我们提供了迄今唯一可测定血管内皮功能的方法。1992 年，Celermajer 等[66]最早在《柳叶刀》（Lancet）上报道了应用超声无创检测内皮依赖性血管舒张功能（flow mediated dilation，FMD），该研究是通过测量反应性充血前后和舌下含服硝酸甘油前后

血管内径变化来实现的，反应性充血引起的血管扩张是内皮依赖性的。目前用肱动脉超声来评价内皮功能越来越多地被用作临床研究的替代终点，已成为一种重要的诊断和研究方法[67]。

（一）检查方法

受检者常规取仰卧位，连接Ⅱ导联心电图，休息 15min 后开始检查。采用 7.5MHz 线阵双功探头，置于肘上 3～5cm，肱动脉搏动最明显处，显示肱动脉长轴图像，同步显示心电图。然后在检测部位皮肤上做标记以便重复操作。将袖带血压计缚于右上肢前臂，充气至高于收缩压50mmHg 并完全阻断血流 5min。嘱受检者保持体位不变，5min 后迅速放气，记录放气前 30s 至放气后 2min 内原来同一部位的肱动脉内径。休息15min，待肱动脉内径恢复至基础状态后，舌下含化硝酸甘油 0.5mg，5min 后再测肱动脉内径。检查过程中常使用彩色血流辨认血管，使二维图像清晰以利于管径测量。

（二）测量指标

1. 血管内皮依赖性内径变化百分率　测量基础状态和完全阻断肱动脉血流后即反应性充血前后的舒张末期肱动脉内径，通过计算内径变化的百分率可反映血管内皮功能。计算公式为：

血管内皮依赖性内径变化百分率=（反应性充血后肱动脉内径-反应性充血前肱动脉内径）/反应性充血前肱动脉内径×100%；正常值＞10%。

2. 血管内皮非依赖性内径变化百分率　测量舌下含化硝酸甘油前后舒张末期肱动脉内径，通过计算内径变化的百分率来反映血管内皮功能。计算公式为：

血管内皮非依赖性内径变化百分率=（舌下含化硝酸甘油后肱动脉内径-舌下含化硝酸甘油前肱动脉内径）/舌下含化硝酸甘油前肱动脉内径×100%

（三）高血压对血管内皮功能的影响

前臂加压后的肱动脉扩张是由于血流的迅速增加（反应性充血），刺激血管内皮细胞释放 NO，继而引起血管平滑肌舒张所致，是一种内皮依赖性的过程。硝酸甘油是 NO 的前体物，可以直接作用于血管平滑肌引起舒张，其扩血管作用不依

赖于内皮细胞的功能。国内外研究业已证明高血压患者的内皮依赖性血管扩张功能异常。张延斌等[68]发现，高血压患者组和正常对照组之间在应用硝酸甘油后肱动脉内径的变化情况无显著性差异，说明高血压患者血管平滑肌对硝酸甘油的反应性良好，尚无明显损害。而高血压患者前臂加压后肱动脉内径增加的比例明显小于正常对照肱动脉内径增加的比例，说明高血压患者尽管无血脂异常、糖尿病、冠心病或颈动脉粥样硬化斑块等动脉粥样硬化易患或已发生的证据，但其血管内皮依赖性舒张功能已发生明显损害。内皮功能障碍与高血压的因果关系目前尚无定论，就其病理机制而言，两者可能互为因果。一方面血管内皮功能不全所致 NO 与内皮素失衡在高血压的发生和发展中起重要作用；另一方面高血压本身又加重血管内皮功能障碍，形成恶性循环。

三、高血压对主动脉的损害

高血压患者的主动脉直接暴露在较高的压力之下，较其他大中型动脉更易受到损害，因此对主动脉解剖和功能的评价具有重要的临床意义。借助食管与主动脉的紧邻关系，加上高频探头的应用，TEE 提供了高质量的主动脉图像，已成为全面评价主动脉病变和指导治疗的重要方法[69, 70]。

（一）检查方法

患者取左侧卧位，连接肢体Ⅱ导联心电图，按常规方法将探头送入食管，对心脏进行全面探查后，先将探头置于食管上段深处，探查尽可能长的升主动脉，然后将管体向后旋转180°，向下移动至食管-胃底交界处，采用管体撤退法、晶片旋转法、管体转动法和尖端屈曲法四种操作手法相结合的综合检查技术，自下而上观察主动脉内膜是否光滑，有无增厚及粥样硬化斑块形成。如有斑块存在，则详细记录斑块是否有溃疡、钙化、血栓形成及其活动度。所有斑块是否存在至少由主动脉长轴和短轴两个切面确认。在距门齿 30～35cm 处，取主动脉短轴切面，利用 M 型或二维超声技术，测量胸主动脉内径和 IMT。取主动脉长轴切面，启用彩色多普勒技术以显示主动脉内血流，将脉冲波取样容积置于主动脉中心部位，测量收缩期最大血流速度。

（二）测量指标[71-73]

1. 胸主动脉内径 取血管前壁-管腔界面至后壁-管腔界面的距离作为胸主动脉内径，于心电图波R顶点测量胸主动脉舒张期内径（D_d），于T波顶点测量胸主动脉收缩期内径（D_s），于T波起始点测量胸主动脉收缩中期内径（图3-27-15）。

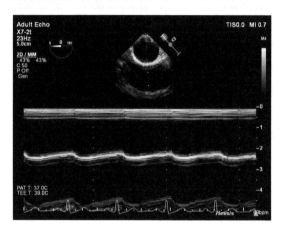

图3-27-15 胸主动脉内径、内膜中层厚度测量图像

2. 胸主动脉后壁IMT 在M型和二维超声心动图中，正常的内膜中层表现为"双线征"，就动脉后壁而言，"双线征"的近侧回声线由血液与内膜面形成，远侧回声线由中膜与外膜之间的界面形成，两条回声线之间的距离即为IMT。

3. 胸主动脉顺应性 Peterson弹性指数（E_p），按下式计算。

$$E_p = \Delta P / (\Delta D / D_d)$$

式中，ΔP=肱动脉收缩压-肱动脉舒张压；ΔD=胸主动脉收缩期内径-胸主动脉舒张期内径。

4. 主动脉舒张期内径

D_d=胸主动脉舒张期内径（下同）

Young弹性指数（E_s）按下式计算。

$$E_s = E_p \times D_d / 2IMT$$

5. 胸主动脉僵硬度（β） 按下式计算。

$$\beta = \ln(SBP/DBP) / (\Delta D / D_d)$$

式中，SBP为肱动脉收缩压；DBP为肱动脉舒张压。

6. 胸主动脉最大剪切率（maximal shear rate, MSR）按下式计算。

$$MSR = 最大流速 \times 2 / 半径$$

7. 正常值 上述胸主动脉各测量参数正常值目前尚无国内文献可供参考，笔者团队的一项研究[74]测量了134例正常人胸主动脉各参数，结果见表3-27-3。

表3-27-3。

表3-27-3 正常人胸主动脉各参数测量值

测量指标	男性（n=65）	女性（n=69）	全组（n=134）
D_d（mm）	18.42±2.53	16.31±2.23***	17.33±2.36
D_s（mm）	20.25±2.71	18.14±2.20***	19.16±2.44
ΔD（mm）	1.97±0.80	1.63±0.91*	1.79±0.87
IMT（mm）	1.06±0.27	0.98±0.21	1.02±0.22
E_p（10^6dyn/cm²）	0.75±0.32	0.71±0.33	0.73±0.33
E_s（10^6dyn/cm²）	6.71±3.57	6.11±3.49	6.40±3.51
β	2.85±0.35	2.87±0.39	2.86±0.38

注：性别间各测量值比较，*P<0.05，***P<0.001。

（三）实时三维超声心动图对主动脉斑块的评价

传统二维超声只能提供动脉粥样硬化斑块的二维切面图像，不能实时显示斑块的整体形态。实时三维超声显像技术可以对斑块三维图像进行前后、左右、上下及任意方向的切割，实时显示整个斑块的空间形态，从而获得更多斑块的信息（图3-27-16，彩图3-27-16）。即使是对于强回声伴有声影的钙化斑块，实时三维超声仍可显示斑块后方的结构。Weissler-Snir等的研究显示，与二维超声相比，三维超声检出的复杂斑块数目明显增多[74]。在定量诊断方面，由于二维超声扫查切面的限制性，难以观察到斑块的最大面积；而三维超声不仅可以显示斑块的最大面积，也可测量斑块的体积[75]。而斑块体积的大小是临床观测斑块进展情况、评价其稳定性和疗效的重要指标。因此，实时三维超声将以其无创伤性、实时简单、价格低廉及重复性好等优势，在定量评价动脉斑块大小和变化等方面成为临床首选方法。

（四）胸主动脉粥样硬化斑块的超声分型

研究发现，随着年龄的增长，胸主动脉的IMT增厚，并认为弥漫性的IMT增厚可能是"斑块前"病变，但IMT增厚至多少才能诊断为粥样硬化斑块形成，目前尚无统一标准[76,77]。2010年欧洲超声心动图学会（EAE）发布的主动脉疾病超声心动图检查建议，将伴有回声增强的主动脉不规则IMT增厚至少2mm定义为粥样硬化斑块[73]。根据粥样硬化斑块的超声特征，可分为如下两种类型（图3-27-17）。

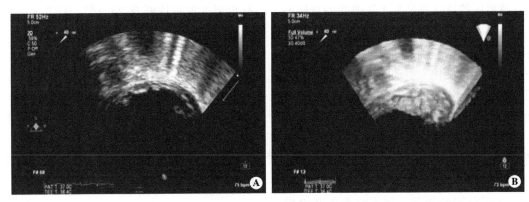

图 3-27-16　主动脉粥样硬化斑块（1）

A. 主动脉斑块的 TEE 二维图像；B. 主动脉斑块的 TEE 实时三维图像

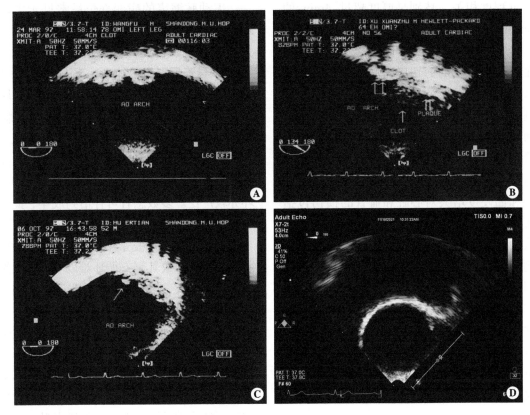

图 3-27-17　主动脉粥样硬化斑块（2）

1. 单纯型斑块　符合下列条件：①局部 IMT 增厚，突向管腔＜4mm，伴有回声增强；②表面无漂浮物；③内膜回声连续，无不规则中断。

2. 复合型斑块　符合下列条件：①IMT 增厚突向管腔≥4mm，内膜表面不规则；②溃疡型斑块，溃疡面深度和（或）宽度＞2mm，或呈火山口型；③活动型斑块，斑块表面有随血流来回漂动的成分；④斑块有血栓附着；⑤斑块内部或表面有不规则钙化。

（五）高血压对主动脉弹性的评价

动脉血压持续缓慢升高可引起大中动脉管壁损害，与高血压伴随的血管结构和功能的改变称为高血压血管重构，在大中型动脉主要包括管壁增厚、管腔扩大、血管顺应性和扩张性降低、僵硬度增大。笔者团队的一组研究表明[78]，高血压患者的胸主动脉结构和功能发生了明显改变，表现为 IMT 增厚、内径扩大、弹性减低、僵硬度增大，相关分析表明，动脉血压的持续升高是上述改变的直接原因。高血压血管重构具有重要的临床意义，它是高血压维持、恶化的结构基础，同时又是某些高血压相关疾病如动脉粥样硬化、主动脉夹层动脉瘤等的主要病理基础。

高血压是动脉粥样硬化的重要危险因素，可引起大中型动脉粥样硬化性损害，导致内膜增厚、斑块形成。我们检测了 42 例高血压患者的胸主动脉，其中 50%检出胸主动脉粥样硬化斑块，随着高血压分期的加重，斑块的发生率也增加。一些研究还发现，高血压心脑血管并发症与斑块的严重程度相关，特别是厚度超过 4mm 的复合型斑块[73, 79]。高血压引起动脉粥样硬化的机制复杂，研究发现血流动力学因素起重要作用，慢性高血压时血管壁的剪切应力减低，有利于脂质在管壁的沉积，可能是高血压引起动脉粥样硬化的机制之一。

大动脉功能障碍和动脉弹性降低是高血压导致的血管功能改变，与预后的确切关系已引起学术界的高度重视。综合目前国内外文献，大动脉扩张减低和僵硬度增大对心脏和血管的损伤包括如下方面：左心室收缩期室壁应力增加和 LVH；减低冠状动脉的灌注；加重左心室功能障碍；导致收缩期高血压和脉压增大；与脑卒中、肾脏损害和周围血管病变密切相关。因此，通过测定大动脉的扩张性和僵硬度来评估存在多种危险因素的患者并进行危险分层，提供早期动脉病变的证据和信息，对指导早期有效的干预和改善预后无疑具有重要的临床价值。我国和欧美的高血压指南已建议将测量动脉硬化作为高血压患者综合评估的一部分。

第五节　高血压与主动脉病变

高血压与主动脉病变密切相关：一方面，胸主动脉先天性畸形（如主动脉缩窄）和后天性疾病（如多发性大动脉炎）是继发性高血压的常见病因；另一方面，高血压患者的主动脉直接暴露在较高的压力之下，作为靶器官比其他大中型动脉更易受到损害，如动脉粥样硬化和主动脉内膜剥离。因此，对高血压患者的主动脉进行检测具

有重要的鉴别诊断意义[73, 80]，TEE 是检测上述病变的重要方法。

一、主动脉缩窄

主动脉缩窄是一种较为常见的先天性主动脉畸形，男性多于女性。本病的主要危害是产生缩窄近端高血压和缩窄远端供血不足，是继发性高血压的病因之一。

（一）病理解剖和病理生理

主动脉缩窄的病变部位最常见于主动脉弓与降主动脉间的峡部，按照解剖类型，主动脉缩窄可分为导管后型和导管前型两型。

1. 导管后型（单纯型、成人型）　病变为左锁骨下动脉起始处的动脉导管韧带附近的局限性主动脉缩窄，缩窄段管腔内径狭小，一般都在 5mm 以内，有时缩窄部呈隔膜状，仅留一小孔，缩窄近端和远端的主动脉一般均有不同程度的扩张，因而形成葫芦状外貌。大多数不伴有心脏畸形，侧支循环亦较广泛。多数患者可存活到成年，此型占主动脉缩窄的绝大部分。

2. 导管前型（复杂型、婴儿型）　病变位于动脉导管近端，故其侧支循环难以形成，虽然缩窄段管腔内径较大，但多合并动脉导管未闭和室间隔缺损等其他心脏畸形，降主动脉的血液主要来自动脉导管的右向左分流，因此多于出生时或出生后不久即死亡。

主动脉缩窄使主动脉管腔的横截面积减小，左心室射血阻力增大，为了维持正常每搏输出量，缩窄近端的升主动脉和左心室的压力升高，而缩窄远端的降主动脉压力降低，在缩窄段两端出现压差，临床上表现为上肢血压升高而下肢血压下降。这一疾病的严重程度取决于缩窄段管腔的横截面积，在管腔横截面积减小到正常的 40%左右时，出现压差明显升高。

（二）检查方法

检查方法同用于高血压对主动脉损害的 TEE 检查方法，主动脉缩窄进行 TEE 检查时，应注意主动脉管腔内径的改变、缩窄段累及的范围并判断侧

支循环情况，应用频谱多普勒技术测定狭窄处的血流速度和压差，以定量评估主动脉缩窄的程度。

（三）经食管超声心动图特征

1. 二维超声图像　超声心动图主要表现为主动脉峡部的主动脉腔局限性狭窄，从食管下端向外撤离探头时，可见狭窄部位的主动脉管腔突然变窄，狭窄前后的主动脉管腔扩张。其狭窄段累及范围不同，范围小者仅表现为主动脉腔局限性膜状狭窄，范围大者可累及数厘米的主动脉管腔。

2. 彩色多普勒血流显像　主动脉血流通过狭窄段时变细、变窄形成多色镶嵌的射流，射流束直径与缩窄的严重程度成正比，射流束在缩窄段远端增宽形成喷泉状，向降主动脉远端延伸。在轻度狭窄时，射流束只在收缩期显色；在重度狭窄时，射流束可在整个心动周期中持续显色，但多色镶嵌图像只出现在收缩期，舒张期的血流显示为单纯的蓝色信号。彩色多普勒血流显像可显示侧支血管与主动脉的连接及其血流方向。缩窄段远端的侧支循环由侧支血管流向主动脉，而其近端的侧支循环是由主动脉流向侧支血管。

3. 频谱多普勒　将脉冲多普勒取样容积从狭窄近端向狭窄远端移动时，可探及流速突然增高的射流信号，在大多数主动脉缩窄患者中，射流速度超过脉冲多普勒的测量范围，出现频率失真，记录到正负双向充填的血流频谱。应用连续多普勒可记录到主动脉缩窄的射流频谱，呈单峰曲线，在轻度狭窄时，频谱仅占据收缩期，随着狭窄程度的加重，频谱曲线向舒张期延伸，直至占据整个心动周期。应用连续多普勒可记录到缩窄部的最大血流速度，根据简化的 Bernoulli 方程，可计算跨缩窄部的压差，以此估计狭窄程度。

二、多发性大动脉炎

多发性大动脉炎是主动脉及其主要分支的慢性进行性非特异性炎症病变，以引起不同部位狭窄或闭塞为主，病变部位不同，其临床表现也不同，故本病亦被称为缩窄性大动脉炎、无脉症、主动脉弓综合征和不典型主动脉缩窄。多见于青年女性，30 岁以内发病占 90%，高血压为本病的一项重要临床表现。

（一）病理解剖和病理生理

根据病变部位可分为四种类型。

1. 头臂动脉型　狭窄病变累及升主动脉、主动脉弓及其分支，占 19%～25%，临床上出现头部、眼部和上肢缺血的症状，以及单侧或双侧颈部和锁骨上窝的血管杂音，此型又称上肢无脉症。

2. 胸腹主动脉型　狭窄病变累及胸主动脉远端和腹主动脉，占 17%，临床上出现下肢缺血和上肢血压升高的症状，以及背部肩胛区、剑突下和腹部的收缩期杂音，晚期患者可有心脏增大和左心衰竭，此型又称下肢无脉症。

3. 肾动脉型　狭窄病变累及单侧或双侧肾动脉，占 22%，临床上出现顽固的肾性高血压症状，以及单侧或双侧上腹部或肾区的收缩期杂音。

4. 混合型　此型最多见，占 36%～42%，是以上三型中的两型或两型以上的组合，临床上出现相应的症状和体征。

病理改变以动脉中膜受累为主，继而引起内外膜广泛纤维增生的全层性动脉炎。受累动脉呈现管壁广泛而不规则的增厚和变硬，管腔由于内膜不规则增厚，而有不同程度的狭窄、狭窄后扩张及血栓形成，并导致管腔严重狭窄或完全闭塞。多普勒超声技术对多发性大动脉炎的诊断及病情评价具有重要价值。利用周围血管探头，可明确四肢血管和颈部血管病变；利用经胸超声探头，可明确腹主动脉和肾动脉病变；而经食管探头对胸主动脉和腹主动脉上段病变具有独特价值。这里主要涉及胸腹型大动脉炎的 TEE 检查。

（二）检查方法

检查方法同用于高血压对主动脉损害的 TEE 检查方法。在检查胸腹主动脉型大动脉炎患者时，先将食管探头送入胃底深部，以观察腹主动脉上段病变，然后逐渐后撤探头，自下而上仔细观察降主动脉内膜是否光滑，是否有内膜增厚、血栓形成、溃疡形成及动脉瘤形成，观察狭窄程度及累及范围。

（三）经食管超声心动图特征

1. 二维超声图像　可表现为胸腹主动脉内膜广泛增厚，管腔变硬，为内膜光滑的向心性狭窄，可波及全长。有的可表现为管腔不规则狭窄，呈波纹状的管壁增厚。部分患者伴有一段或两段以上的局限性狭窄区；少数患者由于管腔狭窄伴有血栓形成，使管腔完全闭塞；有些表现为管腔扩张或胸腹主动脉瘤。

2. 彩色多普勒血流显像   利用彩色多普勒血流显像技术，可显示通过狭窄动脉段的异常血流，表现为在狭窄动脉内出现五彩镶嵌的射流束，射流在整个心动周期中持续显色，表明在心动周期中狭窄病变两端始终存在较高的压差。但对于严重狭窄患者，射流束的亮度反而减低。

3. 频谱多普勒   将脉冲多普勒取样容积置于狭窄动脉的管腔和狭窄远端，可探及流速明显增高的射流信号，在大多数主动脉狭窄的患者，射流速度超过脉冲多普勒的测量范围，出现频率失真，记录到正负双向充填的血流频谱。应用连续多普勒可记录到狭窄动脉的射流频谱，在轻度狭窄时，频谱仅占据收缩期，呈单峰曲线的充填频谱。随着狭窄程度的增加，舒张期流速逐渐增加，形成连续分布的血流频谱，类似主动脉缩窄的频谱形态。应用连续多普勒可记录到缩窄部的最大血流速度，根据简化的 Bernoulli 方程，可计算跨缩窄部的压差，以此估计狭窄程度。但对于严重狭窄的患者，通过狭窄段的血流量减低，最大流速与狭窄程度之间失去正比关系。

三、主动脉夹层

主动脉夹层最常见的原因是高血压（80%～90%的患者发现有高血压并且控制不良），特别是40岁以后发病者大多数都有高血压病史，急性发作时都有血压升高，有时伴有主动脉溃疡型粥样硬化斑块形成。主动脉夹层的另一原因是马方综合征，其他病因尚有妊娠、先天性心血管疾病等。其基本病变是主动脉腔内的血液通过内膜破口进入主动脉中层形成血肿。

（一）病理解剖和病理生理

正常人的主动脉壁可耐受较高的压力，因此一般认为主动脉中层的胶原和弹力纤维的变性与囊性坏死是造成主动脉夹层的先决条件。对于高血压患者，导致这种病理改变的重要原因是长期高血压对主动脉壁的应力作用。在主动脉囊性中层坏死的条件下，主动脉夹层可通过两种机制形成：内膜出现裂口，主动脉腔内的血液进入中层，将内膜与中层分隔开来或者中层先有出血，形成壁内血肿，然后破入主动脉腔内。当主动脉夹层形成后，夹层血肿沿主动脉扩展，造成对主动脉各分支的压迫。当累及主动脉根部时可造成主动脉瓣环扩大，引起主动脉瓣关闭不全。主动脉夹层血肿也可穿过主动脉壁外膜破入心包腔、纵隔或胸腔。主动脉夹层一般分型为 DeBakey 分型（DeBakey Ⅰ、DeBakey Ⅱ、DeBakey Ⅲ）和 Stanford 分型（Stanford A 和 Stanford B），详见第 110 章"高血压与主动脉疾病"。

（二）检查方法

检查方法同高血压对主动脉损害的 TEE 检查方法。在检查主动脉夹层患者时，应注意观察内膜破口的位置，内膜剥离累及的范围，假腔内有无血栓形成，真假腔间有无血流交通，是否有壁内血肿和出血，是否有主动脉瓣反流和心包积液等。

（三）经食管超声心动图特征

1. 二维超声图像   主动脉夹层的特征性图像是主动脉腔内可见撕裂的主动脉壁内膜反射，呈带状回声，随心动周期来回移动，此回声将增宽的主动脉分为真、假两个腔（图 3-27-18，彩图 3-27-18C、D、F），真腔常受假腔的挤压，假腔中血流缓慢、淤滞，常形成云雾状回声，有时可见附壁血栓。内膜裂口处可见撕裂的内膜反射回声连续中断（图 3-27-18），断端呈飘带样运动。有时撕裂的内膜沿主动脉呈螺旋状剥离，走行复杂。

2. 彩色多普勒血流显像   彩色多普勒血流显像可观察真假腔内的血流情况，由于真腔受假腔的挤压使横截面积减小，加之合并主动脉瓣反流时收缩期前向血流量增加，真腔内血流速度增快，故颜色明亮；而假腔内血流淤滞，颜色暗淡；如假腔内血栓形成，则无血流信号。在主动脉内膜裂口处，可见真、假腔血流交通信号，收缩期真腔内的血液经破口进入假腔，舒张期假腔内的血液经破口返回真腔（图 3-27-18）。

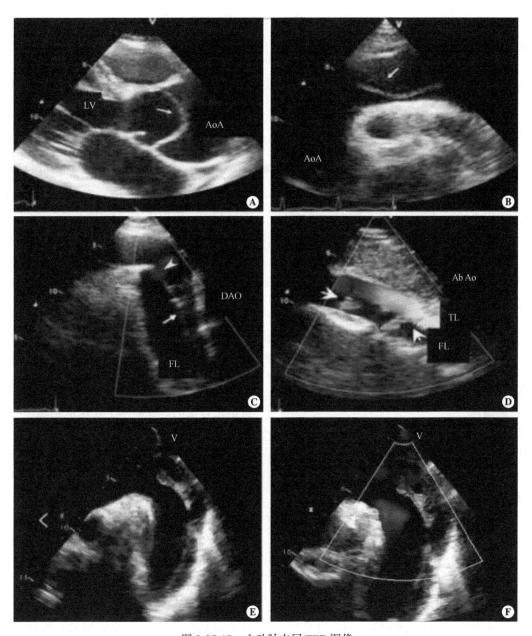

图 3-27-18　主动脉夹层 TEE 图像

A、B. 升主动脉增宽及腔内撕裂的内膜图像；C. 主动脉夹层破裂口；D. 腹主动脉夹层、假腔及真腔内多普勒血流图像；E. 降主动脉内膜撕裂；
F. 假腔内血栓形成及多普勒血流图像

3. 频谱多普勒　将取样容积置于主动脉内膜剥离的真腔内，可探及流速增高的收缩期血流频谱，将取样容积置于假腔内，可探及收缩早中期的正负双向湍流信号，有时延迟出现，有时记录不到血流信号。将取样容积置于主动脉内膜裂口处，可记录到双期双向多普勒血流频谱。

小　　结

综上所述，超声心动图技术是评价高血压病情

的重要方法。目前超声心动图机配备的周围血管探头可清楚地显示颈动脉、股动脉及肱动脉，能无创地评价高血压患者大动脉结构和功能的改变。TEE为高血压与主动脉病变的检测提供了可靠方法。实时三维超声心动图是超声医学领域新近发展起来的一项新技术，能即时获取心脏活动状态下的空间解剖结构和心脏形态信息，可清晰勾画心内膜边界，操作简便，在检测心肌重量和心功能方面具有优势，免除了 M 型和二维超声心动图测量时对心室几何形态的假定，减少了心室形态不规则或变形条件下的

测量误差。多普勒组织成像和斑点追踪技术可实时显示心肌运动的速度和方向，是定量评价心脏整体和局部功能的新方法，特别是对左心室舒张功能的评价，其不受前后负荷的影响，不出现假性正常化，因此是较二尖瓣血流频谱参数更为精确的方法，尤其是斑点追踪技术。因此，超声心动图技术在高血压的诊断、鉴别诊断和病情评价等方面具有重要的应用价值，随着对高血压发病机制的深入研究和超声技术的进展，其应用领域将不断拓宽。

近期的国内外研究结果显示，心腔大小和功能的超声心动图测值可能存在种族差异，为此我国于2016年正式发布了《中国成年人超声心动图检查测量指南》[81]。为了在高血压患者中规范超声心动图的应用，2015年6月 EACVI 和 ASE 联合发布了成人高血压患者应用超声心动图检查的建议的共识。我们整理了该共识报告中的一些重要建议，具体如下。

1. 测定 LVM 具有预后意义，应报告高血压患者的这一测量结果

（1）对于左心室形状正常者，M 型超声和二维超声检查可用于计算 LVM。大多数预后证据来自 M 型超声检查的结果。

（2）常规使用三维超声的实验室，应考虑三维 LVM 测量，特别是对那些心室形状异常的患者、呈现非对称或局部肥厚的患者。三维超声是唯一可以直接测量心室容积的超声心动图技术，不用假设左心室的几何形状及室壁增厚的分布情况。

2. 确定左心室几何形状　描述左心室几何形状，最少将其分为四类，即正常构型、向心性重构、向心性肥厚和离心性肥厚，以上这些应列入标准的超声心动图报告。

3. 高血压患者的收缩功能　评估高血压患者的左心室功能可以提供比评估 LVM 更多的信息，应列入所有高血压患者的超声报告。

（1）LVEF 仍然是最广泛使用的左心室功能测量指标。

（2）整体纵向应变对 LVEF 接近正常的患者有预后价值，而 LVEF 的预后信息不那么有用。

4. 高血压患者的左心室舒张功能　高血压患者的超声心动图报告应包括左心室舒张功能障碍的判定及分级、左心房容积、左心室充盈压近乎正常及升高（基于 E/e'结果）的评论。近年来人们已经越来越认识到，受损的左心室舒张功能可以显著影响心脏整体功能，并且与心脏病患者的体征和症状相关[2, 82]。特别是 LVH 时，左心室舒张期充盈异常可能在症状出现或收缩功能受损之前就已发生，因而评价高血压患者的左心室舒张功能是极其必要的。简而言之，测量内容包括 E/e'、e'、三尖瓣最大反流速度及左心房最大容积指数，并依据 2016年 ASE 左心室舒张功能指南进行判定及分级。

5. 动脉功能的评价　在所有针对高血压患者的研究中，应报告主动脉内径。

应考虑测量 PWV，将其作为血管健康的一项指标，用于一级预防患者的危险评估。

6. 随访超声心动图可能有助于评估患者症状的变化情况　鉴于高血压性心脏病不断进展的特性，或许要求采用超声心动图定期评估心脏的功能和形状，尤其是在症状变化的情况下。

7. 超声心动图在高血压临床管理中的应用超声心动图作为一种研究工具在高血压诊疗中的价值是肯定的，在临床上建议依据超声心动图指导高血压患者的个体化治疗，但由于缺乏超声心动图对医师行为及高血压患者结局影响的数据，超声心动图在高血压临床管理中的价值尚未被证实。尽管超声心动图是大型队列研究显示高血压治疗获益的关键，但要了解高血压患者的治疗效果，鉴于对个体患者测量的重复性较低，价格昂贵及便携手提式超声机器的使用可实现诊室内左心室内径和室壁厚度的简易测量，故并不推荐常规采用超声心动图进行再评估。尽管有以上考虑，对怀疑有高血压性心脏病或高血压合并症相关心脏疾病的高血压患者，仍建议行完整的二维和多普勒超声心动图检查，而不仅仅局限于 LVM 和 LVH 的测量。

值得注意的是，我国的现状与欧美国家不同，目前在我国超声心动图检查是一项普遍、价廉的无创性诊断技术，建议对高血压患者常规进行超声心动图检查以便于危险分层、治疗调整及随访分析。

（钟　明　张　薇）

参 考 文 献

[1] de Simone G，Mancusi C，Esposito R，et al. Echocardiography in arterial hypertension[J]. High Blood Press Cardiovasc Prev，2018，25：159-166.

[2] Kasiakogias A, Rosei EA, Camafort M, et al. Hypertension and heart failure with preserved ejection fraction: Position paper by the European Society of Hypertension[J]. J Hypertens, 2021, 39: 1522-1545.

[3] Bang CN, Soliman EZ, Simpson LM, et al. ALLHAT Collaborative Research Group. Electrocardiographic Left Ventricular Hypertrophy Predicts Cardiovascular Morbidity and Mortality in Hypertensive Patients: The ALLHAT Study[J]. Am J Hypertens, 2017, 30: 914-922.

[4] 亚洲心脏病学会, 中国高血压联盟, 中国医师协会高血压专业委员会. 亚洲高血压合并左心室肥厚诊治专家共识[J]. 中华高血压杂志, 2016, 24: 619-627.

[5] Cuspidi C, Sala C, Negri F, et al. Italian Society of Hypertension. Prevalence of left-ventricular hypertrophy in hypertension: An updated review of echocardiographic studies[J]. J Hum Hypertens, 2012, 26: 343-349.

[6] Lang RM, Badano LP, Mor-Avi V, et al. Recommendations for cardiac chamber quantification by echocardiography in adults: An update from the American Society of Echocardiography and the European Association of Cardiovascular Imaging[J]. Eur Heart J Cardiovasc Imaging, 2015, 16: 233-270.

[7] Marwick TH, Gillebert TC, Aurigemma G, et al. Recommendations on the use of echocardiography in adult hypertension: A report from the European Association of Cardiovascular Imaging (EACVI) and the American Society of Echocardiography (ASE)[J]. Eur Heart J Cardiovasc Imaging, 2015, 16: 577-605.

[8] Ganau A, Devereux RB, Roman MJ, et al. Patterns of left ventricular hypertrophy and geometric remodeling in essential hypertension[J]. J Am Coll Cardiol, 1992, 19: 1550-1558.

[9] Krumholz HM, Larson M, Levy D. Prognosis of left ventricular geometric patterns in the Framingham Heart Study[J]. J Am Coll Cardiol, 1995, 25: 879-884.

[10] Pierdomenico SD, Lapenna D, Guglielmi MD, et al. Vascular changes in hypertensive patients with different left ventricular geometry[J]. J Hypertens, 1995, 13 (12 Pt 2): 1701-1706.

[11] Roman MJ, Pickering TG, Schwartz JE, et al. Relation of arterial structure and function to left ventricular geometric patterns in hypertensive adults[J]. J Am Coll Cardiol, 1996, 28: 751-756.

[12] Nagueh SF, Smiseth OA, Appleton CP, et al. Recommendations for the Evaluation of Left Ventricular Diastolic Function by Echocardiography: An Update from the American Society of Echocardiography and the European Association of Cardiovascular Imaging[J]. J Am Soc Echocardiogr, 2016, 29: 277-314.

[13] Ponikowski P, Voors AA, Anker SD, et al. ESC Scientific Document Group. 2016 ESC Guidelines for the diagnosis and treatment of acute and chronic heart failure: The Task Force for the diagnosis and treatment of acute and chronic heart failure of the European Society of Cardiology (ESC) Developed with the special contribution of the Heart Failure Association (HFA) of the ESC[J]. Eur Heart J, 2016, 37: 2129-2200.

[14] McDonagh TA, Metra M, Adamo M, et al. ESC Scientific Document Group. 2021 ESC Guidelines for the diagnosis and treatment of acute and chronic heart failure[J]. Eur Heart J, 2021, 42: 3599-3726.

[15] Tsang TS, Barnes ME, Gersh BJ, et al. Left atrial volume as a morphophysiologic expression of left ventricular diastolic dysfunction and relation to cardiovascular risk burden[J]. Am J Cardiol, 2002, 90: 1284-1289.

[16] Guron CW, Hartford M, Rosengren A, et al. Usefulness of atrial size inequality as an indicator of abnormal left ventricular filling[J]. Am J Cardiol, 2005, 95: 1448-1452.

[17] Pieske B, Tschöpe C, de Boer RA, et al. How to diagnose heart failure with preserved ejection fraction: The HFA-PEFF diagnostic algorithm: A consensus recommendation from the Heart Failure Association (HFA) of the European Society of Cardiology (ESC)[J]. Eur J Heart Fail, 2020, 22: 391-412.

[18] Tsang TS, Abhayaratna WP, Barnes ME, et al. Prediction of cardiovascular outcomes with left atrial size: Is volume superior to area or diameter[J]? J Am Coll Cardiol, 2006, 47: 1018-1023.

[19] Taniguchi N, Miyasaka Y, Suwa Y, et al. Usefulness of Left Atrial Volume as an Independent Predictor of Development of Heart Failure in Patients With Atrial Fibrillation[J]. Am J Cardiol, 2019, 124: 1430-1435.

[20] Takeuchi M, Borden WB, Nakai H, et al. Reduced and delayed untwisting of the left ventricle in patients with hypertension and left ventricular hypertrophy: A study using two-dimensional speckle tracking imaging[J]. Eur Heart J, 2007, 28: 2756-2762.

[21] 中华医学会超声医学分会超声心动图学组, 中国医师协会心血管分会超声心动图专业委员会. 超声心动图评估心脏收缩和舒张功能临床应用指南[J]. 中华超声影像学杂志, 2020, 29: 461-477.

[22] Yingchoncharoen T, Agarwal S, Popović ZB, et al. Normal ranges of left ventricular strain: A meta-analysis[J]. J Am Soc Echocardiogr, 2013, 26: 185-191.

[23] Holzknecht M, Reindl M, Tiller C, et al. Global longitudinal strain improves risk assessment after ST-segment elevation myocardial infarction: A comparative prognostic evaluation of left ventricular functional

parameters[J]. Clin Res Cardiol, 2021, 110: 1599-1611.

[24] Bouzas-Mosquera A, Broullón FJ, Álvarez-García N, et al. Left atrial size and risk for all-cause mortality and ischemic stroke[J]. CMAJ, 2011, 183: E657-664.

[25] Tsai CF, Huang PS, Chen JJ, et al. Correlation Between CHA2DS2-VASc Score and Left Atrial Size in Patients With Atrial Fibrillation: A More Than 15-Year Prospective Follow-Up Study[J]. Front Cardiovasc Med, 2021, 8: 653405.

[26] Gong HP, Zhang W, Li L, et al. Possible beneficial effect of olmesartan medoxomil on left atrial function in patients with hypertension: Noninvasive assessment by acoustic quantification[J]. Clin Drug Investig, 2008, 28: 241-249.

[27] 张薇, 崔琪琼, 张运, 等. 高血压病左心室构型对左心房功能影响的研究[J]. 中华超声影像学杂志, 2003, 12: 333-336.

[28] Hoit BD. Left atrial size and function: Role in prognosis[J]. J Am Coll Cardiol, 2014, 63: 493-505.

[29] Pathan F, D'Elia N, Nolan MT, et al. Normal Ranges of Left Atrial Strain by Speckle-Tracking Echocardiography: A Systematic Review and Meta-Analysis[J]. J Am Soc Echocardiogr, 2017, 30: 59-70.

[30] Xu TY, Sun JP, Lee AP, et al. Left atrial function as assessed by speckle-tracking echocardiography in hypertension[J]. Medicine (Baltimore), 2015, 94: e526.

[31] Rimbaş RC, Mihăilă S, Vinereanu D. Sources of variation in assessing left atrial functions by 2D speckle-tracking echocardiography[J]. Heart Vessels, 2016, 31: 370-381.

[32] Liu Y, Wang K, Su D, et al. Noninvasive assessment of left atrial phasic function in patients with hypertension and diabetes using two-dimensional speckle tracking and volumetric parameters[J]. Echocardiography, 2014, 31: 727-735.

[33] Mondillo S, Cameli M, Caputo ML, et al. Early detection of left atrial strain abnormalities by speckle-tracking in hypertensive and diabetic patients with normal left atrial size[J]. J Am Soc Echocardiogr, 2011, 24: 898-908.

[34] 夏娟, 郭瑞强, 陈金玲, 等. 二维斑点追踪显像和实时三维成像技术评价高血压病患者左心房功能[J]. 中华超声影像学杂志, 2010, 19: 8-11.

[35] Iliceto S, Marangelli V, Memmola C, et al. Transesophageal Doppler echocardiography evaluation of coronary blood flow velocity in baseline conditions and during dipyridamole-induced coronary vasodilation[J]. Circulation, 1991, 83: 61-69.

[36] Isaaz K, Bruntz JF, Paris D, et al. Abnormal coronary flow velocity pattern in patients with left ventricular hypertrophy, angina pectoris, and normal coronary arteries: a transesophageal Doppler echocardiographic

study[J]. Am Heart J, 1994, 128 (3): 500-510.

[37] 李卓仁, 蔡妙贞, 赵文强, 等. 经食道多普勒超声心动图估测冠脉血流储备[J]. 中华内科杂志, 1994, 33: 628-629.

[38] 张薇, 白晨, 张运, 等. 经食管超声技术评价左室心肌肥厚患者冠脉血流储备功能[J]. 山东医科大学学报, 2000, 38: 7-9.

[39] 林金秀, 陈达光, 陈济添, 等. 左心室肥厚和胰岛素敏感性降低对高血压病患者冠状动脉血流储备的影响[J]. 中华心血管病杂志, 1996, 24: 257-261.

[40] 钟明, 张运, 张薇, 等. 经食管超声心动图检测冠状窦血流的方法学研究[J]. 中国超声医学杂志, 1999, 15: 448-451.

[41] Siostrzonek P, Kranz A, Heinz G, et al. Noninvasive estimation of coronary flow reserve by transesophageal Doppler measurement of coronary sinus flow[J]. Am J Cardiol, 1993, 72: 1334-1337.

[42] Zehetgruber M, Mundigler G, Christ G, et al. Estimation of coronary flow reserve by transesophageal coronary sinus Doppler measurements in patients with syndrome X and patients with significant left coronary artery disease[J]. J Am Coll Cardiol, 1995, 25: 1039-1045.

[43] Zamorano J, Almería C, Alfonso F, et al. Transesophageal Doppler Analysis of Coronary Sinus Flow A New Method to Assess the Severity of Tricuspid Regurgitation[J]. Echocardiography, 1997, 14 (6 Pt 1): 579-588.

[44] Hamouda MS, Kassem HK, Salama M, et al. Evaluation of coronary flow reserve in hypertensive patients by dipyridamole transesophageal doppler echocardiography[J]. Am J Cardiol, 2000, 86: 305-308.

[45] Völz S, Svedlund S, Andersson B, et al. Coronary flow reserve in patients with resistant hypertension[J]. Clin Res Cardiol, 2017, 106: 151-157.

[46] Vancheri F, Longo G, Vancheri S, et al. Coronary Microvascular Dysfunction[J]. J Clin Med, 2020, 9: 2880.

[47] Virdis A, Taddei S. How to evaluate microvascular organ damage in hypertension: Assessment of endothelial function[J]. High Blood Press Cardiovasc Prev, 2011, 18: 163-167.

[48] Rimoldi O, Rosen SD, Camici PG. The blunting of coronary flow reserve in hypertension with left ventricular hypertrophy is transmural and correlates with systolic blood pressure[J]. J Hypertens, 2014, 32: 2465-2471.

[49] 《中国高血压防治指南》修订委员会. 中国高血压防治指南 2018 年修订版[J]. 心脑血管病防治, 2019, 19: 1-44.

[50] Lopes S, Afreixo V, Teixeira M, et al. Exercise training reduces arterial stiffness in adults with hypertension: A

systematic review and meta-analysis[J]. J Hypertens，2021，39：214-222.

[51] Valencia-Hernández CA，Lindbohm JV，Shipley MJ，et al. Aortic Pulse Wave Velocity as Adjunct Risk Marker for Assessing Cardiovascular Disease Risk：Prospective Study[J]. Hypertension，2022，79（4）：836-843.

[52] Stein JH，Korcarz CE，Hurst RT，et al. American Society of Echocardiography Carotid Intima-Media Thickness Task Force. Use of carotid ultrasound to identify subclinical vascular disease and evaluate cardiovascular disease risk：A consensus statement from the American Society of Echocardiography Carotid Intima-Media Thickness Task Force. Endorsed by the Society for Vascular Medicine[J]. J Am Soc Echocardiogr，2008，21：93-111.

[53] 中国健康体检人群颈动脉超声检查规范[J]. 中华健康管理学杂志，2015，9：254-260.

[54] Johri AM，Nambi V，Naqvi TZ，et al. Recommendations for the Assessment of Carotid Arterial Plaque by Ultrasound for the Characterization of Atherosclerosis and Evaluation of Cardiovascular Risk：From the American Society of Echocardiography[J]. J Am Soc Echocardiogr，2020，33：917-933.

[55] 张鹏飞，张梅，丁士芳，等. 实时三维超声用于颈动脉粥样斑块检测和体积定量的可行性研究[J]. 中国医学影像技术，2006，22：504-506.

[56] Urbak L，Sandholt BV，Graebe M，et al. Patients with Unstable Atherosclerosis Have More Echolucent Carotid Plaques Compared with Stable Atherosclerotic Patients：A 3-D Ultrasound Study[J]. Ultrasound Med Biol，2020，46：2164-2172.

[57] Lorenz MW，Polak JF，Kavousi M，et al. Carotid intima-media thickness progression to predict cardiovascular events in the general population（the PROG-IMT collaborative project）：A meta-analysis of individual participant data[J]. Lancet，2012，379：2053-2062.

[58] Ainsworth CD，Blake CC，Tamayo A，et al. 3D ultrasound measurement of change in carotid plaque volume：A tool for rapid evaluation of new therapies[J]. Stroke，2005，36：1904-1909.

[59] Johri AM，Chitty DW，Matangi M，et al. Can carotid bulb plaque assessment rule out significant coronary artery disease? A comparison of plaque quantification by two-and three-dimensional ultrasound[J]. J Am Soc Echocardiogr，2013，26：86-95.

[60] 王宏宇，张维忠，龚兰生. 超声评价高血压患者动脉缓冲功能[J]. 高血压杂志，2000，8：15-17.

[61] Sang T，Lv N，Dang A，et al. Brachial-ankle pulse wave velocity and prognosis in patients with atherosclerotic cardiovascular disease：A systematic review and meta-analysis[J]. Hypertens Res，2021，44：1175-1185.

[62] Sakima A，Arima H，Matayoshi T，et al. Effect of Mineralocorticoid Receptor Blockade on Arterial Stiffness and Endothelial Function：A Meta-Analysis of Randomized Trials[J]. Hypertension，2021，77：929-937.

[63] Ohkuma T，Ninomiya T，Tomiyama H，et al. Brachial-Ankle Pulse Wave Velocity and the Risk Prediction of Cardiovascular Disease：An Individual Participant Data Meta-Analysis[J]. Hypertension，2017，69：1045-1052.

[64] Ben-Shlomo Y，Spears M，Boustred C，et al. Aortic pulse wave velocity improves cardiovascular event prediction：An individual participant meta-analysis of prospective observational data from 17，635 subjects[J]. J Am Coll Cardiol，2014，63：636-646.

[65] Matsui Y，Eguchi K，Shibasaki S，et al. Impact of arterial stiffness reduction on urinary albumin excretion during antihypertensive treatment：The Japan Morning Surge-1 Study[J]. J Hypertens，2010，28：1752-1760.

[66] Celermajer DS，Sorensen KE，Gooch VM，et al. Non-invasive detection of endothelial dysfunction in children and adults at risk of atherosclerosis[J]. Lancet，1992，340：1111-1115.

[67] 中国医药教育协会血管医学专业委员会，中华医学会北京心血管病学分会血管专业学组，北京大学医学部血管疾病社区防治中心. 中国血管健康评估系统应用指南（2018 第三次报告）[J]. 中华医学杂志，2018，98：2955-2967.

[68] 张延斌，黄宗明，吴兰芬，等. 高血压病患者血管内皮依赖性舒张功能的无创性评价[J]. 高血压杂志，2000，8：295-296.

[69] Upadhyaya K，Ugonabo I，Satam K，et al. Echocardiographic Evaluation of the Thoracic Aorta：Tips and Pitfalls[J]. Aorta（Stamford），2021，9：1-8.

[70] Nana PN，Brotis AG，Tsolaki V，et al. Transesophageal echocardiography during endovascular procedures for thoracic aorta diseases：Sensitivity and specificity analysis[J]. J Cardiovasc Surg（Torino），2021，62：79-86.

[71] Pearson AC，Guo R，Orsinelli DA，et al. Transesophageal echocardiographic assessment of the effects of age，gender，and hypertension on thoracic aortic wall size，thickness，and stiffness[J]. Am Heart J，1994，128：344-351.

[72] Lefferts WK，Augustine JA，Heffernan KS. Effect of acute resistance exercise on carotid artery stiffness and cerebral blood flow pulsatility[J]. Front Physiol，2014，5：101.

[73] Evangelista A，Flachskampf FA，Erbel R，et al. Echocardiography in aortic diseases：EAE recommendations for

clinical practice[J]. Eur J Echocardiogr，2010，11：645-658.

[74] Weissler-Snir A，Greenberg G，Shapira Y，et al. Transoesophageal echocardiography of aortic atherosclerosis：The additive value of three-dimensional over two-dimensional imaging[J]. Eur Heart J Cardiovasc Imaging，2015，16：389-394.

[75] Piazzese C，Tsang W，Sotaquira M，et al. Semiautomated detection and quantification of aortic plaques from three-dimensional transesophageal echocardiography[J]. J Am Soc Echocardiogr，2014，27：758-766.

[76] 张薇，张学义，张运. 经食管超声对胸主动脉解剖与功能的研究[J]. 中华医学杂志，1998，78：666-669.

[77] Konstadt SN，Reich DL，Kahn R，et al. Transesophageal echocardiography can be used to screen for ascending aortic atherosclerosis[J]. Anesth Analg，1995，81：225-228.

[78] 张静波，张卫，曹春玲，等. 高血压对胸主动脉损害的超声研究[J]. 泰山医学院学报，1998，19：132-134.

[79] Di Tullio MR，Russo C，Jin Z，et al. Aortic arch plaques and risk of recurrent stroke and death[J]. Circulation，2009，119：2376-2382.

[80] Erbel R，Aboyans V，Boileau C，et al. 2014 ESC Guidelines on the diagnosis and treatment of aortic diseases：Document covering acute and chronic aortic diseases of the thoracic and abdominal aorta of the adult. The Task Force for the Diagnosis and Treatment of Aortic Diseases of the European Society of Cardiology（ESC）[J]. Eur Heart J，2014，35：2873-2926.

[81] 中华医学会超声医学分会超声心动图学组. 中国成年人超声心动图检查测量指南[J]. 中华超声影像学杂志，2016，25：645-666.

[82] 射血分数保留的心力衰竭伴高血压患者管理中国专家共识编写委员会. 射血分数保留的心力衰竭伴高血压患者管理中国专家共识[J]. 中华高血压杂志，2021，29：612-617.

第**28**章

多普勒和二维超声检查的评价

高血压患者发生动脉硬化或动脉粥样硬化是各种心血管疾病最危险的病因，及时发现高血压患者出现的动脉硬化或动脉粥样硬化是预防心血管疾病发生发展的重要环节。临床上对动脉硬化可以使用数字减影血管造影（digital subtraction angiography，DSA）、计算机断层扫描血管造影（computerized tomography angiography，CTA）、磁共振血管成像（magnetic resonance angiography，MRA）等检查，但是这些检查受到很多条件的干扰，不仅费用昂贵，而且重复性有限。多普勒超声检查操作简便、安全、费用低、可重复性强，方便了解高血压患者的动脉硬化程度、评估心血管疾病的风险，对早期预防、及时有效干预、减缓心血管疾病的发生发展有重要意义，已经被列

入高血压患者的常规检查。此外，多普勒超声还有助于观察高血压患者个体化治疗的疗效，发现高血压患者少见的心血管疾病如动脉瘤、动脉夹层等，及时指导临床医师采取正确的检查及治疗措施。

某些疾病或病因引起的血压升高称为继发性高血压。多普勒超声可以筛查出肾上腺占位性病变、肾血管性病变及肾脏囊性、实性占位性病变等，及时明确诊断继发性高血压原发疾病或提供诊断的线索，使这类高血压患者得到及时有效的病因治疗，阻止病情进展。

本章对多普勒超声检查在高血压诊断中的作用进行评价，重点帮助临床医师掌握超声诊断各种疾病的适应证及其作用。

第一节　多普勒超声对动脉硬化的评价

临床工作中利用多普勒超声观察动脉弹性、动脉内膜中层厚度（IMT）、斑块的形成和性质及血管狭窄等情况评价高血压患者的动脉硬化程度。多普勒超声不仅能清晰显示病变的具体部位、范围、累及长度、狭窄程度，还能明确显示病变部位血流动力学信息，利于高血压患者动脉硬化的确诊及疗效的评估。

一、动脉硬化

动脉粥样硬化的病灶发展过程为内膜水肿、脂纹脂斑、纤维斑块、粥样斑块形成及粥样斑块继发改变，见图 3-28-1（彩图 3-28-1）。

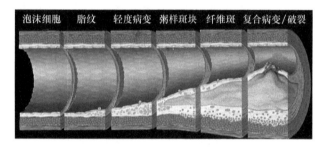

图 3-28-1　动脉粥样硬化的进展

（一）动脉弹性与动脉内膜中层厚度

动脉硬化首先发生在动脉内膜下，形成扁平的黄斑或凸起的白色或黄色椭圆形丘状突起，由此引起动脉管壁的增厚、硬化等过程，超声所见为动脉内膜中层的增厚。1986 年，Pignoli 首次采用高分辨率超声测量 IMT，并探讨 IMT 与动脉粥样硬化的关系[1]。经组织标本检查证实，测量动脉内膜内侧至外膜内侧间距即内膜中层厚度，根据超声基本原理，取动脉后壁测值较为准确。多数研究者认为动脉 IMT 能反映血管壁增厚情况。以往研究表明颈动脉 IMT 增厚程度和斑块可以作为动脉粥样硬化发生、发展的标志。

从动脉硬化早期病理表现即细胞浸润，动脉内膜平滑肌细胞增生并向内膜下迁移，到动脉管壁形态学出现明显改变，需要较长的过程，这期间以目前的超声影像学检测手段或方法很难确诊动脉硬化。Yacine 等利用超声测量家族性高脂血症儿童颈总动脉收缩期、舒张期内径，结合血压计算其颈总动脉壁的僵硬度，结果发现家族性高脂血症儿童的颈总动脉壁的僵硬性改变早于 IMT 变化。

近年来有利用 M 型超声、组织多普勒成像（tissue Doppler image，TDI）对动脉前、后壁运动进行描记，通过动脉壁形变发生时间、速度、速度变化来评价动脉血管弹性的报道[2]。但是上述各种方法的测量精确度不够，受操作者的人为干扰影响大。

近来，一种名为血管回声跟踪（echo-tracking，E-Tracking）的技术问世[3]，它的成像原理是采集同时含有振幅信息和相位信息的原始信息，血管内径随着血流的改变而改变，即收缩期时管径增大、舒张期时管径变小，在相邻两次接收射频（radio frequency，RF）信号时相位会改变，通过零交叉方法实时地将时相改变转换为距离测量，这样管壁的位移如同时相的改变一样都能被获取，自动获取的血管内径变化值被输入一个分析工具，自动计算出动脉硬化的决定指标。计算公式：

$$E_p（kPa）=（P_s-P_d）/[（D_s-D_d）/D_d]$$

$$\beta=\ln（P_s/P_d）/[（D_s-D_d）/D_d]$$

$$AC（mm^2/kPa）=\pi（D_s\times D_s-D_d\times D_d）/[4（P_s-P_d）]$$

式中，E_p 代表弹性系数；β 代表僵硬度；AC 代表顺应性；P_s 代表收缩压；P_d 代表舒张压；D_s 代表收缩期血管最大内径；D_d 代表舒张期血管最小内径。测量的精确度能达到 0.01mm。E-Tracking 检查的准确度是利用发送接收超声波的 1/16 波长的精度进行测量的。在 10MHz 发送接收信号时，是 0.01mm 以下的分辨率，此分辨率已有实验确认。颈动脉 E-Tracking 检查超声图像见图 3-28-2（彩图 3-28-2）。

（二）动脉重塑

20 世纪 80 年代，Baumbach 等发现高血压患者出现小动脉肥厚，表现为血管中层厚度（m）与血管内径（r）的比值（m/r）升高，并认为是血管平滑肌增殖的结果。随后的研究表明即使在无血管平滑肌增殖的状态下也可发生 m/r 比值升高，血管平滑肌增殖发生重排可使细胞层数增加，m 增大，r 变小，m/r 增大，但血管横截面积不变，这种改变被称为血管重塑（vascular remodeling）。

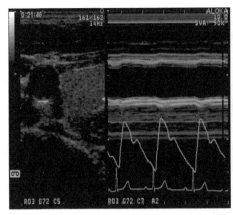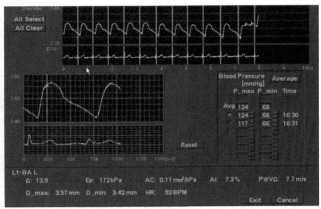

图 3-28-2　颈动脉 E-Tracking 检查超声图像

潘伟男等经过研究认为血管重塑涉及以下四个方面：血管管腔形态改变；血管壁结构、成分改变；血管功能改变；分子水平的改变[4]。

动脉重塑是动脉粥样硬化疾病的重要机制，主要依靠动脉血管的形态学测量。Glagov 等于 1987 年报道以内弹力层所围成的横截面积反映血管重塑的发展规律[5]，当动脉粥样硬化斑块占血管管腔横截面积＜40%时，血管代偿性扩张使血管的管腔大小基本不变；当动脉粥样硬化斑块占血管管腔横截面积＞40%时，血管代偿性管腔增大变为管腔缩小。

血管经过固定后难以确保其形态结构不发生改变，以往组织形态学测量无法真实反映血管结构和功能情况。近年来血管腔内超声（intravascular ultrasound，IVUS）因可以对血管结构进行动态和定量分析，而被认为可较准确反映血管重塑的规律[6]。

（三）血流介导的血管内皮功能

内皮功能是动脉粥样硬化、高血压、心力衰竭等发病机制中的重要因素。高分辨率超声肱动脉血流介导的血管舒张功能（flow-mediated vasodilation，FMD）检测技术于 20 世纪 90 年代发展起来，这项技术可以定量评价一氧化氮（NO）释放引起的血管舒张，并可作为反映内皮功能的指标[7]。

血流介导的血管反应受到多种因素影响，包括血压、食物、药物及交感活性。因此，受试者应在测量开始前 8～12h 禁食；如有可能，所有血管活性药物应停用 4 个半衰期以上；在测量前 46h 内不

应摄取可能影响 FMD 的物质，如咖啡、高脂食物、维生素 C 或香烟。此外，女性患者的月经周期也可能影响 FMD；受试者不能剧烈运动。检测应在一个安静、恒温的房间进行。

超声设备必须具备二维成像软件、彩色多普勒、频谱多普勒、心电图（electrocardiogram，ECG）插件及高频血管探头，最小频率 7MHz 的线阵探头配合性能优越的主机系统，将获得足够高频率的图像，以供后期分析。

受试者仰卧，手臂放在一个有利于操作者测量肱动脉的位置，肱动脉应在肘窝以上长轴测量。在二维图像上选择一段前、后壁内膜中层回声分界清晰的血管。

1. 内皮依赖 FMD 测量方法　为产生肱动脉血流刺激，最先运用充气血压带加压阻断血流，加压位置可以是肘窝或前臂。基础状态的图像是必需的，血流量可以通过脉冲多普勒血流速度积分得到。阻断通过加压至无脉并维持一段时间得到，压力一般大于收缩压 50mmHg。这会引起缺血和下游血管自动调节产生连续性扩张，随后的压力解除，产生一个明确的肱动脉高速血流状态（反应性充血）以适应这些扩张的阻力血管，从而得到高剪切应力介导的肱动脉扩张。在松压前 30s 及之后 2min 内连续记录动脉长轴图像。在松压后 15s 内立即采集动脉中部的脉冲多普勒信号以评估充血流速。反应性充血后肱动脉的内径变化用 FMD 表示，反应性充血后肱动脉的血流量变化用袖带放气后 15s 的血流量和静息状态血流量的比值表示。

$$FMD = \frac{反应性充血后肱动脉内径 - 安静状态肱动脉内径}{安静状态肱动脉内径} \times 100\%$$

$$肱动脉血流量（Q）= V \times \pi r^2$$

式中，V 为肱动脉平均流速；r 为肱动脉管径。

测量中，上臂和前臂阻断都可应用，并没有一致的意见认为哪种方法能提供更准确、更精密的信息。当阻断在上臂时，反应性充血引起的内径变化比在前臂阻断更明显，这可能是因为有更多的阻力血管产生更大的血流刺激，或是因为肱动脉缺血的直接影响。但是上臂阻断时，由于肱动脉塌陷，软组织移位产生的图像变形将增加准确测量的难度。在加压持续 30s 至 5min 松压后，肱动脉的内径变化与时间成正比，但持续加压 5~10min 后，肱动脉的直径变化不明显，因此阻断 5min 运用更广泛，见图 3-28-3。

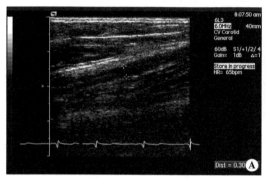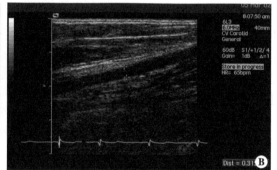

图 3-28-3　肱动脉灰阶超声图像

A. 安静状态肱动脉灰阶超声图像，安静状态肱动脉内径为 0.308cm；B. 反应性充血后肱动脉灰阶超声图像，反应性充血后肱动脉内径为 0.315cm

2. 非内皮依赖性血管舒张测量方法　反应性充血后至少需要休息 10min 以恢复下次检查所需的基础状态。在大多数研究中，以外源性的 NO，如单次高剂量硝酸甘油（0.4mg）喷雾或舌下含服达到最大血管反应，从而测量血管平滑肌非内皮依赖性舒张功能。硝酸甘油使用后 3~4min 达到最大舒张，这时应连续记录。硝酸甘油不应在具有明显心率过缓、低血压的患者中使用。观察血管对递增剂量硝酸甘油（而不是单一剂量）的扩张反应，可进一步说明血管平滑肌功能或血管顺应性改变在已观察到的 FMD 改变中所起的作用。

目前已明确，血管内皮功能是未来心血管事件重要的预后标志。Suwaidi 等最早发现冠状动脉内皮依赖性血管舒张受损与未来发生心血管事件风险呈显著相关。Halcox 等发现在校正了其他传统危险因素和冠状动脉疾病后，内皮细胞依赖性血管舒张功能障碍与心血管事件独立相关，并能预测冠状动脉造影正常患者的心血管事件。所以从临床应用前景方面，明确内皮功能是否与心血管事件风险增加有关，具有重要的临床意义。

（四）动脉斑块的形成

从 1988 年开始就有学者对斑块稳定性进行研究，大量学者进行临床对比研究证实不稳定斑块为偏心性斑块，表面存在溃疡、薄的纤维帽或局部纤维帽变薄、斑块内出血、破裂纤维帽下血栓形成、坏死核心、炎症细胞浸润、斑块内新生血管、小结节钙化、胶原含量少、易发生破裂；稳定性斑块为向心性斑块、脂质坏死核心小或无、纤维帽较厚、平滑肌细胞多、炎症细胞少、斑块中胶原多、强度大而不易破裂。

大量临床研究表明，斑块的破裂是缺血性脑卒中最重要的始动环节，常常导致脑血管事件。

颈动脉斑块检查的影像学方法主要包括 DSA、CTA、MRA、同位素及多普勒超声、IVUS、超声造影（contrast-enhanced ultrasound，CEUS）检查。DSA 在斑块检出和斑块性质判定方面的作用不如 MRA 和彩色多普勒超声检查。CTA 在显示动脉粥样硬化钙化斑方面优于 MRA，但不能有效显示斑块形态和斑块组成成分。目前，尚无一种十分理想的示踪剂可用于核医学闪烁法检测颈动脉斑块。IVUS 是一种介入和血管超声显像相结合的检查手段，是在血管内进行检查，因此可清晰分辨斑块的位置、数量、大小及斑块的内部成分，如脂质、纤维组织、钙质、坏死组织，尤其对斑块的纤维帽厚度的判定是其他影像学检查所无法比拟的。但由于 IVUS 检查价格昂贵且有较严重的并发症，如动脉痉挛、急性动脉血栓形成、急性动脉闭塞、动脉内膜剥离等，因此，目前国内尚未广泛应用。

根据超声回声特点，可将斑块分为均质性及非均质性斑块。均质性斑块为内部回声均匀的斑块，对应的病理学主要构成为纤维、结缔组织、钙质；非均质性斑块为内部混合回声（至少一个或多个局部强回声）的斑块，对应的病理学主要构成为斑块内出血和（或）含有类脂、胆固醇、蛋白质。由于超声对此种斑块性质的判定与病理结果比较有很好的相关性，目前常采用此分类方法。

CEUS 技术在判定颈动脉斑块内部是否有新生血管及判定颈动脉是否闭塞方面有重要应用价值。CEUS 显示斑块外膜侧或内部移动的点状或短线状高回声为来自斑块内新生血管形成的造影剂微气泡信号，固定的点状或短线状高回声视为斑块内组织回声。根据斑块增强情况可分为三级：0 级为斑块内无增强；Ⅰ级为斑块外膜侧和（或）肩部增强（1～4 个点状增强或 1～2 条线状增强）；Ⅱ级为增强达斑块中心和（或）增强效应遍及整个斑块（大于 4 个点状增强或大于 2 条短线状增强）。近年来，血管内 MRI、血管内超声弹性图、激光散斑成像（laser speckle imaging，LSI）、光学相干断层成像（optical coherence tomography，OCT）也已开始进入临床研究，但尚无详细报道。

近些年，日本东芝公司研制出一种新的超声技术，称为超微血管成像（super microvascular imaging，SMI）技术，它是在彩色多普勒超声基础上发展起来的一种高灵敏度、高分辨率的彩色血流显示技术，它可更敏感地显示低速血流和极低速血流信号，可用于筛查斑块内新生血管及颈动脉闭塞[8]。

近几年，勇强、张蕾[9]等针对动脉斑块的风险等级又将颈动脉斑块分为低度风险斑块（图 3-28-4）、中度风险斑块（图 3-28-5）、高度风险斑块（图 3-28-6，彩图 3-28-6C）和极高度风险斑块（图 3-28-7），其中，低度风险斑块指斑块厚度<2mm 的小均质低回声斑块和以低回声为主的混合回声斑块、均质性高回声斑块和以高回声为主的混合回声斑块；中度

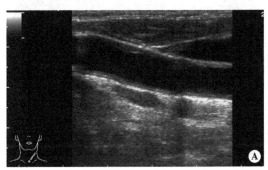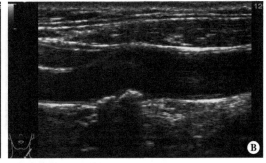

图 3-28-4　低度风险斑块超声图像

A. 颈动脉均质低回声斑块（厚度<2mm）；B. 颈动脉强回声为主的不均质斑块

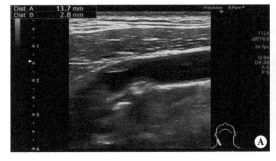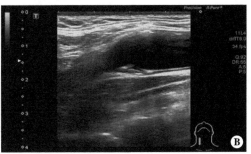

图 3-28-5　中度风险斑块超声图像

A. 颈动脉均质低回声斑块（厚度>2mm）；B. 颈动脉低回声为主的不均质斑块

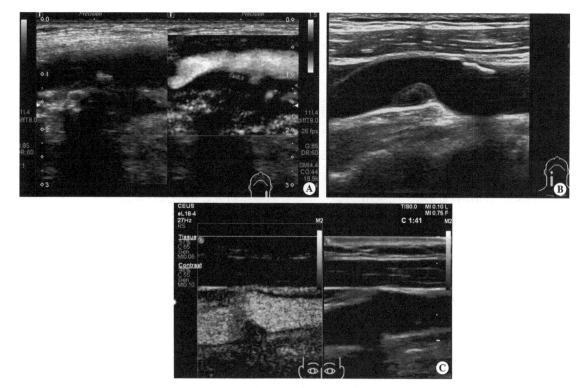

图 3-28-6　高度风险斑块超声图像

A. 颈动脉溃疡斑；B. 颈动脉脂核斑；C. 颈动脉斑块内新生血管形成

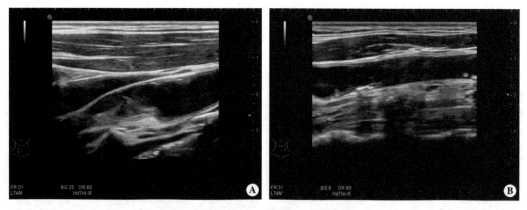

图 3-28-7　极高度风险斑块超声图像

A. 动脉斑块纤维帽破裂；B. 颈动脉斑块表面血栓形成

风险斑块是指斑块厚度为 2～3mm 的均质低回声斑块和以低回声为主的混合回声斑块；高度风险斑块指溃疡斑块，厚度＞3mm、长度＞15mm 的均质低回声斑块和以低回声为主的混合回声斑块，带有脂质坏死核心的斑块及新生血管形成的斑块；极高度风险斑块是指水母型斑块、细小血栓型斑块、粗大血栓型斑块、活动溃疡型斑块及纤维帽破裂斑块。

二、动脉狭窄与闭塞

（一）颈动脉和锁骨下动脉病变

颈动脉和锁骨下动脉检查前无须禁食，选用线阵探头，频率一般为 5～10MHz 及以上。受检者取仰卧位，头向后伸，充分伸展颈部，头转向被检查的对侧或保持正中位。

颈动脉 DSA 检查适用于颈部血管病变，如颈动脉狭窄、闭塞和动脉瘤等，但其具有创伤性，且具有一些并发症，如过敏反应、血栓形成、栓塞、假性动脉瘤、血肿、动脉内膜剥离和神经损伤。

目前，颈动脉病变首选无创伤性检查方法主要包括磁共振、CTA 和彩色多普勒超声检查。随着医学影像技术的迅猛发展及血管外科技术的发展，彩色多普勒技术作为一种快速、便捷、安全、无创伤、准确的检查手段，在国内外已广泛用于颈动脉疾病的检查，越来越受到临床的重视。

1. 正常颈动脉的超声表现

（1）二维超声：横断面扫查时颈动脉呈圆形，有搏动性；纵断面扫查时正常颈动脉管壁为两条近乎平行的线样强回声，其间以薄层低回声分开，内侧线样强回声代表内膜与血流形成的界面，外侧线样强回声代表管壁外膜与中膜形成的界面，二者之间的低回声代表动脉中膜。正常颈动脉 IMT 为 1.0mm 以内，IMT≥1.0mm 即为异常；正常颈总脉分叉处 IMT<1.2mm，IMT≥1.2mm 即为异常。

（2）彩色多普勒血流成像（color Doppler flow imaging，CDFI）：正常颈动脉管腔内彩色血流充盈良好，未见充盈缺损或变细，彩色血流表现为红-蓝-红（蓝-红-蓝），而颈总动脉分叉处的血流呈涡流。

（3）频谱多普勒超声：颈总动脉、颈内动脉频谱形态相似，均为低阻型频谱，而颈外动脉为高阻型频谱，颈总动脉阻力介于颈内动脉和颈外动脉之间。

2. 颈动脉硬化闭塞症

（1）临床表现：当颈动脉直径狭窄率<50%时可无明显脑缺血症状，而当颈动脉直径狭窄率>70%时，可有脑部、眼部缺血表现和头部神经营养障碍。早期可发生直立性头晕、平衡障碍、晕厥、一过性黑矇、肢体无力、偏瘫、失语等，发作时间为数秒、数分钟至数小时，随着病情发展，发作频繁，恢复时间延长，直至出现脑梗死。

（2）超声表现

1）灰阶超声：早期颈动脉硬化仅表现为动脉 IMT 增厚，呈线状低回声；动脉粥样硬化明显者表现为 IMT 增厚，内膜不光滑，颈总动脉 IMT≥1.0mm，颈总动脉分叉处 IMT≥1.2mm 即为增厚。

当颈动脉 IMT>1.5mm，向管腔内突出，并具有清晰的边界时可诊断为颈动脉斑块形成。扁平斑呈低回声，软斑呈低回声或等回声，硬斑呈强回声伴声影。当纵切面和横切面均可见斑块表面凹陷且凹陷深度>1mm 时为溃疡斑（图 3-28-8A、B）。

随着病情发展，出现动脉管腔狭窄，最终出现继发性动脉血栓形成和动脉闭塞。血栓的回声水平取决于血栓形成的时间，随着血栓时间的延长，血栓回声水平逐渐增强，急性期血栓回声极低，灰阶超声难以发现，需借助彩色多普勒超声。

当颈动脉管腔存在不对称狭窄时，直径狭窄率可过度评估狭窄严重程度，此时面积狭窄率测量优于直径狭窄率。颈动脉狭窄程度的评估如下。轻度狭窄：直径狭窄率<50%；中度狭窄：直径狭窄率为 50%～69%；重度狭窄：直径狭窄率为 70%～99%；闭塞：直径狭窄率为 100%。

2）彩色多普勒超声：轻度颈动脉狭窄时，斑块处可见彩色血流信号充盈缺损，可无明显的湍流；中度或重度颈动脉狭窄时彩色血流信号充盈缺损、血流束明显变细，狭窄处呈五彩镶嵌的彩色血流信号，可伴有血管管壁周围组织震动（"马赛克征"）；颈动脉完全闭塞时，闭塞段管腔内无血流信号，闭塞段近端血流速度减低，出现逆流或涡流；当颈总动脉闭塞或严重狭窄时，可引起同侧颈外动脉血流逆流入颈内动脉。

3）频谱多普勒超声：颈动脉轻度狭窄时，频带轻度增宽，收缩期峰值流速（peak systolic velocity，PSV）无明显变化或轻度加快；颈动脉中度以上狭窄时表现为频谱充填，PSV 加快，狭窄远端的血流频谱低平，狭窄处可出现射流；若直径狭窄率≥50%，则 PSV>2m/s，或狭窄处的 PSV 与狭窄近端 0.5cm 处的 PSV 之比≥2。严重颈动脉狭窄时，其近端血流阻力增大，远端呈低速、低阻的血流频谱；颈动脉闭塞时管腔内不能探及血流频谱。

4）超声造影检查：目前，国内用于超声造影检查的超声造影剂（声诺维，化学成分为六氟化硫）为微气泡造影剂，不含碘，无肝、肾毒性，在体内不经过新陈代谢，由肺呼出。微气泡平均直径小于人体红细胞直径，能够自由通过毛细血管。

A. CEUS 适应证：常规超声检查颈动脉 IMT 显示不清者；部分患者颈部短、粗，且肌肉发达，颈部超声显示不满意者；颈总动脉、锁骨下动脉起始段及椎动脉开口位置深致显示不满意者；判断颈动脉狭窄程度或闭塞；颈动脉低速血流信号显示不满意者；了解斑块内有无新生血管、新生血管数量及分布；对颈动脉内膜剥脱术后患者进行评价及随访；颈动脉支架置入术后疗效评价。

B. CEUS 禁忌证：对六氟化硫等造影剂成分过敏者；孕妇及哺乳期妇女；心脏疾病，如急性冠状动脉综合征、急性心力衰竭、严重的心律不齐、近期行冠状动脉介入治疗患者；其他疾病，如重度肺动脉高压、顽固性高血压、成人呼吸窘迫综合征等。

C. 超声造影诊断颈动脉狭窄：超声造影剂经肘正中静脉注射后，造影剂在管腔内呈密集点状高回声，回声强度高于管壁及周围组织，管腔轮廓显示更清晰，与彩色多普勒成像比较，超声造影检测动脉粥样硬化所致颈动脉狭窄的敏感度更高，能够更全面地显示颈动脉狭窄段，对血流的检测更敏感，几乎不受声束入射角度影响，无假性充盈缺损或血流外溢现象，可更客观地反映管腔内血流状况。超声造影检查是诊断颅外段颈动脉狭窄的最佳检查方法。

D. 超声造影评价颈动脉斑块内新生血管：动脉粥样硬化是导致缺血性脑卒中的主要因素，斑块内新生血管可以促进斑块的发展，诱发斑块内出血和破裂，是导致斑块不稳定的重要因素。目前，颈动脉斑块内新生血管的影像学检查主要包括超声、CT、MRI 等检查，常规超声检查不能显示斑块内新生血管，超声造影对斑块内新生血管具有很高的敏感度。Rajaram 等[10]第一次描述了颈动脉斑块内部具有造影剂增强效应；Vicenzini 等[11]描述斑块内造影剂微气泡的显示是新生血管形成的标志（图3-28-8C，彩图 3-28-8C）；Shah 等[12]对患者分别行斑块超声造影及病理组织学 CD31、CD34 免疫组化分析，证实了颈动脉斑块内新生血管形成的造影增强半定量评分与组织学之间具有很好的相关性。以往研究表明[8, 13]不同回声类型的斑块内新生血管发生率由低至高排列，依次为强回声斑块、混合回声斑块、等回声斑块、低回声斑块。

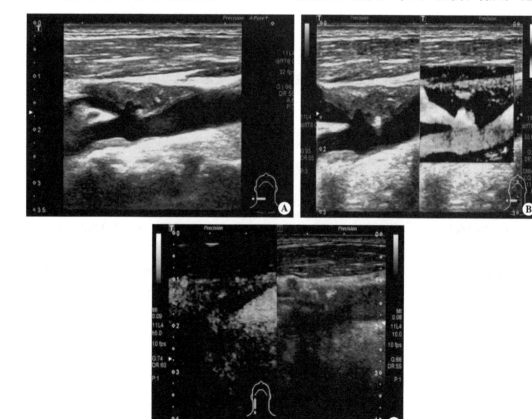

图 3-28-8　右侧颈总动脉分叉部前壁溃疡斑块灰阶、SMI、超声造影图像（患者，男，64 岁）

A. 右侧颈总动脉分叉部前壁以低回声为主的混合回声斑块表面可见一个凹陷（溃疡），上述斑块致颈总动脉分叉部及颈内动脉起始段管腔变窄；B. 右侧颈总动脉分叉部前壁溃疡斑纵切面显示斑块表面凹陷，上述凹陷内可见血流充盈；C. 右侧颈总动脉分叉部前壁溃疡斑超声造影显示斑块内超声造影微气泡灌注（新生血管）

5）三维超声：三维超声是在二维超声诊断的基础上发展起来的，弥补了二维超声不能提供斑块空间结构及斑块体积等不足，不仅能立体显示颈动脉斑块位置、形态和管腔情况，且能对颈动脉斑块进行精确测量，在定量判断管腔狭窄率方面与三维CTA 具有较好的一致性，有利于手术方式选择，能测量斑块的体积，对斑块发展进行三维动态追踪，有利于手术时机的选择[14]。

三维超声的不足之处：三维图像质量取决于二维图像质量；三维超声探头频率较低，图像分辨率不够高；对于解剖位置较深的血管，三维超声无法完整地显示。

6）弹性成像：颈动脉粥样硬化斑块的组织成分与其生物组织的弹性（或硬度）密切相关。张蕾等[15]采用剪切波弹性成像（shear wave elasticity imaging，SWE）测量斑块的弹性模量值，发现剪切波弹性成像图和弹性模量值均显示强回声斑块硬度明显高于低回声斑块。Couade 等[16]应用剪切波测量 30 名志愿者颈动脉的纵向弹性模量，发现舒张期血管纵向僵硬度与血压相关性较低，收缩期纵向僵硬度与血压相关度较高。刘凤菊等[17]对接受颈动脉内膜切除术的患者术前行实时组织弹性成像（real-time tissue elastography，RTE）检查，根据不同组织弹性应变的不同进行彩色编码，对斑块成分及分布变化进行量化分析，进而评价斑块易损性，结果显示采用 RTE 诊断易损斑块与病理对照具有良好的一致性。

7）超声分子显像：动脉粥样硬化是一个以血管内皮损伤为基础、以血管慢性非特异性炎症为特点的病理过程，具有增生、渗出和变质等炎症的基本特征[18]。在动脉粥样硬化早期，内皮细胞黏附分子、选择素等高表达，促进白细胞与内皮细胞的黏附，释放炎症介质及杀伤性细胞因子，使内皮及内皮下组织暴露，随后单核细胞进入内皮下吞噬、消化脂质形成泡沫细胞，泡沫细胞聚集形成脂质条纹，最终导致粥样硬化斑块形成。大量实验研究证实，将抗 P 选择素、VCAM-1 的单克隆抗体黏附于超声微泡造影剂表面形成的超声分子探针，在易损斑块处聚集实现靶向显像。斑块内新生血管的形成与斑块的稳定性有着密切联系，而血管内皮生长因子（vascular endothelial growth factor，VEGF）是参与新生血管形成的主要介质，其生物效应主要通过

VEGFR-1 和 VEGFR-2 介导。实验表明，携带 VEGFR-2 单克隆抗体的靶向微泡注入动脉粥样硬化动物模型体内后，靶向微泡产生的超声信号比非靶向微泡高，且与斑块内 VEGFR-2 表达水平有关[19, 20]。实验表明，对富含新生血管的易损斑块进行靶向显影，可早期检测动脉粥样硬化易损斑块内的新生血管及其范围。利用内皮细胞表面和血管新生相关的特异性抗原作为靶点的超声造影剂，可以对斑块内血管生成进行分子水平的显像[21]。

3. 锁骨下动脉狭窄和闭塞性疾病　锁骨下动脉起始段或无名动脉狭窄或闭塞时，椎动脉与锁骨下动脉之间的压差发生颠倒，使同侧椎动脉血流反向流回锁骨下动脉近端，而造成锁骨下动脉窃血。

（1）临床表现：锁骨下动脉起始段或无名动脉狭窄或闭塞，导致脑血流经大脑动脉环，再经同侧椎动脉"虹吸"引流，使部分脑血流逆行灌入患侧上肢，从而引起脑局部缺血。

患者可以无明显症状，有症状者主要分为椎基底动脉供血不足和患侧上肢缺血两大类。椎基底动脉供血不足表现为头晕、头痛、耳鸣、视物模糊、共济失调，通常为一过性或反复发作，特别是患侧上肢用力时容易出现。上肢供血不足表现为患侧上肢运动不灵活、麻木、乏力、发冷，患侧桡动脉搏动减弱或消失，血压较健侧低 20mmHg 以上，多数患者在锁骨上窝闻及血管杂音。

（2）超声表现：锁骨下动脉窃血综合征分为完全性窃血和不完全性窃血。存在锁骨下动脉完全性窃血时，彩色频谱多普勒超声检查表现为患侧椎动脉逆向血流，即患侧椎动脉与椎静脉同色（同向）；存在锁骨下动脉不完全性窃血时，彩色频谱多普勒超声表现为患侧椎动脉部分逆流，即患侧椎动脉存在双期双相血流。

通过诱发试验可将锁骨下动脉不完全性窃血转变为完全性窃血。具体方法如下：以血压计袖带充气加压至收缩压以上，或嘱患者患肢反复用力握拳，持续 3~5min，然后松开袖带或迅速放气减压。在整个试验过程中一直连续观察椎动脉的多普勒频谱的变化。当迅速放气减压时，上肢动脉血流压力突然下降，若锁骨下动脉起始段或无名动脉存在狭窄，此时锁骨下动脉血流压力若足够低，且低于同侧的椎动脉血流压力，从而引起椎动脉血液部分逆流转变为全部逆流。

（3）临床意义：临床上通过锁骨下动脉窃血的程度来判断锁骨下动脉狭窄及脑缺血的程度。当存在锁骨下动脉起始段重度狭窄或闭塞的直接征象，而且双侧颈总动脉同时存在狭窄，若此时椎动脉不出现反流，则说明双侧颈总动脉的病变十分严重，脑部血供比出现椎动脉反流时更差。因此，此时不能单纯依靠椎动脉的血流方向来判断同侧锁骨下动脉起始段或无名动脉的狭窄情况。综合分析颈部及上肢各大血管的情况才能更加准确地评价靶器官的供血情况，为临床提供更多信息。

（二）眼动脉病变

眼底动脉和大脑动脉密切相关（图 3-28-9）。如果高血压患者存在颈总动脉和（或）颈内动脉狭窄、阻塞，即可导致患侧的眼部血液循环障碍，临床上称之为"眼缺血综合征"[22-24]。

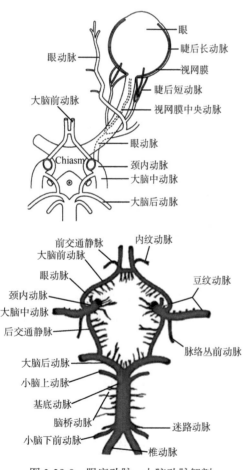

图 3-28-9 眼底动脉、大脑动脉解剖

1. 临床表现 患侧视力逐渐丧失，眶区疼痛，重症患者患侧颈动脉搏动减弱、颈部可闻及血管杂音，检查可见视网膜动脉变窄，静脉扩张，视网膜

出血及微动脉瘤，视盘或视网膜新生血管形成。荧光血管造影显示脉络膜充盈延迟，动静脉期延长，血管着色。2/3 的患者出现虹膜新生血管，其中一半眼压升高，一半因睫状体灌注不良致眼压降低。虹膜新生血管出现后，大多数眼逐渐失明。

2. 超声表现 除颈动脉病变外，视网膜中央动脉和睫状后动脉血流速度明显减低，阻力指数增高。

3. 超声检查临床意义 眼缺血综合征的主要病理机制是眼动脉血流灌注不良，鉴于眼动脉为颈内动脉的第一分支，颈总动脉、颈内动脉超声检查有助于此种疾患的确诊，同时，超声检查可评价患侧颈动脉手术或介入手术治疗后，眼部血液循环的改善情况[25]。

4. 其他辅助检查 荧光素眼底血管造影（fundus fluorescein angiography，FFA），FFA 能清晰地显示眼底微循环的细致结构，可以早期发现慢性糖尿病及高血压所致的视网膜病变，使眼底疾病的诊断方法从主观观察转变为一种客观的依据，早诊断早治疗，从而减少致盲率。

（三）下肢动脉疾病

1. 下肢动脉解剖 见图 3-28-10。

2. 下肢动脉狭窄

（1）临床表现：当动脉粥样硬化导致下肢动脉管腔狭窄时，早期可无明显症状，或仅有轻微不适，如畏寒、发凉、沉重无力、麻木感、刺痛感等缺血性神经炎的症状，之后随着狭窄程度的增加，出现间歇性跛行症状，表现为行走一段距离后，出现患肢疲劳、酸痛，休息后症状可缓解，再次行走症状可复现，每次行走休息的时间较为固定，严重者可出现静息痛，早期股动脉搏动基本正常，仅足背、胫后动脉搏动减弱或消失，皮肤色泽和温度正常，无明显营养障碍，晚期股动脉搏动减弱或消失，出现远端的肢体缺血坏死。

（2）超声表现

1）灰阶超声：动脉内膜增厚、毛糙，动脉附壁可见大小不等、形态各异的斑块回声，受累的动脉内膜中层向心性增厚，回声均匀或不均匀，管腔显示不同程度狭窄。

2）彩色多普勒超声：受累的动脉管腔内可见彩色血流充盈缺损、变细，狭窄处及靠近其下游的管腔内呈五彩镶嵌的血流，可伴有血管壁周围组织震动，狭窄常呈节段性，见图3-28-11（彩图3-28-11）。

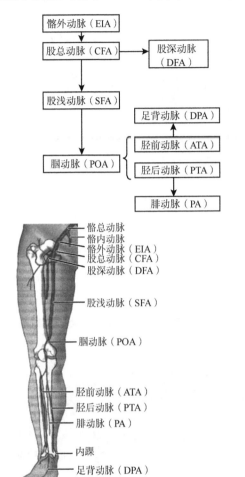

图 3-28-10 下肢动脉解剖

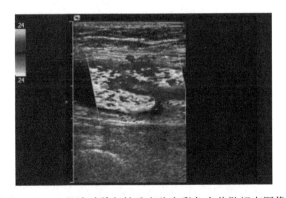

图 3-28-11 股浅动脉起始重度狭窄彩色多普勒超声图像

受累的动脉血流速度可增高，明显狭窄处可出现射流。若直径狭窄率≥50%，则PSV>2m/s，见图3-28-12（彩图3-28-12）；或狭窄处的PSV与狭窄近端0.5cm处的PSV之比≥2，狭窄远端为低速低阻血流。

（3）超声诊断的临床意义：彩色多普勒超声检

查可清晰地显示下肢动脉狭窄为单发病变还是多发病变、病变累及长度及远端流出道的情况，有助于临床医师决定采用保守治疗还是选择人工血管转流治疗及其转流方式。

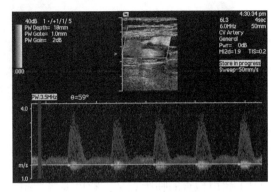

图 3-28-12 股浅动脉起始重度狭窄频谱多普勒超声图像

3. 下肢动脉闭塞

（1）临床表现：下肢动脉缺血主要分为四个时期。Ⅰ期：无症状。Ⅱ期（局部缺血期）：又分为①Ⅱa期，即轻微跛行；②Ⅱb期，即中重度跛行。病情早期肢体末梢畏寒、发凉、麻木不适或轻度疼痛，患者可出现间歇性跛行，末梢动脉搏动减弱或消失，脚趾/足背皮色正常或稍白，皮温低，Buerger试验阳性。Ⅲ期（营养障碍期）：病情进展出现缺血性静息痛。皮色苍白，跛行距离缩短，跛行疼痛加重，下肢皮肤干燥、皱缩、汗毛稀疏，趾甲生长缓慢、粗糙、变形，常合并甲沟炎或甲下感染，末梢动脉搏动消失。Ⅳ期（坏疽期）：病情晚期。缺血严重，肢端出现溃疡或坏疽，可合并感染。根据坏疽程度分为3级。1级坏疽：坏疽仅限于足部或掌指关节远端；2级坏疽：坏疽超越上述关节以上；3级坏疽：坏疽扩大到踝或腕关节以上。

（2）超声表现

1）灰阶超声：受累动脉内膜中层弥漫性增厚，连续性消失，多数受累动脉管腔内结构显示不清，可见中低回声充填[26]。

2）彩色多普勒超声：受累的动脉管腔内可见彩色血流信号不规则变细甚至中断，常呈节段性闭塞，可见侧支循环形成，如图3-28-13（彩图3-28-13）所示。闭塞受累的动脉无血流频谱，重度狭窄处动脉收缩期峰值血流速度增快，舒张期反向血流信号消失，频带增宽，呈单向波形，狭窄远端收缩期峰值血流速度减慢，为低速低阻血流，舒张期反向血流信号消失[28]。

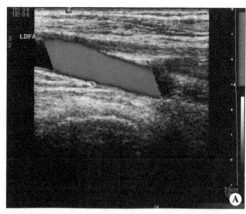
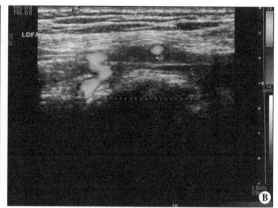

图 3-28-13　左股浅动脉闭塞及侧支循环形成彩色多普勒超声图像

A. 左股浅动脉管腔内未见血流充盈；B. 左股浅动脉管腔外可见粗大侧支血管为闭塞动脉以远管腔供血

（3）超声检查的临床意义：彩色多普勒超声检查可清晰地显示下肢动脉病变长度及远端流出道情况，从而有助于临床医师选择治疗方式，决定采用保守治疗还是手术治疗[27]。

4. 下肢动脉血栓

（1）临床表现：在动脉粥样硬化的基础上形成下肢动脉血栓，动脉中血流速度高导致凝血过程被激活，在局部也不能蓄积足够的凝血酶，只有在内皮细胞受到损伤、动脉粥样硬化斑块破溃时才会使血小板黏附、聚集，造成管腔狭窄，使得局部蓄积有效浓度的凝血酶。往往最早出现的症状就是疼痛，逐渐向远处延伸，也有约20%的患者最早出现的症状是麻木，而疼痛并不明显。下肢动脉急性血栓形成的临床表现酷似动脉栓塞，但一般发生在动脉原有病变（如动脉粥样硬化、动脉瘤、大动脉炎等）或动脉损伤（如外伤、缝合、搭桥术后、动脉造影术后等）的基础上，病程缓慢，常伴有下肢慢性缺血症状。

（2）超声表现

1）灰阶超声：动脉管壁结构多显示不清晰，内膜中层呈不规则增厚，局部可见斑块样回声附着在动脉血管壁、管腔内，不规则实质性低回声突起为主要特点，急性动脉血栓往往为低回声，时间较长可为中强回声，见图 3-28-14。

2）彩色多普勒超声：彩色血流显示呈充盈缺损或呈细线状血流信号，血栓所造成的管腔狭窄处峰值流速加快，频带增宽，舒张期反向波峰速度降低或消失，狭窄远端动脉变为低阻血流，表现为收缩期加速时间延长，加速度减小。完全型血栓主要

表现为动脉管腔内全部为实质性低回声充满，无血流信号显示，不能探及多普勒频谱，远端血管腔内血流信号暗淡或消失，见图 3-28-15（彩图 3-28-15）。

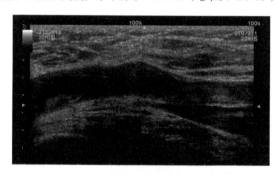

图 3-28-14　左股总动脉血栓灰阶超声图像

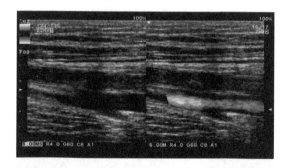

图 3-28-15　左股浅动脉血栓多普勒超声图像

（3）超声检查的临床意义：彩色多普勒超声检查可清晰地显示下肢动脉病变长度及远端流出道情况，从而有助于临床医师决定是否在急诊取栓的同时还要进行必要的人工血管转流手术。

5. 其他用于诊断下肢动脉疾病的辅助诊断方法

（1）DSA 和 CTA、MRA：下肢动脉 CTA、MRA 对诊断下肢动脉狭窄有重要价值，DSA 是诊断下肢动脉狭窄的金标准，但仅在介入治疗和术前确诊时

使用。下肢动脉 DSA、CTA、MRA 不适合下肢动脉疾病的筛查及随访。

（2）超声造影：超声造影技术可增强动脉血管的血流信号强度，有助于对狭窄或闭塞的鉴别诊断，正常下肢动脉经造影剂增强后表现为彩色血流信号增多、血流束增宽，下肢动脉闭塞者造影后管腔内仍无彩色血流信号，闭塞管腔远侧动脉内若出现彩色血流，可证实有侧支血流进入。存在下肢动脉狭窄，动脉彩色血流信号充盈较差的患者，经造影增强后彩色血流信号增多并显示充盈缺损，能更准确地估测局部管腔狭窄率。

（3）超声弹性成像：通过实时剪切波弹性成像（shear wave elastrography，SWE）、压迫式弹性成像（compression elastography，CE）、声辐射力脉冲成像（acoustic radiation force impulse，ARFI）等弹性成像技术可以获得组织内部弹性（硬度）信息，检测动脉斑块及血栓的软硬度，从而评估预后，上述超声技术的临床应用价值尚待进行深入研究。

（四）腹主动脉与髂动脉病变

1. 检查部位与方法　将探头置于腹正中剑突下，向左移动 1cm，显示搏动性管状结构，连续移动探头纵行扫查向下至脐下第 4 腰椎水平，显示腹主动脉分叉。探头轻轻向左或向右移动，显示左、右髂总动脉，沿髂动脉纵径继续向左下或右下移动至腹股沟处，探头向外侧移动，显示髂外动脉，探头向内侧偏移，显示髂内动脉。

（1）灰阶超声：腹主动脉横断扫查动脉呈圆形，有搏动性。纵断扫查显示正常动脉壁为两条近乎平行的线样强回声，其间以薄层低回声分开，内侧线样强回声代表内膜与血流形成的界面，外侧线样强回声代表管壁外膜与内膜中层形成的界面，二者之间的低水平回声代表动脉内膜中层。髂动脉搏动明显，管壁回声呈三层结构，内膜光滑、较亮，中层回声低，外膜回声较亮、较毛糙。

（2）彩色多普勒超声：腹主动脉、髂动脉彩色血流显示收缩期色彩明亮、舒张期色彩暗淡。在每一心动周期中表现为"红-蓝-红"三相血流，其意义与频谱多普勒所显示的三相血流是一致的。

（3）频谱多普勒超声：腹主动脉呈高阻力型的三相、双相频谱。髂内、外动脉分别为高阻力和中等阻力型频谱，髂总动脉频谱特征是髂内、外动脉频谱特征的综合表现。

2. 腹主动脉狭窄

（1）临床表现：腹主动脉狭窄可导致动脉功能不良，使远端器官及组织缺血。狭窄病变较轻时，下肢缺血的症状不明显。最早出现的症状多为间歇性跛行，足背动脉或胫后动脉搏动减弱或消失；之后可出现股动脉、腘动脉搏动消失，肢端温度低、皮肤苍白，静脉充盈时间和皮肤色泽恢复时间延迟等表现；后期出现组织营养障碍性病变，如足趾冰冷、发绀、趾甲增厚、溃疡、坏疽等。

（2）超声表现

1）灰阶超声：腹主动脉粥样硬化性病变血管内膜毛糙、内膜中层不均匀增厚并形成斑块向管腔内突起，斑块回声不一，可为低回声、中等回声，也可为强回声伴声影，横断面上残余管腔可不规则，常偏于血管一侧，非狭窄段动脉管壁通常也有程度不同的相似改变（图 3-28-16）。

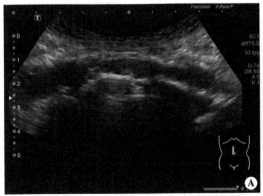 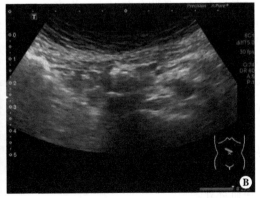

图 3-28-16　腹主动脉狭窄纵、横切面灰阶超声图像

大动脉炎性病变血管管壁弥漫性或节段性增厚，内膜回声正常，一般无强回声，管壁为对称性增厚，横切面可见残余管腔仍为近似圆形，位置居中，非病变管壁回声增强。

2）彩色多普勒超声：动脉狭窄处血流束变细，呈射流表现，颜色明亮甚至出现混叠。严重动脉狭窄时，可由于侧支循环形成，狭窄处无明显射流，侧支循环血流束颜色暗淡。动脉完全闭塞时，闭塞段动脉管腔内无血流信号。

3）频谱多普勒超声：狭窄段动脉管腔内可探及高速射流频谱，峰值流速明显升高。动脉重度狭窄时，可由于侧支循环的建立，导致经狭窄处的血流量明显减少，血流速度反而降低。狭窄下游动脉频谱可见形态低钝，峰值流速减低及阻力减低等。

（3）注意事项

1）腹主动脉、髂动脉严重狭窄时，灰阶超声常难以显示残余管腔的边界，因此灰阶超声常难以正确判断动脉是否闭塞。彩色多普勒超声有助于对狭窄部位的定位，并区分严重狭窄和闭塞。

2）腹主动脉、髂动脉极严重狭窄时，动脉流速可能不高甚至降低，应结合灰阶超声图像及彩色多普勒超声表现以确定有无严重狭窄。

3）腹主动脉、髂动脉慢性闭塞性病变患者的闭塞部位周围可能显示管状无回声，为侧支循环建立后增粗的动脉。

3. 髂动脉狭窄

（1）病理与临床表现：主要病因为动脉粥样硬化、高血压、冠心病、血脂异常、糖尿病。动脉粥样硬化性狭窄是由于动脉内膜的粥样硬化、纤维化，以及中层退行性改变、增生、钙化使动脉管壁增厚，导致管腔狭窄。发病人群以中老年多见。

髂动脉狭窄病变较轻时，下肢缺血的症状不明显。病变不断发展，开始出现下肢缺血的症状，间歇性跛行是最早出现的症状，同时还可以出现肢体疼痛，严重者可出现静息痛。此外，还可有肢体怕冷、沉重无力、麻木感、刺痛感等缺血性神经炎的症状。早期股动脉搏动基本正常，仅足背动脉、胫后动脉搏动减弱或消失、皮肤色泽和温度正常，无明显营养障碍。晚期股动脉搏动减弱或消失，出现远端肢体缺血坏死。

（2）超声表现

1）灰阶超声：动脉粥样硬化性狭窄二维超声

显示动脉管壁正常的三层结构消失，动脉内膜中层不平整，不规则局限性增厚；管壁上附着大小不等、形态不规则的多发斑块，致使管腔不同程度狭窄。斑块内有出血时，可出现不规则低回声区；斑块溃疡形成时，斑块表面可见"火山口"样的壁龛影。完全闭塞时，管腔内呈不均质的实性回声。

2）彩色多普勒超声：动脉粥样硬化性狭窄的彩色多普勒声像图表现为病变处彩色血流充盈缺损，血流束变细。局限性狭窄程度较重时，在狭窄处呈五彩镶嵌的彩色血流信号；溃疡型斑块凹陷处可见彩色血流信号。动脉闭塞时，闭塞段管腔内未见明显血流信号，见图3-28-17（彩图3-28-17）。

3）频谱多普勒超声：动脉粥样硬化性局限性狭窄处频谱多普勒显示收缩期峰值血流速度加快，舒张期反向血流消失，频带增宽；病变远端动脉血流频谱呈低速单相血流频谱。闭塞时，闭塞段内测不到血流频谱，闭塞段的近端血流阻力增大，流速减慢或逆流。在诊断闭塞时应排除钙化斑块的影响、多普勒信号增益太小所造成的假象。

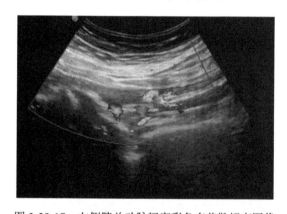

图3-28-17 左侧髂总动脉闭塞彩色多普勒超声图像
彩色多普勒超声显示左侧髂总动脉内无血流充盈，髂内动脉为髂外动脉供血

双侧髂动脉内探及低速、低阻的动脉血流频谱（双侧髂动脉内血流呈单色），那么应注意对腹主动脉进行检查，以除外腹主动脉狭窄。

4. 动脉瘤

（1）假性腹主动脉瘤

1）临床表现：假性动脉瘤是指动脉壁结构因各种原因遭到破坏，可为全层结构破坏或内膜中层破坏和仅存主动脉壁外膜，血液由破口溢出血管腔外形成血肿，血肿外为仅存的外膜或周围组织包绕形成瘤腔。常见的病因包括外伤、感染、医源性操作、遗传因素及免疫因素等。假性动脉瘤示意图见图 3-28-18。

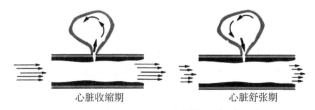

心脏收缩期　　　　　　　　心脏舒张期

图 3-28-18　假性动脉瘤示意图

2）超声表现：在动脉管腔旁可见无回声或混合回声包块，边界不规则，周围无完整的动脉管壁样结构，相邻的动脉管壁连续性中断，与瘤腔相通，瘤腔内可见云雾状回声，瘤壁可见低回声或混合回声的附壁血栓。

瘤腔内血流缓慢，多呈红蓝相间的涡流信号，灰阶超声显示瘤腔与血管间的破口清晰或不清晰，见图 3-28-19，多普勒超声在破口处可见"双期双向"的血流信号，即收缩期由血管流向瘤腔，舒张期由瘤腔流回血管，收缩期流速明显高于舒张期。探头加压压迫破口或瘤体近心端动脉时，血流速度明显减低或血流消失。

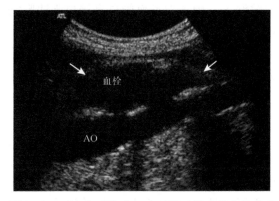

图 3-28-19　腹主动脉（AO）假性动脉瘤伴血栓形成
灰阶超声图像

（2）真性腹主动脉瘤

1）临床表现：患者的症状取决于瘤体的大小和部位，小动脉瘤可无症状，较大动脉瘤表现为中上腹或脐周发现搏动性包块，轻压痛，听诊闻及收缩期杂音。大于 5~7cm 的动脉瘤破裂的危险性逐渐增大，瘤体破裂时出现撕裂样剧痛，多迅速出现休克，死亡率高（>50%）。

2）超声表现：纵断面灰阶超声显示腹主动脉局部呈梭状或囊状扩张，动脉瘤壁与正常动脉管壁

连续，管腔相通；横断面显示动脉瘤呈圆形或类圆形。有明显搏动感，动脉瘤内壁常伴有附壁血栓，新鲜血栓多为均匀低回声，当发生机化后，其内部回声不均匀，可有中强度回声斑块。

纵断面彩色多普勒血流显像显示动脉瘤腔内呈红蓝相间的涡流血流信号（图 3-28-20，彩图 3-28-20），血流束边界欠规整，若血栓致管腔狭窄，管腔内呈五彩镶嵌的血流信号；横断面显示瘤腔内呈双色血流信号或呈杂乱的五彩镶嵌的血流信号，动脉瘤内呈低速充填型湍流频谱。

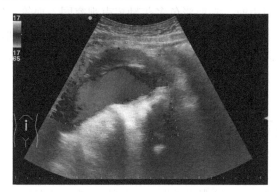

图 3-28-20　腹主动脉瘤彩色多普勒超声图像

3）超声检查的临床意义：目前，术前超声评估瘤颈有助于覆膜支架和转流人工血管型号的选择。此外，彩色多普勒超声检查对支架置入术后是否存在内漏及人工血管转流术后吻合口是否存在狭窄、假性动脉瘤、血肿诊断具有极高的准确度、敏感度和特异度，已成为腹主动脉瘤术后检查的首选影像学方法。

（3）腹主动脉夹层：动脉收缩期血流冲击动脉血管壁，导致动脉内膜撕开，与动脉内膜中层分离，出现的内膜片将动脉管腔分为真、假两腔。

1）超声表现：受累动脉内可见内膜片回声，将管腔分为真、假两腔。急性期可见内膜片随心动周期而摆动，收缩期向真腔摆动，慢性期内膜片通常较固定。夹层动脉瘤可见有两个破口，近心端破口常为夹层血流入口，而远心端破口常为夹层血流出口。当病变较轻时，假腔往往较真腔略宽，病变严重时，由于假腔血流过多或假腔内血栓形成（假腔内可见片状低回声），常导致真腔狭窄甚至完全闭塞。整段动脉扫查可见夹层处管腔较正常管腔增宽。

管腔内血流被撕开的内膜片隔开，若假腔形成血栓，可见假腔内血流信号的充盈缺损。当假腔过大挤压真腔，致使真腔狭窄时，可见真腔内血流信

号变细，若真腔闭塞，则真腔内无血流信号通过。对于破口往往需要仔细探查，破口处可见紊乱的血流信号，且流速增快。

腹主动脉夹层的真、假腔往往需要频谱多普勒超声来鉴别，真腔可见较规则的正常动脉频谱，而假腔血流频谱杂乱无章。当假腔过大挤压真腔，致使真腔狭窄时，可见真腔内血流流速增快。

2）超声诊断依据：腹主动脉夹层的超声诊断依据是受累动脉的内膜分离，其内膜片将动脉分为真、假两腔。当二维超声难以清晰显示分离的内膜片回声时，需要彩色多普勒超声观察同一血管、同一平面的血流是否分离，对于真、假两腔的鉴别往往需要观察两腔的频谱形态。腹主动脉夹层真假腔鉴别见表 3-28-1。

表 3-28-1　腹主动脉夹层真假腔鉴别

鉴别项目	真腔	假腔
口径	常小于假腔	常大于真腔
搏动时相	收缩期扩张	收缩期压缩
血流方向	收缩期正向血流	收缩期正向血流减少或逆向血流
位置	常位于主动脉弓内圈	常位于主动脉弓外圈
血流速度	多数正常	常减慢
附壁血栓	少见	常见

假性动脉瘤与真性动脉瘤、腹主动脉夹层三者的鉴别见表 3-28-2。

表 3-28-2　假性动脉瘤、真性动脉瘤和腹主动脉夹层的鉴别

	真性动脉瘤	假性动脉瘤	腹主动脉夹层
瘤壁结构	完整的动脉壁三层结构可见，与正常动脉壁相延续	无完整动脉壁结构	一侧为单纯内膜片，一侧为正常动脉壁
分布	沿动脉长轴分布，多呈梭形	多位于动脉一侧	内膜片位于动脉管腔内，多呈螺旋样走向
破裂口	无	与动脉间可见破口，一个	内膜有破口，可一个或多个
血流进出方向	为正常动脉管腔走向	由一个破口进出	一个破口时，一个口进出；多个破口时，血流进出口分开
腔内血流特点	为正常动脉血流或伴涡流	瘤腔内涡流，破口处有进有出的双期双向血流	真腔血流与正常动脉一致，假腔血流低速紊乱

5. 腹主动脉瘤血管内修复术后内漏　腹主动脉瘤（abdominal aortic aneurysm，AAA）血管内修复术（endovascular repair，EVR）是通过介入的方法将定制的合金带膜血管内支架经股动脉置入动脉瘤瘤体，将动脉瘤瘤腔隔绝的一种新的手术方法。其优点是无须开腹，创伤小，患者恢复快，近年来已广泛用于临床。

内漏是腹主动脉瘤血管内修复术术后特有的并发症，是指在支架型血管腔外、动脉瘤及邻近血管腔内出现活动性血流的现象。文献报道腹主动脉瘤腔内治疗术后内漏发生率为 10%～38%，在术后三年随访中持续内漏的患者占 25%。按发生的时间，内漏可分为原发性（术中或术后 30 天内发生）和继发性（术后 30 天以后发生），其中原发性内漏包括一过性和持续性（持续至 30 天以后）两种类型。

按内漏发生部位和流出口状态，内漏可分 4 种类型，见图 3-28-21。Ⅰ型（移植物附着部位漏）：因支架型血管与自体血管无法紧密贴合而形成内漏，包括近端和远端接口。Ⅱ型（分支漏）：漏血来自侧支血管血液的反流，包括腰动脉、肠系膜下动脉、骶中动脉、髂内动脉等。Ⅲ型（移植物缺陷漏）：因支架型血管自身接口无法紧密结合或人工血管破裂而形成内漏。Ⅳ型（移植物网孔渗漏）：术后 30 天内发生的支架型人工血管结构完整但孔隙过大造成的内漏。

Ⅰ型内漏可造成动脉瘤破裂，故需要及时治疗。Ⅱ型内漏一部分因可以自行封闭而不需处理，另一部分持续性反流量较大的Ⅱ型内漏，因可造成瘤腔内压力持续增高，最终导致动脉瘤破裂出血，当瘤体增大时需要及时治疗。术中发现的Ⅲ、Ⅳ型内漏无须处理。但理论上讲，对任何引起瘤体进一步扩张的内漏都应当积极治疗。

内漏的超声表现特征为血管支架外即动脉瘤腔内有异常彩色血流信号。Ⅰ型内漏时进入瘤腔的血流，其普勒频谱增宽呈单向或双向；Ⅱ型内漏时进入瘤腔的血流，当无流出道时其血流频谱呈特征性的双向往返征；Ⅲ型内漏时可见支架错位，裂隙处有高速单向异常血流频谱。

6. 急性主动脉综合征　急性主动脉综合征（acute aortic syndrome，AAS）是一种包括主动脉夹层（aortic dissection，AD）、主动脉壁内血肿（intramural aortic hematoma，IMH）及穿透性动脉

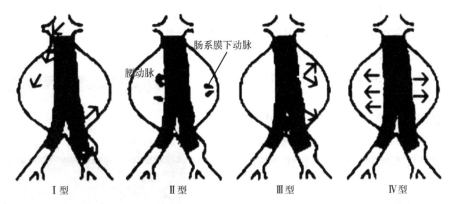

图 3-28-21　根据内漏发生部位和流出口状态对腹主动脉瘤进行解剖学分型示意图（White）

硬化性溃疡（penetrating atherosclerotic aortic ulcer，PAU）三种疾病的综合征。患者常表现为急剧的、撕裂样的胸背疼痛，所以该病又称为急性胸痛综合征。

（1）主动脉夹层（AD）：AD 是指由各种原因出现内膜撕裂，血液从内膜破裂口进入主动脉中层，形成中层血肿，并沿主动脉壁纵向剥离的严重心血管急症。随着高血压、高脂血症、动脉硬化等患者越来越多，AD 的发病率也越来越高，其发病凶险，死亡率高。发病 2 周以内称为急性期，2 周以上为慢性期，影像学检查为确诊的主要依据。

AD 病因不详，多数学者认为其病理基础可能与遗传及代谢异常导致主动脉中层囊样退行性变有关，部分患者伴有结缔组织异常的遗传性先天性心血管病。患者常以胸、腹、背部剧烈疼痛为症状，严重者可休克，若夹层破裂，可导致患者短时间内死亡。

AD 大多数是根据内膜撕裂的部位及血肿范围进行分类，其原发破口常位于升主动脉弯道处外侧及降主动脉弯道处外侧。目前常用 DeBakey 分型及 Stanford 分型，见表 3-28-3、图 3-28-22。

表 3-28-3　主动脉夹层 DeBakey 分型及 Stanford 分型

分型	解剖学部位
DeBakey 分型	根据内膜裂口的起源和 AD 分离范围分型
Ⅰ 型	起自升主动脉，累及主动脉弓或以远
Ⅱ 型	起自且仅累及升主动脉
Ⅲ 型	起自降主动脉，并向远端扩展，罕见逆行累及
Stanford 分型	不论起源，仅看是否累及升主动脉
A 型	累及升主动脉；相当于 DeBakey 分型 Ⅰ、Ⅱ 型
B 型	未累及升主动脉

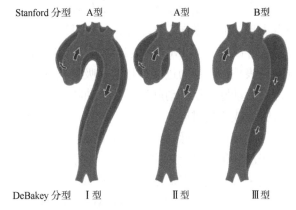

图 3-28-22　主动脉夹层形态分型

AD 的诊断常以影像学检查为主要依据，如经胸超声心动图（transthoracic echocardiography，TTE）、经食管超声心动图（transesophageal echocardiography，TEE）、MRI 及多层螺旋 CT。其中 TTE 常因患者肥胖、慢性阻塞性肺疾病（COPD）或胸廓畸形而受影响，TEE 常引起患者恶心、呕吐，部分患者难以忍受，MRI 可准确显示其病变范围、破口部位、分支血管受累情况及主动脉瓣反流等情况，其敏感度及特异度可达 95% 以上，但其扫描速度慢，检查时间长，不适合于体内带有金属物（如支架、起搏器）的患者，故 CT 常作为诊断的首选检查。

（2）主动脉壁内血肿（IMH）：IMH 是指由于动脉滋养血管的自发性破裂、内膜动脉粥样硬化性斑块破裂或邻近的穿透性动脉硬化性溃疡出血在内膜下扩散所导致的血管壁中层的血肿。该病好发于 51～80 岁的中老年人，患者常有高血压、高脂血症、动脉粥样硬化等病史。壁内血肿患者的主动脉壁呈环形或新月形增厚，增厚厚度≥5mm，无内膜的撕裂或不连续，同时与典型 AD 的区别是 IMH

中看不到明显的入口和出口。

CTA 是诊断 IMH 的金标准。CTA 表现为环形或新月形无明显强化的低密度区，其内表面光滑，未见明显内膜片结构。识别动脉管壁的三层结构对诊断 IMH 至关重要。

IMH 要与动脉附壁血栓、动脉夹层、大动脉炎等相鉴别。IMH 为内膜下病变，病变区域内壁完整，而附壁血栓内壁粗糙且不规则，往往引起病变管腔狭窄。动脉夹层可见管腔内的内膜片回声，并将管腔分为真、假两腔，可见两个破口，而 IMH 表现为动脉壁中层环形或新月形无回声，无破口与血管管腔相通，且病变部位无明显血流信号。大动脉炎患者表现为血管壁向心性增厚，呈节段性受累，呈洋葱皮样改变，而 IMH 常为连续性。IMH 可有多种预后表现，一般为进展、稳定、吸收三种。IMH 可进展为动脉夹层、动脉瘤，甚至动脉破裂，也可自行吸收或不再进展。

（3）穿透性动脉硬化性溃疡（PAU）：PAU 是指始于动脉粥样硬化斑块的破溃，是穿透内膜及内弹力膜进入中层并形成壁内血肿的病变。该病变是急性主动脉综合征中的一类，同 AD 及 IMH 一样，其危险因素主要是高血压、高脂血症、吸烟、嗜酒等。好发于中老年人，临床出现胸痛、背痛及腹痛的患者，且伴有 COPD、肾功能不全及带有相应危险因素的患者，均应怀疑 PAU 存在的可能。

PAU 影像学表现为乳头样喷射状龛影伴邻近血肿。超声检查可直接观察到该病的表现。临床上也常见到 PAU 患者其内膜剥离后形成夹层，或蔓延至外膜层，形成假性动脉瘤或破裂出血。所以，PAU 是一种对生命威胁较大，且需要及早治疗的疾病。

7. 腹主动脉局限性病变 腹主动脉亦存在类似急性主动脉综合征的局限性病变，包括腹主动脉穿透性溃疡、壁间血肿、壁间血肿合并穿透性溃疡、局限性动脉夹层、囊状动脉瘤和局限性内膜撕裂。腹主动脉穿透性溃疡、壁间血肿、壁间血肿合并穿透性溃疡、囊状动脉瘤的主要并发症为假性动脉瘤、动脉破裂。

（1）腹主动脉局限性动脉夹层：超声特征表现为局限腹主动脉管腔内可见内膜片，同时可见真、假双腔，行超声造影有助于确定腹主动脉真假腔之间的破口，见图 3-28-23。

（2）腹主动脉穿透性溃疡：超声表现为腹主动脉局部呈囊状向外突出，CDFI、SMI 显示囊内可见

血流信号充填，超声造影显示向外突出的囊内可见超声造影剂灌注，即可诊断腹主动脉穿透性溃疡，见图 3-28-24。

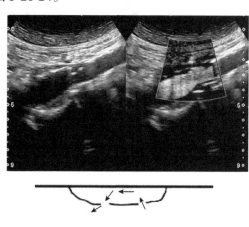

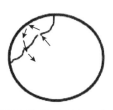

图 3-28-23　腹主动脉局限性动脉夹层灰阶、SMI 图像和腹主动脉局限性动脉夹层示意图

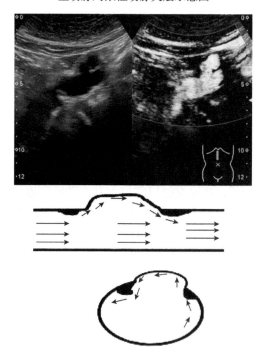

图 3-28-24　腹主动脉穿透性溃疡灰阶、SMI 图像和腹主动脉穿透性溃疡示意图

（3）腹主动脉壁间血肿：超声表现为受累腹主动脉内壁轮廓清晰、完整，腹主动脉壁呈环形或者新

月形低回声，其厚度常＞0.5cm，灰阶超声特征性表现为向内移位的钙化动脉内膜，而腹主动脉管腔内无游离的内膜片或者有真假两个腔。病变处无回声区内无明显血流信号，与病变管腔之间无明显交通血流。

当腹主动脉 IMH 同时合并穿透性溃疡时，腹主动脉壁呈环形或者新月形低回声，表面可见凹陷，CDFI、SMI 显示上述凹陷内可见血流充盈，超声声学造影显示上述低回声内部凹陷内有超声声学造影剂灌注，其他部分低回声内无超声声学造影剂灌注，即可确诊腹主动脉 IMH 同时合并穿透性溃疡，见图 3-28-25。

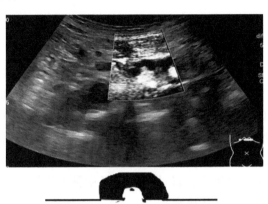

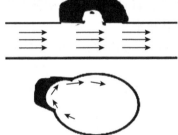

图 3-28-25　腹主动脉 IMH 合并穿透性溃疡 SMI 图像和腹主动脉 IMH 合并穿透性溃疡示意图

（4）腹主动脉局限性内膜撕裂：超声表现为腹主动脉内可见一随心动周期而上下摆动的强回声内膜片或者无明显摆动的强回声内膜片与腹主动脉壁相连。

该病与动脉夹层应仔细区分，未见真、假两腔为其鉴别诊断的主要依据。受累管腔内血流被撕裂内膜片分隔为两部分，内膜撕裂处血流呈花彩状涡流表现，该病与动脉夹层不同的是，动脉夹层可见两个破口，血流从一个破口进入，从另一个破口流出，而该病变无破口，见图 3-28-26。

（五）肾动脉狭窄或闭塞

肾动脉狭窄（renal artery stenosis，RAS）或闭塞主要病因：由动脉粥样硬化、纤维肌性发育不良和多发性大动脉炎等病因引起的血管性疾病。

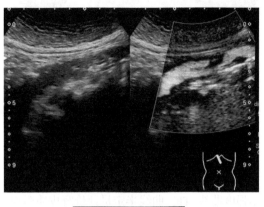

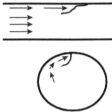

图 3-28-26　腹主动脉局限性动脉内膜撕裂灰阶、SMI 图像和腹主动脉局限性动脉内膜示意图

主要临床表现：药物难以控制的持续性高血压，进而引起慢性缺血性肾病，肾脏灌注压减小，肾小球滤过率减少，严重者可能出现肾脏萎缩和肾衰竭。

超声表现如下：

（1）彩色多普勒超声：狭窄段彩色血流亮度增加，狭窄口处血流紊乱，呈五彩镶嵌血流信号（图 3-28-27）。

（2）频谱多普勒超声：①测量收缩期峰值血流速度（PSV），多数学者认为 PSV＞180cm/s 可以作为诊断肾动脉狭窄＞60%的标准之一。②计算血流指数：较为广泛应用的血流指数计算方法是将肾动脉起始处近心端的腹主动脉收缩期峰值血流速度（A）作为对照指标，将肾动脉收缩期峰值血流速度（R）与其相比，该比值称为 RAR，正常 RAR＜1∶1，当肾动脉狭窄时，病变处血流速度增高，RAR 增高（＞1∶1），并与狭窄程度呈正相关，根据 RAR 比值可以将肾动脉狭窄分为三种程度：0～59%、60%～99%和完全阻塞。

（3）超声造影：与常规超声相比，CEUS 对血流检测的敏感度更高，可以更好地显示管腔形态，其对于肾动脉及副肾动脉、侧支血管的显示率高于常规超声，有助于 RAS 的全面评估和诊断分级。造影剂显影不仅可清晰显示肾动脉主干全程，还可通过造影剂的

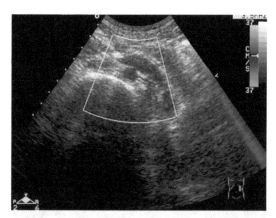

图 3-28-27 肾动脉狭窄灰阶超声及多普勒超声图像

时间-强度曲线 TIC 曲线半定量评价肾皮质微血流灌注情况,可反映肾功能的参数包括平均通过时间、峰值强度、达峰时间、上升支斜率和曲线下面积等[29-32]。刘海芳等[33]采用超声造影定量评价肾动脉狭窄支架置入术前后肾实质内血流灌注变化,研究发现部分灌注参数可定量评价支架置入术前后肾实质血流灌注变化,与肾小球滤过率有很好的相关性。Ran 等[34]亦证实 CEUS 是一种实时无创非肾毒性可重复检测方法,对定量评价严重 RAS 患者支架置入术后肾血流灌注变化具有重要价值。因此,超声造影技术可以作为评估肾动脉狭窄患者支架置入术前、术后肾血流灌注的可靠影像学检查手段,见图 3-28-28(彩图 3-28-28)。

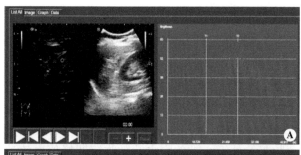

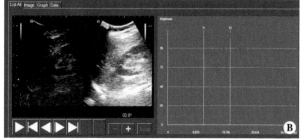

图 3-28-28 肾动脉狭窄患者支架置入术前、术后超声造影 TIC 曲线分析图

A. 术前左侧肾脏超声造影剂出现时间 14s, 达峰时间 25.8s, 达峰时间差 11.5s, 达峰强度 55.4dB, 上升速率 4.8dB/s。B. 术后左侧肾脏超声造影剂出现时间 12.3s, 达峰时间 21.1s, 达峰时间差 8.8s, 达峰强度 110.2dB, 上升速率 12.5dB/s

第二节　多普勒超声对继发性高血压疾病的评价

多普勒超声具有无创、价廉、方便、无辐射、无造影剂肾毒性损害等优点,且可实时反映血流动力学状况,已经被认为是肾动脉狭窄患者的首选筛查工具。此外,多普勒超声检查还能提示继发性高血压原发疾病,如肾球旁细胞瘤等。由于多普勒超声可重复进行,对移植肾的患者可选择多普勒超声检查及时发现排异反应。

一、多普勒超声对肾血管性高血压的评价

肾血管性高血压是指各种原因引起的肾动脉或其主要分支狭窄或闭塞所导致的高血压,常见的原因为动脉粥样硬化、多发性大动脉炎及肾动脉纤维肌性发育不良,其他原因如肾外伤、先天性肾动脉狭窄、肾动脉瘤、肾动脉外压性肿物等可造成肾动脉狭窄。

动脉粥样硬化发病常见于中老年患者,多累及肾动脉开口部及主干近心段,多呈偏心性狭窄;大动脉炎发病年龄多在 20～30 岁,是累及动脉全层的非特异性炎症,侵犯胸腹主动脉及其分支,肾动脉是最常受累的腹主动脉分支;肾动脉纤维肌性发育不良病变以年轻女性为主,多累及肾动脉中远段,呈串珠样狭窄,右侧多于左侧。

临床上病情短期发展快、无高血压家族史或原有高血压又突然迅速发展,而药物治疗效果不佳者,就可能为肾动脉狭窄所致。肾血管性高血压是可治愈的继发性高血压,其病情进展迅速,常引起难治继发性高血压,因此及早诊断并采取相应的干预措施具有非常重要的临床意义。

(一)多普勒超声诊断肾血管性高血压

超声检查肾动脉要求被检者空腹以尽量避免胃肠道气体的干扰,一般采取腹部正中横切扫查,能较清晰地显示肾动脉的管壁结构,也可采取半侧卧位,将探头置于左右侧腹部倾斜探头进行扫查。

灰阶超声显示肾动脉狭窄多表现为管壁不规则增厚,内径明显变细。彩色多普勒超声显示肾动

脉局限性狭窄段彩色血流束变细，呈五彩镶嵌的彩色血流；长段狭窄时血流束不规则变细。频谱多普勒显示局限性狭窄处呈收缩期和舒张期血流速度均明显增加的高速湍流频谱；长段狭窄时，呈低速血流频谱；完全阻塞时，肾动脉无血流频谱。

由于肾动脉位置比较深、相对较细，易受肥胖、肠气等因素的影响，还受到仪器条件和操作者手法的限制，二维超声常不能满意地显示肾动脉，故形态学指标较少应用于临床[35]，最好在清晰显示肾动脉时，确定或排除肾动脉狭窄。目前主要应用血流动力学指标进行分析，但诊断肾动脉狭窄的流速指标并不统一，广泛应用的血流指数计算方法是将肾动脉起始处近心端的腹主动脉收缩期峰值血流速度（A）作为对照指标，将肾动脉收缩期峰值血流速度（R）与其相比，该比值称为 RAR，正常 RAR < 1 : 1，当肾动脉狭窄时，病变处血流速度增高，RAR 增高（> 1 : 1），并与狭窄程度呈正相关，根据 RAR 比值可以将肾动脉狭窄分为 3 种程度：0～59%、60%～99% 和完全阻塞。国内李建初等[36]建议利用肾动脉与同水平腹主动脉收缩期峰值血流速度之比（RAR）来判断，以 RAR ≥ 3.0 作为内径减少 ≥ 60% 的诊断标准。

此外，肾动脉狭窄造成肾内血供障碍，血流不能快速充盈到各级小动脉分支时，肾内各级小动脉频谱波形表现为特征性的"扁三角形"，即收缩期峰值流速低平，且上升速度缓慢，上升时间延长，加速时间（acceleration time，AT）可增加诊断敏感度，测量时首选肾内叶间动脉，效果不佳时选择段动脉，AT > 70ms 可作为判断主肾动脉狭窄 > 60% 的指标。值得注意的是，在多囊肾、多发囊肿、慢性肾病和肾肿瘤等病变时，肾段动脉频谱可有假阳性。另外，肾内动脉频谱正常并不能完全排除主肾动脉狭窄。

此外，约 5% 的肾脏存在副肾动脉，若副肾动脉存在狭窄也可造成肾血管性高血压。超声检查副肾动脉显示率低，诊断副肾动脉狭窄较困难，但在显示的副肾动脉入肾部位进行频谱多普勒测量，通过副肾动脉频谱改变也能间接判断是否存在狭窄。Qin 等[37]研究认为当一个肾脏由多条动脉供血时，若其中一条狭窄，其供血区域的分支动脉会出现 Tardus-Parvus（小慢波）现象，即在超声检查中出现特征性表现，Tardus 是指收缩期血液缓慢充盈这一现象，表现为加速时间延长，加速度减小，Parvus

是指收缩期波峰呈低振幅状态；而其余不狭窄动脉供血区域未出现明显改变。这也为检出副肾动脉狭窄提供了帮助[38]。

肾动脉狭窄病程长者可导致肾脏实质内血流较正常明显减少，肾脏逐渐萎缩，长径 < 8cm，前后径 < 3.5cm，肾被膜不规则，肾脏皮、髓质界限不清晰。需要注意的是，肾动脉内的血流动力学改变会受到肾动脉上游血管（如腹主动脉、升主动脉）及全身血流动力学（如甲状腺功能亢进症、心力衰竭等）的影响，因此使用彩色多普勒超声在探查肾动脉狭窄时需整体考虑，不能仅着眼于肾动脉一点。

（二）多普勒超声新技术诊断肾血管性高血压

1. 超声造影　超声造影为近年来新兴的成像技术[39]，通过外周静脉团注造影剂，在血管内提供更多、更有效的声散射体以增强血管内多普勒血流信号强度，对于慢速血流及微循环的探测更加敏感，从而显示一些过去因为缺血而不能显示的区域，能更有效地抑制周围组织的回声信息，增强了管腔与周围组织之间的对比，更加清晰地显示肾动脉主干，其敏感度、特异度及准确度均高于彩色多普勒超声[40]。超声造影除了改善肾动脉的显示，还可以通过评价肾脏的血流灌注情况来诊断肾动脉狭窄。此外，超声造影剂与红细胞大小相当，且不会外溢到血管外，无肾毒性，半衰期短，能完全通过呼吸系统排出体外，其稳定性更高，可持续多次血管内循环，使超声实时观察肾动脉血供情况成为可能。CEUS 在一定程度上拓宽了临床医师的诊疗思路及选择余地，有望成为一种能替代其他有创影像检查（如 DSA）的新检查方法。

2. 超微血管成像技术　其用新的自适应算法，移除组织运动杂乱运动信号和血流外溢现象，具有成像帧频高、实时性佳、空间分辨率和血流敏感性高、运动伪像少的特点，可在不使用造影剂的情况下提取出传统多普勒当作噪声滤去的低速血流信号，可清晰显示微细且更低流速的血流信息，真实反映血管内血流情况，能够更加清晰、准确地显示肾动脉主干，对肾动脉狭窄的部位、范围、程度可以做出更加可靠的诊断，初步研究显示 SMI 诊断肾动脉狭窄和 DSA 具有很高的一致性，且 SMI 具有无创、无辐射、无肝肾毒性和操作简便等优势，可以作为肾动脉狭窄的影像学筛查手段，为临床诊断和治疗提供安全可靠的信息[41]。

3. 血管超声三维成像　血管超声三维成像是在彩色多普勒图像基础上，通过软件处理形成血管立体图形，可在任意角度对不同血管的位置、相互关系进行观察。该方法降低了对操作者的依赖性，同时可以重复分析图像数据，但受到二维彩色图像及取样范围的限制，精确度稍差，同时在显像时，肾动脉与肾静脉有不同程度的重叠，影响了图像的直观性[41]。

4. 血管内超声　血管内超声检查克服了以往常规超声检查受被检者体型、肠气干扰，以及仪器探头穿透力及彩色血流敏感性的限制，从而大大提

高了肾动脉狭窄诊断的准确率，但由于血管内超声诊断仪器和探头价格昂贵，目前此项有创性检查尚难以广泛应用于临床。

（三）其他影像学检查方法

目前肾动脉的影像学检查方法还有以下几种。

（1）DSA　一直被公认为诊断肾动脉狭窄的金标准。通过造影可以明确判断狭窄的部位、狭窄的程度，但是肾动脉造影为有创性检查，会增加患者的痛苦，且费用昂贵，有 X 线辐射及发生造影剂肾病和动脉粥样硬化栓塞性肾病的危险，并且存在部分患者对造影剂过敏不能应用的情况，见图 3-28-29（彩图 3-28-29A、B）。

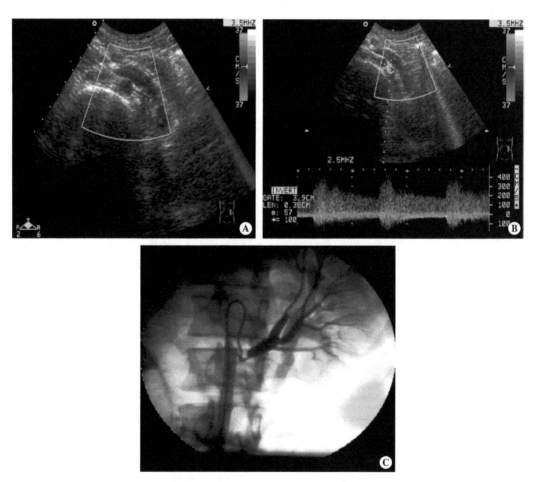

图 3-28-29　左肾动脉起始段内膜中层增厚致管腔重度狭窄灰阶、彩色多普勒超声及 DSA 图像

（2）螺旋 CTA 检查在一定程度上可替代有创伤性的选择性肾动脉造影：可快速、立体地显示肾动脉及其分支的走行，同时可根据诊断需要利用工作站进行多种图像后处理，可多角度旋转观察，准确测量肾

动脉管腔等，但不能详细观察肾动脉血管壁及腔内的情况，且其所用的碘化造影剂会引起肾功能减退加重，肾功能不全患者或年龄较大者慎用。

（3）非造影剂增强的 MRA 检查不需注射造影剂

即可使血管显影，MRI 无创、无辐射，对于老年患者，尤其是肾功能不全者是一种较为可行的检查手段。另外，由于人体组织的天然对比度相对较差，而且磁共振技术本身对钙化不敏感，对于肾动脉分支的显影率也较差，其诊断准确性不如 CTA，且不能用于体内有金属异物者，见图 3-28-30（彩图 3-28-30A、B）。

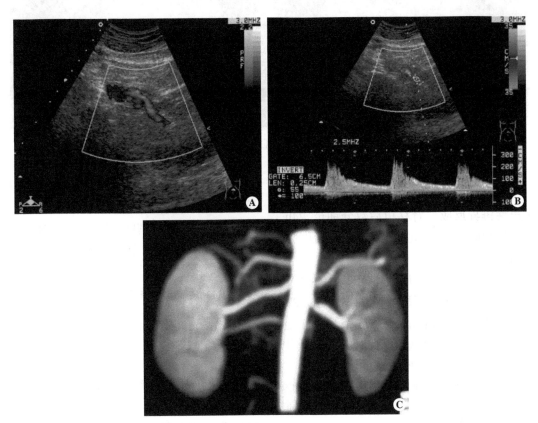

图 3-28-30　左肾动脉起始段斑块形成致管腔重度狭窄灰阶、彩色多普勒超声及 MRA 图像

（4）发射单光子计算机断层扫描（emission computed tomography，ECT）：肾动态显像能提供肾血流灌注显像及肾功能两方面的信息，具有操作简单、可重复性强、肾毒性小的优势，但在判断顽固性高血压时不适用于晚期慢性肾衰竭者，且在检测双侧肾动脉狭窄者时假阴性率较高。

与上述影像学检查相比，肾动脉的超声检查虽然会受多种因素影响，但具有无创、价廉、方便、无造影剂损伤等优点，是临床上筛查肾动脉狭窄的首选无创成像方法，应用已经越来越广泛，具有非常重要的临床价值。

二、多普勒超声对移植肾排异反应的评价

肾移植种类主要包括自体、同质、同种异体肾移植。移植肾的位置常常选择为右侧髂窝，移植肾的动、静脉与髂动、静脉吻合。鉴于移植肾的位置较浅表，超声检查尽量选择高频探头（5.0～7.5MHz）。肾移植术 18h 后进行首次超声检查，随后的第 2～3 周内隔日进行超声检查。

正常的移植肾二维超声图像与正常肾脏大致相同，因肾脏椎体呈低回声，而肾脏皮质回声略增强，表现为移植肾脏皮髓质界限更清晰。此外，移植肾的肾盂轻度分离（图 3-28-31）。正常情况下，移植肾的搏动指数（pulsatility index，PI）为 0.7～1.4，阻力指数（resistance index，RI）为 0.7～0.8。

移植肾的主要并发症为排异反应、感染、血管狭窄、血栓、血肿、急性肾衰竭等。移植肾按照发生性质分为急、慢性排斥反应，依据发生时间分为超急性期、早期和晚期排斥反应。

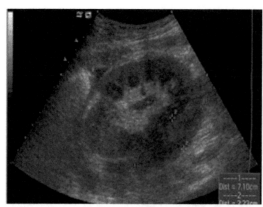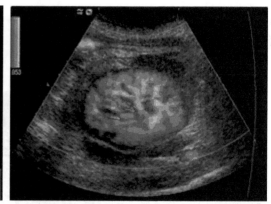

图 3-28-31　移植肾灰阶、多普勒超声图像

（一）超声在移植肾排异反应中的应用

1. 超急性排异反应　肾移植后数分钟至 24h 内即可发生此种排异反应，此时的移植肾仅轻度肿大，但皮质出现广泛坏死。

超声检查显示移植肾皮质内出现广泛的回声减低区，肾内动脉血流阻力明显增高，常常大于 0.8。

2. 急性排异反应　肾移植后 3～6 个月内常发生此种排异反应，呈可逆性病程，此时的移植肾明显肿大，皮质出现出血、坏死。

超声检查显示移植肾体积增大，肾周可见液性暗区，肾皮质增厚及其内部回声不均匀增强或减低，肾锥体增大，肾窦与肾脏实质的比例减低，严重时移植肾的结构显示不清晰。此时，肾内动脉 PI 数和 RI 明显增高，即 PI>1.8，RI>0.8。值得注意的是，移植肾可出现代偿增大，可达正常体积的30%，单纯依靠移植肾的大小可能会出现判断错误。

3. 慢性排异反应　慢性排异反应是肾移植失败的主要原因，常由急性排异反应发展而来，因病程相对缓慢，移植肾的体积缩小，皮质变薄，出血、坏死不明显，取而代之的是纤维化瘢痕组织。

超声检查显示移植肾体积多缩小，肾脏皮质变薄及其内部回声增强，肾脏实质与肾窦界限不清，后期移植肾的结构显示不清晰。此时，肾内动脉阻力指数增高，但低于急性排异反应期。

4. 超声判断移植肾排异反应的价值　彩色多普勒超声对急性肾小管坏死导致的急性肾衰竭与急性移植肾排异反应的鉴别有重要意义，此时的肾脏仅表现为肾脏体积增大，但内部回声无明显改变。

5. 超声造影技术在肾移植术后并发症中的应用价值　超声造影作为一项新的超声成像技术，可对组织器官进行微循环血流检测，大大提高成像的信噪比，清晰显示移植肾微循环血流灌注的动态变化，并可运用声学密度定量软件对移植肾时间-强度曲线进行量化分析。利用声诺维（SonoVue，注射用六氟化硫微泡）造影剂对移植肾患者进行超声造影，可检出移植肾并发症出现时的微循环灌注变化[42]。

（二）其他检查技术在移植肾排异反应中的应用

1. CT 检查在肾移植术后并发症中的应用价值　除了超声检查以外，CT 检查在肾移植术后并发症的检测中也有很高的应用价值，如血肿、肾内积液、肾内结石、尿漏、淋巴管囊肿等，CT 能够提供移植肾与周围组织的对比解剖影像，甚至能发现一些超声不能识别的小血肿，同时，分泌期能够检测移植肾的功能，为临床进一步处理提供有价值的依据[43]。

2. 核素检查在肾移植术后并发症中的应用价值　肾脏的核素显像技术对于术后并发症的鉴别能力不同。肾血管性病变如肾动脉、静脉狭窄或闭塞，表现为血流灌注明显减低，局灶性梗死表现为局灶性灌注减低；术后尿路梗阻时，肾盏肾盂内可见显像剂明显滞留，都非常容易诊断。术后吻合口发生尿漏时可在泌尿系统外出现异常的显像剂浓聚影，形状不规则，边界不清，并随时间延长而增浓，其表现比超声更有特异性，更易于和积液或血肿鉴别。在诊断困难的病例时 SPECT/CT 断层融合显像有助于更准确地定位尿道漏的部位。然而，对于急性肾小管坏死、急性排异反应、环孢素所致的肾毒性改变，核素肾脏显像表现类似，较难鉴别[44]。

移植肾排异反应多无特异性的临床表现，可表现为发热、乏力、尿少或无尿、水肿、血压升高等；免疫学、血液、尿液、核素检查的特异度也不高。超声检查无创伤、简便易行、可重复进行，因此对确定移植肾排异反应具有重要价值，但仅凭超声检查不能完全确定或除外移植肾是否存在排斥反应，移植肾活检对排异反应的诊断准确度最高。彩色多普勒超声引导下的移植肾活检因可减少对移植肾血管的损伤而得到临床的认可。

（三）肾移植的主要血管并发症

1. 移植肾动脉狭窄　　移植肾动脉在吻合口处或吻合口远端可见狭窄处五彩镶嵌的血流信号，流速明显增快，狭窄远端流速减慢。

2. 移植肾动静脉瘘　　移植肾动静脉瘘常常为损伤所致。二维超声有可能显示伴行动、静脉间异常通道，瘘口近端的静脉扩张。彩色多普勒超声检查收缩期可见一束单色射流或五彩镶嵌血流信号通过瘘口进入静脉。瘘口近端静脉内可探及双期连续性高速动脉湍流频谱即静脉动脉化，频窗充填，频带包络线呈"毛刺"状。

3. 移植肾静脉血栓　　移植肾体积明显肿大，肾静脉内可见低回声，彩色多普勒超声检查显示肾静脉内彩色血流不充盈，受累静脉以远静脉的血流频谱呈带状频谱，而失去静脉的周期性。

4. 多普勒超声对移植肾主要血管并发症的价值　　肾动脉造影一直被公认为诊断移植肾主要血管并发症的金标准，近年来，磁共振、高速螺旋CTA检查逐渐取代肾动脉造影。多普勒超声检查以无创伤、简便易行、可重复进行、花费小的优点，

成为移植肾的主要血管并发症的首选检查方法。

三、多普勒超声对肾实质性病变的评价

（一）多普勒超声对肾脏肿瘤的评价

部分肾脏肿瘤可分泌大量的肾素，引起血管紧张素Ⅱ和醛固酮的分泌显著增加，进而引起血压升高，目前已确定的可自主分泌肾素导致高血压的肾脏肿瘤主要有肾球旁细胞瘤和肾细胞癌。

肾球旁细胞瘤是一种罕见的可分泌大量肾素的肾脏良性肿瘤，又称肾小球旁细胞瘤，多见于年轻女性，以高血压、低血钾、高血浆肾素水平和高血浆醛固酮浓度为主要症状，且患者常常伴有头痛。

肾细胞癌是最常见的肾脏恶性肿瘤，多见于40岁以上男性。早期肾癌患者可无明显不适，若患者出现典型的肾癌三联征（腰痛、血尿、腹部肿物），则为肾癌的晚期表现。

1. 肾脏肿瘤的超声表现

（1）肾球旁细胞瘤：常位于肾脏上极或下极，较少见，呈孤立的强回声，直径约3cm。

（2）肾细胞癌：灰阶超声表现为肾内类圆形实质性团块，有球体感，内部回声复杂（图3-28-32A）。小肾细胞癌（直径<3cm）：多为高回声，但低于肾窦，或为不典型囊肿（多房、壁厚、有实性成分）。大肾细胞癌（直径>5cm）：多为低回声或等回声，呈分叶状，坏死、液化呈囊性变时，内有不规则无回声区。

彩色多普勒超声表现呈多样化，可为富血供型（可表现为"抱球征"）（图3-28-32B，彩图3-28-32B）和乏血供型。

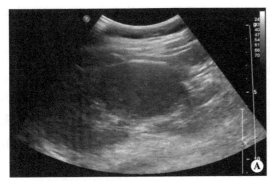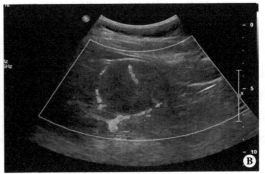

图3-28-32　肾细胞癌超声声像图表现

A. 左肾中下极实性低回声结节灰阶超声图像；B. 左肾中下极实性低回声结节彩色多普勒超声图像（"抱球征"），术后病理为肾细胞癌

肾脏恶性肿瘤超声造影主要表现分为两种类型："快进慢退高增强"占90.6%的富血供肿瘤和"慢进快退低增强"占9.4%的乏血供肿瘤；假包膜征及不均匀增强。肾脏良性肿瘤超声造影主要表现分为两种类型："慢进慢出"和"快进慢出"。均匀性增强且增强的持续时间较长，两种表现模式的消退时间均等于或晚于正常肾实质[51]。

2. 超声检查的临床意义 大多数肾脏恶性肿瘤因症状出现较晚，当诊断明确时，通常体积较大或已发生肿瘤转移，预后较差，因此早期诊断对预后有至关重要的影响。超声检查[45]不仅可以早期发现肾脏肿瘤，还可以鉴别肾脏肿瘤的良恶性，随着超声造影剂的应用，超声造影的增强特点以肿瘤内血管的结构及病理为基础，可以更敏感地反映细小血管、低速血流及肿瘤新生血管的血流灌注信息，使超声检查对肾脏良恶性肿瘤的鉴别能力大大提高。与增强CT及MRI相比，超声造影具有低风险、无辐射及造影剂无肾毒性的优点，尤其是对肾功能受损的患者，其在肾细胞癌的影像学诊断中提供了有用的信息。

（二）超声对肾脏囊性病变的评价

肾脏囊性病变亦可引起高血压，其不断增多或增大的囊肿压迫肾脏内血管，使肾脏局部血流供应减少、缺血，激活了肾素-血管紧张素-醛固酮系统，导致患者血压升高，而一旦出现高血压，则肾脏又为其主要累及的靶器官之一。肾脏囊性病变可分为单纯性肾囊肿、复杂性肾囊肿及多囊肾。

1. 肾脏囊肿 单纯性囊肿无恶变倾向，且这类囊肿不需要进一步影像检查或外科处理。然而在一些情况下，复杂性囊肿根据囊内分隔的数目、厚度及壁上结节、周围钙化的不同，其恶性倾向各异。

（1）超声表现[46]：单纯性肾囊肿可孤立存在，也可为多灶性病变，超声表现为圆形或类圆形无回声，边界清晰，壁薄，光滑，后方回声增强，见图3-28-33。

复杂性肾囊肿声像图变得复杂，应警惕。良性病变多表现为薄壁和薄隔；恶性病变多表现为厚壁或厚隔，以及囊内实性结节，见图3-28-34。

良性病变超声造影多表现为无增强或薄壁增强或少分隔规则增强。当表现为厚壁增强及厚分隔增强或增强结节时，多考虑恶性病变。

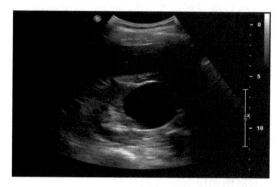

图3-28-33 单纯性肾囊肿灰阶超声图像

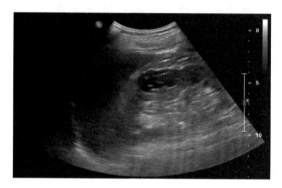

图3-28-34 复杂性肾囊肿灰阶超声图像

（2）超声检查的临床意义：常规超声主要通过显示病变内有无不规则增厚的囊壁、分隔或结节等实质成分，以及实质成分上的彩色多普勒血流信号即血供情况来诊断和鉴别诊断良恶性囊性病变；超声造影[47-49]通过在病灶内的显影清晰勾勒肿瘤边界、病灶整体轮廓，清晰显示有血供的囊壁、分隔、结节或无血供的坏死液化区，克服了血流显像探测低速血流敏感性低的不足，能更清楚地显示复杂性囊性病变中结节、分隔及囊壁的增强特征，可提高诊断准确性。

2. 多囊肾 多囊肾是一种常染色体遗传性疾病，有两种类型：①常染色体隐性遗传型（婴儿型）多囊肾，发病于婴儿期，临床较罕见；②常染色体显性遗传型（成人型）多囊肾，有明显的家族史，常于青中年时期被发现，也可在任何年龄发病。常常伴有肾外囊肿，如肝脏、胰腺、脾脏、卵巢、精囊、甲状腺等部位，约有20%的患者伴发脑动脉瘤。本章介绍的主要是成人型多囊肾。

（1）超声表现：肾脏体积明显增大，轮廓不规则，实质变薄，肾内结构紊乱，充满大小不等的无回声区，病变常为双侧，无正常的肾组织（图 3-28-35）。

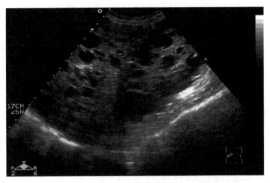

图 3-28-35　多囊肾灰阶超声图像

（2）超声检查的临床意义：对于有明确家族史，双肾体积明显增大，同时伴有肝脏、胰腺、脾脏等肾外病变者，超声可确诊，而无明显家族史的不典型者，超声随访有助于确诊。

（三）超声对弥漫性肾脏病变的评价

弥漫性肾脏病变是由各种原因导致的广泛性肾脏实质损害，既有原发性的，也有继发性的，常见病因如下：急慢性肾小球肾炎、肾盂肾炎、肾病综合征、糖尿病、高血压、风湿病、肾血管疾病等。

引起肾脏实质损害的病因多种多样，因此弥漫性肾损害的临床表现不尽相同，但多有不同程度的血压升高、蛋白尿、血尿、管型尿及肾功能异常。

超声表现主要为肾脏实质回声增强或肾脏皮髓质界限不清晰，严重者可出现肾脏实质内血流减少，肾内小动脉阻力升高。

程度较轻的弥漫性肾脏病变超声检查并不敏感，但超声检查一旦出现异常表现，则提示较严重的肾损害。此外，超声检查对急性尿路梗阻、肾动脉梗阻、肾静脉阻塞所导致的急性肾衰竭具有较高的诊断价值。依据肾脏体积缩小程度、肾脏内部结构清晰程度、肾脏实质内血流减少情况及肾内小动脉血流阻力指数升高的程度，可对慢性肾功能不全患者的预后进行评估。尽管如此，超声检查难以对弥漫性肾脏病变进行病因学诊断。

弥漫性肾脏病变的主要检测方法有以下几种。

（1）常规超声检查是主要的影像学检测方法：超声表现常不典型或无特异性，而且受患者体质、扫查切面、仪器调节及操作者的主观性等多种因素的影响，造成超声诊断困难，往往要通过超声引导下的针吸组织学检查来明确诊断。

弥漫性肾病分为 4 级。通过肝脾做声窗，参照肝脾回声进行比较。0 级：正常，右肾皮质的回声强度小于肝脏。1 级：右肾皮质的回声强度等于肝脏。2 级：右肾皮质的回声强度大于肝脏，但小于肾窦。3 级：肾皮质的回声与肾窦相等。如患者肝脏本身有弥漫性病变，应参照脾回声进行比较。弥漫性肾病患者如肾脏上下径＜7cm，前后径＜3.5cm，可诊断为肾萎缩。肾脏缩小程度与肾功能改变无平行关系。肾萎缩最常见于各种肾疾病晚期——尿毒症期。肾部分萎缩者，该处有动脉栓塞可能。

（2）弹性成像：弹性成像是一种全新的成像技术[50]，通过组织弹性这一力学属性，可以估计出组织内部相应情况，从而间接或直接反映组织内部弹性模量等力学属性的差异，能更清楚地显示、定位病变组织及鉴别病变性质。剪切波超声弹性成像不同于以往的弹性成像技术，其具有无须施压、实时成像、定量测量、测量结果不受操作者影响、可重复性极佳等优点，并且能直接反映组织弹性，所测的杨氏模量值越大，表示组织硬度越大。

健康体检者肾皮质和肾髓质杨氏模量值比较接近，而肾窦的杨氏模量值则略低于前两者，此与肾脏各区域的组成结构不同有关。肾皮质主要由迂曲成团的肾小球构成，肾髓质主要为肾小管结构，二者分布均较为致密。肾窦则由肾动脉、肾静脉、肾盂和充填其间的脂肪组织等组成，其结构排列疏松，因此相对杨氏模量值较低。慢性肾脏病（chronic kidney disease，CKD）患者由肾内大量胶原纤维和纤连蛋白的堆积导致肾小球硬化、肾小管间质纤维化，继而使杨氏模量值明显增高。临床上 CKD 患者中肾小球疾病占 95% 以上，肾小球主要分布于肾皮质，故肾皮质硬度增加更为明显，杨氏模量值较肾髓质增高更多。由于肾窦部无肾小球及肾小管结构，CKD 患者该部位无明显病变，其杨氏模量值无明显改变[52]。

随着肾功能损害程度的加重，CKD 患者肾皮质区及肾髓质区的杨氏模量值逐渐增加，此表明伴随着肾脏的纤维化程度越来越重，肾脏的弹性越来越差。

（3）超声造影：超声造影是近年来兴起的一种评价血流灌注的新方法，该检查方法采用经肘正中静脉团注超声微气泡造影剂（六氟化硫），超声微气泡造影剂[53]是红细胞示踪剂，可自由通过微循环，血流动力学特点与红细胞相似，不会进入血管外间质，可真实反映肾脏血流灌注情况，具有代谢快（15min 即可通过肺循环完全代谢）的特点且无碘或钆造影剂的肾毒性副作用，肾脏超声造影检查具有较好的时间分辨率，可良好显示肾脏实质内低速血流及微血管，并可利用超声诊断仪内的 Q-LAB 软件，自动生成时间-强度曲线（time-signal intensity curves，TIC）及相关定量参数，包括达峰时间（time to peak，TTP）、平均通过时间（mean transit time，MTT）、峰值强度（peak intensity，PI）、上升支斜率（Grad）及曲线下面积（area under the cure，AUC）等，进而定量评价肾脏血流灌注。

既往研究显示肾脏 TIC 灌注曲线的相关参数曲线下面积、达峰时间、曲线上升支斜率与血肌酐（serum creatinine，SCr）、血尿素氮（blood urea nitrogen，BUN）呈正相关，峰值强度与血肌酐、尿素氮呈负相关。超声造影与血生化指标相比，TIC 曲线中的定量参数与血肌酐、尿素氮水平的相关性良好，且其所反映的肾血流灌注变化早于 SCr 和 BUN 所反映的肾功能变化[54, 55]。

弥漫性肾病肾实质增强速度较正常肾慢，且峰值强度低，造影剂廓清时间长，即背向散射强度较正常组减低，肾皮质达峰时间较正常组延长，而皮质灌注 TIC 曲线斜率较正常组减小（图 3-28-36，彩图 3-28-36）。

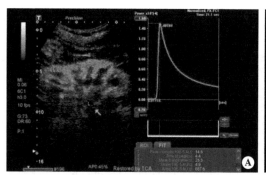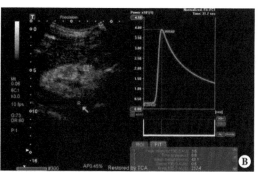

图 3-28-36 正常肾脏及弥漫性肾病患者肾血流灌注 TIC 曲线分析图

A. 正常肾脏超声造影肾血流灌注 TIC 曲线（PI：14.8 10E-5AU；TTP：4.4s；MTT：23.3s；Grad：4.9 10E-5AU/s；AUC：687.6 10E-5AU/s）；B. 弥漫性肾病超声造影肾血流灌注 TIC 曲线（PI：3.6 10E-5AU；TTP：8.6s；MTT：43.1s；Grad：0.6 10E-5AU/s；AUC：232.4 10E-5AU/s）

（4）彩色多普勒血流定量（color Doppler flow quantification，CDFQ）技术：是一种非侵入性、安全便捷、可定量评价肾皮质血流灌注的新方法。CDFQ 技术可采集肾内血流呈现出的原始射频信号，并在肾脏内勾画出感兴趣区（region of interest，ROI），通过 Q-LAB 软件分析系统计算感兴趣区内的彩色指数，对肾血流灌注量进行定量分析。CDFQ 技术可获得以下 3 个定量指标。①血管指数（vascularity index，VI）：即血流信号的数量，是彩色像素数量与总像素数量的比值，代表了 ROI 内血管床的数量，VI 值越高，表示 ROI 内血流信号所占的比例越大。②血流指数（flow index，FI）：即血流信号的平均强度，是幅度加权彩色像素总和与彩色像素数量的比值，代表了 ROI 血管内血流速度的平均值，FI 值越高，血流信号越明亮，表示血流平均速度越快。③血管血流指数（vascularization flow index，VFI）：即 VI 与 FI 的乘积，是幅度加权彩色像素总和与总像素数量的比值，代表了血流信号的强度与数量，即 ROI 内血流灌注量，VFI 值越高，表示肾内血流灌注量越多，见图 3-28-37（彩图 3-28-37）。

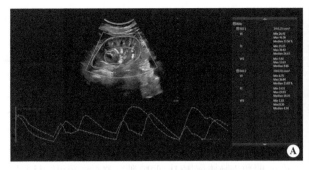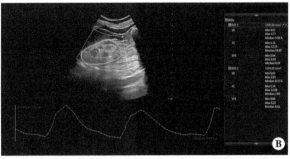

图 3-28-37 彩色多普勒血流定量技术分析图像

A. 肾血流灌注正常（VI：37.56%；FI：26.67；VFI：9.86）；B. 肾血流灌注减低（VI：1.59%；FI：14.95；VFI：0.24）

（勇 强 王明月 田 菊）

参 考 文 献

[1] 华扬. 颈动脉超声临床研究与应用进展[J]. 中华医学超声杂志（电子版），2015，12（4）：256-259.

[2] 苗立英，葛辉玉，王金锐. 健康成人颈总动脉壁弹性的组织多普勒应用研究[C]. 海口：中华医学会 2004 超声医学新进展学术会议，2004.

[3] 肖沪生，徐智章，张爱宏，等. eTRACKING 技术的原理及参数探讨[J]. 肿瘤影像学，2006，15（2）：84-86.

[4] 潘伟男，李峰，毛小环，等. 14-3-3 参与 apelin-13 促进大鼠血管平滑肌细胞增殖 ERK1/2 信号途径研究[J]. 生物化学与生物物理进展，2011，38（12）：1153-1161.

[5] 宋达琳，康维强，SONGDa-lin，等. Glagov——血管重构与传奇[J]. 医学与哲学，2010，31（22）：78-80.

[6] 周陵，陈绍良，段宝祥，等. 血管内超声与血管造影检测早期左冠状动脉主干病变的对比研究[J]. 中国超声诊断杂志，2002，3（5）：335-336.

[7] 刘欢，刘润冬，王宏宇. 血管内皮功能的评价及其临床价值[J]. 心血管病学进展，2016，37（4）：426-430.

[8] 勇强，张蕾，袁嘉，等. 超微血流成像技术诊断颈动脉斑块新生血管的价值[J]. 中国超声医学杂志，2014，30（12）：1060-1063.

[9] 勇强，张蕾，王丽娟，等. 颈动脉斑块风险等级的超声评价[J]. 血管与腔内血管外科杂志，2016，2（4）：278-281.

[10] Rajaram V，Pandhya S，Patel S，et al. Role of surrogate markers in assessing patients with diabetes mellitus and the metebolic syndrome and in evaluating lipid-lowering therap[J]. Am J Cardiol，2004，93（11A）：32C-48C.

[11] Vicenzini E，Giannoni MF，Puccinelli F，et al. Detection of carotid adventitial vasa vasorum and plaque vascularization with ultrasound cadence contrast pulse sequening technique and echo-contrast agent[J]. Stroke，2007，38（10）：2841-2843.

[12] Shah F，Balan P，Weinberg M，et al. Contrast-enhanced ultrasound imaing of atheros-clerotieplaque neovascularization：a new surrogate marker of atherosclerosis[J]. Vasc Med，2007，12（4）：291-297.

[13] 刘吉斌，王金锐. 超声造影显像[M]. 北京：科学技术文献出版社，2010：91-106.

[14] 王立娟，勇强，史素君，等，探讨实时三维超声成像技术在 CEA 术前的应用价值[J]. 中国超声医学杂志，2016，32（5）：389-391.

[15] 张蕾，勇强，牛宏珍，等，实时剪切波弹性成像定量评价颈动脉粥样硬化斑块[J]. 中国医学影像技术，2013，29（1）：1949-1952.

[16] Couade M，Pernot M，Prada C，et al. Quantitative assessment of arterial wall biomechanical propertise using shear wave imaging[J]. Ultrasound Med Biol，2010，36（10）：1662-1676.

[17] 刘凤菊，勇强，张勤奕，等，超声实时组织弹性成像诊断颈动脉易损斑块[J]. 中国介入影像与治疗学，2014，11（1）：23-26.

[18] Libby P，Okamoto Y，Rocha VZ，et al. Inflammation in atherosclerosis：Transition from theory to practice[J]. Circ J，2010，74（2）：213-220.

[19] Ferrante EA，Pickard JE，Rychak J，et al. 2009. Dual targeting improves microbubble contrast agent adhesion to VCAM-1 and P-selectin under flow[J]. J Control Release，140（2）：100-107.

[20] Kaufmann BA，Carr CL，Belcik JT，et al. Moleculer imaging of the initial inflammatory response in atherosclerosis：Implications for early detection of disease[J]. Arterioscler Thromb Vasc Biol，2010，30（1）：54-59.

[21] Liu H，Wang X，Tan KB，et al. Molecular imaging of vulnerable plaques in rabbbits using contrast-enhanced ultrasound targeting to vascular endothelial growth factor receptor-2[J]. Journal of Clinical Ultrasound，2011，39（2）：83-90.

[22] 宋琛. 缺血性眼病[M]. 2 版. 北京：人民卫生出版社，

2005：30.

[23] 王敏，王升，陈小瑾，等. 缺血性眼病与缺血性脑卒中发生的相关性研究[J]. 中华眼底病杂志，2012，28：177-178.

[24] 王润生，吕沛霖. 努力提高非动脉炎性前部缺血性视神经病变的诊断和治疗水平[J]. 中华眼底病杂志，2010，26：301-305.

[25] 徐柒华，陈惠英，邹大中，等. 彩色多普勒超声对缺血性眼病的临床诊断意义[J]. 国际眼科杂志，2009，9：1777-1778.

[26] 赵晓宁. 下肢动脉硬化闭塞症的诊断方法[J]. 现代生物医学进展，2007，7（4）：629-637.

[27] 王丹. 彩色多普勒超声对下肢动脉性疾病的诊断价值[J]. 实用医技杂志，2009，16（5）：355-356.

[28] 徐龙健，蒋米尔，陆信武. 彩色多普勒超声在下肢动脉硬化闭塞症诊疗中的应用进展[J]. 临床超声医学杂志，2008，10（6）：402-404.

[29] Ren JH，Ma N，Wang SY，et al. Rationale and study design for onestop assessment of renal artery stenosis and renal microvascular perfusion with contrast-enhanced ultrasound for patients with suspected renovascular hypertension[J]. Chin Med J（Engl），2019，132（1）：47，63-68.

[30] Mahoney M，Sorace A，Warram J，et al. Volumetric contrast-enhanced ultrasound imaging of renal perfusion[J]. J Ultrasound Med，2014，33（8）：1427-1437.

[31] Ren JH，Ma N，Wang SY，et al. Diagnostic value of contrast-enhanced sonography and digital subtraction angiography for renal artery stenosis[J]. Zhonghua Yi Xue Za Zhi，2019，99（3）：209-211.

[32] 任俊红，王思宇，马娜，等. 超声造影评价老年肾动脉狭窄患者的临床价值[J]. 中华老年医学杂志，2018，37（3）：276-279.

[33] 刘海芳，冯一星，勇强，等. 超声造影定量评价肾动脉狭窄支架置入术前术后实质血流灌注的研究[J]. 中国超声医学杂志，2014，30（10）：908-910.

[34] Ran X，Lin L，Yang M，et al. Contrast-Enhanced Ultrasound Evaluation of Renal Blood Perfusion Changes After Percutaneous Transluminal Renal Angioplasty and Stenting for Severe Atherosclerotic Renal Artery Stenosis[J]. Ultrasound Med Biol，2020，46（8）：1872-1879.

[35] 张晓东，李建初. 超声诊断肾动脉狭窄的研究进展[J]. 中华医学超声杂志（电子版），2013，10（3）：185-188.

[36] 李建初. 肾动脉狭窄的超声规范化检测与结果分析[J/CD]. 中华医学超声杂志：电子版，2010，7（1）：5-9.

[37] Qin W，Zhang X，Yang M，et al. Evaluation of renal artery stenosis using color Doppler sonography in young patients with multiple renal arteries[J]. Chin Med J（Engl），2011，124（12）：1824-1828.

[38] 段秀芳，付遵峰，陆萍萍，等. 超声诊断肾动脉性高血压的研究进展[J]. 医学综述，2015，21（20）：3748-3750.

[39] Clevert DA，Paprottka P，Sommer WH，et al. The role of contrast-enhanced ultrasound in imaging carotid arterial diseases[J]. Semin Ultrasound CTMR，2013，34：204-212.

[40] 冯一星，勇强. 实时灰阶超声造影在诊断肾动脉狭窄中的初步临床应用[J]. 心肺血管杂志，2014，33（4）：573-576.

[41] 张蕾，勇强，王丽娟，等. 超声微血管成像技术对肾动脉狭窄的评价[J]. 血管与腔内血管外科杂志，2016，2（4）：274-275.

[42] 牛静，罗向阳. 超声成像技术在移植肾并发症方面的应用研究[J]. 实用医学影像杂志，2015，8：352-355.

[43] 肖百奇. 肾移植术后并发症的 CT 诊断分析[J]. 辽宁医学院学报，2015，8：41-43.

[44] 兰晓莉，李春艳. 核素显像在肾脏疾病评价中的临床应用[J]. 临床泌尿外科杂志，2015，30（10）：865-868.

[45] 黄备建，王文平，丁红，等. 超声造影在囊性肾癌诊断中的应用价值[J]. 中华医学超声杂志（电子版），2008，5（4）：639-644.

[46] Wolters K，Herget-Rosenthal S，Langenbeck M. Renal，sonography[J]. Internist（Berl），2012，53（3）：282-290.

[47] Gerst S，Hann LE，Li D，et al. Evaluation of renal masses with contrast-enhanced ultrasound：Initial experience[J]. Am J Roentgnol，2011，197（4）：897-906.

[48] 周锋盛，蒋骁，陈俊，等. 超声造影在肾脏囊性占位性病变诊断中的应用[J]. 江苏医药，2012，38（1）：108-109.

[49] 黄备建，李超伦，季正标，等. 超声造影在良性囊性肾占位中的应用[J]. 中国超声医学杂志，2010，26（1）：53-56.

[50] 徐建红，刘智惠，靳霞，等. 剪切波定量超声弹性成像技术在慢性肾病中应用的初步研究[J/CD]. 中华医学超声杂志：电子版，2012，9（5）：405-407.

[51] Tamai H，Takiguchi Y，Oka M，et al. Contrast-enhanced ultrasonography in the diagnosis of solid renal tumors[J]. J Ultrasound Med，2005，24（12）：1635-1640.

[52] 郭海燕，张瑞芳，崔可飞，等. 剪切波弹性成像技术在慢性肾病诊断中的应用价值[J]. 山东医药，2013，53（11）：7476.

[53] Quais E. Microbubble ultrasound contrast agents：An update[J]. Eur Radiol，2007，17（8）：1995-2008.

[54] 董怡，王文平. 医学影像学技术定量评价肾功能研究进展[J]. 上海医学影像，2007，16（3）：255-264.

[55] 凌金钰，王金锐. 超声造影及相关技术对肾脏血流灌注评价的研究现状[J]. 内蒙古医学杂志，2009，41（1）：67-69.

高血压是危害人类健康的常见病、多发病，是由不同原因和疾病引起的。对于继发性高血压，如果不针对原发疾病进行治疗，血压很难有效控制。因此，早期确定高血压的病因，并进行针对性治疗，是控制病情，防止心脑肾损害的重要环节。近年来核医学影像设备和影像诊断技术快速发展，核医学作为功能检查手段，在高血压病因诊断和肾功能评价方面发挥了重要作用。

第一节　高血压肾脏系统疾病核医学检查

由肾脏疾病引起的高血压占成人高血压的

5%～10%，是继发性高血压中最常见的一种，分为由肾实质病变和由肾血管病变引起的高血压两类。核医学影像技术可以显示双肾的位置、形态、大小、肾血管血流灌注及肾实质功能状态，可为临床鉴别肾实质病变或肾血管病变引起的高血压提供重要的影像信息。下文分述肾脏疾病的核医学检查方法。

一、肾动态显像

肾动态显像是检测泌尿系统疾病的常规核素检查方法，依据显像剂的不同，显像方法和结果亦不同，包括判断肾小球滤过功能的显像及肾小管重吸收和分泌功能的显像，可以为临床提供双肾位置、形态、大小、血流、功能及尿路通畅等情况的信息，是临床核医学的重要组成部分。

（一）^99mTc-EC 肾动态显像

1. 显像原理及方法 静脉弹丸式注射肾小管上皮细胞分泌而不被重吸收的快速通过型显像剂，用单光子发射计算机断层成像（single-photon emission computed tomography，SPECT）快速连续动态采集双肾和膀胱区的放射性影像，包括肾血流灌注显像和肾功能动态显像，可以为临床提供双肾血流、大小、形态、位置、功能及尿路通畅情况等多方面的功能信息和定量指标，是临床肾脏病学的重要组成部分。

2. 显像剂 ^99m 锝-双半胱氨酸（^99mTc-EC）为肾小管分泌型显像剂。

注射剂量：成人给药剂量为 148~370MBq（4~10mCi）；儿童给药剂量为 3.7MBq/kg，最小为 37MBq，最大为 185MBq；给药体积不超过 1ml。

3. 正常影像 示例：男性，36 岁，原发性高血压，双肾功能正常，正常肾动态显像，详见图 3-29-1。

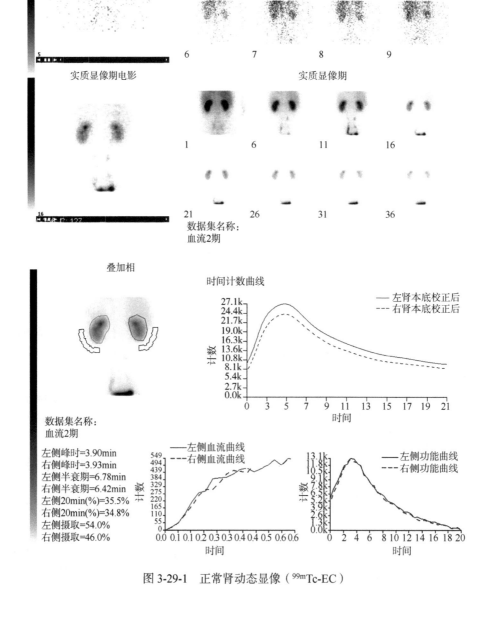

图 3-29-1 正常肾动态显像（^99mTc-EC）

（1）灌注相：腹主动脉显影 2s 后双肾同时显影，随时间双肾影逐渐清晰，长于 4s 提示肾血流灌注异常。

（2）功能相：随时间增加，肾实质内放射性逐渐增加，经 2～3min 肾影最浓，形态完整、实质放射性分布均匀。

（3）排泄段：约 4min 后肾实质内放射性分布逐渐减低，随时间延长肾实质内显像剂逐渐清除。随之膀胱内放射性明显聚集。双肾内无明显显影剂滞留。

（4）肾图：正常肾图详见图 3-29-2。

4. 异常影像及临床意义　示例：男性，41 岁，高血压，右肾动脉狭窄，功能重度受损，异常肾动态显像见图 3-29-3。

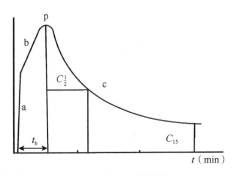

图 3-29-2　正常肾图

a. 示踪剂出现段（血管段）：反映肾动脉通畅及肾功能情况；b. 聚集段：斜率和高度反映肾小管上皮细胞摄取血液中示踪剂的速度和数量，与肾有效血浆流量（effective renal plasma flow，ERPF）及肾小管上皮细胞的功能有关；c. 排泄段：下降的斜率反映示踪剂随尿流排出肾脏的速度和数量，与尿路通畅、肾脏有效血流量改变和肾小管功能状况有关

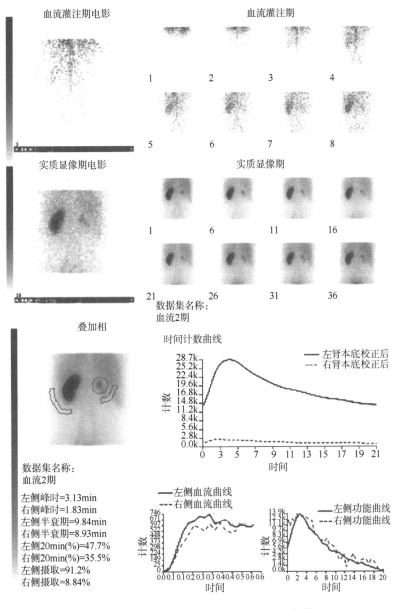

图 3-29-3　异常肾动态显像（^{99m}Tc-EC）右肾萎缩

（1）肾脏不显影：在一侧肾区未见肾影，表明一侧肾无血流灌注及功能或无肾；常见于肾脏无功能或肾缺如（肾切除、先天肾缺如、肾移位）。

（2）肾影出现或消退延迟：肾影持续较浅淡或持续较浓，常见于肾血流灌注或功能明显受损。

（3）肾影明显缩小：常见于肾脏萎缩。

（4）肾影不完整：提示肾内占位性病变。

（5）肾盂扩张浓聚：显像早期肾盂内无或仅有少量放射性分布，但随时间延长，肾盂或输尿管上段逐渐浓聚至显像结束，常见于上尿路排泄不畅。

（6）泌尿系以外出现放射性影像：提示尿液外漏。

（7）异常肾图及临床意义：异常肾图详见图3-29-4。

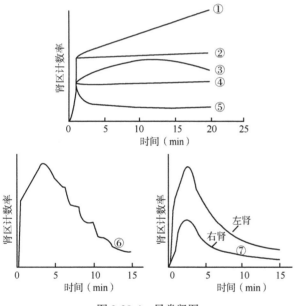

图 3-29-4 异常肾图

①持续上升型：急性上尿路梗阻；②高水平延长线型：上尿路梗阻并肾功能轻度损害、肾盂积水；③抛物线型：各种原因致肾功能中度损害、脱水、肾缺血；④低水平延长线型：各种原因致肾功能严重损害、急性肾前性肾衰竭、慢性上尿路严重梗阻；⑤低水平递降型：无功能、肾切除、先天性肾缺损；⑥阶梯状下降型：机械性尿路梗阻、疼痛、紧张、尿路感染、输尿管痉挛；⑦单侧小肾图：单侧肾动脉狭窄

5. 临床应用

（1）综合了解双肾大小、形态、位置、功能。

（2）评价上尿路通畅情况及上尿路梗阻定位诊断。

（3）评估肾动脉病变及双肾血供情况，协助诊断肾血管性高血压。

（4）观察肾内占位性病变血流灌注情况，鉴别良、恶性病变。

（5）诊断肾动脉栓塞及观察溶栓疗效。

（6）监测移植肾血流灌注和功能情况。

（7）肾外伤后，了解其血运及观察是否有尿漏存在。

（8）肾实质病变主要累及部位（肾小球或肾小管）的探讨。肾小球滤过率（GFR）和 ERPF 两者的比值（肾滤过分数）有助于对病变部位的诊断。比值升高表示肾小管功能受损，肾小球功能正常；比值下降表示肾小管功能正常，肾小球功能受损；两者功能同时受损则比值无变化。

（9）急性肾衰竭病变部位的鉴别。

（10）新药对肾功能的影响。

（11）对各种肾病的疗效观察。

（12）病肾残留功能，供选择病肾手术类型时参考。

（二）^{99m}Tc-DTPA 肾动态显像

^{99m}Tc-DTPA 肾动态显像又称为 GFR 测定。

1. 显像原理 采用只经肾小球滤过而无肾小管分泌的放射性显像剂如 ^{99m}Tc-DTPA，在血液循环中不与血浆蛋白结合，首次随血液循环进入肾脏，95%以上被肾小球滤过。静脉注射显像剂后，通过显像设备连续快速采集，依次获得显像剂通过肾小球滤过和清除的过程，根据放射性药物被清除的速度和数量计算 GFR（单位时间从肾小球滤过的血浆容量）。GFR 是判断肾功能的灵敏指标，单位为 ml/min；GFR 的改变早于外周血肌酐、尿素氮的改变，有利于早期诊断和判断疗效。

2. 显像剂 放射性锝标记二乙三胺五乙酸（^{99m}Tc-DTPA），肾小球滤过型显像剂。

注射剂量：成人 185～370MBq（5～10mci），儿童 3.7MBq/kg。

3. GFR 正常参考值 根据年龄不同，正常 GFR 亦有差异。

正常下限参考值：≥60 岁总 GFR≥60ml/min，单肾 GFR≥30ml/min；<60 岁总 GFR≥80ml/min，单肾 GFR≥40ml/min。

^{99m}Tc-DTPA 肾动态显像测定 GFR，正常 GFR 见图 3-29-5。

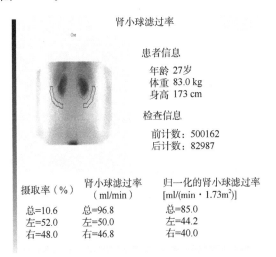

肾小球滤过率

患者信息
年龄　27 岁
体重　83.0 kg
身高　173 cm

检查信息
前计数：500162
后计数：82987

摄取率（%）	肾小球滤过率（ml/min）	归一化的肾小球滤过率[ml/(min · 1.73m²)]
总=10.6	总=96.8	总=85.0
左=52.0	左=50.0	左=44.2
右=48.0	右=46.8	右=40.0

图 3-29-5　正常肾小球滤过率

4. 临床应用

（1）综合了解肾脏的位置、形态、大小及尿路通畅情况。

（2）评价各类肾病的肾小球滤过功能，见图 3-29-6。

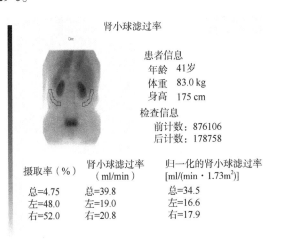

肾小球滤过率

患者信息
年龄　41 岁
体重　83.0 kg
身高　175 cm

检查信息
前计数：876106
后计数：178758

摄取率（%）	肾小球滤过率（ml/min）	归一化的肾小球滤过率[ml/(min · 1.73m²)]
总=4.75	总=39.8	总=34.5
左=48.0	左=19.0	左=16.6
右=52.0	右=20.8	右=17.9

图 3-29-6　异常肾小球滤过率

（3）对各种肾病的疗效观察。

（4）移植肾的监护。

（5）病肾残留功能的评价，供选择肾病手术类型时参考。

（6）了解糖尿病对肾功能的影响。

（7）新药对肾功能的影响。

（三）^{99m}Tc-DTPA 与 ^{99m}Tc-EC 肾动态显像联合应用

肾脏是原发性高血压主要受累器官之一，早期诊断高血压肾脏损害对患者治疗和预后极为重要，肾细小动脉痉挛、硬化，一些肾单位纤维化玻璃样变，早期临床表现不明显，病理、生理变化显示肾小管损害先于肾小球损害；肾小管早期损害时，尿 β₂-微球蛋白（β₂-microglobulin，β₂-MG）、尿 N-乙酰-β-D-氨基葡糖苷酶（N-acetyl-β-D-glucosaminidase，NAG）等生物标志物升高，可作为反映早期高血压肾损害的灵敏指标，多项联合检测可提高诊断阳性率，单项检测阳性率不高[1]。^{99m}Tc-EC SPECT 肾动态显像测定 ERPF 可较好地反映高血压肾功能状态和分肾早期肾小管损害程度，灵敏度高。原发性高血压组 ERPF 明显低于对照组，并且 ERPF 与尿 β₂-MG、NAG 有高度相关性，可用来判断高血压引起的肾脏损害程度[1]。ERPF 与高血压患者病程无相关性，可能与个体间血压控制水平不同有关[2]。应用 ^{99m}Tc-DTPA 和 ^{99m}Tc-EC 联合显像，测定肾功能参数及 GFR、ERPF，可早期判断高血压患者肾功能损害情况，为临床治疗、治疗方案的选择和随访提供依据。

（四）典型病例

典型病例 1：男，38 岁，确诊高血压 1 年余，控制尚可，血肌酐升高，夜尿增多，低比重尿。双肾功能（肾小管排泌）轻度受损，左肾小球滤过率轻度受损，右肾功能正常。^{99m}Tc-EC 肾动态显像见图 3-29-7。

典型病例 2：男，27 岁，确诊高血压 2 年余，控制可，双肾小管分泌功能正常，^{99m}Tc-EC 肾动态显像见图 3-29-8。

典型病例 3：女，76 岁，确诊高血压 6 年余，控制不好，双肾小管分泌功能中度受损，^{99m}Tc-EC 肾动态显像见图 3-29-9。

典型病例 4：男，38 岁，确诊高血压 2 年余，控制欠佳，双肾小管分泌功能轻度受损（右侧为著），肾动态显像见图 3-29-10。

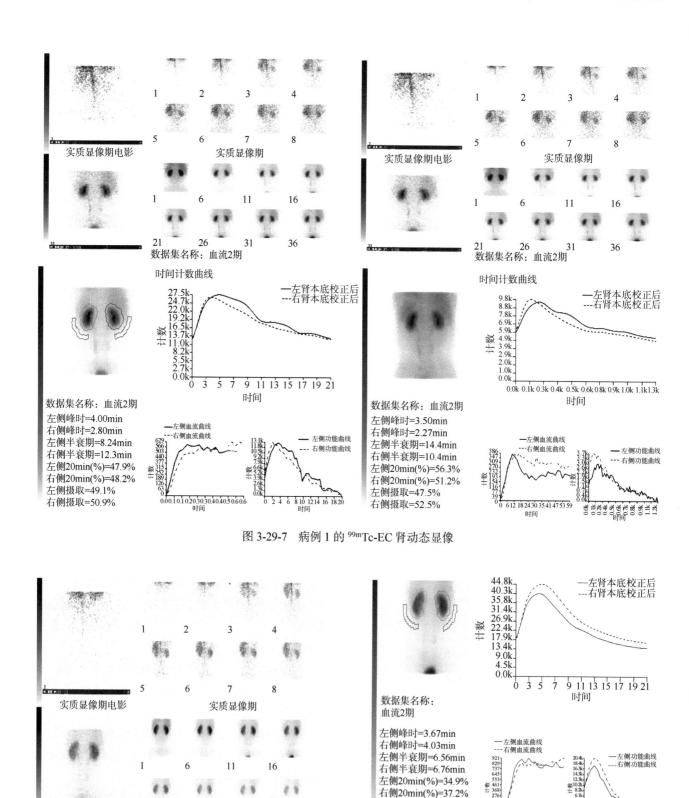

数据集名称：血流2期

时间计数曲线
—— 左肾本底校正后
---- 右肾本底校正后

数据集名称：血流2期
左侧峰时=4.00min
右侧峰时=2.80min
左侧半衰期=8.24min
右侧半衰期=12.3min
左侧20min(%)=47.9%
右侧20min(%)=48.2%
左侧摄取=49.1%
右侧摄取=50.9%

—— 左侧血流曲线
---- 右侧血流曲线

—— 左侧功能曲线
---- 右侧功能曲线

实质显像期电影　实质显像期

数据集名称：血流2期

时间计数曲线
—— 左肾本底校正后
---- 右肾本底校正后

数据集名称：血流2期
左侧峰时=3.50min
右侧峰时=2.27min
左侧半衰期=14.4min
右侧半衰期=10.4min
左侧20min(%)=56.3%
右侧20min(%)=51.2%
左侧摄取=47.5%
右侧摄取=52.5%

—— 左侧血流曲线
---- 右侧血流曲线

—— 左侧功能曲线
---- 右侧功能曲线

图 3-29-7　病例 1 的 ^{99m}Tc-EC 肾动态显像

实质显像期电影　实质显像期

数据集名称：血流2期

^{99m}Tc-EC 血流灌注相+功能相

数据集名称：
血流2期
左侧峰时=3.67min
右侧峰时=4.03min
左侧半衰期=6.56min
右侧半衰期=6.76min
左侧20min(%)=34.9%
右侧20min(%)=37.2%
左侧摄取=48.7%
右侧摄取=51.3%

—— 左肾本底校正后
---- 右肾本底校正后

—— 左侧血流曲线
---- 右侧血流曲线

—— 左侧功能曲线
---- 右侧功能曲线

^{99m}Tc-EC 肾图曲线分析

图 3-29-8　病例 2 的 ^{99m}Tc-EC 肾动态显像

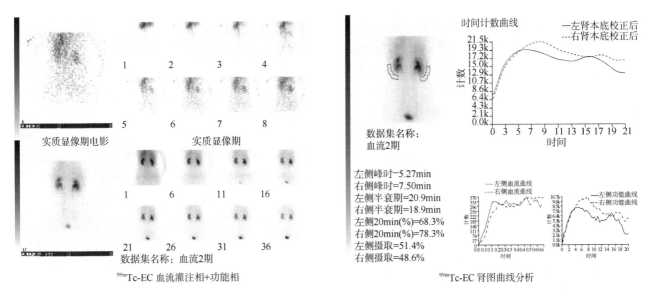

图 3-29-9 病例 3 的 ^{99m}Tc-EC 肾动态显像

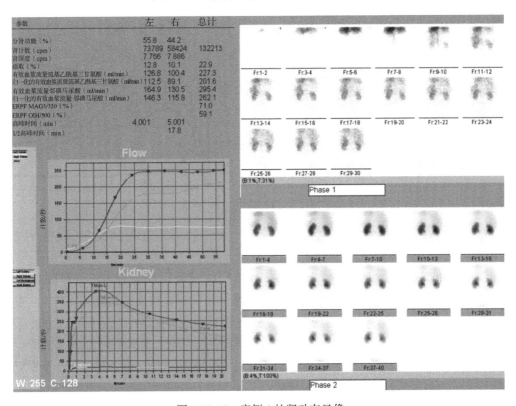

图 3-29-10 病例 4 的肾动态显像

二、巯甲丙脯酸介入肾动态显像

巯甲丙脯酸介入肾动态显像又称开博通或卡托普利介入肾动态显像。

（一）显像原理

肾血管性高血压伴有肾动脉主干或大分支狭窄，导致其远端肾脏血流动力学和体内激素水平的明显变化。若狭窄严重（狭窄≥50%），其远端肾动脉压和血流量将会暂时性降低。刺激患者肾脏的近球小体（球旁器）分泌肾素。肾素作用于肝脏合成的血管紧张素原，使其转换为血管紧张素 I（Ang I），Ang I 在血管紧张素转换酶（ACE）的作用下转换为血管紧张素 II（Ang II），球后动脉收缩，保护性调节 GFR，应用巯甲丙脯酸抑制 ACE，阻断 Ang II 的形成，球后动脉扩张，滤过压下降，导致患侧 GFR 下降。因肾脏自身调节作用-球管平衡机制，肾小管的排泌功能亦下降，患侧肾功能显像的各项指标由正常变为异常或异常所见更为明显，而健侧肾不受影响，增加了两侧的不对称性，提高了因单侧肾动脉狭窄导致的肾血管性高血压（renovascular hypertention，RVH）的诊断率。肾血管性高血压病理生理示意图见图 3-29-11。

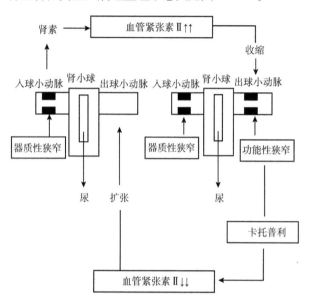

图 3-29-11 肾血管性高血压病理生理示意图

（二）适应证

诊断与评估肾血管性高血压；探测由肾血管狭窄引起并经皮腔肾动脉血管成形术治疗有效的高血压；辨别非肾血管性高血压，避免不必要的肾动脉造影和扩张血管治疗。

（三）禁忌证

无明确禁忌证。当狭窄达 90%以上时，由于病肾萎缩，功能丧失或明显降低，不能对巯甲丙脯酸效应产生反应或仅能引起部分肾功能代偿，巯甲丙脯酸介入显像为阴性，所以当肾功能降低时，巯甲丙脯酸诊断 RVH 的灵敏度和特异度均降低。

（四）检查方法

1. 患者准备 停服血管紧张素转换酶抑制剂（ACEI）1 周；停服 β 受体阻滞剂 3 天以上。

2. 检查过程 试验前常规行肾动态显像作为基础对照；检查当日口服巯甲丙脯酸 25～50mg；每隔 15min 测 1 次血压，至 1h 时饮水 300～500ml；

其余同肾动态显像。

（五）影像判读

1. 巯甲丙脯酸介入试验——定性分级系统

0 级：正常。

1 级：轻度异常。摄取高峰超过 5min，MAG（^{99m}Tc-巯基乙酰基三甘氨酸）和 OIH（^{131}I-邻碘马尿酸）显像，要求 20min/高峰比值＞0.3。

2 级：排泄段明显延迟，尚有流出段。

3 级：排泄段明显延迟，无流出段。

4 级：肾衰性肾图，肾脏有可测放射性浓聚。

5 级：肾衰性肾图，肾脏无可测放射性浓聚（即血本底曲线）（图 3-29-12）。

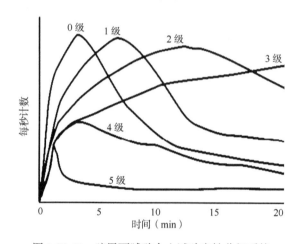

图 3-29-12 巯甲丙脯酸介入试验定性分级系统

2. 巯甲丙脯酸介入——肾图参数 20min/高峰≥0.15 或肾皮质通过时间（PPT）明显延长；示踪剂排泄到肾盂的时间需延长 2min 以上；高峰摄取时间（TTP）至少增加 2min 或 40%。

3. 巯甲丙脯酸介入试验——诊断结论

（1）高度可能性（＞90%）：同基础肾显像结果比较，药物介入后肾图曲线明显恶化。

（2）中度可能性（10%～90%）：基础肾显像结果异常，药物介入后肾图无改变或双侧肾图曲线呈对称性改变。

（3）低度可能性（＜10%）：结果正常或基础显像结果异常，介入后肾图有所好转。

患侧肾动脉灌注减少而延迟，早期肾实质影像小而放射性分布少，显影和消退皆延迟，有时出现"倒相"，巯甲丙脯酸介入试验可以进一步提高诊断的检出率（图 3-29-13）。

使用ACEI之前　　　　　　　　　　　　　　　使用ACEI之后

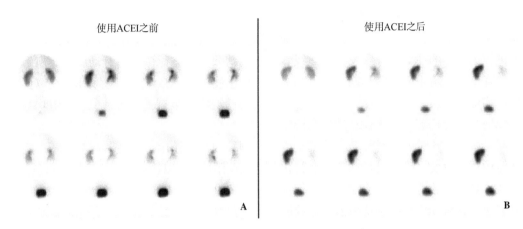

图 3-29-13　巯甲丙脯酸介入肾动态显像

（六）临床应用

肾血管狭窄肾血流灌注低下导致 RVH，在高血压人群中的发病率为 1%~3%。患侧肾血流灌注减少，肾素、血管紧张素活化，引起的 RVH 往往难以控制；而肾小球缺血性硬化、肾小管坏死、肾间质纤维化将导致肾小球滤过率降低，引发肾功能不全的慢性缺血性肾病。所以，临床上对肾动脉狭窄患者进行早期的诊断很重要。

目前对 RVH 的诊断方法很多：①超声肾动脉检查；②磁共振肾血管造影；③肾动脉造影；④双侧肾静脉肾素测定；⑤卡托普利片（开博通）血浆肾素活性测定；⑥血浆肾素激发试验；⑦肾动态显像；⑧基础肾显像加开博通肾显像等。

肾动脉造影是诊断肾动脉狭窄的金标准，但其为有创性检查，费用较高，不可能作为筛选 RVH 的常规方法。

SPECT 肾动态显像已成为常规筛选检查方法。其影像特点为患侧肾动脉灌注减少而延迟，早期肾实质影像小且影像较淡，显影及消退均延迟，而后期有可能形成"倒相"，即比健侧肾影大且浓聚。有研究报道[3]，肾动态显像对肾动脉狭窄的敏感度为 83.3%，特异度为 69.2%。其所采用的阳性结果诊断标准：①20min 清除率（clearance rate 20 minute，CR_{20min}）≤40%；②左/右肾血流放射性比值（L/R）≤0.8；③峰值差＞30%；④双肾峰时差延长≥1min；⑤肾脏缩小，长轴差＜1.5cm，短轴差＜1.0cm。GFR、ERPF 与上述指标协同确诊 RVH：总 GFR＜100ml/min，单侧 GFR＜50ml/min，ERPF＜500ml/min，单侧 ERPF＜500ml/min。肾动脉狭窄时，CR_{20min}、峰值差、ERPF 阳性率高，敏感度为 83.32%，而在肾动脉正常时，CR_{20min}、峰值差、ERPF 阴性率高，特异度为 88.4%。值得注意的是，单侧 ERPF、GFR 降低对肾动脉狭窄有显著意义。而双侧 ERPF、GFR 降低对肾动脉狭窄的诊断意义不大，并不能根据双侧 GRPF、GFR 降低来推测是否存在双侧肾动脉狭窄及程度如何，但可提示肾功能的改变，并且先于临床上的其他检查，为保护肾功能争取了时间，避免肾功能的进一步恶化。

利用巯甲丙脯酸介入肾动态显像可大大提高 RVH 的检出率。当肾动脉狭窄较轻，特别是只存在节段性狭窄时，血管紧张素转换酶使 Ang I 转变为 Ang II 增加，球后动脉收缩，保护性调节 GFR，应用巯甲丙脯酸使转换酶被抑制，阻断 Ang II 的形成，球后动脉扩张，滤过压下降，导致患侧 GFR 下降。因肾脏自身调节作用（球管平衡机制），肾小管的排泌功能亦下降，患侧肾功能显像的各项指标由正常变为异常或异常所见更为明显，而健侧肾不受影响，增加了两侧的不对称性，提高因单侧肾动脉狭窄导致的 RVH 的诊断率。

巯甲丙脯酸介入肾动态显像的阳性判断标准[4]：与基础肾动态显像比较，符合下列标准中的 3 条，则为阳性，否则为阴性：①肾脏体积与对侧相比减少＞20%；②20min 清除率下降＞10%；③峰值比（患肾/健肾）下降＞20%，且＜0.80；④峰时延长超过 2min；⑤肾血流灌注时间延长。如果有一侧肾脏明显缩小，则提示缺血性萎缩肾。巯甲丙脯酸介入肾动态显像在诊断 RVH 时有一定的应用范围，影响其主要原因是肾动脉狭窄的程度[5]。当狭窄达 90%以上时，由于病肾萎缩，功能丧失或明显降低，不能对巯甲丙脯酸效应产生反应或仅能引起部分肾功能代偿，巯甲丙脯酸介入显像为阴性，但普通肾显像可提供较为典型的 RVH 肾影及肾图曲线。所以当肾功能降低时，巯甲丙脯酸诊断 RVH 的灵敏度和特异度均变小。

巯甲丙脯酸介入肾动态显像不仅在 RVH 诊断方面具有较高灵敏度，同时可判断肾动脉狭窄是否已引起肾功能代偿性改变，筛选出肾动脉再血管化治疗的适应证，对肾动脉再血管化治疗效果进行预测。有研究表明，其对 RVH 再血管化治疗疗效的阳性预测值为 89.0%，阴性预测值为 83.3%，准确度为 87.0%[6]，说明巯甲丙脯酸肾显像在 RVH 患者的再血管化治疗疗效预测方面具有重要价值。

很多患者在巯甲丙脯酸介入肾动态显像时，显像剂在肾盂与部分肾实质生理性滞留，影响图像质量尤其是肾功能曲线的形态，c 段下降不良，影响肾脏清除功能的计算。呋塞米是一种袢利尿剂，可作用于远曲小管，增加尿量和流率，加速肾盏肾盂内放射性的排除，出现肾图 c 段下降增快，但并不影响远曲小管所在部位肾皮质放射性的滞留，改善图像质量，便于定量计算。有研究表明，利尿-巯甲丙脯酸肾动态显像诊断肾动脉狭窄所致 RVH 总的敏感度为 77.8%，特异度为 98.2%，对筛选 RVH 和制订治疗决策有重要价值[7]。应用呋塞米的不利之处是容易引起低血容量和低血压，尤其是与巯甲丙脯酸的叠加作用，容易引起双肾肾皮质的滞留，造成假阳性，所以检查前应给足量的水负荷（7ml/kg），保证血容量充足，还要了解患者病史，是否合并其他应用呋塞米的禁忌证[7]。血管紧张素Ⅱ受体阻滞剂（ARB）可选择性地在受体部位阻断血管紧张素Ⅱ的作用。氯沙坦是该类药物中成功用于临床的口服ARB，可完全阻断肾素-血管紧张素-醛固酮系统。对于 RVH 患者，应用 ARB 可使患侧肾小球的球后动脉充分扩张，肾小球滤过率下降，近端小管的排泄功能下降而表现为正常肾图。

典型病例：男，67 岁，高血压 2 个月，右肾动脉狭窄，巯甲丙脯酸试验阳性，确诊肾血管性高血压，巯甲丙脯酸介入试验肾动态显像见图 3-29-14。

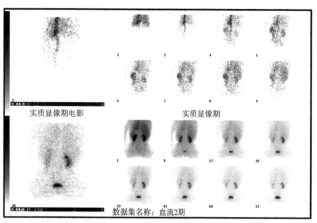

应用巯甲丙脯酸之前

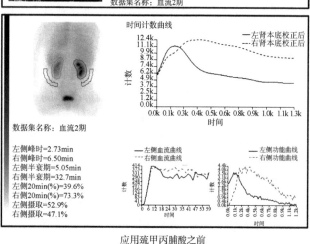

应用巯甲丙脯酸之后

图 3-29-14　巯甲丙脯酸介入试验肾动态显像

第二节　高血压肾上腺髓质疾病核医学检查

肾上腺髓质疾病最常见的是嗜铬细胞瘤，其是起源于肾上腺髓质、交感神经节、旁交感神经节或其他部位嗜铬细胞组织的肿瘤。瘤组织导致机体阵发性或持续性地分泌过量的去甲肾上腺素、肾上腺素而引发高血压，是继发性高血压的少见类型，在高血压人群中占 0.1%～1%。其常见的临床表现是顽固性高血压，有的患者还同时伴有发作性多汗、心悸、头痛、震颤、皮肤苍白等症状。由于该类肿瘤具有分泌功能，手术切除肿瘤是治愈之本。为降低手术并发症的风险，功能学影像检查对其术前定性及定位的诊断至关重要。

一、^{131}I-MIBG 肾上腺髓质 SPECT 显像

（一）显像原理

间碘苄胍（metaiodobenzylguanidine，MIBG）类化合物是一类肾上腺神经元阻滞剂，可选择性作用于肾上腺素能神经元受体，而肾上腺髓质富含肾上腺素能受体。因此，用 ^{131}I 或 ^{123}I 标记的间位碘代苄胍引入体内后可被肾上腺髓质摄取而显影，^{131}I-MIBG 与去甲肾上腺素有着相似的吸收和储存机制，和肾上腺素能受体有高度的特异性结合能力，引入体内后能被富含肾上腺素能受体的神经内分泌肿瘤摄取，用以诊断嗜铬细胞瘤等肾上腺疾病。

（二）显像剂及剂量

^{131}I-MIBG：成人剂量 74～111MBq（2～3mCi），儿童酌减。

（三）患者准备

检查前 3 天开始口服复方碘溶液，每天 3 次，每次 5～10 滴，直至检查结束，以封闭甲状腺。

检查前 1 周停用酚苄明、利血平、苯丙胺、生物碱、6-羟基多巴胺、胰岛素及三环类抗抑郁剂等药物。

显像前一天晚上，服用缓泻剂清洁肠道，显像前应排空膀胱。

（四）正常影像

约 80% 的正常人肾上腺髓质不显影，少数人（不足 20%）可延迟至 48～72h，甚至更长时间显影。

正常图像上可见：双侧肾上腺部位有对称性小而不清晰的片状放射性分布，腮腺等腺体、肝脾及心脏显影。其中肝脏对右侧肾上腺髓质及其病灶的显示影响较大。上述器官的放射性摄取以 24h 最高，随后则逐渐降低，^{131}I-MIBG 主要经肾排泄，膀胱也可显影。

（五）异常图像

1. 双侧肾上腺髓质显影　如果双侧肾上腺髓质显影清晰或注射显像剂后 24h 即出现比较清晰的影像，提示双侧肾上腺髓质功能增强；除双侧肾上腺髓质增生外，需结合临床与双侧肾上腺髓质嗜铬细胞瘤鉴别。

2. 单侧肾上腺髓质显影　单侧肾上腺明显显影，特别是在 24h 后出现比较清晰的影像，提示嗜铬细胞瘤（显影侧），不显影侧为正常肾上腺。

3. 异位放射性浓集　肾上腺显像时，若出现肾上腺髓质以外异常放射性浓聚灶，并能排除各种干扰因素所致，应考虑为异位嗜铬细胞瘤或恶性嗜铬细胞瘤转移灶，对于小儿患者，如腹壁或骨骼处有异常显影，应高度怀疑为神经母细胞瘤。

（六）临床应用

（1）嗜铬细胞瘤的定性和定位诊断。

（2）恶性嗜铬细胞瘤转移灶的定位诊断。

（3）嗜铬细胞瘤术后残留病灶或复发病灶的探测。

（4）肾上腺髓质增生的辅助诊断。

（5）CT 或超声显像有可疑的肾上腺髓质病变，需进一步提供病变性质和功能状态者。

（6）恶性嗜铬细胞瘤 ^{131}I-MIBG 治疗后随访观察。

（7）非嗜铬细胞瘤的诊断，如神经母细胞瘤或副神经节瘤。

（8）不明原因高血压的鉴别诊断。

二、68Ga-DOTATATE 生长抑素受体嗜铬细胞瘤 PET 显像

（一）显像原理

生长抑素受体（somatostatin receptor，SSTR）显像应用放射性核素标记的 SST（生长抑素）类似物作为显像剂，通过与嗜铬细胞瘤表面的 SSTR 特异结合而使肿瘤显像。因此，用 68Ga 或 99mTc 标记的生长抑素引入体内后可被嗜铬细胞瘤表面的 SSTR 摄取而显影，用以诊断嗜铬细胞瘤。

（二）显像剂及剂量

68Ga-DOTATATE：成人剂量 111～148MBq（3～4mCi），儿童酌减。

（三）患者准备

检查前 3 天需停用短效 SST 类似物。

显像前一天晚上，服用缓泻剂清洁肠道，显像前应排空膀胱。

（四）正常影像

68Ga-DOTATATE 在体内的分布为 SSTR 介导的特异性摄取，正常小鼠的生物分布实验表明 68Ga-DOTATATE 在肺、胃肠、胰腺及肾上腺组织的摄取偏高，可能与以上器官本身 SSTR 表达偏高有关，而在心脏、骨骼和肌肉等 SSTR 表达阴性的组织或器官放射性摄取低且清除较快[8]。68Ga-DOTATATE 主要经泌尿系统排泄，少部分经肝脏排泄。

（五）异常图像

注射 68Ga-DOTATATE 后 30～60min，在人体中显像效果最佳，肿瘤清晰可见。其除在 SSTR 表达阳性肿瘤特异性高摄取外，在其他富含 SSTR 的组织和器官也有较高摄取，而在 SSTR 表达阴性的组织和器官仅有较低的摄取且随时间延长逐渐清除。

（六）临床应用

68Ga-DOTATATE 显像的诊断效能高于 MIBG 显像[9,10]，在所有解剖部位，68Ga-DOTATATE PET/CT 显像对于嗜铬细胞瘤的检出率明显高于 MIBG 显像，特别是肾上腺外异位的嗜铬细胞瘤，

而且检出病灶数明显多于 MIBG 显像，特别是累及骨骼病灶。因此，对于 MIBG 显像阴性而临床高度疑诊嗜铬细胞瘤的患者，推荐应用 68Ga-DOTATATE PET/CT 显像进一步明确诊断。此外，对于已知转移需要分期的患者，建议应用 68Ga-DOTATATE PET/CT 显像探查全身转移情况，其较 MIBG 显像更准确，特别是淋巴结和骨骼转移灶。68Ga-DOTATATE PET/CT 显像的优势在于能够准确判断病变浸润是否只局限于局部，而无远处转移，从而指导医师对患者选择合适的临床治疗决策。

典型病例：男，28 岁，高血压控制不佳，左侧肾上腺发现肿块。68Ga-DOTANOC PET/CT 显像见图 3-29-15（彩图 3-29-15）。显示左侧肾上腺区肿块放射性摄取增高，中心坏死（箭头所示），表明为嗜铬细胞瘤。术后病理进一步证实了嗜铬细胞瘤的诊断[11]。

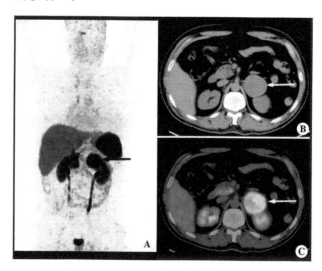

图 3-29-15 68Ga-DOTANOC PET/CT 显像

A. 左肾上腺区放射性摄取浓聚病灶（箭头所示）；B. 横断位 CT；C. PET/CT 图像

（董 薇 米宏志）

参 考 文 献

[1] 向莉. 肾显像早期诊断原发性高血压肾损害的临床价值[J]. 河北医学，2004，（3）：207-209.

[2] 缪蔚冰，郭榕，林军，等. 99mTc-DTPA 和 99mTc-EC 肾功能显像对高血压患者的肾功能估测[J]. 核技术，1997，（5）：49-52.

[3] 冯颖青，周颖玲，黄文晖，等. 肾动态显像对肾动脉狭窄的诊断意义[J]. 岭南心血管病杂志，2002，3：199-201.

[4] 宋丽萍，刘秀杰，史蓉芳，等. 氯沙坦肾显像对肾血管

性高血压的诊断价值[J]. 中华核医学杂志, 2003,（2）: 31-33.

[5] 尚毓, 于淑芬. Captopril 介入 ^{99m}Tc-DTPA 与 ^{99m}Tc-EC 肾动态显像对肾血管性高血压的诊断[J]. 中国误诊学杂志, 2005,（2）: 322-323.

[6] 宋丽萍, 刘秀杰, 史蓉芳, 等. 开博通介入肾显像对肾动脉再血管化治疗疗效的预测价值[J]. 中国循环杂志, 2003,（1）: 48-50.

[7] 工文明. 速尿-卡托普利肾功能显像诊断肾血管性高血压[J]. 滨州医学院学报, 2004,（3）: 176-177.

[8] Johnbeck CB, Knigge U, Kjær A. PET tracers for somatostatin receptor imaging of neuroendocrine tumors: Current status and review of the literature[J]. Future Oncol, 2014, 10（14）: 2259-2277.

[9] Maurice JB, Troke R, Win Z, et al. A comparison of the performance of ^{68}Ga-DOTATATE PET/CT and ^{123}I-MIBG SPECT in the diagnosis and follow-up of phaeochro-mocytoma and paraganglioma[J]. Ramachandran REur J Nucl Med Mol Imaging, 2012, 39（8）: 1266-1270.

[10] Naji M, Zhao C, Welsh SJ, et al. ^{68}Ga-DOTA-TATE PET vs. ^{123}I-MIBG in identifying malignant neural crest tumours[J]. Mol Imaging Biol, 2011, 13（4）: 769-775.

[11] Sharma P, Singh H, Bal C, et al. PET/CT imaging of neuroendocrine tumors with ^{68}Gallium-labeled somatostatin analogues: An overview and single institutional experience from India[J]. Indian J Nucl Med, 2014, 29（1）: 2-12.

第30章
影像学检查的评价

随着多层电子计算机断层扫描检查及高场磁共振检查扫描速度越来越快，图像质量逐渐提高，扫描覆盖部位和范围也逐步扩大，对于继发性高血压原发疾病的诊断价值越来越高。多层 CT 检查及高场 MR 检查在高血压诊断中的作用包括：①对继发性高血压原发疾病进行定位、定量、定性诊断。②对高血压引起的靶器官损害和心血管疾病做出诊断。本章介绍常见继发性高血压原发疾病的影像学特点、常见靶器官损害和心血管疾病影像学资料，为高血压科医师在诊治患者时提供科学依据。

第一节　继发性高血压原发疾病的诊断

引起继发性高血压的原发疾病包括肾源性疾病、内分泌性疾病、机械性血流障碍性疾病、神经源性疾病及其他系统疾病。影像学检查能对有些疾病的诊断起到定位、定性作用，对有些疾病起到提示作用。

一、肾源性高血压

引起肾源性高血压的疾病包括肾血管性疾病及肾实质性疾病，是继发性高血压最重要的原因之一。

（一）肾血管性高血压

肾血管性疾病常见的有肾动脉狭窄、肾动脉瘤、肾动脉夹层、肾动静脉瘘和肾静脉血栓等，其中肾动脉狭窄最为常见，其原因有大动脉炎、纤维肌性发育不良和肾动脉粥样硬化等。

肾动脉 CT 血管造影（CT angiography，CTA）检查和 MR 血管造影（magnetic resonance angiography，MRA）检查可显示肾动脉狭窄的部位、程度、范围及邻近腹主动脉有无受累（图 3-30-1，彩图 3-30-1），患侧肾的侧支血供及对侧肾内血管有无异常。间接征象：狭窄后扩张，肾皮质变薄，增强后肾皮质强化程度减低等。不同原因的肾动脉狭窄常有相应的特异性改变。

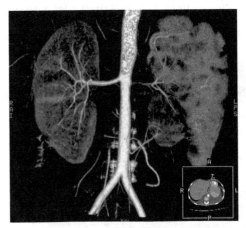

图 3-30-1　肾动脉 CTA 检查
提示左肾动脉重度狭窄

1. 大动脉炎　大动脉炎病变多位于肾动脉的起始部和近段，并可见狭窄后扩张。少数病例表现为不规则的串珠样改变。血管壁呈向心性或新月形增厚；可见附壁血栓及血管壁的钙化，钙化多发生在血管壁的中层。大动脉炎活动期，增厚的血管壁强化，而非活动期则较少出现强化。

2. 纤维肌性发育不良　纤维肌性发育不良狭窄多位于肾动脉的远段及其分支，见图 3-30-2（彩图 3-30-2A），累及范围一般较长，狭窄段多为多病灶性，病变呈串珠状。

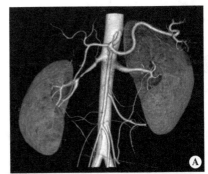

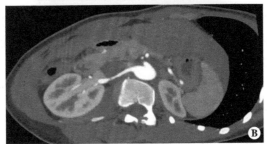

图 3-30-2　纤维肌性发育不良右肾动脉的远段重度狭窄

3. 肾动脉粥样硬化　肾动脉粥样硬化多位于肾动脉起始段及近段，向心性或偏心性狭窄，多由动脉粥样硬化斑块向动脉管腔内突出所致。动脉粥样硬化的钙化发生于动脉内膜。

（二）肾实质性高血压

肾实质性高血压主要由急慢性肾小球肾炎、间质性肾炎、结缔组织病肾损害、糖尿病肾病、肾衰竭等肾实质性疾病所致。CT 检查及 MR 检查表现为肾脏萎缩，轮廓光滑。

1. 慢性肾盂肾炎　CT 检查及 MR 检查表现：①平扫。肾脏萎缩，表面不平，肾皮质瘢痕，肾实质厚薄不均，肾盂肾盏变形、扩张，肾窦增大，脂肪充填等。②增强。肾内瘢痕和萎缩凹陷的皮质缘相连，瘢痕内残留的肾组织增强可呈假肿瘤状。

2. 肾积水　CT 检查及 MR 检查表现：①显示肾积水的原因。机械性管腔阻塞、壁内病变、尿路外压性改变。CT 平扫观察结石优于 MRI。②显示梗阻部位、肾积水的形态。泌尿系 CT 增强扫描后三维重建可以直观显示肾积水的程度、形态，见图 3-30-3（彩图 3-30-3）；而 MR 泌尿系水成像，不需注射造影剂，即可显示肾积水的全貌。③肾功能减退。

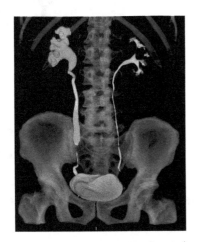

图 3-30-3　泌尿系 CT 增强三维重建，右肾积水，右侧输尿管扩张

3. 肾素分泌瘤　肾素分泌瘤包括肾球旁细胞瘤、非肾球旁细胞瘤的肾脏肿瘤及肾外异位肾素分泌癌，非肾球旁细胞瘤的肾脏肿瘤如 Wilms 瘤（肾母细胞瘤）、肾癌等；肾外异位肾素分泌癌，如肺癌等。

肾球旁细胞瘤 CT 平扫：位于肾皮质，形态规则，病灶一般较小，直径多在 3cm 以下，多为实性；病理包膜明显，CT 平扫包膜显示率很低，除非包膜钙化；单发类圆形均匀等密度或稍低密度病灶，由于肿瘤密度与正常肾实质一致或接近，多数肿瘤与肾分界不清。若肿瘤较小且不外突，CT 平扫易漏诊，疑诊病例应增强。呈轻度渐进性强化，动脉早期无明显强化，静脉期和延迟期轻度强化，多为均匀强化，程度低于正常肾皮质（图 3-30-4），囊变和出血无强化。

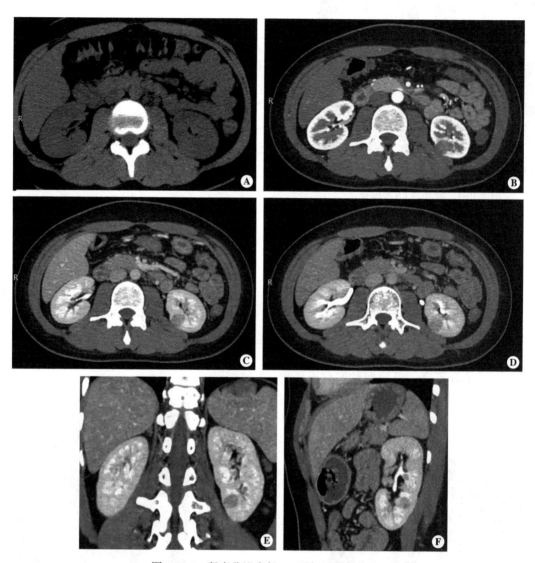

图 3-30-4　肾素分泌瘤肾 CT 平扫及增强检查

A. 平扫示左肾中极内侧缘局限性向外膨隆；B. 增强动脉期；C. 增强静脉期；D. 延迟期；E. 增强后冠状位；F. 增强矢状位重建：左肾中极见一类圆形低密度结节影，轻度强化，病灶边缘清晰，略不均匀

磁共振成像（MRI）检查：T_1WI 为等信号或低信号，T_2WI 为高信号。呈轻度渐进性强化或延迟强化，境界比较清楚。

CT 检查及 MR 检查也能发现非肾小球旁细胞瘤的肾脏肿瘤及肾外异位肾素分泌癌。

肾球旁细胞瘤病理为富血管肿瘤，血管造影示肿瘤区血管少，CT 或 MRI 增强肿瘤强化不显著，因肾素引起血管收缩，以及肿瘤小动脉、微动脉血管内膜和中膜增殖，使血管腔变窄，致肿瘤血流量减少。

4. 肾外伤　CT 检查及 MR 检查显示肾周围血肿、肾动脉血栓形成、肾动脉夹层等。

5. 肾梗死

（1）CT 检查：①平扫示梗死区肿胀，呈低密度。

②增强扫描在肾段梗死时，表现为三角形或楔形密度减低区，无增强效应，延迟扫描造影剂在梗死区内停留，排空延迟。肾实质期可见肾梗死区外层 2～3mm 的高灌注致密带，称为"包膜下皮质环征"，其原因是肾皮质外层的约 3mm 厚的组织由肾动脉和肾动脉穿支双重供血。可见"皮质边缘征"，即肾脏周围组织变形伴肾周筋膜增厚及尿液中没有造影剂排泄，肾梗死后期，表现为肾实质变薄、瘢痕形成。③CTA 检查可以清楚显示供应病变区域的血管闭塞、肾动脉较大分支的截断和肾动脉血栓。④要注意肾梗死与小肾癌、血管平滑肌脂肪瘤、感染等疾病的鉴别，小的梗死灶表现为三角形低密度影，增强后不强化，小肾癌表现为占位性病变，可部分突出肾轮廓之外，增强后不均匀强化；而肾血管平滑肌脂肪瘤为良性占位性病变，CT 值测量含脂肪成分具有定性诊断意义。肾脏感染一般有特征性的临床症状，尿、血的相关检验结果有助于鉴别诊断。

（2）MRI 检查：肾梗死时，由于梗死区缺乏血流灌注，在 T_1WI 和 T_2WI 均表现为低信号，皮质、髓质界限模糊。少数患者梗死合并出血。T_1WI 和 T_2WI 均表现为高信号。增强扫描梗死区无强化。

二、内分泌性高血压

肾上腺、下丘脑、垂体、甲状腺及甲状旁腺疾病等是常见继发性高血压的内分泌疾病。

（一）肾上腺疾病

1. 正常肾上腺 CT 检查中，正常肾上腺形态基本可分成三角形、"人"字形、线形及倒"V"形，少数呈倒"Y"形、逗点形、蝌蚪形。肾上腺分为体部、外侧肢和内侧肢；其厚度均匀，外缘平直或呈凹陷状，如向外膨隆提示异常。肢体长度为 2～4cm，肢体厚度为 3～6mm，宽 2～3cm，两侧略有不同。平扫 CT 值在 26～36Hu，增强时为 60～70Hu。肾上腺断面厚度不超过同层同侧膈肌脚的厚度[1]。

在 MRI 检查中，正常肾上腺 T_1 加权像和 T_2 加权像的信号强度与肝实质相仿，呈强度均匀的中等信号，比脂肪组织信号低，比膈肌脚信号高。难以分辨肾上腺皮质和髓质。肾上腺血供丰富，增强后强化显著，正常肾上腺 MRI 平扫检查见图 3-30-5。

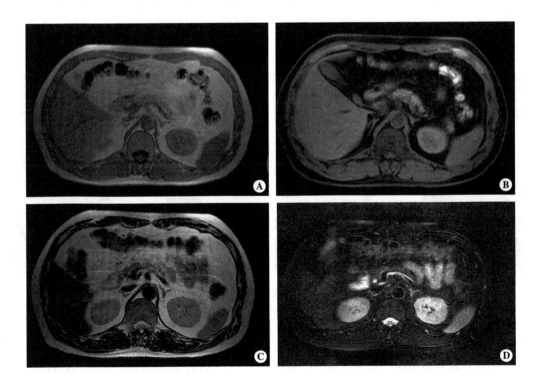

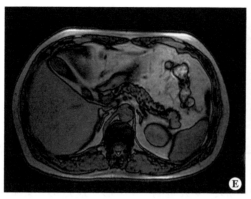
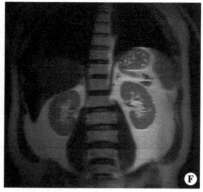

图 3-30-5 正常肾上腺 MRI 平扫

A. T₁WI 轴位；B. T₁WI 脂肪抑制序列轴位；C. T₂WI 轴位；D. T₂WI 脂肪抑制序列轴位；E. TruFISP 序列轴位；F. TruFISP 序列冠状位

2. 原发性醛固酮增多症（简称原醛症） 80%～90%的原醛症患者为肾上腺皮质腺瘤。

（1）肾上腺皮质腺瘤：单一腺瘤多见，同侧或对侧皮质多正常，对侧皮质萎缩少见。

1）X 线检查：脊柱、肋骨骨质疏松，或有病理性骨折，少部分增生型患者可见蝶鞍扩大。腹膜后充气造影或放射性碘化胆固醇肾上腺照相可见双侧或单侧肾上腺增大。

2）CT 检查：①平扫。常见位于肾上腺内侧肢、外侧肢或内外侧肢交界处，圆形、椭圆形或滴形较小结节，体积一般较小，直径多小于 3cm，肿瘤有包膜，边缘光滑，多数密度低，密度均一，呈网格状，与瘤体内富含脂质有关，少数可呈等密度。极少数出现髓质脂肪增生、钙化，较大时出现囊变、坏死、出血，见图 3-30-6A、图 3-30-7A。②增强。注射造影剂一般不增强或仅轻度强化，典型病例肿瘤边缘呈薄纸样环形增强，中央仍为低密度，见图 3-30-6B、图 3-30-7B。平扫示右侧肾上腺分叉部一圆形低密度结节影（图 3-30-6B），病灶边缘清晰，密度低，CT 值为−27Hu，略不均匀，呈网格状；增强后病灶未见强化。平扫示左侧肾上腺内外侧肢交叉部见一圆形肿块（图 3-30-7B），大小 1.1cm，边缘清晰，密度均匀，CT 值−5Hu，增强后无强化，CT 值 6Hu。

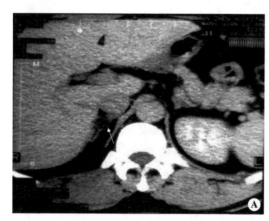
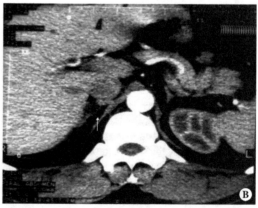

图 3-30-6 原醛症肾上腺皮质腺瘤 CT 平扫及增强检查

A. CT 平扫检查；B. CT 增强检查

术后大体标本可见肾上腺肿物呈圆形，外被包膜，病理证实为肾上腺皮质腺瘤，见图 3-30-8（彩图 3-30-8）。

术后大体标本可见肾上腺肿物呈圆形，外被包膜，病理证实为肾上腺皮质腺瘤，见图 3-30-9（彩图 3-30-9）。

3）MRI 检查表现：①平扫检查。T₁WI，肾上腺皮质腺瘤信号近于肝脏，等于或低于正常肾上腺，肿瘤呈圆形或卵圆形，信号较均匀，边缘光滑。在化学位移图像上，含有脂质肿瘤的信号强度，在

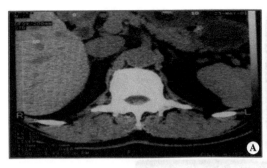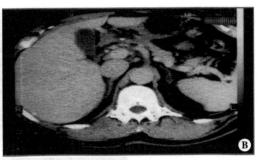

图 3-30-7　原醛症肾上腺皮质腺瘤 CT 平扫及增强检查

A. CT 平扫检查；B. CT 增强检查

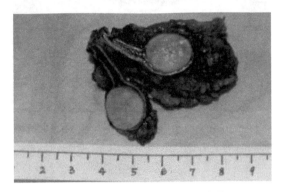

图 3-30-8　原醛症肾上腺皮质腺瘤瘤体（1）

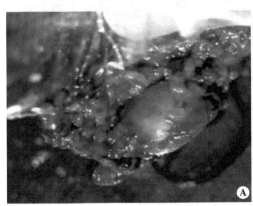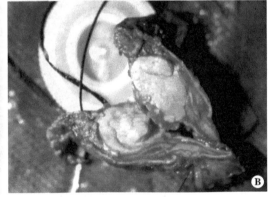

图 3-30-9　原醛症肾上腺皮质腺瘤瘤体（2）

同相位与反相位图像上有明显差异，于反相位图像上病灶信号强度明显下降。肾上腺强度指数（SI）：指肾上腺病灶信号强度与脾脏信号强度的比率。肾上腺强度指数=（同相位 SI–反相位 SI）/同相位 SI×100%，如肾上腺强度指数大于 16%～20%，考虑病灶为腺瘤。T_2WI，肾上腺皮质腺瘤信号类似或略高于肝脏。肾上腺皮质腺瘤最重要的特征是细胞内脂质，化学位移成像是肾上腺腺瘤最可靠的检查手段。大部分肾上腺皮质腺瘤在化学位移成像反相位上信号减低。增强时均匀一致强化也是肾上腺皮质腺瘤的特征，肾上腺皮质腺瘤出血少见，出血不同时期有不同 MRI 表现，腺瘤包膜完整，于 T_1WI 及 T_2WI 为环形低信号影，肾上腺皮质腺瘤 MRI 平扫检查见　图 3-30-10。②增强：一般不增强或仅轻度增强。

（2）肾上腺皮质增生

1）CT 检查：多数患者双侧肾上腺形态大致正常，仅内、外侧肢略增粗、延长或轮廓饱满，可呈等密度或稍高密度；也可局部呈结节状，与较小腺瘤几乎无法区分，一侧或双侧肾上腺弥漫性增生，边缘饱满；少数肾上腺表现"正常"，腺体增生是显微镜下的增生，肾上腺皮质增生 CT 检查见图 3-30-11、图 3-30-12。

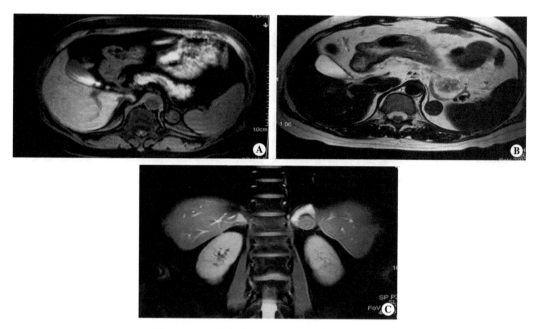

图 3-30-10 原醛症肾上腺皮质腺瘤 MRI 平扫

A. T$_1$WI 轴位；B. T$_2$WI 轴位；C. T$_2$WI 冠状位。左侧肾上腺内侧肢见一类圆形结节影，边缘清晰、光滑，信号较均匀，T$_1$WI：肾上腺皮质腺瘤信号近于肝脏及正常肾上腺。T$_2$WI：肾上腺皮质腺瘤信号略高于肝脏

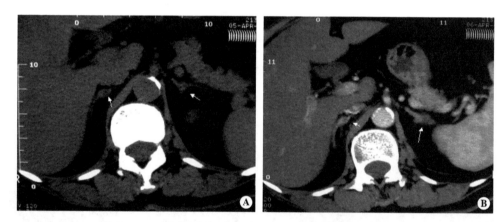

图 3-30-11 原醛症肾上腺皮质增生 CT 平扫和增强检查（1）

A. CT 平扫检查，肾上腺平扫检查示双侧肾上腺体部及内外侧肢增粗，密度与正常肾上腺相近；B. CT 增强检查，增强后病灶与正常肾上腺强化一致

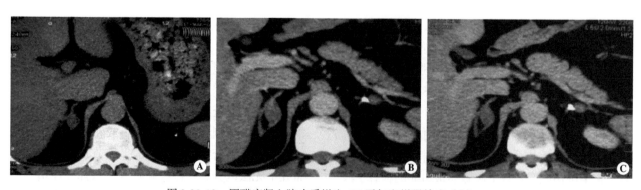

图 3-30-12 原醛症肾上腺皮质增生 CT 平扫和增强检查（2）

A. CT 平扫检查；B. CT 动脉期增强检查；C. CT 静脉期增强检查。CT 平扫检查提示右侧肾上腺内侧肢见一椭圆形等密度结节影，病灶边缘清晰，密度均匀，增强后病灶强化程度与正常肾上腺密度几乎一致

2）MRI 检查：形态与 CT 检查表现大致相同。T_1WI 及 T_2WI 上与肝脏信号相仿，与正常肾上腺信号一致，增强后，其信号强度改变与正常肾上腺强化近乎一致，肾上腺皮质增生 MRI 检查见图 3-30-13，也有增生结节近乎腺瘤样表现，此时影像不容易鉴别。

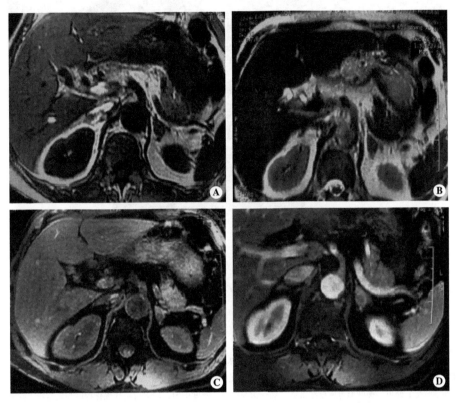

图 3-30-13　原醛症肾上腺皮质增生 MRI 平扫和增强检查

A. MRI 平扫检查：T_1WI 轴位；B. MRI 平扫检查：T_2WI 轴位；C. MRI 平扫检查：T_1WI 脂肪抑制序列轴位；D. MRI 增强检查：T_1WI 轴位。平扫检查示左侧肾上腺内、外侧肢交汇处见一椭圆形等信号结节影，病灶边缘清晰，信号均匀，T_1WI 及 T_2WI 上与肝脏信号相仿，与正常肾上腺信号一致，增强后，其信号强度改变与正常肾上腺强化一致

3. 库欣综合征　库欣综合征可以由肾上腺皮质增生、肾上腺皮质腺瘤、肾上腺皮质腺癌等引起。

（1）弥漫性肾上腺皮质增生：肾上腺皮质增生约占库欣综合征的 70%，分为原发性和继发性，病理改变无差别，通常为双侧性弥漫性增生，轮廓饱满，切面皮质增厚达 2～3mm，镜下见束状带明显增宽弥漫性增生伴灶性增生微结节。结节型皮质增生是在弥漫性增生的基础上由大小不等的结节形成，无包膜，较大者与腺瘤难以鉴别。

CT 检查及 MRI 检查表现与原醛症大致相同，通常为双侧性，肾上腺肢体增粗、延长，轮廓饱满，边缘膨隆，弥漫性增生则肾上腺基本形态无明显变化。少数病例表现为一侧肾上腺或局限于肢体某一部分，呈结节状皮质增生，无包膜，较大者与腺瘤难以鉴别。增强后肢体密度均匀，与正常肾上腺强化几乎一致。库欣综合征肾上腺皮质增生 CT 检查见图 3-30-14。

（2）肾上腺皮质结节性疾病：包括散发性结节性肾上腺皮质疾病、双侧小结节性肾上腺皮质疾病、双侧大结节性肾上腺皮质疾病，双侧大结节性肾上腺皮质疾病以前称为原发性双侧大结节肾上腺皮质增生（PBMAD）。

双侧小结节性及大结节性肾上腺皮质疾病是一种罕见疾病，该病患者约占所有内源性皮质醇增多症患者的 2%；双侧大结节性肾上腺皮质疾病最常见于成人：双侧良性肾上腺大结节>1cm 为特征，双侧肾上腺弥漫多发小结节，且至少有两个直径超过 1cm 的结节，但保留肾上腺形态，常富含脂质，结节间肾上腺皮质可为增生性或萎缩性。CT 平扫密度较低，增强后呈轻度强化，碘造影剂迅速廓

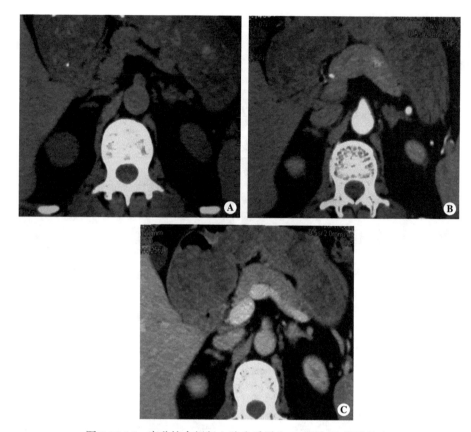

图 3-30-14　库欣综合征肾上腺皮质增生 CT 平扫和增强检查

A. 左侧肾上腺增生 CT 平扫检查；B. 左侧肾上腺皮质增生 CT 动脉期增强检查；C. 左侧肾上腺皮质增生 CT 静脉期增强检查。平扫检查提示左侧肾上腺内外侧肢交汇处见一椭圆形等密度结节影，病灶边缘清晰，密度均匀，增强后病灶强化程度与正常肾上腺密度一致

清，见图 3-30-15。双侧小结节性肾上腺皮质病包括原发性色素结节性肾上腺皮质病（PPNAD）和孤立结节性肾上腺皮质病。主要发生于儿童和青壮年，以女性多见，PPNAD 表现为多发性肾上腺皮质结节伴胞质色素沉着和结节间皮质萎缩，而孤立小结节性肾上腺皮质病中一般不存在色素沉着和结节间肾上腺皮质萎缩。CT 见多个小肾上腺皮质结节，每个结节的大小均<1cm。

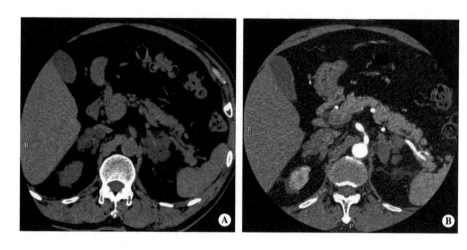

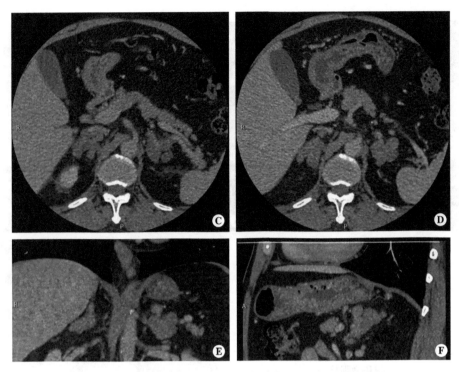

图 3-30-15 双侧大结节性肾上腺皮质病 CT 平扫和增强检查

A. 平扫；B. 动脉期增强；C、D. 静脉期增强；E. 静脉期增强冠状位重建；F. 静脉期增强矢状位重建。平扫检查示两侧肾上腺不规则增粗，弥漫多发较低密度结节，部分结节直径大于 1cm，增强后病灶轻度强化

（3）肾上腺皮质腺瘤：肾上腺皮质腺瘤占库欣综合征的 10%～15%。多见于生育期女性，呈圆形或椭圆形，包膜完整，切面黄褐相间，呈花斑状，镜下见透明细胞和颗粒细胞，细胞内富含类脂质。常见肿瘤以外的同侧或对侧肾上腺皮质萎缩。

1）CT 检查表现：平扫：多为单侧性，大多数为直径大于 2cm，边界清楚，为均匀低密度的实性肿块，呈圆形或椭圆形，少数可为囊性。大的腺瘤可有出血和坏死，偶见钙化，密度不均匀。增强：早期大部分病灶呈中度强化。绝对洗脱百分比（absolute percent wash out，APW）=（$E-D$）/（$E-U$）×100%。E 为增强扫描静脉期（60～70s）病灶 CT 值；D 为增强扫描延迟期（10～15min）病灶 CT 值；U 为平扫病灶 CT 值。相对洗脱百分比（relative percent wash out，RPW）=（$E-D$）/E×100%，APW＞60% 或 RPW＞40%，考虑肾上腺皮质腺瘤。库欣综合征肾上腺皮质腺瘤 CT 平扫和增强检查见图 3-30-16。

2）MRI 检查表现：信号强度与原醛症大致相仿，于 T_1WI 瘤体信号等或低信号，接近肝脏，信号较均匀，病变含细胞内脂质，在化学位移图像上信号强度衰减，反相位图像可见信号下降，T_2WI 上信号略高于肝脏。一般瘤体内脂质含量较原醛症少，腺瘤包膜完整，增强：早期大部分病灶呈中度均匀强化，信号强度下降较快。

（4）肾上腺皮质腺癌：肾上腺皮质腺癌少见，约占库欣综合征的 5%，绝大多数肿瘤发生于一侧肾上腺，左侧多于右侧。特征为癌细胞侵犯包膜和（或）血管。

1）CT 检查表现：平扫：瘤体较大，直径常超过 5cm，密度不均匀，其内常见坏死、出血或囊性变；与周围组织界限不清。对侧肾上腺正常。增强：呈不规则强化，或周边厚度呈均一的环形强化。

2）MRI 检查表现：信号多不均匀，T_1WI 呈低信号，坏死囊变区呈更低信号，瘤内出血呈高信号。T_2WI 呈高信号或混杂信号影。晚期肿瘤突破包膜，相邻周围组织受侵，同侧肾、肝右后叶、下腔静脉可受侵，肝、肺、腹腔淋巴结出现转移。增强后强化较显著，边缘明显，信号不均匀，坏死、出血及液化组织无强化，MRI 检查对钙化不敏感。

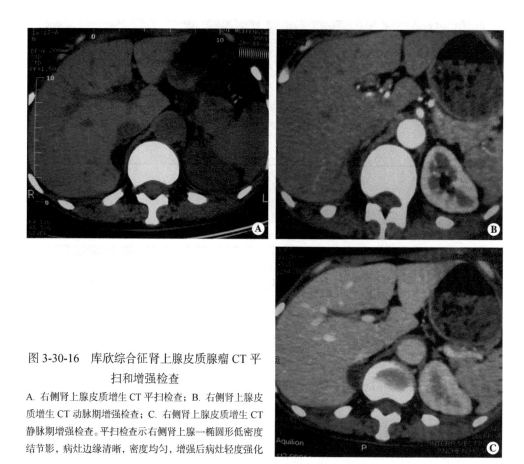

图 3-30-16　库欣综合征肾上腺皮质腺瘤 CT 平
扫和增强检查

A. 右侧肾上腺皮质增生 CT 平扫检查；B. 右侧肾上腺皮
质增生 CT 动脉期增强检查；C. 右侧肾上腺皮质增生 CT
静脉期增强检查。平扫检查示右侧肾上腺一椭圆形低密度
结节影，病灶边缘清晰，密度均匀，增强后病灶轻度强化

出现以下征象时应高度怀疑肾上腺皮质腺癌：
①癌体较大，直径等于或超过 5cm。②周围组织受
侵，出现淋巴结和远处转移。③化学位移成像的反
相位序列上病灶无信号降低。④肿瘤切除后复发。
⑤临床症状严重，除分泌糖皮质激素外还分泌盐皮
质激素等多种激素。

（5）鉴别诊断

1）库欣综合征肾上腺皮质腺瘤与原醛症的肾
上腺皮质腺瘤的鉴别要点。①腺瘤的大小：库欣综
合征腺瘤通常大于原醛症腺瘤，库欣综合征腺瘤直
径常在 2～3cm 及以上，而原醛症腺瘤直径多小于
2cm。②MRI 信号：T_1WI 部分原醛症腺瘤信号较库
欣综合征腺瘤信号稍高，因为原醛症腺瘤内脂肪含
量通常高于库欣综合征腺瘤。③增强后原醛症腺
瘤常出现环形强化信号，肿瘤中心强化程度低。
④库欣综合征腺瘤以外的同侧肾上腺组织及对侧
肾上腺皮质萎缩；而原醛症腺瘤以外的同侧肾上
腺组织及对侧肾上腺皮质正常或增生，少数情况
下出现对侧肾上腺皮质萎缩。

2）结节性皮质增生与皮质腺瘤：两者的鉴别

很重要，因为治疗原则不同，皮质腺瘤应手术切除，
而皮质增生需药物治疗。库欣综合征的皮质增生患
者，血清促肾上腺皮质激素（ACTH）浓度常很高，
并常有垂体微腺瘤；而皮质腺瘤患者，血清 ACTH 浓
度则很低或测不到。

3）皮质腺瘤与皮质腺癌：皮质腺癌体积较大，
生长迅速，易出现坏死，T_2WI 呈高信号或混杂信
号影；增强后强化较显著，信号不均匀。相邻周围
组织受侵，肿瘤突破包膜侵犯周围脂肪，T_1WI 周
围脂肪信号减低；同侧肾、肝右后叶受侵，下腔静
脉、肾静脉内癌栓形成，肝、肺、腹腔淋巴结出现
转移。化学位移成像的反相位序列上病灶无信号降
低；临床症状严重。以此与皮质腺瘤鉴别。

4. 嗜铬细胞瘤

（1）CT 检查：平扫检查为密度均匀的肿块，见
图 3-30-17A，密度略低于肝，大的肿块内可出现出血、
囊变或坏死的低密度区。增强检查扫描肿瘤迅速强
化，密度明显高于皮质腺瘤，见图 3-30-17B。有时
可发现双侧肾上腺嗜铬细胞瘤。恶性嗜铬细胞瘤表
现如同其他肾上腺的恶性肿瘤，有时可发现肝脏或

（和）淋巴结转移征象。临床若有典型的嗜铬细胞瘤症状，实验室检查亦符合，而肾上腺未见病变时，应再查胸、腹、盆腔，以发现异位的嗜铬细胞瘤。

此外，肾上腺髓质增生也会引起嗜铬细胞瘤的症状，其与肾上腺皮质增生在影像学表现相似。肾上腺嗜铬细胞瘤 CT 检查见图 3-30-17、图 3-30-18。

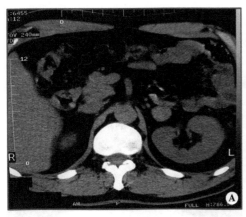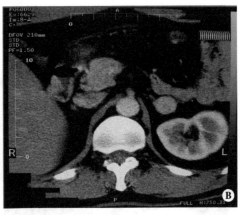

图 3-30-17　肾上腺嗜铬细胞瘤 CT 平扫和增强检查

A. CT 平扫；B. CT 增强。平扫检查示左侧肾上腺区一圆形等密度团块影，病灶边缘清晰，密度均匀；增强后病灶明显强化

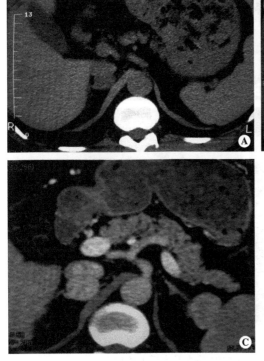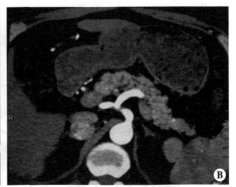

图 3-30-18　肾上腺嗜铬细胞瘤 CT 平扫和增强检查

A. CT 平扫；B. CT 动脉期增强；C. CT 静脉期增强。平扫检查示右侧肾上腺区见一圆形略低密度团块影，病灶边缘清晰，密度均匀；动脉期增强后病灶明显强化欠均匀，静脉期病灶明显均匀强化

（2）MRI 检查：MRI 检查诊断嗜铬细胞瘤的敏感度和特异度比 CT 检查高。肾上腺外的嗜铬细胞瘤多位于脊柱旁沿腹主动脉及其分支的交感神经链和肾门附近（图 3-30-19A～E），或主动脉旁的嗜铬体。所以临床表现及生化检查高度怀疑嗜铬细胞瘤而肾上腺区未发现肿瘤时，应扩大扫描范围，扫描的顺序依次是肾门区、腹部、盆腔、胸部。

MRI 检查显示瘤体呈圆形或类圆形，边缘较清晰，与包膜成分有关。在 T_1WI 中低于肝脏的信号强度，在 T_2WI 中呈明显高信号，高于脂肪的信号强度，可能与病灶含丰富的血管及含水量较多有关。因肿瘤常伴出血、坏死及囊变，信号常不均匀（图 3-30-19A～C）。Reinig 等发现嗜铬细胞瘤在

T_2WI 中，其与肝脏的信号强度之比大于 3.4，明显高于肾上腺其他肿瘤。嗜铬细胞瘤血供丰富，增强后明显强化（图 3-30-19D、E）。肿瘤中心可出现出血、坏死、液化及囊变，此时肿瘤边缘明显强化，中心无强化。术后大体标本见图 3-30-19（彩图 3-30-19）。

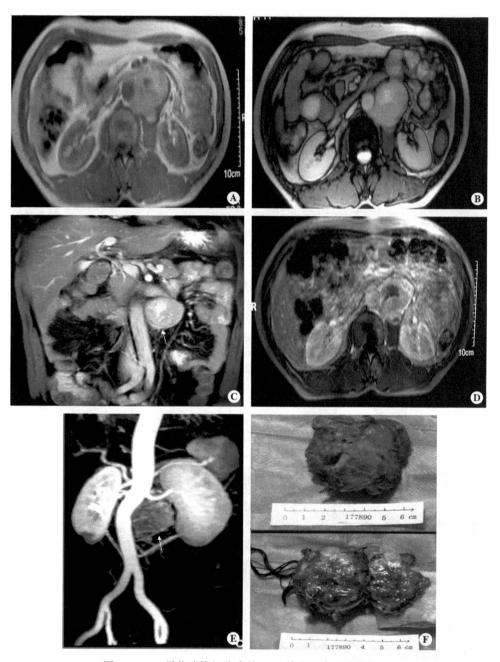

图 3-30-19　异位嗜铬细胞瘤的 MRI 检查及术后大体标本

A. MRI 平扫检查 T_1WI 轴位，可见腹主动脉左侧肾门区类圆形混杂信号影，信号不均匀。B、C. MRI 平扫检查 T_2WI 轴位及冠状位，示病灶呈类圆形混杂高信号影，信号不均匀，中心见更高信号影。D. MRI 增强检查 T_1WI 轴位，示病灶周围明显强化，中心无强化。E. MRA 检查，示强化的病灶位于左侧肾门区，边缘清晰；MRI 检查的限度：对钙化发现不敏感。F. 嗜铬细胞瘤术后大体标本

5. 神经母细胞瘤　神经母细胞瘤源于交感神经系统，50% 在肾上腺，余起自神经嵴。为婴幼儿最常见的颅外恶性肿瘤，80% 发生在 3 岁以下，为无痛性肿块，转移时出现肝大、骨痛，侵入椎管，出现神经系统症状，80%～90% 的肿瘤分泌儿茶酚胺，出现高血压。

（1）CT 检查表现：肾上腺区巨大实性肿块，无包膜，边缘不规则，多呈分叶状或结节状，浸润

性生长，边界不清，密度不均，瘤内常出血、坏死及无定形粗糙钙化，常跨越中线，包裹腹膜后大血管，侵入椎管或肝脏，侵犯脊柱旁肌肉和神经孔。增强早期不均匀强化。

（2）MRI 检查：T_1WI 信号与肝近似，T_2WI 呈高信号，边界清楚，信号不均匀。

（二）垂体疾病

引起继发性高血压的垂体疾病包括垂体瘤和垂体增生，垂体瘤又包括垂体大腺瘤和垂体微腺瘤。

1. 正常垂体　10%的垂体功能正常可出现局限性低密度灶，其中一些为中间部的解剖变异，没有内分泌症状且垂体低密度灶直径在 5mm 以下者诊断垂体微腺瘤应谨慎；CT 检查发现直径小于 3mm 的低密度区，还应注意排除伪影。在同一层面采用高分辨重复扫描或平扫与动态增强相结合，有助于明确病变。对于青春期、经期和妊娠期间出现的垂体腺轻度增大或密度和信号不均质，不能轻易诊断垂体微腺瘤。

2. 垂体瘤

（1）垂体大腺瘤

1）CT 检查：①鞍内占位，多呈类圆形，在 CT 平扫中多与正常垂体腺呈等密度，边界清楚、光滑，尤其是后缘。可向鞍上生长，垂体肿瘤向上生长时，可因鞍隔束缚，肿瘤腰部凹陷，突破鞍隔，可见鞍上池变形，前部乃至大部分发生闭塞，肿瘤可突入第三脑室前部和两侧侧室前角的内下方，并有脑积水表现。可向两侧生长，冠状位 CT 扫描可以判断肿瘤向鞍旁发展的情况，向鞍旁发展是侵袭

性垂体瘤的重要征象，但是否侵及海绵窦很难确定，只有当海绵窦内的血管被肿瘤推压移位并被包裹 2/3 以上时，才可确定肿瘤已累及海绵窦。肿瘤亦可继续向侧旁发展，累及颞叶及中颅窝等处。肿瘤向后可破坏后床突及斜坡，压迫脑干。肿瘤向下生长，膨入蝶窦内而于蝶窦内出现类圆形软组织肿块。平扫可见等密度或略高密度肿块，肿瘤中心可有坏死或囊性低密度区。②肿瘤内出血发生率较高，为 20%～30%，垂体瘤出血发生的机制除与鞍隔压迫血管造成血供中断有关外，还可能与肿瘤血管的基膜不连续或肿瘤快速生长导致其血供不足有关。急性出血为高密度，以后为等密度或低密度。③蝶鞍扩大，鞍底下凹变薄、倾斜、侵蚀或破坏。④增强扫描：肿瘤多为明显均一或周边强化，边界更清楚。周边强化时，壁多较厚。实质性肿瘤呈均质性显著强化，发生坏死囊变时，坏死囊变部分不强化，周围实质部分可呈环形强化。

2）MRI 检查：①鞍内软组织肿块，大部分边缘光滑，较大肿瘤多向鞍外发展，向上累及视交叉，视交叉受压移位或被包裹，见图 3-30-20。②MRI 检查可呈各种信号变化，典型者 T_1WI 肿瘤实性部分呈等或稍低信号，T_2WI 肿瘤实性部分呈等或高信号。故肿瘤与正常垂体腺部分并无明显分界，仅表现为垂体腺及蝶鞍明显扩大。矢状位及冠状位 MRI 观察最满意。③病变可包绕、推压双侧颈内动脉，同时使视交叉受压移位。④瘤体内部可囊变、坏死、出血，见图 3-30-21，此时信号不均匀，大的肿瘤常压迫第三脑室，引起双侧脑室积水。⑤增强后，瘤体实性部分呈明显强化。

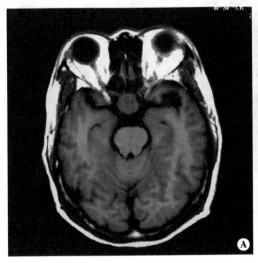
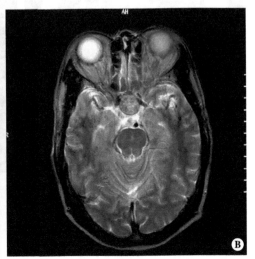

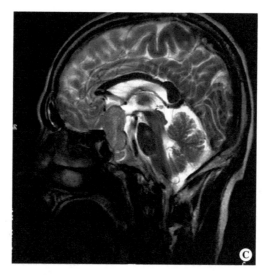

图 3-30-20 垂体大腺瘤 MRI 平扫

MRI 平扫 T_1WI（A）、T_2WI（B）轴位示鞍上池内见一类圆形等信号结节影，病灶边缘清晰，信号均匀，T_2WI 矢状位（C）图像示垂体窝扩大，其内见等信号的肿块影，病灶向上生长突破鞍隔，呈"8"字形，肿块中间呈"掐腰征"，病灶信号均匀，边缘清晰

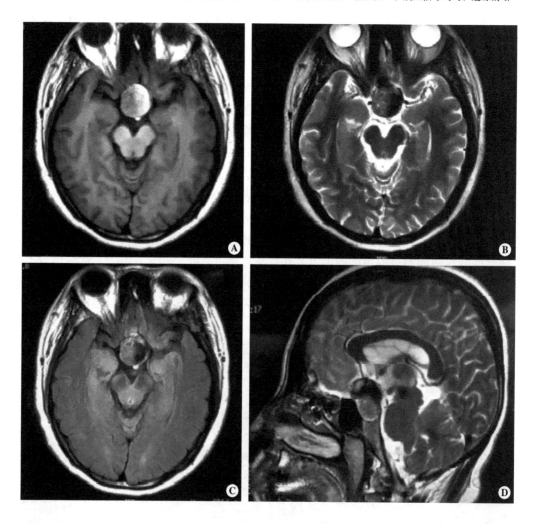

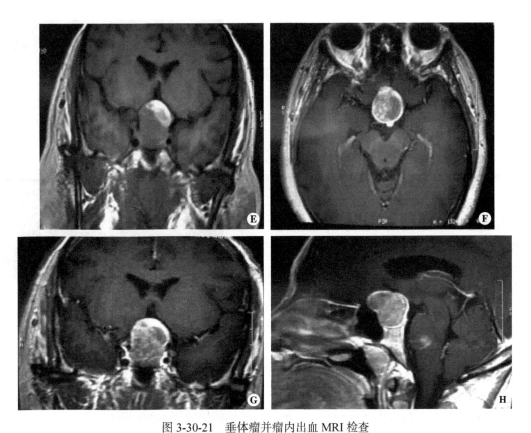

图 3-30-21　垂体瘤并瘤内出血 MRI 检查

A. MRI 平扫 T_1WI 轴位；B. MRI 平扫 T_2WI 轴位；C. MRI 平扫 FLAIR T_2WI 轴位；D. MRI 平扫 T_2WI 矢状位；E. MRI 平扫 T_1WI 冠状位；

F. MRI 增强检查 T_1WI 轴位；G. MRI 增强检查 T_1WI 冠状位；H. MRI 增强检查 T_1WI 矢状位

MR 平扫检查 T_1WI 轴位及冠状位示鞍上池内见一类圆形等及高信号结节影，病灶边缘清晰，信号不均匀，左上部分呈高信号，T_2WI 轴位及矢状位示鞍上池内病灶呈等及低信号，左上部分呈低信号，垂体窝扩大，病灶向上生长突破鞍隔，推挤视交叉移位，肿块中间呈"掐腰征"，两侧海绵窦未受累。注射造影剂后病灶边缘及右侧部分强化，左侧出血部分无强化。

（2）垂体微腺瘤

1）CT 检查：根据肿瘤大小，把直径小于 10mm 又无蝶鞍明显改变的垂体腺瘤称为垂体微小腺瘤，高分辨率 CT 和 MRI 检查是诊断垂体微腺瘤的最佳方法，但 30%～40% 的病例肿瘤很小，如促肾上腺皮质激素腺瘤直径仅 2～4mm，不引起垂体形态和邻近解剖结构的异常，加之肿瘤的密度和信号可与正常垂体腺相同，CT 和 MRI 检查不能发现。所以，对有明显临床症状和相应实验室检查结果者，即使垂体腺形态、密度、信号及增强扫描均正常，仍然不能除外垂体微腺瘤。参考临床及内分泌化验情况对诊断很有益处。

A. 垂体内异常密度区：表现为腺垂体内直径大于 3mm 偏心性低密度区，边界清楚，也可表现为垂体腺大小、形态正常，仅见垂体腺内有低密度区存在。低密度区常为偏侧性，呈圆形、卵圆形或不规则形。低密度垂体微腺瘤多为泌乳素腺瘤。少数肿瘤为等或略高密度，促生长激素腺瘤以等或略高密度为多见，尼氏病为低密度肿块。

B. 垂体上缘局部或偏侧隆突，尤其是局限性不对称性上突，常提示一个潜在的腺内肿块。

C. 垂体高度异常：CT 平扫时，典型的垂体微腺瘤表现为垂体腺增大，一般高度大于 9mm 为异常，但 18～35 岁正常女性垂体直径可达 9.7mm。

D. 垂体柄偏移。正常垂体柄正中或下端极轻地偏斜（倾斜角为 1.5° 左右），若明显偏移肯定为异常。垂体腺上缘对称性或不对称性膨隆。

E. 鞍底骨质变薄、侵蚀、倾斜或下陷都是间接征象，具有诊断价值。

F. 动态增强 CT 扫描可显示垂体毛细血管床，即次级毛细血管丛。正常血管床在造影剂达颈内动脉床突上段后 10s 出现，为垂体蒂前中线圆形血管丛，直径 3～4mm，团注后 40s，血管床密度最高。80s 垂体均匀强化，血管床消失。微腺瘤时 60% 有血管丛移位，30% 因肿瘤压迫血管丛使其闭塞。周围正常垂体腺明显强化，肿瘤呈低密度区。

2）MRI 检查：MRI 显示垂体微腺瘤比 CT 检查优越，应作为首选。

A. 直接征象：微腺瘤多呈圆形或类圆形，垂体内局限性异常信号，T_1WI 较正常垂体信号略低，T_2WI 分界不明显。不同类型的腺瘤，其信号无特异性。MRI 检查显示垂体微腺瘤出血比 CT 检查更敏感，在出血亚急性期，T_1WI 和 T_2WI 均表现为高信号。垂体腺出血也可以是产后的一种并发症，称为席汉综合征，CT 和 MRI 检查表现为无腺瘤的垂体腺内出血。

B. 占位征象：垂体增高和（或）腺体上缘偏侧隆凸。垂体柄移位：垂体柄偏斜是诊断微腺瘤的重要征象，因为大部分微腺瘤均为偏心性生长。MRI 检查冠状位图像不仅能清楚显示垂体上缘的膨隆情况，而且对垂体柄的左右移位也能清楚显示。矢状位 MRI 还能判断垂体柄有无前后移位或弯曲缩短。神经垂体受压。鞍底骨质的变化：鞍底向下呈浅弧样凹陷。小的垂体微腺瘤需要行动态 MRI 增强扫描，垂体微腺瘤强化高峰的出现时间较正常垂体腺晚，团注造影剂后 3min 内为显示这种差别的最佳时间，MRI 检查动态增强早期，正常垂体强化明显，瘤体不强化或强化轻微，正常腺体部分较肿瘤增强显著，肿瘤呈相对低信号，腺瘤与正常腺体对比明显。垂体微腺瘤强化的持续时间通常比正常垂体腺长，在延迟增强扫描时，肿瘤比正常垂体腺增强显著，信号高于正常垂体。小的垂体微腺瘤应行 MRI 动态增强扫描检查，主要为促皮质激素细胞腺瘤。

（3）X 线检查：颅骨侧位片示蝶鞍明显扩大，鞍底变深、变薄。鞍背后移变薄见图 3-30-22。

（4）脑垂体腺瘤的鉴别诊断：根据肿瘤位于鞍内、蝶鞍扩大，垂体腺瘤通常容易诊断，但需与一些病变鉴别。

1）垂体大腺瘤需与以下病变鉴别。

A. 颅咽管瘤：典型的颅咽管瘤常见于儿童及青少年，以鞍上病变为主，几乎不侵及鞍底，常表现为囊实性且以囊性为主或为完全囊性，成分复杂，信号混杂，囊壁钙化多见，CT 检查呈低或低、等

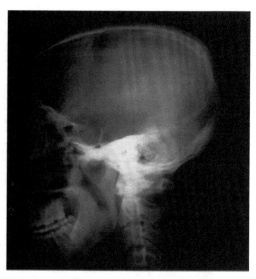

图 3-30-22　X 线检查发现垂体瘤
颅骨侧位片示蝶鞍明显扩大，鞍底变深、变薄。鞍背后移变薄

混杂密度，MRI 检查信号变化大，不均质，增强扫描呈多环样不规则强化，蝶鞍不扩大，鉴别诊断不难。鉴别困难时可行 MR 氢质子波谱检查，出现明显的脂质波提示颅咽管瘤。

B. 动脉瘤：病变多在鞍旁，CT 平扫常不能发现小的动脉瘤。大的无血栓形成的动脉瘤表现为鞍旁圆形或分叶状血管密度样均质肿块，瘤壁常有弧线样或薄环样钙化，均质显著增强。血栓形成时，CT 平扫示血栓部分为等密度，有血流的部分密度稍高，增强扫描时血栓部分不强化，而血流部分及血管壁显著强化。依血栓形成的程度，呈现多种强化方式：环形强化、半月形强化、靶征强化等。MRI 检查：无血栓形成的鞍旁动脉瘤因血管流空现象而呈低信号，若动脉瘤内有涡流，可产生轻微的不均质信号。有血栓形成，MRI 检查信号较复杂，因瘤内血栓形成的程度及时间不同而有不同的表现。血栓形成的亚急性期，血栓于 T_1WI 及 T_2WI 均呈高信号，陈旧性血栓于 T_1WI 及 T_2WI 均呈等信号，血栓未形成部分仍呈低信号流空，后者有助于与其他病变的鉴别。

C. 脊索瘤（chordoma）：垂体瘤向下发展、破坏颅底骨质时需与颅底脊索瘤鉴别。脊索瘤起源于胚胎残存脊索组织，可以发生在斜坡和鞍区，垂体瘤与脊索瘤的鉴别点：①脊索瘤常见钙化，而垂体瘤罕见钙化。②T_2WI 脊索瘤常呈很高不均质信号，而向颅底发展的垂体瘤呈稍高信号，其内可有小泡状更高信号存在。③MRI 动态增强扫描检查，

垂体瘤表现为快速强化和快速消退的强化特点，而脊索瘤在动态增强扫描中表现为信号缓慢升高，不断强化。

D. 鞍旁脑膜瘤：垂体腺瘤侵犯海绵窦与大的鞍旁脑膜瘤向鞍内侵犯垂体腺的区别要点包括①肿瘤内有钙化或邻近骨质有硬化时应考虑脑膜瘤。②鞍旁脑膜瘤常包裹同侧颈内动脉海绵窦段并使其狭窄，而垂体巨腺瘤侵犯鞍旁常引起颈内动脉海绵窦段推压外移，但侵袭性垂体腺瘤也可包绕颈内动脉海绵窦段。③鞍旁脑膜瘤常同时沿脑膜向周围发展，向前可沿硬膜延伸达眶尖部，向后发展可达斜坡及小脑幕，而垂体巨腺瘤一般没有这种生长特点。

2）垂体微腺瘤需与以下病变鉴别。

A. 鞍内小颅颊裂囊肿（Rathke cleft cyst，RCC）：垂体泌乳素细胞腺瘤及垂体微腺瘤内出血与完全位于鞍内小囊肿的表现类似，需要鉴别。CT平扫时多数鞍内囊肿呈脑脊液样低密度，直径多为3～10mm，境界清楚、圆滑，绝大多数完全位于垂体窝内，颅颊裂囊肿的 MRI 检查信号多样，在 T_1WI 表现为与脑实质信号相比的低信号、等信号或高信号，T_2WI 多表现为高信号，也可呈低信号或者等信号。最常见的为长 T_1 长 T_2 信号，其次是短 T_1 长 T_2 信号，囊肿内可同时呈多种信号变化。增强扫描囊肿本身不强化，囊肿周围正常的垂体腺组织强化，囊壁及囊内不钙化。

垂体泌乳素细胞腺瘤与完全位于鞍内的小颅颊裂囊肿在 T_1WI 和 T_2WI 均表现为高信号，通常颅颊裂囊肿边缘更圆滑、更锐利，T_1WI 信号较垂

体瘤更低。因此，没有高泌乳素的患者不能诊断泌乳素细胞腺瘤。垂体微腺瘤内出血与 MRI 检查 T_1WI 呈高信号的颅颊裂囊肿在 T_1WI 和 T_2WI 均表现为高信号，鉴别较困难：通常颅颊裂囊肿的高信号非常均匀，而垂体瘤出血可以不均匀，最可靠的办法是定期 MRI 复查，如果数月后仍然表现为高信号，可认为是颅颊裂囊肿。增强扫描病灶不强化，在 CT 或 MRI 动态增强扫描呈低密度（或低信号），而延迟扫描病灶强化，则可排除囊肿。

B. 淋巴细胞性垂体腺炎、垂体腺良性增生：两者与垂体腺瘤一样表现为垂体腺增大，区别主要是临床表现。淋巴细胞性垂体腺炎仅出现在女性，通常发生于分娩后一年内，临床上以垂体腺或甲状腺功能低下为主要表现。垂体腺良性增生是由于垂体腺靶腺的长期功能低下，反馈性刺激垂体腺，引起垂体腺的增大、甲状腺功能低下、性腺功能低下等，临床特点为有长期的甲状腺功能低下、性腺功能低下等病史，由此导致的垂体腺增大在对原发病进行治疗后垂体可恢复正常。

3. 垂体增生　垂体增生分为病理性增生及生理性增生。妊娠期间，孕妇因生理变化，垂体腺暂时性增生增大属于正常。病理性增生常由某些疾病（如甲状腺功能低下、性腺功能低下等）造成垂体腺靶腺功能低下，反馈性刺激垂体腺，造成垂体腺增生增大。此种原因导致的垂体腺增生在对原发病进行治疗后垂体可恢复正常，称为良性增生。CT及 MRI 平扫时可见垂体腺增大，密度或信号均匀，增强扫描后均匀强化见图 3-30-23。病史长可引起蝶鞍扩大。

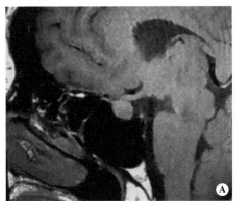
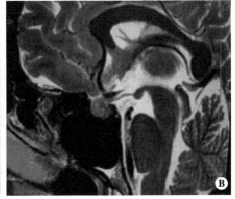

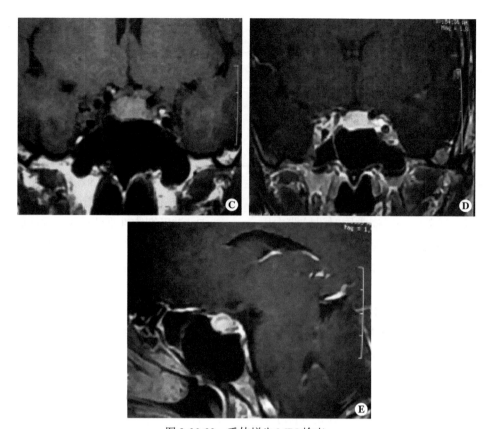

图 3-30-23　垂体增生 MRI 检查
A. MRI 平扫 T₁WI 矢状位；B. MRI 平扫 T₂WI 矢状位；C. MRI 平扫 T₁WI 冠状位；D. MRI 平扫 T₂WI 冠状位；
E. MRI 增强检查 T₁WI 矢状位

　　MRI 平扫 T_1WI、T_2WI 矢状位、冠状位图像示垂体体积增大，上缘膨隆，边缘清晰，T_1WI 增强矢状位、冠状位示垂体明显强化，信号均匀，边缘清晰。

　　鉴别诊断包括淋巴细胞性腺垂体炎和较小的垂体巨腺瘤，垂体增生一般病灶内密度或信号均匀，动态增强扫描病灶内未见异常密度或信号影，并依据临床内分泌检查及病史进行鉴别。

（三）甲状腺疾病

　　甲状腺功能亢进影响心血管系统，引起高血压。CT 及 MRI 检查可诊断甲状腺腺瘤、弥漫性甲状腺肿、甲状腺癌。正常甲状腺含大量碘，且血流丰富，CT 平扫表现为位于气管两侧的三角形的均匀高密度影，增强后明显强化，密度均匀。正常 MRI 表现：T_1WI 呈稍高于肌肉信号，T_2WI 信号无明显增高。

　　1. 甲状腺腺瘤　甲状腺腺瘤是最常见的甲状腺良性肿瘤，影像学检查对于甲状腺肿瘤的诊断具有较高的敏感度，但对肿瘤良恶性鉴别较为困难。CT 表现为圆形、类圆形境界清楚的低密度影，密度均匀，有纤维包膜；如肿瘤伴出血、坏死和囊性变则肿瘤内呈液性、实性及出血混杂密度影，如肿瘤伴钙化则在肿瘤内出现条状或片状高密度影；CT 增强扫描腺瘤不强化或轻度强化。MRI 扫描在甲状腺内出现单个或多个异常信号结节，T_1WI 腺瘤呈境界清楚的低、等或高信号结节，滤泡型腺瘤内胶样物或出血多呈高信号，T_2WI 呈高信号，伴出血或钙化时可呈低信号。部分甲状腺腺瘤可发生癌变，癌变率为 10%～20%。有下列情况者，应当考虑癌变的可能性：①肿瘤近期迅速增大；②瘤体活动受限或固定；③出现声音嘶哑、呼吸困难等压迫症状；④肿瘤硬实，表面粗糙不平；⑤出现颈部淋巴结肿大。

　　2. 甲状腺腺癌　CT 检查甲状腺腺癌呈形态不规则、肿块边界不清、密度不均匀低密度影，甲状腺髓样癌密度均匀，腺癌内常伴有沙粒样钙化，以及更低密度坏死区，病变与周围组织分界不清，颈部淋巴结肿大，CT 增强扫描甲状腺腺癌血流丰富呈不均匀明显强化，晚期患者可在同侧颈部出现转移性淋巴结肿大，颈部转移性淋巴结多呈环状强化。MRI 扫描患侧甲状腺常增大，肿瘤以单发为主，形态呈圆形或不规则形。T₁WI 甲状腺癌呈境界不清的低-中等信号，也可呈高信号，如肿瘤内有坏死或出血，则肿瘤呈不均匀混杂信号，T₂WI 呈不均匀高信号。注射钆喷替酸葡甲胺（Gd-DTPA）后腺癌血流丰富呈不均匀明显强化。可有颈部肿大转移性淋巴结，一般将短径大于 1cm 的淋巴结视为转移淋巴结。

3. 甲状腺肿　单纯性甲状腺肿 CT 检查表现为正常甲状腺形态，两侧对称，均匀性增大，内部密度均匀。结节性甲状腺肿 CT 表现为一侧甲状腺增大，其内见低密度结节，较小时密度均匀，较大时密度不均匀，结节周围有不完整包膜，多结节甲状腺肿表现为多发低密度区，如血液循环不良，则结节退变，出现囊肿和局部纤维化，边缘可见钙化，结节性甲状腺肿 CT 检查见图 3-30-24。MRI 检查：T₁WI 信号强度根据胶体中蛋白质含量而定，信号由低到高不等，均匀或不均匀，出血结节可呈高信号，T₂WI 表现为高信号，有时可见低信号的纤维间隔。胸内甲状腺肿常位于前上纵隔，其信号特征与颈部甲状腺肿类似。

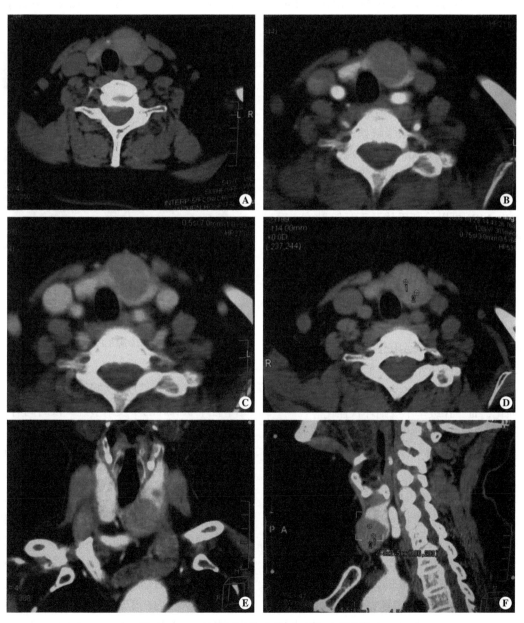

图 3-30-24　结节性甲状腺肿 CT 平扫和增强检查

A. CT 平扫；B. CT 动脉期增强检查；C. CT 静脉期增强检查；D. CT 延迟期增强检查；E. CT 增强检查冠状位重建；F. CT 增强检查矢状位重建

CT 平扫示左侧甲状腺增大，其内似见等密度结节影，密度均匀；CT 增强后动脉及静脉期结节病灶密度低于正常甲状腺组织，均匀强化，延迟期病灶与正常甲状腺组织密度一致。冠状位及矢状位重建可见病灶位于左侧甲状腺下部，边缘清晰，密度均匀。

病理示结节性甲状腺肿，局部乳头状增生。

4. 甲状腺功能低下 包括原发性、继发性及周围性甲状腺功能低下三类；多数为原发性甲状腺功能低下，原发性甲状腺功能减退，垂体与蝶鞍可继发性增大。

（1）原发性甲状腺功能低下的病变部位在甲状腺：包括慢性淋巴细胞性甲状腺炎、先天性甲状腺缺如、甲状腺萎缩等。①慢性淋巴细胞性甲状腺炎：CT 检查示甲状腺弥漫性对称性增大，表面呈类圆形结节状，包膜完整，边缘清晰。MRI 检查 T_1WI 多呈低信号，T_2WI 表现为高信号，有时可见低信号的纤维间隔。②先天性甲状腺缺如：CT 及 MRI 检查在正常甲状腺部位及纵隔内未发现甲状腺。甲状腺萎缩：CT 及 MRI 检查可见甲状腺体积变小。

（2）继发性甲状腺功能低下为垂体或下丘脑病变引起：CT、MRI 可以诊断垂体及下丘脑肿瘤，垂体肿瘤的表现见于前一节垂体疾病的诊断，下丘脑常见肿瘤为胶质瘤。胶质瘤级别从 WHO Ⅰ级到Ⅳ级均可出现，呈圆形或椭圆形，CT 呈等或低密度影，丘脑肿胀；MRI 表现：T_1WI 丘脑区混杂信号肿块，T_1WI 序列以低信号为主，间以等信号影，T_2WI 序列呈不均匀高信号影，FLAIR 序列呈明显不均匀高信号影，其中肿块内坏死部分呈低信号。T_1WI 增强序列强化特点与肿瘤分级有关，Ⅰ～Ⅱ级无强化或呈条片状强化，Ⅲ～Ⅳ级呈不规则环状强化。

5. 甲状旁腺腺瘤 正常甲状旁腺较小，附于甲状腺左右两叶的背面内侧，一般长径约 6mm，横径 3～4mm，前后径 0.2～2mm，与甲状腺无明显组织密度差异，故 CT 检查上难以显示或分辨。当 CT 检查显示甲状旁腺影存在，常提示甲状旁腺异常。甲状旁腺腺瘤一般较小，呈膨胀性增大，大多为单发性，一般仅累及一个腺体，两个腺体同时有腺瘤的极为少见。其好发于下部的甲状旁腺，对邻近组织可无或仅轻度推压。甲状旁腺瘤具有以下 CT 检查征象：①好发于下一对甲状旁腺，多为单个。②常见于颈下部气管食管隐窝区，居颈动脉鞘内侧。③肿块除与甲状腺下极相连外，还可在颈根部或上纵隔（图 3-30-25）。④在增强 CT 检查上，肿瘤形态规整、边缘清楚，为轻至中度均匀强化，CT 值 40～60Hu。易于与邻近显著强化的血管或无明显强化的肌肉、神经等正常结构和颈部或肿大淋巴结相鉴别。⑤甲状旁腺为功能性腺瘤，一般肿块较小而规则。MRI 检查：T_1WI 腺瘤多呈低到等信号，与肌肉组织近似，出血多呈高信号，T_2WI 呈高信号，近似于脂肪组织，病理无细胞退变。当病理有细胞退变、含铁血黄素沉着及纤维化时，T_1WI 及 T_2WI 呈低信号，注射 Gd-DTPA 后大多病灶明显强化。异位的甲状旁腺病变常位于纵隔、颈动脉鞘和甲状腺内，与正常位置的甲状旁腺病变信号近似。

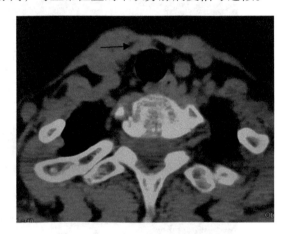

图 3-30-25 甲状旁腺腺瘤 CT 检查
颈部气管右侧前方结节，边缘清晰，密度均匀

6. 鉴别诊断

（1）结节性甲状腺肿：甲状腺腺瘤与结节性甲状腺肿的单发结节在临床上有时不易鉴别。以下两点可供鉴别时参考：①甲状腺腺瘤经多年仍保持单发，结节性甲状腺肿的单发结节经一段时间后，多变为多个结节。②术中两者区别明显，腺瘤有完整包膜，周围组织正常，界限分明；结节性甲状腺肿单发结节则无完整包膜，且周围甲状腺组织不正常。

（2）甲状腺癌：以下几点可作为甲状腺癌鉴别诊断的参考。①儿童或 60 岁以上的男性患者应考虑甲状腺癌的可能，而甲状腺腺瘤多发生在 40 岁以下的女性患者。②甲状腺癌结节表面不平，质地较硬，吞咽时活动度小，且在短期内生长较快。有时虽然甲状腺内结节较小，但可扪及同侧颈部有肿大淋巴结。甲状腺腺瘤表面光滑，质地较软，吞咽时上下活动度大，生长缓慢，多无颈部淋巴结肿大。

③¹³¹I 扫描或核素 γ 照相甲状腺癌多表现为冷结节，而甲状腺腺瘤可表现为温结节、凉结节或冷结节。④手术中可见甲状腺癌没有包膜与周围组织粘连或浸润表现，而甲状腺腺瘤多有完整包膜，周围甲状腺组织正常。

三、机械性血流障碍性高血压

机械性血流障碍性高血压包括大动脉炎、主动脉缩窄、动脉导管未闭、主肺动脉间隔缺损、主动脉窦瘤破裂等。

（一）大动脉炎

CT 平扫对钙化敏感；CTA 检查及 MRI 检查是大动脉炎的首选检查方法，能显示：①主动脉狭窄的部位、范围、程度、大的分支血管受累情况。测量管腔横径，显示侧支循环及附壁血栓（图 3-30-26，彩图 3-30-26A）。②侧支循环血管迂曲扩张，常见的是锁骨下动脉、胸廓内动脉和肋间动脉。③主动脉扩张和动脉瘤形成。大动脉炎局限性狭窄常发生在胸降主动脉及胸降主动脉与腹主动脉的交界处，而先天性主动脉缩窄好发于主动脉峡部。

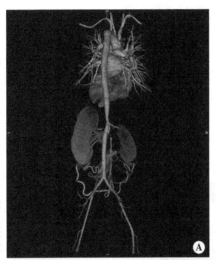

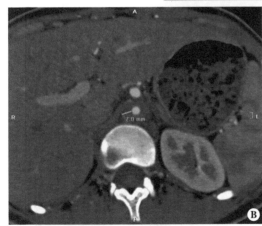
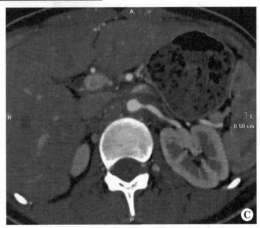

图 3-30-26　大动脉炎 CT 检查
A. CTA 三维重建腹主动脉管腔狭窄；B. 管壁增厚，管腔狭窄；C. 左肾动脉起始部狭窄

（二）主动脉缩窄

主动脉缩窄是主动脉先天性狭窄，约占先天性心脏病的 5%。不合并其他心脏病变，称为单纯性主动脉缩窄；合并心内畸形，则称为复杂型主动脉缩窄。主动脉缩窄的经典型是单独狭窄，表现为主动脉近动脉导管端（动脉导管前、后或动脉导管处）的狭窄或压迹。婴儿型主动脉缩窄常见为动脉导管前型或近动脉导管型，成人型主动脉缩窄常见于动脉导管后型。

主动脉闭锁是主动脉腔及主动脉解剖结构的连续性中断。常见的离断部位是降主动脉近段，离断也可发生在弓部、腹主动脉或者升主动脉。根据离断的部位不同，主动脉弓离断可分为三型：A型，离断位于左锁骨下动脉远端；B型，离断位于左锁骨下动脉与左颈总动脉之间；C型，离断位于无名动脉与左颈总动脉之间。主动脉弓离断常合并心脏（主动脉瓣二瓣畸形最常见）或其他血管发育异常。

影像表现

（1）胸部X线平片检查：典型征象为"3"字征，见图3-30-27，后前位片可见主动脉弓下缘与降主动脉连接部显示"切迹"，为缩窄前后血管不同程度膨凸所致，形成"双弓"阴影或称为"3"字征；其次征象为肋骨切迹：主动脉缩窄使升主动脉血压增高或并发二瓣畸形致升主动脉扩张；肋间动脉迂曲扩张压迫肋骨，好发部位为4～8后肋下缘，呈局限性半圆形的凹陷，深浅不等。多数心脏为不同程度的左室肥厚、增大。

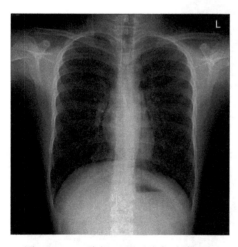

图3-30-27　胸部X线平片主动脉缩窄
主动脉结下局限性内陷形成"3"字征

（2）主动脉CTA检查：显示主动脉缩窄的形态、部位、程度、范围、与弓部各分支之间的关系（图3-30-28，彩图3-30-28），以及侧支血管形成和缩窄以远主动脉的发育情况，利于制订手术方案。

（3）MRI检查：MRI检查尤其是造影剂增强MRA检查及CTA检查能够显示①主动脉缩窄的部位、程度、范围，区分隔膜型缩窄或峰样缩窄：主动脉缩窄的部位多位于左锁骨下动脉开口至动脉导管韧带附近。②显示主动脉弓及主动脉峡部的直径（图3-30-29）、动脉导管通畅情况、主动脉弓有无发育不良、主动脉弓部分支血管受累、缩窄前后血管的扩张及侧支循环（锁骨下动脉、胸廓内动脉、肋间动脉等）的血管情况，以及合并的血管及心内畸形等的详细解剖信息；是否并存动脉导管未闭、室间隔缺损、肺动脉高压等其他征象；左心室肥厚的程度。MRI速度编码相位对比技术能够测定通过缩窄部位的血流及压差的大小。

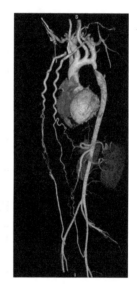

图3-30-28　主动脉CTA检查
主动脉局限性缩窄，位于动脉导管处，双侧乳内动脉扩张

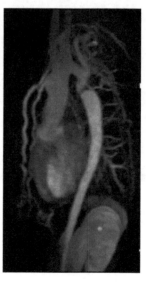

图3-30-29　主动脉MRA检查
提示主动脉缩窄

四、神经源性高血压

颅内压升高至动脉压的水平，则动脉压将升高，两者之间维持一个恒定的较小的差值。CT 及 MRI 检查可诊断脑部肿瘤、脑炎、延髓型脊髓灰质炎、副神经节瘤等疾病造成的颅内压增高。

五、其他系统疾病引起的高血压

肿瘤与高血压关系密切，很多肿瘤既能直接引起高血压，又能通过压迫肾脏激活肾素-血管紧张素-醛固酮系统引起高血压。肾素是入球微动脉壁上的球旁细胞分泌的，在血压调节和高血压发生中起重要作用。分泌肾素的其他肿瘤包括肺癌、胰腺癌、肾癌、卵巢畸胎瘤、卵巢浆液性囊腺瘤等，均可分泌肾素引起高血压。此外，肿瘤分泌皮质激素增多也可引起高血压。肺癌、支气管类癌、结肠、胆囊、子宫、睾丸等部位的肿瘤可分泌促肾上腺皮质激素（adrenocorticotropic hormone，ACTH），引起高血压。

CT 及 MRI 检查可诊断肺癌、支气管类癌、胸腺瘤、胰岛细胞瘤、胰腺癌、肝细胞癌、胆囊类癌、胃肠道肿瘤及生殖系统肿瘤引起的高血压。

第二节　高血压靶器官的损害

一、脑血管损害

（一）脑出血

高血压性脑出血好发于基底节区、丘脑等。

CT 及 MRI 检查显示出血部位、密度、血肿周围脑水肿及占位效应，还可观察血肿破入脑室或蛛网膜下腔（图 3-30-30）。血肿周围环形强化。亚急性期及慢性期脑出血以 MRI 检查方法更敏感。血肿急性期、亚急性期、慢性期 MRI 检查表现不同，见表 3-30-1。

（二）高血压脑病

高血压脑病也称为后部可逆性脑病（RPLS）或可逆性后部白质脑综合征（PRES），为各种原因的血压急骤升高所致的急性脑病综合征、全脑功能障碍，是一种脑血管自我调节障碍性疾病。可在任何年龄出现，女性更为多见。

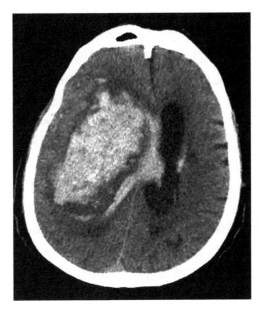

图 3-30-30　头颅 CT 检查
提示右侧放射冠区大片高密度出血灶，破入侧脑室，右侧侧脑室受压变形、左移，中线结构明显左移

表 3-30-1　不同阶段脑出血的 MRI 表现

阶段	时间	成分	T_1WI	T_2WI
超急性期	0~24h	氧合血红蛋白	等或稍低信号	等或稍高信号
急性期	1~3 天	脱氧血红蛋白	等或稍低信号	低信号
亚急性早期	3~7 天	细胞内正铁血红蛋白	边缘高信号渐向中央扩展	低信号
亚急性晚期	7~14 天	细胞外正铁血红蛋白	边缘高信号渐向中央扩展	边缘高信号渐向中央扩展
慢性期	>14 天	含铁血黄素至胆红素	低信号	外缘带状低信号至全部高信号

1. 病理　高血压脑病的主要病理表现如下。①脑的高灌注：快速升高的血压超过脑血管的自动调节能力，引起血管渗漏，从而导致血管源性水肿，引起血脑屏障破坏，蛋白渗出。由于大脑后部交感神经较前部缺乏，后循环供血动脉（椎动脉、基底动脉、大脑后动脉）较前循环动脉（颈内动脉、大

脑中动脉、颈内动脉）更易受累。②血管内皮损伤：血管内皮细胞损伤导致血脑屏障破坏，皮质或皮质下产生细胞毒性水肿与血管源性水肿。③脑血管痉挛：局部缺血，从而导致血脑屏障破坏、血管源性水肿。脑外观肿胀、苍白，血管扩张，多发斑点状出血、血管壁变性、纤维素性坏死及缺血性小梗死灶，慢性高血压患者常有小动脉壁的增厚、胶原及层粘连蛋白的沉积。

2. 临床表现 高血压脑病急性起病，症状包括头痛、抽搐、惊厥、意识障碍、肢体功能障碍。去除高血压后多可恢复正常，重者可遗留脑梗死甚至死亡。

3. CT 与 MRI 检查典型表现 为以后循环为主的脑白质血管源性水肿。①部位：大脑后动脉供血区为主，即顶枕叶及颞叶多见，额叶受损，尤其是额上回，也较常见。重者可累及基底节、小脑、脑干；典型皮质下白质受累，血管源性水肿也可累及脑灰质。②形态：常累及双侧，不完全对称，多为斑片状，少数融合呈大片状，边界模糊，脑室缩小，脑沟变浅，脑回肿胀。③CT 检查：平扫检查呈弥漫性低密度，有时有斑点状高密度影。增强扫描无强化或轻度斑片状及斑点状强化。CTA 检查显示血管正常或痉挛。④MRI 检查：对本病敏感，T_1WI 呈边缘模糊的斑片状低信号，$T_2WI/FLAIR$ 呈斑片状及多灶性高信号，T_2WI 及 SWI 可显示出血所致的斑点状或斑片状低信号。弥散加权成像（DWI）无或有轻度弥散异常，常表现为等或低信号，偶可见高信号。表观弥散系数（ADC）值增高，呈高信号。DTI 显示各向异性减小。增强 T_1WI 示斑片状强化，软脑膜强化常见。⑤CT 灌注成像（CTP）检查与脑灌注加权成像（PWI）检查，局部灌注增加，脑血流量（CBF）增加、脑血容量（CBV）增加、达峰时间（TTP）和平均通过时间（MTT）缩短，也有病例报道脑灌注下降。⑥磁共振波谱（magnetic resonance spectroscopy，MRS）可见胆碱（choline，Cho）与肌酸（creatine，Cr）增高，N-乙酰天冬氨酸（N-acetylaspartate，NAA）下降，NAA/Cr 和 NAA/Cho 下降，提示正常突触和神经轴索功能异常。⑦治疗后病变可完全吸收，也可遗留脑萎缩及脑软化，糖尿病、胼胝体受累与不良预后相关。

4. 影像学分型 高血压脑病在影像学上可分为四型：①顶枕型；②全脑分水岭型；③额上沟型；④中央变异型。中央变异型 PRES 是指病灶仅累及基底节或脑干，可伴有丘脑或脑室旁白质受累，而典型的额顶枕区皮质及皮质下白质不受累。约75%额叶和颞叶受累，约1/3 累及基底节和脑干，约 50%累及小脑。这些部位的病变大多伴随着顶枕部位的受累。

5. 鉴别 高血压脑病应与急性起病和累及皮质下白质的疾病鉴别。①静脉窦或深静脉血栓：常累及双侧顶枕叶皮质、旁中心小叶，磁共振静脉造影（magnetic resonance venography，MRV）增强检查显示静脉窦及深静脉内充盈缺损，邻近脑组织水肿，脑梗死，脑出血，临床症状重，无可逆性。②急性脑缺血：按照脑动脉供血区分布，楔形，DWI 呈高信号，ADC 呈低信号；增强呈脑回样强化。③渗透性脱髓鞘综合征：有快速纠正血钠或血糖病史，典型的中央脑桥异常信号，呈蝙蝠翼状，不好发于顶枕叶。④急性脱髓鞘病：无后循环分布倾向。脱髓鞘病变：主要位于白质内，呈长 T_1 长 T_2 信号，急性期病变 DWI 呈高信号，可强化，激素治疗有效[2]。

（三）脑梗死

多排 CT 检查使脑灌注成像可用于急性脑梗死的诊断。CT 检查表现：脑缺血 24h 后呈低密度影，合并脑水肿明显时出现轻度占位效应（图3-30-31）；1 个月后脑软化灶形成，伴脑萎缩。出血性脑梗死：低密度梗死区内出现不规则斑片状高密度出血灶。

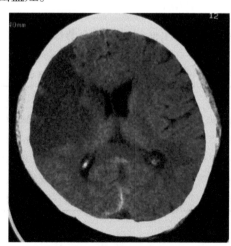

图 3-30-31 头颅 CT 检查
右额叶脑梗死：右侧额叶大片状低密度影（大脑中动脉供血区），右侧侧脑室受压变窄

MRI 检查显示脑梗死优于 CT 检查。①T₁WI 为低信号，急性期病灶局部脑回肿胀，脑沟移位消失。软化灶为边缘清晰的更低密度影，伴局部脑萎缩；T₂WI 为高信号，软化灶为更高信号。②水抑制 FLAIR 序列：病灶呈等至高信号，偶见供血动脉主干的血管流空信号消失。③DWI：急性脑梗死于 DWI 上呈高信号，ADC 图呈低信号，见图 3-30-32。④PWI 检查：梗死区的血流灌注减低，可以评估缺血性损伤的范围，识别梗死类型，进行急性梗死的鉴别诊断，指导溶栓治疗等。⑤MRS：MRS 能在活体显示脑组织的代谢产物浓度，可直接反映缺血脑组织的代谢状况。⑥半暗带：MRI 应用 PWI 检查血流灌注减低区减去 DWI 的高信号大致得到急性脑卒中的缺血性半暗带，从而为动脉溶栓治疗提供依据。急性脑缺血后，常规 MRI 检查未见异常，MRS 检测到的乳酸明显增高，NAA 正常或轻度下降的区域代表可挽救半暗带组织；无增强或脑回样强化。

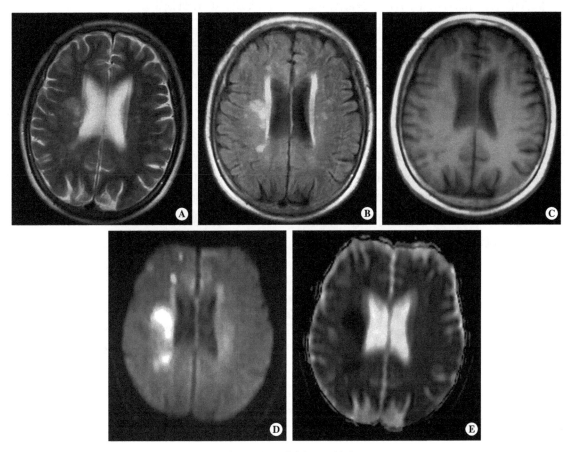

图 3-30-32 头颅 MRI 检查

右基底节区、额叶脑梗死。右基底节区、额叶区 T₂WI 序列（A）及 FLAIR 序列（B）可见多发片状略高信号影，T₁WI 序列（C）呈略低信号，DWI 序列（D）呈高信号，ADC 序列（E）呈低信号，同时可见两侧脑室周围脑白质脱髓鞘性改变，呈小片状等 T₁ 长 T₂ 信号影

二、心脏及大血管损害

CT 检查技术的发展主要体现在心脏扫描上。①时间分辨率高：时间分辨率越高，"冻结"持续搏动心脏的成像效果越好。CT 扫描速度越来越快，单源 CT 的球管最高转速为 0.27s，其时间分辨率为 135ms。双源 CT 通过两个 X 线源和两个探测器来采集 CT 图像，两组系统呈 90°排列，时间分辨率较单源 CT 提高了 1 倍，球管最高转速为 0.25s，时间分辨率为 66ms，扫描心脏时间 0.15s。心电门控的应用改善了时间分辨率并减少了心动的成像伪影，分为前瞻性心电门控和回顾性心电门控。②空间分辨率高：显示亚毫米级的小血管。③各向同性空间分辨率：在各个方向上获取类似的空间分辨率。④低剂量技术：CT 的电离辐射可引起 DNA 损伤，增加癌症的风险，所以应该在满足诊断的基础

上尽可能降低辐射剂量。辐射剂量与管电流和扫描时间的乘积（mAs）呈线性关系，与管电压呈指数关系，因此不同体重指数（BMI）的患者采用不同的管电压及管电流，实现个性化扫描。迭代算法弥补了低管电流和管电压引起的图像噪声的减低，提高了图像质量。管电压的降低增加了含碘造影剂的CT值，增强了血管与周围组织结构的对比，因此可以减少含碘造影剂的用量和注射造影剂的流率，减轻患者的肾脏损伤，实现了低辐射剂量和低造影剂剂量。低管电压、前瞻性心电门控、大螺距扫描、ECG电流调制、迭代算法重建技术都可以有效地降低辐射剂量。

MRI检查无电离辐射损害，不产生CT检查中的伪影，软组织分辨率强和显示病变敏感度及特异度高，具备多参数、多序列和任意方向断层成像的技术优势。随着场强和梯度性能的提高，心电门控和呼吸导航技术及超快速梯度回波序列的应用，以及定量成像技术（T$_1$ mapping、T$_2$ mapping、4D Flow）及非造影剂增强等的应用，磁共振时间分辨率及空间分辨率明显提高，可以获得组织的形态、功能、灌注及活性、血流动力学、代谢等综合信息，从解剖和功能逐步深入到细胞和分子水平。MRI已经成为评估心功能的金标准，对高血压心肌损害的诊断、冠状动脉疾病、远期疗效的评估有重要应用价值。

（一）高血压心脏损害

高血压性心脏病是由于血压长期升高使左心室负荷逐渐加重，左心室因代偿而逐渐肥厚和扩张而形成的器质性心脏病，同时高血压是动脉粥样硬化的促进因素。

影像表现。①左心室心肌肥厚：左心室逐渐代偿性向心性肥厚，左心室后壁及室间隔呈均匀性增厚，以心尖部明显，心室腔正常或变小，室间隔与左心室后壁厚度大于11mm。晚期可引起离心性肥厚，左心室壁可以对称性增厚或不增厚，左心室扩大。室壁运动减低，整体收缩功能下降。心脏磁共振（cardiac magnetic resonance，CMR）的亮血技术有较高的空间分辨率、血池和心肌的良好对比及全心覆盖等优点，已成为评价心功能的金标准；电影MRI不依赖于心室几何形态假设，可准确量化心室容积、射血分数（ejection fraction，EF）和心肌质

量，显示血液流动及冠状动脉大体解剖。②左心房增大：左室肥厚，舒张期顺应性下降，左心室充盈阻力增大，心房充盈压增高，左心房内残余血量增加，左心房增大。③二尖瓣腱索变性、断裂导致二尖瓣关闭不全。乳头肌功能失调和二尖瓣环扩大，可出现相对性二尖瓣关闭不全。④胸主动脉扩张，迂曲延长：血压的长期增高使主动脉内径轻度扩张，主动脉内膜易发生增厚、钙化等改变。⑤左心功能失代偿时出现肺淤血、间质肺水肿等肺静脉高压表现。⑥心肌损害。

（二）心肌梗死

长期高血压，血流对血管壁的冲击损伤血管内膜，血液中的脂质容易沉积在血管壁内，促进动脉粥样硬化的发生和发展。冠状动脉硬化可出现心肌梗死。

1. CT检查 心肌梗死的CT检查包括：①冠脉的钙化程度应用钙化积分扫描进行评价，钙化积分法包括Agatston积分法、质量积分法、容积积分法三种，常用的是Agatston钙化积分法，于电子束计算机断层扫描（EBCT）规定的扫描参数上将病灶密度≥130Hu、面积≥1mm^{2}者确认为钙化灶。②冠脉狭窄程度应用CTA来评价，见图3-30-33（彩图3-30-33）：高压注射器团注碘造影剂，快速扫描通过容积再现（volume rendering，VR）、多层面重组（multi planar reconstruction，MPR）、曲面重组（curved planar reformations，CPR）和最大密度投影（maximum intensity projection，MIP）等各种三维后处理重组技术显示二维或三维的心血管结构。③心肌缺血应用心肌灌注CT来评价，见图3-30-34：在静脉团注造影剂后，对选定层面进行动态扫描，获得该层面内每一像素的时间-密度曲线，

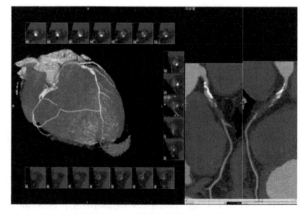

图3-30-33　冠状动脉CTA检查

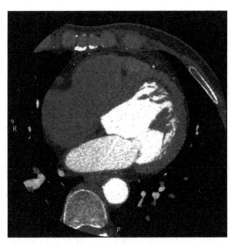

图 3-30-34　心肌灌注 CT 检查
提示左心室前壁心内膜下心肌密度明显减低，心肌变薄

获得血流量、局部血容量及造影剂灌注峰值时间图等相关参数，评价心肌灌注状态，诊断心肌缺血。④心肌梗死应用心肌延迟强化成像来评价。

冠状动脉 CTA 检查提示：左前降支近段管壁节段性混合斑块形成，管腔呈重度狭窄，狭窄程度大于 70%。

2. MRI 检查　MRI 成像方法包括亮血成像、黑血成像、动态首过灌注成像、延迟增强成像、T$_1$ mapping 技术及细胞外容积（extracellular volume，ECV）、T$_2$ 加权像、T$_2$ 加权黑血序列及 T$_2$ mapping 技术、磁共振血流成像、心肌网格标记技术、磁共振弥散张量成像（diffusion tensor imaging，DTI）、全心磁共振冠脉成像、心脏动脉自旋标记（arterial spin labeling，ASL）成像等。

（1）心脏运动、功能：应用亮血成像电影扫描，观察心脏各室壁的运动（图 3-30-35），测量心功能。亮血技术是 CMR 的主要技术之一，因为有较高的空间分辨率、血池和心肌的良好对比及全心覆盖等优点，其已成为评价心功能的金标准；电影 MRI 不依赖于心室几何形态假设，可准确量化心室容积、射血分数和心肌质量。

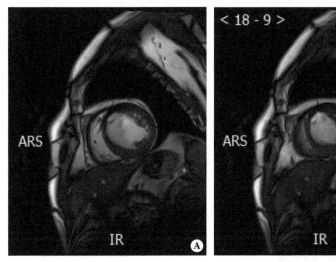
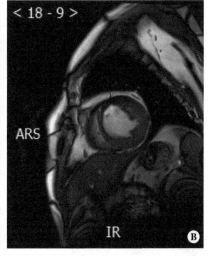

图 3-30-35　冠心病患者心脏 MRI 检查
左心室短轴位亮血序列图像上，收缩期（B）及舒张期（A）可见左心室增大；左心室间隔壁心肌变薄；运动减低
A. 前；R. 右；S. 上；I. 下

（2）心肌水肿：应用 MRI T$_2$ 加权像、T$_2$WI、T$_2$ 加权黑血序列及横向弛豫时间定量成像（T$_2$ mapping）技术进行心肌水肿诊断，心肌组织中水含量增加时，横向弛豫时间 T$_2$ 延长，T$_2$WI 表现为高信号；T$_2$ mapping 技术能够测量出室壁不同节段心肌组织的 T$_2$ 值。T$_2$WI 可以显示可逆的心肌损伤，而心肌延迟增强成像（late gadolinium enhancement，LGE）显示不可逆的心肌损伤[3, 4]。

（3）心肌缺血：应用 MRI 动态首过心肌灌注成像诊断，包括静息及负荷灌注成像。注射钆造影剂立刻连续采集 T$_1$ 加权图像，动态跟踪造影剂在心肌的分布扩散过程。造影剂缩短心肌 T$_1$ 时间，使信号增高。发生缺血和（或）梗死的心肌显示为信号减低，因为缺血和（或）梗死的心肌内血流减少，造影剂浓度降低。临床多采用肉眼评判的定性诊断方式，研究中可以通过计算心肌内信号改变的比率，进行定量评价。负荷灌注成像，常用药物（腺苷、双嘧达莫及 ATP）负荷检查，最大程度地增加冠脉血流。血流储备分数（fractional flow reserve，FFR）被认为是评价 MRI 负荷灌注诊断能力的参照标准。ASL 成像反映心肌灌注的非造影剂增强技术。ASL 利用选择性反转脉冲标记供血动脉中的氢质子，使其成为内源性造影剂，标记血流入成像平面后进行成像，称为"标记像"，对成像平面再进行一次未标记的静态组织成像，称为"控制像"。标记像与控制像减影，所得的差值像只与流入成像平面的标记血有关，即得到了灌注信息。心肌血氧水平依赖（blood oxygen level dependent，BOLD）MRI 能够无创地评价心肌氧含量，心肌氧含量是心肌缺血和微循环障碍的一个重要标志，对于评价心肌灌注储备具有一定的价值。BOLD 利用脱氧血红蛋白顺磁性的特性，形成自身内源性的对比[5-7]。

（4）心肌梗死：应用 LEG 评价心肌梗死。一般采用翻转恢复梯度回波序列，通过设定合适的翻转时间来抑制正常心肌信号，静脉注射钆造影剂 10～15min 后采集图像。活性心肌细胞间质成分较少且具有完整的细胞膜，细胞膜将造影剂限制在细胞外组织间隙中，随着增强扫描时间的延长，正常心肌内造影剂已廓清，梗死心肌细胞膜破裂，钆造影剂弥散到心肌细胞内，导致局部浓度增加并缩短了 T_1 弛豫时间，出现延迟增强，呈高信号，见图 3-30-36；慢性损伤由瘢痕、纤维组织替代了坏死组织，细胞外间质间隙明显增大，导致局部钆造影剂的聚集和延迟增强。延迟增强还可以出现心肌内无再灌注的区域，显示为高信号梗死心肌内的低信号梗死核心，这是由于微血管阻塞，钆造影剂不能进入。相比于传统的钆造影剂 Gd-DTPA，钆贝葡胺（Gd-BOPTA）T_1 弛豫性更强，能够使纤维瘢痕组织在 T_1 加权像中表现出更高的信号。弥漫性心肌纤维化应用纵向弛豫时间定量成像（T_1 mapping）技术及 ECV 观察，T_1 mapping 技术及 ECV 可直接量化纤维化的范围及严重程度。ECV 技术是通过钆造影剂注射前后分别扫描 T_1 mapping，经血细胞比容校正；T_1 mapping 及 ECV 尚处于研究阶段，正常心肌与纤维化之间没有明确统一的阈值。

（5）局部心肌早期功能异常和心肌收缩储备异常：MRI 的心肌网格标记技术是评价局部心肌功能的参照标准。心肌网格标记技术是在每个 RR 间期对心肌进行网格标记，根据形变定量评估室壁运动；量化局部心肌的收缩和舒张功能，分析局部心肌的旋转、应变、移位和变形。应用组织追踪成像技术定量评估左心室形变，在心动周期中追踪心内膜及心外膜固有解剖点，通过计算解剖点之间的相对运动得出室壁应变性，快速识别心室运动不同步，但与流速编码磁共振成像方法比，其准确性及可重复性较差[8,9]。

（6）观察冠状动脉：可以应用全心磁共振冠脉成像（whole-heart MR coronary angiography，WH-MRCA），包括平扫及增强冠状动脉成像观察冠状动脉。由于冠脉血管管腔细（2～6mm）、走形迂曲、呼吸和心搏运动、心外膜脂肪信号的影响，CMR 处于临床前期研究中，没有实现广泛的临床应用。CMR 采用心电门控减少或消除心脏运动伪影，采用屏气或呼吸导航技术克服呼吸运动伪影，施加脂肪饱和脉冲和 T_2 准备脉冲抑制周围组织信号，提高血流与周围组织的对比度[10]。黑血技术的冠状动脉管壁成像对粥样硬化斑块的评价和斑块的随访有价值。MRA 对冠状动脉病变的显示能力还仅限于主干的近、中段，对于远段和细小分支的显示有局限性。无创、无辐射、不受钙化影响、无须碘造影剂注射是 MRCA 在冠状动脉病变诊断中的优势。由于成像复杂，时间分辨率和空间分辨率有限，CMR 对于冠状动脉的显示还无法和冠状动脉 CTA 相提并论。

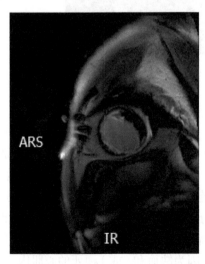

图 3-30-36　冠心病：心脏 MRI 检查左心室短轴心肌延迟强化序列图像上，可见左心室增大；左心室前壁、间隔壁、下壁心内膜下心肌梗死呈高信号，部分累及中外层心肌

（7）获得心肌代谢的基础信息：应用心脏 MRS 获得心肌代谢的基础信息，心脏 MRS 是评价心肌代谢的无创性成像方法，不需要注射示踪剂。MRS 采用自身原子核磁共振信号进行成像，可以获得心肌代谢的基础信息。目前心脏 MRS 研究主要是对 ^{1}H 和 ^{31}P 原子核进行波谱测定，其中 ^{31}P 波谱研究占绝大多数。由于受到时间分辨率、空间分辨率及其他技术的限制，目前 MRS 尚处于研究阶段。

（三）大血管损害

大血管损害主要包括主动脉夹层动脉瘤和主动脉瘤。

1. 主动脉夹层（dissection of aorta，AD） CTA 及 MRI 检查可显示病变的范围、内膜破口的部位、大小、内膜片的钙化内移、主动脉壁的厚度、主动脉主要分支的受累情况（图 3-30-37，彩图 3-30-37）。CT 检查对内膜钙化显示的敏感度高。与主动脉真腔相比，假腔一般较大，且血流相对缓慢，由于假腔内壁没有正常的血管内膜覆盖，血小板在其表面容易聚集并形成附壁血栓。假腔附壁血栓形成是预后良好的重要征象，血栓形成的假腔壁能更好地抵御血流的冲击，使假腔发生破裂的危险性降低。可观察主动脉夹层相关并发症，以及心包积液、胸腔积液等间接征象。MRI 检查能直接显示主动脉夹层的真假腔，SE 序列 T_1 加权像显示真腔呈低信号，假腔呈较高信号，应用心电门控技术 MRI 及多层螺旋 CT（MSCT）检查可显示左心室壁厚度、心腔大

小和运动功能。应用 MR 黑血检查成像可以评价大血管的形态及血管壁的结构异常：心脏和大血管中快速流动的血液呈现信号流空，表现为低信号，被称为黑血技术；而缓慢运动的结构血管壁在图像中显示为高信号，形成良好的对比度。

2. 主动脉瘤[11] 普通 X 线检查可作为主动脉瘤的初筛手段。MRI 及 CTA 检查可以完整、全面地反映动脉瘤的基本病理征象，可作为首选检查方法，但 MRI 对钙化显示不佳。CT 及 MRI 检查显示主动脉瘤的部位、大小和形态（图 3-30-38，彩图 3-30-38），瘤体内附壁血栓表现为半月形或环形充盈缺损，若造影剂外溢至瘤壁之外，提示主动脉瘤破裂或渗漏。主动脉的血流定性和定量分析应用无创磁共振血流成像，传统的 PC-MRI（MRI 相位对比成像）通常在一个方向上施加流速编码，带有时间分辨率的 3D PC-MRI，即 4D Flow 同时对三个相互垂直的维度进行编码并获得相位流速编码电影，测定任意方向血流，不仅动态三维显示动脉的血流动力学特征，使血流异常如涡流直接显示，并测量扫描范围内各个位置血流的方向、速度，计算压差，分析流速、流型和管壁剪切应力的量化；管壁的剪切应力可以影响血管内皮细胞的功能并进一步影响管壁的结构。动脉管壁硬度应用心脏和血管磁共振弹性成像（magnetic resonance elastography，MRE）进行评价，MRE 是一种新的能直观显示和量化组织弹性（硬度）的无创性成像方法，初步的研究显示具有可行性。

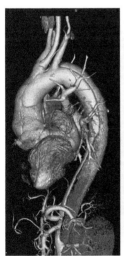
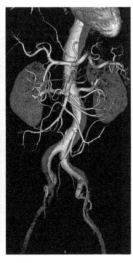

图 3-30-37　主动脉 CTA 检查

提示 Stanford A 型主动脉夹层，升主动脉、主动脉弓、降主动脉至双侧髂总动脉、髂外动脉，管腔被撕裂的内膜分成真假两腔

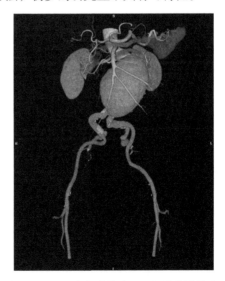

图 3-30-38　腹主动脉瘤 CT 血管造影检查

（王永梅）

参 考 文 献

[1] 王永梅，张桂本，宴子旭，等. 肾上腺性高血压的 CT 诊断[J]. 实用放射学杂志，2000，16（7）：396-398.

[2] Gewirtz AN，Gao V，Parauda SC，et al. Posterior Reversible Encephalopathy Syndrome[J]. Curr Pain Headache Rep，2021，25（3）：19.

[3] Eitel I，Friedrich MG. T2-weighted cardiovascular magnetic resonance in acute cardiac disease[J]. J Cardiovasc Magn Reson，2011，13（1）：13.

[4] McAlindon EJ，Pufulete M，Harris JM，et al. Measurement of myocardium at risk with cardiovascular MR：Comparison of techniques for edema imaging[J]. Radiology，2015，275（1）：61-70.

[5] Friedrich MG，Abdel-Aty H，Taylor A，et al. The salvaged area at risk in reperfused acute myocardial infarction as visualized by cardiovascular magnetic resonance[J]. J Am Coll Cardiol，2008，51（16）：1581-1587.

[6] Zhao B. The clinical applications and advance of MR perfusion[J]. Chin J Magn Reson Imaging，2014，5（Suppl）：46-50.

[7] Do HP，Jao TR，Nayak KS. Myocardial arterial spin labeling perfusion imaging with improved sensitivity[J]. J Cardiovasc Magn Reson，2014，16：15.

[8] Shehata ML，Cheng S，Osman NF，et al. Myocardial tissue tagging with cardiovascular magnetic resonance[J]. J Cardiovasc Magn Reson，2009，11：55.

[9] Kuetting DL，Sprinkart AM，Dabir D，et al. Assessment of cardiac dyssynchrony by cardiac MR：A comparison of velocity encoding and feature tracking analysis[J]. J Magn Reson Imaging，2016，43（4）：960-966.

[10] Götte MJ，van Rossum AC，Twisk JWR，et al. Quantification of regional contractile function after infarction：Strain analysis superior to wall thickening analysis in discriminating infarct from remote myocardium[J]. J Am Coll Cardiol，2001，37（3）：808-817.

[11] 王永梅，张兆琪. 螺旋 CT 血管成像对腹主动脉瘤的诊断与测量[J]. 中国医学影像技术，2006，22（2）：293-295.

第四编
高血压科疾病
治疗学

　　高血压涉及的疾病范围广，涉及的治疗内容和措施多且复杂，及时有效地控制高血压是保护心脑肾的关键。健康的生活方式、抗高血压药物的合理应用是控制血压的主要措施；全面控制高血压患者存在的其他心血管疾病危险因素、合理有效应用保护心脑肾的药物能更好地预防和治疗心血管疾病。

　　本编从五个方面对高血压科疾病治疗学进行了阐述，突出健康生活方式、运动、戒烟、合理饮食是高血压预防的根本、治疗的保障，应贯穿高血压、心血管疾病防治的始终；指明抗高血压药物的应用是高血压治疗的核心，对抗高血压药物的药理作用及机制、药代动力学、临床不良反应及处理措施等一一进行阐释，特别突出了联合应用抗高血压药物的重要性，对如何联合用药、用药技巧等提出具体而易于掌握的措施；明确提出中医药在控制血压、防治心血管疾病方面确切而有效的治疗作用，需根据患者的具体情况合理选用；详细而明确地阐释了高血压患者各种其他心血管疾病危险因素、相关疾病的处理和保护心脑肾等方面涉及的各种治疗思路和方法；阐明了介入与外科治疗是继发性高血压相关病因治疗的特殊手段，对其适应证、禁忌证、术前准备和术后处理等情况和措施同样需要特别关注。以上各方面内容均吸收和借鉴了国内外临床治疗领域最新研究进展、新方法和新成果，以及循证医学证据，融入专家学者的实际经验，结合患者的实际情况对高血压科疾病治疗涉及的内容进行了详细阐释。

　　本编突出的特点是要求临床医师要以大高血压学为诊疗理念，既要将患者作为一个有机整体进行治疗，又要根据不同阶段、病情变化等动态调整治疗，这也是高血压科疾病治疗学的思想内涵。本编的目的是使读者认识到高血压治疗并非只是简单地开处方，而是需要综合应用多种治疗途径。针对高血压患者各种类型的原发性高血压、各种病因的继发性高血压、靶器官损害及心血管疾病，应在指导患者健康生活方式的基础上，系统、综合分析患者的具体情况来选择既改善症状又改善预后的药物，让患者接受更好的治疗、预防与保健措施。

第一部分　健康生活方式

第**31**章

戒烟降血压

《中国吸烟危害健康报告2020》显示，我国吸烟人数超过3亿，15岁及以上人群吸烟率为26.6%，其中男性吸烟率高达50.5%。烟草每年可使我国100多万人失去生命，如果不采取有效行动，预计到2030年因烟草失去生命的人数将增至每年200万人，到2050年增至每年300万人[1]。吸烟是高血压的危险因素，也是心血管疾病的危险因素，并且还与很多疾病的发生密不可分。国内外对此已达成共识，并积累了大量临床、流行病学和动物实验的证据。本章就吸烟对高血压及心血管疾病的影响、控制吸烟等问题进行阐述。

第一节　吸烟是高血压、心血管疾病的危险因素

一、吸烟是高血压的危险因素

（一）吸烟引起血压升高

吸烟是已证实的高血压危险因素。Groppelli

等[2]研究发现，血压正常的吸烟者在吸完当日第一支烟后，收缩压平均升高约20mmHg，停止吸烟后10～15min，血压开始回落，30min后血压升高作用消失。然而，如果每15min重复吸一次烟可能仍会导致血压升高。国内外通过24h动态血压监测对吸烟人群进行观察并总结出血压波动规律，证实吸烟可使血压正常者的血压升高，停止吸烟后血压恢复正常。吸烟会增加隐蔽性高血压的风险，建议在吸烟人群中进行隐蔽性高血压的筛查[3]。

余振球等[4]应用24h动态血压监测方法发现，吸烟能引起正常血压者血压升高及心率增快，尤其是白昼吸烟后血压升高和心率增快更为明显，见图4-31-1。

（二）吸烟造成的血管病理学损害

吸烟会损伤血管内皮功能，导致动脉粥样硬化改变，使血管腔变窄，动脉血流受阻，引发多种心血管疾病。Mahmud等[5]的研究发现长期吸烟的年轻人大动脉僵硬度高于不吸烟者，并观察到吸烟者

和不吸烟者在 5min 内吸完一根香烟后，血压和主动脉脉搏波速度较吸烟前显著升高，证明吸烟促进了大动脉僵硬度的发生。

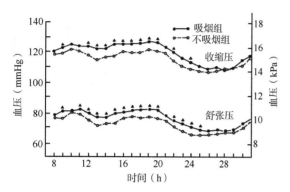

图 4-31-1 吸烟与不吸烟正常血压者 24h 血压波动曲线

吸烟导致血管损害的机制如下。

（1）烟草中的尼古丁使交感神经兴奋，儿茶酚胺释放增多，造成血压升高、心率增快，使血管壁应力增加，导致血管壁肥厚、弹性下降[6]。

（2）烟草中含有大量氧自由基、尼古丁和一氧化碳等，这些有害物质会损伤血管内皮，使内皮细胞合成和分泌舒血管物质（如一氧化氮）减少，血管舒张功能受损；同时使血管对缩血管物质如内皮素和血管紧张素等的反应性增强。这些缩血管物质能促进平滑肌细胞增生和胶原纤维的合成，而舒血管物质作用相反。在血管内皮功能受损、血管活性物质失衡的情况下导致血管结构改变，血管僵硬度增加[7]。

（3）烟草中的尼古丁可促进血小板源性生长因子的释放，刺激内皮细胞和平滑肌细胞增生、肥大，使血管僵硬度增加[8]。

（4）吸烟损伤血管压力感受器[9]：Mattace-Raso 等[10]研究发现，主动脉僵硬度与压力感受器敏感性呈负相关，颈动脉扩张性与压力感受器敏感性呈正相关，提示压力感受器功能受损可能是动脉硬化的原因之一。

（5）吸烟引起免疫系统激活：Lavi 等[11]研究发现，吸烟者的白细胞、中性粒细胞、淋巴细胞和单核细胞、C 反应蛋白升高。此外，吸烟者的血清促炎细胞因子（如肿瘤坏死因子-α 和白介素-1β）的血清水平显著增加。炎症是动脉粥样硬化形成的一个重要因素。

二、吸烟会降低抗高血压药物的治疗效果

烟草中含有许多有害的物质，如烟碱、煤焦油、环芳香烃、一氧化碳等，这些物质会与药物产生相互作用，并影响药物在体内的吸收、分布、代谢、排泄过程，从而影响药物的治疗效果。吸烟可减弱钙拮抗剂（硝苯地平、氨氯地平等）、β 受体阻滞剂（普萘洛尔、美托洛尔等）、硝普钠等血管扩张剂的降压作用，还可降低利尿剂（呋塞米、氢氯噻嗪等）的利尿效果，影响降压作用。吸烟的高血压患者即使增加相应药物用量，其治疗效果往往还是达不到理想水平。

Ohta 等[12]研究发现，接受抗高血压药物治疗的高血压患者吸烟期间 24h 平均血压和白昼血压高于不吸烟期间。Yug[13]研究指出，吸烟刺激外周血管使血压上升，非选择性的 β 受体阻滞剂对吸烟的高血压患者无明显效果。Kotamäki[14]报道，依那普利、阿替洛尔用于治疗吸烟的高血压患者时剂量需要加倍，才能有效控制血压。方建等[15]研究发现吸烟对 α 受体阻滞剂类的药效可能影响很大。

三、吸烟是心血管疾病的危险因素

全球每年约 190 万人因为烟草使用或二手烟暴露引发的冠心病失去生命，约占全球冠心病死亡的 1/5[16]。吸烟是急性冠心病事件的独立危险因素，吸烟者发生急性冠心病事件的风险是不吸烟者的 1.75 倍。我国 35～59 岁人群中 31.9% 的缺血性心血管疾病与吸烟有关。

吸烟影响动脉粥样硬化的形成过程，主动脉粥样斑块大小与吸烟量有非常明显的量效关系，吸烟者的冠状动脉斑块比不吸烟者大 1 倍。相隔两年重复冠状动脉造影检查的结果发现，55% 的吸烟者有新的病变出现，而不吸烟者只有 24% 出现新病变[17]。流行病学研究表明戒烟后心血管事件下降，因此推测吸烟是引起心血管事件的主要机制之一[18]。吸烟与其他心血管疾病危险因素相互作用，使心血管疾病的危险性升高。单纯吸烟与不吸烟比较，心血管疾病危险性增加 1.6 倍；吸烟合并高血压，心血管疾病危险性增加 4.5 倍；吸烟合并高血压及高胆固醇血症，心血管疾病危险

性增加 16 倍[19]。

吸烟是心力衰竭重要的危险因素。Sinha-Hikim 等[20]研究发现，尼古丁可促进氧化应激，抑制磷酸腺苷活化蛋白激酶（adenosine monophosphate actived protein kinase，AMPK）通路，从而导致心肌细胞凋亡，加重心力衰竭。Nadruz 等[21]研究发现，吸烟与左心室舒张功能受损有关，吸烟导致血管壁增厚和心脏泵血功能下降，从而增加心力衰竭发生风险，并且心脏结构和功能的损伤程度与吸烟量具有剂量效应。

吸烟是肥厚型心肌病的危险因素，Silva 等[22]研究显示，吸烟与肥厚型心肌病所致死亡具有相关性。Li 等[23]研究表明，吸烟导致心肌病的可能机制是吸烟对心肌的直接损伤及其增加心脏对病毒的易感性。

吸烟可引起心律失常，其病理生理机制可能是烟草中的尼古丁对心肌组织的促纤维化作用，并且其可增加血液中儿茶酚胺水平。既往研究表明，烟草中的尼古丁可通过延长动作电位和膜去极化作用，促进心律失常[24]。Dinas 等[25]调查发现，吸烟能使正常自主神经系统功能中断，导致交感神经激活，并降低心率变异性和抑制副交感神经的调节功能。

第二节 戒烟的益处与方法

一、戒烟可降血压

目前有研究表明，戒烟能降低血压。Minami 等研究发现，血压正常的男性吸烟者戒烟 1 周后，24h 动态血压值显著低于吸烟期，收缩压降低（3.5 ±1.1）mmHg、舒张压降低（1.9±0.7）mmHg。戒烟期间的白天血压显著低于吸烟期间[26]。Tsai 等研究发现，参加戒烟计划的高血压患者中有 51.9%的人收缩压和舒张压降低。与非高血压组相比，高血压组参与者的效果更显著，总体收缩压比基线下降了（4.0±17.9）mmHg，舒张压下降了（2.5±12.0）mmHg[27]。

二、戒烟可预防心血管疾病

戒烟能有效预防心血管疾病。短期内戒烟可以使白细胞计数下降，血小板聚集率下降，血纤维蛋白原浓度下降，血高密度脂蛋白胆固醇水平增加，使动脉顺应性改善，使心肌梗死患者冠状动脉内皮功能改善。戒烟 2 个月，血压和心率开始下降；戒烟 6 个月，心血管疾病各危险参数值降低，动脉僵硬度改善；戒烟 1 年，冠心病发病风险降低 50%[28]。

长期戒烟使冠心病远期死亡风险降低 36%，远高于任何一项其他二级预防措施（他汀类药物降低 29%，β 受体阻滞剂降低 23%，血管紧张素转换酶抑制剂降低 23%，阿司匹林降低 15%）[29]。戒烟可使心肌梗死后的死亡风险降低 46%[30]。戒烟可使冠状动脉介入治疗后心血管死亡相对风险降低 44%[31]，使冠状动脉旁路移植术后心血管死亡相对风险降低 75%，再血管化相对风险降低 41%[32]。戒烟者与持续吸烟者相比，发生心搏骤停的绝对风险降低 8%[33]。

三、戒烟的方法

吸烟是心血管疾病的独立危险因素，也是患者唯一能够自我控制的致病因素。许多临床医师已经认识到吸烟的危害和戒烟干预的重要性，但缺乏相应的戒烟知识和戒烟技巧。本节将为临床医师提供应掌握的戒烟方法，强调医师戒烟在临床工作中的重要性，以提高我国临床医师戒烟干预能力，降低心血管疾病患者数量和全民吸烟率，改善心血管疾病预后，维护全民心血管健康[34]。

（一）临床医师应首先戒烟

我国是男性医师吸烟率最高的国家之一。2008 年中国医师协会心血管内科医师分会组织的"中国医师心血管风险评估"显示，在全部参与调查的医师中，56%的男性医师吸烟，33%的男性心血管医师吸烟。有 1/3 的吸烟医师在患者面前吸烟[35]。相比而言，在全球吸烟率最低的英国、澳大利亚和冰岛，男性医师吸烟率仅为 2%～5%，美国为 9%。医务人员的吸烟行为，尤其在患者面前吸烟现象的存在，毫无疑问会使劝阻患者吸烟的效果显著降低。呼吁高血压科医师首先戒烟，绝对不在患者面前吸烟。这是临床医师的责任，也是帮助患者戒烟成功的前提。

（二）重视健康教育

健康教育是戒烟干预的重要手段，了解吸烟危害和戒烟获益的相关知识是吸烟者成功戒烟的强动力。世界卫生组织倡导，在日常医疗服务中提供3～10min的"简短"戒烟服务。研究显示，70%～90%的吸烟者每年与医师接触，约70%的戒烟成功者由医师的劝告实现。吸烟者每年戒烟的平均比例约为2%，而医师简短的建议就会使戒烟率提高一倍。因此，呼吁高血压科医师利用各种渠道进行健康教育，包括接诊患者时、科普讲座、科普文章和各种学术会议。建议各医院设立戒烟门诊，病房和门诊设立吸烟危害专栏及戒烟警示牌[34]。

（三）临床医师应掌握的戒烟干预相关知识

医师应询问就医者的吸烟状况，评估吸烟者的戒烟意愿，根据吸烟者的具体情况提供恰当的治疗方法。目前常以"5R"法增强吸烟者的戒烟动机，用"5A"法帮助吸烟者戒烟。

1. 5R干预方法 可用于目前还不想戒烟的吸烟者，来动员其增强戒烟动机，促使其戒烟。

（1）相关（relevance）：帮助吸烟者懂得戒烟是与个人健康密切相关的事。

（2）风险（risk）：让吸烟者知道吸烟可能对健康的危害及对他人的影响。

（3）益处（reward）：让吸烟者认识戒烟的潜在益处，并说明和强调与吸烟者最可能相关的益处。

（4）障碍（roadblock）：应告知吸烟者在戒烟过程中可能遇到的障碍和挫折，并告知其如何处理。

（5）重复（repetition）：对每一个不愿意戒烟者，都重复以上的干预。刚戒烟者复吸可能性很大。防止复吸是戒烟过程中非常重要的环节。

2. 5A干预方法 可直接、快捷地确认有意戒烟的吸烟者，并确认如何采取较好的途径帮助他们成功戒烟。

（1）询问（ask）：每一次到访时询问烟草的使用情况，保证每次就诊的烟草使用情况记录在病历中，了解患者的健康状况。

（2）建议（advice）：建议所有的吸烟者戒烟，要使用清晰、强烈和个性化的语言。

（3）评估（assess）：评估戒烟意愿。如果有意愿戒烟，则提供戒烟的强化干预；如果目前不想戒烟，则提供动机干预，增加以后戒烟的可能性。

（4）帮助（assist）：帮助吸烟者制订戒烟计划，帮助解决常见问题。确定一个2周内的戒烟开始日；

嘱戒烟者通知家人、朋友和同事，获得他们的支持；预期可能的挑战，尤其是戒烟刚开始的几周，包括处理尼古丁戒断综合征；去除生活环境中与烟草有关的物品；回顾以往的戒烟经历；找出戒烟成功的原因和戒烟的益处。推荐使用戒烟药物，提供社会支持和辅助材料。

（5）随访（arrange follow-up）：在开始戒烟后安排随访。回顾戒烟进展。如果出现复吸，则鼓励患者重复戒烟尝试；分析导致复吸的原因，并以此作为学习经验，回顾使用的戒烟药物和出现的问题。

（四）戒烟药物

戒烟药物可以缓解戒断症状，辅助有戒烟意愿的吸烟者提高戒烟成功率。不是所有吸烟者都需要使用戒烟药物才能成功戒烟，但医师应向每一位希望获得戒烟帮助的吸烟者提供有效戒烟药物的信息。

WHO推荐的一线戒烟药物包括尼古丁替代治疗（尼古丁贴片、尼古丁咀嚼胶）、安非他酮缓释片和伐尼克兰。

对于存在药物禁忌或使用戒烟药物后疗效尚不明确的人群（如非燃吸烟草制品使用者、少量吸烟者、孕妇、哺乳期妇女及未成年人等），目前尚不推荐使用戒烟药物。

盐酸安非他酮缓释片和伐尼克兰存在一些禁忌证和需要慎用的情况，医师应严格依照说明书指导戒烟者使用。

应对使用戒烟药物者的情况进行监测，包括是否发生不良反应、规律服用情况及戒烟效果等。戒烟药物可能会影响体内其他药物的代谢（如氯氮平、华法林等），必要时应根据药物说明书调整这些药物的使用剂量。

我国急性冠脉综合征患者6个月戒烟率为64.6%，复吸率为35.4%。复吸的主要原因是吸烟的欲望（占90.32%），其他原因占9.68%。尼古丁依赖评分4分以上是预测患者复吸的独立危险因素。对吸烟的心血管疾病患者出院后给予至少1个月的随诊监督。使用戒烟药物可提高戒烟成功率[36]。

（田小园 邓茜匀）

参 考 文 献

[1] 王辰，肖丹，池慧.《中国吸烟危害健康报告 2020》概要[J]. 中国循环杂志，2021，36：937-952.

[2] Groppelli A，Giorgi DM，Omboni S，et al. Persistent blood pressure increase induced by heavy smoking[J]. J Hypertens，1992，10：495-499.

[3] Zhang DY，Huang JF，Kang YY，et al. The prevalence of masked hypertension in relation to cigarette smoking in a Chinese male population[J]. J Hypertens，2020，38：1056-1063.

[4] 余振球，杨丽玫，李晓佳，等. 吸烟对正常血压者 24 小时动态血压的影响[J]. 中华心血管病杂志，1998，26（5）：14-16.

[5] Mahmud A，Feely J. Effect of smoking on arterial stiffness and pulse pressure amplification[J]. Hypertension，2003，41（1）：183-187.

[6] Narkiewicz K，van de Borne PJ，Hausberg M，et al. Cigarette smoking increases sympathetic outflow in humans[J]. Circulation，1998，98：528-534.

[7] Villablanca AC. Nicotine stimulates DNA synthesis and proliferation in vascular endothelial cells in vitro[J]. J Appl Physiol（1985），1998，84：2089-2098.

[8] Cucina A，Sapienza P，Corvino V，et al. Nicotine induces platelet-derived growth factor release and cytoskeletal alteration in aortic smooth muscle cells[J]. Surgery，2000，127：72-78.

[9] Gerhardt U，Hans U，Hohage H. Influence of smoking on baroreceptor function：24h measurements[J]. J Hypertens 1999，17：941-946.

[10] Mattace-Raso FU，van den Meiracker AH，Bos WJ，et al. Arterial stiffness，cardiovagal baroreflex sensitivity and postural blood pressure changes in older adults：the Rotterdam Study[J]. J Hypertens，2007，25：1421-1426.

[11] Lavi S，Prasad A，Yang EH，et al. Smoking is associated with epicardial coronary endothelial dysfunction and elevated white blood cell count in patients with chest pain and early coronary artery disease[J]. Circulation，2007，115：2621-2627.

[12] Ohta Y，Kawano Y，Hayashi S，et al. Effects of cigarette smoking on ambulatory blood pressure，heart rate，and heart rate variability in treated hypertensive patients[J]. Clin Exp Hypertens，2016，38：510-513.

[13] Yug BS，Kochar MS，Kotecki G. Smoking and hypertension[J]. J Pract Nurs，1996，46：45-50.

[14] Kotamäki M，Manninen V，Laustiola KE. Enalapril versus atenolol in the treatment of hypertensive smokers[J]. Eur J Clin Pharmacol，1993，44：13-17.

[15] 方建，李友龙，张枭，等. 吸烟影响 α_1 受体阻滞剂和 Ca^{2+} 通道拮抗剂的降压疗效[J]. 中华高血压杂志 2008，16：1076-1079.

[16]《中国心血管健康与疾病报告》编写组.《中国心血管健康与疾病报告》2020[J]. 心肺血管病杂志，2021，40：1005-1009.

[17] Waters D，Lespérance J，Gladstone P，et al. Effects of cigarette smoking on the angiographic evolution of coronary athcrosclerosis. A Canadian Coronary Athcrosclerosis Intervention Trial（CCAIT）Substudy[J]. Circulation，1996，94：614-621.

[18] Burns DM. Epidemiology of smoking-induced cardiovascular disease[J]. Prog Cardiovasc Dis，2003，46：11-29.

[19] Church TS，Levine BD，McGuire DK，et al. Coronary artery calcium score，risk factors，and incident coronary heart disease events[J]. Atherosclerosis，2007，190：224-231.

[20] Sinha-Hikim I，Friedman TC，Falz M，et al. Nicotine plus a high-fat diet triggers cardiomyocyte apoptosis[J]. Cell and Tissue Research，2017，368：159-170.

[21] Nadruz W Jr，Claggett B，Gonçalves A，et al. Smoking and Cardiac Structure and Function in the Elderly：The ARIC Study（Atherosclerosis Risk in Communities）[J]. Circ Cardiovasc Imaging，2016，9（9）：e004950.

[22] Silva AC，Santos L，Dinis-Oliveira RJ，et al. Sudden cardiac death in young adult[J]. Cardiovasc Toxicol，2014，14：379-386.

[23] Li X，Liu Y，Luo R，et al. The effects of smoking and drinking on all-cause mortality in patients with dilated cardiomyopathy：A single-center cohort study[J]. Eur J Med Res，2015，20：78.

[24] Chagué F，Guenancia C，Gudjoncik A，et al. Smokeless tobacco，sport and the heart[J]. Arch Cardiovasc Dis，2015，108：75-83.

[25] Dinas PC，Koutedakis Y，Flouris AD. Effects of active and passive tobacco cigarette smoking on heart rate variability[J]. Int J Cardiol，2013，163：109-115.

[26] Minami J，Ishimitsu T，Matsuoka H. Effects of smoking cessation on blood pressure and heart rate variability in habitual smokers[J]. Hypertension，1999，33：586-590.

[27] Tsai SY，Huang WH，Chan HL，et al. The role of smoking cessation programs in lowering blood pressure：A retrospective cohort study[J]. Tob Induc Dis，2021，19：82.

[28] Gratziou C. Respiratory，cardiovascular and other physiological consequences of smoking cessation[J]. Curr Med Res Opin，2009，25：535-545.

[29] Wilson K，Gibson N，Willan A，et al. Effect of smoking cessation on mortality after myocardial infarction：Meta-analysis of cohort studies[J]. Arch Intern Med，

2000，160：939-944.

[30] Critchley JA，Capewell S. Mortality risk reduction associated with smoking cessation in patients with coronary heart disease：A systematic review[J]. JAMA，2003，290：86-97.

[31] 朱中玉，高传玉，牛振民，等. 冠心病患者冠状动脉介入治疗后吸烟对临床预后的影响[J]. 中华心血管病杂志，2009，37（9）：777-780.

[32] van Domburg RT，Meeter K，van Berkel DF，et al. Smoking cessation reduces mortality after coronary artery bypass surgery：A 20-year follow-up study[J]. J Am Coll Cardiol，2000，36：878-883.

[33] Hallstrom AP，Cobb LA，Ray R. Smoking as a risk factor for recurrence of sudden cardiac arrest[J]. N Engl J Med，1986，314：271-275.

[34] 中国医师协会心血管病分会. 心血管疾病戒烟干预中国专家共识[J]. 中华内科杂志，2012：168-173.

[35] 姜垣，魏小帅，陶金，等. 中国六城市医生吸烟状况[J]. 中国健康教育，2005，51（2）：403-407.

[36] 北京高血压防治协会，北京糖尿病防治协会，北京慢性病防治与健康教育研究会，等. 基层心血管病综合管理实践指南 2020[J]. 中国医学前沿杂志（电子版），2020，12：1-73.

第32章

合理饮食降血压

大量流行病学观察性研究已证实，不合理饮食是高血压的重要危险因素，干预性研究也证实采取合理饮食可显著降低血压水平，预防或延缓高血压的发生，从而降低心血管疾病发病风险。国内外高血压防治指南均强调采取合理的饮食在高血压预防和治疗中的重要性。因此，高血压患者不管是否需要药物治疗，均应采取合理饮食的生活方式，这是高血压治疗的基础措施，贯穿高血压预防和治疗的全过程。本章介绍饮食相关因素与血压的关系，以及基于循证医学证据的饮食降血压的具体方法。

第一节　饮食相关因素与血压的关系

一、超重/肥胖与血压

衡量体重状态的常用指标有体重指数（BMI）和腰围。BMI 的计算方法为体重（单位为 kg）除以身高（单位为 m）的平方。世界卫生组织（WHO）用 BMI 定义超重及肥胖：$25kg/m^2 \leqslant BMI < 30kg/m^2$ 为超重，$BMI \geqslant 30kg/m^2$ 为肥胖[1]。由于中国人群的体型与西方人群及东南亚人群存在差别，中国肥胖问题工作组基于 24 万中国成年人的数据，建议以 $24kg/m^2 \leqslant BMI < 28kg/m^2$ 定义超重，以 $BMI \geqslant 28kg/m^2$ 定义肥胖[2]。腰围一般被用来定义向心性肥胖。WHO 在 2000 年针对亚太地区人群提出了诊断向心性肥胖的腰围切点值的临时建议，即男性腰围 $\geqslant 90cm$，女性腰围 $\geqslant 80cm$，同时强调各国应根据其人群特点制定适宜的腰围切点值[3]。中国肥胖问题工作组建议中国人群向心性肥胖的腰围切点值男性 $\geqslant 85cm$，女性 $\geqslant 80cm$[2]。

大量人群研究表明，超重/肥胖是高血压的重要危险因素之一。不论是发达国家还是发展中家，体重增加均与血压水平升高呈线性相关。男性 BMI 每增加 $1.7kg/m^2$ 或腰围每增加 4.5cm，收缩压平均升高 1mmHg，而女性 BMI 只需增加 $1.25kg/m^2$ 或腰围增加 2.5cm，收缩压即可升高 1mmHg[4]。中国心血管病流行病学多中心协作研究（China

Multicenter Collaborative Study of Cardiovascular Epidemiology，ChinaMUCA）和中国心血管健康多中心合作研究对 13 739 名基线无高血压人群平均随访 8.1 年的结果显示，低体重组、正常体重组、超重组和肥胖组的年龄标化高血压累积发病率分别为 21.6%、30.6%、42.4% 和 50.8%。经过多因素校正并以正常体重组为参照，超重组和肥胖组人群高血压发病风险在男性人群中分别增加 22% 和 28%，在女性人群中分别增加 16% 和 28%[5]。ChinaMUCA 另一项分析结果显示，成年早期（25 岁）超重和肥胖均与中年时期高血压患病风险呈正相关，成年早期超重组和肥胖组高血压的患病风险分别是体重正常组的 2.06 倍和 4.97 倍，且从成年早期到中年时期的体重增加也与高血压患病风险呈正相关[6]。约翰斯·霍普金斯大学先驱者研究（The Johns Hopkins Precursors Study）也报道了与 ChinaMUCA 相似的结果，成年早期超重及肥胖者中年时期高血压的发病风险分别是体重正常组的 1.58 倍和 4.17 倍[7]。经典的高血压预防试验（Trials of Hypertension Prevention，TOHP）将 564 名 30～54 岁伴正常高值舒张压及超重的研究对象随机分为减重干预组（n=308）和对照组（n=256）进行为期 18 个月的减重干预研究。在第 18 个月时，干预组相对于对照组体重平均降低 3.9kg，舒张压平均降低 2.4mmHg，收缩压平均降低 2.9mmHg[8]。

二、钠盐与血压

钠盐（氯化钠）摄入与血压之间存在明确的线性关系，即钠盐摄入量越高，血压水平越高。盐与血压关系的国际合作研究（INTERSALT）在全球 32 个国家 52 个中心纳入 10 079 名调查对象，首次在大规模多中心人群观察性研究中证实钠盐摄入与血压之间存在线性相关关系[9]。INTERSALT 研究结果显示，钠摄入量每增加 100mmol（折合食盐约 5.85g），收缩压相应升高 3～6mmHg，舒张压相应升高 0～3mmHg[10]。TOHP 首次通过随机对照试验（randomized controlled trial，RCT）在自然人群中验证非药物干预措施预防高血压的效果。TOHP 干预 6 个月后每日钠摄入量减少了 44mmol（约 2.6g 食盐），收缩压降低了 1.7mmHg，舒张压降低了 0.9mmHg[11]。在美国进行的一项人群干预研究显示，

在 DASH 饮食（Dietary Approaches to Stop Hypertension）（一种富含蔬菜、水果及低脂的乳制品，减少饱和脂肪及胆固醇的饮食模式）的基础上，将每日钠摄入量从高水平（平均 3.3g 钠）降至中等水平（平均 2.4g 钠），可以使收缩压降低 2.1mmHg，将钠摄入量从中等水平继续降至低水平（平均 1.5g 钠），可以使收缩压再下降 4.6mmHg[12]。在 TOHP 和 DASH 研究之后，又有多个小规模的人群干预试验，大部分均证实了 TOHP 和 DASH 的发现。一项对这些研究的 meta 分析结果显示，在成年人中减少钠盐的摄入可以使收缩压平均下降 3.39mmHg，使舒张压平均下降 1.54mmHg[13]。最近一项纳入 133 个干预试验的系统综述和 meta 分析表明，减少钠盐摄入可使收缩压平均降低 4.26mmHg，使舒张压平均降低 2.07mmHg[14]。在我国山东省开展的一项群体干预项目（Shandong- Ministry of Health Action on Salt and Hypertension，SMASH）通过媒体宣传、发放限盐勺、推广低钠食品及开展减盐相关健康教育等综合措施，使当地人群 5 年后的平均钠摄入量从干预前的 5.3g/d（约为 13.5g 食盐）降至干预后的 4.0g/d（约为 10.2g 食盐），平均收缩压从干预前的 131.8mmHg 降至干预后的 130.0mmHg（P=0.04），平均舒张压从干预前的 83.9mmHg 降至干预后的 80.8mmHg（P<0.001）[15]。

三、钾与血压

同钠一样，钾在维持人体细胞内外渗透压平衡和电信号转导中具有重要的生理功能。钾可以减轻高钠对血压的危害，与血压之间存在明确的负相关关系。来自美国全国健康与营养调查（National Health and Nutrition Examination Survey，NHANES）的数据表明，24h 尿钾排泄量每增加 1000mg，收缩压降低 3.72mmHg；高血压的患病风险与尿钾排泄量呈线性负相关，相比于尿钾排泄量最低四分位数组，最高四分位数组患高血压的风险降低 62%（趋势检验 P<0.01）[16]。终末期肾和血管疾病预防研究（The Prevention of Renal and Vascular End- Stage Disease Study，PRVEND）对 5511 名年龄为 28～75 岁且基线无高血压人群中位随访 7.6 年后，1172 人发生了高血压。基线 24h 尿钾最低三分位数组相较于其他两组高血压发病风险增加 20%，归因于低钾

排泄的高血压发病比例为 6.2%[17]。我国一项 RCT 研究将 150 名 35~64 岁研究对象随机分位干预组和对照组，基线收缩压在 130~159mmHg 和（或）舒张压在 80~94mmHg。给予干预组每日 60mmol 钾补充剂，对照组给予安慰剂。经过 12 周干预，干预组尿钾排泄量增加了 20.6mmol/d，收缩压降低了 5.0mmHg，舒张压也有所降低，但未达到统计学显著性水平[18]。一项纳入 22 项 RCT 的 meta 分析结果表明，增加钾的摄入可以使成年高血压患者的收缩压降低 3.49mmHg，舒张压降低 1.96mmHg[19]。

四、钙 与 血 压

既往研究一般认为钙与血压之间呈现微弱的负相关关系。一项 meta 分析纳入 40 项干预研究，包含 2492 名研究对象，结果显示平均每日 1200mg 的钙补充剂可使收缩压降低 1.86mmHg，使舒张压降低 0.99mmHg[20]。一项近期的系统综述纳入 16 项临床试验，包含 3048 名个体。汇总分析结果表明，增加钙摄入可以降低收缩压 1.43mmHg，降低舒张压 0.98mmHg。降压效果和钙的摄入量有关，当每日钙摄入量在 1000~1500mg 时，收缩压降低 1.14mmHg，而当每日钙摄入量达 1500mg 或以上时，收缩压可降低 2.79mmHg。此外，钙与血压的关系和年龄有关，当年龄<35 岁时，收缩压降低 2.11mmHg；当年龄≥35 岁时，收缩压则仅降低 0.96mmHg[21]。

五、镁 与 血 压

一般认为镁与血压的关系也呈负相关。一项纳入 10 个队列研究的 meta 分析结果显示，膳食镁的摄入量与高血压的发病风险之间存在微弱的负相关关系。膳食镁的摄入量每增加 100mg/d，高血压发病风险降低 5%[22]。另一项 meta 分析纳入包含 2028 名研究对象的 34 项干预试验，结果显示镁补充剂中位剂量为 368mg/d，中位干预时间为 3 个月，收缩压平均降低 2.00mmHg，舒张压平均降低 1.78mmHg。使用限制性立方样条法进行剂量-反应关系分析发现，镁补充剂（300mg/d）干预 1 个月即可使血压降低[23]。

六、碳水化合物与血压

碳水化合物与血压之间关系的相关研究结果不尽一致。在一般人群、肥胖者或糖尿病人群中开展的多个干预研究结果显示，与一般饮食相比，低碳水化合物饮食对收缩压的效应在-4.80~0.61mmHg；对舒张压的效应在-3.10~0.77mmHg[24]。一项对中国健康与营养调查（The China Health and Nutrition Survey，CHNS）研究的前瞻性分析结果显示，碳水化合物摄入量与高血压的发病风险呈"U"形关系，碳水化合物供能比在 50%~55% 时高血压发病风险最低[25]。

七、蛋白质与血压

在中国、日本、英国和美国开展的一项膳食宏量/微量营养素与血压关系的国际合作研究（INTERMAP）表明，总蛋白和动物蛋白与血压之间的关联在校正其他混杂因素后没有统计学意义，而植物蛋白与血压之间存在负相关关系[26]。对多项干预研究结果的系统综述显示，高蛋白饮食干预对血压均有一定程度降低的趋势，然而部分结果没有达到统计学显著性水平，部分结果显示高蛋白饮食对收缩压和舒张压有小幅度的降压效果，其中对收缩压的效应在-0.21 至-2.11mmHg，对舒张压的效应在-0.18 至-1.15mmHg[24]。

八、脂肪与血压

CHNS 前瞻性分析结果显示，与中等水平碳水化合物和脂肪饮食组相比，高碳水低脂肪饮食组的高血压发病风险升高 29.5%，低碳水高脂肪饮食与高血压的发病风险之间没有达到统计学显著性水平[27]。对低饱和脂肪膳食（以碳水化合物、多不饱和脂肪酸、单不饱和脂肪酸或蛋白质替代饱和脂肪酸）相关干预研究的 meta 分析均显示，不论与高饱和脂肪膳食还是普通膳食相比，低饱和脂肪膳食对收缩压和舒张压均没有明显的降低效果[28]。关于反式脂肪酸与冠心病之间关联的研究较多，与血压的关系研究较少，一项小样本干预研究结果并未发现反式脂肪酸与血压之间的关联[29]。

九、饮酒与血压

韩国一项研究在中位 5.3 年间对 1682 名基线无高血压人群进行 3 次调查，调查显示平均酒精摄入量超过 30ml/d 可使男性收缩压升高 3.6mmHg[30]。CHNS 研究显示，和不饮酒组相比，每周饮酒≤2 次使男性高血压患病风险升高 51%，女性升高 67%，每周饮酒＞2 次可使男性患病风险增加 113%[31]。在我国东南地区人群中开展的孟德尔随机化研究支持饮酒与男性血压之间存在正向因果关联[32]。对随机对照试验的 meta 分析结果显示，低剂量（＜14g）酒精摄入之后 6h 内对血压没有影响；中等剂量（14～28g）酒精摄入之后 6h 内使收缩压降低 5.6mmHg，使舒张压降低 4.0mmHg，6h 之后则对血压没有影响；高剂量（＞30g）酒精摄入之后 6h 使收缩压降低 3.5mmHg，舒张压降低 1.9mmHg，但高剂量酒精摄入 13h 之后收缩压升高 3.7mmHg，舒张压升高 2.4mmHg[33]。

十、膳食模式与血压

尽管阐明单一营养素与血压之间的关系有其重要价值，但人类饮食是包含多种食物和营养成分的复杂混合体，其中各种营养成分之间可能存在多种交互作用，因此评价整体膳食模式与血压的关系更具实际意义[34]。最经典的预防高血压的膳食模式当属 DASH 饮食模式和地中海饮食模式。DASH 饮食模式相比于美国人常规膳食增加了蔬菜水果、低脂乳类、钾、钙、镁、膳食纤维和蛋白质含量，减少了饱和脂肪、总脂肪及胆固醇含量。相比于常规膳食，DASH 饮食模式可使收缩压下降 5.5mmHg 以上，使舒张压下降 3.0mmHg 以上[35]。地中海饮食模式是基于希腊和意大利南部居民传统饮食习惯而建立的，这种膳食模式的特点是包含多种蔬菜水果、豆类、谷类、乳制品、橄榄油、低到中等量红酒，同时减少肉类的摄入[36]。PREDIMED（Prevención con Dieta Mediterránea）试验在心血管疾病高风险人群（7447 名）中比较了地中海饮食和普通低脂膳食的降压效果，结果表明地中海饮食组比对照组收缩压低 2.3mmHg，舒张压低 1.2mmHg[37]。其他具有降压效果的膳食模式如北欧模式[38]、素食模式[39]

及旧石器时代狩猎者饮食模式[40]等不一而足，此处不再赘述。在中国重庆开展的一项病例对照研究根据《中国居民膳食指南（2016）》推荐的 7 个膳食指标构建膳食评分，如某人具有符合膳食指南推荐的较高的鱼、蛋、奶、坚果、蔬菜、水果摄入，同时具有较低的盐摄入，则此人的膳食评分为 7 分。研究结果表明，膳食评分每增加 1 分，高血压的患病风险降低 12%[41]。另一项研究利用 NHANES 数据分析了美国心脏协会提出的 5 项理想膳食行为与高血压患病风险之间的关系。理想膳食行为包含①全谷类至少 85g/d；②蔬菜和水果（不包括土豆）至少 500g/d；③鱼贝类至少每周 200g；④钠少于 1500mg/d；⑤来自含糖饮料的热量少于每周 450kcal。分析结果表明，具有 3 个及以上理想膳食行为的人群相比于具有 0 个理想膳食行为的人群，其高血压患病风险低 33%（趋势检验 $P = 0.0311$）[42]。

第二节　饮食降血压的方法

一、保持合理体重

体重增加是人体热量摄入和消耗不平衡导致供大于求，多余的热量转化为脂肪储存起来，造成超重和肥胖。因此控制体重需要从饮食和运动两方面着手。饮食方面建议在平衡膳食的基础上减少热量的摄入，尤其是高热量食物（如高脂肪食物、含糖饮料、高碳水化合物等）。运动方面建议减少久坐，每日进行 30～60min 中等强度的有氧运动（如步行、骑自行车、慢跑、游泳等）[43]。减重的速度因人而异，不可操之过急，建议将一年内的减重目标值定为初始体重的 5%～10%[44]，最终使体重控制在合理水平，即保持 BMI 在 18.5～23.9kg/m²，男性腰围不超过 85cm，女性腰围不超过 80cm[2]。

二、限制钠盐摄入

INTERMAP 研究结果显示我国居民膳食中钠盐 75.8% 来源于家庭烹调用盐，其次为含盐调味品（如酱油、味精等），而欧美发达国家居民膳食钠盐主要来源是加工食品[45]。随着我国城市化和工业化进程的加快，我国膳食中来自加工食品的钠盐比例会逐步提高。除此之外，我国一些特有的食品也含有大量的"隐形盐"，如咸菜、腌菜、腊肉、挂面等，而这些食品中的盐容易被忽略。目前我国的钠盐控制目标是 <6g/d，需要注意的是这 6g 盐既包括烹调用盐和调味品中所含盐，也包括加工食品（如薯片等）中的添加盐，还包括腌腊等高钠食品中所含的盐。限制钠盐摄入量的具体措施如下。

（1）加强健康宣教，使民众了解高盐摄入的危害，从而主动减少烹调用盐及含盐调味品的使用量。

（2）减少含盐量较高的加工食品及腌腊制品的摄入量。

（3）推荐使用限盐勺帮助定量，以随时提醒烹调者注意钠盐使用量是否超标。

（4）烹调菜肴的味道如以甜、酸或辣为主时，可适当减少放盐量。

（5）使用低钠盐。低钠盐是在普通食盐中添加适量的钾盐，使钠的含量降低，并增加了钾的摄入量。既往研究表明低钠盐具有较好的降血压效果，对于无禁忌证者，可考虑使用低钠盐替代常规食用盐[46]。

三、补充有益营养素

增加膳食钾的摄入量可以降低血压。钙、镁与血压关系的证据虽不是很充分，但大部分研究结果均显示它们与血压之间呈负相关，因此可适当补充钙和镁的摄入。补充钾、钙、镁等矿物质可通过增加富含这些矿物元素的食物摄入量，不建议服用补充剂或药物。富钾食物包括新鲜蔬菜、水果及豆类等。富含钙的食物主要是奶及奶制品，一些蔬菜也具有较高的钙含量，如羽衣甘蓝、西蓝花及大白菜等。富含镁的食物主要包括菠菜、豆类、坚果和全谷类食品等。

四、戒酒或限制饮酒

饮酒对血压并无益处，过量饮酒反而会引起血压升高。对于所有人都不建议饮酒，尤其是高血压患者更应该戒酒。如无法戒酒，则应少量并避免饮用高度烈性酒。每日酒精摄入量男性不超过 25g，女性不超过 15g；每周酒精摄入量男性不超过 140g，

女性不超过 80g[43]。

五、平 衡 膳 食

经典的 DASH 饮食模式和地中海饮食模式均有明确的降压效果，然而不同国家或地区之间存在饮食文化和习惯的差异，对于中国人来说不可能也无必要完全复制上述饮食模式。不论何种饮食模式，它们总的理念和原则是相似的，即增加蔬菜、水果、豆类、低脂奶及钾等有益矿物质的摄入，减少饱和脂肪、胆固醇和肉类的摄入。《中国居民膳食指南（2016）》推荐的平衡膳食模式也是同样的理念[47]，因此只要按照《中国居民膳食指南（2016）》做到平衡膳食即可。

《中国居民膳食指南（2016）》强调每天的膳食应包括谷薯类、蔬菜水果类、畜禽鱼蛋奶类、大豆坚果类等食物。建议每天摄入 12 种以上食物，每周 25 种以上。谷类为主是平衡膳食模式的重要特征，每天摄入谷薯类食物 250～400g，其中全谷物和杂豆类 50～150g，薯类 50～100g；膳食中碳水化合物提供的能量应占总能量的 50%以上。提倡餐餐有蔬菜，推荐每天摄入 300～500g，深色蔬菜应占 1/2。天天吃水果，推荐每天摄入 200～350g 的新鲜水果，果汁不能代替鲜果。吃各种奶制品，摄入量相当于每天液态奶 300g。经常吃豆制品，每天相当于大豆 25g 以上，适量吃坚果。每周吃鱼 280～525g，畜禽肉 280～525g，蛋类 280～350g，平均每天摄入鱼、禽、蛋和瘦肉的总量为 120～200g。成人每天摄入食盐不超过 6g，每天摄入烹调油 25～30g，每天摄入糖不超过 50g，最好控制在 25g 以下。

（周　龙　赵连成）

参 考 文 献

[1] WHO Expert Consultation. Appropriate body-mass index for Asian populations and its implications for policy and intervention strategies[J]. Lancet, 2004, 363（9403）: 157-163.

[2] 中国肥胖问题工作组数据汇总分析协作组. 我国成人体重指数和腰围对相关疾病危险因素异常的预测价值：适宜体重指数和腰围切点的研究[J]. 中华流行病学杂志, 2002, 23（1）: 5-10.

[3] World Health Organization. The Asia-Pacific perspective:

Redefining obesity and its treatment[M]. Sydney：Health Communications Australia，2000.

[4] Doll S，Paccaud F，Bovet P，et al. Body mass index，abdominal adiposity and blood pressure：Consistency of their association across developing and developed countries[J]. Int J Obes Relat Metab Disord，2002，26（1）：48-57.

[5] 冯宝玉，陈纪春，李莹，等. 中国成年人超重和肥胖与高血压发病关系的随访研究[J]. 中华流行病学杂志，2016，37（5）：606-611.

[6] Zhou L，Li Y，Guo M，et al. Relations of body weight status in early adulthood and weight changes until middle age with hypertension in the Chinese population[J]. Hypertens Res，2016，39（12）：913-918.

[7] Shihab HM，Meoni LA，Chu AY，et al. Body mass index and risk of incident hypertension over the life course：The Johns Hopkins Precursors Study[J]. Circulation，2012，126（25）：2983-2989.

[8] Stevens VJ，Corrigan SA，Obarzanek E，et al. Weight loss intervention in phase 1 of the Trials of Hypertension Prevention. The TOHP Collaborative Research Group[J]. Arch Intern Med，1993，153（7）：849-858.

[9] Intersalt Cooperative Research Group. Intersalt：An international study of electrolyte excretion and blood pressure. Results for 24 hour urinary sodium and potassium excretion[J]. BMJ，1988，297（6644）：319-328.

[10] Stamler J. The INTERSALT Study：Background，methods，findings，and implications[J]. Am J Clin Nutr，1997，65（2 Suppl）：626S-642S.

[11] Whelton PK. The effects of nonpharmacologic interventions on blood pressure of persons with high normal levels. Results of the Trials of Hypertension Prevention，Phase I [J]. JAMA，1992，267（9）：1213-1220.

[12] Sacks FM，Svetkey LP，Vollmer WM，et al. Effects on blood pressure of reduced dietary sodium and the Dietary Approaches to Stop Hypertension（DASH）diet. DASH-Sodium Collaborative Research Group[J]. N Engl J Med，2001，344（1）：3-10.

[13] Aburto NJ，Ziolkovska A，Hooper L，et al. Effect of lower sodium intake on health：Systematic review and meta-analyses[J]. BMJ，2013，346：f1326.

[14] Huang L，Trieu K，Yoshimura S，et al. Effect of dose and duration of reduction in dietary sodium on blood pressure levels：Systematic review and meta-analysis of randomised trials[J]. BMJ，2020，368：m315.

[15] Xu A，Ma J，Guo X，et al. Association of a Province-Wide Intervention With Salt Intake and Hypertension in Shandong Province，China，2011-2016[J]. JAMA Intern Med，2020，180（6）：877-886.

[16] Jackson SL，Cogswell ME，Zhao L，et al. Association Between Urinary Sodium and Potassium Excretion and Blood Pressure Among Adults in the United States：National Health and Nutrition Examination Survey，2014[J]. Circulation，2018，137（3）：237-246.

[17] Kieneker LM，Gansevoort RT，Mukamal KJ，et al. Urinary potassium excretion and risk of developing hypertension：The prevention of renal and vascular end-stage disease study[J]. Hypertension，2014，64（4）：769-776.

[18] Gu D，He J，Wu X，et al. Effect of potassium supplementation on blood pressure in Chinese：A randomized，placebo-controlled trial[J]. J Hypertens，2001，19（7）：1325-1331.

[19] Aburto NJ，Hanson S，Gutierrez H，et al. Effect of increased potassium intake on cardiovascular risk factors and disease：Systematic review and meta-analyses[J]. BMJ，2013，346：f1378.

[20] van Mierlo LA，Arends LR，Streppel MT，et al. Blood pressure response to calcium supplementation：A meta-analysis of randomized controlled trials[J]. J Hum Hypertens，2006，20（8）：571-580.

[21] Cormick G，Ciapponi A，Cafferata ML，et al. Calcium supplementation for prevention of primary hypert-ension[J]. Cochrane Database Syst Rev，2015，2015（6）：CD10037.

[22] Han H，Fang X，Wei X，et al. Dose-response relationship between dietary magnesium intake，serum magnesium concentration and risk of hypertension：A systematic review and meta-analysis of prospective cohort studies[J]. Nutr J，2017，16（1）：26.

[23] Zhang X，Li Y，Del GL，et al. Effects of Magnesium Supplementation on Blood Pressure：A Meta-Analysis of Randomized Double-Blind Placebo-Controlled Trials[J]. Hypertension，2016，68（2）：324-333.

[24] Sukhato K，Akksilp K，Dellow A，et al. Efficacy of different dietary patterns on lowering of blood pressure level：An umbrella review[J]. Am J Clin Nutr，2020，112（6）：1584-1598.

[25] Li Q，Liu C，Zhang S，et al. Dietary Carbohydrate Intake and New-Onset Hypertension：A Nationwide Cohort Study in China[J]. Hypertension，2021，78（2）：422-430.

[26] Elliott P，Stamler J，Dyer AR，et al. Association between protein intake and blood pressure：The INTERMAP Study[J]. Arch Intern Med，2006，166（1）：79-87.

[27] He D，Sun N，Xiong S，et al. Association between the proportions of carbohydrate and fat intake and hypertension risk：Findings from the China Health and Nutrition Survey[J]. J Hypertens，2021，39（7）：

1386-1392.

[28] Hooper L, Martin N, Jimoh OF, et al. Reduction in saturated fat intake for cardiovascular disease[J]. Cochrane Database Syst Rev, 2020, 8 (8): D11737.

[29] Mensink RP, de Louw MH, Katan MB. Effects of dietary trans fatty acids on blood pressure in normotensive subjects[J]. Eur J Clin Nutr, 1991, 45 (8): 375-382.

[30] Jung S, Kim MK, Shin J, et al. The longitudinal associations between trajectory of and quantity of alcohol consumption and subsequent changes in blood pressure levels among non-hypertensive adults[J]. Br J Nutr, 2021, 126 (9): 1380-1388.

[31] Zhao F, Liu Q, Li Y, et al. Association between alcohol consumption and hypertension in Chinese adults: Findings from the CHNS[J]. Alcohol, 2020, 83: 83-88.

[32] Zhao PP, Xu LW, Sun T, et al. Relationship between alcohol use, blood pressure and hypertension: An association study and a Mendelian randomisation study[J]. J Epidemiol Community Health, 2019, 73 (9): 796-801.

[33] Tasnim S, Tang C, Musini VM, et al. Effect of alcohol on blood pressure[J]. Cochrane Database Syst Rev, 2020, 7 (7): D12787.

[34] Hu FB. Dietary pattern analysis: A new direction in nutritional epidemiology[J]. Curr Opin Lipidol, 2002, 13 (1): 3-9.

[35] Appel LJ, Moore TJ, Obarzanek E, et al. A clinical trial of the effects of dietary patterns on blood pressure. DASH Collaborative Research Group[J]. N Engl J Med, 1997, 336 (16): 1117-1124.

[36] Willett WC, Sacks F, Trichopoulou A, et al. Mediterranean diet pyramid: A cultural model for healthy eating[J]. Am J Clin Nutr, 1995, 61 (6 Suppl): 1402S-1406S.

[37] Doménech M, Roman P, Lapetra J, et al. Mediterranean diet reduces 24-hour ambulatory blood pressure, blood glucose, and lipids: One-year randomized, clinical trial[J]. Hypertension, 2014, 64 (1): 69-76.

[38] Brader L, Uusitupa M, Dragsted LO, et al. Effects of an isocaloric healthy Nordic diet on ambulatory blood pressure in metabolic syndrome: A randomized SYSDIET sub-study[J]. Eur J Clin Nutr, 2014, 68 (1): 57-63.

[39] Appleby PN, Davey GK, Key TJ. Hypertension and blood pressure among meat eaters, fish eaters, vegetarians and vegans in EPIC-Oxford[J]. Public Health Nutr, 2002, 5 (5): 645-654.

[40] Frassetto LA, Schloetter M, Mietus-Synder M, et al. Metabolic and physiologic improvements from consuming a paleolithic, hunter-gatherer type diet[J]. Eur J Clin Nutr, 2009, 63 (8): 947-955.

[41] Yu G, Fu H, Huang W, et al. A Dietary Pattern of Higher Fish, Egg, Milk, Nut, Vegetable and Fruit, and Lower Salt Intake Correlates With the Prevalence and Control of Hypertension[J]. Am J Hypertens, 2018, 31(6): 679-686.

[42] Zhou L, Feng Y, Yang Y, et al. Diet behaviours and hypertension in US adults: The National Health and Nutrition Examination Survey 2013-2014[J]. J Hypertens, 2019, 37 (6): 1230-1238.

[43] 《中国高血压防治指南》修订委员会, 高血压联盟 (中国), 中华医学会心血管病学分会, 等. 中国高血压防治指南 (2018 年修订版) [J]. 中国心血管杂志, 2019, 24(1): 24-56.

[44] Douketis JD, Macie C, Thabane L, et al. Systematic review of long-term weight loss studies in obese adults: Clinical significance and applicability to clinical practice[J]. Int J Obes(Lond), 2005, 29(10): 1153-1167.

[45] Anderson CA, Appel LJ, Okuda N, et al. Dietary sources of sodium in China, Japan, the United Kingdom, and the United States, women and men aged 40 to 59 years: The INTERMAP study[J]. J Am Diet Assoc, 2010, 110 (5): 736-745.

[46] Peng YG, Li W, Wen XX, et al. Effects of salt substitutes on blood pressure: A meta-analysis of randomized controlled trials[J]. Am J Clin Nutr, 2014, 100 (6): 1448-1454.

[47] 中国营养学会. 中国居民膳食指南 (2016) [M]. 北京: 人民卫生出版社, 2016.

第 **33** 章

运动降血压

生活方式干预是高血压治疗的主要措施，而运动是生活方式干预的一个主要方面。流行病学研究显示久坐或静止的生活方式会增加高血压及心血管疾病的风险，而规律的运动可以降低血压及减少心血管事件。运动的生理功能在于消耗能量，改善中枢神经系统的调节功能。长期规律运动有利于调节交感神经和迷走神经的张力，提高骨骼肌张力，缓解小动脉痉挛，改善微循环及机体组织代谢。适量的运动还能够减轻精神压力，改善情绪，改善神经内分泌系统的调节功能，有利于从病因上抑制高血压的发生发展。《2020欧洲心脏病学会心血管疾病患者运动心脏病学和运动指南》中指出[1]，除了降低血压以外，规律的身体运动及系统锻炼对绝大多数心血管疾病都是一种重要的疗法，并可以减低心血管疾病的死亡率及全因死亡率。

第一节 运动与高血压

一、临床证据

高血压与健康的生活方式密切相关。运动可以降低血压，这已经成为学术界的共识，大量以运动对血压的影响为主题的研究也对此进行了充分论证，绝大多数研究都得出了有氧运动与抗阻训练等可以降低血压的结论，运动被认为是血压管理的基石。有观察研究表明高血压患者坚持每周 5～7 天，每天超过 30min 的中等强度以上的运动锻炼，可以平均降低收缩压（SBP）7mmHg，平均降低舒张压（DBP）5mmHg[2]。Hagberg 等[3]对近年来运动相关主题的报道进行 meta 分析后得出结论：运动训练使得大约 75% 的受试者血压下降，其中 SBP 和 DBP 分别平均下降约 11mmHg 和 8mmHg；规律性体育运动不仅有助于降低血压，还可作为高血压防治的重要措施之一[4]。Whelton 等[5]在 2002 年曾对 53 项 2419 人次的试验研究做了 meta 分析，获得了如下结论：有氧运动既可以降低高血压患者的血压（其中 SBP 降低 8～10mmHg、DBP 降低 7～8mmHg），又可以降低正常人的血压；在通过改善生活习惯来防治高血压的过程中，应该把有氧运动作为一项重要措施施行（表 4-33-1）。

表 4-33-1　平均 12 周有氧运动对不同基础状况人群 SBP 与 DBP 净值变化的影响

变量	SBP			DBP		
	研究组数量（n）	净变（95%CI）mmHg	P	研究组数量（n）	净变（95%CI）mmHg	P
全部研究组	53	−3.84（−4.97～−2.72）	<0.001	50	−2.58（−3.35～−1.81）	<0.001
严格有氧运动组	45	−4.13（−5.21～−3.05）	<0.001	42	−2.68（−3.55～−1.81）	<0.001
未服抗高血压药物组	49	−4.23（−5.42～−3.05）	<0.001	46	−2.91（−3.69～−2.13）	<0.001
运动作为单一干预因素组	47	−4.39（−5.68～−3.10）	<0.001	44	−2.97（−3.82～−2.12）	<0.001
初发高血压组	37	−4.39（−5.93～−2.86）	<0.001	36	−2.87（−3.91～−1.84）	<0.001

注：表中显示同等运动方式对不同基础状态人群的降压效果有所不同，对初发早期高血压、未服抗高血压药物人群实施规范运动疗法，降压效果比较明显。

20 世纪 90 年代的研究表明，对于轻中度高血压患者，18 个月的有氧运动可以使患者静息时 SBP 降低 12mmHg（$P<0.01$），可见运动治疗的降压效果可以与药物治疗相当[6]。鉴于近些年来临床研究的结果，低、中强度运动和累计计量时间达到总体时间要求的分段运动，均可以达到有效降低血压的目的。同时这些运动又能有效降低引发心脏事件的风险，目前高血压运动疗法已扩展至老年患者和顽固性高血压患者[7]。

郑景启等[8]研究了 160 例轻、中度老年高血压患者有氧运动 3 个月对血压的影响，结果表明有氧运动训练可有效降低或控制老年原发性高血压。刘朝猛[9]等对中老年原发性高血压患者进行为期 6 个月的健步走干预研究发现，运动能显著降低中老年原发性高血压患者 SBP 约 12mmHg。胡庆华等[10]研究太极拳运动对中老年轻度高血压患者的影响时发现，经过 12 周运动后，运动组与对照组相比，SBP 和 DBP 均有显著下降（$P<0.05$）（表 4-33-2）。

表 4-33-2　中老年轻度高血压患者太极拳运动 12 周前后的血压变化

分组	周数	SBP（mmHg）	DBP（mmHg）
运动组	基础水平	148±10	95±7
	6 周	142±6	90±3
	12 周	129±6*	81±5*
对照组	基础水平	146±11	94±8
	6 周	145±8	93±6
	12 周	145±7	94±4

*与对照组相比，$P<0.05$，具有统计学意义。

Lopes 等[11]的另一项对 60 例 40～75 岁的顽固性高血压患者进行 12 周有氧运动的前瞻性研究同样发现，与对照组相比，运动组 24h 动态血压监测 SBP 降低了 7.1mmHg，24h 动态血压监测 DBP 降低了 7.9mmHg，日间 SBP 降低了 8.4mmHg，日间 DBP 降低了 5.7mmHg，诊室 SBP 降低了 10.0mmHg。与其他运动方式相比较，Suranga 等[12]的研究发现，有氧运动对顽固性高血压患者的降压效果最好。由此可见，运动不仅适用于轻度高血压患者，对顽固性高血压患者一样有效。

相对于有氧运动来说，抗阻运动对血压影响的研究较少。Fisher 观察了血压正常的女性和临界高血压女性一次动力性抗阻运动后恢复期血压，得出结论：一次动力性抗阻运动可能导致正常血压和临界高血压女性恢复期 SBP 的轻微下降[13]。Oliveira-Dantas 等[14]的研究探讨了抗阻运动对 14 名老年女性高血压患者动态血压的影响，证实单次抗阻运动可产生运动后降压效果，可被视为一种有效改善老年高血压患者血压的策略。从龚佳青等[15]的研究可见，抗阻运动组与对照组相比，抗阻运动组干预后 SBP 水平明显低于对照组（表 4-33-3）。Inder 等[16]对男性高血压患者进行每周 3 次、每次 42min、持续 48 周的单侧手臂抗阻训练，结果表明，该方法可降低 SBP 11.67mmHg，可降低 DBP 4.32mmHg，证实该方法可有效辅助降压。Kelley 等[17]针对渐进性抗阻运动是否能降低静息血压的问题做了相关文献 meta 分析，得出渐进性抗阻运动对降低成年人安静时 SBP 和 DBP 均有效的结论。

表 4-33-3 高血压患者抗阻运动干预 12 周前后血压值变化（mmHg）

项目	组别	n	干预前	干预后 4周	干预后 8周	干预后 12周	$F^{\#}$时间值	F组别值	F交互值
SBP	抗阻组	41	145.8±3.50	140.41±4.25	136.34±4.12	131.46±2.83	40.711*	524.270*	51.190*
	对照组	40	147.20±4.30	148.05±3.47	148.50±2.53	148.58±2.97			
DBP	抗阻组	41	86.20±2.71	85.24±1.98	82.98±2.91	80.90±4.06	45.486	1.688	1.081
	对照组	40	85.15±3.71	85.88±2.21	84.28±2.18	82.90±4.61			

*与对照组相比，$P<0.05$，具有统计学意义。

F 为方差分析，是统计检定值。

综上所述，以有氧运动为主、抗阻运动为辅的运动疗法均可使血压下降，使高血压患者受益。队列研究发现高血压患者长期规律的体能锻炼可以降低心血管病和全因死亡的风险[18]，SBP 每降低 5mmHg，冠状动脉疾病相关死亡率降低 9%，脑卒中相关死亡率降低 14%，全因死亡率降低 7%[19]。

二、运动降压的机制

（一）运动后低血压反应机制

运动后低血压（post-exercise hypotension，PEH）是指人体在运动后的恢复期内，动脉血压低于运动前安静状态的生理现象，这一现象已被国外的许多研究所证实。Cléroux[20]等发现，原发性高血压患者以 50%的有氧运动负荷量进行 30min 直立位自行车运动后 3h，SBP 下降（11.27±3.00）mmHg，DBP 下降（3.76±0.75）mmHg，而心排血量增加了 31% ±8%。亦有研究发现，有氧运动 3h 后 SBP 平均降低了 3.84mmHg，DBP 降低了 2.58mmHg[21]。

解释运动后低血压反应的可能机制如下。

运动后机体交感神经兴奋性降低，其对心肌的正性肌力作用减弱，使心率下降，心肌收缩力减弱；由于心肌收缩力下降，回心血量减少，导致搏出量下降。

运动后外周血管舒张，而"肌肉泵"的作用解除，使外周阻力减小，回心血量下降；另外，体液因素也可能起一定作用。

（二）长期运动使血压下降的机制

长期系统的、恒定的运动后，休息状态下的血压有所下降，可能由于心排血量、每搏输出量和总外周阻力降低所致。长期运动训练降低血压的机制，目前尚有争议，未完全明确。其可能的机制如下。

1. 神经机制 运动可以使交感神经的活性降低，以提高心迷走神经的兴奋性，心率降低后则心排血量减少，从而达到降低血压的临床效果[22]。张学领[23]对 30 名原发性高血压患者进行 24 周有氧运动试验后发现，长期有氧运动可降低原发性高血压患者静息心率和血压，使心交感神经和交感缩血管神经调节减弱，迷走神经张力和压力反射功能增强，交感-迷走平衡呈现迷走优势。在 Jo 等[24]的研究中，14 名未经治疗的原发性高血压患者进行了 12 周有氧运动，发现患者的 SBP 和 DBP 均显著下降，此外运动训练显著降低了尿中去甲肾上腺素（NE）水平，结果表明神经系统的抑制可能与运动训练中血压的下降有关[24]。

另一方面，在赵晓霖等[25]的研究中可以发现，运动训练可以下调心血管中枢血管紧张素转换酶（ACE）、血管紧张素Ⅱ1 型受体（AT_1R）表达，降低 ACE-AngⅡ-AT_1R 轴功能，从而实现降压的目的。同时，李明余等[26]对自发性高血压大鼠（SHR）进行 8 周跑台运动的研究后发现，与对照组相比，试验组运动训练明显降低 SHR 的血压和心率，改善血压调节能力，阻止压力反射功能降低，从而证实长期运动训练可以增强血压调节功能、降低血压、延缓高血压进程。在运动训练时，动脉血压发生变化，当动脉血压升高时，可引起压力感受性反射，使心率减慢，外周阻力降低，血压回降；运动的化学感受性反射是心肺感受器在前列腺素（PG）、缓激肽等化学物质作用下，交感神经紧张降低、心迷走神经紧张加强，造成心率减慢、外周阻力降低、血压下降。此外，心肺感受器的传入冲动还可抑制血管升压素（VP）的释放[27]。

2. 激素机制 血浆中的肾素底物 α_2 球蛋白可被肾素催化成血管紧张素 I（Ang I），它又在 ACE 的作用下转变为血管紧张素 II（Ang II）。Ang II 可以通过中枢和外周机制，使外周血管阻力增大，血压升高，Ang II 具有很强的缩血管效应。柯小剑等[28]发现有氧运动 10 周后高血压患者的血压显著降低，血清一氧化氮（NO）明显高于正常人的正常值。陈彩珍等[29]的实验证实，在高血压患者中，运动组内皮素-1（ET-1）水平明显低于对照组。同时，李晔[30]的研究进一步证实，长期中等强度运动对 SHR 血浆、胸主动脉、心脏和肾脏的 ET-1 和 Ang II 的分泌均有明显的下调作用，提示有氧运动对 SHR 的降压作用是通过影响 ET-1 和 Ang II 的产生和释放来实现的；同时发现长期中等强度运动对 SHR 血清 NO 分泌有明显的上调作用，提示经过长期的有氧运动可以提高 SHR 产生 NO 的能力，从而达到降压的效果。

3. 血管机制 大动脉和小动脉结构与功能的变化在高血压发病中发挥重要作用，覆盖在血管壁的活性物质也具有调节心血管的功能。运动可以调节体内一系列血管活性物质的反应性和水平的变化，持续运动 12 周可以提高内皮依赖性舒血管物质乙酰胆碱（acetylcholine，ACh）的水平，锻炼还可以提高骨骼肌内毛细血管的密度和毛细血管细胞 ACh 的释放，说明 ACh 所致血管舒张可能与内皮功能的改善有关，而与血管平滑肌关系不大[31]。有研究证明，定期和持续的有氧运动能够改善老年女性的血脂和血管弹性，提高心肺功能和降低心血管疾病的风险[32]。另一项研究表明经常参加体力活动者的血管顺应性较高、僵硬度较低[33]。

4. 物质代谢调节机制 原发性高血压患者中约有 50% 的人存在不同程度的胰岛素抵抗（IR）。IR 是指必须以高于正常的血胰岛素释放水平来维持正常的糖耐量。从一定程度上来说，IR 会使交感活性亢进，导致机体产热增加，从而导致血压升高和血脂代谢异常等病理改变。李敏等[34]探讨了 24 个月的运动对 IR 的影响，证实中等强度有氧运动与抗阻运动均能降低 IR，改善 B 细胞功能和糖脂代谢。胰岛素敏感性与体力活动的程度有关，而体育训练已被证明可以改善 IR 受试者的胰岛素

作用[35]。Honda 等[36]的研究证实，在无运动习惯的高血压患者中，中等强度坐位运动是改善 IR 的有效策略。

第二节 运动方式与运动处方

规律运动和系统锻炼可以降低心血管事件和全因死亡发生率，是心血管疾病治疗的主要组成部分之一，但不恰当的运动可能会对预后起到不良作用。一项来自哥本哈根的对一般人群的研究将闲暇时的运动与工作时的体力活动进行对比，发现后者并不能带来任何益处。因此，重视锻炼的同时还应重视锻炼的方式，力求将最为适宜的各种运动参数组合起来作为对高血压患者最优化的治疗方案，以此作为高血压患者的运动处方（exercise prescription，EP）。美国运动医学会（American College of Sports Medicine，ACSM）推荐运动处方应遵循 FITT 的原则[37]：运动频率（frequency）、强度（intensity）、时间（time）、类型（type）。

一、运 动 方 式

传统的分类方式将运动分为耐力运动和抗阻运动。进一步可以根据代谢方式将运动分为有氧运动和无氧运动；根据肌肉收缩的类型分为等张运动和等长运动，动态运动与静态运动，连续运动与分段运动，大肌群运动与小肌群运动。

对运动降血压研究较多的运动方式主要有有氧运动、抗阻运动和有氧联合抗阻运动三种方式。

1. 有氧运动 有氧运动是指主要以有氧代谢提供运动中所需能量的运动方式。运动负荷与耗氧量呈线性关系。在有氧运动中，心率和呼吸频率稳定增加。有节奏的全身运动如快走、慢跑、骑车、游泳、健身操、滑雪、划船等都是有氧运动，其特点是强度低、有节奏、持续时间较长。

对一般人群的 meta 分析发现[38]，定期有氧训练可以使 SBP 和 DBP 分别降低 3.5mmHg 和 2.5mmHg，且对高血压患者的降压效果优于高血压前期患者和血压正常者，可以使高血压患者血压下降 8.3/5.2mmHg，而使高血压前期患者和正常血压者的血压分别下降 2.1/1.7mmHg 和 0.75/1.1mmHg。近期

的另一项关于运动降低高血压患者动态血压的 meta 分析也发现[39]，有氧运动是降低高血压患者动态血压的有效辅助治疗措施，可以使 24h 平均血压下降 5.5/3.8mmHg，白天平均血压下降 5.0/3.5mmHg，夜间平均血压下降 3.8/2.9mmHg。对我国原发性高血压患者有氧运动降压效果的 meta 分析[40]也证实，长期、规律的有氧运动可以明显降低高血压患者的血压。并且多个亚组分析发现，对我国中老年高血压患者降压效果最为适合的有氧运动的指标分别是：运动时程大于 9 周、运动强度为达到最大心率（HR_{max}）的 60%~80%、运动时间为每次 40~50min、运动频率为 6~7 次/周。

2. 抗阻运动 抗阻运动是一种耗费精力对抗特定阻力的活动，它是专门为增加肌肉力量和耐力而设计的。根据肌肉收缩的类型，抗阻运动可分为两大类："动态/等张"抗阻运动和"静态/等长"抗阻运动[38]。常见的抗阻运动有举重、铅球和握力运动等。

针对 12 项随机对照试验的 meta 分析显示[41]，进行 4 周以上的抗阻运动可使 SBP 和 DBP 分别降低约 3.2/3.5mmHg。而越来越多的研究也发现，动态抗阻运动和等长运动的降压效果可能与有氧运动对血压的影响相似。MacDonald 等[42]对 64 项对照研究的 meta 分析发现，通过（14.4±7.9）周、（2.8±0.6）天/周的中等强度的动态抗阻运动可使高血压患者血压下降 6/5mmHg，使高血压前期患者血压下降 3/3mmHg，使血压正常者的血压下降 1/0mmHg。

一项等长抗阻运动（IRT）对成人静息血压影响的 meta 分析[43]发现，IRT 可使 SBP 降低 6.77mmHg，DBP 降低 3.96mmHg，平均动脉压降低 3.94mmHg。3 年后针对该 meta 分析的更新研究[44]得出了一致的结论，IRT 可使 SBP、DBP、平均动脉压分别降低 5.20mmHg、3.91mmHg 和 3.33mmHg；IRT 对高血压患者的平均动脉压的作用更显著，高血压组和血压正常组的平均动脉压下降幅度分别为 5.91mmHg（95%CI 7.94~3.87）和 3.01mmHg（95%CI 3.73~2.29）。

3. 有氧联合抗阻运动 在一项比较 65~75 岁男性有氧运动与有氧和抗阻联合运动的研究中[45]，研究人群被分为 3 组：第 1 组为有氧运动组，第 2 组为抗阻运动与有氧运动联合组，第 3 组为对照组。

患者每周运动 3 天，持续 9 个月。有氧运动组 SBP、DBP 分别降低 15/6mmHg，联合运动组 SBP、DBP 分别降低 24/12mmHg。两种运动类型都能有效降低血压，但联合运动还可以降低体脂，因此有更好的降压效果。

一项针对绝经后 1 级高血压妇女进行了 12 周的有氧和抗阻运动的研究证明，联合运动可以降低动脉僵硬度、平均血压和 ET-1 水平，可以使 SBP 降低（13.5±1.58）mmHg，DBP 降低（11±1.34）mmHg[46]。还有研究表明，肥胖高血压前期女性通过 12 周联合有氧和抗阻运动可使 SBP 降低（7.3±2.67）mmHg，还能降低臂踝脉搏波传导速度（baPWV），改善胰岛素抵抗和向心性肥胖[47]。

ACSM[48]、美国心脏病学会（ACC）/美国心脏协会（AHA）生活方式工作组[49]和 JNC 8[50]、欧洲高血压学会（ESH）/欧洲心脏病学会（ESC）[51]、加拿大高血压教育计划（CHEP）[52]，国际高血压学会（ISH）2020 指南[53]及《中国高血压防治指南（2018 年修订版）》[54]都推荐的运动方式是有氧运动，大部分指南也推荐有氧运动联合适量的抗阻运动。

二、运动处方

（一）运动处方的内容

1. 运动频率、时间 运动频率通常以个人每周参加锻炼的次数表示。《2020 欧洲心脏病学会心血管疾病患者运动心脏病学和运动指南》[1]建议，1 周中的大部分时间都应该进行适度的锻炼，每周至少 5 次，每次 30min。可以采取单次连续锻炼的方式，也可以采取累计计量时间达到总体要求的分段运动方式（如每天 3 次，每次 10min 的运动）。有研究表明，与单次运动相比，累计分段运动方式对高血压前期患者更有效[55-57]。在对 16 项研究进行的 meta 分析中[58]，将每天累计分段锻炼 30min 与单次持续锻炼 30min 进行了比较，发现降压的效果相似。也有研究发现，与连续运动相比，分段运动降压效果更明显，尤其是下午时间的累积运动降低血压的效果更好[59]。

2. 运动强度 运动强度是指运动过程中的压力或努力程度。在运动处方的所有基本要素中，运动强度通常被认为是实现有氧运动的最关键因素[60, 61]。评估运动强度最准确的方法是监测运动过程中的耗氧量（V_{O_2}），以确定最大摄氧量的百分比。由于最大摄氧量（$V_{O_{2max}}$）评估的可操作性较差，大多数运动处方使用心率（HR）、感知劳累等级（RPE）、代谢当量（MET）等来监测运动强度[62]。运动强度分为绝对运动强度和相对运动强度，前者是指运动过程中的能量消耗速率，通常以千卡/分钟或 MET 表示，后者是指个人在运动过程中维持的个人最大力量（负荷）的一部分，通常根据心肺运动试验（cardiopulmonary exercise testing，CPET）的 $V_{O_{2max}}$ 的百分比来确定。

$V_{O_{2max}}$ 是指人体在进行有大量肌群参加的长时间剧烈运动中，当心肺功能和肌肉利用氧的能力达到本人的极限水平时，单位时间（通常为每分钟）内所能摄取的氧量，其单位为 ml/（kg·min）。可以利用自行车测功计、运动平板（跑台）等极限运动，通过气体分析仪直接测定摄氧量。间接估测 $V_{O_{2max}}$ 的方法虽然很多，如卡尔普曼 PWC170 法、Astrand-Ryhming 列线图法等，但由于各种方法之间的估测值差异较大，因此其估测价值不高。

HR_{max} 是指在专项运动试验中，在最大负荷下达到的心率。通常用公式 HR_{max}=220-年龄来推算。但更推荐使用特定的测试程序来确定首选运动的最大心率。以 HR_{max} 为参考，可以制定不同类型训练的强度。但 HR_{max} 受到诸如年龄、性别、运动种类和个体差异等因素的影响。

感知劳累等级可以通过量表来评估，常用的量表有 Borg-RPE 和 OMNI-RPE 量表，研究发现这两种量表与运动强度的关联程度为中等到较强[63, 64]。虽然量表不是一个客观的衡量标准，会受到诸多因

素的影响[65, 66]，但由于其不需要额外的器械，非常方便，因此也常用于运动强度的评价，尤其可避免过度训练对人体产生的伤害。

MET 也是评估运动强度的常用指标。休息时消耗的氧量等于 3.5ml/（kg·min），这定义为 1 代谢当量（1MET），被认为是身体在休息时所需的氧气量[67]。而睡眠、看电视、玩电子游戏或使用电脑等活动的能源消耗≤1.5MET，其能量消耗没有超过休息时的水平，因此这类活动被定义为久坐行为。运动强度和 MET 的关系见表 4-33-4。

表 4-33-4　运动强度和 MET 的关系[68]

运动强度	MET	运动
低强度	<3.0	以 2.0m/h 的速度步行
中等强度	3.0～5.9	以 3.0m/h 的速度步行
高强度	≥6.0	以≥4.0m/h 的速度步行、慢跑或跑步

为了精确测定个人的耐力、适合的运动类型及运动强度，最好进行 CPET，采用 12 导联 ECG 记录进行最大运动试验，如果可能的话，优先进行呼吸气体交换的同步测量。

通过 CPET 了解了个体的最大运动能力后，能够定制个体化的、安全且最为有效的运动计划。可以根据公认的指标制定运动处方，包括心率储备（$HRR=HR_{max}-HR_{静息}$）[69]、V_{O_2} 储备、通气阈值或给定个体的工作速率百分比。另外，CPET 还可以发现一些日常活动中可能不明显的心血管反应（包括症状、心电图异常、心律失常或异常血压反应），避免运动的风险。根据 CPET 结果，医师可能会制订出最适合个体患者的运动强度、模式和持续时间（表 4-33-5）。

表 4-33-5　来自最大锻炼测试和训练区间的耐力运动的锻炼强度指标 a[1]

运动强度	$V_{O_{2max}}$（%）	HR_{max}（%）	HRR（%）	RPE 范围	与有氧和厌氧阈值相关的训练区域
低强度运动	<40	<55	<40	10～11	有氧运动
中等强度运动	40～69	55～74	40～69	12～13	有氧运动
高强度运动	70～85	75～90	70～85	14～16	有氧运动+乳酸
极高强度运动	>85	>90	>85	17～19	有氧运动+乳酸+无氧运动

注：$V_{O_{2max}}$ 为最大耗氧量；HR_{max} 为最大心率；HRR 为心率储备；RPE 为感知劳累等级。

a 低强度运动低于有氧阈值；中等强度运动高于有氧阈值，但没有达到厌氧区；高强度运动接近厌氧区；极高强度运动高于厌氧阈值。运动的持续时间也会在很大程度上影响这种强度的划分。

目前大多数指南推荐中等强度运动，但也有研究结果提示高强度运动比中等强度运动更优[68]。高强度间歇运动是在低强度有氧运动中间穿插 1～4min 高强度运动，达到 HR_{max} 或 V_{O_2max} 的 85%～95%。我们发现与持续适度运动相比，高强度间歇运动能更加显著地降低血压、改善内皮功能，降低动脉硬度[70]。

（二）高血压患者的运动处方

对于控制良好的高血压患者，建议每周进行 5～7 天运动，每天累计至少 30min 的中等或高强度有氧运动（如步行、慢跑、骑自行车、游泳等）[51]，外加每周进行≥3 天的抗阻训练[53]。如果需要参与高强度运动，在运动前有必要进行心血管风险评估，以排除是否存在运动可以诱发的症状、对运动有过度的血压反应，以及可能存在的终末器官损伤[71]。

对于高血压控制良好，但心血管风险评估为高危和（或）有靶器官损害的高血压患者，不建议进行高强度的抗阻运动（如标枪、铁饼、铅球、俯卧撑及举重等）[72]，并且在参加运动前需要进一步评估和优化药物治疗。

《中国高血压健康管理规范（2019）》的成年人运动方案推荐[73]见表 4-33-6。

表 4-33-6 一般健康成年人的运动方案推荐

有氧运动		
运动强度	中等强度	较大强度
	（达到 60%～80%心率储备）	（达到 60%～80%心率储备）
运动频率	≥5 天/周	≥3 天/周
持续时间	20～60min	20～60min
运动方式	跑步、快走、游泳、骑自行车、舞蹈、球类活动等	
抗阻运动		
运动强度	40%～80%1-RM	
运动频率	≥3 天/周（同一组肌群训练间隔 48h 以上）	
持续时间	2～3 组，每组重复 8～12 次，组间休息 2～3min	
运动方式	可采取社区健身器械活动、举重、哑铃、弹力带、俯卧撑等	
柔韧性训练		
运动强度	拉伸到拉紧或稍微不适状态（出现微微酸痛感）	
运动频率	≥3 天/周（最好每天练习）	
持续时间	静力性拉伸，每次保持 10～30s，重复 2～4 次，至少每天 10min	
运动方式	对所有肌肉、肌腱单元进行系列的拉伸，如瑜伽、太极拳等	

注：1. 有氧运动的运动强度可用运动目标心率估算：目标心率=心率储备×期望强度（%）+安静心率，其中心率储备 =220－年龄－安静心率。

2. 无氧运动的运动强度 1-RM：指在保持正确姿势且没有疲劳感的情况下，一个人一次能举起的最大重量。

《运动和运动科学澳大利亚关于运动和高血压的建议更新》推荐的高血压患者运动处方[74]见表 4-33-7。

表 4-33-7 高血压患者的运动处方建议

运动类型	强度	持续时间	频率
热身运动/放松训练	RPE 10～20 分	5～10min	有氧运动和阻力训练前后
有氧运动（耐力），如散步、骑车、慢跑、长跑	中等强度 相当于 40%～59%的 V_{O_2} 或 HRR，或 RPE 11～13 分 或	30min	5 天/周
	高强度 相当于 60%～84%的 V_{O_2} 或 HRR，或 RPE 14～16 分 或	20min	3 天/周
	高强度间歇训练（HIIT） 85%～95%高强度间歇训练，间隔 4×4min，50%～70%高强度间歇训练间隔 3min 和	25min	3 天/周
阻力训练	8～12 次重复训练直至严重疲劳	一组 8～10 个（如果时间允许可以多组）	≥2 天（非连续）/周

续表

运动类型	强度	持续时间	频率
如 ○使用主要肌肉进行渐进式重量训练（如坐式划船、卧推、肩推） ○爬楼梯 ○体重锻炼 ○普拉提练习			
和			
等长阻力训练（IRT）	2min，以 30%MCV 手臂/腿	4 组，每组休息 2～3min	非连续，3 天/周

注：中度和高强度有氧运动可进行组合，以满足每周的建议（如 2×30min 的中度运动和 2×20min 的高强度运动）。

HHR. 心率储备；RPE. 感知劳累等级评分（6～20 分）；MCV. 最大自发性收缩；V_{O_2}. 摄氧量。

（三）禁忌证

高血压患者运动绝对禁忌证为伴有以下情况者：①血压超过 180/110mmHg 的高血压患者；②伴有失代偿期心力衰竭的患者；③不稳定型心绞痛；④近期心肌梗死；⑤未受控制的糖尿病；⑥限制运动的心脏病，如主动脉瓣狭窄、肥厚型心肌病、心动过速等；⑦严重的慢性阻塞性肺疾病；⑧脑血管疾病急性期；⑨急性感染和眼底出血。

在选择运动疗法之前应做运动负荷试验测试冠脉功能储备，在运动负荷试验中出现严重心律失常、ST 段改变、心绞痛发作及血压急骤升高者都应在禁忌之列。

（四）运动的注意事项

适度的运动是最有益的[75]。研究发现，运动与心血管疾病死亡之间存在"J"形曲线关系，过度运动的个体死亡率增加了 2.4 倍[76]。过度的运动导致心房和右心室容量超负荷，右心室射血分数暂时降低，心脏生物标志物增加，1 周后恢复正常。长期运动反复出现这一现象，导致部分个体斑片状心肌纤维化，尤其是心房、室间隔和右心室。纤维化是心房和室性心律失常的基础。除了斑片状纤维化外，长期过度运动还会导致冠状动脉钙化、舒张功能障碍和大动脉硬化[77]。

因此，对于血压未得到控制的高血压患者（SBP ＞160mmHg），在血压得到控制之前不推荐进行高强度运动，可适当参与技能类运动。对于≥65 岁的老年高血压患者，如果身体健康且无限制行动的状况，推荐每周至少进行 150min 的中等强度有氧运

动。对于有跌倒风险的老年人，推荐每周至少进行 2 天力量训练，以改善平衡能力和协调性。对于合并肥胖和糖尿病的患者，推荐每周进行≥3 次抗阻训练，外加中等或高强度有氧运动（每周进行 5～7 天，每天至少 30min）。对于心血管疾病风险低中危且血压控制良好的患者，应避免参加高强度的等长运动，如举重等。此外，其他体育运动不应受到限制[1]。

此外，在整个运动过程中要避免 Valsalva 动作[48]。在参加运动期间要进行定期随访，对高血压的严重程度和心血管疾病风险进行评估。对于血压读数接近临界值的个体，应考虑定期进行动态血压评估。

综上所述，运动降血压的疗效是明确的、有益的。其主要机制是运动改善机体的神经、体液及内分泌调节，适用于所有无禁忌证的高血压患者，运动降压疗法应建立在早期实施的基础上，对血压正常高值人群及有遗传、家族史的人群更有意义。运动是高血压治疗的重要组成部分，对于低、中危险度高血压患者，包含运动的生活方式干预有可能使血压降到正常，而对于高危、极高危高血压患者，运动可提高抗高血压药物的效果。

（孙　刚　岳建伟　魏晓红）

参 考 文 献

[1] Pelliccia A, Sharma S, Gati S, et al. 2020 ESC Guidelines on sports cardiology and exercise in patients with cardiovascular disease[J]. Eur Heart J, 2021, 42（1）: 17-96.

[2] Wen H, Wang L. Reducing effect of aerobic exercise on blood pressure of essential hypertensive patients: A

meta-analysis[J]. Medicine（Baltimore），2017，96（11）：e6150.

[3] Hagberg JM，Park JJ，Brown MD. The role of exercise training in the treatment of hypertension：An update[J]. Sports Med，2000，30（3）：193-206.

[4] 史云聪，王立立，郭艺芳. 运动、高血压与认知功能[J]. 中国心血管杂志，2020，25（4）：393-396.

[5] Whelton SP，Chin A，Xin X，et al. Effect of aerobic exercise on blood pressure：A meta-analysis of randomized，controlled trials[J]. Ann Intern Med，2002，136（7）：493-503.

[6] Ketelhut RG，Franz IW，Scholze J. Efficacy and position of endurance training as a non-drug therapy in the treatment of arterial hypertension[J]. J Hum Hypertens，1997，11（10）：651-655.

[7] Ketelhut RG，Franz IW，Scholze J. Regular exercise as an effective approach in antihypertensive therapy[J]. Med Sci Sports Exerc，2004，36（1）：4-8.

[8] 郑景启，陈吉筐，李杨春. 有氧运动对老年原发性高血压病的降压作用观察[J]. 中国康复理论与实践，2004，（5）：56-57.

[9] 刘朝猛，卓杰先. 6个月健步走运动对中老年原发性高血压患者血压、NO及eNOS的影响研究[J]. 广州体育学院学报，2021，41（2）：104-107.

[10] 胡庆华，乾佑玲，刘晓丽，等. 12周太极拳运动对中老年轻度高血压患者微血管反应性的影响及机制[J]. 中国应用生理学杂志，2021，37（6）：683-687.

[11] Lopes S，Mesquita-Bastos J，Garcia C，et al. Effect of Exercise Training on Ambulatory Blood Pressure Among Patients With Resistant Hypertension：A Randomized Clinical Trial[J]. JAMA Cardiol，2021，6（11）：1317-1323.

[12] Suranga D，Gisela S，Gerard W，et al. Exercise：A therapeutic modality to treat blood pressure in resistant hypertension[J]. Physical Therapy Reviews，2020，25（3）：149-158.

[13] Fisher MM. The effect of resistance exercise on recovery blood pressure in normotensive and borderline hypertensive women[J]. J Strength Cond Res，2001，15（2）：210-216.

[14] Oliveira-Dantas FF，Browne R，Oliveira RS，et al. Effect of High-velocity Resistance Exercise on 24-h Blood Pressure in Hypertensive Older Women[J]. Int J Sports Med，2021，42（1）：41-47.

[15] 龚佳青，刘漩，诸赟. 抗阻运动对老年高血压患者血压及生活质量的影响[J]. 中国老年学杂志，2020，40（12）：2580-2583.

[16] Inder JD，Carlson DJ，Dieberg G，et al. Isometric exercise training for blood pressure management：A systematic review and meta-analysis to optimize benefit[J].

Hypertens Res，2016，39（2）：88-94.

[17] Kelley GA，Kelley KS. Progressive resistance exercise and resting blood pressure：A meta-analysis of randomized controlled trials[J]. Hypertension，2000，35（3）：838-843.

[18] Engström G，Hedblad B，Janzon L. Hypertensive men who exercise regularly have lower rate of cardiovascular mortality[J]. J Hypertens，1999，17（6）：737-742.

[19] Stamler J，Rose G，Stamler R，et al. INTERSALT study findings. Public health and medical care implications[J]. Hypertension，1989，14（5）：570-577.

[20] Cléroux J，Kouamé N，Nadeau A，et al. Aftereffects of exercise on regional and systemic hemody-namics in hypertension[J]. Hypertension，1992，19（2）：183-191.

[21] Tanasescu M，Leitzmann M F，Rimm E B，et al. Exercise type and intensity in relation to coronary heart disease in men[J]. JAMA，2002，288（16）：1994-2000.

[22] Williams MA，Haskell WL，Ades PA，et al. Resistance exercise in individuals with and without cardiovascular disease：2007 update：A scientific statement from the American Heart Association Council on Clinical Cardiology and Council on Nutrition，Physical Activity，and Metabolism[J]. Circulation，2007，116（5）：572-584.

[23] 张学领. 长期有氧运动对原发性高血压患者心血管自主神经功能的调节[J]. 河南大学学报（自然科学版），2015，45（1）：73-77.

[24] Jo Y，Arita M，Baba A，et al. Blood pressure and sympathetic activity following responses to aerobic exercise in patients with essential hypertension[J]. Clin Exp Hypertens A，1989，11（Suppl 1）：411-417.

[25] 赵晓霖，彭雯雯，刘国英，等. 长期运动训练延缓高血压进展的作用及其中枢机制[J]. 中国康复医学杂志，2018，33（2）：192-197.

[26] 李明余，洪玲，赵晓霖，等. 8周跑台运动对高血压大鼠血压调节和脑内血管紧张素转换酶的影响[J]. 中国康复医学杂志，2019，34（4）：403-409.

[27] 朱大年，王庭槐. 生理学[M]. 8版. 北京：人民卫生出版社，2013.

[28] 柯小剑，王人卫，久保晃信. 有氧运动对原发性高血压病患者体质指标及血清一氧化氮的影响[J]. 中国运动医学杂志，2004，（1）：94-95.

[29] 陈彩珍，卢健. 有氧运动对老年人内皮素-1合成的影响[J]. 浙江体育科学，2005，（3）：12-14.

[30] 李晔. 长期中等强度跑台运动对自发性高血压大鼠内皮素-1、血管紧张素Ⅱ和一氧化氮的影响[D]. 山东体育学院，2007.

[31] Higashi Y，Yoshizumi M. Exercise and endothelial function：role of endothelium-derived nitric oxide and oxidative stress in healthy subjects and hypertensive patients[J]. Pharmacol Ther，2004，102（1）：87-96.

[32] Ha MS，Kim JH，Kim YS，et al. Effects of aquarobic exercise and burdock intake on serum blood lipids and vascular elasticity in Korean elderly women[J]. Exp Gerontol，2018，101：63-68.

[33] Edwards DG，Lang JT. Augmentation index and systolic load are lower in competitive endurance athletes[J]. Am J Hypertens，2005，18（5 Pt 1）：679-683.

[34] 李敏，袁晓丹，戴霞，等. 不同运动方式对糖尿病前期患者 2 型糖尿病风险的影响：一项为期 2 年的前瞻性随机对照研究[J]. 中华内分泌代谢杂志，2021，37（10）：895-904.

[35] Iaccarino G，Franco D，Sorriento D，et al. Modulation of Insulin Sensitivity by Exercise Training：Implications for Cardiovascular Prevention[J]. J Cardiovasc Transl Res，2021，14（2）：256-270.

[36] Honda H，Igaki M，Komatsu M，et al. Effect of moderate-intensity seated exercise on the management of metabolic outcomes in hypertensive individuals with or without exercise habits[J]. J Exerc Sci Fit，2021，19（1）：51-56.

[37] ACSM. ACSM's Guidelines for Exercise Testing and Prescription[M]. Philadelphia，PA：Wolters Kluwer/Lippincott Williams & Wilkins，2014.

[38] Cornelissen VA，Smart NA. Exercise training for blood pressure：a systematic review and meta-analysis[J]. J Am Heart Assoc，2013，2（1）：e004473.

[39] Saco-Ledo G，Valenzuela PL，Ruiz-Hurtado G，et al. Exercise Reduces Ambulatory Blood Pressure in Patients With Hypertension：A Systematic Review and Meta-Analysis of Randomized Controlled Trials[J]. J Am Heart Assoc，2020，9（24）：e018487.

[40] 王军威，袁琼嘉，杨澎湃，等. 运动疗法对我国原发性高血压干预效果的 meta 分析[J]. 中国康复医学杂志，2017，32（4）：454-460.

[41] Cornelissen VA，Fagard RH. Effect of resistance training on resting blood pressure：A meta-analysis of randomized controlled trials[J]. J Hypertens，2005，23（2）：251-259.

[42] Macdonald HV，Johnson BT，Huedo-Medina TB，et al. Dynamic Resistance Training as Stand-Alone Antihypertensive Lifestyle Therapy：A Meta-Analysis[J]. J Am Heart Assoc，2016，5（10）：e003231.

[43] Carlson DJ，Dieberg G，Hess NC，et al. Isometric exercise training for blood pressure management：A systematic review and meta-analysis[J]. Mayo Clin Proc，2014，89（3）：327-334.

[44] Cornelissen VA，Fagard RH，Coeckel-Berghs E，et al. Impact of resistance training on blood pressure and other cardiovascular risk factors：A meta-analysis of randomized，controlled trials[J]. Hypertension，2011，58（5）：950-958.

[45] Sousa N，Mendes R，Abrantes C，et al. A randomized 9-month study of blood pressure and body fat responses to aerobic training versus combined aerobic and resistance training in older men[J]. Exp Gerontol，2013，48（8）：727-733.

[46] Son WM，Sung KD，Cho JM，et al. Combined exercise reduces arterial stiffness，blood pressure，and blood markers for cardiovascular risk in postmenopausal women with hypertension[J]. Menopause，2017，24（3）：262-268.

[47] Son WM，Sung KD，Bharath LP，et al. Combined exercise training reduces blood pressure，arterial stiffness，and insulin resistance in obese prehypertensive adolescent girls[J]. Clin Exp Hypertens，2017，39（6）：546-552.

[48] Pescatello L S，Franklin B A，Fagard R，et al. American College of Sports Medicine position stand. Exercise and hypertension[J]. Med Sci Sports Exerc，2004，36（3）：533-553.

[49] Eckel RH，Jakicic JM，Ard JD，et al. 2013 AHA/ACC guideline on lifestyle management to reduce cardiovascular risk：A report of the American College of Cardiology/American Heart Association Task Force on Practice Guidelines[J]. J Am Coll Cardiol，2014，63（25 Pt B）：2960-2984.

[50] James PA，Oparil S，Carter BL，et al. 2014 evidence-based guideline for the management of high blood pressure in adults：Report from the panel members appointed to the Eighth Joint National Committee（JNC 8）[J]. JAMA，2014，311（5）：507-520.

[51] Williams B，Mancia G，Spiering W，et al. 2018 ESC/ESH Guidelines for the management of arterial hypertension[J]. Eur Heart J，2018，39（33）：3021-3104.

[52] Harris KC，Benoit G，Dionne J，et al. Hypertension Canada's 2016 Canadian Hypertension Education Program Guidelines for Blood Pressure Measurement，Diagnosis，and Assessment of Risk of Pediatric Hypertension[J]. Can J Cardiol，2016，32（5）：589-597.

[53] Unger T，Borghi C，Charchar F，et al. 2020 International Society of Hypertension global hypertension practice guidelines[J]. J Hypertens，2020，38（6）：982-1004.

[54] 《中国高血压防治指南》修订委员会，高血压联盟（中国），中华医学会心血管病学分会等. 中国高血压防治指南（2018 年修订版）[J]. 中国心血管杂志，2019，24（1）：24-56.

[55] Park S，Rink LD，Wallace JP. Accumulation of physical activity leads to a greater blood pressure reduction than a single continuous session，in prehypertension[J]. J Hypertens，2006，24（9）：1761-1770.

[56] Padilla J，Wallace JP，Park S. Accumulation of physical

activity reduces blood pressure in pre-and hypertension[J]. Med Sci Sports Exerc，2005，37（8）：1264-1275.

[57] Von Känel R. Accumulation of 30 min of moderately intense physical activity is a clinically meaningful treatment to reduce systolic blood pressure in prehypertension[J]. J Hum Hypertens，2008，22（7）：444-446.

[58] Murphy MH，Blair SN，Murtagh EM. Accumulated versus continuous exercise for health benefit：A review of empirical studies[J]. Sports Med，2009，39（1）：29-43.

[59] Jones H，Taylor CE，Lewis NC，et al. Post-exercise blood pressure reduction is greater following intermittent than continuous exercise and is influenced less by diurnal variation[J]. Chronobiol Int，2009，26（2）：293-306.

[60] Tjønna AE，Stølen TO，Bye A，et al. Aerobic interval training reduces cardiovascular risk factors more than a multitreatment approach in overweight adolescents[J]. Clin Sci（Lond），2009，116（4）：317-326.

[61] Schjerve IE，Tyldum GA，Tjønna AE，et al. Both aerobic endurance and strength training programmes improve cardiovascular health in obese adults[J]. Clin Sci（Lond），2008，115（9）：283-293.

[62] Vanhees L，De Sutter J，Geladas N，et al. Importance of characteristics and modalities of physical activity and exercise in defining the benefits to cardiovascular health within the general population：recommendations from the EACPR（Part Ⅰ）[J]. Eur J Prev Cardiol，2012，19（4）：670-686.

[63] Chen MJ，Fan X，Moe ST. Criterion-related validity of the Borg ratings of perceived exertion scale in healthy individuals：A meta-analysis[J]. J Sports Sci，2002，20（11）：873-899.

[64] Irving BA，Rutkowski J，Brock DW，et al. Comparison of Borg-and OMNI-RPE as markers of the blood lactate response to exercise[J]. Med Sci Sports Exerc，2006，38（7）：1348-1352.

[65] Haddad M，Padulo J，Chamari K. The usefulness of session rating of perceived exertion for monitoring training load despite several influences on perceived exertion[J]. Int J Sports Physiol Perform，2014，9（5）：882-883.

[66] Potteiger JA，Weber SF. Rating of perceived exertion and heart rate as indicators of exercise intensity in different environmental temperatures[J]. Med Sci Sports Exerc，1994，26（6）：791-796.

[67] Xiao J. Physical Exercise for Human Health[M]. Singapore：Springer Nature Singapore Pte Ltd，2020.

[68] Garber CE，Blissmer B，Deschenes MR，et al. American College of Sports Medicine position stand. Quantity and quality of exercise for developing and maintaining cardiorespiratory，musculoskeletal，and neuromotor fitness in apparently healthy adults：Guidance for prescribing exercise[J]. Med Sci Sports Exerc，2011，43（7）：1334-1359.

[69] Franckowiak SC，Dobrosielski DA，Reilley SM，et al. Maximal heart rate prediction in adults that are overweight or obese[J]. J Strength Cond Res，2011，25（5）：1407-1412.

[70] Ciolac EG. High-intensity interval training and hypertension：Maximizing the benefits of exercise?[J]. Am J Cardiovasc Dis，2012，2（2）：102-110.

[71] Mancia G，Fagard R，Narkiewicz K，et al. 2013 ESH/ESC Guidelines for the management of arterial hypertension：the task force for the management of arterial hypertension of the European Society of Hypertension（ESH）and of the European Society of Cardiology（ESC）[J]. J Hypertens，2013，31（7）：1281-1357.

[72] Niebauer J，Börjesson M，Carre F，et al. Recommendations for participation in competitive sports of athletes with arterial hypertension：A position statement from the sports cardiology section of the European Association of Preventive Cardiology（EAPC）[J]. Eur Heart J，2018，39（40）：3664-3671.

[73] 国家卫生健康委员会疾病预防控制局，国家心血管病中心，中国医学科学院阜外医院，等. 中国高血压健康管理规范（2019）[J]. 中华心血管病杂志，2020，（1）：10-46.

[74] Sharman JE，Smart NA，Coombes JS，et al. Exercise and sport science australia position stand update on exercise and hypertension[J]. J Hum Hypertens，2019，33（12）：837-843.

[75] Quinn TJ，Sprague HA，Van Huss WD，et al. Caloric expenditure，life status，and disease in former male athletes and non-athletes[J]. Med Sci Sports Exerc，1990，22（6）：742-750.

[76] Mons U，Hahmann H，Brenner H. A reverse J-shaped association of leisure time physical activity with prognosis in patients with stable coronary heart disease：Evidence from a large cohort with repeated measurements[J]. Heart，2014，100（13）：1043-1049.

[77] Keefe JH，Patil HR，Lavie CJ，et al. Potential adverse cardiovascular effects from excessive endurance exercise[J]. Mayo Clin Proc，2012，87（6）：587-595.

第二部分　抗高血压药物

第34章
利尿抗高血压药物

利尿剂，尤其是噻嗪类利尿剂作为主要抗高血压药物之一已有近 60 年的历史。早在 20 世纪 60 年代，其与 β 受体阻滞剂一起被建议作为治疗高血压的初始和常用治疗药物。虽然噻嗪类利尿剂因代谢性-剂量依赖性不良反应在 20 世纪 80 年代一度被冷落，然而多项大规模临床试验的结果均表明，噻嗪类利尿剂可以显著降低血压，降低患者的死亡率、脑卒中和心血管事件的发生率并具有良好的安全性；特别是 2002 年抗高血压和降脂治疗预防心脏病发作试验（Antihypertensive and Lipid-Lowering Treatment to Prevent Heart Attack Trial，ALLHAT）结果公布后，引起强烈反响和广泛重视。这些循证医学证据加上价廉的优势，使利尿剂又恢复了应有的地位。

肾脏是各种利尿剂的主要靶器官。各种利尿剂的结构不同，并且在肾脏中的作用位点也不同。作用位点决定了它们利尿的相对效力，表现为滤出的氯化钠的最大百分比不同。醛固酮受体拮抗剂因不仅保钾且还有其他效应，故被单独列为一类。

第一节 噻嗪类利尿剂

一、药理作用及机制

目前噻嗪类利尿剂的确切降压作用机制还不清楚。所有利尿剂起初都是通过增加尿钠排泄，减少血容量和细胞外液量，降低心排血量来降低血压。但是大多数噻嗪类利尿剂服用 6h 后就几乎没有促尿钠排泄作用了，而血管阻力持续下降；至 6～8 周后，血容量、细胞外液量和心排血量逐步恢复正常。周围血管阻力减低可能是由于噻嗪类利尿剂使小动脉平滑肌细胞内的钠含量减少，继而通过 Na^+、Ca^{2+} 交换机制使细胞内钙含量减少，而导致小动脉平滑肌张力降低。许多医师认为噻嗪类利尿剂的降压机制就是利尿，这显然是认识上的误区，也是临床上对使用利尿剂顾忌重重的主要原因之一。

有学者认为噻嗪类利尿剂的血管扩张效应可能与这些药物抑制血管碳酸酐酶（carbonic anhydrase，CA）活性和（或）直接作用于血管离子通道有关。噻嗪类利尿剂抑制血管 CA 活性可使细胞内 pH 升高，pH 的升高使钾通道激活，钾通道的部分开放不仅通过内外钾交换使细胞膜电位超极化，同时部分关闭了电压依赖性钙通道。此外，吲达帕胺具有独特的亲脂性微粒结构，更易于与血管壁结合，促进 PGI-1、PGE-2 合成，扩张血管。噻嗪类利尿剂的其他作用机制可能还包括下调 AT_1 受体。

对于那些肾功能不全的患者（如血肌酐大于 1.5mg/dl 或肌酐清除率<30ml/min），噻嗪类似乎没有作用，因为这些药物难以分泌到肾小管中发挥作用；此外，内源性有机酸会与利尿药在近曲小管发生不完全的竞争性转运，肾脏的利尿反应会随着肾脏损害的加重而逐渐降低[1, 2]。

二、噻嗪型和噻嗪样利尿剂的区别

虽然同样作用于远曲小管，但根据分子结构，噻嗪类利尿剂可进一步分为噻嗪型（thiazide-type）和噻嗪样（thiazide-like）两类。前者以氢氯噻嗪（hydrochlorothiazide，HCTZ）和苄氟噻嗪（bendro-flumethiazide）为代表，后者主要有吲达帕胺、氯噻酮。前者结构中包含苯噻二嗪核和磺酰胺基，后者结构中包含磺酰胺基。

这两类药物均具有磺酰胺基结构，可抑制 CA 活性，具有利尿降压作用。已知氯噻酮抑制 CA 活性的能力强于噻嗪型利尿剂。吲达帕胺分子结构中的 2-甲基-二氢吲哚环使该药具有重要的亲脂特性，更易与血管壁内皮细胞结合，对血管的作用更为明显。

噻嗪型与噻嗪样利尿剂的药代动力学特征见表 4-34-1。

表 4-34-1 噻嗪型与噻嗪样利尿剂的药代动力学特征

利尿剂	对碳酸酐酶的相对抑制作用	口服生物利用度（%）	分布容积（L/kg）	清除途径	持续时间（h）	清除半衰期（h）
噻嗪型						
氢氯噻嗪	+	60～70	2.5	95%经肾脏	12～18	9～10
苄氟噻嗪	−	90	1.0～1.5	30%经肾脏	12～18	9
噻嗪样						
氯噻酮	+++	65	3～13	65%经肾脏	48～72	50～60
吲达帕胺	++	93	25	肝脏代谢	24	24

注："+"为有抑制作用，"−"为无抑制作用，"+"越多表明抑制作用越强。

由于药物分子结构的不同，噻嗪样利尿剂清除半衰期和作用持续时间普遍长于噻嗪型利尿剂。2011 年英国高血压指南及 2013 年美国高血压学会（ASH）/国际高血压学会（ISH）高血压社区管理指南均推荐：如需使用利尿剂起始治疗或替换其他治疗，相对于传统的噻嗪型利尿剂（苄氟噻嗪和 HCTZ），应优先选择噻嗪样利尿剂。

2015 年 3 月发表的一项系统分析比较了吲达帕胺、氯噻酮和 HCTZ 对血压和代谢的影响。该研究共纳入 14 项随机对照试验、9765 例参与者。为了均衡比较，每个利尿剂组分为 1～3 个剂量分层。在随机效应 meta 分析中，与 HCTZ 相比，吲达帕胺使收缩压进一步下降 5.1mmHg（95%CI −8.7～−1.6，P=0.004），而氯噻酮使收缩压进一步下降 3.6mmHg（95%CI −7.3～0.0，P=0.052）。HCTZ 和吲达帕胺对代谢的不良影响无差异，包括血钾水平。

美托拉宗（metolazone）为一种长效的、作用更强的喹唑噻嗪衍生物，无抑制 CA 作用，但作用部位和利尿作用与 HCTZ 相似，还作用于近曲小管。该药口服吸收迅速，但不完全（约 64%），消除半衰期约 8h，服药后 1h 出现利尿作用，持续 12～24h。美托拉宗主要经肾排泄，大部分为原形，小部分为无活性代谢物，另一小部分也经胆汁排泄。本品不同于 HCTZ，不会使肾血流量和肾小球滤过率降低，尤其适用于高血压合并肾功能不全，但肾小球滤过率小于 10ml/min 时则效果差[3-5]。

三、噻嗪类利尿剂降压治疗的特点

噻嗪类利尿剂起效慢，作用相对温和，持续时间长。限制钠摄入有助于发挥噻嗪类利尿剂的效果。单独使用 12.5mg 的 HCTZ 疗效欠佳，剂量增至 25mg 后降压作用明显，不过伴随的不良反应也明显增加。因此单独使用低剂量噻嗪类利尿剂疗效不佳时，应该考虑增加其他抗高血压药物，而不是单纯加大药量。此外，根据一项 meta 分析结果，在各类抗高血压药物的头对头 24h 动态血压监测比较试验中，使用 HCTZ 12.5～25mg/d 的降压疗效劣于其他抗高血压药物，因此目前 HCTZ 更多的是与其他药物合用或使用含有 HCTZ 的单片复方制剂。

噻嗪类利尿在不同高血压人群中的降压效果并不相同，这与多种因素相关，如患者年龄、种族、肾功能等。①相对年轻人而言，老年患者一般对盐更敏感，而利尿剂可以促进水分和盐排出；老年人肾素-血管紧张素-醛固酮系统（RAAS）不如年轻人反应强烈，而利尿剂对低肾素型高血压效果好。此外，老年患者中单纯收缩期高血压多见，而利尿剂降低收缩压的效果突出。故此，《2003 欧洲高血压处理指南》推荐噻嗪类利尿剂作为治疗老年高血压及单纯收缩期高血压的优先选择药物。②ALLHAT 研究结果表明，氯噻酮对非洲裔个体的降压作用大于赖诺普利。与白种人相比，非洲裔患者使用利尿剂随访期间发生脑卒中的风险明显低于使用赖诺普利的患者。③在优化顽固性高血压的药物治疗方案时，往往优先考虑基于利尿剂的治疗。包括：是否使用了最大的耐受剂量；使用的是噻嗪样利尿剂而非噻嗪型利尿剂；是否针对估算的肾小球滤过率（eGFR）<30ml/（min·1.73m²）或临床容量超负荷使用袢利尿剂。④《2020 国际高血压学会全球高血压实践指南》推荐噻嗪类利尿剂作为高血压合并脑卒中的一线抗高血压药物，这一推荐得到了来自欧洲的培哚普利预防脑卒中复发研究（Perindopril Protection Against Recurrent Stroke Study，PROGRESS）和我国的脑卒中后降压治疗研究（Post-stroke Antihypertensive Treatment Study，PATS）证据的支持。⑤充血性心力衰竭合并高血压患者是利尿药降压的优势人群。英国国家健康与临床优化研究所（National Institute for Health and Clinical Excellence，NICE）制定的《成人高血压的诊断和管理指南》推荐：起始治疗时如果合并心力衰竭或是心力衰竭高危患者，应予噻嗪样利尿剂治疗。

一项收集了 9 项研究共 9000 例妊娠妇女临床试验的 meta 分析结果表明，是否使用利尿剂对孕妇不良预后事件的发生并无明显差异。根据有限的报道，HCTZ 没有致胎儿畸形的作用。尽管利尿剂确实影响正常妊娠的血浆容量，但不会对胎儿的生长产生负面影响。对于孕前已经使用了 HCTZ 的妇女，目前主张妊娠期间可继续使用。哺乳期妇女使用 HCTZ 对婴儿的有害证据很少，但是此类研究的数量有限。

有研究表明高血压患者 G 蛋白 β₃ 亚单位（GNB3）825C/T 多态性可能影响 HCTZ 的降压效

果。变异型纯合子患者对氢氯噻嗪的降压效果优于野生型纯合子个体，但也有个别研究报道认为并不相关[6-10]。

四、药物的相互作用

实践证明噻嗪类利尿剂几乎可以增强所有抗高血压药物的降压效果。这一增强作用主要是利用了药物的多种机制降压，也与其可防止其他抗高血压药物使用时伴随的水钠潴留有很大关系。因为无论血压是否降低，长期使用非利尿性抗高血压药物（特别是血管扩张药）时，肾脏存在的压力利钠机制会使潴钠反应增强，液体潴留总是会伴随而来，这就减弱了非利尿性抗高血压药物的降压效应。

利尿剂联合血管紧张素转换酶抑制剂（ACEI）或血管紧张素Ⅱ受体阻滞剂（ARB）为最常见的由两种固定剂量抗高血压药物组成的复方制剂。这两类药物的联合具有协同降压机制：利尿剂减轻容量负荷并能扩张血管，而 RAAS 抑制剂扩张血管并能抑制醛固酮释放促进排钠，起到双重排钠和双重扩血管作用；利尿剂反射性引起 RAAS 激活，可增强 RAAS 抑制剂的敏感性，而 RAAS 抑制剂对抗利尿剂激活 RAAS 的升压有负向调节作用，两药的降压疗效彼此增强。合用这两类药还可降低利尿剂的使用剂量，减少其不良反应，而费用增加极少。

与其他药物的相互作用：在某些情况下，利尿剂的降压作用会被削弱。例如，非甾体抗炎药可能降低大多数利尿剂的作用，尤其是选择性环氧化酶-2 抑制剂。利尿剂与这类药物合用可增加它们的肾毒性，应尽量避免合用。

噻嗪类利尿药与皮质激素均可使血糖升高，合用时更易诱发或加重糖尿病[6, 9, 11]。

五、噻嗪类利尿剂的不良反应

（一）低钾血症

血钾降低程度与患者血钾基线水平和利尿剂使用剂量呈正相关。12.5mg/d 的氯噻酮可使血钾平均降低 0.3mmol/L，使用 12.5mg/d HCTZ 时的低血钾发生率约为 5%。一项 meta 分析结果显示，与吲

达帕胺 2.5mg 普通片剂比较，在降压疗效相似的情况下，该药缓释片 1.5mg/d 可使低血钾发生率显著降低 62.5%。2008 年由国际上五家学会组织制订、发表的有关原发性醛固酮增多症诊断治疗的指南建议，对利尿剂引起的低血钾患者进行原发性醛固酮增多症筛查。

（二）糖代谢障碍

目前噻嗪类利尿剂引起血糖升高的机制尚不清楚。在一项使用噻嗪类利尿剂的 59 个临床试验（58 520 例）系统分析中，发现血钾与血糖改变之间存在密切的负相关性；同时还发现如果基础血钾水平 >3.8mmol/L，不会明显影响糖代谢。虽然与钙拮抗剂（calcium channel blocker，CCB）和 ACEI 类抗高血压药物相比，长期使用利尿剂可能增加 1%~3.5% 的新发糖尿病，但利尿剂对长期心血管事件未产生不良影响。

（三）脂肪代谢紊乱

噻嗪类利尿剂影响脂肪酶的活性，使甘油三酯分解代谢减少、血甘油三酯水平升高，也可引起轻度血总胆固醇增加。但必须指出，噻嗪类利尿剂对脂代谢的影响与剂量呈正相关，长期大剂量应用才会引起显著的血脂异常改变，而低剂量应用则不会。

（四）高尿酸血症

噻嗪类利尿剂能竞争性抑制尿酸排出，使血尿酸水平升高。由于利尿剂所致高尿酸血症呈剂量依赖性，小剂量利尿剂降压治疗通常不会导致尿酸蓄积，也很少引起痛风。已患痛风为噻嗪类利尿剂应用的禁忌证。

另外，由于具有磺胺类相似结构，噻嗪类利尿剂如氢氯噻嗪、吲达帕胺，都可能与其他磺胺类药物发生交叉过敏[1, 2]。

第二节　保钾利尿剂

保钾利尿剂由于药物作用靶点不同而分为两种：氨苯蝶啶（triamterene）和阿米洛利（amiloride）。其通过抑制肾脏远曲小管和集合管皮质段的钠-氢共转运体，抑制 Na^+ 再吸收和减少 K^+ 分泌；在近端

肾小管中抑制 Na^+-H^+ 和 Na^+-K^+ 交换，使钾的分泌减少。其作用不依赖醛固酮，利尿作用弱[6, 11, 12]。

一、阿　米　洛　利

（一）药代动力学

阿米洛利口服吸收较差，吸收率仅 15%～20%。进食时给药生物利用度降低；空腹可使吸收加快，但吸收率并不明显增加。阿米洛利血浆蛋白结合率很低，血浆半衰期 6～9h，肾功能不全时明显延长。单次口服起效时间为 2h，6～10h 达高峰，持续 24h。阿米洛利 50% 以原形从尿中排出，40% 左右随粪便排出，少量经胆汁排泄。

（二）抗高血压

阿米洛利促尿钠排泄和抗高血压活性较弱，但与噻嗪类或髓袢类利尿剂合用时则作用增强，并可明显减少钾的排泄。此外，还具有扩血管效应。成人口服常用量开始每次 5～10mg，每日 1 次，以后酌情调整剂量。该药主要用于对醛固酮拮抗剂耐受的原发性醛固酮增多症患者和钠通道基因突变导致的 Liddle 综合征（假性醛固酮增多症）（临床上可见于少数顽固性高血压）。

（三）药物不良反应

单独使用阿米洛利时高钾血症较常见。本品对内分泌和水盐代谢有较明显的影响，对糖尿病患者有可能引起高钾血症。长期服药应定期查血钾、血钠、血氯水平。本药偶可引起低钠血症、高钙血症、轻度代谢性酸中毒、胃肠道反应。

阿米洛利对孕妇有无不良作用尚不明确，宜慎用或在医师指导下用药。尚无试验证实本药可经乳汁分泌。

（四）药物相互作用

雌激素能引起水钠潴留，从而减弱阿米洛利的利尿作用。非甾体抗炎药，尤其是吲哚美辛，能降低本药的利尿作用，且合用时肾毒性增加。与下列药物合用时，发生高钾血症的机会增加，如含钾药物、库存血、RAAS 抑制剂和环孢素 A 等。

复方阿米洛利由 2.5mg 阿米洛利和 25mg

HCTZ 组成。本药既有阿米洛利的保钾作用，有起效快、服用剂量小、持续时间长等特点；又有 HCTZ 利尿能力强的性能。在大规模随机对照 CHIEF 研究中，氨氯地平联合复方阿米洛利的降压疗效和氨氯地平联合替米沙坦相似。

二、氨　苯　蝶　啶

氨苯蝶啶的利尿和保钾作用均弱于螺内酯和阿米洛利，单用几乎不影响血压，常与排钾利尿药合用。在临床实践中，低剂量噻嗪类利尿剂使钾丢失较少，所以氨苯蝶啶联合噻嗪类利尿剂的降压治疗已经较少使用。有时胃肠道不良反应也限制了它的使用。此外需注意，氨苯蝶啶可增加血尿酸浓度。

第三节　醛固酮受体拮抗剂

醛固酮受体拮抗剂与醛固酮在远曲小管和集合管皮质段起竞争作用，可抑制醛固酮作用于盐皮质激素受体，促进 Na^+、Cl^- 的排泄而利尿，因 Na^+-K^+ 交换机制受抑制，钾的排泄减少。此外，螺内酯还可抑制性腺产生雄激素[1, 6]。

本类药物对肾脏近曲小管和髓袢段无作用，故利尿作用较弱。ACEI 和 ARB 可以抑制肾上腺分泌醛固酮，但存在"逃逸"现象，即经过一段时间治疗后，醛固酮的释放量有所恢复，其血浆浓度甚至可能超过基线水平而发生"醛固酮逃逸"现象。因此，有必要采用醛固酮受体拮抗剂治疗高血压[1, 6]。

醛固酮除了有传统的促进肾脏保钠作用，还可以促进血管炎症和纤维化的发生。因此，醛固酮受体拮抗剂的另一作用是通过抗炎和抗纤维化，预防或减轻心脏、肾脏、血管多个靶器官的损害[1, 6]。

一、螺　内　酯

（一）药代动力学

螺内酯（antisterone）口服吸收较好，生物利用度大于 90%，血浆蛋白结合率在 90% 以上，进入体内后 80% 由肝脏迅速代谢为有活性的坎利酮

（canrenone）。螺内酯和其代谢产物的半衰期为 10～12h，口服后 1 日左右起效，2～3 日达高峰，停药后作用仍可维持 2～3 日。无活性的代谢产物主要经肾排泄，部分经胆汁排泄，约有 10% 以原形从肾脏排泄。

（二）抗高血压

本药单独用于治疗高血压已有多年，但目前主要与噻嗪类利尿剂联合使用，其保钾效果相当于 32mmol 氯化钾。容量负荷过重是难以控制的高血压的常见原因之一，与利尿剂治疗不充分、高盐摄入及进行性肾功能不全有关，宜做相应改进与处理。在 ASCOT 降压分支研究中，1411 例肥胖的顽固性高血压患者，在已经联合 3 种抗高血压药物治疗的情况下，非随机加用螺内酯 25～50mg/d，结果平均降低血压 21.9/9.5mmHg。螺内酯与安慰剂、比索洛尔和多沙唑嗪比较，确定耐药高血压的最佳治疗方案（spironolactone versus placebo, bisoprolol, and doxazosin to determine the optimal treatment for drug-resistant hypertension, PATHWAY-2）研究纳入联合使用了 3 种药物的最大耐受剂量的顽固性高血压患者，随机顺序接受螺内酯、多沙唑嗪、比索洛尔和安慰剂治疗。在 314 名患者中，与安慰剂相比，螺内酯组家庭血压测定的收缩压下降 8.70mmHg，多沙唑嗪和比索洛尔两组平均下降 4.26mmHg，3/4 的顽固性高血压患者服用螺内酯血压控制得到较大的改善，60% 的患者达到血压控制标准。

螺内酯治疗原发性醛固酮增多症，手术前患者每日用量 100～400mg，分 2～4 次服用。不宜手术的患者，则选用较小剂量维持。

（三）药物不良反应

高钾血症最为常见，且常以心律失常为首发表现。有胃肠道反应，如恶心、呕吐、胃痉挛和腹泻。长期服用本药在男性可致男性乳房发育、阳痿、性功能低下，在女性可致乳房胀痛、声音变粗、毛发增多、月经失调、性功能下降。

本药可通过胎盘。螺内酯和氨苯蝶啶的妊娠期用药危险等级均为 D 级，不宜应用。

（四）药物相互作用

与下列药物合用时，发生高钾血症的机会增加，如含钾药物、库存血（含钾 30mmol/L，如库存 10 日以上含钾高达 65mmol/L）、ACEI、环孢素 A。非甾体抗炎药，尤其是吲哚美辛，能降低本药的利尿作用，且合用时肾毒性增加。本药可使地高辛半衰期延长[13-15]。

二、依普利酮

依普利酮（eplerenone）是在螺内酯的基础上研发的一种新型选择性盐皮质激素受体拮抗剂，在国外于 2002 年被批准上市。本药只作用于盐皮质激素受体，而不作用于雄激素和孕酮受体。

（一）药代动力学

本药口服吸收好，食物不影响其吸收，蛋白结合率为 50%。该药消除半衰期 4～6h；表观血浆清除率约为 10L/h。在健康志愿者和高血压患者中，表观分布容积在稳态时为 43～90L。在体内主要由肝脏药物代谢酶 3A4（CYP3A4）代谢为无活性产物。口服后 67% 从尿液排泄，其余从粪便排泄。在肾功能不全患者中，药物峰浓度和血药浓度-时间曲线下面积（area under the curve, AUC）降低，血液透析中不被清除。

（二）抗高血压

2003 年美国食品药品监督管理局（Food and Drug Administration, FDA）批准依普利酮可单独或与其他药联合使用治疗高血压。单独使用本药降压的推荐初始剂量为每次 50mg，每天 1 次。在用药 4 周内出现明显降压作用。如果降压效果不明显，可以提高到每次 50mg，每天 2 次。不推荐更高的用药剂量，否则有增加高血钾等不良反应发生的危险。依普利酮的降压有效率及降低收缩压与舒张压的幅度与依那普利相似。对单纯收缩期高血压、饮食所致肥胖相关的高血压也有一定的降压作用。有研究发现，在高肾素患者中，依普利酮的降压效果与氯沙坦相仿，而在低肾素患者中，依普利酮则比氯沙坦更有效。

依普利酮与依那普利逆转左室肥厚同样有效。还有资料表明，有微量蛋白尿的高血压患者选用依普利酮更有益处。

（三）药物不良反应

依普利酮会导致不到 1%的男性患者乳房发育，其他不良反应也较螺内酯少见。

（四）药物相互作用

酮康唑是 CYP 3A4 强抑制药，可使依普利酮血药浓度提高 5 倍，应避免与之合用；维拉帕米、红霉素和沙奎那韦等是 CYP 3A4 弱抑制药，使依普利酮血药浓度增加 2 倍，应慎用[16, 17]。

第四节　髓袢利尿剂

髓袢利尿剂通过抑制髓袢升支粗段的 Na^+-K^+-Cl^-同向转运体，减少 35%～45%的钠及氯的重吸收。这些转运体在一定程度上是前列腺素敏感的，因此干扰前列腺素合成的药如非甾体抗炎药，可以降低髓袢利尿药对肾小管的作用。该类药几乎无动脉扩张作用[1, 6]。

虽然髓袢利尿剂比噻嗪类利尿剂更强效，起效更快，然而如果给予相等的剂量却并无突出的降压效果。这可能是因为髓袢利尿的作用时间短（口服制剂维持不超过 6h），一次给药不足以使体内钠的负平衡保持 24h；而初始产生的排钠作用常伴随钠潴留，抵消了急性排钠效果[1, 6]。

临床上通常应用髓袢利尿剂治疗顽固性高血压，特别是伴肾小球滤过率降低（≤40～50ml/min）的患者，因为该类药此时的利钠和利尿作用一致。因此，当噻嗪类药物疗效不佳，尤其是伴有肾功能不全时，适合使用本类药物。

一、呋塞米

（一）血流动力学作用

呋塞米（furosemide）能抑制前列腺素分解酶的活性，使前列腺素 E_2 含量升高。该药可扩张肾血管，降低肾血管阻力，增加肾血流量，肾衰竭时尤为明显。呋塞米与其他利尿药不同，在肾小管液流量增加的同时肾小球滤过率不下降，可能与流经致密斑的氯减少，从而减弱或阻断了球-管平衡有关。

（二）药代动力学

该药口服吸收迅速，进食能减慢吸收，但不影响吸收率及其疗效。终末期肾脏病患者的口服吸收率降至 43%～46%。生物利用度约为 60%，约 30min 起效，1～2h 达高峰，持续 6～8h。分布容积平均为体重的 11.4%，血浆蛋白结合率为 91%～97%，几乎均与清蛋白结合。半衰期存在较大的个体差异，正常人为 30～60min，无尿患者延长至 75～155min，肝肾功能同时严重受损者延长至 11～20h。静脉注射 5～10min 起效，30min 达高峰，$t_{1/2}$ 约 1h，维持 4～6h。大部分以原形经近曲小管有机酸分泌系统分泌，随尿排出，反复给药不易蓄积。

（三）抗高血压

对利尿剂治疗高血压而言，轻度地减少体液容量非常关键，但这不大适合呋塞米的口服制剂，因其维持时间短，在剩余的时间里钠继续被保留，因此 24h 后体液平衡几乎没有改变。有研究报道即使每天 2 次口服呋塞米也不比 HCTZ 每天 2 次或氯噻酮每天 1 次的降压效果更好。

当噻嗪类药物疗效不佳，尤其伴肾功能不全时，适合使用本类药物。使用呋塞米降压治疗每天需要 2～3 次，如果每天 2 次，第一次应考虑在早上给药，第二次在中午，避免出现夜尿症。

（四）药物不良反应

常见不良反应与水、电解质紊乱有关，尤其是大剂量或长期应用时，如直立性低血压、低钾血症、低氯血症，老年人应用本药时发生药物不良反应的概率增加。严重肾功能损害者，因需加大剂量，故用药间隔时间应延长，以免出现耳毒性等不良反应。本药可加重红斑狼疮患者的病情或诱发活动。高尿酸血症或有痛风病史者慎用。髓袢利尿剂可增加尿钙排出，不适合有骨质疏松的女性患者。

对磺胺类药物和噻嗪类利尿剂过敏者，对本药亦可能过敏。本药能通过胎盘屏障，并可泌入乳汁中。呋塞米对于妊娠高血压患者的用药危险等级为 D 级，即对胎儿的危害性有明确证据，除非孕妇受到死亡的威胁或患有严重的疾病时才可使用。

（五）药物相互作用

呋塞米可降低抗凝药和抗纤溶药的作用，主要是由于利尿后血容量下降，致血中凝血因子浓度升高，且与利尿使肝血液供应改善、肝脏合成凝血因子增多有关。呋塞米和阿司匹林均为有机酸，可互相竞争肾小管分泌，两药合用可使阿司匹林排出减少，并使血中尿酸升高，可致急性痛风。呋塞米、依他尼酸可阻碍头孢菌素在肾脏的排泄，引起肾损害，故利尿剂与上述抗生素合用时应慎重。非甾体抗炎药能降低本药的利尿作用，肾损害机会也增加，与前者抑制前列腺素合成、减少肾血流量有关[1, 6, 11]。

二、托拉塞米

与呋塞米相比，托拉塞米（torasemide）利尿作用起效快、作用持续时间长、排钾作用弱。人体试验证实，10～20mg 托拉塞米的利尿作用相当于 40mg 呋塞米、1mg 布美他尼；其利尿阈剂量为 2.5mg。

（一）药代动力学

托拉塞米口服吸收迅速，1h 内血药浓度达峰值，生物利用度 80%～90%，利尿活性不受食物影响，血浆蛋白结合率 97%～99%，表观分布容积为 0.2L/kg。该药 80%由肝脏 P450 酶系代谢，尤其是 CYP2C9 同工酶，20%以原形经尿排泄。本品在健康志愿者中的半衰期约为 3.5h，肝功能不全时半衰期延长。

（二）抗高血压

托拉塞米虽消除半衰期不长，但作用时间可达 24h。口服每天 1 次低剂量 2.5mg，可治疗轻至中度高血压，其疗效与氢氯噻嗪（25mg/d）相似，也可与其他抗高血压药合用。高血压伴慢性水肿或肾功能不全时需应用大剂量托拉塞米。

（三）药物不良反应

托拉塞米的不良反应较少。托拉塞米的排 K^+ 作用弱于其他袢利尿剂。托拉塞米缺乏在近曲小管对磷或糖类的重吸收活动，而 K^+ 的重吸收也在近曲小管，由此推测排 K^+ 量减少。对糖及脂质代谢、尿酸排泄无明显影响。托拉塞米没有明显肾毒性，虽然有血肌酐增加的报道，但长期试验表明血肌酐没有显著的变化。

已知对托拉塞米或磺酰脲类药物过敏的患者禁用本品。由于未在孕妇中进行充分的对照试验，孕妇服用本品时必须权衡利弊[1, 6, 18]。

三、布美他尼

布美他尼（bumetanide）是呋塞米的衍生物，主要通过抑制髓袢升支粗段对 Cl^- 的主动重吸收和 Na^+ 的被动重吸收而起利尿作用，亦作用于近曲小管。布美他尼抑制碳酸酐酶的作用较呋塞米弱，故其失钾亦较呋塞米轻。

（一）药代动力学

该药口服吸收快而完全，0.5～1h 显效，1～2h 达血药浓度高峰，$t_{1/2}$ 为 1～1.5h，作用维持 4～6h。本品 77%～85%经尿排泄，15%～23%由胆汁和粪便排泄；不被透析清除。

（二）抗高血压

通过利尿和扩张血管作用降低血压，其机制与呋塞米类似。布美他尼还能够增加肾血流量，降低肺和全身的动脉阻力，降低右心房压力和左心室舒张末期压，改善肺循环。

布美他尼 1mg 约相当于呋塞米 40mg。口服布美他尼用于降压治疗，起始每日 0.5mg，最大剂量 4mg/d，分 2～3 次服用。低钾血症的发生率低于噻嗪类利尿药和呋塞米。本药可加强其他抗高血压药物的作用，故治疗高血压患者水肿时，宜减少这些药物的用量。

布美他尼的不良反应及药物相互作用与呋塞米类似[1, 6]。

（陈鲁原）

参 考 文 献

[1] 王昕，李学军. 利尿药[M]//苏定冯，陈丰原. 心血管药理学. 4 版. 北京：人民卫生出版社，2011：317-334.
[2] 中华医学会心血管病学分会高血压学组. 利尿剂治疗高

血压的中国专家共识[J]. 中华高血压杂志, 2011, 19(3): 214-222.

[3] Kurtz TW. Chlorthalidone: Don't call it "thiazide-like" anymore[J]. Hypertens, 2010, 56 (30): 335-337.

[4] 陈鲁原. 临床应用噻嗪样与噻嗪型利尿剂的思考[J]. 中华高血压杂志, 2015, 23 (7): 608-611.

[5] Roush GC, Ernst ME, Kostis JB, et al. Head-to-head comparisons of hydrochlorothiazide with indapamide and chlorthalidone: Antihypertensive and metabolic effects[J]. J Hypertension, 2015, 65 (5): 1041-1046.

[6] 刘福成, 武杰, 陈鲁. 高血压治疗: 药物治疗[M]\\张维忠. 卡普兰临床高血压. 10 版. 北京: 人民卫生出版社, 2012: 163-231.

[7] WHO. Guideline for the pharmacological treatment of hypert- ension in adults[R]. Geneva: WHO, 2021.

[8] Unger T, Borghi C, Charchar F, et al. 2020 International Society of Hypertension Global Hypertension Practice Guidelines[J]. Hypertension, 2020, 75 (6): 1334-1357.

[9] Al-Balas M, Bozzo P, Einarson A. Use of diuretics during pregnancy[J]. Can Fam Physician, 2009, 55 (1): 44-45.

[10] 徐承华. 药物基因组学研究与高血压病的个体化用药[J]. 心脏杂志, 2010, 22 (3): 441-443.

[11] 陈鲁原. 心血管药物的相互作用[M]//苏定冯, 陈丰原. 心血管药理学. 4 版. 北京: 人民卫生出版社, 2011: 600-620.

[12] 鲁云兰. 主要作用于泌尿和生殖系统的药物[M]//陈新谦, 金有豫、汤光. 新编药物学. 17 版. 北京: 人民卫生出版社, 2011: 591-607.

[13] 王文, 马丽媛, 刘明波, 等. 初始低剂量氨氯地平加替米沙坦或复方阿米洛利联合治疗对高血压患者血压控制率影响的阶段报告[J]. 中华心血管病杂志, 2009, 37 (8): 701-707.

[14] Chapman N, Dobson J, Wilson S, et al. Effect of spironolactone on blood pressure in subjects with resistant hypertension[J]. Hypertension 2007, 49: 839-845.

[15] Williams B, MacDonald TM, Morant S, et al. Spironolactone versus placebo, bisoprolol, and doxazosin to determine the optimal treatment for drug-resistant hypertension (PATHWAY-2): A randomised, double-blind, crossover trial[J]. Lancet, 2015, 386 (10008): 2059-2068.

[16] Williams GH, Burgess E, Kolloch RE, et al. Efficacy of eplerenone versus enalapril as montotherapy in systemic hypertension[J]. Am J Cardiol, 2004, 93 (8): 990-996.

[17] Flack JM, Oparil S, Pratt JH, et al. Efficacy and tolerability of eplerenone and losartan in hypertensive black and white patients[J]. J Am Coll Cardiol, 2003, 41 (7): 1148-1155.

[18] 刘晓琰, 沈金芳. 新型利尿剂托拉塞米临床研究进展[J]. 上海医药, 2007, (5): 219-221.

第35章

β受体阻滞剂

β受体阻滞剂（β肾上腺素能受体阻滞剂）自20世纪60年代起被用于降压治疗。1984年，其首次被美国全国高血压预防、检测、评估和治疗联合委员会在关于1984年JNC-3中推荐为起始抗高血压药物[1]，之后被众多国家高血压防治指南推荐为首选抗高血压药物，并广泛应用于高血压的治疗。然而，近十年来，随着临床研究的不断深入，β受体阻滞剂的降压地位受到挑战，JNC-8[2]和日本高血压学会（Japanese Society of Hypertension，JSH）[3]（2014）不再推荐其为首选抗高血压药物。2015年加拿大高血压教育计划（Canadian Hypertension Education Program，CHEP）专家委员会发布的《高血压患者血压测量、诊断、风险评估、预防和治疗建议》不建议老年高血压患者首选β受体阻滞剂[4]。不同的高血压防治指南对β受体阻滞剂的推荐不一致，导致临床医师的困惑。那么应如何评价β受体阻滞剂在高血压治疗中的地位？β受体阻滞剂能否减少高血压患者脑卒中的发生？在降压治疗中应如何合理使用β受体阻滞剂？

第一节 基础理论

一、β受体阻滞剂的降压机制

β受体阻滞剂通过拮抗交感神经系统的过度激活而发挥降压作用，同时还通过降低交感神经张力而预防儿茶酚胺的心脏毒性作用、抑制过度的神经激素和肾素-血管紧张素-醛固酮系统（RAAS）的激活而发挥全面心血管保护作用，包括改善心肌重构、减少心律失常、提高心室颤动阈值、预防猝死等。因此，β受体阻滞剂用于高血压的治疗有着坚实的理论基础。

二、β受体阻滞剂的分类

（一）受体选择性

根据受体选择性的不同，β受体阻滞剂可分为三类。

1. 非选择性β受体阻滞剂 可竞争性阻断β_1

和 β₂ 受体，进而导致对糖脂代谢和肺功能的不良影响；阻断血管上的 β₂ 受体，相对兴奋 α 受体，增加周围动脉的血管阻力。其代表药物为普萘洛尔，该类药物在临床已较少应用。

2. 选择性 β₁ 受体阻滞剂　可特异性阻断 β₁ 受体，对 β₂ 受体的影响相对较小。代表药物为比索洛尔和美托洛尔，是临床中常用的 β 受体阻滞剂。

3. 有周围血管舒张功能的 β 受体阻滞剂　可通过阻断 α₁ 受体，产生周围血管舒张作用，如卡维地洛、阿罗洛尔、拉贝洛尔；或者通过激动 β₃ 受体而增强一氧化氮的释放，产生周围血管舒张作用，如奈必洛尔。

（二）药代动力学

根据药代动力学特征，β 受体阻滞剂亦可分为三类。

1. 脂溶性 β 受体阻滞剂　如美托洛尔，组织穿透力强，半衰期短。可进入中枢神经系统，可能是导致该药中枢不良反应的原因之一。

2. 水溶性 β 受体阻滞剂　如阿替洛尔，组织穿透力较弱，很少通过血脑屏障。

3. 水脂双溶性 β 受体阻滞剂　如比索洛尔，既有水溶性 β 受体阻滞剂首过效应低的优势，又有脂溶性 β 受体阻滞剂口服吸收率高的优势，中度透过血脑屏障。常用 β 受体阻滞剂的药理特性见表 4-35-1[5]。

表 4-35-1　常用 β 受体阻滞剂单药应用

中文通用药名	英文药名	达峰时间（h）	半衰期（h）	常用剂量
普萘洛尔	propranolol	1～1.5	2～3	20～90mg，每天 2～3 次
阿替洛尔	atenolol	2～4	6～10	12.5～50mg，每天 1～2 次
拉贝洛尔	labetalol	1～2	5.5	50～100mg，每 12h 1 次，最大 600mg/d
比索洛尔	bisoprolol	3～4	10～12	2.5～10mg，每天 1 次
酒石酸美托洛尔	metoprolol tartrate	1～2	3～4	50～100mg，每天 2 次
琥珀酸美托洛尔（缓释剂）	metoprolol succinate	3～7	12～24	47.5～190mg，每天 1 次
卡维地洛	carvedilol	1	6～7	12.5～50mg，每天 2 次
阿罗洛尔	arotinolol	2	10～12	10～20mg，每天 2 次
奈必洛尔	nebivolol	0.5～2	12～19	5mg，每天 1 次

第二节　临床应用

一、β 受体阻滞剂在降压治疗中的争议与地位

2018 年欧洲心脏病学会（ESC）联合欧洲高血压学会（ESH）发布的《2018 ESH/ ESC 高血压管理指南》[6]中表明，β 受体阻滞剂与钙拮抗剂（CCB）、血管紧张素转换酶抑制剂（ACEI）、血管紧张素 Ⅱ 受体拮抗剂（ARB）及利尿剂都可以有效降低血压和减少心血管事件，均可作为高血压治疗的基础用药（Ⅰ，A）。如有特定使用指征，任何治疗阶段都可以加用 β 受体阻滞剂。高血压人群降压的临床研究显示 β 受体阻滞剂具有明显的降压疗效。最近的 meta 分析显示推荐剂量的 β 受体阻滞剂使轻中度高血压患者血压平均下降

10/8mmHg[7]。

β 受体阻滞剂能否改善高血压患者预后呢？早年许多大规模临床试验，如 MAPHY[8]、MRC-2[9]、IPPPSH[10]、STOP-Hypertension[11]和 CONVINCE[12]等研究已经显示 β 受体阻滞剂可改善高血压患者的长期临床转归，包括降低病死率、降低脑卒中和心力衰竭的发生率。纳入 147 项研究的 meta 分析也显示，β 受体阻滞剂在降低血压和心血管疾病风险方面与 CCB、ACEI、ARB 和利尿剂差异无统计学意义[13]。

然而，β 受体阻滞剂对于脑卒中终点的预防一直受到质疑，一些研究如 LIFE 研究[14]和 ASCOT-BPLA 研究[15]显示 β 受体阻滞剂在防治脑卒中发生方面存在不足，50 项随机对照研究入组了 247 006 人，比较不同抗高血压药物疗效，显示 β 受体阻滞剂减少脑卒中的疗效显著弱于其他抗高血压药物[16]。不同的 β 受体阻滞剂对脑卒中终点的影响是否一致？研

究显示阿替洛尔降低脑卒中的复发率与安慰剂类似，与其他抗高血压药物相比，增加了老年人的脑卒中发生率。而非阿替洛尔β受体阻滞剂与其他抗高血压药物比较，却未增加老年人脑卒中的发生率[17]。

β受体阻滞剂在降压的同时对脑卒中等终点事件发生率下降不利的原因：传统β受体阻滞剂由减慢心率导致反射的压力波提前，脉搏波传导速度（PWV）增快，中心动脉压增加，中心动脉增强指数增加，不利于脑卒中等终点事件的减少[18]。Meta分析也显示各类抗高血压药物对中心动脉压和增强指数的影响不一致，β受体阻滞剂劣于其他抗高血压药物[19, 20]。新近研究提示不同β受体阻滞剂对中心动脉压的影响不同，具有血管舒张作用且β1高选择性的β受体阻滞剂降低中心动脉压的作用与其他抗高血压药物相似，优于阿替洛尔[21, 22]。因此，《2013 ESC/ESH 动脉高血压管理指南》指出β受体阻滞剂预防脑卒中效果差主要归因于其降低中心动脉收缩压及脉压不足[23]。

2016 年 ESH 发表的《高血压伴心率增快患者管理第二次共识会议声明》提出[24]，心率增快是心血管疾病的危险因素。近年来发表的有关高血压患者的心率研究显示，心率增快增加了心血管事件的发生率[25, 26]。2018 ESH[6]推荐静息心率作为心血管疾病和致命事件的独立预测因子。有研究表明，降压的同时控制心率才能进一步降低心血管事件风险[27]。在大多数研究中，心率≥80～85 次/分可视为静息心率过高，目前没有证据表明应用减慢心率的药物（主要是选择性β1受体阻滞剂）治疗是不安全的，因此建议对于症状性心动过速高血压患者应考虑使用减慢心率的药物（主要为选择性β1受体阻滞剂）。2015 年我国台湾地区的高血压管理指南[28]则建议β受体阻滞剂仍应作为高血压患者的首选抗高血压药物，尤其是心率大于 80 次/分的患者。

二、用 药 原 则

（一）适应证

β受体阻滞剂尤其适用于伴快速性心律失常、冠心病、慢性心力衰竭、主动脉夹层、交感神经活性增高及高动力状态的高血压患者。

1. 伴快速性心律失常 大多数心房颤动（简称房颤）患者心率增加，β受体阻滞剂适用于合并房颤、窦性心动过速的患者，可减慢心率。《中国心力衰竭诊断和治疗指南 2018》指出，β受体阻滞剂是唯一可减少射血分数降低的心力衰竭（heart failure with reduced ejection fraction，HFrEF）患者猝死的抗心律失常药物（Ⅰ，A）。β受体阻滞剂甚至可预防心力衰竭患者发生房颤。

2. 伴交感神经活性增高 β受体阻滞剂尤其适合有心率增快等交感神经活性增高表现的高血压患者，可单用或与其他抗高血压药物联用以控制血压。优化的联合方案是β受体阻滞剂与长效二氢吡啶类 CCB 合用。CCB 作为常用的抗高血压药物，易引发反射性交感神经兴奋，从而增快心率，而β受体阻滞剂通过抑制交感神经过度激活，降低患者血压，减慢心率，两者机制互补，可使不良反应减轻，是目前临床应用广泛的联合方案。在高血压治疗中，心率应作为一个重要的监测指标，应常规监测并给予控制。

3. 伴冠心病 β受体阻滞剂可减少心肌氧耗，改善心肌缺血和心绞痛症状，减轻室壁张力而减少心肌重构，延长舒张期而改善心肌灌注，减少心血管事件，因此国内外冠心病治疗指南均指出β受体阻滞剂是治疗冠心病的推荐药物，尤其是对合并心绞痛、心肌梗死和心力衰竭的患者。2010 年《中国急性 ST 段抬高型心肌梗死诊断与治疗指南》指出，若无禁忌证，24h 内常规应用β受体阻滞剂并长期使用（Ⅰ，B）。2012 美国多个学会联合颁布的《稳定性缺血性心脏病诊断与管理指南》建议，β受体阻滞剂应用于合并心力衰竭（Ⅰ，A）、心肌梗死后和心绞痛患者（Ⅰ，B），对于高血压合并冠心病患者的降压治疗，可优选 ACEI 或β受体阻滞剂。

《中国高血压防治指南（2018 年修订版）》及我国《基层高血压防治管理指南（2020 版）》建议，对于高血压合并心肌梗死患者，应首先进行β受体阻滞剂加上 ACEI/ARB 类药物的联合用药。对于高血压合并冠心病的患者，在控制血压的同时应减慢静息心率至 50～60 次/分；治疗后进行中等量活动时，心率应较静息增加<20 次/分。严重心绞痛患

者如无心动过缓症状，可降至 50 次/分。

4. 伴心力衰竭　收缩性心力衰竭是高血压患者血压控制欠佳的严重并发症。3 项慢性收缩性心力衰竭的大型临床试验（CIBIS Ⅱ、MERIT-HF 和 COPERNICUS）分别显示 β 受体阻滞剂可使病死率降低 34%～35%，心源性猝死率下降 41%～44%，提示 β 受体阻滞剂长期治疗能改善心力衰竭患者的临床状况，降低住院率及病死率。2021 ESC 心力衰竭指南提出继续以最高级别推荐 β 受体阻滞剂作为 HFrEF 患者的一线药物，以降低心力衰竭患者住院和死亡风险，且急性心力衰竭住院患者出院后早期随访应使用 β 受体阻滞剂[29]。

建议所有高血压合并慢性收缩性心力衰竭的患者应用 β 受体阻滞剂，而且需终身使用，除非有禁忌证或不能耐受。纽约心脏病协会（NYHA）心功能Ⅱ级和Ⅲ级病情稳定患者、NYHA 心功能Ⅰ级患者（左室射血分数＜40%），可立即应用，心功能Ⅳ级患者病情稳定后可予以使用。目标心率 55～60 次/分。

5. 伴主动脉夹层　对于伴主动脉夹层的患者，建议首选 β 受体阻滞剂，达到降低心率和降压的目的，以减少主动脉病变处的层流切应力损伤。急性期建议静脉使用 β 受体阻滞剂，目标心率＜60 次/分。

（二）禁忌证

不宜首选 β 受体阻滞剂的人群包括老年人、肥胖者、糖代谢异常者、脑卒中、间歇跛行及严重慢性阻塞性肺疾病患者。禁忌用于合并支气管哮喘、二度及以上房室传导阻滞、严重心动过缓的患者。

（三）临床用药注意事项

1. 伴脑卒中患者　β 受体阻滞剂对高血压患者脑卒中事件的影响存在争议。在与其他抗高血压药物的比较研究中，其并未显示出优势的脑卒中事件减少，这归因于 β 受体阻滞剂降低中心动脉收缩压和脉压的作用较小。然而既往研究主要来源于阿替洛尔，在高龄老年人的治疗中，此药在降低心率的同时增加 24h 中心动脉压及主动脉压力增强指数等。不同的 β 受体阻滞剂对中心动脉压的影响不同，β1 高选择性阻滞剂及有血管舒张功能的 β 受体阻滞剂甚至可降低中心动脉压。β1 高选择性的 β 受体阻

滞剂，如比索洛尔和美托洛尔，或兼有血管舒张作用的 β 受体阻滞剂如卡维地洛、阿罗洛尔或奈必洛尔可作为优先推荐使用，不建议老年高血压、脑卒中患者首选 β 受体阻滞剂降压。

2. 伴心力衰竭患者　对于心力衰竭患者，β 受体阻滞剂均应从极小剂量起始，如比索洛尔 1.25mg，每日 1 次；美托洛尔缓释片 12.5mg，每日 1 次；美托洛尔平片 6.25mg，每日 2～3 次；卡维地洛 3.125mg，每日 2 次。如患者能耐受，每隔 2～4 周将剂量加倍，直至达到心力衰竭治疗所需的目标剂量或最大耐受剂量。临床试验的最大日剂量：比索洛尔 10mg，美托洛尔缓释片 200mg，美托洛尔平片 150mg，卡维地洛 50mg，但需依据患者的耐受状况而定。目标剂量的确定一般以心率为准。

3. 其他

（1）使用常规剂量 β 受体阻滞剂血压未达标，而心率仍≥80 次/分的单纯高血压患者可加大 β 受体阻滞剂剂量，有利于血压和心率的下降。

（2）对于不适宜的人群，如临床存在交感神经激活及心率≥80 次/分（合并严重肥胖的代谢综合征或糖尿病）的高血压患者，需评估后使用 β 受体阻滞剂，并监测血糖、血脂的变化。建议使用琥珀酸美托洛尔、比索洛尔、卡维地洛、阿罗洛尔或奈必洛尔。

（3）使用 β 受体阻滞剂时应监测血糖、血脂，定期进行血压和心率的评估，有效进行血压及心率的管理，以最大限度地保证患者使用的依从性和安全性。

（冯颖青　蔡安平）

参 考 文 献

[1] Carey RM. The 1984 Report of the Joint National Committee on Detection, Evaluation, and Treatment of High Blood Pressure[J]. Arch Intern Med, 1984, 144（5）: 1045-1057.

[2] James PA, Oparil S, Carter BL, et al. 2014 evidence-based guideline for the management of high blood pressure in adults: Report from the panel members appointed to the Eighth Joint National Committee（JNC 8）[J]. JAMA, 2014, 311（5）: 507-520.

[3] Shimamoto K, Ando K, Fujita T, et al. The Japanese Society of Hypertension Guidelines for the Management of

Hypertension（JSH 2014）[J]. Hypertens Res，2014，37（4）：253-390.

[4] Daskalopoulou SS，Rabi DM，Zarnke KB，et al. The 2015 Canadian Hypertension Education Program recommend-dations for blood pressure measurement，diagnosis，assessment of risk，prevention，and treatment of hypertension[J]. Can J Cardiol，2015，31（5）：549-568.

[5] Lopez-Sendon J，Swedberg K，McMurray J，et al. Expert consensus document on beta-adrenergic receptor blockers[J]. Eur Heart J，2004，25（15）：1341-1362.

[6] Williams B，Mancia G，Spiering W，et al. 2018 ESC/ESH Guidelines for the management of arterial hypertension[J]. Eur Heart J，2018，39（33）：3021-3104.

[7] Wong GW，Boyda HN，Wright JM. Blood pressure lowering efficacy of beta-1 selective beta blockers for primary hypertension[J]. Cochrane Database Syst Rev，2016，3：D7451.

[8] Wikstrand J，Warnold I，Olsson G，et al. Primary prevention with metoprolol in patients with hypertension. Mortality results from the MAPHY study[J]. JAMA，1988，259（13）：1976-1982.

[9] Party MW. Medical Research Council trial of treatment of hypertension in older adults：Principal results. MRC Working Party[J]. BMJ，1992，304（6824）：405-412.

[10] The IPPPSH Collaborative Group. Cardiovascular risk and risk factors in a randomized trial of treatment based on the beta-blocker oxprenolol：The International Prospective Primary Prevention Study in Hypertension（IPPPSH）[J]. J Hypertens，1985，3（4）：379-392.

[11] Dahlof B，Lindholm LH，Hansson L，et al. Morbidity and mortality in the Swedish Trial in Old Patients with Hypertension（STOP-Hypertension）[J]. Lancet，1991，338（8778）：1281-1285.

[12] Black HR，Elliott WJ，Grandits G，et al. Principal results of the Controlled Onset Verapamil Investigation of Cardiovascular End Points（CONVINCE）trial[J]. JAMA，2003，289（16）：2073-2082.

[13] Law MR，Morris JK，Wald NJ. Use of blood pressure lowering drugs in the prevention of cardiovascular disease：Meta-analysis of 147 randomised trials in the context of expectations from prospective epidemiological studies[J]. BMJ，2009，338：b1665.

[14] Dahlof B，Devereux RB，Kjeldsen SE，et al. Cardiovascular morbidity and mortality in the Losartan Intervention For Endpoint reduction in hypertension study（LIFE）：A randomised trial against atenolol[J]. Lancet，2002，359（9311）：995-1003.

[15] Dahlof B，Sever PS，Poulter NR，et al. Prevention of cardiovascular events with an antihypertensive regimen of amlodipine adding perindopril as required versus atenolol adding bendroflumethiazide as required，in the Anglo-Scandinavian Cardiac Outcomes Trial-Blood Pressure Lowering Arm（ASCOT-BPLA）：A multicentre randomised controlled trial[J]. Lancet，2005，366（9489）：895-906.

[16] Thomopoulos C，Parati G，Zanchetti A. Effects of blood pressure-lowering on outcome incidence in hypertension：5.Head-to-head comparisons of various classes of antihypertensive drugs-overview and meta-analyses[J]. J Hypertens，2015，33（7）：1321-1341.

[17] De Lima LG，Saconato H，Atallah AN，et al. Beta-blockers for preventing stroke recurrence[J]. Cochrane Database Syst Rev，2014（10）：D7890.

[18] Ding FH，Li Y，Li LH，et al. Impact of heart rate on central hemodynamics and stroke：A meta-analysis of beta-blocker trials[J]. Am J Hypertens，2013，26（1）：118-125.

[19] McGaughey TJ，Fletcher EA，Shah SA. Impact of antihypertensive agents on central systolic blood pressure and augmentation index：A meta-analysis[J]. Am J Hypertens，2016，29（4）：448-457.

[20] Niu W，Qi Y. A meta-analysis of randomized controlled trials assessing the impact of beta-blockers on arterial stiffness，peripheral blood pressure and heart rate[J]. Int J Cardiol，2016，218：109-117.

[21] Ripley TL，Saseen JJ. beta-blockers：A review of their pharmacological and physiological diversity in hypertension[J]. Ann Pharmacother，2014，48（6）：723-733.

[22] Zhou WJ，Wang RY，Li Y，et al. A randomized controlled study on the effects of bisoprolol and atenolol on sympathetic nervous activity and central aortic pressure in patients with essential hypertension[J]. PLoS One，2013，8（9）：e72102.

[23] Mancia G，Fagard R，Narkiewicz K，et al. 2013 ESH/ESC guidelines for the management of arterial hypertension：The Task Force for the Management of Arterial Hypertension of the European Society of Hypertension（ESH）and of the European Society of Cardiology（ESC）[J]. Eur Heart J，2013，34（28）：2159-2219.

[24] Palatini P，Rosei EA，Casiglia E，et al. Management of the hypertensive patient with elevated heart rate：Statement of the Second Consensus Conference endorsed by the European Society of Hypertension[J]. J Hypertens，2016，34（5）：813-821.

[25] Paul L，Hastie CE，Li WS，et al. Resting heart rate pattern during follow-up and mortality in hypertensive patients[J]. Hypertension，2010，55（2）：567-574.

[26] Courand PY，Lantelme P. Significance，prognostic value and management of heart rate in hypertension[J]. Arch Cardiovasc Dis，2014，107（1）：48-57.

[27] Julius S，Palatini P，Kjeldsen SE，et al. Usefulness of heart rate to predict cardiac events in treated patients with high-risk systemic hypertension[J]. Am J Cardiol，2012，109（5）：685-692.

[28] Chiang CE，Wang TD，Ueng KC，et al. 2015 Guidelines of the Taiwan Society of Cardiology and the Taiwan Hypertension Society for the management of hypertension[J]. J Chin Med Assoc，2015，78（1）：1-47.

[29] McDonagh TA，Metra M，Adamo M，et al. 2021 ESC Guidelines for the diagnosis and treatment of acute and chronic heart failure[J]. Eur Heart J，2021，42（36）：3599-3726.

第36章
钙拮抗剂

1964 年，Albretch 首次描述了维拉帕米和异戊二烯产生类似钙耗竭的兴奋-收缩偶联抑制作用。到 20 世纪 70 年代后期，钙拮抗剂（calcium channel blocker，CCB）被广泛接受并用于高血压等各种心血管疾病，CCB 在心血管疾病治疗中的地位不断提高[1]。钙拮抗剂通过选择性地阻断电压门控性钙离子通道，抑制细胞外钙离子内流，降低心肌细胞的收缩性，促进冠状动脉和外周动脉的血管扩张，产生降压作用和其他心血管效应。CCB 在心血管疾病中的主要适应证包括高血压、心绞痛、肥厚型心肌病、室上性心动过速、动脉粥样硬化和心肌梗死后的保护。除此之外，还可用于治疗雷诺病、蛛网膜下腔出血和偏头痛。

第一节　基础理论

一、常用钙拮抗剂的分类

临床上常用的钙拮抗剂基于化学组成通常分为两大类：二氢吡啶类 CCB 和非二氢吡啶类 CCB。二氢吡啶类 CCB，主要包括硝苯地平（nifedipine）、氨氯地平（amlodipine）、非洛地平（felodipine）、尼卡地平（nicardipine）和拉西地平（lacidipine）等；非二氢吡啶类 CCB 包括苯烷胺类和苯硫氮䓬类，前者主要有维拉帕米（verapamil），后者主要有地尔硫䓬（diltiazem）。

两类药物共同的药理作用是选择性抑制血管平滑肌和心肌的 L 型钙通道，区别是两者和钙离子通道结合位点不同，并且具有组织特异性，对心脏和血管的选择性有差异。二氢吡啶类 CCB 对血管作用最强，维拉帕米对心脏作用最强，地尔硫䓬介于两者之间。二氢吡啶类 CCB 通过直接扩张动脉血管产生降压作用，但同时可因作用过强，反射性地增强交感神经活性，加快心率，增加心肌收缩力，加用 β 受体阻滞剂可避免这些作用并增强降压效应。非二氢吡啶类 CCB 通过抑制窦房结和房室结，抑制心脏传导和收缩功能，产生降压作用，并且降低心肌需氧量，有助于控制快速心律失常的发生。

早期临床使用的 CCB 多是短效的，用于高血压治疗需要每日服用数次以维持血压的稳定。近年来出现的缓释（sustained release，SR；extended release，ER）制剂、渗透泵控释（controlled release，CR）制剂和利用胃肠治疗系统（gastrointestinal therapeutic system，GITS）的控释制剂，每日仅服 1～2 次，增加了患者的依从性，减少了药物的不良反应，

同时提高了降压效果和血压的稳定性。目前已具有不同药效学及药代动力学特征的 CCB 类药物可供临床使用，根据其特点分为第一代至第四代（表 4-36-1）。

第一代：以硝苯地平为代表，半衰期短，生物利用度低，量效关系难预测，起效快，可反射性引发心动过速、心悸和头痛等不良反应，无法平稳降压，目前临床上已较少使用。

第二代：以硝苯地平缓释和控释制剂为代表，在药代动力学特性方面较第一代有所提高，半衰期延长，作用持续时间长，起效缓和，血管扩张所致不良反应减少或减轻，但生物利用度低，血药浓度波动仍较大。

第三代：以氨氯地平为代表，为长效抗高血压药物，可实现 24h 降压（1 次/天），口服生物利用度高（64%），稳定后血药浓度波动小，降压平稳，不良反应较少。

第四代：以手性拆分药物左旋氨氯地平为代表，与第三代相比，半衰期更长（49.6h），降压更长效、平稳，不良反应较第三代更少。

表 4-36-1　临床钙拮抗剂的分类

药物（药物选择性）	第一代	第二代		第三代	第四代
		新制剂	新化学结构		
二氢吡啶类*	硝苯地平	硝苯地平 SR	伊拉地平	氨氯地平	左旋氨氯地平
	尼卡地平	硝苯地平 GITS	马尼地平	拉西地平	
		非洛地平 ER	尼伐地平	乐卡地平	
		尼卡地平 SR	尼莫地平		
			尼索地平		
			尼群地平		
苯烷胺类	维拉帕米	维拉帕米 SR			
苯硫氮䓬类	地尔硫䓬	地尔硫䓬 SR			

*二氢吡啶类钙拮抗剂对血管的选择性作用强度依次为尼索地平＞尼卡地平、伊拉地平、非洛地平＞硝苯地平、氨氯地平。

二、钙拮抗剂的药理作用及机制

（一）降压作用

钙离子通道作为电压依赖性或配体门控通道存在，电压依赖性 Ca^{2+} 通道有多种类型，包括 P、N、R、T、Q 和 L 型通道，其中 L 型通道开放时间长、失活慢，广泛存在于各种细胞中，尤其是血管平滑肌和心肌细胞。钙拮抗剂主要选择性地作用于 L 型钙通道的 α_1 亚单位，阻滞胞外 Ca^{2+} 经该通

道进行跨膜内流，从而降低细胞内游离 Ca^{2+} 的浓度，在血管产生松弛血管平滑肌、扩张血管的作用，在心肌产生负性肌力和负性传导作用。

除了直接的扩血管作用，CCB 还可以降低血管收缩物质如肾上腺素和血管紧张素Ⅱ（Ang Ⅱ）介导的升压作用，拮抗内皮素对血管平滑肌的收缩反应，增加大血管的顺应性。此外，研究表明，一些类型的 CCB 药物可以刺激血管内皮细胞释放一氧化氮（NO），舒张血管。

（二）对血流动力学的作用

原发性高血压主要表现为外周血管阻力增加，并在长期病程中造成心排血量降低。CCB可以扩张小动脉，降低外周血管阻力。CCB对动脉的扩张作用主要以冠状动脉最为敏感，解除冠脉痉挛，增加冠脉血流量和侧支循环，如尼索地平选择性扩张冠状动脉，增加冠脉血流量。CCB对骨骼肌血管也有明显扩张作用，还可扩张胃肠道、脑、肾等内脏器官的血管。CCB对静脉影响较小，这可以解释为什么临床上用CCB治疗高血压时，无明显直立性低血压不良反应。此外，CCB还可以舒张外周血管，故可用于治疗外周痉挛性疾病如雷诺病。

与β受体阻滞剂不同，CCB不降低心脏对交感神经系统的反应，由于即时血压调节依赖于交感神经系统（通过压力感受器反射），因此CCB较β受体阻滞剂能更有效地维持血压。由于二氢吡啶类CCB导致血压降低，反射性增强交感神经系统活性，可以导致心率和心肌收缩力增加。

（三）对心脏、血管的作用

1. 对心脏的作用

（1）负性肌力作用：CCB阻滞钙通道介导的钙离子内流，抑制肌钙蛋白-钙的相互作用，在不影响动作电位兴奋除极的情况下，可明显降低心肌的收缩力，即兴奋-收缩脱偶联作用，且其负性肌力作用有剂量依赖性和频率依赖性。

（2）负性频率和负性传导作用：非二氢吡啶类钙拮抗剂可明显降低窦房结（sinoatrial node）及房室结（atrioventricular node）等慢反应细胞的0相除极和4相缓慢除极，降低窦房结的自律性，减慢心率，同时减慢房室传导速度，延长有效不应期，从而消除折返激动，故用于治疗阵发性室上性心动过速。

（3）对缺血心肌的保护：CCB可降低心肌缺血时心肌细胞内的钙离子载量，抑制细胞凋亡；具有剂量依赖性的抗氧化作用，产生心肌保护作用。

（4）抗心肌肥厚的作用：AngⅡ、去甲肾上腺素、内皮素-1等内源性物质通过钙离子介导与蛋白酶C结合，激活原癌基因 *c-fos* 和 *c-myc*，诱发心肌细胞肥大，引起心肌肥厚，CCB可以抑制这些内源性物质的促生长作用，防止或逆转心肌肥厚。

2. 血管保护作用

（1）钙离子参与动脉粥样硬化的病理过程，如平滑肌增生、脂质沉积和纤维化，CCB可干扰这些过程的发生和发展。CCB可抑制钙内流，减轻钙离子超载所造成的动脉壁损害；抑制平滑肌增殖和动脉基质蛋白质合成，增加血管壁顺应性；抑制脂质过氧化，保护内皮细胞；硝苯地平可增加细胞内环磷酸腺苷（cyclic adenosine monophosphate，cAMP）的含量，提高溶酶体酶胆固醇酯的水解活性，有助于动脉壁脂蛋白的代谢，从而降低细胞内胆固醇水平，产生抗动脉粥样硬化作用。

（2）红细胞膜富含磷脂成分，钙离子能激活磷脂酶，使磷脂降解，CCB可破坏该酶的结构，使其失效。CCB还可以减轻钙超载对红细胞的损伤，增加红细胞的变形能力，降低血液黏滞度。

（3）CCB阻断血小板膜表面的钙通道，减少钙离子内流，抑制血小板聚集与活性产物的合成和释放，并促进膜磷脂的合成，稳定血小板膜，抑制血小板黏附聚集。

（四）其他作用

1. 对肾脏的作用
二氢吡啶类CCB在降压的同时能明显增加肾血流，不引起水钠潴留。研究表明，在血管收缩剂如去甲肾上腺素存在的条件下进行大鼠离体肾脏灌流实验，硝苯地平可以抑制肾小管细胞对 Na^+ 的重吸收，并能选择性扩张肾脏入球小动脉，增加肾小球滤过率，具有内在性利尿作用，该作用在伴有肾功能障碍的高血压和心功能不全的治疗中具有重要意义。

2. 对其他平滑肌的作用
CCB可明显松弛支气管平滑肌，还可以减少组胺释放和白三烯 D4 的合成，减少支气管黏液分泌，可防治哮喘，较大剂量可松弛胃肠道、子宫和输尿管等部位的平滑肌。

三、药代动力学

CCB类药物口服吸收良好，但由于广泛的肝脏首过代谢，许多CCB药物表现出低生物利用度。CCB到达肝脏后主要通过细胞色素氧化酶P450家族的3A4亚群（cytochrome P450 family 3 subfamily A member 4，CYP3A4）进行氧化代谢。

CCB 类药物都具有高度的蛋白质结合性，其中氨氯地平（21L/kg）、维拉帕米（4.3L/kg）和地尔硫䓬（5.0L/kg）的分布容积较大，硝苯地平（1.32L/kg）的分布容积稍小。

大多数 CCB 药物在代谢后经肾脏排泄，小部分以原形从尿液中排出。不同药物类型清除率有差异。例如，氨氯地平成为无活性代谢物后 60%经肾脏排泄，维拉帕米的无活性代谢物 70%经肾脏排泄

（原药为 3.4%），硝苯地平则为 90%。此外，哺乳期服用的抗高血压药物会排泄到母乳中，母乳中的药物浓度与母体血浆中的浓度相似，CCB 中除硝苯地平外（母乳中浓度高），大多数浓度非常低，在哺乳期女性高血压患者治疗中参考处方信息很重要。

临床常用钙拮抗剂的浓度-效应关系和其他药代动力学参数列于表 4-36-2。

表 4-36-2 用于抗高血压的钙拮抗剂的药代动力学参数

药物名称	吸收（%）	生物利用度 F（%）	蛋白结合率（%）	表观分布容积（L/kg）	作用出现时间*	达峰时间 t_{max}（h）	血浆半衰期 $t_{1/2}$（h）	清除率 [L/（h·kg）]
硝苯地平	>90	65	>90	1.32	<20min	0.5	2	—
硝苯地平 ER	>90	85	>90	1.32	—	2.5～5	7	0.42
硝苯地平 GITS	>90	85	>95	1.32	2h	6	3.8～16.9	—
氨氯地平	>90	60～65	>95	21	1.5～2h	6～12	35～45	0.42
尼索地平	87	5	>99	2.3～7.1	—	6～12	7～12	20～31.4
非洛地平	>95	15～25	>99	10	2～5h	2.5～5.0	15.1	0.72
伊拉地平	90～95	17	97	2.9	—	1.5～3.0	8.8	0.6
尼卡地平	>90	30	>90	0.66	<20min	0.5～2.0	8.6	0.3～0.9
尼卡地平 SR	>90	35	>95	0.66	—	1～4	8.6	—
维拉帕米	>90	10～20	90	4.3	<30min	1～2	8	0.78
维拉帕米 SR	>90	10～20	90	4.3	<30min	—	4.5～12	0.78
地尔硫䓬	>90	35～60	78	5.0	<30min	2～3	4.1～5.6	0.90
地尔硫䓬SR	>90	35～60	78	5.0	—	6～11	5～7	0.90

*口服。

第二节 临床应用

一、适应证

（一）高血压

欧洲心脏病学会[2]（ESC）、国际高血压学会[3]（ISH）、美国心脏病学会/美国心脏协会[4]（ACC/AHA）相关指南及《中国高血压防治指南（2018 年修订版）》[5]等均将钙拮抗剂作为一线抗高血压药物，用于高血压的初始与维持治疗。近来世界卫生组织（WHO）新发布的《WHO 成人高血压药物治疗指南》[6]指出，与利尿剂、血管紧张素转换酶抑制剂（ACEI）/血管紧张素Ⅱ受体阻滞剂（ARB）相比，长效二氢吡啶类 CCB 是无需测试即可开始使用的抗高血压药物。钙拮抗剂尤其适用

于老年高血压、单纯收缩期高血压、盐敏感性高血压患者；伴随周围血管疾病、颈动脉粥样硬化，有心绞痛，特别是变异型心绞痛或冠状动脉痉挛的患者；伴有偏头痛、房性心动过速或房颤（宜选用非二氢吡啶类 CCB）的高血压患者；以及由免疫抑制剂环孢素引起的高血压[7]。可与其他四类药（β 受体阻滞剂、ACEI、ARB、利尿剂）联合应用。目前在我国接受降压治疗的高血压患者服用 CCB 的比例最高，大约 2/3 的轻、中度高血压患者降压反应良好，如与利尿剂合用，则可使 75%～80%高血压患者的血压降至正常范围。

联合应用抗高血压药物已成为降压治疗的基本方法，研究表明以长效 CCB 为基础的联合方案降压效果突出，以二氢吡啶类 CCB 为主体的联合治疗方案可更好控制血压。多项大规模多中心随机对照试验（RCT）对超过 50 000 例高血

压患者给予长效二氢吡啶类 CCB 治疗，多数为氨氯地平，为 CCB 的安全性和有效性提供了充分的证据（表 4-36-3）。

表 4-36-3 氨氯地平在大型高血压试验中的主要结果

试验	样本量及持续时间	对比	终点
ALLHAT[7]	9048 例患者，随访 4.9 年	氨氯地平和其他药物（利尿药、ACEI、α 受体阻滞剂）	无差异的 CAD、脑卒中、全因死亡率和目标血压；氨氯地平组心力衰竭更多，新发糖尿病较少
ASCOT[8]	19 527 例患者，40～79 岁，至少有 3 项心血管疾病危险因素，随访 5.5 年	氨氯地平（5～10mg）+培哚普利（4～8mg）和阿替洛尔（50～100mg）+苄氟噻嗪（1.25～2.5mg）	基于氨氯地平的联合用药组血压更低（2.7/1.9mmHg）；脑卒中、总心血管事件和血管重建、全因死亡及新发糖尿病风险均显著降低
VALUE [9]	15 245 例患者，年龄 >50 岁，随访 4.2 年	氨氯地平和缬沙坦+噻嗪类	氨氯地平组降压效果明显，1 个月后血压下降 4.0/2.2mmHg，1 年后下降 1.5/1.3mmHg；心脏事件和死亡率相同
ACCOMPLISH[10, 11]	11 506 例患者，事件高风险，随访 36 个月	贝那普利+氨氯地平和贝那普利+氢氯噻嗪	心血管死亡、非致死性心肌梗死和非致死性脑卒中事件发生较少（HR，0.79；95% CI 0.67～0.92；P=0.002）
CAMELOT[12]	安慰剂组 665 例；氨氯地平组 663 例，血管造影证实的 CAD 患者，随访 24 个月	氨氯地平和安慰剂	血压下降 4.8/2.5mmHg；心血管事件较少（HR，0.69；95% CI 0.54～0.88；P=0.003）；动脉粥样硬化进展延缓

注：ALLHAT，降压和降脂治疗预防心脏病发作试验；ASCOT，盎格鲁-斯堪的纳维亚心脏终点试验；ACCOMPLISH，存在收缩性高血压患者联合治疗中避免心血管事件的发生试验；VALUE，长期应用缬沙坦降压评估试验；CAMELOT，氨氯地平与依那普利减少血栓发生的比较试验；CAD，冠状动脉疾病。

（二）心血管疾病

1. 心绞痛 钙拮抗剂对各类心绞痛均有不同程度的疗效（表 4-36-4）。

（1）冠状动脉痉挛：为寒冷或高血压诱发的心绞痛及变异型心绞痛的重要发生机制，钙拮抗剂可舒张冠状动脉，对抗冠状动脉痉挛。目前被许可用于治疗冠状动脉痉挛的 CCB 类药物有维拉帕米和氨氯地平。

（2）稳定型心绞痛：所有类型 CCB 药物的共同作用是阻滞 L 型电压依赖性钙通道，其抗心绞痛的共同机制是扩张冠状动脉，缓解运动诱发的血管收缩；血压下降减少后负荷。氨氯地平与依那普利减少血栓发生的比较（Comparison of Amlodipine vs Enalapril to Limit Occurrences of Thrombosis，CAMELOT）研究旨在比较氨氯地平、依那普利或安慰剂对稳定性冠心病患者预后的影响，共纳入 1991 例冠心病患者，均具有至少一处冠状动脉狭窄在 20% 以上的病变，但排除左主干狭窄在 50% 以上的患者。随机分组接受氨氯地平、依那普利或安慰剂治疗，结果显示氨氯地平治疗使主要心血管疾病事件（心血管死亡、非致死性心肌梗死、心搏骤停复苏、冠状动脉血运重建、因心绞痛或心力衰竭住院、各种类型脑卒中、新诊断的外周血管疾病）发生率降低 31%[12]。《非二氢吡啶类钙拮抗剂在心血管疾病中应用的专家建议》推荐慢性稳定型心绞痛合并高血压患者（特别是老年患者）可将长效二氢吡啶类 CCB 作为初始治疗药物之一[13]。

（3）休息时发生的不稳定型心绞痛：在心肌梗死后的随访中，β 受体阻滞剂仍然是首选药物，β 受体阻滞剂无效或 β 受体阻滞剂禁忌患者可选用维拉帕米，一项小型试验支持在不稳定型心绞痛患者中使用地尔硫䓬[14]。二氢吡啶类 CCB 可以引起反射性心率增加，增加心肌耗氧量，不支持在不稳定型心绞痛患者中使用二氢吡啶类 CCB。

2. 室上性心动过速 非二氢吡啶类 CCB 维拉帕米和地尔硫䓬可以抑制房室结，可用于治疗室上性心动过速，而硝苯地平和其他二氢吡啶类 CCB 对室上性心动过速无效。应注意避免在左心室收缩功能降低的患者中使用非二氢吡啶类 CCB，可能会导致某些患者出现心力衰竭。

表 4-36-4　CCB临床应用、禁忌证和安全性[15]

分类	临床应用	禁忌证	安全性
二氢吡啶类	高血压（N*, A, Nic, I, F, Nis） 劳力型心绞痛（N, A） 血管痉挛导致的心绞痛（N, A） 雷诺综合征	不稳定型心绞痛，急性心肌梗死早期，收缩性心力衰竭（氨氯地平可能是例外）	硝苯地平片：血压过度下降，尤其是老年患者；ACS 患者肾上腺素激活可延长药物的活化形式，应注意；在高血压治疗中安全
非二氢吡啶类	高血压（D#, V） 心绞痛：劳力型（V, D），不稳定型（V），血管痉挛型（V, D） 室上性心律失常（D, V） 肥厚型心肌病	收缩性心力衰竭，窦性心动过缓或病态窦房结综合征，房室结传导阻滞，预激综合征，急性心肌梗死（早期）	收缩性心力衰竭，尤其是地尔硫䓬；在老年高血压患者中维拉帕米的安全性与 β 受体阻滞剂相同

注：A. 氨氯地平；D. 地尔硫䓬；F. 非洛地平；I. 伊拉地平；N. 硝苯地平；Nic. 尼卡地平；Nis. 尼索地平；V. 维拉帕米；ACS, 急性冠脉综合征。

*仅长效形式。#仅静脉注射形式。

3. 动脉粥样硬化　CCB 可抑制钙超载和脂质过氧化对动脉壁的损害，刺激血管内皮产生 NO，改善血管内皮功能，从而减缓动脉粥样硬化进展。

4. 肥厚型心肌病　CCB 可减轻高血压引起的左室肥厚，抑制心肌细胞肥大，从而对肥厚型心肌病有一定的治疗效果，其中非二氢吡啶类 CCB 优于二氢吡啶类 CCB，尤其是维拉帕米治疗肥厚型心肌病有确切的治疗效果。急性发作时，CCB 能减轻症状、减少流出道压差、提高舒张功能并增强 20%～25%的运动能力。

5. 心肌梗死后的保护　当心电图显示为无 Q 波的心肌梗死且 β 受体阻滞剂有使用禁忌时，维拉帕米可用于心肌梗死后保护，可显著减少再梗死率和病死率。

（三）其他

1. 脑血管病　尼莫地平、尼卡地平可选择性地扩张脑血管，用于蛛网膜下腔出血引起的脑血管痉挛，治疗短暂性脑缺血发作和脑栓塞等，钙拮抗剂还可用于偏头痛。

2. 周围血管疾病　CCB 可用于外周血管痉挛性疾病，硝苯地平和地尔硫䓬能够改善大部分雷诺病患者的症状。

3. 呼吸系统疾病　CCB 可用于支气管哮喘，尤其是可预防运动性哮喘的发作，与治疗哮喘的拟交感药 β₂ 受体激动药合用时效果较好。

二、药物相互作用及不良反应

（一）药物相互作用

负责代谢大多数 CCB的CYP3A4酶也负责许多其他外源性物质的初始氧化。维拉帕米和地尔硫䓬特异性地与这种酶竞争，可以降低多种药物的清除率，影响血药浓度，包括卡马西平、西沙必利、奎尼丁、各种 β-羟基-β-甲基戊二酰辅酶 A（HMG-CoA）还原酶抑制剂、环孢素、他克莫司、大多数人类免疫缺陷病毒-蛋白酶抑制剂和茶碱，与这些药物合用时应注意监测血药浓度。一些不良反应由 CCB 对 CYP3A4 氧化酶的强效抑制作用引起，CYP3A4 氧化酶的抑制剂，如西咪替丁、氟西汀、一些抗真菌药、大环内酯类抗生素，以及葡萄柚汁中的黄酮类化合物等，可以提高 CCB 的血药浓度，导致 CCB 引发的不良反应甚至毒性作用，当与此类药物合用时应警惕。表 4-36-5 总结了已知可抑制或诱导 CYP3A4 酶的药物和食物。

除了影响 CYP3A4 酶以外，维拉帕米和地尔硫䓬还可以抑制 P 糖蛋白向外周组织的药物转运过程，这种抑制作用导致同样利用该转运系统的外源性物质（如环孢素和地高辛）血清浓度升高。在洋地黄中毒时，快速静脉注射维拉帕米是绝对禁忌的，因为能使房室传导阻滞加重。与地尔硫䓬和维拉帕米不同，二氢吡啶类药物一般不通过 CYP3A4 或 P 糖蛋白进行转运，不影响其他外源性物质的清除。他汀类药物可以抑制 P 糖蛋白介导的转运，导致

CCB 的口服生物利用度增加，此时需要适当加强对患者血压的监测。

表 4-36-5　已知可抑制或诱导 CYP3A4 酶的药物或食物

抑制剂	诱导剂
西咪替丁	卡马西平
克拉霉素	苯巴比妥
地尔硫䓬	利福平
红霉素	苯妥英
氟康唑	贯叶连翘
伊曲康唑	
酮康唑	
利托那韦	
维拉帕米	
葡萄柚汁	

CCB 对葡萄糖和脂质代谢没有显著影响，或有轻微负面影响。

（二）不良反应及防治

不同类型 CCB 的不良反应差别较大（表 4-36-6）。第一代短效剂型的二氢吡啶类 CCB，特别是硝苯地平的大剂量、单一用药有可能诱发反复的交感神经激活，导致反应性心率增快和血压升高，不宜应用于冠心病患者。如果冠心病的高血压患者需服用短效硝苯地平，尽量不要含服，长期应用时与 β 受体阻滞剂合用为佳。约 1% 的患者出现面部潮红和直立性头晕、头胀等，如初始小剂量用药，适应后逐渐加大剂量可减轻此类不良反应。目前使用的长效二氢吡啶类 CCB，如氨氯地平或硝苯地平的长效释放制剂（控释片和缓释片），症状性不良反应大幅度减少，主要不良反应包括头痛和踝部水肿。头痛是因为所有小动脉扩张。约 1/10 的患者出现踝部水肿，减少药物剂量、联用 ACEI 或 ARB 可以缓解。踝部水肿是因为毛细血管扩张而非水钠潴留，因此利尿剂对 CCB 引起的踝部水肿无效。

非二氢吡啶类 CCB 常见不良反应有抑制心脏窦房结、心室结和左心室功能，长期应用可引起牙龈增生。维拉帕米可引起便秘，可能与其引起多种受体包括 5-羟色胺的阻断作用有关，其他非二氢吡啶类 CCB 不存在这种情况。由于非二氢吡啶类 CCB 的心脏传导抑制作用，二度至三度房室传导阻滞、心力衰竭、病态窦房结综合征、梗阻性心肌病患者，以及地高辛中毒和 β 受体阻滞剂使用过量时禁用。此外，在使用非二氢吡啶类 CCB 前应详细询问病史，进行心电图检查，并在用药 2～6 周内复查[13]。

CCB 的中毒反应有低血压和心动过缓，这是 CCB 药理作用的延伸，由外周血管舒张和心肌收缩力降低引起。心肌传导也可能受损，产生房室结传导异常、室性节律和完全性心脏传导阻滞，重度中毒患者经常出现交界性逃逸节律。负性肌力作用可能会导致严重后果，尤其是维拉帕米，心室收缩可能会完全消融。对于过量使用 CCB 的无症状患者，可予以观察及消化道去污处理；对于有症状的患者，静脉注射钙剂、高剂量胰岛素治疗及去甲肾上腺素/肾上腺素作为一线治疗，严重传导障碍时建议应用阿托品，若存在心肌功能障碍，给予高剂量胰岛素和静脉注射脂质乳剂治疗。

表 4-36-6　临床常用钙拮抗剂不良反应[15]

不良反应	维拉帕米 Covera-HS（%）	短效地尔硫䓬（%）	地尔硫䓬 ER/SR（%）	硝苯地平片（%）	硝苯地平 ER/SR/GITS（%）	氨氯地平 10mg（%）	非洛地平 ER 10mg（%）
颜面潮红	<1	0～3	0～1	6～25	0～4	3	5
头痛	<安慰剂	4～9	<安慰剂	3～34	6	<安慰剂	4
心悸	0	0	0	<25	0	4	1
头晕、头昏	5	6～7	0	12	2～4	2	4
便秘	12	4	1～2	0	1	0	0
踝关节水肿、肿胀	0	6～10	2～3	6	10～30	10	14
诱发心绞痛	0	0	0	<14	0	0	0

注：Covera-HS，控制-发生缓释剂型。本表中的不良反应具有剂量相关性；没有对 CCB 之间进行严密直接的比较，百分比用安慰剂矫正。

三、药物对特殊人群的影响

由于没有专门研究抗高血压药物在妊娠期的有效性和安全性，通常选择基于具有长期有效性和安全性记录的旧药物，因此妊娠期高血压患者可使用妊娠之前应用的抗高血压药物。对于妊娠期高血压的药物治疗，首选药物包括甲基多巴、β 受体阻滞剂（特别是拉贝洛尔）、CCB（特别是硝苯地平，维拉帕米可作为第二选择）和血管扩张剂（特别是肼屈嗪）。证据表明，β 受体阻滞剂（除外阿替洛尔，因其对胎儿有生长抑制作用）和 CCB 在减少妊娠后期严重高血压的发展方面比甲基多巴更有效。由于对胎儿和新生儿的不良后果，ACEI/ ARB 和肾素抑制剂禁忌使用[2]。

老年高血压患者大动脉僵硬度增加，血管顺应性下降，外周血管阻力升高，同时肾小球滤过率降低、排钠功能下降。临床上常常表现为收缩压高、脉压大、血压波动大，常合并冠状动脉疾病、脑卒中及心力衰竭等多种并发症。长效 CCB 药物可以减轻血管平滑肌钠/钙负荷，减轻血管张力，降低外周阻力，具有改善脉搏波传导速度的作用，CCB 对高龄老年性高血压作用更好。此外，在撒哈拉以南非洲的 6 个国家中进行的随机、单盲试验结果表明，在平均年龄为 51 岁的非洲黑种人患者中，氨氯地平+氢氯噻嗪或培哚普利在降压方面比培哚普利+氢氯噻嗪更有效[16]。

盐敏感性高血压患者存在细胞内钠、钙及镁的代谢异常，CCB 有助于抗盐介导的细胞内离子改变和升压反应；另外，CCB 增加肾血流量和肾小球滤过率，降低肾血管阻力，产生排钠、利尿作用[17]。因此，钙拮抗剂对盐敏感性高血压具有良好降压效果。中国老年收缩期降压治疗临床试验（Systolic Hypertension in China，Syst-China）、中国高血压最佳治疗试验（Hypertension Optimal Treatment Study in China，Hot-China）、非洛地平减少心脑血管并发症研究（Felodipine Event Reduction Study，FEVER）、中国高血压综合防治研究（Chinese Hypertension Intervention Efficacy Study，CHIEF）等一系列在我国高血压人群中进行的临床试验充分证明，钙拮抗剂在降压和保护靶器官中效果卓越[18-20]。笔者临床研究发现，盐敏感性高血压患者容易较早地发生肾损害，尿微量白蛋白排泄量增加[21]。给予

钙拮抗剂氨氯地平干预治疗，在降低血压的同时，能有效减少尿微量白蛋白，保护肾脏[3]。

对于合并动脉粥样硬化的患者，多项研究一致证实了长效 CCB 的抗动脉粥样硬化作用。在氨氯地平与依那普利减少血栓发生的比较（Comparison of Amlodipine vs Enalapril to Limit Occurrences of Thrombosis，CAMELOT）研究中，与安慰剂相比，长效钙拮抗剂氨氯地平可明显延缓冠脉斑块进展[12]。苯磺酸氨氯地平血管效应前瞻性随机评价试验（Prospective Randomized Evaluation of the Vascular Effects of Norvasc Trial，PREVENT）显示，氨氯地平延缓颈动脉粥样硬化的作用明显优于安慰剂（$P=0.007$）[22]。欧洲拉西地平动脉粥样硬化研究（The European Lacidipine Study on Atherosclerosis，ELSA）在 2334 名高血压患者中比较了基于拉西地平或阿替洛尔的 4 年治疗对颈动脉粥样硬化指数的影响，结果显示两种治疗的降压效果无差异，但拉西地平可以延缓颈动脉内膜中层厚度（CIMT）进展，减少斑块数量[23]。然而在高血压患者中进行的氨氯地平与赖诺普利对左心室质量影响（Effects of Amlodipine and Lisinopril on Left Ventricular Mass and Diastolic Function，ELVERA）研究显示，氨氯地平与 ACEI 类药物赖诺普利延缓颈动脉粥样硬化进展的作用相似[24]。也有一些研究认为，这些发现的相关性尚不清楚，因为大多数患者接受联合治疗，并且 CIMT 的进展或治疗引起的变化对心血管事件的预测能力较差[25, 26]。此外，对于因外周动脉粥样硬化而发生的外周动脉疾病（peripheral artery disease，PAD），一项纳入 7 项 RCT 试验、共 71 971 名患者的 meta 分析结果显示[27]，与其他抗高血压药物或安慰剂相比，CCB 治疗可以降低 PAD 发生率（比值比 OR：0.7；95% CI 0.58～0.86；$P=0.0005$）。

脑卒中是我国高血压人群主要并发症之一。钙拮抗剂在脑卒中预防方面的优势已经充分得到临床验证。多项钙拮抗剂与肾素-血管紧张素系统（RAS）抑制剂头对头比较的研究均显示，钙拮抗剂在降低脑卒中方面优于 ACEI 及 ARB（$P = 0.90$；95% CI 0.85～0.95）[28, 29]。降压及降脂治疗预防心脏事件（the Antihypertensive and Lipid-lowering to Prevent Heart Attack Trial，ALLHAT）研究显示，与 ACEI 相比，钙拮抗剂氨氯地平组脑卒中风险降低 23%

（*P*=0.003）[30]。VALUE 研究显示中长效 CCB 氨氯地平较 ARB 有降低脑卒中发生风险的趋势（15%）[9]。我国较早进行的中国老年收缩期降压治疗临床试验（Systolic Hypertension in China，Syst-China）、上海老龄人群硝苯地平研究（Shanghai Trail of Nifedipine in the Elderly，STONE）和成都硝苯地平临床试验等证实，以尼群地平、硝苯地平等 CCB 为基础的积极降压治疗方案可明显降低我国高血压患者脑卒中的发生率与死亡率[31]。在此基础上，非洛地平减少心脑血管并发症研究（Felodipine Event Reduction Study，FEVER）显示，氢氯噻嗪+非洛地平与单用氢氯噻嗪相比，虽加用非洛地平组血压只进一步降低了 4/2mmHg，但致死与非致死脑卒中的发生率降低了 27%[32]。

四、临床常用钙拮抗剂

（一）硝苯地平

硝苯地平是第一个二氢吡啶类钙拮抗剂，早期为短效硝苯地平片，因给药后血液波动较大，易反射性兴奋交感神经引起心率增快、心悸等不良反应，目前临床已很少用，可作为血管痉挛性心绞痛或雷诺病等间歇性服用治疗的首选药物，现常用长效硝苯地平缓释剂或硝苯地平控释剂。

1. 药理作用　硝苯地平主要作用为扩张外周小动脉，而负性肌力作用较小；能改善冠脉血流，特别是由狭窄动脉段供应的区域，改善劳力性心绞痛患者的运动耐量，缓解变异型心绞痛患者的冠状动脉痉挛。硝苯地平可以延缓轻中度冠心病患者新粥样斑块的进展，不影响血脂和糖代谢，有明显的利尿、排尿钠和排尿酸的作用。

2. 药代动力学　硝苯地平口服易吸收且吸收较完全，首过效应显著，生物利用度为 55%～75%，血浆蛋白结合率为 95%，表观分布容积为 1.32L/kg，半衰期（$t_{1/2}$）约为 2h。主要在肝内代谢，其代谢物可随尿排出，仅少量原形药物由肾排泄。

3. 临床应用　①抗高血压：临床观察表明，硝苯地平 GITS 控释剂型对高血压患者的降压有效反应率为 60%～80%，对妊娠期高血压，以及嗜铬细胞瘤手术前后高血压的控制等均已证明有效。②心绞痛：可用于心绞痛治疗，且对硝酸甘油不产生耐药性。为变异型心绞痛首选药。硝苯地平还可用于治疗雷诺现象。

4. 不良反应　服用硝苯地平一般耐受良好，不良反应轻微而短暂，与药物的扩血管作用相关，包括头疼、面部潮红、头晕和脚肿等。硝苯地平 GITS 片由于吸收缓慢，作用逐渐发生，药物的血浆峰值浓度低，不良反应较少。

（二）氨氯地平

1. 药理作用　与其他二氢吡啶类 CCB 相同，氨氯地平对外周血管和冠状动脉都有扩张作用，能增加肾脏的血流和肾小球滤过率，降低肾血管阻力，而对血浆肾素水平、醛固酮或儿茶酚胺浓度无明显影响。氨氯地平有左旋和右旋两种同型异构体，左旋体钙拮抗活性是右旋体的近 1000 倍，苯磺酸左旋氨氯地平采用手性药物拆分技术，去除了氨氯地平中的右旋成分，仅保留了其左旋体。

2. 药代动力学　氨氯地平在肝脏缓慢代谢，老年人和有肝硬化的患者清除速率延缓。氨氯地平的 $t_{1/2}$ 在所有 CCB 药物中最长，降压效应逐渐产生，持续时间长，故每日服药 1 次（5mg）即可。有肾衰竭的患者不产生明显的药代动力学改变。

3. 临床应用　用于高血压治疗。临床观察证明，氨氯地平对盐敏感性高血压患者的夜间血压有降低作用，且能减少尿微白蛋白的排泄量[33]；也可用于心绞痛治疗；氨氯地平对心肌的抑制作用轻，因而可用于轻度心力衰竭患者；氨氯地平也有抗动脉粥样硬化和抗心肌肥厚的作用。

4. 不良反应　氨氯地平服用后耐受性良好，最常见的不良反应有下肢水肿和面部潮红。与其他二氢吡啶类 CCB 不同，氨氯地平不引起反射性心动过速。

（三）非洛地平

1. 药理作用　非洛地平也是一种二氢吡啶类 CCB，对轻中度高血压患者的降压效应与其他钙拮抗剂相似。高血压患者在服用非洛地平的最初几天有急性神经-体液反应，包括血浆肾素活性、儿茶酚胺及心房钠尿肽等的浓度升高，以及利尿、利尿钠作用。非洛地平是一种选择性的动脉血管平滑肌扩张剂，不产生心肌抑制作用。

2. 药代动力学 非洛地平对肾小球滤过率和肌酐清除率无影响，但可使肾血流轻度增加，肾血管阻力降低，对血脂和糖耐量无影响。非洛地平延释片（ER）释放稳定，没有明显的血浆药峰。老年人和肝硬化患者的清除率下降，肾衰竭患者不出现明显的药代动力学改变。

3. 临床应用 非洛地平具有其他长效二氢吡啶类 CCB 的标准特性，用于高血压的治疗，起始剂量为 5mg/d，根据需要增至 10mg/d，或减小到 2.5mg/d。作为单一疗法，与硝苯地平的疗效相似，可与 ACEI 或 β 受体阻滞剂联合应用降压。非洛地平无心肌抑制作用，因此可用于心力衰竭患者的治疗，心力衰竭患者长期服用非洛地平后每搏输出量和心排血量轻度增加。

4. 不良反应 非洛地平的不良反应与其他二氢吡啶类 CCB 相同，包括外周水肿、头痛、面部潮红和头晕等。

（四）维拉帕米

1. 药理作用 维拉帕米同时作用于血管和心脏平滑肌，在血管中，维拉帕米扩张小动脉；在心脏中，维拉帕米与 L 型钙通道结合，抑制钙通道的开放和钙离子内流。维拉帕米可抑制窦房结和房室结中的动作电位，延长不应期，导致负变时性和负性肌力作用。心排血量和左室射血分数并不随周围血管的扩张增加，这是负性肌力作用的表现。

2. 药代动力学 维拉帕米从胃肠道吸收，首过效应高，因此生物利用度仅为 20%。立即释放后的浓度最高峰发生在约 1.5h，而缓释剂则为 5h。90% 与蛋白质结合，并通过广泛的肝脏代谢，去甲基化和去烷基化形成有活性的去甲维拉帕米，约 70% 的代谢物通过肾脏途径消除，$t_{1/2}$ 为 3～7h（立即释放）和 8～12h（缓释），在老年患者中增加到约 20h。

3. 临床应用 维拉帕米可降低外周血管阻力，对安静及运动时的平均血压均有降低作用，用于治疗轻中度高血压，维拉帕米对心肌和传导组织有抑制作用，因而不适于有心力衰竭和传导阻滞的高血压患者。维拉帕米对劳力型、血管痉挛型和不稳定型等各种类型的心绞痛均有效。国际维拉帕米 SR-群多普利研究（the international verapamil SR-trandolapril study，INVEST）是一项针对并发高血压的冠心病

主要治疗效果的研究，该研究对比了以维拉帕米 SR 为基础的治疗方案（维拉帕米 SR+群多普利）与以阿替洛尔为基础的治疗方案（阿替洛尔+氢氯噻嗪），两者均显示出显著且相似的降压效果，但以维拉帕米为基础的治疗显示出更少的心绞痛和新发糖尿病病例[33]。维拉帕米可用于室上性心动过速；维拉帕米对肥厚型心肌病有确定的治疗效果；当 β 受体阻滞剂使用有禁忌时，维拉帕米也可用于心肌梗死保护。

4. 不良反应 常见低血压、水肿、便秘，严重不良反应包括房室传导阻滞、明显的心动过缓、心肌梗死、肺水肿和肝毒性。在老年人，维拉帕米可诱发胃肠道出血。

5. 禁忌证 病态窦房结综合征患者发生室上性心动过速时不能静脉使用本药；在预激综合征合并心房颤动时，禁忌静脉应用维拉帕米，因可能会导致旁道前向传导的风险；存在房室结疾病时，过量合用 β 受体阻滞药、洋地黄类药物、奎尼丁、丙吡胺可能会产生心肌抑制；维拉帕米禁用于室性心动过速（宽 QRS 波）患者，可能造成过度的心肌抑制。

（五）地尔硫䓬

1. 药理作用 虽然分子研究表明，地尔硫䓬和维拉帕米在钙通道的结合位点有差异，但在临床实践中，它们有相似的治疗谱和禁忌证。地尔硫䓬扩张外周血管不伴反射性心动过速，还可以通过增加心肌的舒张顺应性改善心脏的舒张功能。

2. 药代动力学 地尔硫䓬口服后 90% 以上可被吸收，但因肝脏的首过消除效应，生物利用度仅为 45%。口服短效地尔硫䓬15～30min 起效，峰值约在 2h，消除半衰期为 4～6h。地尔硫䓬在肝中乙酰化为去乙酰化地尔硫䓬（其活性是母体化合物活性的 40%），在长期治疗中逐渐积累。35%的地尔硫䓬经肾排泄，65%由胃肠道排泄。

3. 临床应用 地尔硫䓬对心绞痛和室上性心动过速，包括心房颤动和心房扑动有肯定的治疗效果；其缓释剂型也可用于高血压的治疗。

4. 不良反应 地尔硫䓬较维拉帕米的不良反应较少，限于头痛、头晕和脚踝水肿，大剂量（360mg/d）时可发生便秘，比使用维拉帕米发生便秘的概率要低。

5. 禁忌证 类似于维拉帕米的禁忌证,有房室传导延缓、窦房结功能低下、预激综合征、急性心肌梗死和肺淤血的患者应慎用或忌用地尔硫草。心肌梗死后左心室衰竭、左室射血分数<0.40 是一个明确的禁忌证。

常用钙拮抗剂见表 4-36-7。

表 4-36-7 常用钙拮抗剂[15]

药物名称	剂量	药代动力学	不良反应和禁忌证	相互作用和注意事项
长效硝苯地平	30～60mg,1 次/日	24h 血药浓度稳定,起效缓慢,约 6h	不良反应:水肿、头痛、潮红 禁忌证:严重主动脉瓣狭窄、阻塞性心肌病、左心衰竭,未用 β 受体阻滞剂时的不稳定型心绞痛	与 β 受体阻滞剂联用增加左心室抑制,硝苯地平通过 CYP3A4 与辛伐他汀相互作用(辛伐他汀限制为 20mg),可能与阿托伐他汀、洛伐他汀相互作用。与西咪替丁合用或有肝脏疾病时血药浓度增加
氨氯地平	5～10mg,1 次/日	t_{max} 6～12h,90%通过肝代谢,但缓慢,60%经肾排泄,$t_{1/2}$ 35～50h,稳定状态 7～8d	不良反应:水肿、头晕、面部潮红、心悸 禁忌证:严重主动脉瓣狭窄、阻塞性心肌病、左心衰竭、不稳定型心绞痛、急性心梗。可在充血性心力衰竭心功能 2～3 级患者中使用,但最好应避免使用	高龄、心力衰竭患者和肝衰竭(56h)时半衰期延长,应减量,通过 CYP3A4 进行肝脏代谢,与辛伐他汀、阿托伐他汀和洛伐他汀相互作用,慎食葡萄柚汁
非洛地平 ER	5～10mg,1 次/日	t_{max} 3～5h,完全肝脏代谢至无活性代谢物,75%经肾损失,$t_{1/2}$ 22～27h	不良反应:水肿、头痛、潮红 禁忌证:除了充血性心力衰竭 2 级或 3 级(不影响死亡率),其他同氨氯地平	高龄、肝病患者、与西咪替丁联用时应减量。抗癫痫药增强肝脏代谢;葡萄柚汁可降低 CYP3A4 酶活性,显著增加非洛地平血药浓度
维拉帕米(片剂)	180～480mg/d,分 2 次或 3 次给药	1～2h 达峰值,生物利用度低(10%～20%),首过代谢高,代谢为长效去甲维拉帕米	不良反应:便秘,抑制窦房结、房室结和左心室功能 禁忌证:病态窦房结综合征、地高辛毒性、β 受体阻滞剂过量、左心衰竭;梗阻性心肌病	有肝脏或肾脏疾病时血药浓度水平升高。抑制肝脏 CYP3A4 活性,可导致辛伐他汀、阿托伐他汀和洛伐他汀降解减少,地高辛浓度增加
地尔硫草(片剂)	120～360mg/d,分 3 次或 4 次给药	15～30min 起效,峰值:1～2h;$t_{1/2}$ 5h。生物利用度 45%,65%经胃肠道损失	同维拉帕米,但便秘概率低	同维拉帕米,对地高辛几乎无影响,相互作用不显著,西咪替丁和肝脏疾病可以增加地尔硫草的血药浓度,可使普萘洛尔浓度增加

综上,钙拮抗剂在国内外多个高血压防治指南中均被列为一线抗高血压药物,尤其在老年高血压、盐敏感性高血压患者的治疗中更有优势;既可单用也可与其他抗高血压药物联合应用,在降压的同时具有抗动脉粥样硬化作用,可有效降低脑卒中和其他心血管疾病风险。

(牟建军 王科科 胡佳文)

参 考 文 献

[1] Acierno LJ, Worrell LT. Albrecht Fleckenstein: Father of calcium antagonism[J]. Clin Cardiol, 2004, 27(12): 710-711.

[2] Williams B, Mancia G, Spiering W, et al. 2018 ESC/ESH Guidelines for the management of arterial hypertension: The Task Force for the management of arterial hypertension of the European Society of Cardiology and the European Society of Hypertension: The Task Force for the management of arterial hypertension of the European Society of Cardiology and the European Society of Hypertension[J]. J Hypertens, 2018, 36(10): 1953-2041.

[3] Unger T, Borghi C, Charchar F, et al. 2020 International Society of Hypertension global hypertension practice guidelines[J]. J Hypertens, 2020, 38(6): 982-1004.

[4] Whelton PK, Carey RM, Aronow WS, et al. 2017 ACC/AHA/AAPA/ABC/ACPM/AGS/APhA/ASH/ASPC/NMA/PCNA Guideline for the Prevention, Detection, Evaluation, and Management of High Blood Pressure in Adults: Executive Summary: A Report of the American College of Cardiology/American Heart Association Task Force on Clinical Practice Guidelines[J]. Hypertension,

2018，71（6）：1269-1324.

[5] 《中国高血压防治指南》修订委员会，高血压联盟（中国），中华医学会心血管病学分会，等. 中国高血压防治指南（2018年修订版）[J]. 中国心血管杂志，2019，24（1）：24-56.

[6] WHO. Guideline for the pharmacological treatment of hypertension in adults. Geneva：World Health Organization[J]. 2021，Licence：CC BY-NC-SA 3.0 IGO.

[7] Allhat O. Major outcomes in high-risk hypertensive patients randomized to angiotensin-converting enzyme inhibitor or calcium channel blocker vs diuretic：The Antihypertensive and Lipid-Lowering Treatment to Prevent Heart Attack Trial（ALLHAT）[J]. JAMA，2002，288（23）：2981-2997.

[8] Dahlof B，Sever PS，Poulter NR，et al. Prevention of cardiovascular events with an antihypertensive regimen of amlodipine adding perindopril as required versus atenolol adding bendroflumethiazide as required，in the Anglo-Scandinavian Cardiac Outcomes Trial-Blood Pressure Lowering Arm（ASCOT-BPLA）：A multicentre randomised controlled trial[J]. Lancet，2005，366（9489）：895-906.

[9] Julius S，Kjeldsen SE，Weber M，et al. Outcomes in hypertensive patients at high cardiovascular risk treated with regimens based on valsartan or amlodipine：The VALUE randomised trial[J]. Lancet，2004，363（9426）：2022-2031.

[10] Jamerson K，Weber MA，Bakris GL，et al. Benazepril plus amlodipine or hydrochlorothiazide for hypertension in high-risk patients[J]. N Engl J Med，2008，359（23）：2417-2428.

[11] Jamerson KA，Devereux R，Bakris GL，et al. Efficacy and duration of benazepril plus amlodipine or hydrochlorothiazide on 24-hour ambulatory systolic blood pressure control[J]. Hypertension，2011，57（2）：174-179.

[12] Nissen SE，Tuzcu EM，Libby P，et al. Effect of antihypertensive agents on cardiovascular events in patients with coronary disease and normal blood pressure：The CAMELOT study：A randomized controlled trial[J]. JAMA，2004，292（18）：2217-2225.

[13] 孙宁玲，霍勇，葛均波，等. 非二氢吡啶类钙拮抗剂在心血管疾病中应用的专家建议[J]. 中华高血压杂志，2015，23（3）：220-226.

[14] Gobel EJ，van Gilst WH，de Kam PJ，et al. Long-term follow-up after early intervention with intravenous diltiazem or intravenous nitroglycerin for unstable angina pectoris[J]. Eur Heart J，1998，19（8）：1208-1213.

[15] Lionel HO，Bernard JG. Drugs for the heart[M]. 8/E. Singapore：Elsevier Pte Ltd，2018.

[16] Ojji DB，Mayosi B，Francis V，et al. Comparison of Dual Therapies for Lowering Blood Pressure in Black Africans[J]. N Engl J Med，2019，380（25）：2429-2439.

[17] 牟建军，褚超. 盐敏感性高血压研究进展与展望[J]. 中华高血压杂志，2016，24（8）：706-708.

[18] Liu L，Wang JG，Gong L，et al. Comparison of active treatment and placebo in older Chinese patients with isolated systolic hypertension. Systolic Hypertension in China（Syst-China）Collaborative Group[J]. J Hypertens，1998，16（12 Pt 1）：1823-1829.

[19] Wang W，Ma L，Zhang Y，et al. The combination of amlodipine and angiotensin receptor blocker or diuretics in high-risk hypertensive patients：Rationale，design and baseline characteristics[J]. J Hum Hypertens，2011，25（4）：271-277.

[20] 蒋雪丽，王月波，谷鸿秋，等. 降压治疗对健康相关生活质量的影响：中国高血压综合防治研究亚组分析[J]. 中国循环杂志，2018，33（9）：842-845.

[21] 牟建军，刘治全. 盐敏感性高血压药物治疗选择[J]. 中华高血压杂志，2012，20（3）：216-218.

[22] Byington RP，Miller ME，Herrington D，et al. Rationale，design，and baseline characteristics of the Prospective Randomized Evaluation of the Vascular Effects of Norvasc Trial（PREVENT）[J]. Am J Cardiol，1997，80（8）：1087-1090.

[23] Zanchetti A，Bond MG，Hennig M，et al. Calcium antagonist lacidipine slows down progression of asymptomatic carotid atherosclerosis：Principal results of the European Lacidipine Study on Atherosclerosis（ELSA），a randomized，double-blind，long-term trial[J]. Circulation，2002，106（19）：2422-2427.

[24] Terpstra WF，May JF，Smit AJ，et al. Long-term effects of amlodipine and lisinopril on left ventricular mass and diastolic function in elderly，previously untreated hypertensive patients：The ELVERA trial[J]. J Hypertens，2001，19（2）：303-309.

[25] Wang JG，Staessen JA，Li Y，et al. Carotid intima-media thickness and antihypertensive treatment：A meta-analysis of randomized controlled trials[J]. Stroke，2006，37（7）：1933-1940.

[26] Lorenz MW，Polak JF，Kavousi M，et al. Carotid intima-media thickness progression to predict cardiovascular events in the general population（the PROG-IMT collaborative project）：A meta-analysis of individual participant data[J]. Lancet，2012，379（9831）：2053-2062.

[27] Shetty S，Malik AH，Feringa H，et al. Meta-Analysis Evaluating Calcium Channel Blockers and the Risk of Peripheral Arterial Disease in Patients With Hypertension[J]. Am J Cardiol，2020，125（6）：907-915.

[28] Ettehad D，Emdin CA，Kiran A，et al. Blood pressure lowering for prevention of cardiovascular disease and death：A systematic review and meta-analysis[J]. Lancet，2016，387（10022）：957-967.

[29] Thomopoulos C，Parati G，Zanchetti A. Effects of blood pressure-lowering on outcome incidence in hypertension：5. Head-to-head comparisons of various classes of antihypertensive drugs -overview and meta-analyses[J]. J Hypertens，2015，33（7）：1321-1341.

[30] Cushman WC，Davis BR，Pressel SL，et al. Mortality and morbidity during and after the Antihypertensive and Lipid-Lowering Treatment to Prevent Heart Attack Trial[J]. J Clin Hypertens（Greenwich），2012，14（1）：20-31.

[31] 王文，刘力生. 中国以心血管事件为终点的大规模随机临床试验[J]. 中国循证心血管医学杂志，2008，1（1）：8-9.

[32] Liu L，Zhang Y，Liu G，et al. The Felodipine Event Reduction（FEVER）Study：A randomized long-term placebo-controlled trial in Chinese hypertensive patients[J]. J Hypertens，2005，23（12）：2157-2172.

[33] Cooper-DeHoff RM，Handberg EM，Mancia G，et al. INVEST revisited：Review of findings from the International Verapamil SR-Trandolapril Study[J]. Expert Rev Cardiovasc Ther，2009，7（11）：1329-1340.

血管紧张素转换酶抑制剂（ACEI）是目前治疗高血压的一线用药，具有良好的靶器官保护和心血管终点事件预防作用，在高血压治疗中广受关注。它的出现是高血压及心血管疾病治疗的一个重要里程碑。

第一节 基础理论

一、生理基础与分类

血管紧张素转换酶（ACE）是一种由 1306 个氨基酸构成的单体、膜结合、锌和氯化物依赖性肽基二肽水解酶，可催化十肽血管紧张素 I（Ang I）的羧基端裂解二肽，转化为高活性的八肽血管紧张素 II（Ang II），后者又通过与两种 G 蛋白偶联受体结合，即血管紧张素 II 受体 1 型和 2 型，发挥收缩血管、促进细胞增殖、水钠潴留、激活交感神经等作用；此外，ACE 还可以通过连续去除两个羧基端催化缓激肽等肽类扩血管物质的降解，进而导致血压升高[1, 2]。而 ACEI 主要通过竞争性地抑制 ACE，降低活性物质 Ang II 的水平，从而舒张血管、降低血压、抑制心肌细胞增生、心室重构等；ACEI 还能抑制缓激肽降解，增加一氧化氮（NO）和前列腺素释放，从而引起血管舒张；此外，ACEI 还可提高 Ang-（1—7）的水平，从而发挥降压作用[3, 4]。

自 20 世纪 70 年代第一种口服 ACEI 卡托普利问世以来，ACEI 类药物在高血压、心力衰竭、冠心病、心肌梗死及糖尿病肾病的治疗中备受重视，大量循证医学证据均显示该类药物降压作用明确，对高血压患者具有良好的靶器官保护和心血管终点事件预防作用，且对糖脂代谢无不良影响。近年来，ACEI 类药物发展迅速，目前已有 20 余种。

ACEI 的分类方式较多：根据其与 ACE 分子表面锌原子结合的活性基团不同，可分为含巯基（—SH）或硫基（—SR）类（如卡托普利、佐芬普利、阿拉普利等）、含羧基（—COOH）类（如依那普利、雷米普利、培哚普利、赖诺普利等），以及含次磷酸基类（如福辛普利、西罗普利）。其中，羧基类ACEI 的组织亲和力较高，能抑制不同组织（如血管、心脏、肾脏）中的 ACE，从而更好地发挥其药理作用，而巯基类和磷酸基类 ACEI 的组织亲和力相对较低。根据其代谢途径可分为经肝肾双途径排泄（如福辛普利、群多普利）和主要经肾排泄（其余 ACEI 类药物）。根据药物活性可分为前体药物（如福辛普利）和非前体药物（如卡托普利），其中前体药物亲脂性更高，更易进入靶组织并转化为活性成分发挥作用[5]。

二、药理作用及机制

（一）降压作用

1. 抑制肾素-血管紧张素-醛固酮系统 ACEI 能同时抑制循环及组织的肾素-血管紧张素-醛固酮系统（RAAS），通过减少 Ang Ⅱ 的生成，阻止 Ang Ⅱ 收缩血管、刺激醛固酮释放，从而舒张血管，减轻水钠潴留、减少血容量，达到降压效果。

2. 抑制激肽释放酶-激肽系统 ACEI 通过抑制 ACE 的活性，使缓激肽降解减少，缓激肽能激活缓激肽 B2 受体，从而激活磷脂酶 C（PLC）产生三磷酸肌醇（IP3），释放细胞内 Ca^{2+}，激活一氧化氮合酶（NOS），产生 NO；同时激活细胞膜上的磷脂酶 A2（PLA2），诱导产生前列环素 I_2（PGI_2），从而舒张血管，降低血压。

3. 降低交感神经活性 ACEI 通过阻止 Ang Ⅱ 生成，直接减轻 Ang Ⅱ 对神经系统的作用，神经末梢突触前膜释放去甲肾上腺素减少，交感神经反应降低，副交感神经兴奋性升高，从而扩张血管、使血压下降。

（二）对血流动力学的作用

ACEI 对血流动力学的作用主要是由 Ang Ⅱ 水平降低、缓激肽降解减少、去甲肾上腺素释放减少及前列腺素合成增加等作用产生的，其作用强度取决于血容量、钠平衡状况、循环及组织 RAAS 的抑制程度。ACEI 能同时舒张动脉与静脉，降低总体外周血管阻力；同时能减少 Ang Ⅱ 生成，继而减少醛固酮的释放，促进尿钠排泄，减轻水钠潴留，减低血容量；ACEI 还能扩张大动脉，增加血管顺应性，降低血管阻力，增加心脑器官灌注；此外，ACEI 扩张肾小球出球小动脉的作用强于扩张入球小动脉的作用，能有效降低肾小球囊内压及滤过压，从而改善肾小球高压、高灌注、高滤过状态，起到肾脏保护作用。

（三）对心脏、血管的作用

ACEI 具有减轻血管、心肌细胞外基质增生的作用，还可以通过降低梗死区室壁张力和室壁膨胀程度，减轻心肌梗死后的心室重构。ACEI 能降低心室前后负荷、抑制 Ang Ⅱ 的增生作用及交感神经活性、抑制醛固酮诱导的心脏肥厚及间质和血管周围纤维化，从而逆转心室重构。对肥厚的心肌，ACEI 还可以减轻其肥厚程度，并改善舒张功能，还能预防压力负荷过重带来的心肌细胞凋亡。此外，ACEI 还可以通过抑制缓激肽降解，改善心肌梗死后心室重构，抑制心肌纤维化，减少心肌梗死面积，并有促进血管新生、抑制血管损伤后平滑肌细胞增殖等作用[6]。

动物实验与临床研究均表明，ACEI 能保护血管内皮细胞功能，恢复内皮细胞依赖性血管舒张作用。ACEI 能提高血管内皮细胞 NOS 的表达和活性、减少缓激肽降解，促进 NO 介导的舒张血管作用；ACEI 通过减少 Ang Ⅱ 的产生，抑制还原型烟酰胺腺嘌呤二核苷酸磷酸（nicotinamide adenine dinucleotide phosphate，NADPH）氧化酶系统的激活，由此减少内皮细胞和血管平滑肌细胞自由基产生，减少过氧化亚硝酸盐生成，从而保护血管内皮功能；同时，ACEI 还能通过降低内皮素水平、促进内皮依赖性超极化因子释放来改善血管内皮功能；此外，ACEI 还能降低血管内皮细胞凋亡水平、增加内皮祖细胞数量，促进其再生[7]。

（四）其他作用

ACEI 可改善肾小球基底膜通透性，降低高血压患者及糖尿病肾病患者的尿蛋白水平，从而减少肾小管间质的损伤，还能减缓患者肌酐清除率的下降，亦可延缓肾功能损害的进展。同时，ACEI 能降低血浆胰岛素水平、增加胰岛素敏感性，因此可用于治疗胰岛素依赖性或非依赖性高血压糖尿病患者，已有研究发现部分 ACEI 类药物（如福辛普利钠）可改善胰岛素敏感性，CAPPP 研究也证明卡托普利能降低新发 2 型糖尿病的发生率。此外，ACEI 能降低纤溶酶原激活物抑制物-1（plasminogen activator inhibitor type 1，PAI-1）的浓度及 PAI-1 与组织纤溶酶原激活剂的摩尔比值，增加 NO 和前列环素的生成，拮抗 Ang Ⅱ 诱导的血小板聚集[8, 9]。

三、药代动力学

（一）口服吸收及生物利用度

各种 ACEI 的基本药理作用相同，但化学结构差异造成了不同药物在口服吸收速率、生物利用度、半衰期、代谢与排泄途径等药代动力学方面的差异。例如，依那普利是前体药物，其乙酯部分需要在肝内被水解，转化成有效代谢物依那普利拉而发挥降压作用。依那普利口服吸收快，约 68% 被吸收，服药后 1h，血浆依那普利浓度可达峰值；服药后 3.5～4.5h，血浆依那普利拉浓度可达峰值。而卡托普利是非前体药物，在消化道吸收快，口服后吸收迅速，吸收率在 75% 以上，口服后 15min 起效，1h 即可达血药峰浓度。

（二）药物分布

不同 ACEI 类药物，体内分布特点也不同。依那普利给药 20min 后可广泛分布于全身，肝、肾、胃和小肠药物浓度最高，大脑中浓度最低；与血浆中蛋白紧密结合，在体内持续存在 30～35h。而卡托普利不能通过血脑屏障，可分布于除脑组织外的全身，可通过乳汁分泌，也可通过胎盘；血液循环中的卡托普利 25%～30% 与血浆蛋白结合，半衰期短于 3h。

（三）排泄

多数 ACEI 经肾脏排泄，少数经由肾脏和肝脏双重途径消除。血浆蛋白结合率高的依那普利、卡托普利及雷米普利均主要通过阳离子泵机制从近球小管排泄，而血浆蛋白结合率低的赖诺普利则主要从肾小球滤过。此外，福辛普利、群多普利则通过肝、肾双途径代谢。常用 ACEI 的药代动力学、药效学和常用剂量见表 4-37-1。

表 4-37-1　常用 ACEI 的药代动力学、药效学和常用剂量

药名	达峰值时间（h）	消除半衰期（h）	经肾排泄（%）	剂量及标准给药方法	舒张压谷/峰比值（%）
卡托普利（captopril）	1.0	2.0	95	12.5～100mg，3 次/天	8
贝那普利（benazepril）	1.5	11.0	88	5～40mg，3 次/天	40
西拉普利（cilazapril）	4.0	10.0	80	1.25～5mg，1 次/天	<10～80
依那普利（enalapril）	4.0	11.0	88	5～40mg，1 次/天	40～64
赖诺普利（lisinopril）	7.0	12.0	70	5～40mg，1 次/天	30～70
培哚普利（perindopril）	4.0	3.0～10.0	75	4～8mg，1 次/天	35
喹那普利（quinapril）	2.0	2.0～4.0	75	10～40mg，1 次/天	10～40
雷米普利（ramipril）	3.0	13.0～17.0	60	2.5～10mg，1 次/天	50～63
福辛普利（fosinopril）	3.0	12.0	50	10～40mg，1 次/天	64

第二节　临床应用

一、适应证

（一）高血压

ACEI 药物降压作用明确，并具有良好的靶器官保护和心血管终点事件预防作用，目前已成为《中国高血压防治指南（2018 年修订版）》和《欧洲高血压治疗指南（2018 年版）》等众多高血压防治指南推荐的一线用药[10-12]。

ACEI 作为单一降压治疗的药物，适用于轻、中度原发性高血压及伴有某些特定临床状态的高血压患者（表 4-37-2）。限盐可增强 ACEI 的降压效应，单药降压效果不好时，可与其他药物联用以增强加压效果，如与利尿剂或钙拮抗剂合用，一方面可以协同降压，另一方面也可以减轻药物使用中的不良反应。

表 4-37-2 血管紧张素转换酶抑制剂的适应证

- · 高血压伴左室肥厚
- · 左心室功能不全或心力衰竭
- · 心肌梗死后和重塑过程
- · 糖尿病伴微量白蛋白尿
- · 高血压合并：外周血管病或雷诺现象

　　　　　　 慢性阻塞性气道病

　　　　　　 抑郁症
- · 硬皮病性高血压危象
- · 透析拮抗的肾性高血压

　　需要指出的是，高盐/盐敏感性高血压患者多数血浆肾素偏低，单一使用 ACEI 类药物在这类高血压患者中疗效有限，但高盐摄入可增加组织中 RAAS 系统的激活，使 AngⅡ水平升高，从而加重血压升高并导致一系列靶器官损害，因此在高盐/盐敏感性高血压患者中可采用 ACEI 与利尿剂或钙拮抗剂联用，从而保护靶器官、降低心血管疾病发病风险[13]。

（二）慢性心力衰竭与冠心病

　　大量研究证据表明，ACEI 能够改善慢性心力衰竭患者的心功能，增加射血分数，降低死亡率，显著改善预后，是第一类被证实能够降低慢性心力衰竭患者死亡率的药物，是治疗慢性心力衰竭的基石。特别是在射血分数降低的心力衰竭治疗中，ACEI 是一线用药；随机对照试验证实在射血分数降低的心力衰竭患者中，无论轻、中、重度心力衰竭，无论有无冠心病，使用 ACEI 都能获益，因此推荐所有患者均应使用，除非有禁忌证或不能耐受，且推荐尽早使用，从小剂量开始，逐渐递增，每隔 2 周剂量倍增 1 次，直至达到最大耐受剂量或目标剂量（表 4-37-3）[14, 15]。

表 4-37-3 射血分数降低的慢性心力衰竭患者常用 ACEI 类药物及其剂量

药物	起始剂量（mg/d）	目标剂量
卡托普利（captopril）	6.25mg，3 次/天	50mg，3 次/天
依那普利（enalapril）	2.5mg，2 次/天	10mg，2 次/天
福辛普利（fosinopril）	5mg，1 次/天	20～30mg，1 次/天
赖诺普利（lisinopril）	5mg，1 次/天	20～30mg，1 次/天
培哚普利（perindopril）	2mg，1 次/天	4～8mg，1 次/天
雷米普利（ramipril）	1.25mg，1 次/天	10mg，1 次/天
贝那普利（benazepril）	2.5mg，1 次/天	10～20mg，1 次/天

　　大量临床证据也证实 ACEI 能改善冠心病患者预后、降低心肌梗死死亡率（表 4-37-4），meta 分析也显示，ACEI 能显著降低冠心病患者的死亡率和再发心血管事件的风险，是冠心病预防和治疗的重要药物之一。国际上多个指南均推荐将 ACEI 用于无禁忌证的急性冠脉综合征（acute coronary syndrome，ACS）患者、稳定性冠心病患者，以及合并高血压、糖尿病、慢性肾脏病等疾病的冠心病患者。2015 年美国心脏病学会（ACC）/美国心脏病协会（AHA）/美国高血压学会（ASH）发表联合声明：对于合并冠心病（包括稳定型心绞痛、ACS、心力衰竭）的高血压患者，ACEI 作为一线首选药物[16-19]。

表 4-37-4 ACEI 用于稳定性冠心病患者的循证医学证据

研究名称	入选人群及随访时间	研究药物	研究结果
HOPE[20]	心血管高风险人群；随访 4.5 年	雷米普利	显著降低死亡、心肌梗死和脑卒中风险
SECURE[21]	心血管高风险人群；随访 4.5 年	雷米普利	能够有效延缓动脉粥样硬化的进展，其作用与剂量相关，且独立于降压作用之外
APRES[22]	血运重建术后的稳定型心绞痛患者（左室射血分数 30%～50%）；随访 33 个月	雷米普利	显著降低心血管死亡、AMI 和心力衰竭发生率
PHYLLIS[23]	轻度高血压、高胆固醇血症并伴无症状性动脉粥样硬化患者；平均随访 2.6 年	福辛普利	可延缓颈动脉粥样硬化进展
EUROPA[24]	稳定性冠心病患者，无明显心力衰竭；随访 4.2 年	培哚普利	在标准治疗的基础上加用培哚普利可以改善患者的预后，随访 4 年，主要不良心血管事件可降低 2%
PEACE[25]	左心室功能正常或轻度异常的稳定性冠心病患者；平均随访 4.8 年	群多普利	在冠心病常规治疗的基础上，加用群多普利不能进一步改善心血管死亡、心肌梗死及冠状动脉血运重建的发生率，但可降低新发糖尿病和严重心力衰竭的风险

（三）糖尿病肾病与其他肾病

ACEI 可延缓肾病进展，减少心血管事件，因此在糖尿病肾病及其他肾病中得到广泛使用。2021 版《中国糖尿病肾脏疾病防治临床指南》中，对糖尿病伴高血压且尿白蛋白/肌酐比值（urinary albumin/ creatinine ratio, UACR）>300mg/g 或估算的肾小球滤过率（eGFR）<60ml/（min·1.73m^2）的患者，强烈推荐 ACEI 类药物治疗；对伴高血压且 UACR 30～300mg/g 的糖尿病患者，推荐首选 ACEI 类药物治疗，可延缓蛋白尿进展和减少心血管事件；对不伴高血压但 UACR≥30mg/g 的糖尿病患者，认为使用 ACEI 类药物可延缓蛋白尿进展。一项网络 meta 分析结果显示，在 64 768 名有或没有糖尿病/蛋白尿的慢性肾脏病患者中，ACEI 和血管紧张素Ⅱ受体阻滞剂（ARB）均可降低肾衰竭和主要心血管事件风险，然而，是 ACEI 而非 ARB 降低了全因死亡率[26, 27]。

除此之外，ACEI 对多种原因引起的肾功能障碍，如高血压肾脏病、肾小球肾病、间质性肾炎等也有良好的作用。ACEI 能抑制 AngⅡ 的生成，舒张出球小动脉的作用大于舒张入球小动脉的作用，从而降低肾小球囊内压、减轻蛋白尿，保护肾功能。

二、药物相互作用与不良反应

（一）药物相互作用

与利尿剂合用可增加 ACEI 的降压效应，与利尿剂联用适用于对单一药物疗效不好的高血压患者，如高盐/盐敏感性高血压患者等；噻嗪类利尿剂可降低血管平滑肌内 Na$^+$ 浓度，并通过 Na$^+$-Ca^{2+} 交换机制，使细胞内 Ca^{2+} 减少，从而降低血管平滑肌对缩血管物质的反应，增强 ACEI 的扩血管作用；同时 ACEI 还可减少噻嗪类利尿剂所致 RAAS 激活和低血钾等不良反应。ACEI 与钙拮抗剂合用一方面可以协同降压，另一方面可以扩张静脉、缓解钙拮抗剂引起的踝部水肿，也能部分阻断钙拮抗剂所致反射性交感神经张力增加和心率加快的不良反应[10]。

（二）不良反应

ACEI 的主要不良反应来自：①ACE 抑制效应（如低血压、肾功能恶化和高血钾）和缓激肽增加效应（如咳嗽、血管性水肿）；②不同 ACEI 结构引起的不良反应（如含—SH 基团的卡托普利可引起味觉障碍、皮疹、中性粒细胞减少等）；③非特异性不良反应（如恶心、腹泻、头痛、疲倦等）。

1. 干咳 咳嗽是 ACEI 较为常见的不良反应，发生率为 10%～20%，表现为刺激性干咳、阵发性发作，以夜间为重，多伴有咽痒、咽部异物感，严重时可出现恶心、呕吐等不适症状。女性多于男性，特别是在老年患者和亚洲患者中发生率高。咳嗽并非剂量依赖性，通常发生在用药 1 周至数月之内，程度不一。目前认为，支气管平滑肌和血管的收缩，以及黏膜下腺体的分泌皆由分布于呼吸道及支气管上皮的 A 纤维和 C 纤维调控，而 ACEI 类药物抑制了内源性缓激肽和 P 物质等的代谢，继而刺激 C 纤维，诱发咳嗽。在中国人群中开展的 CCS-1 研究结果显示，卡托普利引起咳嗽的发生率为 5%（安慰剂为 4.2%）。在一项包含 19.8 万例患者的 meta 分析中，不同的 ACEI 组之间咳嗽发生率有差别，经安慰剂校正后的 ACEI 诱发咳嗽发生率均<10%[28-31]。

2. 低血压 低血压多于首剂给药或加量过程中出现，口服吸收快、生物利用度高的药物多见；最常见于使用大剂量利尿剂、低钠状态、血浆肾素活性高的患者。

3. 高钾血症 ACEI 通过抑制 AngⅡ 的生成减少醛固酮分泌，使体内钾排出减少，血钾浓度升高，较常见于慢性心力衰竭、老年、肾功能受损、糖尿病、应用保钾利尿剂或非甾体抗炎药的患者。改善全球肾脏病预后组织（Kidney Disease: Improving Global Outcomes, KDIGO）肾病管理指南中指出：若合并慢性肾病的患者使用主要经肾脏排泄的 ACEI 治疗时出现高钾血症，可替代为经肝肾双通道排泄的 ACEI 如福辛普利、群多普利，或应用排钾利尿剂[32, 33]。

4. 肾功能损伤 ACEI 舒张出球小动脉，降低肾灌注压，在肾动脉阻塞或肾动脉硬化造成肾血管病变的患者中，使用 ACEI 会加重肾功能损伤、使血尿素氮或肌酐水平升高。因此，肾功能异常患者使用 ACEI，宜选择经肝肾双通道排泄的 ACEI，如使用福辛普利在肝肾功能不全、老年患者中无须调整剂量。急性肾衰竭多发生于心力衰竭患者过度利尿、血容量低下、低钠血症、双侧肾动脉狭窄、孤立肾、移植肾等情况下[32-34]。

5. 血管神经性水肿 较少见，多发生于用药第1个月内，症状不一，多见于颜面部，也可有恶心、呕吐、腹泻、肠绞痛、喉头水肿等表现。血管神经性水肿的发生机制与缓激肽或其代谢产物有关。

6. 中性粒细胞减少 较少见，可见于高剂量卡托普利使用3个月后，有肾病、胶原血管病、自体免疫疾病的患者容易发生。停用ACEI后白细胞数可迅速恢复。

三、药物对特殊人群的影响

妊娠中晚期孕妇服用ACEI类药物可致胎儿畸形、自发性流产，并导致妊娠中晚期孕妇胎盘血流灌注下降、羊水过少、肾衰竭、胎儿肺发育不全等。有报道提示妊娠早期服用ACEI可使胎儿出现严重先天畸形（特别是心血管和神经系统）的风险显著增加，因此妊娠期妇女应绝对禁忌使用ACEI类药物，育龄期女性如未采取避孕措施，一般也不主张用ACEI类药物[35, 36]。

哺乳期用药需考虑药物经乳汁分泌的浓度、对产妇及新生儿的影响等因素，卡托普利、依那普利和喹那普利这3种ACEI类药物在乳汁中浓度较低或微量，对新生儿影响较小，被认为是安全的。2010年，NICE临床指南制定小组及美国儿科学会推荐卡托普利等可以用于母乳喂养的产妇，但对于早产儿及肾衰竭的新生儿，不推荐使用ACEI类抗高血压药物[37, 38]。

对于备孕期男性，RAAS与男性生殖功能密切相关。研究表明，ACEI不促进男性生殖功能障碍的发生，甚至具有改善作用，这可能是因为ACEI能舒张血管，改善阴茎海绵体灌注，同时可阻断AngⅡ生成，抑制其引起的阴茎血管胶原组织增殖和血管管腔变窄[39, 40]。

对于肾功能不全患者，ACEI可改善慢性肾脏病患者的肾脏血流和钠分泌率，减缓慢性肾脏疾病肾脏损伤的发展进程，但也可能导致功能性肾功能不全和（或）高钾血症。ACEI可以使全身血管阻力下降，肾脏血管阻力下降，肾脏血流灌注得到改善，但ACEI扩张出球小动脉的作用大于入球小动脉，肾小球毛细血管流体静水压和肾小球滤过率下降，因此对肾功能不全患者，使用ACEI时应评估肾功能水平，并在用药期间监测血肌酐变化情况，用药后血肌酐较基础值升高＜30%时仍可谨慎使用，超过30%时可考虑减量或停药；血肌酐≤265μmol/L的患者可以使用ACEI，但应监测血肌酐和血钾水平，推荐选用双通道（肾及肝）排泄药物，并根据肾功能不全程度适当减量；双侧肾动脉狭窄患者禁用ACEI，单侧肾动脉狭窄、对侧肾功能正常患者可用ACEI，但需从最小量用起，并应密切监测血压及血肌酐水平变化（表4-37-5）[10, 26, 41]。

表4-37-5　ACEI使用禁忌证

有严重钠丢失或容量不足状态
心排血量固定的状态
重度主动脉瓣或二尖瓣狭窄
缩窄性心包炎
重度心力衰竭
肾血管性高血压，特别是双侧肾动脉狭窄的患者
妊娠期女性
未明原因的肾功能不全
服用非激素类消炎药的肾功能不全患者

（牟建军　严　瑜）

参 考 文 献

[1] Skeggs LT，Kahn JR，Shumway NP. The preparation and function of the hypertensin-converting enzyme[J]. J Exp Med，1956，103：295-299.

[2] Riordan JF. Angiotensin-I-converting enzyme and its relatives[J]. Genome Biol，2003，4：225.

[3] Laurent S. Antihypertensive drugs[J]. Pharmacol Res，2017，124：116-125.

[4] Te Riet L，van Esch JHM，Roks AJM，et al. Hypertension：Renin-angiotensin-aldosterone system alterations[J]. Circ Res，2015，116：960-975.

[5] 国家卫生计生委合理用药专家委员会，中国医师协会高血压专业委员会. 高血压合理用药指南（第二版）[J]. 中国医学前沿杂志（电子版），2017，7：28-107.

[6] 高洁，朱鹏立，余惠珍. 组织激肽释放酶与心血管重构[J]. 中华高血压杂志，2016，24：419-422.

[7] 陈锐张. 血管紧张素转换酶抑制剂保护血管内皮功能的机制[J]. 中华高血压杂志，2010，18：31-33.

[8] Pigeyre M，Sjaarda J，Chong M，et al. Ace and type 2 diabetes risk：A mendelian randomization study[J]. Diabetes Care，2020，43：835-842.

[9] Patel A，MacMahon S，Chalmers J，et al. Effects of a fixed combination of perindopril and indapamide on

macrovascular and microvascular outcomes in patients with type 2 diabetes mellitus（the advance trial）：A randomised controlled trial[J]. Lancet, 2007, 370：829-840.

[10] 《中国高血压防治指南》修订委员会，高血压联盟（中国），中华医学会心血管病学分会，等. 中国高血压防治指南（2018 年修订版）[J]. 中国心血管杂志，2019，24（1）：24-56.

[11] ESC，ESH. 2018 ESC/ESH guidelines for the management of arterial hypertension[J]. European Heart Journal, 2018, 39：3021-3104.

[12] Whelton PK，Carey RM，Aronow WS，et al, 2017 ACC/AHA/AAPA/ABC/ACPM/AGS/APHA/ASH/ASPC/NMA/PCNA guideline for the prevention，detection，evaluation，and management of high blood pressure in adults：A report of the american college of cardiology/american heart association task force on clinical practice guidelines[J]. J Am Coll Cardiol, 2018, 71：e127-e248.

[13] 牟建军，刘治全. 盐敏感性高血压药物治疗选择[J]. 中华高血压杂志，2012，20：216-218.

[14] 中华医学会心血管病学分会心力衰竭学组，中华心血管病杂志编辑委员会. 中国心力衰竭诊断和治疗指南2018[J]. 中华心血管病杂志，2018，46：760-789.

[15] Yancy CW，Jessup M，Bozkurt B，et al, 2017 ACC/AHA/HFSA focused update of the 2013 accf/aha guideline for the management of heart failure：A report of the American college of cardiology/American heart association task force on clinical practice guidelines and the heart failure society of America[J]. Circulation, 2017, 136：e137-e161.

[16] van Vark LC，Bertrand M，Akkerhuis KM，et al. Angiotensin-converting enzyme inhibitors reduce mortality in hypertension：A meta-analysis of randomized clinical trials of renin-angiotensin-aldosterone system inhibitors involving 158，998 patients[J]. Eur Heart J, 2012, 33：2088-2097.

[17] Cheng J，Zhang W，Zhang X，et al. Effect of angiotensin-converting enzyme inhibitors and angiotensin Ⅱ receptor blockers on all-cause mortality，cardiovascular deaths，and cardiovascular events in patients with diabetes mellitus：A meta-analysis[J]. JAMA Intern Med, 2014, 174：773-785.

[18] Rosendorff C，Lackland DT，Allison M，et al. Treatment of hypertension in patients with coronary artery disease：A scientific statement from the American heart association，american college of cardiology，and American society of hypertension[J]. Hypertension, 2015, 65：1372-1407.

[19] 中华医学会心血管病学分会. 血管紧张素转换酶抑制剂在冠心病患者中应用中国专家共识[J]. 中国循环杂志，2016，31：420-425.

[20] Effects of ramipril on cardiovascular and microvascular outcomes in people with diabetes mellitus：Results of the hope study and micro-hope substudy. Heart outcomes prevention evaluation study investigators[J]. Lancet, 2000, 355：253-259.

[21] Lonn E，Yusuf S，Dzavik V，et al. Effects of ramipril and vitamin e on atherosclerosis：The study to evaluate carotid ultrasound changes in patients treated with ramipril and vitamin c（secure）[J]. Circulation, 2001, 103：919-925.

[22] Kjøller-Hansen L，Steffensen R，Grande P. The angiotensin-converting enzyme inhibition post revascularization study（apres）[J]. J Am Coll Cardiol, 2000, 35：881-888.

[23] Mancia G，Parati G，Revera M，et al. Statins，antihypertensive treatment，and blood pressure control in clinic and over 24 hours：Evidence from phyllis randomised double blind trial[J]. BMJ, 2010, 340：c1197.

[24] Fox KM. Efficacy of perindopril in reduction of cardiovascular events among patients with stable coronary artery disease：Randomised，double-blind，placebo-controlled，multicentre trial（the europa study）[J]. Lancet, 2003, 362：782-788.

[25] Braunwald E，Domanski MJ，Fowler SE，et al. Angiotensin-converting-enzyme inhibition in stable coronary artery disease[J]. N Engl J Med, 2004, 351：2058-2068.

[26] 中华医学会糖尿病学分会微血管并发症学组. 中国糖尿病肾脏疾病防治临床指南[J]. 中华糖尿病杂志，2019，11：15-28.

[27] Xie X，Liu Y，Perkovic V，et al. Renin-angiotensin system inhibitors and kidney and cardiovascular outcomes in patients with ckd：A bayesian network meta-analysis of randomized clinical trials[J]. Am J Kidney Dis, 2016, 67：728-741.

[28] Chinese Cardiac Study Collaborative Group. Oral captopril versus placebo among 13，634 patients with suspected acute myocardial infarction：Interim report from the chinese cardiac study（ccs-1）[J]. Lancet, 1995, 345：686-687.

[29] Bangalore S，Kumar S，Messerli FH. Angiotensin-converting enzyme inhibitor associated cough：Deceptive information from the physicians' desk reference[J]. Am J Med, 2010, 123：1016-1030.

[30] Tomaki M，Ichinose M，Miura M，et al. Angiotensin converting enzyme（ace）inhibitor-induced cough and substance P[J]. Thorax, 1996, 51：199-201.

[31] 田新利，胡大一. 血管紧张素转换酶抑制剂所致干咳的临床探讨[J]. 中国医刊，2008，43：3-4.

[32] Ruzicka M，Quinn RR，McFarlane P，et al. Canadian

society of nephrology commentary on the 2012 kdigo clinical practice guideline for the management of blood pressure in ckd[J]. Am J Kidney Dis, 2014, 63: 869-887.

[33] Improving Global Outcomes（KDIGO）Blood Pressure Work Group. Kdigo 2021 clinical practice guideline for the management of blood pressure in chronic kidney disease[J]. Kidney Int，2021，99（3S）：S1-S87.

[34] 《血管紧张素转换酶抑制剂在肾脏病中正确应用》专家协会组. 血管紧张素转换酶抑制剂在肾脏病中正确应用的专家共识[J]. 中华肾脏病杂志，2006，22：57-58.

[35] 中华医学会心血管病学分会女性心脏健康学组. 妊娠期高血压疾病血压管理专家共识（2019）[J]. 中华心血管病杂志，2020，48：195-204.

[36] Cooper WO, Hernandez-Diaz S, Arbogast PG, et al. Major congenital malformations after first-trimester exposure to ace inhibitors[J]. N Engl J Med，2006，354: 2443-2451.

[37] American Academy of Pediatrics Committee on Drugs. Transfer of drugs and other chemicals into human milk[J]. Pediatrics，2001，108：776-789.

[38] 周亦伦，丁霞. 妊娠期及哺乳期高血压疾病的治疗[J]. 中华肾病研究电子杂志，2018，7：250-254.

[39] Farmakis IT, Pyrgidis N, Doundoulakis I, et al. Effects of major antihypertensive drug classes on erectile function：A network meta-analysis[J]. Cardiovasc Drugs Ther, 2021

[40] Papatsoris AG， Korantzopoulos PG. Hypertension， antihypertensive therapy， and erectile dysfunction[J]. Angiology，2006，57：47-52.

[41] 杨进刚, 胡大一. 血管紧张素转化酶抑制剂与肾功能的临床评价[J]. 中国医院用药评价与分析，2004，4：198-201.

第38章

血管紧张素Ⅱ受体阻滞剂

自 1898 年芬兰生理学家 Rebert Tigerstedt 发现肾素，1939～1940 年 Braun-Menendez 和 Page 分别发现血管紧张素Ⅱ（Ang Ⅱ）及肾素-血管紧张素-醛固酮系统（RAAS），到 20 世纪 80 年代证明 RAAS 的存在，人们逐渐认识到 Ang Ⅱ在心血管疾病病理生理中起着非常重要的作用。血管紧张素Ⅱ受体阻滞剂（ARB）的出现正是这一研究成果的体现。

ARB 是血管紧张素转换酶抑制剂（ACEI）之后一类新的作用于 RAAS 的抗高血压药物，具有降压效果显著、可保护心脑肾等靶器官、对损害的逆转作用明确及不良反应少等优点，近年来发展迅猛，成为高血压及心血管疾病治疗中一类重要的药物。

第一节 基础理论

一、生理基础与分类

Ang Ⅱ是一种由 8 个氨基酸构成的寡肽，由其前体血管紧张素原经连续两步酶裂解作用生成。血管紧张素原由 453 个氨基酸组成，由肝脏合成并释放入血，先在肾素的催化下裂解为无活性的十肽血管紧张素Ⅰ（Ang Ⅰ），进而被血管紧张素转换酶（ACE）裂解为高活性的 Ang Ⅱ，后者又通过与 G 蛋白偶联受体结合，发挥收缩血管、促进细胞增殖、水钠潴留、激活交感神经等作用。

在人体内，Ang Ⅱ与两种血管紧张素 G 蛋白偶联受体结合，即形成血管紧张素Ⅱ1 型受体（AT_1R）和血管紧张素Ⅱ2 型受体（AT_2R）。AT_1R 为由 359 个氨基酸组成的糖蛋白，在心脏、血管、肾脏、肝、肺、脑等组织器官中分布广泛，介导目前已知的绝大多数 Ang Ⅱ的生理和病理生理效应。AT_1R 为七次跨膜的 G 蛋白偶联受体，在其胞外 N 端和胞外第 2 个环上有 3 个潜在的糖基化位点可与激动剂结合，Ang Ⅱ-AT_1R 的偶联可产生一系列第二信使反应，包括激活磷脂酶 C、D 和磷脂酶 A2，继而使细胞内肌醇-1, 4, 5-三磷酸升高，细胞内钙升高；

此外，AT$_1$R 还可以刺激与生长、分化和基质蛋白合成相关的早期生长反应基因，介导 Ang Ⅱ 的促生长肥大作用（图 4-38-1）[1, 2]。AT$_2$R 由 363 个氨基酸组成，主要分布在人胚胎组织，成年后表达迅速衰减，并局限分布在子宫、心脏、血管、肾上腺髓质与脑神经核。目前对 AT$_2$R 的功能尚不清楚，可能与神经生长、疼痛控制及心肌再生有关[2-4]。

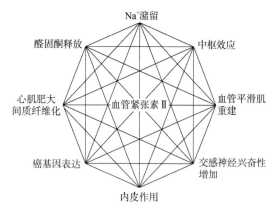

图 4-38-1　Ang Ⅱ 在机体重要生命活动中的作用

ARB 是特异性 AT$_1$R 的阻断药，在受体水平完全阻断 Ang Ⅱ 的作用，从而直接或间接抑制血管收缩，减少血管升压素和醛固酮的释放，减少肾脏水钠重吸收；此外，由于 AT$_1$R 被阻断会反馈性升高血浆肾素水平，致 Ang Ⅱ 浓度升高，刺激 AT$_2$R，使血管舒张，抑制细胞分化生长，抑制钠水重吸收和交感神经活性。根据 ARB 类药物的化学结构，可将其分为二苯四咪唑类（如氯沙坦、厄贝沙坦、替米沙坦等）、四咪唑类（如依普沙坦等）和非杂环类（如缬沙坦等），见表 4-38-1。

表 4-38-1　ARB 药物分类

类别	名称	特点
二苯四咪唑类	氯沙坦（losartan）	竞争性拮抗作用
	坎地沙坦（candesartan）	非竞争性拮抗作用
	厄贝沙坦（irbesartan）	竞争性拮抗作用
	替米沙坦（telmisartan）	
四咪唑类	依普沙坦（eprosartan）	竞争性拮抗作用
非杂环类	缬沙坦（valsartan）	非竞争性拮抗作用

二、药理作用及机制

（一）降压作用

ARB 可以通过特异性阻断 Ang Ⅱ 与 AT$_1$R 结合，抑制 Ang Ⅱ 收缩血管与刺激肾上腺素释放醛固酮的作用，从而达到降血压效果。需要说明的是，Ang Ⅱ 的生成不仅可通过 ACE 代谢途径，也可通过糜蛋白酶途径，组织中的 Ang Ⅱ 则主要来源于糜蛋白酶途径。ACEI 不能抑制糜蛋白酶途径，而 ARB 则能特异性与 AT$_1$R 结合，阻断不同代谢途径生成的 Ang Ⅱ 与 AT$_1$R 的结合，抑制其心血管作用，其降压作用显著，效果持久。同时，间接通过增强 Ang Ⅱ 作用于 AT$_2$R，诱导缓激肽-一氧化氮途径发挥舒张血管、降低血压的作用[5, 6]。

（二）对血流动力学的作用

ARB 可通过阻断 Ang Ⅱ 的作用，降低左心室舒张末压而减轻左心室前负荷，降低体循环阻力、肺循环阻力而减轻心脏后负荷，同时也可降低冠状动脉阻力而增加心肌血液供应。早期的研究证实，ARB 治疗可显著改善慢性心力衰竭患者的血流动力学指标，如肺毛细血管楔压、心排血量和周围血管阻力，降低血浆醛固酮、心房利钠因子的前体水平；动物实验也发现坎地沙坦可通过增加一氧化氮的生物利用度来降低左心室舒张末压，同时能够通过调整钙调蛋白的功能来抑制胶原合成的显性转变及胶原交联的堆积，从而降低心肌僵硬度、提高心室舒张顺应性[7, 8]。

（三）对心脏、血管的作用

Ang Ⅱ 能强效收缩血管，增加心肌收缩力，刺激醛固酮和血管升压素分泌，促进心肌和血管生长。Ang Ⅱ 与 AT$_1$R 结合可促进动脉血管的收缩及平滑肌增殖，还可在三磷酸肌醇和甘油二酰酯的作用下，激活蛋白激酶 C，使转录因子磷酸化，促发转录和合成新的收缩蛋白，促使心肌肥大，形成重构，影响心脏收缩、舒张功能；同时，细胞外的醛固酮刺激成纤维细胞转变为胶原纤维，促进心肌纤维化，从而加重心室重构，而 ARB 可阻断 Ang Ⅱ 与 AT$_1$R 结合、间接增强 Ang Ⅱ-AT$_2$R 途径，从而抑制上述过程，防止心室肥大，抑制心血管重构[9, 10]。

Ang Ⅱ 与 AT$_1$R 结合可刺激血管平滑肌细胞（图 4-38-2）、巨噬细胞合成白介素-6，引起动脉粥样斑块的炎症，使斑块破裂，而 ARB 可阻断 Ang Ⅱ

与 AT₁R 结合，从而抑制上述过程，逆转动脉的内皮功能障碍，改善冠状动脉血流并防止动脉粥样硬化斑块形成。此外，ARB 还可抑制 RAAS 的过度激活，并作为抗氧化剂、减少血管还原型烟酰胺腺嘌呤二核苷酸磷酸（NADPH）氧化酶的表达来保护内皮功能。同时，ARB 可通过调节白细胞与内皮细胞的相互作用，减少血管内壁黏附分子的分泌，进而改善动脉粥样硬化患者的血管重塑[11, 12]。

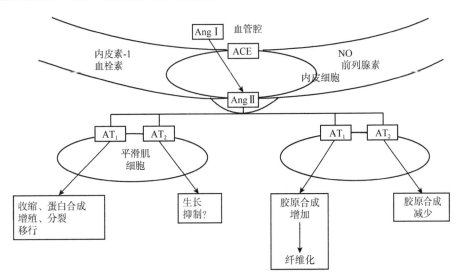

图 4-38-2　Ang Ⅱ 导致血管重塑机制

（四）对肾脏的作用

ARB 对全身血流动力学的影响与 ACEI 相似，ARB 可扩张出球小动脉，使肾小球内压下降、改善肾小球基底膜通透性，从而降低尿蛋白水平，同时还可减少细胞因子和炎性介质的产生，改善肾小球血管重构，减少尿蛋白。同时，ARB 还可通过改善心功能来保证肾脏的血流灌注，从而保护肾脏。此外，ARB 还通过对机体足细胞的保护、氧化应激和对细胞凋亡的抑制、信号通路的干预等方面发挥肾脏保护作用[13]。

（五）其他作用

1. 预防心房颤动发生　高血压是心房颤动的重要危险因素，ARB 通过抑制 Ang Ⅱ 与 AT₁R 结合，减少心房在持续高频电激动后心肌有效不应期的持续缩短，保持正常的不应期频率，降低细胞内 Ca^{2+} 浓度，抑制超负荷改善电重构；另外，ARB 还可通过防止心肌纤维化、降低交感神经活性、抗炎等作用，预防心房颤动的发生。一项纳入 21 项随机对照试验、13 184 例心房颤动患者的 meta 分析发现，使用 ARB 能有效预防心房颤动的发生[14, 15]。

2. 改善胰岛素敏感性　研究发现使用 ARB 可以显著降低糖尿病发生率，其机制可能是 ARB 通过阻断 Ang Ⅱ 的作用来改善胰岛素敏感性。一项纳入 59 862 例患者的 meta 分析发现，ARB 类药物有助于减少高血压患者的糖尿病发病率，可有效延缓糖尿病视网膜病变及糖尿病肾病的发生及进展[16-18]。

3. 降低脑血管意外风险　ARB 类药物可以有效舒张大脑内动静脉及毛细血管，增加脑血流量，降低脑出血及出血性梗死的发生率；同时，ARB 还可以通过降低血压来减少脑动脉瘤的形成及其破裂的风险，进而减少出血性脑卒中的发生。此外，与 ACEI 类似，ARB 还可以通过降低内皮性 PAI-1、增加 t-PA 来增加纤溶活性，防止脑血管的血栓形成，进而减少缺血性脑卒中的发生[19]。

三、药代动力学

（一）口服吸收及生物利用度

早期的 ARB 均为肽类，必须静脉给药，难以推广应用。1995 年，可口服的非肽类 ARB 被成功研制，并被批准应用。此后，以氯沙坦、缬沙坦、厄贝沙坦、坎地沙坦、替米沙坦为代表的 ARB 类药物被临床广泛使用。缬沙坦口服后 2～4h 血浆浓度达峰值，平均绝对生物利用度为 23%；进餐或空腹服用不影响药物吸收，服药 8h 后血药浓度相似。口服厄贝沙坦吸收良好，口服后 1.5～2h 可达血浆峰浓度，绝对生物利用度为 60%～80%，进食不会明显影响其生物利用度。

（二）药物分布

不同药物体内分布特点也不同。缬沙坦不广泛分布到组织中，绝大部分（94%～97%）与血清蛋白（主要是白蛋白）结合；大部分缬沙坦不会发生生物转化，只有约 20% 的缬沙坦会转化为代谢物，但该代谢物没有药理学活性。厄贝沙坦血浆蛋白的结合率大约为 96%，几乎不和血液细胞结合，其分布容积为 53～93L。

（三）排泄

目前临床常用的 ARB 类药物中，氯沙坦、坎地沙坦和厄贝沙坦由肝、肾两种途径代谢，60% 以上随粪便排出，余下部分随尿液排泄；替米沙坦几乎全部经肝脏清除，在肝脏中与葡萄糖醛酸结合后快速地由胆汁排泄（表 4-38-2）。

表 4-38-2　常用 ARB 类药物体内过程

	氯沙坦	缬沙坦	替米沙坦	坎地沙坦	厄贝沙坦
生物利用度（%）	33	25	42～57	42	60～80
起效时间（h）	1	2	1	2～4	2
达峰时间（h）	6	4～6	3～9	6～8	3～6
作用持续时间（h）	24	24	≥24	≥24	24
蛋白结合率（%）	>98	96	99.5	99.6	96
分布容积（L）	34	17	53～96	10	500
清除 $t_{1/2}$（h）	2	6～8	18～24	9～13	11～15
排泄（尿/粪，%）	35/60	13/83	1/97	33/67	20/80

缬沙坦以多指数衰变动力学代谢（α 相半衰期 <1h，终末半衰期约 9h），主要经粪便（约占 83%）和尿（约占 13%）以原形排泄。静脉给药后，缬沙坦的血浆清除率约为 2L/h，肾清除率为 0.62L/h（约占总清除率的 30%）；重复给药时，缬沙坦的药代动力学特征与单次给药相似；每日服用 1 次，缬沙坦很少引起蓄积，在男性和女性中，血浆浓度相似。厄贝沙坦及其代谢产物由胆道和肾脏排泄，在机体的总清除率和肾清除分别为 157～176ml/min 和 3.0～3.5ml/min，终末清除半衰期为 11～15h，每日

服药 1 次，3 天内达到血浆稳态浓度，重复每日 1 次给药后血浆内积蓄有限（<20%）。

第二节　临床应用

一、适　应　证

（一）高血压

与 ACEI 类似，ARB 降压作用明确，并具有良好的靶器官保护和心血管终点事件预防作用，目前已成为《中国高血压防治指南（2018 年修订版）》和《欧洲高血压治疗指南（2018 年版）》等众多高血压防治指南推荐的一线用药[20-22]。

ARB 作为单一降压治疗的药物，适用于轻、中度高血压，以及不同年龄的高血压患者，尤其对伴有左室肥厚、糖尿病、肾脏病和慢性心力衰竭的患者有良好作用。与利尿药或钙拮抗剂合用，可增强降压疗效。在多项评价氯沙坦、缬沙坦、厄贝沙坦或坎地沙坦降压疗效的随机临床试验中，与安慰剂相比，采用 ARB 类单药治疗可使收缩压和舒张压分别平均降低 10.4～11.8mmHg 和 8.2～8.9mmHg。ARB 类药物与氢氯噻嗪合用可使收缩压和舒张压分别降低 16.1～20.6mmHg 和 9.9～13.6mmHg。常用 ARB 类药物剂量范围和每日服药次数见表 4-38-3[23]。

表 4-38-3　常用 ARB 类药物剂量范围和每日服药次数

剂型	剂量范围（mg/d）	每日服药次数
坎地沙坦（candesartan）	8～32	1
厄普沙坦（eprosartan）	400～800	1～2
厄贝沙坦（irbesartan）	150～300	1
氯沙坦（losartan）	50～100	1～2
奥美沙坦（olmesartan）	20～40	1
替米沙坦（telmisartan）	20～80	1
缬沙坦（valsartan）	80～320	1～2

（二）慢性心力衰竭与冠心病

大规模临床试验研究结果显示，ARB 可降低有心血管疾病史（冠心病、脑卒中、外周动脉病）患者心血管疾病的发生率和高血压患者心血管事件风险；ARB 尤其适用于伴左室肥厚、心力衰竭、冠心病、代谢综合征患者，以及不能耐受 ACEI 的

患者，并可预防心房颤动[15, 24-28]。对慢性心力衰竭患者，ARB 耐受性好，长期使用可改善血流动力学，降低心力衰竭死亡率和因心力衰竭再住院率，特别是对不能耐受 ACEI 的患者。建议所有无禁忌证的急性冠状动脉综合征（acute coronary syndrome，ACS）患者在血流动力学稳定后，均应及早起始 ARB 治疗并调整至最大耐受剂量或足剂量，同时血压正常的 ACS 患者也应接受 ARB 治疗，预防或治疗心血管重构。对稳定性冠心病患者，根据临床研究和指南建议：合并左室射血分数≤40%、心力衰竭、高血压、糖尿病和慢性肾脏病的稳定性冠心病患者，需要尽早接受 ARB 治疗，并坚持长期，甚至终身治疗，保护内皮和稳定斑块，预防心血管事件的发生[27, 28]。

　　CHARM 试验结果提示，坎地沙坦可降低慢性心力衰竭患者的发病率和病死率，与安慰剂组相比，足剂量 ARB 组收缩性心力衰竭患者的次级终点心血管病病死率和因慢性心力衰竭住院率的降低更显著[29]。ONTARGET 研究发现替米沙坦在减少心血管病死亡、心肌梗死、脑卒中和因心力衰竭住院率方面的作用不劣于雷米普利，证实了 ACEI 和 ARB 在冠心病患者中的等效性。而 OPTIMAAL 研究比较了氯沙坦和卡托普利对急性心肌梗死患者死亡率和病残率的影响，发现两组患者的差异无统计学意义。VALIANT 研究发现，对急性心肌梗死患者 12h 至 10 天内起始缬沙坦治疗，其预防左心室重构的作用与卡托普利相当，患者发生致死性或非致死性动脉粥样硬化事件的风险与卡托普利相当。《2017 欧洲心脏病协会急性 ST 段抬高型心肌梗死管理指南》尤其推荐缬沙坦治疗合并心力衰竭和（或）左心室舒张功能不全的心肌梗死患者[24, 30-32]。

（三）糖尿病肾病与其他肾病

　　与 ACEI 类似，ARB 可延缓肾脏病进展，降低糖尿病或肾病患者的蛋白尿及微量白蛋白尿，尤其适用于伴糖尿病肾病、微量白蛋白尿或蛋白尿患者及不能耐受 ACEI 的患者，并因此在糖尿病肾病及其他肾病中得到广泛使用。《中国糖尿病肾脏疾病防治临床指南》对糖尿病伴高血压且尿白蛋白/肌酐比值（UACR）>300mg/g 或估算的肾小球滤过率（eGFR）<60ml/（min·1.73m²）的患者，强烈推荐 ARB 药物治疗；对伴高血压且 UACR 为 30～300mg/g 的糖尿病患者，推荐首选 ARB 类

药物治疗，可延缓蛋白尿进展和减少心血管事件；对不伴高血压但 UACR≥30mg/g 的糖尿病患者，使用 ARB 类药物可延缓蛋白尿进展[13, 33-35]。

　　一系列临床试验均证明，ARB 除降低血压外，能明显改善肾功能；ARB 类药物在糖尿病肾病患者中应用具有较好的安全性，不仅延缓了肾病进展，同时还降低了病死率及心血管并发症发生率。有 meta 分析显示，对终末期肾脏疾病给予肾透析的患者应用 ARB 类药物，可以显著改善肌酐清除率、降低尿蛋白[13, 36-39]。

二、药物相互作用与不良反应

　　由于高血压发病机制的异质性，在降压治疗中一般不主张一味增加单药剂量，而是强调多种药物小剂量联用，这样可以增强降压疗效、拮抗药物不良反应、弥补不同药物的峰效时间、协调靶器官保护作用。ARB 类药物在使用剂量上，应从小剂量开始，并根据需要逐渐增量，降压效果不满意时可考虑与其他抗高血压药物联用。ARB 类抗高血压药物与噻嗪类利尿剂联合应用及其单片复方制剂可以产生协同降压的作用，并减少各自的不良反应，耐受性良好；ARB 类抗高血压药物与钙拮抗剂联用及其单片复方制剂也可以有效稳定地发挥降压作用。需要注意的是，ARB 的抗高血压作用可能会被非甾体抗炎药包括环氧合酶-2 抑制剂削弱；对于老年患者、血容量减少患者（包括接受利尿剂治疗者），或有肾功能损害者，同时使用 ARB 和非甾体抗炎药可能会使肾功能恶化的风险升高。与保钾利尿药（如螺内酯、氨苯蝶啶、阿米洛利）、补钾剂或含钾的盐代用品合用时，可导致血钾升高，尤其是老年人、肾功能不全及糖尿病患者。

　　不同于 ACEI 会导致缓激肽、P 物质堆积引起咳嗽等不良反应，ARB 由于其对 AT₁R 的选择性，不仅可以更彻底地抑制 Ang II 的作用达到降压效果，更可以避免咳嗽、神经血管性水肿等不良反应，也不影响血糖和血脂代谢。ARB 的主要不良反应来自 RAAS 的抑制效应，表现为低血压、肾功能障碍和高血钾等。

三、药物对特殊人群的影响

　　对于妊娠期妇女，ARB 与 ACEI 相似，也有致

胎儿畸形和死胎的危险，因此妊娠期高血压绝对禁忌使用 ARB 类药物，育龄期妇女如未采取避孕措施，一般也不主张使用[40,41]。

对于哺乳期妇女，ARB 类药物在母乳中的排泄情况尚不清楚，但由于实验证实缬沙坦、厄贝沙坦均能在哺乳大鼠的乳汁中排泄，因此不宜用于哺乳期妇女。

对于肾功能不全患者，ARB 类药物可扩张出球小动脉，导致肾小球滤过率下降、肌酐及血钾水平升高，因此在肾功能不全患者使用 ARB 时应评估肾功能水平，并在用药期间监测血肌酐变化情况；高血钾及双侧肾动脉狭窄患者应禁用 ARB；单侧肾动脉狭窄患者使用 ARB 时应注意患侧及健侧肾功能变化。

肝功能受损患者使用 ARB 时需要加强监测。非胆管源性、无胆汁淤积的轻中度肝功能受损患者无须调整剂量。缬沙坦主要以原形从胆汁排泄，胆道梗阻患者排泄减少，因此胆道梗阻、胆汁淤积患者应慎用本品。对轻至中度肝硬化患者，厄贝沙坦的药代动力学参数没有明显改变。

对于血管张力和肾功能主要依赖于 RAAS 系统活性的患者（如严重充血性心力衰竭或隐匿性肾病患者，包括肾动脉狭窄患者），应用 ARB 类药物可能会引起急性低血压、高氮质血症、少尿或罕见的急性肾衰竭。

（牟建军　高　渊　严　瑜）

参 考 文 献

[1] Oliveira L，Costa-Neto CM，Nakaie CR，et al. The angiotensin Ⅱ at1 receptor structure-activity correlations in the light of rhodopsin structure[J]. Physiol Rev，2007，87：565-592.

[2] de Gasparo M，Rogg H，Brink M，et al. Angiotensin Ⅱ receptor subtypes and cardiac function[J]. Eur Heart J，1994，15（Suppl D）：98-103.

[3] Nouet S，Nahmias C. Signal transduction from the angiotensin Ⅱ at2 receptor[J]. Trends Endocrinol Metab，2000，11：1-6.

[4] Zhang H，Unal H，Gati C，et al. Structure of the angiotensin receptor revealed by serial femtosecond crystallography[J]. Cell，2015，161：833-844.

[5] Contreras F，de la Parte MA，Cabrera J，et al. Role of angiotensin Ⅱ at1 receptor blockers in the treatment of arterial hypertension[J]. Am J Ther，2003，10：401-408.

[6] Steckelings UM，Widdop RE，Paulis L，et al. The angiotensin at2 receptor in left ventricular hypertrophy[J]. J Hypertens，2010，28（Suppl 1）：S50-S55.

[7] Regitz-Zagrosek V，Neuss M，Fleck E. Effects of angiotensin receptor antagonists in heart failure：Clinical and experimental aspects[J]. Eur Heart J，1995，16 Suppl N：86-91.

[8] Singh KD，Karnik SS. Angiotensin type 1 receptor blockers in heart failure[J]. Curr Drug Targets，2020，21：125-131.

[9] Takezako T，Unal H，Karnik SS，et al. Current topics in angiotensin Ⅱ type 1 receptor research：Focus on inverse agonism，receptor dimerization and biased agonism[J]. Pharmacol Res，2017，123：40-50.

[10] Ma TKW，Kam KKH，Yan BP，et al. Renin- angiotensin-aldosterone system blockade for cardiovascular diseases：Current status[J]. Br J Pharmacol，2010，160：1273-1292.

[11] Schiffrin EL. Vascular changes in hypertension in response to drug treatment：Effects of angiotensin receptor blockers[J]. Can J Cardiol，2002，18（Suppl A）：15A-18A.

[12] Yao E-H，Fukuda N，Matsumoto T，et al. Losartan improves the impaired function of endothelial progenitor cells in hypertension via an antioxidant effect[J]. Hypertens Res，2007，30：1119-1128.

[13] 陈孜瑾. 血管紧张素Ⅱ受体拮抗剂降蛋白尿及肾脏保护研究进展[J]. 肾脏病与透析肾移植杂志，2017，26：467-470.

[14] Fagard RH，Celis H，Thijs L，et al. Regression of left ventricular mass by antihypertensive treatment：A meta-analysis of randomized comparative studies[J]. Hypertension，2009，54：1084-1091.

[15] Makkar KM，Sanoski CA，Spinler SA. Role of angiotensin-converting enzyme inhibitors，angiotensin Ⅱ receptor blockers，and aldosterone antagonists in the prevention of atrial and ventricular arrhythmias[J]. Pharmacotherapy，2009，29：31-48.

[16] Geng DF，Jin DM，Wu W，et al. Angiotensin receptor blockers for prevention of new-onset type 2 diabetes：A meta-analysis of 59，862 patients[J]. Int J Cardiol，2012，155：236-242.

[17] Yang Y，Xu H. Comparing six antihypertensive medication classes for preventing new-onset diabetes mellitus among hypertensive patients：A network meta-analysis[J]. J Cell Mol Med，2017，21：1742-1750.

[18] McCall KL，Craddock D，Edwards K. Effect of angiotensin-converting enzyme inhibitors and angiotensin Ⅱ type 1 receptor blockers on the rate of new-onset diabetes mellitus：A review and pooled analysis[J].

Pharmacotherapy，2006，26：1297-1306.

[19] Alhusban A，Kozak A，Ergul A，et al. At1 receptor antagonism is proangiogenic in the brain：Bdnf a novel mediator[J]. J Pharmacol Exp Ther，2013，344：348-359.

[20] 《中国高血压防治指南》修订委员会高血压联盟（中国），中华医学会心血管病学分会，等. 中国高血压防治指南（2018年修订版）[J]. 中国心血管杂志，2019，24（1）：24-56.

[21] 2018 esc/csh guidelines for the management of arterial hypertension[J]. Rev Esp Cardiol（Engl Ed），2019，72：160.

[22] Whelton PK，Carey RM，Aronow WS，et al. 2017 ACC/AHA/AAPA/ABC/ACPM/AGS/APHA/ASH/ASPC/NMA/PCNA guideline for the prevention，detection，evaluation，and management of high blood pressure in adults：A report of the american college of cardiology/american heart association task force on clinical practice guidelines[J]. J Am Coll Cardiol，2018，71：e127-e248.

[23] Liu L，Zhao SP，Zhou HN，et al. Effect of fluvastatin and valsartan，alone and in combination，on postprandial vascular inflammation and fibrinolytic activity in patients with essential hypertension[J]. J Cardiovasc Pharmacol，2007，50：50-55.

[24] Yusuf S，Teo KK，Pogue J，et al. Telmisartan，ramipril，or both in patients at high risk for vascular events[J]. N Engl J Med，2008，358：1547-1559.

[25] Yancy CW，Jessup M，Bozkurt B，et al. 2017 ACC/AHA/HFSA focused update of the 2013 ACCF/AHA guideline for the management of heart failure：A report of the american college of cardiology/american heart association task force on clinical practice guidelines and the heart failure society of america[J]. Circulation，2017，136：e137-e161.

[26] Cheng J，Zhang W，Zhang X，et al. Effect of angiotensin-converting enzyme inhibitors and angiotensin Ⅱ receptor blockers on all-cause mortality，cardiov- ascular deaths，and cardiovascular events in patients with diabetes mellitus：A meta-analysis[J]. JAMA Intern Med，2014，174：773-785.

[27] 中华医学会心血管病学分会心力衰竭学组，中华心血管病杂志编辑委员会. 中国心力衰竭诊断和治疗指南2018[J]. 中华心血管病杂志，2018，46：760-789.

[28] 李建平，霍勇，陈韵岱，等. 血管紧张素Ⅱ受体拮抗剂在冠心病患者中的临床应用建议（2018）[J]. 中国介入心脏病学杂志，2018，26：421-424.

[29] Yusuf S，Pfeffer MA，Swedberg K，et al. Effects of candesartan in patients with chronic heart failure and preserved left-ventricular ejection fraction：The charm-preserved trial[J]. Lancet，2003，362：777-781.

[30] Ibanez B，James S，Agewall S，et al. 2017 ESC guidelines for the management of acute myocardial infarction in patients presenting with st-segment elevation：The task force for the management of acute myocardial infarction in patients presenting with st-segment elevation of the european society of cardiology（esc）[J]. Eur Heart J，2018，39：119-177.

[31] Pfeffer MA，McMurray JJV，Velazquez EJ，et al. Valsartan，captopril，or both in myocardial infarction complicated by heart failure，left ventricular dysfunction，or both[J]. N Engl J Med，2003，349：1893-1906.

[32] Dickstein K，Kjekshus J. Effects of losartan and captopril on mortality and morbidity in high-risk patients after acute myocardial infarction：The optimaal randomised trial. Optimal trial in myocardial infarction with angiotensin Ⅱ antagonist losartan[J]. Lancet，2002，360：752-760.

[33] 中华医学会糖尿病学分会微血管并发症学组. 中国糖尿病肾脏疾病防治临床指南[J]. 中华糖尿病杂志，2019，11：15-28.

[34] Xie X，Liu Y，Perkovic V，et al. Renin-angiotensin system inhibitors and kidney and cardiovascular outcomes in patients with ckd：A bayesian network meta-analysis of randomized clinical trials[J]. Am J Kidney Dis，2016，67：728-741.

[35] Coyle JD，Gardner SF，White CM. The renal protective effects of angiotensin Ⅱ receptor blockers in type 2 diabetes mellitus[J]. Ann Pharmacother，2004，38：1731-1738.

[36] Ruggenenti P，Trillini M，P Barlovic D，et al. Effects of valsartan，benazepril and their combination in overt nephropathy of type 2 diabetes：A prospective，randomized，controlled trial[J]. Diabetes Obes Metab，2019，21：1177-1190.

[37] Imai E，Chan JCN，Ito S，et al. Effects of olmesartan on renal and cardiovascular outcomes in type 2 diabetes with overt nephropathy：A multicentre，randomised，placebo-controlled study[J]. Diabetologia，2011，54：2978-2986.

[38] Viberti G，Wheeldon NM. Microalbuminuria reduction with valsartan in patients with type 2 diabetes mellitus：A blood pressure-independent effect[J]. Circulation，2002，106：672-678.

[39] Haller H，Ito S，Izzo JL，et al. Olmesartan for the delay or prevention of microalbuminuria in type 2 diabetes[J]. N Engl J Med，2011，364：907-917.

[40] 中华医学会心血管病学分会女性心脏健康学组. 妊娠期高血压疾病血压管理专家共识（2019）[J]. 中华心血管病杂志，2020，48：195-204.

[41] 周亦伦，丁霞. 妊娠期及哺乳期高血压疾病的治疗[J]. 中华肾病研究电子杂志，2018，7：250-254.

第39章
α受体阻滞剂

α受体阻滞剂（α肾上腺素能受体阻滞剂）指能竞争性地与α受体结合，阻断递质或受体激动药与α受体的结合，从而拮抗其对α受体的激动效应的一类药物[1]。1976年，α受体阻滞剂开始被用于降压治疗，至今其作为高血压治疗用药已长达40多年[2]。近年来，随着学术界对高血压管理认知水平的提高，α受体阻滞剂的适应证也在不断增加，如高血压合并良性前列腺增生、原发性醛固酮增多症的筛查、嗜铬细胞瘤和副神经节瘤分泌过多儿茶酚胺引起的高血压、高血压危象及高血压合并慢性肾脏病（CKD）等，还可作为顽固性高血压的附加治疗之一[3]。

根据与α受体结合作用时间的长短不同，α受体阻滞剂可分为如下两类。①短效类α受体阻滞剂：与α受体结合维持时间较短，作用较为温和，代表药物有酚妥拉明和妥拉唑啉等。②长效类α受体阻滞剂：与α受体结合维持时间较长，药效持久，降压效果显著而稳定，是临床常用的抗高血压药物，代表药物有哌唑嗪（prazosin）、多沙唑嗪（doxazosin）、特拉唑嗪（terazosin）等。

第一节　基础理论

一、药理作用及机制

（一）降压作用

阻力血管上的突触后α受体是α受体阻滞剂的作用靶点[4]。α受体阻滞剂能有效阻断患者血管平滑肌突触后膜的α受体，进而阻断儿茶酚胺对血管平滑肌的收缩作用，使收缩状态的血管舒张，致外周血管阻力下降及回心血量减少，产生降压效应[5]。近年的研究表明，高血压患者的交感-肾上腺兴奋性增高与突触后受体对肾上腺素能刺激的敏感性改变有关，α受体阻滞剂能抑制突触后受体对儿茶酚胺的反应性，故能通过调整高血压的发病机制达到降低血压的作用[6]。因此，α受体阻滞剂特别适宜于平滑肌张力增加、外周阻力增高，而小动脉的结构未发生明显改变的高血压患者。另外，乌拉地尔等部分α受体阻滞剂，兼具兴奋中枢5-羟色胺能神经元的作用，可双重抑制中枢与外周交感神经活动，降压效果更加显著[7]。

（二）对血流动力学的作用

α 受体阻滞剂对于安静或运动状态下的心排血量没有影响，因为其本质作用是逆转高血压所导致的总外周阻力的增加，同时其保留了血管平滑肌突触前负反馈机制，对心率影响较小。α 受体阻滞剂对阻力血管和容量血管的扩张均十分有效，可降低心脏的前、后负荷，增加心排血量，改善组织血流灌注，同时具有不影响肾血流量和肾小球滤过的优点。

（三）对心脏、血管的作用

与非选择性 α 受体阻滞剂（酚妥拉明、苯氧苄胺）不同，α₁ 受体阻滞剂对神经元末梢的 α₂ 受体无阻滞作用，不诱发儿茶酚胺从神经元末梢的释放，无反射性交感神经兴奋性增加表现（图 4-39-1）[8]。因此对各种心脏血管的应激性刺激的反应性减低，外周血管阻力下降，心排血量不变或轻度升高，心脏血管的反射-调控机制维持于良好状态。

理论上讲，α 受体对于心力衰竭的发生发展起着不容忽视的作用，特别是阻力血管（小动脉）及容量血管（肺静脉系统）的收缩。因此通过应用 α

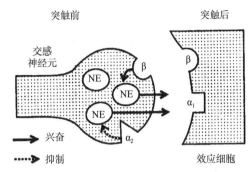

图 4-39-1　α₁ 受体阻滞剂主要阻滞效应细胞血管平滑肌细胞的 α₁ 受体而不阻滞交感神经元上的 α₂ 受体

受体阻滞剂可扩张阻力血管和容量血管、降低左心室排血阻力、降低心脏前负荷、增加心排血量、使组织血流灌注得到改善。然而，2003 年结束的 ALLHAT 试验（Antihypertensive and Lipid -Lowering Treatment to Prevent Heart Attack Trial）中，心力衰竭患者服用 α 受体阻滞剂多沙唑嗪组的心血管事件发生率明显高于利尿剂组，死亡率明显升高。这一结果表明对于已存在心功能不全的高血压患者而言，由于 α 受体阻滞剂的水钠潴留作用及其反射性激活交感神经、升高体内去甲肾上腺素水平的作用，可使心功能进一步恶化[9]，这使 α 受体阻滞剂在治疗高血压中的地位出现动摇。常用 α 受体阻滞剂的药理作用及机制见表 4-39-1。

表 4-39-1　常用 α 受体阻滞剂的药理作用及机制

名称	选择性	药理作用	作用机制
酚妥拉明	非选择性α受体阻滞剂	扩张血管	阻断血管平滑肌 α₁ 和 α₂ 受体
		增强心肌收缩力，加快心率	阻滞神经末梢前膜 α₂ 受体，释放去甲肾上腺素
哌唑嗪	选择性 α₁ 受体阻滞剂	扩张周围血管	阻断血管平滑肌 α₁ 受体
特拉唑嗪	选择性 α₁ 受体阻滞剂	扩张周围血管	阻断血管平滑肌及前列腺和膀胱颈部平滑肌上的 α₁ 受体
		松弛前列腺和膀胱颈部平滑肌，减少尿道阻力	
多沙唑嗪	选择性 α₁ 受体阻滞剂	扩张周围血管	作用机制与特拉唑嗪相似
		松弛前列腺和膀胱颈部平滑肌，减少尿道阻力	
乌拉地尔	选择性 α₁ 受体阻滞剂	降低外周血管阻力，抑制中枢交感活性	阻断外周突触后 α₁ 受体，抑制中枢 5-HT 受体

注：5-HT，5-羟色胺。

二、药代动力学

α 受体阻滞剂由胆道排出，常用 α 受体阻滞剂的药代动力学特点见表 4-39-2。

表 4-39-2　用于抗高血压的 α₁ 受体阻滞剂的药代动力学参数

名称	剂型	药代动力学参数	溶解性	半衰期（h）	主要清除器官
酚妥拉明	针剂	T_{max}：2min	水溶性	3～6	肾
哌唑嗪	普通片	平均停留时间：10.8h（4mg）	水溶性	2～3	肝、肾
特拉唑嗪	普通片	T_{max}：1h	脂溶性	12	肾
多沙唑嗪	普通片	T_{max}：3.7h（4mg） C_{max}：29.3ng/ml（4mg）	水溶性	19～22	肝、肾
多沙唑嗪	缓释片	T_{max}：8.2h（4mg） C_{max}：11.3ng/ml（4mg）	水溶性	19～22	肝、肾
乌拉地尔	针剂	分布容积：0.8（0.6～1.2）L/kg	水溶性	2.7	肾、胆

注：T_{max}，最大达峰时间；C_{max}，最大达峰浓度。

第二节　临床应用

一、适 应 证

（一）高血压

目前，α 受体阻滞剂一般不作为高血压治疗的首选药，多与其他抗高血压药物联合应用以加强降压效应，减少不良反应，如与利尿剂或β受体阻滞剂的联用等[10]。尤其适用于小动脉发生结构性改变之前，单纯因血管平滑肌张力增高而导致血管阻力增加的患者。ASOCIA 研究[11]表明，对于 3631 名血压未达标的高血压患者，在联合多沙唑嗪治疗 4 周后，血压达标（＜140/90mmHg）的患者比例高达 39%，继续治疗 12 周后，血压达标比例进一步升高至 61%。同时，α 受体阻滞剂也可与其他抗高血压药物联合治疗顽固性高血压患者[12, 13]。一项回顾性研究[14]表明，加用多沙唑嗪能显著降低患者收缩压和舒张压，23%的患者在随访期末达到了降压目标。某些 α 受体阻滞剂（如哌唑嗪、多沙唑嗪等），由于其抑制交感神经和儿茶酚胺介导的血管收缩作用，对小动脉和小静脉有舒张作用，从而明显降低了外周阻力，使舒张期心室的负荷减少，故舒张压明显降低，因此也适于舒张压比较高、用其他抗高血压药物不理想的高血压，以及合并外周血管病的高血压患者。也有研究表明，α 受体阻滞剂还可降低血压变异性。SIMILAR 研究[14]显示，多沙唑嗪的降压效果与硝苯地平相似，降低 24h 血压变异性的效果也相似，提示 α 受体阻滞剂还可能通过减低 24h 血压变异性使患者获益。

我国《高血压基层合理用药指南（2021）》[15]中的 15 种基本抗高血压药物纳入了 2 种 α 受体阻滞剂——乌拉地尔和酚妥拉明。乌拉地尔针剂可用于高血压危象、重度和极重度及顽固性高血压患者的紧急快速降压治疗，酚妥拉明针剂可用于治疗由嗜铬细胞瘤引起的高血压危象。此外，口服乌拉地尔与其他 α 受体阻滞剂适应证一致，可用于原发性高血压、嗜铬细胞瘤导致的继发性高血压及肾性高血压。

（二）继发性高血压

对于原发性醛固酮增多症（primary aldosteronism, PA）的诊断，临床筛查非常重要，其中主要采用测定血浆醛固酮与肾素水平比值（aldosterone to renin ratio，ARR）的方法[16]。抗高血压药物，如β受体阻滞剂、ACEI、ARB 及钙拮抗剂的使用会影响 ARR 检测的准确性，因此在停用此类药物期间，替代的抗高血压药物可选择对 ARR 影响较小的药物，如 α 受体阻滞剂、维拉帕米缓释片等。一项纳入 230 名疑似原发性醛固酮增多症患者的试验[17]显示，与对照组相比，多沙唑嗪治疗对患者 ARR 影响最小（–5%±26%），而阿替洛尔影响最大（62%±82%），可导致假阳性发生，提示多沙唑嗪在 PA 筛查中，既不影响 ARR 诊断准确性，又能安全控制患者的血压。

嗜铬细胞瘤是来源于肾上腺髓质或肾上腺外神经链嗜铬细胞的肿瘤，瘤体可分泌过多儿茶酚胺，引起持续性或阵发性高血压。手术切除肿瘤是重要的治疗方法。α 受体阻滞剂一直是嗜铬细胞瘤术前控制血压的一线抗高血压药物。一项纳入 134 名嗜铬细胞瘤患者的研究[18]发现，多沙唑嗪降压达标率略高于酚苄明（12.2% vs 11.1%），治疗后患者的血流动力学不稳定性评分显著高于酚苄明（50.0 vs 38.0，P=0.02），综合来看，这两种 α 受体阻滞剂在术前降压效果与术后心血管疾病发生率方面无明显差异，均可用于嗜铬细胞瘤术前降压。

（三）其他

α 受体阻滞剂对肾血流量及肾小球滤过率影响较小，可通过阻滞膀胱颈、前列腺包膜和腺体、尿道的 α 受体减轻前列腺增生患者的排尿困难[19]。HABIT 研究[20]表明，高血压合并良性前列腺增生（benign prostatic hyperplasia，BPH）的患者，使用多沙唑嗪治疗 8 周后，在显著降低收缩压和舒张压的同时，也显著降低其国际前列腺症状评分（international prostate symptom score，I-PSS）（P<0.001），提示加用多沙唑嗪在高血压合并 BPH 患者中能起到降压和改善症状的双重疗效。而且，非那雄胺与多沙唑嗪联用可以显著降低急性尿潴留的危险，同时显著推迟介入治疗的时间[21]。

α 受体阻滞剂也可通过舒张阻力血管来增加器官灌流量，以保护高血压合并 CKD 患者的肾功能。多沙唑嗪调节肾脏血流量的肾前性保护作用及降低肾后性阻力作用对高血压合并 CKD 患者有益。由于心脑血管事件，包括脑卒中、心肌梗死等多发生于清晨，因此多沙唑嗪对清晨血压的控制效果有利于减少和预防患者发生严重的并发症[22]。一项纳入 611 名清晨高血压患者的随机对照试验[23]指出，对于 CKD 1、2 期及 3、4 期患者，多沙唑嗪可降低清晨收缩压分别达（14±14）mmHg、（12±14）mmHg 及（12±12）mmHg。

二、药物相互作用与不良反应

（一）药物相互作用

1. α 受体阻滞剂合并β受体阻滞剂　一项多中心双盲随机对照研究发现，多沙唑嗪合并阿替洛尔组患者的血压控制达标率约 71%，而单用阿替洛尔组仅有 36%的患者血压得到控制[24]。理论上讲，α 受体阻滞剂可以消除β受体阻滞剂增加外周血管阻力的效应，可减轻因其所致的心排血量下降程度，

因此联合使用对于合并缺血性心脏病患者的高血压治疗有益[25]。

2. α 受体阻滞剂合并 ACEI　多项研究表明，在依那普利基础上加用多沙唑嗪可出现协同降压作用[26]。一项交叉研究显示联合应用低剂量多沙唑嗪和依那普利（剂量分别为 1mg 和 5mg），与分别单用 2 种药物（多沙唑嗪 4mg、依那普利 20mg）相比，前者血压下降更为显著[27]。

3. α 受体阻滞剂合并钙拮抗剂　虽然这两类药物具有不同的舒张血管机制，但是由于 α 受体阻滞剂可部分拮抗由钙拮抗剂引起的压力反射，以及 α 受体阻滞剂与钙拮抗剂联用可减弱血管对血管紧张素 Ⅱ 和盐酸去氧肾上腺素的压力反射效应，因此 α 受体阻滞剂与钙拮抗剂具有协同作用，二者联用可显著增加降压效果。

4. α 受体阻滞剂合并利尿剂　有研究表明，多沙唑嗪单独或联合氯沙利酮对体位血流动力学、肾素-血管紧张素-醛固酮系统（RAAS）、肾功能和血浆儿茶酚胺具有影响。当多沙唑嗪添加到氯噻烷酮中时，其表现出加性效应。特别的是，即使已经开始利尿剂方案，在首次给予多沙唑嗪后，没有患者出现症状性直立性低血压。这些发现证实了多沙唑嗪单独使用或联合利尿剂使用的疗效和安全性[28]。

（二）对糖、脂代谢的影响

1. 对血脂的影响　临床观察表明，α 受体阻滞剂对血脂有良好影响[29]，能轻度降低血总胆固醇、低密度脂蛋白胆固醇和甘油三酯水平，增加高密度脂蛋白胆固醇水平及改善总胆固醇与高密度脂蛋白胆固醇的比值。α 受体阻滞剂对血脂产生有益作用的可能机制是：①能提高低密度脂蛋白受体的活性；②增强脂蛋白脂酶的活性；③减缓高密度脂蛋白胆固醇的降解。α 受体阻滞剂对血脂的这一影响是该药的一个突出优点，如与利尿剂或β受体阻滞剂联合应用可以对抗后二者对血脂的不利作用。常用制剂有哌唑嗪、曲马唑嗪、特拉唑嗪（属长效制剂）、多沙唑嗪[30]等。

2. 对胰岛素敏感性的影响　临床观察发现，α 受体阻滞剂对代谢（如葡萄糖耐受性、胰岛素抵抗）的影响虽然弱但很明显是有利的，尤其与β受体阻滞剂协同降压的同时，能提高胰岛素的敏感性，改善胰岛素抵抗[31]，使胰岛素刺激的平均葡萄糖摄取

量提高，对糖耐量无明显影响[27]。多沙唑嗪从药代动力学方面来看比哌唑嗪好（起效慢、持续时间长），因此更宜选用[32]。

（三）不良反应及防治

α 受体阻滞剂的常见不良反应有直立性低血压[33]，表现为晕厥、心悸、意识消失等，主要由扩张静脉引起，尤其多见于老年单纯性收缩期高血压、脑血管病患者，发生于开始治疗（首剂效应）和增加剂量时，故应用过程中应监测立位血压，且首次剂量应减半，并在入睡前服用，注意夜间尽量避免起床。偶尔也出现胃肠道刺激反应。多沙唑嗪等长效制剂已较少出现此类症状。因 α 受体阻滞剂改善靶器官损害和降低死亡率的效果不太理想，目前临床使用较少。

ALLHAT 试验[9]表明心力衰竭患者服用 α 受体阻滞剂多沙唑嗪组的心血管事件发生率明显高于利尿剂组，但多沙唑嗪并未增加患者的全因死亡率。随后 ASCOT-BPLA 研究[29]发现使用多沙唑嗪与心力衰竭风险增加无关，α 受体阻滞剂是否增加心力衰竭风险还需要进一步研究。由于充血性心力衰竭是长期高血压最严重的心脏后遗症，考虑到 α 受体阻滞剂的心血管事件风险，暂不推荐合并心力衰竭患者选择 α 受体阻滞剂作为降压治疗。

三、药物对特殊人群的影响

有研究表明，吸烟会降低 α 受体阻滞剂特拉唑嗪的降压疗效[34]。《中国高血压防治指南 2010》指出，对于合并前列腺肥大或使用其他抗高血压药物而血压控制不理想的老年患者，α 受体阻滞剂可以应用，同时注意防止直立性低血压等不良反应。而对于儿童而言，因不良反应的限制，α 受体阻滞剂多用于严重高血压的治疗和联合用药。对于妊娠合并高血压患者，必要时谨慎使用抗高血压药物。该类患者常用静脉注射抗高血压药物拉贝洛尔，但应密切监测胎心[35]。

（曹瑜梦　牟建军）

参 考 文 献

[1] Hundemer GL, Knoll GA, Petrich W, et al. Kidney, cardiac, and safety outcomes associated with α-blockers in patients with CKD：A population-based cohort study[J]. Am J Kidney Dis, 2021, 77（2）：178-189.

[2] Sica DA. Alpha1-adrenergic blockers：Current usage considerations[J]. J Clin Hypertens（Greenwich）, 2010, 7（12）：757-762.

[3] Shi C. Blood pressure lowering efficacy of alpha blockers for primary hypertension[J]. Int J Evid Based Healthc, 2013, 11（3）：204-205.

[4] Van Zwieten PA. 原发性高血压药物治疗的新进展[J]. 中华高血压杂志, 2002, 10（5）：402-408.

[5] 陈源源. 高血压合理用药指南解读——药物治疗篇[J]. 中国医学前沿杂志（电子版）, 2016, 8（2）：2-5.

[6] 国家卫生计生委合理用药专家委员会, 中国医师协会高血压专业委员会. 高血压合理用药指南[J]. 中国医学前沿杂志（电子版）, 2015, 7（6）：22-64.

[7] 郭冀珍. β 受体阻滞剂及/或 α 受体阻滞剂在治疗高血压中的地位[J]. 心脑血管病防治, 2006,（5）：275-277.

[8] 刘治全. α 肾上腺素能受体阻断剂[M]//刘治全, 牟建军. 高血压病诊断治疗学. 2 版. 北京：中国协和医科大学出版社, 2006：271-273.

[9] ALLHAT Collaborative Research Group. Major Cardiovascular Events in Hypertensive Patients Randomized to Doxazosin vs Chlorthalidone：The Antihypertensive and Lipid-Lowering Treatment to Prevent Heart Attack Trial（ALLHAT）[J]. JAMA, 2000, 283（15）：1967-1975.

[10] 刘治全, 牟建军. 高血压的联合降压治疗[M]// 刘治全. 盐敏感性高血压. 北京：人民卫生出版社, 2011：356-360.

[11] de Álvaro F, Hernández-Presa MA. Effect of doxazosin gastrointestinal therapeutic system on patients with uncontrolled hypertension：The ASOCIA Study[J]. J Cardiovasc Pharmacol, 2006, 47（2）：271-276.

[12] 陈炎, 陈亚蓓, 陶荣芳. 2014 年 ASH/ISH 及 JNC8 两部高血压管理指南解读[J]. 中西医结合心脑血管病杂志, 2016, 14（1）：91-94.

[13] Mancia G, Fagard R, Narkiewicz K, et al. 2013 ESH/ESC Guidelines for the management of arterial hypertension[J]. European Heart Journal, 2013, 31（28）：1925-1938.

[14] Rodilla E, Costa JA, Pérez-Lahiguera F, et al. Spironolactone and doxazosin treatment in patients with resistant hypertension[J]. Rev Esp Cardiol, 2009, 62（2）：158-166.

[15] 中华医学会, 中华医学会临床药学分会, 中华医学会杂志社, 等. 高血压基层合理用药指南[J]. 中华全科医师杂志, 2021, 20（1）：21-28.

[16] Jaffe G, Gray Z, Krishnan G, et al. Screening rates for primary aldosteronism in resistant hypertension：A cohort study[J]. Hypertension, 2020, 75（3）：650-659.

[17] Mulatero P，Rabbia F，Milan A，et al. Drug effects on aldosterone/plasma renin activity ratio in primary aldosteronism[J]. Am J Hypertens，2003，16（5）：A253-A253.

[18] Edward B，Osinga TE，Timmers H，et al. Efficacy of α-blockers on hemodynamic control during pheochromocytoma resection：A randomized controlled trial[J]. J Clin Endocrinol Metab，2019，105（7）：2381-2391.

[19] 杨保林. 良性前列腺增生症临床特征及药物治疗[J]. 临床医药文献电子杂志，2019，48（6）：17-21.

[20] Guthrie RM，Richard LS. A multicenter，community-based study of doxazosin in the treatment of concomitant hypertension and symptomatic benign prostatic hyperplasia：The hypertension and BPH intervention trial（HABIT）[J]. Clin Ther，1999，21（10）：1732-1748.

[21] Marberger M. The MTOPS Study：New findings，new insights，and clinical implications for the management of BPH[J]. Eur Urol，2006，5（9）：628-633.

[22] Yasuda G，Saka S，Ando D，et al. Effects of doxazosin as the third agent on morning hypertension and position-related blood pressure changes in diabetic patients with chronic kidney disease[J]. Clin Exp Hypertens，2015，37（1）：75-81.

[23] Shibasaki S，Eguchi K，Matsui Y. Clinical implications of the change in glomerular filtration rate with adrenergic blockers in patients with morning hypertension：The Japan morning surge-1 study[J]. Int J Hypertens，2013，2013：413469.

[24] Searle M，Dathan R，Dean S，et al. Doxazosin in combination with atenolol in essential hypertension：A double-blind placebo-controlled multicentre trial[J]. Eur J Clin Pharmacol，1990，39（3）：299-300.

[25] Tepliakov AT，Gavrilova NV，Garganeeva AA. Effects of monotherapy with an alpha1-adrenoblocker doxazosin and its combination with beta1-adrenoblocker atenolol on hemodynamics，reversible myocardial ischemia in postmyocardial infarction patients with arterial hypertension[J]. Klin Med（Mosk），2003，81（11）：17-21.

[26] 《中国高血压防治指南》修订委员会. 中国高血压防治指南 2018 年修订版[J]. 心脑血管病防治，2019，19（1）：1-44.

[27] Brown MJ，Dickerson JE. Synergism between alpha 1-blockade and angiotensin converting enzyme inhibition in essential hypertension[J]. J Hypertens Suppl，1991，9（6）：S362-S363.

[28] Troffa C，Manunta P，Dessì-Fulgheri P，et al. Efficacy and tolerability of doxazosin alone or in combination with chlorthalidone in essential hypertension[J]. Curr Ther Res Clin Exp，2016，55（1）：22-31.

[29] Levy D，Walmsley P，Levenstein M. Principal results of the Hypertension and Lipid Trial（HALT）：A multicenter study of doxazosin in patients with hypertension[J]. Am Heart J，1996，131（5）：966-973.

[30] 曹俊杰，阚长利，卢竞前，等. 多沙唑嗪控释片对血脂影响的实验研究[J]. 中国临床药理学杂志，2006，22（4）：298-298.

[31] Bakris GL，Fonseca V，Katholi RL. Metabolic effects of carvedilol vs metoprolol in patients with type 2 diabetes mellitus and hypertension：A randomized controlled trial[J]. JAMA，2004，292（18）：2227-2236.

[32] 林宗桂，严丽，陈新新. 多沙唑嗪不特拉唑嗪对老年高血压患者糖脂代谢影响的对比研究[J]. 实用心脑肺血管病杂志，2016，24（7）：64-66.

[33] 王增武，董莹，亢玉婷. 2016 版加拿大高血压教育计划高血压指南介绍[J]. 中国医学前沿杂志（电子版），2016，8（5）：29-36.

[34] 方建，李友龙，张枭，等. 吸烟影响 α_1 受体阻滞剂和 Ca^{2+} 通道拮抗剂的降压疗效[J]. 中华高血压杂志，2008，16（12）：1076-1079.

[35] 孙宁玲. 2018 年欧洲心脏病学会《妊娠期心血管疾病诊疗指南》中妊娠期高血压疾病简介及解读[J]. 中华高血压杂志，2019，27（5）：401-403.

第40章
其他抗高血压药物

  临床上高血压患者除了可以选择常用的六大类抗高血压药物外，还可以个体化选用其他抗高血压药物。本章主要向读者介绍血管扩张剂、交感神经节阻断药、单片复方制剂和血管紧张素受体脑啡肽酶抑制剂等其他抗高血压药物，掌握其适应证及禁忌证，在高血压患者临床诊疗工作中，能更好地为患者提供个体化治疗方案。

第一节 血管扩张剂

血管扩张剂包括直接舒张血管平滑肌的药物和钾离子通道开放药物。根据对动、静脉选择性的差异，血管扩张剂可分为主要扩张小动脉药物（肼屈嗪、米诺地尔、二氮嗪等）和对动、静脉均有舒张作用的药物（硝普钠）。长期应用血管扩张剂可因反射性神经-体液变化而减弱其降压作用，主要机制为：①交感神经活性增高，增加心肌收缩力和心排血量；②肾素活性增强，使循环中血管紧张素浓度升高，导致外周阻力增加和水钠潴留。因此，此类药物不宜单独使用，常与利尿剂和 β 受体阻滞剂等合用，以提高疗效、减少不良反应等[1, 2]。

一、直接舒张血管药物

此类药物以肼屈嗪和硝普钠为代表。

（一）肼屈嗪

肼屈嗪通过直接松弛小动脉平滑肌，降低外周阻力而降压。该药松弛血管平滑肌的作用机制尚不清楚。对静脉的作用较弱，一般不引起直立性低血压。其降压的同时能反射性地兴奋交感神经，增高血浆肾素水平。由于反射性交感神经兴奋而增加心肌耗氧量，以及扩张冠状动脉可能引起血液从缺血区流向非缺血区，即血液"窃流"现象，对有严重冠状动脉功能不全或心脏储备能力下降者，易诱发心绞痛。

肼屈嗪口服吸收较好，但生物利用度低（16%～35%），主要经肝脏代谢，生成无活性的乙酰化代谢产物，慢乙酰化者降压作用更明显。半衰期为 1～2h，作用维持 6～12h，适用于中、重度高血压，常与其他抗高血压药物合用。老年人或伴有冠心病的高血压患者慎用，以免诱发或加重心绞痛。

常见不良反应有头痛、眩晕、恶心、颜面潮红、低血压、心悸等，与扩血管作用有关。长期大剂量应用可引起全身性红斑狼疮样综合征，多见于慢乙酰化女性患者，停药后可自行痊愈，少数严重者也可致死。

（二）硝普钠

硝普钠通过扩张动脉和静脉来降低外周血管阻力和心排血量而降压。口服不吸收，需静脉滴注给药，30s 内起效，2min 内可获最大降压效应，停药 3min 内血压回升。硝普钠属硝基扩血管药物，作用机制与硝酸酯类相似，通过释放一氧化氮（NO）激活鸟苷酸环化酶，增加血管平滑肌细胞内环磷酸鸟苷（cyclic guanosine monophosphate，cGMP）水平而起作用。硝普钠释放 NO 的机制不同于硝酸甘油，这可解释两者在不同部位的血管表现出的差异效应，以及硝酸甘油可产生耐受性而硝普钠则无耐受性。

硝普钠主要用于有高血压危象、伴心力衰竭的高血压患者，也用于外科手术麻醉时控制性降压及难治性慢性心功能不全。

常见不良反应包括呕吐、出汗、头痛、心悸，均为过度降压所引起。连续大剂量应用可因血中的代谢产物硫氰酸盐浓度过高而发生中毒。此药易引起甲状腺功能减退。肝、肾功能损害时，此药可能加重肝、肾损害。

二、钾通道开放剂

钾通道广泛存在于神经、心肌、血管等组织中，在调节膜电位和兴奋性方面有重要作用[3]。研究发现，钾通道开放或关闭都会影响血管平滑肌功能，当钾通道开放后，一系列生化反应可引起平滑肌舒张、血压降低、痉挛解除等生理现象。各种类型的平滑肌上存在的 Ca^{2+} 激活的钾通道（KCa）能够对细胞内 Ca^{2+} 浓度和膜电位的变化产生反应，可调节阻力血管的张力，并有助于调节动脉对压力和缩血管物质的反应。细胞膜去极化和 Ca^{2+} 内流增加，引起 KCa 开放，K^+ 外流，细胞膜产生超极化和血管舒张作用，从而可抵消压力和血管收缩引起的去极化和血管收缩。KCa 阻断剂可随着张力变化而产生动脉去极化和缩血管的作用，通过负反馈途径来调节细胞的去极化程度，以及压力和其他缩血管物质引起的血管收缩。因此，研究和生产 KCa 激动剂对于治疗高血压、冠脉痉挛及脑血管痉挛性疾病有重要意义[4]。

钾通道开放剂（potassium channel opener，

KCO）是 20 世纪 80 年代早期研究开发的一类新型抗高血压药物，它能够特异性地增强细胞膜对 K$^+$ 的通透性，在降压的同时对心肌有直接保护作用，可降低冠状动脉疾病的发病率。钾通道开放药物是近年来新型抗高血压药物的研究热点之一。目前主要包括：①苯丙吡喃类，如克罗卡林等；②氰胍类，如吡那地尔；③硫化甲酰胺类，如阿普卡林；④嘧啶类，如米诺地尔；⑤苯丙噻二嗪类，如二氮嗪；⑥吡啶类，如尼可地尔；⑦二氢吡啶类；⑧酰基苯胺醇类[5]。

（一）药理作用及机制

KCO 经典药物有尼可地尔、吡那地尔、克罗卡林和二氮嗪等。它们均可直接扩张小动脉，对静脉无明显作用。生理情况下，细胞内 K$^+$ 浓度远大于细胞外，当钾通道开放时，K$^+$ 外流增加，膜电位加大，发生超极化，电压门控钙通道失活，Ca^{2+}、Na$^+$ 等通道的开放频率下降，膜兴奋性降低，导致器官和组织的自发活动减弱。KCO 能够特异性促进钾通道开放，促进 K$^+$ 外流，Na$^+$、Ca^{2+} 及 Cl$^-$ 通道不易开放，从而引起神经递质及激素分泌释放减少，血管、气管、支气管、膀胱和子宫平滑肌松弛，心肌收缩抑制等。有些 KCO 还能够通过激活鸟苷酸环化酶提高细胞内 cGMP 而发挥作用。

1. 心血管系统效应　KCO 主要用于治疗高血压。有研究表明，KCO 降压强度超过钙拮抗剂，以克罗卡林和二氮嗪作用最强。猪离体冠脉实验表明，莱马卡林（左旋克罗卡林）对冠脉的扩张作用比吡那地尔强 4 倍。同时，KCO 对去甲肾上腺素（NA）、血管紧张素 Ⅱ（Ang Ⅱ）、5-羟色胺（5-HT）等激动剂所诱发的动物主动脉、肺动脉及门静脉收缩均有拮抗作用并使之松弛。高血压患者单用吡那地尔 25～50mg/d 有效率为 67%～68%，降压作用强于哌唑嗪，停药后无"反跳"现象。部分患者可因水钠潴留而出现水肿，由于脑血管扩张效应发生头痛和因降压出现反射性心动过速等。如与利尿剂或 β 受体阻滞剂合用可减少不良反应。随机双盲试验表明，口服克罗卡林 1.5mg/d 可使高血压患者的收缩压和舒张压同时下降；与其他抗高血压药物不同的是，KCO 可升高高密度脂蛋白（HDL）/低密度脂蛋白（LDL）的比值，部分逆转血管和心脏的病理损害。

KCO 虽可开放心肌细胞 ATP 敏感性钾通道，但所需浓度要比对血管产生作用的浓度高 10～100 倍，其主要作用包括降低心房肌和乳头肌的自律性、缩短心室肌动作电位时程和负性肌力作用等。KCO 对心绞痛亦有效。46 例稳定型心绞痛患者口服尼可地尔 10mg，每日 2 次，可有效缓解症状，而心率无改变。心肌缺血再灌注表明，吡那地尔和克罗卡林可减少犬冠脉缺血再灌注导致的心肌损伤和心律失常的发生。

2. 其他作用　KCO 激活气道平滑肌 ATP 敏感性钾通道，促进 K$^+$ 外流而松弛气管支气管平滑肌，降低呼吸道阻力，抑制气道平滑肌的高反应性所致痉挛性收缩。克罗卡林和吡那地尔可对抗多种激动剂（5-HT、组胺）致豚鼠气管收缩，单次服用克罗卡林 2.0mg 可控制哮喘发作。由于其药物半衰期长，故可作为夜间发作的预防和治疗药物。

KCO 虽然可松弛膀胱平滑肌和逼尿肌，减少某些病理情况下的自发性收缩（如膀胱刺激征等），但由于 KCO 对膀胱平滑肌的选择性低，故使用受限。KCO 对子宫平滑肌亦具有松弛作用，吡那地尔可减弱或消除孕鼠子宫自发性节律收缩，可抑制催产素等激动剂所致大鼠子宫收缩反应，还可对抗钾通道阻滞剂苄基四氢巴马汀对子宫的兴奋作用。因此，KCO 亦可用于痛经。KCO 还能够通过促进 ATP 依赖的钾通道开放，使胰岛 B 细胞膜超极化，从而导致胰岛素释放减少。此外，还可调控中枢神经系统递质的释放，以及降低骨骼肌、胃肠道平滑肌兴奋性，降低耗氧量等，故 KCO 也可用于预防癫痫的发作。

（二）临床应用

1. 抗高血压　通过开放血管平滑肌细胞膜的钾通道选择性舒张阻力血管而发挥降压作用。

2. 治疗心血管疾病　心绞痛和心肌梗死时，尼可地尔能够选择性舒张冠状动脉，并具有解痉作用，因而具有缓解心绞痛及心肌保护作用。也有报道认为吡那地尔和克罗卡林能显著减少心肌梗死面积。

3. 其他　KCO 通过开放钾通道可使气道平滑肌松弛，因而在治疗哮喘方面有一定作用。克罗卡林和吡那地尔可取消肥厚膀胱逼尿肌的自发性活动，降低肌张力，缓解膀胱激惹。吡那地尔、克罗卡林、尼可地尔均能增加组织的营养性血流量，可用于治疗慢性闭塞性动脉疾病。KCO 还能部分逆转犬的脑血管痉挛及蛛网膜下腔出血所致的基底动脉收缩，也能逆转细胞膜的去极化及峰形电活动的增强作用。克罗卡林可提高由肥大细胞脱颗粒所诱导的癫痫发作的阈值，如果提前给予 KCO，则可完全抑制癫痫的发作。同时，克罗卡林也可减少遗传性癫痫的发作。KCO 局部注射有解痉作用，可使阴茎勃起，对阳痿的治疗疗效可能比罂粟碱更佳。米诺地尔有促进毛发生长的作用，除了对雄激素所致遗传性秃发有效外，其对斑秃、遗传性稀毛症等的治疗也有效。

（三）药代动力学

1. 尼可地尔　尼可地尔口服吸收快而完全，生物利用度为 75%，服药后 0.5～1h 血药浓度达峰值，半衰期约为 1h，有效作用时间约为 12h。在体内经水解脱去硝基，代谢产物药理活性很小，主要从肾脏排泄。

2. 吡那地尔　吡那地尔口服后生物利用度约为 57%，迅速在肝内代谢转化。其代谢物有降压作用，降压强度约为原药的 1/4。长期用药无蓄积性。原药代谢半衰期为 1～3h，其代谢物半衰期为 4h。最大降压作用发生在服药后 1～3h。

3. 克罗卡林　克罗卡林和尼可地尔、吡那地尔为经典的钾通道激活剂或钾通道开放剂，药物代谢动力学特性与二者类似。克罗卡林可激活 ATP 敏感性钾通道，导致细胞膜超极化，从而引起电压依赖性 Ca^{2+} 通道关闭，细胞膜 Na^+/Ca^{2+} 交换加强，细胞内 Ca^{2+} 减低，结果造成平滑肌张力降低及心肌抑制等生物效应。

4. 二氮嗪　二氮嗪口服可以吸收，50% 经肝脏代谢消除，50% 以原形药物由尿液排泄，达峰时间 3～5h，进入血液后的药物 90% 以上与血浆蛋白结合而失效，故仅有轻微的降压作用。当大剂量推注时，血浆中游离药物浓度超过血浆蛋白结合容量，从而发挥较强的降压效果。二氮嗪静脉注射后，作用迅速，1min 内见效，2～5min 降压作用明显，半衰期 22～26h，作用维持 4～12h。近期有文献报道，二氮嗪缓慢注射或在 20～30min 内滴注，血压呈进行性下降，20～30min 后达到治疗的期望水平。

（四）药物相互作用与不良反应

1. 尼可地尔　尼可地尔不可与具有磷酸二酯酶阻断作用的勃起障碍治疗药物合用，如西地那非、伐地那非、他达拉非等，合并使用可引起降压作用的增强。尼可地尔能促进 cGMP 的产生，而具有磷酸二酯酶阻断作用的勃起障碍治疗剂可抑制 cGMP 的分解，故二者合用会通过增加 cGMP 而导致其降压作用增强。常见不良反应有头痛、头晕、上腹不适、心悸、恶心、耳鸣、呕吐及氨基转移酶水平增高等。禁用于心源性休克、伴有低充盈压的左心室衰竭、低血压和特异性体质的患者。

2. 吡那地尔　吡那地尔主要用于轻、高度高血压。与利尿剂和 β 受体阻滞剂合用可提高疗效。可有头痛、心悸、心动过速、眩晕、水肿、体重增加、毛发增加、疲乏、直立性低血压、面部潮红、鼻塞、抑郁和无症状性 T 波改变、抗核抗体阳性等不良反应。可引起反射性心率加快。

3. 克罗卡林　克罗卡林可用于高血压、心绞痛、哮喘、膀胱激惹综合征、勃起功能障碍（阳痿）、惊厥患者。因其能够扩张血管，降低心脏负荷，对充血性心力衰竭有利，但对心肌有抑制作用，因此有明显心功能障碍者应慎用。同时，克罗卡林可增加低氧骨骼肌的血流，可用于治疗间歇性跛行等外周血管疾病。尚可试用于治疗脑血管痉挛性疾病及慢性阻塞性动脉疾病。不良反应偶见头痛和心动过速。禁止与降血糖药磺酰脲类合用。

4. 二氮嗪　二氮嗪临床常用于高血压危象、高血压脑病、幼儿特发性低血糖、胰岛细胞瘤引起的严重低血糖、痛经和制止流产，但对嗜铬细胞瘤或单胺氧化酶抑制剂引起的高血压无效。二氮嗪不良反应较多，可引起水钠潴留，多次重复给药可能引起水肿、充血性心力衰竭；过量可能引起低血压甚至导致休克。用药后可能出现一过性脑或心肌缺血、发热感、头痛、恶心、失眠、便秘、皮疹、白细胞及血小板减少、腹部不适感、听觉异常、静脉灼痛、静脉炎；偶见心率加快、诱发心绞痛等不良反应，应与利尿抗高血压药物合用。长期应用可引起高血糖、高尿酸血症、锥体外系症候、多毛症。禁用于充血性心力衰竭、糖尿病、夹层主动脉瘤、心绞痛、心肌缺血和心肌梗死、脑缺血、肾功能不全的重型高血压患者、孕妇及过敏患者。

与噻嗪类利尿剂合用可使高血糖加剧，同时应用β受体阻滞剂、利血平、胍乙啶时应减少剂量。其他抗高血压药物可加剧二氮嗪的作用。不宜与其他药物及输液配伍。

（五）在特殊人群中的使用

KCO类药物在老年人、儿童及孕妇中一般无绝对禁忌。尼可地尔儿童用药的安全性尚未明确。老年患者的生理功能一般较弱，容易出现不良反应，应慎用，可从小剂量开始。孕妇慎用。二氮嗪适用于幼儿特发性低血糖、胰岛细胞瘤引起的严重低血糖、痛经及制止流产，因此儿童和孕妇可以使用。但应注意糖尿病患者或多次使用的患者，应并用胰岛素或降血糖药，以控制血糖。

三、其他扩血管药物

（一）乌拉地尔

乌拉地尔为苯唑嗪取代的尿嘧啶，具有外周和中枢双重降压作用。外周主要阻断突触后 α_1 受体，使血管扩张，显著降低外周阻力。同时也有较弱的突触前 α_2 受体阻滞作用、阻断儿茶酚胺的收缩血管作用（不同于哌唑嗪的外周作用）；中枢作用主要通过激动 5-HT$_{1A}$ 受体，降低延髓心血管中枢的交感反馈调节而降压（不同于可乐定的中枢作用）。在降血压的同时，一般不会引起反射性心动过速。在心功能不全的患者中应用乌拉地尔可降低心肌氧耗量、肺楔压及外周阻力，改善左心室功能，增加心排血量。乌拉地尔不影响糖及脂肪代谢，亦不损害肾功能。

目前适用于各类型高血压的长期治疗及各种高血压急症的处理。口服通常起始剂量为每次 60mg，每日 2 次；一般推荐维持剂量为 30～180mg/d，根据患者个体情况做适当调整。静脉注射主要用于高血压急症及手术期的血压控制。

若同时使用其他抗高血压药物、饮酒或患者存在血容量不足，如腹泻、呕吐，可增强乌拉地尔的降压作用。同时应用西咪替丁，可使其血药浓度上升。目前暂不提倡与血管紧张素转换酶抑制剂（ACEI）合用。严重肝功能不全尤其需长期治疗者，应酌情减量。

药物不良反应方面，少数患者可感到头痛、头晕、恶心。部分病例可出现乏力、口干、睡眠欠佳、胃肠症状（如呕吐、腹泻）和过敏反应（瘙痒、红斑、皮疹），或伴有高血压典型症状，如心悸、心律不齐、胸骨后压迫感或疼痛及直立性低血压等。罕见烦躁、尿频、尿失禁和肝功能异常。

（二）萘哌地尔

本品为选择性 α_1 受体拮抗剂，能够抑制 α_1 受体引起的血压上升，药效学实验表明，其对多种高血压动物模型有降压作用，降压持续时间长。降压时不引起反射性心动过速，多次口服给药未见明显首剂效应和耐药现象。此外，还可缓解分布于前列腺及尿道中的交感神经的紧张程度，降低尿道内压，改善前列腺增生症引起的排尿困难[6]。

药代动力学：健康受试者单次口服萘哌地尔50mg 后，血药浓度达峰时间（1.10±0.51）h，峰浓度为（23.17±5.26）ng/ml，消除半衰期为（12.30±3.20）h。萘哌地尔在人体内有多种代谢产物，其中主要是去甲基萘哌地尔和苯羟基萘哌地尔，并均具有相似的活性。主要代谢产物转变为葡萄糖醛酸的结合物从尿中排泄，尿中原药排泄率在 0.01%以下。萘哌地尔与血浆蛋白结合率为98.5%。

临床用于治疗轻、中、重度高血压及伴随嗜铬细胞瘤的高血压患者。有研究对 236 例原发性高血压患者，短期单用萘哌地尔或与利尿剂合用 8 周，能够实现安全有效降压。单用及合用均在 2 周后血压明显降低，且未见心动过速。最佳剂量范围为25～100mg，每天 1 次，降压作用呈剂量依赖性。萘哌地尔对轻、中、重度高血压均有效，每日 25～100mg，治疗 4～16 周，28 例重度高血压患者中有22 例血压明显降低，12 例有明显症状的患者中有10 例症状得到改善，心率无显著变化。此外，萘哌地尔还可用于治疗嗜铬细胞瘤并发的高血压及前列腺肥大和尿失禁患者，有较好疗效。

常用的起始剂量为每天 2 次，每次 25mg。2 周后，可根据患者血压的下降程度调整剂量。推荐剂量范围为每天 2 次，每次 25～50mg。萘哌地尔的不良反应较少见，包括头晕、心痛、心悸、上腹不适等，程度轻，持续时间短。继续治疗多可自行消失。偶有患者出现血肝酶轻度升高，停药后可恢复正常。

萘哌地尔与其他抗高血压药物联用时，应注意监测血压变化。对本品成分过敏者禁用。因缺乏相关的临床研究资料，严重心血管疾病患者、妊娠期妇女、哺乳期妇女及儿童应慎用。

第二节　交感神经节阻断药

交感神经系统（sympathetic nervous system，SNS）在高血压发病中具有重要作用。交感神经节阻断药，即抗拟交感神经性药物，可作用于交感神经节，使交感神经末梢中的递质耗竭，阻止神经兴奋的传递，从而引起血管舒张，外周阻力降低，心排血量下降，产生强大的降压作用。由于其作用比较广泛，不良反应较多，在临床中已较少使用[7]。

一、去甲肾上腺素能神经末梢阻断药

这一类药物能够作用于去甲肾上腺素能神经末梢部位，能够从递质的合成、储存、释放及再摄取等多个方面阻滞肾上腺素能神经对心血管系统的调节作用。这类药物不良反应较多，目前不单独使用，如利血平、胍乙啶等[8]。

（一）利血平

利血平主要抑制交感神经末梢去甲肾上腺素摄取进入囊泡，使其被单胺氧化酶降解，妨碍交感神经冲动的传递，从而使血管舒张、血压下降、心率减慢。其中枢神经的镇静和抑制作用可能是利血平进入脑内，耗竭中枢儿茶酚胺储存的结果，也可能与大脑内 5-HT 的水平下降有关。

利血平口服吸收迅速而完全，2～3h 后血药浓度达峰水平，很快分布到肝、脑、脾、肾、脂肪和肾上腺等组织。分布半衰期为 4.5h，消除半衰期长达 27h。经血浆酯酶和肝代谢，代谢物由尿、粪排出。静脉注射 1h 出现降压作用。口服治疗量约 1 周才出现降压作用，2～3 周达峰，停药后尚能持续 3～4 周。

其不良反应主要是嗜睡、口干、鼻黏膜充血和心动过缓。消化道方面如腹泻、恶心、呕吐等。可见性功能减退及多梦，男性少数可见乳房发育[9]。

（二）胍乙啶

胍乙啶能够抑制交感神经末梢释放去甲肾上腺素，阻止其再吸收，进而减低心排血量及末梢血管阻力而导致血压下降。长期用药可抑制递质的摄取和合成，使血压持续下降。

口服胍乙啶吸收不完全，生物利用度不足30%，以原形（50%）及代谢产物的形式由肾排出。其半衰期为 120～240h，7～14 天达到最大降压作用，停药后疗效可维持 7～10 天及以上。

不良反应主要包括直立性或运动性低血压、水钠潴留、心动过缓、腹泻及射精异常等。

二、咪唑啉受体激动剂

作用于去甲肾上腺素能神经中枢部位的抗高血压药物，如可乐定、α-甲基多巴，过去认为它们的降压作用源于能激动中枢突触后膜的抑制性 $α_2$ 受体。但近来研究发现，脑内有部位能特异性识别咪唑啉类化合物，这个特异性识别的部位就是咪唑啉受体（imidazoline receptor，IR）。咪唑啉受体可分为 IR1 和 IR2 两种亚型。IR1 主要存在于脑干的孤束核，兴奋 IR1 受体可抑制 NA 的释放，致血压下降，而激动 $α_2$ 受体则产生中枢抑制作用。可乐定、α-甲基多巴这两种传统的中枢性抗高血压药物既能兴奋 IR1 受体，又能兴奋 $α_2$ 受体，前者导致血压下降，而后者则产生一些中枢性抑制不良反应，如嗜睡、眩晕等。这两种药物被认为是第一代 IR 激动剂。由于兴奋 $α_2$ 受体仅产生中枢抑制作用，参与降压机制的是 IR1 受体，因此寻找特异性识别 IR1 受体的化合物成为第二代 IR 激动剂研发的方向[10]。其中，莫索尼定是第二代 IR 激动剂的代表药物。

（一）药理作用及机制

1. 激动中枢咪唑啉受体　莫索尼定与 IR 的结合常数为 2.3mmol/L，与肾上腺素 $α_2$ 受体的结合常数为 75mmol/L，两者相差 32.6 倍。与 IR1 受体结合后，可引起下列反应：①使花生四烯酸释放增加，特别是前列腺素 E2 的释放增加；②磷脂酶 C 积聚；③肌酸激酶活性增加；④抑制细胞内外 Na^+/H^+ 交换。其总的效应是使血压下降。有报道称，当在延髓侧突喙侧网状核直接注射选择性肾上腺素 $α_2$ 受体拮抗剂时，并不能阻滞静脉注射咪唑啉类药物的降压反应，而注射咪唑啉类药物拮抗剂后，可明显减弱降压反应。另有研究表明，咪唑啉类拮抗药物

可以较肾上腺素 α_2 受体拮抗药物更有效地阻滞莫索尼定的降压反应，提示莫索尼定的主要降压机制并非通过激动中枢肾上腺素 α_2 受体，而是通过其咪唑啉类药物的特性。

莫索尼定的降压作用部分与其激动肾上腺素 α_2 受体有关。当中枢肾上腺素 α_2 受体兴奋后，可产生下列四种主要效应：①交感神经发放冲动减少，使心率减慢，血管平滑肌舒张；②机体出现嗜睡状态；③唾液分泌减少；④生长激素分泌增加。相较于第 1 代中枢抗高血压药物可乐定，莫索尼定的选择性更强，对 α_1 受体无作用。通过激动 α_2 受体，莫索尼定具有额外的降压效应。有研究表明，当肾上腺素 α_2 受体数目减少时，第二代中枢抗高血压药物的降压作用减弱。

2. 心血管效应　莫索尼定具有轻度的减慢心率作用，而对心脏每搏输出量和每分钟排血量无明显影响。此外，莫索尼定有延缓心脏肥厚进展的作用。有研究显示莫索尼定治疗高血压合并糖尿病患者，可使左心室重量明显降低。此外，莫索尼定尚具有调节微血管血流量的作用。一项研究显示莫索尼定治疗 14 例高血压患者，8 周后毛细血管血流量明显增加，而西拉普利则无此作用。

3. 对血脂、血糖代谢的影响　莫索尼定对血脂、血糖代谢具有有利影响。大量研究结果表明，莫索尼定可改善血脂、血糖代谢，适合于高血压合并代谢综合征患者的治疗。代谢综合征主要表现为糖尿病或糖耐量异常、胰岛素抵抗、肥胖，特别是向心性肥胖、血脂代谢异常。代谢综合征是冠心病和动脉粥样硬化的重要危险因素，而莫索尼定对其具有有利影响。有研究表明，莫索尼定可使高血压合并代谢综合征患者空腹血糖下降 3%，胰岛素敏感度增加 21%。此外，还有研究比较莫索尼定和美托洛尔治疗高血压合并糖尿病的疗效。在降压同时，莫索尼定可使空腹血糖下降，而美托洛尔使空腹血糖增加。另有研究比较了莫索尼定和美托洛尔对血脂代谢的影响。莫索尼定组血浆甘油三酯下降 0.31mmol/L，而美托洛尔组升高 0.33mmol/L；莫索尼定组血浆高密度脂蛋白升高 0.03mmol/L，而美托洛尔组下降 0.05mmol/L。

4. 对激素、内分泌的影响　莫索尼定可抑制肾素-血管紧张素系统，降低交感神经张力。一项研究表明，莫索尼定可以使血浆肾素水平下降 20%～40%，并使血浆肾上腺素和去甲肾上腺素浓度下降。另一研究观察到莫索尼定治疗 24 周后，高血压患者血浆肾上腺素和去甲肾上腺素浓度明显下降。

5. 其他作用　莫索尼定尚有保护肾功能、减少蛋白尿的作用。有研究观察莫索尼定治疗 58 例非肥胖的高血压患者，经过 6 周治疗后，蛋白尿从 32.3µg/min 下降到 24.5µg/min。有学者认为这可能与莫索尼定降低肾脏出球小动脉交感神经张力有关。

（二）药代动力学

莫索尼定口服后吸收迅速，生物利用度为 88%，口服吸收不受食物影响。血浆蛋白结合率较低，仅 7.9%莫索尼定与血浆蛋白相结合。口服后 1h 血浆浓度达峰值，莫索尼定（0.3mg，1 次/日）口服后血浆峰值浓度为 1.50µg/L，该剂量口服后 24h 血浆浓度-时间曲线下面积为 5.38（µg·h）/L。莫索尼定的分布容积为 3.0L/kg。其可分布于哺乳期妇女乳汁中。该药不经肝脏的首过消除，大部分以原形从尿液中排泄。半衰期 2.56h，但其一次口服后降压作用可维持 24h。这是因为莫索尼定可在中枢与 IR1 受体紧密结合。此药不经肝脏代谢，所以莫索尼定与其他药物无药物相互作用。中度肾功能不全患者使用莫索尼定需减少剂量，重度肾功能不全患者禁用。

（三）临床应用

大量研究表明，莫索尼定降压作用显著，与其他常用抗高血压药物有相近的降压疗效，并可与其他抗高血压药物合用。有研究比较了莫索尼定与安慰剂的降压疗效。莫索尼定剂量为 0.4mg，1 次/日，经过 8 周治疗后，莫索尼定组收缩压降低 19.5mmHg，舒张压降低 12.3mmHg。安慰剂组收缩压降低 4.6mmHg，舒张压降低 4.37mmHg，差异均具有统计学意义。类似研究仍有许多，均表明相对于安慰剂，莫索尼定具有确切的降压效果。

另有研究比较了莫索尼定与硝苯地平控释片的降压疗效。莫索尼定剂量为每日 0.2～0.8mg，硝苯地平控释片剂量为 20mg，1 次/日或 2 次/日。经 26 周的治疗后，莫索尼定组收缩压降低 23.8mmHg，舒张压降低 16.3mmHg。硝苯地平控释片组收缩压降低 27.8mmHg，舒张压降低 19mmHg，差异均无统计学意义。也有类似研究比较其与阿替洛尔、依那普利等传统抗高血压药物的疗效，结果与硝苯地平控释片类似，表明相比于传统抗高血压药物，莫索尼定具有相似的疗效。

（四）药物相互作用

莫索尼定联合用药实验（TOPIC）将 272 例单用莫索尼定（0.2～0.4mg，1 次/日）降压疗效不佳的患者分为 3 组，分别加入氨氯地平 5mg、依那普利 10mg 和氢氯噻嗪 12.5mg。结果三组收缩压、舒张压均较单用莫索尼定组明显下降，这提示莫索尼定与其他传统抗高血压药物联用具有更好的疗效。但与 β 受体阻滞剂联用开始时即产生降压效果，随后会出现较强烈的反跳现象[11]。

（五）不良反应与禁忌证

莫索尼定不良反应少而轻微，常见不良反应为口干、腹泻、头痛、恶心、眩晕等。不良反应总发生率与安慰剂无明显差异。轻、中度肾功能不全患者莫索尼定剂量应<0.4mg/d，重度肾功能不全患者禁用，妊娠期及哺乳期妇女也不应使用。莫索尼定在男性备孕期的应用目前尚无临床资料。

第三节　单片复方制剂

单片复方制剂通常由不同作用机制的两种或多种小剂量抗高血压药物组成。临床研究发现，初始治疗的高血压患者中有 50%于 1 年内失访，失访的主要原因是复杂的临时联合用药方案影响了患者的治疗依从性。复方抗高血压药物的优点是具有各成分的最佳比例；使用方便，可改善治疗的依从性和提高降压的达标率；减少了药物替换的次数，可以节约治疗费用。同时，两类药物联合方案较单药方案的降压效率更高。单片复方制剂成为联合用药的一种新趋势，是 2 级或 3 级高血压患者初始治疗的选择之一。《中国高血压防治指南（2018 年修订版）》特别强调了使用单片复方制剂降压治疗的必要性和有效性，并提出明确治疗建议，为临床诊疗工作提供了规范化指导。然而，China STATUS 调查显示，我国起始使用单片复方制剂治疗高血压的患者比例仅为 12.7%，远低于欧美发达国家[12, 13]。

该类药物的缺点是，制剂中各类药物的剂量和比例固定，不能够根据患者的需要灵活调整单药剂量。为解决这一问题，现在部分制药厂家按多种规格生产相同组分药物，以增加复方制剂选择的灵活性、达到个体化治疗。应用复方降压制剂时需注意相应组分的禁忌证或可能的不良反应；用药时避免选择合用作用机制相似的药物而导致用药过量。

一、我国传统复方抗高血压药物

（一）西药组成的复方抗高血压药物

1. 复方利血平　又称复方降压片，其组分为利血平、双肼屈嗪、氢氯噻嗪、异丙嗪等。

2. 常药降压片（复方硫酸双肼屈嗪片）　其组分为可乐定、双氢氯噻嗪、肼屈嗪。

3. 复方利血平氨苯蝶啶片　又称北京降压 0 号，其组分为利血平、氯氮草、氨苯蝶啶、氢氯噻嗪、双肼屈嗪。

4. 复方降压胶囊　其组分为利血平、胍乙啶、氢氯噻嗪、异丙嗪、氯氮草、地巴唑、维生素 B_1、维生素 B_6。

此类复方制剂降压作用明确且价格低廉，由于其组成成分的合理性尚存争议，不良反应较多，且新的具有显著疗效和优点的抗高血压药物不断上市，这类传统的固定复方制剂已不是当前降压治疗的一线选择。但此类复方制剂不仅体现了联合治疗的理念，且其上市后很长时间内在基层降压治疗中发挥了非常重要的作用。目前，含利血平或可乐定的复方制剂可单独或联合其他抗高血压药物使用，用于治疗中重度高血压、顽固性高血压、老年高血压等。

含有利血平的复方制剂的禁忌证：消化性溃疡、抑郁症及有自杀倾向、窦性心动过缓等。含有可乐定的复方制剂的禁忌证：抑郁症及有自杀倾向者。含有双肼屈嗪的复方制剂的禁忌证：除大剂量可能引起狼疮样皮肤改变外，不稳定型心绞痛、脑动脉硬化及心动过速患者禁用[9, 13]。

（二）中西药复方制剂

1. 珍菊降压片　其组分为盐酸可乐定 0.03mg、氢氯噻嗪 5mg、芦丁 20mg、野菊花膏粉 10mg、珍珠层粉 100mg。

2. 复方罗布麻 其组分为罗布麻叶 218.5mg、野菊花 171.0mg、防己 184.2mg、三硅酸镁 15mg、硫酸双肼屈嗪 1.6mg、氢氯噻嗪 1.6mg、盐酸异丙嗪 1.05mg、维生素 B_1 0.5mg、维生素 B_6 0.5mg、泛酸钙 0.25mg。

此类药物成分中含有中枢性抗高血压药物，多产生中枢性抗高血压药物相关不良反应，且此类药物相关大规模临床研究和临床试验较少，因此不推荐作为降压治疗一线药物。使用此类药物时，切勿被药物名称诱导而误把此当作中成药使用。使用前应注意药物成分、禁忌、不良反应等，避免合用同成分西药或有配伍禁忌的药物。

二、新型复方抗高血压药物

（一）ACEI/ARB 与噻嗪类利尿剂的复方制剂

利尿剂通过减少血浆容量使血压降低，但血浆容量降低会激活肾素-血管紧张素-醛固酮系统（RAAS），两药联合对 RAAS 机制与容量机制进行双重阻断，有利于增强降压效果；血管紧张素转换酶抑制剂（ACEI）/血管紧张素 Ⅱ 受体阻滞剂（ARB）可使血钾水平略有上升，能拮抗噻嗪类利尿剂长期应用所致低血钾等不良反应。此外，利尿剂价格便宜，与 ACEI/ARB 合用费用几乎不增加。

ACEI/ARB 与利尿剂的复方制剂适用于盐敏感性高血压、老年高血压、高血压合并糖尿病、肥胖或代谢综合征、慢性心力衰竭等患者，但不适合肾功能中度及以上损害的患者[13]。目前已上市的复方利尿剂主要有厄贝沙坦 150mg/氢氯噻嗪 12.5mg、氯沙坦钾 50mg/氢氯噻嗪 12.5mg、缬沙坦 80mg/氢氯噻嗪 12.5mg 等。

（二）ACEI/ARB 与钙拮抗剂的复方制剂

钙拮抗剂（CCB）具有直接扩张动脉的作用，ACEI/ARB 既扩张动脉，又扩张静脉，故两药合用有协同降压作用。二氢吡啶类 CCB 会使毛细血管阻力增加，引起踝部水肿，可被 ACEI/ARB 减轻或抵消。ACEI/ARB 也可部分阻断 CCB 所致反射性交感神经张力增加和心率加快的不良反应。此外，CCB 兼有扩张肾小球入球小动脉和出球小动脉的作用，而 ARB 主要扩张肾小球出球小动脉，故两者联用对降低肾小球内压有良好效应，可以协同保护肾脏。因此，ARB/ARB 与 CCB 复方制剂具有协同降压作用，并减轻彼此的不良反应，能更好地保护靶器官[13]。

目前已上市的 ACEI/ARB 与 CCB 的复方制剂主要有缬沙坦 80mg/氨氯地平 5mg、奥美沙坦酯 20mg/氨氯地平 5mg 等。ACEI/ARB 与 CCB 的复方制剂适用于绝大多数合并动脉粥样硬化疾病的高血压患者，如合并冠状动脉粥样硬化性心脏病、颈动脉粥样硬化及外周动脉血管疾病等。ACEI/ARB 与 CCB 的复方制剂也是我国慢性肾脏病（CKD）患者最常使用的联合方案，降压效果显著，同时具有良好的肾脏保护作用[13]。

（三）钙拮抗剂与利尿剂的复方制剂

在大规模随机对照研究中，氨氯地平联合复方阿米洛利的降压效果和减少心血管事件的疗效与氨氯地平加替米沙坦相似，并且可降低高血压患者发生脑卒中的风险[14]。目前已上市的有硝苯地平/美夫西特，其中美夫西特的部分结构类似呋塞米，作用与氢氯噻嗪相似。

（四）复方利尿剂

复方利尿剂主要由噻嗪类利尿剂和保钾利尿剂组成，噻嗪类利尿剂是中效利尿剂，常见不良反应有血钾降低、血尿酸升高等；而保钾利尿剂的利尿效果偏弱。因此复方利尿制剂可避免单用噻嗪类利尿剂引起低血钾和阿米洛利利尿能力较弱的缺陷。目前已上市的复方利尿剂主要有阿米洛利 2.5mg/氢氯噻嗪 25mg、氨苯蝶啶 50mg/氢氯噻嗪 25mg 等。

这种复方制剂的降压效果依赖于健全的肾功能，当肾功能明显减退时，其降压作用减小，且易导致高钾血症。在临床实践中，因为低剂量噻嗪类（12.5～25mg）使钾丢失较少，所以氨苯蝶啶-噻嗪类联合已经较少使用。有时胃肠道不良反应也限制了其使用。此外，氨苯蝶啶联合噻嗪类可增加血尿酸升高的风险。

（五）二氢吡啶类钙拮抗剂与 β 受体阻滞剂的复方制剂

目前，我国已上市的二氢吡啶类 CCB 联合 β

受体阻滞剂的复方制剂有尼群地平 5mg/阿替洛尔10mg。CCB 联合 β 受体阻滞剂是《中国高血压防治指南（2018 年修订版）》推荐的优化联合。两药降压作用相加，也适用于高血压伴冠心病、慢性心力衰竭、心房颤动合并快速心室率、其他快速性室上性心律失常、交感神经活性增高及高动力状态的患者。此外，CCB 的扩血管作用可抵消 β 受体阻滞剂的缩血管作用，β 受体阻滞剂减慢心率作用可对抗 CCB 反射性交感神经兴奋引起的心率增快，因此两药联合可使不良反应减轻[12, 13]。目前，动物实验发现两药联合的协同降压对靶器官有保护作用，但尚缺乏临床试验和改善心血管终点事件的大规模临床研究。

（六）β 受体阻滞剂与利尿剂的复方制剂

β 受体阻滞剂通过降低心排血量、抑制交感神经活性和减少肾素分泌发挥降压作用，能够抑制噻嗪类利尿剂所致 SNS 和 RAAS 激活；而利尿剂可降低血管平滑肌对缩血管物质的反应并促进钠排泄，可以抵消长期使用 β 受体阻滞剂所致缩血管及水钠潴留作用。然而 β 受体阻滞剂与利尿剂的复方制剂可增加甘油三酯、胆固醇及糖代谢异常的风险，也可能导致水、电解质平衡紊乱和代谢性酸中毒等，不推荐用于合并代谢综合征、糖耐量异常或糖尿病的高血压患者[15]。美国 FDA 批准上市的 β 受体阻滞剂与利尿剂的复方制剂有比索洛尔2.5mg/氢氯噻嗪 6.25mg。

（七）其他复方制剂

1. 三药联合的复方降压制剂 在三药联合方案中，以二氢吡啶类钙拮抗剂 + ACEI（或 ARB）+噻嗪类利尿剂的联合方案最为常用，二氢吡啶类钙拮抗剂+ACEI（或 ARB）+β 受体阻滞剂也是《中国高血压防治指南（2018 年修订版）》推荐的三药联合方案之一。目前，由 RAAS 抑制剂、CCB 与噻嗪类利尿剂所组成的三组分复方制剂在欧美国家已进入临床应用，包括阿利吉仑/氨氯地平/氢氯噻嗪（amturnide）、缬沙坦/氨氯地平/氢氯噻嗪（exforge HCT）和奥美沙坦酯/氨氯地平/氢氯噻嗪（tribenzor）。这 3 种复方制剂的降压效果要明显优于 RAAS 抑制剂+利尿剂的两药复方制剂[13]。其中，含阿利吉仑的复方制剂因其肾损害、高血钾等风险，临床应用尚存

争议。

2. 与非抗高血压的复方联合制剂 包括二氢吡啶类钙拮抗剂 + HMG-CoA 还原酶抑制剂（氨氯地平/阿托伐他汀）、RAAS 抑制剂+叶酸（依那普利/叶酸）等。此类复方制剂使用应基于患者伴发的危险因素或临床疾病，需掌握抗高血压药物和相应非抗高血压药物治疗的适应证及禁忌证。

第四节 血管紧张素受体脑啡肽酶抑制剂

血管紧张素受体脑啡肽酶抑制剂（angiotensin receptor neprilysin inhibitor，ARNI）是一种同时作用于 RAAS 和利尿钠肽系统（natriuretic peptides system，NPs）的新型抗高血压药物，通过增强 NPs 的血压调节作用同时抑制 RAAS 激活而实现多途径降压。沙库巴曲缬沙坦是全球首个上市的 ARNI 类药物，2017 年其以治疗射血分数降低的心力衰竭（heart failure with reduced ejection fraction，HFrEF）适应证在我国获批上市。多项研究及 meta 分析表明，沙库巴曲缬沙坦对原发性高血压患者具有良好的降压作用，对心脏、肾脏和血管等靶器官也表现出优越的保护作用，多途径阻断心血管事件链，降低心血管事件的发生风险。

一、药理作用及机制

沙库巴曲缬沙坦进入体内后在肝酶作用下，代谢为有活性的脑啡肽酶（neprilysin，NEP）抑制剂沙库比利拉（LBQ657），脑啡肽酶能够降解多种血管活性肽，如利钠肽、缓激肽、肾上腺髓质素、血管紧张素 Ⅱ（Ang Ⅱ）等。LBQ657 通过抑制脑啡肽酶而上调利钠肽、缓激肽、肾上腺髓质素水平，发挥利钠利尿、扩张血管、降低血压、抑制交感神经、降低醛固酮浓度、抑制心肌纤维化及心肌肥大等作用。但在抑制脑啡肽酶的同时伴有 Ang Ⅱ 浓度升高，引起血管收缩，抵消利钠肽等物质的血管舒张作用。联合 ARB 类药物缬沙坦则正好可解决上述问题，因此沙库巴曲缬沙坦是一种通过多种作用机制发挥降压作用的药物，在达到良好降压效果的同时，还具有减缓心肌纤维化及心室肥厚进展的作用[16, 17]。

（一）降压作用

沙库巴曲缬沙坦可同时增强 NPs 作用、抑制 RAAS 活性，发挥全面降压效应。沙库巴曲缬沙坦最突出的机制是抑制脑啡肽酶，增强 NPs 的降压活性。后者包括心房利尿钠肽（atrial natriuretic peptide，ANP）、脑利尿钠肽（brain natriuretic peptide，BNP）和 C 型利尿钠肽（C-type natriuretic peptide，CNP），具有生理性血压调节作用。

利尿钠肽的降压作用包括 3 种机制。

（1）肾性机制：利尿钠肽可通过以下两个途径提高肾小球滤过率（GFR）。①扩张入球小动脉，收缩出球小动脉，使肾小球毛细血管压升高，增加 GFR；②使系膜细胞松弛，增加肾小球有效滤过面积。此外，其利钠作用可升高远曲小管 Na^+ 浓度，通过管球反馈抑制 RAAS，降低血压；同时，利尿钠肽对醛固酮和加压素的抑制作用可增加肾脏的排钠利尿作用，减少机体的水钠潴留。

（2）血管扩张机制：利尿钠肽可通过环磷酸鸟苷酸（cGMP）依赖的蛋白激酶通路，促进血管平滑肌舒张，并作用于心肌细胞，抑制心脏重构。

（3）神经内分泌机制：动物实验和临床研究显示，利尿钠肽可抑制醛固酮和 Ang Ⅱ 生成，对交感神经活性亦有抑制作用。NPs 的降压作用涵盖了目前几大类抗高血压药物的作用机制，包括排钠利尿、舒张血管、抑制 RAAS 和 SNS 活性。此外，沙库巴曲缬沙坦还具有直接拮抗 RAAS 的作用。缬沙坦是经典的 ARB 类药物，通过拮抗 RAAS 达到降压作用。缬沙坦可阻断 Ang Ⅱ 1 型受体（AT₁R），抑制醛固酮的释放，调节肾脏对钠的重吸收作用，同时对 SNS 活性、加压素分泌和血管收缩也有一定的抑制作用。多项临床研究显示，沙库巴曲缬沙坦可降低原发性高血压患者的动脉压，包括中心动脉压。PARAMETER 研究结果显示，与奥美沙坦组相比，治疗 12 周时沙库巴曲缬沙坦组主动脉中心收缩压下降 3.5mmHg、主动脉中心脉压下降 3.5mmHg，平均动态血压和夜间血压的降幅更明显，脉搏波传导速度亦有降低的趋势。

（二）对心脏、血管的作用

动物研究显示，沙库巴曲缬沙坦可抑制心肌梗死大鼠心肌纤维化，逆转心脏重构。沙库巴曲缬沙坦还具有抗血管内皮增生及纤维化、改善血管内皮功能、延缓及逆转斑块等作用。EVALUATE-HF 及 PROVE-HF 研究显示，沙库巴曲缬沙坦治疗 HFrEF 患者 3 个月，可快速改善心脏重构；治疗 1 年则可持续逆转心脏重构。与奥美沙坦相比，沙库巴曲缬沙坦更显著地降低原发性轻中度高血压患者的左心室质量和左心室质量指数，逆转心脏重构。PARADIGM-HF 研究表明，在 HFrEF 患者中，与依那普利相比，沙库巴曲缬沙坦可显著降低心血管病死亡、心力衰竭住院、全因死亡的风险分别达 20%、20% 和 16%。对于治疗射血分数保留的心力衰竭（heart failure with preserved ejection fraction，HFpEF）患者，PARAGON-HF 研究（96% 为高血压患者）证实，沙库巴曲缬沙坦较缬沙坦可降低心血管病死亡和总心力衰竭住院风险 13%，并且 4 周时沙库巴曲缬沙坦较缬沙坦进一步降低血压 5.2mmHg；PARALLAX 研究（97% 为高血压患者）也证实治疗 24 周时，沙库巴曲缬沙坦组较标准治疗组显著降低首次心力衰竭住院风险 51%，显著降低心力衰竭死亡或心力衰竭住院风险 36%。

（三）肾脏保护作用

沙库巴曲缬沙坦可显著降低糖尿病大鼠的蛋白尿、改善 GFR，延缓肾脏病进展。UK-HARP-Ⅲ 对 414 例 CKD 患者[eGFR 20～60ml/（min·1.73m²）]的研究结果显示，沙库巴曲缬沙坦降低尿白蛋白/肌酐的水平与厄贝沙坦类似，并可显著降低血压及肌钙蛋白 Ⅰ 和氨基末端脑利尿钠肽前体的水平。在 PARADIGM-HF 研究和 PARAGON-HF 研究的 CKD 亚组分析中，与 RAAS 抑制剂相比，沙库巴曲缬沙坦可显著降低肾脏复合终点的风险，延缓 eGFR 下降。另有包含 32 例高血压伴 CKD 日本患者的研究评估了沙库巴曲缬沙坦在合并中重度肾功能不全[eGFR 15～60ml/（min·1.73m²）]患者中的疗效和安全性，结果显示沙库巴曲缬沙坦治疗 8 周时，平均坐位收缩压和平均坐位舒张压分别降低 20.5mmHg 和 8.3mmHg，尿白蛋白/肌酐水平显著降低 15.1%，且未发生严重不良事件。

（四）改善糖脂代谢

对于肥胖的高血压患者，沙库巴曲缬沙坦降压效果明显优于氨氯地平，并可提高胰岛素敏感性，增加腹部皮下脂肪组织的脂质动员。PARADIGM-HF 研究的事后分析发现，对于合并糖尿病的 HFrEF 患者，沙库巴曲缬沙坦治疗组比依那普利治疗组的糖化血红蛋白（glycosylated hemoglobin，HbA1c）降低，需要加用胰岛素治疗的患者比例也降低 29%。沙库巴曲缬沙坦还具有降低尿酸的作用。PARAGON-HF 亚组分析显示，沙库巴曲缬沙坦可降低心力衰竭患者的尿酸水平，并减少降尿酸药物的使用[18, 19]。

二、药代动力学

沙库巴曲缬沙坦是由脑啡肽酶抑制剂沙库巴曲和 ARB（缬沙坦）按摩尔比 1：1 组成的新型单一共晶体，是心血管领域首个双活性物质的共晶体。其最小晶体结构由阴离子部分（6 分子的沙库巴曲和 6 分子的缬沙坦）、阳离子部分（18 分子钠盐）和 15 分子的水组成。共晶体结构相比于复方制剂，具有明显优势，包括药物成分构成比恒定、贮存稳定性好、可显著提高药物溶解度和口服生物利用度等。沙库巴曲（AHU377）是一种前体药物，进入体内后经过肝脏酯酶代谢为活性产物 LBQ657，抑制脑啡肽酶活性。脑啡肽酶有多种底物，包括利尿钠肽和 Ang Ⅱ。抑制脑啡肽酶可提高体内具有降压和器官保护作用的利尿钠肽的水平。沙库巴曲缬沙坦共晶体的另一成分即缬沙坦则可有效抑制 AT₁R，起到降压及器官保护作用。此外，共晶体结构可使沙库巴曲与缬沙坦的吸收与消除速率相近，保障两者药效发挥同步一致性。生物等效性试验结果显示，与缬沙坦相比，沙库巴曲缬沙坦中的缬沙坦具有更高的生物利用度。

沙库巴曲缬沙坦经口服后在体内迅速分解，与血浆蛋白的结合率高（94%～97%），透过血脑屏障的程度有限，可通过肝、肾双通道排泄。细胞色素 P450 酶（CYP450）极少介导沙库巴曲和缬沙坦代谢，因此与影响 CYP450 的药物合用时不影响沙库巴曲缬沙坦的药动学。

三、临床应用

（一）抗高血压

沙库巴曲缬沙坦可用于原发性高血压患者的降压治疗。更适用于老年高血压、盐敏感性高血压、高血压合并心力衰竭、高血压合并左室肥厚、高血压合并 CKD（1～3 期）和高血压合并肥胖的患者。降压使用的常规剂量为 200mg，1 次/日，顽固性高血压患者可增至 300～400mg/d。高龄老年人、伴有 HFrEF 的患者、合并 CKD 3～4 期的患者可从低剂量（50～100mg/d）开始。如患者耐受，每 2～4 周将剂量加倍，以达到患者最适宜的剂量，实现血压控制及耐受的平衡。对血压未达标但增加剂量受限者，可与其他种类抗高血压药物联用，但不能与 RAAS 抑制剂（ACEI、ARB）联用（不包括缬沙坦）。我国已经完成沙库巴曲缬沙坦高血压Ⅲ期临床研究并提交国家药品监督管理局，于 2021 年 6 月 1 日批准其原发性高血压适应证。

（二）心力衰竭治疗

目前在 HFrEF 人群中应用沙库巴曲缬沙坦的证据较多，PARADIGM-HF 研究、PIONEER-HF 研究等均证实沙库巴曲缬沙坦可降低 HFrEF 患者的全因死亡率、心血管死亡率和心力衰竭住院率，改善患者的生活质量和血清学指标，同时具有较高的安全性。沙库巴曲缬沙坦还可降低心力衰竭合并急性前壁心肌梗死、心律失常患者的室性心律失常发生率[20]。此外，沙库巴曲缬沙坦在 HFpEF 患者中的获益也逐渐得到关注。PARAGON-HF 研究证实了沙库巴曲缬沙坦在减少 HFpEF 患者主要终点事件和肾脏事件中的作用，这种作用在女性和 LVEF 较低（≤57%）的患者中更为明显，同时再次证明了沙库巴曲缬沙坦有良好的安全性和耐受性。

基于上述临床研究结果，2016 年欧洲心脏病学会（ESC）和 2017 年美国心脏病学会/美国心脏协会（ACC/AHA）分别更新了心力衰竭指南，将 ARNI 作为 HFrEF 的Ⅰ类推荐，建议对于有症状的、纽约心脏病协会（New York Heart Association，NYHA）心功能分级为Ⅱ～Ⅲ级、能耐受 ACEI/ARB 的慢性 HFrEF 患者，将 ACEI/ARB 替换为 ARNI 以进一步降低心力衰竭住院率和死亡率。2021 年 1 月，ACC 更新了优化心力衰竭治疗的专家共识，建议 HFrEF 患者在不使用 ACEI/ARB 预处理的情况下，可优先使用沙库巴曲缬沙坦，并尽早滴定到最大耐受剂量或目标剂量。2021 年 2 月，美国 FDA 批准了沙库巴曲缬沙坦扩大适应证的申请，批准该药用于降低成年慢性心力衰竭患者的心血管死亡事件和心力衰竭住院风险，其中包括 HFpEF 患者。

多数心力衰竭患者可以每次 100mg、2 次/日的剂量作为起始剂量，尤其是既往应用目标剂量 ACEI/ARB 的患者。既往未服用 ACEI/ARB 或既往服用低剂量 ACEI/ARB、100mmHg ≤ 收缩压 < 110mmHg、中度肝功能损害（Child-Pugh B 级）、中度肾功能损害[eGFR 30～60ml/（min·1.73m²）]、>75 岁的心力衰竭患者，可以每次 50mg、2 次/日作为起始剂量。严重心力衰竭、收缩压 <100mmHg、衰弱（采用 FRAIL 衰弱评估量表或 Fried 衰弱综合征标准 ≥3 条）的患者可以更小剂量起始（每次 25mg、2 次/日）。

（三）其他心血管疾病

1. 抗心律失常 沙库巴曲缬沙坦可以改善心室重构，降低左心房及左心室容积，具有改善心律失常发生基质的潜在作用。PARADIGM-HF 研究中近 20% 的死亡病例为心脏性猝死，而沙库巴曲缬沙坦可显著降低死亡风险，侧面提示该药物可能具有降低恶性心律失常发生率的作用。采取沙库巴曲缬沙坦治疗的 HFrEF 患者中，室性期前收缩、室性心动过速或心室颤动及非持续性室性心动过速的发生次数显著下降，且植入型心律转复除颤器放电次数明显减少，提示其在治疗心力衰竭的同时，具有减少室性心律失常发生的作用。此外，既往众多临床研究证实 RAAS 抑制剂可降低心房颤动电复律术后的复发率，而沙库巴曲缬沙坦兼顾抑制 RAAS 激活，同时具有 NPs 逆转心脏重构作用，使其对于左心房内径及容积等心房颤动解剖学重构的改善作用较单用 RAAS 抑制剂更为明显。因此，在改善心律失常的发生基质、减少心房颤动复发及室性心律失常的发生方面，沙库巴曲缬沙坦均具有潜在临床获益。

2. 肺动脉高压疾病 肺动脉高压是平均肺动脉压力及肺血管阻力进行性升高的恶性肺血管疾病，可导致右心衰竭甚至死亡。研究表明肺动脉高压患者中内源性 NO 水平显著降低，一方面可伴有 NO 受体和缩血管物质内皮素表达上调，另一方面可合并电压依赖性 K⁺ 通道功能失调，包括 K⁺ 外流减少及细胞内 Ca²⁺ 浓度增加，协同作用导致肺动脉高压。目前关于肺动脉高压的治疗包括靶向 NO 通路，而 NPs 可作用于 NO 通路，可增加 NO 水平，激活鸟苷酸环化酶而升高环磷酸鸟苷 cGMP 水平，后者通过减少细胞内 Ca²⁺ 水平而产生舒血管的作用。一项随机、双盲和对照临床试验显示，脑啡肽酶抑制剂可升高 ANP 及 cGMP 水平，同时降低肺血管阻力。而沙库巴曲缬沙坦的活性代谢产物也可升高 ANP 及 cGMP 水平，从而间接产生舒张肺动脉的作用；ANP 还具有抑制血管内皮细胞及平滑肌细胞增殖的作用，对抗缩血管物质的收缩血管作用，能够有效降低肺动脉压力。国外报道 2 例肺动脉高压患者使用沙库巴曲缬沙坦治疗 6 个月后，其平均肺动脉压力、肺毛细血管楔压、肺血管阻力及心功能均得到明显改善。因此，沙库巴曲缬沙坦在肺动脉高压疾病中具有潜在治疗效果[21]。

四、药物相互作用与不良反应

（一）药物相互作用

沙库巴曲缬沙坦与 ACEI 合用会增加血管神经性水肿的发生风险，故禁止合用。如果患者既往应用 ACEI，必须先停止 ACEI 治疗至少 36h 后才可应用沙库巴曲缬沙坦；如停止沙库巴曲缬沙坦治疗，必须在沙库巴曲缬沙坦末次给药 36h 之后才能开始应用 ACEI。沙库巴曲缬沙坦与 ARB 均具有拮抗 AT₁R 的作用，因此不建议两者合用。既往应用 ARB 类药物的患者可直接换用沙库巴曲缬沙坦钠。对肾功能不全[eGFR <30ml/（min·1.73m²）]的患者，与保钾利尿药（如螺内酯、氨苯蝶啶、阿米洛利）、补钾药、钾盐合用时可能升高血钾，在合用时应监测血钾。

（二）不良反应

用药前和用药期间定期监测血压、血钾、肾功能和肝功能。

1. 低血压 沙库巴曲缬沙坦可降低血压并有可能造成症状性低血压，发生率为 9.5%～15.8%，RAAS 激活的患者（如血容量不足或电解质紊乱、正接受高剂量利尿剂治疗）风险更大。为避免患者发生严重低血压，在应用沙库巴曲缬沙坦前应首先纠正血容量不足或电解质紊乱状况，一旦出现低血压，应积极寻找影响血压的原因并给予相应治疗，如调整利尿剂或合用抗高血压药物的剂量、治疗导致低血压的其他病因（如血容量不足）。如采取以上措施后低血压仍持续存在，可降低沙库巴曲缬沙坦剂量或暂时停用。

2. 高钾血症 与其他作用于 RAAS 的药物相似，应用沙库巴曲缬沙坦可能发生高钾血症，发生率为 11.3%～16.1%。血清钾 ≥5.5mmol/L（CKD 患者血清钾 ≥5.0mmol/L）时即可诊断为高钾血症。用药过程中应定期监测血清钾水平，对存在高钾血症危险因素如肾功能损害、糖尿病、低醛固酮血症或正在接受高钾饮食的患者，可能需要减少沙库巴曲缬沙坦的剂量或暂时停用。

3. 肾功能损害 由于对 RAAS 的抑制作用，3.2%～13.8% 的心力衰竭患者在应用沙库巴曲缬沙坦后出现不同程度的肾功能下降，多出现于沙库巴曲缬沙坦应用初期，多数较轻微，继续服用或停药后可消失。当血肌酐增幅达 30%～50% 或 >265μmol/L 时，应减少沙库巴曲缬沙坦剂量或暂时停用，寻找引起肾功能损害的原因并进行处理。血肌酐恢复正常后根据病情可考虑再次应用沙库巴曲缬沙坦。

4. 血管性水肿 血管性水肿是应用沙库巴曲缬沙坦的一种少见但严重的不良反应，其发生率为 0.2%～0.6%，一般表现为舌、口腔黏膜、唇、鼻咽部、面部和颈部肿胀。一旦发生血管性水肿，应立即停药，并根据严重程度采取相应治疗。当肿胀仅局限于唇部和面部时，通常不需要治疗，可自行缓解，必要时可使用抗组胺药来缓解症状。伴有喉头水肿的血管性水肿可能引起气道阻塞，严重时可危及生命，应立即给予恰当的治疗，如皮下注射肾上腺素溶液 1:1000（0.3～0.5ml），并采取必要措施以确保患者气道通畅。

5. 其他 如超敏反应（包括皮疹、瘙痒和过敏反应）、咳嗽、头晕等。

五、药物对特殊人群的影响

重度肾功能损害[eGFR<15ml/（min·1.73m²）]、肾动脉狭窄及中度以上肝功能损害（Child-Pugh B～C 级）者应慎用。对沙库巴曲或缬沙坦或任何辅料过敏、有血管神经性水肿病史、患有顽固性低钠血症/高钾血症（>6mmol/L）、妊娠期和哺乳期女性是绝对禁忌证。

（王聪霞）

参 考 文 献

[1] 朱依醇，殷明. 药理学[M]. 北京：人民卫生出版社，2016：196-210.

[2] 尹宏伟. 血管扩张剂的药物治疗[J]. 中外健康文摘，2009，6（34）：85-85.

[3] 翁燕君，李伟叻. 抗高血压药物研究进展[J]. 中国药业，2014，23（4）：94-96.

[4] 程俊，曾晓荣，杨艳. 高血压的治疗与离子通道相关性研究进展[J]. 心血管病学进展，2011，32（5）：739-744.

[5] Pan Z, Huang J, Cui W, et al. Targeting hypertension with a new adenosine triphosphate-sensitive potassium channel opener iptakalim[J]. J Cardiovasc Pharmacol，2010，56（3）：215-228.

[6] Chung MS, Yoon BI, Lee SH. Clinical efficacy and safety of naftopidil treatment for patients with benign prostatic hyperplasia and hypertension：A prospective, open-label study[J]. Yonsei Med J，2017，58（4）：800-806.

[7] 何仮，孙晓斐，陆英智. 临床心脑血管病学[M]. 济南：山东科学技术出版社，1998.

[8] 王乃平. 药理学[M]. 上海：上海科学技术出版社，2012.

[9] 李静. 复方利血平氨苯蝶啶片（0 号®）临床应用中国专家共识 2021 版[J]. 中国心血管杂志，2021，26（5）：428-431.

[10] 王紫艳，徐吉利，王昭军. 顽固性高血压药物与非药物治疗新进展[J]. 岭南心血管病杂志，2020，26（4）：476-479.

[11] Vachek J. The use of moxonidine in the treatment of arterial hypertension[J]. Vnitr Lek，2021，67（3）：170-172.

[12] 《中国高血压防治指南》修订委员会，高血压联盟（中国），中华医学会心血管病学分会，等. 中国高血压防治指南（2018 年修订版）[J]. 中国心血管杂志，2019，24（1）：24-56.

[13] 陈鲁原，卢新政. 单片复方制剂降压治疗中国专家共识[J]. 中华高血压杂志，2019，27（4）：310-317.

[14] 叶素伶，王莉莉，谢雯丽. 沙库巴曲缬沙坦在急性前壁心肌梗死后心室重构中的作用[J]. 中国心血管研究，2021，19（7）：667-672.

[15] 程家元，殷跃辉. 沙库巴曲缬沙坦在心血管疾病中的临床应用与展望[J]. 心血管病学进展，2020，41（9）：914-916，929.

[16] 王文，马丽媛，刘明波，等. 初始低剂量氨氯地平加替米沙坦或复方阿米洛利联合治疗对高血压患者血压控制率影响的阶段报告[J]. 中华心血管病杂志，2009，

（8）：701-707.

[17] 施仲伟，冯颖青，王增武，等. β受体阻滞剂在高血压应用中的专家共识[J]. 中华高血压杂志, 2019, 27（6）：516-524.

[18] 中国医疗保健国际交流促进会高血压分会，中国医师协会心血管分会，中国高血压联盟，等. 沙库巴曲缬沙坦在高血压患者临床应用的中国专家建议[J]. 中华高血压杂志，2021，29（2）：108-114.

[19] 中国医师协会全科医师分会. 沙库巴曲缬沙坦钠在基层心血管疾病临床应用的专家共识[J]. 中国全科医学，2021，24（23）：2885-2890，2897.

[20] Jordan J，Stinkens R，Jax T，et al. Improved insulin sensitivity with angiotensin receptor neprilysin inhibition in individuals with obesity and hypertension[J]. Clin Pharmacol Ther，2017，101（2）：254-263.

[21] Seferovic JP，Claggett B，Seidelmann SB，et al. Effect of sacubitril/valsartan versus enalapril on glycaemic control in patients with heart failure and diabetes：A post-hoc analysis from the PARADIGM-HF trial[J]. Lancet Diabetes Endocrinol，2017，5（5）：333-340.

第**41**章
抗高血压药物的联合应用

降压治疗的根本目标是减少心脑肾损害和心血管疾病的发生，降低主要心血管事件和死亡的风险，只有通过长期平稳降压并达标，才能更好地实现上述目标。不同种类抗高血压药物通过不同作用机制发挥降低血压和靶器官保护作用。通常情况下，抗高血压药物在一定范围内均具有剂量-效应关系，即降压作用随着剂量增大而增强，但受药物本身药效学特点的限制，这种量效关系具有一定的限度。受药物不良反应的限制，任何一种抗高血压药物的临床应用都会受到最大推荐剂量或最大耐受剂量的制约。随着临床实践与研究证据的不断积累，不同机制抗高血压药物联合应用成为高血压治疗的主要方式。联合方案中的药物组分不同，其降压疗效、靶器官保护和耐受性存在明显差异，所以应按照每种抗高血压药物的不同降压机制、药理学特点和患者的病情做好联合应用，这是提高我国治疗高血压患者的控制率，预防和减少高血压患者靶器官损害和心血管疾病发生发展的重要环节，是临床医师的基本功。

第一节　联合应用的意义与原则

一、意　　义

抗高血压药物治疗是现阶段实现降压达标、降低心脑血管事件风险的主要途径，联合应用是实现这一目标的关键。临床研究和治疗实践表明，相比于大剂量单药治疗，联合应用具有缩短达标时间、减少不良反应和增加依从性的特点，更有利于保护靶器官。

第一，降压达标的需要。高血压是多因素、多机制共同作用的结果，理论上很难通过单一作用机制的抗高血压药物完全控制。从临床实践看，大部分高血压患者需要2种或2种以上不同机制的抗高血压药物足剂量应用方能降压达标。老年高血压患者这一比例可高达80%以上[1]。临床实践中通过不同作用机制抗高血压药物的组合，利用作用机制互补的原理增强降压效果，可提高降压的有效性和达标率。例如，拮抗神经内分泌药物如肾素-血管紧张素-醛固酮系统（RAAS）抑制剂、β受体阻滞剂及醛固酮受体拮抗剂等与调节容量负荷或降低外周血管阻力的药物如利尿剂、钙拮抗剂（CCB）的联合，分别干预血压升高和维持机制的不同环节，产生协同或叠加的降压作用。研究显示，联合应用相比于单药剂量倍增能更显著地降低血压[2]。

第二，更有利于保护靶器官。大规模临床试验证实，长期良好的血压控制可明显减少心、脑、肾、血管等靶器官的结构与功能损害。联合降压相较于单药治疗总体上有更高的血压控制率，这是降低靶器官损害的关键。对于合并心血管疾病、糖尿病等的高血压患者，根据抗高血压药物适应证原则选择特定药物联合方案可为患者带来更多的治疗获益。例如，RAAS抑制剂中的血管紧张素转换酶抑制剂（ACEI）、血管紧张素Ⅱ受体拮抗剂（ARB）与利尿剂或醛固酮受体拮抗剂、β受体阻滞剂的合理联合可能给上述高血压患者带来更大的降压效应、减少靶器官损害、降低终点事件和改善心血管预后的作用。

第三，减少不良反应。联合应用的另一优势是通过不同药物之间药理学机制的差异互补，消减药物的不良反应。例如，RAAS抑制剂与CCB联合后可减轻CCB引起的踝部水肿。其原理是CCB扩张组织毛细血管床动脉端后，静水压增高导致通透性增加，在下肢低垂部位产生轻度水肿，RAAS抑制剂应用后可平衡毛细血管床动静脉端压力，减轻水肿。再如，β受体阻滞剂可抵消CCB所致反射性交感神经激活，减轻心率增快的反应。此外，药物不良反应通常与所用剂量呈正相关，联合应用可以通过减少所用药物的剂量，在保证所需降压强度的前提下尽可能减少药物相关不良反应，有利于提高长期治疗的依从性。

总体而言，联合应用是优化降压治疗理念的体现。这一策略的核心是提高降压达标率，同时兼顾治疗安全性和服药依从性，使患者获得降压治疗，减少心脑血管事件的最大风险。

二、原　则

降压治疗的获益主要来自降压作用本身，因此联合降压的需求主要源于患者的初始血压水平和预期降压目标。采取联合降压方案的核心要求是在有效降压的前提下为患者提供最大化的心血管保护，降低主要心血管事件风险。

（一）联合应用的适应证

大规模临床研究和降压治疗实践显示，每种抗高血压药物在标准剂量下大致可分别降低收缩压（SBP）和舒张压（DBP）约10mmHg和5mmHg[3]。因此当基础血压水平处于160/100mmHg以上或高于目标值20/10mmHg时，为实现降压达标通常需要联合应用。并存多种心血管疾病危险因素、靶器官损害或临床合并症的心血管疾病高危人群，更严格的血压目标管理可为患者带来更大的治疗获益，因此总体心血管疾病风险等级属高危以上的高血压人群需要更大降压幅度以达到血压目标。当前国际国内主流高血压防治指南均建议对2级或以上高血压、高危或以上患者采取起始联合应用的方式，以保证降压有效性和改善心血管预后[4,5]。对2级以下高血压，也可采用小剂量起始联合方案，以提高治疗达标率和减少药物不良反应[5]。起始采用单药治疗的患者，如治疗4周后血压仍未能达到控制目标值，应及时调整降压方案，启动合理的联合方案治疗。

（二）联合应用的启动

临床常用的联合应用模式有以下两种：阶梯联合和起始联合。启动联合降压治疗的目的是通过2种或多种抗高血压药物的联合增强降压效应，保证降压达标。因此，无论采用何种方式联合应用均应以实现降压达标和降低心血管疾病风险为目的。

1. 阶梯联合　阶梯联合是指从单药低剂量起始，逐步递增至足剂量，如降压仍不达标则增加第二种抗高血压药物并由低剂量递增至足剂量，仍不能达标则加用第3种，依此类推直至血压控制达标。阶梯式联合是临床实践中应用最为普遍的降压联合应用方案之一。通常情况下采用循序渐进式叠加药物种类和增加剂量，直至达到目标血压，控制稳定后维持治疗。阶梯式联合应用的优势是降压和缓、渐进式逐步达标，患者耐受性较好。治疗调整较为灵活，降压稳定性也较高。对老年高血压患者、心脑肾靶器官损害较重且不能耐受快速降压的患者，阶梯式平缓降压较为适宜。《中国高血压防治指南（2018 年修订版）》建议对基础血压水平为 1 级高血压或心血管疾病风险处于低中危的患者，可起始单药治疗，血压未获控制者可增加药物种类[5]。阶梯式联合应用也可根据患者血压水平和耐受情况选择起始低剂量单药直接联合第 2 种低剂量单药，降压不达标时再增大药物剂量。无论是采取先增量后联合还是采取先联合后增量，当患者在前一种治疗方式不能降压达标时均应及时评估，调整升级联合应用的药物剂量和种类。当前治疗方式不能达标的患者，一般建议 4 周左右调整一次治疗方案。

2. 起始联合　起始联合是指根据患者初始血压水平和合并症等情况，起始即采用两药或多药低剂量或标准剂量联合的方式。实践表明，与单药序贯治疗相比，起始联合具有明显的降压优势。降压治疗研究 meta 分析结果显示采用起始联合的患者有较快的治疗反应，且降压达标率更高；生理和药理学的协同作用有利于减少药物不良反应；优化联合方案的治疗持续性较高，克服了由于频繁改变治疗方案对依从性产生的影响[2]。《中国高血压防治指南（2018 年修订版）》建议对 2 级或以上高血压或血压高于目标值 20/10mmHg 的高危患者采用起始联合应用的方式。

临床研究表明起始联合应用的降压达标率显著优于单药倍增剂量或序贯治疗、阶梯治疗方案。在一项比较上述三种治疗方式的研究中，以培哚普利/吲达帕胺作为起始联合方案者血压控制率显著高于阿替洛尔、氯沙坦或氨氯地平单药序贯治疗和缬沙坦联合氢氯噻嗪阶梯治疗[6]。ACCELERATE 研究显示，起始联合组（阿利吉仑/氨氯地平）与起始单药（阿利吉仑或氨氯地平）再逐步阶梯联合组相比平均 SBP 多降低 6.5mmHg；24 周后起始联合的降压优势依然保持，而药物不良反应发生率较低[7]。

3. 单片（固定复方）联合　由 2 种或多种不同种类抗高血压药物根据优化联合应用的基本原则合理配伍的固定复方制剂或单片联合（single-pill

combination，SPC）制剂是近年来广泛应用于起始联合降压的新模式。对高血压患者而言，SPC 的重要意义在于减少了每日服药的数量和次数，是优化和简化起始联合的便捷方式。研究表明 SPC 可提高患者依从性和降压达标率。药物组分和剂量配伍合理的 SPC 在高血压治疗中具有突出的临床优势，主要表现为增强降压疗效、提高降压达标率、改善治疗依从性和安全性。目前临床应用最广泛的 SPC 是 ARB/ACEI 与噻嗪类利尿剂或 ARB/ACEI 与 CCB 的组合。使用时间更早、使用人群更广泛的传统固定复方制剂在我国高血压防治中发挥了重要作用。复方利血平氨苯蝶啶片（北京降压 0 号）、复方降压片、珍菊降压片、复方罗布麻片等是传统复方制剂的代表药物。传统复方制剂的一大特点是多种组分药物的小剂量组合，因而降压作用明显而不良反应较小。

SPC 是高血压药物治疗学的重要进展。由于其治疗依从性优势明显，目前多数高血压防治指南均将其优先推荐给需要联合应用的高血压患者。STITCH 研究显示，接受 ACEI/ARB 与噻嗪类利尿剂组合的 SPC 起始治疗的患者经 6 个月治疗后，血压下降程度明显大于遵循指南建议的自由联合应用组，降压达标者比例亦明显高于自由联合组。多变量分析显示 SPC 简化治疗模式可使患者血压达标率增加 20%[8]。本质上而言，SPC 的药物组成设计均是参照当前相关临床研究和循证医学证据确定的优化方案，因此相对于处方临时联合，更能体现现代高血压治疗的优化降压理念；SPC 组分药物的剂量配伍经反复验证筛选，最终确定降压效应相对最大而不良反应相对最小的剂量组合。

（三）利尿剂在联合应用中的作用

利尿剂用于降压治疗已逾半个世纪，至今其仍是国内外高血压防治指南推荐的主要抗高血压药物种类之一。以噻嗪类利尿剂为例，50 余年的临床实践积累了丰富的循证证据，从早期的 SHEP、CAPPP、NORDIL 等研究，到近年的 ALLHAT、ADVANCE、HYVET、PROGRESS、ACCOMPLISH、SPRINT 等研究，大宗临床试验均证明了利尿剂治疗高血压和降低心血管事件的作用，奠定了噻嗪类利尿剂在高血压治疗中难以取代的地位[9-15]。新近的降压治疗协作组研究（BPLTTC）分析显示，相比于其他种类抗高血压药物，常规治疗剂量下利尿剂的降压作用与 CCB 相似，强于 β 受体阻滞剂和 RAAS 抑制剂[16]。近年的基础和临床研究表明，利尿剂治疗高血压具有独特的作用机制与临床特点，也为利尿剂在联合降压方案中发挥重要作用奠定了理论和循证基础：①用于降压治疗的利尿剂主要是小剂量噻嗪类利尿剂，其短期效应是促进水钠排出、缩减循环容量而发挥降压作用；长期应用的降压效应则主要与持续性抑制肾小管对钠的重吸收、增加钠排出从而降低全身性钠负荷有关[17]。因此，噻嗪类利尿剂的降压机制主要是通过降低外周血管平滑肌钠负荷，并通过钠-钙交换机制减轻血管平滑肌细胞钙负荷，从而改善动脉顺应性和降低总外周阻力，发挥持续的降压作用。②降低阻力型动脉血管壁钠负荷，可使血管平滑肌对儿茶酚胺、内皮素及血管紧张素Ⅱ（AngⅡ）等缩血管活性物质的反应减弱，有利于血压下降。③噻嗪类利尿剂独特的降压机制可显著增强其他种类抗高血压药物如 RAAS 抑制剂、β 受体阻滞剂等的降压效应，使其成为与其他种类抗高血压药物联合以提高降压有效性和达标率的重要药物。④利尿剂的持续排钠作用对盐敏感性特征较突出的高血压人群，如老年人、合并糖尿病、慢性肾脏病（CKD）等高血压患者具有显著的降压作用，是盐敏感性高血压降压方案中重要的组成部分。⑤研究表明，在已接受两药或多药足量联合应用但血压仍未达标的患者中，加用噻嗪类利尿剂可大幅提升降压达标率[18]。根据指南定义，包含利尿剂的 3 种抗高血压药物足量联合方案治疗 1 个月血压未达标者方可称为"顽固性高血压"，也足见利尿剂在联合降压策略中发挥的重要作用。

第二节 联合应用的药理学基础与方案

一、不同降压机制药物的联合应用

高血压是多因素、多机制共同作用下以动脉血压升高为主要表现的临床综合征，因此全面干预多种升压机制方能控制好血压，实现降压达标。联合应用的基本原理就是通过联合应用作用于不同升压机制的靶点药物，阻断或抑制升压环节，起到增强降压效应的目的。合理的联合方案需满足"降压机制互补、降压作用协同、不良反应消减"的原则。

（一）各类抗高血压药物的作用机制

目前常用抗高血压药物包括利尿剂、CCB、ACEI、ARB 和 β 受体阻滞剂等，各类抗高血压药物有其特定的药理学机制，通过对血压形成机制中不同环节的干预发挥调控血压的药理学作用。近年来，随着对利尿钠肽系统在心血管病理生理学作用的深入研究，拓展了对血压调节机制的认识。血管紧张素受体脑啡肽酶抑制剂（angiotensin receptor neprilysin inhibitor，ARNI）成为新型抗高血压药物种类，并用于临床高血压的治疗。除以上常用抗高血压药物类别外，α 受体阻滞剂、中枢性抗高血压药物等也可用于降压治疗。

1. 利尿剂 应用于降压目的的利尿剂主要是噻嗪类，在我国常用的是氢氯噻嗪和吲达帕胺。袢利尿剂可用于高血压合并 CKD 或中重度肾功能不全患者，醛固酮拮抗剂主要用于顽固性高血压或原发性醛固酮增多症等特定高血压人群的降压治疗。噻嗪类利尿剂的降压机制包括两部分：用药后短期内通过促进水钠排出、减轻容量负荷发挥降压作用；长期应用后主要是通过减少外周血管平滑肌钠-钙交换，弱化对缩血管物质的收缩反应，增强动脉舒张性和降低总外周阻力而发挥持续的降压作用。对小剂量噻嗪类利尿剂用于降压治疗机制的理解有助于正确合理地应用利尿剂，发挥其降压优势并规避不良反应。

2. CCB 包括二氢吡啶类 CCB 和非二氢吡啶类 CCB，以前者最常用，通过阻断血管平滑肌细胞膜上的钙离子通道、降低平滑肌细胞内钙离子水平，发挥扩张动脉血管、降低血压的作用。二氢吡啶类 CCB 的降压机制与噻嗪类利尿剂有一定的相似性，因此常将其与利尿剂同归于调节容量负荷/外周阻力的抗高血压药物种类。该两类药物联用时应关注对降低外周阻力的协同作用，在老年高血压患者中可能导致直立位时血压过度下降（直立性低血压）。非二氢吡啶类 CCB 通过减慢心率、减弱心肌收缩力而降低心排血量，发挥降压效应。

3. ACEI ACEI 的基本作用机制是通过阻断血管紧张素转换酶（ACE）的作用减少 AngⅡ 的生

成，从而消除或减轻 Ang Ⅱ 的病理生理作用。研究发现，Ang Ⅱ 除来自 ACE 转换途径外，也可来自糜蛋白酶（丝氨酸蛋白酶）途径。ACEI 可以减少缓激肽降解，从而提高循环中缓激肽的水平；也可增加循环及组织中 Ang-（1～7）的水平，通过其特异性 Mas 受体发挥多种生物学效应，包括扩张血管、抑制平滑肌细胞增殖、减少水钠潴留、增强缓激肽的作用等，发挥降压及心血管保护作用。ACEI 可扩张外周动脉和容量血管，这是其降压作用的主要机制。此外，通过抑制醛固酮的分泌，减少水钠潴留，降低容量负荷，以及通过减少 Ang Ⅱ 与交感神经突触前膜 Ang Ⅱ 1 型受体（AT$_1$）的结合来减少交感神经末梢释放去甲肾上腺素，发挥拮抗交感神经的作用；通过抑制心肌细胞原癌基因 *c-fos*、*c-jun* 和 *c-myc* 等表达，减少活性氧簇、生长因子和细胞因子生成，抑制心肌细胞肥厚，发挥拮抗心脏重构的作用；通过改善血管内皮功能，提高内皮一氧化氮合成与释放，增强内皮依赖的血管舒张作用，抑制血管平滑肌细胞增生肥厚及迁移，起到抗动脉粥样硬化的作用[19]。

4. ARB 目前已知的 Ang Ⅱ 受体有 AT$_1$、AT$_2$、AT$_3$ 和 AT$_4$ 四种亚型。AT$_1$ 受体主要分布于心、脑、肾和血管等重要器官，AT$_2$ 受体主要存在于脑、肾上腺髓质、子宫和卵巢等部位。这两种受体的氨基酸序列大部分不相同，因此介导的生理学效应有显著差别。AT$_1$ 受体可介导 Ang Ⅱ 已知的所有生理学效应，包括血管收缩、肾小管钠重吸收、醛固酮释放、心肌和血管平滑肌细胞生长及增殖等。AT$_2$ 受体介导的生理作用尚未完全阐明，已知其具有正性心血管效应。ARB 可选择性阻断 Ang Ⅱ 与 AT$_1$ 受体结合，发挥拮抗 Ang Ⅱ 的效用。相比 ACEI，其拮抗作用更强而全面，对 ACE 和非 ACE 途径产生的 Ang Ⅱ 均有阻断作用，同时不影响 ACE 介导的缓激肽降解，故不会导致干咳。总体而言，ARB 选择性阻断 AT$_1$ 受体介导的 Ang Ⅱ 的有害效应，同时可增加通过 AT$_2$ 受体介导的有益效应，这是其发挥降压和心血管保护作用的主要机制[19]。

5. β 受体阻滞剂 β 受体阻滞剂主要通过抑制过度激活的交感神经活性，减弱心肌收缩力、减慢心率，从而减少心脏输出发挥降压作用。β 受体阻滞剂的降压机制尤其适用于伴高交感活性的高血压患者，如青壮年、静息心率增快者等。对于合并缺血性心脏病、慢性心功能不全或快速性心律失常者，β 受体阻滞剂可通过拮抗其交感作用显著降低发生各种心脏终点事件包括心血管死亡的风险。高选择性 β$_1$ 受体阻滞剂对 β$_1$ 受体有较高选择性，因阻断 β$_2$ 受体而产生的不良反应较少，既可降低血压，也可更好地保护靶器官、降低心血管事件风险[20-22]。

6. ARNI 目前应用于临床的 ARNI 主要是沙库巴曲缬沙坦，是由沙库巴曲和缬沙坦以摩尔比 1∶1 形成的一种稳定的共晶体复合物，研究显示其具有扩张血管、降低血压、促进尿钠排泄等作用[23]。沙库巴曲是脑啡肽酶抑制剂的前体药物，在肝脏经羧酸酯酶分解为脑啡肽酶抑制剂沙库比利拉（LBQ657），从而抑制脑啡肽酶对利钠肽的降解，发挥舒张血管、增加肾小球滤过率、利钠和利尿作用。缬沙坦通过抑制 AT$_1$ 受体进而对 RAAS 产生抑制作用，发挥降压和心血管保护作用。ARNI 同时干预 RAAS 和利钠肽系统，因此具有较强的降压作用，且其降压作用随剂量增加而增强[24]。

综上，不同种类抗高血压药物均有明确的作用机制，通过对相应升压环节的调节作用发挥降压效果。将不同作用机制的药物按照合理配伍联合应用，可产生更强的降压、改善靶器官结构与功能，以及减少心血管事件的作用。

（二）临床试验对联合应用的评价

抗高血压药物联合应用的基本要求是药物的治疗作用协同或相加，但不良反应不增加或相互抵消。合理的联合方案还须考虑各种药物作用时间的一致性。因此，抗高血压药物的联合方案首先应具备药理学基础。其次，由于降压治疗的根本目的是降低心血管事件的总体风险，联合方案的有效性需要通过以心血管终点为结果的临床研究的验证。用以验证或比较抗高血压药物和方案治疗效应的临床研究通常采用经过严密设计的大型随机对照试验（RCT）进行评估。由于研究是在严格纳入和排除标准下入选符合预设条件的受试对象中进行，研究结果具有很强的论证说服力，是典型的"效力"型研究。基于 RCT 和高质量 meta 分析结果的循证医学证据是高血压防治指南或专家共识提出治疗推荐的主要依据。然而临床实践中高血压患者疾病的复杂性远远超出 RCT 的受试者，尤其是特殊高血压人群、合并症较多或病情复杂的患者几乎都会被各种 RCT 研究排除。因而将从 RCT 标准化样本人群中获得的研究结果类推到临床实践中有一定局限性。近年来基于大型临床疾病数据库资料的汇总分析而产生的"真实世界"研究逐渐引人关注。这一类型研究注重不同治疗方案在广泛临床实践中的有效性和安全性，是采用最贴近临床真实实践的方式检验干预措施在非经严格选择对象中产生治疗效果的方法，因此是一种"效果"型研究。

不同联合方案的降压效果、心血管保护作用及耐受性可能存在明显差异，因而其临床地位有所不同。目前的高血压防治指南一般均有专门章节评估不同联合方案降压治疗的试验证据，根据研究结果的证据级别（通常为 A～C 级）作出推荐建议的类别（Ⅰ～Ⅲ类）。《中国高血压防治指南（2018 年修订版）》以循证研究结果为依据，对各类抗高血压药物之间不同联合方式的疗效与安全性进行评估，将各种联合应用方案归纳为优先推荐、一般推荐和不常规推荐三类[5]。其中，ARB 或 ACEI 与噻嗪类利尿剂联合（通常表述为"A+D"联合，下同）、ARB 或 ACEI 与 CCB 联合（"A+C"联合）、CCB 与 β 受体阻滞剂（"C+B"联合）或噻嗪类利尿剂（"C+D"联合）联合等 6 种联合方式是优先推荐的优化联合方案。近年来多项国内外大型 RCT 和高质量 meta 分析显示这些联合方案降压作用显著，不良反应较少，具有明确的靶器官保护和改善心血管终点的作用。例如，ASCOT（ACEI+ CCB）、ACCOMPLISH（ACEI+CCB 及 ACEI+利尿剂）、ADVANCE（ACEI+利尿剂）、HYVET（ACEI+利尿剂）、LIFE（ARB+利尿剂）、FEVER（CCB+利尿剂）等多项研究显示相应联合方案与对照或安慰剂相比，能更显著地降低冠心病、脑卒中、心力衰竭或心血管死亡等主要心血管事件风险，包括老年人、合并心脑血管疾病或糖尿病等高危人群[12, 14, 25-28]。基于这些重要的临床试验结果，在上述优化联合方案中，尤以"A+C"和"A+D"联合在高血压治疗中占据核心地位。

二、联合应用的方案

各类抗高血压药物之间的联合应有其药理学基础和临床研究证据。合理的联合方案应满足降压机制互补、降压作用协同、不良反应消减的原则，也是高血压防治指南将联合用药作为优先推荐的理论依据。

（一）合理方案

综合当前国际国内高血压防治指南的建议，常用的合理联合方案主要有以下类型。

1. ACEI/ARB 与噻嗪类利尿剂联合应用 可通过干预神经内分泌和容量（钠）负荷两种血压调节机制，产生协同降压作用并减少不良反应，研究显示这一联合方案的临床降压效果和心血管终点获益明确。

流行病学研究显示，我国人群普遍存在钠盐摄入过多，高血压人群中盐敏感性者占半数以上[29]。临床研究表明，盐敏感性者对利尿剂的降压反应良好，因此合理的利尿剂治疗方案对我国高血压患者而言具有重要意义。长期应用噻嗪类利尿剂可改善动脉顺应性、降低外周阻力、降低 RAAS 抑制剂通过 AT_1 受体介导的升压作用，两者联合可发挥协同降压的效应。研究表明，RAAS 抑制剂可降低动脉血管平滑肌张力、减少动脉壁胶原纤维生成及沉积，从而抑制血管重构，改善动脉弹性功能[6]。上述两类抗高血压药物对高血压患者心脑肾血管结构与功能具有明显的保护作用，为众多高血压防治指南所推荐。这一联合应用方案对老年高血压患者也有良好的降压效应。HYVET 研究显示，以噻嗪类利尿剂为基础联合 ACEI 的治疗方案可使高龄患者逐步降低血压，并带来降低致死性脑卒中、全因死亡和心力衰竭等主要心血管终点事件的获益[12]；ACCOMPLISH 研究表明 ACEI 与噻嗪类利尿剂起始联合可明显提高降压达标率[14]；meta 分析结果显示，小剂量氢氯噻嗪能显著提高 ARB 的降压疗效[30]。LIFE 研究显示，伴左室肥厚的高血压患者接受氯沙坦与氢氯噻嗪联合应用，较阿替洛尔联合氢氯噻嗪者总体心血管事件和脑卒中风险明显下降，糖尿病亚组中获益更为显著[25, 26]。从高血压病理生理学角度而言，二者联合可干预 RAAS 激活和容量（钠）负荷增加两大主要升压机制，对改善血管顺应性和降低总外周血管阻力发挥协同作用，因而在以外周阻力增高和钠负荷增加为主要升压机制的高血压人群中具有显著的降压作用。这一人群包括老年高血压患者或单纯收缩期高血压（ISH）

患者、合并糖尿病、肥胖或代谢综合征、盐敏感性高血压、容量负荷增高或慢性心功能不全高血压患者等。

RAAS 抑制剂与噻嗪类利尿剂联合应用的长期安全性在许多临床研究中均已得到证实：两者的联合有利于减轻甚至抵消不良反应。SHEP 及 meta 分析研究发现利尿剂相关性糖脂代谢异常与用药后导致的低血钾相关[31]，而作为降压治疗时常规应用的低剂量利尿剂（如氢氯噻嗪 12.5mg/d）导致低血钾（<3.5mmol/L）的发生率<5%[9]。由于 RAAS 抑制剂可抑制醛固酮分泌，减少尿钾排出，与小剂量噻嗪类利尿剂联合应用可部分抵消利尿剂引起的血钾下降，平衡体内钠钾分布。因此 RAAS 抑制剂联合小剂量噻嗪类利尿剂具有更高的安全性。在一项比较不同联合方案对糖代谢影响的研究中，ACEI 与噻嗪类利尿剂联合新发糖尿病的风险较小[32]。

2. ACEI/ARB 与 CCB 联合　RAAS 抑制剂与 CCB 的联合方案是目前最常用的联合降压方案之一。多项临床研究结果显示其在高血压人群中的总体血压控制率较高，同时兼具靶器官保护、抑制心血管重构和改善心血管疾病预后的作用。该联合应用方案在高血压合并动脉粥样硬化性疾病如冠心病、脑血管病及外周动脉疾病，以及合并 CKD、糖尿病等患者中均具有良好降压和降低心血管疾病风险的研究证据。研究表明，在合并动脉粥样硬化性疾病的高血压患者中，CCB 与 RAAS 抑制剂可产生协同抗动脉粥样硬化作用，其机制涉及增加一氧化氮合成与生物利用、降低氧化应激张力、抑制炎症反应、降低中心动脉压等[33]。在一项比较氨氯地平联合缬沙坦与缬沙坦单药治疗的研究中，联合应用可显著降低脉搏波传导速度（PWV）[34]。部分研究显示 CCB 治疗亦可改善动脉压力感受器敏感性和降低血压变异性[35]。对高血压患者而言，针对改善动脉血管结构与功能和调节神经内分泌两个环节的降压策略是取得协同降压和保护靶器官、改善心血管结局的基本途径；而平稳降压、减少血压波动对降低心血管疾病风险也具有重要意义。

RAAS 抑制剂与 CCB 联合具有协同降压的优势。CHIEF 研究表明，小剂量长效 CCB 与 ARB 起始联合可明显提高血压控制率[36]；ACCOMPLISH

研究显示长效 CCB 与 ACEI 起始联合在合并动脉粥样硬化性疾病为主的高血压患者中具有良好的降压达标率[14]。同时，ACEI 与 CCB 联合方案也显示了其降低心血管终点事件风险和心血管死亡率的显著优势。ASCOT 和 ACCOMPLISH 两项关于 ACEI 与 CCB 联合方案的研究表明，在减少主要心血管事件方面，这一联合方式较其他联合具有明显优势[14,27]。而且，这一联合方案的安全性结果提示 RAAS 抑制剂可有效消减 CCB 常见的踝部水肿[37]，也可部分阻断 CCB 所致反射性交感神经张力增加和心率增快的不良反应。

3. 其他合理联合　《中国高血压防治指南（2018 年修订版）》优先推荐的其他联合应用方案还包括长效二氢吡啶类 CCB 与 β 受体阻滞剂联合或与利尿剂联合[5]。前者在高血压合并慢性冠脉综合征如慢性稳定性冠心病或稳定型心绞痛、合并快速性心律失常或慢性心功能不全患者中具有合理的病理生理学基础和良好的降压效果，亦可改善临床相关症状。二者联用在增强降压作用的同时，还可消减彼此触发的反调节机制，从而减轻药物不良反应。近年多部国内外高血压防治指南均推荐在合并动脉粥样硬化性心脏病的高血压患者中，如已经联合应用 β 受体阻滞剂、ACEI 或 ARB 但血压仍未达标者，联合二氢吡啶类 CCB[5,38-40]。

二氢吡啶类 CCB 与利尿剂联合可产生叠加的降压作用。在老年高血压、ISH 及部分顽固性高血压等患者中存在较明显外周动脉硬化，对于血管顺应性减退及高外周阻力高血压患者，该联合方式有较显著的降压效果。在我国高血压人群中进行的 FEVER 研究结果显示，二氢吡啶类 CCB 与噻嗪类利尿剂联合方案较利尿剂单药治疗降压作用更好，良好的降压效果可显著减少心血管终点事件，包括脑卒中、冠脉事件、心血管死亡和全因死亡[28]。但值得注意的是，这种联合应用方式在部分老年高血压患者中有增加直立性低血压的风险。此外，与"A+D"联合相比，利尿剂相关不良反应如血钾降低、尿酸增高及潜在糖脂代谢紊乱等发生风险也不能通过与 CCB 联用而得到消减，临床应用时应加强监测。

4. 多药联合方案　对于足量应用 2 种抗高血压药物仍不能降压达标的高血压患者，应采取多种药物联用的方式实现降压达标。基于优化联合原则的 3 种药物联合方案通常是二氢吡啶类 CCB 与 RAAS 抑制剂（ACEI/ARB）及噻嗪类利尿剂联合。包含一种利尿剂的 3 药联合方案也是顽固性高血压的标准降压方案。对多种抗高血压药物应用之后血压难以控制的患者，应积极寻找可能的原因，包括对诱发因素、生活方式、合并疾病及病理生理状况的评估。

对 3 种抗高血压药物（含一种利尿剂）足剂量合理联合仍不能降压达标者，多数高血压防治指南建议可加用 β 受体阻滞剂、α 受体阻滞剂、螺内酯或中枢性抗高血压药物。PATHWAY 2 研究在已经联合使用了最大耐受剂量的 ACEI/ARB、CCB 和噻嗪类利尿剂 3 种药物的顽固性高血压患者中，比较加用螺内酯或其他两种不同作用机制的药物（多沙唑嗪、比索洛尔）对患者的降压疗效。结果显示，与比索洛尔或多沙唑嗪相比，螺内酯在常规三药联合方案基础上可显著提高顽固性高血压患者血压控制的有效性[41]。这一研究结果对制订顽固性高血压药物联合方案的流程和策略具有重要参考意义，其治疗方案在临床实践中也具有广泛的适用性。

（二）不合理方案

基于药物作用机制和研究证据，国内外高血压防治指南对某些降压联合方案做出明确界定为"不推荐"或"不常规推荐"，即一般不建议在临床降压治疗中应用。

1. ACEI 与 ARB 联合应用 RAAS 是人体最重要的神经内分泌体液调节系统之一，对维持水盐平衡和容量负荷至关重要，也是调控血压和维护心肾血管结构与功能的主要机制。两种 RAAS 抑制剂联用可较完全地阻断 RAAS 的生理学和病理生理学效应，抑制醛固酮的产生和作用发挥，可能导致血压过度下降和心脑肾等重要器官的功能损害。ONTARGET 研究结果表明，与单用 ACEI（雷米普利）相比，ARB（替米沙坦）与 ACEI 联用并未在主要心血管预设终点（由心血管死亡、非致死性心肌梗死、非致死性脑卒中、因充血性心力衰竭而住院组成的复合终点）获得更多益处，而低血压、急性肾脏损害及电解质紊乱等不良事件发生率增加[42]。尽管早年部分研究显示两种 RAAS 抑制剂联用可能对减少白蛋白尿排泄和改善慢性心力衰竭结局有益，但研

究结果并非完全一致。基于 ONTARGET 等研究结论，目前多数高血压防治指南均将 ACEI 与 ARB 联合应用列为"Ⅲ类"推荐，不主张在高血压临床治疗中采用。

2. ACEI/ARB 与 β 受体阻滞剂联合应用 从药理学机制而言，RAAS 抑制剂与 β 受体阻滞剂同属神经内分泌拮抗药物，其作用靶点是高血压发生机制中的神经内分泌激活机制。抗高血压药物联合应用的基本原则是采用不同降压机制的药物联合，因而从降压目的出发，一般不推荐 ACEI/ARB 与 β 受体阻滞剂联合应用。

然而上述"不合理"联合是相对的，在某些特定情况下这种联合也可成为合理的联合方式。在冠心病和慢性心力衰竭药物治疗策略中，RAAS 抑制剂和 β 受体阻滞剂是《中国高血压防治指南（2018 年修订版）》推荐的改善心肌缺血或心力衰竭临床症状，降低心肌梗死率、因心力衰竭入院率、严重心律失常率、心血管疾病死亡（包括心源性猝死）率及全因死亡率等的基础药物，在有上述情况的患者中通常联合应用。因此，在高血压合并冠心病或慢性心力衰竭人群中，ACEI/ARB 与 β 受体阻滞剂联合应用是常见的药物组合方式，是符合疾病病理生理学特征的合理联合。

此外，利尿剂与 β 受体阻滞剂、α 受体阻滞剂与 β 受体阻滞剂、噻嗪类利尿剂与保钾利尿剂等联合应用方式均不是高血压防治指南建议的优化联合，但在某些特定情况下，如高血压合并慢性心力衰竭、慢性肾功能不全、顽固性高血压等降压治疗中可酌情应用。

第三节 不同情况下的联合应用

一、不同合并疾病的联合应用

高血压合并各种临床疾病时，抗高血压药物的联合应用需遵循药物的作用机制，契合合并疾病的病理生理特点的要求，除起到协同降压作用外，还应能发挥改善靶器官结构与功能、延缓或逆转疾病进展的作用。

（一）伴心脏疾病

1. 冠心病 高血压是冠心病发生发展主要的

独立危险因素，平稳控制血压对冠心病患者具有重要意义。基于丰富的临床研究证据，多数高血压防治指南强调 β 受体阻滞剂和 RAAS 抑制剂在治疗中的基础地位，包括在心绞痛、既往心肌梗死史和左心室功能障碍患者中的应用。因此，以上述两大类抗高血压药物为基础，必要时联用其他种类抗高血压药物是合并冠心病的高血压患者的基本降压策略[4, 5]。美托洛尔、比索洛尔、卡维地洛和阿罗洛尔等是合并冠心病高血压患者常用的 β 受体阻滞剂，研究表明这些药物具有显著减少主要心血管事件的作用。基于 HOPE、EUROPA 等研究证据，ACEI 在高危冠心病患者中降低心血管死亡、心肌梗死和脑卒中的作用明确[43, 44]；ONTARGET 研究显示了 ARB 与 ACEI 在冠心病患者中预防心血管死亡、减少心肌梗死和脑卒中事件的作用相似[42]；多项 ARB 临床研究显示其在减少冠心病和脑血管事件、延缓 2 型糖尿病肾脏损害进展中的作用[19]；ALLHAT 和 ASCOT 研究表明二氢吡啶类 CCB 与噻嗪类利尿剂、ACEI 具有相同的心血管一级预防作用，其与 ACEI 的联合方案优于 β 受体阻滞剂与利尿剂的联合[10, 27]。非二氢吡啶类 CCB 也可作为 β 受体阻滞剂的替代选择应用于心绞痛患者。

在冠心病患者中预防心血管事件证据充分的联合降压方案是 RAAS 抑制剂与二氢吡啶类 CCB 或与噻嗪类利尿剂联合方案[45]。合并冠心病稳定型心绞痛高血压患者，治疗药物包括 β 受体阻滞剂、ACEI/ARB 及噻嗪类利尿剂。上述药物尤其适用于有心肌梗死病史、合并左心室收缩功能障碍、糖尿病或 CKD 患者。如血压未获控制，联合降压方案可采用在 β 受体阻滞剂、ACEI/ARB、噻嗪类利尿剂基础上加用长效二氢吡啶类 CCB。存在 β 受体阻滞剂禁忌证或不耐受者，如存在缺血症状且无左心室功能不全或心力衰竭表现可应用非二氢吡啶类 CCB 如维拉帕米或地尔硫草。联合应用 β 受体阻滞剂和非二氢吡啶类 CCB 需谨慎，因可能增加显著心动过缓和心力衰竭风险；经 β 受体阻滞剂及 ACEI/ARB 治疗仍不能控制血压者，可加用长效二氢吡啶类 CCB[45]。

2. 心力衰竭　高血压是发生心力衰竭的主要独立危险因素。高血压导致的心力衰竭可表现为射血分数降低的心力衰竭（HFrEF）和射血分数保留的心力衰竭（HFpEF）。临床上可表现为急性心力衰竭和慢性心力衰竭。

对于高血压合并左心室功能障碍或慢性 HFrEF 患者的降压治疗，多数相关指南建议应以 RAAS 抑制剂（ACEI/ARB）或 ARNI、β 受体阻滞剂和醛固酮受体拮抗剂为基础。多数慢性 HFrEF 患者需要上述 2 种或 3 种抗高血压药物联合应用，不仅可获得良好的降压作用，还能降低患者的死亡率和改善预后。基于近年研究结果，ARNI 在慢性 HFrEF 患者治疗策略中拥有突出地位，合并 HFrEF 的高血压患者如无禁忌证，可优先选择 ARNI[24, 46]。如心力衰竭症状或血压仍未获良好控制，可再联用袢利尿剂或噻嗪类利尿剂；如血压仍未达标，推荐加用二氢吡啶类 CCB（氨氯地平或非洛地平）。高血压合并 HFpEF 患者可选择的抗高血压药物包括 β 受体阻滞剂、ACEI/ARB、醛固酮受体拮抗剂等。上述四类抗高血压药物并不能改善 HFpEF 预后，但可以控制血压和减轻心力衰竭症状[45]。在联合应用 2 种或 3 种上述抗高血压药物后血压仍未达标，可再联用二氢吡啶类 CCB（氨氯地平或非洛地平）。ARNI 在 HFpEF 中的作用有待进一步明确，研究显示其对 HFpEF 患者预后可能有利[47]。

高血压合并急性心力衰竭属高血压急症范畴，需积极降压以尽快控制心力衰竭症状。通常需要静脉给予袢利尿剂和血管扩张剂，如硝酸甘油、硝普钠、尼卡地平或乌拉地尔。根据患者血压升高水平和心力衰竭症状严重程度采取相应的血压管理策略[5]。

3. 心律失常　高血压患者可合并阵发性或持续性心房颤动、室性或房性期前收缩、阵发性心动过速等心律失常，尤其在老年患者、合并左室肥厚或各种器质性心脏病患者中较为常见。合并上述快速性心律失常者首先应鉴别其原发疾病或明确病因诊断，如缺血性心脏病、瓣膜病、心肌病或甲状腺疾病等，需针对原发基础疾病进行治疗。存在心律失常诱发因素，如电解质紊乱、发热、缺氧、感染性疾病或合用药物等，应积极寻找并尽量去除诱因。高血压合并快速性心律失常患者选择抗高血压药物需遵循药物适应证原则，有症状的快室率心房颤动可选择 β 受体阻滞剂或非二氢吡啶类 CCB 以控制心室率[48]。研究表明，RAAS 抑制剂（ACEI/ARB）治疗可预防阵发性心房颤动发作[49]。如单用上述两类抗高血压药物未能降压达标，可考虑联用二氢吡啶类 CCB 或噻嗪类利尿剂。高血压合并缺血性心脏病，并存快速性心律失常者首选 β 受体阻滞剂、RAAS 抑制剂（包括 ARNI）治疗。非二氢吡啶类 CCB 可作为不耐受 β 受体阻滞剂或存在禁忌时的替代治疗。

（二）伴慢性肾脏疾病或肾功能不全

高血压是肾功能减退或导致终末期肾病（end-stage renal disease，ESRD）的主要原因。研究显示肾小球功能衰退的速度和严重程度与血压水平密切相关，有效的降压治疗可延缓肾小球功能衰退的速度。基于循证医学证据，多数指南建议慢性肾脏疾病降压治疗的初始药物首选 RAAS 抑制剂（ACEI 或 ARB），尤其是对于伴有微量白蛋白尿或蛋白尿的患者，具有延缓肾脏损害进展至 ESRD 的优势[4, 5, 50]。多数相关指南建议 CKD 初始降压治疗应包括一种 ACEI 或 ARB，单独或联合其他抗高血压药物。近年研究显示，ARNI 在合并高血压的 CKD 患者中具有良好的降压作用和耐受性，并可改善肾脏终点和心血管预后[51]。二氢吡啶类 CCB、噻嗪类利尿剂[推荐应用于 CKD 1~3 期，即肾小球滤过率≥30ml/（min·1.73m^2）的患者，肾功能重度减退患者应用袢利尿剂替代[52]]、β 受体阻滞剂和 α 受体阻滞剂均可应用于合并 CKD 的高血压患者。

由于 CKD 患者高血压的发生和维持涉及多种升压和病理生理学机制，单一抗高血压药物很难完全控制血压，因此抗高血压药物联合应用在 CKD 患者的降压治疗中非常普遍。基于临床研究结果，《中国高血压防治指南（2018 年修订版）》建议的联合降压方案包括 RAAS 抑制剂联合利尿剂，RAAS 抑制剂联合二氢吡啶类 CCB；ARNI 单独应用未能降压达标时，也可与 CCB 联合应用。尽管部分研究显示 ACEI 与 ARB 联用可能对减少尿蛋白排泄有利，但该联合方案可能增加肾脏损害和其他不良反应的风险，且并无改善心血管终点的研究证据，因此不建议联合使用。β 受体阻滞剂或 α、β 受体阻滞剂可拮抗交感过度激活，改善 CKD 患者的心血管预后，发挥心肾保护作用，可与上述种类抗高血压药物联合应用。其他抗高血压药物如 α 受体阻滞剂、中枢性抗高血压药物也可酌情与其他抗高血压药物联用[4, 5]。

RAAS 抑制剂或 ARNI 无论是单药或联合应用，均应监测肾功能情况，用药后血肌酐较基础值升高<30%时仍可谨慎使用，超过 30%时应考虑减量或停药[5]。

（三）伴脑血管病

高血压合并脑血管病患者的降压治疗应遵循个体化原则。启动降压时机、降压目标值和抗高血压药物选择需依据患者的人口学特征、颈动脉和颅内血管狭窄程度等疾病特点确定，以降压治疗后脑组织灌注不受影响并能降低脑卒中发生风险为基本原则。

长效二氢吡啶类 CCB、RAAS 抑制剂和噻嗪类利尿剂是高血压合并脑血管病患者最常用的抗高血压药物。我国学者完成的脑卒中后降压治疗研究（PATS）表明，噻嗪类利尿剂吲达帕胺与安慰剂相比，可降低脑卒中发生风险 29%[53]。降压治疗预防脑卒中再发研究（PROGRESS）表明，ACEI 联合噻嗪类利尿剂（培哚普利联合吲达帕胺）治疗的降压效果优于 ACEI 单药治疗，且可降低脑卒中再发风险 28%[13]；PROGRESS 亚组分析结果显示，亚洲人群通过 ACEI 联合利尿剂方案治疗后脑卒中再发风险下降幅度更大，我国入选的受试者经平均 6 年随访后显示该联合方案降压治疗显著降低脑卒中再发风险，全因死亡和心肌梗死风险也呈下降趋势[54, 55]。基于研究证据，多数高血压防治指南建议合并脑血管病高血压患者优化降压方案为二氢吡啶类 CCB 联合 ACEI/ARB、噻嗪类利尿剂联合 ACEI/ARB；三药联合方案通常是二氢吡啶类 CCB 联合 ACEI/ARB 及噻嗪类利尿剂；血压仍不达标的患者在此方案基础上可加用其他种类抗高血压药物[4, 5, 38]。

（四）伴糖尿病

合并糖尿病的高血压患者具有数倍于非糖尿病高血压患者的临床心血管事件风险。良好的血压控制是改善患者生活质量和远期预后的有效途径。对糖尿病患者而言，不仅需要关注降压达标，更需重视心脑肾血管等重要靶器官的保护，重视多重危险因素综合干预和合理的抗高血压药物选择。基于大宗临床研究结果，RAAS 抑制剂（ACEI/ARB）是糖尿病患者降压治疗中优先选择的药物，需要联合应用的患者也应以 RAAS 抑制剂为基础[4, 5, 38, 39, 56]。根据不同联合抗高血压药物的治疗方案研究证据，国内外高血压防治指南建议高血压合并糖尿病患者采用 ACEI/ARB 联合 CCB、ACEI/ARB 联合噻嗪类利尿剂为优化联合方案。β 受体阻滞剂和噻嗪类利尿剂长期应用可能给糖脂代谢带来不利影响，但与 RAAS 抑制剂联用后可消减代谢不良反应。一般不推荐 β 受体阻滞剂与利尿剂联合应用于糖尿病患者的降压治疗，特定情况下需在联用时控制药物剂量并定期监测代谢指标。对血压较难控制的患者可以多药联合应用，常用方案是 ACEI/ARB 与噻嗪类利尿剂或 CCB 联合。多药联用后血压仍未控制者可加用 β 受体阻滞剂、α 受体阻滞剂或螺内酯。对基线血压明显增高或心血管高危患者，建议起始联合应用。上述优化联合的 SPC 制剂可作为起始联合应用的优先选择。

近年来，随着对合并糖尿病的高血压患者升压机制研究的不断深入，肾小管钠-葡萄糖协同转运蛋白 2（sodium-glucose cotransporter 2，SGLT2）在糖尿病患者高血压形成中的作用备受关注[57, 58]。由于 SGLT2 在高血糖状态下促使肾小管对钠盐重吸收增多，导致钠负荷水平增加。此外，糖尿病患者除系统性 RAAS 和交感神经激活外，局部（尤其是肾脏）RAAS 的激活可引起排钠效应减弱，也是增加全身性钠负荷的因素，导致合并糖尿病的高血压患者具有盐敏感性特征。在上述优化联合降压方案中，ACEI/ARB 与噻嗪类利尿剂联合方案的降压效果明显。两药联合应用更契合合并糖尿病高血压患者的病理生理学机制。ACEI/ARB 与低剂量噻嗪类利尿剂联合应用一方面可干预 RAAS 激活和容量（钠）负荷增加两大主要升压机制，从而发挥协同降压效应；另一方面亦可协同改善血管顺应性和降低总外周血管阻力，从而在糖尿病高血压患者中发挥良好的降压作用。LIFE 研究糖尿病亚组的分析结果显示，氢氯噻嗪可增强氯沙坦治疗的心血管获益[26]。多项 SGLT2 抑制剂的临床研究显示其对糖尿病和非糖尿病患者均有降压作用，且对心血管疾病预后有明显改善作用[59, 60]，其是否可作为合并或不合并糖尿病的高血压降压策略的组成部分值得进一步研究。

二、不同高血压患者的联合应用

（一）老年高血压患者

老年高血压患者有其特殊的病理生理机制，涉及外周血管阻力增高、容量负荷调节异常、系统与局部神经内分泌激活等多种机制。针对老年高血压患者的病理生理特点，适宜于老年高血压患者特点的降压策略应立足于改善患者外周血管顺应性、保护血管内皮功能及心脑肾血管等靶器官，从而最大程度地降低心血管事件风险；同时应着眼于改善全身及局部神经内分泌调节机制，尤其是抑制心脑肾血管局部 RAAS 激活，改善肾脏对水钠平衡和容量调节的作用，降低外周血管阻力。这一降压治疗策略的核心内容和关键环节与非老年高血压有着明显的区别。降压方案的确立和药物选择除了参考临床研究结果和循证医学证据，还应遵循药物作用机制契合老年高血压患者病理生理和升压机制特点的基本原则。对老年高血压患者而言，通过不同作用机制药物的联合应用，有助于实现降压达标和改善心血管预后。

研究显示大部分老年高血压患者均需要 2 种或 2 种以上抗高血压药物联合应用[1]。各类抗高血压药物在老年高血压患者中进行的 RCT 和在老年与非老年高血压患者中疗效比较的前瞻性 meta 分析的结果显示，五大类抗高血压药物均可用于老年高血压的降压治疗。但国内外高血压防治指南建议 β 受体阻滞剂仅用于有明确适应证的患者，如合并缺血性心脏病、慢性收缩性心力衰竭、快速性心律失常等的初始治疗。值得注意的是，老年高血压患者合并心血管疾病危险因素或靶器官损害、心血管疾病、糖尿病或 CKD 的情况非常普遍，因此应在全面评估总体心血管疾病风险和筛查靶器官损害及并存疾病的基础上结合具体情况选择具有相应适应证的抗高血压药物。对于无合并症的老年高血压患者或 ISH 患者，建议应用包含二氢吡啶类 CCB 或噻嗪类利尿剂两大类抗高血压药物作为初始治疗选择[4, 5]。

根据不同联合降压方案研究的证据，两药联合优先推荐二氢吡啶类 CCB 与 ACEI/ARB、ACEI/ARB 与噻嗪类利尿剂联合方案。新近发表的老年高血压患者降压目标研究（STEP）采用二氢吡啶类 CCB（氨氯地平）与 ARB（奥美沙坦）联合作为基础降压方案，必要时加用利尿剂、α 受体阻滞剂或 β 受体阻滞剂等。结果显示该联合方案在老年高血压患者中有较高的降压达标率，患者依从性和耐受性良好，对降低患者心血管事件风险具有重要意义[61]。除了上述常用优化联合方案，二氢吡啶类 CCB 与噻嗪类利尿剂联合也可应用，但长期应用需注意监测电解质和糖脂代谢指标。鉴于老年高血压患者生理特点和长期治疗依从性的优势，优化联合的 SPC 制剂可优先推荐于老年高血压患者。不建议初始将 β 受体阻滞剂与利尿剂联合方案用于老年高血压患者的降压治疗。三药联合方案优先推荐二氢吡啶类 CCB 与 ACEI/ARB 及噻嗪类利尿剂联合。

（二）青少年高血压患者

青少年（12～18 岁）高血压患者多数为原发性高血压，且以轻度（1 级）高血压为主[62]。因大多没有不适症状，或仅有轻微头晕头胀感而不易发现，通常仅在偶测血压或健康检查时发现血压升高。我国青少年高血压的患病率逐年增高，近年流行病学调查发现我国青少年高血压患病率近 15%[63]。青少年原发性高血压的发生机制尚未完全阐明，可能的相关危险因素包括超重或肥胖、摄盐量过多、高血压家族史（父母亲罹患高血压）、精神压力或睡眠不足、体力活动缺乏、早产或出生时低体重等。在常见影响因素中，超重或肥胖是关联性最强的危险因素，研究提示接近 40% 的青少年原发性高血压伴有肥胖[63]。

在确立青少年高血压诊断时需鉴别继发性高血压。同时应注意评估靶器官损害和合并疾病，如糖尿病、血脂异常、肾脏疾病等。青少年高血压可能与高交感和高 RAAS 活性等神经内分泌异常活化有关，尤其是精神压力大、工作节奏快、睡眠时间少、久坐少运动、肥胖或超重者。此外，随着生活方式的变化，青少年的饮食习惯中高盐高脂肪问题较突出。综上，交感肾上腺素能系统和 RAAS 活性增强、精神压力紧张、容量（钠）负荷增高等因素可能在青少年原发性高血压的病理生理机制中发挥主要作用。在制订青少年高血压患者降压治疗策略时应充分评估其临床特征和伴随情况，尤其需关注血糖、血脂、血尿酸等生理代谢指标和静息心率。

青少年高血压患者的降压策略首先应强调生活方式改变，重点是控制体重和饮食结构调整，包括限盐、低脂肪和限制含糖饮料摄入等。无论是否采取药物降压，均应以改善生活方式、保持充足睡眠和调整精神压力等非药物治疗措施为基础。通常建议生活方式干预 6 个月后如血压仍未达标，在继续生活方式干预的同时可启动药物治疗；在生活方式干预期间，如血压上升至 2 级高血压或出现临床症状，也应进行药物治疗[5]。基于青少年高血压的发病机制特点，抗高血压药物选择以 RAAS 抑制剂（ACEI/ARB）为基础，伴有静息心率增快（>80 次/分）者首选 β 受体阻滞剂[64]。二氢吡啶类 CCB 也可作为初始用药，噻嗪类利尿剂一般不作为青少年高血压初始单药治疗选择。2 级以上高血压或血压高于目标值 20/10mmHg 以上，或起始单药治疗血压不达标者，建议联合应用。常用联合方案建议：RAAS 抑制剂联合二氢吡啶类 CCB、RAAS 抑制剂联合小剂量噻嗪类利尿剂、β 受体阻滞剂联合二氢吡啶类 CCB。三药联合建议：RAAS 抑制剂与二氢吡啶类 CCB 及噻嗪类利尿剂联合。合并痛风患者禁用噻嗪类利尿剂，但轻度高尿酸血症或用药后血尿酸水平轻度增高不属于利尿剂禁忌。

（三）顽固性高血压患者

《中国高血压防治指南（2018 年修订版）》对顽固性高血压的定义是指在改善生活方式的基础上应用了可耐受的足够剂量且合理组合的 3 种抗高血压药物（包括 1 种噻嗪类利尿剂），至少治疗 4 周后，诊室和诊室外（包括家庭自测血压或动态血压监测）血压测量值仍在目标水平之上，或至少需要 4 种抗高血压药物才能使血压达标[5]。由此可见，顽固性高血压的管理通常需要经合理联合的 3 种（包含噻嗪类利尿剂）或以上足量抗高血压药物治疗，同时患者的治疗依从性良好，并排除假性高血压（测量误差）、白大衣效应和继发性高血压。

临床实践中造成高血压"顽固"的因素较复杂，通常可归纳为两个方面：一是存在影响血压控制的相关因素，发现并去除这些影响因素则血压可得到良好控制。这一情形也可称为"假性"顽固性高血压，包括患方因素，如治疗依从性差、饮食（高盐）或生活方式不健康、超重肥胖、精神压力紧张或睡眠问题等；医方因素如血压测量不准确不规范、抗高血压药物剂量不足或方案组合不合理、未使用利尿剂或容量管理不佳、未及时评估降压效果并调整治疗方案、存在未被确诊的继发性高血压或未去除继发性因素、合用影响降压效果的药物等。二是排除了假性顽固后属于真正"顽固"的高血压。真性顽固性高血压的患病率难以准确获得且各国家报道不一，国外一组大样本高血压研究数据报道的真性顽固性高血压患病率为 10.3%[65]。研究显示，顽固性高血压的心血管疾病风险较高[66]，但其确切病理生理学和升压机制特点尚待研究。相关因素可能与异常活化的神经内分泌-体液因素、血管收缩反应性增强及外周阻力上升、潜在肾性因素导致的容量-钠负荷过重及中枢性血压调节机制异常等有关[67]。

基于顽固性高血压的临床界定要素和升压机制特征，顽固性高血压的降压治疗方案包括非药物和药物治疗建议两方面。适用于顽固性高血压患者的非药物干预措施包括减少钠盐摄入并适当增加钾摄入、健康的膳食结构、控制体重、限制饮酒和减轻精神压力[5,68]。强调非药物干预措施是顽固性高血压联合降压方案中的一部分，是药物干预的基础。药物治疗建议以足剂量 RAAS 抑制剂（ACEI/ARB）、二氢吡啶类 CCB 和噻嗪类利尿剂联合应用为基本方案，即"A+C+D"组合。如经上述三药方案未能降压达标，则需联用第 4 种抗高血压药物。多数高血压防治指南建议可从螺内酯、β受体阻滞剂、α受体阻滞剂、保钾利尿剂（阿米洛利）或中枢性抗高血压药物（可乐定）等药物中选择[4,5,38,39,68]。由于缺乏研究证据表明第 4 种药物应首选哪一类，通常根据患者合并症情况和药物耐受性等个体特征选择。近年发表的部分研究结果可资借鉴。PATHWAY-2 研究采用安慰剂对照、交叉设计和家庭自测血压的方法，评价在"A+C+D"组合基础上加用螺内酯、比索洛尔或多沙唑嗪对顽固性高血压患者治疗 12 周的降压效果。结果显示，三种抗高血压药物降低收缩压的作用均显著强于安慰剂，其中螺内酯作用最强[41]。PATHWAY-2 研究结果的重要意义在于明确顽固性高血压治疗策略中优化药物联合的临床价值。此外，顽固性高血压最佳治疗试验 ReHOT 研究显示随机加用螺内酯或可乐定治疗 12 周后，两者降低诊室血压的幅度相近，但螺内酯降低 24h 动态血压的作用强于可乐定[69]。

总之，现有研究表明加用螺内酯、比索洛尔、多沙唑嗪、阿米洛利或可乐定作为第 4 种药物均能显著降低血压，螺内酯的降压作用相对最强。但是，目前尚缺乏比较不同联合方案对顽固性高血压终点事件影响的研究，也缺乏评价长期临床效益的随机对照试验。

（张新军）

参 考 文 献

[1] Aronow WS, Fleg JL, Pepine CJ, et al. ACCF/AHA 2011 expert consensus document on hypertension in the elderly: A report of the American College of Cardiology Foundation Task Force on Clinical Expert Consensus documents developed in collaboration with the American Academy of Neurology, American Geriatrics Society, American Society for Preventive Cardiology, American Society of Hypertension, American Society of Nephrology, Association of Black Cardiologists, and European Society of Hypertension[J]. JACC, 2011, 57: 2037-2114.

[2] David S, Malcolm L, Joan K, et al. Combination therapy versus monotherapy in reducing blood pressure: Meta-analysis on 11,000 participants from 42 trials[J]. Am J Med, 2009, 122（3）: 290-300.

[3] Law MR, Wald NJ, Morris JK, et al. Value of low dose combination treatment with blood pressure lowing drugs: Analysis of 354 randomised trials[J]. BMJ, 2003, 326（7404）: 1427

[4] Williams B, Mancia G, Spiering W, et al, 2018 ESC/ ESH guidelines for the management of arterial hypertension[J], Eur Heart J, 2018, 39（33）: 3021-3104.

[5] 《中国高血压防治指南》修订委员会. 中国高血压防治指南 2018 修订版[J]. 心脑血管病防治, 2019, 19（1）: 1-44.

[6] Mourad JJ, Waeber B, Zannad F, et al. Comparison of different therapeutic strategies in hypertension: A low-dose combination of perindopril/ indapamide versus a sequential monotherapy or a stepped-care approach[J]. J Hypertens, 2004, 22（12）: 2379-2386.

[7] Brown MJ, McInnes GT, Papst CC, et al. Aliskiren and the calcium channel blocker amlodipine combination as an initial treatment strategy for hypertension control（ACCELERATE）: A randomised, parallel-group trial[J]. Lancet, 2011, 377（9762）: 312-320.

[8] Feldman RD, Zou GY, Vandervoort MK, et al. A Simplified approach to the treatment of uncomplicated hypertension[J]. Hypertension, 2009, 53（4）: 646-653.

[9] Franse LV, Pahor M, Di Bari M, et al. Serum uric acid,

diuretic treatment and risk of cardiovascular events in the Systolic Hypertension in the Elderly Program（SHEP）[J]. J Hypertens，2000，18（8）：1149-1154.

[10] ALLHAT Officers and Coordinators for the ALLHAT Collaborative Research Group. Major outcomes in high-risk hypertensive patients randomized to angiotensin-converting enzyme inhibitor or calcium channel blocker vs diuretic：The Antihypertensive and Lipid-Lowering Treatment to Prevent Heart Attack Trial（ALLHAT）[J]. JAMA，2002，288（23）：2981-2997.

[11] Patel A，Chalmers J，Poulter N. ADVANCE：Action in diabetes and vascular disease[J]. J Hum Hypertens，2005，19（Suppl 1）：S27-S32.

[12] Beckett NS，Peters R，Fletcher AE，et al. Treatment of hypertension in patients 80 years of age or older[J]. N Engl J Med，2008，358（18）：1887-1898.

[13] PROGRESS Collaborative Group. Randomised trial of a perindopril-based blood-pressure lowering regimen among 6，105 individuals with previous stroke or transient ischaemic attack[J]. Lancet，2001，358（9287）：1033-1041.

[14] Jamerson K，Weber MA，Bakris GL，et al. Benazepril plus amlodipine or hydro-chlorothiazide for hypertension in high-risk patients[J]. N Eng J Med，2008，359：2417-2428.

[15] Group SR，Wright Jr JT，Williamson JD，et al. A randomized trial of intensive versus standard blood-pressure control[J]. N Engl J Med，2015，373（22）：2103-2116.

[16] Rahimi K，Canoy D，Nazarzadeh M，et al. Investigating the stratified efficacy and safety of pharmacological blood pressure-lowering：An overall protocol for individual patient-level data meta-analyses of over 300 000 randomised participants in the new phase of the Blood Pressure Lowering Treatment Trialists' Collaboration（BPLTTC）[J]. BMJ Open，2019，9（5）：e028698.

[17] Ernst ME，Moser M. Use of diuretics in patients with hypertension[J]. N Engl J Med，2009，361（22）：2153-2164.

[18] Persell SD. Prevalence of resistant hypertension in the United States，2003-2008[J]. Hypertension，2011，57（6）：1076-1080.

[19] 张新军. 肾素-血管紧张素系统拮抗剂在高血压治疗中的应用[J]. 心血管病学进展，2015，36（6）：673-676.

[20] Wiysonge CS，Bradley HA，Volmink J，et al. Beta-blockers for hypertension[J]. Cochrane Database Syst Rev，2012，（8）：CD002003.

[21] Ram CV. Beta-blockers in hypertension[J]. Am J Cardiol，2010，106：1819-1825.

[22] Cleland JG，Coletta AP，Lammiman M，et al. Clinical trials update from the European Society of Cardiology meeting 2005：CARE-HF extension study，ESSENTIAL，CIBISIII，S-ICD，ISSUE-2，STRIDE-2，SOFA，IMAGINE，PREAMI，SIRIUS-Ⅱ and ACTIVE[J]. Eur J Heart Fail，2005，7（6）：1070-1075.

[23] Hubers SA，Brown NJ. Combined angiotensin receptor antagonism and neprilysin inhibition[J]. Circulation，2016，133（11）：1115-1124.

[24] 中国医疗保健国际交流促进会. 沙库巴曲缬沙坦在高血压患者临床应用的中国专家建议[J]. 中华高血压杂志，2021，29（2）：108-204.

[25] Dahlöf B，Devereux RB，Kjeldsen SE，et al. Cardiovascular morbidity and mortality in the losartan intervention for endpoint reduction in hypertension study（LIFE）：A randomised trial against atenolol[J]. Lancet，2002，359：995-1003.

[26] Lindholm LH，Ibsen H，Dahlöf B，et al. Cardiovascular morbidity and mortality in patients with diabetes in the Losartan Intervention For Endpoint reduction in hypertension study（LIFE）：A randomised trial against atenolol[J]. Lancet，2002，359：1004-1010.

[27] Poulter NR，Wedel H，Dahlöf B，et al. Role of blood pressure and other variables in the differential cardiovascular event rates noted in the Anglo-Scandinavian Cardiac Outcomes Trial-Blood Pressure Lowering Arm（ASCOT-BPLA）[J]. Lancet，2005，366（9489）：907-913.

[28] Liu L，Zhang Y，Liu G，et al. The Felodipine Event Reduction（FEVER）Study：A randomized long-term placebo-controlled trial in Chinese hypertensive patients[J]. J Hypertens，2005，23（12）：2157-2172.

[29] 牟建军，刘治全. 盐敏感性高血压药物治疗选择[J]. 中华高血压杂志，2012，20（3）：216-218.

[30] Conlin PR，Spence JD，Williams B，et al. Angiotensin Ⅱ antagonists for hypertension：Are there differences in efficacy?[J]. Am J Hypertens，2000，13（4Pt1）：418-426.

[31] Shafi T，Appel LJ，Miller ER，et al. Changes in serum potassium mediate thiazide-induced diabetes[J]. Hypertension，2008，52：1022-1029.

[32] Burke TA，Sturkenboom MC，Ohman-Strickland PA，et al. The effect of antihypertensive drugs and drug combinations on the incidence of new-onset type-2 diabetes mellitus[J]. Pharmacoepidemiol Drug Saf，2007，16（9）：979-987.

[33] Mizuno Y，Jacob RF，Mason RP. Effects of calcium channel and renin-angiotensin system blockade on intravascular and neurohormonal mechanisms of hypertensive vascular disease[J]. Am J Hypertens，2008，21（10）：

1076-1085.

[34] Ichihara A, Kaneshiro Y, Sakoda M, et al. Add-on amlodipine improves arterial function and structure in hypertensive patients treated with an angiotensin receptor blocker[J]. J Cardiovasc Pharmacol, 2007, 49（3）: 161-166.

[35] Webb AJ, Fischer U, Mehta Z, et al. Effects of antihypertensive-drug class on interindividual variation in blood pressure and risk of stroke: A systematic review and meta-analysis[J]. Lancet, 2010, 375（9718）: 906-915.

[36] 王文, 马丽媛, 刘明波, 等. 初始低剂量氨氯地平加替米沙坦或复方阿米洛利联合治疗对高血压患者血压控制率影响的阶段报告[J]. 中华心血管病杂志, 2009, 37（8）: 701-707.

[37] Gustafsson D. Microvascular mechanisms involved in calcium antagonist edema formation[J]. J Cardiovasc Pharmacol, 1987, 10（suppl 1）: S121-S131.

[38] Whelton PK, Carey RM, Aronow WS, et al, 2017 ACC/AHA/AAPA/ABC/ACPM/AGS/APhA/ASH/ASPC/NMA/PCNA Guideline for the Prevention, Detection, Evaluation, and Management of High Blood Pressure in Adults: A Report of the American College of Cardiology/American Heart Association Task Force on Clinical Practice Guidelines[J]. Circulation, 2018, 138（17）: e484-e594.

[39] Unger T, Borghi C, Charchar F, et al. 2020 International Society of Hypertension global hypertension practice guidelines[J]. J Hypertens, 2020, 38（6）: 982-1004.

[40] Knuuti J, Wijns W, Saraste A, et al. 2019 ESC Guidelines for the diagnosis and management of chronic coronary syndromes[J]. Eur Heart J, 2020, 41（3）: 407-477.

[41] Williams B, MacDonald TM, Morant S, et al. Spironolactone versus placebo, bisoprolol, and doxazosin to determine the optimal treatment for drug-resistant hypertension（PATHWAY-2）: A randomised, double blind, crossover trial[J]. Lancet, 2015, 386（10008）: 2059-2068.

[42] Investigators O, Yusuf S, Teo KK, et al. Telmisartan, ramipril, or both in patients at high risk for vascular events[J]. N Engl J Med, 2008, 358（15）: 1547-1559.

[43] Heart Outcomes Prevention Evaluation Study Investigators, Yusuf S, Sleight P, et al. Effects of an angiotensin-converting-enzyme inhibitor, ramipril, on cardiovascular events in high-risk patients[J]. N Engl J Med, 2000, 342（3）: 145-153.

[44] KM Fox, EURopean trial on reduction of cardiac events with perindopril in stable coronary artery disease investigators. Efficacy of perindopril in reduction of cardiovascular events among patients with stable coronary artery disease: Randomised, double-blind, placebo-controlled, multicentre trial（the EUROPA study）[J]. Lancet, 2003, 362（9386）: 782-788.

[45] Rosendorff C, Lackland DT, Allison M, et al. Treatment of hypertension in patients with coronary artery disease: A scientific statement from the American Heart Association, American College of Cardiology, and American Society of Hypertension[J]. Hypertension, 2015, 65（6）: 1372-1407.

[46] McMurray JJ, Packer M, Desai AS, et al. Dual angiotensin receptor and neprilysin inhibition as an alternative to angiotensin-converting enzyme inhibition in patients with chronic systolic heart failure: Rationale for and design of the Prospective comparison of ARNI with ACEI to Determine Impact on Global Mortality and morbidity in Heart Failure trial（PARADIGM-HF）[J]. Eur J Heart Fail, 2013, 15（9）: 1062-1073.

[47] Ferrari R, Fucili A, Rapezzi C, et al. Understanding the results of the PARAGON-HF trial[J]. Eur J Heart Fail, 2020, 22（9）: 1531-1535.

[48] 中华医学会心电生理和起搏分会, 中国医师协会心律学专业委员会. 心房颤动: 目前的认识和治疗的建议-2018[J]. 中国心脏起搏与心电生理杂志, 2018, 32（4）: 315-368.

[49] Schneider MP, Hua TA, Bohm M, et al. Prevention of atrial fibrillation by renin-angiotensin system inhibition a meta-analysis[J]. J Am Coll Cardiol, 2010, 55（21）: 2299.

[50] Kidney Disease: Improving Global Outcomes（KDIGO）Blood Pressure Work Group. KDIGO 2021 Clinical Practice Guideline for the Management of Blood Pressure in Chronic Kidney Disease[J]. Kidney Int, 2021, 99（3S）: S1-S87.

[51] Haynes R, Judge PK, Staplin N, et al. Effects of sacubitril/valsartan versus irbesartan in patients with chronic kidney disease[J]. Circulation, 2018, 138（15）: 1505-1514.

[52] Zamboli P, De Nicola L, Minutolo R, et al. Management of hypertension in chronic kidney disease[J]. Curr Hypertens Rep, 2006, 8（6）: 497-501.

[53] PATS Collaborating Group. Post-stroke antihypertensive treatment study. A preliminary result[J]. Chin Med J（Engl）, 1995, 108（9）: 710-717.

[54] Arima H, Anderson C, Omae T, et al. Perindopril-based blood pressure lowering reduces major vascular events in Asian and Western participants with cerebrovascular disease: The PROGRESS trial[J]. J Hypertens, 2010, 28（2）: 395-400.

[55] 刘力生, 龚兰生, 王文. 降压治疗对中国脑血管病患者

脑卒中再发预防的多中心随机双盲对照临床研究[J].
中华心血管病杂志, 2005, 33 (7): 613-617.

[56] WHO Guidelines Approved by the Guidelines Review
Committee. Guideline for the pharma-cological treatment
of hypertension in adults[EB/OL]. Geneva: World Health
Organization, 2021.

[57] Briasoulis A, Dhaybi OAI, Bakris GL. SGLT2 Inhibitors
and Mechanisms of Hypertension[J]. Curr Cardiol Rep,
2018, 20 (1): 1.

[58] DeFronzo RA, Reeves WB, Awad AS. Pathophysiology
of diabetic kidney disease: Impact of SGLT2 inhibitors[J].
Nat Rev Nephrol, 2021, 17 (5): 319-334.

[59] Palmer SC, Tendal B, Mustafa RA, et al. Sodium-glucose
cotransporter protein-2 (SGLT-2) inhibitors and
glucagon-like peptide-1 (GLP-1) receptor agonists for
type 2 diabetes: Systematic review and network
meta-analysis of randomised controlled trials[J]. BMJ,
2021, 372: m4573.

[60] Kario K, Ferdinand KC, Vongpatanasin W. Are SGLT2
inhibitors new hypertension drugs?[J]. Circulation, 2021,
143 (18): 1750-1753.

[61] Zhang W, Zhang S, Deng Y, et al. Trial of intensive
blood-pressure control in older patients with
hypertension[J]. N Engl J Med, 2021, 385 (14):
1268-1279.

[62] Lurbe E, Agabiti-Rosei E, Cruickshank JK, et al. 2016
European Society of Hypertension guidelines for the
management of high blood pressure in children and
adolescents[J]. J Hypertens, 2016, 34 (10): 1887-1920.

[63] Dong B, Ma J, Wang HJ, et al. The association of
overweight and obesity with blood pressure among
Chinese children and adolescents[J]. Biomed Environ
Sci, 2013, 26 (6): 437-444.

[64] 高血压心率管理多学科共识组. 中国高血压患者心率
管理多学科专家共识（2021 年版）[J]. 中国医学前沿
杂志（电子版）, 2021, 13 (4): 38-48.

[65] Noubiap JJ, Nansseu JR, Nyaga UF, et al. Global
prevalence of resistant hypertension: A meta-analysis of
data from 3. 2 million patients[J]. Heart, 2019, 105 (2):
98-105.

[66] Van Der Sande NGC, De Beus E, Bots ML, et al.
Apparent resistant hypertension and the risk of vascular
events and mortality in patients with manifest vascular
disease[J]. J Hypertens, 2018, 36 (1): 143-150.

[67] Tsioufis C, Kordalis A, Flessas D, et al. Pathophysiology
of resistant hypertension: The role of sympathetic nervous
system[J]. Int J Hypertens, 2011, 2011: 642416.

[68] Rabi DM, Mcbrien KA, Sapir-Pichhadze R, et al.
Hypertension Canada's 2020 Comprehensive Guidelines
for the Prevention, Diagnosis, Risk Assessment, and
Treatment of Hypertension in Adults and Children[J]. Can
J Cardiol, 2020, 36 (5): 596-624.

[69] Krieger EM, Drager LF, Giorgi DMA, et al.
Spironolactone versus clonidine as a fourth-drug therapy
for resistant hypertension: The ReHOT randomized study
(Resistant Hypertension Optimal Treatment) [J].
Hypertension, 2018, 71 (4): 681-690.

第三部分 中 医 药

第42章
高血压的中医药治疗

中医药防治高血压的治疗经验多数记载在眩晕、头痛、头风、心悸、水肿等中医病证文献中，中西医汇通医家张锡纯以脑充血症命名高血压。随着中西医结合的兴起，通过病证结合研究高血压防治的工作逐步展开，如病证结合高血压证候诊断标准、基于循证的高血压中医诊疗指南均取得进展，中医药在高血压防治方面也有一定的经验。

第一节 病 因 病 机

一、病 因

中医认为先天禀赋、情志失调、饮食失节、劳逸失衡及劳倦内伤等是高血压的基本病因。周文泉教授等[1]对300例原发性高血压患者的危险因素调查提示，在年龄、性别等23个变量中，吸烟、吸烟量、吸烟年限、高血压家族史、体重、体重指数、情志失调、内伤虚劳、平素体质偏阴虚、平素体质偏盛、喜食肥甘厚味等因素是原发性高血压的危险因素。不同地区，高血压患者的病因可能也不尽相同。如广东东莞因属亚热带季风气候，长夏无冬，日照充足，雨量充沛，温差幅度小，季风气候明显。对该地区的367例高血压患者调查显示，病程长者以瘀血阻络型多见，病程短者以痰湿壅盛型多见，体现了南方地区的气候、文化、饮食对高血压发病机制的影响[2]。

1. 遗传与体质 业界认为，遗传禀赋异常是高血压的病因之一。近20年来，关于体质与高血压的研究颇多，初步来看，体质与高血压相关，但结论并不一致。黄沁[3]对1108例高血压患者的体质类型进行调查，平和体质229例（20.67%）、痰湿体质283例（25.54%）、阴虚体质168例（15.16%）、气虚体质146例（13.18%）。张莉等[4]调查上海市1021例高血压居民，其中平和体质183例（17.92%）、阳虚体质181例（17.73%）、阴虚体质167例（16.36%）、痰湿体质143例（14.01%）。黎长虹等[5]调查深圳市居民5685例，其中高血压1438例，平和体质以419例（29.1%）占第一位，偏颇体质前三位是气虚质、阴虚质与阳虚质（图4-42-1，图4-42-2）。

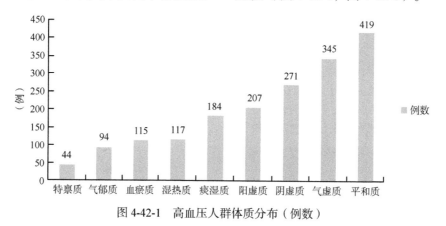

图 4-42-1　高血压人群体质分布（例数）

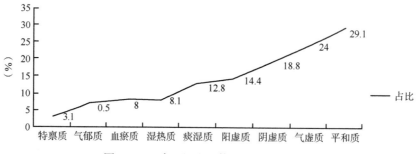

图 4-42-2　高血压人群体质分布（例数）

（与图4-42-1均引自：黎长虹，李国华，廖剑宏. 深圳市南山区5685例中医体质类型调查分析[J]. 江西医药，2017，2：170-174.）

从这3项较大样本的研究中我们初步发现，高血压患者的体质特征并不强，很难用体质表述高血压的病因。

2. 情志因素 七情是指喜、怒、忧、思、悲、恐、惊，是一切情绪活动的总称。过度或长期存在的负面情绪可以造成人体脏腑功能失常，如郁怒伤肝、五志化火，进而心肝火旺或肝肾阴虚、阴虚阳亢等而发生高血压。赵志强[6]对高血压前期与情志因素的文献进行分析，认为高血压前期与情志因素之间存在相关性，部分高血压前期患者存在焦虑、易怒、抑郁等不良情志表现。丁宏娟等[7]对不同体质状态的高血压人群的调查发现，气郁质的高血压患者合并较多的情志问题，如焦虑不安、精神抑郁及善恐易惊。郑贞等[8]对天津某农村地区479例高血压患者的调查发现，高血压与舒畅情绪呈负相关，与焦虑、易怒、急躁、心烦等呈低强度正相关。张娟[9]通过组织观看恐怖电影的方法研究了情志因素（恐）对高血压患者内皮功能的影响，情志与体质关系见表 4-42-1，研究发现以恐志主导状态组的患者观看恐怖电影后收缩压、舒张压均升高，血栓素 2、内皮素水平较无恐志主导状态组（对照组）高，而一氧化氮水平低于对照组。

表 4-42-1　高血压患者常见中医体质情志分布频次比较[例（%）]

组别	频次	健忘	精神不振	急躁易怒	焦虑不安	精神抑郁	善恐易惊
气虚质组	16	9（56.3）	7（43.8）	0（0）	0（0）	0（0）	0（0）
阴虚质组	60	21（35.0）	10（16.7）	9（15.0）	13（21.7）	7（11.7）	0（0）
气郁质组	635	111（17.5）	50（7.9）	19（3.0）	163（25.7）	145（22.8）	147（23.1）
痰湿质组	84	15（17.9）	27（32.1）	12（14.3）	17（20.2）	8（9.5）	5（6.0）
合计	795	156（19.6）	94（11.8）	40（5.0）	193（24.3）	160（20.1）	152（19.1）

引自：张娟. 情志（恐志）因素与早期高血压病内皮舒张功能障碍相关性研究[D]. 山东中医药大学，2010：14-16。

二、病　　位

高血压病位主要在心、肝、肾三脏。此外，由于冲为血海，任主胞胎，冲任之气与女性特有的生理表现有密切关系，在围绝经期可能与冲任失调、血压升高或大幅度波动有关；在妊娠期可能因血养胞胎，造成阴血不足。而高血压合并靶器官损害后的病位又体现靶器官的特征，如高血压肾病病位以肝、脾、肾为主。

三、发病机制

（一）高血压的发病机制

关于高血压的发病机制，目前观点并不完全一致，通常认为其具有地域特征。总的来说，高血压主要是因脏腑经络的气血阴阳失调所致，其中关键脏腑是肝、心、脾、肾。

肝为刚脏，性喜条达，体阴而用阳。七情失调，忧思恼怒，长期精神紧张一方面导致肝气耗伤，气虚不能养筋，筋脉不柔，刚劲有力；另一方面因肝疏泄失职，气机运行不畅而郁结，气郁日久化火，火热上冲；肝火可灼伤阴液，阴虚而阳亢。

先天禀赋阴血不足，肝肾阴血亏虚，则水不涵木而致肝阳偏亢，或自然衰退不平衡，阴血先亏，肝阳失制，而成阴虚阳亢之证；随着病程的延续，病情进一步发展，可出现阴虚阳亢而化风，虚风内动。久病入络，气滞及血，或阳热灼伤，津液枯涸，血行不畅，终致血脉痹阻；亦有阴损及阳，或先天禀赋阳虚，或自然衰退，阳气先衰，此时多有变证。另有素来痰湿之体者，饮食失节，肥甘厚味无度，

损伤脾胃，化生痰热，造成气逆上冲；或脾阳受损，运化失司，津液代谢失调，水湿内生，阻于经络，溢于四肢，可见水肿等变证。

高血压合并冠心病的机制为脏腑经络气血阴阳失调，产生气滞、血瘀、痰浊、热毒等病理产物，导致血脉痹阻、心脉不通，其中瘀血这一病理因素极为重要。在高血压反复持续不愈的情况下，可因气滞而致血瘀，也可因阴血不足、血脉不充而致血瘀。

高血压脑病、高血压危象、高血压合并脑卒中的主要机制是肝阳过亢或阴虚阳亢，阳升风动，导致气血上逆于脑或痰浊蒙蔽清窍，血瘀阻络、毒损脑络。

高血压合并心力衰竭的主要机制是阳虚水泛或因肺脾肾阳气先虚，不能制水，水液代谢失常所致。

高血压合并肾损伤的机制是肝气、肝阴不足，肾水亦随之而亏虚，阳亢化热蕴毒，毒损络脉，复耗肾气，肾气不固，故发生微量蛋白尿，久则夹瘀，瘀阻肾脉，造成肾小球及肾小管功能下降，发生肾功能不全。

（二）常见症状的发病机制

1. 头项强痛　头为诸阳之会，五脏六腑之清气上升而养脑髓，则聪明敏捷。邪气上攻则出现各种症状。头项强痛是高血压患者中常见的症状之一，头项强痛的主要机制有肝火上炎、肝阳上亢、痰浊壅塞及瘀血阻滞。单纯虚证引起的头项强痛极少见。

2. 头晕恶心（或眩晕）　高血压患者的眩晕症状常表现为头晕、头沉、头胀、头重脚轻感，而旋转感常不明显，这一症状的发生机制与头痛相似，以实

证为主，但在肝肾阴虚或精亏时亦常出现这一症状。

3. 情志异常 高血压患者常见的情志异常包括急躁易怒、喜悲伤欲哭，情绪波动大，极易受外界的影响。高血压引起的头痛、眩晕等症状的发生机制多因肝气郁结或肝火上炎，此种情况多是因郁致病，情志异常多因肝肾阴精不足，冲任经气亏虚，继而肝气失疏，情志失调，此即因病致郁。近来的研究发现，肝气不足也是造成肝失疏泄，进而出现情志异常的重要因素。

4. 惊悸怔忡 心悸是高血压患者经常经历的一种不适。其机制常为心肾阴虚，心肝火旺，瘀血阻滞，心脉失养或冲任失调，心神失养，其中心神不宁或心神失养是其关键环节。

第二节 证候流行病学

近 10 年，以证型及证候为要素对高血压进行临床流行病学调查的研究日渐增多，这些研究工作对于认识高血压临床全貌有很大帮助。

一、高血压的证候要素

王爽等[10]对 1994 年以来公开文献报道的 13 682 例高血压病例资料统计分析，高血压临床表现可归纳为 12 个证候要素，其中实性证候要素 7 个，虚性证候要素 5 个（表 4-42-2）。

孙欣萍等[11]对 500 例老年高血压患者进行调查，发现虚性证候要素中阴虚 214 例，气虚 125 例，阳虚 84 例，血虚 69 例，气阴两虚 75 例，气血亏虚 37 例，阴阳两虚 34 例，阴虚血亏 18 例；实性证候要素中痰 196 例，血瘀 123 例，气滞 73 例，阳亢 54 例，火热 18 例，痰瘀互阻 55 例，气滞血瘀 47 例。

表 4-42-2　13 682 例高血压患者证候要素统计

实性证候要素	频数（次）	百分数	虚性证候要素	频数（次）	百分数
阳亢	4876	35.64%	阴虚	6405	46.81%
痰湿	2740	20.03%	阳虚	1804	13.19%
火热	2406	17.59%	气虚	517	3.78%
血瘀	1120	8.19%	精亏	320	2.34%
内风	265	1.94%	血虚	155	1.13%
气滞	134	0.98%			
水气	6	0.04%			

王丽颖[12]调查 1508 例社区高血压患者，采用探索性因子分析方法进行数据分析，共得到 7 个证候要素，分别是痰（437 例，29.95%）、气虚（285 例，19.93%）、阳亢（157 例，10.76%）、阴虚（158 例，10.83%）、阳虚（152 例，10.42%）、瘀血（151 例，10.35%）、内火（119 例，8.16%）。

通过对相关文献分析，初步可以得到以下结论：高血压主要实性证候要素是阳亢、痰、内火及瘀血，虚性证候要素为阴虚、阳虚及气虚。

二、高血压的常见证型

高血压的辨证诊断方法尚未统一，目前临床使用较多的是《中药新药治疗高血压临床研究指导原则》的证候分类方法，本科教材《中医内科学·眩晕》的证候分类方法亦常用。近来也有在无预设证型的前提下，通过数理统计的分类方法进行证型研究。

1. 以预设证型的调查结果 对 1786 例老年高血压患者，以 5 种证候类型进行调查，其结果为：肝火亢盛型 380 例（21.28%），阴虚阳亢型 497 例（27.83%），痰湿壅盛型 318 例（17.81%），阴阳两虚型 292 例（16.35%），瘀血内阻 299 例（16.74%）。并且随病程、年龄增长，瘀血比例增高[13]。

2. 以未预设证型的因子分析法分类结果 范军铭等[14]对 1760 例高血压患者的证候构成规律进行研究。其中，男性 946 例（53.75%），女性 814 例（46.25%）；平均年龄（49.32±10.88）岁。其中 1 级高血压 580 例（32.95%），2 级高血压 665 例（37.78%），3 级高血压 473 例（26.88%），采用因子分析方法对数据进行分析，得出 9 个公因子，经专业分析为 9 个证候，分别是肾精亏虚、心肝火旺，心阴亏虚、心神失养，气阴两虚，肝肾不足、心脉瘀阻，肝阳上亢，肝肾阴虚，肝火亢盛，痰瘀内阻，肝火上炎。其中肝火上炎与肝火亢盛相似。

3. 证型的地区差异 不同地区的高血压患者证候不同，已经引起中医界的重视，也是因地辨证施治的实践依据。如张骞等[15]对宁夏回族地区 1014 例高血压患者进行证候调查，其中男性 390 例（38.5%），女性 624 例（61.5%），以《中药新药临床研究指导原则》（2002 版）及《中医内科学》

为分型依据,结果显示:肝阳上亢 458 例(45.2%),痰浊络阻 175 例(17.2%),气血亏虚 174 例(17.2%),肾精不足 170 例(16.8%),瘀血阻窍 37 例(3.6%),以银川为中心分北部、中部、南部三区,其证候表现有所不同,3 个地区均以肝阳上亢最多见,北部地区肝阳上亢及肾精不足患者高于中部和南部地区。

4. 高血压证型的文献病例研究 徐强[16]从分析文献入手,探讨高血压证候流行病学状况,共纳入 3840 篇文献,涉及中医症状十一类,216 个,高血压出现频率最高的症状依次为不寐、面色红、口干渴、口苦、心悸、烦躁、遗精、食欲不振、腰酸、善怒等,出现频率最高的前 10 个中医证候类型依次为肝火炽盛、肝阳上亢、肝风内动、肝气郁滞、脾气亏虚、肾气亏虚、肾阴不足、肾精不足、痰湿壅盛、瘀血内停。以《中药新药治疗高血压临床研究指导原则》为分型依据的 5027 例患者[17]的辨证分型统计结果见表 4-42-3。

表 4-42-3 5027 例患者高血压的辨证分型统计

组别	证型	例数(例)	百分比(%)
1	阴虚阳亢	1899	37.78
2	肝肾阴虚	809	16.09
3	肝火亢盛	790	15.72
4	痰湿壅盛	644	12.81
5	阴阳两虚	320	6.37
6	气阴两虚	175	3.48
7	瘀血阻络	116	2.31
8	肝风上扰	116	2.31
9	其他	158	3.14

引自:古炽明,丁有钦.高血压病证候文献分析述评.中医药学刊,2003,21(7):1156-1157.

王爽等[10]对 13 682 例高血压患者的证候要素的组合形式进行分析,在剔除直接按证候要素分析的文献以后,有明确证候类型的病例为 13 366 例,包含 36 种证候类型,根据证候要素多少可分为单因素证候、两因素组合证候、多因素组合证候 3 种形式(表 4-42-4)。其中居前六位的证候类型是阴虚阳亢、肝火亢盛、痰湿壅盛、肝阳上亢、肝肾阴虚及阴阳两虚。

表 4-42-4 13 366 例高血压患者证候要素应证组合统计

组合类别	组合形式	频次(次)	百分比
单因素证候	肝火亢盛	2280	17.06%
	痰湿(浊)壅盛	2082	15.58%
	肝阳上亢	1079	8.07%
	肝肾阴虚	1031	7.71%
	瘀血阻络	472	3.53%
	心肝两虚	116	0.87%
	肾精不足	71	0.53%
	肝郁气滞	25	0.19%
	痰浊阻络、蒙蔽清窍	15	0.11%
	心肾阴虚	15	0.11%
	肾阳虚	10	0.07%
	肝阳化风	8	0.06%
	水气凌心	6	0.04%
	肾气虚	6	0.04%
	气虚	5	0.04%
小计		7221	54.02%
两因素组合证候	阴虚阳亢	3447	25.79%
	阴阳两虚	1627	12.17%
	气血亏虚	132	0.99%
	气虚痰浊	128	0.96%
	风阳上扰	102	0.76%
	气虚血瘀	99	0.74%
	肝肾亏虚夹瘀	76	0.57%
	气阴两虚	75	0.56%
	痰热蕴结	75	0.56%
	阴虚火旺	65	0.49%
	肝肾阴虚阳亢	50	0.37%
	气滞血瘀	45	0.34%
	痰瘀阻络	37	0.28%
	心脾两虚	25	0.19%
	痰瘀阻窍	18	0.13%
	脾虚痰扰	8	0.06%
	风痰上扰	7	0.05%
	肝阳挟痰,上扰清窍	5	0.04%
小计		6021	45.05%
多因素组合证候	肝风痰瘀,肝阳上亢	54	0.40%
	肝风内动,痰火炽盛	49	0.37%
	气虚血瘀夹痰	21	0.16%
小计		124	0.93%
合计		13 366	100.00%

5. 高血压辨证分型与理化指标的相关性 高血压与各种理化指标的关系研究已进行多年，目前尚无诊断性指标被确认，高血压辨证分型与理化指标关系[18-27]见表 4-42-5。

表 4-42-5 高血压证候及分型与理化指标的关系

组别	证型名称	相关指标
1	肝阳上亢	（1）高血压 I 期（早期）
		（2）CO 增高，TPR 正常或偏低
		（3）肾素升高，血管紧张素升高
		（4）TH 基因明显扩增，TH 蛋白质及 mRNA 表达增强
		（5）24h 血压示昼高夜低
2	阴虚阳亢	（1）高血压 II 期（中期）
		（2）脂质异常
		（3）超声心脏收缩功能亢进
3	痰湿壅滞	（1）高血压 II 期（中期）
		（2）CO 正常或偏低，TPR 升高
		（3）脂质异常
4	气虚血瘀	高血压 III 期（晚期）
5	阴阳两虚	（1）高血压 III 期（晚期）
		（2）CO 正常或偏低，TPR 升高
		（3）心肌收缩功能明显下降
		（4）24h 血压以收缩压负荷升高为主
6	肝肾阴虚	（1）CO 正常或偏低，TPR 升高
		（2）心肌收缩功能贮备下降
		（3）24h 血压示昼低夜高
7	阳虚	24h 血压以舒张压负荷升高为主

注：CO. 心排血量；TPR. 总外周阻力；TH. 酪氨酸羟化酶。

第三节　中医治疗技术

近 70 年来的研究初步提示，导引与医疗气功、情志调摄、针灸、穴位贴敷、推拿、中药内服、膏方治疗对于稳定和控制血压、增加高血压治疗达标率及降低靶器官风险方面有益。

一、导引（气功）

国内外开展导引（气功）防治高血压的研究至今已有 50 余年，积累了数以千计的临床病例。大量的临床实践表明：①导引（气功）不仅有良好的近期降压作用，而且对稳定血压、巩固远期疗效有独特的作用。②导引（气功）作为非药物治疗的综合手段之一，在治疗高血压时，不仅可使血压获得良好控制，而且抗高血压药物的服用量减少，症状明显减轻，性格急躁、易激动等心理问题亦有所减轻。③长期坚持导引（气功）锻炼，对防治冠心病、心肌肥厚，以及预防脑卒中有一定作用，在一定程度上可改善高血压患者的预后[28]。

衷敬柏等前期开展了社区高血压防治的队列研究，基础干预组给予的生活方式干预包括控盐、运动、饮食指导，中医干预组在基础干预的基础上增加七段降压功法锻炼、穴位自助按压、按四气五味的食物指导，共管理高血压患者 198 例，基础干预组 100 例，中医干预组 98 例，经过 1 年干预，中医干预组高血压达标率及血压平均水平均有明显下降，优于基础干预组[29]。

导引（气功）作为妊娠期高血压综合防治措施之一，不但有降低血压、减少用药、改善症状等功效，而且对改善胎儿宫内血氧供应、防止妊娠女性临产时血压波动及子痫的发生均起作用。

（一）导引（气功）防治高血压的机制

导引（气功）防治高血压的机制在于气功对神经系统的调节作用及对内分泌的影响[30,31]。

1. 对中枢神经系统的作用 通过研究导引（气功）状态时脑电图的变化，在"入静"时，脑电图 α 波振幅增强，频率减慢，同时伴有 θ 波出现和扩散，与睡眠及催眠状态下脑电图变化不同。

对导引（气功）锻炼有素者的脑电波功率谱分析发现，进入导引（气功）状态时，出现能量集中的 α 波峰，枕区 α 波反而不明显，与正常人闭目休息时相比，额枕关系明显逆转，导引（气功）锻炼时间越久，额区 α 波峰位越大，且额区 α 波中心频率左移（向低频移动）。额区 α 波优势峰的出现可能反映了导引（气功）状态时下丘脑与额区的沟通。而自主神经中枢-下丘脑通过丘脑内侧背核与前额区发生联系，前额区也可以对边缘系统和下丘脑产生影响。

研究不同组别的受试者发现，正常老年人组和正常成年人组，以及未练气功老年高血压患者组与年龄相仿正常老年人组相比，脑电功率谱指标异常阳性率明显增加，提示增龄（生理性老化）和高血压（病理性老化）常引起脑功能减退和损害，而气功有改善因增龄和疾病导致的老年高血压患者的脑功能。

2. 对自主神经系统的作用　通过对皮肤电活动及前庭时值（电刺激迷路测定头部偏转所需的最短通电时间）、血浆多巴胺-β-羟化酶（dopamine-β-hyolroxylase，DβH）、尿儿茶酚胺代谢产物（MHPG·SO₄、NMN 和 TMN）测定，发现高血压患者皮肤电位不稳定，前庭时值缩短，DβH 活性升高，MHPG·SO₄、TMN 增加，这些变化反映了交感神经的兴奋性增加。而导引（气功）锻炼可使皮肤电位趋于稳定和降低，尿儿茶酚胺代谢产物的排出量减少，DβH 活性降低提示交感神经兴奋性降低。

3. 导引（气功）对内分泌的影响　导引（气功）锻炼可使血浆皮质醇含量下降，缓解过度的应激反应；血浆雌二醇/睾酮（E₂/A）下降，从而纠正血浆激素环境异常，还可使心房钠尿肽（atrial natriuretic peptide，ANP）增加，使水钠负荷减小。此外，导引（气功）锻炼对血浆 P 物质也有影响（主要使 P 物质含量升高）。

（二）功法

临床报道治疗高血压的功法不少，各具特点，但在导引（气功）锻炼中，应遵循以下基本要领：心静、体松、气和、动静结合、练养结合、意气相依、循序渐进、辨证施功。

值得指出的是，初学者应有气功师及医师指导，不可急于求成，掌握正确的方法，循序渐进，以免出现练功偏差。练功方法可参见《中国医用气功学》。

二、针 灸 推 拿

我国已开展针灸治疗高血压研究 40 余年，取得了一定的成效，有学者[32]针刺曲池、太冲穴，进针得气后留针 30min，治疗 140 例高血压患者，其降压有效率达 80%，对痰湿阻滞的疗效优于其他证候类型，而且肝火亢盛及痰湿阻滞患者的内皮素水平明显下降。但是体针及灸法痛苦较大，患者不易坚持治疗，而耳穴贴压及穴位敷贴疗方法简便，患者容易坚持。近来有学者用耳针与体针相结合辨证治疗单纯性肥胖合并高血压 731 例，疗程 3 个

月，治疗后在体重下降的同时，血压亦同步下降，总有效率达 93.8%，血压由治疗前（152.13±10.32）/（102.15±34.00）mmHg 降至（129.80±8.65）/（83.40±5.90）mmHg，近期降压效果明显[33]。

（一）体针

体针的应用各地报道很多，总计有上千例临床病例，临床疗效为 76%～97%。有学者[34]分析已经发表的有关针灸治疗高血压文献的取穴规律，共纳入文献 285 篇，涉及针灸处方 285 首、腧穴 62 个。选穴以太冲、曲池、风池、合谷、足三里、百会为主穴，并随症加减。高频基础方为：太冲、合谷、足三里、曲池，取四肢部穴占 53.2%，选取的经络以足厥阴肝经、足少阳胆经、手阳明大肠经、足阳明胃经为主（63.9%）；腧穴使用原则上以特定穴为主（95.7%），高频特定穴有五输穴、原穴、交会穴。

综合各家报道的经验，常用穴位及辨证选穴如下[35]。

1. 体针常用穴位　包括风池、百会、合谷、神门、曲池、人迎、足三里、三阴交、内关、阳陵泉、太冲、阳辅、悬钟、绝骨、涌泉、心俞、肝俞、肾俞、行间等穴。

2. 体针辨证取穴

（1）肝火上炎：曲池、风池。

（2）肝阳上亢：行间、内关透外关，或太冲、丘墟、行间、风池。

（3）阴虚阳亢：三阴交、内关透外关，或太溪、太冲、二阴交、足临位，或肾俞、风池。

（4）阴阳两虚：太溪、神门、关元、三阴交或肝俞、肾俞。

（5）痰湿壅盛：大白、京骨、丰隆、阴陵泉。

实证用毫针泻法，虚证用毫针补法或平补平泻法。

（二）耳针

1. 耳针常用穴位　降压沟、内分泌、交感、神门、降压点、心、耳尖等穴。

2. 耳针方法

（1）毫针刺法：每次留针 1～2h，分组交替用穴。

（2）穴位贴压法：在上述穴（每次取 3～5 穴）应埋压王不留行籽，再敷贴麝香虎骨膏或其他膏药。

本法对 1 级高血压疗效较好，3 级高血压的疗效较差。疗效为 75%～97.6%。

（三）穴位敷贴

敷贴常用穴位包括脐周、心俞、肾俞、关元、内关等穴。

此外，头皮针、灸法、电针、梅花针对治疗高血压亦有一定的疗效。由于施治方法较复杂，有的还要经过专门训练，这里不进行介绍，请参阅有关专著。

（四）推拿

临床观察认为，推拿对一些与颈椎病相关的高血压亦有较好的疗效。采用穴位推拿方法的自我保健按摩，有比较肯定的作用，但是推拿治疗比较适用于 1 级和 2 级高血压，无靶器官损害的患者对 3 级高血压患者慎用或不使用[36]。

三、中 医 食 疗

食疗时应遵循中医辨证施膳的原则，有助于提高效果，否则通常达不到预期目的，如肝阳上亢者宜用清肝泻火的食疗方，阴血不足者使用血肉有情之品以滋补阴血等，偏于阳虚者则宜用食温热类食物以温补心肾阳气。不过，食疗应作为高血压的辅助治疗。

（一）各种食物的温热寒凉属性

1. 温热性食物 面、酒、羊肉、狗肉、牛肉、大葱、大蒜、生姜、韭菜、芥菜、胡萝卜、胡椒、龙眼、荔枝、桃子、大枣、乌梅、橘子。

2. 寒凉性食物 荞麦、绿豆、豆腐、豆豉、豆浆、鸭肉、鸡蛋、海参、海藻、螃蟹、甲鱼、海带、白菜、芹菜、菠菜、苦瓜、茄子、山慈菇、百合、醋、梨、广柑、柚子、西瓜。

3. 平性食物 大米、糯米、黄豆、猪肉、兔肉、鲤鱼、乌贼、南瓜、葫芦瓜、番茄、蘑菇、莲子、藕、苹果、枇杷、葡萄。

（二）食疗方举隅

1. 醋花生 花生米连衣入醋中浸一昼夜，每日早餐后吃 10～20 粒。

2. 海带老鸭汤 鲜海带 50g，老鸭半只，洗净，少盐慢火炖烂。

3. 菊花茶 杭白菊、绿茶适量。对肝阳上亢之眩晕有效。

4. 荷叶莲子粥 鲜荷叶 1 张，莲子 6 粒，粳米 100g。能清热生津止渴，有降压、调脂、减肥功效，适用于高血压、高血脂、肥胖患者。

四、外 治 法

近年来中医外治法治疗高血压的研究时有报道，目前采用的途径有降压膏外贴[37]，以及通过内衣、枕头、降压帽[38]、手表等方式给药，但这些治疗方法至今未能产生较大的影响，可能与降低血压的作用不可靠有关。

第四节　高血压的中医治疗学

中医治疗高血压，可以根据是否使用抗高血压药物、是初发病例还是连续治疗病例、不同人群等采用不同策略，总原则是遵循《中国高血压指南（2018 年修订版）》。

症状治疗是中医治疗高血压的优势之一，病证结合是中医治疗高血压的特色与优势所在，而根据不同地区、性别和年龄的人群辨证治疗能够提高中医治疗高血压的临床效果，中医治疗不仅可以用于已经使用抗高血压药物，但症状缓解不明显的患者，也可以用于初治或处于暂时不需要抗高血压药物的治疗阶段。

一、症状治疗学

（一）头项强痛

不同发病机制引起的头项强痛的临床特点各不相同，临床治疗亦有差别，临床上高血压引起的头痛主要有以下几种证候类型。

1. 肝火上炎

【诊断要点】 头痛，伴有口苦口干、面红目赤、性情暴躁，大便秘结。舌质红，苔黄腻，脉滑或弦而数。

【治疗方法】 清肝泻火。可用龙胆泻肝丸

（汤）、泻青丸。目前研究证明关木通对肾有损害，故弃而不用。

2. 肝阳上亢

【诊断要点】　头痛，伴有头晕耳鸣、面红目赤、脉弦滑有力。与肝火上炎的区别是：肝阳上亢者多无便秘、口苦、苔黄腻等表现。有时两者不易区别。

【治疗方法】　平肝潜阳。可用天麻钩藤饮。最近有成药松龄血脉康，据研究者称其对肝阳上亢型头痛有良效。愈风宁心片，每次 5 片，每日 3 次，对头痛伴后项疼痛不适有良好的疗效。

3. 瘀血内阻

【诊断要点】　头痛，位置固定，疼痛性质多为刺痛，伴有舌质暗，或紫或有瘀点、瘀斑，脉涩或细或弦。

【治疗方法】　活血化瘀，通络止痛。方用通窍活血汤，血府逐瘀汤（丸、胶囊），或各种水蛭制剂。

4. 痰浊壅塞

【诊断要点】　头痛如束带感为特点，疼痛程度不重，且多伴有食欲不振，恶心，舌苔腻，形体肥胖。

【治疗方法】　健脾化痰，开窍。可用涤痰汤治疗，便溏者可用二陈丸，便秘者可用礞石滚痰丸。

（二）眩晕

1. 肝阳上亢

【诊断要点】　头晕耳鸣，伴有头胀、面红目赤、脉弦滑有力或弦细。

【治疗方法】　平肝潜阳。可用天麻钩藤饮。亦可选用新近研究的成药，如松龄血脉康、脉君安、安脑丸。

2. 痰浊中阻

【诊断要点】　头晕或眩晕，伴有恶心、食欲不振、舌苔腻，脉弦滑。多为肥胖者，但体瘦者也可见到，并不能绝对化。

【治疗方法】　健脾化痰，开窍。可用涤痰汤、半夏白术天麻汤加减治疗，二陈丸、礞石滚痰丸亦可选用，前者适用于兼便稀者，后者适用于兼痰火便秘者。

3. 肝肾阴虚

【诊断要点】　头晕而空痛，腰膝酸软，五心烦热，口干不欲饮，尿赤，舌质红，苔薄或少而干，脉细数。

【治疗方法】　补益肝肾。方用杞菊地黄汤加减。

4. 阳虚水泛

【诊断要点】　头晕，神疲乏力，腰膝酸软，喘促汗出，动则益甚。肢肿尿少，恶心欲吐或呕吐，舌质淡胖有齿痕，脉弱或虚数无力。

【治疗方法】　温补脾肾，化湿利水。方用实脾饮合真武汤加减，亦可用防己黄芪汤合真武汤加减。

（三）情志异常

1. 肝气郁结

【诊断要点】　情怀不畅，胸胁胀痛，纳食不香，口苦，舌质红，苔薄白或薄腻，脉弦。

【治疗方法】　疏肝理气。宜用丹栀逍遥散加减。成药有加味逍遥丸、舒肝止痛片等。

2. 肝火上炎

【诊断要点】　情绪激动，易怒，烦躁失眠，口干口苦，便秘尿赤。舌红苔黄，脉弦数或滑数。

【治疗方法】　清肝泻火。方用龙胆泻肝汤（丸）加减。

3. 肝肾两虚

【诊断要点】　除有情志改变的表现外，还有明显的肝肾亏虚的症状，如头晕、腰膝酸痛、疲乏神倦、口干不欲饮、舌质红少苔、脉沉细或细弦。

【治疗方法】　治以补益肝肾。方用一贯煎加左归饮。亦可服用杞菊地黄丸等药。

4. 冲任失调

【诊断要点】　情绪易激动，主诉颇多，服药治疗后常开始有效，继而又失效，失眠多梦，烘热汗出，胆怯怕惊，患病年龄多在 45～60 岁。舌苔可厚可薄，脉多细数。

【治疗方法】　调补冲任。方以二仙汤加减，或用更年安等中成药。若舌苔厚腻，可加用黄连温胆汤，或改用十味温胆汤治疗。百合地黄汤、甘麦大枣汤亦可联合应用。

（四）心悸

1. 阴虚火旺

【诊断要点】　心悸，失眠，烦躁易怒，舌边尖红而干，脉细数。

【治疗方法】 清心肝之火，养心肝之阴。天王补心丹加减。

2. 瘀血内阻

【诊断要点】 心悸伴有胸痛，夜间尤甚，病程较长，舌质暗红或有瘀点瘀斑，脉弦或涩或脉至数不齐。

【治疗方法】 活血化瘀，养心安神。血府逐瘀汤加减。亦可用成药血府逐瘀丸、复方丹参滴丸。若兼有气虚者，可使用参芍片、活血通脉片等成药。

3. 冲任失调

【诊断要点】 发生于绝经期前后，或男性患病年龄在45～65岁。心悸，五心烦热，烘热汗出，情绪多变，喜悲伤欲哭，失眠，胆怯怕惊。

【治疗方法】 调补冲任，养心安神。女性患者用二仙汤合安神补心丸或百合地黄汤加减，男性患者用二仙汤加左归饮加减。

二、病证结合治疗学

1. 肝阳上亢

【主证】 眩晕耳鸣，头痛，头胀，劳累及情绪激动后加重，颜面潮红，甚则面红如醉，脑中烘热，肢麻震颤，目赤，口苦，失眠多梦，急躁易怒，舌红，苔薄黄，脉弦数，或寸脉独旺，或脉弦长，直过寸口。

【治法】 平肝潜阳、补益肝肾。

【方药】 天麻钩藤饮。因天麻钩藤饮中夜交藤有肝毒性，建议小剂量应用。其他平肝潜阳、清肝泻火方剂还有镇肝熄风汤、建瓴汤、龙胆泻肝汤。

【加减】 若症见心烦意乱，心中懊憹，神志不宁，失眠多梦，辗转反侧，难以入眠，大便干，舌红，脉数，方选三黄泻心汤、黄连解毒汤。若症见头晕，头胀，口干，项强，心悸，失眠，大便稀，或大便黏，舌红，苔薄干，脉数，方选葛根芩连汤。若症见口干，口渴欲冷饮，消谷善饥，宜加生石膏。若症见口气重，大腹便便，腹胀，腹痛，便秘，大便气味重，舌红，苔黄厚，脉弦实有力，方选大柴胡汤、柴胡加龙骨牡蛎汤。

【中成药】

（1）天麻钩藤颗粒：含天麻、钩藤、石决明、栀子、黄芩、牛膝、杜仲（盐制）、益母草、桑寄生、首乌藤、茯苓。每次10g，每日3次，开水冲服。

（2）清肝降压胶囊：制何首乌、夏枯草、槐花（炒）、桑寄生、丹参、葛根、泽泻（盐炒）、小蓟、远志（去心）、川牛膝。每次3粒，每日3次，口服。

（3）松龄血脉康：鲜松叶、葛根、珍珠层粉。每次3粒，每日3次，口服。

（4）龙胆泻肝丸：龙胆、柴胡、黄芩、栀子、泽泻、木通、车前子、当归、地黄、炙甘草。特别适用于伴有情绪急躁或伴便秘、口腔溃疡的高血压患者。每次6～9g，每日2次，口服。

（5）心脑静：黄芩、黄柏、夏枯草、龙胆草、钩藤、淡竹叶、莲子芯、槐米、甘草、木香、制天南星、冰片、珍珠母、威灵仙、牛膝、朱砂等。可以减轻高血压患者头痛及头晕症状。每片0.4g，每次4片，每日1～3次，口服。妊娠女性禁用。

（6）含羚羊角、珍珠、牛黄、冰片、郁金、黄芪等。每丸9g，每次1～2丸，每日1～3次。

2. 痰饮内停

【主证】 眩晕，头重，头昏沉，头不清爽，如有物裹，头痛，视物旋转，容易胸闷心悸，胃脘痞闷，恶心呕吐，食少，多寐，下肢酸软无力，下肢轻度水肿，按之凹陷，小便不利，大便或溏或秘，舌淡，苔白腻，脉濡滑。

【治法】 健脾祛湿。

【方药】 半夏白术天麻汤加减。法半夏10g，炒白术10～15g，明天麻10g，广陈皮10g，白茯苓15g，清炙草3g，石菖蒲12g。

【加减】 若痰郁化热，则宜清热化痰，用黄连温胆汤加减。若痰饮内停，上冲清窍，症见起则头眩，脉沉紧，方选泽泻汤。若痰饮内停化热，兼有湿热下注，症见双下肢酸软无力，舌苔根部黄腻，方选四妙丸。

【成药】

（1）加味二陈丸：陈皮、半夏等。每次6～9g，每日2～3次，口服。

（2）脑立清片：代赭石、牛膝、磁石、清半夏、珍珠母、酒曲、猪胆汁（或膏）、冰片、薄荷、神曲。每片0.5g。每次4片，每日2次，口服。妊娠女性忌服。

（3）半夏天麻丸：法半夏、天麻、黄芪（蜜炙）、人参、苍术（米泔炙）、白术（麸炒）、茯苓、陈皮、泽泻等。每次 6g，每日 2～3 次。

3. 肾阴亏虚

【主证】　眩晕，视力减退，两目干涩，健忘，口干，耳鸣，神疲乏力，五心烦热，盗汗，失眠，腰膝酸软无力，遗精，舌质红，少苔，脉细数。

【治法】　滋补肝肾，养阴填精。

【方药】　六味地黄丸。

【加减】　肾虚是高血压现代病机的关键，补肾降压已成为临床降压新策略。针对肾阴亏虚型高血压，可加天麻、杜仲、三七等而成补肾降压方。肾阴亏损日久，阴损及阳，肾阳亏虚，方选《金匮》肾气丸、真武汤。

【成药】

（1）六味地黄丸：熟地黄、山茱萸（制）、山药、牡丹皮、茯苓、泽泻。蜜丸，每次 1 丸（或 9g），每日 2 次。或按说明书使用。

（2）杞菊地黄丸：熟地黄、山茱萸（制）、山药、牡丹皮、茯苓、泽泻、知母、黄柏。蜜丸，每次 1 丸（或 9g），每日 2 次。或按说明书使用。

（3）金匮肾气丸：熟地黄、山药、山茱萸、丹皮、泽泻、桂枝、附片等。每次 9g，每日 2～3 次，口服。

（4）五子衍宗口服液：菟丝子、枸杞子、覆盆子等组成。每支 10ml，每次 10～20ml，每日 2～3 次，口服。

4. 气滞血瘀

【主证】　头晕，头痛如刺，胸闷心痛（遇情怀不畅则加剧），口唇紫暗，舌质暗，脉涩或结或代。

【治法】　理气活血。

【方药】　血府逐瘀汤加减。当归 10g，生地黄 10g，桃仁 10g，红花 10g，枳壳 3g，牛膝 12g，川芎 10g，丹参 20g，地龙 30g，生甘草 6g。

【成药】

（1）冠心 II 号片：丹参、川芎、红花等。每片 0.5g，每次 6～8 片，每日 3 次，口服。

（2）脑血康：主要成分为水蛭。每支 10ml，每次 1～2 支，每日 2～3 次，口服。

5. 冲任失调型

【主证】　头晕耳鸣，烦躁易怒，手足心热，记忆力下降，情绪起伏不定，失眠，心悸气短，月经失调，烘热汗出，舌红，苔白，脉弦细或弦数。

多见于女性更年期，偶见于男性患者。

【治法】　补肾泻火、调理冲任。

【方药】　复方仙麦汤（笔者经验方）。淫羊藿 10g，淮小麦 30g，生地黄 15g，当归 10g，珍珠母 30g（先煎），巴戟天 10g，黄柏 10g，知母 10g，香附 6g，白蒺藜 15g，赤芍 15g。

【成药】　更年安：有滋阴清热的作用。每次 5～7 片，每日 3 次，口服。

6. 气虚阳亢型

【主证】　青年高血压症见头晕头昏，烦躁不安，神疲乏力，失眠多梦，情绪不佳，纳食不香，舌淡或淡暗，苔薄白，脉细或细弱。多见于青年初发高血压。

【治法】　益气补肝，清热潜阳。

【方药】　复方黄龙汤（作者经验方）。生黄芪 30g，黄芩 15 克，地龙 30 克，葛根 30g，钩藤 30g（后下），珍珠母 30g（先煎），夏枯草 15g，生山楂 15g，生甘草 6g。

三、辨病治疗学

（一）老年期高血压

1. 证候及病机特点

（1）虚实夹杂：衷敬柏等的临床调查证实 45 岁以上高血压患者常表现为虚实夹杂。实证主要表现为阳亢、气滞、血瘀，其中血瘀的检出率最高；从气血阴阳虚损的表现来看，无并发症的中老年患者阴虚的检出率略高于气虚、血虚和阳虚，但均未超过 40%，说明阴阳气血的虚损并不突出；从五脏虚证表现来看，检出率由高到低在男性依次为肾、心、肝虚，女性为肝、心、肾虚，而且多数超过 50%。因肝主血，肾藏精，肝肾精血同源，"女子以肝为先天，男子以肾为先天"，随着年龄的增长，肝肾之气会发生自然衰退，特别是肝肾阴血先亏，导致阴阳失调，阴虚阳亢，进而发生高血压[39]。

（2）多瘀多虚：近年来的研究表明，健康老年人存在多虚多瘀的特点，虚证则以肾虚多见[40]。对老年高血压患者的血瘀证临床特征与心脏事件的关系调查也证实，合并心脏事件的老年高血压患者更多会出现血瘀证，目前尚不能确定两者是何种关系[41]。

（3）脾虚湿阻：也有学者认为老年高血压的发

生也与脾胃功能失调有关。因脾居中州，通连上下，为阴阳气血化生之源、脏腑气机升降的枢纽，一旦脾气虚弱，升降失常，则脾的运化直接受到影响，从而导致气血亏虚或水液代谢失调而致浊邪停聚、清阳不升、浊阴不降，最终形成老年高血压[42]。

2. 治疗要点 由于老年高血压以虚为主，虚实夹杂，尤其是肝肾精血不足及脾虚湿阻，因此治疗上以补益肝肾、活血化瘀或益气健脾化浊为主要治法。

补益肝肾的药物主要有桑寄生、淫羊藿、女贞子[43]、枸杞子、生杜仲、牛膝、肉苁蓉、菟丝子、鹿角胶、生地黄等[44]、龟板、何首乌，通过补益肝肾常能较满意地缓解虚证的症状，或稳定地降低血压，而平肝泻火类方药如牛黄降压丸，常因不契合病机，症状疗效常不如补益肝脾肾的药物好[45]。

动物实验证明补肝肾类药物与其他药物组成的复方药物不仅可以降低自发性高血压大鼠的血压，提高单核巨噬细胞的吞噬能力及心肌耐缺氧能力[43]，还能够增加脑血流量及降低脑血管阻力[46]。

临床上以补肾为主的复方药物治疗老年高血压亦取得了较好的疗效，如长生降压液[40]（由枸杞、杜仲、生地黄、肉苁蓉、牛膝等中药组成）及抗衰老复方还精煎（由菟丝子、女贞子、桑葚子、生地黄、熟地黄、何首乌、锁阳、菊花等18味中药组成）。

（二）中青年高血压

中青年高血压患者多数起病伊始，病程不长，临床表现以肝郁化火、火热上冲为多见，肝阳上亢亦不少见，在治疗上多宜选用清肝泻火、平肝潜阳的复方，如龙胆泻肝汤、镇肝熄风汤、羚角钩藤汤等。张文高在临床中观察发现[47]，青年高血压门诊就诊人数有增加趋势，临床以气虚阳亢居多，以益气清肝，重用生黄芪配黄芩，取得了较好的临床效果。

（三）妊娠期高血压

妊娠期高血压疾病严重危害妊娠女性及胎儿的健康与安全，早期预防、早期发现、早期治疗极为重要。妊娠期需要大量的阴血来供应胚胎，因

此其生理特点常是阴血不足，在发生妊娠期高血压疾病时也多为肝肾阴血亏损和肝阳上亢并见。钱祖琪等[48]利用妊娠中期平均动脉压和中医辨证来预测妊娠高血压综合征的发生，平均动脉压≥90mmHg且伴有肝肾阴虚者的妊娠期高血压疾病发生率在70%以上。对于预测阳性者给予杞菊地黄丸口服作为预防性用药，结果服中药组妊娠期高血压疾病的发生率明显低于服施尔康及空白对照组，且可推迟妊娠期高血压疾病的发病时间，对母婴均无毒副作用。

（四）高血压与更年期综合征

更年期开始出现高血压者，临床上以女性患者更为多见，也有原先有高血压者在更年期前后血压波动幅度加大，用药控制难度加大，临床症状增多。其中出现最多的症状是情绪不稳定，烘热汗出，五心烦热，失眠胆怯。这些症状的发生与冲任两脉经气渐衰有关。治疗上应以调冲任，补肝肾，清虚火。临床上比较著名的方剂二仙汤，对于调理更年期的症状及控制血压有明显的疗效，加一贯煎疗效可能更好。

（五）高血压与左室肥厚

对于高血压合并左室肥厚（left ventricular hypertrophy，LVH），经典文献中尚无论述。临床调查发现，血瘀证常与心肌肥厚、心肌缺血等心脏事件并存[40]。亦有研究认为高血压合并左室肥厚多为血瘀证及痰浊证并存，因此推测病理基础在血瘀、痰浊两个方面，多数文献持此观点[49]。而老年高血压合并左室肥厚则与肾气亏虚有密切关系。中医药疗法在此方面取得一定进展，目前我国治疗LVH以活血化瘀、化痰泄浊[50]、补益肝肾[43]、益气养阴等法[45]，或一法为主，或多法并施组方用药，不拘一格[51]，通过减轻或逆转心室肥厚，可使心室舒张功能得到改善[52]。至于中医药防治高血压合并左室肥厚的机制目前尚不清楚[53]，或许与调节心血管内分泌物质如P物质、肾素、血管紧张素Ⅱ等的分泌有关[54]。

（六）高血压与冠状动脉、脑动脉硬化

冠状动脉与脑动脉都属于中等或小动脉，从其临床特点来看，实证表现以合并血瘀证者居多，有

调查认为老年心脑血管疾病者多数有血瘀或痰浊，或两者并存。衷敬柏等[41]的调查证实高血压合并心肌肥厚、心绞痛者的血瘀证检出率高于无心肌肥厚及心绞痛者。但又极少表现为单纯的血瘀证，而是与虚证特别是肝、肾、心的虚证并存，其中以肾气虚、心气虚为主。

（七）高血压与肾脏疾病

1. 高血压与肾损害　高血压最主要的受累器官是心、脑、肾，长期高血压可能导致肾动脉硬化，肾组织缺血，肾功能下降，早期症状不明显，或见小便清长、小便频数、夜间多尿等症状。尿液检查可见到蛋白尿，这在中医看来也是肾气不足、泌别失司所致。治疗以调补肾气为主，六味地黄汤是极好用的处方。在高血压晚期，出现肾衰竭症状如尿毒症，此时症状变化较多，既可以有肾阴虚、肝风内动，也可以表现为肾阳虚、水湿泛滥。以阴虚为主者可补肝肾，而平肝潜阳熄风，临床上有学者用镇肝熄风汤作为治疗措施之一，治疗高血压肾病伴氮质血症者 18 例，取得了一定的疗效，而且肾性贫血也得到了一定程度的改善[55]，何首乌也可用于兼有血瘀证的高血压病合并肾损害的治疗[56]；阳虚者宜温补脾肾之阳，化气利水，温脾汤比较适用于

此种情况的治疗。而以水湿泛滥、浊邪上逆为主者，可以改用温胆汤治疗。

2. 肾实质性高血压　主要病机是肺肾气虚和肝肾阴虚，同时有湿、痰、瘀、毒为患[57]，中医治疗以补肾活血利水为主，防己黄芪汤合六味地黄汤治疗有一定的疗效[58]，亦有以益气活血利水为主的治疗，但湿、痰、瘀、毒亦需兼治，其中以大黄、全瓜蒌、半夏、丹参、泽兰、黄连、蒲公英、地丁草多用。西苑医院名老中医方药中、时振声也经常使用参芪麦味地黄汤治疗肾功能不全，有较好的疗效。五苓散对实验性急性肾实质性高血压大鼠有降压作用。

第五节　常用具有降压作用的中草药

可用于高血压治疗的中草药很多[59, 60]，近年来研究证明，它们不仅能降低血压，还能明显改善症状，一般剂量无明显不良反应，多数中草药对血糖、血脂代谢无不良影响，有些中草药对预防或逆转高血压的脏器损害有一定作用，这也符合现代高血压治疗的目标（表 4-42-6）。

表 4-42-6　治疗高血压的植物药的主要化学成分、药理作用及其临床应用[▲]

原植物	主要成分	主要药理作用	临床应用
粉防己	汉防己甲素	1. 降低外周血管总阻力与降血压	1. 高血压
		2. 扩张冠脉与抗心肌缺血	2. 心绞痛
		3. 抗炎和抗过敏	3. 神经性疼痛
		4. 抗心律失常	
		5. 松弛平滑肌	
臭梧桐	臭梧桐甲素	1. 降低血压	1. 高血压
		2. 镇静与镇痛	2. 风湿病
黄芩	黄芩苷	1. 降低血压	1. 高血压
		2. 抑菌	2. 小儿上呼吸道感染
		3. 抗炎与免疫抑制	3. 急性菌痢
		4. 抗乙胆碱与儿茶酚胺作用	4. 病毒性肝炎
		5. 中枢镇静作用	
罗布麻	强心苷类、槲皮素等	1. 正性肌力与负性频率作用	1. 高血压
		2. 扩张血管与降压作用	2. 心力衰竭
		3. 利尿作用（与槲皮素有关）	3. 各种水肿
		4. 镇静作用	

续表

原植物	主要成分	主要药理作用	临床应用
杜仲	松脂醇双葡萄糖甙	1. 降血压与扩张血管 2. 利尿 3. 抗炎与调节免疫功能 4. 抑制子宫收缩 5. 降低血清胆固醇，减少胆固醇吸收 6. 镇静与镇痛	1. 高血压 2. 风湿性关节炎
野菊花	黄酮类	1. 抗菌与抗病毒 2. 抗炎和解热 3. 降血压 4. 抗血小板聚集与抗心肌缺血	1. 高血压 2. 各种感染包括呼吸道、皮肤、泌尿道感染 3. 冠心病与高脂血症 4. 湿疹与脂溢性皮炎
地龙	次黄嘌呤、蚯蚓素、蚯蚓毒素	1. 降血压 2. 解热 3. 镇静与抗惊厥 4. 抗组胺与平喘 5. 抗凝与抗血栓 6. 抗心律失常	1. 高血压 2. 慢性支气管炎、支气管哮喘、百日咳 3. 血栓性疾病
钩藤	钩藤碱、异钩藤碱等多种生物碱	1. 降血压 2. 钙拮抗剂样作用 3. 镇静与抗惊厥 4. 抗心律失常 5. 抑制血小板聚集与抗血栓形成	1. 高血压 2. 忧郁症
桑寄生与槲寄生	扁蓄甙、槲皮素、d-儿茶素、槲皮苷	1. 降血压与抗心肌缺血作用 2. 利尿 3. 抗菌及抗病毒	1. 冠心病心绞痛 2. 心律失常 3. 高血压（槲寄生酊）
牡丹皮	牡丹酚、牡丹酚原苷、芍药苷	1. 抑制炎症与降低毛细血管通透性 2. 抗血栓形成与抗动脉粥样硬化 3. 降血压 4. 抗心肌缺血 5. 抗心律失常 6. 镇静、催眠与抗惊厥 7. 其他：抗菌、利尿等	1. 高血压 2. 荨麻疹与皮肤瘙痒症 3. 原发性血小板减少性紫癜
黄连	黄连素（小檗碱）、黄连碱	1. 抗病原微生物 2. 抗炎 3. 中枢抑制 4. 对心脏的作用：正性肌力、负性频率，抑制房室传导 5. 抗心律失常 6. 降血压 7. 降血糖 8. 抑制血小板聚集 9. 血管平滑肌 α_1-受体阻滞	1. 心律失常 2. 高血压 3. 糖尿病 4. 细菌性感染 5. 焦虑症及失眠
大蓟	生物碱、挥发油	1. 止血 2. 降血压 3. 抗菌	1. 各种出血 2. 高血压 3. 肺结核 4. 蛇咬伤、烫伤

续表

原植物	主要成分	主要药理作用	临床应用
葛根	葛根素、黄豆苷等异黄酮类	1. 抗高血压 2. 抗心律失常 3. 抗心肌缺血与扩张血管 4. β-受体阻滞 5. 降血脂与降血糖	1. 冠心病心绞痛 2. 高血压 3. 心肌梗死 4. 心律失常 5. 血脂异常 6. 早期突发性耳聋 7. 感染性疾病
芹菜	芹菜素、芹菜苷等	1. 降血压 2. 中枢作用；镇静、安定、抗惊厥作用，保护脑细胞，增强学习记忆 3. 抑菌作用	1. 高血压 2. 乳糜尿 3. 高胆固醇血症
淫羊藿	淫羊藿苷、去氧甲基淫羊藿苷、木兰碱等	1. 增强衰竭心脏的心肌收缩力 2. 抗心肌缺血与心律失常 3. 降血压 4. 降血脂与降血糖 5. 增强体液与细胞免疫功能 6. 抗衰老 7. 雄激素样作用	1. 冠心病 2. 高血压（单用有效） 3. 慢性支气管炎 4. 阳萎 5. 病毒性心肌炎 6. 白细胞减少症
决明子	大黄酚、大黄素、芦荟大黄素等	1. 降血压（作用强于利血平） 2. 降血脂 3. 抗菌	1. 血脂异常 2. 高血压 3. 感染性疾病如化脓性乳腺炎、霉菌性阴道炎、结膜炎等
半边莲	生物碱（山梗菜碱为主要有效成分）	1. 利尿作用，伴有氯化物排泄量的增加 2. 降血压，机制可能为对血管运动中枢的抑制及神经节阻断。半边莲的降压成分与利尿成分并非同一物质 3. 其他：呼吸兴奋、利胆、催吐、抑菌	肾炎
山楂	山楂酸、绿原酸、熊果酸等有机酸及黄酮类，如槲皮素，胡萝卜素等	1. 降血脂 2. 增加冠脉血流量 3. 降血压、利尿 4. 抗氧化 5. 抗菌 6. 增强体液及细胞免疫功能	1. 血脂异常 2. 高血压 3. 冠心病心绞痛 4. 感染性疾病如肝炎、菌痢、肾盂肾炎、肠炎 5. 助消化
白蒺藜	莰菲醇、皂苷及生物碱等成分	1. 降血压 2. 抗心肌缺血 3. 促性腺激素样作用 4. 抗衰老及强壮作用	1. 冠心病 2. 高血压的头晕

▲参考以下文献：陈可冀. 心脏血管疾病研究——高血压病研究. 上海：上海科学技术出版社，1988：71-78. 王本祥. 现代中药药理学. 天津：天津科学技术出版社，1997. 吴葆杰. 中草药药理学——主要作用于心血管的药. 北京：人民卫生出版社，1983：61-127. 周金黄，王筠默. 中药药理学. 上海：上海科学技术出版社，1985. 郑虎占，董泽宏，佘清. 中药现代研究与应用. 北京：学苑出版社，1997。

临床用于治疗高血压的中草药简介如下。

1. 罗布麻叶 为夹竹桃科多年生草本植物罗布麻（*Apocynum venetum* L.[*Trachomitum venetum* (L.) Woodson，*Apocynum lancifolicum* Russan.]）的叶。味甘、苦，性微寒，归肝经。具有平肝清热的作用，用于肝阳亢或肝热型高血压，可单独服用，也可与夏枯草、钩藤、菊花同用。用量为10g/d。

【药理研究】 罗布麻叶有明显且稳定的降压

作用。灌胃后 2h 发生作用，持续 3 日。作用机制可能与其中枢抑制作用有关。黄酮可能为其主要作用成分。

【临床应用】 罗布麻叶有明显的降血压及改善症状的作用。现已经有成药复方罗布麻片在临床应用。

2. 臭梧桐 为马鞭草科落叶灌木或小乔木海州常山（*Clerodendron trichotomum* Thumb.）的叶及嫩枝，又名八角梧桐。味辛、苦、甘，性凉，归肝、脾经。适用于肝阳上亢型高血压，与夏枯草、菊花等配伍，用量 10～30g；单用研末吞服，每次 10g。入煎剂时须后下。

【药理研究】 臭梧桐的各种制剂及给药途径均有降血压作用，以水浸剂及煎剂降血压作用最强。静脉注射给药的降血压作用分为 2 个阶段：第一阶段降压作用于注射后立即发生，作用强而短，与直接扩张血管平滑肌和阻断自主神经节有关，可能还有反射机制参与；第二阶段降压作用多在注射后 30～45min 出现，作用温和而持久，其作用机制可能是通过中枢抑制而引起部分（内脏）血管的扩张导致降压，与某些内脏感受器也有关，而与直接扩张血管和阻断自主神经节的作用无关。与桑寄生、山楂、地龙合用，其降血压的作用强度和持续时间均有所增加。肌内注射及口服则仅见第二阶段降血压作用。此外，本品还有镇静作用。臭梧桐甲素可能为镇静降血压作用的主要成分。

【临床应用】 臭梧桐有缓和而持久的降血压作用，对减轻心悸、心痛、头晕、失眠等症状亦有效。一般在用药 4～5 周血压开始下降，然后用小剂量维持。

3. 杜仲 为杜仲科落叶乔木植物杜仲（*Eucommia ulmoides* Oliv.）的根皮。味甘，性温。归肝、肾经。有补肝肾、强筋骨及降血压的作用，较适用于肝肾两虚型高血压，症见头晕、耳鸣、腰酸、夜间多尿的患者，可与淫羊藿、制何首乌、桑寄生配伍。用量为 9～15g/d。

【药理研究】

（1）降压作用：杜仲有缓和而持久的降血压作用，对胆固醇性动脉粥样硬化的实验动物，降血压作用更为明显，以炒用效佳。降压机制可能为抑制血管运动中枢。降压的主要有效成分为松脂醇-二-β-D-葡糖苷。

（2）增强机体免疫功能：杜仲增强免疫功能，提高机体的耐力及抗缺氧能力。

【临床应用】 杜仲对高血压早期的疗效较好，在明显改善自觉症状的同时，血压也有所降低；对重症患者疗效较差，不能遏制其发展。临床应用杜仲皮和杜仲叶制成的片剂治疗高血压，一般服药 11 日即达到降血压的有效标准，显效时间约在第 18 日。杜仲叶的降压总有效率和杜仲皮相似，分别为 78.7% 和 76.4%[61]。

4. 野菊花 为菊科多年生草本植物野菊（*Chrsanthemum indiciea* L.）的干燥头状花序。味苦、辛，性微寒，归肺、肝经。功能为清热解毒、平肝。用于肝热型高血压者。用量为 10～30g/d。

【药理研究】 野菊花对正常犬及肾性高血压犬均有降血压作用，还可改善冠状循环，防治实验性心肌缺血（梗死）。其降压机制主要是通过抑制交感神经中枢、血管运动中枢，扩张外周血管，对抗肾上腺素起作用。

【临床应用】 单以野菊花制成流浸膏治疗高血压病的临床疗效达 68.57%。对各级高血压均有一定的降压效应，并可使失眠、头胀、头痛、眩晕等症状有所改善。

5. 地龙 为巨蚓科环节动物参环毛蚓（*Pheretima asiatiea* Michaelsen）和缟蚯蚓（*Allolbophora caliginosa* Trapezoides）的全体，又名蚯蚓。味咸，性寒，归肝、脾、膀胱经。功能为清热息风，平喘，通络，利尿。适用于治疗肝阳上亢型高血压。用量为 10～30g/d。

【药理研究】 地龙具有缓慢而持久的降血压作用，但有的地龙制剂降血压作用急剧，甚至导致动物死亡。在各类制剂中，以低温水浸出液作用最强，高温可使其降压作用减弱。地龙的降压原理据推测是作用于脊髓以上的中枢神经系统，或通过某些内脏感受器反射地影响中枢，引起部分内脏血管扩张，血压下降。此外，地龙还有镇静、抗惊厥及抗组胺等作用。其降血压成分为次黄嘌呤及地龙 B₁。

【临床应用】 单用地龙酊剂治疗高血压的总有效率达 75.90%。未发现急性耐受现象。地龙素（lumbritin）有溶血作用，注射剂也可引起过敏反应，应用时要注意观察。

6. 钩藤 为茜草科常绿木质藤本植物钩藤 [*Umaria rhynchophylla*（Mig.）Jacks.]及其同属多种

植物的带钩茎枝。味甘，性寒，归肝、心包经。功能为熄风止痉，清热平肝。常用于高血压而见有肝热或肝阳上亢之证者。用量为 10～30g/d，宜后下，以免其降压作用降低。钩藤总碱的用量为 30～60mg/d，口服。

【药理研究】 对麻醉动物或高血压动物，钩藤各种制剂及不同给药方法均有降压作用，且无快速耐受现象。在麻醉猫急性降压实验中，静脉注射钩藤煎剂、总碱、钩藤碱后，血压呈三相变化，先降压，随之快速回升，然后又持久下降。在慢性降压实验中，各种钩藤制剂均可使肾性高血压和条件反射型高血压大鼠的血压温和而持久地下降。其降压机制一般认为是由于抑制血管运动中枢，直接扩张末梢血管；抑制神经节，具有交感神经阻滞作用；以及抑制神经末梢递质的释放。主要降压成分为钩藤碱。此外，钩藤还有镇静、抗惊厥及抗组胺作用。

【临床应用】 钩藤对 1 级和 2 级高血压有降压作用，对 3 级高血压也有一定疗效，它可以改善患者由高血压引起的头痛、眩晕等症状。钩藤总碱治疗高血压的总有效率为 74.70%～83.30%。其降压特点是作用缓慢、平稳且明显。病程越短，疗效越明显[62]。

7. 天麻 为兰科多年寄生草本植物天麻（*Gastrodia* elata Bl.）的块茎，又名赤箭、定风草。味甘，性平。归肝经。功能为熄风、平肝。可用于治疗各种证型高血压，特别适用于阴虚阳亢型高血压。用量为 5～15g/d。研末吞服，每次为 1～1.5g。

【药理研究】 分别给大白鼠、家兔静脉注射天麻注射液，血压迅速下降，持续时间达 1～1.5h。天麻注射液还可降低外周阻力，对抗肾上腺素引起的血管收缩反应，增加脑血流量及冠状动脉血流量，减慢心率。降压的确切机制及降压有效成分仍未明确。

【临床应用】 天麻作为抗高血压药，主要用于复方中，对阴虚阳亢型高血压患者的头痛、头晕等症状有改善作用。

8. 桑寄生 为桑寄生科常绿小灌木，寄生于桑树及柿树上的寄生植物桑寄生 [*Loranthus parasiticus*（L.）Merr.]和槲寄生[*Viscum coloratum*（Komar）Nak.]的带叶茎枝。味苦，性平，归肝、肾经。功能为祛风湿、补肝肾、养血安胎。适用于高血压属肝肾不足者。用量为 10～30g/d。

【药理研究】 桑寄生能降低麻醉动物的血压。对中枢神经系统有一定镇静作用。降压机制初步认为是中枢性的，即由于中枢镇静作用，降低了交感神经及血管运动中枢的兴奋性；另有学者认为桑寄生作用于内感受器，可引起降压反射。此外，本品尚有扩张冠状动脉及利尿作用。主要降压成分不详，广寄生苷（avicularin）为有效降压成分之一。

【临床应用】 天麻钩藤饮对高血压的疗效已得到临床证实，桑寄生为其主要组成之一。但是，有学者应用 20%槲寄生酊剂治疗高血压患者 100 例，患者用药后自觉症状多有改善，但降压效果不明显。

9. 汉防己 为防己科多年生木质藤本植物粉防己（汉防己）（*Stephania tetrandra* S. Moore）的根。味苦、辛，性寒，归膀胱、肾、脾经。功能为祛风湿、止痛、利水消肿。用量为 5～15g/d。汉防己甲素：口服，每次 60mg，每日 3 次，静脉注射每次 60～90mg，每日 2 次。

【药理研究】 汉防己甲素（tetrandrine）[63]无论是口服还是注射给药均有降血压作用。静脉注射的降压作用急剧且持久，肌内注射及口服时降压作用缓慢，但亦持久。降压时对心肌收缩力有短暂的抑制。降压作用机制，既没有抑制心肌收缩力，也没有神经节阻断作用，而是对血管直接扩张及轻度抑制血管运动中枢或交感中枢。此外，本品还有扩张冠状动脉及消炎镇痛等作用。近年的研究证明汉防己甲素有钙拮抗作用。

【临床应用】 早在 1931 年就有学者发现汉防己（与通称的汉防己的原生植物不同）有降血压作用。之后有学者用汉防己甲素治疗各种高血压（包括高血压危象、急性高血压心力衰竭及脑出血），显效率达 52.59%。临床多以汉防己甲素单独使用，或加氢氯噻嗪。它没有利血平制剂所引起的头晕、鼻塞、心动过缓等副作用。汉防己甲素静脉注射时要注意注射速度，因推注可出现急性低血压而立即死亡。

10. 牡丹皮 为毛茛科多年生落叶小灌木植物牡丹（*Paeonia suffrucosa* Andr.）的干燥的根皮。味苦、辛，性微寒。归心、肝、肾经。功能为清热凉血、活血散瘀、泻相火。用量为 10～30g/d。

【药理研究】 牡丹皮水煎剂、丹皮酚及去丹皮酚的水煎剂，无论是麻醉动物（正常动物），还是不麻醉的高血压动物模型，都呈现降血压作用。进一步研究发现，丹皮酚降血压作用时间短暂，而去除丹皮酚的水煎液作用持久。丹皮酚尚有中枢镇静作用，降压机制不明。丹皮酚及水溶性糖苷类可能为降压的有效成分。

【临床应用】 本品单味煎剂治疗高血压有少量报道，但多是在辨证论治的基础上与其他药物组成复方应用。

11. 黄芩 为唇形科多年生草本植物黄芩（*Scutellaria baicalensis* George.）的干燥根。味苦，性寒。归肺、胆、胃、大肠经。功能为清热泻火、止血安胎。对肝火旺或肝热型高血压疗效较好。用量为 5～15g/d。

【药理研究】 黄芩对麻醉动物有降压作用。在慢性降压实验中，给慢性肾性高血压犬或神经性高血压犬分别口服浸剂、酊剂，均可使血压降低。一般认为，黄芩的降压原理是直接扩张血管。后来，国外报告横断动物第 7 颈椎后，再给予黄芩提取物静脉注射，则不出现降压作用，由此认为黄芩降压是中枢性的。亦有学者认为黄芩作用于血管感受器，可反射性地引起血压下降。黄芩苷（baicalin）可能为降压的有效成分。此外，本品还有镇静及利尿作用。

【临床应用】 古代有以小清空膏治疗少阳头痛、太阳头痛，单味黄芩研末服。可能与其镇静降压作用有关。用 20%黄芩酊每次 5～10ml，每日 3 次，有效率达 70%。除降压外，各种主要症状都明显改善或消失。西苑医院用从黄芩中提取的黄芩苷治疗高血压病，疗效尚好，但有少数患者有消化道副作用，表现为腹泻和肠鸣。

12. 黄连 为毛茛科多年生草本植物黄连（*Coptis chinensis* Franch.）、三角叶黄连（*Coptis deltoidea* C.Y. Cheng et Hsiao）或云连（*Coptis teetoides* C.Y.Cheng）的干燥根茎。味苦，性寒。功能为清热泻火。适用于心肝火旺或心肾不交的高血压者。用量为 1～10g/d。

【药理研究】 小檗碱对麻醉或不麻醉动物，无论静脉注射还是口服，均能引起血压下降，下降程度取决于剂量大小，但伴有心动过缓。它降压的持续时间较短，重复给药既无增强作用，也不产生耐受现象。降压机制是多方面的，主要是直接扩张血管。能增强乙酰胆碱的降压作用，已证明是抑制

胆碱酯酶活性所致，对毒蕈碱样受体也可能有直接兴奋作用，对交感神经系统有阻断作用。

【临床应用】 口服小檗碱对高血压有一定疗效。多于服药 1～2 日后血压开始下降，大多数患者在 2～3 日降至正常，自觉症状随之消失，对 1 级和 2 级高血压疗效较好。对伴有动脉硬化病例，只有舒张压下降，而收缩压无变化，随着舒张压下降，心绞痛症状可以缓解。

13. 肉桂 为樟科常绿乔木植物肉桂树（*Cinnamomum cassia* Presl）的树皮，又名官桂。味辛、甘，性大热。归肾、脾、心、肝经。功能为温中补阳，散寒止痛，补命门火，通血脉。用量为 1～5g/d，宜后下。

【药理研究】

（1）降压作用：早期研究证明肉桂能抑制蛙心，并扩张血管，对家兔心脏呈抑制作用，可使血压下降。但对不同的高血压动物模型作用不同，对肾上腺再生高血压有一定的治疗作用，这一类型类似于阳虚，而对于二肾一夹肾血管性高血压，肉桂可使血压升高，心脏指数变大，达正常血压组大鼠的 128%，左心室壁羟脯氨酸的浓度升高，这一模型类似于中医的阴虚证。

（2）对血管的作用：增加离体兔心灌流量，明显增加犬冠状动脉及脑血流量，血管阻力下降；外周循环实验表明，肉桂可使血压下降和外周血管阻力下降，其机制为对外周血管直接扩张作用，具有扩张血管作用的成分为桂皮醛（cinnamaldchyde）及肉桂酸钠（sodium cinnamate）。

【临床应用】 目前未见单用肉桂治疗高血压的临床报告，但对于阳虚为主者，表现为畏寒肢冷、舌淡胖、有齿痕、脉沉细或心肾不交的失眠可辨证选用。而阴虚者不宜使用。

14. 大蓟[64] 为菊科多年生宿根草本植物（*Cirsium japonicum* DC.）的根及全草。味甘、苦，性凉。归心、肝经。功能为凉血止血、消痈，对肝热型高血压疗效较好。用量为 10～15g/d。

【药理研究】 大蓟的多种制剂均能降低实验动物的血压，其中根水煎液和根碱液降压作用更显著，注射 30min 后，收缩压与舒张压分别较原血压水平降低 55%～60%，2～3h 后逐渐回升。

【临床应用】 给不同病期的高血压患者分别用大蓟根片及叶片治疗，总有效率分别为 86.1%及

50%，以 1 级和 2 级高血压疗效好。

15. 葛根[65] 为豆科多年生落叶藤本植物葛[*Pueraria lobata*（Willd.）Ohwl.]的根。味甘、辛，性凉。归脾、胃经。功能为发表解肌、升阳透疹、解热生津。现代用于治疗高血压及高血压脑病，对改善症状有较好的疗效。用量为 10～30g/d。

【药理研究】 葛根主要含黄酮类物质。药理作用包括：①改善冠状动脉循环及脑血循环。②减慢心率。③降血压，给麻醉犬及高血压犬静脉注射葛根黄酮，都呈现降压作用；其煎剂及醇浸剂给肾性高血压犬灌服，也有一定降压作用；100mg/kg葛根素能明显降低清醒自发性高血压大鼠（SHR）的血压，并减慢心率，同时使血浆肾素活性降低。

【临床应用】 以葛根片剂治疗伴有颈项强痛的高血压 222 例，无明显降压作用。对缓解症状有效，有效率达 78%～90%。而与其他药物组成复方，则对降压及缓解症状均有较好的疗效。

16. 芹菜 为伞形科植物芹案（*Apium graveolens* L.）的全草，又名药芹、香芹、旱芹。味甘、微辛，性凉。功能为凉血止血、去脑中风热、降压利尿。可用于高血压症见眩晕头痛、面红目赤者。

【药理研究】 芹菜对正常动物及高血压模型动物均有明显的降压作用，且无快速耐受现象，降压的机制可能与颈动脉窦化学感受器的反射及对抗肾上腺素作用有关，此外还有一定的扩血管及中枢抑制作用。降压的有效成分为芹菜素。

【临床应用】 酊剂或糖浆剂对高血压有效，可使血压降低，自觉症状减轻，睡眠良好，尿量增加。此外，与大枣合用，有降低血胆固醇的作用。

17. 党参 为桔梗科多年生草本植物党参[*Codonopsis pilosula*（Franch）Nannf.]的干燥根，又名潞党参。味甘，性平。归脾、肺经。功能为补中益气。对气虚型高血压有一定疗效。用量为 5～30g/d。

【药理研究】 党参水提液对离体蟾蜍心脏有抑制作用。党参浸出物及党参碱能使实验动物（家兔、猫、犬）的血压降低，但持续时间较短，无快速耐受性。降压有效成分可能为党参碱。此外，本品能升高血糖，兴奋中枢，对患有糖尿病及失眠者不利。

【临床应用】 不少个案及小样本病例报道称补中益气汤可治疗高血压（气虚型），而党参、黄芪为该复方的主要成分。临床应用发现党参用量过大（超过 60g 时），可致心前区不适。

18. 黄芪[66、67] 为豆科多年生草本植物黄芪[*Astragalus membranaceus*（Franch.）Bunge]和内蒙黄芪（*A. mongholicus* Bunge.）的干燥根，又名绵黄芪、口芪、棉芪。味甘，性微温。归脾、肺经。功能为补气升阳、利水消肿。适用于以气虚为主要表现的高血压。用量为 10～30g/d。

【药理研究】 黄芪可使实验动物（猫、犬、兔）的血压下降。特点是降压急速，持续时间短，并且无快速耐受性。有学者认为降压机制主要是直接扩张血管。此外，黄芪还有强心、利尿、增强免疫功能、增强代谢等药理作用。黄芪多糖对血糖具有双向调节作用，可使葡萄糖负荷后小鼠的血糖水平显著下降，对抗肾上腺素的升血糖反应及苯乙双胍所致的实验性低血糖反应，而对胰岛素性低血糖无明显的影响，此外黄芪多糖对实验性心肌缺血及心律失常有一定的保护作用。

【临床应用】 目前临床上尚无单用本品治疗高血压的报道。

19. 淫羊藿 为小檗科多年生草本植物淫羊藿（*Epimedium macranthum* Morr. et Decne.）和箭叶淫羊藿[*E. sagittatum*（S. et Z.）Maxim.]或心叶淫羊藿（*E. brevicornum* Maxim.）的全草。味辛，性温。归肝、肾经。功能为补肾壮阳、降血压。适用于阴阳两虚型和女性更年期高血压。用量为 10～30g/d。

【药理研究】 淫羊藿煎剂、醇浸剂及甲醇提取物对麻醉兔有明显而持久的降压作用，重复给药无快速耐受性。甲醇提取物可降低正常及肾性高血压大鼠的血压，增加冠状动脉血流量，对动物实验性心肌缺血有保护作用。降压作用与直接扩张血管及抑制血管运动中枢有关。另外，本品还有雄性激素样作用。

【临床应用】 上海中医学院对二仙汤治疗高血压进行系统研究，认为该方疗效可靠，尤其适用于冲任不调型高血压。

20. 半边莲 为桔梗科多年生蔓生草本植物半边莲（*Lobelia radicans* Tbunb.）的全草，又名腹水草、蛇疗草。本品味辛，微寒。归心、小肠、肺经。功能为利水消肿、清热解毒。可用于肾小球肾炎的治疗。用量为 9～15g/d，鲜草为 30～60g/d。

【药理研究】 经多年研究发现，半边莲含有多种生物碱，山梗菜碱为主要有效成分。半边莲制剂的主要药理作用如下。①利尿作用：伴有氯化物排泄量的增加。②降压作用：半边莲浸剂静脉注射，对实验犬有显著而持久的降压作用。机制可能为对血管运动中枢的抑制及神经节阻断。半边莲的降压成分与利尿成分并非同一物质。③其他作用：半边莲制剂有呼吸兴奋作用、利胆作用、催吐作用、抑菌作用。

【临床应用】 半边莲对肾炎水肿的利水消肿疗效优异。临床尚无用于治疗高血压的报道。

21. 茯苓、猪苓 茯苓为多孔菌科寄生植物茯苓[*Poria cocos*（Sehw.）Wolf]的菌核。味甘、淡，性平。归心、肺、脾、膀胱经。功能为利水渗湿、健脾补中、宁心安神。用量为 10～30g/d。

猪苓为多孔菌科寄生植物猪苓[*Grifola umbel lata*（Pers.）Pilat]的菌核。味甘、淡，性平。归肾、膀胱经。功能利水渗湿。用量为 10～30g/d。

【药理研究】 茯苓与猪苓无论是对动物还是对人均有明显的利尿作用，能促进钠、氯、钾等电解质的排出；两药均能降低血糖。茯苓还有镇静作用。

【临床应用】 茯苓和猪苓对各种水肿的疗效较好，均可作为治疗高血压中药复方的辅助药物。

22. 泽泻 为泽泻科多年生沼泽植物泽泻（*Alisma plantagoaouatica* L.var. orientale Sam.）的块茎。《神农本草经》称其"久服耳目聪明"，"不饥延年，轻身，面生光"。味甘、淡，性寒。归肾、膀胱经。功能为利水渗湿、泄热。用量为 10～30g/d。

【药理研究】 泽泻有明显的利尿作用，且能使血压降低；增加健康人尿量，增加尿素及氯化钠的排泄。此外，本品还有降血脂、抗脂肪肝及降血糖的作用。近年研究证明有抗实验性动脉粥样硬化作用，对高血压合并血脂异常及糖尿病的治疗，以及预防动脉粥样硬化的发生较为有利。

【临床应用】 临床尚无单用泽泻治疗高血压的报道。

23. 决明子[68] 为豆科植物决明（*Cassia obtuse folia* L.）及小决明（*Cassia tora* L.）的干燥成熟种子。味甘、苦、咸，性微寒，归肝、大肠经。功能为清热明目，润肠通便。用于目赤涩痛，羞明多泪，头痛眩晕，目暗不明，大便秘结。用量为 9～15g/d。

【药理研究】

（1）降血压作用：决明子的多种制剂对多种实验性高血压动物均有降低血压及利尿的作用，决明子可以使 SHR 大鼠的收缩压及舒张压明显降低，对心率和呼吸无明显影响。降压作用强度及持续时间明显强于利血平。决明子的降压作用与胆碱能神经外周 M₁ 受体有关。

（2）降血脂作用：决明子对多种实验性高脂血症动物模型均有降血脂作用，蒽醌糖苷是其主要的降脂成分之一。决明子的有效成分具有导泻作用，能减少肠道对胆固醇的吸收及增加排泄，并通过反馈调节低密度脂蛋白的代谢，降低血清胆固醇的水平，延缓和抑制动脉粥样硬化斑块的形成。

（3）其他作用：决明子具有抗菌、泻下、利尿[60]及保肝等方面的作用。

【临床应用】 决明子在临床上常单独制成制剂用于治疗血脂异常，复方用于治疗高血压，以肝火上炎或肝阳上亢型较为适宜。

24. 其他 以下药物经药理实验证明有降压作用，在临床上也常用于治疗高血压。

（1）清热药：夏枯草、山栀、龙胆草、青葙子、决明子、牛黄、地骨皮、知母、豨莶草。

（2）通下药：大黄、火麻仁。

（3）利水渗湿药：茵陈、玉米须、威灵仙、车前子。

（4）理气药：厚朴、木香。

（5）消导药：山楂。

（6）理血药（止血及活血祛瘀药）：槐花与槐米、三七、川芎、赤芍、红花、牛膝、益母草、毛冬青。

（7）平肝熄风药：羚羊角、决明子。

（8）其他：海带根、皮果衣、松叶。

（袁敬柏　陈可冀）

参 考 文 献

[1] 周文泉，于向东，崔玲，等. 部分高血压病患者证候和危险因素调查[J]. 中国中西医结合杂志，2002，22（6）：457-458.

[2] 郑勇强，杨晓琼，苏茹，等. 高血压患者中医辨证及中医病因探索. 辽宁中医杂志，2012，39（7）：1243-1245.

[3] 黄沁，孔燕莹，孙世宁，等. 1108 例高血压病患者中医体质类型与心血管危险因素分析[J]. 广州中医药大学学报，2015，4：598-602.

[4] 张莉，林吉祥，汪天英，等. 1021 例上海市某社区老年

高血压病患者中医体质类型分布研究[J]. 西部中医药，2020，12：65-68.

[5] 黎长虹，李国华，廖剑宏. 深圳市南山区 5685 例中医体质类型调查分析[J]. 江西医药，2017，2：170-174.

[6] 赵智强. 高血压前期与情志因素的相关性理论研究[D]. 济南：山东中医药大学，2017.

[7] 丁宏娟，左文英，薛薇，等. 高血压病常见中医体质饮食习惯与情志变化调查研究[J]. 辽宁中医药大学学报，2019，4：153-155.

[8] 郑贞，徐芳，周燕红，等. 天津市某农村高血压病居民中医情志症状调查[J]. 天津中医药，2012，4：392-394.

[9] 张娟. 情志（恐志）因素与早期高血压病内皮舒张功能障碍相关性研究[D]. 济南：山东中医药大学，2010：14-16.

[10] 王爽，衷敬柏. 13682 例高血压病证候要素及应证组合研究[C]. 北京：世界中医药学会联合会老年医学专业委员会成立大会暨第一届学术会议论文集，2008.

[11] 孙欣萍，辛莉，吴立旗，等. 500 例老年高血压病患者中医证素分布特点[J]. 中西医结合心脑血管病杂志，2013，11（11）：1301-1303.

[12] 王丽颖，李元，宇文亚，等. 基于因子分析探讨高血压病中医证候要素研究[J]. 中华中医药杂志，2013，28（12）：3520-3522.

[13] 叶艺玲，张昌浩，江明达. 周宁县老年高血压病的中医辨证分型调查[J]. 福建中医药，2005，36（1）：50-51.

[14] 范军铭，董永书，王守富. 1760 例高血压患者中医证候分布规律及构成模型研究[J]. 中华中医药杂志，2012，11（11）：2992-2995.

[15] 张骞，杨学信，李志明，等. 高血压病中医证型临床研究[J]. 陕西中医，2013，33（12）：1611-1613.

[16] 徐强，张秋月，王保和. 高血压中医证候特点的现代文献研究[J]. 世界中医药，2013，8（2）：125-126.

[17] 古炽明，丁有钦. 高血压病证候文献分析述评[J]. 中医药学刊，2003，21（7）：1156-1157.

[18] 胡嵘，周端. 高血压病中医证型的现代医学研究进展[J]. 江苏中医药，2004，25（7）：56-58.

[19] 王彤，张崇. 原发性高血压病脉图血流动力学与中医辨证关系研究[J]. 江西中医药，2002，28（7）：17.

[20] 张玉金. 高血压病辨证分型和血液流动力学与中医辨证关系研究[J]. 辽宁中医杂志，1999，25（11）：507.

[21] 张发荣. 高血压病气虚血瘀型特征探索[J]. 江苏中医，1999，18（9）：38.

[22] 梁东辉，张敏，李小敏，等. 高血压中医辨证分型与血脂水平关系的探讨[J]. 辽宁中医杂志，2002，23（4）：148.

[23] 潘仰中，蔡运昌，邓绍宜，等. 原发性高血压左心室舒张功能与中医辨证分型关系的研究[J]. 中国中西医结合杂志，2000，20（6）：436.

[24] 罗晓莉，陈炳旺，林求诚，等. 虚证原发性高血压患者左心室收缩功能变化的超声研究[J]. 中西医结合实用临床急救，2002，（2）：62.

[25] 王裕颐. 高血压病人 24 小时动态血压与中医证型关系的观察[J]. 中国医药学报，2001，（3）：28.

[26] 金益强，胡陆瑜，郭东红，等. 高血压肝阳上亢证的分子机制研究[J]. 中国中西医结合杂志，2000，20（2）：87.

[27] 李泓，卜秦利，胡埴. 原发性高血压肾素、血管紧张素、醛固酮及血浆心钠素与辨证分型的关系[J]. 中西医结合杂志，2001，1（5）：271.

[28] 王崇行. 气功防治心血管疾病[M]. 北京：华夏出版社，1990：29-66.

[29] 衷敬柏，郭润，涂人顺，等. 新疆乌鲁木齐：第三届全国中西医结合心血管病中青年论坛暨新疆中西医结合学会心血管专业委员会第二届学术研讨会论文汇编[C]. 2013.

[30] 范珏芬. 人体气功态时的生理效应概述[J]. 上海中医药杂志，1991，（12）：29.

[31] 李炜，皮德林，邢之华，等. 气功对肝阳上亢型高血压患者血浆心钠素及 P 物质的影响[J]. 气功，1992，13（2）：78-79.

[32] 朱广旗，吴远华，吴邦启，等. 针刺曲池和太冲对高血压病不同证型的疗效[J]. 浙江中西医结合杂志，2006，16（1）：4-6.

[33] 曹新，刘志诚，徐斌. 针灸治疗单纯性肥胖病并发高血压病 731 例疗效观察[J]. 天津中医药大学学报，2011，30（4）：207-211.

[34] 刘海华，王莹莹，高海波，等. 针灸治疗高血压病选穴规律文献研究[J]. 中医杂志，2014，55（12）：1055-1058.

[35] 李研，徐立光，邓莹莹，等. 针灸治疗高血压病的临床研究进展[J]. 长春中医学院学报，2006，22（2）：71-72.

[36] 徐立光，李研，邓莹莹，等. 推拿治疗高血压病的研究概况[J]. 长春中医学院学报，2006，22（1）：71-72.

[37] 魏承生，陈业孟，陶菊芬，等. 降压药帽治疗原发性高血压病 65 例[J]. 上海中医药杂志，1993，（9）：9-11.

[38] 夏滨洋. 外敷降压膏治疗慢性肾功能不全高血压 15 例[J]. 黑龙江中医药，1991，（5）：43-44.

[39] 衷敬柏，钱红宇，于英奇，等. 105 例中老年高血压病虚实分析-附 32 例疗效观察[J]. 陕西中医，1996，（3）：103-104.

[40] 卫明，陈可冀，周文泉. 长生降压液对中老年肾虚型高血压病及心肌肥厚影响的临床应用[J]. 中西医结合杂志，1990，10（10）：590-592.

[41] 衷敬柏，钱红宇，王阶，等. 老年高血压病血瘀证临床特征与心脏事件关系[J]. 北京中医，1993，（4）：20-22.

[42] 孙新英，相修平，李嘉庆. 定眩汤治疗老年高血压病 100 例[J]. 山东中医药大学学报，1998，22（3）：199.

[43] 郭伟星. 补肾益气法治疗高血压的研究[J]. 山东中医学院学报，1994，18（5）：304-310.

[44] 孙敏, 王增泮. 补肾填精法治疗肾虚型高血压病及心肌肥厚[J]. 山东中医学院学报, 1995, 19（2）: 124.

[45] 段学忠, 周次清. 益气养血活血法治疗老年高血压病的研究[J]. 山东中医药大学学报, 1997, 21（6）: 423-433.

[46] 孙伯扬, 黄丽娟, 曹若楠. 醒脑清眩片治疗中老年高血压病的临床及实验研究[J]. 中医杂志, 1995, 36（1）: 28-29.

[47] 张文高. 逍遥降压汤治疗高血压病 33 例近期疗效观察[J]. 山东中医学院学报, 1984, （1）: 23.

[48] 钱祖琪, 刘翠芳, 陈盛心, 等. 妊娠高血压综合征的预测与预防[J]. 中国西医结合杂志, 1991, 11（9）: 530.

[49] 于宁, 李庆东. 中医药治疗高血压左心室肥厚研究概况[J]. 中医药信息, 2006, 23（2）: 10-12.

[50] 严炳序, 肖雨, 汪玲, 等. 心肌康对左心室肥厚逆转作用的临床观察[J]. 中国中西医结合杂志, 1996, 16（9）: 533-536.

[51] 祝光礼, 魏丽萍. 中医药对原发性高血压靶器官损害保护的研究[J]. 浙江中西医结合杂志, 2005, 15（3）: 198-201.

[52] 冯培芳, 秦南屏, 乔樵, 等. 三七总皂甙改善高血压病左心室舒张功能的临床与实验研究[J]. 中国中西医结合杂志, 1997, 17（12）: 714-717.

[53] 蒋卫民, 唐蜀华. 高血压病左心室肥厚中医药研究进展[J]. 中国中西医结合杂志, 1998, 18（6）: 383-384.

[54] 严灿, 高敏, 邓中炎, 等. 高血压病左心室肥厚患者血浆 P 物质水平的变化及活血祛痰治法的影响[J]. 中国中西医结合杂志, 1998, 18（6）: 336-338.

[55] 张仙科, 赵正辉. 镇肝熄风汤治疗高血压肾病临床研究[J]. 中国中西医结合杂志, 1996, 16（6）: 333-335.

[56] 唐树德, 王宪衍, 王崇行, 等. 首乌治疗早期肾脏损害血瘀型高血压患者 28 例[J]. 中国中西医结合杂志, 1994, 14（5）: 302-303.

[57] 赵章华. 肾性高血压中医药研究进展[J]. 中医研究, 2006, 19（1）: 57-60.

[58] 陈孝伯, 蔡胜国, 徐凤励. 以防己地黄汤加减治疗肾实质高血压的临床观察[J]. 辽宁中医杂志, 1991, 18（9）: 24-26.

[59] 陈可冀. 高血压病研究[M]//陈可冀. 心脏血管疾病研究. 上海: 上海科学技出版社, 1988: 71-78.

[60] 吴葆杰. 主要作用于心血管的药[M]//吴葆杰. 中草药药理学. 北京: 人民卫生出版社, 1983: 61-127.

[61] 郑虎占, 董泽宏, 佘清. 中药现代研究与应用（2）[M]. 北京: 学苑出版社, 1997: 2347-2360.

[62] 林莲荣. 钩藤煎剂治疗高血压病的疗效观察[J]. 辽宁中医杂志, 1988, （2）: 32.

[63] 张鸿炼. 粉防己碱的药理与临床[J]. 中国医院药学杂志, 1988, 8（1）: 25.

[64] 屠锡德, 杨琦, 翁丽正, 等. 大蓟降压作用研究[J]. 中成药研究, 1982, （8）: 36.

[65] 宋雪鹏, 陈平平, 柴象枢. 葛根素对自发性高血压大鼠的降压作用及其对血浆肾素活性的影响[J]. 中国药理学报, 1988, 9（1）: 55.

[66] 李先荣, 康永, 程霞, 等. 注射用黄芪多糖药理作用研究-3. 对血糖及其肝糖原含量的影响[J]. 中成药, 1989, 11（9）: 32.

[67] 李先荣, 康永, 程霞, 等. 注射用黄芪多糖药理作用研究-4. 对心血管系统药理作用[J]. 中成药, 1989, 11（11）: 33.

[68] 华海清. 决明子的研究与临床应用[J]. 中国中药杂志, 1995, 20（9）: 564-567.

第四部分　相关疾病的处理

第43章

血脂异常

众所周知，血脂代谢异常与动脉粥样硬化性心血管疾病（atherosclerotic cardiovascular disease，ASCVD）危险性密切相关。经过一个多世纪对血脂、脂蛋白，以及动脉粥样硬化的研究，证实低密度脂蛋白胆固醇（LDL-C）增高是促进动脉粥样硬化的因素，高密度脂蛋白胆固醇（HDL-C）增高则是防止动脉粥样硬化的因素。在内皮功能受损的条件下，血 LDL-C 可透入内皮下层，经过氧化，进入巨噬细胞，使之变成泡沫细胞。泡沫细胞聚集成为脂质核心，是动脉粥样硬化的主要成分。脂质核心的增大和内部坏死标志斑块不稳定，斑块破裂出血导致血栓形成，则是急性冠脉综合征（acute coronary syndrome，ACS）的病理生理基础。

第一节　血脂合适水平及血脂异常的分类

一、血脂合适水平和异常切点

2016 年中国成人血脂异常防治指南修订委员会公布了《中国成人血脂异常防治指南（2016 年修订版）》，该指南基于多项对不同血脂水平的中国人群 ASCVD 发病危险的长期观察性研究结果，如不同血脂水平对研究人群 10 年和 20 年 ASCVD 累积发病危险的独立影响；也参考了国际范围内多部血脂相关指南对血脂成分合适水平的建议及其依据，提出了中国人群血脂合适水平和异常切点的建议（表 4-43-1）[1]。

表 4-43-1　中国 ASCVD 一级预防人群血脂合适水平和异常分层标准[mmol/L（mg/dl）]

分层	TC	LDL-C	HDL-C	非-HDL-C	TG
理想水平		<2.6（100）		<3.4（130）	
合适水平	<5.2（200）	<3.4（130）		<4.1（160）	<1.7（150）
边缘升高	≥5.2（200）且<6.2（240）	≥3.4（130）且<4.1（160）		≥4.1（160）且<4.9（160）	≥1.7（150）且<2.3（200）
升高	≥6.2（240）	≥4.1（160）		≥4.9（160）	≥2.3（200）
降低			<1.0（40）		

注：ASCVD. 动脉粥样硬化性心血管疾病；TC. 总胆固醇；LDL-C. 低密度脂蛋白胆固醇；HDL-C. 高密度脂蛋白胆固醇；TG：甘油三酯。

需要强调的是，这些血脂合适水平和异常切点主要适用于 ASCVD 一级预防的目标人群。对于具有多重 ASCVD 危险因素和（或）已经罹患 ASCVD 的人群，血脂控制水平要求更为严格。

二、血脂异常的临床分类

从使用角度出发，血脂异常的临床分类见表 4-43-2。

表 4-43-2　血脂异常的临床分类

分型	TC	TG	HDL-C	相当于 WHO 分型
高胆固醇血症	升高			Ⅱa
高 TG 血症		升高		Ⅳ、Ⅰ
混合型高脂血症	升高	升高		Ⅱb、Ⅲ、Ⅳ、Ⅴ
低 HDL-C 血症			降低	

注：TC. 总胆固醇；TG. 甘油三酯；HDL-C. 高密度脂蛋白胆固醇。

第二节　血脂异常治疗原则

一、以 ASCVD 危险程度决定治疗干预

个体发生 ASCVD 危险的高低不仅取决于胆固醇水平高低，还取决于同时存在的其他 ASCVD 危险因素的数目和水平。相同 LDL-C 水平个体，其他 ASCVD 危险因素数目和水平不同，ASCVD 总体发病危险可存在明显差异。更重要的是，ASCVD 总体危险并不是胆固醇水平和其他危险因素独立作用的简单叠加，而是胆固醇水平与多个危险因素复杂交互的共同结果，这导致同样的胆固醇水平可因存在其他危险因素而具有更大的危害。全面评价 ASCVD 总体危险是防治血脂异常的必要前提。评价 ASCVD 总体危险，不仅有助于确定血脂异常患者调脂治疗的决策，也有助于临床医生针对多重危险因素，制定个体化的综合治疗决策，从而最大程度地降低患者 ASCVD 总体危险。

在进行危险评估时，已诊断 ASCVD 患者直接列为极高危人群；符合如下条件之一者直接列为高危人群：①LDL-C≥4.9mmol/L（190mg/dl）；②年龄在 40 岁以上的糖尿病患者且 1.8mmol/L（70mg/dl）≤LDL-C<4.9mmol/L（190mg/dl）。符合上述条件的极高危和高危人群不需要按危险因素个数进行 ASCVD 危险分层。不符合上述情况的其他个体，需要结合性别、是否吸烟、是否合并高血压及具体 LDL-C 水平等因素计算 ASCVD 10 年发病平均危险，按<5%，5%～9%和≥10%分别定义为低危、中危和高危。

二、调脂治疗目标值

由于 LDL-C 是 ASCVD 的关键因素,因此国内外指南均强调降低血清 LDL-C 水平以防控 ASCVD 风险,所以推荐以 LDL-C 为调脂治疗主要干预靶点,而把非 HDL-C 作为次要干预靶点。

临床医生在过去的诊治规范中已经常规应用调脂治疗目标值作为临床实践指导,但是 2014 年国际血脂管理指南不推荐设定目标值[2],其理由是,尚无随机对照研究证据支持具体的血脂治疗目标值,也不知道何种血脂目标值能导致 ASCVD 危险最大幅度降低。但是《中国成人血脂异常防治指南(2016

年修订版)》结合中国人群临床、认知程度、社会因素等多个角度,提出中国人群的调脂治疗仍然需要设定目标值,且 2021 年《中国高血压患者血压血脂综合管理的专家共识》[3]和《2019 ESC/EAS 血脂异常的管理—脂质修饰降低心血管风险》[4]也设定了目标值(表 4-43-3)。其中 LDL-C 是首要干预靶点,非 HDL-C 作为次要治疗靶点。TG 对心血管事件的影响至今仍在探索中,除非 TG 严重升高(≥5.6mmol/L),为降低急性胰腺炎风险,可以首选降低 TG 药物。脂蛋白 a 水平与 ASCVD 发病具有一定相关性,但其能否作为 ASCVD 风险干预的靶点,尚待更多研究证实。

表 4-43-3 不同 ASCVD 危险人群 LDL-C 与非 HDL-C 治疗目标值

危险等级	LDL-C[mmol/L(mg/dl)]			非 HDL-C[mmol/L(mg/dl)]		
	中国成人血脂异常防治指南(2016 年修订版)	2021 年中国高血压患者血压血脂综合管理的专家共识	2019 ESC/EAS 血脂异常的管理—脂质修饰降低心血管风险	中国成人血脂异常防治指南(2016 年修订版)	2021 年中国高血压患者血压血脂综合管理的专家共识	2019 ESC/EAS 血脂异常的管理—脂质修饰降低心血管风险
低危	<3.4(130)	<3.4(130)	<3.0(<116)	<4.1(160)	<4.2(162)	
中危	<3.4(130)	<2.6(<100)	<2.6(<100)	<4.1(160)	<3.4(130)	<3.4(130)
高危	<2.6(100)	<1.8(70)	<1.8(<70)	<3.4(130)	<3.4(130)	<2.6(100)
极高危	<1.8(70)	<1.8(70)	<1.4(<55)	<2.6(100)	<2.6(100)	<2.2(85)
超高危		<1.4(<55),2 年内发生≥2 次心血管事件者<1.0(40)	2 年内发生≥2 次心血管事件者<1.0(40)		<2.2(85)	

总之,取消调脂目标值会严重影响患者服用调脂药的依从性。从调脂治疗获益的角度来说,长期坚持治疗最为重要。只有在设定调脂目标值后,医师才能更加准确地评价治疗方法的有效性,并能与患者有效交流,提高患者服用调脂药物的依从性。目前在我国取消调脂目标值没有证据和理由。如果 LDL-C 基线值较高,若现有调脂药物标准治疗 3 个月后,难以使 LDL-C 降至基本目标值,则可考虑将 LDL-C 至少降低 50%作为替代目标。临床上也有部分极高危患者 LDL-C 基线值已在基本目标值以内,这时可将其 LDL-C 从基线值降低 30%左右。

第三节 他汀类调脂药物在预防与治疗心血管疾病中的作用及进展

近 20 多年来,在血脂调节方面,从规模较小

的临床研究,到大型系列、多中心、随机、前瞻性的一级和二级预防临床试验,大量证据表明通过药物或非药物进行调脂治疗不但能预防动脉粥样硬化病变的形成,减缓动脉硬化的进展,如降低 ASCVD 的发病率、改变 ASCVD 的病程,而且能明显降低冠心病事件的发生率及冠心病患者的病死率。

一、动脉粥样硬化的一级预防

有关动脉粥样硬化一级预防调脂治疗的临床试验包括 WOSCOPS(west of scotland coronary-prevention study)和 AFCAPS/TexCAPS(airforce/texas coronary atherosclerosis prevention study)。WOSCOP 表明他汀类调脂药物治疗可降低高 LDL-C 患者发生冠心病、脑卒中和其他心血管事件的危险度。AFCAPS/TexCAPS 表明对于无冠心病而血浆胆固醇水平正常或轻度升高者,他汀类调脂药

物可以明显降低首次冠脉事件的发生率、致死性或非致死性心肌梗死及不稳定型心绞痛的发生率，以及心血管事件的死亡率。一级预防试验（如CARDS）也表明具备其他相关高危因素（如糖尿病合并一个心血管疾病危险因素）的患者应用他汀类调脂药物与安慰剂相比，能明显降低糖尿病患者心血管终点事件的发生率。亚临床动脉粥样硬化的成像技术，如高清晰度超声和磁共振显像使研究人员有可能记录动脉粥样硬化疾病（冠心病、脑卒中或周围血管疾病）产生临床症状前动脉系统的亚临床动脉粥样硬化病变，并进行一级预防的评估。笔者期望早日见到此类前瞻性研究的报道。

二、ASCVD 的二级预防及治疗

ASCVD 患者治疗血脂异常的重要性现在已经很明确。早期的 4S 和 CARE 临床试验提供了肯定的结果。同样普伐他汀缺血性疾病长期干预研究（long-term intervention with pravastatinin ischemic disease，LIPID）[5]作为一项长达 5 年，在澳大利亚和新西兰进行的，由 9014 例患者参加的随机、双盲、安慰剂对照试验进一步证实了这一点。该试验由于其有效性而提前结束，平均 6.1 年后总死亡率下降了 23%，总的冠心病死亡率同样有所下降，其结果也可以理解为每1000例患者接受药物治疗可以避免 35 次冠状动脉事件的发生。有趣的是，在早期试验中同样发现总的脑卒中发病率下降了19%。

2001 年公布的心脏保护研究（heart protection study，HPS）[6]结果与目前临床实践有差别，该研究历时 5 年，有 20 536 例患者参加，它观察了有心肌梗死病史、闭塞性动脉疾病或糖尿病的低胆固醇水平患者（同样包括了老年女性）的总死亡率和死因。结果发现每日服用辛伐他汀 40mg 确实降低了心肌梗死、脑卒中和血运重建的危险度，相当于每1000 例心肌梗死患者减少 100 次此类主要心血管事件的发生，其他冠心病患者和外周血管疾病患者分别减少 80 次和 70 次。该结论与胆固醇水平、年龄、性别及其他治疗无关。

2005 年 3 月公布的新目标研究（treatment to new target，TNT）[7]再一次验证了更加强化降脂治疗对改善冠心病高危患者长期预后的重要价值，与阿托伐他汀 10mg 相比，阿托伐他汀 80mg 能够使主要联合终点（包括冠心病死亡、非致死性心肌梗死、心搏骤停及致死和非致死性脑卒中）减少 22%（$P < 0.0001$）；致死和非致死性脑卒中减少 25%（$P=0.02$）。

已经发现过低的 HDL-C 水平是冠心病发生的独立危险因子。许多他汀类调脂药物也能不同程度地提高 HDL-C 水平。如果发现 HDL-C 水平过低就需采取措施。如果戒烟、体育锻炼和调整饮食等行为疗法都无效时，可以考虑使用烟酸或吉非罗齐等以使 HDL-C 水平超过 45mg/dl。退伍军人管理局高密度脂蛋白胆固醇干预研究（the veteran's administration HDL intervention trial，VA-HIT）[8]为给药干预 HDL 提供了治疗依据。2531 名 HDL-C 水平低于 40mg/dl 但 LDL-C 水平正常的男性冠心病患者，每日随机服用安慰剂或吉非罗齐 1200mg，平均随访 5.1 年，吉非罗齐治疗组发生冠心病、致死或非致死性心肌梗死等联合终点的相对危险明显降低 22%。有趣的是，脑卒中作为次要终点的发病率经积极治疗后也有所降低。因此，有必要提高冠心病患者的 HDL-C 水平。

三、急性冠脉综合征的调脂治疗

稳定动脉粥样斑块是 ACS 急性期治疗和二级预防的策略之一。促进动脉粥样斑块稳定的基础是降低 LDL-C 水平，低 LDL-C 水平不仅减少从血循环进入内膜的 LDL-C 的量，还能减少粥样斑块本身的体积。当胆固醇酯类转化为胆固醇结晶后拉伸强度有所增加。与此相符的是，引起内膜和粥样斑块内炎性反应、多种致动脉粥样硬化细胞因子及免疫反应物减少，内皮功能障碍获得改善，内膜中氧化应激程度也减轻。人们关心的是 ACS 急性期应用他汀类调脂药物是否能长期降低心血管事件的发生率。

积极降脂治疗减少心肌缺血事件研究（myocardial ischemia reduction with aggressive cholesterol lowing，MIRACL）[9]是他汀类调脂药物治疗 ACS 的第一个大规模的随机、双盲、安慰剂对照临床试验研究。其结果表明，阿托伐他汀积极降脂治疗可使 ACS 患者的主要联合终点（死亡、非致性心肌梗死、心肺复苏或再次发作心绞痛并有客观证据需要住院治疗）发生的危险性降低 16%，有明显的统计学意义。

2004 年发表的普伐他汀或阿托伐他汀评估和抗炎治疗研究（PROVE-IT）[10]纳入 4162 例 ACS 患者，进一步证实更加强化的降脂治疗阿托伐他汀 80mg 与标准降脂治疗普伐他汀 40mg 相比，治疗 2 年后，前者 LDL-C 中位数降至 1.6mmol/L，后者降至 2.46mmol/L；与此同时，更加强化的降脂治疗可进一步使主要心血管事件和死亡发生率降低 16%（$P<0.005$）；而且，累积事件曲线从治疗 30 日后就开始分离；同时，复发不稳定型心绞痛及需要冠状动脉血运重建手术的病例数均明显减少；但心肌梗死、心血管原因死亡及所有原因死亡等冠心病转归终点事件的减少均无明显差异。

因此，对于因 ACS 住院的患者，入院后应立即或 24h 内进行血脂测定，并以此作为治疗的参考值。由于目前降低 LDL-C 的目标是在基线基础上再降低 30%～50%，并将 LDL-C 控制在<1.4mmol/L（<55mg/dl），接受他汀类调脂药物治疗 2 年内有复发的患者 LDL-C 应控制在<1.0mmol/L（<40mg/dl），同时他汀类调脂药物具有稳定斑块的作用，因此建议患者诊断 ACS 后即刻予以他汀类调脂药物，无须等待血脂检查的结果，但是否予以大剂量他汀调脂药物（如阿托伐他汀 40mg 以上）尚有不同意见。ACS 早期开始调脂治疗不仅可降低急性期病死率和改善心肌缺血，还可提高患者对调脂治疗的依从性。对于 ACS 患者，除强调早期进行积极的调脂治疗外，同时强调 ACS 患者和其他冠心病患者一样均需改变生活方式。

四、从高效降脂到斑块逆转

既往的大规模临床研究表明，现有的他汀类调脂药物只能阻止和延缓已出现的冠状动脉粥样硬化斑块的进展，无法从根本上逆转。因此，逆转或消退粥样硬化斑块似乎已成为他汀类调脂药物治疗时难以突破的"瓶颈"。

但是 2006 年 3 月 ACC 年会公布的 ASTEROID 研究[11]（瑞舒伐他汀治疗对血管内超声检查冠状动脉粥样硬化瘤的影响），第一次用确凿的证据证明强化降脂不仅能够阻止冠状动脉粥样硬化的进展，还能使冠状动脉粥样硬化病变发生逆转；该研究同时表明瑞舒伐他汀是第一个能达到这一目标的他汀类调脂药物，具有重要的临床意义。

ASTEROID 研究是一项为期 104 周、开放性、单组、盲终点研究，共纳入 507 例冠状动脉造影显示有冠心病证据的患者，其目的是研究瑞舒伐他汀的治疗效应。在研究开始时采用血管内超声技术测量目标血管中的斑块体积，治疗 2 年后重复测量并与基线值进行比较。在 349 例有可评价的血管内超声数据患者中，得到如下结果：瑞舒伐他汀治疗能使整个目标血管的粥样硬化瘤体积缩小 0.79%（$P<0.001$）；在靶血管病变最严重的 10mm 节段，瑞舒伐他汀治疗能使粥样硬化瘤体积缩小 9.1%（$P<0.001$）；在整个靶血管中，瑞舒伐他汀治疗能使粥样硬化瘤体积缩小 6.8%（$P<0.001$）；这些变化伴随有 LDL-C 水平降低 53%（$P<0.001$），HDL-C 水平升高 15%（$P<0.001$）；所有患者亚组，无论是男性还是女性，老年人还是年轻人，也无论以前的血脂水平如何，均可看到粥样硬化瘤体积明显缩小。ASTEROID 研究提示瑞舒伐他汀为从根本上预防心血管事件的发生提供了可能。

第四节 血脂异常的具体处理措施

血脂异常处理的重要性已被心血管科医师所熟知，同时也引起高血压科医师高度重视。强调在临床实践中严格依据美国国家胆固醇教育计划第三次报告（National Cholesterol Education Program Adult Treatment Panel Ⅲ, NCEPATPⅢ）[12]的原则，针对不同的人群，采取不同的治疗措施，做到个体化的治疗原则，最后达到理想的治疗目标。在临床中应注意以下几个问题。

一、降低 LDL-C 是调脂治疗的主要目标

多方面的研究（包括动物实验、实验室研究、流行病学及高胆固醇血症的有关基因研究）均表明，LDL-C 升高是 ASCVD 的主要原因。近年来，

多个大系列、多中心、随机双盲、前瞻性临床试验的结果一致显示降低 LDL-C 治疗能够降低冠心病的风险，因此 NCEP ATP Ⅲ 将降低 LDL-C 作为降低胆固醇治疗的靶目标。

决定是否进行降低 LDL-C 治疗的第一步是对患者进行风险状态评估。风险评估要求将 LDL-C 作为脂质分析的一部分进行检测并确定伴随的影响风险的决定因素。应对所有 20 岁及以上的成年人进行空腹脂质分析（包括 TC、LDL-C、HDL-C 和 TG），每 5 年 1 次。除 LDL-C 外，风险因素的决定因素还包括有无冠心病、其他动脉粥样硬化性疾病及 LDL-C 之外的重要危险因素（表 4-43-4）。根据这些危险决定因素，确定了低/中危、高危及极高危 3 种危险情况，临床可据此调整靶目标值及降低 LDL-C 的治疗方案（表 4-43-3）。

表 4-43-4　影响 LDL-C 水平的重要危险因素

年龄（男性≥45 岁，女性≥55 岁）
肥胖（体重指数≥28kg/m²）
吸烟
高血压（血压≥140/90mmHg 或正进行降压治疗）
低 HDL-C（<1.04mmol/L）
早发冠心病家族史（CHD 男性直系亲属<55 岁，女性直系亲属<65 岁）

注：CHD. 冠心病；HDL-C. 高密度脂蛋白胆固醇。

冠心病等危症包括：①有临床表现的其他类型的动脉粥样硬化性疾病（周围动脉性疾病、腹主动脉瘤及有症状的颈动脉疾病）；②糖尿病；③具有多种心血管疾病危险因素，10 年内发生冠心病的风险>20%。可根据 Framingham 危险积分评估冠心病 10 年风险（表 4-43-5）。

表 4-43-5　冠心病 10 年风险评估表（Framingham）

男性 10 年风险评估					
年龄（岁）	分数				
20～34	−9				
35～39	−4				
40～44	0				
45～49	3				
50～54	6				
55～59	8				
60～64	10				
65～69	11				
70～74	12				
75～79	13				
总胆固醇		年龄（岁）			
（mg/dl）	20～39	40～49	50～59	60～69	70～79
<160	0	0	0	0	0
160～199	4	3	2	1	0
200～239	7	5	3	1	0
240～279	9	6	4	2	1
≥280	11	8	5	3	1

女性 10 年风险评估					
年龄（岁）	分数				
20～34	−7				
35～39	−3				
40～44	0				
45～49	3				
50～54	6				
55～59	8				
60～64	10				
65～69	12				
70～74	14				
75～79	16				
总胆固醇		年龄（岁）			
（mg/dl）	20～39	40～49	50～59	60～69	70～79
<160	0	0	0	0	0
160～199	4	3	2	1	1
200～239	8	6	4	2	1
240～279	11	8	5	3	2
≥280	13	10	7	4	2

续表

男性 10 年风险评估						女性 10 年风险评估					
	年龄（岁）						年龄（岁）				
	20～39	40～49	50～59	60～69	70～79		20～39	40～49	50～59	60～69	70～79
不吸烟者	0	0	0	0	0	不吸烟者	0	0	0	0	0
吸烟者	8	5	3	1	1	吸烟者	9	7	4	2	1
HDL（mg/dl）	分数					HDL（mg/dl）	分数				
≥60	−1					≥60	−1				
50～59	0					50～59	0				
40～49	1					40～49	1				
<40						<40					
总分（分）	10 年风险（%）					总分（分）	10 年风险（%）				
<0	<1					<9	<1				
0	1					9	1				
1	1					10	1				
2	1					11	1				
3	1					12	1				
4	1					13	2				
5	2					14	2				
6	2					15	3				
7	3					16	4				
8	4					17	5				
9	5					18	6				
10	6					19	8				
11	8					20	11				
12	10					21	14				
13	12					22	17				
14	16					23	22				
15	20					24	27				
16	25					≥25	≥30				
≥17	≥30										

注：1mg/dl=0.026mmol/L。

自从 2001 年 NCEPATPⅢ指南发布后，公布了许多应用他汀类调脂药物治疗的大型临床试验，如心脏保护研究（the heart protection study，HPS）、老年高危患者普伐他汀前瞻性研究（prospective study of pravastatin in the elderly at risk，PROSPER）、抗高血压降脂治疗预防心脏病发作试验-降脂分支试验（antihypertensive and lipid lowering treatment to prevent heart at tack trial-lipid-lowering trial，ALLHAT-LLT）、盎格鲁-斯堪的纳维亚心脏终点试验-降脂分支试验（Anglo-Scandinavian cardiac outcomes trial-lipid lowering arm，ASCOT-LLA）、普伐他汀或阿托伐他汀评估和抗炎治疗（pravastatino-ratorvastatine valuation and infection therapy，PROVE-IT）等，上述研究不同程度地进一步证实他汀类调脂药物降脂的疗效及在高危患者中强化降脂治疗的益处。因而于 2004 年公布了新修订的 NCEP-ATPⅢ指南[13]，该指南明确指出，对胆固醇进行干预，治疗性生活方式改善仍然是临床处理的基础，并建议对高危患者进行强化降脂治疗。

其中高危患者是否可从强化的 LDL-C 靶标（<1.8mmol/L）中获益需要临床评价来判定，目前认为极高危者可能为合适的人群，这类人群是指在确诊为冠心病或其他动脉粥样硬化性心血管疾病的基础上：①ACS 患者；②合并多个危险因素（如糖尿病）；③存在严重的和控制不良的危险因素（如吸烟）；④代谢综合征（高 TG，低 HDL-C）。

《中国成人血脂异常防治指南（2016 年修订版）》根据 ASCVD 10 年发病危险，制定了更加定量的ASCVD 发病危险分层彩图作为危险分层的参考。

二、升高 HDL-C 是调脂治疗的重要目标

流行病学研究已充分证实 HDL-C 降低与冠心病密切相关，被认为是心血管疾病发生和发展过程中的重要危险因素之一，更是冠脉疾病的重要独立危险因素。

HDL-C 具有抗动脉粥样硬化的作用，一方面，HDL-C 水平与冠心病的危险性之间呈持续性的反比关系，独立于 LDL-C 及极低密度脂蛋白胆固醇（very low-density lipoprotein cholesterol，VLDL-C）水平，亦独立于冠心病的非血脂性因素，据统计，HDL-C 每增加 1mg/dl，男性冠心病的危险减少 2%，女性减少 3%，并且伴随的心血管疾病病死率也明显下降，男性下降 3.7%，女性下降 4.7%，升高HDL-C 对降低心血管疾病风险的作用独立于LDL-C；另一方面，降低 LDL-C，升高 HDL-C，使 LDL-C/HDL-C 达到目标值较单纯 LDL-C 或HDL-C 达标更重要。因此，近年来 HDL-C 作为脂类代谢异常的治疗目标越来越受到临床医生的重视，NCEPATP Ⅲ 及欧洲相关指南都一致强调：HDL-C<1.0mmol/L（40mg/dl）是重要、独立的心血管疾病预测因素。

大多数冠心病患者的血 TC 或 LDL-C 水平均无明显升高，而低水平 HDL-C 通常是主要的血脂异常，这给制定调脂治疗的主要目标带来困惑。VA-HIT[6]研究用吉非罗齐治疗 HDL-C 水平低下而LDL-C 正常的冠心病患者。1 年后，治疗组 TC 水平降低 2.8%，LDL-C 不变，TG 降低 24.5%，HDL-C增加 7.5%。治疗组冠心病死亡、非致死性急性心肌梗死联合终点减少 22%。试验证明，冠心病患者在未降低 LDL-C 的情况下，升高 HDL-C 同样有明显的临床效益。

低 HDL-C 常同时伴有高 TG 血症和小而密LDL，称为致动脉粥样硬化脂蛋白谱（atherogenic lipoprotein profile，ALP）。ALP 常与糖代谢异常、餐后高脂血症、高血压、向心性肥胖、炎症反应和血栓形成趋势在内的代谢综合征密切相关。由于危险因素比较集中，ALP 是冠脉病变进展加快的标志，高危人群中常会出现 ALP。因此在冠心病二级预防中，降低 LDL-C 的同时应全面改善 ALP。

三、降低 LDL-C 治疗的一级预防

一级预防的目的不仅是要降低近期风险（≤10年），还要降低远期风险（>10 年）。一级预防中LDL-C 的目标值取决于个人患冠心病的绝对风险（即近期或远期发生冠心病事件的可能性）。风险越大，LDL-C 的目标值就越低。治疗性生活方式改变（therapeutic lifestyle change，TLC）是一级预防的基础，包括：①减少饱和脂肪酸（<总热量的 7%）和胆固醇（<200g/d）的摄入；②增加体力活动；③控制体重；④增加能降低 LDL-C 的膳食成分如植物固醇、可溶性纤维素等；⑤采取针对其他心血管疾病危险因素的措施，如戒烟、限盐、降压等。无论如何，某些因 LDL-C 较高、极高或因多种危险因素而处于高风险状态的人群要加强预防，必须使用降低 LDL-C 的药物。近期临床试验也显示，降低 LDL-C 的药物能够减少短期主要冠脉事件和冠心病的死亡。

四、降低 LDL-C 治疗的二级预防

2001 年的 NCEP ATP Ⅲ 特别指出 LDL-C 水平<2.6mmol/L（100mg/dl）是冠心病二级预防的治疗靶目标，该目标同样适用于具有冠心病等危症的患者，2004 年新版 NCEP ATP Ⅲ 指南表明该值在极高危患者中又有所降低（<1.8mmol/L）。2 种降低 LDL-C的主要方法为 TLC 和药物治疗。TLC 和药物治疗的LDL-C 值见表 4-43-6。

1. 冠心病或冠心病等危症人群（相当于《中国成人血脂异常防治指南》中极高危人群）　在确诊

为冠心病或其他动脉粥样硬化性心血管疾病的基础上存在：①ACS 患者；②合并多个危险因素（如

糖尿病）；③存在严重和控制不良的危险因素（如吸烟）；④代谢综合征（高 TG、低 HDL-C）。

表 4-43-6　不同危险组 LDL-C 目标值，以及需要 TLC 和药物治疗的 LDL-C 水平

	LDL-C 目标值（mmol/L）	需要 TLC 的 LDL-C 水平（mmol/L）	考虑药物治疗的 LDL-C 水平（mmol/L）
CHD 或 CHD 等危症（10 年风险>20%）	<2.6（可选目标：<1.8mmol/L）	≥2.6	≥2.6（<2.6mmol/L 可考虑药物选择）
2 个以上危险因素（10 年风险 10%～20%）	<3.4（可选目标：<2.6mmol/L）	≥3.4	≥3.4（2.6～3.4mmol/L 可考虑药物治疗）
2 个以上危险因素（10 年风险<10%）	<3.4	≥3.4	≥4.1
0～1 个危险因素	<4.1	≥4.1	≥5.0（4.1～5.0mmol/L 可考虑药物治疗）

注：LDL-C. 低密度脂蛋白胆固醇；TLC. 生活方式改变；CHD. 冠心病。

2. 2 个以上危险因素（相当于《中国成人血脂异常防治指南》中高危人群）　存在 2 个严重和控制不良的危险因素（如吸烟）或代谢综合征（高 TG，低 HDL-C）。

3. 0～1 个危险因素　几乎所有存在 0～1 个危险因素的患者 10 年危险<10%，因此存在 0～1 个危险因素的患者没有必要进行 10 年风险评估。

具体说明如下。

（1）治疗性 TLC 仍是必不可少的重要措施。TLC 通过几种降低 LDL 以外的机制发挥降低心血管危险的潜在作用。

（2）建议高危患者降低 LDL-C 的目标为<2.6mmol/L，但是按现有的临床试验结果，LDL-C<1.8mmol/L（或<2.07mmol/L）是可供选用的目标，尤其是对于极高危患者；若 LDL-C≥2.6mmol/L，在进行 TLC 同时，宜服用一种降 LDL-C 药物；若基线 LDL-C<2.6mmol/L，按现有的临床试验证据可开始降 LDL-C 药物治疗，使 LDL-C 降至<1.8mmol/L，这并非强制性的；若高危者伴高 TG 或低 HDL-C，可考虑贝特类或烟酸与降 LDL-C 药物合用；若 TG≥2.2mmol/L，非 HDL-C 成为第二治疗靶标，治疗目标比 LDL-C 治疗目标高 0.8mmol/L。

（3）对于中度高危患者（存在 2 个或 2 个以上危险因素，10 年危险 10%～20%，相当于《中国成人血脂异常防治指南》中高危人群），建议降低 LDL-C 的目标为<3.4mmol/L，但是按现有临床试验证据，LDL-C<2.6mmol/L 为可选择的目标。若基线或生活方式改变下的 LDL-C 水平在 2.6～3.4mmol/L，按现有临床试验证据，可以应用降 LDL-C 药物治疗，使 LDL-C 降至<2.6mmol/L，但这并非强制性的。

（4）凡有生活方式相关危险因素（肥胖、体力活动少、高 TG、低 HDL-C 或代谢综合征）的高危或中度高危者，无论 LDL-C 水平高低，均需进行 TLC 以改善这些危险因素。

（5）高危或中度高危患者接受降低 LDL-C 药物治疗时，建议治疗强度应使 LDL-C 至少降低 30%～40%。

（6）最近几项临床试验未对低危患者的治疗目标和切点作出修订。

五、调脂药物的应用

（一）HMG-CoA 还原酶抑制剂

1. 作用机制　HMG-CoA 还原酶抑制剂有着共同的降低胆固醇的作用机制，由于其化合物的分子结构中的部分侧链 β、δ 二羟基戊酸与胆固醇合成过程中限速酶 HMG-CoA 还原酶的天然底物 HMG-CoA 结构十分相似，因此 HMG-CoM 还原酶抑制剂成为酶的竞争性抑制剂，从而抑制体内胆固醇的生物合成，细胞内胆固醇含量减少又可刺激细胞表面 LDL 受体合成增加，促进 LDL、VLDL-C 和 VLDL 残粒通过受体途径代谢，降低血 LDL-C 的含量。他汀类调脂药物调脂效果大致的范围为 LDL-C 降低 18%～55%，HDL-C 降低 5%～15%，TG 降低 7%～30%。

2. 不良反应　他汀类调脂药物口服后有类似的体内过程，吸收都迅速，对肝有高度的选择性，首次效应在肝发挥，只有 5% 的活性化合物达到体循环。因为人体胆固醇主要在肝合成，所以药物降低胆固醇的作用十分明显，对其他脏器的不良反应较少。有不到 2% 的个体在用药过程中出现不良反应。0.5% 的患者出现肝转氨酶升高。若转氨酶升高至正常上限 4 倍时应停药。他汀类调脂药物引起肌病或造成肌酸磷酸肌酶（creatine phosphate kinase，CPK）升高 10 倍以上很少见。需要注意的是，在我国人群中，他汀类调脂药物最大允许使用剂量的获益递增及安全性尚未确定。HPS2-THRIVE 研究表明，采用完全相同的他汀类调脂药物和剂量，我国人群较欧洲人群可以达到更低的 LDL-C 水平[14]。

3. 常用药物　洛伐他汀 20～80mg、普伐他汀 20～40mg、辛伐他汀 20～80mg、氟伐他汀 20～80mg、阿托伐他汀 10～80mg。

（二）烟酸类药物

1. 作用机制　烟酸类药物可以降低 TC 和 TG，还可以明显升高 HDL-C（15%～40%），并且是调脂药物中唯一能降低脂蛋白 a 水平的药物，可使脂蛋白 a 水平下降 25%～30%。烟酸类药物是通过减少 VLDL、IDL 和 LDL-C 颗粒的生成，以及抑制脂肪组织中激素敏感性酯酶诱导的脂解和减少 TG 在肝中的脂化达到降脂作用，HDL-C 的增加可能与 ApoA-I 清除减少和 ApoA-II 生成增加有关。但是 2013 年 ACC 年会公布了 HPS2-THRIVE 研究结果，该研究是迄今最大规模的以烟酸类药物作为心脏保护剂的随机对照试验，不仅未能显示临床获益，反而发现存在多种严重副作用。烟酸类药物对于冠心病预防和保护的作用目前受到了较为严重的质疑。

2. 不良反应　小剂量（0.05～0.1g）烟酸类药物可引起皮肤发红和瘙痒，5%～10% 出现胃肠道症状，3%～10% 出现肝酶升高或尿酸升高，部分患者可出现空腹血糖升高和糖耐量异常，罕见视力模糊和黄斑水肿。随着剂量增加，不良反应增加。应用缓释剂时更易导致肝酶升高。泼尼松与烟酸类药物有配伍禁忌，合用可导致临床糖尿病。烟酸类药物绝对禁忌证为慢性肝病和严重痛风，相对禁忌为溃疡病、肝毒性病和高尿酸血症。

3. 常用药物　结晶烟酸片剂有 0.1g 和 0.5g 2 种剂型，缓释剂有 0.125g、0.25g 和 0.5g 3 种剂型，

一般最大剂量为 3g，3～4 次/日。

（三）贝特类药物

贝特类药物通过激活过氧化物酶增生体活化受体 α（PPARα）刺激脂蛋白脂酯（Lpl）apoA-I 和 apoA-II 基因的表达，以及抑制 apoC-III 基因的表达来增强 Lpl 的脂解活性，从而有利于去除血液循环中富含 TG 的脂蛋白，降低 TG 和提高 HDL-C 水平，促进胆固醇的逆向转运，并使 LDL 亚型由小而密颗粒向大而疏松颗粒转变。

1. 作用机制　发挥有效的脂解作用，使 VLDL 合成减少，VLDL 和 TG 分解增加，贝特类药物在降低 20%～50%TG 的同时可使 HDL-C 升高 10%～20%，CO 降低 6%～15%（降低 5%～20%）。

2. 不良反应　5%～10% 的患者可出现不良反应，如胃肠道症状、肝功能异常，过量时可引起肌炎。

3. 常用药物　包括利贝特、吉非罗齐、苯扎贝特、非诺贝特（力平之）等。贝特类药物适合于严重的高 TG 血症，也可用于冠心病的一级和二级预防。

（四）胆汁酸螯合剂（胆汁酸结合树脂类）

1. 作用机制　考来烯胺和考来替泊是四级铵盐的强碱性阴离子交换树脂，在肠道内与胆酸络合，使胆酸经肠道排出量增多，从而增加胆固醇排泄和降低肝内胆固醇浓度，增加 LDL-C 受体活性，从而加速 LDL-C 由血液进入肝细胞。

2. 不良反应　较多，胃肠道反应和吸收不良常见。另外，由于和一些药物在胃肠道内形成络合物，从而影响这些药物的吸收，常见的药物有地高辛、苯巴比妥、保泰松、甲状腺素、噻嗪类利尿剂、双香豆素类抗凝制剂等。

3. 常用药物　胆汁酸螯合剂类药物应在餐前服用，开始低剂量，每日 4～5g，1 周后，每日增加 4～5g），直至能耐受最大剂量（平均每日 3 次，每次 5～10g）。胆汁酸螯合剂类药物降低胆固醇的作用与剂量相关，一般剂量可使 LDL-C 降低 20%，但停药后则又升至给药前水平。胆汁酸螯合剂类药物对 TG 的影响较小。

（五）胆固醇吸收抑制剂（依折麦布）

1. 作用机制　口服后被迅速吸收，广泛混合成

依折麦布-葡萄糖苷酸，作用于小肠细胞的刷状缘可有效抑制胆固醇和植物固醇的吸收，减少胆固醇向肝的释放，促进肝 LDL 受体合成，以及加速 LDL 代谢。

2. 不良反应 常见肌痛、恶心，以及肌酸激酶、谷丙转氨酶和谷草转氨酶升高，肝炎、血小板减少和横纹肌溶解等。

3. 常用剂方 依折麦布 10mg/d 可以使 LDL-C 降低约 18%。

（六）普罗布考

1. 作用机制 普罗布考通过渗入到脂蛋白颗粒中影响脂蛋白代谢而产生调脂作用，可使 TC 降低 20%～25%、LDL 降低 5%～15%、HDL 降低 25%。它通过改变 HDL 的活性和代谢功能提高 HDL 把胆固醇运转到肝进行代谢的能力，更有利于 HDL 发挥颈动脉抗炎及抗氧化作用。

2. 不良反应 恶心、消化不良等常见。QT 间期延长极少见。有室性心律失常或 QT 间期延长者禁用。

3. 常用剂量 0.5g，每日 2 次。

六、调脂治疗中的注意事项

他汀类调脂药物为降胆固醇治疗的首选药物，初始治疗可选择中等强度他汀类调脂药物，如阿托伐他汀 10～20mg/d、瑞舒伐他汀 5～10mg/d、氟伐他汀 80mg/d、普伐他汀 40mg/d、辛伐他汀 20～40mg/d、匹伐他汀 2～4mg/d。治疗 4～6 周后复查血脂，LDL-C 达到相应目标值后继续长期治疗。中等强度他汀类调脂药物治疗后 LDL-C 不能达标者可加用依折麦布。依折麦布常用剂量为 10mg/d。最大耐受剂量他汀/依折麦布治疗后 LDL-C 仍不达标的 ACS 患者，可联用 PCSK9（前蛋白转换酶枯草溶菌素 9）抑制剂。联合降脂治疗能够提高 LDL-C 达标率，降低 ASCVD 事件再发率。目前已有 2 款 PCSK9 抑制剂在我国上市，即依洛尤单抗注射型针剂（140mg 皮下注射每 2 周 1 次或 420mg 皮下注射每月 1 次）和阿利西尤单抗（75mg 皮下注射每 2 周 1 次，如需进一步降低 LDL-C 则可调整至最大剂量，即 150mg 每 2 周 1 次）[2]。

起始剂量不宜太大，在每 4～6 周监测肝功能和血肌酸激酶（creatine kinase，CK）的条件下逐步递增剂量，最大剂量不超过我国食品药品监督管理局批准的药物说明书标明的使用剂量。因为在我国人群中，他汀类药物最大允许使用剂量的获益递增及安全性尚未确定，不能因为追求高疗效，而任意加大剂量。

用药 3～6 个月定期监测肝功能，如转氨酶升高超过正常上限 3 倍，应减少剂量或暂时停药；肝功能保持正常可每 6～12 个月复查 1 次；如递增剂量则每 12 周检查 1 次肝功能，稳定后改为每半年检查 1 次。药物引起的肝损害一般出现在用药后 3 个月内，停药后逐渐恢复。

肌病是肌溶解所致严重不良反应，其诊断标准为 CK 升高超过正常上限 5 倍，同时有肌痛、肌压痛、肌无力、乏力、发热等症状，一旦出现，应停药。及时发现并停药，绝大多数患者的肌病症状可自行消失。肌溶解进一步发展可产生肌红蛋白尿，严重者可引起肾衰竭。

在用药期间，如有其他引起肌溶解的急性或严重情况，如败血症、创伤、大手术、低血压、癫痫大发作等，宜暂停用药。

一般情况下不主张他汀类调脂药物与贝特类药物联合使用。如少数混合性高脂蛋白血症的患者单一药物治疗效果不佳而必须考虑联合用药时，也应从小剂量开始，严密观察不良反应，并监测肝功能和 CK。

第五节 几种特殊血脂异常的处理

一、高甘油三酯血症

近年来，前瞻性研究汇总分析表明，TG 升高也是 ASCVD 的独立危险因素。在一般人群中，引起 TG 升高的因素包括肥胖和超重、缺乏体力活动、吸烟、饮酒过量、高糖类饮食（超过总热量的 60%）；一些慢性疾病如 2 型糖尿病、慢性肾功能不全、肾病综合征；一些药物如皮质类固醇、雌激素、较大剂量的 β 受体阻滞剂；一些遗传性疾病如家族性混合性高脂血症、家族性高 TG 血症和家族性异常 β 脂蛋白血症。其实，临床上代谢综合征患者最常发生高 TG 血症。ATPⅢ采纳血清 TG 分类如下：①TG 正常，<1.7mmol/L（150mg/dl）；②TG 临界性升高，1.7～2.3mmol/L（150～199mg/dl）；③TG 升高，

2.3～5.5mmol/L（200～499mg/dl）；④TG 极度升高，≥5.5mmol/L（500mg/dl）。高 TG 的治疗方案取决于 TG 升高的原因和严重程度。具体原则如下：①对于 TG 临界性升高或升高的患者，治疗的主要目标仍然为降低 LDL-C 使其达到目标值。对于 TG 临界性升高的患者，强调减轻体重和增加体力活动；对于 TG 升高的患者，除减轻体重和增加体力活动外，在降低 LDL-C 药物治疗的基础上可考虑加用贝特类或烟酸类药物。②对于少数 TG 极度升高的患者，治疗的首要目标是降低 TG 水平，防止发生急性胰腺炎。这一方案需要低脂饮食（≤摄入总热量的 15%），减轻体重，增加体力活动，常需要一种降低 TG 的药物，如贝特类或烟酸类药物。只有在 TG 降至 5.5mmol/L（500mg/dl）以下，才可将注意力转向降低 LDL-C（降低冠心病的风险），此时他汀类调脂药物便是降低高 TG 血症[TG＞2.3mmol/L（200mg/dl）]患者心血管疾病风险的首选药物[3]。

二、低高密度脂蛋白胆固醇血症

HDL-C 降低是冠心病重要的独立预测因素。在 ATP Ⅲ 中将低 HDL-C 定义为 HDL-C 水平＜1.0mmol/L（40mg/dl）。低 HDL-C 不仅影响降低 LDL-C 的目标值，还将其作为危险因素用于冠心病的 10 年风险评估。

HDL-C 降低有很多原因，多与胰岛素抵抗有关，如 TG 升高、超重和肥胖、缺乏体力活动和 2 型糖尿病。其他原因有吸烟、糖类摄入量过高（＞总热量的 60%）、某些药物（如 β 受体阻滞剂、合成类固醇、孕激素）。对所有低 HDL-C 患者，治疗的首要目的均是降低 LDL-C，使其达到靶目标值；其次是当 LDL-C 达标后，应强调减轻体重和增加体力活动。

三、糖尿病患者血脂异常的处理

与正常人群比较，2 型糖尿病患者典型的血脂代谢异常是以 TG 中度升高及 HDL-C 明显降低为特点，而 LDL-C 水平经常是边缘性升高，它与胰岛素抵抗或代谢综合征密切相关。糖尿病血脂异常合并其他动脉粥样硬化危险因素时，危险因素的叠加会使发生 ASCVD 的危险明显增加。

在糖尿病患者随机、双盲、安慰剂对照研究中，发现用微粒化非诺贝特治疗可以明显升高 HDL-C 水平（+20% vs -3%；$P<0.001$）。在同一研究中还发现微粒化非诺贝特能明显降低总胆固醇及 LDL-C，分别为-17%（$P<0.001$）和-22%（$P<0.001$），结果使总胆固醇与 HDL-C 之比下降 27%。美国心脏病学会建议该类患者应使用贝特类药物治疗。另外一个关于"糖尿病动脉硬化的干预研究"（DAIS）提供了血管造影的证据，结果显示非诺贝特可以延缓 2 型糖尿病患者冠心病的进展。

2005 年公布的微粒化非诺贝特干预与减少糖尿病事件试验（FIELD）[15]是法国组织的一项大规模随机前瞻性研究，目的是评价非诺贝特对 2 型糖尿病患者心脏事件发生率的影响作用。其结果为非诺贝特治疗组与安慰剂组比较，一级终点事件发生率下降 11%，但差异无统计学意义（$P=0.16$）；二级终点事件发生率也下降 11%，差异有统计学意义（$P=0.035$），其中非致命性心肌梗死下降 24%，冠脉血管重建下降 21%。

虽然糖尿病患者常见的血脂代谢异常表现为高 TG、低 HDL-C 或两者同时存在，但是临床试验结果证实仍然应将 LDL-C 作为治疗的首要目标，此点与无糖尿病的患者相同。NCEP ATP Ⅲ 将糖尿病作为冠心病等危症，因此糖尿病患者 LDL-C 的治疗目标为＜2.6mmol/L（100mg/dl），而且 2017 版《中国 2 型糖尿病防治指南》指出对于糖尿病、冠心病或动脉粥样硬化患者，LDL-C 的治疗目标应定为＜1.8mmol/L（70mg/dl）。2007 年发布的《中国成人血脂异常防治指南》及其 2016 年修订版规定糖尿病伴心血管疾病患者为极高危状态，对此类患者无论 LDL-C 水平如何，均应进行降脂治疗。对于无心血管疾病、无周围血管疾病的糖尿病患者，当 LDL-C≥3.4mmol/L（130mg/dl）时，应进行 TLC 和使用降低 LDL-C 的药物治疗，当 LDL-C 在 2.6～3.35mmol/L（100～129mg/dl）（在基线或治疗时）时，有 2 种治疗方案可供选用：①增加降低 LDL-C 的治疗强度，通过加用一种药物（贝特类或烟酸类）调整动脉粥样硬化脂质异常；②加强对包括高血糖在内的危险因素的控制。当 TG≥2.26～5.65mmol/L（200～499mg/dl）时，应将非 HDL-C 作为降低胆固醇的第二目标。

四、急性冠脉综合征患者的调脂药物应用

（一）早期应用他汀类调脂药物

ACS 患者处于不稳定的临床状态，各种严重并发症，如死亡、心肌梗死（myocardial infarction, MI）和反复发生的不稳定型心绞痛的发生率很高。因此在理论上，有效的治疗开始越早，就越有可能更多地降低心血管事件的发病率。

MIRACL 试验[9]是一项随机、双盲、安慰剂对照研究，共入选 3086 例不稳定型心绞痛或无 Q 波型 MI 患者，随机分为 2 组，一组每日服用阿托伐他汀 80mg，另一组服用安慰剂，在第 2、6、16 周分别观察临床心血管事件的发生率，主要研究终点包括任何原因的死亡、非致死性 MI、成功复苏的心脏停搏、有症状的严重心肌缺血、心绞痛恶化需要紧急再次住院治疗等。至第 16 周时，安慰剂组的主要终点事件发生率为 17.4%，阿托伐他汀组为 14.8%，即他汀类治疗使这些严重心血管事件的发生率降低 16%（$P=0.048$），该研究观察时间短（只有 16 周），但已显示出他汀类调脂药物可明显减少 ACS 后早期的主要心血管事件。其作用机制可能不仅是降低 LDL-C，更可能是通过他汀类调脂药物的非降脂作用，包括改善内皮功能和促进斑块稳定。

随后的"A to Z"研究[16]是评价他汀类调脂药物强化降脂治疗在 ACS 患者中效果的最大规模的临床研究之一。在 Z 阶段，共有 4497 例患者随机接受早期积极治疗策略或相对保守的方案，积极治疗组为起始 40mg 辛伐他汀，1 个月后增加到 80mg 辛伐他汀，保守治疗方案为安慰剂 4 个月，随后辛伐他汀 20mg 维持治疗至研究结束。然而，该研究在 Z 阶段实验的结论令人失望，高剂量辛伐他汀在研究中对降低心源性死亡、心肌梗死、复发性 ACS 和脑卒中的联合基本观察终点无显著效果。另外，大剂量他汀类调脂药物合并了更高概率的肌病和横纹肌溶解现象；尽管仅获得了这样的结果，专家们仍指出此次研究的结论不足以撼动先前研究中已经证实的早期和积极使用他汀类调脂药物时出众的疗效。因此，他们继续推荐应用早期积极的降脂治疗来降低发生远期心血管事件的危险，但提出当剂量超过 80mg 时要格外小心。

普伐他汀对急性冠心病发作的治疗研究（the-pravastatinin acute coronary treatment trial, PACT）[17]入选 10 000 例急性心肌梗死或不稳定型心绞痛患者，在症状出现 24h 内随机双盲接受普伐他汀类治疗，观察随访不良事件等研究终点，结果表明，在 ACS 发作 24h 内给予他汀类调脂药物治疗是安全有效的。

其他研究如 PROVE-IT 也证明了早期积极调脂治疗在 ACS 早期综合治疗中的地位。ACS 早期开始调脂治疗不仅可以降低急性期病死率、改善心肌缺血情况，还可以提高患者对调脂治疗的依从性。

（二）强化降脂治疗

流行病学观察的结果强烈提示胆固醇水平越低，临床获益越大，冠心病的死亡率越低；即使对于 LDL-C＜2.6mmol/L 者也应降低 30%～40%，而很多高危患者的 LDL-C 没有获得应有幅度的降低。

PROVEIT[10]是一个为期 24 个月，旨在观察 LDL 极度降低患者中他汀类调脂药物将心血管事件降低程度的研究，同时它评价了 LDL-C 极度降低治疗的效果和安全性。另外，该研究还设计了对照组，以比较普伐他汀 40mg 和阿托伐他汀 80mg 对 ACS 患者预防死亡及主要冠状动脉事件的效果。该研究共纳入 4126 例因急性心肌梗死和不稳定型心绞痛入院的患者，治疗分为两组，一组接受标准他汀治疗，一组接受积极降脂治疗。其结果显示强化调脂治疗组（阿托伐他汀 80mg/d，LDL-C 水平下降至 62mg/dl）的 LDL-C 水平比中度调脂治疗组（普伐他汀 40mg/d，下降至 95mg/dl）降低了 35%，主要终点事件减少了 16%。

需要特殊强调 2015 年 6 月发表在 *The New England Journal of Medicine* 的 IMPROVE-IT 研究（improved reduction of outcomes：vytorin efficacy international trial）[18]。该研究是一项多中心、双盲、随机研究，在高危 ACS 患者中评估依折麦布/辛伐他汀与辛伐他汀单药在临床获益和安全性方面的对比。研究历时 9 年，入组 18 144 例 ACS 后稳定状态≤10 日的患者。辛伐他汀单药组 LDL-C 平均降至 69.9mg/dl，而依折麦布/辛伐他汀组的 LDL-C 水平甚至降至 53.2mg/dl。7 年主要终点事件（心血管死亡、心肌梗死、因不稳定型心绞痛住院、随机

后＞30 日血运重建或卒中），辛伐他汀单药组是34.7%，而依折麦布/辛伐他汀组是 32.7%（*P*=0.016）。其他各项次要终点事件两组也有明显差异。IMPROVE-IT 研究是近期少有的一项里程碑式的研究，它是第一个证实了非他汀类调脂药物-依折麦布在他汀基础上能够带来临床获益的试验，同时再次证明了"胆固醇理论"即降低 LDL-C 可预防心血管事件。毕竟该研究大剂量辛伐他汀已经使 LDL-C 降到了 70mg/dl 以下，而进一步使用依折麦布强化降脂仍然能进一步降低 LDL-C 并改善ASCVD 预后。

五、血管重建术后加强调脂治疗

冠心病的血管重建包括经皮冠状动脉成形术（percutaneous coronary intervention，PCI）和冠状动脉旁路移植术（coronary artery by pass graft，CABG）是治疗冠状动脉严重狭窄和闭塞的重要手段，但血管重建后的心血管事件发生率仍很高。众多已完成的冠心病预防的随机临床试验一致显示，他汀类调脂药物除了可明显降低总死亡率、心血管病死率、致死和非致死心肌梗死率，还可明显减少因心肌缺血恶化所需的 PCI 和 CABG，以及 CABG 和 PCI后的不良心血管事件。

对于 PCI，其术后再狭窄问题仍是该技术远期临床面临的重大问题，他汀类调脂药物具有多效应性作用，为预防再狭窄提供了新的研究方向。他汀延缓斑块生长评估研究（regression growth evaluation statin study，REGRESS）[19]是为期 2 年的他汀类调脂药物调脂治疗，并通过血管造影观察斑块消退生长的评估研究，结果显示冠心病 PCI 后连续服用普伐他汀 40mg/d 组的患者，临床上出现再狭窄者为 7%，明显低于安慰剂组（29%，*P*＜0.001），所有心脏事件减少了 58%，从而证明冠心病 PCI 术后强化降脂治疗可以减少术后再狭窄发病率。来适可干预预防试验（Lescol intervention prevention study，LIPS）[20]在冠心病患者首次 PCI后平均 2.7 天使用氟伐他汀 80mg/d，随访 3～4 年，观察氟伐他汀对 PCI 后出现主要不良心脏事件的影响。结果发现，与安慰剂组相比，氟伐他汀使主要不良心脏事件的发生率降低 22%，在糖尿病或多支血管病变患者中更为明显，并独立于基线

TC 水平。

CABG 强化降脂治疗的疗效研究也开始受到重视。"CABG 后临床试验"（PostCABG）[21]随机入选了 1351 例 CABG 患者，入选标准为至少有一条大隐静脉搭桥血管通畅，以及 LDL-C 水平在3.4～4.6mmol/L（130～175mg/dl）。对这些患者进行强化或中等程度的降低 LDL-C 治疗。患者接受洛伐他汀 40mg/d 或 20mg/d 作为初始治疗，随着剂量增加及补充考来烯胺，使 LDL-C 水平分别达到 ＜ 2.2mmol/L（85mg/dl）和 ＜ 3.6mmol/L（140mg/dl）靶目标。治疗 4.3 年，两组 LDL-C 水平在 2.4～2.52mmol/L（93～97mg/dl）和 3.43～3.54mmol/L（132～136mg/dl），大隐静脉搭桥血管狭窄的进展程度在强化治疗组明显延缓。

Flarer 报道了 876 例 CABG 术后服用普伐他汀的 5 年随访研究与普通药物治疗冠心病的对比研究，结果提示：他汀类调脂药物调脂治疗无论是对MI 后药物治疗患者还是血运重建术治疗（CABG和 PTCA）患者的预后都有益处。对 MI 后血运重建术治疗的患者，调脂治疗可使总死亡率降低36%，再次 MI 发病率降低 39%，心脏事件减少 39%，PTCA 术后需再次 PTCA 者减少 13%，需行 CABG者减少 32%，CABG 后需行 PTCA 者减少 34%。这一研究结果表明，冠心病、心绞痛或 MI 患者在PTCA 术后或 CABG 术后无论血脂是否异常，长期服用调脂药物均可明显改善预后，明显降低中远期心脏事件发病率、死亡率和再次手术的需要。CABG术后强化降脂治疗对预防搭桥血管的退行性变也可能有一定的预防作用。

第六节　讨论与展望

一、调脂治疗是否 LDL-C 水平越低益处越大

LDL-C 降低至＜2.6mmol/L（100mg/dl）甚至＜ 1.8mmol/L（70mg/dl）比 LDL-C 降低至＜3.4mmol/L（130mg/dl）是否能进一步增加益处？近年来发表的几项临床试验的研究结果具有决定性意义，可以回答上述问题，尤其是对血脂异常的高危患者的治疗有重要启示，提示强化降脂的重要意义。

"医学研究委员会/英国心脏基金会心脏保护研究"（heart protection study，HPS）[6]共入选 20 536 例患者，其基线 TC 和 LDL-C 水平不高或轻中度升高（LDL-C≥3.5mmol/L）。对这些患者平均随访 5 年，结果显示，与安慰剂组相比，使用辛伐他汀 40mg/d 的患者总死亡率下降了 13%（P=0.0003），因心血管事件死亡减少了 27%（P<0.0001），主要冠心病事件减少了 27%（P<0.0001），脑卒中减少了 25%。其亚组研究发现，LDL-C 水平>135mg/dl、116~135mg/dl 及<116mg/dl 三组患者的血管事件风险分别降低 19%、26% 及 21%，表明辛伐他汀 40mg 治疗对 LDL-C 水平正常或较低患者的益处与 LDL-C 高水平患者相似。该结果表明对于 LDL-C 基线较低的患者进一步降脂仍可以受益。

"达到新的靶目标的调脂治疗研究"（treating to new targets，TNT）[7]入选 15 000 例患者，应用 10mg 阿托伐他汀治疗 8 周后，从中选 10 001 例平均 LDL-C 水平在 130mg/dl 以下的患者，并将其随机分配接受 10mg/d（n=5006）或 80mg/d（n=4995）阿托伐他汀治疗，随访达 4.9 年，结果显示，阿托伐他汀 80mg/d 治疗剂量组患者相对于 10mg/d 治疗剂量组患者心血管疾病绝对危险降低 2.2%，相对危险降低 22%（P<0.0001）。

"降脂治疗逆转动脉粥样硬化研究"（REVERSAL）[22]共入选 654 例年龄在 34~78 岁的症状性冠状动脉疾病患者，冠状动脉造影提示冠状动脉狭窄均在 20% 以上，所有患者均被随机分配至普伐他汀 40mg 中度降脂治疗组或阿托伐他汀 80mg 强化降脂治疗组，共治疗 18 个月。随机分组前和治疗 18 个月后分别行单一靶血管 IVUS 检查，502 例患者最终完成试验。结果显示，阿托伐他汀强化降脂治疗较普伐他汀治疗能更大程度地降低 LDL-C 水平，强化调脂组冠状动脉粥样斑块总体积缩小 0.4%，常规调脂组斑块总体积增加 2.7%，两组间有明显差异（P=0.02）。该研究表明强化调脂治疗对动脉粥样硬化病灶进展具有明显的延缓作用。

"普伐他汀或阿托伐他汀评估和抗炎治疗研究"（PROVEIT）[10]共入选 4162 例 ACS 患者，随机分为 2 组，一组接受 40mg 普伐他汀标准降脂治疗，一组接受 80mg 阿托伐他汀强化降脂治疗，观察 24 个月，结果显示，阿托伐他汀强化降脂较普伐他汀标准降脂作用更明显，在那些已经接受他汀

类调脂药物治疗的患者中，LDL-C 水平在普伐他汀组无变化，但在阿托伐他汀组中降低了 32%，与此同时，更加强化降脂治疗可使主要心血管事件和死亡进一步减少 16%（P<0.005）。

"积极降脂治疗逐渐降低终点事件研究"（IDEAL）[23]随机入选了 8888 例年龄在 80 岁以下患者，平均随访 4.8 年。所有入选患者随机接受 2 种降脂治疗方法，一种为强化剂量的阿托伐他汀（80mg/d，n=4439），另一种为常规剂量的辛伐他汀（20mg/d，n=4449）。研究结果表明：在既往存在心肌梗死的稳定性冠心病患者中，使用阿托伐他汀 80mg/d 进一步将 LDL-C 降至 81mg/dl，并没有导致主要冠脉事件明显降低，仅减少了某些次要终点事件和非致死性急性心肌梗死的发生，心血管原因的死亡和所有原因的死亡情况两组之间也没有明显的统计学差异。

之前介绍的 2015 年 IMPROVE-IT[18]研究结果则是最新的关于 ASCVD 强化降脂治疗的观察研究，依折麦布辅助辛伐他汀将 LDL-C 从 70mg/dl 进一步降低至 53.2mg/dl，取得了心血管获益。

以上研究似乎都得到这样一个结论：LDL-C 水平越低，临床获益越大，很多学者认为强化降脂的时代已经到来。但是可以发现，并不是所有的患者都需要强化降脂，强化降脂的目标人群应该是高危和极高危的患者，对于低危、中危人群只需进行常规剂量的他汀类调脂药物降脂治疗即可。

二、展　望

近年来的数项临床研究都提示 LDL-C 水平越低越好，但是最低降到多少？有没有下限？人体 LDL-C 最低生理需要量是多少？这些将成为下一步需要解决的问题。这也是《2013 年 ACC/AHA 关于治疗血胆固醇以降低成人动脉粥样硬化性心血管风险的指南》不推荐设定目标值，而转向要求他汀类调脂药物治疗强度的原因。随着全基因组关联研究（Genome-Wide Association Study，GWAS）在冠心病患者人群中的研究进展，PCSK9 基因的单核苷酸多态性（SNP）被发现与冠心病密切相关，从而诞生了 PCSK9 单克隆抗体（如 evolocumab）这一新型生物制剂。2014 年 ACC 年会连续公布了 5 项 3 期临床试验结果，证实 evolocumab 能极为显著地降低

LDL-C 水平（平均降幅达到 70%），这一显著降低 LDL-C 水平终点是否能转化为临床终点值得我们期待，同时其安全性与安慰剂、依折麦布无明显差异。

2003 年美国成功培养出一只无胆固醇鼠，除体形瘦小外，其生存基础正常，这有助于研究人员探索胆固醇的最低生理需要量。目前研究已知，人类对低 LDL-C 水平耐受良好；LDL-C 在 0.65～1.60mmol/L 时，可完全满足生理需要；新生儿 LDL-C 平均水平为 0.8mmol/L，虽然 LDL-C 水平低，但对于新生儿是安全的；家族性低 β 脂蛋白血症患者 LDL-C 水平非常低，但这类人群却能长寿；凡是 LDL-C＜2.1mmol/L 的动物，一般不发生动脉粥样硬化，所以预测能够满足正常生理需要的人体最佳 LDL-C 水平具有重要意义。

此外，一直以来，传统的他汀类调脂药物只能阻止和延缓已出现的冠状动脉粥样硬化斑块进展，却无法从根本上实现逆转，而要从根本上防治心血管事件就必须使已出现的粥样硬化斑块逆转或彻底消失，因而达到这个目标已成为他汀类治疗中难以逾越的"瓶颈"。但 2006 年的 ASTEROID 研究[11]第一次用确凿证据证明了强化他汀类调脂药物治疗能够逆转冠状动脉粥样硬化脂质斑块沉积，具有里程碑式的意义。将来一段时间内他汀类调脂药物除可以对心血管事件进行一级和二级预防外，能否从根本上对这些事件进行防治成为研究的热点。

（张抒扬）

参 考 文 献

[1] 中国成人血脂异常防治指南修订联合委员会. 中国成人血脂异常防治指南（2016 年修订版）[J]. 中华心血管病杂志，2016，44（10）：833-853.

[2] Stone NJ, Robinson JG, Lichtenstein AH, et al. 2013 ACC/AHA guideline on the treatment of blood cholesterol to reduce atherosclerotic cardiovascular risk in adults：A report of the American College of Cardiology/American Heart Association Task Force on Practice Guidelines[J]. J Am Coll Cardiol, 2014, 63（25 Pt B）：2889-2934.

[3] 中华医学会心血管病学分会高血压学组，中华心血管病杂志编辑委员会. 中国高血压患者血压血脂综合管理的专家共识[J]. 中华心血管病杂志，2021，49（6）：554-563.

[4] Mach F, Baigent C, Catapano AL, et al. 2019 ESC/EAS Guidelines for themanagement of dyslipidaemias：Lipid modification to reduce cardiovascular risk[J]. Russian Journal of Cardiology, 2020, 25（5）：3826.

[5] Long-Term Intervention with Pravastatin in Ischaemic Disease（LIPID）Study Group. Prevention of cardiovascula revents and death with pravastatinin patients with coronary heart disease and abroad range of initial cholesterol levels[J]. N Engl J Med, 1998, 339：1349-1357.

[6] Heart Protection Study Collaborative Group. MRC/BHF Heart Protection Study of cholesterol lowering with simvastatin in 20, 536 high-risk individuals：A randomised placebo-controlled trial[J]. Lancet, 2002, 306（9326）：7-22.

[7] Waters D, Guyton J, Herrington OM, et al. Treating to New Targets（TNT）Study：Does lowering low-density lipoprotein cholesterol levels below currently recommended guidelines yield incremental clinical benefit?[J]. Am J Cardiol, 2004, 93：154-158.

[8] Robins SJ, Collins D. Relation of gemfibrozil treatment and lipid levels with major coronar yevents：VAHIT：A randomized controlled trial[J]. JAMA, 2001, 285（12）：1585-1591.

[9] Schwartz G, Olsson A. Effects of atorvastatin on early recurrent ischemic events in acute coronary syndromes：The MIRACL study：A randomized controlled trial[J]. JAMA, 2001, 285：1711-1718.

[10] Cannon C, Braunwald E, McCabe CH, et al. Pravastatin or atorvastatin evaluation and infection the rapy-thrombolysisin myocardial infarction 22 investigators. Intensive versus moderate lipid lowering with statins after acute coronary syndromes[J]. N Engl J Med, 2004, 350：1495-1504.

[11] Gratsianskii NA. Pronounced lowering of low density cholesterol combined with elevation of high density cholesterol was associated with reduction of coronary atheroma. Results of ASTEROID trial[J]. Kardiologiia, 2006, 46（5）：71-73.

[12] Panel NE. Expert Panel on Detection, Evaluation and Treatment of High Blood Cholesterol in Adults. Executive summary of the third report of the National Cholesterol Education Program（NCEP）expert panel on detection, evaluation and treatment of high blood cholesterol in adults（Adult Treatment Panel Ⅲ）[J]. JAMA, 2001, 285：2486-2497.

[13] Grundy S, Merz C. National Heart, Lung, and Blood Institute, American College of Cardiology Foundatio, American Heart Association. Implications of recent

clinical trialsfor the National Cholesterol Education Program Adult Treatment Panel Ⅲ Guidelines[J]. Circulation, 2004, 110: 227-239.

[14] HPS2-THRIVE Collaborative Group. HPS2-THRIVE randomized place bocontrolled trial in 25673 high risk patients of ER niacin/laropiprant: Trial design, pre-specified muscle and liver outcomes, and reasons for stopping study treatment[J]. Eur Heart J, 2013, 34(17): 1279-1291.

[15] The FIELD Study Investigators. The need foralarge-scale trial of fibrate theapy in diabetes: The rationale and design of the Fenofibrate Intervention and Event Lowering in Diabetes (FIELD) Study[J]. Cardiovasc Diabetol, 2004, 3: 9-20.

[16] Blazing MA, deLemos JA. The A to Z Trial: Methods and rationale for a single trial investigating combined use of low-molecularweight heparin with the glycoprotein Ⅱb/ Ⅲa inhibitor tirofiban and defining the efficacy of early aggressive simvastatin therapy[J]. Am Heart J, 2001, 142: 211-217.

[17] Thompson PL, Meredith I. Effect of pravastatin compared with placebo initiated with in 24 hours of onset of acute myocardial infarction or unstable angina: The Pravastatinin Acute Coronary Treatment (PACT) trial[J]. Am Heart J, 2004, 148(1): e2.

[18] Cannon CP, Blazing MA, Giugliano RP, et al. IMPROVE-IT Investigators. Ezetimibe Added to Statin Therapy after Acute Coronary Syndromes[J]. N Engl J Med, 2015, 372(25): 2387-2397.

[19] Jukema JW, Bruschke AVG. Effects of lipid lowering by pravastatin on progression and regression of coronary artery disease in symptomatic men with normal to moderately elevated serum cholesterol levels. the regressi on growth evaluation statin study (REGRESS) [J]. Circulation, 1995, 91: 2528-2540.

[20] Lee C, De FP. Beneficial effects of fluvastatin following percutaneous coronary intervention in patients with unstable and stable angina: Results from the Lescol Intervention Prevention Study (LIPS) [J]. Heart, 2004, 90(10): 1156-1161.

[21] The Post Coronary Artery Bypass Graft Trial Investigators. The effect of aggressive lowering of low-density lipoprotein cholesterol levels and low-dose anticoagulation on obstructive changes in saphenous-vein coronary- artery by pass grafts[J]. N Engl J Med, 1997, 336(3): 153-162.

[22] Nissen SE, Tuzcu EM, Schoenhagen P, et al. Effect of intensive compared with moderate lipid-lowering therapy on progression of coronary atherosclerosis: A randomized controlled trial[J]. JAMA, 2004, 291: 1071-1080.

[23] Pedersen T, Kastelein J. Incremental decreasein end points through aggressive lipid lowering (IDEAL) study group/high-dose atorvastatin vs usual-dose simvastatin for secondary prevention afte rmyocardial infarction: The ideal study: A randomized controlled trial[J]. JAMA, 2005, 294: 2437-2445.

第44章
糖 尿 病

　　糖尿病（diabetes mellitus，DM）为高血压患者常见的伴随疾病之一。国外糖尿病患者中高血压患病率高达40%～80%，我国2型糖尿病患者中60%伴高血压。高血压患者发生糖尿病的风险也高于非高血压人群，据多个大型高血压干预试验的资料统计，高血压人群的糖尿病患病率为4%～36%，加权平均为18%。糖尿病合并高血压使大血管与微血管并发症的发生和进展风险明显增加，也使患者死亡风险增加。而控制高血压可以明显降低糖尿病并发症和心血管事件的风险。因此在进行高血压防治的同时，也需掌握糖尿病诊断及临床处理原则，提高慢病综合防治管理能力。

糖尿病是由胰岛素分泌功能缺陷和（或）胰岛素作用缺陷引起的，以慢性血糖水平升高伴碳水化合物、脂肪及蛋白质代谢障碍为主要特征的一组病因异质性的代谢性疾病群。若未及时诊治，病情严重时易出现急性并发症，如糖尿病酮症酸中毒（diabetic ketoacidosis，DKA）、高血糖高渗综合征（hyperglycemia hyperosmolar syndrome，HHS）等。病程长且血糖控制不良者常可引起多种慢性并发症，导致心脑血管、下肢血管、肾、神经、眼等多种器官组织损害，发生感染的风险也较高，严重威胁健康和生命。几乎在所有高收入国家中，糖尿病是导致心血管疾病、失明、肾衰竭和下肢截肢的主要原因。

我国糖尿病防控面临的形势严峻，糖尿病人群迅速扩大，糖尿病患病率呈现短期快速增长的趋势。2010 年进行的一项中国成年人群中糖尿病患病率及血糖控制情况调查结果显示，我国成年人群的糖尿病总体患病率约为 11.6%（男性 12.1%，女性 11.0%）；糖尿病前期患病率为 50.1%（男性 52.1%，女性 48.1%）[1]。2015～2017 年中华医学会内分泌学分会流行病学调查显示，我国 18 岁以上人群糖尿病患病率为 11.2%，若以 2018 年美国糖尿病学会（American Diabetes Association，ADA）标准诊断，糖尿病患病率为 12.8%，患者人数达 1.3 亿人[2]。两项研究均显示糖尿病患病率随年龄增长而增加，也随体重增加而增加，城市人口高于农村人口。这些数据提示糖尿病已经成为我国一个主要的公共卫生问题，如果不积极干预，将来会出现与糖尿病相关的心血管疾病大流行，因此制定糖尿病预防和控制的策略十分必要。

第一节　糖尿病的诊断与分型

一、糖尿病临床表现

（一）糖尿病典型表现

典型的糖尿病患者可出现"三多一少"的症状，即多尿、多饮、多食和体重减少。大部分糖尿病诊断时无上述典型表现，如有不明原因的全身乏力、视物模糊、经常患有泌尿系感染、皮肤癣、疖、痈、皮肤干燥发痒、四肢麻木伴感觉异常、男性性功能减退、女性外阴皮肤瘙痒等不典型症状都应考虑是否患有糖尿病。

（二）糖尿病急性并发症

1. 糖尿病酮症酸中毒（OKA）　为最常见的糖尿病急症。DKA 是由于胰岛素不足和升糖激素不适当升高引起的糖、脂肪和蛋白质代谢严重紊乱综合征。临床表现为糖尿病症状加重，伴恶心呕吐、腹痛、乏力，严重时伴血压下降和意识障碍，实验室检查以高血糖、高血酮、尿酮体阳性、代谢性酸中毒为特征。

2. 高血糖高渗透压综合征　是糖尿病急性代谢紊乱的另一临床类型，以严重高血糖、高血浆渗透压、脱水为特点，但无明显酮症酸中毒，患者常有不同程度的意识障碍或昏迷。

（三）糖尿病慢性并发症

1. 大血管病变　主要侵犯主动脉、冠状动脉、脑动脉、肢体外周动脉等。糖尿病与动脉粥样硬化性心血管疾病（ASCVD）关系密切。糖尿病是 ASCVD 的独立危险因素之一，可发生于 ASCVD 之前，也可发生于 ASCVD 之后，可引起或加重 ASCVD。2 型糖尿病会增加心血管疾病风险 2～4 倍。心血管疾病是 2 型糖尿病患者最主要的致死、致残原因，约 70% 的糖尿病患者死于各种心血管疾病，因此正确评估和诊疗糖尿病合并心血管疾病十分重要。ASCVD 包括脑卒中、冠状动脉粥样硬化性心脏病（coronary heart disease，CHD）及外周动脉疾病（peripheral arterial disease，PAD）。

2. 微血管病变　主要表现在视网膜、肾、神经，尤以糖尿病肾病和糖尿病视网膜病变最为重要。

（1）糖尿病肾病：20%～40% 的糖尿病患者发生糖尿病肾病。糖尿病肾病是引起终末期肾病的主要原因。糖尿病肾病是一种由糖尿病引起的慢性肾病（CKD），发病机制复杂，临床特征为持续性白蛋白尿排泄增加和（或）肾小球滤过率进行性下降，最终发展为终末期肾脏疾病[3]。糖尿病肾病的危险因素包括不良生活习惯、年龄、病程、血糖、血压、肥胖、血脂、尿酸、环境污染物等。以降糖和降压为基础的综合治疗、规律随访和适时转诊可改善糖尿病肾病患者的预后。

（2）糖尿病视网膜病变：是糖尿病高度特异性的微血管并发症。在 20～74 岁成年人新发失明病例中，糖尿病视网膜病变是最常见的病因。糖尿病视网膜病变的主要危险因素包括糖尿病病程、高血糖、高血压和血脂紊乱，其他相关危险因素还包括妊娠和糖尿病肾病等[4]。糖尿病视网膜病变依据眼底检查观察的指标来分级。

（3）糖尿病神经病变：是糖尿病最常见的慢性并发症之一，病变可累及中枢神经及周围神经，以后者常见。糖尿病周围神经病变是指在排除其他原因的情况下，糖尿病患者出现周围神经功能障碍相关的症状和（或）体征，如糖尿病远端对称性多发性神经病变是具有代表性的糖尿病神经病变。通常为对称性，下肢较上肢严重，病情进展缓慢。先出现肢端感觉异常，可伴痛觉过敏、疼痛；后期可有运动神经受累，出现肌力减弱甚至肌萎缩和瘫痪。腱反射早期亢进、后期减弱或消失，音叉震动感减弱或消失。电生理检查可早期发现感觉和运动神经传导速度减慢。

3. 糖尿病自主神经病变 也较常见，并可较早出现，影响胃肠、心血管、泌尿生殖系统功能。心血管自主神经病变表现为直立性低血压、晕厥、冠状动脉舒缩功能异常、无痛性心肌梗死、心搏骤停或猝死。消化系统自主神经病变表现为吞咽困难、呃逆、上腹饱胀、胃部不适、便秘、腹泻及排便障碍等。泌尿生殖系统自主神经病变可表现为排尿障碍、尿潴留、尿失禁、尿路感染、性欲减退、勃起功能障碍、月经紊乱等。其他自主神经病变还有体温调节异常和出汗异常等。

4. 糖尿病足 是指下肢远端神经异常和不同程度周围血管病变相关的足部溃疡、感染和（或）深层组织破坏。轻者表现为足部畸形、皮肤干燥和发凉、胼胝（高危足）；重者可出现足部溃疡、坏疽。糖尿病足是截肢、致残的主要原因。

二、糖尿病相关实验室检查

1. 血糖测定 血糖即血液葡萄糖浓度。一般实验室采用血浆或血清测定血糖。血糖测定值是诊断糖尿病的主要依据，也是评价糖尿病病情和控制情况的重要指标。空腹血糖参考值为 3.9～6.1mmol/L，餐后 2h 血糖参考值为 <7.8mmol/L。

2. 尿糖测定 尿糖阳性是诊断糖尿病的重要指征。正常人无论是空腹还是餐后，尿糖均为阴性。

当血糖超过 8.9～10mmol/L 时即可出现尿糖阳性，这种血糖水平称为"肾糖阈"。早期或轻度糖尿病患者仅见于餐后，或有感染等应激情况下才显示尿糖阳性，血糖明显升高的糖尿病患者未经治疗时空腹及餐后尿糖常为阳性。

应注意尿糖阳性只是提示血糖值超过肾糖阈，不能用于诊断糖尿病，而尿糖阴性也不能除外糖尿病。某些情况下肾糖阈会发生变化，从而影响对血糖的判断。如并发肾脏病变时，肾糖阈随之上升，这时血糖升高亦可呈现尿糖阴性。妊娠期肾糖阈降低时，虽然血糖正常，尿糖可呈阳性。

3. 糖化血红蛋白测定 在人体内葡萄糖和血红蛋白的氨基发生非酶催化反应，生成糖化血红蛋白（HbA1c）。其半衰期与红细胞相似，因此测定 HbA1c 水平可反映检查前 2～3 个月血糖的总体水平。目前最常用的是高效液相色谱检测方法，该方法精密度高、重复性好且操作简单，已被临床广泛采用，正常参考值为 4%～6%。近年来也将 HbA1c ≥6.5% 作为糖尿病的补充诊断标准。应注意对于贫血和血红蛋白异常疾病患者，HbA1c 的检测结果是不可靠的。

HbA1c 是反映血糖控制状况的最主要指标，也是指导临床调整治疗方案的重要依据。无论是关于 1 型糖尿病的糖尿病控制与并发症研究（Diabetes Control and Complications Trial，DCCT），还是 2 型糖尿病的英国前瞻性糖尿病研究（UK Prospective Diabetes Study，UKPDS）等大型临床试验，均已证实以 HbA1c 为目标的强化血糖控制可降低糖尿病微血管及大血管并发症的发生风险。

4. 糖化血清白蛋白（glycated albumin，GA） 能反映糖尿病患者检测前 2～3 周的平均血糖水平，其正常参考值为 11%～17%[5]。GA 对短期血糖变化比 HbA1c 敏感，是评价患者短期糖代谢控制情况的良好指标，尤其是对于糖尿病患者治疗方案调整后疗效的评价。此外，GA 可辅助鉴别急性应激如外伤、感染及急性心脑血管事件所导致的应激性高血糖，但合并某些疾病，如肾病综合征、肝硬化等影响白蛋白更新速度时，GA 检测结果并不可靠。

5. 口服葡萄糖耐量试验（oral glucose tolerance test，OGTT） 对可疑糖尿病而空腹或餐后血糖高于正常但未达到糖尿病诊断标准者需进行 OGTT。具体方法如下：晨 7～9 时，受试者空腹（实验前禁食 8～10h）口服溶于 300ml 水内的无水葡萄糖粉 75g，如用 1 分子水葡萄糖则为 82.5g。儿童则给予每千克体重 1.75g，总量不超过 75g。糖水需在 5min 内服完。从服糖第 1 口开始计时，于服糖前和服糖后 2h 分别在前臂采血测血糖。试验过程中，受试者不喝茶及咖啡，不吸烟，不做剧烈运动，但也无须绝对卧床。OGTT 结果判定见表 4-44-1。

6. 胰岛 B 细胞功能测定 即胰岛素或 C 肽释放试验。在进行 OGTT 或馒头餐试验时同步测定血胰岛素或 C 肽浓度，可反映胰岛 B 细胞功能。胰岛素测定结果受血清中胰岛素抗体和外源性胰岛素干扰，而 C 肽测定不受影响。1 型糖尿病患者空腹胰岛素及 C 肽水平较低，糖刺激后亦呈低平的分泌曲线。2 型糖尿病肥胖者空腹胰岛素及 C 肽水平可略低、正常或偏高，糖刺激后呈高峰延迟反应。正常人胰岛素或 C 肽释放高峰在服糖后 30～60min，2 型糖尿病多在 2h 后方出现高峰。

7. 胰岛相关自身抗体检测 临床上常用自身抗体主要有谷氨酸脱羧酶抗体（glutamic acid decarboxylase antibody，GADA）、胰岛细胞抗体（islet cell antibody，ICA）、胰岛素自身抗体（insulin auto antibody，IAA）、人胰岛细胞抗原 2 抗体（human islet antigen-2 antibody，IA-2）、锌转运蛋白 8 抗体（zinc transporter 8 antibody，ZnT8-Ab）等。

自身免疫原因引发的胰岛 B 细胞破坏是大部分 1 型糖尿病的发病基础，因此自身抗体的检测为 1 型糖尿病的预测、诊断和治疗提供了参考和依据。成人隐匿性自身免疫性糖尿病（latent autoimmune diabetes in adults，LADA）及部分 2 型糖尿病患者也可检测出糖尿病自身抗体，而正常人群上述自身抗体阳性率很低。

三、糖尿病诊断标准

血糖正常值和糖代谢异常的诊断切点主要依据血糖值与糖尿病并发症的关系来确定。多项临床和流行病学研究结果显示，空腹血糖 ≥7.0mmol/L 和（或）餐后 2h 血糖 ≥11.1mmol/L 时糖尿病微血管并发症（视网膜病变和肾脏病变）的危险性明显增加，因此 WHO（1999 年）的糖尿病诊断标准是以上述血糖切点制定的。我国目前采用的也是 WHO（1999 年）糖尿病诊断标准。

（一）糖代谢状态分类及糖尿病诊断标准

糖尿病的临床诊断应依据静脉血浆血糖水平，而不是毛细血管血（指尖血）的血糖检测结果。具体糖代谢状态分类见表 4-44-1，糖尿病诊断标准见表 4-44-2。

表 4-44-1　糖代谢状态分类[WHO（1999 年）]

糖代谢分类	静脉血浆葡萄糖（mmol/L）		
	空腹血糖		餐后 2h 血糖
正常血糖	<6.1	及	<7.8
空腹血糖受损（IFG）	6.1～<7.0	及	<7.8
糖耐量减低（IGT）	<7.0	及	7.8～<11.1
糖尿病	≥7.0	或	≥11.1

注：IFG. 空腹血糖受损；IGT. 糖耐量减低；IFG 和 IGT 统称为糖调节受损，也称为糖尿病前期。

表 4-44-2　糖尿病的诊断标准

诊断标准	静脉血浆葡萄糖（mmol/L）
（1）典型糖尿病症状（多饮、多尿、多食、体重下降）加上随机血糖检测	≥11.1
或	
（2）空腹血糖	≥7.0
或	
（3）葡萄糖负荷后 2h 血糖检测	≥11.1
无糖尿病症状者，需改日重复检查	

注：空腹指至少 8h 未进食热量；随机血糖指不考虑上次用餐时间，一日中任意时间的血糖，不能用于诊断空腹血糖受损或糖耐量减低。

需引起注意的是，急性感染、创伤或其他应激情况下可出现暂时性血糖升高，若没有明确的糖尿病病史，就临床诊断而言不能以此时的血糖值诊断糖尿病，须在应激消除后复查，再确定糖代谢状态。

（二）HbA1c 诊断糖尿病

HbA1c 较 OGTT 试验简便易行，结果稳定，变异性小，且不受进食时间及短期饮食、运动等生活方式改变的影响，患者依从性好。2011 年 WHO 建议在条件具备的国家和地区采用 HbA1c 诊断糖尿病，诊断切点为 HbA1c≥6.5%。为了与 WHO 诊断标准接轨，我国推荐在采用标准化检测方法且有严格质量控制（美国国家糖化血红蛋白标准化计划、中国糖化血红蛋白一致性研究计划）的医疗机构进行检测，可以将 HbA1c≥6.5% 作为糖尿病的补充诊断标准。但是，在以下情况下只能根据静脉血浆葡萄糖水平诊断糖尿病：镰状细胞病、妊娠（中、晚期）、葡萄糖-6-磷酸脱氢酶缺乏症、艾滋病、血液透析、近期失血或输血、红细胞生成素治疗等[6]。

四、糖尿病分型

我国目前采用 WHO（1999 年）的糖尿病病因学分型体系，将糖尿病分为 4 种类型，即 1 型糖尿病（T1DM）、2 型糖尿病（T2DM）、其他特殊类型糖尿病和妊娠期糖尿病。我国以 T2DM 为主，占 90% 以上，T1DM 占 5.0%，其他类型糖尿病仅占 0.7%。具体糖尿病病因学分类见表 4-44-3。

（一）1 型糖尿病

因胰岛 B 细胞破坏而导致胰岛素绝对缺乏，具有酮症倾向的糖尿病，患者需要终身依赖胰岛素维持生命。1 型糖尿病（T1DM）又分为 2 种亚型。

1. 自身免疫介导性 1 型糖尿病 因免疫介导胰岛 B 细胞破坏而发病，占 1 型糖尿病的绝大多数。儿童和青少年发病者多起病急，可有典型的糖尿病症状，或以酮症酸中毒为首发症状。缓慢起病者多是免疫介导的损伤未完全破坏胰岛 B 细胞，因此在一段时间内可以不需要胰岛素治疗，但之后随病程进展而胰岛功能迅速衰退，而必须依赖胰岛素治疗。此型为缓慢进展亚型，成人居多，又被称作成人隐匿性自身免疫性糖尿病（latent autoimmune diabetes in adults，LADA）。自身免疫介导性 1 型糖尿病伴肥胖者少见，血清基础胰岛素及 C 肽水平低于正常水平，葡萄糖刺激后分泌曲线低平，胰岛 B 细胞自身抗体检查多呈阳性。患者易合并其他自身免疫性疾病，如自身免疫性甲状腺疾病、原发性慢性肾上腺皮质功能减退症（chronic adrenocortical hypofunction，又称 Addison 病）、白斑病、恶性贫血等。

2. 特发性 1 型糖尿病 是指在某些人种如美国黑种人及南亚印度人中所见的特殊类型。患者有明显家族史，以酮症起病，但在病程中胰岛 B 细胞功能不一定呈进行性减退，以致起病几个月或几年

后不需要胰岛素治疗。体内针对胰岛 B 细胞的抗体常阴性。

（二）2 型糖尿病

2 型糖尿病（T2DM）是复杂的遗传因素和环境因素共同作用的结果。胰岛素抵抗和胰岛素分泌缺陷是 T2DM 发病机制的 2 个要素。在存在胰岛素抵抗的情况下，如果 B 细胞能代偿性增加胰岛素分泌，则可维持血糖正常；当 B 细胞功能有缺陷、对胰岛素抵抗无法代偿时，就会发生 T2DM。T2DM 患者占我国糖尿病群体的绝大部分，可以胰岛素抵抗为主伴胰岛素分泌不足，或以胰岛素分泌不足为主伴胰岛素抵抗。既往 T2DM 多于成年尤其是 45 岁以后起病，而近年来儿童、青少年和青年人亦开始多见。多数起病缓慢，50% 以上无任何症状，而是在体检或筛查中被发现。患者多数无须依赖胰岛素而达代谢控制或赖以生存，但在诱因下仍可发生酮症。大多数 T2DM 患者合并代谢综合征其他表现，如高血压、血脂异常、肥胖症等。T2DM 常有家族史。

（三）妊娠期糖尿病

在糖尿病诊断之后妊娠者为糖尿病合并妊娠；在妊娠期间首次发生或发现的糖耐量降低或糖尿病称为妊娠期糖尿病或妊娠期间的糖尿病，妊娠期糖尿病患者可能包含了一部分妊娠前已有糖耐量降低或糖尿病，而在妊娠期首次被诊断的患者。因此，对于具有糖尿病高危风险的妊娠女性，应尽早监测血糖，如达到糖尿病诊断标准，则可以诊断为妊娠期糖尿病。

所有妊娠女性应在妊娠 24～28 周进行 75g OGTT 测定血糖，下述 1 个以上时间点血糖高于标准即可诊断妊娠期糖尿病：空腹血糖≥5.1mmol/L，服糖后 1h≥10.0mmol/L，服糖后 2h≥8.5mmol/L[7]。

（四）其他特殊类型糖尿病

共有 8 个类型数十种疾病，包括胰岛 B 细胞功能遗传性缺陷、胰岛素作用遗传性缺陷、胰腺外分泌疾病、内分泌疾病、药物或化学品所致糖尿病、感染所致糖尿病、不常见的免疫介导糖尿病、其他与糖尿病相关的遗传综合征。

表 4-44-3 糖尿病病因学分类[WHO（1999 年）]

一、1 型糖尿病

1. 免疫介导性

2. 特发性

二、2 型糖尿病

三、其他特殊类型糖尿病

1. 胰岛 B 细胞功能遗传性缺陷

第 12 号染色体，肝细胞核因子-1α（HNF-1α）基因突变（*MODY3*）

第 7 号染色体，葡萄糖激酶（GCK）基因突变（*MODY2*）

第 20 号染色体，肝细胞核因子-4α（HNF-4α）基因突变（*MODY1*）

线粒体 DNA

其他

2. 胰岛素作用遗传性缺陷

A 型胰岛素抵抗

矮妖精貌综合征

Rabson-Mendenhall 综合征

脂肪萎缩性糖尿病

其他

3. 胰腺外分泌疾病：胰腺炎、创伤/胰腺切除术后、胰腺肿瘤、胰腺囊性纤维化、血色病、纤维钙化性胰腺病及其他

4. 内分泌疾病：肢端肥大症、库欣综合征、胰高血糖素瘤、嗜铬细胞瘤、甲状腺功能亢进症、生长抑素瘤、醛固酮瘤及其他

5. 药物或化品所致的糖尿病：Vacor（N-3 吡啶甲基 N-P 硝基苯尿素）、喷他脒、烟酸、糖皮质激素、甲状腺激素、二氮嗪、β-肾上腺素能激动剂、噻嗪类利尿剂、苯妥英钠、α-干扰素及其他

6. 感染：先天性风疹、巨细胞病毒感染及其他

7. 不常见的免疫介导性糖尿病：僵人综合征、胰岛素自身免疫综合征，胰岛素受体抗体及其他

8. 其他与糖尿病相关的遗传综合征：唐氏综合征、克兰费尔特综合征、特纳综合征、Wolfram 综合征、弗里德赖希共济失调、亨廷顿病、劳-穆-比综合征、强直性肌营养不良、卟啉病、普拉德-威利综合征及其他

四、妊娠期糖尿病

注：MODY. 青少年的成人起病型糖尿病。

第二节 糖尿病的临床处理

糖尿病目前还是不可根治的慢性、全身性疾病，因此应给予糖尿病患者终身的密切医疗关注。治疗涉及生活方式改变、心理障碍调整，以及各类药物的合理应用。治疗的近期目标是纠正以糖代谢异常为基础的多种代谢紊乱，防止出现急性代谢并发症；远期目标是通过良好控制多种危险因素，从而预防或延缓多种急慢性并发症的发生和进展，降低致残率和病死率，提高糖尿病患者的生活质量。

一、糖尿病管理及控制目标

（一）糖尿病管理

1. 糖尿病教育 糖尿病患者一旦诊断就应接受糖尿病教育。通过对糖尿病患者及其家属进行糖尿病相关知识的教育，让糖尿病患者了解和认识糖尿病，正确对待糖尿病。应该注意糖尿病对患者心理、情感及经济状况带来的影响。既树立战胜疾病的信心，又有平和的心理状态，积极配合医护人员有效治疗糖尿病。

2. 糖尿病的饮食治疗　饮食治疗是糖尿病治疗的重要组成部分，是所有治疗的基础。无论糖尿病属何种类型、病情轻重、有无并发症、是否用口服降糖药，还是接受胰岛素治疗都应长期坚持饮食控制。饮食治疗宜个体化，根据患者的体力活动状况、饮食习惯、是否合并其他代谢异常和病情需要，科学地安排每日的总热量和食物结构，以维持理想体重和保证正常的生理需要，并有利于血糖控制。

（1）一日饮食总能量的估算：按标准体重、身体活动水平并参照平日饮食习惯估算每日所需总能量，进餐定时定量。

标准体重（kg）：男性标准体重=[身高（cm）-100]×0.9（kg）；女性标准体重=[身高（cm）-100]×0.9（kg）-2.5（kg）。

根据我国 BMI 的评判标准，$\leq 18.5 kg/m^2$ 为体重过低，$18.6 \sim 23.9 kg/m^2$ 为正常体重，$24.0 \sim 27.9 kg/m^2$ 为超重，$\geq 28.0 kg/m^2$ 为肥胖。

根据患者的身体活动水平和体重状况分别提供合适的能量（表 4-44-4）。总能量（kcal）=能量标准（kcal/kg）×理想体重（kg）。

表 4-44-4　不同身体活动水平的成人糖尿病患者每日能量供给标准

身体活动水平	体重过低（kcal/kg）	正常体重（kcal/kg）	超重或肥胖（kcal/kg）
休息状态（如卧床）	25～30	20～25	15～20
轻（如坐式工作）	35	25～30	20～25
中（如电工安装）	40	30～35	30
重（如搬运工）	45～50	40	35

超重和肥胖患者要求严格控制饮食，使体重在 3～6 个月减轻 5%～10%。有营养不良或消耗性疾病较标准体重减少 10% 以上的消瘦者，应酌情增加能量摄入。

（2）计算三大产能营养素的数量：①碳水化合物（g）=总能量（kcal）×碳水化合物（糖类）占总能量百分比（50%～60%）÷4；②蛋白质（g）=总能量（kcal）×蛋白质占总能量百分比（15%～20%）÷4；③脂肪（g）=总能量（kcal）×脂肪占总能量百分比（25%～30%）÷9。

定量食谱中具备如下四类食物就可以获得足够的营养成分。①谷薯类：主要提供碳水化合物；②蔬菜水果类：主要提供维生素、无机盐和膳食纤维；③肉、蛋、大豆和乳品类：主要提供蛋白质、无机盐和维生素；④油脂类：主要提供脂肪、脂溶性维生素。

（3）其他：食盐摄入量限制在每日 5g 以内，合并高血压患者更应严格控制。应限制饮酒量，女性每天饮酒量不超过 15g，男性不超过 25g（15g 酒精相当于啤酒 350ml，葡萄酒 150ml 或低度白酒 50ml）。每周饮酒不超过 2 次。应警惕酒精可能诱发的低血糖，避免空腹饮酒。

糖尿病饮食与正常人饮食不同之处就在于根据不同总能量的需求，通过食物多样化荤素搭配，按我国居民的饮食习惯分为 1/5、2/5、2/5，分配于早、中、晚三餐，做到定量、定时和定餐。少量多餐患者，主食除中午、晚上各进食 100g 外，其余均为 50g。当每日总能量及进餐次数规律后，无特殊情况不得随意更改，否则易打乱体内的代谢过程，影响糖尿病病情的控制。

3. 糖尿病的运动治疗　运动在糖尿病综合管理中占重要地位。规律运动可以增加胰岛素敏感性，改善血糖控制；有利于减轻体重和内脏脂肪堆积；运动可促进血液循环，缓解轻中度高血压，改善血脂，长期规律运动可改善心肺功能；同时运动可改善患者情绪，增强自信心，提升幸福感。研究显示，规律运动 8 周以上可使 2 型糖尿病患者 HbA1c 降低 0.66%，坚持规律运动 12～14 年，糖尿病患者病死率明显降低。

（1）糖尿病患者运动方式的选择：建议 2 型糖尿病患者的最佳运动方案为有氧运动与抗阻力训练相结合。

糖尿病患者的有氧运动以中低强度的有节奏的节律性运动为佳，可选择散步、快走、慢跑、骑自行车、游泳，以及全身肌肉都参与活动的中等强度的有氧体操（如医疗体操、健身操、木兰拳、太极拳）等。还可适当选择娱乐性球类活动，如乒乓球、保龄球、羽毛球等。

（2）运动的原则：①运动前的准备要充分，患者运动前应进行一次全面体检，和医师共同讨论目前的病情是否适合运动及应注意的问题，如何协调饮食治疗、运动治疗及药物治疗，以便使血糖维持在适当水平。②运动时间段通常选择于餐后 1～3h 为佳，因为此时血糖水平较高，运动时不易发生低血糖。③对于有氧运动来说，合理的强度应该是其最大摄氧量的 40%～70%，一般中老年糖尿病患者建议为其最大摄氧量的 50%～60%。开始通常用心率来衡量运动强度。最大运动强度的心率（次/分钟）

=220–年龄。糖尿病患者运动强度应保持心率（次/分钟）在（220–年龄）×（60%～70%）；推荐简易计算法为：运动时保持脉率（次/分钟）=170–年龄。老年、体弱者适当调整。运动强度还可根据自身感觉来掌握，即感到周身发热、微汗，但不是大汗淋漓。④每次运动应有运动前 5～10min 的准备活动及运动后至少 5min 的放松活动。注意在达到应有的运动强度后应坚持 10～30min，这样才能起到降低血糖的作用。⑤有氧运动频率一般以每周 3～7 日为宜，具体视运动量的大小而定。如果每次的运动量较大，可间隔一两日，但不要超过 3 日，如果每次运动量较小且患者身体允许，则每日坚持运动 1 次最为理想。如无禁忌证，每周最好进行 2 次抗阻力运动，锻炼肌肉力量和耐力。训练时阻力为轻或中度。联合进行抗阻力运动和有氧运动可获得更大程度的代谢改善。

（3）运动治疗的适应证与禁忌证具体如下。①适应证：病情控制稳定的 2 型糖尿病，尤其以超重患者为最佳人群；稳定的 1 型糖尿病；稳定期的妊娠期糖尿病。②禁忌证：合并各种急性感染；伴有心功能不全、心律失常，且活动后加重；严重糖尿病肾病；严重糖尿病足；严重的眼底病变；新近发生的血栓；有明显酮症或酮症酸中毒；血糖控制不佳，如高血糖（血糖＞16.7mmol/L），或明显的低血糖症及血糖波动较大。

（4）运动的注意事项：①了解自己运动前、中、后的血糖变化；②运动要有规律，强度应循序渐进，由低强度到中强度；③佩戴胸卡，随身携带易于吸收的碳水化合物食物，如软饮料、糖果，以备出现低血糖情况下食用；④穿着舒适合脚的鞋，并注意足部护理。

4. 糖尿病的自我监测

（1）自我监测的重要意义：①获取血糖及其有关代谢的信息，以作为调整降糖药物、饮食及体力活动量的依据，调动患者自己参与糖尿病治疗和管理的积极性，从而提高依从性。②在严格控制血糖的情况下，有利于预防低血糖，并监测胰岛素强化治疗的效果。

（2）糖尿病防治知识培训：在监测信息的基础上及在糖尿病专科医师的指导下随时修订方案，有效控制血糖，防止或延缓急、慢性并发症的发生和发展。实施糖尿病患者的自我监测，需预先进行糖尿病知识、监测意义、监测技术、结果分析及治疗药物、给药方法的培训，因此糖尿病的自我监测可

以达到糖尿病全面教育的效果。

（3）自我监测的措施：①定期测血糖，患者应用便携式血糖仪监测指尖血（毛细血管）血糖。采用生活方式干预控制糖尿病的患者，可根据需要有目的地通过血糖监测了解饮食控制和运动对血糖的影响；使用口服降糖药者可每周监测 2～4 次空腹血糖或餐后 2h 血糖，或在就诊前 1 周连续监测 3 日，每日监测 7 次血糖（早餐前后、午餐前后、晚餐前后和睡前）；使用胰岛素治疗者可根据胰岛素治疗方案进行相应的血糖监测。②定期检查肝功能、肾功能、血脂、糖化血红蛋白、尿蛋白、尿酮体。③定期对体重、血压、血脂等心脑血管危险因素进行监测和评估，每 2～3 个月 1 次。④定期检查微量白蛋白尿和眼底病变，以观察有无微血管并发症，每 6～12 个月 1 次。⑤每年进行 1 次心、脑、肺、神经的系统检查。

（二）2 型糖尿病控制目标

因 T2DM 占糖尿病患者总数 90%以上，本处重点介绍 T2DM 的控制目标。大多数 T2DM 患者合并代谢综合征的其他表现，如高血压、血脂异常、肥胖症等。伴随血糖、血压、血脂等水平增高及体重增加，T2DM 发生并发症的风险及危害亦明显增加。因而，T2DM 科学、合理的治疗目标应该是综合的，包括血糖、血压、血脂、体重的控制，抗血小板治疗和改善生活方式等措施。《中国 2 型糖尿病防治指南（2020 年版）》[6]提出的 T2DM 患者理想的控制目标见表 4-44-5。

表 4-44-5　我国 T2DM 患者的综合控制目标

测量指标		目标值
毛细血管血糖（mmol/L）	空腹	4.4～7.0
	非空腹	＜10.0
HbA1c（%）		＜7.0
血压（mmHg）		＜130/80
总胆固醇（mmol/L）		＜4.5
高密度脂蛋白胆固醇（mmol/L）	男性	＞1.0
	女性	＞1.3
甘油三酯（mmol/L）		＜1.7
低密度脂蛋白胆固醇（mmol/L）	未合并动脉粥样硬化性心血管疾病	＜2.6
	合并动脉粥样硬化性心血管疾病	＜1.8
体重指数（kg/m²）		＜24.0

二、2 型糖尿病高血糖的控制策略和治疗路径

T2DM 是一种进展性的疾病,随着病程的进展,血糖有逐渐升高的趋势,控制高血糖的治疗强度也应随之加强,常需要多种手段的联合治疗。生活方式干预是 T2DM 的基础治疗措施,应贯穿糖尿病治疗的始终。如果单纯生活方式不能使血糖控制达标,应尽早开始药物治疗。

T2DM 药物治疗的首选是二甲双胍。若无禁忌证,二甲双胍应作为 T2DM 患者的一线用药和药物联合中的基本用药。如单独使用二甲双胍治疗而血糖未达标,应进行二联治疗。二联治疗药物可根据患者病情特点进行选择。如果患者低血糖风险较高或发生低血糖的危害大,如独居老人、驾驶者等,则尽量选择不增加低血糖风险的药物,如 α-糖苷酶抑制剂、噻唑烷二酮类(thiazolidinedione,TZD)、二肽基肽酶Ⅳ抑制剂(dipeptidyl peptidase-4 inhibitor,DPP-4i)、钠-葡萄糖协同转运蛋白 2 抑制剂(SGLT-2i)或胰高血糖素样肽-1 受体激动剂(glucagon- like peptide-1 receptor agonist,GLP-1RA)。若患者需要减重,则选择有体重降低作用的药物,如 SGLT-2i 或 GLP-1RA。如患者 HbA1c 距离目标值较大,则选择

降糖作用较强的药物,如胰岛素促泌剂或胰岛素。部分患者在诊断时 HbA1c 较高,可直接起始二联治疗。二联治疗 3 个月不达标的患者,应启动三联治疗。若三联治疗血糖仍不达标,则应将治疗方案调整为多次胰岛素治疗,基础胰岛素加餐时胰岛素或每日多次预混胰岛素。采用多次胰岛素治疗时应停用胰岛素促分泌剂。如果患者存在明显的高血糖症状乃至酮症,可直接给予短期强化胰岛素治疗,包括基础胰岛素加餐时胰岛素、每日多次预混胰岛素或胰岛素泵治疗[6]。

糖尿病并发症和合并症是患者选择降糖药的重要依据。推荐合并 ASCVD 或心血管疾病风险高危的患者,无论 HbA1c 是否达标,只要没有禁忌证,都应在二甲双胍的基础上加用具有 ASCVD 获益证据的 GLP-1RA 或 SGLT-2i。合并 CKD 或心力衰竭的患者,无论 HbA1c 是否达标,只要没有禁忌证,都应在二甲双胍的基础上加用 SGLT-2i。合并 CKD 的患者,如不能使用 SGLT-2i,可考虑选用 GLP-1RA。如果患者在联合 GLP-1RA 或 SGLT-2i 治疗后 3 个月后仍然不能达标,可启动包括胰岛素在内的三联治疗。合并 CKD 的糖尿病患者易出现低血糖,合并 ASCVD 或心力衰竭的患者低血糖危害性大,应加强血糖监测。如有低血糖,应立即处理。《中国 2 型糖尿病防治指南(2020 年版)》[6]提出的 2 型糖尿病患者高血糖治疗的简易路径见图 4-44-1。

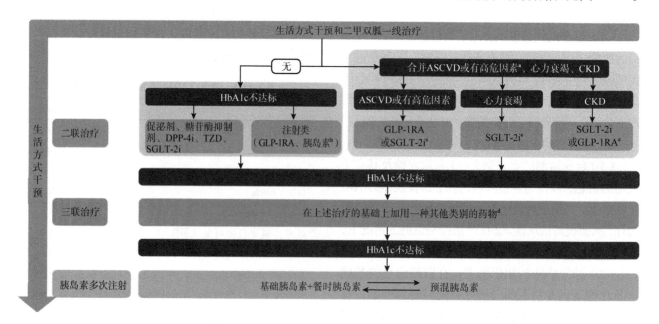

图 4-44-1 T2DM 患者高血糖治疗的简易路径

a. 高危因素指年龄≥55 岁伴以下至少 1 项:冠状动脉或颈动脉或下肢动脉狭窄≥50%,左室肥厚;b. 通常选用基础胰岛素;c. 加用具有 ASCVD、心力衰竭或 CKD 获益证据的 GLP-1RA 或 SGLT-2i;d. 有心力衰竭者不用 TZD

第三节 糖尿病的药物治疗

治疗糖尿病的药物主要为口服降糖药和注射降糖药（胰岛素、GLP-1RA）。T1DM 患者以注射胰岛素为主。而 T2DM 患者以口服降糖药为主，部分患者因口服降糖药失效或伴有严重并发症而联用或改用胰岛素治疗。近年来 T2DM 早期应用胰岛素治疗取得良好的临床效果。

一、口服降糖药

高血糖的药物治疗基于纠正导致血糖升高的主要病理生理改变，包括胰岛素抵抗、胰岛素分泌受损、肠促胰素分泌下降等。根据不同作用机制，口服降糖药可分为以促进胰岛素分泌为主要作用的药物，如磺脲类、格列奈类、二肽基肽酶Ⅳ抑制剂（DPP-4i），以及通过其他机制降低血糖的药物，如双胍类、噻唑烷二酮类（TZD）、α-糖苷酶抑制剂、钠-葡萄糖协同转运蛋白 2 抑制剂（SGLT-2i）。

（一）促进胰岛素分泌

1. 磺脲类 通过刺激胰岛 B 细胞分泌胰岛素，增加体内胰岛素水平而降低血糖，可使 HbA1c 水平降低 1%～1.5%；磺脲类药物应用历史悠久、价格便宜，国内外相关指南都将其列为 T2DM 的主要治疗药物。前瞻性、随机分组的临床研究结果显示，磺脲类药物的使用与糖尿病微血管病变的发生风险下降相关。

磺脲类药物适用于无急性并发症、通过饮食及运动控制不佳的 T2DM 患者；使用时需从小剂量开始，逐渐增加剂量，谨慎调整剂量。第一代磺脲类药物（如甲苯磺丁脲等）在临床上已基本被淘汰，目前在我国应用的是第二代磺脲类药物，主要为格列本脲、格列本脲、格列齐特、格列吡嗪和格列喹酮。

磺脲类药物分为短效制剂和中、长效制剂。以餐后血糖升高为主的患者，宜选择短效制剂；以空腹血糖升高为主的患者或空腹血糖及餐后血糖均升高的患者，宜选择中、长效制剂。有肾功能轻度不全的患者，宜选择格列喹酮。患者依从性差时，建议每日只需服用 1 次磺脲类药物。消渴丸是含有格列本脲和多种中药成分的固定剂量复方制剂。常用磺脲类降糖药物的用法用量见表 4-44-6。

表 4-44-6 常用磺脲类降糖药物的用法用量

品种	剂量范围（mg/d）	服用次数（次/日）	用药时间
格列本脲	2.5～15	1～3	餐前
格列吡嗪	2.5～30	1～3	餐前半小时
格列齐特	80～320	1～3	餐前
格列喹酮	30～180	1～3	餐前半小时
格列美脲	1～8	1	早餐时顿服
格列吡嗪控释片	5～20	1	早餐时
格列齐特缓释片	30～120	1	早餐时

不良反应：常见低血糖，特别是在老年患者和肝、肾功能不全者；磺脲类可导致体重增加；少见胃肠道反应、皮肤瘙痒等。

禁忌证：T1DM；糖尿病急性并发症者；妊娠或哺乳期女性；严重感染、手术、创伤、急性心肌梗死、脑血管意外等应激状态。

2. 格列奈类 为非磺脲类胰岛素促泌剂，主要通过刺激胰岛素的早相分泌而降低餐后血糖，具有吸收快、起效快和作用时间短的特点；可将 HbA1c 降低 0.5%～1.5%。此类药物需在餐前即刻服用，可单独使用或与其他降糖药联合应用（磺脲类除外）。格列奈类的主要代表药物为那格列奈和瑞格列奈，已有米格列奈应用于临床的报道。瑞格列奈剂量范围为 1～16mg/d，每日 1～3 次，餐前 5～15min 服用；那格列奈剂量范围为 120～360mg/d，每日 1～3 次，餐前 1～5min 服用。

格列奈类药物的常见不良反应是低血糖和体重增加，但低血糖的风险和程度较磺脲类药物轻。那格列奈和瑞格列奈可以在肾功能不全患者中使用。

禁忌证：T1DM；急性严重感染、手术、创伤或糖尿病急性并发症者。

3. 二肽基肽酶Ⅳ抑制剂 DPP-4i 是通过抑制二肽基肽酶Ⅳ（dipeptidyl peptidase-4，DPP-4）而减少胰高糖素样肽-1（glucagon-like peptide-1，GLP-1）在体内失活，使内源性 GLP-1 的水平升高。GLP-1 以葡萄糖浓度依赖的方式增强胰岛素分泌，DPP-4i 可降低 HbA1c 水平 0.4%～0.9%。目前在国内上市的 DPP-4i 有西格列汀（100mg，每日 1 次）、沙格列汀（5mg，每日 1 次）、维格列汀（50mg，每日 2 次）、利格列汀（5mg，每日 1 次）和阿格列汀（25mg，每日 1 次）。这类药物服用方便，单独使用不增加低血糖风险，对体重的作用为中性。许多国家推荐 DPP-4i 作为 T2DM 患者的二甲双胍单药疗效不佳后的二线治疗药物，目前亦有 DPP-4i 与二甲双胍的复方制剂。需注意肾功能不全者应减少药量，但利格列汀的使用不受肝肾功能影响。

（二）其他机制

1. 二甲双胍　通过减少肝葡萄糖输出、改善外周胰岛素抵抗和减少小肠葡萄糖吸收而降低血糖，单药治疗可使 HbA1c 下降 1%～1.5%；是 T2DM 患者控制高血糖的一线用药和联合用药中的基础用药，可与其他任何口服降糖药物联合应用；与胰岛素联合可进一步改善血糖控制和减少胰岛素用量，并减少胰岛素治疗引起的体重增加和低血糖风险。单用二甲双胍不增加低血糖风险；可用于 IGT 的干预治疗。另外，二甲双胍具有潜在的心血管保护作用，可降低新诊断及已发生心血管疾病的 T2DM 患者的心血管疾病发生风险。

二甲双胍每日剂量为 500～2000mg，分 2～3 次服用，随餐服用或餐后立即服用。

不良反应：主要是胃肠道反应，如厌食、恶心、腹泻、腹痛等，多出现在治疗的早期（绝大多数发生于前 10 周）。随着治疗时间的延长，大多数患者可以逐渐耐受或症状消失。建议从小剂量开始，逐渐加量。

二甲双胍无肝、肾毒性。在患者血清转氨酶超过 3 倍正常上限时应避免使用，肾功能不全患者需通过估算肾小球滤过率（eGFR）水平调整剂量。造影检查如使用碘化造影剂时，应暂时停用二甲双胍，在检查后至少 48h 且复查肾功能无恶化后可继续用药。长期使用二甲双胍者可每年测定 1 次血清维生素 B_{12} 水平，如血清维生素 B_{12} 水平下降应适当补充维生素 B_{12}。

禁忌证：①中重度肾功能不全或肾衰竭[eGFR <45ml/（min·1.73m^2）]；②可造成组织缺氧的疾病（尤其是急性疾病或慢性疾病的恶化），如失代偿性心力衰竭、呼吸衰竭、近期发作的心肌梗死、休克；③严重感染和外伤、外科大手术、临床有低血压等；④已知对盐酸二甲双胍过敏者；⑤急性或慢性代谢性酸中毒，包括有或无昏迷的酮症酸中毒；⑥酗酒者；⑦维生素 B_{12}、叶酸缺乏未纠正者。

目前尚无确切的证据证明二甲双胍与乳酸酸中毒有关。在掌握好禁忌证的前提下，长期应用二甲双胍不增加乳酸酸中毒风险。

2. 噻唑烷二酮类　TZD 主要通过增加靶细胞对胰岛素的敏感性而降低血糖，可降低 HbA1c 水平 0.7%～1.0%；单独使用不导致低血糖，但与胰岛素或胰岛素促泌剂联合使用时可增加低血糖发生的风险。目前在我国上市的 TZD 主要有罗格列酮和吡格列酮。罗格列酮每日剂量为 4～8mg，分 1～2 次服用；吡格列酮每日剂量为 15～45mg，分 1～2 次服用。

不良反应：体重增加和水肿是常见副作用，与胰岛素联合使用时表现更加明显。TZD 的使用与骨折和心力衰竭风险增加相关。

禁忌证：有心力衰竭[纽约心脏学会（New York Heart Aossociation, NYHA）心功能分级 Ⅱ级以上]、活动性肝病或转氨酶升高超过正常上限 2.5 倍，以及严重骨质疏松和有骨折病史的患者应禁用本类药物。

3. α-糖苷酶抑制剂　主要通过抑制碳水化合物在小肠上部的吸收而降低餐后血糖，可降低 HbA1c 0.5%～0.8%，并能使体重下降；适用于以碳水化合物为主要食物、餐后血糖升高的糖尿病患者；单独使用不发生低血糖，并可降低餐前反应性低血糖的风险；如果出现低血糖，需以葡萄糖或蜂蜜纠正，而食用蔗糖或淀粉类食物纠正低血糖的效果差。我国上市的 α-糖苷酶抑制剂有阿卡波糖、伏格列波糖和米格列醇。在中国 T2DM 人群开展的临床研究结果显示每日服用 300mg 阿卡波糖的降糖疗效与每日服用 1500mg 二甲双胍的疗效相当。阿卡波糖剂量范围 100～300mg/d，每日 1～3 次，第一口饭时嚼服；伏格列波糖剂量范围 0.2～0.9mg/d，每日 1～3 次，餐前即刻服用；米格列醇剂量范围 100～300mg/d，每日 1～3 次，餐前即刻服用。

不良反应：常见胃肠道反应，如腹胀、排气等；从小剂量开始，逐渐加量可减少不良反应。

禁忌证：有明显消化吸收障碍的慢性胃肠功能

紊乱者；患有因肠胀气而可能恶化的疾病（如 Roemheld 综合征、严重的疝气、肠梗阻和肠溃疡）、严重肾损害。

4. SGLT-2i 是一类新型口服降糖药，作用于肾小管近端钠-葡萄糖协同转运蛋白（SGLT），抑制葡萄糖重吸收，促进葡萄糖从尿液中排泄，从而降低血糖。该类药物不仅降低 HbA1c 0.5%～1.2%，且低血糖风险低，还有一定的减轻体重和降压作用。目前临床应用的有达格列净（10mg，每日 1 次）、恩格列净（10～25mg，每日 1 次）、卡格列净（100～300mg，每日 1 次）和艾托格列净（5mg，每日 1 次）。

SGLT-2i 可单用或联合其他降糖药物治疗成人 T2DM，目前在 T1DM、青少年及儿童中无适应证。SGLT-2i 单药治疗不增加低血糖风险，但与胰岛素或胰岛素促泌剂联用时则增加低血糖风险。因此，SGLT-2i 与胰岛素或胰岛素促泌剂联用时应下调胰岛素或胰岛素促泌剂的剂量。SGLT-2i 在轻、中度肝功能受损（Child-Phgh A、B 级）患者中使用无须调整剂量，重度肝功能受损（Child-Phgh C 级）患者不推荐使用。SGLT-2i 不用于 eGFR＜30ml/（min·1.73m²）的患者。

不良反应：常见泌尿系统和生殖系统感染，以及与血容量不足相关的不良反应，罕见不良反应包括 DKA。DKA 可发生在血糖轻度升高或正常时，多存在 DKA 诱发因素或属于 DKA 高危人群。如怀疑存在 DKA，应停止使用 SGLT-2i，并对患者进行评估，立即进行治疗。

SGLT-2i 在一系列大型心血管结局及肾脏结局的研究中显示了心血管及肾脏获益，包括恩格列净心血管结局研究（EMPA-REG OUTCOME）、卡格列净心血管评估研究（CANVAS）、达格列净对心血管事件的影响（DECLARE-TIMI 58）、评估艾托格列净有效性和安全性心血管结局（VERTIS CV）试验、达格列净和心力衰竭不良结局预防（DAPA-HF）研究、卡格列净和糖尿病合并肾病患者肾脏终点的临床评估研究（CRENDENCE）。因此，对于合并 ASCVD 或心血管风险高危的 T2DM 患者，以及合并 CKD 或心力衰竭的患者，无论 HbA1c 是否达标，均推荐 SGLT-2i 作为首选药物[8]。

二、注射降糖药

（一）胰高血糖素样肽-1 受体激动剂

GLP-1RA 通过激活 GLP-1 受体以葡萄糖浓度依赖的方式增强胰岛素分泌、抑制胰高血糖素分泌，并延缓胃排空，通过中枢性食欲抑制来减少进食量。

GLP-1RA 适用于成人 T2DM。我国上市的 GLP-1RA 根据药代动力学分为短效的贝那鲁肽、艾塞那肽、利司那肽，以及长效的利拉鲁肽、司美格鲁肽、艾塞那肽周制剂、度拉糖肽和洛塞那肽。根据其分子结构的特点，GLP-1RA 可分为两类：①与人 GLP-1 氨基酸序列同源性较低，基于美洲蜥蜴唾液多肽 Exendin-4 结构合成的，如艾塞那肽、利司那肽和洛塞那肽；②与人 GLP-1 氨基酸序列同源性较高，基于人 GLP-1 结构，通过少数氨基酸残基替换、加工修饰得到的，如利拉鲁肽、司美格鲁肽、度拉糖肽、贝那鲁肽等。贝那鲁肽为天然人 GLP-1。

GLP-1RA 可有效降低血糖，部分恢复胰岛 B 细胞功能，降低体重，改善血脂谱及降低血压。GLP-1RA 可单独使用或与其他降糖药物联合使用。

7 项大型临床研究 meta 分析显示，GLP-1RA 使 3P-MACE（心血管死亡或非致死性心肌梗死或非致死性卒中复合事件）风险降低 12%，心血管死亡风险降低 12%，致死性和非致死性卒中风险降低 16%，致死性或非致死性心肌梗死风险降低 9%，全因死亡风险降低 12%，因心力衰竭住院风险降低 9%，肾脏复合终点（新发大量蛋白尿，肾小球滤过率下降 30%，进展至终末期肾病或肾脏疾病导致死亡）发生率降低 17%，且未观察到严重低血糖、胰腺癌及胰腺炎风险增加[9]。因此，GLP-1RA 适合伴 ASCVD 或高危心血管疾病风险的 T2DM 患者，并且低血糖风险较小。

不良反应：GLP-1RA 的主要不良反应为胃肠道症状，如恶心、呕吐、腹泻、消化不良、食欲下降等。主要见于初始治疗时，可随治疗时间延长而逐渐减轻。

禁忌证：有甲状腺髓样癌病史或家族史患者；多发性内分泌腺瘤病 2 型患者。

（二）胰岛素

胰岛素治疗是控制高血糖的重要手段。T1DM患者需依赖胰岛素维持生命，并通过良好控制血糖以降低糖尿病并发症的发生风险。T2DM患者在口服降糖药失效和出现口服药物使用的禁忌证时需要使用胰岛素控制高血糖，以减少糖尿病急、慢性并发症。

当开始胰岛素治疗后，医务人员应继续指导患者进行饮食控制和运动，并加强对患者的教育和指导，鼓励和指导患者进行自我血糖监测，掌握根据血糖监测结果来适当调节胰岛素剂量的技能，以控制高血糖并预防低血糖的发生。

1. 胰岛素分类 胰岛素按来源和化学结构不同，分为动物胰岛素、人胰岛素、胰岛素类似物三类。胰岛素按起效快慢和维持作用时间又可分为超短效胰岛素类似物、常规（短效）胰岛素、中效胰岛素、长效胰岛素（包括长效胰岛素类似物）、预混胰岛素（包括预混胰岛素类似物）及双胰岛素类似物。胰岛素类似物与人胰岛素相比，在控制血糖的能力方面两者相似，但在模拟生理性胰岛素分泌和减少低血糖发生风险方面则优于人胰岛素。胰岛素制剂的种类及特点见表4-44-7。

胰岛素替代治疗就是根据这些具有不同时间-作用特征的胰岛素制剂来达到模拟人的生理性胰岛素分泌的目标，中效或长效胰岛素用于提供基础胰岛素分泌，短效或超效胰岛素用于补充餐时胰岛素分泌。

表 4-44-7 常用胰岛素及其作用特点

胰岛素制剂	起效时间（h）	峰值时间（h）	作用持续时间（h）
短效人胰岛素（RI）	0.25～1.00	2～4	5～8
门冬胰岛素	0.17～0.25	1～2	4～6
赖脯胰岛素	0.17～0.25	1.0-1.5	4～5
谷赖胰岛素	0.17～0.25	1～2	4～6
中效人胰岛素（NPH）	2.5～3.0	5～7	13～16
长效胰岛素（PZI）	3～4	8～10	20
甘精胰岛素 U100	2～3	无峰	30
甘精胰岛素 U300	6	无峰	36
地特胰岛素	3～4	3～14	24
德谷胰岛素	1	无峰	42
预混人胰岛素（30R，70/30）	0.5	2～12	14～24
预混人胰岛素（40R）	0.5	2～8	最长 24
预混人胰岛素（50R）	0.5	2～3	10～24
预混门冬胰岛素 30	0.17～0.33	1～4	14～24
预混门冬胰岛素 50	0.25	0.50～1.17	16～24
预混赖脯胰岛素 25	0.25	0.50～1.17	16～24
预混赖脯胰岛素 50	0.25	0.50～1.17	16～24
双胰岛素类似物（德谷门冬双胰岛素 70/30）	14	1.2	超过 24

2. 胰岛素起始治疗的时机

（1）所有 T1DM 一经确诊需终身胰岛素替代治疗。

（2）T2DM患者在生活方式和口服降糖药治疗的基础上，若血糖仍未达到控制目标，即可开始口服降糖药和胰岛素的联合治疗。通常经足量口服降糖药物治疗 3 个月后 HbA1c 仍≥7.0%时，可考虑启动胰岛素治疗。

（3）新诊断糖尿病患者与 T1DM 鉴别困难时，可首选胰岛素治疗。待血糖得到良好控制、症状得到明显缓解、确定分型后再根据分型和具体病情制定后续的治疗方案。

（4）糖尿病病程中（包括新诊断患者）出现无明显诱因体重下降时应尽早使用胰岛素治疗。

（5）新诊断 T2DM 伴明显高血糖时可使用胰岛素强化治疗。

（6）严重急性并发症，如高渗性高血糖综合征、糖尿病酮症酸中毒及严重感染等。

（7）严重慢性并发症，如重症糖尿病肾病、糖尿病足等。

（8）糖尿病伴妊娠、妊娠期糖尿病。

3. 胰岛素治疗方案的选择 根据患者具体情况，选用基础胰岛素或预混胰岛素起始胰岛素治疗。

（1）胰岛素的起始治疗中基础胰岛素的使用：基础胰岛素包括中效人胰岛素和长效胰岛素类似物。当仅使用基础胰岛素治疗时，保留原有口服降糖药物，不必停用胰岛素促泌剂。

使用方法：继续口服降糖药治疗，联合中效人胰岛素或长效胰岛素类似物睡前注射。起始剂量为 0.2U/（kg·d）。根据患者空腹血糖水平调整胰岛素用量，通常每 3～5 日调整 1 次，根据血糖水平每次调整 1～4U 直至空腹血糖达标。

（2）起始治疗中预混胰岛素的使用：预混胰岛素包括预混人胰岛素和预混胰岛素类似物。根据患者的血糖水平，可选择每日 1～2 次的注射方案。当使用每日 2 次注射方案时，应停用胰岛素促泌剂。

1）每日 1 次预混胰岛素。起始的胰岛素剂量一般为 0.2U/（kg·d），晚餐前注射。根据患者空腹血糖水平调整胰岛素用量，通常每 3～5 日调整 1 次，根据血糖水平每次调整 1～4U 直至空腹血糖达标。

2）每日 2 次预混胰岛素。起始的胰岛素剂量一般为 0.2～0.4U/（kg·d），按 1:1 的比例分配到早餐前和晚餐前。根据空腹血糖和晚餐前血糖分别调整早餐前和晚餐前的胰岛素用量，每 3～5 日调整 1 次，根据血糖水平每次调整的剂量为 1～4U，直到血糖达标。

（3）双胰岛素类似物：目前上市的双胰岛素类似物只有德谷门冬双胰岛素（IDegAsp）。该药一般从 0.1～0.2U/（kg·d）开始，于主餐前注射，根据空腹血糖水平调整剂量直至达标。肥胖或 HbA1c>8.0% 的患者，可选择更高剂量起始。

德谷门冬双胰岛素每日治疗 1 次，剂量达 0.5U/（kg·d）或 30～40U，餐后血糖仍控制不佳，或患者每日有 2 次主餐时，可考虑改为每日注射 2 次。

（4）短期胰岛素强化治疗方案：对于 HbA1c≥9%或空腹血糖≥11.1mmol/L 的新诊断 T2DM 患者可实施短期胰岛素强化治疗，治疗时间在 2 周至 3 个月为宜，治疗目标为空腹血糖 4.4～7.0mmol/L，非空腹血糖<10.0mmol/L，可暂时不以 HbA1c 达标作为治疗目标[10]。胰岛素强化治疗时应同时对患者进行医学营养及运动治疗，并加强对糖尿病患者的教育。胰岛素强化治疗方案包括基础-餐时胰岛素治疗方案，如多次皮下注射胰岛素或持续皮下胰岛素输注（continuous subcutaneous insulin injection，CSII）或预混胰岛素每日注射 2～3 次。

第四节 糖尿病急性并发症的诊治

一、糖尿病酮症酸中毒

DKA 是由于胰岛素不足和升糖激素不适当升高引起的糖、脂肪和蛋白代谢严重紊乱综合征，临床以高血糖、高血酮和代谢性酸中毒为主要表现。

T1DM 有发生 DKA 的倾向；T2DM 亦可发生 DKA，常见的诱因有急性感染、胰岛素不适当减量或突然中断治疗、饮食不当、胃肠疾病、脑卒中、心肌梗死、创伤、手术、妊娠、分娩、精神刺激等。

（一）临床表现

DKA 分为轻度、中度和重度。仅有酮症而无酸中毒称为糖尿病酮症；轻度、中度 DKA 除酮症外，还有轻至中度酸中毒；重度是指酸中毒伴意识障碍（DKA 昏迷），或虽无意识障碍，但血清碳酸氢根低于 10mmol/L。主要表现为多尿、烦渴多饮和乏力症状加重。失代偿阶段出现食欲减退、恶心、呕吐，常伴头痛、烦躁、嗜睡等症状，呼吸深快，呼气中有烂苹果味（丙酮气味）；病情进一步发展，出现严重失水现象，尿量减少、皮肤黏膜干燥、眼球下陷，脉快而弱，血压下降、四肢厥冷；到晚期，各种反射迟钝甚至消失，终至昏迷。

（二）实验室检查

尿糖、尿酮体阳性或强阳性。如有条件可测血酮，血酮体增高（多在 3.0mmol/L 以上），可早期发现酮症或酮症酸中毒。血糖升高（一般在 16.7～33.3mmol/L），超过 33.3mmol/L 时多伴有高血糖高渗综合征或有肾功能障碍。血钾水平在治疗前高低不定，血尿素氮和肌酐轻中度升高，一般为肾前性。

（三）诊断

对昏迷、酸中毒、失水、休克的患者，要想到 DKA 的可能性。如尿糖和酮体阳性伴血糖增高，pH 和（或）二氧化碳结合力降低，无论有无糖尿病病史，都可诊断为 DKA。

（四）治疗

对单有酮症者，需补充液体和进行胰岛素治疗，直至酮体消失。DKA 应按以下方法积极治疗。

1. 补液 能纠正失水，恢复血容量和肾灌注，有助于降低血糖和清除酮体。补液速度应先快后慢，并根据血压、心率、每小时尿量及周围循环状况决定输液量和输液速度。

2. 胰岛素 一般采用小剂量胰岛素静脉滴注治疗方案，开始以 0.1U/（kg·h），如在第 1h 内血糖下降不明显，且脱水已基本纠正，胰岛素剂量可加倍。每 1~2h 测定血糖，根据血糖下降情况调整胰岛素用量。当血糖降至 13.9mmol/L 时，胰岛素剂量减至 0.05~0.1U/（kg·h）。

3. 纠正电解质紊乱和酸中毒 在开始胰岛素及补液治疗后，患者的尿量正常，血钾低于 5.2mmol/L 即可静脉补钾。治疗前已有低钾血症，尿量≥40ml/h 时，在胰岛素及补液治疗同时必须补钾。严重低钾血症可危及生命，应立即补钾，当血钾升至 3.5mmol/L 时，再开始胰岛素治疗，以免发生心律失常、心搏骤停和呼吸肌麻痹。血 pH 在 6.9 以下时，应考虑适当补碱，直到上升至 7.0 以上。

4. 去除诱因和治疗并发症 如休克、感染、心力衰竭和心律失常、脑水肿和肾衰竭等。

5. 预防 保持良好的血糖控制，预防和及时治疗感染及其他诱因，加强糖尿病教育，促进糖尿病患者和家属对 DKA 的认识，是预防 DKA 的主要措施，并有利于本病的早期诊断和治疗。

二、高血糖高渗综合征

HHS 是糖尿病的严重急性并发症之一，临床以严重高血糖而无明显酮症酸中毒、血浆渗透压明显升高、脱水和意识障碍为特征。HHS 的发生率低于 DKA，且多见于老年 T2DM 患者。

（一）临床表现

HHS 起病常比较隐匿。典型的 HHS 主要有严重失水和神经系统两组症状体征。

（二）实验室检查

尿比重较高。尿糖呈强阳性。尿酮阴性或弱阳性，常伴有蛋白尿和管型尿。血糖明显增高，多在 33.3mmol/L 以上。血钠多升高，可达 155mmol/L 以上。血浆渗透压明显升高，一般在 350mOsm/L 以上，是 HHS 的重要特征和诊断依据。血尿素氮、肌酐和酮体常增高，多为肾前性。血酮正常或略高。

（三）诊断

HHS 的实验室诊断参考标准是：①血糖≥33.3mmol/L；②有效血浆渗透压≥320mOsm/L；③血清碳酸氢根≥18mmol/L 或动脉血 pH≥7.30；④尿糖呈强阳性，而尿酮阴性或弱阳性。

（四）治疗

HHS 治疗方法主要包括积极补液，纠正脱水；小剂量胰岛素静脉输注控制血糖、纠正水电解质和酸碱失衡，以及去除诱因及治疗并发症。

（五）预后

HHS 的预后不良，病死率为 DKA 的 10 倍以上，抢救失败的主要原因是高龄、严重感染、重度心力衰竭、肾衰竭、急性心肌梗死和脑梗死等。

三、糖尿病乳酸酸中毒

体内无氧酵解的糖代谢产物乳酸大量堆积，导致高乳酸血症，进一步出现血 pH 降低，即为乳酸酸中毒。糖尿病乳酸酸中毒的发生率较低，但病死率很高。大多发生在伴有肝、肾功能不全或慢性心肺功能不全等缺氧性疾病患者，主要见于服用苯乙双胍者。

（一）临床表现

糖尿病乳酸酸中毒的临床表现为疲乏无力，厌食、恶心或呕吐，呼吸深大，嗜睡等。大多数有服用双胍类药物史。

（二）实验室检查

糖尿病乳酸酸中毒的实验室检查显示明显酸中毒，但血、尿酮体不升高，血乳酸水平升高。

（三）治疗

糖尿病乳酸酸中毒应积极抢救。治疗措施包括去除诱因、积极治疗原发病、补碱、纠正酸中毒、维持水电解质平衡、补液、扩容、纠正脱水和休克，必要时透析治疗。

（四）预防

严格掌握双胍类药物，尤其是苯乙双胍的适应证，对伴有肝、肾功能不全，以及慢性缺氧性心肺疾病及一般情况差的患者忌用双胍类降糖药。二甲双胍引起乳酸酸中毒的发生率明显低于苯乙双胍，因此建议需用双胍类药物治疗的患者尽可能选用二甲双胍。使用双胍类药物的患者在发生危重急症时，应暂停用药，改用胰岛素治疗。

（陶　红）

参 考 文 献

[1] Xu Y，Wang L，He J，et al. Prevalence and control of diabetes in Chinese adults[J]. JAMA，2013，310（9）：948-959.

[2] Li Y，Teng D，Shi X，et al. Prevalence of diabetes recorded in mainland China[①] using 2018 diagnostic criteria from the American Diabetes Association：National cross sectional study[J]. BMJ，2020，369：m997.

[3] 中华医学会肾脏病学分会专家组. 糖尿病肾脏疾病临床诊疗中国指南[J]. 中华肾脏病杂志，2021，37（3）：255-304.

[4] 中华医学会糖尿病学分会视网膜病变学组. 糖尿病视网膜病变防治专家共识[J]. 中华糖尿病杂志，2018，10（4）：241-247.

[5] 周健，李红，杨文英，等. 糖化血清白蛋白正常参考值的多中心临床研究[J]. 中华内科杂志，2009，48（6）：469-472.

[6] 中华医学会糖尿病学分会. 中国 2 型糖尿病防治指南（2020 年版）[J]. 中华糖尿病杂志，2021，13（4）：317-410.

[7] 中华医学会妇产科学分会产科学组，中华医学会围产医学分会妊娠合并糖尿病协作组. 妊娠合并糖尿病诊治指南[J]. 中华围产医学杂志，2014，17（8）：537-545.

[8] 国家卫生健康委员会能力建设和继续教育中心，孙艺红，陈康，等. 糖尿病患者合并心血管疾病诊治专家共识[J]. 中华内科杂志，2021，60（5）：421-437.

[9] Kristensen SL，Rørth R，Jhund PS，et al. Cardiovascular，mortality，and kidney outcomes with GLP-1 receptor agonists in patients with type 2 diabetes：A systematic review and meta-analysis of cardiovascular outcome trials[J]. Lancet Diabetes Endocrinol，2019，7（10）：776-785.

[10] 中华医学会糖尿病分会. 新诊断 2 型糖尿病患者短期胰岛素强化治疗专家共识[J]. 中华医学杂志，2013，93（20）：1524-1526.

---

① mainland China 正确用法应为 Chinese mainland。

第45章
高同型半胱氨酸血症

同型半胱氨酸（homocysteine，Hcy）是人体内的一种含硫氨基酸，是甲硫氨酸和半胱氨酸代谢过程中的重要中间产物。血中 Hcy 水平受遗传、营养、药物等多方面因素影响。叶酸缺乏和（或）Hcy/叶酸代谢途径中关键酶的缺陷或基因突变是导致血 Hcy 水平升高的主要原因，高 Hcy 血症是许多慢病发生的独立危险因素或重要危险因素。研究证实高 Hcy 血症及高血压在脑卒中发生风险中具有明显的协同作用，必须加强高 Hcy 血症的防治，才能保护心脑肾。本章主要阐述高 Hcy 血症发病机制、与心血管疾病关系、诊治方法。

第一节　基　础　理　论

一、高同型半胱氨酸血症的病因 与发病机制

Hcy 为甲硫氨酸向半胱氨酸转化过程中形成的一种中间氨基酸，可通过以下 2 种不同途径中的一种进行代谢：转硫作用和再甲基化[1]（图 4-45-1）。第一，Hcy 通过胱硫醚-β-合成酶（cystathionine-b-synthase，CBS）催化转硫作用生成半胱氨酸，磷酸吡哆醛（维生素 B_6）为 CBS 辅酶。第二，Hcy 通过甲硫氨酸合酶（methionine synthase，MS）或甜菜碱 Hcy 甲基转移酶（betaine-homocysteine methyltransferase，BHMT）再甲基化生成甲硫氨酸，其中甜菜碱主要为 BHMT 合成 Hcy，为甲硫氨酸提供甲基，而维生素 B_{12}（钴胺素）则为 MS 合成甲硫氨酸过程的辅酶甲钴胺的前体，5-甲基四氢叶酸为底物。5-甲基四氢叶酸由叶酸代谢经亚甲基四氢叶酸还原酶（methylene tetrahydrofolate reductase，MTHFR）还原 5，10-亚甲基四氢叶酸而得到。

因此，任何遗传、环境、营养及药物因素影响叶酸水平或叶酸/Hcy 代谢通路的因素均可能导致 Hcy 水平增加。

（一）遗传、性别与年龄因素

1. 遗传因素　可引起 MTHFR、CBS 和 MS 共 3 种关键酶缺乏或活性降低[2]。

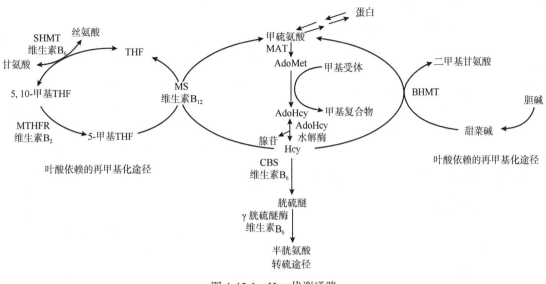

图 4-45-1　Hcy 代谢通路

MAT. ATP-L-S-腺苷三磷酸钴胺素腺苷转移酶；AdoMet. S-腺苷甲硫氨酸；AdoHcy. S-腺苷同型半胱氨酸；THF. 四氢叶酸酯；SHMT. 丝氨酸羟甲基转移酶；MS. 甲硫氨酸合成酶；BHMT. 甜菜碱同型半胱氨酸甲基转移酶；MTFR. 5,10-亚甲基四氢叶酸还原酶；CBS. 胱硫醚合成酶

（1）*MTHFR* 基因：MTHFR 是 5-甲基四叶酸合成中的关键酶，*MTHFR* 编码基因的一个单核苷酸基因多态性（677 C→T）引起 222 位丙氨酸转化为缬氨酸。携带 *TT* 基因型的个体 MTHFR 活性降低 60%。Yang 等[3]发现，我国汉族人群 *TT* 基因型携带率约为 25%，呈从南方向北方稳定上升趋势，最低值在南方，携带率平均为 24.0%，其中海南携带率最低，为 6.4%，最高值在北方，携带率平均为 40.8%，其中山东携带率最高，为 63.1%，*T* 等位基因频率在 23.2%～45.2%。而在我国高血压人群中高达 25%[4]，此外我国高血压人群平均叶酸水平为 8.1mg/L，低于美国人群的 50%[5]，因此我国高血压人群血 Hcy 水平明显高于美国人群。已有众多研究报道称 677C→T MTHFR 与血浆 Hcy 水平升高和脑卒中风险增加相关。

（2）*CBS* 基因：CBS 酶参与存在维生素 B₆ 时 Hcy 转化为胱硫醚的过程。已经在该基因中检测出超过 100 个突变，最常见的突变为 833C→T，导致 278 位异亮氨酸变为苏氨酸，另一个常见突变为 919G→A，导致 307 位甘氨酸变为丝氨酸。这些突变与血 Hcy 水平升高有关，一些研究已经将这些多态性与脑卒中联系在一起。*CBS* 基因编码半胱氨酸合成酶，是叶酸/Hcy 代谢途径中的关键酶，缺乏 CBS 酶是导致高 Hcy 血症的重要遗传因素。DNA 甲基化通过甲基化修饰调控基因表达，是表观遗传学的关键机制。研究报道，*CBS* 基因启动子区甲基化导致 CBS mRNA 失活，从而影响细胞内甲基代谢，并进一步增加脑卒中风险[6]。

（3）*MS* 基因：*MS* 是 Hcy 代谢途径中的关键酶基因突变，是发生高 Hcy 血症的重要遗传因素之一。MS eDNA 于 1996 年克隆，此后研究发现 *MS* 基因编码区域有 33 个外显子和 32 个内含子，其中 19～25 外显子区与其编码的蛋白质口片状二级结构有关，并且为维生素 B₁₂ 即钴胺素辅基结合区域，26～33 外显子区为编码的蛋白质活性区域，不同的突变可能会对 MS 酶造成不同的影响[7]，*MS* 基因多态性 2756A→G 导致 919 位天冬氨酸变为甘氨酸，已被发现为血栓栓塞事件遗传风险因素。

2. 性别与年龄因素　国内外也有研究发现，Hcy 水平随年龄增长而升高，而且男性高于女性。女性在绝经前的水平较低，绝经后的水平明显升高，认为其机制可能与雌激素水平变化有关[8]。

（二）环境、营养与药物因素

1. 环境营养　维生素 B₆、维生素 B₁₂ 和叶酸均是 Hcy 的代谢辅酶，它们的水平与 Hcy 水平呈负相关，摄入不足时，上述 3 个酶活性下降，Hcy 水平升高[9]。

长期饮酒可引起肝细胞甲硫氨酸合成酶活性下降，从而造成高 Hcy 血症。

有报道认为饮食中甲硫氨酸含量过高，如高动物蛋白、低植物蛋白饮食可能是高 Hcy 血症的危险因素之一。

2. 药物因素 甲氨蝶呤、一氧化氮、抗癫痫药、利尿药、烟酸等药物可使 Hcy 水平升高[10]。治疗高胆固醇血症所使用的一些药物（如贝特类和烟酸）可将 Hcy 水平升高约 30%，但尚不明确其临床意义。

二、高同型半胱氨酸血症与心血管疾病的关系

高 Hcy 血症具有主要的致动脉粥样硬化和促血栓形成的特性。高 Hcy 血症导致心血管疾病的机制主要包括损害内皮细胞、氧化应激反应、改变脂质代谢及促进血栓形成等，但具体分子机制尚不明确。其诱导血管损伤的组织病理学标志包括内膜增厚、弹性膜破坏、平滑肌肥大、明显的血小板聚集，以及血小板富集的闭塞性血栓形成。这些观察结果可能有助于解释高 Hcy 血症与疾病之间的关系。

（一）高同型半胱氨酸血症与心脏疾病

相关研究发现[11]，所有冠状动脉疾病有 10% 归因于高 Hcy 血症。血 Hcy 每增加 5μmol/L 会使缺血性心脏病的风险增加 84%。Wald 等[12]发现血 Hcy 每下降 3μmol/L 可使缺血性心脏病发病率下降 16%，深静脉血栓形成发生率下降 25%。

（二）高同型半胱氨酸血症与脑卒中

高 Hcy 血症是引发脑卒中的独立性危险因素，血 Hcy 值高于 10.5μmol/L 的人群脑卒中风险增加 4.2 倍[13]。有研究显示[14]Hcy 与脑卒中独立相关。Pang 等[15]对 2018 年纳入的 2258 例中国原发性高血压患者的分析指出，高 Hcy 血症使高血压患者脑卒中患病风险增加了 27%。已有研究证实高血压与高 Hcy 血症在脑卒中发病风险升高方面具有明显的协同作用。美国数据显示，高血压与高 Hcy 血症同时存在，脑卒中风险男性增加 11.0 倍，女性增加 16.3 倍[16]。我国单独患有高血压或高 Hcy 血症的患者发生脑卒中的风险分别为正常人 3 倍和 4 倍，而同时患有高血压和高 Hcy 血症的患者，即 H 型高血压患者，其发生脑卒中的风险为正常人的 11.7 倍[17]。

（三）高同型半胱氨酸血症与高血压

李建平等[18]调查显示，我国高血压患者中伴高 Hcy 血症的比例高达 75.0%，其中男性高血压伴高 Hcy 血症患者占高血压男性患者的 91%，女性高血压伴高 Hcy 血症患者占高血压女性患者的 63%。中国脑卒中一级预防研究（China stroke primary prevention trial，CSPPT）基线数据[19]也表明，我国高血压患者中伴高 Hcy 血症比例约为 80.3%，高 Hcy 血症和高血压密切相关。这种关系可以是伴随关系，即不健康生活方式；也可以是因果关系，即一种生理情况。其机制如下：高 Hcy 既可通过抑制体内内源性硫化氢的生成活化血管紧张素转换酶，产生血管紧张素 II 作用于血管紧张素 I 受体；又可引起钠重吸收，刺激血管平滑肌细胞增殖并改变血管壁的弹性，从而导致血压升高及血管增生等一系列病理过程。Wu 等[20]发现，血 Hcy 与收缩压和舒张压呈正相关，每增加 5μmol/L 可使收缩压增加 0.45mmHg，舒张压增加 0.47mmHg。

第二节　高同型半胱氨酸血症诊断与处理

一、高同型半胱氨酸血症的诊断

2020 年 7 月发表的《高同型半胱氨酸血症诊疗专家共识》（简称共识）[21]指出，通过血 Hcy、叶酸、维生素 B$_{12}$、叶酸代谢基因 4 项检测可以明确血 Hcy 升高的原因。目前，我国医院开展血清和血浆 Hcy 的检测，血清检测结果略高于血浆检测结果，两者差异不明显。叶酸代谢基因主要检测 MTHFRC677T、Al298C 和甲硫氨酸合酶还原酶（methionine synthase reductase，MTRR）A66G 的多态性。我国成人血 Hcy 的中值在 13～14μmol/L，超过高 Hcy 血症诊断标准（10μmol/L）30% 以上，男性高于女性。在 45 岁以上人群中，75% 的男性血 Hcy 值超过 10.5μmol/L，50% 的女性血 Hcy 值超过 10.7μmol/L。临床上，根据患者血 Hcy 水平的高低，可将该病分为轻度、中度和重度 3 个级别。轻度指患者血 Hcy 水平为 10～15μmol/L，中度指患者血 Hcy 水平为 16～30μmol/L，重度指患者血 Hcy 水平

>30μmol/L。妊娠女性和儿童属于特殊人群，宜低于成人参考值。

二、高同型半胱氨酸血症的处理

（一）非药物治疗

1. 生活方式的干预 戒烟限酒、适量的有氧运动。如快走、慢跑，每周 3～5 次，每次 30～60min 中等强度有氧运动[22]。

2. 改善饮食 推荐低盐低脂饮食，少食高脂肪肉类，多吃绿叶蔬菜、杂豆类、全谷物、蛋奶等富含维生素 B_{12}、维生素 B_6 及叶酸的食物。尽可能多地摄入富含叶酸的食物。食物的制备和烹调会造成叶酸的流失，尤其是在煮沸时损失更大。正常膳食摄入很难每日获取 0.4mg 以上的叶酸，欧洲人群叶酸每日摄入量男性仅 197～235μg，女性仅 168～214μg[23]。

（二）药物治疗

1. 叶酸 每日补充叶酸 0.8mg 是降低 Hcy 水平的最佳剂量。针对 *MTHFR* 基因突变者，可以同时增补 5-甲基四氢叶酸，降低 Hcy 水平的效果更好[24]。然而仅依靠单一补充叶酸仍然有约 50% 的患者无法达标。临床中需要注意大剂量的叶酸（1mg/d 以上）可能会掩盖维生素 B_{12} 的缺乏，引起锌的缺乏[25]。

2. 维生素 B_{12} 将 5-甲基四氢叶酸的甲基转移给 Hcy，单独补充维生素 B_{12} 降低 Hcy 的效果没有叶酸明显，但在缺乏维生素 B_{12} 或其基因有缺陷时，可以加大剂量或补充甲基钴胺素[26]。

3. 维生素 B_6 不仅是 Hcy 转硫途径的重要辅酶，也是生成 5,10-亚甲基四氢叶酸的重要辅酶。转硫途径对半胱氨酸及其衍生物的生成具有重要的生理功能。单独使用维生素 B_6 对降低 Hcy 水平的效果不明显，与叶酸、维生素 B_{12} 联合，有明显的协同作用[27]。

4. 天然甜菜碱 可以为机体提供 3 个甲基，是体内最为高效的甲基供体，其甲基相对效价比是胆碱的 12～15 倍。餐后补充甜菜碱降 Hcy 的效果比叶酸效果好，在 *MTHFR* 基因突变或叶酸缺乏时，补充甜菜碱会起到更大的作用。但因胆碱、甜菜碱不足而引起的高 Hcy，叶酸则没有明显效果[28]。甜菜碱可由胆碱生成，不仅安全，而且能明显降低

Hcy 水平，还能防止机体水分流失，保持细胞活力，促进身体健康。

5. 联合补充 叶酸、甜菜碱和转硫途径之间存在很强的相互关系，尤其是在低叶酸状态下关系更为明显。复合营养补充剂能够同时提供甲基供体、甲基载体和转硫辅酶的供给，有利于纠正甲基化和转硫化的异常。《中国营养科学全书》（第 2 版）建议采用 3 +X 的复合营养素方案，即天然甜菜碱+叶酸+维生素 B_6+辅助营养素[29]。《高血压学》推荐的降 Hcy 方案为每日 1000mg 天然甜菜碱、0.8mg 叶酸、2.8mg 维生素 B_2、2.8mg 维生素 B_6 及 4.8μg 维生素 B_{12}[30]。

此外，高 Hcy 血症患者应每隔 6 个月检测 1 次血 Hcy 的水平，以便了解治疗效果，并及时调整治疗方案。

（汪　芳　王翔凌　裴作为）

参 考 文 献

[1] Azzini E，Ruggeri S，Polito A. Homocysteine：Its possible emerging role in at-risk population groups[J]. Int J Mol Sci. 2020，4：1421.

[2] 国家卫健委. 我国首部罕见病诊疗指南发布[J]. 医师在线，2019，7：1.

[3] Yang B，Liu Y，Li Y，et al. Geographical distribution of MTHFR C677T，A1298C and MTRR A66G Gene Polymorphisms in China：Findings from 15357 adults of Han nationality[J]. Plos One，2013，3：e57917.

[4] Qin X，Li J，Cui Y，et al. MTHFR C677T and MTR A2756G polymorphisms and the homocysteine lowering efficacy of different doses of folic acid in hypertensive Chinese adults[J]. Nutr J，2012，11：2.

[5] Xu X，Li J，Sheng W，et al. Meta-analysis of genetic studies from journals published in China of ischemic stroke in the Han Chinese population[J]. Cerebrovascular Diseases，2008，1：48-62.

[6] Beard RS Jr，Bearden SE. Vascular complications of cystathionine β-synthase deficiency：Future directions for homocysteine-to-hydrogen sulfide research[J]. Am J Physiol Heart Circ Physiol. 2011，300（1）：13-26.

[7] Watkins D，Ru M，Hwang HY，et al. Hyperhomocysteinemia due to methionine synthase deficiency，cblG：Structure of the MTR gene，genotype diversity，and recognition of a common mutation，P1173L[J]. Am J Hum Genet，2002，71（1）：143-153.

[8] Morris MS, Jacques PF, Selhub J, et al. Total homocysteine and estrogen status indicators in the Third National Health and Nutrition Examination Survey[J]. American Journal of Epidemiology, 2000, 52（2）：140-148.

[9] Vijayan M, Chinniah R, Ravi PM, et al. MTHFR（C677T）CT genotype and CT-apoE3/3 genotypic combination predisposes the risk of ischemic stroke[J]. Gene, 2016, 2：465-470.

[10] Guilliams TG. Homocysteine-a risk factor for vascular diseases：Guidelines for the clinical practice[J]. JANA, 2004, 7（1）：11-24.

[11] Djuric D, Jakovljevic V, Zivkovic V, et al. Homocysteine and homocysteine-related compounds：an overview of the roles in the pathology of the cardiovascular and nervous systems[J]. Can J Physiol Pharmacol, 2018, 10：991-1003.

[12] Wald DS, Law M, Morris JK. Homocysteine and cardiovascular disease：Evidence on causality from a meta-analysis[J]. BMJ, 2002, 7374：1202.

[13] Harris S, Rasyid A, Kurniawan M, et al. Association of high blood homocysteine and risk of increased severity of ischemic stroke events[J]. Int J Angiol, 2019, 1：34-38.

[14] Larsson SC, Traylor M, Markus HS. Homocysteine and small vessel stroke：A mendelian randomization analysis[J]. Ann Neurol, 2019, 85（4）：495-501.

[15] Pang H, Han B, Fu Q, et al. Association between homocysteine and conventional predisposing factors on risk of stroke in patients with hypertension[J]. Sci Rep. 2018, 1：3900.

[16] Towfighi A, Markovic D, Ovbiagele B. Pronounced association of elevated serum homocysteine with stroke in subgroups of individuals：A nationwide study[J]. J Neurol Sci, 2010, 298：153-157.

[17] Li J, Jiang S, Zhang Y, et al. H-type hypertension and risk of stroke in chinese adults：A prospective, nested case-control study[J]. J Transl Int Med, 2015, 3（4）：171-178.

[18] 李建平, 卢新政, 霍勇, 等. H型高血压诊断与治疗专家共识[J]. 中华高血压杂志, 2016, 24（2）：123-127.

[19] Huo Y, Li J, Qin X, et al. CSPPT investigators. Efficacy of folic acid therapy in primary prevention of stroke among adults with hypertension in China：the CSPPT randomized clinical trial[J]. JAMA, 2015, 13：1325-1335.

[20] Wu H, Wang B, Ban Q, et al. Association of total homocysteine with blood pressure in a general population of Chinese adults：A cross-sectional study in Jiangsu province, China[J]. BMJ Open, 2018, 8（6）：e021103.

[21] 孔娟. 高同型半胱氨酸血症诊疗专家共识[J]. 肿瘤代谢与营养电子杂志, 2020, 7（3）：283-288.

[22] Van Guldener C, Stehouwer CD. Homocysteine-lowering treatment：An overview[J]. Expert Opin Pharmacother, 2001, 2（9）：1449-1460.

[23] de Bree A, van Dusseldorp M, Brouwer IA, et al. Folate intake in Europe：Recommended, actual and desired intake[J]. Eur J Clin Nutr, 1997, 10：643-660.

[24] Maruyama K, S Eshak E, Kinuta M, et al. Association between vitamin B group supplementation with changes in% flow-mediated dilatation and plasma homocysteine levels：A randomized controlled trial[J]. Clin Bionchem Nutr, 2019, 3：243-249.

[25] 曾果. 中国营养学会"孕期妇女膳食指南（2016）"解读[J]. 实用妇产科杂志, 2018, 4：265-267.

[26] Huemer M, Diodato D, Schwahn B, et al. Guidelines for diagnosis and management of the cobalamin-related remethylation disorders cblC, cblD, cblE, cblF, cblG, cblJ and MTHFR deficiency[J]. J Inherit Metab Dis, 2017, 1：21-48.

[27] Vrolijk MF, Hageman GJ, van de Koppel S, et al. Inter-individual differences in pharmacokinetics of vitamin B_6：A possible explanation of different sensitivity to its neuropathic effects-Science Direct[J]. Pharma Nutrition, 2020, 12：1-7.

[28] Zhao G, He F, Wu C, et al. Betaine in Inflammation：Mechanistic Aspects and Applications[J]. Front Immunol, 2018, 9：1070.

[29] 杨月欣. 葛可佑. 中国营养科学全书[M]. 2版. 北京：人民卫生出版社, 2019.

[30] 赵连友. 高血压学[M]. 北京：科学出版社, 2019.

　　代谢综合征（metabolic syndrome，MetS）是一组多项代谢异常组分的集合，为由腹型肥胖、胰岛素抵抗（IR）、高甘油三酯（TG）血症、高胆固醇血症、高血压和低高密度脂蛋白胆固醇（HDL-C）血症[1]构成的一组临床综合征。MetS 还与其他多种疾病或异常状态有关，如炎症状态、血栓前状态、非酒精性脂肪性肝病（non-alcoholic fatty liver disease，NAFLD）、胆固醇性胆石症及生殖障碍等[2]。21世纪，MetS 已成为导致心血管疾病和 2 型糖尿病（T2DM）的最主要危险因素之一[3]。尽管 MetS 缺乏单一的直接致病因素，但惰性生活方式、食物结构不合理、热量摄入过大及遗传易感性是其发病的重要危险因素。

　　MetS 在全球范围内的发病率、患病率均呈上升趋势，并明显增加糖尿病和心血管疾病风险[4]。NAFLD 和胆固醇性胆结石症是 MetS 与肝相关的 2 个组分[5]。此外，肝中高 TG 浓度、血浆中高低密度胆固醇（LDL-C）浓度及其他组分，特别是 IR、血浆脂肪酸浓度升高和糖尿病，都是非酒精性脂肪性肝炎（non-alcoholic steatohepatitis，NASH）发生、发展的主要危险因素，是 NAFLD 最严重的表型[6]。可见，MetS 的重要性并非取决于其定义的局限与宽泛，而在于其致病作用及其与糖尿病、心血管疾病、NAFLD 和 NASH 等流行性疾病间的密切关联。根据美国国家胆固醇教育计划（National Cholesterol Education Program，NCEP）关于胆固醇检测、评估和治疗的成人高胆固醇第三次成人治疗组指南（ATPⅢ），识别 MetS 患者的主要目标，即构建心血管高风险要素之一——LDL-C 水平升高，是与肥胖、糖代谢异常密切相关的致动脉粥样硬化心血管疾病（ASCVD）和死亡的核心要素[6]。

第一节 基础理论

一、代谢综合征的基本概念

MetS 是在多种致病因素作用下一组疾病和慢性病理生理损害集合的临床综合征。其启动因素多为 IR，伴随脂肪沉积、分布异常和功能障碍[7]。MetS 是冠心病、糖尿病、脂肪肝的强危险因素。临床表现包括高血压、高血糖、高 TG、低 HDL-C 和腹型肥胖。

（一）代谢综合征的基本诊断标准

根据美国国家心脏、肺、血液研究所（National Heart，Lung，and Blood Institute，NHLBI）和美国心脏病协会（American Heart Association，AHA）2005 年修订的《代谢综合征的诊断与管理》，至少有以下 5 种情况中的 3 种时，即诊断为 MetS：①空腹血糖≥100mg/dl（或接受降糖药）。②血压≥130/85mmHg（或接受抗高血压药物）。③TG≥1.50mg/dl（或接受降 TG）。④HDL-C，男性＜40mg/dl，女性＜50mg/dl（或接受升 HDL-C 治疗）。⑤腰围，男性≥102cm，女性≥88cm；亚裔，男性≥90cm，女性≥80cm[国际糖尿病联合会（International Diabetes Federation，IDF）标准，允许使用 BMI＞30kg/m² 来代替腰围标准]。

MetS 的诊断标准尚未在全球范围内完全统一。我国也制定了以中国人调查数据及研究结果为基础的 MetS 诊断标准，分别是 2004 年中华医学会糖尿病学分会（Chinese Diabetes Society，CDS）和 2007 年《中国成人血脂异常防治指南》制定联合委员会建议的 MetS 诊断标准。目前我国主要采用的是 2007 年制定的 MetS 诊断标准。2004 年 CDS 出台的 MetS 诊断标准强调 MetS 是一组以肥胖、高血糖（糖尿病或糖调节受损）、血脂异常[高 TG 血症和（或）低 HDL-C 血症]及高血压等聚集发病，严重影响机体健康的临床症候群，是一组在代谢上相互关联的危险因素组合。这些因素直接促进了 ASCVD 的发生，也增加了 T2DM 发病风险。具备

以下 4 项组分中的 3 项或全部者，可诊断为 MetS。①超重和（或）肥胖：BMI≥25kg/m²；②高血糖：空腹血糖（FPG）≥6.1mmol/L（110mg/dl）和（或）餐后 2h 血糖（2hPG）≥7.8mmol/L（140mg/dl），和（或）已确诊为糖尿病并治疗者；③高血压：血压≥140/90mmHg 和（或）已确诊为高血压并治疗者；④血脂紊乱：空腹血浆 TG≥1.7mmol/L（150mg/dl），和（或）空腹 HDL-C＜0.9mmol/L（35mg/dl）（男）或＜1.0mmol/L（39mg/dl）（女）。2007 年《中国成人血脂异常防治指南》制订联合委员在 2004 年 CDS 建议的基础上，对 MetS 的组分量化指标进行修订，具备以下 3 项或更多可做出诊断。①腹型肥胖：腰围男性＞90cm，女性＞85cm；②血 TG≥1.70mmol/L；③血 HDL-C＜1.04mmol/L；④血压≥130/85mmHg；⑤空腹血糖≥6.1mmol/L 或糖负荷后 2h 血糖≥7.8mmol/L 或有糖尿病史。

肥胖或 IR 是否应该作为 MetS 的统一特征和根本原因，这一争论持续了多年并延续至今[8]。另外，是否应该将 MetS 看作一个独立的疾病，并在临床上应用，争论也十分激烈。

以 IDF 为代表的 MetS 定义标准，与 AHA/NHLBI 的《代谢综合征的诊断与管理》定义标准[9]，两者的主要区别体现在，前者将腹型肥胖作为诊断的强制纳入项目，后者则更注重多种心血管代谢危险因素的集合，腰围仅作为 5 个危险因素中的选择项目，其中任何 3 项共存都可以确定诊断。而 2005 年出台的日本标准和 2007 年的中国标准都将腰围纳入必选项目，与 IDF 的标准相似。2009 年，IDF、NHLBI、AHA 等达成 MetS 统一定义的共识[10]，基本上等同 AHA/NHLBI 标准，即需符合以下 5 项中至少 3 项：腰围增加（人群和种族特异性）、TG≥150mg/dl；HDL-C，男性＜40mg/ml，女性＜50mg/ml；血压 130/85mmHg；空腹血糖≥100mg/dl，可以诊断 MetS。

（二）代谢健康型肥胖

研究发现，一些患者尽管肥胖，但若不合并其他代谢组分异常，则预后良好。因此，提出了"代谢健康型肥胖"的理念。确定"代谢健康型肥胖"的定义，可区别心血管疾病（CVD）死亡和总死亡率风险不高的肥胖个体。

德国两个队列的人体测量学、代谢危险因素与

死亡风险研究，提出了简单的定义方法，将肥胖者分为代谢健康型及不健康型。其中，"代谢健康型肥胖"的定义为收缩压＜130mmHg，未使用抗高血压药物，腰臀比＜0.95（男性）或＜1.03（女性），并且无 T2DM。研究发现，收缩压和腰臀比联合，对 T2DM 发病、CVD 死亡和总死亡的预测价值最大。无论 BMI 水平高低，所有代谢不健康人群的 CVD 死亡和总死亡风险均增加。与代谢健康的正常体重者相比，代谢健康型肥胖人群的心血管死亡和总死亡风险并不增加。可见，需强调代谢不健康人群的不良预后风险更高，而代谢健康型肥胖者的风险并未增加。然而，迄今为止，尚没有通用的标准来定义"代谢健康型肥胖"。若肥胖持续存在，并与衰老和缺乏运动共存，可能导致代谢健康型肥胖转变为代谢不健康型肥胖。

二、代谢综合征的病因学、病理生理学特征

MetS 常通过多种机制引发亚临床、临床靶器官损害，以及糖尿病、心血管疾病。例如，MetS 患者血压升高，会导致心脏重构、血管重构、左室肥厚、外周及中枢血管疾病和肾功能损害等[11]。MetS 累积风险，还可导致微血管功能障碍，引起 IR，可导致血压升高的损害效应倍增[12]。MetS 可通过多种机制促进冠心病发生和进展，升高纤溶酶原激活剂-1 型和脂肪因子水平，增加血栓形成风险，并导致内皮功能障碍[13]。MetS 还可增加动脉僵硬程度，进而增加心血管疾病风险[14]。

（一）代谢综合征的病因学

MetS 没有单一确定的病因，潜在病因也尚未被完全明确[15]。然而，MetS 主要危险因素已经逐渐为人们所认识，包括家族史、不合理饮食、运动缺乏或不足。全球范围内 MetS 相关的单一致病因素为高热量、低纤维的快餐饮食，以及久坐的生活和工作方式[16]，这些致病因素激活了以下病理生理机制：IR，胰岛 B 细胞功能障碍，蛋白激酶和磷酸酶引起的细胞功能障碍，胰岛素受体底物-1/胰岛素受体底物-2（insulin receptor substrate-1/ insulin receptor substrate-2，IRS1/IRS2）基因表达和功能抑制，肥胖和脂质毒性，氧化应激和葡萄糖毒性，慢性炎症，昼夜节律紊乱，遗传学和表观遗传学异常，肠道微生物失衡，食物数量和结构不合理等众多途径。

脂肪组织分布异常、功能障碍和 IR 是引起 MetS 的最重要机制。IR 是 MetS 病理生理的核心环节[17]。正常情况下，胰岛素可促进肌肉、脂肪和肝细胞对葡萄糖的摄取，并影响脂肪分解和肝细胞产生葡萄糖。

（二）代谢综合征的病理生理

MetS 的发病机制复杂，是多途径、多机制相互作用及遗传变异和环境因素共同作用的结果。环境因素主要包括摄入高热量食物和缺乏运动[18]。MetS 的确切病因至今尚未完全阐明，但一些研究肯定了 MetS 与 IR、氧化应激、慢性炎症、肥胖、内皮功能障碍和心血管疾病间的联系[19]。

1. 腹型肥胖及 MetS 的脂肪因子 腹型肥胖、脂代谢紊乱和能量稳态失衡，也与 IR 和 MetS 特征相关。根据 IDF 标准，腹型肥胖是 MetS 的必需组分。脂肪在腰部和内脏区域的蓄积，导致慢性炎症状态，启动心血管代谢异常的进程[20]。在 IR 患者中，脂肪分解过程加速，释放到门脉循环中的游离脂肪酸（free fat acid，FFA）增加。脂肪组织内还出现巨噬细胞浸润、免疫反应活化及促炎和抗炎细胞因子失衡，导致肝和肌肉中胰岛素活性下降。MetS 与腹型肥胖和脂肪组织功能障碍都有关联，是预测 IR、T2DM 和 MetS 发病及进展的强预测因子。

2. 脂联素 是脂肪细胞分泌最多的一种肽类物质，具有胰岛素增敏和抗炎作用[21]，参与葡萄糖代谢、肝脏糖异生、脂肪酸氧化和一氧化氮（NO）合成等过程。脂联素通过改善内皮祖细胞功能和数量，促进血管修复。MetS 时，由于 IR、氧化应激、过度肥胖和慢性炎症，脂联素分泌减少[22]。

3. 肿瘤坏死因子-α（TNF-α）和白细胞介素-6（IL-6） 是具有内分泌、自分泌和旁分泌活性的细胞因子，在肥胖者的脂肪细胞、巨噬细胞和淋巴细胞中表达均增强[23]。TNF-α 通过减少 NO 合成，抑制血管舒张，参与 MetS、动脉粥样硬化和冠心病的血管病理生理过程[24]。IL-6 是一种糖基化蛋白质，也称 B 细胞刺激因子，可增加肝脏合成急性期

蛋白，如 C 反应蛋白（CRP）和纤维蛋白原，并导致肝细胞 IR。IL-6 还靶向作用于血管平滑肌细胞和血管内皮，诱导血管壁炎症和损伤。

4. MetS 时的心血管疾病风险 在 CVD 发生和进展中，MetS 的致病作用已经得到充分肯定。研究表明，MetS 与各类心血管疾病（如冠心病、外周动脉疾病、心律失常、充血性心力衰竭和脑卒中）呈明显正相关关系[25]。另外，脂肪蓄积，尤其是内脏脂肪增加，与童年时期的 MetS 和成人的 CVD 发病密切相关[26]。以 TG 水平升高和 HDL-C 降低为特征的血脂异常，是诊断成人、青少年和儿童 MetS 的重要标准。已证明 TG 升高和 HDL-C 降低是肥胖儿童 MetS 的重要标志物，也是 CVD 高风险的指标[27]。CVD、IR 和 MetS 的分子机制复杂，目前尚未被完全认识。IR 时，胰岛素对内皮细胞的保护作用随一氧化氮合酶活性减低和 NO 合成减少而明显减弱，使内皮细胞更易受到氧化脂质相关损伤和动脉粥样硬化的影响。

5. 脂肪组织功能障碍与脂质毒性 脂质毒性是指非脂肪组织，如肾、肝、心脏和骨骼肌中脂质中间产物堆积，导致组织和器官损伤[31]。在 IR 作用下，脂肪细胞减少胰岛素刺激下细胞对葡萄糖和脂肪酸的摄取，并抑制餐后 FFA 在血液中的释放，增加脂肪酸向骨骼肌、肝和胰腺的净运动，导致脂肪细胞凋亡和器官衰竭。脂质毒性通过多种细胞机制引发代谢紊乱，如 IR 进展及恶化，活性氧（ROS）诱导的线粒体、内质网和溶酶体应激增强，组织肾素-血管紧张素-醛固酮系统（RAAS）活化，以及血管平滑肌肾上腺素受体表达增加等。脂肪细胞功能失调还参与脂质毒性肝病和 NASH 的发生[28]。

6. 铁蛋白、铁调素及尿酸参与对 MetS 时 IR 状态炎症的调控 研究显示，血清尿酸、铁调素、铁蛋白和炎性细胞因子间存在密切联系[29]。在 MetS 患者中，高铁蛋白血症很常见，血清铁蛋白水平升高预示着肝铁过载。IR 与体内铁代谢状态的关系是双向的。尿酸是嘌呤代谢的终产物。先前研究肯定了血清尿酸水平与 MetS 或 MetS 中单个成分的密切关系[30]。多种情况下，血清尿酸是氧化应激和组织器官损伤的标志，如肝脂肪变性、动脉粥样硬化、糖尿病和血脂异常。

7. 遗传决定机体 MetS 的易感性 腹型肥胖可导致慢性低度炎症状态，在已有遗传易感性背景

的个体中，诱发 MetS 及一系列相关合并症，如动脉粥样硬化、缺血性心脏病和脑卒中。若任其发展，MetS 代谢失衡可导致机体对各种并发症的易感性持续性增加。另外，MetS 治疗的疗效受患者遗传背景和家族史的影响。T2DM 患者的一级亲属更容易出现 IR 及相关代谢异常特征[31]。

8. 脂联素遗传多样性与 MetS 脂联素基因 *ADIPOQ* 的遗传变异，与 MetS、T2DM 其他疾病及肥胖相关。IL-6 增加肝合成急性期蛋白质，调节体内免疫反应。IL-6 的一种遗传变异，-174 C>G，参与 IL-6 转录活性的调节，其多态性与血压明显升高有关。

9. HIF-1 在 MetS 及相关疾病中的作用 缺氧在 MetS 并发症的发病机制中起主要作用，如糖尿病、糖尿病肾病、冠心病和足部溃疡。缺氧诱导因子（HIF、HIF-1α 和 HIF-1β 的二联体）是维持氧稳态的关键因素，功能包括：①红细胞生成；②血管生成；③葡萄糖转运；④铁基因和能量稳态。常氧状态下，HIF-1α 在脯氨酸残基处被羟基化，并经蛋白酶降解[32]。增加缺氧诱导因子水平，可能是治疗 T2DM 和相关肾并发症的潜在方向。

10. 脂肪稳态与遗传联系 应积极评价及干预血脂异常，尤其是主要血脂成分异常。TG、VLDL 水平升高和 HDL-C 水平降低是 MetS 患者发生冠心病和脑卒中的重要危险因素。肝 X 受体-α 是核受体家族成员，调控细胞层面的胆固醇水平、脂蛋白合成和脂肪代谢，通过增加 ABCA1、ABCG1、ABCG5、ABCG4 和 ABCG8 的表达，促进对胆固醇的摄取，最终降低血浆胆固醇水平[33]。

（三）针对代谢综合征发病机制的可能干预靶点

MetS 中的代谢紊乱应通过各种策略从多个层面进行解决，而改善生活方式则首当其冲。临床研究和药理学研究都强烈支持生活方式干预的重要性，如减轻体重、合理膳食，以及辅助减肥药物及其他疗法，从而减少或延迟 MetS 及其并发症的发生。

增加体力活动是最重要的生活方式干预方式之一，可明显改善胰岛素敏感性，有利于血糖控制和防治心血管重构[34]。此时，需要健康教育者、物理治疗师和运动专家共同参与。首先，需向患者介

绍运动目的、计划目标、运动频率和强度等。同时，还需筛查 MetS 的早期并发症，如糖尿病、视网膜病变、神经病变或亚临床冠状动脉疾病，并为运动计划制定个性化处方。许多研究显示，运动或使用胰岛素增敏剂来改善 IR 比使用胰岛素促泌剂或胰岛素更有效、更安全。目前，多种药物可针对 IR 的不同病理生理机制干预，如作用于肝的胰岛素增敏剂（二甲双胍）、外周组织胰岛素增敏剂（噻唑烷二酮）等[35]。抗高血压、降脂药物，通过降低炎性因子 IL-6、CRP 和 TNF-α 水平，也可发挥抗炎作用[36]。减重手术可降低血清 IL-6 水平和改善胰岛素敏感度。

总之，MetS 的核心特征是 IR、腹型肥胖和脂肪组织功能障碍。个体对于 MetS 相关心血管和微血管并发症的易感性方面存在差别，支持遗传因素在控制 IR 和炎症中的作用。今后，还需要更多的研究来探讨炎症和脂毒性作用，为更全面、充分的抗 MetS 治疗提供靶点。

三、代谢综合征的流行病学特点

流行病学调查资料显示，美国成人 MetS 患病率在 25% 左右[37]。亚洲国家如中国、印度和韩国的患病率也明显增加。多数研究认为，MetS 与心血管疾病和糖尿病风险增加关系密切，心血管疾病风险增加 1 倍，T2DM 风险增加约 5 倍[38]。

（一）国内外代谢综合征发病状况

全球范围内，MetS 的发病率、患病率均呈上升趋势，并与肥胖增加相平行。2004 年美国 1999～2000 年调查数据显示，20 岁及以上成人的年龄标化后 MetS 患病率，从 27%（1988～1994 年数据）上升至 32%[39]。2011～2014 年美国国家健康和营养检查调查（National Health and Nutrition Examination Survey，NHANES）显示，成人肥胖患病率为 36.5%（20～39 岁为 32.3%，40～59 岁为 40.2%，≥60 岁为 37.0%）[40]。2009～2010 年 NHANES 的数据显示，年龄调整的 MetS 患病率已经下降到男性 24% 和女性 24%[41]。

从全球范围来看，MetS 是一个新兴的全球健康问题。一些发展中国家城市人口的发病率越来越高。约 1/4 的欧洲成人患 MetS，南美洲的患病率也

接近 25%[42]。此外，MetS 还是东亚发展中国家的一种新兴流行病。

（二）非酒精性脂肪肝

NAFLD 是全球肝病的主要病因。1989～2015 年 22 个国家的 86 项研究，纳入样本量为 8 515 431 例，显示 NAFLD 的全球患病率为 25.24%，中东和南美洲的患病率最高，非洲最低。与 NAFLD 相关的代谢共病包括肥胖（51.34%）、T2DM（22.51%）、血脂异常（69.16%）、高血压（39.34%）和 MetS（42.54%）。NAFLD 患者的肝细胞癌（hepatocellular carcinoma，HCC）发病率为 0.44/1000 人年，NAFLD 和 NASH 患者的肝特异性死亡率和总死亡率分别为 0.77/1000 人年和 11.77/1000 人年，以及 15.44/1000 人年和 25.56/1000 人年。NAFLD 肝特异性和总体死亡率的发病风险比分别为 1.94 和 1.05[43]。随着肥胖的全球流行，明显恶化了代谢异常的状况，NAFLD 的临床和经济负担将变得巨大。

（三）代谢综合征与其他相关发病特征

1. 代谢综合征与种族相关的发病特征　在不同种族人群中，MetS 的诊断标准有所不同，表明 MetS 在这些人群中的表型会存在一定差别。MetS 的最初标准多是在高加索人群中获得的。因此，一些学者主张修改特定种族亚群的诊断标准。例如，亚裔个体的腰围标准就有所不同[44]。MetS 在非洲裔美国人中的患病率很高，尤其是非洲裔女性，与该人群肥胖、高血压和糖尿病患病率高有关。然而，当比较世界各地 MetS 年龄标化后的患病率时，发现患病率最高的是墨西哥裔美国人。

2. 代谢综合征与性别相关的发病特征　MetS 女性患者常合并特有的背景因素，如妊娠、口服避孕药和多囊卵巢综合征。MetS、多囊卵巢综合征都具有 IR 的特性，治疗也十分类似。两类疾病的心脏代谢风险都升高。Bhasin 等在 Framingham 心脏研究的一个分支研究中，发现性激素结合球蛋白与 MetS 的风险独立相关，而睾酮则不相关。年龄、BMI 和胰岛素敏感性可独立影响性激素结合球蛋白和睾酮水平[45]。最新研究指出，睾酮缺乏与 MetS 可能存在某种联系[46]。

3. 代谢综合征与年龄相关的发病特征　MetS

患病率随年龄增长而增加。60 岁以上人群中约 40% 符合诊断标准[46]。然而，MetS 也已经不再被视为成人的疾病，儿童人群的 MetS 和糖尿病的发病越来越普遍，并与肥胖的增加呈正相关。在美国，研究数据显示 2000 年时儿童肥胖率是 20 世纪 60 年代的 3 倍。我国的儿童肥胖率可能更高。儿童和青少年 MetS 流行是一种国际现象，国际糖尿病基金会为此专门更新了一份共识声明，用于指导诊断和进一步研究。

第二节　代谢综合征的预后与诊断

一、代谢综合征的预后

MetS 的并发症十分广泛，主要表现为心血管疾病，如冠心病、心房颤动、心力衰竭、主动脉狭窄、缺血性脑卒中及静脉血栓栓塞病等[47]。心血管疾病与糖尿病并存，是导致心血管疾病死亡、全因死亡的强危险因素[48]。有证据表明，RAAS 活化和代谢紊乱（如葡萄糖和脂肪代谢）可促进肺血管病（如肺动脉高压）和右心衰竭。新的数据还表明，MetS 与脑卒中密切相关，MetS 的每一组分都可增加脑卒中风险，主要是缺血性脑卒中。MetS 通过高血糖以外的路径如炎症介质，可导致神经系统损害[49]。作为 MetS 特征之一的代谢紊乱，与 NAFLD 的发病有关，而脂肪肝又被认为在 MetS 的发病中起重要作用。此外，MetS 还与其他几种疾病有关，如阻塞性睡眠呼吸暂停低通气综合征（cobstructive sleep apnea hypopnea syndrome，OSAHS）、乳腺癌等，后者可能与其下调纤溶酶原激活物抑制物-1（plasminogen activator inhibitor-1，PAl-1）的周期有关[50]。其他研究还发现，MetS 还可与结肠癌、胆囊癌、肾癌、前列腺癌及银屑病同时存在。妊娠期间 MetS 会增加复发性先兆子痫风险。MetS 影响神经认知能力的假设也开始受到人们的关注，MetS 可能是认知老化加速的重要原因。另外，精神疾病患者的心脏代谢风险也明显增加，部分与社会经济因素，如贫困和难以获得医疗服务有关。MetS 与心血管疾病、T2DM、慢性肾病和全因死亡相关。

近年来，全球范围内的 MetS 发病率呈持续增长势态，主要临床表现为一系列心血管疾病危险因素的组合，包括腹型肥胖、IR、血压升高、糖代谢受损和血脂异常，与现代生活方式关系密切[51]。"代谢异常"的缓慢进程中，从早期发病进展到多机制参与、多系统受累、多器官损害的连续病理生理过程。

二、代谢综合征的临床表现与诊断

初步诊断时，除识别 MetS 的 5 项标准外，还应考虑其他相关危险因素。在高血压患者中，还需判断有无导致高血压发生和维系的特殊病因，如 OSAHS 或其他与睡眠呼吸障碍、肾血管性疾病或原发性醛固酮增多症等。有血脂异常家族史的血脂异常者，还应做相关的遗传病筛查。还应除外糖尿病、血糖升高的其他原因，如甲状腺功能异常、罕见内分泌疾病（胰高血糖素瘤和嗜铬细胞瘤等），所以注意临床资料收集和特殊检查结果分析。

（一）临床资料收集

仔细询问并记录病史，对于 MetS 的诊断及风险评估很重要。尽管 MetS 多依据体格检查和实验室检查来做出诊断，但若出现任何一种组分异常的症状，如饥饿感、口渴、尿量增加、头痛等，也应警惕 MetS 的存在。有高血压、血脂异常或糖尿病病史的患者，应定期进行 MetS 筛查。出现心血管疾病及其他体征，如胸痛、呼吸困难、体能下降等，则必须仔细检查。应注意患者的饮食、生活和锻炼习惯，以便针对性干预。

患者的社会生活状态及习惯，对于综合评价风险很有价值，如吸烟可能加剧与 MetS 相关的心血管疾病风险。另外，家族史中的遗传病病史，对于判断 MetS 病因及进行处置也十分重要。然而，目前还未能确定某一个或一组基因的决定作用，表明环境因素更有可能导致 MetS。对 MetS 患者进行全面系统地评价，有利于发现特殊疾病的存在，如多囊卵巢综合征。

体格检查对 MetS 患者必不可少。血压升高和腹部肥胖占据 5 项诊断标准中的 2 项。测量和记录腰围是筛查 MetS 的重要手段。全面检查的结果可协助确定或除外其他组分的诊断及伴随的其他表现，如 IR、高血糖或糖尿病患者，可能伴有黑棘皮病、多毛症、周围神经病变和视网膜病变等。而严重血脂异常者，可出现黄素瘤。

（二）特殊检查

1. 总体策略 对 MetS 可疑患者的实验室检查应包括评估高血糖、肾功能不全的标准生化检测，以及评估高 TG 血症或低 HDL 血症的血清脂质检测。如果存在早期冠状动脉病变或其他动脉粥样硬化性疾病家族史，除检测 HDL-C 和 LDL-C 外，还需检测脂蛋白a、载脂蛋白 B 100、高敏 C 反应蛋白（hypersensitive c-reactive protein，hsCRP）和（若患者未达到 LDL-C＜70mg/ml 的靶目标水平）Hcy 和 LDL-C 亚组分。由于 MetS 与其他多种疾病间的各种程度关联，还应纳入一些血液学指标，如甲状腺功能、肝功能、尿酸、血红蛋白A1C 等。

2. 影像检查 在 MetS 诊断中，影像学检查并非常规项目。然而，影像学检查适用于多种具有心血管疾病或其他疾病症状或体征的患者。若患者有发作性胸痛、呼吸困难或跛行主诉，则需进行心电图（静息/负荷心电图）、超声（血管或静息/负荷超声心动图）、负荷单光子发射计算机断层扫描（SPECT）、心脏正电子发射断层扫描（PET）或其他影像检查。

3. 睡眠相关呼吸障碍 寻找睡眠相关呼吸障碍的原因或恶化因素，如 OSAHS 已经成为 MetS 越来越重要的新的危险因素。OSAHS 与 MetS 关系密切，部分原因为肥胖带来的混杂效应。尽管如此，在严重睡眠障碍、打鼾、可能暂停和（或）白昼嗜睡的患者中，对可治疗睡眠相关呼吸障碍的进一步检查和评价，如多导睡眠监测记录，可能使患者受益。

4. 心血管系统风险筛查和评价 美国 AHA/ACC 于 2013 年末发布了《心血管疾病风险评估指南》，建议使用经修订的算法，评估首次发生 ASCVD 事件的风险。该事件定义为最初无 ASCVD 个体，发生以下情况之一，包括非致命性心肌梗死、冠心病死亡、致命或非致命脑卒中。该算法应用 9 项临床和实验室风险因素来预测 10 年和终身风险。对于没有临床 ASCVD 的 20～79 岁患者，该指南建议每 4～6 年评估 1 次临床风险因素；对于 10 年风险较低（＜7.5%）患者，该指南建议评估 20～59 岁个体 30 年或终身风险。无论患者年龄如何，临床医师都应向患者传达风险数据，并参考 2013 年《AHA/ACC 管理生活方式降低心血管疾病风险指南》，其中包括饮食和体力活动。对于 10 年风险升高的患者，临床医生应向患者传达风险数据，参考 2013 年《AHA/ACC 控制血液胆固醇降低成人动脉粥样硬化性心血管疾病风险指南》和 2013 年《AHA/ ACC/TOS 成人超重与肥胖管理指南》[52]。

第三节 代谢综合征的治疗

一、代谢综合征的治疗概况

（一）代谢综合征的综合评价、治疗原则与治疗靶点

1. MetS 的评价及干预路径 常用"ABCDE"评价及干预路径来指导 MetS 的临床治疗[53]。评价及干预路径内容如下。A：评估。计算 Framingham 风险评分，使用诊断 MetS 新标准。阿司匹林：高风险者，阿司匹林绝对有益；中高风险者（10%～20%），阿司匹林可能有益；低-中风险者（6%～10%），需做个体化决策，取决于性别和出血风险。B：血压。控制目标 125～135/80mmHg；血管紧张素转换酶抑制剂（ACEI）/血管紧张素 Ⅱ 受体阻滞剂（ARB）一线首选，可减少糖尿病发病；二线药物，为二氢吡啶类钙拮抗剂（CCB）；三线药物，β 受体阻滞剂和噻嗪类利尿剂，对糖耐量和脂代谢异常相关。C：胆固醇。第一目标：高危患者他汀类调脂药物降 LDL-C＜100mg/dl（≥6% 10 年风险，LDL-C＜130mg/dl）。第二个目标：非 HDL，强化他汀类调脂药物治疗，若他汀类调脂药物已经达到最大剂量，可考虑加用烟酸和 ω-3 脂肪酸。通常，他汀类调脂药物加烟酸，可协同降低高 LDL-C 水平。第三目标：贝特类药物特别适合于高 TG 和（或）低 HDL-C 的个体。第四目标：当 hsCRP≥2mg/dl，需给予他汀类调脂药物治疗。D：糖尿病预防/饮食。强化生活方式改变是最重要的治疗方法之一；减肥及减少钠盐摄入；地中海饮食有益，应增加 ω-3 脂肪酸、水果、蔬菜、纤维及坚果摄入；也可以在饮食中，补充添加剂及多不饱和脂肪酸；二甲双胍是延缓糖尿病发病的二线药物；小规模研究证实，噻唑烷二酮类、α-葡萄糖苷酶抑制剂和肠

促胰岛素类似物的益处，可作为三线药物。E：运动。每日进行剧烈运动，推荐佩戴计步器，目标为＞1 万步/天。

大量数据表明，符合这些诊断标准的患者，临床上不良预后的风险增大，其中以新发糖尿病和冠心病最为常见[54]。37 项涉及 17 万多例患者的汇总数据表明，MetS 使冠心病风险增加 1 倍[55]，还增加脑卒中、脂肪肝和癌症风险[54]。

2. MetS 的防治原则及路径　目前防治 MetS 的主要目标是预防临床心血管疾病及 T2DM 发病。对已有心血管疾病患者，则要预防心血管事件再发。原则上应先启动生活方式治疗，然后是针对各种危险因素的药物治疗。保持理想的体重、适当运动、改变饮食结构以减少热量摄入、戒烟和不过量饮酒等，不仅能减轻 IR 和高胰岛素血症，也能改善糖耐量和其他心血管疾病风险。糖尿病或糖调节受损、高血压、血脂紊乱及肥胖等的药物治疗，治疗目标如下。①体重：在 1 年内减轻 7%～10%，争取达到 BMI 和腰围正常化；②血压：糖尿病患者血压＜130/80mmHg，非糖尿病患者血压＜140/90mmHg；③LDL-C＜2.6mmol/L（100mg/dl）、TG＜1.7mmol/L（150mg/dl）、HDL-C＞1.04mmol/L（40mg/dl）（男）或＞1.3mmol/L（50mg/dl）（女）；④空腹血糖＜6.1mmol/L（110mg/dl）、餐后 2h 血糖＜7.8mmol/L（140mg/dl）及 HbA1c＜7.0%。

MetS 的初始治疗包括生活方式改变，如饮食和运动习惯的改变。事实上，有证据支持饮食、运动和药物干预，可能抑制 MetS 进展为糖尿病[56]。高血压的治疗基于 JNC-7 的建议，以血压＜140/90mmHg 为目标水平，对于糖尿病患者，血压＜130/80mmHg。

3. MetS 的治疗靶点、目标顺序　根据《AHA/NHLBI 代谢综合征的诊断与管理》，符合 MetS 诊断标准的患者，应根据其风险状况进行分层，如心血管疾病病史，或基于 Framingham 风险评分的危险分层[9]。根据完全基于随机对照试验（RCT）的结果，2009 年美国《ACC/AHA 代谢综合征专家共识》[10]并未特别强调对 MetS 的长期管理。2017 年《ACC/AHA 血脂异常决策途径专家共识》[57]指出，MetS 是确定 CVD 高危个体的重要危险因素，与其他危险因素如 65 岁以上、既往心肌梗死病史、缺血性脑卒中病史、非心肌梗死相关冠状动脉血运重建史、每日吸烟及低 HDL-C 水平等，共同构成危险分层的评价体系[57]。

对于高危患者，治疗目标靶点应为：①致动脉粥样硬化血脂异常；②动脉高血压；③葡萄糖耐量异常；④血栓前状态。

对于低风险患者，治疗目标靶点的顺序应为：①非 HDL-C 和 HDL-C 异常（假设 LDL-C 已经达标）；②高血压前期或轻度高血压；③空腹高血糖者做葡萄糖耐量检测。为了实现对 T2DM 和 CVD 风险的长期控制，应首选非药物性治疗，包括戒烟、科学饮食（包括植物甾醇）和规律运动[56]等，并根据需要结合药物治疗甚至外科手术治疗，即减重手术[58]。另外，需要确定针对个体的药物干预的纳入标准。由于 MetS 的病理生理机制和临床表型的多组分特点，常需要多种药物的联合干预，才能充分降低 MetS 的整体风险。大量使用药物干预，不仅会引发医学问题，还会引发伦理问题，需根据个体危险因素的特点，实现收益和风险的平衡[59]。

（二）代谢综合征的外科及综合治疗

目前，MetS 的外科治疗尚未被广泛接受。然而，对 MetS 且病态性肥胖的患者，减重手术获得了有益的结果，包括降低 IR 及炎性细胞因子水平。另外，MetS 可能引起特定的围手术期问题，接受任何大型外科手术的 MetS 患者，都应在术前综合评价。

针对 OSAHS 的治疗，可能对改善 MetS 意义巨大[60]。糖尿病患者，应向内分泌专家或糖尿病营养学家咨询。有可疑心脏疾病症状（胸痛、气短、心悸）或负荷试验异常者，应该咨询心脏病专家。高危患者，应向预防心脏病专家咨询心血管疾病一级和二级预防的相关问题。若有 OSAHS，如过度疲劳或白天嗜睡、打鼾和呼吸暂停病史或未经治疗的呼吸暂停体征，如顽固性高血压，应咨询睡眠专家[61]。若患者存在与肥胖相关的心血管疾病发病和死亡高风险时，即 BMI＞40kg/m² 或 BMI＞35kg/m²，有 1 种及以上显著共病，若微创减重手术未奏效，可考虑进行外科减重手术。

二、对抗及逆转代谢综合征的药物治疗

（一）抗动脉粥样硬化与调脂治疗

MetS 的诊断及治疗科学声明指出，对于 MetS 患者，非高密度脂蛋白胆固醇（non-high-density lipoprotein cholesterol, No-HDL-C），特别是 LDL-C 水平，无论是否存在 TG 升高，都是干预的最主要靶点[61]。当 TG 水平明显升高（≥500mg/dl）时，降低 TG 的治疗成了首要任务[61]。根据患者的心血管疾病危险分层的水平，确定 LDL-C 的目标水平。2018 AHA/ACC 及 2019 ESC/EAS 推荐对于具有一定心血管疾病风险的成人，首先根据危险分层确定开始治疗和治疗后的血脂靶目标水平，先针对 LDL-C 进行干预，然后再进一步控制 HDL-C 降低和 TG 升高的"残留风险"。

1. 他汀类调脂药物 作为 3-羟基-3-甲基戊二酰辅酶 A（HMG-CoA）还原酶抑制剂，在抑制胆固醇合成中起核心作用。针对 LDL-C 升高的血脂异常，治疗主要依赖他汀类调脂药物。他汀类调脂药物不仅具有良好的降低 LDL-C 的作用，总体安全性好，无论是在心血管疾病的一级预防还是二级预防中，都具有肯定的降低心血管事件风险和总死亡的价值[62]。他汀类调脂药物带来的其他收益，如抗炎、抗栓、改善细胞代谢等，还可减少动脉粥样硬化斑块中相关基因表达，稳定动脉粥样硬化斑块，改善内皮功能障碍，增加 NO 合成和抗氧化性能，抑制血管平滑肌细胞增殖，抑制血小板黏附和聚集，有益于从多方面控制 MetS 的相关危害[63]。

他汀类调脂药物对 LDL-C 的影响呈剂量依赖性，高强度他汀类调脂药物，如瑞舒伐他汀可降低 LDL-C 达 60%[64]。他汀类调脂药物不仅降低 LDL 水平，还可减少心血管疾病发病和死亡[65]，瑞舒伐他汀还可以升高 HDL。他汀类调脂药物和剂量的选择，应针对患者个体化，并进行药物滴定，以达到《中国成人血脂异常防治指南》建议的目标。除了他汀类调脂药物治疗，治疗性生活方式改变以达到 LDL-C 目标也是推荐的。

2. 非他汀类调脂药物 一直是管理胆固醇水平和降低与动脉粥样硬化性心血管疾病相关风险的"金牌药物"。然而，由于其疗效限制及药物不良事件的潜在危险，不主张一味地增加他汀类调脂

药物的剂量来实现 LDL-C 达标，且许多患者无法耐受。烟酸可用于低 HDL 胆固醇血症或脂蛋白 a 升高的患者，但其在预防缺血性脑血管病方面的收益尚不能肯定。纤维酸类衍生物、烟酸、胆汁酸螯合物和依折麦布可用于他汀类调脂药物治疗 LDL-C 水平未能达标或不能耐受他汀类调脂药物的患者，然而其降低脑卒中风险的疗效性尚未得到肯定。最近的研究，已经获得了一些非他汀类调脂药物，如依折麦布、前蛋白转换酶枯草杆菌蛋白酶/kexin9 型（proprotein convertase subtilisin/kexin type 9，PCSK9）抑制剂，在降低心血管疾病风险方面的证据[66]。大型研究显示，PCSK9 抑制剂降 LDL-C 的疗效更强、安全性好，可与他汀类调脂药物联合，有效降低不良心血管事件发生率[67]。PCSK9 于 2003 年发现于家族性高胆固醇血症，可诱导肝细胞 LDL 受体降解。他汀类调脂药物联合应用 PCSK-9 抑制剂，可明显提高 LDL-C 达标率，降低心血管事件风险[68]，长期联合他汀类调脂药物，降低 LDL-C 的疗效性和安全性，还有待进一步评价。

非他汀类调脂药物用于联合控制 LDL-C，并可提高 HDL-C 水平。对于 LDL-C 升高的处置，首选他汀类调脂药物，并根据需要选择联合非他汀类调脂药物。而在控制高 TG 和升高 HDL-C 时，他汀类调脂药物的疗效十分有限。目前，对于血浆 HDL-C 降低的机制及升高 HDL-C 的临床价值，还存在很多的疑惑和争议。在升高 HDL-C 的药物中首选烟酸；胆固醇酯转移蛋白（cholesterolestertransferprotein，CETP）抑制剂可作为候选药物，具有一定的提高 HDL-C 水平的作用。尽管依托昔布升高了 HDL-C 水平，但在 EXPLATURE 试验中，药物未能改善临床结果。

2013 年美国《AAA/AHA 成人降胆固醇治疗以降低动脉粥样硬化性心血管疾病风险指南》强调，应使用他汀类调脂药物而不是非他汀类调脂药物治疗血脂异常，并建议在使用非他汀类调脂药物治疗前，重新强调坚持他汀类调脂药物和生活方式治疗的观点。2013 年美国 ACC/AHA 和 2016 年欧洲《ESC/EAS 血脂异常管理指南》都充分肯定他汀类调脂药物的临床收益，但对非他汀类调脂药物的评价还不够清晰。最新指南推荐，非他汀类调脂药物仅用于他汀类调脂药物治疗不能耐受或治疗失败

的高危患者[69]。2016 年《ACC 关于非他汀类药物降脂治疗降低动脉粥样硬化性心血管疾病风险的专家共识》肯定了包括依折麦布在内的非他汀类调脂药物在降低 LDL-C 水平及控制 ASCVD 风险中的价值。依折麦布每日 10mg，可作为首选的联合药物，适合 LDL-C 目标值与他汀类调脂药物可耐受最大强度、最大剂量间差距大的个体。其与他汀类调脂药物联合，具有更明显地降低 LDL-C 的作用，安全性和耐受性均好[70]。

纤维酸衍生物、烟酸、胆汁酸螯合物可用于经他汀类调脂药物治疗 LDL-C 未达标或不能耐受者。然而，这些药物单用时，在降低冠脉事件、脑卒中风险方面的作用尚未得到确定。

烟酸是一种典型的广谱降血脂剂，可降低 LDL-C、TG，是升高 HDL-C 最有效的药物，还能抑制脂肪细胞中的脂肪分解，发挥调脂的多效性作用，并减少 TG 和 CRP 合成[71]。烟酸的大多数益处，均来自小至中等剂量他汀类调脂药物与烟酸的联合治疗。烟酸可提高低 HDL-C 水平，减少心血管事件，但可能增加高血糖风险，尤其是大剂量（＞1500mg/d）。烟酸使用时，需严密监测血糖水平。当他汀类调脂药物治疗和治疗性生活方式改变不成功时，烟酸可能有助于治疗 HDL-C 降低和 TG 升高。烟酸目前属于处方药，过敏反应常见，多为皮疹、面色潮红和瘙痒，多可耐受。2016 年，美国 FDA 撤销了他汀类调脂药物联合烟酸缓释片，以及他汀类调脂药物与非诺贝特联合的缓释胶囊批文。欧洲目前未批准含有烟酸的降血脂制剂[71]。烟酸对于心血管终点的改善作用截至目前尚未得到肯定。

贝特可作为控制 TG 水平升高和 HDL-C 水平下降（致动脉粥样硬化性血脂异常组合）的选择之一。当生活方式改变失败时，针对高 TG 的药物治疗，就仅剩下烟酸和贝特类药物。吉非罗齐和非诺贝特/非诺贝特酸的不同剂量模式和药物相互作用的不同倾向，当与他汀类调脂药物联用时，应加以区别。

（二）代谢综合征的降压治疗

使用抗高血压药物降低血压，可降低心血管事件风险和死亡风险[72]。《AHA/NHLBI 代谢综合征的诊断与管理》建议，MetS 患者的血压应降至 130/85mmHg 以下[9]。降压治疗的起始，可在五大类抗高血压药物中任意选择，包括噻嗪类利尿剂、CCB、ACEI 或 ARB、β 受体阻滞剂。另外，选择哪类药物还取决于患者个体的危险分层[9]。广泛用于降压治疗的药物，多数具有改善心血管疾病预后的价值[73]。然而，对于 MetS 时血压升高的控制，还应考虑到同时并存的糖脂代谢紊乱，而若应用噻嗪类药物或 β 受体阻滞剂降压则可能加重代谢异常[74]。ALLHAT 研究表明，噻嗪类药物与其他类型抗高血压药物比较，服用药物 2 年后，新发 T2DM 风险增加，总胆固醇水平升高。β 受体阻滞剂也可能增加 T2DM 的发病率[74]。尽管不推荐 β 受体阻滞剂作为 MetS 时降压治疗的药物，但第三代具有血管扩张活性的 β 受体阻滞剂，如奈必洛尔和卡维地洛，特别是奈必洛尔，可释放 NO，扩张血管，并具有抗氧化效应，不会导致糖脂代谢紊乱，还能提高胰岛素敏感度和降脂作用[75]。

RAAS 抑制剂的基础及临床研究都充分证实了 RAAS 在内皮功能不全、IR 和动脉粥样硬化形成中复杂的致病作用[76]，ACEI/ARB 可改善代谢状态。如 ARB 中的厄贝沙坦、替米沙坦和氯沙坦，可使人类前脂肪细胞的过氧化物酶体增殖物激活受体 γ（PPARγ）活性增加 1.5 倍。然而，尽管 ARB 具有一定的心血管保护作用，但其在减少 CVD 发病中的作用还存在争议。Meta 分析表明，与 ACEI 相比，ARB 在全因死亡率和 CVD 发病方面还缺乏有益的证据[77]。ACEI 或 ARB 与其他类别抗高血压药相比，在糖耐量异常患者中的获益优势并未得到肯定[78]。在对心血管系统的保护中，噻嗪类利尿剂和二氢吡啶 CCB 与 ACEI/ARB 并无差别[79]。而对于糖尿病亚组患者，如蛋白尿、糖尿病肾病或心力衰竭患者，则应优先选择[80]。T2DM 患者睡前服用抗高血压药物可能具有更好地降低心血管事件风险的作用[80]。

（三）代谢综合征的降糖治疗

治疗 MetS 高血糖的起始药物通常为胰岛素增敏剂，如二甲双胍等。过氧化物酶体增殖物激活物受体激动剂，如贝特类和噻唑烷二酮类（如吡格列酮、罗格列酮）[81]，每种激动剂都可作为 MetS 患者的单一药物，并产生有利的代谢改变。糖尿病的管理还包括靶器官并发症的筛查，应按照现行指南进行。

1. 双胍类降糖药 代表性药物是二甲双胍。二甲双胍可减少肝葡萄糖输出，减少肠道葡萄糖吸收，并增加周围组织（肌肉和脂肪细胞）对葡萄糖的摄取。二甲双胍是治疗肥胖和 T2DM 的主要药物。另外，二甲双胍也可以增强减重效果，改善血脂水平，保护血管完整性。依据个体化原则，单一用药或与胰岛素、糖苷类降糖药、磺脲类降糖药、列汀类降糖药联合治疗。目前，二甲双胍仍是糖尿病治疗的首选一线药物[82]。

2. 噻唑烷二酮类药物　是 PPARγ 的高选择性激动剂，PPARγ 受体的激活调节参与葡萄糖产生、转运和使用的胰岛素反应基因转录，从而降低血糖浓度和降低高胰岛素血症。噻唑烷二酮类药物是MetS 患者单一药物治疗的选择之一，有助于改善代谢异常。

3. 新型药物　胰高血糖素样肽-1（GLP-1）受体激动剂和钠-葡萄糖协同转运蛋白 2 抑制剂（SGLT-2i）作为新型降糖药物，可明显降低体重。GLP-1受体激动剂和 SGLT-2i 不存在明显差异。减重时保护骨骼肌和改善身体功能的策略是非常重要的[88]。

GLP-1 受体激动剂主要是利拉鲁肽和塞马鲁肽，治疗与 MetS 相关的 NAFLD 或 NASH，显现出良好的疗效和可期盼的良好前景[89]。其可改善肝脂肪变性和纤维化，降低 BMI、WC 和血脂水平，因此对 MetS 有益[90]。

SGLT-2i 可降低动脉粥样硬化心血管事件风险，减少心力衰竭住院和肾脏疾病进展[91]。总之，SGLT-2i 可以明显增加总胆固醇、LDL-C、非 HDL-C和 HDL-C 水平，降低 TG 水平[92]。

（四）代谢综合征的其他治疗

1. 预防心血管疾病的药物治疗　阿司匹林治疗可能有助于心血管疾病的一级预防，特别是对有中度以上心血管事件风险（>10%风险）的患者[83]。

2. 补充或替代性药物　支持使用补充和替代性药物治疗 MetS 的研究有限。传统中药可能有一定的作用，如人参、小檗碱和苦瓜在内的多种药材已显示出一些改善代谢的作用，但需要大规模临床试验来充分评价其安全性和有效性。多种其他补充和替代疗法，也可能在 MetS 的治疗中发挥潜在作用，但还需开展更多的研究工作。

3. 食物选择　改变生活方式和减重是治疗MetS 最重要的初始步骤。暴露于不同饮食环境的同一种族的相似人群，西化饮食与发生 MetS 的高风险密切相关。另外，富含乳制品、鱼类和谷类谷物的饮食，可能会降低患 MetS 的风险[84]。研究证实，地中海式饮食可降低 MetS 发病风险，结合适当的运动项目时，收益更大。控制钠盐摄入，多进食富含钾盐的食物，如马铃薯、番薯、咖啡、奶酪、酸奶及富含食物纤维的食物。富含钾盐的食物可改善肠道环境，减少胆固醇的肠肝循环，并有利于控制血压。长期进食水果、坚果、蔬菜和低脂乳制品的饮食结构，如 DASH 饮食、地中海饮食等，不仅可降低总体心血管疾病风险，对 MetS 的各项组分还都具有积极的逆转作用。流行病学调查，特别是针对男性的研究表明，适量饮酒可预防 MetS及并发症的发生，收益部分归结于红葡萄酒中的多酚，如白藜芦醇等[85]。血糖负荷或糖摄入量，并不是 MetS 的主要致病因素，尽管如此，MetS 患者还应避免食用高升糖指数的食物，有助于改善致动脉粥样硬化性血脂异常。

另外，低钠高钾饮食具有肯定的降压作用，土豆、咖啡、奶酪等食物中含钾丰富。促进水果、蔬菜和低脂乳制品摄入的饮食，如 DASH 饮食，有助于降低血压，并可能降低脑卒中风险。

4. 运动　体力活动的增加可降低各类心血管事件的风险，并有利于血压控制，改善动脉粥样硬化血脂成分，并更利于理想的控制血糖。若能实现减重目标，则会进一步降低心血管疾病风险。运动的初步目标是每日至少进行 30min 的中等强度活动。目前建议，MetS 患者每周至少运动 5 日（理想情况下每周 7 日），连续进行至少 30min 的常规中等强度体力活动[86]。久坐和其他低强度活动及能量消耗的行为可能引发独特的细胞反应，从而导致MetS 发生[87]。减重是控制 MetS 组分的重要目标，体力活动的增加与脑卒中风险降低有关。每日至少30min 的中等强度活动，可减重并改善体脂异常分布，有利于降低血压和脑卒中风险。必要时需使用药物疗法来减重。严重超重、肥胖者，必须尽早积极减重，可采用增加体能消耗、控制热量摄入，甚至辅助性药物减重的方法，可有效降低血压和降低心肌梗死、脑卒中风险。

目前通用的 MetS 定义是，下列 5 项危险因素中至少存在 3 项，包括腰围增大、血压升高、TG升高、HDL-C 降低及空腹血糖升高。MetS 的代谢异常组分均为动脉粥样硬化心血管疾病和糖尿病发病的重要危险因素。MetS 的进展、稳定及逆转可在一定程度上决定患者近期、远期心血管预后。因此，一方面需要针对 MetS 的整体心血管风险进行评价，另一方面积极治疗 MetS 的各组分异常。其中，高血压带来的危害最大，对不良心血管预后贡献的权重最大。更为重要的是，我国人群心血管不良转归以脑卒中为主，控制血压降低的包括脑卒中在内的各类心血管事件的人群归因百分比最高。因而严格、持续、有效控制血压对于稳定和逆转 MetS 十分重要。此外，还需兼顾对 MetS 其他组分的控制和管理。

由于缺乏大型随机对照研究，MetS 的长期管控仍面临许多挑战。减少热量摄入、合理搭配食物成分及增加体力活动等生活方式干预是投入产出比最高的治疗手段。糖尿病患者存在致动脉粥样硬化性血脂异常和 IR，应积极控制。当生活方式干预措施失败或无法实施时，应尽早开始药物干预。治疗 MetS 目标的顺序应为：①纠正血脂异常；②控制动脉高血压；③改善糖耐量异常。在干预措施中，应首先试用具有方便、安全和多效性作用的药物。

（任金霞　骆雷鸣）

参 考 文 献

[1] Sperling LS，Mechanick JI，Neeland IJ，et al. The cardiometabolic health alliance：Working toward a new care model for the metabolic syndrome[J]. J Am Coll Cardiol，2015，66（9）：1050-1067.

[2] Grundy SM. Overnutrition，ectopic lipid and the metabolic syndrome[J]. J Investig Med，2016，64（6）：1082-1086.

[3] Després JP，Lemieux I，Bergeron J，et al. Abdominal obesity and the metabolic syndrome：Contribution to global cardiometabolic risk[J]. Arterioscler Thromb Vasc Biol，2008，28（6）：1039-1049.

[4] Bodhini D，Mohan V. Mediators of insulin resistance & cardiometabolic risk：Newer insights[J]. Indian J Med Res，2018，148（2）：127-129.

[5] Marchesini G，Brizi M，Bianchi G，et al. Nonalcoholic fatty liver disease：A feature of the metabolic syndrome[J]. Diabetes，2001，50（8）：1844-1850.

[6] Banini BA，Sanyal AJ. Current and future pharmacologic treatment of nonalcoholic steatohepatitis[J]. Curr Opin Gastroenterol，2017，33（3）：134-141.

[7] Hernandez-Baixauli J，Quesada-Vázquez S，Mariné-Casadó R，et al. Detection of early disease risk factors associated with metabolic syndrome：A new Era with the NMR metabolomics assessment[J]. Nutrients，2020，12（3）：806.

[8] Xu H，Li X，Adams H，et al. Etiology of metabolic syndrome and dietary intervention[J]. Int J Mol Sci，2018，20（1）：128.

[9] Grundy SM，Cleeman JI，Daniels SR，et al. Diagnosis and management of the metabolic syndrome：An American Heart Association/National Heart，Lung，and Blood Institute Scientific Statement[J]. Circulation，2005，112（17）：2735-2752.

[10] Alberti KG，Eckel RH，Grundy SM，et al. Harmonizing the metabolic syndrome：A joint interim statement of the International Diabetes Federation Task Force on Epidemiology and Prevention；National Heart，Lung，and Blood Institute；American Heart Association；World Heart Federation；International Atherosclerosis Society；and International Association for the Study of Obesity[J]. Circulation，2009，120（16）：1640-1645.

[11] Cuspidi C，Sala C，Zanchetti A. Metabolic syndrome and target organ damage：Role of blood pressure[J]. Expert Rev Cardiovasc Ther，2008，6（5）：731-743.

[12] Serné EH，de Jongh RT，Eringa EC，et al. Microvascular dysfunction：A potential pathophysiological role in the metabolic syndrome[J]. Hypertension，2007，50（1）：204-211.

[13] Alessi MC，Juhan-Vague I. Metabolic syndrome，haemostasis and thrombosis[J]. Thromb Haemost，2008，99（6）：995-1000.

[14] Stehouwer CD，Henry RM，Ferreira I. Arterial stiffness in diabetes and the metabolic syndrome：A pathway to cardiovascular disease[J]. Diabetologia，2008，51（4）：527-539.

[15] Ogden CL，Carroll MD，Fryar CD，et al. Prevalence of Obesity Among Adults and Youth：United States，2011-2014[J]. NCHS Data Brief，2015，（219）：1-8.

[16] Saklayen MG. The Global Epidemic of the Metabolic Syndrome[J]. Curr Hypertens Rep，2018，20（2）：12.

[17] Lann D，LeRoith D. Insulin resistance as the underlying cause for the metabolic syndrome[J]. Med Clin North Am，2007，91（6）：1063-1077.

[18] Kaur J. A comprehensive review on metabolic syndrome[J]. Cardiol Res Pract，2014，2014：943162.

[19] Wen J，Yang J，Shi Y，et al. Comparisons of different metabolic syndrome definitions and associations with coronary heart disease，stroke，and peripheral arterial disease in a rural Chinese population[J]. PLoS One，

2015, 10（5）: e0126832.

[20] Gastaldelli A, Gaggini M, DeFronzo RA. Role of Adipose Tissue Insulin Resistance in the Natural History of Type 2 Diabetes: Results From the San Antonio Metabolism Study[J]. Diabetes, 2017, 66（4）: 815-822.

[21] Gnacińska M, Małgorzewicz S, Stojek M, et al. Role of adipokines in complications related to obesity: A review[J]. Adv Med Sci, 2009, 54（2）: 150-157.

[22] Fisman EZ, Tenenbaum A. Adiponectin: A manifold therapeutic target for metabolic syndrome, diabetes, and coronary disease[J]. Cardiovasc Diabetol, 2014, 13: 103.

[23] Mohammadi M, Gozashti MH, Aghadavood M, et al. Clinical significance of serum IL-6 and TNF-α levels in patients with metabolic syndrome[J]. Rep Biochem Mol Biol, 2017, 6（1）: 74-79.

[24] Vikram NK, Bhatt SP, Bhushan B, et al. Associations of -308G/A polymorphism of tumor necrosis factor（TNF）-α gene and serum TNF-α levels with measures of obesity, intra-abdominal and subcutaneous abdominal fat, subclinical inflammation and insulin resistance in Asian Indians in North India[J]. Dis Markers, 2011, 31（1）: 39-46.

[25] Mottillo S, Filion KB, Genest J, et al. The metabolic syndrome and cardiovascular risk a systematic review and meta-analysis[J]. J Am Coll Cardiol, 2010, 56（14）: 1113-1132.

[26] Jürimäe J, Gruodyte R, Saar M, et al. Plasma visfatin and adiponectin concentrations in physically active adolescent girls: Relationships with insulin sensitivity and body composition variables[J]. J Pediatr Endocrinol Metab, 2011, 24（7-8）: 419-425.

[27] Urbina EM, Khoury PR, McCoy CE, et al. Triglyceride to HDL-C ratio and increased arterial stiffness in children, adolescents, and young adults[J]. Pediatrics, 2013, 131（4）: e1082-e1090.

[28] Jaeschke H. Reactive oxygen and mechanisms of inflammatory liver injury: Present concepts[J]. J Gastroenterol Hepatol, 2011, 26（Suppl 1）: 173-179.

[29] Lyngdoh T, Marques-Vidal P, Paccaud F, et al. Elevated serum uric acid is associated with high circulating inflammatory cytokines in the population-based Colaus study[J]. PLoS One, 2011, 6（5）: e19901.

[30] Sun HL, Pei D, Lue KH, et al. Uric acid levels can predict metabolic syndrome and hypertension in adolescents: A 10-year longitudinal study[J]. PLoS One, 2015, 10（11）: e0143786.

[31] Roomi MA, Lone KP, Madassar A. Vitamin D and cardiometabolic risk factors in adult non-diabetic offspring of type 2 diabetic parents[J]. J Pak Med Assoc,

2014, 64（11）: 1229-1234.

[32] Locatelli F, Fishbane S, Block GA, et al. Targeting hypoxia-inducible factors for the treatment of anemia in chronic kidney disease patients[J]. Am J Nephrol, 2017, 45（3）: 187-199.

[33] Jia Y, Hoang MH, Jun HJ, et al. Cyanidin, a natural flavonoid, is an agonist ligand for liver X receptor alpha and beta and reduces cellular lipid accumulation in macrophages and hepatocytes[J]. Bioorg Med Chem Lett, 2013, 23（14）: 4185-4190.

[34] Li J, Siegrist J. Physical activity and risk of cardiovascular disease--a meta-analysis of prospective cohort studies[J]. Int J Environ Res Public Health, 2012, 9（2）: 391-407.

[35] Chaudhury A, Duvoor C, Reddy Dendi VS, et al. Clinical review of antidiabetic drugs: Implications for type 2 diabetes mellitus management[J]. Front Endocrinol （Lausanne）, 2017, 8: 6.

[36] Reilly SM, Chiang SH, Decker SJ, et al. An inhibitor of the protein kinases TBK1 and IKK-ε improves obesity-related metabolic dysfunctions in mice[J]. Nat Med, 2013, 19（3）: 313-321.

[37] Kolovou GD, Anagnostopoulou KK, Salpea KD, et al. The prevalence of metabolic syndrome in various populations[J]. Am J Med Sci, 2007, 333（6）: 362-371.

[38] Hu G, Lindström J, Jousilahti P, et al. The increasing prevalence of metabolic syndrome among Finnish men and women over a decade[J]. J Clin Endocrinol Metab, 2008, 93（3）: 832-836.

[39] Grundy SM. Metabolic syndrome pandemic[J]. Arterioscler Thromb Vasc Biol, 2008, 28（4）: 629-636.

[40] Kassi E, Pervanidou P, Kaltsas G, et al. Metabolic syndrome: Definitions and controversies[J]. BMC Med, 2011, 9: 48.

[41] Lovre D, Mauvais-Jarvis F. Trends in Prevalence of the Metabolic Syndrome[J]. JAMA, 2015, 314（9）: 950.

[42] Ge H, Yang Z, Li X, et al. The prevalence and associated factors of metabolic syndrome in Chinese aging population[J]. Sci Rep, 2020, 10（1）: 20034.

[43] Younossi ZM, Koenig AB, Abdelatif D, et al. Global epidemiology of nonalcoholic fatty liver disease-Meta-analytic assessment of prevalence, incidence, and outcomes[J]. Hepatology, 2016, 64（1）: 73-84.

[44] Banerjee D, Misra A. Does using ethnic specific criteria improve the usefulness of the term metabolic syndrome? Controversies and suggestions[J]. Int J Obes（Lond）, 2007, 31（9）: 1340-1349.

[45] Bhasin S, Jasjua GK, Pencina M, et al. Sex hormone-binding globulin, but not testosterone, is associated

prospectively and independently with incident metabolic syndrome in men：The Framingham heart study[J]. Diabetes Care, 2011, 34（11）：2464-2470.

[46] Tsujimura A, Miyagawa Y, Takezawa K, et al. Is low testosterone concentration a risk factor for metabolic syndrome in healthy middle-aged men[J]. Urology, 2013, 82（4）：814-819.

[47] Maron BA, Leopold JA, Hemnes AR. Metabolic syndrome, neurohumoral modulation, and pulmonary arterial hypertension[J]. Br J Pharmacol, 2020, 177（7）：1457-1471.

[48] O'Neill S, O'Driscoll L. Metabolic syndrome：A closer look at the growing epidemic and its associated pathologies[J]. Obes Rev, 2015, 16（1）：1-12.

[49] Callaghan B, Feldman E. The metabolic syndrome and neuropathy：Therapeutic challenges and opportunities[J]. Ann Neurol, 2013, 74（3）：397-403.

[50] Tarantino G, Finelli C. What about non-alcoholic fatty liver disease as a new criterion to define metabolic syndrome[J]. World J Gastroenterol, 2013, 19（22）：3375-3384.

[51] Wittwer J, Bradley D. Clusterin and its role in insulin resistance and the cardiometabolic syndrome[J]. Front Immunol, 2021, 12：612496.

[52] Goff DC JR, Lloyd-Jones DM, Bennett G, et al. 2013 ACC/AHA guideline on the assessment of cardiovascular risk：A report of the American College of Cardiology/American Heart Association Task Force on Practice Guidelines[J]. Circulation, 2014, 129（25 Suppl 2）：S49-S73.

[53] Tota-Maharaj R, Defilippis AP, Blumenthal RS, et al. A practical approach to the metabolic syndrome：Review of current concepts and management[J]. Curr Opin Cardiol, 2010, 25（5）：502-512.

[54] Gami AS, Witt BJ, Howard DE, et al. Metabolic syndrome and risk of incident cardiovascular events and death：A systematic review and meta-analysis of longitudinal studies[J]. J Am Coll Cardiol, 2007, 49（4）：403-414.

[55] Giovannucci E. Metabolic syndrome, hyperinsulinemia, and colon cancer：A review[J]. Am J Clin Nutr, 2007, 86（3）：s836-s842.

[56] Welty FK, Alfaddagh A, Elajami TK. Targeting inflammation in metabolic syndrome[J]. Transl Res, 2016, 167（1）：257-280.

[57] Lloyd-Jones DM, Morris PB, Ballantyne CM, et al. 2017 Focused Update of the 2016 ACC Expert Consensus Decision Pathway on the Role of Non-Statin Therapies for LDL-Cholesterol Lowering in the Management of Atherosclerotic Cardiovascular Disease Risk：A Report of the American College of Cardiology Task Force on Expert Consensus Decision Pathways[J]. J Am Coll Cardiol, 2017, 70（14）：1785-1822.

[58] Batsis JA, Romero-Corral A, Collazo-Clavell ML, et al. Effect of bariatric surgery on the metabolic syndrome：A population-based, long-term controlled study[J]. Mayo Clin Proc, 2008, 83（8）：897-907.

[59] Rogozea L, Purcaru D, Leaşu F, et al. Biomedical research-opportunities and ethical challenges[J]. Rom J Morphol Embryol, 2014, 55（2 Suppl）：719-722.

[60] Drager LF, Togeiro SM, Polotsky VY, et al. Obstructive sleep apnea：A cardiometabolic risk in obesity and the metabolic syndrome[J]. J Am Coll Cardiol, 2013, 62（7）：569-576.

[61] Sharma SK, Agrawal S, Damodaran D, et al. CPAP for the metabolic syndrome in patients with obstructive sleep apnea[J]. N Engl J Med, 2011, 365（24）：2277-2286.

[62] Ghazi L, Oparil S. Impact of the SPRINT Trial on Hypertension Management[J]. Annu Rev Med, 2018, 69：81-95.

[63] Sadowitz B, Maier KG, Gahtan V. Basic science review：Statin therapy--Part Ⅰ：The pleiotropic effects of statins in cardiovascular disease[J]. Vasc Endovascular Surg, 2010, 44（4）：241-251.

[64] Giner-Galvañ V, Esteban-Giner MJ, Pallarés-Carratalá V. Overview of guidelines for the management of dyslipidemia：EU perspectives[J]. Vasc Health Risk Manag, 2016, 12：357-369.

[65] Taylor F, Huffman MD, Macedo AF, et al. Statins for the primary prevention of cardiovascular disease[J]. Cochrane Database Syst Rev, 2013, 2013（1）：CD004816.

[66] Bardolia C, Amin NS, Turgeon J. Emerging Non-statin treatment options for lowering low-density lipoprotein cholesterol[J]. Front Cardiovasc Med, 2021, 8：789931.

[67] Kasichayanula S, Grover A, Emery MG, et al. Clinical pharmacokinetics and pharmacodynamics of evolocumab, a PCSK9 inhibitor[J]. Clin Pharmacokinet, 2018, 57（7）：769-779.

[68] Geng Q, Li X, Sun Q, et al. Efficacy and safety of PCSK9 inhibition in cardiovascular disease：A meta-analysis of 45 randomized controlled trials[J]. Cardiol J, 2022, 29（4）：574-581.

[69] Catapano AL, Graham I, De Backer G, et al. 2016 ESC/EAS Guidelines for the Management of Dyslipidaemias[J]. Eur Heart J, 2016, 37（39）：2999-3058.

[70] Kim K, Bang WD, Han K, et al. Comparison of the effects of high-intensity statin therapy with

moderate-intensity statin and ezetimibe combination therapy on major adverse cardiovascular events in Patients with Acute Myocardial Infarction：A Nationwide Cohort Study[J]. J Lipid Atheroscler, 2021, 10（3）：291-302.

[71] Lukasova M, Hanson J, Tunaru S, et al. Nicotinic acid（niacin）：New lipid-independent mechanisms of action and therapeutic potentials[J]. Trends Pharmacol Sci, 2011, 32（12）：700-707.

[72] Nishizaki Y, Daida H. Optimal dose of n-3 polyunsaturated fatty acids for cardiovascular event prevention[J]. Circ Rep, 2020, 2（4）：260-264.

[73] Wright JM, Musini VM, Gill R. First-line drugs for hypertension[J]. Cochrane Database Syst Rev, 2018, 4（4）：CD001841.

[74] Owen JG, Reisin E. Anti-hypertensive drug treatment of patients with and the metabolic syndrome and obesity：A review of evidence, meta-analysis, post hoc and guidelines publications[J]. Curr Hypertens Rep, 2015, 17（6）：558.

[75] Fergus IV, Connell KL, Ferdinand KC. A comparison of vasodilating and non-vasodilating beta-blockers and their effects on cardiometabolic risk[J]. Curr Cardiol Rep, 2015, 17（6）：38.

[76] Koh KK, Han SH, Oh PC, et al. Combination therapy for treatment or prevention of atherosclerosis：Focus on the lipid-RAAS interaction[J]. Atherosclerosis, 2010, 209（2）：307-313.

[77] Strauss MH, Hall AS. The Divergent Cardiovascular effects of angiotensin converting enzyme inhibitors and angiotensin receptor blockers on myocardial infarction and death[J]. Prog Cardiovasc Dis, 2016, 58（5）：473-482.

[78] Remonti LR, Dias S, Leitão CB, et al. Classes of antihypertensive agents and mortality in hypertensive patients with type 2 diabetes-network meta-analysis of randomized trials[J]. J Diabetes Complications, 2016, 30（6）：1192-1200.

[79] Bangalore S, Fakheri R, Toklu B, et al. Diabetes mellitus as a compelling indication for use of renin angiotensin system blockers：Systematic review and meta-analysis of randomized trials[J]. BMJ, 2016, 352：i438.

[80] Garber AJ, Abrahamson MJ, Barzilay JI, et al. Consensus statement by the american association of clinical endocrinologists and american college of endocrinology on the comprehensive type 2 diabetes management algorithm -2017 executive summary[J]. Endocr Pract, 2017, 23（2）：207-238.

[81] Di Pino A, DeFronzo RA. Insulin resistance and atherosclerosis：Implications for insulin-sensitizing agents[J]. Endocr Rev, 2019, 40（6）：1447-1467.

[82] Ladeiras-Lopes R, Sampaio F, Leite S, et al. Metformin in non-diabetic patients with metabolic syndrome and diastolic dysfunction：The MET-DIME randomized trial[J]. Endocrine, 2021, 72（3）：699-710.

[83] Bowman L, Mafham M, Wallendszus K, et al. Effects of aspirin for primary prevention in persons with diabetes mellitus[J]. N Engl J Med, 2018, 379（16）：1529-1539.

[84] Mattei J, Bhupathiraju S, Tucker KL. Higher adherence to a diet score based on American heart association recommendations is associated with lower odds of allostatic load and metabolic syndrome in Puerto Rican adults[J]. J Nutr, 2013, 143（11）：1753-1759.

[85] Cho S, Namkoong K, Shin M, et al. Cardiovascular protective effects and clinical applications of resveratrol[J]. J Med Food, 2017, 20（4）：323-334.

[86] Shuval K, Finley CE, Chartier KG, et al. Cardiorespiratory fitness, alcohol intake, and metabolic syndrome incidence in men[J]. Med Sci Sports Exerc, 2012, 44（11）：2125-2131.

[87] Hamilton MT, Hamilton DG, Zderic TW. Role of low energy expenditure and sitting in obesity, metabolic syndrome, type 2 diabetes, and cardiovascular disease[J]. Diabetes, 2007, 56（11）：2655-2667.

[88] Sargeant JA, Henson J, King JA, et al. A review of the effects of glucagon-like peptide-1 receptor agonists and sodium-glucose cotransporter 2 inhibitors on lean body mass in humans[J]. Endocrinol Metabolism, 2019, 34（3）：247-262.

[89] Mantovani A, Petracca G, Beatrice G, et al. Glucagon-like peptide-1 receptor agonists for treatment of nonalcoholic fatty liver disease and nonalcoholic steatohepatitis：An updated meta-analysis of randomized controlled trials[J]. Metabolites, 2021, 11（2）：73.

[90] Jianping W, Xuelian Z, Anjiang W, et al. Efficacy and safety of glucagon-like peptide-1 receptor agonists in the treatment of metabolic associated fatty liver disease：A systematic review and meta-analysis[J]. J Clin Gastroenterol, 2021, 55（7）：586-593.

[91] Zelniker TA, Wiviott SD, Raz I, et al. SGLT2 inhibitors for primary and secondary prevention of cardiovascular and renal outcomes in type 2 diabetes：A systematic review and meta-analysis of cardiovascular outcome trials[J]. Lancet, 2019, 393（10166）：31-39.

[92] Real J, Vlacho B, Ortega E, et al. Cardiovascular and mortality benefits of sodium-glucose co-transporter-2 inhibitors in patients with type 2 diabetes mellitus：CVD-Real catalonia[J]. Cardiovasc Diabetol, 2021, 20（1）：139.

第47章

高尿酸血症

高尿酸血症（hyperuricemia，HUA）是嘌呤代谢紊乱引起的代谢异常综合征，与肾脏疾病、脑血管疾病、心脏疾病及糖尿病关系密切，研究表明高尿酸血症与高血压、冠心病、心力衰竭等疾病的发病和预后密切相关，血清尿酸（serum uric acid，SUA）水平升高对于判断心血管疾病的预后具有重要作用，从事高血压诊疗的医师需要重视高尿酸血症的诊断与处理。

第一节　基础理论

一、尿酸代谢

（一）尿酸的生成

尿酸（uric acid，UA）是人体内嘌呤代谢的终产物。外源性尿酸主要由食物尤其是动物类食物而来，内源性尿酸来自体内核蛋白分解，内源性尿酸是体内尿酸的主要来源。其他哺乳类动物体内有尿

酸酶，可以将尿素转化为尿囊素。而人体内没有尿酸酶，因此人体内尿酸是嘌呤类的最终代谢产物。尿酸代谢过程大致如图 4-47-1，腺嘌呤核苷酸和鸟嘌呤核苷酸被代谢为黄嘌呤，黄嘌呤在黄嘌呤氧化酶的作用下最终转变为尿酸[1]。

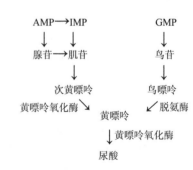

图 4-47-1　尿酸代谢过程
AMP. 腺嘌呤核苷酸；IMP. 次黄嘌呤核苷酸；GMP. 鸟嘌呤核苷酸

（二）尿酸的排泄

人体内尿酸池平均为 1200mg，每天产生 750mg，排出 500～1000mg。尿酸的排泄途径主要是肾和肠

道。肾是排泄尿酸的主要途径，体内 2/3 的尿酸经肾排泄。尿酸的排泄过程包括滤过、重吸收、分泌、分泌后重吸收四步。滤过过程发生在肾小球，几乎全部的尿酸从肾小球滤过。重吸收和分泌过程在近曲小管，在近曲小管 S1 段 90%尿酸重吸收，S2 段分泌，S3 段进行分泌后重吸收，最终由尿液排出的尿酸占滤过的 10%。尿酸的重吸收过程主要是由近端小管上尿酸盐/有机阴离子转运体实现的。全基因组关联研究显示，HUA 的遗传基础是由含有尿酸转运蛋白和参与尿酸排泄相互作用的蛋白位点主导的，其中 SLC2A9 编码的葡糖转运蛋白 9（glucose transporter 9，GLUT9）及 BCRP 编码的 ABCG2 蛋白意义最大，GLUT9 是肾小管重要的重吸收转运体，对血液中尿酸水平有重要影响[2]，而 ABCG2 主要作用于尿酸从肠道的排泄[3]。

（三）尿酸的平衡

尿酸在体内的 PKa 为 5.75（尿液中为 5.35），在体内 pH 为 7.40 的环境中，主要是以尿酸盐阴离子的形式存在。

$$尿酸 \rightleftharpoons 尿酸盐阴离子 + H^+$$

正常人体内尿酸盐在血清中的溶解度理论极限为 403.92μmol/L，当尿酸盐浓度>403.92μmol/L 时，尿酸盐浓度达到饱和形成尿酸盐结晶，沉积在关节、肾等组织中造成病变。在成年人中 SUA 水平随身高、体重、血压、肾功能和酒精摄入量变化，尿酸的生成和清除都会影响血清水平。尿酸还和肥胖、糖尿病、高脂血症、高血压、肾脏疾病、缺血性心脏病相关。

正常情况下，体内尿酸的产生与排泄处于平衡状态，当体内尿酸产生过多和（或）排泄出现障碍时，尿酸在体内过多积聚就会出现高尿酸血症。

二、高尿酸血症的流行病学

随着经济的快速发展，人们的饮食结构和生活方式发生了巨大的变化，高尿酸血症的发病率逐年上升。早在 20 世纪 80 年代就有文献报道，北京、上海、广州等地人群 SUA 值，男性为（262±100）μmol/L，女性为（203±54）μmol/L，高尿酸血症患病率男性为 1.4%，女性为 1.3%[4]。近期一项纳入 177 个研究的 Meta 分析显示[5]，中国高尿酸血症的总患病率

高达 16.4%，其中男性为 20.4%，女性为 9.8%，女性增长高峰通常出现在绝经期之后，且高尿酸血症的发病呈年轻化趋势，15～29 岁人群中患病率可达 13.7%。高尿酸血症还与遗传、环境、种族等相关，南方地区患病率最高，达 25.5%，西北地区最低，为 12.6%，且汉族患病率要高于其他少数民族（16.6% vs 13.4%）。

三、高尿酸血症的危害

1951 年 Gertler 报道血清尿酸水平与心血管疾病密切相关[6]，此后大量流行病学研究报道了血清尿酸水平与心血管疾病相关[7]，包括高血压、代谢综合征、冠心病、脑血管病、糖尿病、慢性肾脏病等。高尿酸血症还与心血管疾病不良预后相关，4 项大规模前瞻性临床研究——MRFIT 研究、PIUMA 研究、Rotterdam 队列研究和 Worksite 研究均显示高尿酸血症是急性心肌梗死、脑卒中和所有心血管事件的独立危险因素[8-11]。

（一）高尿酸血症与高血压

高血压患者常伴 SUA 升高，25%～40%未治疗的高血压患者、50%服用利尿剂治疗的高血压患者及 75%的恶性高血压患者有高尿酸血症[12]。

高尿酸血症会增加高血压的患病风险。在一项前瞻性纵向流行病学调查中，基线无心血管疾病的人群中血清高尿酸水平与高血压、亚临床动脉粥样硬化发生显著相关[13]。在另一项对于健康成年人的队列研究报道，在调整一些因素，如肾脏功能之后，基线血清尿酸水平>386.1μmol/L 的人与正常人相比，高血压发生风险增加了 25%[14]。一项纳入 25 个观察性研究的 Meta 分析显示[15]，在校正了其他传统高血压危险因素后，SUA 水平每增加 59.4μmol/L（1mg/dl），高血压发病相对危险增加 15%。在儿童及青少年中，高尿酸血症也是高血压发病的重要危险因素。莫斯科儿童高血压研究（Moscow Children's Hypertension Study，MCHS）显示[16]，正常血压、临界性高血压、中重度高血压儿童中存在高尿酸血症（>475.2μmol/L）的比例分别是 9.5%、49%、73%。

PIUMA 研究指出[9]，在未经治疗的原发性高血压人群中，SUA 是心血管事件和全因死亡的强预测

因子，SUA 最高分位组（SUA>368.3μmol/L）发生心血管事件、致死性心血管事件和全因死亡的风险分别是第二分位组（267.3μmol/L ≤ SUA < 368.3μmol/L）的 1.73 倍、1.96 倍和 1.63 倍。高血压患者即使血压已控制在正常水平，高尿酸血症仍然存在，并且基线 SUA 水平和治疗期间 SUA 水平仍和心血管事件的风险相关，经过 6 年随访发现，SUA 最高四分位数的人群较最低四分位数人群患心血管事件的风险升高 50%[11]。

LIFE 和 GREACE 研究结果事后分析显示药物治疗降低 SUA 水平可以降低心脑血管事件[17, 18]，LIFE 研究提示调整其他危险因素影响后基线 SUA 和 SUA 变化值仍然与心脑血管事件独立相关，与阿替洛尔比较氯沙坦降低不良心血管事件的获益 29%来自于对 SUA 的降低；GREACE 研究发现阿托伐他汀相对于常规治疗能够明显降低 SUA，而 SUA 水平变化与心血管预后明显相关，SUA 每降低 60μmol/L，心血管事件危险降低 24%。

（二）高尿酸血症与心血管疾病

一项纳入 341 389 例患者的 Meta 分析指出[19]，高尿酸血症与死亡相关，SUA 每升高 59.4μmol/L（1mg/dl），冠心病死亡风险及全因死亡风险分别增加 20% 和 9%，且在女性中更为明显。MRFIT 研究中，痛风患者心血管疾病死亡风险比未患痛风患者高 30%[8]，在无痛风患者中高尿酸血症与心血管疾病的关系比较弱。在对急性冠脉综合征患者的研究中[20]，血清尿酸水平与心功能 Killip 分级相关，血清尿酸水平可能是预测急性心肌梗死不良事件的指标。最近一项多中心、随机对照、前瞻性研究（ALL-HEART）将对高尿酸血症和缺血性心脏病的相关性做进一步的研究，该试验正在进行[21]。

西雅图心力衰竭模型显示尿酸也是心力衰竭患者生存率的影响因素。一项有关高尿酸血症与心力衰竭关系的 Meta 分析显示[24]，高尿酸血症与心力衰竭发生风险、全因死亡率及心血管死亡率相关。尿酸水平每增加 59.4μmol/L（1mg/dl），发生心力衰竭的概率增加 19%，全因死亡率增加 4%，复合终点增加 28%。对于高尿酸与脑卒中的 Meta 分析提示，高尿酸血症增加脑卒中的发生率和死亡率[23]。一项纳入 123 238 例患者的大规模前瞻性队列研究指出，随着时间的推移，尿酸累积平均值的增加及 SUA 水平

的升高均与心房颤动发生风险增加有关[24]。

（三）高尿酸致心血管疾病的机制

高尿酸血症导致心血管疾病的机制尚未完全阐明，尿酸具有促氧化及抗氧化的双重活性。尿酸通过螯合金属离子清除氧自由基实现抗氧化作用，促氧化作用是黄嘌呤氧化酶水解产生尿酸的过程中，产生超氧阴离子及过氧化物，这些过氧化物与一氧化氮（NO）作用产生过氧化亚硝酸盐，这些过氧化亚硝酸盐产物与尿酸共同作用导致内皮细胞功能紊乱，促使氧化应激反应及炎症的发生、脂质过氧化、血小板聚集，从而引起不良心血管事件。在高尿酸血症引起高血压的机制中，尿酸可能通过 MAP 激酶通路刺激局部肾素-血管紧张素-醛固酮系统（RAAS）实现[25]。尿酸盐进入血管平滑肌细胞后可以激活局部 RAAS 并减少内皮细胞 NO 的释放，造成血管平滑肌收缩，引起血压升高。长期的尿酸盐作用可引起各种炎性介质的释放，进而导致动脉平滑肌细胞增殖、粥样硬化发生，最终动脉顺应性下降，肾排钠功能障碍，引起盐敏感性高血压[26]。最近发现黄嘌呤氧化酶作为尿酸代谢过程的限速酶，其活性与动脉粥样硬化性斑块有着密切的关系[27]，但是并没有发现该氧化酶活性与系统性炎症或内皮损伤的相关性[28]，这提示除了内皮功能异常及炎症反应，尿酸及黄嘌呤氧化酶对冠心病脂质斑块的影响可能存在其他的通路。

第二节　高尿酸血症与痛风的诊断与处理

一、定义与分型诊断

（一）高尿酸血症

高尿酸血症[29]的诊断标准为非同一天、2 次空腹 SUA>420umol/L（成年人，不分男性、女性）。

根据低嘌呤饮食状态下，24h 尿的尿酸排泄量（urinary uric acid excretion, UUE）和肾尿酸排泄分数（fractional excretion of uric acid, FE_UA），分为肾脏排泄不良型、肾脏负荷过多型、混合型和其他型。

（1）肾脏排泄不良型：UUE≤600mg/（d·1.73m²）且 FE_UA<5.5%。

（2）肾脏负荷过多型：UUE＞600mg/（d·1.73m²）且 FE_{UA}≥5.5%。

（3）混合型：UUE＞600mg/（d·1.73m²）且 FE_{UA}＜5.5%。

（4）其他型：UUE≤600mg（d·1.73m²）且 FE_{UA} ≥5.5%。

（二）痛风

痛风是单钠尿酸盐在骨关节、肾、皮下等部位沉积引发的急、慢性炎症和组织损伤，与高尿酸血症相关，但不等同于高尿酸血症。

根据2015年美国风湿学会（American college of Rheumatology，ACR）/欧洲抗风湿病联盟（European League Against Rheumatism，EULAR）痛风分类标准[30]，痛风可分为亚临床痛风、难治性痛风。

（1）亚临床痛风：无症状高尿酸血症患者，关节超声检查、双能电子计算机断层扫描检查或X线检查发现尿酸钠晶体沉积和（或）痛风性骨侵蚀。

（2）难治性痛风：指具备以下3条中至少1条。①单用或联用常规降尿酸药物足量、足疗程，SUA仍≥360μmol/L。②接受规范化治疗，痛风仍发作≥2次/年。③存在多发性和（或）进展性痛风石。

二、高尿酸血症与痛风的处理

建议所有高尿酸血症与痛风患者保持健康的生活方式，包括控制体重，规律运动；限制酒精及高嘌呤、高果糖饮食的摄入；鼓励奶制品和新鲜蔬菜的摄入及适量饮水；不推荐也不限制豆制品（如豆腐）的摄入[29]。

建议所有高尿酸血症与痛风患者知晓并终身关注SUA水平的影响因素，始终将SUA水平控制在理想范围。

建议所有高尿酸血症与痛风患者都应了解疾病可能出现的危害，定期筛查靶器官损害和控制相关合并症。

（一）降尿酸药物的应用

选择降尿酸药物时应综合考虑药物的适应证、禁忌证和高尿酸血症的分型。在痛风发作控制2～4周开始降尿酸药物治疗，药物治疗过程中出现痛风发作，不建议停用降尿酸药物。针对特殊人群，如

频发性痛风（急性发作≥2次/年）、痛风石、肾石症、发病年龄＜40岁、SUA＞480μmol/L、存在合并症（肾损害、高血压、缺血性心脏病、心力衰竭）等，一经确诊即应考虑降尿酸治疗。

推荐别嘌醇、非布司他或苯溴马隆为痛风患者降尿酸治疗的一线用药（1B）；推荐别嘌醇或苯溴马隆为无症状高尿酸血症患者降尿酸治疗的一线用药（1B）；单药足量、足疗程治疗，SUA仍未达标的患者，可考虑联合应用2种不同作用机制的降尿酸药物，不推荐尿酸氧化酶与其他降尿酸药物联用（1C）。

1. 减少尿酸生成-黄嘌呤氧化酶抑制剂

（1）别嘌呤醇：有剂量依赖性的过敏反应，如胃肠道不耐受及皮疹，这主要在有肾功能损伤且未相应减少剂量的情况下发生。使用别嘌呤醇时，最小剂量能够使尿酸达标时，尽量使用小剂量，不要增加剂量。使用过程中应监测、及时发现及处理不良反应。别嘌呤醇的不良反应与剂量相关，发生的最严重的反应是"别嘌呤超敏反应综合征"，死亡率可达25%[31]，相关研究表明其可能与白细胞抗原 *HLA-B*5801* 基因相关，携带该基因的人群发生超敏反应的风险更大，中国汉族、朝鲜族人群及泰国人群携带 *HLA-B*5801* 基因比例大，中国台湾地区超敏反应发生率为2.7%，在我国人群中使用应特别关注别嘌醇超敏反应。相关专家共识建议用药前应进行基因检测，特别是慢性肾病（CKD）3～4期者。有条件者在用药前进行基因检测。别嘌呤醇在肾脏疾病中的保护作用在相关文献中已有报道，在心血管方面别嘌呤醇在抑制黄嘌呤氧化酶的同时可以减少超氧化物的产生、减少氧化应激及纤维化、改善内皮功能，对于心血管系统起到保护作用。具体使用方法建议遵循专科医师指导。

禁忌证：对于别嘌呤醇过敏、严重肝肾功能低下和明显血细胞低下者、妊娠女性、可能妊娠女性及哺乳期女性禁用。

（2）非布司他：为非嘌呤类黄嘌呤氧化酶选择性抑制剂，能减少尿酸产生。在体外试验中，非布司他在抑制黄嘌呤氧化酶产生活性氧方面也优于别嘌呤醇，对于别嘌呤醇和非布司他进行的临床试验显示非布司他降尿酸作用也强于别嘌呤醇，并且在安全性方面，非布司他也显示出优势，其在轻至中度肾功能损伤患者中使用比较安全。FREED研究指出，与生活方式调整相比，非布司他通过明显降

低 SUA 水平可降低心脑血管及肾脏事件的主要复合终点发生率[32]。有关报道的非布司他不良反应中最多见的是肝功能异常、恶心、关节痛、皮疹。由于非布司他在肝中代谢，尤其适用于慢性肾功能不全患者。随着非布司他价格的降低，以及亚裔人群中无足够的证据表明可增加心源性猝死风险，目前为痛风患者的一线降尿酸药物。

使用方法：起始剂量为 20mg/d，2～4 周后 SUA 水平仍未达标，可增加 20mg/d，最大剂量为 80mg/d。但在合并心血管疾病的老年人中应谨慎使用，并密切关注心血管事件。

2. 增加尿酸排泄-苯溴马隆 苯溴马隆通过抑制肾近端小管尿酸盐转运蛋白 1（uric acid reabsorption transporter 1，URAT1），抑制尿酸的重吸收，从而使尿酸排泄增多，减少血清中尿酸含量，特别适用于肾尿酸排泄减少的高尿酸血症和痛风患者，对尿酸合成增多或有肾结石高危风险的患者不推荐使用。在服用苯溴马隆时要注意大量饮水及碱化尿液。

使用方法：起始剂量 25mg/d，2～4 周可增加 25mg/d，最大剂量 100mg/d；服用过程中密切监测肝功能，在合并慢性肝病患者中谨慎使用。

禁忌证：苯溴马隆过敏者、中至重度肾功能损害者（肾小球滤过率低于 20ml/min）、肾结石的患者、妊娠女性、有可能妊娠女性、哺乳期女性禁用。

3. 其他药物 聚乙二醇重组尿酸酶是一种聚乙二醇化尿酸特异性酶，可以催化尿酸氧化为更容易溶解的尿囊素，通过促进尿酸分解降低 SUA 水平。主要通过肾排泄，用于难治性痛风的降尿酸治疗，但该药物目前在我国还未上市。禁用于葡萄糖-6-磷酸脱氢酶（G6PD）缺乏症患者。

2019 年《中国高尿酸血症与痛风诊疗指南》建议在高尿酸血症与痛风患者晨尿 pH<6.0，尤其是正在服用促尿酸排泄药物时，建议服用枸橼酸制剂、碳酸氢钠碱化尿液，使晨尿 pH 维持在 6.2～6.9，以降低尿酸性肾结石的发生风险，以及促进尿酸性肾结石的溶解。

（二）各类高尿酸血症与痛风的治疗

1. 高尿酸血症控制目标

（1）无症状高尿酸血症。①无合并症者，SUA ≥540μmol/L 开始降尿酸治疗（urate-lowing therapy，ULT）；建议 SUA 控制在<420μmol/L。②有下列

合并症之一者，SUA≥480μmol/L 开始 ULT：高血压、脂代谢异常、糖尿病、肥胖、脑卒中、冠心病、心功能不全、尿酸性肾石病、肾功能损害（≥CKD 2 期）；建议 SUA 控制在<360μmol/L。

（2）痛风。①无合并症者，SUA≥480μmol/L 开始 ULT；建议 SUA 控制在<360μmol/L。②有下列合并情况之一者，SUA≥420μmol/L 开始 ULT：痛风发作次数≥2 次/年、痛风石、慢性痛风性关节炎、肾结石、慢性肾病、高血压、糖尿病、血脂异常、脑卒中、缺血性心脏病、心力衰竭和发病年龄<40 岁；建议 SUA 控制在<300μmol/L。

2. 痛风急性期治疗

（1）抗炎镇痛治疗：①尽早使用小剂量秋水仙碱（首剂 1mg，1h 后追加 0.5mg，12h 后改为 0.5mg qd 或 bid）或使用足量短疗程的非甾体抗炎药（NSAID），对上述药物不耐受、疗效不佳或存在禁忌的患者，可全身应用糖皮质激素。②累及多关节、大关节或合并全身症状的患者，可首选全身糖皮质激素治疗，建议口服泼尼松 0.5mg/（kg·d），3～5 天停药。③发作累及 1～2 个大关节时，有条件者可抽取关节液后，关节腔糖皮质激素治疗。④疼痛 VAS≥7 分，或≥2 个大关节受累，或多关节炎，或一种药物疗效差的患者，可联合 2 种抗炎镇痛药物，如小剂量秋水仙碱与 NSAID 或小剂量秋水仙碱与全身糖皮质激素联用。⑤有消化道出血风险或需长期使用小剂量阿司匹林患者，建议优先考虑选择性环氧合酶-2（cyclooxyg-enase-2，COX-2）抑制剂（塞来昔布）。⑥疼痛反复发作、常规药物无法控制的难治性痛风患者，可考虑使用 IL-1 或 TNF-α 拮抗剂。

（2）预防痛风发作：①痛风患者降尿酸治疗初期，推荐首选小剂量（0.5～1mg/d）秋水仙碱预防痛风发作，至少维持 3～6 个月；肾功能不全患者，根据估算的肾小球滤过率（eGFR）调整秋水仙碱用量。②不能耐受秋水仙碱的患者，建议小剂量 NSAID（不超过常规剂量的 50%）或糖皮质激素（泼尼松≤10mg/d）预防发作，至少维持 3～6 个月。③建议小剂量开始降尿酸药物治疗，缓慢加量，避免或减少痛风发作。

3. 高尿酸血症与痛风患者具有合并症时药物的选择 心血管系统常用的血管紧张素转换酶抑制剂（ACEI）、血管紧张素Ⅱ受体阻滞剂（ARB）、钙拮抗剂（CCB）、β 受体阻滞剂、利尿剂、调脂药

物、抗血小板药物等对 SUA 均有不同程度的影响。

ACTION 研究显示了硝苯地平缓释片对于 SUA 的降压作用，该作用独立于别嘌醇的使用[33]。ARB 中氯沙坦由于其母体的独特结构，可以抑制肾小管对尿酸的重吸收，促进尿酸的排泄，具有轻中度降低 SUA 的作用，这一效应不依赖于降压和拮抗血管紧张素Ⅱ受体的作用，降低 SUA 效应方面显著优于其他 ARB。与钙拮抗剂相比，其降低 SUA 的作用更强。噻嗪类利尿剂、袢利尿剂、醛固酮受体拮抗剂及阿米洛利等通过增加近曲肾小管对尿酸的重吸收、抑制尿酸排泄从而增加 SUA 水平，该作用与剂量呈线性关系，停用利尿剂后 SUA 水平即可下降。其他种类抗高血压药物 β 受体阻滞剂、ACEI 等，通过降低血压、改善肾血流量和肾功能可能发挥轻度降低 SUA 的作用。

调脂药物非诺贝特和阿托伐他汀具有降低 SUA 的作用。临床上应用最广泛的抗血小板药物阿司匹林大剂量（≥1000mg/d）时可能通过抑制近曲肾小管对尿酸的重吸收、增加排泄，从而降低 SUA 水平，小剂量（60～300mg/d）可能有轻度升高 SUA 水平的作用，但心血管临床实践中应用阿司匹林少见有具有临床意义的 SUA 升高。

高尿酸血症与心血管疾病关系密切，心血管内科医师在临床实践中应关注 SUA 问题，尤其在伴有高尿酸血症的患者，尽量避免使用或少用升高 SUA 的药物而选用具有降低 SUA 作用的药物。

合并高血压时，抗高血压药物首选氯沙坦和（或）钙拮抗剂，不推荐噻嗪类和袢利尿剂等单独用于降压治疗；合并高甘油三酯血症时，调脂药物首选非诺贝特；合并高胆固醇血症时，调脂药物首选阿托伐他汀钙；合并糖尿病时，首选兼有降尿酸作用的降糖药物，如 α-糖苷酶抑制剂、胰岛素增敏剂、二肽基肽酶Ⅳ抑制剂；钠-葡萄糖协同转运蛋白 2 抑制剂（SGLT-2i）和二甲双胍等，次选对 SUA 水平无不良影响的药物。

（党爱民 程 楠 顾莹珍）

参 考 文 献

[1] Maiuolo J，Oppedisano F，Gratteri S，et al. Regulation of uric acid metabolism and excretion[J]. Int J Cardiol，2016，213：8-14.

[2] Vitart V，Rudan I，Hayward C，et al. SLC2A9 is a newly identified urate transporter influencing serum urate concentration，urate excretion and gout[J]. Nat Genet，2008，40（4）：437-442.

[3] Ristic B，Sivaprakasam S，Narayanan M，et al. Hereditary hemochromatosis disrupts uric acid homeostasis and causes hyperuricemia via altered expression/activity of xanthine oxidase and ABCG2[J]. Biochem J，2020，477（8）：1499-1513.

[4] 方圻，游凯，林其燧，等. 中国正常人血尿酸调查及其与血脂的关系[J]. 中华内科杂志，1983，7（22）：434-438.

[5] Li Y，Shen Z，Zhu B，et al. Demographic，regional and temporal trends of hyperuricemia epidemics in mainland China① from 2000 to 2019：A systematic review and meta-analysis[J]. Global Health Action，2021，14（1）：1874652.

[6] Gertler M M，Garn S M，Levine SA. Serum uric acid in relation to age and physique in health and in coronary heart disease[J]. Ann Intern Med，1951，34（6）：1421-1431.

[7] Saito Y，Tanaka A，Node K，et al. Uric acid and cardiovascular disease：A clinical review[J]. J Cardiol，2021，78（1）：51-57.

[8] Krishnan E，Baker J F，Furst D E，et al. Gout and the risk of acute myocardial infarction[J]. Arthritis and Rheumatism，2006，54（8）：2688-2696.

[9] Verdecchia P，Schillaci G，Reboldi G，et al. Relation between serum uric acid and risk of cardiovascular disease in essential hypertension. The PIUMA study[J]. Hypertension，2000，36（6）：1072-1078.

[10] Bos MJ，Koudstaal PJ，Hofman A，et al. Uric acid is a risk factor for myocardial infarction and stroke：The Rotterdam study[J]. Stroke，2006，37（6）：1503-1507.

[11] Alderman MH，Cohen H，Madhavan S，et al. Serum uric acid and cardiovascular events in successfully treated hypertensive patients[J]. Hypertension，1999，34（1）：144-150.

[12] Cannon PJ，Stason WB，Demartini FE，et al. Hyperuricemia in primary and renal hypertension[J]. N Engl J Med，1966，275（9）：457-464.

[13] Cicero AF，Salvi P，D'addato S，et al. Association between serum uric acid，hypertension，vascular stiffness and subclinical atherosclerosis：Data from the Brisighella Heart Study[J]. J Hypertens，2014，32（1）：57-64.

[14] Perlstein TS，Gumieniak O，Williams GH，et al. Uric acid and the development of hypertension：The normative aging study[J]. Hypertension，2006，48（6）：1031-1036.

---

① mainland China 正确用法应为 Chinese mainland。

[15] Wang J，Qin T，Chen J，et al. Hyperuricemia and risk of incident hypertension：A systematic review and meta-analysis of observational studies[J]. PloS One，2014，9（12）：e114259.

[16] Rovda Iu I，Kazakova LM，Plaksina EA. Parameters of uric acid metabolism in healthy children and in patients with arterial hypertension[J]. Pediatriia，1990，（8）：19-22.

[17] Daskalopoulou SS，Athyros VG，Elisaf M，et al. The impact of serum uric acid on cardiovascular outcomes in the LIFE study[J]. Kidney International，2004，66（4）：1714-1715.

[18] Athyros VG，Elisaf M，Papageorgiou AA，et al. Effect of statins versus untreated dyslipidemia on serum uric acid levels in patients with coronary heart disease：A subgroup analysis of the GREek Atorvastatin and Coronary-heart-disease Evaluation（GREACE）study[J]. Am J Kidney Dis，2004，43（4）：589-599.

[19] Zuo T，Liu X，Jiang L，et al. Hyperuricemia and coronary heart disease mortality：A meta-analysis of prospective cohort studies[J]. BMC Cardiovasc Disord，2016，16（1）：207.

[20] Kojima S，Sakamoto T，Ishihara M，et al. Prognostic usefulness of serum uric acid after acute myocardial infarction（the Japanese Acute Coronary Syndrome Study）[J]. Am J Cardiol，2005，96（4）：489-495.

[21] Mackenzie I S，Ford I，Walker A，et al. Multicentre，prospective，randomised，open-label，blinded end point trial of the efficacy of allopurinol therapy in improving cardiovascular outcomes in patients with ischaemic heart disease：Protocol of the ALL-HEART study[J]. BMJ Open，2016，6（9）：e013774.

[22] Huang H，Huang B，Li Y，et al. Uric acid and risk of heart failure：A systematic review and meta-analysis[J]. Eur J Heart Fail，2014，16（1）：15-24.

[23] Li M，Hou W，Zhang X，et al. Hyperuricemia and risk of stroke：A systematic review and meta-analysis of prospective studies[J]. Atherosclerosis，2014，232（2）：265-270.

[24] Li S，Cheng J，Cui L，et al. Cohort study of repeated measurements of serum urate and risk of incident atrial fibrillation[J]. J Am Heart Assoc，2019，8（13）：e012020.

[25] Corry DB，Eslami P，Yamamoto K，et al. Uric acid stimulates vascular smooth muscle cell proliferation and oxidative stress via the vascular renin-angiotensin system[J]. J Hypertens，2008，26（2）：269-275.

[26] Gustafsson D，Unwin R. The pathophysiology of hyperuricaemia and its possible relationship to cardiovascular disease，morbidity and mortality[J]. BMC Nephrol，2013，14：164.

[27] Mori N，Saito Y，Saito K，et al. Relation of plasma xanthine oxidoreductase activity to coronary lipid core plaques assessed by near-infrared spectroscopy intravascular ultrasound in patients with stable coronary artery disease[J]. Am J Cardiol，2020，125（7）：1006-1012.

[28] Saito Y，Mori N，Murase T，et al. Greater coronary lipid core plaque assessed by near-infrared spectroscopy intravascular ultrasound in patients with elevated xanthine oxidoreductase：A mechanistic insight[J]. Heart Vessels，2021，36（5）：597-604.

[29] 中华医学会内分泌学分会. 中国高尿酸血症与痛风诊疗指南（2019）[J]. 中华内分泌代谢杂志，2020，36（1）：1-13.

[30] Neogi T，Jansen T L，Dalbeth N，et al. 2015 Gout classification criteria：an American College of Rheumatology/European League Against Rheumatism collaborative initiative[J]. Ann Rheum Dis，2015，74（10）：1789-1798.

[31] Khanna D，Fitzgerald JD，Khanna PP，et al. 2012 American College of Rheumatology guidelines for management of gout. Part 1：Systematic nonpharmacologic and pharmacologic therapeutic approaches to hyperuricemia[J]. Arthritis Care & Research，2012，64（10）：1431-1446.

[32] Chen CH，Chen CB，Chang CJ，et al. Hypersensitivity and cardiovascular risks related to allopurinol and febuxostat therapy in asians：A population-based cohort study and meta-analysis[J]. Clin Pharmacol Ther，2019，106（2）：391-401.

[33] Borghi C，Domienik-Karłowicz J，Tykarski A，et al. Expert consensus for the diagnosis and treatment of patient with hyperuricemia and high cardiovascular risk：2021 update[J]. Cardiol J，2021，28（1）：1-14.

  常用口服抗栓药物包括抗血小板药物和抗凝药物，主要用于血栓性疾病的预防和治疗。抗血小板药物及抗凝药物种类和品种很多，而且每种药物的药理作用广泛。本章只介绍目前高血压科医师常用或诊疗工作中常遇到的治疗用药。

第一节 抗血小板药物

  大量研究证实抗血小板治疗对于动脉粥样硬化性心血管疾病的一级、二级预防有明显益处，抗血小板药物在冠状动脉粥样硬化性心脏病、缺血性脑血管疾病和外周动脉疾病的治疗中得到广泛应用[1-5]。抗血小板药物又称血小板抑制药物，根据作用机制可分为：①抑制血小板花生四烯酸代谢的药物如环氧化酶抑制药；②增加血小板内环磷酸腺苷（cyclic adenosine monophosphate，cAMP）的药物；③抑制二磷酸腺苷（adenosine diphosphate，ADP）活化血小板的药物；④糖蛋白 Ⅱb/Ⅲa 受体阻断药（GPⅡb/Ⅲa 受体阻断药）。

一、环氧化酶抑制药

  环氧化酶抑制药[1-3]阻断花生四烯酸转化为前列腺素 G_2（prostaglandin G_2，PGG_2）和 PGH_2，从而使血小板血栓素 A_2（thromboxane A_2，TXA_2）合成减少，以非甾体抗炎药阿司匹林为代表，吲哚美辛、布洛芬等作用机制与阿司匹林相似，作用强度和持续时间有差异。

（一）阿司匹林肠溶片

  1. 药理作用及机制 阿司匹林肠溶片有很多作用及其机制，本章只介绍其抗血小板有关的内容。阿司匹林对胶原、ADP、抗原-抗体复合物及某些病毒和细菌引起的血小板聚集都有明显的抑制作用，可防止血栓形成。阿司匹林能部分拮抗纤维蛋白原溶解导致的血小板激活，还可抑制组织型纤溶酶原激活剂（t-PA）的释放。血小板内存在环氧化酶同工酶 1（cyclooxygenase isoenzyme-1，COX-1）和 TXA_2 合酶，COX-1 催化生成 PGG_2 和 PGH_2，

后两者在 TXA_2 合酶催化后合成 TXA_2。阿司匹林与血小板内COX-1活性部位多肽链529位丝氨酸残基的羟基结合使其乙酰化，不可逆地抑制COX-1的活性，减少 PGG_2 和 PGH_2 的生成，从而抑制血小板 TXA_2 的合成，发挥抗血小板作用。

2. 药代动力学

（1）血药浓度：阿司匹林吸收后迅速降解为主要代谢产物水杨酸。阿司匹林和水杨酸血药浓度的达峰时间分别为 10～20min 和 0.3～2h，阿司匹林肠溶片相对普通片来说，吸收延迟 3～6h。

（2）代谢：水杨酸能进入乳汁和穿过胎盘，主要经肝代谢。由于肝酶代谢能力有限，水杨酸的清除为剂量依赖性。清除半衰期在低剂量时为 2～3h，大剂量时为 15h。

（3）分布：阿司匹林和水杨酸与血浆蛋白结合并迅速分布于全身。

（4）排泄：水杨酸及其代谢产物主要从肾排泄。

3. 临床应用　阿司匹林肠溶片具有抗酸而不耐碱的特性，药片外有一层肠溶膜能抵抗胃内酸环境，在十二指肠内的碱环境下才分解。由于空腹胃内酸性环境强，药物不易溶解，且空腹服用阿司匹林肠溶片后胃排空速度快，在胃内停留时间短，可减少对胃黏膜的损伤，所以阿司匹林肠溶片建议空腹用适量水送服。

（1）急性心肌梗死：建议首次负荷剂量300mg，嚼碎后服用以便快速吸收，以后每天100mg。

（2）冠心病二级预防：每天100mg。

（3）缺血性脑卒中的二级预防：每天100mg。

（4）降低短暂性脑缺血发作（TIA）及其继发脑卒中的风险：每天100mg。

（5）动脉的外科或介入手术后，如经皮冠状动脉介入（PCI）、冠状动脉旁路术（CABG）、颈动脉内膜剥离术、动静脉分流术：每天100mg。

（6）预防大手术后深静脉血栓和肺栓塞：每天100～200mg。

（7）冠心病一级预防：降低合并心血管疾病危险因素者（冠心病家族史、糖尿病、血脂异常、高血压、肥胖、抽烟史、年龄＞50岁者）心血管事件的风险：每天100mg。

4. 药物相互作用及不良反应

（1）相互作用

1）合用后增强阿司匹林肠溶片出血风险的药物，如抗凝药、其他含水杨酸盐的高剂量非甾体抗炎药。

2）合用后增强阿司匹林肠溶片胃肠道损伤的药物，如乙醇。

3）合用后降低阿司匹林肠溶片抗血小板作用，如布洛芬。

4）合用抗痛风药，如丙磺舒、磺吡酮，降低促尿酸排泄的作用。

5）合用地高辛时，由于减少肾清除率而增加地高辛的血浆浓度。

6）高剂量阿司匹林与降糖药合用，如胰岛素、磺酰脲类可增强降糖效果，并能与磺酰脲类竞争结合血浆蛋白。

7）高剂量阿司匹林与利尿药合用，减少肾前列腺素的合成而降低肾小球滤过率。

8）糖皮质激素：除用于艾迪生病替代治疗的氢化可的松外，皮质类固醇可减少血液中水杨酸的浓度并增加水杨酸的消除，在停止使用皮质类固醇治疗后会增加水杨酸过量的风险。

9）血管紧张素转换酶抑制剂（ACEI）：与高剂量阿司匹林合用，通过抑制前列腺素而减少肾小球滤过，降低 ACEI 抗高血压的作用。

（2）不良反应

1）胃肠道不适：如消化不良、胃肠道和腹部疼痛。罕见胃肠道炎症、胃十二指肠溃疡。胃肠道出血和穿孔出现的可能性更小。

2）增加出血的风险：包括手术期间出血、血肿、鼻出血、泌尿生殖器出血、牙龈出血。也有胃肠道出血、脑出血[血压控制不良的高血压患者和（或）与抗凝血药合用]，严重者可能危及生命。

3）溶血和溶血性贫血：见于严重葡萄糖-6-磷酸脱酶（glucose-6-phosphate depolymerase, G-6-PD）缺乏症患者。

4）肾损伤和急性肾衰竭。

5）过敏反应：包括哮喘症状，轻至中度的皮肤反应，如皮疹、荨麻疹、水肿、瘙痒症、心血管及呼吸系统症状，极罕见的严重反应包括过敏性休克。

6）极罕见的一过性肝损害伴肝转氨酶升高。

7）药物过量时曾报道头晕和耳鸣。

5. 对特殊人群的影响

（1）妊娠女性：妊娠前3个月使用水杨酸盐可

能导致胎儿畸形（腭裂、心脏畸形），使用前应权衡利弊。作为预防措施而长期使用时，其剂量尽量不超过 150mg/d。所有含阿司匹林的药物均禁用于妊娠末期 3 个月的女性，除非在临床专家建议和严密监测下极有限的应用。

（2）哺乳期女性：水杨酸盐及其降解产物能少量地进入母乳。目前未发现偶然服用对婴儿产生不良反应，一般不需要停止哺乳，但常规服用或高剂量摄入时应尽早停止哺乳。

（3）儿童：如未咨询医生，含阿司匹林的药物不应用于儿童和青少年伴或不伴发热的病毒感染，尤其是流感 A、流感 B 和水痘，可能会发生少见的危及生命的脑病合并内脏脂肪变性综合征。

（二）吲哚布芬片

1. 药理作用及机制

（1）吲哚布芬片（indobufen tablet）可逆性抑制 COX-1，使 TXA$_2$ 生成减少。

（2）吲哚布芬片抑制 ADP、肾上腺素和血小板活化因子（platelet activating factor，PAF）、胶原和花生四烯酸诱导的血小板聚集。

（3）吲哚布芬片降低血小板三磷酸腺苷、血清素、血小板因子 3、血小板因子 4 和 β-凝血球蛋白的水平，降低血小板黏附性。

2. 药代动力学　吲哚布芬口服吸收快，2h 后血浆浓度达峰值，半衰期为 6～8h，血浆蛋白结合率＞99%，75% 的药物以葡萄糖醛酸结合物形式随尿液排泄，部分以原形排出。

3. 临床应用　动脉硬化引起的缺血性心血管病变、缺血性脑血管病变、静脉血栓形成。也可用于血液透析时预防血栓形成。口服，每天 2 次，每次 100～200mg，饭后口服。65 岁以上老年患者及肾功能不全患者每天 100～200mg 为宜。可作为阿司匹林不耐受和胃肠道反应较大者的替代治疗[4]。

4. 药物相互作用及不良反应

（1）相互作用：应避免与其他抗凝血药或阿司匹林等同时服用。

（2）不良反应：常见消化不良、腹痛、便秘、恶心、呕吐、头痛、头晕、皮肤过敏反应、牙龈出血及鼻出血。少数病例可出现胃溃疡、胃肠道出血及血尿。如出现荨麻疹样皮肤过敏反应立即停药。

5. 对特殊人群的影响

（1）有胃肠道活动性病变者慎用，使用非甾体抗炎药的患者慎用。

（2）妊娠女性及哺乳期女性禁用。

（3）儿童：本药在儿科患者中的疗效、安全性尚未确立。

（4）老年：老年患者慎用，65 岁以上老年患者用药剂量减半。

二、增加血小板内 cAMP 的药物

增加血小板内 cAMP 的代表药物有西洛他唑片（cilostazol tablet）[1-3]。

西洛他唑片

1. 药理作用及机制　可逆性磷酸二酯酶 Ⅲ（phosphodiesterase Ⅲ，PDE-Ⅲ）抑制药通过抑制 PDE-Ⅲ，增加血小板内和血管平滑肌内的 cAMP 水平，具有抑制血小板聚集、扩张血管和抗血管增殖作用，可防止血栓形成和血管阻塞。与阿司匹林和氯吡格雷等均不同，西洛他唑与抗血小板药物发生抵抗的可能性减少。西洛他唑还可以抑制 TXA$_2$ 引起的血小板聚集，使 β-血栓球蛋白（β-thromboglobulin，β-TC）、血小板第 4 因子（platelet factor 4，PF-4）的浓度明显下降，促使聚集块解离。

2. 药代动力学

（1）血药浓度：①健康成年男子空腹口服 0.1g/次，服药后 3h 可达最高血药浓度 763.9ng/ml。②健康成年男子饭后单次口服西洛他唑 50mg 时，最大浓度（maximum concentration，C_{max}）及浓度-时间曲线下面积（AUC）为空腹时的 2.3 倍及 1.4 倍。

（2）代谢：主要被肝微粒体中细胞色素 P450（cytochrome P450）的同工酶 CYP3A4、CYP2D6、CYP2C19 所代谢。重度肾功能障碍患者口服西洛他唑 0.1g/d，较健康成年人代谢减慢。在轻度及中度肾功能障碍患者中未发现差异。轻度及中度肝功能障碍患者与健康成人相比未发现差异。

（3）分布：给药后 1h 的最高分布脏器是胃，在肝、肾的分布也比血药浓度高，在中枢神经系统的分布极低。

（4）排泄：主要从肠道及肾脏排泄。

3. 临床应用　成人口服西洛他唑片每次 0.1g（2

片），每天 2 次，可根据年龄、症状适当增加。

（1）改善由慢性动脉闭塞引起的溃疡、肢痛冷感及间歇性跛行等缺血性症状。

（2）预防脑梗死复发（心源性脑梗死除外）。

4. 药物相互作用及不良反应

（1）相互作用：本药主要由 CYP3A4 代谢，一部分由 CYP2D6、CYP2C19 代谢，注意与代谢途径相同的药物合用。

（2）不良反应：严重不良反应，如充血性心力衰竭、心肌梗死、心绞痛、室性心动过速等，发生率不明，发现异常时应停止给药并进行适当处理。严重出血，如肺出血、脑出血、消化道出血、鼻出血、眼底出血等发生率不明。

有发生全血细胞减少、粒细胞缺乏症、血小板减少的可能。有时出现伴随发热、咳嗽、呼吸困难、胸部 X 线异常、嗜酸性粒细胞增多的间质性肺炎。还可能出现肝功能障碍、黄疸。

5. 对特殊人群的影响

（1）慎重给药：①月经期患者；②有出血倾向的患者；③正在使用抗凝药或抗血小板药、溶栓药、前列腺素 E_1 制剂及其衍生物的患者；④合并冠状动脉狭窄的患者；⑤有糖尿病或糖耐量异常的患者；⑥重症肝功能障碍及肾功能障碍患者；⑦血压持续上升的高血压患者。

（2）妊娠女性禁用，哺乳期如用药应避免哺乳。

（3）目前该类药物对小儿的安全性未确立。

（4）老年人应减量使用。

三、抑制 ADP 活化血小板的药物

人类血小板包括 3 种不同的 ADP 受体：$P2Y_1$、$P2Y_{12}$、$P2X_1$。$P2Y_1$、$P2Y_{12}$ 是 2 种 G 蛋白偶联受体，$P2X_1$ 是配体门控离子通道型受体。其中 $P2Y_1$、$P2Y_{12}$ 是 ADP 作用的受体，也是 ADP 受体阻断药的作用靶点。研究发现选择性的 $P2Y_1$ 受体拮抗药对 ADP 诱导的腺苷酸环化酶抑制效果不理想，目前临床使用的 ADP 受体拮抗药主要为 $P2Y_{12}$ 受体拮抗药，临床常用如氯吡格雷、替格瑞洛及噻氯匹定等[1-3, 5]。

（一）硫酸氢氯吡格雷片

1. 药理作用及机制 硫酸氢氯吡格雷片（clopidogrel hydrogen sulfate tablet）是第二代 $P2Y_{12}$ 受体拮抗药，为一种前体药，通过氧化作用形成 2-氧基氯吡格雷，再经过水解形成活性代谢物发挥作用。

（1）抑制 ADP 诱导的 α 颗粒分泌（α 颗粒含有粘连蛋白、纤维酶原、有丝分裂因子等物质），从而抑制血管壁损伤的黏附反应。

（2）抑制 ADP 诱导的血小板膜 GPⅡb/Ⅲa 受体复合物与纤维蛋白原结合位点的暴露，因而抑制血小板聚集。

（3）拮抗 ADP 对腺苷酸环化酶的抑制作用。

由于活性代谢物通过 CYP450 酶形成，部分 CYP450 酶是多态性的或受其他药物抑制，因此不是所有患者都将获得充分的血小板抑制。氯吡格雷 75mg，每天 1 次给药，从第一天开始明显抑制 ADP 诱导的血小板聚集，抑制作用逐步增强并在第 3~7 天达到稳态。在稳态时，每天服用氯吡格雷 75mg 的平均抑制水平为 40%~60%，一般在中止治疗后 5 天内血小板聚集和出血时间逐渐回到基线水平。

2. 药代动力学

（1）吸收：健康人每天口服氯吡格雷 75mg 后吸收迅速。氯吡格雷平均血浆浓度在给药后大约 45min 达到高峰。根据尿液中氯吡格雷代谢物的排泄量计算，至少有 50% 的药物被吸收。

（2）代谢：氯吡格雷主要由肝代谢。氯吡格雷的体内和体外代谢通过 2 条主要代谢途径进行：一条途径由酯酶介导，通过水解作用代谢为无活性的羧酸盐衍生物（85% 的循环代谢物）；另一条途径由多种细胞色素 P450 介导，首先被氧化为 2-氧基-氯吡格雷中间代谢物，随后水解形成活性代谢物，即氯吡格雷硫醇衍生物。单剂量口服氯吡格雷 75mg 后，氯吡格雷的半衰期为 6h，活性代谢产物的半衰期约为 30min。氯吡格雷活性代谢物的药代动力学和抗血小板作用随着 *CYP2C19* 基因型的不同而有差异。*CYP2C19*1* 等位基因与完整的功能代谢型相对应，而 *CYP2C19*2* 和 *CYP2C19*3* 等位基因则为功能缺失。*CYP2C19*2* 和 *CYP2C19*3* 等位基因在白种人中占慢代谢型等位基因的 85%，在亚洲人中占 99%。

3. 临床应用

（1）动脉粥样硬化血栓形成事件的二级预防：通常推荐成人 75mg，每天 1 次，口服给药，但根据年龄、体重、症状也可 50mg，每天 1 次，口服

给药，与或不与食物同服均可。

（2）近期心肌梗死患者、近期缺血性脑卒中患者或确诊外周动脉性疾病的患者：推荐剂量为每天75mg。

（3）急性冠脉综合征的患者：包括非 ST 段抬高型及 ST 段抬高型急性冠脉综合征，从单次负荷剂量氯吡格雷 300mg 开始，以 75mg 每天 1 次连续服药（推荐合用的阿司匹林剂量不应超过 100mg）。临床试验资料支持用药 12 个月，用药 3 个月后表现出最大效果。

如果漏服，在常规服药时间的 12 小时内应立即补服一次标准剂量，并按照常规服药时间服用下次剂量。超过常规服药时间 12h 后漏服，应在下次常规服药时间服用标准剂量，无须剂量加倍。

4. 药物相互作用及不良反应

（1）相互作用：具体如下。①氯吡格雷与乙酰水杨酸（如阿司匹林）、GP Ⅱ b/Ⅲ a 受体拮抗剂、口服抗凝药、肝素及溶栓药联合使用，可能导致出血风险等不良事件增加，需在专科医生指导下谨慎使用并密切观察。②非甾体抗炎药（NSAID）：合用时应注意出血倾向。③质子泵抑制剂（proton pump inhibitor，PPI）：由于氯吡格雷部分由 CYP2C19 代谢为活性代谢物，使用抑制此酶活性的药物将导致氯吡格雷活性代谢物水平降低。不推荐氯吡格雷与奥美拉唑或埃索美拉唑联合使用。泮托拉唑、兰索拉唑与氯吡格雷联用后，未观察到氯吡格雷代谢物的血药浓度大幅下降，可以联合给药。其他抑制胃酸分泌药物如 H2 阻滞剂（不包括 CYP2C19 抑制剂西咪替丁）或抗酸剂能干扰氯吡格雷抗血小板活性。④CYP2C8 底物药物：因为存在血药浓度增加的风险，应谨慎联合使用氯吡格雷和主要通过 CYP2C8 代谢清除的药物（如瑞格列奈、紫杉醇）。⑤利尿药、β 受体阻滞剂、ACEI、钙拮抗剂、降脂药、冠状动脉扩张剂、糖尿病药物（包括胰岛素）、抗癫痫药、激素、地高辛或茶碱等，均未发现有临床意义的不良相互作用。

（2）不良反应：氯吡格雷的总体耐受性与阿司匹林相似，与年龄、性别及种族无关。血小板减低、出血时间和凝血时间异常不常见。血栓性血小板减少性紫癜（thrombotic thrombocytopenic purpura，TTP）极少出现，有时在短时间（<2 周）用药后出现。TTP 可能威胁患者的生命，需要紧急治疗包括进行血浆置换。曾有获得性血友病病例的报告。确诊的获得性血友病患者，应由专科医生管理和治疗并停用氯吡格雷。中枢和外周神经系统异常：头痛、头昏和感觉异常不常见，眩晕罕见。胃肠道系统异常：腹泻、腹痛和消化不良常见，胃溃疡、十二指肠溃疡、胃炎等不常见。皮疹和瘙痒不常见。白细胞减少、嗜中性粒细胞减少和嗜酸性粒细胞增多不常见。

5. 对特殊人群的影响

（1）儿童和未成年人：对 18 岁以下患者的安全有效性尚未建立。

（2）肾功能损伤者应慎用氯吡格雷。

（3）对于有出血倾向的中度及以上肝损伤患者，应慎用氯吡格雷。

（4）妊娠女性应避免使用氯吡格雷，哺乳期女性服用氯吡格雷治疗时应停止哺乳。

（二）替格瑞洛片

1. 药理作用及机制

（1）替格瑞洛（ticagrelor tablet）是一种环戊三唑嘧啶（cyclopentyl-triazolo-pyrimidine，CPTP）类化合物。替格瑞洛及其主要代谢产物能可逆性地与血小板 $P2Y_{12}$ 的 ADP 受体相互作用，阻断信号传导和血小板活化。替格瑞洛及其活性代谢产物的活性相当。

（2）替格瑞洛还可通过抑制平衡型核苷转运体-1（equilibrative nucleoside transporter-1，ENT-1）增加局部内源性腺苷水平，增加腺苷诱导的反应如血管扩张、血小板功能抑制和呼吸困难。

2. 药代动力学

（1）一般特征：替格瑞洛的药代动力学呈线性，替格瑞洛及其活性代谢产物的暴露量与用药剂量大致成比例。

（2）吸收：替格瑞洛片可在饭前或饭后服用。替格瑞洛吸收迅速，中位最快时间（time of maximum，T_{max}）约为 1.5h。替格瑞洛可快速生成其主要循环代谢产物 AR-C124910XX（也是活性物质），中位 T_{max} 约为 2.5h（1.5～5.0h）。在研究的剂量范围（30～1260mg）内，替格瑞洛与其活性代谢产物的 C_{max} 和 AUC 与用药剂量大致成比例增加。

（3）分布：替格瑞洛及其代谢产物与人血浆蛋白广泛结合（>99%）。

（4）代谢：替格瑞洛主要经 CYP3A4 代谢，少部分由 CYP3A5 代谢。替格瑞洛的主要代谢产物为 AR-C124910XX，体外试验评估显示其亦具有活性，可与血小板 P2Y$_{12}$ ADP 受体结合。

（5）排泄：替格瑞洛主要通过肝脏代谢消除，活性代谢产物的主要消除途径为经胆汁分泌。

3. 临床应用 替格瑞洛主要用于急性冠脉综合征（acute coronary syndrome，ACS）包括接受药物治疗和 PCI 治疗的患者。与氯吡格雷相比，替格瑞洛作用更强、起效更快。替格瑞洛首次负荷剂量 180mg，可在 30min 内发挥明显的抗血小板作用。维持治疗剂量为 90mg，2 次/天，疗程需权衡患者缺血事件风险、出血事件风险及置入支架的类型等决定。小于 90mg 每天 2 次的小剂量替格瑞洛方案可能具有较好的效益-风险比，但尚需更多的临床证据[5]。研究显示，使用双联抗血小板药物的患者，早期阿司匹林停药后单用替格瑞洛可降低出血事件风险，对缺血风险和死亡率无明显不良影响[6]。

4. 药物相互作用及不良反应

（1）相互作用：应避免与 CYP3A4 强效抑制剂（酮康唑、伊曲康唑、伏立康唑、克拉霉素等）合用。CYP3A4 中度抑制剂，如地尔硫草可与替格瑞洛合用。合用阿司匹林会增加出血风险，应谨慎观察。替格瑞洛与肝素、依诺肝素、去加压素或环孢霉素合用应谨慎。替格瑞洛与≥40mg/d 的辛伐他汀合用需慎重。未出现与他汀类药物安全性有关的担忧。建议替格瑞洛与地高辛联合使用时，应进行适当的临床和（或）实验室监测。

（2）不良反应：PLATO 研究中，替格瑞洛治疗患者因不良事件停药的发生率高于氯吡格雷（7.4% 和 5.4%）。替格瑞洛治疗患者中最常报告的不良反应为出血和呼吸困难。

1）出血包括非致命/危及生命的出血、CABG 相关出血、非 CABG 相关出血、非操作相关出血、颅内出血：用药前应充分评估药物的获益/风险。有活动性病理性出血、严重出血病史、重度肝损害的患者禁用替格瑞洛。对于实施择期外科手术的患者，如果抗血小板药物治疗不是必需的，应在术前 7 天停止使用替格瑞洛。

2）呼吸困难：替格瑞洛治疗的患者中报告有呼吸困难，通常为轻、中度呼吸困难，无须停药即可缓解。哮喘或慢性阻塞性肺疾病（COPD）

患者在替格瑞洛治疗中发生呼吸困难的绝对风险可能加大，故此类患者应慎用替格瑞洛。替格瑞洛导致呼吸困难的机制目前仍不清楚，多为轻至中度，多数在治疗开始后早期单次发作，约有 30% 在 7 天内消除。如果无法耐受，则应停止替格瑞洛片治疗。

3）肝功能损害：中度肝功能损害患者替格瑞洛用药经验有限，建议谨慎用药。重度肝功能损害患者禁忌使用替格瑞洛。

4）肌酐水平升高：替格瑞洛治疗期间肌酐水平可能会升高，其发病机制目前仍不清楚，但这种升高一般不会随着治疗继续而进展，通常随着治疗继续而降低，停药后也观察到逆转的证据。建议使用替格瑞洛的 ACS 患者监测肾功能。

5）其他：如导致或加重心动过缓、血尿酸增加等。

5. 对特殊人群的影响

（1）妊娠期女性：尚无有关妊娠期女性使用替格瑞洛治疗的对照研究。动物研究显示，替格瑞洛会引发胎儿畸形。只有潜在获益大于对胎儿的风险时，才能在妊娠期间使用替格瑞洛。

（2）哺乳期女性：替格瑞洛或其活性代谢产物是否会分泌到人乳中仍未知，应在考虑替格瑞洛对母体的重要性后，再决定是停止哺乳还是中止药物。

（3）儿童：替格瑞洛片对 18 岁以下儿童的安全性和有效性尚未确立。

（4）老年人：老年患者无须调整剂量。

（5）种族：亚裔患者的平均生物利用度比高加索裔患者高 39%，西班牙裔或拉丁美洲裔患者与高加索人相似，黑种人的生物利用度比高加索裔患者低 18%。

四、血小板膜糖蛋白 Ⅱb/Ⅲa 受体阻断药

ADP、凝血酶、TXA$_2$ 等血小板聚集诱导剂引起血小板聚集的最终共同通路都是暴露于血小板膜表面的 GP Ⅱb/Ⅲa 受体。当血小板激活时，GP Ⅱb/Ⅲa 受体就被释放并转变为具有高亲和力状态，暴露出新的配体诱导的结合位点。GP Ⅱb/Ⅲa 受体的配体有纤维蛋白原、血管性血友病因子及内皮诱导因子，血小板之间借助这些配体而聚集。GP Ⅱb/

Ⅲa 受体拮抗药阻碍血小板同上述配体结合，抑制血小板聚集。阿昔单抗是较早的 GP Ⅱb/Ⅲa 受体单克隆抗体，之后相继开发出非肽类 GP Ⅱb/Ⅲa 受体单抗药如替罗非班。

第二节 抗 凝 药 物

抗凝药物根据使用途径可分为胃肠外抗凝药物[7, 8]和口服抗凝药物[9]两种，胃肠外抗凝药物包括普通肝素、低分子肝素、磺达肝葵钠及比伐卢定等。口服抗凝药物包括两类药物：①维生素 K 拮抗剂，如华法林；②直接口服抗凝药物，如 X a 因子抑制剂（如利伐沙班、阿哌沙班及艾多沙班等）和 Ⅱ a 因子抑制剂（即直接凝血酶抑制剂，如达比加群）。本节主要介绍高血压科医师可能常接触的抗凝药物。

一、胃肠外抗凝药物

（一）普通肝素

1. 药理作用及机制 普通肝素（unfractionated heparin，UFH）主要通过两方面起作用：①对凝血酶的抑制作用；②对凝血活性因子 X a（factor X activated，F X a）的抑制作用。两者都依赖于肝素的戊糖结构与抗凝血酶Ⅲ（antithrombin Ⅲ，AT-Ⅲ）的结合，后者可抑制活化凝血因子 X a、凝血因子 Ⅱ a（凝血酶）、凝血因子 Ⅻa 等，其中血浆中的凝血因子 Ⅱ a 与凝血关系密切，凝血因子 X a 与血栓形成关系密切。

2. 药代动力学 普通肝素口服不吸收，皮下、肌内或静脉注射均吸收良好，吸收后分布于血细胞和血浆中，部分可弥散到血管外组织间隙。静脉注射后能与血浆低密度脂蛋白高度结合成复合物，也可与球蛋白及纤维蛋白原结合，由单核-吞噬细胞系统摄取到肝内代谢，经肝内肝素酶作用，部分分解为尿肝素。肝素静脉注射后半衰期为 1～6h，平均 1.5h，与用量有相关性。肝素起效时间与给药方式有关，直接静脉注射可立即发挥最大抗凝效应，以后作用逐渐下降，3～4h 后凝血时间恢复正常。皮下注射一般在 20～60min 内起效，且有个体差异。肝素的代谢产物一般为尿肝素，经肾排泄，大量静脉注射后有 50% 以原形排出。

3. 临床应用

（1）深部皮下注射：如下所述。①一般用量：首次给药 5000～10 000U，以后每 8h 注射 8000～10 000U 或每 12h 注射 15 000～200 00U，每天总量 30 000～40 000U。每天总量如控制在 12 500U，一般不需测 APTT，量大时需用 APTT 监测。②预防高危患者血栓形成（多为防止腹部手术后的深部静脉血栓）：手术前 2h 先给药 5000U，以后每隔 8～12h 给药 5000U，共 7 天。

（2）静脉注射：每次给药 5000～10 000U，每 4～6h 1 次；或按体重每 4h 给药 70～100U/kg，用氯化钠注射剂稀释；或按 70～100U/kg 给予负荷治疗后，以 18U/（kg·h）持续泵入。肝素在使用过程中需监测活化部分凝血活酶时间（APTT）或活化凝血时间（ACT），并根据 APTT 或 ACT 调整剂量。通常情况下，使用普通肝素过程中 APTT 需达到并维持于正常值的 1.5～2.0 倍（50～70s）或 ACT 达到 250～300s，但不同临床情况下，APTT 或 ACT 的目标值略有差异，需根据临床实际情况做相应调整。

（3）静脉滴注：每天给药 20 000～40 000U，加入 1000ml 氯化钠注射剂中持续滴注，但滴注前应先静脉注射 5000U 作为首次剂量。

4. 药物相互作用与不良反应

（1）相互作用

1）普通肝素与其他具有抗栓性质的药物合用（如香豆素及其衍生物、阿司匹林及非甾体消炎镇痛药、双嘧达莫、尿激酶、链激酶等），可加重出血危险。

2）普通肝素与碳酸氢钠、乳酸钠等纠正酸中毒的药物合用可促进肝素的抗凝作用。

3）普通肝素可与胰岛素受体作用，从而改变胰岛素的结合和作用。已有肝素致低血糖的报道。

4）下列药物与普通肝素有配伍禁忌：卡那霉素、阿米卡星、柔红霉素、乳糖酸红霉素、硫酸庆大霉素、氢化可的松琥珀酸钠、多黏菌素 B、多柔比星、妥布霉素、万古霉素、头孢孟多、头孢哌酮、头孢噻吩钠、氯喹、氯丙嗪、异丙嗪、麻醉性镇痛药。

5）甲巯咪唑、丙硫氧嘧啶与普通肝素有协同作用。

（2）不良反应：普通肝素的主要不良反应是自发性出血，表现为各种黏膜出血、关节腔积血和伤口出血等，而肝素诱导的血小板减少症是一种药物诱导的血小板减少症，是肝素治疗中的一种严重并发症。偶见过敏反应。长期应用可致脱发、骨质疏松和自发骨折。

5. 对特殊人群的影响 妊娠后期和产后用药，有增加母体出血危险，须慎用。

（二）低分子肝素

1. 药理作用及机制 低分子肝素（low molecular weight heparin，LMWH）是由普通肝素经酶解或化学降解的方法制得的分子量较小的肝素片段，其分子量为 4000～6000D。由于片段较短，大部分分子长度小于 18 个单糖长度，因此抗凝血酶的作用远低于其抗 FXa 作用，故在达到有效抗凝作用的同时可以减少肝素所致出血等不良反应。与肝素相比，LMWH 具有皮下注射吸收好、半衰期长、生物利用度高、不良反应少等优势。

2. 药代动力学 低分子肝素的抗凝血因子 Xa 活性的半衰期明显长于普通肝素，体内半衰期约为普通肝素的 8 倍，其抗凝血因子 Xa 活性的生物利用度是普通肝素的 3 倍。静脉注射维持 12h，皮下给药的生物利用度几乎达 100%。

3. 临床应用 预防和治疗急性静脉血栓；用于血液透析；用于急性冠脉综合征的治疗；预防与手术有关的血栓形成；在 PCI 治疗中预防血栓形成。

4. 用法及用量 目前应用于临床的低分子肝素有数种，其中应用最多的有 3 种，分别是依诺肝素、那屈肝素及达肝素，它们是通过对不同母体肝素进行解聚合作用获得，因此它们之间化学结构不同，分子量和解聚方法不同，抗 Xa/Ⅱa 比值也有所不同，并且最终形成不同的钠盐或钙盐，但它们在临床应用中基本无差别（表 4-48-1）。目前，低分子肝素只有注射剂应用于临床，给药途径大多为皮下注射，也可通过血管内注射。

表 4-48-1 不同低分子肝素比较

药物名称	平均分子量（D）	解聚方法	抗因子 Xa（U/mg 千质）	抗因子 Ⅱa（U/mg 千质）	比值
依诺肝素-Na	3500～5500	苯甲基酯碱性解聚	102.8	24.9	4.1
那屈肝素-Ca	3600～5000	硝酸解聚	103.6	29.9	3.5
达肝素-Na	5600～6400	硝酸解聚	167.2	64.2	2.4
普通肝素	5000～30000	从猪或牛组织提取	193	193	1

5. 不良反应 与普通肝素大致相同。

6. 对特殊人群的影响

（1）妊娠及哺乳期用药：妊娠初 3 个月女性或产后妇女使用本品可能增加出血的危险，须慎用。在妊娠及哺乳期需用本品时，应咨询医师或药师。

（2）肾功能不全：估算肾小球滤过率（eGFR）在 30～89ml/min 的患者无须调整剂量；eGFR＜30ml/min 的患者不用负荷量，应用 1mg/kg 皮下注射，1 次/天。

二、口服抗凝药物

直接口服抗凝药物（DOAC）也称为新型口服抗凝药物（new oral anticoagulant，NOAC），因其抗凝效果明显、出血风险低、服用方便且无须常规抽血监测，逐渐在临床得到越来越多的应用。

（一）华法林

华法林（Warfarin）为传统口服抗凝药，临床应用已数十年。

1. 药理作用及机制 华法林是目前国内临床中应用的唯一一种维生素 K 拮抗剂（vitamin K antagonists，VKA）。血栓形成是很多凝血因子的级联反应的结果，其中凝血因子 Ⅱ、ⅡV、Ⅸ、Ⅹ 需经过 γ-羧化后才能具有生物活性，而这一过程需要维生素 K 参与（凝血因子 Ⅱ、ⅡV、Ⅸ、Ⅹ 也被称为维生素 K 依赖的凝血因子）。华法林是一种双香豆素衍生物，通过抑制维生素 K 及其 2, 3-环氧化物（维生素 K 环氧化物）的相互转化而发挥抗凝作用。羧基化能够促进凝血因子结合到磷脂表面，进而加速血液凝固，而华法林抑制羧基化过程。此外，华法林还因可抑制抗凝蛋白调节素 C 和抗凝蛋白调节素 S 的羧化作用而具有促凝血作用。华法林的抗凝作用能被维生素 K_1 拮抗。

2. 药代动力学　华法林是两种不同活性的消旋异构体 R 和 S 型异构体的混合物,经胃肠道迅速吸收,生物利用度高,口服 90min 后血药浓度达峰值,半衰期为 36～42h,在血液循环中与血浆蛋白(主要是白蛋白)结合,在肝中两种异构体通过不同途径代谢。华法林的量效关系受遗传和环境因素影响。与白种人比较,中国人对华法林的耐受剂量明显较低,目前已发现数个基因多态性与华法林剂量相关,主要是 P450 2C9 和 VKORC1,必要时患者可通过检测这些基因多态性帮助选择剂量。药物、饮食、各种疾病状态均可改变华法林的药代动力学。因此,服用华法林的患者在加用或停用任何药物包括中药时应加强监测国际标准化比率(international normalized ratio,INR)。S-华法林异构体比 R-华法林异构体的抗凝效率高 5 倍,因此干扰 S-华法林异构体代谢的因素更为重要。

3. 药物相互作用及不良反应

(1)相互作用:主要是增强华法林作用与抑制华法林作用两大类。增强华法林作用的药物有保泰松、甲硝唑及磺胺甲氧嘧啶、西咪替丁、奥美拉唑、胺碘酮等。抑制华法林作用的药物有巴比妥、利福平、卡马西平。长期饮酒可增加华法林清除。维生素 K 会影响华法林浓度,建议患者保持较为稳定的维生素 K 摄入。应避免与非甾体抗炎药同时服用,包括环氧合酶-2 选择性非甾体抗炎药和某些抗生素。避免与抗血小板药物同时服用,除非获益大于出血风险。

(2)不良反应。①出血:最常见。其出血风险与抗凝强度有关。出血可表现为轻微出血和严重出血。轻微出血包括鼻出血、牙龈出血、皮肤黏膜瘀斑、月经过多等;严重出血可表现为肉眼血尿、消化道出血,甚至可发生颅内出血。②罕见不良反应:急性血栓形成,可表现为皮肤坏死和肢体坏疽。通常在用药的第 3～8 天出现,可能与蛋白 C 和蛋白 S 缺乏有关。华法林还能干扰骨蛋白的合成,导致骨质疏松和血管钙化。

4. 临床应用　建议中国人的初始剂量为 1～3mg(我国华法林主要剂型为 2.5mg 和 3mg),可在 2～4 周达到目标范围。某些患者如老年、肝肾功能受损、充血性心力衰竭和出血高风险患者,初始剂量可适当降低,并根据 INR 监测结果调整华法林剂量。

5. 华法林的监测　华法林的有效性和安全性同其抗凝效应密切相关,而剂量-效应关系在不同个体有很大差异,因此必须密切监测防止过量或剂量不足。华法林抗凝强度的评价采用 INR,最佳的抗凝强度为 INR 2.0～3.0,此时出血和血栓栓塞的危险均最低。住院患者口服华法林 2～3 天后开始每天或隔天监测 INR,然后根据 INR 结果的稳定性调整监测频率,出院后可每 4 周监测 1 次。稳定的门诊患者可以每 4 周监测 1 次。

INR 异常升高或出血时的处理:INR 升高超过治疗范围,根据升高程度及患者出血风险采取不同的方法(表 4-48-2)。

表 4-48-2　INR 异常升高或出血时的处理

INR 异常升高或出血情况	需采取的措施
3.0<INR≤4.5(无出血并发症)	适当降低华法林剂量(5%～20%)或停服 1 次,1～2 天后复查 INR。当 INR 恢复到目标值以内后调整华法林剂量并重新开始治疗。或加强监测 INR 是否能恢复到治疗水平,同时寻找可能使 INR 升高的因素
4.5 < INR ≤ 10.0(无出血并发症)	停用华法林,肌内注射维生素 K_1(1.0～2.5mg),6～12h 后复查 INR。INR<3 后重新以小剂量华法林开始治疗
INR>10.0(无出血并发症)	停用华法林,肌内注射维生素 K_1(5mg),6～12h 后复查 INR。INR<3 后重新以小剂量华法林开始治疗。若患者具有出血高危因素,可考虑输注新鲜冰冻血浆、凝血酶原浓缩物或重组凝血因子Ⅶa
严重出血(无论 INR 水平如何)	停用华法林,肌内注射维生素 K_1(5mg),输注新鲜冰冻血浆、凝血酶原浓缩物或重组凝血因子Ⅶa,随时监测 INR。病情稳定后需要重新评估应用华法林治疗的必要性

(二)直接凝血酶抑制剂

直接凝血酶抑制剂(direct thrombin inhibitor,DTI)[10-12]主要包括希美加群、达比加群酯。其中达比加群酯是目前临床中唯一应用的直接凝血酶抑制剂。

1. 药理作用及机制　达比加群酯为前体药物,口服经胃肠吸收后主要在肝及血浆中经非特异性酯酶转化为具有活性的代谢产物达比加群,并可逆性地与凝血酶的纤维蛋白特异性位点结合,继而抑制游离型和血栓结合型凝血因子Ⅱa 活性,阻止纤维蛋白原裂解为纤维蛋白及凝血酶介导的血小板聚集，最终达到阻断"凝血瀑布"的目的，发挥抗凝作用。此外，达比加群酯还能阻断凝血酶介导的因子Ⅴ、Ⅷ、Ⅸ激活过程而增强其抗凝作用，同时还能阻断凝血酶介导的血小板活化、抗纤溶作用和炎症过程。

2. 药代动力学　达比加群酯呈线性药代动力学特征。口服给药后，达比加群酯的绝对生物利用度为6%～7%。吸收迅速，2h内达C_{max}，与食物同时服用可使C_{max}延后2h，给药剂量与血药浓度成正比。达比加群酯的平均终末半衰期在健康老年人中约为11h。肾功能不全时半衰期延长。达比加群与血浆蛋白的结合率为35%，且不依赖于达比加群血药浓度，同时不通过细胞色素P450途径进行代谢，血药浓度较少受食物、药物相互作用影响。

3. 临床应用　在开始达比加群治疗前应通过计算eGFR对肾功能进行评估，并以此排除重度肾功能受损的患者（即eGFR＜30ml/min）。达比加群酯成人的推荐剂量为每次150mg，每天2次，餐时或餐后服用均可。存在高出血风险的患者，推荐剂量为每次110mg，每天2次。达比加群酯血药浓度稳定，无须常规监测凝血功能，不需反复调整剂量。

4. 药物相互作用及不良反应

（1）相互作用：①联合使用其他口服或注射用抗凝药物均增加大出血发生率；②与强效P糖蛋白抑制剂（如胺碘酮、维拉帕米、奎尼丁、酮康唑、决奈达隆和克拉霉素）联合使用会导致达比加群血药浓度升高；③与P糖蛋白诱导物[如利福平、贯叶连翘（金丝桃）、卡马西平或苯妥英等]联用会降低达比加群血药浓度。

（2）不良反应：达比加群酯最常见的不良反应是出血。其他不良反应还有腹痛腹泻、恶心呕吐、消化不良、胃食管炎、胃食管反流等胃肠道不良反应，部分患者可能发生肝功能异常。

5. 对特殊人群的影响

（1）老年患者：80岁及以上患者治疗剂量为达比加群酯每次110mg，每天2次。

（2）肾功能不全患者：重度肾功能受损患者（eGFR＜30ml/min）不推荐用药。中度肾功能不全者（肌酐清除率为30～50ml/min）应当每年至少进行一次肾功能评估。轻、中度肾功能不全患者无须调整剂量。在治疗过程中，当存在肾功能可能出现下降或恶化的临床状况时（如血容量不足、脱水，以及一些特定的合并用药），应当对肾功能进行重新评估。达比加群可经透析清除。

（三）Ⅹa因子抑制剂

Ⅹa因子抑制剂（factor Ⅹa inhibitor）[10-13]主要包括利伐沙班、阿哌沙班、依度沙班、贝曲沙班等。目前，我国批准上市的直接Ⅹa因子抑制剂包括利伐沙班、阿哌沙班。

1. 药理作用及机制　直接Ⅹa因子抑制剂具有高度选择性，主要通过直接抑制丝氨酸蛋白酶凝血因子Ⅹa的活性中心而阻断游离状态和结合状态的Ⅹa因子与其底物相结合，从而阻断"凝血瀑布"的内源性和外源性途径，抑制凝血酶及纤维蛋白形成，最终达到抑制血栓形成，发挥抗凝作用的目的。

2. 药代动力学　直接Ⅹa因子抑制剂口服经肠道吸收后，在肠道经P糖蛋白转运入血。所有直接Ⅹa因子抑制剂在吸收和经肾脏清除过程中均与P糖蛋白转运过程有关。在肝脏代谢过程中均不同程度地依赖于细胞色素P系统。年龄、种族、肝肾功能、饮食等均对直接Ⅹa因子抑制剂的药代动力学有明显影响。不同直接Ⅹa因子抑制剂药代动力学特点见表4-48-3。

表4-48-3　直接Ⅹa因子抑制剂的药代动力学特点

药物	生物利用度（%）	食物对药物吸收的影响	经肾清除率（%）	经肝CYP3A4代谢	口服后作用达峰时间（h）	半衰期（h）
利伐沙班	66～100	增加	35	是	1～4	5～13
阿哌沙班	50	无	27	是（少量）	1～4	8～15
依度沙班	62	增加	50	是（＜4%）	1～2	6～11
贝曲沙班	34	增加	11	是（＜1%）	3～4	19～27

注：CYP3A4. 细胞色素P3A4。

3. 临床应用　在启动NOAC治疗前应仔细评估抗凝治疗的适应证、获益和出血风险，并与患者充分沟通。同时应了解患者目前用药状况，注意有可能发生的药物相互作用对用药的影响；用药前还应评估患者血红蛋白、肾功能和肝功能的基础值。药物剂量及肾功能不全时剂量调整见表 4-48-4。

表 4-48-4　直接 Ⅹa 因子抑制剂的常规推荐剂量及肾功能不全时剂量调整

药物	负荷剂量*	常规推荐剂量	慢性肾功能不全			
			轻度损害 CrCl＞50ml/min	中度损害 CrCl=30～50ml/min	重度损害 CrCl=15～30ml/min	严重损害 CrCl＜15ml/min
利伐沙班	15mg bid，3 周	20mg qd	20mg qd	15mg qd	15mg qd	不推荐使用
阿哌沙班	10mg bid，1 周	5mg bid**或 2.5mg bid	5mg bid**或 2.5mg bid	5mg bid**或 2.5mg bid	2.5mg bid	不推荐使用
依度沙班	—	60mg qd	60mg qd	30mg qd	30mg qd	不推荐使用
贝曲沙班	—	初始剂量160mg，维持剂量 80mg qd	初始剂量 160mg，维持剂量 80mg qd	初始剂量 160mg，维持剂量 80mg qd	初始剂量 80mg，维持剂量 40mg qd	不推荐使用

注：CrCl. 肌酐清除率；bid. 每天 2 次；qd. 每天 1 次。

*用于治疗肺血栓栓塞症时需给予负荷剂量；**当患者符合以下 3 个条件中的 2 个时应使用 2.5mg bid 的剂量：①血清肌酐（Cr）≥133μmol/L；②≥80 岁；③体重≤60kg。

4. 药物相互作用及不良反应

（1）相互作用：①P 糖蛋白抑制剂（如胺碘酮、阿奇霉素、维拉帕米、酮康唑、克拉霉素）增加直接 Ⅹa 因子抑制剂血药浓度。②同时使用包括阿司匹林和其他抗血小板药物、其他抗凝剂、肝素、溶栓药物、选择性 5-羟色胺再摄取抑制剂、5-羟色胺去甲肾上腺素再摄取抑制剂和非甾体抗炎药可能增加出血风险。

（2）不良反应：主要不良反应为出血。其他不良反应包括眩晕、呼吸困难、消化不良、下肢水肿、疲乏、咳嗽、胸背痛、关节痛、咽喉炎、腹泻、泌尿道感染、心房颤动、上呼吸道感染、肝酶（谷丙转氨酶或谷草转氨酶）超过正常上限 3 倍或胆红素超过正常上限 2 倍、肝脏和胆道疾病等。

5. 对特殊人群的影响

慢性肾脏疾病患者出血并发症明显增加。轻度慢性肾功能不全对直接 Ⅹa 因子抑制剂药代动力学影响很小。中-重度慢性肾功能不全对药代动力学有明显影响，严重慢性肾功能不全（CrCl＜15ml/min）为直接 Ⅹa 因子抑制剂的禁忌证。慢性肾功能不全患者的直接 Ⅹa 因子抑制剂剂量参照表 4-48-4。

（张　萍　刘　微）

参 考 文 献

[1] 黎春辉. 临床药理学[M]. 天津：天津科技翻译出版公司，2009：137-139.

[2] 易凡. 作用于血液及造血系统的药物[M]//杨宝峰，陈建国. 药理学. 北京：人民卫生出版社，2018：265-270.

[3] 葛卫红，徐航. 临床药师工作手册-抗栓治疗[M]. 北京：人民卫生出版社，2019，14-59.

[4] 霍勇，王拥军，谷涌泉，等. 常用口服抗血小板药物不耐受及低反应性人群诊疗专家共识[J]. 中华心血管病杂志（网络版），2021，4：1-13.

[5] 韩雅玲，袁祖贻，杨跃进，等. 冠心病双联抗血小板治疗中国专家共识[J]. 中华心血管病杂志，2021，49（5）：432-454.

[6] Guedeney P, Mesnier J, Sorrentino S, et al. Early aspirin discontinuation following acute coronary syndrome or percutaneous coronary intervention：A systematic review and meta-analysis of randomized controlled trials[J]. J Clin Med，2020，9（3）：680.

[7] 中华医学会心血管病学分会介入心脏病学组. 经皮冠状动脉介入治疗围术期非口服抗凝药物临床应用中国专家共识[J]. 中华心血管病杂志，2018，46（6）：10.

[8] 中华医学会呼吸病学分会肺栓塞与肺血管病学组，中国医师协会呼吸医师分会肺栓塞与肺血管病工作委员会，全国肺栓塞与肺血管病防治协作组. 肺血栓栓塞症诊治与预防指南[J]. 中华医学杂志，2018，98（14）：28.

[9] 孟璐，丁琮洋，安静，等. 口服抗凝药的临床治疗研究进展[J]. 药学服务与研究，2019，19（3）：6.

[10] 中华医学会心血管病学分会，中华医学会心电生理和起搏分会. 非瓣膜病心房颤动患者应用新型口服抗凝药物中国专家建议[J]. 中华心血管病杂志，2014，（5）：8.

[11] 中华医学会心血管病学分会，中华心血管病杂志编辑委员会. 冠心病合并心房颤动患者抗栓管理中国专家共识[J]. 中华心血管病杂志，2020，48（7）：552-564.

[12] 张广求，张美祥，王树平. 新型口服抗凝药物适应证及指南推荐意见[J]. 实用心脑肺血管病杂志，2018，26（9）：1-5.

[13] Lekura J, Kalus JS. Overview of betrixaban and its role in clinical practice[J]. Am J Health Syst Pharm，2018，75（15）：1095-1102.

第五部分　介入与外科手术

第 *49* 章
肾动脉狭窄的介入治疗

随着对心血管疾病认识逐步深入、筛查手段和血管影像技术的普及，在临床心血管病诊疗过程中肾动脉狭窄（renal artery stenosis，RAS）的检出率越来越高。RAS 是引起高血压和（或）肾功能不全的重要原因之一，如果未予以及时适当干预，将逐渐损伤肾功能，最终进展为慢性肾功能不全。

然而，由于 RAS 病因多样，临床表现缺乏特异性，治疗策略上仍有较大争议。20 世纪 90 年代的研究提示介入治疗可有效控制血压及保护肾

功能，然而近年来大型随机对照试验结果显示，介入治疗与药物治疗相比并无明显优势，但也有一些研究发现介入治疗可改善部分高危人群的预后。

基于上述原因，该如何权衡利弊，筛查和预评估可能从介入治疗中获益的 RAS 患者，是目前所面临的重大挑战。本章就 RAS 及肾血管性高血压的概念、临床表现、诊断及治疗的进展作一回顾与梳理。

第一节 基础理论

一、基本概念

（一）肾动脉狭窄

RAS 是指各种原因引起的单侧或双侧肾动脉主干或分支狭窄，影响肾的血液灌流而引起肾缺血，最终可导致肾血管性高血压（renovascular hypertension，RVH）和（或）缺血性肾病（ischemic nephropathy）。2008 年，AHA 将 RAS 定义为肾动脉直径缩小超过 70%或管腔狭窄超过 50%，肾动脉管腔直径狭窄超过 60%为严重狭窄[1]。临床上习惯按照肾动脉直径狭窄程度，将 RAS 分为三度：<50%为轻度，50%～75%为中度，>75%为重度。

（二）肾血管性高血压

RVH 是由肾血管病变所致单侧或双侧肾血流灌注减少，激活肾素-血管紧张素-醛固酮系统（RAAS）引起的继发性高血压。

（三）肾血管介入治疗

缓解 RVH 的关键是重建狭窄的肾动脉血流，恢复肾血流灌注，血管介入治疗操作简便、创伤小、疗效好，成为当今最常见的治疗手段。经皮肾动脉腔内成形术（percutaneous transluminal renal angioplasty，PTRA）在缓解 RVH 方面取得了良好效果，被广泛作为介入治疗 RAS 的首选方法。在此基础上，经皮腔内 Simpson 导管切除术、经皮腔内激光血管成形术（percutaneous transluminal laser angioplasty，PTLA）及经皮腔内超声血管成形术（percutaneous transluminal ultrasound angioplasty，PTUA）等技术相继问世，这些技术可以减少血管内斑块容积从而降低再狭窄发生的风险[2]。肾动脉解剖狭窄的解除是肾动脉介入治疗成功的技术标准，而血压的改善及患侧肾功能的改善被视为介入治疗成功的临床标准。

（四）心肾损害

心脏紊乱综合征是指在双侧或孤立肾的 RAS 时，排除左心室收缩功能障碍或不稳定型心绞痛等心肌缺血因素外，反复的"突发"肺水肿或充血性心力衰竭。这与 RAS 导致 RAAS 轴的改变引起容量超负荷和周围血管收缩相关。

缺血性肾病主要表现为肾功能缓慢进行性减退。患者早期夜尿增多、尿比重及渗透压减低等肾小管浓缩功能障碍，系肾小管对缺血敏感，功能减退首先出现。肾小球滤过率减低、血肌酐增高等在后期肾小球功能受损后出现。晚期慢性肾功能不全时可有肾性贫血。

二、肾动脉狭窄流行病学

RAS 导致的 RVH 是继发性高血压的最常见类型，占普通人群高血压病例的 1%～2%，占继发性高血压病例的 5.8%[3]。RAS 的病因主要包括动脉粥样硬化、纤维肌性发育不良（FMD）、大动脉炎（Takayasu's disease）等，大动脉炎在亚洲人群中较为多见，而西欧国家罕见。我国 RAS 病因构成为动脉粥样硬化约占 81.5%，多发性大动脉炎约占 12.7%，FMD 约占 4.2%，其他病因约占 1.6%[4]。

动脉粥样硬化是 RAS 最常见的病因，65 岁以上老年人中约有 7%患有动脉粥样硬化性 RAS[5]。在老年人继发性高血压患者中，动脉粥样硬化性 RAS 是常见原因之一，患病率占高血压人群的 1%～3%[6]。

FMD 是一种特发性、非炎症性、非动脉粥样硬化性血管疾病，主要累及血管壁的肌性结构，占 RAS 患者的 10%～33%，其发病率仅次于动脉粥样硬化，是引起 RAS 的第二大病因[7]。多在 30～50 岁发生，女性多于男性，男女发病比例约为 1∶4。

大动脉炎是一种主要累及主动脉及其一级分支的慢性非特异性炎症，造成血管向心性狭窄或闭塞，属罕见的疾病，但患病率在亚洲（中国、日本、印度等）相对较高[8]。常见于育龄期女性，男女发病比例为 1∶（8～9），好发年龄在 12～30 岁，30 岁以下发病约占 90%，40 岁以上较少发病。常常累及双侧肾动脉，文献报道约 70%的大动脉炎患者合并进行性 RAS[9]。近年来流行病学研究表明大动脉炎所致 RAS 的发病率已有增高趋势[10]。

三、生理及病理生理

（一）肾血管性高血压

RVH 可分为三个阶段。①急性期：此时肾缺血分泌肾素使 RAAS 激活、血压升高。该期呈高肾素依赖性高血压，阻断 RAAS 可使血压降至正常。②过渡期：进入急性期后数天开始进入该时期，此时肾素、血管紧张素水平逐渐下降，而水钠潴留及血容量扩张仍在逐渐发生。该期通过阻断 RAAS，降压效果开始减弱。③慢性期：数天至数周后即进入慢性期，此时高血压为高容量负荷依赖性，血容量扩张通过负反馈抑制肾素分泌，肾素、血管紧张素水平恢复正常，阻断肾素、血管紧张素已无降压效果。

（二）缺血性肾病

肾可以通过肾内血流重新分布、肾小球滤过率及肾小管重吸收增强等代偿机制调节肾血流，当肾血流灌注减少超过自身调节时即出现肾组织缺血。长时间的缺血刺激，可出现肾小球毛细血管壁皱缩、腔塌陷、细胞凋亡、基底膜通透性增高及血浆渗入肾小囊等病理改变。缺血还导致血管紧张素 Ⅱ、内皮素、一氧化氮及前列腺素等血管活性物质释放，同时 IL-1、TNF-α、TGF-β 及纤溶酶原激活剂抑制物-1 等致炎症、致纤维化因子增加，最终导致肾间质纤维化[11-16]。

第二节　临床表现与诊断

一、临　床　表　现

轻度 RAS（<50%）可无任何临床表现，重度 RAS（>75%）则会造成 RVH 和（或）缺血性肾病。病因不同，临床特征也不同。动脉粥样硬化性 RAS 常见于老年人（>50 岁），可伴有全身其他部位动脉粥样硬化表现，多数情况下 RVH 与缺血性肾病并存，少数病例仅呈现为 RVH 或缺血性肾病。肾动脉 FMD 常见于青年，女性多于男性，多数以 RVH 为主，严重内膜层 FMD 可呈现缺血性肾病[15]。大动脉炎在 30 岁以下发病约占 90%，40 岁以上较少发病，多见于育龄期女性，RVH 通常与缺血性肾病并存[17, 18]。

（一）肾血管性高血压

RVH 占全部高血压病例的 0.5%～5%[19]。特点是血压正常者出现高血压且进展迅速，原有高血压患者血压短期内迅速恶化，舒张压升高较收缩压明显，进而出现恶性高血压（舒张压>130mmHg，眼底呈高血压Ⅲ期或Ⅳ期改变）。如不应用肾素-血管紧张素系统阻滞药物，血压难以控制。因血浆醛固酮增高，约 15% 的患者可出现低钾血症。若单侧 RAS 所致 RVH 长期缺乏控制可造成对侧肾高血压损害。

（二）缺血性肾病

缺血性肾病伴或不伴 RVH，其主要临床表现见本章第一节"心肾损害"相关内容。

（三）其他临床表现

1. Pickering 综合征　一过性肺水肿（flash pulmonary edema, FPE）是一种以严重 RAS 和急性肺水肿为主要表现的紧急临床情况，不简单等同于急性心力衰竭，而是有非常独特的病理生理机制，即肺泡间隙及肺泡内的液体急剧积聚，甚至可在数分钟内致死。在临床表现上与失代偿性心力衰竭非常相似，与急性心源性肺水肿难以区分[20]。1988 年，Pickering 等首次在 *Lancet* 上报道了 11 例 RAS 合并高血压患者反复发作一过性急性肺水肿的情况[21]。在随后发表的 55 例病例系列中，Pickering 进一步证实了首次报道中提出的论点，即双侧或孤立肾 RAS 较单侧 RAS 更容易发生肺水肿，成功的肾动脉血管重建术能减少肺水肿的发生，推测双侧 RAS 是氮质血症高血压患者发生肺水肿的特殊、可治疗的危险因素。此后，总计陆续报道了 87 例患者支持双侧 RAS 相关 FPE 的理论。2010 年在奥斯陆举办的第 20 届欧洲高血压大会上提议把这种情况命名为 Pickering 综合征。

2. RAAS 抑制剂致急性肾功能不全　在模拟生理条件下，孤独肾患者或双侧肾病患者的病理生理变化的研究中，由于血管紧张素 Ⅱ 引发出球小动脉收缩，使肾血流和肾小球滤过率得以部分维持，舒张出球小动脉的因子[如血管紧张素转换酶抑制剂（ACEI）、血管紧张素受体拮抗剂（ARB）]可引发急性肾衰竭。其机制是它们（舒张出球小动脉的舒张因子）通过降低肾小球血管内壁所受到的压力减少流体静压和肾小球滤过率。此时肾小球滤过率下降而狭窄的肾动脉不能提供足够的血流灌注导致滤过分数降低，血液从入球小动脉分流至出球小动脉。因此，对于双侧 RAS、孤立肾 RAS 或钠衰竭状态的失代偿性慢性心力衰竭患者，应用 RAAS 抑制剂可导致急性肾衰竭[22]。

二、肾动脉狭窄的诊断

根据 2005 年 ACC/AHA 关于外周血管疾病的治疗指南[23]，以下患者建议筛查肾动脉狭窄：早发高血压（年龄＜30 岁）；晚发高血压（年龄＞55 岁）；进展性、顽固性、恶性高血压；服用 ACEI 或 ARB 后出现肾功能恶化；不能解释的肾萎缩或两肾直径相差 1.5cm 以上；突发肺水肿；原因不明的肾功能不全（包括透析和肾移植患者）；多支冠状动脉病变且动脉造影时无明显临床危险因素或外周血管病变；不能解释的充血性心力衰竭或难治性心绞痛。经皮插管肾动脉造影仍然是目前诊断 RAS 的金标准，可首先选择非侵入性检查，当临床高度怀疑 RAS，且非侵入性检查不能明确者可选择血管造影检查。

（一）定位诊断

年龄＜30岁或＞55 岁需联合 3 种抗高血压药物才能控制的高血压，是提示存在 RAS 可能的一个重要临床线索[24]。而那些长期使用 1 种或 2 种抗高血压药物就可控制的轻度高血压患者，在后期发展为越来越难控制的严重高血压，提示患者很可能存在动脉粥样硬化性 RAS。而 3 级高血压伴有高血压视网膜病变、恶性高血压和肺水肿时，均提示可能存在 RAS 伴或不伴 RVH[25]。有学者认为在多年持续高血压的患者中，若规律监测肾功能，相关指标稳定，则无须进一步筛查是否存在肾血管性疾病[26]。若高血压患者存在以下情况：原本控制稳定的血压近期（最近几周至几个月）明显升高、对药物治疗无反应或反应降低、严重或顽固性高血压、使用 ACEI 或 ARB 后出现急性肾衰竭及肺水肿，应当高度怀疑存在 RAS。

（二）定因诊断

根据《肾动脉狭窄的诊断和处理中国专家共识》（简称共识）[27]，动脉粥样硬化性 RAS 诊断标准：①至少具有 1 个动脉粥样硬化的危险因素（肥胖、糖尿病、血脂异常、年龄＞40 岁、长期吸烟）。②至少具有 2 项动脉粥样硬化的影像学表现（肾动脉锥形狭窄或闭塞，偏心性狭窄，不规则斑块，钙化，主要累及肾动脉近段及开口；腹部其他血管动脉粥样硬化的表现）。

大动脉炎所致 RAS 首先需要确定是否存在大动脉炎，在共识中大动脉炎的诊断建议采用"阜外标准"：①发病年龄＜40 岁，女性多见。②具有血管受累部位的症状和（或）体征（受累器官供血不足、病变血管狭窄相关体征、急性期可出现受累血管疼痛和炎症指标明显升高）。③双功能超声检查（duplex ultrasonography，DUS）、CT 血管成像（computed tomography angiography，CTA）、磁共振血管成像（magnetic resonance angiography，MRA）或肾动脉造影发现特征性的病变影像，排除动脉粥样硬化、FMD、先天性动脉血管畸形、结缔组织病或其他血管炎等。该标准需要满足以上 3 项，每项须符合其中至少一条。如果大动脉炎诊断成立，且 RAS 程度超过 50%，可诊断为大动脉炎性RAS。

根据影像学表现不同，FMD 可分为多灶型（串珠样）、单灶型（长度＜1cm）和管型（长度＞1cm）。狭窄部位多位于肾动脉主干中远段，可累及一级分支。单灶型通常可见狭窄远端的动脉瘤或瘤样扩张。单纯肾动脉瘤而不伴近端狭窄则不属于 FMD。青少年患者（多数＜40 岁）发现上述肾动脉受累的影像学改变，排除动脉粥样硬化、肾动脉痉挛、大动脉炎或其他血管炎等，可诊断为肾动脉 FMD。

三、肾血管性高血压的诊断

评价 RVH 的诊断试验可分为三类：①实验室检查，主要用于观察 RAS 对 RAAS 的作用，检查结果对判断 RVH 存在的可能性有一定意义。②评价肾血供和狭窄程度百分比的影像学方法。③评价肾血管干预能否获益的诊断方法。但目前尚无一种单一的方法可通过其阴性结果来完全排除 RAS。

（一）实验室检查

1. 肾素水平 RVH可能是由RAAS激活引起，肾素的高分泌是始动因子，研究发现在50%～80%的RVH病例中，肾素水平明显升高[28]。然而，肾素水平不仅受生理因素（如血容量、钠负荷、单侧与双侧的差异）影响，也受年龄、种族、性别和糖尿病等其他因素影响。

2. 卡托普利肾素激发试验 在检测前1h口服卡托普利20～50mg，可提高肾素的预测值。如果肾素水平明显升高或肾素基线水平异常增高，则试验呈阳性。RAS患者在使用ACEI后会出现肾素的明显升高。但卡托普利肾素激发试验灵敏度和特异度均较低[26]。

3. 双侧肾静脉肾素水平 肾静脉采血进行血浆肾素活性（plasma renin activity，PRA）测定，对于预测血管重建治疗RVH降压疗效有较高价值，用狭窄侧PRA与非狭窄侧PRA的比值来表明，一般情况下此比值≥1.5有意义，即可认为单侧狭窄，预测准确率可达90%。在RAS患者中，若患侧肾静脉肾素与对侧肾静脉肾素之比为1：1.5，则表明存在功能性RAS，可预测血管重建后的反应[3]。但是，许多因素可以刺激或抑制肾素的释放，双侧肾动脉病变患者可能因血液容量扩张而肾素分泌水平低下，因此临床应用受限[29]，因此目前很少用于诊断RVH，多用于RAS筛查。

（二）影像学检查

1. 彩色多普勒超声检查（color Doppler ultrasonography，CDU） 作为一种无创、价廉、便捷、无电离辐射、无造影剂肾毒性损害的检查手段，已成为RAS的一线影像学筛查方法。CDU评估结合患者的临床信息，能够为肾动脉的全面诊断提供多样化的信息，有助于RAS临床治疗方式的选择[30]。CDU主要通过检测肾动脉主干及其上、下游动脉血流动力学指标，再结合灰阶、彩色多普勒血流、超声造影等形态学评估，可明确RAS的位置、范围、程度及肾脏大小等相关信息。但肾动脉位于腹膜后间隙且直径较细，常规灰阶超声较难显示血管壁结构和管腔，同时彩色多普勒血流的清晰显示和频谱的准确测量存在一定困难，从而影响诊断的准确性。

理论上，RAS狭窄处的血流动力学变化特点是流速升高，测量指标包括肾动脉收缩期峰值流速（peak systolic velocity，PSV）和舒张末期流速（end diastolic velocity，EDV）。然而，对于RAS的超声诊断标准，目前国内外尚未达成广泛一致的意见。我国《肾动脉狭窄的超声诊断专家共识》[31]中RAS超声诊断标准如下。

（1）中度RAS（狭窄率≥60%）：肾动脉湍流处峰值流速≥180cm/s或肾动脉PSV与腹主动脉PSV比值（ratio of renal artery PSV to aorta PSV，RAR）≥3。应注意：腹主动脉峰值流速＜50cm/s时，不宜使用RAR；严重RAS肾动脉峰值流速可在正常范围内；对于狭窄率≥50%的RAS，推荐以下标准，肾动脉湍流处PSV≥150cm/s或肾动脉PSV与肾叶间动脉PSV比值（ratio of renal artery PSV to renal interlobar artery PSV，RIR）≥5.5。

（2）重度RAS（狭窄率≥70%）：在结合直接指标的基础上，肾内叶间动脉出现小慢波（表现为收缩早期波消失、频谱低平、收缩早期频谱倾斜）或收缩早期加速时间（acceleration time，AT）≥0.07s。

（3）肾动脉闭塞：肾动脉主干管腔内既无彩色多普勒血流信号，也不能探测到多普勒频谱；肾内动脉频谱表现为小慢波；患侧肾长径＜8cm可能提示肾动脉慢性闭塞。

2. 放射性核素检查[32] 受试者需于检查前72h停用ACEI或ARB，检查前30min饮水300ml后排尿，于肘前静脉弹丸式注射^{99m}Tc-DTPA后进行放射性核素显像，描述肾图形并计算肾小球滤过率。该方法可提供每侧肾各自的肾小球滤过率及慢性肾脏疾病分期等信息，且不依赖于肾血管解剖结构，从而对RAS患者的病情进行功能学诊断[33]。但该检查只能提供RAS的间接信息，适用条件受到一定限制，如合并有明显氮质血症、血清肌酐（SCr）＞177μmol/L（2.0mg/dl）、双侧和孤立肾RAS的患者不宜应用。

3. CTA或MRA 这两项检查诊断RAS敏感性及特异性可达95%以上，均能显示肾动脉及肾实质影像，并可三维成像，与数字减影血管造影（digital subtraction angiography，DSA）具有较好的一致性[34]。缺点是CTA检查需应用碘造影剂，有一定概率诱发造影剂肾病、急性肾功能不全，对Scr

＞221μmol/L（2.5mg/dl）的患者应用受到限制。MRA 应用含钆造影剂，虽对肾功能无不良影响，但若患者体内存在金属异物，如钢板、髓内针、心脏起搏器或一些金属动脉支架则不宜采用。该方法诊断肾动脉中、重度狭窄的敏感性、特异性、阳性预测值和阴性预测值分别为95.0%、94.4%、90.4%和97.1%[35]。

4. 数字减影血管造影（DSA）　目前仍然是诊断 RAS 的金标准。造影时先行非选择性肾动脉段腹主动脉造影以发现肾动脉开口处病变，再行选择性肾动脉造影。DSA 能准确显示 RAS 的部位、形态、范围、狭窄程度及侧支代偿情况。该项检查缺点在于有创，且亦需要应用含碘造影剂，有发生操作并发症的可能性，在临床应用中受到一定限制，尤其是对于合并多种基础疾病的患者，建议在拟行肾动脉介入治疗患者中应用。

5. 肾动脉血流储备分数（fractional flow reserve，FFR）　是利用特殊的压力导丝精确测定动脉腔内某一段的血压和流量，计算狭窄远端动脉内平均压（P_d）与狭窄近端动脉内平均压（P_a）的比值（P_d/P_a），已作为评估冠状动脉狭窄的功能学诊断金标准。研究表明，形成功能性的 RAS 需要 3 倍肾素的产生，P_d/P_a＞0.9 的患者肾素水平没有明显增加[36]，FFR＜0.9 作为诊断阈值对于由 RAS 导致的肾血流量减少、肾实质损害等病理改变，具有更好的诊断价值。

6. 血管内超声（IVUS）　可得到肾血管内部的解剖图像，能够直观反映狭窄程度和血管壁病变等情况，对于 RAS 病因的鉴别诊断有一定意义。一项利用IVUS技术评估肾动脉循环改变与DSA诊断结果的对比研究，发现两者在评估 RAS 的准确度和灵敏度方面差异无统计学意义[37]。但其常和DSA 检查联合费用昂贵，在我国临床尚未广泛开展。

第三节　肾动脉狭窄的处理

一、药　物　治　疗

一般抗高血压药物对 RAS 所致 RVH 疗效不明显，RAAS 抑制剂包括 ACEI 及 ARB 类药物，可特异性作用于 RAAS，控制 RVH 效果明显。但因其阻断了出球小动脉的收缩，导致患侧肾小球滤过压下降，肾功能损害，对于双侧或孤立肾 RAS 患者，可诱发急性肾功能不全。因此，应用 ACEI 或 ARB 时须从小剂量开始，逐渐增量，并密切观察尿量、SCr 及尿素氮的变化，如服药后 SCr 较基线值上升＞30%需要停药。一般认为，对于对侧肾功能正常的一侧 RAS 患者，因有健肾代偿，仍可考虑应用 ACEI 及 ARB 类药物，总体上有心血管获益。维持治疗阶段要定期测量肾体积及肾功能，如患肾出现萎缩趋势或肾功能明显下降，则有血运重建指征。对于存在 ACEI 或 ARB 禁忌的患者，钙拮抗剂系较安全有效的抗高血压药物，其他药物如 α 受体阻滞剂、β 受体阻滞剂、非特异性血管扩张剂及中枢性抗高血压药物也可考虑，并可适当联合应用。为保证一定的患肾血流灌注，应用抗高血压药物时不必追求血压降至正常范围，宜保持血压在适当水平。一些回顾性研究提示，对于一侧缺血性肾病患者，药物保守治疗可达到长期有效地控制血压和保护肾功能的目的，但对于双侧或单功能肾 RAS 患者疗效很差[13,38]。新型肾素拮抗剂阿利吉仑（aliskiren），已有动物实验证实联合左旋精氨酸（L-arginine）能有效防止 RVH 动物模型的血管内皮功能障碍[39]，但该药在合并 2 型糖尿病患者中不支持应用[40]。

此外，针对 RAS 病因不同还需相应的病因治疗。动脉粥样硬化的病因治疗主要为戒烟、戒酒、控制体重、控制高血脂、控制高血糖及抗血小板聚集治疗等，其中高血脂的控制尤为重要。按照《中国成人血脂异常防治指南（2016年修订版）》指导调脂治疗[41]。RAS 已导致 RVH 和（或）缺血性肾病者，归属为极高危人群，应启动强化降脂，治疗目标为将低密度脂蛋白胆固醇降至＜1.80mmol/L。有研究表明，动脉粥样硬化性 RAS 支架术后强化降脂较常规降脂对肾功能更有益[42]。实验证明他汀类药物可以改善肾微血管环境，限制纤维化和炎症损伤[43]。

大动脉炎的初始病因至今尚不清楚，若为炎症活动期，则应积极主张抗炎治疗，糖皮质激素可稳定或逆转 RAS，对肾功能改善和 RVH 的控制有积极意义[44-47]。临床上以泼尼松最为常用，其剂量及疗程目前尚无明确的一致意见。阜外医院蒋雄京团队数十年的观察研究经验：泼尼松初始治疗推荐剂量为0.5mg/（kg·d），或30mg/d，若 1 周内 C 反应蛋白和血沉降至正常，炎症症状缓解，则继续维持；如果不达标，剂量可增至 1mg/（kg·d）。维持治疗2个月以上,随后每月查C反应蛋白和血沉,如果在正常范围,可以每月减量 5mg,至 10～15mg/d 时维持观察 3～6 个月。如果 C 反应蛋白和血沉仍在正常范围,可以考虑每月减量2.5mg至5～10mg/d 低剂量维持,少部分患者甚至可以停药,但仍有复发可能[48]。

二、血管重建治疗（肾动脉支架治疗）

（一）适应证与禁忌证（最佳治疗时机）

抗高血压药物治疗可使许多中度 RVH 患者获得令人满意的血压控制,无须进一步的诊断或干预。按照目前国际指南建议,只有当高血压无法控制,肾功能下降,或出现突发性肺水肿时,才进行血管重建[49]。按照《肾动脉狭窄的诊断和处理中国专家共识》[27]推荐,血管重建最小阈值为直径狭窄50%。但对于肾动脉直径狭窄 50%～70%的患者,要有明确的血流动力学依据,一般以跨病变收缩压差＞20mmHg 或平均压差＞10mmHg 为准。直径狭窄＞70%是比较有力的解剖学指征。血管重建临床指征包括严重高血压（持续高血压 2～3 级）、恶性高血压、顽固性高血压、高血压恶化或药物治疗不耐受;单功能肾 RAS 或双侧 RAS 合并肾功能不全;单功能肾 RAS 或双侧 RAS 肾功能恶化;FPE;不稳定型心绞痛。

以下情况如果具备 1 项或以上,提示肾功能存在不可逆的严重损害,即使重建肾动脉,恢复肾脏血流灌注,仍然难以改善患肾功能[50-54],应视为相对禁忌证：①患肾长径≤7cm；②尿液分析发现大量蛋白（≥2+）；③血肌酐≥3.0mg/dl；④患肾肾小球滤过率≤10ml/（min·1.73m²）；⑥肾内动脉阻力指数≥0.8；⑦超声、CTA 或 MRA 显示肾实质有大片无灌注区。

（二）介入治疗方法

一般患者选择经股动脉穿刺入路,置入猪尾导管于腹主动脉段,造影观察肾动脉位置、形态及狭窄程度。于动脉鞘内按照 80U/kg 剂量注入肝素使全身肝素化,用 6F 肾动脉导引导管至肾动脉开口处,注入 200μg 硝酸甘油减少肾动脉痉挛。操控0.014in 钢丝跨越狭窄病变并到达血管远端（注意勿

损伤远端肾动脉远端分支,以免发生肾脏出血等严重并发症）。根据 RAS 的程度,沿导引钢丝送入球囊导管至狭窄病变,经过造影测量靶血管狭窄近远端直径,选择较靶血管直径小 0.5～1mm 的球囊导管预扩张。根据靶血管直径及狭窄段长度,选择与之直径匹配的肾动脉支架推送至狭窄病变处,一般支架长度较测量狭窄段长度长 4～6mm,以保证支架能够完全覆盖狭窄段。若为肾动脉-腹主动脉开口处病变,支架近端定位时使支架近端突入主动脉内 1～2mm,根据所选择球囊工作压力充盈球囊释放支架,然后稍许后撤球囊至主动脉内并作高压扩张,使支架与肾动脉开口更加紧密贴壁。若 RAS病变为开口位置,为减少导引导管对肾动脉开口的剐蹭,可采用 No-touch 技术：先将导引导管置于腹主动脉肾动脉开口水平附近,用 0.035in "J"形钢丝头端伸出导引导管开口 2～3cm,调整导引导管方向使导引导管头端指向狭窄侧肾动脉开口,用 0.014in 钢丝通过狭窄段后撤出 "J" 形钢丝（图 4-49-1）。若肾动脉主干走行与腹主动脉夹角较小且肾动脉主干向下走行,经股动脉入路导丝及球囊、支架通过困难,可选择经上肢肱动脉入路。

（三）手术期处理

除其他动脉介入术前需进行的常规检查外,RAS 支架置入术前选择性检查包括尿蛋白,血肌酐,卧、立位血浆肾素、血管紧张素、醛固酮水平,C 反应蛋白,血沉,24h 动态血压监测,肾/肾动脉彩色多普勒超声检查,肾/肾动脉 CTA 或 MRA 检查,卡托普利肾显像,分侧肾小球滤过率。在置入肾动脉支架前应较好地控制动脉粥样硬化的危险因素,需注意抗血小板聚集治疗,由于该方面尚缺乏针对肾动脉介入的临床研究,目前临床上一般基于冠状动脉介入治疗的经验和 RAS 病因实施抗血小板聚集治疗[55]。术前需应用阿司匹林 100mg/d 及氯吡格雷 75mg/d 双联抗血小板聚集连续治疗 3 天,选用裸支架的患者,术后继续双联抗血小板聚集治疗 3 个月后可单用阿司匹林。少部分患者应用药物洗脱支架,需适当延长双联抗血小板聚集治疗的维持时间,一般建议维持 6 个月以上。非动脉粥样硬化性 RAS 的介入治疗以球囊扩张为主,建议一般情况下选用一种抗血小板聚集药物即可,维持 3 个月以上。如果这类患者置入支架,需要规范的双联

抗血小板聚集治疗。

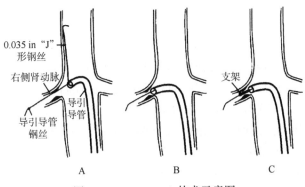

0.035 in "J"
形钢丝
右侧肾动脉
导引导管
钢丝
导引导管

支架

A　　　　　　B　　　　　　C

图 4-49-1　No-touch 技术示意图

（四）治疗效果

1. 血压控制　治疗 RAS 的总体目标，一是降低与血压升高相关的心血管疾病发病率和死亡率，二是改善肾脏的血液循环和功能。根据《肾动脉狭窄的诊断和处理中国专家共识》[27]，RAS 血管重建的主要目标为改善高血压，预防高血压所致靶器官损害和（或）心血管疾病，改善肾功能及治疗 RAS 严重的病理生理效应，包括慢性心力衰竭、反复发作的急性肺水肿和心绞痛，甚至有可能免于透析。次要目标为减少抗高血压药物，慢性心力衰竭或心肌病患者可更安全地使用 ACEI 或 ARB。

2. 肾动脉是否发生再狭窄　血管重建术后可根据肾功能变化、血压控制情况及影像学随访等判断是否存在肾动脉再狭窄。若肾动脉血管重建术后高血压和（或）肾功能变为正常或改善，但随访过程中发现血压逐渐回到术前水平或更高、肾功能指标逐渐恶化，影像检查发现介入部位再狭窄＞50%，则为肾动脉临床再狭窄。

三、不同病因肾动脉狭窄的处理

（一）动脉粥样硬化

动脉粥样硬化是 RAS 最常见的病因，在老年继发性高血压患者中，RAS 是常见原因之一，患病率占高血压人群的 1%～3%[6]。因此，对有临床症状的 RAS 患者进行有效的管理及进行适当的治疗，对于延缓疾病进展是十分必要的。如何才能使患者最大程度获益，是单纯药物治疗还是在药物治疗的基础上行动脉狭窄的血运重建目前仍存在争议。回顾 2009～2014 年针对 RAS 药物治疗与血运重建治疗的 3 项大型多中心随机对照研究结果。ASTRAL 研究[56]和 STAR 研究[57]都是 2009 年发表的结果，将肾脏事件终点、心血管事件终点、血压控制情况、死亡率等多项指标进行对比，结果显示动脉粥样硬化性 RAS 患者单纯药物治疗与药物治疗基础上行动脉狭窄的血运重建相比，在各项结局事件上差异均无统计学意义，并且接受血运重建治疗患者中有一定概率出现术后并发症。CORAL 研究[58]是最新的多中心随机对照研究，其结果发表在 2014 年 *The New England Journal of Medicine* 上，该研究入组标准为严重 RAS 合并相应临床症状（顽固性高血压或肾功能不全）的患者，最终结果显示单纯药物治疗与药物治疗基础上行动脉狭窄的血运重建相比差异仍无统计学意义。有 Meta 分析认为[59]CORAL 研究中部分样本 RAS 程度估计过于保守及双侧 RAS 患者入选率较低，并且以 150mmHg 作为平均收缩压基线，因此得出肾动脉血运重建不大可能获益的结论。但在双侧 RAS 或孤立肾 RAS 中，肾动脉重建依然可能获益，并且对于存在反复发作的急性肺水肿患者也是推荐的。我国亦有学者对 CORAL 研究提出异议，蒋雄京等[60]认为该研究存在以下缺陷：①对研究样本 RAS 程度的选择存在问题。动物研究显示当狭窄≥80%时才会造成肾功能下降，当狭窄≥75%时才会出现血压升高。而 CORAL 研究中约 50%患者的狭窄程度并未达到引起肾缺血、血压升高及肾功能下降的程度，因此导致该研究得出阴性结果。②该研究样本未对 RAS 与功能改变、血压升高之间的因果关系进行检查。③存在手术者经验不足的问题。2014 年美国心血管造影和介入学会（Society for Cardiovascular Angiography and Interventions，SCAI）发布的有关肾动脉支架置入术专家共识[61]强调了血流动力学意义（血流动力学改变程度分级见表 4-49-1），指出从解剖角度，RAS ＞70%为重度狭窄，具备介入的解剖指征；50%～70%为临界狭窄，血流动力学检测有意义时才考虑介入治疗；并提出肾动脉支架适应证、可能和不大可能从肾动脉支架置入中获益的患者（表 4-49-2）。

综上所述，在优化的药物治疗基础上，对动脉粥样硬化性 RAS 患者毫无选择地行肾动脉血运重建是不可取的，应对患者进行严格筛选。对于同时具备解剖狭窄和功能意义狭窄的患者，肾动脉重建可达到控制高血压和改善肾功能的效果，同时可以降低心血管事件发生率和死亡率，是有价值的。

表 4-49-1　肾动脉狭窄血流动力学改变程度分级

血管造影狭窄程度	血流动力学检查	血流动力学改变程度
<50%	无	轻度
50%~70%	无	中度
50%~70%	静息平均压差>10mmHg	重度
50%~70%	收缩期充血压差>20mmHg	重度
50%~70%	Pd/Pa≤0.8	重度
>70%	无	重度

表 4-49-2　2014 SCAI 推荐肾动脉狭窄介入治疗的临床指征

	临床指征
适应证	急性肺水肿或急性冠状动脉综合征
	顽固性高血压使用足够剂量的 3 种抗高血压药物（包括 1 种利尿剂）后血压仍不能控制在 140/90mmHg 以下
	动脉粥样硬化性缺血性肾病，肌酐清除率<45ml/min
	无法解释的全肾缺血（孤立肾的单侧肾动脉重度狭窄或双侧肾动脉重度狭窄）
可能获益的适应证	慢性肾病（eGFR<45ml/min）伴单侧肾动脉狭窄
	充血性心力衰竭前期伴单侧肾动脉狭窄
	解剖学复杂或高危病变（近端分支、小血管、重度同心钙化和重度主动脉粥样硬化或附壁血栓）
不大可能获益的适应证	孤立肾伴单侧肾动脉狭窄或双侧肾动脉狭窄患者血压控制良好、肾功能正常
	孤立肾伴单侧肾动脉狭窄，或双侧肾动脉狭窄，患肾长度<7cm（长轴）
	孤立肾伴单侧肾动脉狭窄，或双侧肾动脉狭窄患者伴慢性终末期肾病，且血液透析>3 个月
	孤立肾伴单侧肾动脉慢性完全性闭塞或双侧肾动脉慢性完全性闭塞

（二）纤维肌性发育不良

一般首选 PTRA，不提倡使用血管内支架，有两方面原因：①单纯球囊扩张治疗 FMD 及大动脉炎的疗效较好，再狭窄率明显低于动脉粥样硬化性病变。②此类病变放置支架的生物学效果及远期结果并不清楚。FMD 患者肾动脉主干或主要分支的局限狭窄，综合文献报道，PTRA 是治疗 FMD 所致 RAS 的有效方法，技术成功率达 95%~100%，血压控制有效率为 72%~87.9%，再狭窄发生率达 8%~10%。PTRA 后如果发生严重夹层或再狭窄，建议支架置入[62-64]；PTRA 如不能充分扩张病变，2014 年欧洲专家共识不推荐应用切割球囊[65]，因

PTRA 中应用切割球囊存在肾动脉破裂的风险。

（三）大动脉炎

在炎症活动期不宜实施介入手术，一般要用糖皮质激素治疗使血沉降至正常范围后 2 个月方可考虑行 PTRA[66]。非活动病变或炎症已控制后，推荐首选 PTRA 治疗，技术成功率达 70%~90%，高血压治愈或改善率也可达 70%~90%[67-70]。PTRA 未成功患者包括球囊扩张后病变即刻发生弹性回缩或夹层、病变坚硬难以充分扩张，导致影像结果不满意。在这类患者中，选择性支架置入术或加用切割球囊扩张可能是备选的治疗方式之一。彭猛等[71]对 152 例大动脉炎 RAS 腔内治疗患者进行回顾性分析，2 年随访结果显示单纯球囊扩张和支架置入血压控制总有效率分别为 87.7%和 84.5%，一期通畅率分别为 90.1%和 75.6%，并显示支架置入、残存狭窄率≥50%、女性及炎症活动期与介入后再狭窄显著相关。因此，大动脉炎所致 RAS 选择性支架置入应谨慎实施，严格把握手术指征。

（田红燕　秦　皓）

参 考 文 献

[1] Black HR, Elliott WJ. Hypertension: A Companion to Braunwald's Heart Disease[M]. 2 Edition. Philadelphia: Elsevier, 2012.

[2] Mousa AY, AbuRahma AF, Bozzay J, et al. Update on intervention versus medical therapy for atherosclerotic renal artery stenosis[J]. J Vasc Surg, 2015, 61（6）: 1613-1623.

[3] Samadian F, Dalili N, Jamalian A. New insights into pathophysiology, diagnosis, and treatment of renovascular hypertension[J]. Iran J Kidney Dis, 2017, 11（2）: 79-89.

[4] Peng M, Jiang XJ, Dong H, et al. Etiology of renal artery stenosis in 2047 patients: A single-center retrospective analysis during a 15-year period in China[J]. J Hum Hypertens, 2016, 30（2）: 124-128.

[5] Hansen KJ, Cherr GS, Dean RH. Dialysis-free survival after surgical repair of inschemic nephropathy[J]. Cardiovasc Surg, 2002, 10: 400-404.

[6] Safian RD, Textor SC. Renal-artery stenosis[J]. N Engl J Med, 2001, 344: 431-442.

[7] Gornik, HL, Persu, A, Adlam, D, et al. First international consensus on the diagnosis and management of fibromuscular dysplasia[J]. J Hypertens, 2019, 37（2）: 229-252.

[8] Yang，LR，Zhang，HM，Jiang XJ，et al. Clinical manifestations and longterm outcome for patients with Takayasu arteritis in China[J]. J Rheumatol，2014，41（12）：2439-2446.

[9] Hata A，Noda M，Moriwaki R，et al. Angiographic findings of Takayasu arteritis：New classification[J]. Int J of Cardiol，1996，54：155-163.

[10] Watts RA，Hatemi G，Burns JC，et al. Global epidemiology of vasculitis[J]. Nat Rev Rheumatol，2022，18（1）：22-34.

[11] Textor SC，Lerman L. Renovascular hypertension and ischemic nephropathy[J]. Am J Hypertens，2010，23（11）：1159-1169.

[12] Pohl MA. Renal artery stenosis，renal vascular hypertension，and ischemic nephrology[M]//Schrier RW. Diseases of the Kidney and Urinary Tract. 7th ed，Vol Ⅱ. Philadelphia：Lippincott Williams & Wilkins，2001，1399-1457.

[13] 谌贻璞. 肾脏疾病与高血压[M]//余振球，赵连友，惠汝太，等. 实用高血压学. 3 版. 北京：科学出版社，1294-1301.

[14] Tobe SW，Burgess E，Lebel M. Atherosclerotic renovascular disease[J]. Can J Cardiol，2006，22：623-628.

[15] Slovut DP，Olin JW. Fibromuscular displasia[J]. New Engl J Med，2004，350：1862-1871.

[16] Mwipatayi BP，Jeffery PC，Beningfield SJ，et al. Takayasu arteritis：Clinical features and management：Report of 272 cases[J]. ANZ J Surg，2005，75：110-117.

[17] Johnston SL，Lock RJ，Gompels MM. Takayasu arteritis：A review[J]. J Clin Pathol，2002，55：481-486.

[18] Noris M. Pathogenesis of Takayasu's arteritis[J]. J Nephrol，2001，14：506-513.

[19] Bloch MJ，Basile J. Clinical insights into the diagnosis and management of renovascular disease. An evidence-based review[J]. Minerva Med，2004，95：357-373.

[20] Rimoldi SF，Yuzefpolskaya M，Allemann Y，et al. Flash pulmonary edema[J]. Prog Cardiovasc Dis，2009，52：249-259.

[21] Pickering TG，Herman L，Devereux RB，et al. Recurrent pulmonary oedema in hypertension due to bilateral renal artery stenosis：Treatment by angioplasty or surgical revascularisation[J]. Lancet，1988，2：551-552.

[22] 李世军，李小鹰. 肾动脉狭窄的流行病学与诊断策略最新进展[J]. 中华老年心脑血管病杂志，2007，9：354-355.

[23] Hirsch AT，Haskal ZJ，Norman R，et al. ACC/AHA 2005 guidelines for the management of patients with peripheral arterial disease[J]. J Am Coll Cardiol，2006，47：1239-1312.

[24] Varela VA，Oliveira-Sales EB，Maquigussa E，et al. Treatment with mesenchymal stem cells improves renovascular hypertension and preserves the ability of the contralateral kidney to excrete sodium[J]. Kidney Blood Press Res，2019，44（6）：1404-1415.

[25] Kangussu LM，de Almeida TCS，Prestes TRR，et al. Beneficial effects of the angiotensin-converting enzyme 2 activator dize in renovascular hypertension[J]. Protein Pept Lett，2019，26（7）：523-531.

[26] Smith A，Gaba RC，Bui JT，et al. Management of renovascular hypertension[J]. Tech Vasc Interv Radiol，2016，19（3）：211-217.

[27] 蒋雄京，邹玉宝. 肾动脉狭窄的诊断和处理中国专家共识[J]. 中国循环杂志，2017，32（9）：835-844.

[28] Mulatero P，Rabbia F，Milan A，et al. Drug effects on aldosterone/plasma renin activity ratio in primary aldosteronism[J]. Hypertension，2002，40（6）：897-902.

[29] White CJ，Oline JW. Diagnosis and management of atherosclerotic renal artery stenosis：Improving patient selection and outcomes[J]. Nat Clin Pract Cardiovasc Med，2009，6：176-190.

[30] Vassallo D，Kalra PA. Progress in the treatment of atherosclerotic renovascular disease：The conceptual journey and the unanswered questions[J]. Nephrol Dial Transplant，2016，31（10）：1595-1605.

[31] 徐钟慧，孙晓峰，张晓东，等. 肾动脉狭窄的超声诊断专家共识[J]. 中华医学超声杂志（电子版），2021，18（6）：543-553.

[32] 赵继华. 肾动脉狭窄诊断方法的研究进展[J]. 国际放射医学核医学杂志，2011，35：350-353.

[33] 崔静，任振泰，武新宇，等. 留存肾肾小球滤过率代偿情况及影响因素分析[J]. 中华核医学与分子影像杂志，2016，36（1）：59-62.

[34] 李启，王忠民，李在军. 多层螺旋 CT 肾动脉成像在肾动脉狭窄诊断应用价值[J]. 疾病监测与控制杂志，2011，5：577-578.

[35] 许玉峰，王霄英，邹强，等. 三维动态增强 MR 血管造影诊断肾动脉狭窄与 DSA 对照研究[J]. 中国医学影像技术，2005，21：1918-1921.

[36] De Bruyne B，Manoharan G，Pijls NH，et al. Assessment of renal artery stenosis severity by pressure gradient measurements[J]. J Am Coll Cardiol，2006，48（9）：1851-1855.

[37] Lekston A，Niklewski T，Szkodziński J，et al. Comparison of quantitative computerized angiography and intravascular ultrasound in assessment of renal artery stenosis in patients with renovascular hypertension treated with percutaneous transluminal angioplasty with concomitant intravascular brachytherapy[J]. Polski Merkuriusz

Lekarski，2010，28：268-272.

[38] 蒋雄京. 肾血管性高血压治疗新进展[J]. 中国实用内科杂志，2012，32：12-14.

[39] Santuzzi CH，Tiradentes RV，Mengal V，et al. Combined aliskiren and L-arginine treatment has antihypertensive effects and prevents vascular endothelial dysfunction in a model of renovascular hypertension[J]. Braz J Med Biol Res，2015，48（1）：65-76.

[40] Márquez DF，Ruiz-Hurtado G，Ruilope LM，Segura J. An update of the blockade of the renin angiotensin aldosterone system in clinical practice[J]. Expert Opin Pharmacother，2015，16（15）：2283-2292.

[41] 中国成人血脂异常防治指南修订联合委员会. 中国成人血脂异常防治指南（2016 年修订版）[J]. 中国循环杂志，2016，31：937-953.

[42] 彭猛，蒋雄京，董徽，等. 动脉粥样硬化性肾动脉狭窄支架术后强化降脂或常规降脂治疗对肾功能的影响：一项前瞻性随机对照研究[J]. 中华高血压杂志，2017，25：232-238.

[43] Bavishi C，de Leeuw PW，Messerli FH. Atherosclerotic renal artery stenosis and hypertension：Pragmatism，pitfalls，and perspectives[J]. Am J Med，2016，129（6）：635. e5-635，e14.

[44] Mukhtyar C，Guillevin L，Cid MC，et al. EULAR recommendations for the management of large vessel vasculitis[J]. Ann Rheum Dis，2009，68：318-323.

[45] 中华医学会风湿病学分会. 大动脉炎诊断及治疗指南[J]. 中华风湿病学杂志，2011，15：119-120.

[46] Ozen S，Duzova A，Bakkaloglu A，et al. Takayasu arteritis in children：Preliminary experience with cyclophosphamide induction and corticosteroids followed by methotrexate[J]. J Pediatr，2007，150：72-76.

[47] Eleftheriou D，Varnier G，Dolezalova P，et al. Takayasu arteritis in childhood：Retrospective experience from a tertiary referral centre in the United Kingdom[J]. Arthritis Res Ther，2015，17：36.

[48] 邹玉宝，宋雷，蒋雄京. 大动脉炎诊断标准研究进展[J]. 中国循环杂志，2017，32：90-92

[49] Textor SC. Management of renovascular hypertension[J]. Curr Opin Cardiol，2020，35（6）：627-635.

[50] Tuttle KR. Ischemic nephropathy[J]. Curr Opin Nephrol Hypertens，2001，10：167-173.

[51] Taylor A. Functional testing：ACEI renography[J]. Semin Nephrol，2000，20：437-444.

[52] Stevens LA，Coresh J，Greene T，et al. Assessing kidney function--measured and estimated glomernlar filtration rate[J]. N Engl J Med，2006，354：2473-2483.

[53] Odudu A，Vassallo D，Kalra PA. From anatomy to function ：Diagnosis of atherosclerntic renal artery stenosis[J]. Expert Rev Cardiovasc Ther，2015，13：1357-1375.

[54] 蒋雄京，吴海英，张慧敏，等. 经皮肾动脉支架术治疗肾血管性高血压的临床结果[J]. 中国循环杂志，2006，21：89-92.

[55] 动脉粥样硬化性肾动脉狭窄诊治中国专家建议（2010）写作组. 动脉粥样硬化性肾动脉狭窄诊治中国专家建议（2010）[J]. 中华老年医学杂志，2010，29：1-15.

[56] Wheatley K，Ives N，Gray R，et al. Revascularization versus medical therapy for renal-artery stenosis[J]. N Engl J Med，2009，361：1953-1962.

[57] Bax L，Woittiez AJ，Kouwenberg HJ，et al. Stent placement in patients with atherosclerotic renal artery stenosis and impaired renal function：A randomized trial[J]. Ann Intern Med，2009，150（12）：840-848，W150-151.

[58] Cooper CJ，Murphy TP，Cutlip DE，et al. Stenting and medical therapy for atherosclerotic renal-artery stenosis[J]. N Engl J Med，2014，370：13-22.

[59] Bavry AA，Kapadia SR，Bhatt DL，et al. Renal artery revascularization：Updated meta-analysis with the CORAL trial[J]. JAMA Intern Med，2014，174：1849-1851.

[60] 蒋雄京，彭猛. 肾动脉硬化病变心血管结局研究后时代如何治疗粥样硬化性肾动脉狭窄[J]. 中华高血压杂志，2014，8（22）：714-715.

[61] Parikh SA，Shishehbor MH，Gray BH，et al. SCAI expert consensus statement for renal artery stenting appropriate use[J]. Catheter Cardiovasc Interv，2014，84（7）：1163-1171.

[62] Davies MG，Saad WE，Peden EK，et al. The long-term outcomes of percutaneous therapy for renal artery fibromuscular dysplasia[J]. J Vasc Surg，2008，48：865-871.

[63] de Fraissinette B，Garcier JM，Dieu V，et al. Percutaneous transluminal angioplasty of dysplastic stenoses of the renal artery：Results on 70 adults[J]. Cardiovasc Intervent Radiol，2003，26（1）：46-51.

[64] 史振宇，符伟国，郭大乔，等. 肌纤维发育不良所致肾动脉狭窄 16 例的治疗[J]. 中华普通外科杂志，2012，27：786-788.

[65] Persu A，Giavarini A，Touzé E，et al. European consensus on the diagnosis and management of fibromuscular dysplasia[J]. J Hypertens，2014，32（7）：1367-1378.

[66] 邹玉宝，蒋雄京. 大动脉炎的研究现状与进展[J]. 中国循环杂志，2016，8：822-824.

[67] Tyagi S，Singh B，Kaul UA，et al. Balloon angioplasty for renovascular hypertension in Takayasu's arteritis[J]. Am Heart J，1993，125：1386-1393.

[68] Park HS，Do YS，Park KB，et al. Long term results of

endovascular treatment in renal arterial stenosis from Takayasu arteritis：Angioplasty versus stent placement[J]. EurJ Radiol，2013，82：1913-1918.

[69] Sapoval M，Tamari I，Goffette P，et al. One year clinical outcomes of renal artery stenting：The results of ODORI Registry[J]. Cardiovasc Intervent Radiol，2010，33：475-483.

[70] Sharma S，Gupta H，Saxena A，et al. Resuhs of renal angioplasty in nonspecific aortoarteritis（Takayasu disease）[J]. J Vasc Interv Radiol，1998，9：429-435.

[71] Peng M，Ji W，Jiang X，et al. Selective stent placement versus balloon angioplasty for renovascular hypertension caused by Takayasu arteritis：Two-year results[J]. Int J Cardiol，2016，205：117-123.

第**50**章
继发性高血压的外科治疗

全身许多疾病与确切的原因都能导致高血压，这类高血压称为继发性高血压。而肾脏疾病与内分泌性疾病是继发性高血压最常见的原因，在内分泌性疾病中又以肾上腺疾病常见，因此继发性高血压原发疾病的外科处理以肾脏疾病和肾上腺疾病为主。引起高血压的肾脏疾病包括肾实质疾病和肾血管疾病，两者有共同的高血压发生机制。肾缺血导致肾球旁细胞分泌肾素增加，血浆肾素水平的升高既能导致血管紧张素Ⅱ生成增加，通过外周血管收缩、外周血管阻力增加引起高血压；又可导致肾上腺皮质球状带醛固酮分泌增加，通过体内水、钠潴留引起高血压。肾内抗高血压物质减少，肾实质疾病影响髓质合成、释放前列腺素，抑制远曲小管激肽酶的释放，使肾内抗高血压物质活性降低，引起高血压。手术切除肾脏病变解除梗阻或使狭窄的肾动脉通畅，肾血供恢复，使得血压下降或恢复正常。肾上腺疾病主要表现为肾上腺皮质或髓质肿瘤或增生，产生过量的血管活性物质，导致高血压。手术切除肿瘤不仅可以使这类高血压达到根治，而且能消除这类疾病过量产生的激素对靶器官的损害，达到保护靶器官的目的。本章就手术治疗高血压相关肾脏疾病和肾上腺疾病的内容和流程进行介绍，帮助临床医师特别是高血压科医师认识到外科处理的重要性及高血压治疗的完整性。

第一节　术前准备、术中与术后处理

手术治疗继发性高血压原发疾病是高血压处理措施之一，而这项措施的有效实施有赖于充分的术前准备工作与规范的术后管理。虽然手术可治疗的继发性高血压患者在手术后高血压可以得到根治，但患者可合并长期原发性高血压或继发性高血压导致的肾损害，所以术后长期随访非常重要。

一、术前准备

为继发性高血压患者的原发疾病实施外科手术前，均需先明确为继发性高血压，然后通过外科手术治疗最终达到降低血压，恢复相关指标，保护心脑肾，预防心血管疾病的目的。手术之前需要做好充分的术前准备，这是保证手术顺利开展的前提。

（一）明确诊断

为继发性高血压患者的原发疾病进行外科手术治疗是高血压治疗的具体方法之一，特别是针对病因根治的有效方法。所以只有在诊断明确，考虑患者的某种肾脏疾病或肾上腺疾病为高血压的主要病因时，手术治疗才有效，否则若病变与高血压无关，如肾结石和肾上腺髓样脂肪瘤手术后，对高血压控制无明显影响，这应该是一个常识。但这些与高血压无关的单纯性肾脏疾病或肾上腺病变可按泌尿外科相关手术原则处理，不属于本章讨论范围。对于有些肾脏疾病与肾上腺疾病，在高血压诊疗中还未能确定与高血压有因果关系时，不做探查手术，以免出现以下不良情况：与高血压有关者，术前准备不充分，导致治疗效果欠佳；与高血压无关者，术后患者的高血压与电解质紊乱等情况难以得到解决，患者难以理解，可能造成不必要的医疗纠纷。

（二）明确身体情况

心脏和血管是高血压病理生理作用的主要靶器官。继发性高血压患者血压波动大、血压水平高，更容易导致心血管疾病。因此实施手术前需要控制血压，保证重要脏器的灌注，维护心功能。术前可通过饮食、药物等方法控制血压。例如，原发性醛固酮增多症（简称原醛症）患者醛固酮增多，导致水钠潴留及体液容量扩增，手术前应限制盐的摄入，口服螺内酯治疗，减少体液容量，血压下降后，药物减至维持量即可实施手术。2018 年，樊华等[1]调查统计表明对于嗜铬细胞瘤患者，术前未常规给予 α 受体阻滞剂治疗，患者手术死亡率为 24%～50%，充分的药物准备可使手术死亡率降至 3%[2]。术前药物准备的目标在于阻断过量儿茶酚胺

（catecholamine，CA）的作用，维持正常血压、心率、心律，改善心脏和其他脏器的功能；纠正有效血容量不足；防止手术、麻醉诱发 CA 的大量释放所致的血压剧烈波动，减少急性心力衰竭、肺水肿等严重并发症的发生。控制高血压可使用 α 受体阻滞剂、钙拮抗剂。控制心律失常可使用 β 受体阻滞剂。高血压危象的处理推荐硝普钠、酚妥拉明或尼卡地平静脉泵入。若血压过高，可使用短效或静脉用抗高血压药物，将血压控制在相对安全的状态。手术前血压控制目标要根据年龄、伴随疾病来制定。年龄＜60 岁的患者手术前血压应控制＜140/90mmHg；年龄≥60 岁的患者，若不伴糖尿病、慢性肾脏病，收缩压应控制＜150mmHg；而对于高龄患者（年龄＞80 岁），收缩压应控制在 140～150mmHg。

众所周知，高血压是心血管疾病危险因素之一，继发性高血压患者更易发生靶器官损害和心血管疾病。术前评估心脑肾情况便于对患者病情的整体评估，便于了解术后疾病控制情况。另外术前了解病变的程度及范围也很重要，包括病变血管狭窄情况，确定分肾功能，明确病变的部位、大小、长度、数目，除外转移灶等，根据实际情况制定最优的手术方案，以便手术更顺利地开展。

（三）外科特殊准备

肾与肾上腺参与机体新陈代谢、分泌激素，可调节电解质和水盐代谢，因此术前需维持机体平稳、确保安全。

1. 肾脏疾病　对于肾癌患者，术前需确定分肾功能，除外转移灶，积极控制血压，改善心肺功能，根据具体情况在术前行选择性肾动脉栓塞。

对于肾囊性疾病患者，需检查肝肾功能、凝血功能、心电图等，应用抗生素预防尿路感染，低蛋白低盐饮食，减轻肾脏负担。行囊肿穿刺患者术前30min 应排空膀胱，以免膀胱过度充盈导致肾盂扩张，影响肾囊肿的定位。行腹腔镜及开放手术患者手术前 1 天行肠道准备，术晨禁食水，减少肠道胀气对手术的不良影响。

对于反流性肾病患者，需积极控制感染及血压，明确病变程度。

对于肾损伤患者，需密切观察血压脉搏变化，补充血容量，明确对侧肾功能，预防性使用广谱

抗生素。

对于准备行肾动脉栓塞处理的患者，行碘过敏试验、会阴部备皮，观察双下肢血运情况。

另外对于肾血管性高血压患者，需确定肾动脉狭窄性质、部位、长度，测定肾小球滤过率、分肾功能、血管紧张素及肾素，肾动脉超声，积极处理低血钾等合并症。术前 2 周应停用一般抗高血压药物，避免术后血压骤降而导致重要脏器灌注不足。若术前血压过高，可使用短效或静脉用抗高血压药物。

2. 肾上腺疾病　醛固酮的生理作用是保钠、保水、排钾，当醛固酮分泌增多时，可导致水钠潴留、高血压、低血钾、高尿钾情况。手术治疗前需纠正高血钠、低血钾，一般准备 1~2 周，补钠≥80mmol/d，补钾 60~100mmol/d，每次口服螺内酯 100~400mg，每日 2~4 次[3]。

对于嗜铬细胞瘤患者，术前需阻断过量儿茶酚胺的作用，改善心脏及其他重要脏器功能，补充血容量，以防止术中刺激引起血压剧烈波动，减少心力衰竭、肺水肿的发生。

对于库欣综合征患者，术前拮抗糖皮质激素，保钾利尿；严格控制饮食及血糖，有效控制糖代谢异常；纠正电解质及酸碱平衡紊乱；可在术前补充糖皮质激素，尤其对于双侧肾上腺手术者，可术前 1 天及手术开始前分别给予地塞米松 2mg 肌内注射。

二、术 中 处 理

继发性高血压原发疾病外科治疗术中均需选择合适的麻醉，同时严密监测血压的动态变化并及时做出相应处理。患者术中的管理为手术的平稳进行和术后顺利恢复奠定了基础。

1. 肾脏疾病　对于肾肿瘤患者，术中需采用全身麻醉或硬膜外麻醉，腹腔镜手术需要全身麻醉。同时术中应密切监测生命体征变化，保留肾单位手术时应尽量缩短肾动脉阻断时间，局部降温，减少缺血对肾组织的损害。对于肾囊性疾病，术中采用全身麻醉，密切监测生命体征变化，对于手术时间较长的腹腔镜手术，应注意血气变化。多囊肾手术应尽量减少对肾组织的损害，保护肾功能。手术时注意完善止血。对于反流性肾病患者，术中采用全身麻醉或硬膜外麻醉，术中应密切监测生命体征变

化，输尿管与膀胱行抗反流吻合。

对于肾血管性高血压患者，术中若行肾血管重建手术，需注意用药物和局部降温保护肾功能，避免缺血性损害。经皮肾动脉腔内成形术应注意避免血管痉挛和血栓形成。

2. 肾上腺疾病　对于原醛症患者，术中采用全身麻醉，密切观察生命体征变化。

对于嗜铬细胞瘤患者，术中全身麻醉，实时监测动脉血压、中心静脉压、呼吸。准备术中血压骤升、骤降的应对措施，准备全血以扩充血容量，预防心力衰竭。

对于库欣综合征患者，术中一般采用全身麻醉，术中静脉补给氢化可的松 100~200mg，维持基础需要量。严重库欣综合征患者在摆体位和牵拉伤口时应注意防止脊柱及肋骨骨折。

三、术 后 处 理

在实施与继发性高血压相关的原发疾病外科手术治疗后，需严密监测血压的动态变化，继而调整抗高血压药物的应用剂量。

（一）出手术室后指标监测

由于继发性高血压多由肾或肾上腺疾病引起，除了常规监测血常规、肝肾功能等，对于不同疾病监测指标也稍有差异。

1. 肾脏疾病　对于肾肿瘤患者，需密切观察患者引流情况，尤其是采用肾部分切除的患者。对于肾囊性疾病患者，由于肾囊性疾病术后解除对肾的压迫，故术后也需严密观察引流情况。对于肾反流性疾病患者，需监测尿常规检查感染情况。

对于肾血管性疾病，严密监测水电解质及肾功能变化。

2. 肾上腺疾病　对于原醛症患者，需评估血压、电解质等情况，还需监测血醛固酮、血钾，术前肾功能不全患者还需频繁监测肾功能[3]。

对嗜铬细胞瘤患者，需在 ICU 监护 24~48h，进行持续的心电图、动脉压、中心静脉压等监测，及时发现并处理可能的心血管和代谢相关并发症[4,5]。

对于库欣综合征患者，注意监测血浆皮质醇和促肾上腺皮质激素（adreno cortico tropic hormone，ACTH），证实肾上腺皮质分泌功能恢复正常。

（二）住院期间管理

住院期间管理分为术前、术中、术后三部分，住院期间的管理为患者手术的顺利实施和术后恢复提供了保障，术前、术中部分已于前面介绍，故以下内容主要介绍住院期间的术后管理。

1. 肾脏疾病　对于肾肿瘤患者，术后预防感染，保留肾单位手术后需卧床 2 周以上。密切监测肾功能，必要时需血液透析。对于肾囊性疾病患者，术后应用抗生素预防感染，监测水、电解质及肾功能变化。肾功能不全行开放手术者可适当延长拆线时间。对于反流性肾病患者，术后使用广谱抗生素预防感染，输尿管支架管保留 4 周左右，保留尿管及膀胱造瘘管 2 周以上。

肾血管性高血压患者术后注意血压、脉搏变化，慎用抗高血压药物，防止脑部低血压。应用抗生素预防感染。监测水电解质及肾功能变化。开放手术应平卧 48h，并适当应用抗凝剂防止血栓形成。定期行肾动脉超声，观察肾动脉通畅情况及血压变化。

2. 肾上腺疾病　对于原醛症患者，术后停用螺内酯、补钾药物，监测电解质浓度，必要时术后 2 周复查血、尿醛固酮，应用广谱抗生素预防感染。因腺瘤抑制对侧肾上腺皮质分泌醛固酮，术后早期应适当进食高钠饮食，以防止低醛固酮血症所致高钾血症。

对于嗜铬细胞瘤患者，术后由于儿茶酚胺水平迅速下降，血管扩张，血容量相对不足可导致低血压，应在严密监测下定量输血或血浆，加量补液，注意防止肺水肿和心力衰竭。必要时需小剂量应用升压药。另外还常见高血压、低血糖等，注意对症治疗。

对于库欣综合征患者，术后观察生命体征，监护呼吸循环。注意肾上腺危象（表现为精神不振、嗜睡、精神障碍、发热、恶心、呕吐、低血压等）。应 1～2h 内迅速静脉滴注氢化可的松 100～200mg，必要时一天用量可达 500～600mg，之后可逐渐减量，每日不超过 100mg，同时注意纠正水、电解质失衡。补充营养，预防感染。腹带松紧适度，适当延长伤口拆线时间，防止伤口裂开。补充激素。对于分泌皮质醇肿瘤切除术后及双侧肾上腺切除或一侧全切对侧次全切者，目前尚无统一方案，建议术后静脉滴注氢化可的松 300mg/d 并逐渐减量，1

周后改为口服泼尼松 25mg/d，并逐步减量至 12.5mg/d，小剂量补充需维持 6～12 个月。术后长期肾上腺皮质功能不能恢复或行双侧肾上腺切除者需终身给予激素补充治疗。皮质激素的补充不应千篇一律，需根据患者的临床表现，血、尿激素水平做适当调整，特别是术后 2 天内应警惕皮质功能不足甚至肾上腺危象的发生。最好根据血浆皮质醇和 ACTH 水平判断停药时机，需注意逐渐减量至停药。

（三）出院后随诊

术后随诊的目的主要包括评估肾功能、肾上腺功能、术后恢复状况及有无手术并发症。

1. 肾脏疾病　对于肾肿瘤患者，第一次随诊可在术后 4～6 周进行，评估肾功能、术后恢复情况及有无手术并发症。对于行肾部分切除术者，应行肾 CT 扫描，了解肾形态，与长期随诊资料对比[6]。

此后根据病情每 3～6 个月常规复查，连续 2～3 年后改为每年随诊 1 次。随诊内容包括病史、体格检查、胸部 X 线、血常规、肝肾功能、碱性磷酸酶等生化指标，B 超、CT 等除外复发及转移。如血压恢复正常后再次上升，需警惕复发及肾功能不全。对于晚期肿瘤及靶向治疗患者应 4～6 周随访 1 次。

对于肾囊性疾病患者，术后 6 个月复查 B 超及肾功能。多囊肾术后需长期随访，监测血压、肾功能及囊肿变化，对于复发囊肿应鉴别重度肾积水、肾盂源性囊肿。怀疑有囊性肾癌时应考虑开放手术。

对于肾反流性疾病患者，术后 6 个月复查，了解反流改善情况，监测血压及肾功能。对于肾损伤性疾病患者，术后需长期随访，必要时予以药物控制血压。对于恶性高血压患者可考虑肾切除。对于肾血管性疾病患者，术后应长期监测血压变化，应用彩色多普勒超声和磁共振等了解肾动脉通畅情况，必要时给予药物治疗、介入治疗或手术治疗。

2. 肾上腺疾病　对于原醛症患者，首次随访应在术后 4～6 周，评估血压、电解质及手术合并症。定期监测血压及醛固酮、肾素水平，腹部 CT 了解对侧及残留肾上腺情况。一般随访期限为 2 年。如血压控制不良或症状复发，应考虑残余腺体微小肿瘤逐步增大或双侧腺瘤，合并肾上腺增生及肾脏血管病变可能，应进一步深入检查。

对于嗜铬细胞瘤患者，定期监测血压、心率变化，复查 B 超及 CT。若有复发，仍需积极治疗。一般术后 10～14 天可复查血尿生化指标，判断肿瘤是否残留及转移。之后应每年复查，至少持续 10 年，甚至终身复查。

对于库欣综合征患者，主要是发现肿瘤残留、复发的可能，及时发现并发症、调整术后用药。注意血压及电解质变化，进行肾上腺和垂体影像学检查。术后 2 周可行促皮质素释放激素（corticotropin releasing hormone，CRH）刺激试验以判断垂体肿瘤是否残留。每 3～6 个月测定 24h 17-羟类固醇和 17-酮类固醇及血浆 ACTH，1 年后可每 6～12 个月复查 1 次。库欣综合征建议随访 10 年以上，皮质癌需终身随访。

第二节　常见疾病的手术方式

一、肾脏疾病

继发性高血压原发疾病的病因学、发病机制、临床管理、诊断等在本书相应章节已详细描述。本节只介绍常见肾脏疾病在确诊为继发性高血压原发疾病时的外科手术治疗适应证，以及手术方法技巧与手术管理，帮助高血压科医师了解哪类疾病、哪个阶段可以考虑外科手术，了解手术方法与技巧以便与患者充分沟通等。

（一）肾肿瘤与高血压

手术方法和目的有很多，所以手术适应证包括根治性肾切除术适应证，肾部分切除术绝对适应证、相对适应证、可选择适应证等。

1. 手术适应证

（1）根治性肾切除术适应证：①无远处广泛转移的局限性肾细胞癌、肾盂肿瘤。②无远处转移，肾静脉、下腔静脉有癌栓的肾肿瘤。③邻近器官侵犯，但无远处转移，估计能切除的肾肿瘤。④部分转移性肾癌，如患者身体状态好，危险因素低，可行减瘤手术及切除转移灶手术。

（2）肾部分切除术绝对适应证：肾癌发生于解剖性或功能性的孤立肾，根治性肾切除术将会导致肾衰竭的患者，如先天性孤立肾、对侧肾功能不全或无功能、双侧肾癌等。

（3）肾部分切除术相对适应证：肾癌患者对侧肾存在某些良性病变，如肾结石、慢性肾盂肾炎或其他可能导致肾功能恶化的疾病，如高血压、糖尿病、肾动脉狭窄等。

（4）肾部分切除术可选择适应证：肿瘤 T_1A 期、单发、对侧肾功能正常、局限于肾周筋膜的肿瘤。肿瘤直径≤4cm，在解剖上可保证足够切缘的肾癌。肿瘤边缘距肾门 1cm 以上。

（5）肾动脉栓塞适应证：>7cm 的肿瘤，术前可行肾动脉栓塞术。

（6）其他微创治疗适应证：年老体弱及不能耐受手术者、麻醉禁忌、肾功能不全、双肾癌、肿瘤最大直径<4cm 且位于肾周边的肿瘤。治疗方法主要包括冷冻、射频、微波、高强度聚焦超声。

（7）放疗与化疗适应证：肾癌对放疗与化疗敏感度不高，姑息放疗可缓解疼痛，改善生活质量，主要针对骨转移、局部复发及淋巴结转移者。化疗主要针对转移性非透明细胞癌，常用药物包括吉西他滨、顺铂、氟尿嘧啶等。

（8）细胞因子治疗适应证：中高剂量的 IL-2 和干扰素对于转移的或无法切除的晚期肾癌有一定疗效。近期研究表明，靶向药物如舒尼替尼、索拉非尼等疗效明显好于过去的细胞因子治疗[7, 8]。

2. 手术方法与技巧　肾肿瘤的治疗方案包括根治性肾切除术；保留肾单位的手术，如肾肿瘤剜除、肾部分切除术；其他治疗如肾动脉栓塞、生物治疗及各种微创治疗。

（1）根治性肾切除术：是目前公认的可能治愈肾癌的方法，根治性肾切除术需切除患侧肾、肾周围脂肪囊及肿大淋巴结。如果发现肾上腺转移或受侵则需同时切除肾上腺。随着技术水平进步，目前我国市级以上医院基本都采用微创手术进行肾根治性切除或部分切除，包括腹腔镜、后腹腔镜、机器人辅助腹腔镜及单孔腹腔镜等多种方式，其效果与传统开放手术无明显差异[9]。在术中气囊法建立后腹膜腔时，应充分扩张，便于存放游离下来的腹膜外脂肪。同时在游离腹侧，建立一定的操作空间，使肾有一定的活动度，便于处理肾蒂时的操作。肾腹侧和背侧分离是一个交替的过程，处理完肾蒂之后返回继续游离扩大腹侧的肾旁前间隙，并与背侧会合。

（2）保留肾单位的手术：也就是肾部分切除术，

是目前越来越流行的方法，有证据表明其疗效等同于肾根治性切除术[10]，近来随着手术技巧的不断改进，肾部分切除术的适用范围极大扩展，部分医师已将 7cm 以下肿瘤作为肾部分切除术的标准，肾门肿瘤也可采取肾部分切除或肿瘤剜除，但还缺乏大量长期随访资料。肾部分切除术的关键在于尽量缩短热缺血时间，保护肾功能，并尽量减少术中的出血量。

（3）肾动脉栓塞：在过去多数情况下是作为术前的一种辅助方法。主要是在术前行肾动脉栓塞术，为手术创造条件，栓塞后 72h 内行肾癌根治术。其优点为：①可减少肿瘤血供，缩短手术时间，减少术中出血。②堵塞肿瘤血管，使肿瘤细胞坏死，刺激机体产生免疫反应，延长肿瘤复发与转移时间。③对于不能耐受手术患者，可减轻肿瘤造成的血尿和疼痛，延长患者生命。由于机体对栓塞剂的异物反应，栓塞区域的组织缺血水肿及非特异性炎症反应和肿瘤变性坏死可导致腰痛、发热、恶心等反应，称为栓塞后综合征。选择性肾动脉栓塞和化疗曾是年老体弱及部分晚期患者的独立治疗手段，但近期研究认为这只是缓解症状的姑息治疗，对于延长患者生存期、减少术中出血及降低术后并发症等并无益处，已不常规推荐。

（4）其他微创治疗：目前尚不是主要的治疗方法，微创治疗主要包括以下几种。①冷冻：利用冷冻剂作用于肿瘤组织，引起组织凝固坏死的一种方法。原理是细胞内冰晶形成，细胞内外渗透梯度的改变，细胞膜的变性与破裂，假血管栓塞等。合并症包括肾周血肿、血栓形成、尿瘘、肠道损伤等。②射频：利用高频电磁波穿透生物组织时将能量转换为热能，使蛋白变性，产生凝固性坏死。合并症包括尿外渗、出血、癌细胞针道种植、肠管损伤。③微波：微波穿透生物组织几厘米后在生物组织中水分子极性作用下，将微波能量转换为热能，使蛋白变性，导致组织凝固性坏死。④高强度聚焦超声：通过聚焦作用将高强度的超声波汇集于肌体深部某一靶区，在短时间内使局部温度迅速升高，蛋白凝固，组织发生不可逆性破坏，通过热效应和空化效应造成靶组织的凝固性坏死。

3. 手术效果　影响预后的主要因素包括肿瘤的病理分期、组织学表现、TNM 分期等。一般 6 个月体重下降超过 10%，ESR＞30mm/h，贫血，高

血钙及碱性磷酸酶和乳酸脱氢酶升高患者预后差。保留肾单位术后局部复发率＜10%、肿瘤＜4cm 者局部复发率＜3%，与以下因素有关：①肾癌的多中心性；②原发癌的肾内转移；③手术切除范围不够；④新发肿瘤。宋宁宏报告 93 例合并高血压的肾癌患者经手术治疗后血压均正常[11]。Parker 认为，术前肌酐＜105μmol/L 者行根治性肾切除术安全可行，105～125μmol/L 者应慎行根治性肾切除术。＞125μmol/L 者为根治性肾切除术的反指征[12]。

（二）肾囊性疾病与高血压

1. 手术适应证

（1）腹腔镜手术适应证：腹腔镜手术是治疗肾囊肿的主流手段，开放手术已少见。手术适应证如下：①囊肿直径≥4cm 且有明显症状或并发症者，如合并腰痛、反复尿路感染、血尿、高血压等症状；②有明显分隔或多房囊肿；③生长迅速，体积迅速增大的囊肿；④处于稳定期的感染性囊肿或脓肿；⑤有自发性破裂及外伤性破裂出血者；⑥压迫肾盂肾盏而影响肾功能；⑦合并继发性感染或结石。⑧难以除外恶性肿瘤者。

（2）经皮肾囊肿穿刺术适应证：①患者体弱，不能耐受全身麻醉及腹腔镜手术者；②部分复发患者；③怀疑合并恶性肿瘤，需对囊肿穿刺抽液进行细胞病理学和生化检验者。

2. 手术方式与技巧

（1）腹腔镜囊肿去顶减压术：疗效优良、安全、创伤小，可同时处理双侧病变，肾囊性疾病被公认为腹腔镜规范化治疗病种，目前腹腔镜已标准化，其放大作用使术中视野更清晰，止血效果更好。主要是血管损伤引起的出血、血肿，另外包括内脏损伤、感染、皮下气肿、高碳酸血症、肾周积液、肠瘘、尿瘘、肠梗阻等。对于凝血功能障碍、严重心肺疾病、合并感染及腹膜炎的患者不宜行腹腔镜。

（2）穿刺并注入硬化剂：1928 年 Colson 首先在 X 线下行肾囊肿穿刺，该方法曾被广泛应用，目前在大型医院已基本被腹腔镜手术所代替。其优点是创伤小，几乎无出血，可门诊治疗。目前常用的定位方法有 B 超、CT、X 线。硬化剂可使囊肿内壁细胞凝固变性失活，失去分泌功能，囊腔粘连闭合并逐渐消失。以往常用的硬化剂有 50%葡萄糖、石炭酸、复方铝、四环素、碘苯、酯等，有效率达

13.3%～68%。近来使用 95%酒精作为硬化剂，有效率可达 95%。有学者采用囊肿穿刺后带管引流并多次注射硬化剂，可维持较高硬化剂浓度，延长药物滞留时间，彻底消灭囊壁分泌功能，优于一次性穿刺注药。并发症包括血肿、血尿、发热、气胸等。

（3）开放手术囊肿去顶术：治愈率达 100%，但因创伤大、并发症多，不能同时处理双侧病变及术后瘢痕等，已越来越不被临床医师及患者所接受，目前已基本被弃用。多囊肾开放手术应先选择症状严重一侧，另一侧如需手术应间隔 6 个月。主要合并症包括内脏损伤、感染及切口疝。

（4）直视下经皮小切口囊肿去顶术：不需要复杂设备，与开放手术相比住院时间短，费用低，适合在基层医院开展，但由于术野暴露相对较差，易给手术操作带来一定困难。

（5）肾切除术：对于囊肿特别巨大合并感染出血、保守治疗无效者可行肾切除术。

3. 手术效果 肾囊性疾病一般发展缓慢，预后良好。无自觉症状或压迫梗阻影像学改变者，很少需要外科干预。穿刺硬化术方法简单、创伤小、痛苦少，对于直径小于 8cm 的囊肿，有效率接近 80%。缺点是有一定的复发率，张洪斌等[13]比较肾穿刺硬化术与腹腔镜去顶术治疗肾囊肿 2 种手术方式，术后复发率分别为 16.7%和 2.5%。同时，周云飞等[14]研究发现肾囊肿术后患者仍有接近 10%的复发率，且随着术后时间延长，复发率持续上升。LUSCHER 等[15]发现部分单纯性肾囊肿患者在接受治疗后，血压亦恢复正常。

（三）反流性肾病与高血压

1. 手术适应证 反流性肾病与高血压的手术适应证包括：①持续反流和进行性肾瘢痕形成，肾实质体积缩小；②反复尿路感染，保守治疗无效；③肾盂输尿管扩张明显；④输尿管下段狭窄；⑤可以纠正的先天性异常或梗阻。

2. 手术方法与技巧 外科手术包括传统抗反流手术和内镜下注射治疗。在内镜下将某种生物材料注射至反流性输尿管口的黏膜下治疗方法，因其简单、有效、损伤小、死亡率低、住院时间短和易被患者及家属接受等优点，应用日益广泛。两种手术适应证如下。

（1）内镜下注射治疗适应证：在膀胱镜下直接注射组织增强材料到膀胱输尿管开口的黏膜下以达到抗反流目的，具有手术简单、创伤小、恢复快的优势，也因此放宽了治疗指征。最初使用硅胶、胶原材料、软骨等材料，注射后易形成肉芽肿或导致梗阻，长期可出现注射物迁移而失去抗反流目的，如果迁移至重要脏器甚至会造成新的危险。近年来，越来越多医院采用聚四氟乙烯或聚二甲硅氧烷注射，每次剂量为 0.2～0.8ml，成功率高于以前的注射材料，各级膀胱输尿管反流治愈率可以达到 Ⅰ 级 94%、Ⅱ 级 85%、Ⅲ 级 78%、Ⅳ 级 71%。注射物迁移或形成肉芽肿的风险也降低。

（2）输尿管再植术适应证：通过延长膀胱壁内输尿管，恢复膀胱输尿管连接处功能，阻止反流发生。常用的手术方式有 Cohen 手术和 Politano-Leadbetter 输尿管膀胱再植手术，但均需切开膀胱。Lich-Gregoir 手术则是在膀胱外重建输尿管后膀胱肌层，以达到抗反流目的，不需要切开膀胱。对Ⅰ～Ⅳ级膀胱输尿管反流，输尿管再植术的手术成功率高达 92%～98%，但Ⅴ级反流行输尿管再植术后，仍有 19%的患者反流持续存在。

3. 手术效果 蛋白尿的存在与反流程度是预后指征，蛋白尿患者常伴有局灶性肾小球硬化，易致肾功能进行性恶化。婴幼儿患者常随年龄增长，症状逐渐消退，其恢复情况取决于反流程度、治疗早晚及感染控制效果。早期治疗可预防高血压的发生，防止肾功能损害。若患肾已萎缩，可考虑行肾切除术。

（四）肾损伤与高血压

1. 手术适应证

（1）肾切除术适应证：①肾严重碎裂伤无法修补者；②严重肾蒂伤血管无法修补或重建者；③肾损伤后肾内血管已广泛血栓形成者；④肾创伤后感染、坏死及继发性大出血者。

（2）肾部分切除术适应证：肾的一极严重损伤，其余肾组织无损伤或虽有裂伤但可以修补者可行伸张部分切除术。

（3）肾血管修补或肾血管重建术适应证：肾蒂血管撕裂、断裂、血栓形成者可行肾血管修补或肾血管重建术。

（4）肾裂伤修补术适应证：肾裂伤范围较局限，

整个肾血运无障碍者可行肾裂伤修补术。

（5）选择性肾动脉栓塞术适应证：孤肾损伤不宜手术治疗的病例可行选择性肾动脉栓塞术，且有保全残留肾功能的功效。

2. 手术方法与技巧　手术方式包括肾部分切除术、肾切除术、伤肾修补术、肾血管修补术、肾动脉栓塞术。

开放手术清除血肿及积液时，需一并切除纤维性假包膜，以免形成慢性佩吉特肾病。对血尿较重的肾损伤行选择性肾动脉栓塞术可取得满意疗效。处理原则为先控制肾蒂，制止出血，清除肾周围血肿及尿外渗后再探查处理肾。其中肾动脉栓塞相较于手术有一定的优势：①肾动脉造影可以精确地确定出血部位，判断损伤程度。②栓塞止血效果确切，治疗后血尿可立即停止，及时改善全身情况，减少死亡。③能最大限度地保护肾功能，对有肾功能不全或器质性病变或孤立肾受伤出血者仍可应用。④操作相对较简单，局部麻醉下即可进行。侵袭性小，可以重复进行，能降低手术风险及减少盲目切除的发生。⑤栓塞治疗后并发症少，恢复快，住院时间短，治疗费用少。

3. 手术效果　本病预后一般，与预后相关的因素有：①男性，且起病年龄较大者（＞40岁）预后较差。②伴有高血压，尤其是难以控制的高血压，预后较差。③肾活检病理检查呈弥漫性、增生性肾小球损害，尤其是伴有新月体形成，局灶性节段性肾小球硬化者，预后差。血肿压迫肾实质引起的高血压，及时手术疗效明显。Clark 等[16]报道，早期修复肾血管和肾实质的肾外伤，高血压发生率则降到 18%。张绢厚等[17]报告了 3 例肾损伤后合并高血压患者，在经过治疗后血压均恢复正常。

（五）肾血管性高血压

1. 手术适应证

（1）腔内血管成形术适应证：①无症状，但具有血流动力学意义的双侧肾动脉狭窄。②具有血流动力学意义的肾动脉狭窄合并反复发作、原因不明肺水肿或没有其他原因的心力衰竭。③具有血流动力学意义的肾动脉狭窄伴逐渐加剧的高血压、顽固性高血压、恶性高血压及不能耐受药物治疗的高血压。④慢性肾功能不全或近期加剧的肾功能不全合并有功能肾的肾动脉狭窄。⑤具有血流动力学意义

的肾动脉狭窄伴不稳定型心绞痛。

（2）肾切除适应证：对于无功能肾且对侧肾无病变，肾血管广泛病变无法行修复性手术及肾内形成弥漫性栓塞者可考虑肾切除术。

2. 手术方法与技巧　传统的开放手术包括主肾动脉搭桥术、脾肾动脉吻合术、肾动脉瘤切除术、肾动脉栓塞摘除术、肾动脉内膜切除术，肾动脉狭窄段切除吻合术、肾部分切除术、肾切除术、自体肾移植术等，已逐渐被血管成形术所替代[18]。

经皮腔内肾动脉血管成形术于 1978 年开始应用于临床，是目前治疗肾动脉狭窄的主要手段，包括狭窄段扩张、内支架、激光血管成形术和超声血管成形术等，其疗效明显优于药物治疗[19]，目前已逐渐成为治疗肾血管性高血压的标准治疗方法。与外科手术相比，经皮腔内肾动脉血管成形术有创伤小、住院时间短、经济、病死率低、易于推广和适用于手术危险度高的患者等优点。其手术目的在于纠正肾血管性高血压，保护肾功能，防止肾衰竭。同时就单纯血管成形术而言，经皮腔内肾血管成形术能更好地扩张血管，减轻经皮腔内肾血管成形术引起的阻塞性内膜肿胀和血栓形成。此外，还能覆盖自发性血管瘤。它不仅扩大了介入治疗的适应证，而且极大提高了治愈率和好转率，以及降低再狭窄率。对大动脉炎所致肾动脉分支狭窄更有特殊功效。

3. 手术效果　介入治疗中远期疗效效果肯定[20]。据报道，动脉粥样硬化性病变引起的肾血管性高血压经支架置入术后血管的长期通畅性更高，其动脉粥样硬化栓塞疾病的并发症发生率已经下降到了很低的水平（1%～4%）[21, 22]。Courand 等[23]报告了 72 例顽固性肾血管性高血压[动态血压为（157±16）/（82±10）mmHg]，经介入治疗，随访 1～3 年后，其血压下降 14/6.4mmHg，其抗高血压药物用量也略有下降。

其手术预后也取决于多种因素：①年龄小，病程短者预后较好。②分肾功能测定差别明显者疗效好。③肾素活性测定，两侧肾静脉肾素活性比值大于 1∶1.5 者效果好，术后 90% 的血压可下降。④动脉粥样硬化及大动脉炎疗效不如其他类型，远期再狭窄率高。⑤狭窄局限于肾动脉主干者疗效好。⑥周围血浆肾素水平升高者，术后 95% 的高血压被治愈或改善。

二、肾上腺疾病

随着医学的发展，肾上腺疾病继发性高血压的临床检出率逐年升高，已成为重点关注的一个领域。本部分详细介绍了肾上腺疾病在确诊为继发性高血压原发疾病时的外科手术治疗的适应证、手术方法技巧及手术管理。

（一）原发性醛固酮增多症

原发性醛固酮增多症的手术治疗方式包括肾上腺部分切除术与肾上腺切除术，但是目前关于肾上腺部分切除术与全切术尚无明确手术适应证。手术切除范围越大，就越能减少肾上腺相关激素分泌量，临床与生化缓解越好，但同时可能会引起肾上腺皮质功能不全，严重者需要长期激素替代治疗。手术切除范围过小，遗留功能性病灶导致术后临床与生化缓解欠佳，并且有术后复发可能。具体手术方法取决于术者选择。

1. 手术适应证 原发性醛固酮增多症的手术适应证有：①单侧单个醛固酮腺瘤；②双侧肾上腺增生，经双侧肾上腺静脉采血已明确功能优势侧；③单侧肾上腺增生；④一侧腺瘤和另一侧增生；⑤双侧腺瘤；⑥分泌醛固酮肾上腺皮质癌或异位肿瘤；⑦由于药物不良反应不能耐受长期药物治疗的特发性醛固酮增多症。

2. 手术方法与技巧 目前腹腔镜方式是肾上腺手术的金标准，包括常规腹腔镜、单孔腹腔镜及机器人辅助腔镜等方式，有经腹途径、经腰途径等手术路径。这些方式各有利弊，没有证据表明哪一种方式明显优于其他。另外，是单纯腺瘤切除还是一侧肾上腺全切存在一定争议，具体术式的选择还要根据术者经验及病情决定。还有学者提出俯卧位背侧入路后腹腔镜肾上腺肿瘤切除术取得良好效果[24]。

（1）单纯肾上腺醛固酮腺瘤应以腺瘤切除为主要方式，如疑为多发，可行单侧肾上腺全切术。

（2）为完整切除微小腺瘤，可考虑行肾上腺部分切除或全切除。

（3）皮质癌及异位产生醛固酮的肿瘤行肿瘤切除。

（4）原发性单侧肾上腺皮质增生，尤其是结节状增生可行肾上腺全切除术。

（5）双侧肾上腺皮质增生特发性醛固酮增多症手术效果不好，建议药物治疗。但若存在不能耐受药物治疗的情况，可考虑切除分泌优势侧或较大侧肾上腺。

（6）对于恶性肿瘤浸润严重、分离困难、出血严重或无腹腔镜手术条件者，可考虑开放手术。

（7）对于不适宜手术的皮质癌患者，推荐米托坦联合依托泊苷、多柔比星和顺铂作为一线化疗方案，而术后辅助放疗还需进一步研究[25]。

3. 手术效果 陈景宇等[26]回顾性分析 94 例醛固酮腺瘤（aldosterone-producing adenomas，APA）患者临床资料发现，全切除术组患者并无复发（0/34例），部分切除术组虽然有 2 例复发（2/60 例），但在有效率方面全切除术组和部分切除术组差异并无统计学意义。Fu 等[27]进行的一项对比全切除术和部分切除术治疗 APA，平均随访时间 96 个月的前瞻性随机对照研究显示，部分切除术组患者与全切除术组患者血压均得到了明显改善，血钾恢复正常，全切除术组有 32 例（29.6%）使用一种抗高血压药物后恢复正常，而部分切除术组只有 29 例（27.9%）。一项对 42 例不伴有皮质醇增多症或亚临床型皮质醇增多症的单侧 APA 患者行患侧肾上腺切除术，研究结果表明术后血皮质醇水平可维持在正常范围之内，但肾上腺皮质储备功能出现不同程度的下降，认为储备功能不低于术前80%，足以使患者术后不会出现肾上腺皮质功能不全[28]。肾上腺腺瘤型原醛症术后血压正常及明显改善者达80%～100%[29, 30]，一般 1 个月内达到最大降幅并稳定，最多不超过 12 个月，血钾100%正常。无高血压家族史、年龄<50 岁[31]，BMI<28kg/m^2、高血压病程≤5 年、血肌酐≤70μmol/L 是 APA 术后高血压能否治愈的独立预测因子[32]，其他影响疗效因素包括病史长（>5 年）、术前螺内酯降压效果好、术前抗高血压药物少于 2 种、血浆醛固酮/肾素水平高。另外血管硬化、长期高血压低血钾引起肾脏病变、合并糖尿病等也是不利于血压恢复的影响因素。

（二）嗜铬细胞瘤/副神经节瘤

对于定性、定位诊断明确的嗜铬细胞瘤/副神经节瘤应尽早手术切除。手术方法主要包括腹腔镜手术和开放手术。

1. 手术适应证

（1）腹腔镜手术适应证：直径＜6cm 的肿瘤。

（2）开放手术适应证：①肿瘤巨大的嗜铬细胞瘤和副神经节瘤；②转移性嗜铬细胞瘤和副神经节瘤；③肾上腺外副神经节瘤；④多发的需探查者。

（3）放射性核素治疗适应证：①不能通过手术切除全部病灶的转移性嗜铬细胞瘤和副神经节瘤；②肿瘤巨大或位于肾上腺外；③多个病灶而怀疑为转移性嗜铬细胞瘤和副神经节瘤；④转移性嗜铬细胞瘤和副神经节瘤治疗后复发者。

（4）放疗与化疗适应证：无法手术切除的肿瘤和缓解骨转移所致疼痛可行放疗与化疗治疗。

2. 手术方式与技巧

（1）腹腔镜肾上腺切除术：1995 年 Guannzzoni 等报道了 37 例中 7 例经腹腔镜肾上腺切除嗜铬细胞瘤患者。目前腹腔镜肾上腺切除术在我国也逐渐应用于临床。肾上腺嗜铬细胞瘤的瘤体控制在 6cm 以下。术前应了解肿瘤与周围组织器官的关系，尤其是与肾上极、腔静脉、腹主动脉、肾血管、脾血管等的关系，术中既要耐心，更要小心地寻找肿瘤。在建立后腹膜工作空间时，腹膜后球囊扩张注水量应该比非嗜铬细胞瘤的手术要少，最好不超过 300ml，以避免过大的压力对肿瘤造成挤压。

（2）开放式手术：对于明确的单侧肾上腺嗜铬细胞瘤患者，若肿瘤直径＜6cm，可采用第 11 肋间切口；肿瘤直径在 6～8cm 者采用第 10 肋间切口；肿瘤直径＞8cm 者则采用第 8 或第 9 肋间切口或胸腹联合切口来切除肿瘤。而对于多发性肿瘤、肾上腺外嗜铬细胞瘤或双侧肾上腺肿瘤患者，可采用上腹正中切口或上腹倒八字形切口进行探查。

（3）间碘苄基胍（MIBG）治疗：MIBG 是一种去甲肾上腺素类似物，^{131}I-MIBG 可同时对嗜铬细胞瘤和副神经节瘤进行解剖和功能定位，其灵敏度和特异度较高。利用 MIBG 的辐射毒性可以治疗神经嵴起源的神经内分泌肿瘤，包括嗜铬细胞瘤、神经母细胞瘤等。有学者认为由于 ^{131}I、^{125}I、^{211}At 的物理特性不同，联合应用 ^{131}I-MIBG 和 ^{125}I-MIBG 或 ^{131}I-MIBG 和 ^{211}At-MABG 既可以治疗临床病灶，也可以治疗转移微小病灶，是一种合理的治疗方案。

（4）放疗与化疗：环磷酰胺、长春新碱及达卡巴嗪联合化学治疗也是比较有效的治疗方法，且不良反应相对较小。热休克蛋白（HSP）-90 抑制剂是具有诱人前景的新型抗肿瘤药[33]。另外也可考虑外放疗及联合治疗等，但远期效果欠佳。

3. 手术效果　经手术成功切除肿瘤后，大多数由嗜铬细胞瘤引起的高血压可以被治愈，术后 1 周内儿茶酚胺恢复正常，75% 的患者在 1 个月内血压恢复正常，25% 血压仍持续升高的患者其血压水平也较术前降低，并且用一般的抗高血压药物可获得满意的疗效。

闫丽辉等[34]观察了嗜铬细胞瘤围手术期患者血压变化，87.5% 患者术后 24h 症状缓解，血压恢复正常或接近正常；6.25% 术中出现低血压（60～80/40～60mmHg），应用去甲肾上腺素升压，补充血容量扩容，48h 后血压也趋于稳定正常。

另外，术前扩容情况对手术安全性有重要影响，据潘东亮等报道，术前未经扩容患者围手术期死亡率达 8%，国外报告更是高达 24%～50%，采用 α_1 受体阻滞剂充分扩容后死亡率为 0[35]。10%～30% 患者术后血压下降一段时间后再次升高，可能是肿瘤残留、多发肿瘤、转移癌灶或不可逆肾血管病变所致。肾上腺素高分泌的患者术中易发生较大的血压波动；去甲肾上腺素或多巴胺高分泌的患者术后易发生顽固性低血压。

恶性嗜铬细胞瘤的治疗比较困难，放射性核素及放化疗近期有一定效果，长期疗效欠佳，多于 2 年内复发，可用肾上腺素能阻滞剂对症治疗，预后不一，5 年生存率达 40%，最常见的转移部位为骨、甲状腺、淋巴结、肺、脑、胸膜、肾等。多数患者出现转移后 3 年内死亡。

（三）库欣综合征

库欣综合征是一组多元性疾病的总称，从病因方面分类，可分为 ACTH 依赖性库欣综合征和 ACTH 非依赖性库欣综合征，前者包括垂体分泌 ACTH 的腺瘤和异位分泌 ACTH 的肿瘤，占病因的 70%～80%；后者是肾上腺肿瘤（腺瘤和腺癌）或自主地分泌过量皮质醇所致，占病因的 20%～30%。因库欣综合征有多种病因，故主要分为垂体手术和肾上腺手术，其适应证如下。

1. 手术适应证

（1）垂体手术适应证：①垂体 ACTH 腺瘤；②垂体 ACTH 细胞增生；③ACTH 细胞癌；④鞍内神经节细胞瘤；⑤异位垂体 ACTH 细胞瘤。

（2）肾上腺手术适应证：①肾上腺肿瘤；②非ACTH依赖性双侧肾上腺大结节样增生；③原发性色素性结节样肾上腺皮质病；④纤维性骨营养不良综合征；⑤明确诊断的异位ACTH综合征患者，但未能发现原发肿瘤病灶者；⑥异位ACTH分泌瘤无法全部切除，术后高皮质醇血症依然存在；⑦异位ACTH瘤已经找到，但无法进行原发肿瘤的切除，患者情况尚能接受肾上腺手术者。

（4）放疗适应证：①手术残留或复发的库欣综合征；②不适宜或不接受手术的垂体微腺瘤患者；③复发的侵袭性、垂体癌的辅助治疗；④纳尔逊综合征（即垂体腺瘤+进行性皮肤黑色素沉着，1958年由Nelson等首先报道，故命名为纳尔逊综合征）。

2. 手术方法与技巧　诊断明确有条件者均应手术治疗，以解除因皮质醇过量引起的一系列代谢紊乱，控制血压。

（1）垂体肿瘤切除术：垂体肿瘤多为嫌色细胞腺瘤或嗜碱细胞瘤，约1/4为恶性。由于确信多数病例垂体存在微腺瘤，近年来经蝶窦切除垂体微腺瘤成为该症选择性手术。指征：①影像学检查有垂体占位；②视交叉压迫引起视野改变；③X线片显示蝶窦扩大或破坏。经蝶窦切除垂体微腺瘤后，80%～90%的病例可解除皮质醇增多症。有些病例术后可能会发生暂时性肾上腺皮质功能不足，须用皮质醇补充治疗3～12个月。若垂体手术效果不好时，应考虑行肾上腺切除手术。但对于下丘脑分泌CRH过多所致的皮质醇增多症，垂体手术无效。

（2）肾上腺切除术：是治疗垂体性皮质醇增多症的经典方法，双侧肾上腺全切除术能立即纠正皮质醇功能亢进，并可避免复发，但手术死亡率高达4%～10%，需要终身皮质激素替代治疗，术后8%～25%患者可能发生垂体肿瘤生长和纳尔逊综合征。因此，目前双侧肾上腺全切除术不再作为首选治疗方法，仅用于双侧肾上腺结节性增生和垂体手术或放疗后复发的病例。对于双侧肾上腺皮质弥漫性增生患者，通常行右侧肾上腺全切除术，左侧切除90%～95%，保留的腺体应在肾上腺静脉处（靠近肾门处），直径约1cm，相当于双侧肾上腺组织的10%左右。若腺体保留过多容易导致复发，万一复发，则左侧再次手术切除比右侧容易，因为右侧肾上腺残留腺体粘连，周围有肝、胆总管、十二指肠和下腔静脉等重要器官，再次手术比较困难。肾

上腺次全切除术的优点是控制病情较好，术后一般不需要终身补充皮质激素，但复发率约30%，部分病例可能会出现肾上腺皮质功能不足或纳尔逊综合征，可能与残留的肾上腺组织太少或血供受影响有关。目前，多主张术前先进行垂体放射治疗，3～6个月后再做肾上腺手术；亦可先切除右侧肾上腺，缓解症状，术后辅以垂体放射治疗，3～6个月后再行左侧肾上腺大部分切除术，疗效良好。

（3）放射治疗：通常不作为库欣综合征的首选治疗方法。对术后完全缓解的患者不推荐预防性放疗，但对术后病理为"不典型垂体腺瘤"的患者建议术后放疗以降低复发概率。在垂体手术后疗效不理想而患者不愿意做第二次垂体手术者，也可考虑做垂体放射治疗。用钴-60垂体外照射，总剂量为40～45Gy。垂体放疗照射不准确，剂量无法控制，容易损伤垂体周围组织，疗程长，疗效出现慢，并发症多，部分病例完成照射后12～18个月皮质醇分泌亢进才获得纠正。

近年来，国内外兴起的立体定向放射外科治疗技术为垂体腺瘤的治疗开辟了新入路。该技术利用立体定向的方法，选择性地确定正常组织及病变组织的颅内靶点，使用大剂量管束电离射线，精确地集中照射靶点而产生局灶性组织破坏，从而达到治疗疾病的目的。由于放射线在靶区剂量集中的特殊性，靶区周围组织几乎不受放射线的损害。

1968年瑞典在世界上首先研制成功以钴-60作为放射源的装置——γ刀。使用γ刀治疗时，首先需借助高精度的立体定向仪，在CT、MRI和DSA等影像技术参与下对靶点施行准确定位，确定靶点的三维坐标参数。靶点固定后，照射剂量的选择及颅内靶点毁损灶的几何图形均由电子计算机及专用软件绘制和设计。机器启动后，将201个放射源的射线通道打开，射线整合形成狭窄的γ射线束，自动射向预定的颅内靶点。

近年来，国际上还出现了利用直线加速器的X线束作为手术射线的X刀，X刀的颅内靶点确定过程及照射剂量的计算，照射区域图形的绘制等原理均与γ刀相仿，只是放射源不同。应用γ刀和X刀治疗颅内疾病不仅操作方便、快速、安全，而且疗效显著。经照射后的颅内肿瘤从影像学角度看病灶近期可能仍然存在，但实际上肿瘤细胞已全部凝固坏死，体积不会再增大。后期肿瘤组织可以全部被

胶质瘢痕组织所代替并部分或全部吸收。资料显示，对垂体微腺瘤的治疗效果比较理想，术后随访 1～3 年，76% 的患者内分泌症状减轻，无复发及并发症。

3. 手术效果　库欣综合征经蝶窦入路手术早期术后缓解率为 65%～98%，长期随访中肿瘤复发率为 2%～35%[36]。对于首次治疗未缓解的患者，再次手术能够使 37%～61% 的患者缓解，但会增加脑脊液漏及垂体功能低下的风险。患者随访 4 个月至 37 年，发现有 7%～34% 的患者肿瘤复发，复发部位常位于原发部位或相邻部位[36]。常规放射治疗起效缓慢，起效时间一般为 6 个月至 2 年，生化缓解率达 42%～83%，肿瘤控制率达 93%～100%[37]。γ 刀放射的生化缓解率为 40%～80%，肿瘤控制率达 91%～100%，平均缓解时间为 10～25 个月[38]。异位 ACTH 综合征切除原发肿瘤后根治率达 40%，缓解率达 80%[39]。术后 1 周内清晨血清皮质醇测定是目前公认的用于评估疗效的指标。目前多数学者认为，血清皮质醇水平低于 140nmol/L（5μg/dl）者为缓解，若术后持续血压升高可考虑行放疗。约 33.7% 患者术后降压效果不理想，需继续服用抗高血压药物。单纯肾上腺皮质肿瘤术后效果好，血压多在 6 个月内降至正常。另外术后效果与术前血压水平相关，术后持续高血压原因可能是机体长期暴露于高皮质醇环境及长期高血压导致不可逆的血管结构改变。术后应用抗高血压药物常可获得满意效果。

（姜永光　冯　涛）

参 考 文 献

[1] 樊华，李汉忠，纪志刚，等. 伴儿茶酚胺心肌病的嗜铬细胞瘤/副神经节瘤的围手术期处理经验[J]. 中华泌尿外科杂志，2018，39（5）：333-337.

[2] Fang F, Ding L, He Q, et al. Preoperative management of pheochromocytoma and paraganglioma[J]. Front Endocrinol（Lausanne），2020，11：586795.

[3] 黄健，王建业，孔垂泽，等. 中国泌尿外科和男科疾病诊断治疗指南[M]. 北京：科学出版社，2019.

[4] sirlin A, Oo Y, Sharma R, et al. Pheochromocytoma：A review[J]. Maturitas, 2014, 77（3）：229-238.

[5] de Fourmestraux A, Salomon L, Abbou CC, et al. Ten year experience of retroperitoneal laparoscopic resection for pheochromocytomas：A dual-centre study of 72 cases[J].

[6] Motzer RJ, Jonasch E, Boyle S, et al. Delines insights：Kidney cancer, version 1. 2021[J]. J Natl Compr Canc Netw, 2020, 18（9）：1160-1170.

[7] Escudier B, Eisen T, Stadler WM, et al. TARGET Study Group：Sorafenib in advanced clear-cell renal-cell carcinoma[J]. N Engl J Med, 2007, 356（2）：125-134.

[8] Choueiri TK, Hessel C, Halabi S, et al. Cabozantinib versus sunitinib as initial therapy for metastatic renal cell carcinoma of intermediate or poor risk（Alliance A031203 CABOSUN randomised trial）：Progression-free survival by independent review and overall survival update[J]. Eur J Cancer, 2018, 94：115-125.

[9] 鲁成军，田金波，刘刚，等. 后腹腔镜根治性肾切除术与开放根治性肾切除术的对比研究[J]. 临床医药文献电子杂志，2018，5（96）：18-20.

[10] Escudier B, Porta C, Schmidinger M, et al. ESMO Guidelines Committee. Renal cell carcinoma：ESMO Clinical Practice Guidelines for diagnosis, treatment and follow-up[J]. Ann Oncol, 2016, 27（suppl 5）：v58-v68.

[11] 宋宁宏，吴宏飞，华立新，等. 肾癌的肾外表现[J]. 临床泌尿外科杂志，2003，18：77-79.

[12] Parker WP, Cheville JC, Frank I, et al. Application of the stage, size, grade, and necrosis（SSIGN）score for clear cell renal cell carcinoma in contemporary patients[J]. Eur Urol, 2017, 71（4）：665-673.

[13] 张洪斌，陈望善，叶清华，等. 肾穿刺硬化术与腹腔镜去顶术治疗肾囊肿的效果分析[J]. 中国继续医学教育，2021，13（3）：4.

[14] 周云飞，任选义，师鑫，等. 后腹腔镜去顶减压脂肪瓣填塞和经皮穿刺硬化治疗肾囊肿的疗效比较[J]. 中华实验外科杂志，2019，36（3）：2.

[15] Lüscher TF, Wanner C, Siegenthaler W, et al. Simple renal cyst and hypertension：Cause or coincidence?[J]. Clin Nephrol, 1986, 26（2）：91-95.

[16] Clark RA, Gallant TE, Alexander ES. Angiographic management of traumatic arteriovenous fistulas：Clinical results[J]. Radiology, 1983, 147（1）：9-13.

[17] 张绢厚，陈江，边金平，等. 肾外伤后高血压的诊断及处理[J]. 解放军医药杂志，1997（5）：361-362.

[18] Gray BH. Intervention for renal artery stenosis：Endovascular and surgical roles[J]. J Hypertens Suppl, 2005, 23（3）：S23-S29.

[19] 张源明，罗健，何秉贤，等. 肾血管性高血压 103 例临床分析[J]. 中华高血压杂志，2007，15（10）：859-860.

[20] 林国成，郑传胜，梁惠民，等. 支架植入术治疗肾血管性高血压的中远期疗效[J]. 中国临床医学影像杂志，2007，18（11）：800-803.

[21] Textor SC. Management of renovascular hypertension[J].

Curr Opin Cardiol，2020，35（6）：627-635.

[22] Herrmann SM，Textor SC. Current concepts in the treatment of renovascular hypertension[J]. Am J Hypertens，2018，31（2）：139-149.

[23] Courand PY，Dinic M，Lorthioir A，et al. Resistant hypertension and athero-sclerotic renal artery stenosis：Effects of angioplasty on ambulatory blood pressure. A retrospective uncontrolled single-center study[J]. Hypertension，2019，74：1516-1523.

[24] 任立新，张勇，谷军飞，等. 俯卧位背侧入路后腹腔镜肾上腺肿瘤切除术（附 13 例报告）[J]. 腹腔镜外科杂志，2012，17（2）：100-102.

[25] 丑赛，张玉石. 肾上腺皮质肿瘤的诊治进展[J]. 中华内分泌外科杂志，2016，10（3）：248-251.

[26] 陈景宇，黄锐，谢进东. 腹膜后腹腔镜肾上腺部分切除术与全切除术治疗醛固酮瘤的对比研究[J]. 中华腔镜泌尿外科杂志（电子版），2013，7（4）：272-275.

[27] Fu B，Zhang X，Wang GX，et al. Long - term results of a prospective，randomized trial comparing retroperitone-oscopic partial versus total adrenalectomy for aldosterone producing adenoma[J]. J Urol，2011，185（5）：1578-1582.

[28] 赵振华，胡卫列，郑东升，等. 单侧肾上腺切除治疗原发性醛固酮增多症对侧肾上腺储备功能的评价分析[J]. 现代泌尿外科杂志，2014，（11）：728-731.

[29] Funder JW，Carey RM，Fardella C，et al. Case detection，diagnosis and treatment of patients with primary aldosteronism：An endocrine society clinical practice guilgline[J]. J Clin Endocrinol Metab，2008，93（9）：3266-3281.

[30] 吴瑜璇，祝宇. 特发性醛固酮增多症手术是否必要?[J]. 中华内分泌代谢杂志，2005，21：475-476.

[31] 赵振华，胡卫列，郑东升，等. 肾上腺增生性高血压单侧肾上腺切除术后高血压复发因素分析[J]. 中华腔镜泌尿外科杂志（电子版），2015（2）：91-95.

[32] 马建强，李平，张敏. 原发性醛固酮增多症手术预后及影响高血压改善的相关因素分析[J]. 中华内分泌代谢杂志，2016，32（3）：201-205.

[33] 袁文祺，王卫庆，宁光，等. 恶性嗜铬细胞瘤的非手术治疗进展[J]. 国际内分泌代谢杂志，2008，28（4）：270-272.

[34] 闫丽辉，尹艳丽. 嗜铬细胞瘤围手术期患者血压变化的观察分析[J]. 世界最新医学信息文摘，2019，19（47）：55-56.

[35] Lenders JW，Eisenhofer G，Mannelli M，et al. Phaeo-chromocytoma[J]. Lancet，2005，366（9486）：665-675.

[36] Dallapiazza RF，Oldfield EH，Jane JA Jr. Surgical management of Cushing's disease[J]. Pituitary，2015，18（2）：211-216.

[37] Losa M，Picozzi P，Redaelli MG，et al. Pituitary radiotherapy for Cushing's disease[J]. Neuroendo-crinology，2010，92（Suppl 1）：107-110.

[38] Marek J，Ježková J，Hána V，et al. Gamma knife radiosurgery for Cushing's disease and Nelson's syndrome[J]. Pituitary，2015，18（3）：376-384.

[39] Isidori AM，Kaltsas GA，Pozza C，et al. The ectopic adrenocorticontropin syndrome：Clinical features，diagnosis，management，and long-term follow-up[J]. J Clin Endocrinol Metab，2006，91（2）：371-377.

第五编
原发性高血压的诊断与治疗

本编导读

•••

  对原发性高血压患者的处理不仅需要考虑不同的血压水平、血压类型，还要全面考虑各种心血管疾病危险因素、靶器官损害和各种心血管疾病，并依据这些对高血压患者进行危险度分层，依据危险度分层决定降压目标、选择抗高血压药物。本编对此进行了详细阐述和说明，同时对不同危险度高血压患者的发病机制、病理生理、临床表现，以及诊断与治疗的最新进展和实用方法进行了详细论述。

  大高血压学认为，高血压涉及群体广泛，分布在各类人群中，要针对不同人群的高血压特点进行个体化诊断与处理。原发性高血压分为很多种类型，如盐敏感性高血压、清晨高血压和夜间高血压、白大衣高血压和隐蔽性高血压、顽固性高血压、波动大的高血压、各种特殊类型高血压及肺动脉高压等。本编对各种类型高血压发病机制、对人体的危害、诊断治疗的特殊性等做详细说明。此外，突出各类原发性高血压治疗的目标血压、所选抗高血压药物等的特点，特别是介绍了已经大规模临床实验验证的能改善患者预后的抗高血压药物和治疗方案。

  此外，本编还突出了以下四方面作用：①帮助读者正确认识各类高血压防治指南。②提示必须用动态观点来看血压的变化，要重视发展中高血压的处理。③规范相应目标血压和降压达标速度。④突出高血压患者的个体化诊疗原则，如针对不同地区的高血压患者、不同职业人群高血压患者等的诊疗方案的制定等。

第一部分 总 论

第51章
高血压治疗的指导方针

高血压治疗的最终目标是最大限度地降低心血管疾病的致死和致残风险，血压水平与心血管疾病发病和死亡风险之间存在密切的因果关系，所以实现这一目标的关键是降压达标[1-5]。《中国高血压防治指南（2018年修订版）》及主要国际学术协会相关指南推荐[2-4]，一般患者血压目标至少在140/90mmHg以下，合并糖尿病或肾病等的高危高血压患者，降压目标是130/80mmHg以下。然而新近的部分研究[6, 7]证据显示，更低的血压目标值可带来更大的临床获益，如<130/80mmHg被部分学会指南采纳作为推荐[1]。临床实践中，需要在充分个体化评估的基础上，选择积极适宜的降压目标值。

血压水平与心血管疾病呈连续性相关，在正常血压范围内，血压最低的人群心血管疾病的发病率也是最低的。原发性高血压不仅仅是血流动力学异常疾病，也是代谢紊乱疾病，超过80%的高血压患者合并1种或多种其他心血管疾病危险因素，其心血管疾病发病率和死亡率不仅与血压水平直接相关，还取决于伴随的其他心血管疾病危险因素和并存的其他临床疾病。因此，临床医师要通过病史询问、体格检查和辅助检查，排除继发性高血压，对患者进行血压、其他心血管疾病危险因素和心血管疾病的监测及综合评估。治疗不能只局限于将血压控制在正常范围，还需注重对可以逆转的其他心血管疾病危险因素的综合干预，最大程度地降低心血管疾病风险，减少心血管事件的发生。

因此，在治疗高血压的同时，积极干预治疗并存的各种其他心血管疾病危险因素，如吸烟、血脂异常等至关重要，并应认真处理患者同时存在的各种临床情况，如糖尿病、慢性肾病、动脉粥样硬化等。

第一节 高血压的治疗

一、非药物治疗

健康的生活方式是预防血压升高和高血压治

疗中不可缺少的重要措施，也是高血压患者药物治疗的基础，包括戒烟，限酒，坚持适量体育锻炼，超重或肥胖者减轻体重，保持正常体重，保持心理平衡，以及健康的膳食计划如 DASH 饮食即富含蔬菜、水果，低脂肪，以及钙、钾含量丰富和钠含量较低的饮食。改善生活方式可以降低血压（表 5-51-1），预防高血压的发生，降低心血管疾病危险，以及增强抗高血压药物的疗效。无论是正常高值血压者还是高血压患者，都强烈推荐健康的生活方式，将上述各项措施落实于日常生活中，已接受药物治疗者亦不容松懈。

表 5-51-1 生活方式改善对于预防和治疗高血压的作用

措施	建议	降低收缩压幅度
减重	维持正常体重（BMI 为 18.5～24.9kg/m² ），男性腰围＜90cm，女性腰围＜85cm	5～20mmHg/10kg
DASH 饮食	富含水果、蔬菜，低含量饱和脂肪酸和总脂肪的低脂饮食，富含钙钾镁、优质蛋白质和纤维素等	8～14mmHg
低钠饮食	减少饮食中钠盐摄入，＜100mmol/d（2.4g 钠或 6g 氯化钠）	2～8mmHg
体育锻炼	规律的有氧运动为主，无氧运动作为补充，每天累计 30～60min 的中等强度运动	4～9mmHg
限制饮酒	建议高血压患者不饮酒	2～4mmHg

注：BMI. 体重指数。

二、药物治疗

对于通过改善生活方式等非药物治疗未达标的高血压患者，应尽早给予合适的抗高血压药物治疗。通过降压治疗使高血压患者的血压达到目标水平，以降低心血管疾病和死亡的总危险。抗高血压药物的选择应遵循个体化治疗原则，根据患者的血压水平、合并心血管疾病危险因素及其心血管疾病情况、患者的经济状况等，结合药物特性选择适当的抗高血压药物。

药物治疗主张采用较小的有效剂量来获得可能的疗效而使不良反应最小，如效果不满意，可逐步增加剂量以获得最佳疗效；为了有效防止靶器官损害，需要 24h 内将血压稳定于目标范围内，优先使用每天 1 次给药而有 24h 持续降压作用的药物；为了使降压效果增加而不增加不良反应，可以采用 2 种或 2 种以上抗高血压药物联合治疗；2 级和 3 级高血压为达到目标血压通常起始即需抗高血压药联合治疗，包括自由联合或单片复方制剂，单片复方制剂服药方便，有助于长期治疗的依从性，各国指南积极推荐单片复方制剂的使用。

（一）合理选择抗高血压药物

常用抗高血压药物包括钙拮抗剂（CCB）、血管紧张素转换酶抑制剂（ACEI）、血管紧张素 Ⅱ 受体阻滞剂（ARB）、利尿剂和 β 受体阻滞剂等，以及由上述药物组成的固定配比复方制剂。这几类抗高血压药物均可作为初始和维持用药的选择，应根据患者的危险因素、临床靶器官损害及合并临床疾病情况，优先选择循证医学证明具有强适应证的药物，常用抗高血压药的强适应证可参考《中国高血压防治指南（2018 年修订版）》[3]推荐（表 5-51-2）。α 受体阻滞剂或其他种类抗高血压药可根据药理作用及临床情况，应用于部分符合适应证的高血压人群。

表 5-51-2 常用抗高血压药物的强适应证

适应证	CCB	ACEI	ARB	利尿剂	β 受体阻滞剂
左心室肥厚	+	+	+	±	±
稳定性冠心病	+	+a	+a	−	+
心肌梗死后	−b	+	+	+c	+
心力衰竭	−e	+	+	+	+
心房颤动预防	−	+	+	−	−
脑血管病	+	+	+	+	±
颈动脉内中膜增厚	+	±	±	−	−
蛋白尿/微量白蛋白尿	−	+	+	−	−
肾功能不全	±	+	+	+d	−
老年	+	+	+	+	±
糖尿病	±	+	+	±	−
血脂异常	±	+	+	−	−

注：+. 适用；−. 证据不足或不适用；±. 可能适用；a. 冠心病二级预防；b. 对伴心肌梗死病史者可用长效 CCB 控制高血压；c. 螺内酯；d. 估算的肾小球滤过率＜30ml/min 时应选用袢利尿剂；e. 氨氯地平和非洛地平可用。

（二）优化联合治疗方案

多数高血压患者需要 2 种或 2 种以上的药物联合治疗才能使血压达标。如果适当的单种抗高血压药物治疗剂量不能使血压达标，则需联合治疗；血压≥160/100mmHg 或高于目标血压 20/10mmHg 的高危人群，通常初始治疗即需要 2 种抗高血压药物联合治疗。药物联合治疗可以干预多种升压机制，互相减少或抵消药物不良反应，不同峰效应时间的药物联合有可能延长降压作用时间。固定剂量的复方制剂具有服药更为方便、治疗的依从性好及费用较低等优点，是联合治疗的新趋势。临床实践中在血压达标基础上更强调优化的联合治疗方案，《中国高血压防治指南（2018 年修订版）》推荐的临床常用联合治疗方案包括：二氢吡啶类 CCB 联合 ARB、二氢吡啶类 CCB 联合 ACEI、ARB 联合噻嗪类利尿剂、ACEI 联合噻嗪类利尿剂、二氢吡啶类 CCB 联合噻嗪类利尿剂、二氢吡啶类 CCB 联合 β 受体阻滞剂。选择单药或优化联合降压治疗可参考《中国高血压防治指南（2018 年修订版）》[3]推荐流程（图 5-51-1）。

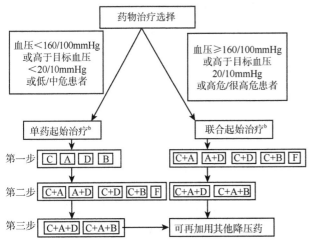

图 5-51-1 选择单药或优化联合降压治疗流程
A. ACEI 或 ARB；B. β 受体阻滞剂；C. 二氢吡啶类 CCB；D. 噻嗪类利尿剂；F. 固定复方制剂。a. 对血压≥140/90mmHg 的高血压患者，也可应用起始小剂量联合治疗；b. 包括剂量递增到足剂量

（三）全面完善控制血压

多项大规模临床试验证实降压治疗的益处主要源于血压降低，有效的降压治疗能明显减少心血管疾病的发生，改善高血压患者的预后。平稳、快速、安全地降压达标，对心脑血管具有更好的

保护作用。

1. 24h 平稳控制血压 研究提示 24h 血压、夜间血压、白昼血压和诊室血压对预测预后的作用更强，清晨高血压也是心血管事件多发的高危状态，因此 24h 平稳控制血压对于更好地保护靶器官，进一步减少心血管事件具有重要意义。临床上应尽量选用作用能够维持 24h 的长效降压制剂，或根据药物的药代动力学和药效学特点分时段给药，以达到 24h 平稳降压的目的。

2. 血压达标速度 循证医学研究提示，在相对短的时间内（数周而非数月）降压达标对于减少心血管事件十分重要，控制血压达到推荐的目标值，使血压较快较早达标，患者获益更大。在临床实践中，较早使患者血压控制达标可增强患者治疗疾病的信心，提高顺应性，减少患者处于持续高血压状态的不良影响。不同降压治疗方案在降压疗效和血压控制达标率方面存在差异，尤其是在治疗早期，因此选择更有效、更合理的联合治疗方案有重要意义。临床实践中须严格遵循个体化治疗原则，年轻、病程较短的高血压患者，降压速度可稍快；老年、病程较长、有合并症且耐受性差的患者，可适当放缓降压速度。

3. 特殊人群降压治疗 降压达标是降低心血管事件发生率和死亡率的关键，但在临床实践中应该遵循个体化治疗原则，尤其须注意伴随其他临床情况的特殊群体患者。

对于冠心病患者，血压升高会促进冠状动脉粥样硬化的发生和发展，血压水平与冠心病心脏事件发生率和死亡率呈正相关，但如果血压降得过低有可能增加心脏事件的发生率。大规模国际多中心临床试验（the International Verapamil-Trandolapril Study，INVEST）研究[8]结果显示，收缩压和舒张压均与心血管事件存在"J"形曲线关系。该研究纳入 22 576 例高血压合并冠心病患者，并随机分为维拉帕米缓释片加群多普利治疗组和阿替洛尔加氢氯噻嗪治疗组，研究过程中随着血压下降，心脏事件发生率表现为先降后升的"J"形曲线特点。事后分析结果表明"J"形曲线的最低点为 119/84mmHg，舒张压尤其明显，提示当舒张压进一步降低，则致死或非致死性心血管事件发生率明显增加。由于该研究事后分析研究方法的局限性，血压降低和心血管事件之间的"J"形曲线关系尚不能就此确立，尽管尚不能将 INVEST 研究事后分析的结果直接应用于临床实践，但是对冠心病合并高血压的患者，降压治疗时建议不宜将舒张压降得过低。另外，CAMELOT 研究[9]中完成冠状动脉血管内超声检查患者的结果分析显示，血压控制在理想水平较之高血压前期血压水平和高血压水平，能够更好地控制动脉粥样硬化的进展。在临床实践中，推荐<140/90mmHg 作为合并冠心病的高血压患者的降压目标，如能耐受可降至<130/80mmHg，应注意舒张压不宜降至 60mmHg 以下，对于高龄、存在冠状动脉严重狭窄病变的患者，血压不宜过低。

慢性肾脏病伴蛋白尿的患者，血压控制宜更严格，建议应控制在 130/80mmHg 以下；但应避免血压过快地下降，同时注意观察在降压过程中肾功能的变化，ARB 和 ACEI 具有降压外的肾脏保护作用，具有优选的强适应证。高血压急症和亚急症及其他伴随临床情况的降压原则和注意事项请参考相关章节。

4. 注意抗高血压药物的不良反应 降压治疗可降低心血管事件的发生率和死亡率。另外，如果抗高血压药物使用不当，由其产生的一些不良反应会增加心血管事件的发生率。在高血压治疗过程中应该关注抗高血压药物的潜在不良反应，避免因不良反应增加心血管事件。如 β 受体阻滞剂和维拉帕米对于心脏传导系统和心肌收缩力具有抑制作用，两者合用时更为明显，长期使用应避免突然停药，以防止心率、血压反跳发生"停药综合征"，导致心血管事件。利尿剂易导致低钾血症和高尿酸血症，保钾利尿剂和 ACEI 或 ARB 可导致高钾血症，用药过程中应注意监测血钾和血尿酸变化，尤其是老年人及肾功能不全患者。较大剂量的利尿剂和非选择性 β 受体阻滞剂对血脂和血糖代谢有不利影响，长期使用会削弱其降压效应对心血管的保护作用；此外某些患者会引起性功能障碍，停药后症状可逐渐改善。药物的不良反应多随剂量增加而增加，高血压治疗采用小剂量联合用药原则，可以减轻或互相抵消不良反应。药物不良反应还与患者的伴随临床情况、疾病、肝肾功能等因素有关。因此，选用药物治疗前须评估上述因素，用药治疗后须监测患者的心率、血压及心电图、血钾、肌酐、血脂、血糖等指标，以便及时发现和处理药物的不良反应。

第二节　高血压患者的综合管理

一、心血管疾病危险因素综合干预

高血压患者常伴随多种心血管疾病危险因素，治疗的同时要关注伴随的其他心血管疾病危险因素，通过健康的生活方式纠正或改善肥胖等危险因素，必要时联合其他药物治疗干预同存的危险因素。降压联合调脂等多重危险因素干预是高血压治疗和心血管疾病预防的重要策略。

（一）调脂治疗

调脂药物选择及血脂的目标水平因患者合并的其他心血管疾病危险因素和心血管疾病情况不同而不同。高血压伴血脂异常患者的降脂治疗，建议按照《中国成人血脂异常防治指南 2016 年修订版》[10]推荐处理。

（二）血糖控制

高血压患者合并糖尿病很常见，同时常合并其他多种代谢性心血管疾病危险因素，因此强调健康的生活方式和药物对多种代谢性心血管危险因素进行综合管理。同时，有效控制血糖极为重要，血糖控制目标：HbA1c<7%，空腹血糖 4.4～7.0mmol/L，餐后 2h 血糖或非空腹血糖<10.0mmol/L。有糖尿病的高血压患者降压目标较一般人群更为严格，建议控制在 130/80mmHg 以下。

（三）抗血小板治疗

抗血小板治疗是高血压治疗中不容忽视的基础治疗之一，综合 2019 年《ACC/AHA 心血管疾病一级预防指南》及 2020 年《中国心血管病一级预防指南》[11, 12]建议，对于年龄在 40～70 岁，在动脉粥样硬化性心血管疾病（ASCVD）高危基础上，综合考虑传统危险因素以外的增强因素风险，如早发心肌梗死家族史，以及血脂、血压或血糖控制不佳等，且出血风险较低的人群，可以考虑使用低剂量阿司匹林（75～100mg/d）进行一级预防。抗血小板治疗在心血管疾病二级预防中的作用已被大量临床研究证实，可有效降低心血管事件风险，高血压伴有缺血性脑血管病的患者如无禁忌，推荐进行抗血小板治疗。需要注意，抗血小板治疗需在血压控制稳定后开始应用，否则可能增加脑出血风险。

二、随访监测管理

高血压是心血管疾病的重要危险因素，长期高血压及其同存的心血管疾病危险因素会导致靶器官损害，最终导致严重心血管事件的发生。应该嘱咐高血压患者规律测量血压，有不适情况随时就诊，至少每月随访调整治疗方案直到血压达到目标值，血压达标后可延长随访的间隔时间。在治疗过程中定期监测血清钾、肌酐水平及靶器官情况，每年至少 1～2 次，伴有糖尿病、血脂异常或其他心血管疾病需注意血糖、血脂控制情况，并适当增加化验检测的频度。治疗过程中还需监测治疗药物的不良反应情况。建设智能网络化的高血压信息管理系统，有助于提高高血压的知晓率、治疗率和控制率。

总之，健康的生活方式和危险因素的预防控制是高血压防治的重要措施，对患者的健康宣教是高血压治疗中不可或缺的环节。目前的降压治疗策略是抗高血压药物联合治疗和血压控制达标，临床实践中应优先使用循证医学证明有预防或延缓靶器官损害和降低心血管事件的药物。

（党爱民　吕纳强）

参 考 文 献

[1] Whelton PK, Carey RM, Aronow WS, et al. 2017 ACC/AHA/AAPA/ABC/ACPM/AGS/APhA/ASH/ASPC/NMA/PCNA Guideline for the Prevention, Detection, Evaluation, and Management of High Blood Pressure in Adults: Executive Summary: A Report of the American College of Cardiology/American Heart Association Task Force on Clinical Practice Guidelines[J]. J Am Coll Cardiol, 2018, 71 (19): 2199-2269.

[2] Williams B, Mancia G, Spiering W, et al. 2018 ESC/ESH Guidelines for the management of arterial hypertension[J]. Eur Heart J, 2018, 39 (33): 3021-3104.

[3] 《中国高血压防治指南》修订委员会，高血压联盟（中国），中华医学会心血管病学分会，等. 中国高血压防治指南（2018 年修订版）[J]. 中国心血管杂志，2019，24（1）：24-56.

[4] WHO Guidelines Approved by the Guidelines Review Committee. Guideline for the pharmacological treatment of hypertension in adults[R]. Geneva: World Health Organization, 2021.

[5] Unger T, Borghi C, Charchar F, et al. 2020 International Society of Hypertension Global Hypertension Practice Guidelines[J]. Hypertension, 2020, 75 (6): 1334-1357.

[6] Soliman EZ, Ambrosius WT, Cushman WC, et al. Effect of Intensive Blood Pressure Lowering on Left Ventricular Hypertrophy in Patients With Hypertension: SPRINT (Systolic Blood Pressure Intervention Trial) [J]. Circulation, 2017, 136 (5): 440-450.

[7] Zhang W, Zhang S, Deng Y, et al. Trial of intensive blood-pressure control in older patients with hypertension[J]. N Engl J Med, 2021, 385 (14): 1268-1279.

[8] Pepine CJ, Handberg EM, Cooper-DeHoff RM, et al. A calcium antagonist vs a non-calcium antagonist hypertension treatment strategy for patients with coronary artery disease. The International Verapamil-Trandolapril Study (INVEST): A randomized controlled trial[J]. JAMA, 2003, 290 (21): 2805-2816.

[9] Nissen SE, Tuzcu EM, Libby P, et al. Effect of antihypertensive agents on cardiovascular events in patients with coronary disease and normal blood pressure: The CAMELOT study: A randomized controlled trial[J]. JAMA, 2004, 292 (18): 2217-2225.

[10] 中国成人血脂异常防治指南修订联合委员会. 中国成人血脂异常防治指南（2016 年修订版）[J]. 中华心血管病杂志，2016，44（10）：833-853.

[11] Arnett DK, Blumenthal RS, Albert MA, et al. 2019 ACC/AHA Guideline on the Primary Prevention of Cardiovascular Disease: A Report of the American College of Cardiology/American Heart Association Task Force on Clinical Practice Guidelines[J]. Circulation, 2019, 140 (11): e596-e646.

[12] 中华医学会心血管病学分会，中国康复医学会心脏预防与康复专业委员会，中国老年学和老年医学会心脏专业委员会，等. 中国心血管病一级预防指南[J]. 中华心血管病杂志，2020，48（12）：1000-1038.

第52章
对高血压防治指南的认识

各个医学组织针对高血压诊断、治疗、预防等不同方面均有相应指南，且更新频率很快，如2017年以来国际上已相继颁发多部高血压防治指南。通过这些高血压防治指南可以发现很多理论的标准尚未统一，观察和预期的效果也存在差异。因此，需要积极认识和理解高血压防治指南，指导临床实践。本章从高血压患者的诊断、血压水平分级、心血管疾病危险度分层和治疗等方面认识高血压防治指南的更新内容，为临床诊疗高血压、心血管疾病等慢病提供思路和选择。

第一节　高血压的诊断

高血压诊断的细微变化直接影响着高血压的患病率、心血管疾病危险度分层、血压控制目标及启动抗高血压药物治疗时机等。因此，高血压的诊断在高血压、心血管疾病等慢病防治工作中至关重要。

一、血压测量

准确测量血压是诊断高血压的基础保障。目前，国际上一致推荐使用电子血压计测量血压，建议至少测量2次，取平均值作为血压测量水平，且首次测量血压时应测双上臂血压，以较高侧作为血压测量值。强调诊室外血压监测（24h 动态血压监测和家庭自测血压）在高血压患者诊断、降压疗效评估及预后判断中的重要性。推荐老年人、糖尿病或直立性低血压患者测站立位血压。2017年《美国成人高血压预防、检测、评估及管理指南》（简称 2017年《美国高血压管理指南》）[1]首次给出诊室血压、家庭自测血压与24h 动态血压监测的对应值（表 5-52-1）。

表 5-52-1　2017 年《美国高血压管理指南》关于诊室血压、家庭自测血压与 24h 动态血压监测对应值（mmHg）

诊室血压	家庭自测血压	24h 动态血压监测		
		全天平均血压	白昼平均血压	夜间平均血压
120/80	120/80	115/75	120/80	100/65
130/80	130/80	125/75	130/80	110/65
140/90	135/85	130/80	135/85	120/70
160/100	145/90	145/90	145/90	145/85

《中国高血压防治指南（2018 年修订版）》[2]强调诊室血压测量是评估高血压诊断、分级和治疗的常用方法，建议有条件者行诊室外血压监测，

但不建议精神高度焦虑者频繁自测血压。2020 年《中国动态血压监测指南》[3]列出诊室血压与 24h 动态血压监测对应值，此对应值来源于包含中国人群在内的国际多中心动态血压数据库，是基于心血管事件发生风险分析所得[4]，与 2017 年《美国高血压管理指南》给出的对应值略有不同（表 5-52-2）。

表 5-52-2　2020 年《中国动态血压监测指南》关于诊室血压与 24h 动态血压监测对应值（mmHg）

诊室血压	24h 动态血压监测		
	全天平均血压	白昼平均血压	夜间平均血压
120/80	120/75	120/80	105/65
130/80	125/75	130/80	110/65
140/90	130/80	135/85	120/70
160/100	140/85	150/95	130/80

2019 年《日本高血压管理指南》[5]建议当诊室血压和家庭自测血压诊断不一致时，优先考虑家庭自测血压，首次提出根据家庭自测血压对高血压进行分级。2020 年国际高血压学会（International Society of Hypertension，ISH）《国际高血压实践指南》[6]则针对血压测量提出 2 种标准，其中基本标准强调以非同日多次诊室血压测量即可诊断高血压，而理想标准则要求诊室血压测量结果为正常高值或 1 级高血压者需通过家庭自测血压或 24h 动态血压监测才能确认血压水平。此外，2018 年《加拿大高血压指南》[7]推荐上臂尺寸较大者，标准上臂测量方法无法使用时，可使用经验证的腕式设备测量血压。2019 年《英国国家卫生与临床优化研究所颁发的成人高血压诊断和管理指南》（简称 2019 年《英国高血压管理指南》）[8]推荐测量血压前先触摸桡动脉或肱动脉，发现心律不齐（如心房颤动）时，建议手动（如采用水银血压计）测量血压。可见，这些高血压管理指南都强调了准确测量血压的重要性，并提出了测量血压的注意事项。在临床工作中，建议综合采纳上述高血压管理指南提出的注意事项，选择适合我国人群的血压测量标准，取长补短，可方便、准确测量患者血压，易普及。

二、高血压诊断标准

自 1999 年 WHO/ISH《高血压防治指南》[9]将高血压诊断标准由血压≥160/95mmHg 修改为血压≥140/90mmHg 以来，医学界便一直沿用此标准。直到 2017 年《美国高血压管理指南》[1]将高血压的诊断标准定义为血压≥130/80mmHg，当时便引起一番争议，未得到世界各国专家学者的认同。此后相继颁发的多部高血压防治指南中，仅 2018 年《加拿大高血压管理指南》[7]将诊室血压≥135/85mmHg 作为高血压诊断标准，其他指南[2,5,6,8,10,11]均沿用诊室血压≥140/90mmHg 为高血压诊断标准。高血压不是与生俱来的疾病，大多数原发性高血压患者的血压升高是一个动态演变过程。研究显示，基线血压在 130～139/80～89mmHg 者，5 年后有 53.2% 血压进展到≥140/90mmHg。与血压维持不变者相比，5 年间收缩压上升≥15mmHg 将使心血管疾病风险增加 15%，5 年间舒张压增加≥5mmHg，心血管疾病风险上升 16%，舒张压增加≥15mmHg，新发脑卒中风险增加 83%[12]。基线血压＜120/80mmHg 者 11.8 年后有 34.1% 血压进展到 120～139/80～89mmHg，6.6% 的人血压进展到≥140/90mmHg，且血压从 120～139/80～89mmHg 进展到≥140/90mmHg 者发生心血管疾病的风险是血压维持不变者的 2.95 倍[13]。因此，建议以动态观点看待血压，即关注个体血压变化过程，强调自身血压的变化趋势。这要求人们体检测量血压时，要记住自己的血压数值，逐年或定期对比，评估血压较自身基础血压是否升高变化。相反，静态观点认为收缩压和（或）舒张压达到某一数值就可诊断为高血压。动态观点是灵动的、变化的。静态观点是机械的、固定的。虽然两者均强调早期防治靶器官损害和心血管疾病，但是机械降低高血压诊断标准和治疗门槛，不仅会普遍增加高血压患者数量[14,15]，增加需要诊疗的人群数量[15]，以及基础血压偏高者和国家的经济负担，并不具有卫生经济学意义[16]，而且容易遗漏和忽略基础血压偏低者的血压升高变化对机体的影响和危害[12,13]。此时，强调血压的动态变化过程，以动态观点预测血压发展趋势，判断早期干预时机，可以弥补静态观点的不足。

三、高血压分级

自 1999 年 WHO/ISH《高血压防治指南》[7]将高血压分为 1～3 级和单纯收缩期高血压后，医学界便沿用此分类。直到 2017 年《美国高血压管理指南》[1]提出将高血压分为 1 级和 2 级，取消 3 级和单纯收缩期高血压的概念，将高血压分级简单化，但此分级标准未得到世界各国专家学者的认同。之后颁发的几部高血压防治指南[2, 5, 10, 17]均沿用 1999 年 WHO/ISH《高血压防治指南》[9]的分级标准。2019 年《英国高血压管理指南》[8]虽然也将高血压分为 3 个等级，但却将 2 级和 3 级高血压的舒张压水平放宽。而 2020 年《ISH 国际高血压实践指南》[6]同 2017 年《美国高血压管理指南》[1]一样，将高血压分为 1 级和 2 级，只是血压水平不同（表 5-52-3）。可见，各指南对高血压的分级标准尚未统一。笔者认为，将高血压分级简单化[1, 6]，虽然看似方便记忆，却不能体现血压水平对机体危害的本质和内涵。因为血压在 115～185/75～115mmHg，收缩压每升高 20mmHg 和（或）舒张压

每升高 10mmHg，心血管疾病发生风险增加 2 倍[18]。可见，2 级和 3 级高血压对心血管疾病风险的预测意义不同，所以不建议将高血压分级简单化。鉴于高血压是心血管疾病、慢性肾病和阿尔茨海默病等重要且可预防的危险因素[19]，因此人们对高血压管理越来越严格，高血压诊断标准越来越低。然而，2019 年《英国高血压管理指南》[8]将高血压分级的舒张压水平放宽，意味着部分原本属于 3 级高血压者降为 2 级高血压，这将直接影响患者心血管疾病危险度分层和干预时机，可能导致处理不及时而引起靶器官损害和增加心血管疾病风险。因为舒张压从 80mmHg 开始每增加 5mmHg，心血管疾病风险增加 35%，冠心病风险增加 36%，脑卒中风险增加 39%[20]。而舒张压每降低 3mmHg 即可减少主要心血管事件发生风险[21]。

表 5-52-3　各高血压防治指南对高血压的分级标准

指南	高血压分级标准（mmHg）			
	1 级高血压	2 级高血压	3 级高血压	单纯收缩期高血压
1999 年 WHO/ISH 高血压防治指南[9]	140～159/90～99	160～179/100～109	≥180/110	收缩压≥140 且舒张压＜90
中国高血压防治指南（2018 年修订版）[2]	140～159/90～99	160～179/100～109	≥180/110	收缩压≥140 且舒张压＜90
中国老年高血压管理指南 2019[17]	140～159/90～99	160～179/100～109	≥180/110	收缩压≥140 且舒张压＜90
2019 年日本高血压管理指南[5]	140～159/90～99	160～179/100～109	≥180/110	收缩压≥140 且舒张压＜90
2018 年 ESC/ESH 动脉高血压管理指南[10]	140～159/90～99	160～179/100～109	≥180/110	收缩压≥140 且舒张压＜90
2019 年英国高血压管理指南[8]	140～159/90～99	160～179/100～119	≥180/120	—
2017 年美国高血压管理指南[1]	130～139/80～89	≥140/90	—	—
2020 年 ISH 全球高血压实践指南[6]	140～159/90～99	≥160/100	—	—

注：ISH. 国际高血压学会；ESC. 欧洲心脏病学会；ESH. 欧洲高血压学会。

四、高血压患者心血管疾病危险度分层

目前，各国关于高血压患者心血管疾病危险度分层标准也未统一。大多数指南[2, 5, 6, 10]将血压 130～139/85～89mmHg 纳入高血压患者心血管疾病危险度分层，2019 年《日本高血压管理指南》[5]将非瓣膜性心房颤动单独列出，作为危险度分层独立影响因素，2018 年《ESC/ESH 动脉高血压管理指南》[10]和《中国高血压防治指南（2018 年修订版）》[2]将糖尿病有无临床并发症和慢性肾病 3 期与 4 期及以上区别开作为危险度分层依据，对高血

压患者心血管疾病危险度分层更加细化。但也有部分高血压处理指南[5, 6]取消很高危险度的分层概念，将危险度分层简单化。高血压患者心血管疾病危险度分层越详细，越能体现血压水平、其他心血管疾病危险因素、靶器官损害和心血管疾病对分析和判断患者临床预后的细微差别。另外，把血压 130～139/85～89mmHg 纳入高血压患者心血管疾病危险度分层，可以体现这个血压范围对机体的危险性，应引起重视，在临床工作中可积极采纳这一分层标准。总之，关于高血压患者心血管疾病危险度分层，需要综合考虑，同步管理，才能改善患者远期预后。

第二节　高血压的治疗

高血压的诊断重要，治疗更加关键。有效治疗高血压的前提，就是熟练掌握高血压患者启动药物治疗的时机和血压控制目标，正确认识生活方式干预措施，合理制定降压方案。

一、高血压患者启动药物治疗时机

近年，关于高血压患者启动抗高血压药物治疗的血压阈值观点不一。针对合并心血管疾病或 10 年动脉粥样硬化性心血管疾病风险≥10% 的患者，2017《美国高血压管理指南》[1]、2018 年《加拿大高血压管理指南》[7] 及 2018 年《ESC/ESH 动脉高血压管理指南》[10] 认为当收缩压≥130mmHg 和/或舒张压≥80/85mmHg 时即应启动抗高血压药物治疗，但《中国高血压防治指南（2018 年修订版）》[2]、2020 年《ISH 国际高血压实践指南》[6] 及 2019 年《英国高血压管理指南》[8] 认为当血压≥140/90mmHg 时才启动抗高血压药物治疗。而针对无心血管疾病且 10 年动脉粥样硬化性心血管疾病风险<10% 的

患者，2019 年《英国高血压管理指南》[8]、2018 年《ESC/ESH 动脉高血压管理指南》[10] 及《中国老年高血压管理指南 2019》[17] 以年龄 80 岁为界点，制定年龄≥80 岁和<80 岁患者启动抗高血压药治疗的血压阈值。而《2017 美国高血压管理指南》[1]、《中国高血压防治指南（2018 年修订版）》[2]、2020 年《ISH 国际高血压实践指南》[6] 和 2018 年《加拿大高血压管理指南》[7] 及 2021 年《WHO 成人高血压药物治疗指南》[11] 则不考虑年龄因素，统一以 140/90mmHg 或 160/100mmHg 作为启动抗高血压药物治疗的血压阈值（表 5-52-4）。此外，《中国高血压防治指南（2018 年修订版）》[2] 还强调高血压患者心血管疾病危险度分层为中危危险度患者可观察数周，低危危险度患者可观察 1～3 个月，改善生活方式后如血压仍≥140/90mmHg，应启动抗高血压药治疗。而 2020 年《ISH 国际高血压实践指南》[6] 则推荐低危危险度患者可观察 3～6 个月，改善生活方式后若血压仍未控制者才启动药物治疗。可见，各高血压防治指南对高血压患者启动抗高血压药治疗的血压阈值和时机尚未统一，建议高血压患者要尽早启动抗高血压药物治疗，才能获益终身。

表 5-52-4　高血压患者启动抗高血压药物治疗的血压阈值（mmHg）

指南	合并心血管疾病或 10 年动脉粥样硬化性心血管疾病风险≥10%	无心血管病且 10 年动脉粥样硬化性心血管疾病风险<10%	
		年龄≥80 岁	年龄<80 岁
2017 美国高血压管理指南[1]	≥130/80	≥140/90	≥140/90
2018 年加拿大高血压管理指南[7]	≥140/90	≥160/100	≥160/100
中国高血压防治指南（2018 年修订版）[2]	≥140/90	≥140/90	≥140/90
2019 年英国高血压管理指南[8]	≥140/90	≥160/100	≥140/90
2020 年 ISH 全球高血压实践指南[6]	≥140/90	≥160/100	≥160/100
2018 年 ESC/ESH 动脉高血压管理指南[10]	≥130/85	≥160/90	≥140/90
中国老年高血压管理指南 2019[17]	≥140/90	≥150/90；≥160/90（衰弱高龄）	≥140/90
2021 年 WHO 成人高血压药物治疗指南[11]	130～139/≥90	≥140/90	≥140/90

注：ISH. 国际高血压学会；ESC. 欧洲心脏病学会；ESH. 欧洲高血压学会；WHO. 世界卫生组织。

二、高血压患者血压控制目标

高血压患者的血压控制目标可理解为血压控制基本目标和合并心血管疾病/糖尿病患者的血压控制目标。

1. 血压控制基本目标　关于高血压患者的血压控制目标，《中国高血压防治指南（2018 年修订版）》[2]、2018 年《ESC/ESH 动脉高血压管

理指南》[10]、2018 年《加拿大高血压管理指南》[7]、2019 年《日本高血压管理指南》[5]、《中国老年高血压管理指南 2019》[17]、2019 年《英国高血压防治指南》[8]、2020 年《ISH 国际高血压实践指南》[6] 及 2021 年《WHO 成人高血压药物治疗指南》[11] 建议基本血压控制目标应<140/90mmHg。其中 2018 年《ESC/ESH 动脉高血压管理指南》[10]、2019 年《日本高血压管理指南》[5]、2019 年《英国高血

压防治指南》[8]、《中国老年高血压管理指南 2019》[17]及 2020 年《ISH 全球高血压实践指南》[6]制定了不同年龄阶段的血压控制目标。此外，《中国高血压防治指南（2018 年修订版）》[2]、2018 年《加拿大高血压管理指南》[7]及 2021 年《WHO 成人高血压药物治疗指南》[11]根据患者心血管疾病危险度分层制定相应目标。而 2017《美国高血压管理指南》[1]则建议所有患者均应控制血压＜130/80mmHg（表 5-52-5）。高血压治疗的最终目标是降低心血管疾病发生发展，改善临床预后。各高血压防治指南提出的血压控制值虽有不同，但最终目标一致。建议根据患者个体特征和耐受程度，制定适合患者的最佳血压控制值，最终降低心血管疾病发生发展风险。

2. 合并心血管疾病/糖尿病患者的血压控制目标 各高血压防治指南[1, 2, 5-7, 11, 17]对合并慢性肾病和糖尿病患者推荐强化降压的观点基本一致，但对

合并心脏病（缺血性心脏病及慢性心力衰竭）和慢性脑卒中患者的降压目标却未统一，其中 2017《美国高血压管理指南》[1]、2018 年《ESC/ESH 动脉高血压管理指南》[10]、2019 年《日本高血压管理指南》[5]、2020 年《ISH 国际高血压实践指南》[6]及 2021 年《WHO 成人高血压药物治疗指南》[11]推荐强化降压，而《中国高血压防治指南（2018 年修订版）》[2]、2018 年《加拿大高血压管理指南》[7]及《中国老年高血压管理指南 2019》[17]未推荐强化降压，提出老年人[6, 17]或合并双侧颈动脉明显狭窄/大脑主动脉阻塞的患者[5]应适当放宽降压目标，且 2021 年《WHO 成人高血压药物治疗指南》[11]只强调收缩压的控制目标（表 5-52-5）。因为高血压合并心血管疾病和（或）糖尿病者病情重、风险大、预后差，建议综合考虑年龄及具体合并症情况，在患者可耐受的基础上强化降压，同时应避免将血压控制过低，引起相应器官供血不足的不良反应。

表 5-52-5　各高血压防治指南中患者的血压控制目标（mmHg）

指南	基本控制目标	合并疾病			
		心脏病	慢性肾脏病	慢性脑卒中	糖尿病
2017 年美国高血压管理指南[1]	＜130/80	＜130/80	＜130/80	＜130/80	＜130/80
2018 年加拿大高血压管理指南[7]	＜140/90，高危患者收缩压＜120	＜140/90	＜120/80	＜140/90	＜130/80
中国高血压防治指南（2018 年修订版）[2]	＜140/90，高危及以上患者＜130/80	＜140/90	＜130/80	＜140/90	＜130/80
中国老年高血压管理指南 2019[17]	＜140/90，衰弱高龄者收缩压 130～150	＜140/90 ＜150/90（老年人）	＜130/80	＜140/90 ＜150/90（老年人）	130/（70～80）
2019 年日本高血压管理指南[5]	＜140/90，＜75 岁者，血压＜130/80	＜130/80	＜130/80	＜130/80 ＜140/90（合并双侧颈动脉明显狭窄或大脑动脉主干阻塞者）	＜130/80
2019 年英国高血压防治指南[8]	＜140/90，≥80 岁者血压＜150/90				
2018 年 ESC/ESH 动脉高血压管理指南[10]	＜140/90，＜65 岁者（120～130）/（70～80）	＜130/80	（130～139）/＜80	120-139/＜80	＜130/80
2020 年 ISH 全球高血压实践指南[6]	＜140/90，＜65 岁者（120～130）/（70～80）	＜130/80（心力衰竭者） ＞120/70 ＜140/90（老年人）	＜130/80 ＜140/90（老年人）	＜130/80 ＜140/90（老年人）	＜130/80 ＜140/90（老年人）
2021 年 WHO 成人高血压药物治疗指南[11]	＜140/90，高危及以上者收缩压＜130	收缩压＜130	收缩压＜130	收缩压＜130	收缩压＜130

注：ISH. 国际高血压学会；ESC. 欧洲心脏病学会；ESH. 欧洲高血压学会；WHO. 世界卫生组织。

三、生活方式干预

近年，一致推荐生活方式干预在高血压防治中的重要性，强调健康生活方式主要包括低盐，戒烟，限酒，规律运动，控制体质量，增加蔬菜、水果、坚果、鱼类摄入，减轻精神压力，避免接触寒冷环境，避免暴露于空气污染环境，加强健康宣教等。2018 年《ESC/ESH 动脉高血压管理指南》[10]建议盐摄入量应<5g/d，饮酒男性<14 标准单位/d，女性<8 标准单位/d。《中国高血压防治指南（2018年修订版）》[2]建议盐摄入量<6g/d，控制 BMI<24kg/m²。2019 年《日本高血压管理指南》[5]也推荐盐摄入量<6g/d，但建议控制 BMI<25kg/m²，饮酒不超过 20～30ml/d（男性）或 10～20ml/d（女性）。健康生活方式在高血压、心血管疾病等慢病防治工作中的地位毋庸置疑，对于低盐、限酒等具体量的细微差别，建议采用严格的标准管理。

四、抗高血压药物选择

目前，大部分高血压防治指南[2, 6, 8, 10, 17]推荐噻嗪类利尿剂、ACEI、ARB 或 CCB 和 β 受体阻滞剂用于高血压患者的初始治疗。强调合并慢性肾病、糖尿病、心室肥厚或心脏增大等疾病时，排除禁忌证后应将 ACEI/ARB 作为首选用药。存在心绞痛、心肌梗死病史、慢性心力衰竭或交感神经功能亢进、心房颤动、有妊娠计划或妊娠的年轻女性、高血压伴高心排血量（如甲状腺功能亢进症、高肾素型高血压和主动脉夹层）等疾病时，应将 β 受体阻滞剂作为首选用药。但近年 β 受体阻滞剂在高血压治疗用药中的地位遇到挑战。例如，2017 年《美国高血压管理指南》[1]、2019 年《日本高血压管理指南》[5]及 2021 年《WHO 成人高血压药物治疗指南》[11]已不再推荐 β 受体阻滞剂作为高血压患者的首选用药，但合并缺血性心脏病患者除外[11]。2016 年《澳大利亚成人高血压诊断和管理指南》[22]和 2018 年《加拿大高血压防治指南》[7]也不推荐 β 受体阻滞剂作为年龄≥60 岁且无高血压临床合并症患者的一线用药。理由是与其他类抗高血压药物相比，β 受体阻滞剂（阿替洛尔）增加脑卒中风险和全因死亡率[23]。然而，《中国高血压防治指南（2018 年修订版）》[2]依然推荐 β 受体阻滞剂作为高血压患者的

初始和维持用药。且 2018 年《ESC/ESH 动脉高血压管理指南》[10]将心率增快（静息心率>80 次/分）新增为高血压患者的心血管疾病危险因素，并推荐 β 受体阻滞剂作为高血压治疗的基本用药。理由是更大样本的研究显示几大类抗高血压药物有相似的预防冠心病和脑卒中效果[24-26]，且 β 受体阻滞剂之间对心血管疾病的预后存在异质性。其中，阿替洛尔缺乏心血管保护作用[27]，但比索洛尔[28]、卡维地洛[29]、美托洛尔[30]及阿罗洛尔[31]在高血压、冠心病及心力衰竭患者中的临床疗效已在多项研究中证实，故关于阿替洛尔的研究结果不能外延至其他 β 受体阻滞剂。因此，β 受体阻滞剂作为高血压患者一线用药的地位毋庸置疑，尤其适用于合并缺血性心脏病、慢性心力衰竭、主动脉瘤、交感神经过度兴奋、心房颤动伴心率增快等患者。

（段小容　余振球）

参 考 文 献

[1] Whelton PK，Carey RM，Aronow WS，et al. 2017 ACC/AHA/AAPA/ABC/ACPM/AGS/APhA/ASH/ASPC/NMA/PCNA guideline for the prevention，detection，evaluation，and management of high blood pressure in adults：Executive summary：A report of the American College of Cardiology/American Heart Association task force on clinical practice guidelines[J]. Hypertension，2018，71（6）：1269-1324.

[2]《中国高血压防治指南》修订委员会，高血压联盟（中国），中华医学会心血管病学分会，等. 中国高血压防治指南（2018 年修订版）[J]. 中国心血管杂志，2019，24（1）：24-56.

[3] 中国高血压联盟《动态血压监测指南》委员会. 2020 中国动态血压监测指南[J]. 中国医学前沿杂志（电子版），2021，3（13）：34-51.

[4] Cheng YB，Thijs L，Zhang ZY，et al. Outcome-driven thresholds for ambulatory blood pressure based on the new American College of Cardiology/American Heart Association classification of hypertension[J]. Hypertension，2019，74（4）：776-783.

[5] Umemura S，Arima H，Arima S，et al. The Japanese society of hypertension guidelines for the management of hypertension（JSH 2019）[J]. Hypertens Res，2019，42（9）：1235-1481.

[6] Thomas U，Claudio B，Fadi C，et al. 2020 International Society of Hypertension global hypertension practice guidelines[J]. J Hypertens，2020，75（6）：1334-1357.

[7] Nerenberg KA，Zarnke KB，Leung AA，et al. Hypertension

Canada's 2018 guidelines for diagnosis, risk assessment, prevention, and treatment of hypertension in adults and children[J]. Can J Cardiol, 2018, 34（5）：506-525.

[8] Kirby, Mike. Diagnosis and management of hypertension in adults：Updated NICE guidance 2019[J]. Diabetes Primary Care, 2019, 21（4）：121-122.

[9] Guidelies Subcommittee. 1999 World Health Organization-International Society of hypertension guidelines for the management of hypertension[J]. Hypertension, 1999, 17（2）：151-183.

[10] Williams B, Mancia G, Spiering W, et al. 2018 ESC/ESH guidelines for the management of arterial hypertension：The task force for the management of arterial hypertension of the European Society of Cardiology（ESC）and the European Society of Hypertension（ESH）[J]. J Hypertens, 2018, 36（10）：1953-2041.

[11] World Health Organization. Guideline for the pharma-cological treatment of hypertension in adults[R]. WHO, 2021.

[12] 马琳. 2017年ACC/AHA高血压指南新定义的血压分级水平及其变化与心血管疾病发病风险的前瞻性研究[D]. 武汉：华中科技大学, 2019.

[13] Ishikawa Y, Ishikawa J, Ishikawa S, et al. Progression from prehypertension to hypertension and risk of cardiovascular disease[J]. J Epidemiol, 2017, 27（1）：8-13.

[14] Rohan K, Yuan L, Anshul S, et al. The impact of 2017 ACC/AHA guidelines on the prevalence of hypertension and eligibilityfor anti-hypertensive therapy in the United States and China[J]. BMJ, 2017, 8：123-127.

[15] Yang C, Wang J, Gao B, et al. Prevalence and treatment of hypertension in China：Impacts of 2017 American college of cardiology/American heart association high blood pressure guidline[J]. Science Bulletin, 2018, 8：488-493.

[16] 刘娜. 美国新版高血压防治指南下中国人群血压与心血管病死亡的关联和成本效果分析[D]. 武汉：华中科技大学, 2019.

[17] 中国老年医学学会高血压分会, 国家老年疾病临床医学研究中心中国老年心血管病防治联盟. 中国老年高血压管理指南 2019[J]. 中华老年多器官疾病杂志, 2019, 2（18）：81-106.

[18] Chobanian AV, Bakris GL, Black HR, et al. Seventh report of the joint national committee on prevention, detection, evaluation, and treatment of high blood pressure[J]. Blood, 2011, 118（15）：1206-1252.

[19] Zhou B, Perel P, Mensah GA, et al. Global epidemiology, health burden and effective interventions for elevated blood pressure and hypertension[J]. Nat Rev Cardiol, 2021, 28：1-18.

[20] Malik R, Georgakis MK, Vujkovic M, et al. Relationship between blood pressure and incident cardiovascular disease：Linear and nonlinear mendelian randomization analyses[J]. Hypertension. 2021, 77（6）：2004-2013.

[21] The Blood Pressure Lowering Treatment Trialists' Colla-boration. Age-stratified and blood-pressure-stratified effects of blood-pressure-lowering pharmacotherapy for the prevention of cardiovascular disease and death：An individual participant-level data meta-analysis[J]. Lancet, 2021, 398（10305）：1053-1064.

[22] Gabb GM, Mangoni AA, Anderson CS, et al. Guideline for the diagnosis and management of hypertension in adults-2016[J]. Med J Aust, 2016, 205（2）：85-89.

[23] Lindholm LH, Carlberg B, Samuelsson O. Should beta blockersremain first choice in the treatment of primary hypertension? A meta-analysis[J]. Lancet, 2005, 366（9496）：1545-1553.

[24] Law MR, Morris JK, Wald NJ. Use of blood pressure lowering drugs in the prevention of cardiovascular disease：Meta-analysis of 147 randomised trials in the context of expectations from prospective epidemiological studies[J]. BMJ, 2009, 338：b1665.

[25] Thomopoulos C, Parati G, Zanchetti A. Effects of blood pressure lowering on outcome incidence in hypertension：4. Effects of various classes of antihypertensive drugs—overview and metaanalyses[J]. J Hypertens, 2015, 33（2）：195-211.

[26] Turnbull F, Neal B, Ninomiya T, et al. Effects of different regimens to lower blood pressure on major cardiovascular events in older and younger adults：Meta-analysis of randomised trials[J]. BMJ, 2008, 336（7653）：1121-1123.

[27] Zhang Y, Sun N, Jiang L, et al. Comparative efficacy of β-blockers on mortality and cardiovascular outcomes in patients with hypertension：A systematic review and network meta analysis[J]. J Am Soc Hypertens, 2017, 11（7）：394-401.

[28] CIBIS-Ⅱ Investigators and Committees. The cardiac insufficiency bisoprolol study Ⅱ（CIBIS Ⅱ）：A randomized trial[J]. Lancet, 1999, 353（9146）：9-13.

[29] Dargie HJ. Effect of carvedilol on outcome after myocardial infarction in patients with left-ventricular dysfunction：The CAPRICORN randomised trial[J]. Lancet, 2001, 357（9266）：1385-1390.

[30] Freemantle N, Cleland J, Young P, et al. Beta blockade after myocardial infarction：Systematic review and meta regression analysis[J]. BMJ, 1999, 318（7200）：1730-1737.

[31] Wu H, Zhang Y, Huang J, et al. Clinical trial of arotinolol in the treatment of hypertension L dippers vs Nondippers[J]. Hypertens Res, 2001, 24（5）：605-610.

第二部分　高血压的分层处理

第53章

发展中高血压

高血压标准值的确定不仅是诊断高血压的依据，也决定高血压患病率和患者接受治疗的起点。因此，高血压的界定标准至关重要。目前有关调查研究显示，正常高值血压对人体各个器官存在相应损害。然而，开始对人体产生损害的具体血压值仍然是一个需要深入研究和探讨的问题。血压存在个体差异，对个体而言，当血压较自身基础血压开始升高时，就意味着有发展为高血压的趋势，而且会对机体产生影响。但简单地将高血压诊断标准降至≥130/80mmHg 是不妥的，这是用静止的、固定的观点来看待高血压，我们要用发展的眼光看待高血压。血压在逐渐升高的过程中就已开始对心脑肾等重要靶器官造成损害，而不是在达到高血压标准后才出现[1]。

所以本章着重于呈现不同时期对高血压的界定标准，分析血压逐渐升高变化对机体的影响和血压的发展趋势，强调以动态观点评估个体血压的重要性。

第一节　高血压界定标准的变迁

如何界定高血压是医学界一直在探讨的问题。1959 年 WHO 建议血压<140/90mmHg 为正常血压，≥160/90mmHg 为高血压[1]。而 1959 年在我国西安召开的心血管疾病学术会议，建议舒张压>90mmHg 者，无论收缩压如何均列为高血压；舒张压>80mmHg 者，根据不同年龄，收缩压超过一定标准也列为高血压（39 岁以下>140mmHg，40～49 岁>150mmHg，50～59 岁>160mmHg，60 岁以上>170mmHg）[2]。1978 年 WHO 高血压专家委员会确定收缩压≥160mmHg 和（或）舒张压≥95mmHg 为高血压[2]。1979 年我国在郑州召开的心血管疾病流行病学及人群防治汇报会上，将收缩压≥160mmHg 和（或）舒张压≥95mmHg 诊断为高血压，并规定收缩压 141～159mmHg 和（或）舒张压 91～94mmHg 为临界高血压[2]。1991 年全国高血压抽样调查和资料分析时，分别采用收缩压≥160mmHg 和（或）舒张压≥95mmHg，以及收缩压≥140mmHg 和（或）舒张压≥90mmHg 两种标准进行了分析报告[2]。1994 年 10 月 WHO 专家组在日内瓦召开的高血压会议，将高血压标准修订为收缩压≥140mmHg 和（或）舒张压≥90mmHg，并进行了分类[2]。1999 年 WHO/ISH《高血压防治指南》将高血压诊断标准确定为在未使用抗高血压药物的情况下，收缩压≥140mmHg 和（或）舒张压≥90mmHg，并进行了分类[3, 4]（表 5-53-1）。

表 5-53-1　1999 年 WHO/ISH 高血压定义及分类

分类	收缩压（mmHg）	舒张压（mmHg）
理想血压	<120	<80
正常血压	<130	<85
正常高值血压	130～139	85～89
高血压 1 级	140～159	90～99
高血压 2 级	160～179	100～109
高血压 3 级	≥180	≥110
单纯收缩期高血压	≥140	<90

注：当患者收缩压和舒张压落在不同范畴，以高的范畴为准。

1999 年《中国高血压防治指南》采用了 1999 年 WHO/ISH《高血压防治指南》的诊断和分类标准[5]。此后，2003 年《ESC 高血压管理指南》[6]、2007 年《ESC 高血压处理指南》[7]、2013 年《ESC/ ESH 高血压处理指南》[8]、2018《ESC/ESH 动脉高血压管理指南》[9]、《中国高血压防治指南（2018 年修订版）》[10]、2019 年英国国家卫生与临床优化研究所颁发的《成人高血压诊断和管理指南》[11]、2019 年《日本高血压管理指南》[12]及 2020 年《ISH 国际高血压实践指南》[13]等均沿用 1999 年 WHO 确定的高血压诊断标准，将诊室血压≥140/90mmHg 界定为高血压。其中，《中国高血压防治指南（2018 年修订版）》[10]取消了理想血压的概念，将血压＜120/80mmHg 界定为正常血压，同时将血压 120～139/80～89mmHg 界定为正常高值血压，降低了正常血压和正常高值血压的界定标准（详见第 5 章表 1-5-1）。然而，《2017 美国成人高血压预防、检测、评价和管理指南》（简称 2017 美国高血压指南）[14]重新界定了高血压的诊断标准和分类概念，将诊室血压≥130/80mmHg 界定为高血压，取消了理想血压和高血压 3 级及单纯收缩期高血压的概念，还降

低了高血压的治疗门槛和血压控制目标值，对高血压的管理更加积极。随后，2018 年《加拿大高血压指南：成人和儿童高血压的诊断、风险评估、预防和治疗》[15]也更新了高血压的诊断标准，将诊室血压≥135/85mmHg 界定为高血压。

可见，国际上对高血压的诊断标准尚未统一。虽然大多数国家倾向于沿用以前的标准，但是随着时代和科技的发展，生活质量的提高和生活方式的改变，人们对高血压的诊断标准越来越严格，更加重视高血压对机体的影响和损害，强调早期保护心脑肾等靶器官的重要性。然而，无论是以血压≥130/80mmHg 或 135/85mmHg，还是以血压≥140/90mmHg 作为界定高血压的标准，都不能很好地兼顾正常高值血压者的有效管理。所以，针对血压水平处于正常高值范围的人，该如何进行合理、有效的管理，仍是一个需要深入探讨的问题。

第二节　正常高值血压对机体的影响

对个体而言，当血压较自身基础血压开始升高时，即便升高的血压水平未达到高血压的界定标准，也会对机体产生多方面的影响。与正常血压（＜120/80mmHg）者相比，正常高值血压（120～139/80～89mmHg）者在心血管疾病已知危险因素、动脉硬化、亚临床肾功能损害、心脏结构和功能损害，以及心血管疾病等诸多方面的危险升高。因此，我们更应该重视对正常高值血压者的有效管理，及时改善生活方式，合理评估干预时机。

一、心血管疾病已知危险因素增加

研究显示，在高血压患者中具有 2 项及以上心血管疾病已知危险因素（包括肥胖、血脂异常、血糖升高、吸烟等）的比例较只有 1 项或 0 项心血管疾病已知危险因素的比例高。在正常高值血压人群中，也存在类似趋势。然而，在正常血压人群中却恰恰相反（表 5-53-2）。可见，与正常血压者相比，血压水平越高的人，心血管疾病已知危险因素越多，说明心血管疾病已知危险因素随着血压水平的升高存在聚集现象。

表 5-53-2 不同血压水平心血管疾病已知危险因素比较

参考文献	血压水平（mmHg）	患者（例）	心血管疾病已知危险因素百分比（%）			
			0 项	1 项	2 项	3 项及以上
Zhang 等[16]	<120/80	5 834	25.2	37.4	27.3	10.1
	120～139/80～89	6 784	20.4	34.7	30.5	14.4
	≥140/90	6 385	14.9	34.4	34.8	15.9
赵欢欢等[17]	<120/80	584	13.5	29.8	33.4	23.3
	120～139/80～89	592	5.1	21.1	33.6	40.2
赵冬等[18]	<120/80	11 999	34.1	—	19.3	9.4
	120～139/80～89	9 782	23.9	—	24.1	17.1
	≥140/90	8 597	15.6	—	28.1	28

二、发生动脉硬化的风险增加

敖道畅等[19]研究显示正常高值血压者发生动脉硬化的比例（40.9%）明显高于正常血压者（18.2%）。郭益红[20]、刘小霞[21]、刘丽芳[22]、黄峰[23]、Piyanuch 等[24]、马为[25]、喜杨[26]等研究也提示正常高值血压者较正常血压者发生动脉硬化的比例高，动脉顺应性降低，血管损伤风险明显升高。同时，朱颖等[27]研究发现在 1377 例正常血压者、1971 例正常高值血压者及 2041 例高血压患者中颈动脉粥样硬化斑块检出率分别为 24.8%、37.4% 及 60.2%。可见，与正常血压的人相比，血压水平越高，颈动脉粥样硬化的发生风险越高。

三、亚临床肾功能损害增加

Yi 等[28]、Mohabansi 等[29]、翁庆忠等[30]、Anjaneya 等[31]、Meena 等[32]对正常血压者与正常高值血压者尿微量白蛋白检出率的比较发现，后者尿微量白蛋白检出率均高于前者（图 5-53-1）。翁庆忠等[30]研究还发现在血压＜120/80mmHg（63 例）、121～129/80～89mmHg（65 例）、130～139/80～89mmHg（67 例）者中 24h 尿白蛋白排泄率分别是（27.25±3.15）mg、（31.17±4.21）mg、（36.02±2.31）mg；尿微量白蛋白阳性率分别是 18%、21%和 27%，说明正常高值血压者与正常血压者相比，血压水平越高，24h 尿微量白蛋白检出率和尿白蛋白排泄率越高。可见，正常高值血压会对肾脏产生亚临床靶器官损害，且血压水平越高，发生亚临床靶器官损害的风险就越高，且损害的程度也越重。

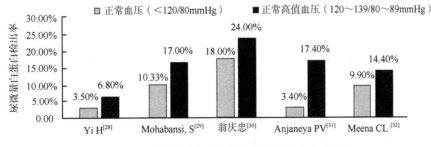

图 5-53-1 不同血压水平者尿微量白蛋白检出率比较

四、心脏结构和功能的损害增加

Santos 等[33]研究显示，与正常血压者相比，正常高值血压者出现左室质量指数增加、室壁厚度增加和左心室构型异常的比例较高。与正常血压者相比，正常高值血压者左室舒张功能参数值减弱，且轻度和中-重度舒张功能障碍的发生率增高。此外，Ricardo 等[34]研究也显示，正常高值血压者在发展为高血压之前便已经存在心脏的舒张功能受损。可见，正常高值血压者即便血压水平未达到高血压的诊断标准，却也已经引起了心脏结构和功能的损害，这可以解释临床上有的患者诊断高血压的病史不长，但是心脏结构和功能损害却较严重的现象。

五、心血管疾病发生风险增加

血压从 115/75mmHg 开始,随着血压水平的升高,心血管疾病发生率亦增高[35]。具体来说，血压从 115/75mmHg 至 185/115mmHg，每增加 20/10mmHg，心血管疾病风险增加 2 倍[36]。血压在 120～129/80～84mmHg 者 10 年心血管疾病发生风险是血压 < 120/80mmHg 者的 1 倍，血压在 130～139/85～89mmHg 者 10 年心血管疾病发生风险是血压 < 120/80mmHg 者的 2 倍[37]。对不同血压水平的人群随访 5～30 年发现，正常高值血压者的心血管疾病发生风险高于正常血压者。但与正常血压者相比，血压 < 90/60mmHg 者发生心血管疾病的风险也升高（表 5-53-3）。由此可见，血压过低或血压偏高，发生心血管疾病的风险都会增加。

表 5-53-3　不同血压水平心血管疾病发生情况比较

参考文献	随访时间（年）	血压水平（mmHg）	患者（例）	心血管疾病	
				患者（例）	RR/HR
王薇等[38]	10	<110/75	6 612	—	1.00
		110～119/75～79	6 279	—	1.55
		120～129/80～84	6 596	—	2.09
		130～139/85～89	3 587	—	2.49
王薇等[39]	11	<120/80	12 433	119	1.00
		120～139/80～89	9 739	185	1.94
Fan 等[40]	30	<90/60	402	96	1.09
		90～120/60～80	5 605	1206	1.00
		120～139/80～89	11 031	3222	1.31
Wang 等[41]	5	<90/60	4 146	18	1.61
		90～120/60～80	39 942	93	1.00
		120～139/80～89	63 800	318	1.13
Yukik 等[42]	11.8	<120/80	707	11	1.00
		120～139/80～89	702	16	1.43
赵冬等[18]	10	<120/80	11 999	—	1.00
		120～139/80～89	9 782	—	1.44

第三节　动态观点看血压

既然正常高值血压较正常血压对机体的危害增加，那么对这部分人采取积极有效的管理就显得至关重要。然而，目前部分专家学者采取机械地将高血压诊断标准降低的方案，不仅未得到国际上其他专家学者的广泛认同，也不能很好地兼顾正常高值血压者的有效管理[14, 15, 9-13]。因此，对正常高值血压范围的人群，笔者建议以动态观点分析和评估这部分人的干预时机和措施，以避免血压进一步升高，从而降低心血管疾病的发生风险。

一、机械地降低高血压诊断标准和治疗门槛，并不具有卫生经济学效应

按照 2017 年《美国高血压指南》的诊断标准（≥130/80mmHg），美国高血压患病率将上升26.8%，而我国高血压患病率将上升 45.1%[43]，我国 18 岁以上成人高血压的患病率可达 60.1%，估计患者人数达 6.6 亿[44]。与高患病率相对应的是治疗

率仍然很低，应使用药物治疗的比例和实际接受药物治疗的比例悬殊（分别为 53.7%和 16.8%），而按照该标准，新增的高血压患者（即 1 级高血压患者）中有约 1/3 应接受抗高血压药物治疗[44]。但是，一项针对我国 3 项前瞻性队列研究的分析评估了 15 4407 例中国成人血压与全因和心血管疾病死亡之间的关系发现，针对无心血管疾病史且 10 年动脉粥样硬化性心血管疾病风险≥10%的血压在 130～139/80～89mmHg 者，按照《中国高血压防治指南（2018 年修订版）》[10]与 2017 年《美国高血压指南》[14]管理 10 000 名目标对象 20 年，成本分别为 3.14 亿元和 3.59 亿元，分别获得 162 098.3 个和 150 952.2 个质量调整寿命年（quality adjusted life year，QALY）。每获得一个 QALY，按照《中国高血压防治指南（2018 年修订版）》[10]和 2017 年《美国高血压指南》[14]所需的成本分别为 1938.76 元和 2380.43 元。两指南相比，增量成本效果比（incremental cost effectiveness ratio，ICER）为-4042.9 元/QALY。故采用 2017 年《美国高血压指南》[14]对无心血管疾病史且 10 年动脉粥样硬化性心血管疾病风险≥10%的血压在 130～139/80～89mmHg 者进行管理并不具有卫生经济学意义。相反，采用《中国高血压防治指南（2018 年修订版）》[10]对该人群进行管理不仅成本更低，且能获得更多的健康效用[45]。

二、血压升高者发展为高血压及发生心血管疾病的风险增加

单个时间点的血压水平无法很好地评估疾病的发生风险，关注血压的长期变化更有助于早期识别高血压的发生，实现血压的早期干预。一项研究发现，基线血压为 130～139/80～89mmHg 的 4246 人，其中 723 人（21.5%）的血压维持在该范围，1789 人（53.2%）的血压进展到≥140/90mmHg。与血压一直维持在＜130/80mmHg 者相比，5 年血压维持在 130～139/80～89mmHg 者心血管疾病发生风险增加 43%，这种风险在年龄≥60 岁的人中更加显著。血压从 130～139/80～89mmHg 进展为≥140/90mmHg 和血压一直≥140/90mmHg 的个体心血管疾病发生风险相近（分别增加 70%和 73%）。与血压维持不

变者相比，5 年间收缩压下降＞15mmHg 将降低 25%心血管疾病的发生风险，而收缩压上升≥15mmHg 将使心血管疾病的发生风险增加 15%；5 年间舒张压增加≥5mmHg，心血管疾病发生风险上升 16%，且当舒张压增加≥15mmHg 时，新发脑卒中的风险增加至 83%[46]。Framingham 青年人冠状动脉风险发展研究也发现，有 30%～50%血压在 130～139/80～89mmHg 的年轻人，5 年后将发展为高血压[47]，而这一比例在我国更高[48]。Chobanian 等[36]研究显示在 18 岁以上正常血压（＜120/80mmHg）者中，55 岁时发展为高血压的风险是 90%。孙佳艺等[49]发现血压在＜120/80mmHg、120～129/80～84mmHg 和 130～139/85～89mmHg 者 10 年后成为高血压患者的比例分别是 22.2%、44.7%和 64.3%。Allen 等[50]研究也发现累积的血压暴露明显增加冠心病的发生风险。Yukiko 等[42]对 707 例正常血压（＜120/80mmHg）者和 702 例正常高值血压（120～139/80～89mmHg）者随访 11.8 年（中位随访期）发现，707 例正常血压者有 241 例（34.1%）发展为正常高值血压，47 例（6.6%）发展为高血压。702 例正常高值血压者中有 183 例（26.1%）发展为高血压，正常高值血压发展为高血压者发生心血管疾病的风险是保持正常血压或保持正常高值血压者的 2.95 倍。

三、动态观点看血压的必要性

血压升高是一个动态变化的过程，血压开始变化的年龄要比确定高血压的年龄早，且升高变化中的血压要比无升高变化的血压对机体的影响大。因此，动态观点是指人体血压升高变化的过程，强调关注每个人自身血压变化的趋势。而静态观点是指收缩压和（或）舒张压达到某一指定的数值就诊断为高血压。动态观点是灵动的、变化的。静态观点是机械的、固定的。但无论是动态观点，还是静态观点，共同目标都是强调早期防治心脑肾等靶器官损害和心血管疾病的发生。可是，机械地降低高血压的诊断标准和治疗门槛，只会普遍增加高血压患者的数量，增加需要诊疗的人群数量，这样不仅会增加这部分人的精神压力，还会增加他们自身和国家的经济负担，同时也容易遗漏和忽略基础血压偏低者血压开始升高变化时对机体的影响和损害。所

以，为了既不遗漏和忽略基础血压偏低者血压开始升高变化时对机体的影响和损害，也不增加基础血压偏高而没有动态升高变化的这部分人的精神压力和经济负担，对正常高值血压者，强调关注个体血压的动态变化，通过动态观点分析和预测血压的发生发展过程及趋势，强调动态观点分析和判断血压对机体的影响和损害，以动态观点评估和判断早期干预的时机。

（段小容　余振球）

参 考 文 献

[1] 余振球. 党和国家高度重视，学科理念正确指引，团队建设提供保障，中国高血压防治事业为全民健康保驾护航（续二）[J]. 中华高血压杂志，2021，29（8）：715-717.

[2] 潘思春，顾东风. 血压的分类与转归[J]. 中国慢性病预防与控制，2004，6：280-282.

[3] Keul I. Proceedings of the World Health Organization/International Society of Hypertension International Expert Meeting on Hypertension[J]. Clin Exp Hypertens，1999，21（5/6）：491.

[4] Guidelies Subcommittee. 1999 World Health Organization-International Society of hypertension guidelines for the management of hypertension[J]. Hypertension，1999，17（2）：151-183.

[5] 中华人民共和国卫生部，中国高血压联盟. 中国高血压防治指南之一——高血压的现状与流行趋势[J]. 健康指南，1999，6：25-30.

[6] Donzelli A. 2003 ESC guidelines for the management of arterial hypertension[J]. J Hypertens，2003，6：1011-1053.

[7] Giuseppe M，Guy B，Anna D，et al. 2007 ESC Guidelines for the management of arterial hypertension[J]. Blood Pressure，2007，3：135-232.

[8] Mancia G，Fagard F，Markiewicz K，et al. 2013 ESH/ESC guidelines for the management of arterial hypertension[J]. Blood Pressure，2014，23：3-16.

[9] Williams B，Mancia G，Spiering W，et al. 2018 ESC/ESH guidelines for the management of arterial hypertension：The task force for the management of arterial hypertension of the European Society of Cardiology（ESC）and the European Society of Hypertension（ESH）[J]. J Hypertens，2018，10：1953-2041.

[10] 《中国高血压防治指南》修订委员会，高血压联盟（中国），中华医学会心血管病学分会，等. 中国高血压防治指南（2018 年修订版）[J]. 中国心血管杂志，2019，1：24-56.

[11] Nicholas RJ，Terry MC，Margaret C，et al. Diagnosis and management of hypertension in adults：NICE guideline update 2019[J]. Br J Gen Pract，2020，691：90-91.

[12] Umemura S，Arima H，Arima S，et al. The Japanese society of hypertension guidelines for the management of hypertension（JSH 2019）[J]. Hypertension Res，2019，9：1235-1481.

[13] Thomas U，Claudio B，Fadi C，et al. 2020 International society of hypertension global hypertension practice guidelines[J]. Hypertension，2020，6：1334-1357.

[14] Carey RM，Whelton PK. 2017 ACC/AHA hypertension guideline writing committee. prevention，detection，evaluation，and management of high blood pressure in adults：Synopsis of the 2017 american college of cardiology[J]. Ann Intern Med，2018，5：351-358.

[15] Nerenberg KA，Zarnke KB，Leung AA，et al. Hypertension Canada's 2018 guidelines for diagnosis，risk assessment，prevention，and treatment of hypertension in adults and children[J]. Can J Cardiol，2018，34（5）：506-525.

[16] Zhang WH，Zhang L，An WF，et al. Prehypertension and clusteringof cardiovascular risk factors among adults insu burban Beijing，China[J]. J Epidemiol，2011，6：440-446.

[17] 赵欢欢，孙跃民，姚薇，等. 天津市社区正常高值血压居民合并已知高血压危险因素的分析[J]. 中国慢性病预防与控制，2015，4：275-277.

[18] 赵冬，李翠芬，王薇，等. 正常高值血压人群 10 年心血管病发病危险的分析[J]. 中华老年心脑血管病杂志，2006，11：730-733.

[19] 敖道畅，肖小华，刘少中，等. 血压正常和血压正常高值者血管硬化对比研究[J]. 岭南心血管病杂志，2011，2：117-119.

[20] 郭益红，吴志坚，李培英，等. 关于血压正常高值与踝肱脉搏波波速度（baPWV）及人体动脉硬化的探究[J]. 心血管病防治知识，2016，8：26-28.

[21] 刘小霞，闫素华，马晓珊. 血压正常高值与动脉硬化相关性研究[J]. 中医临床研究，2015，25：137-139.

[22] 刘丽芳，谢晋湘，王建昌，等. 正常高值血压中升高的中心动脉压及增强指数的相关性[J]. 中国老年学杂志，2012，18：3907-3909.

[23] 黄峰，朱鹏立，肖华贞，等. 福建沿海地区正常高值血压及高血压人群现况及其心血管危险因素的调查[J]. 中华心血管病杂志，2013，10：876-881.

[24] Piyanuch T，Duangduan S，Teonchit N. Prehypertension and high serum uric acid increase risk of arterial stiffness[J]. Scand J Clin Lab Invest，2017，77（8）：673-678.

[25] 马为，杨颖，齐丽彤，等. 北京市社区人群正常高值血压与颈动脉硬化的关系[J]. 中华心血管病杂志，2014，

42（6）：510-514.

[26] 喜杨，孙宁玲，祝之明，等. 血压正常高值人群的动脉弹性特点及影响因素分析[J]. 中华医学杂志，2013，93（4）：265-269.

[27] 朱颖，陈长香，李晓庆，等. 不同血压水平与颈动脉粥样斑块的相关性研究[J]. 中华心血管病杂志，2013，41（7）：611-615.

[28] Yi H，Zhang WZ，Zhang H，et al. Subclinical target organ damage in normotensive and prehypertensive patients[J]. Minerva Cardioangiol，2017，1：16-23.

[29] Mohabansi S，Vadke S，Deol DD，et al. Prevalence of hyperuricemia and microalbuminuria in prehypertension[J]. Annals of International Medical and Dental Research，2016，6：13-17.

[30] 翁庆忠，淡雪川，管一平，等. 高血压前期与微量清蛋白尿[J]. 四川医学，2013，6：775-776.

[31] Anjaneya PV，Vasu BN，Pradeep BKV. Serum uric acid as a marker for microalbuminuria in prehypertension group[J]. International Journal of Current Research and Review，2013，5（8）：47-52.

[32] Meena CL，Harsa R，Meena VK，et al. Association of serum uric acid and microalbuminuria in prehypertension：A cross sectional study[J]. Natl J Physiol Pharm Pharmacol，2013，1：87-91.

[33] Santos AB，Gupta DK，Bello NA，等. 正常高值血压与心脏结构和功能异常相关：动脉粥样硬化风险社区研究[J]. 中华高血压杂志，2016，9：1-12.

[34] Ricardo LL，Ricardo FC，Eduardo MV，et al. Diastolic function is impaired in patients with prehypertension：Data from the EPIPorto study[J]. Rev Esp Cardiol（Engl Ed），2018，71（11）：926-934.

[35] 王瑞，赵兴胜. 正常高值血压的研究现状[J]. 中华高血压杂志，2012，20（7）：629-633.

[36] Chobanian AV，Bakris GL，Black HR，et al. Seventh report of the joint national committee on prevention，detection，evaluation，and treatment of high blood pressure[J]. Blood，2011，15：1206-1252.

[37] Brent M，Stevo J. Prehypertension：Risk stratification and management considerations[J]. Curr Hypertens Rep，2008，10（5）：359-366.

[38] 王薇，赵冬，刘静，等. 中国 35～64 岁人群血压水平与 10 年心血管病发病危险的前瞻性研究[J]. 中华内科杂志，2004，10：730-734.

[39] 王薇，赵冬，孙佳艺，等. 中国正常高值血压人群的心血管病发病危险[J]. 中华高血压杂志，2007，15（12）：984-987.

[40] Fan JH，Wang JB，Wang SM，et al. Longitudinal change in blood pressure is associated with cardiovascular disease mortality in a Chinese cohort[J]. Heart，2018，104（21）：1764-1771.

[41] Wang JB，Huang QC，Hu SC，et al. Baseline and longitudinal change in blood pressure and mortality in a Chinese cohort（Article）[J]. J Epidemiol Community Health，2018，72（12）：1083-1090.

[42] Ishikawa Y，Ishikawa J，Ishikawa S，et al. Progression from prehypertension to hypertension and risk of cardiovascular disease[J]. J Epidemiol，2017，27（1）：8-13.

[43] Rohan K，Yuan L，Anshul S，et al. The impact of 2017 ACC/AHA guidelines on the prevalence of hypertension and eligibilityfor anti-hypertensive therapy in the United States and China[J]. BMJ，2017，8：123-127.

[44] Yang C，Wang J，Gao B，et al. Prevalence and treatment of hypertension in China：Impacts of 2017 American College of Cardiology/American Heart Association High Blood Pressure Guidline[J]. Science Bulletin，2018，8：488-493.

[45] 刘娜. 美国新版高血压防治指南下中国人群血压与心血管病死亡的关联和成本效果分析[D]. 武汉：华中科技大学，2019.

[46] 马琳. 2017 年 ACC/AHA 高血压指南新定义的血压分级水平及其变化与心血管疾病发病风险的前瞻性研究[D]. 武汉：华中科技大学，2019.

[47] Carson AP，Lewis CE，Jacobs DR，et al. Evaluating the Framingham hypertension risk prediction model in young adults：The coronary artery risk development in young adults（CARDIA）study[J]. Hypertension，2013，6：1015-1020.

[48] 李国奇，刘静，王薇，等. 中国 35~64 岁人群 15 年高血压发生风险预测研究[J]. 中华内科杂志，2014，4：265-268.

[49] 孙佳艺，赵冬，王薇，等. 北京地区 2740 人的血压水平 10 年（1992-2002）变化情况[J]. 高血压杂志，2005，13（2）：115-119.

[50] Fujiyoshi A，Ohkubo T，Miura K，et al. Blood pressure categories and long-term risk of cardiovascular disease according to age group in Japanese men and women[J]. Hypertension Research，2012，35（9）：947-953.

第54章

低、中危险度高血压

高血压的危险度分层是近年逐渐受到重视的概念，单纯依据血压水平的高低来判断患者的危险度具有片面性，危险度分层可指导临床医师确定治疗时机、治疗策略及估计预后。1997 年，JNC-6 依据患者血压水平及其他心血管疾病危险因素和心血管疾病的关系，首次对高血压患者进行危险度分层。之后 1999 年 WHO/ISH 对高血压进行危险度分层。2013 年，《ESH/ESC 高血压处理指南》[1]将高血压分为 4 个危险层次（低危险、中危险、高危险和极高危险）。临床上以收缩压≥140mmHg 且≤179mmHg，舒张压≥90mmHg 且≤109mmHg，不伴有心、脑、肾、眼底等脏器损害，无伴随的临床疾病（心、脑、肾、眼底的疾病，糖尿病，外周血管疾病），仅同时存在 1 种或 2 种心血管疾病危险因素或无任何危险因素的患者，诊断为低、中危险度高血压。

低、中危险度高血压占高血压总数的 60%～70%[2]，据此百分比计算我国目前低、中危险度高血压患者有 0.96 亿～1.12 亿人。低、中危险度高血压在流行病学上的意义不仅在于其患病率高，还因多数患者为中、老年人，正处于心血管疾病的高危年龄段，且绝对数量大。因此，从心血管疾病危险度来看，其波及的范围及危害还是比较大的，控制低、中危险度高血压是我国高血压防治工作的重点之一。

国外研究资料显示[3]，低危组、中危组高血压患者 10 年内发生主要心血管事件的危险分别为＜15%、15%～20%，致死性心血管疾病绝对危险分别为＜4%、4%～5%。30～59 岁低、中危险度高血压患者当舒张压为 75～84mmHg 时，各种因素引起的总死亡率为 5.4%；当舒张压增加至 85～94mmHg 时，10 年间死亡率增加到 8.2%，增加了 52%。其中冠心病死亡率由 2% 增至 3.8%，增加了 90%[4]。由此可见，降低这部分患者的血压可明显减少其心血管疾病的发病率和死亡率。

第一节　发病机制与病理生理特点

一、发　病　机　制

低、中危险度高血压的发病机制除了遗传因素的作用、钠盐敏感、应激（即精神紧张与心理压力过重）、钾或钙摄入不足、体力活动减少、肥胖、吸烟及过量饮酒，RAAS 激活和交感神经系统活性增加在其发病中也起重要作用。交感神经系统活性增加后，可刺激心肌的 β 受体，引起心率增快，心肌收缩力增强，心排血量增多；作用于血管的肾上腺素能受体，可使小动脉收缩，外周阻力增加，最终导致动脉压升高。当肾交感神经活性增强不足以引起血管收缩时，却可以增加肾素分泌和肾钠潴留，引起血压升高。交感神经过度兴奋后作用于肾的球旁细胞，使肾素分泌增多，RAAS 的活性升高，血浆醛固酮浓度增加，机体钠潴留增多，血压升高。少量血管紧张素即可导致本型高血压患者的血压升高，这说明在血浆 RAAS 发生异常之前，患者肾血管对血管紧张素的反应性就已经增加，这可能与本型高血压的发生有关。国外研究资料[4]表明，高血压患者存在交感神经活性增加及副交感神经活性降低，是引起心率变异性的重要原因，高血压患者心率变异性降低，致使心律失常发生率增加。美国研究人员报道[5]，腹部和躯干性肥胖而非 BMI 是高血压危险的关键决定因素，对于某些种族的人群来说更是如此。近期的流行病学数据调查提示，异常的脂肪分布是比普通脂肪沉积更重要的心血管疾病危险因素。肥胖相关高血压的发病有多种可能机制，如瘦素通路改变、胰岛素抵抗、微血管功能紊乱、RAAS 和交感神经系统激活、中枢神经系统功能失调、肾损伤等，对肥胖相关高血压发病机制的研究有助于制定合理的治疗措施，以控制此类患者的血压水平，降低心血管事件发生率。另有研究者[6]在一组肥胖发生率很高的美裔印度人中，分析了最适血压（＜120/80mmHg）、代谢危险因素，以及他们在 4 年随访中的变化与 8 年高血压发生率的相互关系，结果发现高血压的发生可以通过初始的代谢指标、代谢变量随时间而发生的不利变化及最初的血压来进行预测。当受试者最初的血压处于最适水平时，腹部肥胖、血脂异常是预测高血压的主要因素。近年来，国内外学者对蛋白质的摄入与高血压的关系进行了深入研究，结果表明，优质蛋白质的摄入能降低高血压的发病率，优质蛋白质是指氨基酸模式接近人体氨基酸模式、容易被人体吸收利用的蛋白质，而这类蛋白质多指动物蛋白。优质的动物蛋白可预防高血压的发生，其机制可能是通过促进钠的排泄，保护血管壁，或通过氨基酸参与血压的调节（如影响神经递质或交感神经兴奋

性）而发挥作用。因此，在日常生活中过度强调素食来预防高血压是不可取的，应适当地选择动物蛋白，如鸡、鸭、鱼、牛奶等，尤其是优质鱼类蛋白是不可少的。

二、病理生理特点

本型高血压患者常有血压变化大、收缩压升高明显、心率加快、脉压大等高动力循环表现。血流动力学检查常显示心排血量增加，外周血管阻力变化不大，血容量无变化。以上表现可能是由于交感神经兴奋，致使毛细血管后容量血管阻力增加，回流减少，加之毛细血管内压增高，漏出增加，使血管内容量重新分布。有学者认为，高动力状态时心排血量增加与静脉回流量和前负荷增加，以及心室舒张末期心肌应激呈强阳性等因素相关[2]。下述现象支持交感神经张力增高是造成轻中度高血压高动力循环的结果：①静脉注射普萘洛尔和阿托品后，高心排血量可恢复正常。②低、中危险度高血压患者对倾斜试验的反应性与 3 级高血压组及正常对照组不同，表现为坐位平均压高于卧位时，升高≥10mmHg 者明显高于后两组，且卧位时心率也明显增快。③本型患者无论卧位还是立位，激发试验测得的血浆肾素水平和血管紧张素浓度均高于 3 级高血压组和正常对照组，这些均说明本型高血压患者交感神经系统兴奋性增强。高动力状态是神经源性的，是交感神经冲动增强和副交感神经抑制减弱，以及它们之间交互作用失衡所致。

临界高血压患者的心排血量与下肢血流量明显增加，肝、肾血流量则在正常范围，有研究证明[7]，临界高血压患者腓肠肌血流量明显增加。

本型高血压患者血管壁增厚，血管壁厚度与管腔的比例增大，也可出现左心室肥厚。左心室受多种致病因素影响，在发病早期阶段，主要与静脉回流量增加，以及神经体液即交感肾上腺素及组织 RAS 的激活有关；晚期则主要由血流动力学紊乱所致。

第二节 临床特点与诊断

一、临床特点

低、中危险度高血压患者血压变化较大，血压

可在正常和异常之间波动，收缩压升高较明显，心率较快，呈现高动力循环状态。血流动力学检查显示心排血量增加，外周血管阻力变化不大，血容量无改变。

辅助检查无心脑肾等靶器官损害的依据，可偶有左心室肥厚。

另外，生活方式的改变对低、中危险度高血压治疗效果良好，如坚持有规律的运动、减轻体重、低盐饮食及优质蛋白饮食、戒烟限酒、适当补充钾钙等，均可使血压下降。多数患者对常用的一线抗高血压药物，如利尿剂、β受体阻滞剂、CCB、ACEI、ARB、α受体阻滞剂敏感。

二、诊断及鉴别诊断

《中国高血压防治指南（2018年修订版）》[8]沿用了2005年与2010年《中国高血压防治指南》的分层原则和基本内容，将高血压患者按心血管疾病风险水平分为低危、中危、高危和很高危4个层次。根据有关研究进展，对影响分层的内容进行了部分修改，增加了130～139/85～89mmHg范围；将心血管疾病危险因素中高同型半胱氨酸血症的诊断标准改为≥15μmol/L；将心房颤动列入伴发的临床疾病；将糖尿病分为新诊断及已治疗但未控制2种情况，分别根据血糖（空腹及餐后）与糖化血红蛋白的水平诊断。低、中危险度高血压的诊断标准为收缩压140～179mmHg，和（或）舒张压90～109mmHg，危险因素在2个以内，无靶器官损害、并发症及糖尿病；或收缩压130～139mmHg，和（或）舒张压为85～89mmHg，CKD<4期，可合并糖尿病但无临床并发症，高血压心血管风险水平分层见表1-5-11。

低、中危险度高血压患者血压变化大，可呈阶段性或间断性升高，可变的因素是血压的数值，相对稳定的因素是无靶器官损害、心血管疾病和糖尿病，危险因素在2个或2个以内。影响血压的常见因素是神经精神因素、吸烟及饮食习惯等，这些因素可能使患者的血压在正常和高血压之间波动。需注意鉴别的是白大衣高血压，这部分患者在诊室测量的血压始终达到高血压诊断标准，而自测血压正常，最好的鉴别方法就是对于初次就诊的高血压患者进行24h动态血压监测，这样可首先排除白大衣

高血压，以避免错误的诊断和过度治疗。有研究报道[9]，白大衣高血压在女性患者中占87%，而在男性患者中占57.4%，因此对于女性诊断低、中危险度高血压时，需特别注意排除白大衣高血压。合并焦虑和抑郁的患者，偶测血压常高于24h动态血压监测值，动态血压监测值与偶测血压常呈分离现象，这部分患者在临床上应引起重视，若仅依据偶测血压来判断患者的危险层次，可能将其归为较高层次的危险度，只有动态血压监测才能准确掌握患者的血压水平。这些患者临床症状繁多，有众多的躯体化症状，自觉症状重，如心悸、胸闷、多汗、呼吸困难、四肢麻木、失眠、食欲减退或亢进、头晕、头痛等，而辅助检查常无任何器质性改变，大多对抗抑郁治疗效果良好。一部分低、中危险度高血压患者，由于交感神经和肾素、血管紧张素水平较高，可表现为心率快、多汗、面色苍白等，需与嗜铬细胞瘤、甲状腺功能亢进症鉴别。另外，惊恐发作患者常表现为阵发性发作性出汗、心悸、血压升高等，临床表现酷似嗜铬细胞瘤，通过检测血浆儿茶酚胺、游离三甲氧基肾上腺素（metanephrine，MN）、游离三甲氧基去甲肾上腺素水平（normetanephrine，NMN），尿液MN、NMN，以及肾上腺CT检查、MRI检查可做出鉴别。有文献报道[10]，测定血浆MN诊断嗜铬细胞瘤概率接近100%，笔者所在科室开展此项检查3年来，总结经病理诊断确诊的嗜铬细胞瘤40例，血浆MN测定阳性率与病理诊断符合率达100%。

第三节　治　疗

一、大规模临床试验研究

高血压的危险度分层起源于1997年JNC-6，当时的低、中危险度高血压的血压水平相当于1994年WHO标准中的轻度高血压。因此，在此之前的关于低、中危险度高血压的试验结果也就是有关轻度高血压的有关资料，依然具有临床参考价值及意义。这些临床试验通过大量的循证医学数据为临床治疗低、中危险度高血压提供了强有力的依据。

（1）美国退伍军人协会（Veternas Administration，VA）试验：实施于1970年[11]，对舒张压为90～

114mmHg 者进行药物和安慰剂对照研究，523 人进入本研究，170 人符合低、中危险度高血压标准。其中 86 人接受积极的药物治疗，作为治疗组；84 人接受安慰剂，设为对照组。随访期为 3.5 年，两组间在冠心病发病率和死亡率方面都无显著差异。从总体效益看，治疗组使心血管疾病死亡率减少 35%，受益者主要为 50 岁以上或为进入本研究前即有心血管异常改变者。本试验药物为氢氯噻嗪、利血平、肼屈嗪。

（2）奥斯陆（Oslo）研究：受试者为无心脏病的（40～49 岁）男性，舒张压在 90～110mmHg。血清胆固醇增高、糖耐量减低者排除本研究。其中 406 例接受药物治疗，379 例纳入非药物治疗对照组，随访 5 年。试验结束提示：对照组中 17% 的受试者血压超过 180/110mmHg，4.5% 发生高血压靶器官损害或心血管疾病，如脑血管疾病、致命的主动脉内膜剥离症、充血性心力衰竭和（或）左心室肥厚，而治疗组未发生高血压靶器官损害或心血管疾病。值得注意的是，治疗组对冠心病及心血管事件发生率无预防作用[12]。

（3）澳大利亚药物治疗研究：受试者 3427 例（年龄 30～69 岁），舒张压 95～110mmHg，缺乏心脏病证据，采用利尿剂为主的药物组合治疗，与安慰剂组作对照研究，因此本试验可根据年龄性别进行疗效评价。其中，安慰剂组在试验过程中舒张压降低 6.6mmHg，安慰剂组平均舒张压为 93.9mmHg，治疗组平均舒张压为 88.3mmHg。在所有舒张压为 95～99mmHg 的受试者中，由各种原因导致的死亡率和高血压靶器官损害减少了 30%，两组间心肌梗死发生率无差别，女性患者和年龄小于 50 岁者皆未受益于药物治疗。在试验过程中，安慰剂组中最初舒张压在 95～99mmHg 者，有 33% 血压转为正常；治疗组中有 9% 的患者，虽经治疗，但血压未下降。尽管如此，积极治疗仍取得了总体死亡率下降的好结果[13]。

（4）高血压检测和随访计划（the hypertension detection and follow up program，HDFP）：为美国最大的降压治疗实验，非典型设计，未设置治疗组和安慰剂组，主要采用系统治疗（stepped care，SC）组和街区随机性常规（referred care，RC）组进行对比，系统治疗组以利尿剂为主进行阶梯降压治疗。本计划纳入 10 940 例患者，年龄在 30～69 岁，舒张压为 90～104mmHg，具有高血压靶器官损害证据者不被排出本试验。约 70% 受试者符合低、中危险度高血压标准，经过 2 个阶段筛选，舒张压仍在 90～104mmHg。实验结果显示，SC 组舒张压比 RC 组低 5mmHg，与 RC 组相比，SC 组 5 年死亡率下降 20% 以上，脑血管病和冠心病死亡率也下降。另一个重要发现为靶器官损害对预后有不利影响，全部受试者中无靶器官损害者（低、中危险度高血压）高血压 5 年死亡率为 4.9%，而有靶器官损害者（高、极高危险度高血压）死亡率为 18.1%，表明对于低、中危险度高血压的治疗，有利于降低患者死亡率，若等待靶器官损害后才开始治疗是危险的[14]，因此对于低、中危险度的高血压患者应积极治疗。

（5）多重危险因素干预试验（the multiple risk factor intervention trial，MRFIT）：也证实靶器官受损对预后的不利影响。试验对象为心血管危险因素增加的中年男性，危险因素包括高胆固醇血症、高血压、吸烟等。在该试验中，静息心电图异常的高血压男性患者虽接受以利尿剂（氢氯噻嗪与氯噻酮）为主的阶梯降压治疗，其死亡率仍增加，主要为猝死发生率高。

（6）轻型高血压治疗研究（treatment of mild hypertension study，TOMHS）：是由美国国立卫生研究院组织的，旨在评价对轻型高血压患者在认真改变生活方式，坚持非药物治疗（戒烟、合理膳食、运动等）的基础上联合使用抗高血压药物是否可以预防心血管事件的发生，并对钙拮抗剂、ACEI、α 受体阻滞剂、利尿剂和 β 受体阻滞剂长期应用的有效性与安全性差异进行对比，是一项随机、双盲、安慰剂对照的 4 年期前瞻性研究。该研究入选 902 例、45～69 岁的高血压患者，大多数为 1 级（轻度）高血压患者。治疗前舒张压水平在 90～99mmHg 者占 39.1%，舒张压水平在 85～99mmHg 者占 61.9%，平均血压为 140/91mmHg。患者随机接受的治疗方案包括在改变生活方式基础上服用安慰剂或以上五类药物之一治疗，所选用的药物包括氯噻酮（15mg/d）、醋丁洛尔（400mg/d）、氨氯地平（5mg/d）、依那普利（5mg/d）和多沙唑嗪（2mg/d）。对严重的心血管事件，如心肌梗死和脑卒中有关的分析是把所有的药物治疗组（药物加生活方式改变）作为整体与安慰剂组（安慰剂加生活方式改变）进行比较，平均随访 4.4 年。在药物治疗组中，血压平均下降 15.9/12.3mmHg，安慰剂组下降 9.1/8.6mmHg，两组间差值 6.8/3.7mmHg，两组的收缩压和舒张压均有显著差异（$P<0.001$）。随访 48 个月，药物治疗组和安慰剂组平均血压分别为 126.7/79.4mmHg 和 132.6/81.9mmHg，两组收缩压和舒张压均恢复到"正常"范围（<140/90mmHg），但所有药物治疗组的冠心病和心血管事件发生率比安慰剂组低 34%（11.8% vs 16.24%，$P=0.03$）。5 种不同抗高血压药物在降低舒张压方面无显著差异，对收缩压下降的平均值而言，醋丁洛尔组明显优于多沙唑嗪组（$P<0.01$），氯噻酮组明显优于多沙唑嗪和依那普利组（$P<0.01$），其中氯噻酮对降低收缩压更明显。长期服药的患者与安慰剂（58.5%）相比，只有氨氯地平组（82.5%）和醋丁洛尔组（77.8%）显示出明显优越性（$P<0.01$）。坚持服用氨氯地平的患者在用药 48 个月后，99%的患者仍保持初始的 5mg/d 的剂量[15]。

（7）高血压理想治疗试验（HOT）：目的在于评价抗高血压治疗中目标舒张压≤90mmHg、≤85mmHg 和≤80mmHg 与主要心血管事件（非致死性心肌梗死、非致死性脑卒中和心血管疾病死亡率）之间的差异性；评价在治疗期间获得的舒张压和主要心血管事件的相关性；查明抗高血压治疗中加服小剂量阿司匹林是否会降低主要心血管事件发生率。该研究纳入来自 26 个国家 18 790 例高血压患者，年龄在 50～80 岁（平均 61.5 岁），舒张压在 100～115mmHg（平均 105mmHg），随机分组到不同舒张压组。6264 人分到目标舒张压≤90mmHg 组，6264 人分到目标舒张压≤85mmHg 组，6262 人分到≤80mmHg 组。按照五步降压方案，利用钙拮抗剂、ACEI、β受体阻滞剂、利尿剂将血压降到目标血压水平。平均随访时间为 3.8 年。整个研究是建立在科学设计、管理、分析基础上进行的。执行和筹备委员会负责试验的科学性，所有临床事件由独立的临床事件委员会用盲法评价，由独立的资料委员会随机选择几个中心，按美国 FDA 制定的规则审查本研究，并派监视员定期接触研究人员以管理临床实践。研究结果表明，在平均获得舒张压 82.6mmHg 组中，主要心血管事件发生率最低，86.5mmHg 组中心血管死亡率最低，在这一水平进一步降低是安全的。在伴糖尿病的患者中，目标舒张压≤80mmHg 组中主要心血管事件的发生率

较目标舒张压≤90mmHg 组降低 51%（$P≈0.005$），而收缩压降到 140mmHg 以下（平均 138mmHg）时获得益处。获得最大疗效的最小血压范围为收缩压 130～140mmHg，舒张压 80～85mmHg。阿司匹林降低主要心血管事件 15%（$P=0.03$），降低心肌梗死 36%（$P=0.02$），对脑卒中无影响[16]。

二、低、中危险度高血压处理指南确定

临床和流行病学都证实，低、中危险度高血压患者人群巨大，无选择的治疗会浪费巨大财力，而适宜的治疗可降低靶器官损害和心血管疾病的发生率及死亡率，但在如何治疗和何时治疗的问题上尚存在分歧。为解决这一难题，自 20 世纪 70 年代初起，在世界范围内就进行了一系列临床试验研究。为了协调和总结这些高血压的治疗性实验，1974 年，由 WHO 和 ISH 一起成立了低、中危险度高血压联合委员会，在总结既往实验结果的基础上达成共识，即低、中危险度高血压也是病症，在很大程度上需要药物治疗，但治疗的起点舒张压是选择 90mmHg，还是 95mmHg，还是更高水平仍有分歧。根据临床医师的实际需要，在该委员会指导下，1983 年制定了关于低、中危险度高血压的治疗方针，并决定每 3 年根据治疗实际进行修改。这一治疗方针在世界范围内也得到了认可并已执行。在 1986 年的修订中加强了行为学治疗的地位，1989 年再次修订后确立了 ACEI 和钙拮抗剂联合或单独使用在低、中危险度高血压患者治疗中的位置。1997 年 11 月，JNC-6 根据患者血压水平、危险因素、靶器官损害及是否并存疾病，依然对高血压患者进行危险度分层，以便对患者进行有针对性的治疗，更好地减少心血管事件的发生。相比于 JNC-5，JNC-6 更贴近临床，被认为是一种突破性进步。ESH 与 ESC 共同拟订了《欧洲高血压处理指南》。该指南强调了危险度分层和量化预后，且对正常血压和正常高值血压也做了危险度分层，认为收缩压在 130～139mmHg 和（或）舒张压在 85～89mmHg 的患者应开始接受治疗；血压处于正常高限，无合并心血管疾病危险因素及糖尿病靶器官损害和心血管疾病者可接受非药物治疗，否则药物降压。

《中国高血压防治指南（2018 年修订版）》[8]指出患者的治疗时机取决于心血管疾病风险评估

水平。对于中危险度高血压患者，可观察数周，评估靶器官损害情况，改善生活方式，如血压仍不达标，则开始药物治疗；对于低危险度高血压患者，则可对患者进行 1～3 个月的观察，密切随诊，尽可能进行诊室外血压测量，评估靶器官损害情况，如血压仍不达标则可开始抗高血压药物治疗（图 5-54-1）。

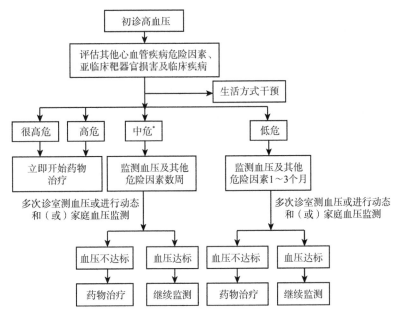

图 5-54-1 初诊高血压患者的评估及监测程序

*中危且血压≥160/100mmHg 应立即启动药物

三、高血压治疗方法

低、中危险度高血压患者若不采取积极有效的措施，最终将导致靶器官损害或心血管疾病。有资料显示高血压前期是发生心肌梗死和冠状动脉疾病的危险因素[17]，来自美国新泽西医科大学的 Adnan Qureshi 及其同事收集了 Framingham 心脏研究中 5181 例受试者的数据，分析了动脉粥样硬化血栓形成性脑梗死、所有脑卒中、心肌梗死和冠状动脉疾病的发生率。平均 9.7 年的随访中，共随访观察了 11 802 人次，在正常血压和正常高值血压患者中，心肌梗死的发生率分别是 3.2% 和 10.3%。这一结果意味着正常血压和正常高值血压受试者发生心肌梗死的相对危险是 3.5，有显著性意义。而该研究组发现，正常血压和正常高值血压受试者发生动脉粥样血栓性脑梗死的相对危险是 2.2，没有显著性意义。

（一）健康生活方式

非药物治疗包括提倡健康生活方式，消除不利于心理和身体健康的行为和习惯，从而减少高血压及其他心血管疾病的发病危险。

1. 减重 建议 BMI 应控制在 24kg/m² 以下。减重对健康的益处是巨大的，如在人群中平均体重下降 5～10kg，收缩压可下降 5～20mmHg。高血压患者体重减少 10%，则可使胰岛素抵抗、糖尿病、血脂异常和左心室肥厚改善。减重的关键是"吃饭适量，活动适度"，一方面是减少总热量的摄入，强调少脂肪并限制过多糖类的摄入；另一方面则需增加体育锻炼，如跑步、太极拳、健美操等。在减重过程中还需积极控制其他危险因素，老年高血压患者则需严格限盐等。减重的速度可因人而异，但首次减重最好达到 5kg，以增强减重信心。减重可提高整体健康水平，减少包括癌症在内的许多慢病。

2. 采用合理膳食 根据我国情况对改善膳食结构预防高血压提出以下建议。

（1）减少钠盐：WHO 建议每人每天食盐摄入量不超过 6g。我国膳食中约 80% 的钠来自烹调或含盐高的腌制品，因此限盐首先要减少烹调用盐及含盐高的调料，少食各种咸菜及盐腌食品。如果北方居民减少日常用盐量1/2，南方居民减少1/3，则基本接近 WHO 建议。单纯严格限盐（每天2g），可使顽固性高血压患者的血压降至正常，如在低盐饮食肾素激发试验过程中观察到的，原来用2～3 种抗高血压药物血压得到控制的患者，经过3 天的低盐饮食（每天2g）后血压竟自动降至正常，但观察的例数较少，有待大量资料验证。

（2）减少膳食脂肪：补充适量优质蛋白质。有的流行病学资料显示，即使不减少膳食中的钠和不减重，如果将膳食脂肪控制在总热量25%以下，不饱和脂肪酸与饱和脂肪酸（P/S）比值维持在1，连续40 天可使男性收缩压和舒张压下降12%，女性下降5%。一组北京与广州的流行病学资料对比显示，广州工人的血压均值、患病率、发病率明显低于北京，这可能与广州居民膳食蛋白质特别是鱼类蛋白质含量较高有关。建议改善动物性食物结构，减少含脂肪高的猪肉，增加含蛋白质较高而脂肪较少的禽类及鱼类。蛋白质占总热量15%左右，动物蛋白占总蛋白质20%。优质蛋白质依次为奶，蛋，鱼、虾、鸡、鸭、猪、牛、羊肉及植物蛋白（其中豆类最好）。

（3）注意补充钾和钙：MRFIT 研究资料表明钾与血压呈明显负相关，这一相关性在 INTERSALT 研究中已被证实，但在近期高血压预防试验（trials of hypertension prevention，TOHP）第一阶段只发现有很少作用。我国膳食低钾、低钙，应注意增加含钾含钙高的食物，如绿叶菜、鲜奶、豆类制品等。

（4）多吃蔬菜和水果：研究证明增加蔬菜或水果摄入、减少脂肪摄入可使收缩压和舒张压有所下降。其降压作用可能基于水果、蔬菜、食物纤维和低脂肪的综合作用。人类饮食应以素食为主，适当补充优质蛋白质。

（5）限制饮酒。尽管有研究表明少量饮酒可能降低冠心病发病的危险，但是饮酒和血压水平及高血压患病率之间却呈线性相关，大量饮酒可诱发心血管事件，因此不提倡用少量饮酒预防冠心病。因饮酒可增加服用抗高血压药物的抗性，如饮酒则建议每天饮酒量：男性饮酒精不超过 30g，即葡萄酒100～150ml（2～3 两），或啤酒250～500ml（0.5～1 斤），或白酒25～50ml（0.5～1 两）；女性则减半量，孕妇不饮酒。不提倡饮高度烈性酒。WHO 对饮酒的新建议是越少越好。

3. 增加体力活动　中老年人和高血压患者在运动前最好了解一下自己的身体状况，以决定运动种类、强度、频度和持续运动时间。中老年人可进行有氧、伸展及增强肌力练习三类运动，具体项目可选择步行、慢跑、太极拳、门球、气功等。运动强度须因人而异，按科学锻炼的要求，常用运动强度指标可采用运动时最大心率=180(或 170)-年龄，如 50 岁的人运动心率为 120～130 次/分。如果为了精确则可采用最大心率的 60%～85%作为运动适宜心率，这需在医师指导下进行。运动频度一般要求每周 3～5 次，每次持续 20～60min 即可，可根据运动者身体状况、所选择的运动种类及气候条件等而定。

4. 减轻精神压力，保持平衡心理　长期精神压力和心情抑郁是引起高血压和其他一些慢病的重要原因之一。对于高血压患者，这种精神状态常使他们采用不健康的生活方式，如酗酒、吸烟等，并降低对高血压治疗的依从性。对有精神压力和心理不平衡者，应减轻精神压力和改变心态，要正确对待自己、他人和社会，积极参加社会和集体活动，必要时求助于心理医师进行心理或药物治疗。

5. 戒烟　对高血压患者来说，戒烟也是很重要的。虽然尼古丁只使血压一过性升高，但它可降低服药的依从性并增加抗高血压药物的剂量。

（二）药物治疗

应针对患者特点，选择无禁忌证、不良反应小、易于购买，且能被患者耐受和疗效确切的药物作为一线药物，如 β 受体阻滞剂、利尿剂、钙拮抗剂、ACEI、ARB 及 α 受体阻滞剂等。如果应用一种抗高血压药物血压不达标时，根据联合用药原则可加用第二种或第三种药物。

低、中危险度高血压患者大多无靶器官损害，其他心血管疾病危险因素少或无，因而对改善生活方式的非药物和药物治疗效果均好，如果坚持治疗，预后良好。

（王　浩　赵海鹰　王珊珊）

参 考 文 献

[1] European Society of Hypertension-European Society of Cardiology Guidelines Committee. 2003 European Society of Hypertension European Society of cardiology guidelines for the management of arterial hypertension[J]. J Hypertens, 2003, 21: 1011-1053.

[2] 赵林阳，陈志营，刘忠铭. 低中危险度高血压[M]//余振球，马长生，赵连友，等. 实用高血压学. 2 版. 北京：科学出版社，2000：840-850.

[3] Chobanian AV, Bakris GL, Black HR, et al. The Seventh Report of the Joint National Committee on Prevention, Detection, Evaluation, and Treatment of High Blood Pressure: The JNC 7 Report[J]. Acc Current Journal Review, 2003, 12（4）: 31-32.

[4] Jagmeet PS, Martin GL, Hisako T, et al. Reduced heart rate variability and new-onset hypertension: Insights into pathogenesis of hypertension: The Framingham heart study[J]. Hypertension, 1998, 32: 293-297.

[5] Okosun IS, Boltri JM, Hepburn VA, et al. Regional fat localizations and racial/ethnic variations in odds of hypertension in at-risk American adults[J]. J Hum Hypertens, 2006, 20: 362-371.

[6] Giovannide S, Devereux RB, Chinali M, et al. Risk factors for arterial hypertension in adults within itial optimal blood pressure[J]. Hypertension, 2006, 47: 162-167.

[7] 刘国仗. 轻度高血压[M]//刘力生，龚兰生，陈孟勤，等. 高血压. 北京：人民卫生出版社，2001：459-464.

[8] 《中国高血压防治指南》修订委员会，高血压联盟（中国），中华医学会心血管病分会，等. 中国高血压防治指南（2018 年修订版）[J]. 中国心血管杂志，2019，24（1）：24-56.

[9] 张宇辉，刘国仗. 白大衣高血压[M]//刘力生，龚兰生，陈孟勤，等. 高血压. 北京：人民卫生出版社，2001：503-508.

[10] Lenders JW, Pacak K, Walther MM, et al. Biochemical diagnosis of pheochromocytoma: Which test is best?[J]. JAMA, 2002, 287: 1427-1434.

[11] Verternes Administration Co-operative Study Group On Antihypertensive Agents. Effects of treatment on morbidity in hypertension[J]. Circulation, 1972, 45: 991-1004.

[12] Heljeland A. Treatment of mild hypertension: A five year controlled drug trial, the Oslo study[J]. AMI Med, 1980, 69: 725-732.

[13] Australian National Blood Pressure Management Committee. The Australian therapeutic trial in mild hypertension[J]. Lancet, 1980, 1: 1261.

[14] Zanchetti A. 1989 Guidelines for the management of mild hypertension[J]. Clin Exp Hypertens, 1989, 15: 1203.

[15] Neaton JD, Grimm RH, Prineas RJ, et al. Treatment of mild hypertension study, final results[J]. JAMA, 1993, 270: 710-724.

[16] Hansson L, Zanchetti A, Carruhes SG, et al. Effect of intensive blood pressure loweing and low-dose aspirin in patients with hypertension: Principle results of the hypertension optimal treatment（Hot）randomized trial[J]. Lancet, 1998, 351（9118）: 1775-1762.

[17] Qureshi AI, Suri MF, Kimmani JF, et al. Is pre-hypertension a risk factor for Cardiovascular diseases?[J]. Stroke, 2005, 36（9）: 1859-1863.

第**55**章

高、很高危险度高血压

众所周知，高血压是心血管疾病的主要危险因素，高血压对心血管疾病的影响不仅仅是定性的，而且是可以定量的。国际上在 1997 年就开始对高血压患者进行危险度分层，且不同危险度分层的高血压患者启动治疗的时机及降压治疗目标是有区别的。高血压专科医师要充分认识到这些问题，而且要落实到实际工作中，这是今后高血压防治很重要的环节。本章通过对高、很高危险度高血压患者的病理生理特点、诊断与处理进行论述，以帮助临床医师提高对这部分患者的危险意识，指导临床准确识别高、很高危险度高血压患者，及时启动抗高血压药物治疗，实现降压目标，制定个体化的降压方案，同时综合防治其他心血管疾病危险因素，最终预防心血管疾病的进一步发生、发展，降低心血管事件相关死亡风险。

第一节　基础理论

经过大量研究证实，高血压患者的总体心血管疾病风险与血压水平、心血管疾病其他危险因素、靶器官损害、心血管疾病和糖尿病密切相关。了解相关理论依据能更深刻地理解不同危险程度的高血压患者 10 年内发生心血管疾病的绝对危险性与降压治疗获益，这是识别高、很高危险度的基础，并能提高对这部分患者的诊治意识。

一、定　义

血压水平的高低与心血管疾病风险呈持续密切的线性相关，依靠血压水平的高低来判断患者的危险程度非常重要，但只是一个方面。1997 年的

JNC-6 依据患者血压水平及其他心血管疾病危险因素、靶器官损害和心血管疾病、糖尿病对高血压患者进行危险度分层[1]。1999 年 WHO/ISH[2]亦对高血压患者进行危险度分层。WHO/ISH 根据 Framingham 心脏研究观察高血压患者 10 年心血管疾病死亡情况，分析非致死性脑卒中和非致死性心肌梗死的资料，计算出不同危险度分层对高血压患者 10 年心血管事件绝对危险的影响及降压治疗的绝对效益，可见高、很高危险度高血压患者心血管事件发生率明显高于低、中危险度高血压患者，而且经过降压治疗后获益也大于低、中危险度高血压患者（表 1-5-12）。

我国于 1999 年 10 月制定了首部《中国高血压防治指南》，按高血压患者的心血管疾病危险绝对水平进行分层分为低、中、高和很高危险度[3]，该基本框架沿用至今，最新的《中国高血压防治指南（2018 年修订版）》根据患者血压水平、心血管疾病危险因素、靶器官损害、心血管疾病和糖尿病进行心血管疾病风险分层分为低危险度、中危险度、高危险度和很高危险度 4 个层次[4]（表 1-5-11）。对于单纯 3 级高血压患者；或 1～2 级高血压合并 3 个其他心血管疾病危险因素患者；舒张压<70mmHg 的 2 级高血压，伴糖尿病、代谢综合征、靶器官损害和（或）心血管疾病或肾脏疾病的各级高血压甚至正常血压值者，均为高、极高危险度高血压患者。影响高血压患者心血管预后的重要因素见表 1-5-9。

高、很高危险度高血压患者心血管疾病风险高，且在高血压人群中比例高，我国部分小样本研究提示高、很高危险度高血压患者占门诊高血压患者的 68.6%～74.6%[5-7]，2009 年的 CONSIDER 研究共纳入全国 7 个地区，22 个省、市、自治区 46 家医院的 5206 例高血压患者，对患者进行危险度分层，绝大多数（男性 72.8%，女性 61.8%）高血压患者处于高、很高危险度，且高、很高危险度高血压患者血压达标率均低于 50%[8]。

二、危险程度提示

（一）血压越高，心血管疾病风险越高

高血压是心血管疾病的危险因素已毋庸置疑，高血压对心血管疾病不仅仅是定性还是定量的危险因素，在世界范围内众多的临床研究数据表明血压水平（不论是收缩压还是舒张压），与心血管疾病危险呈连续性正相关。

Lewington 等对 61 项前瞻性临床研究进行 Meta 分析[9]，包括全球约 100 万 40～89 岁基线血压在 115～185/75～115mmHg 的人群，结果发现诊室收缩压或舒张压与脑卒中、冠心病事件、心血管疾病死亡的风险呈连续、独立、直接的正相关关系。收缩压每升高 20mmHg 或舒张压每升高 10mmHg，缺血性心脏病和脑卒中的发生率增加 1 倍。在包括中国 13 个人群的亚太队列研究（APCSC）中[10]，诊室血压水平与脑卒中、冠心病事件密切相关，而且亚洲人群血压升高与脑卒中、冠心病事件的关系比澳大利亚与新西兰人群更强，收缩压每升高 10mmHg，亚洲人群的脑卒中及致死性心肌梗死发生风险分别增加 53% 及 31%，而澳大利亚及新西兰人群分别增加 24% 及 21%。血压水平与心力衰竭发生也存在因果关系。临床随访资料显示，随着血压水平升高，心力衰竭发生率递增。高血压主要导致射血分数保留的心力衰竭[11]。

针对我国人群的研究也显示，血压升高对心血管疾病发病的相对风险是线性递增的[12-14]。我国人群血压从 110/75mmHg 开始，随着血压水平的升高，心血管疾病发病危险呈持续上升，以血压＜110/75mmHg 为对照，血压在 120～129/80～84mmHg 时，心血管疾病发病危险增加了 1 倍；血压在 140～149/90～94mmHg 时，心血管疾病发病危险增加了 2 倍；当血压达 180/110mmHg 时，心血管疾病发病危险增加了 10 倍[15]。我国一项研究在 2012～2015 年对 21 243 例年龄≥35 岁受试者血压水平及合并的靶器官损害及心血管疾病进行分析，结果也显示血压越高，靶器官损害和心血管疾病患病率越高[16]（图 5-55-1）。

通过以上研究结果可以看出，血压水平越高，心血管疾病发生风险越高，所以在高血压患者中血压水平是心血管疾病危险度分层的重要依据。对于分级为 2 级合并 2 项其他心血管疾病危险因素的高血压患者，危险度分层即为高危险度，而分级为 3 级的高血压患者，即使并未合并其他任何心血管疾病危险因素，危险度分层也为高危险度。在我国，2、3 级高血压比例并不算低。近期中国医学科学院阜外医院李静等在 *Journal of Hypertension* 发表的一项基于 China PEACE 百万人群项目的研究结果表

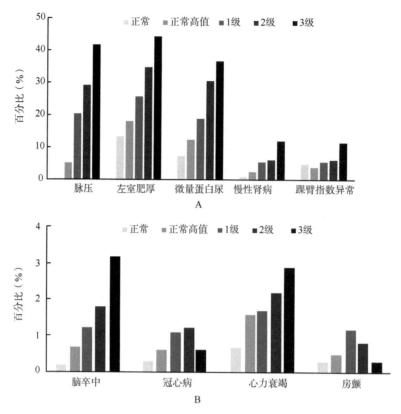

图 5-55-1　不同高血压分级患者高血压介导的器官损伤和心血管疾病的加权患病率

A. 高血压介导的器官损伤的加权患病率（按高血压分级）；B. 高血压患者心血管疾病加权患病率（按高血压分级）

明，在纳入的 260 万 35～75 岁人群中，有 14.5% 血压水平分级为 2 级或 3 级，推测全国约有 7000 万这样的患者，老年人患 2 级或 3 级高血压的概率更高；在整个队列中，2.9% 的收缩压至少为 180mmHg，且患病率随着年龄的增长而增加。在上述 2 级与 3 级高血压患者中，58.8% 未服用抗高血压药物，未接受抗高血压药物治疗的患者中有 27.1% 不知晓自己有高血压[17]。可见我国很多高血压患者血压高，心血管疾病风险高，但知晓率、治疗率却明显不足。

结合以上研究也可看出，高血压对人体的伤害并非从 140/90mmHg 才开始，结合相关研究进展，《中国高血压防治指南（2018 年修订版）》较《中国高血压防治指南 2010》[18]增加了 130～139/85～89mmHg 范围人群的危险度分层，对于这部分人群，如合并心血管疾病、糖尿病、CKD 3 期及以上，则危险度分层为高、很高危险度。

（二）危险因素聚集增加心血管疾病风险

1. 主要心血管疾病危险因素　1957 年Framingham 心脏研究清晰显示了血压的升高与冠心病发生相关，几年后，研究人员发现脑卒中也是高血压的主要结局之一。1961 年 William Kannel 在美国 *Annals of Internal Medicine* 上首次发表的 Framingham 心脏研究结果最早提出了"危险因素"的名词和概念，之后国内外研究者提出的心血管疾病危险因素不断增加。但目前具有充分证据且被广泛接受的心血管疾病危险因素分为两大类，一类为可改变的危险因素，包括血压水平、吸烟或被动吸烟、糖耐量受损和（或）空腹血糖异常、血脂异常、腹型肥胖或肥胖、高 Hcy 血症；另一类为不可改变的危险因素，包括年龄、性别、早发心血管疾病家族史。

2. 高血压患者的危险因素簇　高血压患者的心血管疾病风险很大程度上取决于其他心血管疾病危险因素。早期研究强调确定高血压、吸烟、血脂异常、糖尿病等为心血管疾病危险因素，流行病学研究还显示这些心血管疾病危险因素常聚集于同一个个体，从而使个体总的心血管疾病危险程度大大增高。高血压本身不仅能够单独引起心血管疾病，而且当合并心血管疾病其他危险因素时，心血管疾病发生风险会进一步增加，说明心血管疾病危险因素之间对心血管疾病发病风险具有明显的协同作用（图 5-55-2）。

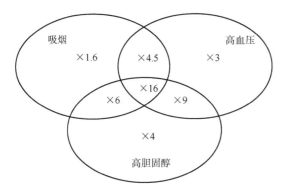

图 5-55-2　心血管疾病危险因素之间的协同作用

单纯高血压患者心血管疾病发病危险为 3，单纯高胆固醇者发病危险为 4，单纯吸烟者发病危险为 1.6，3 种因素同时存在时相对危险为 16，3 种危险因素之间任意 2 种导致的心血管疾病发病危险为 4.5～9，高于单一危险因素

20 世纪 70 年代 Framingham 心脏研究建立了冠心病 10 年发病危险的预测模型和主要危险因素不同组合下冠心病 10 年危险的预测图，量化标识了多重危险因素的共同作用，自此心血管疾病的预防进入关注多重心血管疾病危险因素导致的总体危险的阶段。以此为基础，各国的高血压防治指南要求对高血压患者进行总体危险评估，并以此作为治疗策略和治疗目标的基础。

随着人们不健康生活方式的增多及生活节奏加快，肥胖及血脂异常、糖耐量异常的发病率逐步增加，吸烟等不良嗜好没有得到控制，我国高血压患者合并多种心血管疾病危险因素逐渐增多。与 1992 年中国多省市心血管疾病前瞻性队列（CMCS）研究进行比较，2009 年进行的 CONSIDER 研究显示我国高血压患者存在 3 种及以上心血管疾病其他危险因素比例明显增高（见图 7-99-1），提示高、很高危险度高血压患者比例增加。

（三）糖尿病

高血压与糖尿病常在同一个体并存，我国一项研究发现，高血压人群中糖尿病患病比例为 32.9%，糖尿病人群中有 58.9%的患者合并高血压[19]。研究显示 60%～75%的糖尿病患者死于心血管疾病，糖尿病患者发生心血管疾病的危险性是非糖尿病患

者的 2～4 倍[20]。其心脏疾病不仅发病率高，而且发病早、发病快。有相当多的患者，几乎被同时发现患糖尿病和冠心病，除冠状动脉粥样硬化外，往往还合并心肌与心脏自主神经的损害，其严重性远高于非糖尿病患者的心脏病。AHA 认为，糖尿病是一种心血管疾病，即糖尿病是心血管疾病的等危症。当高血压患者合并糖尿病时，心血管疾病事件发生较未合并糖尿病患者明显增加（图 5-55-3）[21-23]。高血压合并糖尿病患者常并发多重心血管疾病危险因素，发生靶器官损害及心血管疾病的风险进一步增加，所以合并糖尿病的高血压患者危险度分层至少为高危险度。

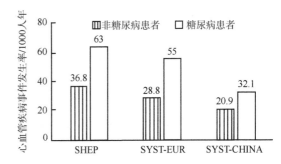

图 5-55-3　糖尿病增加高血压患者的心血管事件风险

SHEP. 老年人收缩期高血压计划；SYST-EUR. 欧洲收缩期高血压研究；
SYST-CHINA. 中国老年收缩期高血压试验

（四）靶器官损害

高血压患者发生靶器官损害是心血管疾病的预警提示，属于高、很高危险度患者，如果没有得到有效治疗，心脑肾等靶器官损害进一步加重，导致一系列疾病。例如，高血压合并左心室肥厚（LVH）是心血管事件的独立危险因素，与冠心病、脑卒中、心力衰竭、各类心律失常及猝死密切相关[24]。高血压患者心电图检查提示 LVH 者与无 LVH 者比较，心力衰竭风险增加 2.38 倍[25]，心律失常风险增加 3 倍[26]。Framingham 心脏研究表明，心电图诊断的 LVH 可以导致心血管疾病死亡率增加 8 倍，冠心病死亡率增加 6 倍[27]。此外，当高血压患者发生靶器官损害后，生活质量亦会下降，随之可出现焦虑、抑郁等情绪障碍，进一步加重病情。我国在 2012～2015 年进行的一项高血压调查结果显示，在 21 243 例年龄≥35 岁的受试者中无症状性高血压介导的靶器官损害包括脉压增大（提示动脉硬化）、LVH、微量白蛋白尿、CKD 和踝臂指数异常（提示动脉硬化）的加权患病率分别为 22.1%、28.9%、

23.1%、6.4%和6.2%，表明我国高血压患者靶器官损害发生率较高，提示未来我国高血压相关的心血管疾病发生风险很高。

（五）心血管疾病

我国心血管疾病在各种疾病中死亡率仍居首位，且其发病率仍处于持续上升阶段[28]，严重威胁我国人民生命健康。China-HF 研究显示，住院心力衰竭患者的病死率为 4.1%。众多研究表明，心肌梗死后再发心血管事件发生率可高达 15%～25%。有脑卒中或短暂性脑缺血发作（transient ischemic attack，TIA）史的患者，每年脑卒中发生率为 3%～5%或更高。高血压是心血管疾病归因最高的危险因素，心血管疾病合并高血压时危险性会进一步增加，Chen 等对 17 项研究进行 Meta 分析，结果显示高血压可明显增加心肌梗死后心血管事件（死亡、脑卒中、充血性心力衰竭、心肌梗死再发）的发生率[29]。识别高血压患者心血管疾病尤为重要，一旦心血管疾病明确诊断，高血压患者危险度分层立即进入很高危险度。《中国高血压防治指南（2018 年修订版）》将心房颤动列入伴发的临床疾病，高血压与心房颤动都是脑卒中的危险因素，而高血压是心房颤动最常见的独立和潜在危险因素，其机制包括心房的结构和血流动力改变、RAAS 的激活、血钾水平的异常等。AFFIRM 研究纳入 4060 例心房颤动患者，71%合并高血压[30]。研究显示，未控制的高血压是心房颤动患者抗凝过程中发生出血事件（尤其是颅内出血）最重要的危险因素。对高血压合并心房颤动患者必须做好血压的控制及心房颤动的管理。

第二节 临床诊断

如前文所述，高、很高危险度高血压患者在高血压患者中占比较高，对这一部分患者的及时发现、诊断与处理对防治心血管疾病至关重要，临床工作中要确保对每一例高血压患者完成危险度分层的"过筛"，详细的临床资料收集和系统全面的检查缺一不可。我国 90%高血压患者在基层医疗机构就诊，因为客观条件对规范检查的依从性较差，但无论是从长期经济效益还是心血管疾病对患者生活质量的影响考虑，心血管疾病的预防优于治疗，早期治疗优于晚期治疗，高血压科医师应该充分认识到全面检查对识别高、很高危险度高血压患者的重要性，早期诊断、早期治疗是疾病预防的重要举措，所以高血压患者检查必须全面。同时要以长期发展的观念看待高血压患者的危险度分层，及时修订诊断，避免延误治疗。

一、详细收集临床资料

（一）准确进行血压分级

血压水平的准确分级是高血压患者危险度分层的重要依据，而血压测量的准确性是危险度分层的基本保障。根据病程中血压水平不难进行准确分级，但临床具体工作中要注意部分特殊情况。如对隐蔽性高血压的漏诊使患者未进入诊疗途径；若不能发现清晨高血压、夜间高血压，可能会使高、很高危险度高血压患者被分至低、中危险度；诊室血压测量时间与患者血压高峰时间不一致也会导致血压分级的误判，从而影响危险度分层准确性。以上种种情况均可能导致治疗不及时或治疗力度不够。而将白大衣现象或应激性高血压偶然的高血压水平作为危险度分层依据，可能加重患者心理负担，甚至过度治疗。在临床问诊中不能简单询问最高血压数值，而是要了解患者不同阶段的血压具体数值，由临床医师判断最高血压水平；对于患者提供的偶然一次不明原因的血压明显升高情况，要进行核实与分析，如测量是否准确，测量血压时有无应激情况，如剧烈疼痛等存在。

（二）重视自觉症状

高血压患者危险度分层与自觉症状没有直接关系，但通过患者自觉症状可以及时发现其他心血管疾病危险因素、靶器官损害、心血管疾病的线索，有助于识别高、很高危险度高血压患者。高血压患者合并多饮、多食、多尿、消瘦时，要考虑到合并新发糖尿病或糖尿病已治疗但血糖未控制；对血压水平明显升高的患者，出现头晕、头痛、失眠、烦躁、精力不集中等情况时，可能已经出现脑动脉硬化；若高血压患者渐进性地出现一侧肢体活动障碍，并伴有麻木感，甚至肢体麻痹时，应注意可能有脑血栓形成；若高血压患者出现夜间尿频、多尿、尿色清淡时，考虑可能出现肾小动脉硬化，导致肾功能减退；若高血压患者活动中出现心慌、气短、胸闷，甚至伴有心前区疼痛，要考虑心脏疾病的存在；对于血压波动大的高血压患者，要警惕心血管疾病急性发作。

（三）注意异常体征

高血压患者存在靶器官损害或心血管疾病时可能有异常体征，识别这些心血管事件的异常体征是发现高、很高危险度高血压患者的重要方式。常见的心脏异常体征为心尖冲动向左移位、心前区有抬举样搏动、心浊音界向左扩大、主动脉瓣听诊区第二心音亢进（严重时呈金属音）、心尖部第一心音增强、二尖瓣和主动脉瓣听诊区有Ⅱ～Ⅲ级粗糙的收缩期吹风样杂音等；有的患者心率增快伴肺动脉瓣听诊区第二心音亢进或心尖区闻及舒张期奔马律。以上体征表明已发生心力衰竭等心脏疾病。高血压患者发生动脉粥样硬化时，常见阳性体征有耳垂折痕阳性、毛细血管搏动征、无脉症和间歇性跛行等。有的患者并发动脉粥样硬化时，在相应部位可闻及动脉杂音，提示动脉已发生局限性狭窄或扩张，常见于高血压患者发生肾动脉狭窄、锁骨下动脉狭窄和腹主动脉瘤[31]。

二、系统完成辅助检查

（一）正规完成高血压患者常规检查

只有系统检查才能发现高血压患者存在的心血管疾病其他危险因素，正确评估患者心血管风险水平分层，做出高、很高危险度的判断。按高血压诊疗规范完成高血压患者的 13 项常规检查（血常规、尿常规、血生化、餐后 2h 血糖、甲状腺功能、肾素-血管紧张素-醛固酮检查、心电图、超声心动图、颈动脉 B 超、肾动脉 B 超、腹部 B 超、动态血压监测、四肢血压检查）就能全面筛查患者心血管疾病危险因素，如血脂异常、空腹血糖异常和（或）糖耐量受损、高 Hcy 血症，还能帮助评估靶器官损害及心血管疾病，尤其是发现无症状性靶器官损害及心血管疾病。例如，心电图异常 Q 波可能提示无症状性陈旧性心肌梗死，超声心动图可帮助

发现无症状性 LVH，颈部血管超声斑块的形成及血管狭窄可帮助提示全身动脉尤其是颅内血管损害。此外，高血压患者的 13 项常规检查还对代谢综合征的诊断有重要意义，有助于帮助心血管总体危险的评估及指导抗高血压药物的优选应用。

（二）灵活安排其他检查

人体作为有机整体，各系统器官联系密切、互相影响。疾病的发生发展不单单是某一器官发生病理性改变，而是一系列病理生理改变，首先以某一器官损害为突出表现，高血压本身及其涉及的疾病更是如此。对高、很高危险度高血压患者，要充分理解大高血压学理念，如果发现一个靶器官的损害或某一心血管疾病，要灵活安排其他辅助检查以评估其他靶器官损害情况及其严重程度。例如，对于一位高血压病史长、合并多重心血管疾病危险因素且长期未治疗的患者，即使没有症状，常规检查提示肾脏损害，对其进行心血管总体风险评估还要增加头颅磁共振、眼底检查，甚至冠状动脉造影等检查，以全面发现心血管疾病，及时进行对应治疗。对高、很高危险度高血压患者进行辅助检查时还要兼顾对靶器官保护，如对已有肾损害的高血压患者，要尽量避免安排需使用造影剂的检查以免加重肾脏损害。

三、及时修正诊断

高血压的危险度分层可能是动态变化的。高血压患者合并的众多疾病大部分是需要经过长期治疗的慢病，在这些疾病的发生发展过程中，患者的心脑肾必然发生不同的病理生理变化。随着病程的延长、不健康生活方式的延续或加剧，会导致患者血压水平升高。随着高血压水平增加，高血压患者出现新的心血管疾病危险因素，患者逐渐出现靶器官损害，甚至并发心血管疾病，从而导致部分低、中危险度高血压患者变为高、很高危险度患者。这就要求我们对患者的诊疗必须是连续且动态变化的，要不断修正诊断，及时发现高、很高危险度高血压患者，从而适时调整治疗方案和血压控制目标，避免延误治疗。

第三节 治疗目标与策略

从表 1-5-12 可以看出，虽然高、很高危险度患者发生心血管事件风险高，但经过降压治疗后获益大，且血压降低 20/10mmHg 的绝对效益大于降低 10/5mmHg 的患者。临床上对高、很高危险度患者，一定要坚持健康生活方式，同时要立即启动抗高血压药物治疗，对并存的危险因素和合并的临床疾病进行综合治疗，达到以下治疗目标：①血压控制达标；②缓解症状，提高生活质量；③全面保护靶器官，预防心血管疾病发生或再发。具体策略如下。

一、有效控制血压

（一）血压控制达标

高血压是心血管疾病最重要的危险因素，降压治疗的益处主要来自对血压长期有效的控制。以往的大规模临床试验证实，通过有效降低血压水平，心血管疾病发生的危险性明显降低。如早期的 HOT 研究[32]显示在高血压患者中降低血压可明显降低心血管事件的发生率，该研究为 1999 年《WHO/ISH 高血压防治指南》的制定提供了最直接、最客观的依据。2002 年的大规模临床试验 ALLHAT[33]研究也证实血压控制是心血管疾病的根本。之后的 VALUE 研究[34]及 ASCOT 研究[35]提示对高危险度高血压患者及早控制血压至关重要，且应该在相对短的时间内实现血压达标。对于高、很高危险度高血压患者，必须立即启动抗高血压药物治疗，且要将血压控制达标。

对高、很高危险度高血压患者不同情况降压最佳目标的相关研究很多，结果显示对是否合并心血管疾病及合并不同心血管疾病，最佳降压目标会有所区别。血压过低或过高都会对人体产生不良影响，国内外均有大量相关研究结果均表明降压治疗中有"J"形曲线的存在，如 ONTARGET 研究指出降压治疗中血压并非越低越好，在高危险度患者中收缩压＜130mmHg 会增加心血管疾病死率。2010年发表的 ACCORD 研究[36]结果表明，对于高危 2型糖尿病患者，强化降压并未带来进一步的益处。也有研究发现强化降压可以进一步降低心血管疾病风

险，如 FEVER 研究[37]事后分析发现，治疗后平均血压水平低于 120/70mmHg 时，脑卒中、心脏事件和总死亡危险最低。2015 年美国发表的 SPRINT 研究[38]进行了强化降压治疗临床试验，使用多种抗高血压药物治疗将平均收缩压降低至 121mmHg，与降低至 133mmHg 相比，前者明显降低了各种心血管疾病的发生率，特别是心力衰竭的发生风险。

基于临床研究证据及结合我国实际国情，《中国高血压防治指南（2018 年修订版）》建议一般患者血压需控制在 140/90mmHg 以下，在可耐受和可持续的条件下，其中部分合并糖尿病、蛋白尿等的高、很高危险度高血压患者的血压可控制在 130/80mmHg 以下[4]。目前《中国高血压防治指南（2018 年修订版）》尚未规定在降压治疗中对哪类患者应设定血压最低阈值这一问题。笔者认为，高、很高危险度高血压患者根据危险度分层依据不同会有其特殊之处，如糖尿病患者自主神经功能损害后可能出现直立性低血压、餐后低血压；已经发生明显动脉硬化的患者由于动脉管腔狭窄，较高的血压水平能更好地保证重要脏器灌注；还有年龄、伴随疾病及个体对不同血压水平耐受性差异等，医生应为患者制定个体化的治疗方案，"量体裁衣"的治疗方案更能提高血压的控制率，减少心血管事件发生。

（二）抗高血压药物应用

1. 注重联合治疗 高、很高危险度高血压患者抗高血压药物的应用更强调达标及对靶器官的保护。大规模临床试验如 HOT[32]、ALLHAT[33]、ASCOT-BPLA[35]等显示，多数血压达标都需要 2 种及 2 种以上抗高血压药物，而对于危险度分层为高、很高危险度的高血压患者，对血压要求更严格，更推荐联合治疗作为初始治疗。抗高血压药物联用比单药使用对靶器官保护作用更强。例如，心力衰竭的 CIBIS Ⅱ[39]、COPERNICUS[40]等研究证明应用 β 受体阻滞剂联合 ACEI 较 SOLVD[41]研究中单用 ACEI 死亡率下降 35%。联合治疗还能抵消部分不良反应，更有利于提高患者依从性，如 SELECT 研究中贝那普利联合氨氯地平组新发外周水肿低于单用氨氯地平组。

2. 优选保护药物 对高、很高危险度高血压患者要选择有循证医学证据、有靶器官保护作用的抗

高血压药物，使患者得到最大获益且不良反应低，以最大程度减少心血管事件的发生。ASCOT-BPLA研究结果显示，氨氯地平和培哚普利治疗组在减少心血管疾病终点事件上优于阿替洛尔和苄氟噻嗪治疗组[35]。此项研究结果对高血压治疗的理论、策略和临床实践具有重要意义，显示降压治疗已经从降压获得益处和达标获得更大益处，向着优化联合治疗方案的方向发展，以后出现的大量循证医学证据证明各类抗高血压药物对靶器官保护的获益各有区别，ACEI、ARB 具有明显的心脏、肾及血管保护作用，CCB 类药物尤其适用于脑卒中高危患者；β 受体阻滞剂在心脏保护中有不可代替的地位；利尿剂对改善合并体液潴留的心力衰竭患者的症状效果明显，且利尿剂的充分使用是其他改善预后药物使用的前提[42]。综上所述，在实际应用中要根据高血压患者不同情况进行种类优选（表 5-55-1）。

表 5-55-1　高、很高危险度高血压患者合并不同情况药物种类优选[4]

适应证	CCB	ACEI	ARB	利尿剂	β受体阻滞剂
左室肥厚	+	+	+	±	±
稳定性冠心病	+	+a	+a	−	+
心肌梗死后	−b	+	+	+c	+
心力衰竭	−e	+	+	+	+
心房颤动预防	−	+	+	−	−
脑血管病	+	+	+	+	±
颈动脉内中膜增厚	+	±	±	−	−
蛋白尿/微量白蛋白尿	−	+	+	−	−
肾功能不全	±	+	+	+d	−
老年人	+	+	+	+	±
糖尿病	±	+	+	±	−
血脂异常	±	+	+	−	−

注：+. 适用；−. 证据不足或不适用；±. 可能适用；a. 冠心病二级预防；b. 对伴心肌梗死病史者可用长效 CCB 控制高血压；c. 螺内酯；d. eGFR＜30ml/min 时应选用袢利尿剂；e. 氨氯地平和非洛地平可用。

即使是同一种类的不同药物，也要根据高、很高危险度不同合并疾病进行优选。例如不同 CCB 类药物对血管及心脏的亲和力不同，在降低外周血管阻力的同时，对心率及心排血量的影响不同。二氢吡啶类 CCB 因为其负性肌力及负性频率作用程度不一，对合并心力衰竭的高血压患者应选用对心脏抑制弱而对血管有高选择性的 CCB

类药物，如非洛地平及氨氯地平，其他药物一般不推荐使用。PRAISE Ⅱ 中未见氨氯地平降低心力衰竭患者总死亡率，V-HeFT Ⅲ 研究结果显示非洛地平对心力衰竭患者运动耐量或总死亡率无影响。对急性冠状动脉综合征患者一般不推荐使用短效硝苯地平。

3. 保证长期治疗　大量调查研究已经表明，长期服用抗高血压药物会带来明确且明显的益处。但抗高血压药物只能控制高血压而不能根治高血压，而且抗高血压药物对心血管疾病风险降低不仅来源于降压作用，如 LIFE 研究结果显示，氯沙坦与阿替洛尔的降压效果相似，但氯沙坦降低脑卒中危险的作用优于阿替洛尔，氯沙坦组新发糖尿病风险减少 25%[43]。VALUE 研究显示缬沙坦组心力衰竭发生率比氨氯地平组少 11%[34]。以上研究表明不同抗高血压药物在保护靶器官方面有其特殊的作用。所以要保证长期规律服用抗高血压药物，尤其是高、很高危险度高血压患者。部分患者会因担心药物不良反应或对疾病认知不足等原因而随意减量或停用抗高血压药物，医师要做好相关知识的宣教及规律随访。需要注意的是，对于高、很高危险度高血压患者即使经过非药物治疗使血压得到控制，也需长期服用抗高血压药物，此时抗高血压药物的作用主要为保护靶器官及预防心血管事件发生，如二氢吡啶类 CCB 可逆转动脉粥样硬化，以二氢吡啶类 CCB 为基础的降压治疗方案可明显降低高血压患者脑卒中的风险；β 受体阻滞剂可逆转心室重构、预防冠心病事件的发生。抗高血压药物的降压幅度和治疗前血压密切相关，血压越高，降压幅度越明显，血压不高，降压幅度不明显，特别是心脏疾病患者在血压已经不高的情况下，严密观察患者病情条件下，从小剂量开始使用血管活性药物，血压不会进一步下降，照样可以用血管活性药物，如对于心力衰竭患者，由于心脏动力减弱、血压不高状态下，排除禁忌证后也可以使用 β 受体阻滞剂及 ACEI/ARB 类药物以改善长期预后，并且要用至患者可耐受的最大剂量[42]。

无论是原发性高血压还是继发性高血压，在病情不同阶段均会出现不同程度的血流动力学、循环系统调节和血管壁张力、血浆容量和血液黏滞度的不同变化，破坏机体的内环境和生理平衡状态。长期存在上述异常状态，会逐渐导致心脑肾等靶器官的损害，甚至导致相应的心血管疾病；且继发性高血压患者靶器官损害常出现早且重。所以高心血管疾病风险的继发性高血压患者对因治疗后即使血压得到控制，但已经发生的靶器官损害与心血管疾病不能逆转，仍需给予长期抗高血压药物治疗。

二、全面控制心血管疾病危险因素

降压治疗对高、很高危险度高血压患者心血管的获益已不用过多阐述，但单纯降压治疗有其不足之处。一项汇集了 68 项随机对照试验的大型 Meta 分析显示，降压治疗后的剩余风险随心血管疾病危险度分层升高而递增[44]。我国高血压患者合并其他心血管疾病危险因素的比例高、风险大，且控制并不乐观，对高血压的综合管理要全面控制心血管疾病其他危险因素。其他心血管疾病危险因素的控制在本书其他章节介绍，本章不予以详述。

三、积极治疗心血管疾病

对已经发生心血管疾病的高、很高危险度高血压患者，必须按照各心血管疾病专科治疗规范进行治疗。各种心血管疾病的治疗在本书第七编"靶器官损害与心血管疾病的诊断与治疗"有具体介绍，本章不予以详述。

（钟　娅　余振球）

参 考 文 献

[1] Joint National Committee on Detection，Evaluation and Treatment of High Blood Pressure. The sixth report of the Joint National Committee on Prevention，Detection，Evaluation，and Treatment of High Blood Pressure[J]. Arch Intern Med，1997，157（21）：2413-2446.

[2] Chalmers J，Macmahon S，Mancia G. WHO/ISH hypertension guidelines committee. 1999 world health organization-international society of hypertension guidelines for the management of hypertension[J]. Journal of Hypertension，1999，17：151-185.

[3] 刘力生，龚兰生. 中国高血压防治指南（试行本）中国高血压防治指南起草委员会[J]. 高血压杂志（1 期），

2000，8（1）：94-102.

[4] 《中国高血压防治指南》修订委员会. 中国高血压防治指南 2018 年修订版[J]. 心脑血管病防治，2019，19（1）：1-44.

[5] 成云芳，彭海燕，王文，等. 中国部分城市医院 25336 例门诊高血压患者基础情况和危险度分层及降压达标率的调查[J]. 临床心血管病杂志，2008，24（8）：3.

[6] 戚文航，潘长玉，林善锬. 我国部分地区高血压登记调查及治疗达标研究[J]. 中华心血管病杂志，2007，35（5）：457-460.

[7] 李新永，安艳玲. 高血压病患者危险分层与个体化治疗分析[J]. 山西职工医学院学报，2011，21（4）：41-42.

[8] 刘军，王薇，刘静，等. 门诊高血压病患者合并心血管病危险因素及血压控制现况[J]. 中华心血管病杂志，2013，41（12）：1050-1054.

[9] Lewington S，Clarke R，Qizilbash N，et al. Age-specific relevance of usual blood pressure to vascular mortality：A meta-analysis of individual data for one million adults in 61 propective studies[J]. Lancet，2002，361：1389-1390.

[10] Lawes CM，Rodgers A，Bennett DA，et al. Blood pressure and cardiovascular disease in the Asia Pacific region[J]. J Hypertens ，2003，21（4）：707-716.

[11] Lloyd-Jones DM，Larson S，Leip S，et al. Lifetime Risk for Developing Congestive Heart Failure The Framingham Heart Study[J]. Circulation，2002，106（24）：3068-3072.

[12] Woodward M，Huxley H，Lam TH，et al. A comparison of the associations between risk factors and cardiovascular disease in Asia and Australasia[J]. Eur J Cardiovasc Prev Rehabil，2005，12（5）：484-491.

[13] 周北凡. 中国人群心血管病危险因素作用特点的前瞻性研究[J]. 中华流行病学杂志，2005，26（1）：58-61.

[14] 岳寒，顾东风，吴锡桂，等. 首都钢铁公司 5137 名男工心肌梗死发病危险因素的研究[J]. 中华预防医学杂志，2004，38（1）：43-46.

[15] 王薇，赵冬，刘静，等. 中国 35~64 岁人群血压水平与 10 年心血管病发病危险的前瞻性研究[J]. 中华内科杂志，2004，43（10）：730-734.

[16] Wang X，Hao G，Chen L，et al. Hypertension-mediated organ damage and established cardiovascular disease in patients with hypertension：The China Hypertension Survey，2012-2015[J]. J Hum Hypertens，2021，11：1-7.

[17] Group C. Severe hypertension in China：Results from the China PEACE million persons project[J]. J Hypertens，2021，39（3）：461-470.

[18] 《中国高血压防治指南》修订委员会. 中国高血压防治指南 2010[J]. 中华高血压杂志，2011，19（8）：701-743.

[19] Song J，Sheng CS，Huang QF，et al. Management of hypertension and diabetes mellitus by cardiovascular and endocrine physicians：A China registry[J]. J Hypertens. 2016，34（8）：1648-1653.

[20] Raza JA，Movahed A. Current concepts of cardiovascular diseases in diabetes mellitus[J]. Int J Cardiol，2003，89（2-3）：123-134.

[21] Probstfield J，Group S. SHEP Cooperative Research Group. Prevention of stroke by antihypertensive drug treatment in older persons with isolated systolic hypertension：Final results of the Systolic Hypertension in the Elderly Program（SHEP）. JAMA, 1991, 265（24）：3255-3264.

[22] Staessen JA，Fagard R，Thijs L，et al. Randomised double-blind comparison of placebo and active treatment for older patients with isolated systolic hypertension. The Systolic Hypertension in Europe（Syst-Eur）Trial Investigators[J]. Lancet，1997，350（9080）：757-764.

[23] Wang JG. Chinese trial on isolated systolic hypert-ension in the elderly. Systolic Hypertension in China（Syst-China）Collaborative Group[J]. Arch Intern Med，2000，160（2）：211-220.

[24] Cuspidi C，Sala C，Negri F，et al. Prevalence of left-ventricular hypertrophy in hypertension：An updated review of echocardiographic studies[J]. J Hum Hypertens，2012，26（6）：343-349.

[25] Antikainen RL，Peters R，Beckett NS，et al. Left ventricular hypertrophy is a predictor of cardiovascular events in elderly hypertensive patients[J]. J Hypertens，2016，34（11）：2280-2286.

[26] Chatterjee S，Bavishi C，Sardar P，et al. Meta-analysis of left ventricular hypertrophy and sustained arrhythmias[J]. Am J Cardiol，2014，114（7）：1049-1052.

[27] Kannel WB，Gordon T，Castelli WP，et al. Electrocardi-ographic left ventricular hypertrophy and risk of coronary heart disease[J]. Ann Intern Med, 1970, 72（6）：813-822.

[28] 中国心血管健康与疾病报告编写组，胡盛寿. 中国心血管健康与疾病报告 2020 概要[J]. 中国循环杂志，2021，36（6）：521-545.

[29] Chen G，Hemmelgarn B，Alhaider S，et al. Meta-analysis of adverse cardiovascular outcomes associated with antecedent hypertension after myocardial infarction[J]. Am J Cardiol，2009，104（1）：141-147.

[30] Investigators TA. Baseline characteristics of patients with atrial fibrillation：The AFFIRM Study[J]. Am Heart J，2002，143（6）：991-1001.

[31] 余振球. 在高血压患者中发现心血管疾病（上）[J]. 中国乡村医药，2019，26（13）：28-29.

[32] Leonetti G，Zanchetti A. Principal results of hypertension optimal treatment（HOT）study and their clinical impact[J]. Clin Hemorheol Microcirc，1999，21（3-4）：217-224.

[33] Wright JT，Cushman WC，Davis BR，et al. The Antihypertensive and Lipid-Lowering Treatment to Prevent Heart Attack Trial（ALLHAT）：Clinical center recruitment experience-ScienceDirect[J]. Control Clin Trials，2001，22（6）：659-673.

[34] Aksnes TA，Kjeldsen SE，Rostrup M，et al. Impact of new-onset diabetes mellitus on cardiac outcomes in the Valsartan Antihypertensive Long-term Use Evaluation（VALUE）trial population[J]. Hypertension，2007，50（3）：467-473.

[35] Dahlof B，Sever P，Poulter NR，et al. Anglo-Scandinavian Cardiac Outcomes Trial-Blood Pressure Lowering Arm（ASCOT-BPLA）：A multicentre rando mised controlled trail[J]. Lancet，2005，366（9489）：895-906.

[36] Cushman WC，Evans GW，Byington BP，et al. Effects of inensive blood-pressure control in type 2 diabetes mellitus[J]. N Engl J Med，2010，362（17）：1575-1585.

[37] Liu L，Zhang Y，Liu G，et al. The Felodipine Event Reduction（FEVER）study：A randomized long-term placebo-controlled trial in Chinese hypertensive patients[J]. J Hypertens，2005，23（12）：2157-2172.

[38] SPRINT Research Group，Wright JT，Williamson JD，et al. A randomized trial of intensive versus standard blood-pressure control[J]. N Eng J Med，2015，373（22）：2103-2116.

[39] Dargie HJ，Lechat P. The cardiac insufficiency bisoprolol study Ⅱ [J]. Lancet，1999，353（9146）：9-13.

[40] Eichhorn EJ，Bristow MR. The Carvedilol Prospective Randomized Cumulative Survival（COPERNICUS）trial[J]. Current Controlled Trials in Cardiovascular Medicine，2001，2（1）：20-23.

[41] Nauman D，Greenberg B. Studies of Left Ventricular Dysfunction（SOLVD）[J]. Am J Geriatr Cardiol，1993，2（1）：28-36.

[42] 中华医学会心血管病学分会心力衰竭学组，中国医师协会心力衰竭专业委员会，中华心血管病杂志编辑委员会. 中国心力衰竭诊断和治疗指南 2018[J]. 中华心力衰竭和心肌病杂志（中英文），2018，2（4）：30.

[43] Dahlöf B，Devereux RB，Kjeldsen SE，et al. Cardiovascular morbidity and mortality in the Losartan Intervention for Endpoint reduction in hypertension study（LIFE）：A randomised trial against atenolol[J]. Lancet，2002，59（9311）：995-1003.

[44] Thomopoulos C，Parati G，Zanchetti A. Effects of blood pressure lowering on outcome incidence in hypertension：Effects in patients at different levels of cardiovascular risk-Overview and meta-analyses of randomized trials[J]. J Hypertens，2014，32（12）：2305-2314.

第56章

高血压危象

　　高血压危象指的是血压急剧升高，伴或不伴靶器官功能受损的一组临床综合征[1]。高血压危象包括高血压急症及高血压亚急症。高血压危象是急诊科常见的急危重症之一，可对部分患者的靶器官造成损伤，甚至引发心血管疾病。临床上对高血压危象的急诊处理对预后至关重要，高血压科、心内科及急诊科医师应掌握高血压危象的识别分类方法，继而采取对应的急诊处理手段。

第一节　基 础 理 论

　　高血压急症指血压在短时间内严重升高，通常收缩压（SBP）达 180mmHg 以上和（或）舒张压（DBP）达 120mmHg 以上，并伴新发靶器官损害或使原有靶器官损害程度进行性加重。需要特别说明的是，2019 年《ESC 高血压处理指南》定义高血压急症时强调血压调控的失衡与血压短时间内急剧升高[2]，未强调特定的阈值。此外，几种特殊情况也应被纳入高血压急症范畴：①收缩压≥220mmHg 和（或）舒张压≥140mmHg，此时伴或不伴靶器官损害都应视为高血压急症。②某些患者既往血压显著升高，已造成靶器官损害，未进行系统降压治疗或降压治疗不充分，而在就诊时虽未达到 SBP＞180 和（或）DBP＞120mmHg，但检查已明确提示并发急性肺水肿、主动脉夹层、心肌梗死或急性脑卒中者，即使血压中度升高，也应视为高血压急症。

　　高血压亚急症指血压明显升高但不伴有靶器官损害，不存在危及生命的征象，应立即启动口服抗高血压药物治疗，不同于它的名称的"急"，高血压亚急症的降压策略推荐在数小时至数天的降压方案。

　　高血压急症的管理是具有挑战性的，因为高血压对主要靶器官的损害程度取决于治疗的时机。高血压急症立即降压可限制其至逆转急性高血压对靶器官的损害。靶器官损害的类型是决定治疗方案、目标血压和治疗时机的主要因素。

一、高血压危象流行病学

在过去 20 年里，欧美国家在急诊室就诊的患者中，可疑高血压危象的患者比例为 200∶1，且这一比例始终没有太大改变[3,4]。根据目前的定义，每 2～3 名患者中就有 1 人患有高血压急症[3,5,6]。在具有代表性的美国急诊室的高血压急症患者中，心力衰竭、脑卒中和心肌梗死占比最大，其次是颅内出血和主动脉夹层，而高血压急症伴晚期视网膜病变的发生率相当低[6]。在中国，成人高血压患病率为27.9%，其中 1%～2%的高血压患者发生高血压急症；高血压急症、亚急症患者急性期的病死率达 6.9%，发病后 90 天病死率或再住院率高达11%～37%，部分严重的高血压急症患者发病后12 个月死亡率可达 50%。尽管在过去几十年里高血压的治疗得到了改善，但高血压急症的发生率并没有下降。因此我们要加强对高血压急症的认识，提升预防和诊治高血压急症的能力，改善整体预后[7]。

二、高血压危象的病因与发病机制

大多数急诊抢救室的恶性高血压患者，都存在未发现或控制不佳的高血压疾病，而有 20%～40%的患者是继发性高血压，且绝大多数是因肾实质病变或者肾动脉狭窄引起的继发性高血压[8,9]。高血压危象是在高血压疾病基础上，由于各种诱发因素，包括精神创伤、情绪激动等应激反应，神经反射异常，内分泌水平异常变化等，所引起的一系列神经体液调节反射及内分泌作用变化，各神经反射分子机制较为复杂，互相影响，继而形成恶性循环[10]，引起高血压危象。目前高血压危象形成的起始机制尚不十分明确，但已证明交感神经、肾素-血管紧张素-醛固酮系统会在各种应激因素的情况下被激活，包括交感神经兴奋、肾血管收缩、压力诱导的利尿作用等[11,12]，交感神经兴奋性增加，肾素、血管紧张素等缩血管物质释放增多，引起血管收缩、微血管受损，血压可在短时间内急剧升高；肾自主血流调节机制故障，进一步引起自身血流灌注减少，加重靶器官损伤；血管内皮在交感神经系统激活时，由于缩血管物质的释放，易受到损伤，进一步释放炎症因子如 IL-6 等，加重血管的受损，形成恶性循环[13]（图 5-56-1）。全身各器官自动调节血压机制的失衡及内皮细胞的损伤是靶器官损害的重要机制。

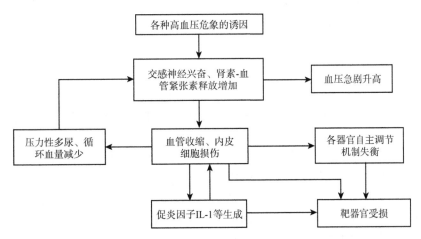

图 5-56-1　高血压危象的发病机制

三、病理生理特点

高血压危象患者血压短时间严重升高的病理机制目前仍不清楚。对于从高血压亚急症转变成高血压急症时对靶器官造成的损伤，也尚不明朗。目前血压的整体急性升高被认为是由于机体的血流自我调节机制受损时继发的血管活性物质分泌增加[14,15]，从而引起全身血管阻力增加而导致的。全身血管阻力突然增加导致血管壁机械性损伤，包括对血管壁的应力增加导致内皮损伤和血管通透性增加。这种血管损伤导致血小板的活化和凝血级联反应，纤维蛋白沉积及诱导氧化应激和炎症细胞因子生成，继而导致组织缺血和以小动脉纤维蛋白样坏死为特征的血管病变。级联反应导致组织持续缺血，血管活性物质的进一步释放，加重了高血压的恶化，从而加速了疾病的临床进展。

值得注意的是，血压升高的速度影响靶器官损害的程度及与血压升高相关的临床症状。慢性高血压在一定程度上能保护靶器官免受血压突然升高的损伤，因为在高血压慢性进展中，血管壁会逐渐增厚，从而抵御血压急剧升高时作用在血管壁上的传导应力。相反，对于刚出现高血压的患者，很小的血压升高便可能导致真正的高血压急症，如在子痫前期-子痫或急性中毒患者身上。

第二节 诊 断

高血压危象包括靶器官有严重损伤的疾病，通常危及生命，需在诊断的同时进行治疗。

一、临 床 特 点

（一）血压变化特点

对于高血压危象患者，临床上血压通常急剧升高，SBP≥180mmHg 和（或）DBP≥120mmHg，同时伴有靶器官损害时的症状，如头晕、恶心、呕吐、烦躁、心悸、气急和视力模糊等；此外，也可出现 SBP≥220mmHg 和（或）DBP≥140mmHg 而不伴有靶器官损害表现的情况；若患者就诊时已可明确诊断急性肺水肿、急性冠状动脉综合征（acute coronary syndrome，ACS）等心血管疾病急性发作表现，但血压升高未达到 SBP＞180 和（或）DBP＞120mmHg，也符合高血压急症的诊断。高血压亚急症的血压表现为 SBP≥180mmHg 和（或）DBP≥120mmHg，不伴有靶器官损害及其他危及生命的症状。

（二）靶器官损害的特点

高血压急症常见临床表现包括短时间内血压急剧升高，同时出现明显的头痛、头晕、眩晕、视物模糊与视力障碍、烦躁、胸痛、心悸、呼吸

困难等靶器官损害，以及心血管疾病急性发作表现，此外还可能出现一些不典型的临床表现，如胃肠道症状等[16]。临床应注意区别是否伴有靶器官损害，需要结合相应的辅助检查，对脏器进行评估，高血压危象患者的临床表现见 5-56-1。

表 5-56-1 高血压危象患者的临床表现[13]

疾病名称	临床表现
急性冠脉综合征	急性胸痛、胸闷、放射性肩背痛、咽部紧缩感、烦躁、大汗、心悸、心电图有缺血表现
急性心力衰竭	呼吸困难、发绀、咳粉红色泡沫痰、肺部啰音、心脏扩大、心率增快、奔马律等
急性脑卒中	脑梗死：失语、面舌瘫、偏身感觉障碍、肢体瘫痪、意识障碍、癫痫样发作
	脑出血：头痛、喷射样呕吐、不同程度意识障碍、偏瘫、失语，上述表现可进行性加重
	蛛网膜下腔出血：剧烈头痛、恶心、呕吐、颈背部痛、意识障碍、抽搐、偏瘫、失语、脑膜刺激征
高血压脑病	血压显著升高并伴有嗜睡、昏迷、癫痫发作和皮质盲
急性主动脉夹层	撕裂样胸背部痛（波及血管范围不同，差异明显不同），双侧上肢血压测量值不一致
子痫前期-子痫	从妊娠 20 周到分娩第 1 周期间出现血压升高、蛋白尿、水肿，可伴神经系统症状，如抽搐、昏迷等

二、诊断与鉴别诊断

（一）诊断流程

1. 现场诊断 诊断过程始终遵循"先救命再治病"的原则，需从临床症状入手，稳定患者生命体征，同时进行病史采集、辅助检查等。

现场诊断时首先对患者的血压进行正确测量，在诊室内测量应时由医护人员在标准条件下按统一规范进行。

（1）受试者安静休息至少 5min 后开始测量坐位上臂血压，上臂应置于心脏水平。若患者呈卧位，应平卧位上臂置于胸部两侧与心脏平齐。

（2）首诊时应测量两上臂血压，若两侧血压值相差过大应排除主动脉夹层可能。另外也可测量双下肢血压，排除主动脉缩窄等疾病。

（3）测血压时，至少测 2 次，间隔 1～2min，若 2 次 SBP 或 DBP 差别≤5mmHg，则取 2 次测量的平均值；若差别＞5mmHg，应再次测量，取 3 次

平均值。

2. 定性诊断

（1）当血压测量结果符合 SBP≥180 和（或）DBP≥120mmHg 时，应有效地进行病史和体格检查，并考虑下一步的检查方案，以彻底评估患者的终末器官损伤情况。靶器官损害应重点关注神经系统、心血管系统和肾脏系统。此外，还应该询问患者关于最近或长期使用可产生高肾上腺素能状态的药物（如可卡因、安非他明、苯环利丁）的反应，如果有需要，可以进行尿液毒理学评估。除此之外，还应询问最近停用的已知会导致反跳高血压效应的药物，如可乐定和米诺地尔，并询问患者既往服用抗高血压药物的频率及用量。若患者被诊断为子痫前期，也应该考虑患者是否患有子痫。临床上出现的顽固性高血压，按继发性高血压的诊疗思路完成相应的辅助检查，筛查继发性高血压原发疾病。

（2）若患者血压升高未达到 SBP≥180mmHg 和（或）DBP≥120mmHg，不应排除高血压危象的诊断，靶器官损害较血压升高更重要。临床上需有

效采集病史及进行体格检查，同时进行辅助检查获取支持靶器官损害的依据。

3. 定位诊断 对有靶器官损害的高血压患者，明确诊断是诊断高血压急症的重要步骤，当患者出现胸痛时，需进行心电图、主动脉计算机断层扫描血管成像（computed tomography angiography，CTA）检查，同时通过心肌损伤标志物、D-二聚体检测进行初筛，鉴别是否是 ACS 或急性主动脉夹层；当患者出现急性呼吸困难时，也应充分查体、辅助检查以确诊患者是否为急性心力衰竭；当患者出现视物模糊、头晕、恶心等症状时，应进行眼底镜检查、Coombs 实验、乳酸脱氢酶（LDH）测定、破碎红细胞检查及裂孔细胞的检查，鉴别患者为恶性高血压、血栓性微血管病（thrombotic microangiopathy，TMA）或急性肾损伤诊断；当患者出现急性神经系统症状，应充分进行神经系统查体，根据发病时间选择 CT 或 MRI 等检查，判断是否为出血性脑卒中或缺血性脑卒中。高血压危象诊断流程见图 5-56-2。

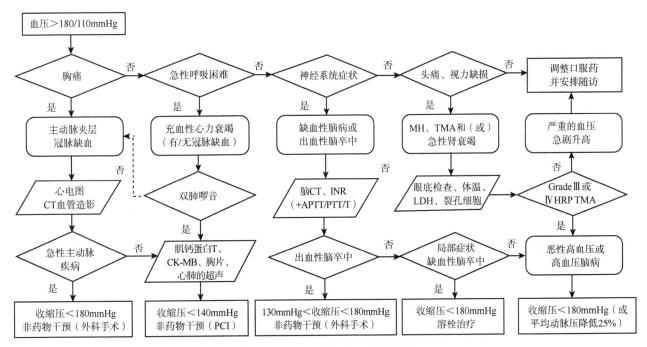

图 5-56-2　高血压急症诊断流程[13]

HRP. 高血压视网膜病变；INR. 国际标准化比值；LDH. 乳酸脱氢酶；CK-MB. 肌酸激酶同工酶；MH. 恶性高血压；APTT. 活化部分凝血活酶时间；PTT. 部分凝血活酶时间；TMA. 血栓性微血管病变；▭（端点）表示标准流程的开始与结束，每一个流程图只有一个起点；◇（判断）表示决策或判断；▱（数据）表示数据的输入/输出；▭（进程）表示要执行的处理

（二）鉴别诊断

1. 与其他可出现高血压危象表现的疾病鉴别

（1）嗜铬细胞瘤：有典型阵发性高血压发作史，发作间歇期血压可正常，降压试验阳性，尿儿茶酚及其代谢产物香草基杏仁酸（vanilylmandelic acid，VMA）含量增高，肾盂造影和腹膜后充气造影可帮助鉴别。

（2）脑出血：常突然发病，可出现血压的升高，伴喷射性呕吐，意识障碍，呼吸深大、带鼾音，口角歪斜，肢体瘫痪，眼底检查可有视盘水肿，但眼底动脉无痉挛表现，可行检眼镜鉴别。

（3）脑肿瘤：高血压脑病的症状与脑肿瘤相似，需加以鉴别，脑肿瘤患者视盘有水肿及颅内占位性病变体征，X 线检查及 CT 检查可帮助鉴别。

（4）自主神经功能紊乱：高血压危象患者部分可表现出胃肠道症状，如恶心、呕吐、厌食等，需与非靶器官损害的自主神经功能紊乱相鉴别。

2. 急症与亚急症的鉴别诊断

高血压急症与亚急症的首要区别在于是否有靶器官损害，临床上通过采集病史、体格检查及相应辅助检查来明确是否存在靶器官损害[17]。值得注意的是，当血压升高到 SBP≥220mmHg 和（或）DBP≥140mmHg，无论是否伴有靶器官损害，都应诊断为高血压急症。

（三）评估靶器官损害严重程度

关注基础血压值，通过了解基础血压可以反映血压急性升高的程度，以评估脏器损害存在的风险。

急性血压升高的速度和持续时间与病情严重程度相关，血压缓慢升高和（或）持续时间短则严重性较轻，反之则较重。

影响短期预后的脏器受损表现，包括肺水肿、胸痛、抽搐及神经系统功能障碍等[13]。

第三节 治 疗

高血压危象的处理应注意轻重的区分，若诊断为高血压亚急症，排除靶器官损害及危及生命的心血管疾病症状后，可启动联合口服的降压治疗，在数小时至数天完成降压目标。若诊断为高血压急症，则应立即启动降压策略，稳定患者生命体征的同时进一步明确靶器官损害程度，按照初始降压原则进行治疗。

高血压急症早期治疗原则是减少血压过高对靶器官的持续损伤，同时避免降压过快导致的脏器灌注不足，积极寻找血压升高的诱因并尽快纠正；所有高血压急症都应当给予起效快、可控性强的静脉抗高血压药物，根据不同疾病的特点单用一种或联合使用静脉抗高血压药物进行快速而又平稳的降压，最终达到目标血压[18, 19]。

高血压急症包括多种致命性靶器官损害，不同疾病的降压目标、降压速度也不尽相同，应先遵循高血压急症总体降压原则，当明确诊断后再根据不同疾病的降压目标和速度进行控制性降压。

一、院 外 急 救

（一）家庭与自救

患者在院外出现血压急剧升高或相应靶器官损害症状时，应尽快安静休息，采取坐位或半卧位，避光，避免情绪激动，既往确诊高血压患者应立即服用相应抗高血压药物，剂量不应超过每天应服用量的 1 倍，尤其避免舌下含服硝苯地平，避免过度降压引起低灌注，同时应尽快前往医院救治。

（二）现场救治

急救人员抵达现场时，应测量评估患者生命体征，对于出现重要靶器官损害表现的患者，应尽快开通静脉通路，给予静脉抗高血压药物，尽量避免口服快速抗高血压药物。对于有神经系统症状的患者，注意搬运体位的选择，避免转运过程中加重靶器官损害。对于存在心功能不全、肺水肿症状的患者，应给予吸氧治疗。存在急性冠脉综合征表现的患者，应给予心电图检查。随后尽快转运至相应的上级医院。

（三）基层医疗机构的救治

确诊高血压急症后，如不具备治疗条件，在转诊前应持续测量血压及生命体征，开通静脉通路，尽快应用合适的静脉抗高血压药物控制血压在合理水平。治疗应着重去除或纠正引起血压升高的诱因及病因；酌情使用有效镇静药，消除恐惧心理；避免使用口服药物，根据受累的靶器官及肝肾功能状态选择药物。在不影响脏器灌注基础上降压，将血压渐进地调控至适宜水平。主动脉夹层患者需要更加紧急降压，遵循高血压危象降压目标。对于妊娠合并高血压急症的患者，应尽快、平稳地将血压控制到相对安全的范围（<150/100mmHg），并避免血压骤降而影响胎盘血液循环。当血压初步降低或不再进一步升高时转诊。

基层医院在处理高血压危象时应注意以下两点[2]。

第一，对无明显症状的重度高血压患者，给予口服抗高血压药物，不需要紧急降压，尤其避免舌下含服短效抗高血压药物。

第二，对有症状（头疼、恶心、呕吐）的重度高血压患者，以及有过心血管疾病史和老年虚弱高血压患者，在有条件的情况下静脉输注药物，首选硝普钠和乌拉地尔；有冠心病者可静脉泵入硝酸甘油，但不宜过快降压；没有条件者可服用缓释钙拮抗剂（CCB）后立即转诊，特别注意不可含服短效硝苯地平。

二、院 内 抢 救

（一）院内抢救的流程

1. 分诊　医师对患者进行病史采集、体格检查、完善辅助检查，初步判断为高血压危象或其他相似急症，分配至不同科室。

2. 病情评估　可从以下 3 个方面对高血压急症的严重程度进行评估：①通过了解基础血压可以反映血压急性升高的程度，评估对脏器损伤的风险。②急性血压升高的速度和持续时间与病情严重程度相关，血压缓慢升高和（或）持续时间短则严重性较轻，反之则较重。③影响短期预后的脏器损伤表现，如肺水肿、胸痛、抽搐及神经系统功能障碍等。整体评价流程：高血压急症治疗前必须关注血压急性升高导致的关键靶器官损害范围与程度，更重要的是，及时发现并识别已经出现的靶器官损害和正在发生的靶器官损害及心血管疾病急性发作。

3. 去除诱因　治疗应着重去除或纠正引起血压升高的诱因，如应激因素、神经反射异常、交感神经兴奋等。

4. 启动治疗　高血压急症早期治疗原则是减少血压过高对靶器官的持续损伤，同时避免降压过快导致的脏器灌注不足，积极寻找血压升高的诱因并尽快纠正。高血压急症患者应当给予起效快、可控性强的静脉抗高血压药物，根据不同疾病的特点单用一种或联合使用静脉抗高血压药物进行快速且平稳的降压治疗，最终达到目标血压。高血压急症会导致多种致命性靶器官损害，不同疾病的降压目标、降压速度也不尽相同，因此笔者制定了高血压急症总体降压原则作为指导，当明确诊断后再根据不同疾病的降压目标和速度进行控制性降压。

高血压亚急症的治疗包括联合口服降压治疗，时限在数小时至数天。

5. 降压目标　对于高血压急症患者，降压初始阶段（1h 内）血压控制的目标为平均动脉压（mean arterial pressure，MAP）的降低幅度不超过治疗前水平的 25%。随后的 2～6h 将血压降至较安全水平，一般为 160/100mmHg 左右。如可耐受，在之后 24～48h 逐步降至正常水平。

6. 留取血标本　怀疑患者存在继发性高血压时，应留取血液标本，辅助检查可判断患者是否存在继发性高血压原发疾病，如嗜铬细胞瘤。

（二）常见高血压危象的处理

高血压危象的临床表现各异，大多数有血压急剧升高和（或）伴有靶器官急性损害的临床特点。高血压危象明确诊断之后，应依据不同靶器官损害，采取紧急措施降压，同时保护靶器官，这是治疗高血压危象的关键。需要选用静脉抗高血压药物，并遵循个体化、依据降压目标值调整的原则，有计划、分步骤地快速平稳降低血压，从而更好地保护靶器官，改善高血压危象患者的预后[20]。

1. 急性缺血性脑卒中的诊断和处理

（1）诊断：急性缺血性脑卒中临床表现为失语、面舌瘫、偏身感觉障碍、肢体瘫痪、意识障碍、癫痫样发作，可完善神经查体、头颅 CT 及 MRI 检查确诊，可见低密度梗死灶。

（2）处理：①对于急性缺血性脑卒中溶栓患者血压应控制在<180/110mmHg。②对于不溶栓患者降压应谨慎，当 SBP>220mmHg 或 DBP>120mmHg，可以控制性降压，1h 内 MAP 下降 15%，但 SBP 不低于 160mmHg[18, 20]。③推荐抗高血压药物优选拉贝洛尔、尼卡地平，次选硝普钠。

2. 高血压脑病的诊断和处理

（1）诊断：高血压脑病血压明显升高并伴有嗜睡、昏迷、癫痫发作和皮质盲。

（2）处理：①高血压脑病患者血压急剧升高时，建议第 1h 将 MAP 降低 20%～25%，初步降压目标为 160～180/100～110mmHg。②推荐药物：拉贝洛尔、尼卡地平、硝普钠[13]，可联合使用脱水降颅内压药物甘露醇、利尿剂等。

3. 急性冠脉综合征的诊断和处理

（1）诊断：ACS 的临床表现为急性胸痛、胸闷、放射性肩背痛、咽部紧缩感、烦躁、大汗、心悸、心电图有缺血表现，结合患者病史、实验室检查、冠脉造影可确诊。

（2）处理：①ACS 患者血压控制在 130/80mmHg 以下，但维持 DBP＞60mmHg。②推荐药物：硝酸酯类、β 受体阻滞剂、地尔硫䓬；硝酸酯类是 ACS 治疗的首选扩血管药物，不推荐应用硝普钠降压，因为其可能引起冠脉窃血，并诱发反射性心动过速，增加心肌耗氧。③ACS 合并难以控制的心绞痛时，在使用 β 受体阻滞剂无效情况下可应用地尔硫䓬。④ACS 患者应当严格控制血压和心率，主要目的是降低心脏后负荷，减少心肌耗氧量，改善心肌缺血。

4. 急性心力衰竭的诊断和处理

（1）诊断：急性心力衰竭的临床表现为呼吸困难、发绀、咳粉红色泡沫样痰、肺部啰音、心脏扩大、心率增快、奔马律等，结合患者既往病史、查体体征、胸部 X 线检查、实验室检查可确诊。

（2）处理：①急性心力衰竭合并血压升高时应尽快降压，但在初始 1h 内 MAP 的降低幅度不超过治疗前水平的 25%，目标血压 SBP 降至 140mmHg 以下，但为保证冠脉灌注，血压应不低于 120/70mmHg[7]。②推荐扩血管药物：硝酸酯类、硝普钠、乌拉地尔，并联合 ACEI/ARB 等药物。严重心力衰竭发作合并血压升高时建议应用硝普钠扩张血管。如果硝普钠有禁忌，可以选择乌拉地尔。

5. 主动脉夹层的诊断和处理

（1）诊断：主动脉夹层的临床表现为难忍性撕裂样胸背部痛（波及血管范围不同，差异明显不同），双侧上肢血压测量值不一致，完善主动脉 CTA 检查或彩色多普勒超声检查可确诊。

（2）处理：①主动脉夹层治疗的关键就是快速降低血压和控制心率，原则上在不影响重要脏器灌注的情况下快速把血压和心率降至尽可能低的水平。目标血压 SBP 至少＜120mmHg，心率 50～60 次/分。②推荐首选 β 受体阻滞剂，并联合尼卡地平、硝普钠、乌拉地尔[18, 19]等治疗药物。

6. 子痫前期-子痫的诊断和处理

（1）诊断：从妊娠 20 周到分娩第 1 周期间出现高血压、蛋白尿、水肿，可伴神经系统症状，如抽搐、昏迷等。

（2）处理：①对重度先兆子痫或子痫，静脉应用硫酸镁，并确定终止妊娠的时机。推荐静脉应用抗高血压药物控制血压＜160/100mmHg。当存在脏器功能损伤时血压控制在＜140/90mmHg，但要避免降压过快影响胎儿供血。②推荐药物：尼卡地平、拉贝洛尔、肼屈嗪、硫酸镁、乌拉地尔。

7. 恶性高血压的诊断和处理

（1）诊断：恶性高血压是指血压明显升高（通常＞200/120mmHg），同时可伴有明显视网膜病变（双侧火焰状出血、棉絮斑或视盘水肿）。

（2）处理：①恶性高血压可同时存在急性肾衰竭和（或）TMA，其降压速度不宜过快，建议数小时内 MAP 降低 22%～25%，待病情稳定后再逐渐降至正常。②推荐药物：拉贝洛尔、尼卡地平、乌拉地尔[18, 19]。

8. 嗜铬细胞瘤急性发作的诊断和处理

（1）诊断：嗜铬细胞瘤临床表现为阵发性或持续性血压升高伴"心动过速、头痛、多汗"三联征，并可伴有糖、脂代谢异常。发生嗜铬细胞瘤危象时，大量儿茶酚胺释放入血，导致血压急剧升高。可行实验室检查确诊。

（2）处理：①嗜铬细胞瘤危象目前没有明确的降压目标和降压速度，但由于周期性释放的儿茶酚胺半衰期短，导致嗜铬细胞瘤患者血压波动较大，降压时要进行严密监测，避免低血压的发生。嗜铬细胞瘤危象时控制血压首选 α 受体阻滞剂，如酚妥拉明、乌拉地尔，也可选择硝普钠、尼卡地平。当合并心动过速和心律失常时可以联合应用 β 受体阻滞剂，但不推荐单独使用 β 受体阻滞剂。手术切除肿瘤是根本的治疗方法。②嗜铬细胞瘤危象术前血压控制在 160/90mmHg 以下，首选 α 受体阻滞剂，如酚妥拉明、乌拉地尔，也可选择硝普钠、尼卡地平。

（三）恢复期处理

1. 继续降压　ECS 建议高血压急症患者，或已出现靶器官功能受损的高血压患者应每月就诊，直到血压达标，并长期随访，直到高血压介导的器官损伤（肾功能下降、蛋白尿增加、左心室增大）已经消退[18]。

2. 查明心血管疾病部位和程度　完善心血管疾病相关辅助检查并进行评估，判断是否出现心肌损伤、主动脉相关损伤等，冠脉重症监护室的高血压急症患者，死亡率较未出现高血压急症住院患者高，高血压急症患者出现心血管不良事件的主要预后因子是肌钙蛋白水平及肾功能，而对患者肾功能预后的评估主要根据随访期间患者的血压控制情况和尿蛋白水平[21, 22]。

3. 高血压发病原因　主要针对继发性高血压病因的探究，现阶段高血压危象病因的确定仍不明朗，可能的诱因包括应激因素、神经反射异常、交感神经兴奋等，在恢复期可进一步完善继发性高血压原发疾病的探究，包括增强 CT 检查、儿茶酚胺检测、卧立位醛固酮试验等进一步明确是否存在继发性高血压病因。

4. 健康教育　随着治疗手段和策略的改善，在过去的几十年，高血压急症患者的存活率得到了提升[23]，但与未出现高血压急症的高血压患者相比，既往出现高血压急症的患者因心血管疾病而再次紧急入院的风险依然存在[24, 25]。尽管过去几十年里高血压的治疗有所改善，高血压急症的发生率并没有下降[26, 27]。有限的医疗保健机会和不坚持服用抗高血压药物经常导致高血压危象这一紧急情况。在一定程度上，上述原因可以解释撒哈拉以南非洲移民和非洲裔美国人更高的患病率。许多高血压急症患者没有接受抗高血压药物治疗，因此在接受治疗的患者中，改善依从性和坚持服药持久性是减少高血压危象及其并发症和复发的关键。对既往出现高血压急症的患者，增加现有抗高血压药物的剂量、增加利尿剂或其他抗高血压药物、制定固定联合治疗方案、强制饮食中限制钠含量都有利于改善预后及降低复发风险。在强化治疗和优化依从性的同时，深入病因检查和仔细评估，对于进一步对因治疗、完善治疗策略、预防急症的产生或复发都有重

要作用。在治疗欠佳的高血压患者中，若患者依从性欠佳，出现靶器官损害的迹象，应增加患者随访频率，通过咨询调查、健康宣教，鼓励患者提高依从性、制定符合患者当前状况的治疗方案，来达到疾病预防的目的。

（陈隽雯　贺晓楠　米玉红）

参 考 文 献

[1] 中国医师协会急诊医师分会，中国高血压联盟，北京高血压防治协会. 中国急诊高血压诊疗专家共识（2017 修订版）[J]. 中国实用内科杂志，2018，38（5）：421-433.

[2] 中华医学会，中华医学会杂志社，中华医学会全科医学分会，等. 高血压基层诊疗指南（实践版·2019）[J]. 中华全科医师杂志，2019，（8）：723-731.

[3] Pimna G，Pascale C，Fomengo P，et al. Hospitzal admissions for hoertensive cisis in the emerency cepartment；a arxe multicenter Italian study[J]. PLoS One，2014，9（4）：1-6.

[4] Zampaglione B，Pascale C，Marchisio M，et al. Hypertensive urgencies and emergencies. Prevalence and cinical presentation[J]. Hpertension，1996，27：144-147.

[5] Marin F，Higshiama E，Garci E，et al. Hypertersive cri proik prevalence and clnicalgresentation[J]. Ag Bres Cadid 2004，83，131-136：125-130.

[6] Janke AT，McNaughton CD，Brody AM，et al. Trends in the incidence of hypertensive emergenies in US Emergency Departments from 2006 to 2013[J]. J Am Heart Asso，2016，5：004511.

[7] 《中国高血压防治指南》修订委员会，高血压联盟（中国），中华医学会心血管病学分会，等. 中国高血压防治指南（2018 年修订版）[J]. 中国心血管杂志，2019，24（1）：24-56.

[8] Lip GY. Beevers M，Beevers G. The fiure of malignant fypertension to dcinea suruey of 24 vears expenience in a multiracal population in England[J]. J Hypertens，1994，12：1297-1305.

[9] van den Bomn B，Koopmans RP，Groeneveld JO，et al. Ethnic disparities in the incidence，presentation and compications of malignant hypertension[J]. Hypertens，2006，24：2299-2304.

[10] Van Den Bom BJ，Koopmans RP，Van Monlfrans GA. The renin-angiotensin system in malignant hypertension revisited：Plasma renin activity，microangiopathic hemolysis，and renal failure in malignant hypertension[J]. Am J Hypertens，2007，20（8）：900-906.

[11] Mahring J，Peti M，Szokol M，et al. Effects of saline

drinking on malignant course of renal hypertension in rats[J]. Am J Physiol, 1976, 230（3）：849-857.

[12] Mahring J, Mohring B, Petri M, et al. Plama vasapressin cancentration；and effeets of vaopressin antiserum on bood pressure in rats with malignant two-kidney Goldblatt hypertensian[J]. Circ Res, 1978, 42（1）：17-22.

[13] 杨军，武军元，何新华. 中国高血压急症诊治规范[J]. 岭南急诊医学杂志，2020，25（5）：427-433，441.

[14] Dionne JM, Flynn JT. Management of severe hypertension in the newborn[J]. Arch Dis Child, 2017, 102：1176-1179.

[15] Suneja M, Sanders ML. Hypertensive emergency[J]. Med Clin North Am, 2017, 101：465-478.

[16] Umemura S, Arima H, Arima S, et al. The Japanese society of hypertension guidelines for the management of hypertension（JSH 2019）[J]. Hypertens Res, 2019, 42：1235-1481.

[17] Unger T, Borghi C, Charchar F, et al. 2020 International society of hypertension global hypertension practice guidelines[J]. Hypertension, 2020, 75：1334-1357.

[18] Van Den Bom BH, Lip GYH, Bruljan-Hitij J, et al. ESC council on hypertension position document on the management of hypertensive emergencies[J]. Eur Heart J Cardiovasc Pharmacother, 2019, 5（1）：37-46.

[19] 中国医师协会急诊医师分会，中国高血压联盟，北京高血压防治协会. 中国急诊高血压诊疗专家共识（2017修订版）[J]. 中国急救医学，2018，38（1）：1-13.

[20] Ipek E, Oktay AA, Krim SR. Hypertensive crisis：An update on clinical approach and management[J]. Curr Opin Cardiol, 2017, 32：397-406.

[21] Amraoui F, Bos S, Vogt L, et al. Long-term renal outcome in patients with malignant hypertension：A retrospective cohort study[J]. BMC Nephrol, 2012, 13：71.

[22] Shantsila A, Shantsila E, Beevers DG, et al. Predictors of 5-year outcomes in malignant phase hypertension：The West Birmingham Malignant Hypertension Registry[J]. J Hypertens, 2017, 35：2310-2314.

[23] Lane DA, Lip GY, Beevers DG. Improving survival of malignant hypertension patients over 40 years[J]. Am J Hypertens, 2009, 22：1199-1204.

[24] Amraoui F, van der Hoeven NV, van Valkengoed IG, et al. Mortality and cardiovascular risk in patients with a history of malignant hypertension：A case-control study[J]. J Clin Hypertens（Greenwich），2014，16：122-126.

[25] Gonzalez R, Morales E, Segura J, et al. Long-term renal survival in malignant hypertension[J]. Nephrol Dial Transplant, 2010, 25：3266-3272.

[26] 陈伟伟，高润霖，胡胜寿，等. 《中国心血管病报告2016》概要[J]. 中国循环杂志，2017，32（6）：521-530.

[27] Marik PE, Varon J. Hypertenive erises：Challenges and management[J]. Chet, 2007, 131（6）：1949-1962.

　　糖尿病是以高血糖为特征的代谢性疾病，是胰岛素分泌绝对或相对不足，以及靶组织细胞对胰岛素敏感性降低所致。临床上分为 1 型糖尿病、2 型糖尿病、妊娠期糖尿病和特殊类型的糖尿病，在我国以 2 型糖尿病为主。

　　高血压和糖尿病均为代谢综合征的主要表现。丹麦学者 Mogensen 在 2000 年欧洲心脏病学会年会上将高血压与高血糖并存喻为"处于双倍危险境地"，认为高血压与糖尿病是致命的联合。两者同时存在可显著加快多个靶器官损害的进程，是我国及全世界面临的重大问题和挑战。

第一节　基础理论

一、流行病学及临床研究

　　2019 年，国际糖尿病联盟（International Diabetes Federation, IDF）发表的《全球糖尿病概览》（第9版）显示，目前全球范围内成人糖尿病患病率为9.3%（4.63 亿人），到 2030 年将上升至10.2%（5.78 亿人），到 2045 年将上升至 10.9%（7

亿人）。50.1%的糖尿病患者不知道自己患糖尿病。2019 年，全球糖耐量受损的患病率为 7.5%（3.74 亿），预计到 2030 年将达到 8.0%（4.54 亿），到 2045 年将达到 8.6%（5.48 亿）[1]。对于我国的国情，2007～2008 年进行的中国人糖代谢情况大型流行病学调查显示，我国总的糖尿病及糖尿病前期的患病率达 9.7%和 15.5%，当时我国成人糖尿病患病总人数达 9240 万[2]，已成为世界上糖尿病患病人数最多的国家，而 2019 年 IDF 发表的数据为 1.16 亿，稳居首位[1]。2013 年，*The Journal of the American Medical Association* 发表的基于慢性非传染性疾病监测系统的研究表明，我国成人糖尿病患病率已上升至 11.6%，其中男性患病率为 12.1%，女性患病率为 11.0%；城市居民与农村居民患病率均在上升，分别为 14.3%及 10.3%[3]。2020 年发表在 *British Medical Journal* 的流行病学研究，调查了我国所有 31 个省级行政区共 75 880 名居民的糖尿病患病率数据，使用美国糖尿病学会（American Diabetes Association, ADA）标准诊断的糖尿病的加权患病率为 12.8%，使用 WHO 标准诊断的糖尿病的加权患病率为 11.2%，31 个省份的糖尿病患病率从贵州的 6.2%到内蒙古的 19.9%不等[4]。上述研究反映了我国持续增长的糖尿病疾病负担。

糖尿病患者高血压患病率约是非糖尿病患者的 2 倍[5]。大多数研究报道的 2 型糖尿病患者高血压患病率>50%，有些甚至达到 75%[6]。在我国三级甲等医院 2 型糖尿病住院患者中，合并高血压的概率为 34.2%[7]。2013 年，我国 127 家医院的高血压专病门诊横断面研究发现，有糖尿病病史的高血压患者占 70.3%[8]。门诊原发性高血压患者中，糖尿病患病比例为 24.3%，其中新诊断的糖尿病患者占 34.7%[9]。

心血管疾病是糖尿病与高血压的主要死亡原因。ADVANCE 研究显示，伴糖尿病高血压患者的年龄每增加 10 岁，大血管或微血管风险就增加 24%[10]。Framingham 心脏研究发现男性糖尿病患者发生心力衰竭的风险是非糖尿病患者的 2 倍，而女性患者风险为 5 倍[11]。此后 36 年的随访结果显示，高血压可使冠状动脉粥样硬化性心脏病（冠心病）、脑卒中、外周动脉疾病、心力衰竭和总心血管事件发生风险增加 2～4 倍，高血压使糖尿病患者全因死亡风险增加 72%，心血管事件风险增加 57%[12]。

2010 年，ACCORD-BP 研究发现，强化降压收缩压<120mmHg 较<140mmHg 在伴糖尿病高血压患者的负性心血管事件，如心血管死亡、非致死性心肌梗死、非致死性脑卒中方面无明显差异；而严重的不良反应，如低血压、心律失常、心动过缓在强化降压组明显升高；脑卒中风险在强化降压组明显下降[13]。一项包含了 31 个随机对照研究的 Meta 分析显示，对于伴 2 型糖尿病高血压患者，收缩压每下降 5mmHg，脑卒中风险下降 13%，舒张压每下降 2mmHg，脑卒中风险下降 11.5%。相反地，心肌梗死风险与血压下降程度无明显相关[14]。因此，合理的降压目标对于伴糖尿病患者的高血压管理至关重要。

二、糖尿病患者多发高血压的机制及病理生理学基础

糖尿病和高血压之间存在千丝万缕的联系[15]。高血糖的持续存在，将导致心脏、血管、肾、神经和眼等器官的损害和功能障碍。上述器官的损害是导致高血压的基础。糖尿病患者多发高血压可能的具体机制如下。①遗传背景：糖尿病和高血压都存在家族遗传性，研究发现两者有共同的易感基因，一些对

糖尿病发生的预测基因，也能预测高血压的发生[16]，如肥胖相关（fat mass and obesity associated，FTO）基因、过氧化物酶体增殖物激活受体 γ（peroxisome proliferator-activated receptor γ，PPARγ）基因及其通路等。②水钠潴留，胰岛素和高血糖导致葡萄糖滤过负荷增加，滤过过多的葡萄糖通过钠-葡萄糖协同转运蛋白在近端小管被重吸收，导致钠重吸收增加，容量负荷加重，使血压升高，通过限盐可逆转这种效应[17]。③肾素-血管紧张素-醛固酮激活，高胰岛素血症兴奋交感神经系统，激活肾素-血管紧张素-醛固酮系统，而血管紧张素 Ⅱ 可促进血管重构和炎症因子造成的内皮损伤。④氧化应激，糖尿病时高血糖、胰岛素抵抗、高脂血症可引起氧化应激、活性氧（reactive oxygen species，ROS）产生增多，而增加血管收缩，促进内皮素合成，从而导致血管舒张功能障碍，氧化应激也是代谢综合征各疾病之间的共同通路[16]。⑤慢性炎症，高胰岛素血症、高脂血症通过上述途径直接激活炎症因子，如 C-反应蛋白、黏附分子（细胞间黏附分子-1、血管细胞黏附分子-1）、IL 等，刺激细胞外基质沉积，导致血管平滑肌肥大和增生，促进血管内皮损伤和血管重构[18]。

第二节　诊断与治疗

一、伴糖尿病高血压的特点与诊断

（一）血压特点

1. 脉压增大和单纯收缩期高血压　由于糖尿病患者血管硬化较非糖尿病患者严重，一般糖尿病患者收缩压升高较舒张压升高明显，脉压增加。当收缩压≥140mmHg，而舒张压<90mmHg 时，称为单纯收缩期高血压（ISH），ISH 在糖尿病患者更为常见[19]。

2. 易发生直立性低血压　直立性低血压定义为在变为直立位时收缩压下降超过 20mmHg，是中枢性及周围性心血管交感神经去支配共同导致的，反映了内脏及外周血管均收缩不良。在合并糖尿病患者中，由于动脉硬化程度重，迷走神经兴奋性降低，压力感受器对张力和压力变动的调节能力减弱，容易发生直立性低血压。

3. 非杓型血压发生率高　24h 动态血压监测显示，合并高血压的糖尿病患者血压昼夜节律常

消失，非杓型血压的发生率高。这与糖尿病患者并发自主神经病变，交感神经张力增高，迷走神经张力降低有关。研究发现 24h 血压昼夜节律可能与去甲肾上腺素浓度有关[20]。而异常的昼夜节律也是心血管事件发生的危险因素，因此在降压的同时也要注意动态血压的监测及改善血压昼夜节律。

4. 心动过速及心率变异率下降　糖尿病患者日间交感紧张性增加，夜间副交感紧张性下降，更容易发生夜间心律失常[21]。糖尿病患者基线水平心率可能较非糖尿病患者快，而 24h 心率变异（heart rate variability，HRV）减小[22]，且在进行刺激迷走神经的运动时，如深呼吸和 Valsalva 动作，心率可能无明显改变。

（二）诊断和鉴别诊断

与一般人群的高血压定义一样，糖尿病患者血压高于 140/90mmHg 即定义为高血压。有以下 3 种情况需要鉴别诊断：①糖尿病合并原发性高血压。此种情况的高血压通常发生在糖尿病之前。有报道新诊断的 2 型糖尿病患者中，39%的患者已存在高血压[23]。②动脉粥样硬化所致收缩期高血压。由于高血糖是引发动脉粥样硬化的重要因素之一，糖尿病病程超过 5 年的患者常存在不同程度的高血压，1 型糖尿病患者中高血压的发病率在第 10 年时为5%，在第 20 年时为 33%，在第 40 年时升至 70%[24]。且如前文所述糖尿病患者，尤其是早期糖尿病患者，单纯收缩期高血压更为常见。③糖尿病肾病导致的高血压。糖尿病肾病，尤其是出现大量蛋白尿和肾功能损害，多有水钠潴留，这种高血压常为顽固性高血压。上述 3 种情况，无论是哪种高血压，都是导致糖尿病患者靶器官进一步损害的主要因素，均应积极治疗。

二、伴糖尿病高血压的治疗

（一）生活方式改变

2017 年 1 月 ADA 发布的糖尿病诊疗标准[25]建议血压＞120/80mmHg 的伴糖尿病患者改变生活方式，包括严格控制饮食（低盐、保持血糖水平达标）、适宜运动、肥胖患者减轻体重、戒烟戒酒、缓解心理压力等，这在伴糖尿病高血压的治疗中尤为重要，是控制糖尿病、高血压达标的基础。

（二）血压控制目标

2012 年 3 月改善全球肾脏病预后组织（Kidney Disease Improving Global Outcomes，KDIGO）发布《高血压治疗指南》[26]，对尿蛋白＜30mg/d 的伴糖尿病高血压患者，推荐血压控制在≤140/90mmHg，对尿蛋白＞30mg/d 的伴糖尿病高血压患者，血压应控制在≤130/80mmHg。2013 年 6 月我国发布《高血压合并 2 型糖尿病患者的血压控制专家指导意见》[27]，推荐高血压合并糖尿病患者的血压控制目标是：①对一般糖尿病患者目标血压≤140/80mmHg。②≥65 岁的老年患者收缩压，应控制在 150mmHg 以下，如能耐受可进一步降低。③舒张压＜60mmHg 的冠心病患者，应在密切监测血压的情况下逐步实现降压达标。④处于急性期的冠心病或脑卒中患者，应按照相关指南进行个体化的血压管理。⑤合并肾病或病情稳定的冠心病患者治疗目标更宜个体化。⑥合并妊娠时治疗目标为 130～140/80～90mmHg。《中国高血压防治指南（2018 年修订版）》[28]建议糖尿病患者的降压目标为 130/80mmHg，老年或伴严重冠心病患者采取更宽松的降压目标值，即140/90mmHg。2020 年 5 月国际高血压学会（ISH）首次独立颁布《国际高血压实践指南》[29]，推荐糖尿病患者血压控制在 130/80mmHg 以下，65 岁以上患者血压控制在 140/90mmHg 以下。总体上，同非糖尿病患者的高血压防治指南一致，对于年轻患者、合并肾病、眼和脑血管损伤患者，仍然推荐较严格的降压目标。

（三）药物治疗

1. RAS 抑制剂　临床众多研究表明，ACEI 或ARB 不仅能够降低血压，而且具有明显的降低尿蛋白和保护肾功能的作用。此外，有研究报道，ARB 和 ACEI 类药物具有改善糖代谢的作用，如增加胰岛素分泌、提高胰岛素敏感性、抑制交感神经活性等[30]，因此，伴有糖尿病的高血压治疗，首选 ACEI/ARB 治疗，尤其是合并微量蛋白尿或蛋白尿患者[19, 27]。如患者能够耐受，从常规剂量开始，逐渐增加剂量，以至血压达到目标血压。对老年人或肾小球滤过率（GFR）≤60ml/min 的患者，初始应用 ACEI 或 ARB 时，从半剂量或常规剂量开始，1 周内应检测肾功能和血钾变化，如无明显改变，在患者耐受的情况下,逐渐增加 ACEI 或 ARB 剂量,直至血压达标。对糖尿病患者,不推荐 ACEI 和 ARB 联合使用。如使用 ACEI/ARB 治疗后,患者血压仍不能达标,可以联合 CCB、利尿剂、α 受体阻滞剂、β 受体阻滞剂等。

2. CCB 可以减少周围血管阻力,改善动脉顺应性,是治疗伴糖尿病高血压的一线药物,尤其是对于单纯收缩期高血压老年人。CCB 可以预防脑卒中,但对于心力衰竭的预防作用弱于 RAS 抑制剂[31]。而且,CCB 对葡萄糖、脂肪代谢、电解质无明显影响[19]。由于我国高血压人群的主要不良终点事件为脑卒中,以 CCB 为基础的降压治疗方案可降低脑卒中的风险,因此 CCB 是我国各类高血压患者的优选药物。CCB 是伴糖尿病高血压患者在 ACEI/ARB 治疗基础上的首选联合用药[27]。

3. β 受体阻滞剂 尤其是非选择性 β 受体阻滞剂存在代谢方面的不良反应,包括升高甘油三酯,降低高密度脂蛋白胆固醇,诱发低血糖和影响胰岛素敏感性[32],可能增加肥胖、超重患者发生糖尿病的风险[33]。对于反复低血糖患者,可能掩盖低血糖症状。但也有研究表明,β 受体阻滞剂可以降低伴心力衰竭的 2 型糖尿病患者的全因死亡率,而且在非糖尿病患者也有这样的效果[34]。因此对于糖尿病患者,需尽量应用选择性 β 受体阻滞剂或 α 受体阻滞剂和 β 受体阻滞剂。选择性 β1 受体阻滞剂(如比索洛尔、美托洛尔、阿替洛尔),以及 α 受体阻滞剂和 β 受体阻滞剂(如卡维地洛)对血糖、血脂影响较小或无影响,可作为联合用药改善糖尿病患者心血管疾病结局,尤其是伴心动过速、缺血性心脏病和心力衰竭的患者[35]。

4. 利尿剂 仍然是治疗伴糖尿病患者高血压的重要药物。一项有关利尿剂的 Meta 分析显示,与安慰剂相比,利尿剂可使空腹血糖增加 0.77mmol/L,HbA1c 增加 0.24%,其中噻嗪类利尿剂更明显[36]。噻嗪类利尿药引起血糖升高的机制可能是低血钾使胰岛素分泌减少,以及继发性 RAAS 的激活而产生胰岛素抵抗。但小剂量噻嗪类药物对代谢的影响较小,不增加发生 2 型糖尿病的危险性,因而 ACEI 联合利尿剂仍是伴糖尿病高血压患者的优选降压方案之一。在应用期间需监测血糖和电解质。

5. α 受体阻滞剂 虽然 α 受体阻滞剂不影响葡萄糖和脂肪代谢,但由于它在脑卒中和心脏方面的保护作用不明显[37],α 受体阻滞剂不作为高血压治疗的一线药物,仅在顽固性高血压、合并前列腺肥大的高血压患者中应用。目前尚无具体的研究评估糖尿病患者的 α 受体阻滞剂的疗效。

6. 联合用药 超过 2/3 的高血压患者采用单药治疗难以达到降压目标。联合用药可以减少单药剂量增加带来的不良反应,利用协同作用增强疗效,对靶器官有综合性保护作用,同时减少不良反应的发生。目前推荐的联合降压方案包括:①ACEI/ARB 联合 CCB。该联合方案具有更好的肾保护作用,并且较单用 CCB 可减少关节水肿的发生。而且,ARB 联合 CCB 较 ARB 联合利尿剂对胰岛素敏感性有更好的改善作用[38]。②ACEI/ARB 联合利尿剂。③单药复方制剂。如 ACEI/ARB 加小剂量利尿剂、ARB 加 CCB 等复方制剂,Meta 分析显示单药复方制剂可以提高临床依从性,改善降压效果及减少不良反应[39]。④RAS 抑制剂+CCB+利尿剂。对于需要 2 种以上抗高血压药物控制血压的患者,该方案是较为合理的组合,除非有其他类药物的指征,如缺血性心脏病或心力衰竭患者适合联合 β 受体阻滞剂,前列腺增生患者适合联合 α 受体阻滞剂。另外,非选择性 β 受体阻滞剂与利尿剂的联合用药对糖脂代谢具有共同的不利影响,应尽量避免联用。

(四)降糖药物对血压的作用

胰岛素抵抗是 2 型糖尿病和高血压的共同发病基础,因此 2 型糖尿病合并高血压的患者宜选用能改善胰岛素敏感性的降糖药物,主要包括噻唑烷二酮类、二甲双胍等。噻唑烷二酮类(罗格列酮)除了降血糖,还可明显降血压、改善微量白蛋白尿和血脂代谢异常等[40, 41],但罗格列酮可能增加老年糖尿病患者心力衰竭的风险。二甲双胍除了能提高胰岛素敏感度,还具有降低胆固醇和甘油三酯水平,以及轻度降压和减轻体重等作用[42],但需注意伴有严重心力衰竭的患者禁用罗格列酮和二甲双胍。

近 10 年来,相关研究及临床实践发现一些新型降糖药物有一定降压效果,可能成为糖尿病患者辅助降压的选择。SGLT-2i 除了降血糖、减轻体重的作用外,还可使糖尿病患者收缩压和舒张压分别下降 3~5/2~3mmHg[43]。该类药物降压的机制可能与利尿、肾单位重构、改善动脉硬化和减轻体重有关,是目前最有希望成为兼具降糖、降压作用的新药物。胰高血糖素样肽-1 受体激动剂(glucagon like polypeptide 1 analogues，GLP-1a）可以轻度降低糖尿病患者血压，主要表现为收缩压轻度下降[43]，但是另有报道称它会引起交感神经兴奋、心率增快，也可能导致血压升高[44]，因此目前尚不能作为辅助抗高血压药物的选择。

糖尿病与高血压相互影响、协同作用影响心血管疾病的发生、发展。糖尿病合并高血压患者较仅患其一者，心脑血管疾病风险及死亡率明显增加。糖尿病患者一旦发现高血压应积极监测，控制血压达标，降低心血管事件、脑卒中及其他心血管疾病的发生率。

（张念荣　李文歌）

参 考 文 献

[1] Saeedi P, Petersohn I, Salpea P, et al. Global and regional diabetes prevalence estimates for 2019 and projections for 2030 and 2045：Results from the International Diabetes Federation Diabetes Atlas, 9th edition[J]. Diabetes Res Clin Pract，2019，157：107843.

[2] Yang SH, Dou KF, Song WJ. Prevalence of diabetes among men and women in China[J]. N Engl J Med，2010，362（25）：2425-2426.

[3] Xu Y, Wang L, He J, et al. Prevalence and control of diabetes in Chinese adults[J]. JAMA，2013，310（9）：948-959.

[4] Li YZ, Di T, Shi XG, et al. Prevalence of diabetes recorded in mainland China① using 2018 diagnostic criteria from the American Diabetes Association：National cross pal study[J]. BMJ，2020，369：m997.

[5] Sowers JR. Recommendations for special populations：Diabetes mellitus and the metabolic syndrome[J]. Am J Hypertens，2003，16（11 Pt 2）：41S-45S.

[6] Colosia AD, Palencia R, Khan S. Prevalence of hypertension and obesity in patients with type 2 diabetes mellitus in observational studies：A systematic literature review[J]. Diabetes Metab Syndr Obes，2013，6：327-338.

[7] 中华医学会糖尿病学分会. 中国 2 型糖尿病及其并发症的流行病学[J]. 中华糖尿病杂志，2014，6（7）：449-451.

[8] 孙宁玲，王鸿懿，霍勇. 我国高血压专病门诊血压控制及糖代谢调查现状分析[J]. 中华内科杂志，2013，52（8）：654-658.

[9] Liu J, Zhao D, Qi Y, et al. Prevalence of diabetes mellitus in outpatients with essential hypertension in China：A cross-sectional study[J]. BMJ Open，2013，3（11）：e003798.

[10] Chalmers J, Kengne AP, Joshi R, et al. New insights from ADVANCE[J]. J Hypertens Suppl，2007，25（1）：S23-S30.

[11] Kannel WB, McGee DL. Diabetes and cardiovascular disease. The Framingham study[J]. JAMA，1979，241（19）：2035-2038.

[12] Chen GF, McAlister A, Walker RL, et al. Cardiovascular outcomes in framingham participants with diabetes：The importance of blood pressure[J]. Hypertension，2011，57（5）：891-897.

[13] Cushman WC, Evans GW, Byington RP, et al. Effects of intensive blood-pressure control in type 2 diabetes mellitus[J]. N Engl J Med，2010，362（17）：1575-1585.

[14] Reboldi G, Gentile G, Angeli F, et al. Effects of intensive blood pressure reduction on myocardial infarction and stroke in diabetes：A meta-analysis in 73，913 patients[J]. J Hypertens，2011，29（7）：1253-1269.

[15] Staruschenko A. Hypertension and diabetes mellitus：The chicken and egg problem[J]. Hypertension，2017，69（5）：787-788.

[16] Cheung BM, Li C. Diabetes and hypertension：Is there a common metabolic pathway?[J]. Curr Atheroscler Rep，2012，14（2）：160-166.

[17] Marcus S, Michał H, Andrea MK, et al. Diabetes mellitus and hypertension-a case of sugar and salt?[J]. Int J Mol Sci，2020，21（15）：5200.

[18] Volpe M, Battistoni A, Savoia C, et al. Understanding and treating hypertension in diabetic populations[J]. Cardiovasc Diagn Ther，2015，5（5）：353-363.

[19] Grossman A, Grossman E. Blood pressure control in type 2 diabetic patients[J]. Cardiovasc Diabetol，2017，16（1）：3.

[20] Kondo K, Matsubara T, Nakamura J, et al. Characteristic patterns of circadian variation in plasma catecholamine levels, blood pressure and heart rate variability in type 2 diabetic patients[J]. Diabet Med，2002，19（5）：359-365.

[21] Aronson D, Weinrauch LA, D'Elia JA, et al. Circadian patterns of heart rate variability, fibrinolytic activity, and hemostatic factors in type I diabetes mellitus with cardiac autonomic neuropathy[J]. Am J Cardiol，1999，84（4）：449-453.

[22] Pop-Busui R. Cardiac autonomic neuropathy in diabetes：A clinical perspective[J]. Diabetes Care，2010，33（2）：434-441.

---

① mainland China 正确用法应为 Chinese mainland。

[23] Horr S，Nissen S. Managing hypertension in type 2 diabetes mellitus[J]. Best Pract Res Clin Endocrinol Metab, 2016, 30（3）：445-454.

[24] Epstein M，Sowers JR. Diabetes mellitus and hypertension[J]. Hypertension, 1992, 19（5）：403-418.

[25] Marathe PH，Gao HX，Close KL. American Diabetes Association Standards of Medical Care in Diabetes 2017[J]. J Diabetes, 2017, 9（4）：320-324.

[26] Becker GJ，Wheeler DC，Zeeuw DD，et al. Kidney disease：Improving global outcomes（KDIGO）blood disease work group. KDIGO clinical practice guideline for themanagement of blood pressure in chronic kidney disease[J]. Kidney Int, 2012, 2（5）：337-414.

[27] 中国医师协会心血管内科医师分会，中国医师协会高血压专业委员会. 高血压合并 2 型糖尿病患者的血压控制专家指导意见（2013 版）[J]. 中华高血压杂志, 2013, 21（6）：522-525.

[28] 《中国高血压防治指南》修订委员会，高血压联盟（中国），中华医学会心血管病学分会，等. 中国高血压防治指南（2018 年修订版）[J]. 中国心血管杂志, 2019, 24（1）：24-56.

[29] Unger T，Borghi C，Charchar F，et al. 2020 International Society of Hypertension global hypertension practice guidelines[J]. Hypertension, 2020, 75（6）：1334-1357.

[30] Nishimura H，Sanaka T，Tanihata Y，et al. Losartan elevates the serum high-molecular weight-adiponectin isoform and concurrently improves insulin sensitivity in patients with impaired glucose metabolism[J]. Hypertens Res, 2008, 31（8）：1611-1618.

[31] Emdin CA，Rahimi K，Neal B，et al. Blood pressure lowering in type 2 diabetes：A systematic review and meta-analysis[J]. JAMA, 2015, 313（6）：603-615.

[32] Dahlof B，Sever PS，Poulter NR，et al. Prevention of cardiovascular events with an antihypertensive regimen of amlodipine adding perindopril as required versus atenolol adding bendroflumethiazide as required，in the Anglo-Scandinavian Cardiac Outcomes Trial-Blood Pressure Lowering Arm（ASCOT-BPLA）：A multicentre randomised controlled trial[J]. Lancet, 2005, 366（9489）：895-906.

[33] Bangalore S，Parkar S，Grossman E，et al. A meta-analysis of 94，492 patients with hypertension treated with beta blockers to determine the risk of new-onset diabetes mellitus[J]. Am J Cardiol, 2007, 100（8）：1254-1262.

[34] Nesto RW，Bell D，Bonow RO，et al. Thiazolidinedione use，fluid retention，and congestive heart failure：A consensus statement from the American Heart Association and American Diabetes Association[J]. Diabetes Care,

2004, 27（1）：256-263.

[35] James PA，Oparil S，Carter BL，et al. 2014 Evidence-based guideline for the management of high blood pressure in adults：Report from the panel members appointed to the Eighth Joint National Committee（JNC 8）[J]. JAMA, 2014, 311（5）：507-520.

[36] Hirst JA，Farmer AJ，Feakins BG，et al. Quantifying the effects of diuretics and beta-adrenoceptor blockers on glycaemic control in diabetes mellitus-a systematic review and meta-analysis[J]. Br J Clin Pharmacol, 2015, 79（5）：733-743.

[37] Barzilay JI，Davis BR，Bettencourt J，et al. Cardiovascular outcomes using doxazosin vs. chlorthalidone for the treatment of hypertension in older adults with and without glucose disorders：A report from the ALLHAT study[J]. J Clin Hypertens（Greenwich）, 2004, 6（3）：116-125.

[38] Reboldi G，Gentile G，Angeli F，et al. Choice of ACE inhibitor combinations in hypertensive patients with type 2 diabetes：Update after recent clinical trials[J]. Vasc Health Risk Manag, 2009, 5（1）：411-427.

[39] Gupta AK，Arshad NS，Poulter R. Compliance，safety，and effectiveness of fixed-dose combinations of antihypertensive agents：A meta-analysis[J]. Hypertension, 2010, 55（2）：399-407.

[40] Komajda M，Curtis P，Hanefeld M，et al. Effect of the addition of rosiglitazone to metformin or sulfonylureas versus metformin/sulfonylurea combination therapy on ambulatory blood pressure in people with type 2 diabetes：A randomized controlled trial（the RECORD study）[J]. Cardiovasc Diabetol, 2008, 7：10.

[41] Nilsson PM，Hedblad B，Donaldson J，et al. Rosiglitazone reduces office and diastolic ambulatory blood pressure following 1-year treatment in non-diabetic subjects with insulin resistance[J]. Blood Press, 2007, 16（2）：95-100.

[42] Zhou L，Liu H，Wen X，et al. Effects of metformin on blood pressure in nondiabetic patients：A meta-analysis of randomized controlled trials[J]. J Hypertens, 2017, 35（1）：18-26.

[43] Tikkanen I，Chilton OR，Johansen E. Potential role of sodium glucose cotransporter 2 inhibitors in the treatment of hypertension[J]. Curr Opin Nephrol Hypertens, 2016, 25（2）：81-86.

[44] Smits MM，Muskiet MH，Tonneijck L，et al. Exenatide acutely increases heart rate in parallel with augmented sympathetic nervous system activation in healthy overweight males[J]. Br J Clin Pharmacol, 2016, 81（4）：613-620.

目前，我国成年高血压患者已达 2.45 亿人，除高血压外，存在高胆固醇血症、肥胖、吸烟和糖尿病等多种动脉粥样硬化性心血管疾病（ASCVD）危险因素的患者人数也呈逐年上升趋势。我国高血压人群中，80%～90%伴有上述一种或多种 ASCVD 危险因素。单纯降压治疗对降低 ASCVD 的致死率及致残率作用有限。血脂异常是高血压患者代谢障碍的表现之一，高胆固醇血症是高血压患者最常见的心血管疾病并存危险因素，两者并存使心血管疾病的发生风险明显增加。2015 年疾病负担研究显示，高血压和高胆固醇血症已经成为我国居民缺血性心脏病死亡最重要的危险因素[1, 2]。如何正确选用降血压和调整血脂的药物是临床医师常面临的问题。

第一节　血脂异常与高血压的关系

一、高血压患者易伴发血脂异常

我国高血压伴血脂异常发生率高。2015 年中国重要心血管病患病率调查[3]显示，人群筛查的高血压患者中合并至少一种血脂异常者占 41.3%，合并高 TC、TG，高 LDL-C 和低 HDL-C 血症的，患者分别占 9.9%、18%、7.8%和 20.6%。

（一）个体关系

血中胆固醇水平和血压之间存在正相关关系[4-8]。Framingham 心脏研究显示，血压与血胆固醇水平具有相关性（$\gamma=0.12$），血压较高者趋向有较高的血胆固醇水平[5]。Oslo 研究调查了 16 525 名健康男性，发现 40 岁后，与舒张压<70mmHg 者相比，舒张压>110mmHg 者血胆固醇值平均升高 0.71mmol/L；多因素分析显示血压与血胆固醇之间的联系仅受 BMI 和血 TG 的影响，而不受年龄、吸烟、随机血糖、季节、运动量及社会经济状况的影响[6]。Tromso 研究中，对 8081 名 20～54 岁的男性和 7663 名 20～49 岁的女性进行分析后，发现无论男女，其 TC 和非 HDL-C 均随收缩压和舒张压的增高而明显升高；血压和 TC 的相关性在男性随着年龄增长而减弱，在女性则随着年龄增长而增强；TC 与收缩压和舒张压均呈独立的正相关关系；非 HDL-C 与经年龄校正后的舒张压之间呈正相关关系（男性 γ=0.13，女性 γ=0.10）；Tromso 研究还发现血 TG 和血压在校正 BMI 后具有明显的正相关关系，这种相关关系在 BMI 超过中位数的人群中比体重未超过中位数的人群更明显，尤其表现在舒张压方面：舒张压>99mmHg 的男性，其平均 TC 水平较舒张压<70mmHg 的男性高 0.69mmol/L，在年轻男性中这种差别更明显。胆固醇水平升高使人群 8 年罹患心肌梗死的危险增加 30%，提示在高水平的血压值时，高胆固醇血症的致动脉粥样硬化作用可能更大[8]。Zavaroni 等[9]研究发现具有高 TG 和低 HDL-C 的个体有明显升高的收缩压和舒张压。

（二）原发性高血压患者的血脂异常有家庭聚集现象

Williams 等[10]调查了 58 个家族中 131 名原发性高血压患者，发现在高血压家族中有明显的脂质异常聚集现象。血脂异常包括 TC、TG 升高及 HDL-C 降低。在这一组研究中，27 个家族有 2 名以上的高血压成员伴有 1 种或多种的血脂异常，建议用家族性脂质异常高血压（familial dyslipidemic hypertension，FDH）来描述此种综合征。FDH 即在同一家族中有 2 个以上的同胞于 60 岁前发生原发性高血压，同时伴有 1～3 种血脂异常（包括 TG 或 LDL-C 超过 90%百分位数，或 HDL-C 低于 10%百分位数）。Utah 筛选 60 岁以前有同样血脂异常的兄弟姐妹，发现有 FDH 者高达 48%～63%。这种综合征约占所有原发性高血压患者的 12%，占 60 岁前发生原发性高血压患者的 25%。血脂异常的发生

通常早于高血压 10～20 年。冠心病事件发生于高血压发生后 10 年，其共同的代谢异常包括高血脂和胰岛素抵抗。

二、血脂异常者易伴发高血压

一项来自我国 19 个省 84 所医学中心的 12 040 例血脂异常患者的横断面研究[11]显示，血脂异常患者中 51.9%合并高血压。中国血脂异常患者降脂药治疗研究[12]表明，在接受降脂治疗的血脂异常患者中合并高血压的比例为 65.8%。

（一）载脂蛋白异常与高血压的关系

血脂不溶于水，必须与特殊的蛋白质即载脂蛋白（apolipoprotein，Apo）结合形成脂蛋白（lipoprotein，Lp）。Apo 是位于脂蛋白表面的蛋白质，它由肝和肠道上皮细胞合成，在肝和末梢组织中降解。以多种形式和不同的比例存在于各类脂蛋白中，具有十分重要的生理功能。目前已报道的 Apo 有 20 余种，而临床意义较为重要且认识比较清楚的有 Apo A I、Apo B100 和 Apo（a）等。其中，HDL 是 Apo A I 的贮存库，Apo A I 是 Apo A 族最多的一种组分，是 HDL 中的主要载脂蛋白。Apo B 由肝脏合成，是 LDL-C 的主要结构蛋白，约占 LDL-C 总蛋白含量的 97%，Apo B 的测定可直接反映 LDL-C 的水平。Apo B 存在于低密度脂蛋白的表面，细胞识别和摄取 LDL 主要通过识别 Apo B 实现。

美国的一项针对 1844 名白种人和黑种人腹型肥胖女性的研究比较了 Apo B 和 TC/HDL-C 比值与血压之间的关系[13]，发现在白种人和黑种人女性中升高的 Apo B 与舒张压和收缩压呈正相关，且独立于年龄、TC、饮酒和吸烟等因素（P<0.01）；在白种人女性中升高的 TC/HDL-C 也与舒张压和收缩压升高呈正相关（P<0.05）；与 TC/HDL-C 相比，Apo B 在白种人和黑种人腹型肥胖女性中与舒张压和收缩压的相关性更强。Apo E 是多种脂蛋白的结构蛋白，在脂蛋白的转化和代谢过程中有重要作用。*Apo E* 基因多态性已被证实与动脉粥样硬化及冠心病的发生密切相关。有许多研究也证实高血压与 *Apo E* 基因多态性具有相关性[14-19]。早在 1994 年，Uusitupa 等[14]选择了 159 名芬兰人进行研究，测量其血 TC 浓度、Apo E 表型和血压值，发

现 Apo E4/4、E4/3 表型者血 TC 浓度、收缩压较其他表型者要高，经 BMI 和年龄校正后这一差异仍具有统计学意义。1996 年，Uusitupa 等[15]对 143 名中年肥胖女性的研究发现，表型为 Apo E3/2 者其收缩压和舒张压趋向于最低，而 Apo E4/3、E4/4 表型者则最高。一项轻至中度高血压和 *Apo E* 基因多态性关系的研究也证实，与正常血压对照组（*n*=86）相比较，原发性高血压患者组（*n*=47）携带 E4 等位基因的概率明显要高[16]。1998 年，Shiwaku 等[17]调查研究了 303 名健康日本工人的 *Apo E* 基因型、血浆 TC 浓度和血压值，发现具有 *Apo E3/2* 基因型的个体较 *ApoE 3/3* 者或 *Apo E3/4* 及 *ApoE 4/4* 者血浆 TC 和收缩压水平显著减低（*P*＜0.05）[18, 19]。刘颖望[20]等对 112 例原发性高血压患者和 118 例非原发性高血压患者进行对照研究，观察到 *Apo E4* 等位基因在原发性高血压组中的发生率明显高于对照组，经多因素回归分析表明，*Apo E4* 基因型是原发性高血压的独立危险因素。

（二）脂蛋白脂酶与高血压的关系

脂蛋白脂酶（lipoprotein lipase，LPL）是一种重要的脂蛋白代谢酶，是清除血浆脂蛋白中所含 TG 的限速酶[21]。Sass 等[22]选择法国东部年龄在 29～55 岁的 767 名男性和 816 名女性进行横断面调查研究显示，虽然男性 LPL 多态性与血压水平不相关，但是携带 *LPL-C/G447* 等位基因的女性的收缩压和脉压值明显低于 *LPL-CC* 基因型的女性，且并不依赖于血 TG 水平。他们对其中 359 名男性和 337 名女性追踪观察 11 年，结果显示，女性 *LPL* 基因型是脉压和收缩压长期水平变化的独立预测因子，*LPL-C/G447* 等位基因携带女性 11 年内脉压和收缩压的改变明显降低。因此，Sass 等认为女性 *LPL-C/G447* 等位基因与较低脉压和收缩压水平相关，且独立于血 TG 水平。这些研究结果提示，*LPL* 基因可能影响血压的高低。

三、伴血脂异常高血压的危害

（一）伴血脂异常高血压是代谢综合征的表现

在针对 33 例原发性高血压人群的横断面调查

中，单纯原发性高血压患者只有 8 例，其余 25 例都有肥胖、高脂血症、糖耐量异常或 2 型糖尿病中 1 种或 1 种以上的合并症。美国 San Antonio 报道，在 2930 人中普查发现原发性高血压患者 287 例，其中单纯高血压者 44 例（15%），其余 85% 的患者都有 1 种以上的上述代谢紊乱。临床医师早已认识到肥胖和 2 型糖尿病患者存在胰岛素抵抗（IR）。1988 年，Reven 将胰岛素抵抗，以及与之相关的高胰岛素血症、高血糖和糖耐量异常、高 TG 及高血压导致的一系列代谢紊乱和动脉粥样硬化综合征称为"X 综合征"。Reven 估计人群中 IR 的患病率约为 25%，而在原发性高血压人群中至少是 50%。

1999 年，WHO 正式将"X 综合征"命名为"代谢综合征"，其基本的病理生理变化是胰岛素抵抗。临床症状群包括 IR、高胰岛素血症、腹型肥胖、收缩压或舒张压升高、脂代谢异常、促凝血状态、血糖异常、高尿酸血症、炎症标志物水平增高。不同的国际组织对代谢综合征的定义不尽相同，但都包括高血压、糖尿病、血脂异常、肥胖 4 个方面。目前，国际上有关代谢综合征组分中的高血糖、高血压及血脂异常的判断切点已基本达成共识。但是，作为代谢综合征的核心指标——肥胖，尤其是向心性肥胖的诊断标准各不相同。基于我国人群的研究证据所制定的代谢综合征诊断标准为具备以下 3 项或更多项。①向心性肥胖和（或）腹型肥胖：腰围男性≥90cm，女性≥85cm。②高血糖：空腹血糖≥6.1mmol/L（110mg/dl）或糖负荷后 2h 血糖≥7.8mmol/L（140mg/dl）和（或）已确诊为糖尿病并治疗者。③高血压：血压≥130/85mmHg 和（或）已确诊为高血压并治疗者。④空腹 TG≥1.7mmol/L（150mg/dl）；空腹 HDL-C＜1.04mmol/L（40mg/dl）[23]。因此，高血压合并血脂异常是代谢综合征的表现，也是多重危险因素聚集于一身的表现。

（二）高血压伴高胆固醇血症加速动脉粥样硬化心脏病的进程

血脂异常是动脉粥样硬化性心脑血管疾病的危险因素，高血压伴血脂异常会明显增加心血管疾病事件发生的危险，高血压对我国人群的致病作用明显强于其他心血管病危险因素。我国流行病学调查显示，1984～1999 年北京市居民胆固醇水平平均升高 24%（1.0mmol/L），同期新增冠心病死亡 1862

例。按 IMPACT 模型分析，死因权重的 77%归咎于胆固醇水平的升高。我国人群心血管疾病死亡归因中高血压和高 LDL-C 分别为第 1 位、第 3 位的危险因素。众多研究已经证实 LDL-C 降低 1mmol/L，冠心病和脑卒中发生风险均下降 20%。2016 年高润霖等[24]发表的以中国健康和营养调查数据为基础的预测显示，因各种心血管疾病危险因素的上升和老龄化加剧，预测未来 15 年我国心血管疾病会日益严重。

人群流行病学研究和遗传流行病学研究均提示，高血压和高胆固醇血症并存的患者 ASCVD 风险倍增。2019 年发表的近 44 万人的遗传流行病学研究结果显示，按个体携带的低 LDL-C 和低收缩压相关单核苷酸多态性数目进行评分，评分越高，LDL-C 和收缩压水平越低，心血管疾病风险越低[25]。该研究亦表明，LDL-C 和收缩压在 ASCVD 进程中有协同作用，血压升高和胆固醇水平升高的暴露时长与终身 ASCVD 发病风险呈正相关。可见高血压伴高胆固醇血症会促进 ASCVD 进程，增加心血管疾病风险。我国门诊高血压患者合并的其他脑卒中危险因素中血脂异常高达 63.38%，而接受药物治疗者达标率仅 45.97%。因此医师在重视降压治疗的同时，应关注调脂治疗。

四、药物治疗对血脂、血压的影响

（一）抗高血压药物对血脂的影响

有些抗高血压药物对血脂代谢有一定的影响，各种抗高血压药对血脂的影响见表 5-58-1。抗高血压药物对血脂的不良作用可抵消降压治疗的效益。

表 5-58-1　各种抗高血压药物对血脂的影响

抗高血压药物	TG	TC	LDL-C	HDL-C
β 受体阻滞剂	↑	—	—	↓
利尿剂	↑	↑	↑	—
α₁ 受体阻滞剂	↓	↓	↓	↑
CCB	—	—	—	—
ACEI	↓或—	↓或—	↓或—	↑或—
ARB	—	—	—	—

注：↑表示升高；↓表示下降；—表示无明显变化；CCB. 钙拮抗剂；ACEI. 血管紧张素转换酶抑制剂；ARB. 血管紧张素Ⅱ受体阻滞剂。

1. 利尿剂　仍是目前常用的最基本的抗高血压药物之一。然而，利尿剂带来的不良反应如血脂紊乱、糖耐量减低、低钾血症、低镁血症、高尿酸，也使其应用受到限制。Framingham 心脏研究结果表明，使用利尿剂导致的血脂紊乱可减少或抵消降压治疗的益处。利尿剂导致血脂紊乱的机制可能与肝产生血脂增多、胰岛素敏感性下降有关。各种利尿剂对血脂、脂蛋白的影响各异。长期使用大剂量噻嗪类利尿剂可能升高 TC、LDL-C 和 TG 水平。研究表明，大剂量（≥50mg）噻嗪类利尿剂可使血TC 升高 4%，LDL-C 升高 10%，而对 VLDL 和 HDL-C 的影响较小。MIDAS 试验中，中等剂量的氢氯噻嗪治疗 1 年，引起临床较小但有明显统计学意义的 LDL-C（3.8mg/dl）升高及 HDL-C（0.8mg/dl）下降，而 3 年后无明显改变。有学者认为长期使用噻嗪类利尿剂胆固醇轻度升高是暂时的，1 年后可恢复至原水平或以下。在这些试验中双氢克尿噻的剂量均＞25mg/d。据我国学者报道，低剂量噻嗪类药物对血脂无明显不良影响，小剂量噻嗪类利尿剂（如氢氯噻嗪 6.25～25mg）对代谢影响很小[26]。当血脂异常患者血压不达标时，仍可选择小剂量噻嗪类利尿剂与其他抗高血压药物联合应用，故目前多使用低剂量噻嗪类药物，如氢氯噻嗪 12.5mg/d 治疗高血压。另外，噻嗪类利尿剂对血脂的影响可能与激素水平有关，如绝经后女性用氯噻酮可使总胆固醇和 LDL-C 升高，与男性结果一致，而绝经前女性并无此改变。噻嗪类利尿剂吲达帕胺对血脂的影响是中性的。所有的髓袢利尿剂均可使 TC、TG 和 LDL-C 升高，HDL-C 水平下降，其中托拉塞米对脂代谢影响最小[27]，髓袢利尿剂与氨苯蝶啶合用时血脂紊乱加重，但只持续一段较短的时间。

2. β 受体阻滞剂　大剂量 β 受体阻滞剂长期治疗对脂质代谢过程产生不良影响，主要表现为 TG 升高，HDL-C 降低[28]。非选择性 β 受体阻滞剂较选择性 β 受体阻滞剂对血脂的影响更大，有内源拟交感活性的 β 受体阻滞剂对血脂常无明显影响，醋丁洛尔对血脂可产生有益的影响。吲哚洛尔对 TC、LDL-C 无明显影响。非选择性 β 受体阻滞剂，如普萘洛尔、索他洛尔、纳多洛尔、噻吗洛尔可引起 TG 升高和 HDL-C 下降。β 受体阻滞剂的许多不良反应是对脂蛋白酯酶活性的影响所致，对 β₂ 受体的阻断是引起脂质谱异常的主要原因。β 受体阻滞剂可致脂蛋白酯酶活性降低，VLDL 和 TG 分解代谢受阻，导致 TG 浓度升高，VLDL 代谢的伴随产物 HDL-C 下降，选择性的和有内源拟交感活性的 β 受体阻滞剂较非选择性 β 受体阻滞剂抑制脂蛋白酯酶活性的作用弱，因此对 TG 和 HDL-C 的影响不如后者强。普萘洛尔可使脂蛋白酯酶活性受到抑制，导致 TG 及 VLDL 分解减少，而美托洛尔对脂蛋白酯酶无影响。此外，普萘洛尔抑制胰岛素的释放，更进一步抑制脂蛋白酯酶活性，更容易引起脂质紊乱，抑制 TG 从血循环中的清除。一些 β 受体阻滞剂可使血儿茶酚胺水平升高，导致肝脏胆固醇合成增加，另一些 β 受体阻滞剂使磷脂酰胆碱胆固醇酰基转移酶（lecithin- cholesterol acyltransferase，LCAT）活性下降，也使 HDL-LCAT 的循环受抑制，从而使 HDL-C 水平下降。而高选择性 β$_1$ 受体阻滞剂如比索洛尔、奈必洛尔对脂质代谢几乎没有不良影响。有扩血管作用的新型 β 受体阻滞剂同时具有 α 受体和 β 受体阻断作用（如卡维地洛、阿罗洛尔、拉贝洛尔、奈必洛尔），对代谢的影响是中性的[29]。

3. α$_1$ 受体阻滞剂　可有效降压，提高胰岛素的敏感度和改善血脂。临床剂量的哌唑嗪治疗 8 周可使 TC 有明显意义的下降，同时降低 VLDL-C 和 LDL-C 水平，使 HDL-C 水平升高。哌唑嗪降低 LDL-C 水平较其他 α$_1$ 受体阻滞剂明显，其机制可能与其增加脂蛋白酯酶活性，使 VLDL 分解代谢增加有关。多沙唑嗪降低 TC、LDL-C、TG 和胰岛素水平作用较其他类抗高血压药更明显。

4. CCB　Meta 分析表明 CCB 对血脂代谢的影响是中性的。氨氯地平、非洛地平、伊拉地平、尼卡地平、尼索地平等对血脂均无影响。维拉帕米可改善血脂水平，维拉帕米（10～15μmol/L）可使培养的猪主动脉内皮细胞、平滑肌细胞、人表皮成纤维细胞摄取和分解的 LDL-C 增加，但对 LDL 受体缺乏的患者的表皮成纤维细胞无此效应，因而考虑这些作用是 LDL 受体上调所致。CCB 不仅可有效降压，还具有直接的抗动脉粥样硬化的作用。有学者认为 CCB 的抗动脉硬化作用与其减少胆固醇在血管壁上的沉着有关[30]。

5. ACEI　对血脂代谢是中性的或有益的。对原发性高血压血脂正常者，ACEI 不影响 TC、HDL-C、TG、LDL-C 水平。TOMHS 研究显示，对 902 例轻度原发性高血压患者使用利尿剂、α$_1$ 受体阻滞剂、β 受体阻滞剂、CCB 或 ACEI 单独用药治疗 12 个月后，ACEI 可使 LDL-C 轻度下降（4.2mg/dl），HDL-C 轻度升高（2.6mg/dl），TG 下降（0.36mmol/L）。ACEI 与影响血脂的利尿剂合用，可减少利尿剂对血脂的不良影响。ACEI 可提高胰岛素的敏感性，改善胰岛素抵抗和糖耐量异常。有糖尿病或高甘油三酯血症的患者，ACEI 可使 TG 和 TC 下降。田庆印等[31]报道培哚普利治疗可显著降低高血压患者血中氧化型低密度脂蛋白水平。ALLHAT 研究中 ACEI 亚组，PROGRESS、HOPE、EUROPE、PEACE 等研究尚未见有关 ACEI 对血脂不良影响的报道。

6. ARB　现未有 ARB 导致负性血脂作用资料的报道。多个 ARB 大型临床研究[32-35]均极少有关于血脂异常的结果。在著名的 LIFE 研究中，4605 例高血压患者氯沙坦治疗组，入选基线的 TC 为 6.0mmol/L，HDL-C 为 1.5mmol/L，经过 4 年的治疗，TC 和 HDL-C 分别下降了 0.3mmol/L 和 0.03mmol/L。而对照组中，入选基线的 TC 为 6.1mmol/L，HDL-C 为 1.5mmol/L，阿替洛尔治疗 4 年后，TC 和 HDL-C 分别下降了 0.3mmol/L 和 0.09mmol/L。

（二）调脂治疗对高血压患者的影响

1. 调脂药物对血压的影响　改变血脂水平能影响血压。为调查血脂正常的单纯收缩期原发性高血压患者强化降脂治疗对大动脉硬化和血压的影响，Ferrier 等[36]设计了一个随机、双盲、交叉研究，选择 22 例 1 级单纯收缩期原发性高血压患者接受 3 个月的阿托伐他汀治疗（80mg/d）和 3 个月的安慰剂治疗，应用非侵入性测量法和升主动脉多普勒测定动脉顺应性。结果发现阿托伐他汀在明显降低 TC、LDL-C 和 TG 水平，提高 HDL-C 水平，使动脉顺应性明显增高的同时，还有效降低了肱动脉收缩压约 6mmHg，平均动脉压降低 4mmHg，舒张压降低 2mmHg，脉压也有降低的趋势。提示强化降脂治疗不仅可以改善动脉的顺应性，还可以有效降低动脉压。史利锋等发现，老年高血压患者在常规药物降压治疗基础上加用阿托伐他汀可有效改善患者血压和脉压水平[37]。

2. 他汀类调脂药物对高血压患者心血管重建的影响　王芳等报道阿托伐他汀联合卡托普利治疗高血压，可明显改善患者血压波动、血管内皮状态与炎症反应，缓解患者颈动脉粥样硬化进程[38]。谢良地等观察了一组 139 例轻中度原发性高血压患者在常规降压治疗的基础上加用氟伐他汀，发现肱动脉和胫前动脉的血管内皮依赖性舒张功能均有改善，尤其以直径较小的胫前动脉血管功能变化更为明显，并发现小剂量长时间的氟伐他汀治疗对血管舒张功能也有明显的改善作用[39]。周杨等发现阿托伐他汀钙能够有效控制老年高血压患者血压水平，改善血管功能，抑制心室重构[40]。在降压治疗的基础上加用阿托伐他汀，可使高血压患者的血清一氧化氮浓度、肱动脉血流介导的血管扩张功能（flow-mediated dilation，FMD）、踝臂脉搏波传导速度更快更好地恢复[41]。阿托伐他汀可改善中青年单纯高血压患者血管内皮细胞功能，并有助于其血压的降低[42]。地尔硫草与氟伐他汀联用有明显的降低血压及血脂作用，改善 FMD[43]。

谢良地等观察了一组轻中度原发性高血压患者在常规降压治疗基础上加用氟伐他汀治疗前后的心脏和血管结构的变化，随访 12 个月，发现每天服用 20～40mg 的氟伐他汀，可明显改善原发性高血压患者的内皮依赖性舒张功能，但是心脏结构和颈总动脉、肱动脉、股动脉和胫前动脉的内膜和中膜厚度没有变化[44]，说明他汀类调脂药物对血管舒张功能的改善先于血管结构变化的改善。

第二节　伴血脂异常高血压的治疗

Framingham 10 年冠心病危险性预测结果表明，冠心病的主要危险因素有高血压、糖尿病、高LDL-C、吸烟、早发冠心病家族史（男性直系亲属＜55 岁患冠心病，女性直系亲属＜65 岁患冠心病），年龄（男性＞45 岁，女性＞55 岁）中存在多种代谢性危险因素的患者患心血管疾病的危险性高。研究发现，高血压合并胆固醇升高的人群 8 年罹患心肌梗死的危险增加 30%，说明高血压合并高胆固醇血症致动脉粥样硬化的危险性更大[8]。Wilkinson 比较了 68 例高胆固醇血症患者和相同例数胆固醇正常对照者的脉压，发现高胆固醇血症患者的脉压明显升高，血管硬化程度也更为明显，这些血流动力学的改变可能进一步增加高胆固醇血症者罹患心血管病的危险性[45]。

1998 年 6 月，国际高血压联盟主席 Jay Cohn 在欧洲心血管会议上提出：不应认为高血压是一种疾病，高血压的终点是心血管疾病，高血压是诸多心血管疾病危险因素之一，单独治疗高血压不足以预防心血管事件。及早发现心血管功能和结构异常，如内皮功能异常、动脉弹性和动脉壁增厚，对及时防治疾病的进展是十分重要的。

对于心脏血管事件，高血压是整个事件中的起始环节，其作用和糖尿病、血脂异常相当。对于高血压患者而言，合并血脂异常使得患者发生心脑肾终末事件的危险性增加。因此，对于有血脂异常的高血压患者，在治疗上既应该强调血脂治疗，又强调联合降压调脂治疗。目前已经陆续出现既能有效降压又能明显改善血脂的药物，如氨氯地平阿托伐他汀钙片。

一、调脂药物治疗

（一）调脂药物对原发性高血压患者预后的影响

26 个随机对照试验（RCT）表明强化降胆固醇治疗获得的 LDL-C 绝对降幅与 ASCVD 发生率、致残率和死亡率下降呈线性正相关[46]。无论是单用他汀类调脂药物，还是他汀类调脂药物与胆固醇吸收抑制剂依折麦布联合应用，或加用前蛋白转换酶枯草溶菌素 9（proprotein convertase subtilisin/kexin type 9，PCSK9）抑制剂，治疗后 LDL-C 水平越低，心血管疾病死亡、非致死性心肌梗死和脑卒中的风险也越低。因此，降压和降低 LDL-C 水平是高血压患者预防和治疗 ASCVD 的关键。

ASCOT-LLA 研究显示，对于 ASCVD 高风险的高血压患者，在降压达标的同时进行中等强度的他汀类调脂药物治疗能够明显降低其主要心血管事件、冠脉事件及脑卒中事件发生率（分别为 21%、29% 及 27%）[47]。ASCOT-LLA 研究还显示，高血压患者更早启动他汀类调脂药物降脂治疗，其全因死亡风险可下降 14%[48]。因此尽早启动降压联合降脂治疗，缩短暴露于高血压和高 LDL-C 水平的时间，能更大程度地降低心血管疾病风险。大量随机对照临床试验（包括我国完成的 CCSPS 研究）均表明，与单纯降压治疗或安慰剂比较，他汀类调脂药物降脂治疗能明显降低高血压合并血脂异常患者的全因死亡率及心血管事件的风险，降压联合降脂治疗心血管获益更大，并提示低中等强度他汀类调脂药物治疗用于高血压合并血脂异常患者的一级预防安全有效。调脂治疗能够使多数高血压患者获得很好的效益，特别是在减少冠心病事件方面可能更为突出。因此，相关高血压防治指南建议，中等危险的高血压患者均应启动他汀类调脂药物治疗。

他汀类调脂药物在冠心病二级预防中的价值在 CARE、LIPID、WOSCOPS、4S 等多个大规模的临床试验中已得到证实。4S 试验中辛伐他汀 20～40mg/d 治疗组患者的死亡率比对照组降低 30%，这一效果在随访 8 年后仍然保持，其他主要临床终点事件，如冠脉事件、新发生或加重的心绞痛、再次血管重建也较对照组降低 25% 以上。目前已有不同的大型临床研究证明辛伐他汀、普伐他汀、阿托伐他汀、氟伐他汀和洛伐他汀对不同程度的危险因素的患者均有益处。在这些里程碑式降脂试验中，血清 TC 水平及 LDL-C 水平都降至相当低。CARE 研究基线血清 TC 水平仅为 5.4mmol/L。4S 试验降 TC 的最终目标为 3.0～5.2mmol/L，服药组脑出血、肿瘤、自杀、车祸及其他暴力事件所致的死亡人数均未比对照组多。4S 试验中 TC 下降 20%～25%，LDL-C 下降 25%～30%，致死性、非致死性冠心病下降 30% 左右，心血管死亡事件下降近 30%。调脂治疗能使总死亡率明显下降。4S 试验表明长期服用辛伐他汀可使总的死亡率下降 30%。

针对高血压患者的单纯降压治疗，对于减少冠心病与脑卒中有明显的益处。Meta 分析显示，5 年的降压治疗可降低舒张压 5～6mmHg，即可使脑卒中发生率降低 38%，冠心病发生率降低 20%～25%。心脏保护研究结果显示辛伐他汀能使所有原因总死亡率降低 12%，降低主要血管事件的总危险性 24%，降低脑卒中的危险性 27%，也能使所有高危因素患者的心脏病和脑卒中发生危险性降低 1/3 以上。HPS 结果显示无论患者的性别、年龄和起始胆固醇水平的高低，辛伐他汀均能明显降低冠心病和其他心脏事件的危险性，肯定了调脂药物对原发性高血压患者有益。HOPE-3 研究显示，对于 ASCVD 低中危患者，积极降压联合降脂治疗比单一降压或降脂治疗的心血管获益更大[49]。与安慰剂组比较，降压联合降脂治疗组患者心血管事件和心血管死

亡率降低了 29%，单纯降脂组降低了 25%，单纯降压组差异则无统计学意义。对于收缩压＞143.5mmHg 的亚组人群，他汀类调脂药物与抗高血压药联合应用，使心血管终点事件发生率降低近 40%[50]。HOPE-3 研究的受试者中包含 29% 的中国患者，因此该研究结果对我国人群具有一定的适用性，即对 ASCVD 低中危的患者，尤其是 SBP＞143.5mmHg 者，降压联合降脂治疗的临床获益更好。目前研究认为，中年人高血压和血胆固醇水平升高可能与老年人的认知障碍或痴呆有关。一些研究表明，从中年开始积极控制潜在的危险因素可能对阿尔茨海默病的预防很重要。TIPS-3 研究也证实，对于 ASCVD 中危老年患者，降脂降压复方制剂（辛伐他汀 40mg+阿替洛尔 100mg+氢氯噻嗪 25mg+雷米普利 10mg）能显著降低复合心血管事件的发生率[51]。由此可见，联合应用他汀类调脂药物和抗高血压药治疗原发性高血压患者可以获得额外的益处。

（二）中国人群降压、降脂治疗的特点

目前尚未见针对中国高血压患者的降压联合降脂治疗对心血管预后影响的 RCT 发布。中国人群对高强度他汀类调脂药物治疗的耐受性较差。因此，对大多数中国高血压患者而言，采用中等强度他汀类调脂药物治疗能安全、有效地降低 LDL-C 和心血管事件风险。

（三）方法

脂质代谢紊乱常与高血压伴随，并使高血压危险性增加，TC 和 LDL-C 水平增加，伴随冠心病和缺血性脑卒中的危险。对伴脂质代谢紊乱的高血压患者，应加以重视并积极治疗。此类患者治疗的目的不仅是降低血压水平，更重要的是改善心脑血管和肾的结构及功能，延长寿命。因此，高血压伴血脂异常患者需定期检测血脂，同时进行血压和血脂的长期管理以预防 ASCVD 的发生和进展。

1. 治疗原则　首次检测发现异常，应注意复查禁食 12～14h 后的血脂水平，1～2 周内血清胆固醇水平可有 10% 的变异，实验室的变异允许在 3% 以内，在判断是否存在高脂血症或决定防治措施之前，至少应有 2 次血标本检查的记录。我国 ASCVD 一级预防血脂合适水平和异常分层标准见 4-43-1。

（1）高脂血症治疗用于冠心病的预防时，若治疗对象为临床上未发现冠心病或其他部位动脉粥样硬化性疾病者，属于一级预防；若治疗对象为已发生冠心病或其他部位动脉粥样硬化性疾病者属于二级预防。

（2）区别一级预防与二级预防，并根据一级预防对象有无其他危险因素及血脂水平分层防治。

（3）以饮食治疗为基础，根据病情、危险因素、血脂水平决定是否或何时开始药物治疗。10 年 ASCVD 发病风险评估方法见表 5-58-2。

表 5-58-2　10 年 ASCVD 发病风险评估方法

危险因素		血清胆固醇水平分层（mmol/L）		
	（个）*	3.1≤TC＜4.1 或 1.8≤LDL-C＜2.6	4.1≤TC≤5.2 或 2.6≤LDL-C＜3.4	5.2≤TC＜7.2 或 3.4≤LDL-C＜4.9
无高血压	0～1	低危	低危	低危
	2	低危	低危	中危
	3	低危	中危	中危
有高血压	0	低危	低危	低危
	1	低危	中危	中危
	2	中危	高危	高危
	3	高危	高危	高危

注：*危险因素包括吸烟、低 HDL-C 及男性≥45 岁或女性≥55 岁；慢性肾病患者的危险评估及治疗请参见特殊人群血脂异常的治疗；低危＜5%，中危 5%～9%，高危≥10%。

2. 防治措施　可分为非药物和药物治疗措施。

（1）非药物治疗：包括饮食和生活方式的调节，是血脂异常的最基础治疗。对于高血压合并血脂异常的患者，无论是否启动药物治疗，均应倡导健康的生活方式。

改善生活方式应是首要的，包括控制总热量，减低脂肪，尤其是胆固醇和饱和脂肪酸的摄入量；适当增加蛋白质和糖类的比例；减少饮酒和戒烈性酒、减少食盐的摄入、减轻体重、加强身体锻炼。

避免使用可影响血脂的抗高血压药，对血脂影响比较小者有 CCB、ACEI、ARB、α 受体阻滞剂、咪唑啉受体激动剂等。

（2）药物治疗：高血压伴血脂异常的患者，应在治疗性生活方式改变（therapeutic lifestyle change，TLC）的基础上，积极降压治疗及适度降脂治疗。对 ASCVD 风险低中危患者，当严格实施生活方式干预 6 个月后，血脂水平不能达到目标值者，则考虑药物降脂治疗。对 ASCVD 风险中危以上的高血压患者，应立即启动他汀类药物治疗。采用中等强度他汀类调脂药物治疗，必要时采用联合降胆固醇药物治疗[52]。

药物治疗的启动与目标水平：目前有血压和血脂异常的具体数值界定范围，但是没有高血压患者合并血脂异常时血压和血脂应控制的具体数值范围。血脂异常患者开始治疗标准值及治疗目标值见表 5-58-3。

表 5-58-3　血脂异常者开始治疗标准值及治疗目标值

危险等级	TLC 开始（mg/dl）	药物治疗开始（mg/dl）	治疗目标值（mg/dl）
低危：10 年危险性＜5%	TC≥240	TC≥270	TC＜240
	LDL-C≥160	LDL-C≥190	LDL-C＜160
中危：10 年危险性 5%～9%	TC≥200	TC≥240	TC＜200
	LDL-C≥130	LDL-C≥160	LDL-C＜130
高危：CHD 或 CHD 等危症，或	TC≥160	TC≥160	TC＜160
10 年危险性 10%～15%	LDL-C≥100	LDL-C≥100	LDL-C＜100
极高危：CHD 加下列任一种情况。	TC≥120	TC≥160	TC＜120
①急性冠脉综合征；②糖尿病	LDL-C≥80	LDL-C≥80	LDL-C＜80

在下列情况下，高血压患者应考虑应用他汀类调脂药物：高血压合并≥1 种代谢性危险因素，或伴靶器官损害，应使用他汀类调脂药物作为心血管疾病的一级预防；高血压合并临床疾病（包括心、脑、肾、血管等）应使用他汀类调脂药物作为二级预防。高血压患者应用他汀类调脂药物作为一级预防，可采用低强度他汀类调脂药物治疗，如合并多重危险因素（≥3 个）或靶器官损害较严重，可采用中等强度他汀类调脂药物治疗。高血压患者应用他汀类调脂药物作为二级预防，初始治疗采用中等强度他汀类调脂药物，必要时采用高强度他汀类调脂药物或他汀类调脂药物联合其他降脂药物治疗（特异性肠道胆固醇吸收抑制剂）。

降压目标值：一般高血压患者降压目标值为＜130/80mmHg，≥75 岁的老年患者可考虑为＜140/90mmHg，衰弱的高血压患者的降压目标值需根据其耐受性个体化设定（表 5-58-4）。

针对不同情况的血脂异常选用不同的血脂药物。

1）高胆固醇血症：首选 HMG-CoA 还原酶抑制剂，如他汀类调脂药物。其降低 TC 为 20%～30%，降 LDL-C 为 30%～35%，轻度增高 HDL-C 及轻度降低 TG。胆酸螯合剂用足量可降 TC 与 LDL-C，效果与 HMG-CoA 还原酶抑制剂相近，但不易耐受，故可以较小剂量用于轻度 TC 或 LDL-C 增高者。贝特类药物可轻至中度降低 TC 与 LDL-C，降低 TG 能力高于他汀类调脂药物，并升高 HDL-C。烟酸类药物降低 TC、LDL-C 与 TG，升高 HDL-C，但不良反应使其应用受限；阿昔莫司的不良反应较小。对 TC 或 LDL-C 极度增高者，可采用他汀类调脂药物与胆酸螯合剂合并治疗。

2）高甘油三酯血症：如非药物治疗包括低盐低脂低热量饮食、减轻体重、减少饮酒、戒烈性酒等。不能将 TG 降至 4.07mmol/L（360mg/dl）以下时，可应用贝特类药物，不用烟酸、胆酸螯合剂或他汀类调脂药物。

3）混合型高脂血症：如以 TC 与 LDL-C 增高为主，可用他汀类调脂药物；如以 TG 增高为主则用贝特类药物；如 TC、LDL-C 与 TG 均明显升高，可能联合用药治疗，联合治疗选择贝特类加胆酸螯合剂类，或胆酸螯合剂类加烟酸。谨慎采用他汀类与贝特类或烟酸类调脂药物的联合使用。

尽管他汀类调脂药物是降胆固醇治疗的基础，

但其剂量增加 1 倍，LDL-C 降低效果只能增加 6%，且有潜在的不良反应，如肝功能损害、肌病及新发糖尿病等。结合我国人群对大剂量他汀类调脂药物的耐受性较欧美人群差的特征，笔者不建议使用高强度大剂量他汀类调脂药物治疗，推荐起始使用中等剂量或中等强度他汀类调脂药物治疗。不能耐受他汀类调脂药物或单独使用 LDL-C 不能达标者可单独或联合使用非他汀类调脂药物，如依折麦布、PCSK9 抑制剂。血脂康有较好的安全性，在中国人群二级预防研究中显示出临床获益[53]，可作为中等强度的降胆固醇药物使用或他汀类调脂药物不耐受者的替代药物。由于非他汀类调脂药物的良好疗效及耐受性，中等强度他汀类调脂药物联合非他汀类调脂药物达到强化降胆固醇目标已成为最常用的治疗方法。对于高危患者，只有大剂量的强效他汀类调脂药物如阿托伐他汀 80mg 或瑞舒伐他汀 20mg 才能将其 LDL-C 降低 50%，但我国患者很少能耐受这种高强度的他汀类调脂药物长期应用。而多数中等强度他汀类调脂药物联合依折麦布 10mg 或单独使用 PCSK9 抑制剂均可达到上述目标[54]。鉴于 PCSK9 抑制剂的价格较高，笔者推荐降胆固醇药物首先是中等强度他汀类调脂药物治疗，不达标者联合应用依折麦布；对于 LDL-C＞4.9mmol/L 且合并其他心血管病危险因素的高危患者，可考虑使用他汀类调脂药物联合 PCSK9 抑制剂。

高血压患者按 ASCVD 10 年预测风险进行降脂治疗的策略如下。①ASCVD 超高危的高血压患者：推荐起始即采用他汀类调脂药物联合非他汀类调脂药物降脂治疗，以确保 LDL-C＜1.4mmol/L 且较基线降幅≥50%。LDL-C 基线值较高、降脂治疗不能达目标值者，建议 LDL-C 降幅在 50%以上。起始即采用他汀类调脂药物+依折麦布，4～6 周后 LDL-C 不达标者，可采用他汀类调脂药物+依折麦布+PCSK9 抑制剂。预计他汀类调脂药物+依折麦布不能达标者，可直接采取他汀类调脂药物+PCSK9 抑制剂治疗。对他汀类调脂药物不能耐受的患者，可直接采用 PCSK9 抑制剂或加用依折麦布。②ASCVD 极高危/高危的高血压患者：立即启动中等强度他汀类调脂药物治疗。对他汀类调脂药物治疗后 LDL-C 不达标者，可加用依折麦布。对他汀类调脂药物+依折麦布联合治疗仍不能达标者，可考虑加用 PCSK9 抑制剂治疗。若患者未用他汀类调脂药物，且 LDL-C 已经达标的患者，仍建议启动他汀类调脂药物治疗，以进一步降低 30%～40%的 LDL-C 水平。不能耐受他汀类调脂药物治疗者，可考虑采用 PCSK9 抑制剂进行治疗。③ASCVD 中危的高血压患者：若 LDL-C≥2.6mmol/L，在生活方式干预基础上，可考虑启动中等强度他汀类调脂药物治疗。他汀类调脂药物治疗 LDL-C 不达标者，可考虑他汀类调脂药物+依折麦布治疗。若年龄<55 岁、LDL-C<2.6mmol/L，进行余生 ASCVD 风险评估，对高危者应启动他汀类调脂药物治疗。④ASCVD 低危的高血压患者：非药物（生活方式）干预 3～6 个月，如 LDL-C 在目标水平以下，可继续进行非药物干预，之后每 6 个月至 1 年复查 1 次血脂。非药物治疗后 LDL-C 不能达标者，可考虑加用中等强度他汀类调脂药物进行治疗[55]。高血压患者 ASCVD 危险分层评估及降压、降脂目标值见表 5-58-4。

二、联合药物治疗

原发性高血压患者常伴有不同类型的血脂异常，在降压治疗的同时尽量选择能调整血脂异常或对血脂代谢无不良影响的药物。然而对血脂代谢无不良影响的药物有限，能同时调整血脂异常的抗高血压药物在目前还不多。绝大多数高血压合并血脂异常的原发性高血压人需要同时使用调脂药物。

对于血压≥160/100mmHg、高于目标值 20/10mmHg 的高危患者，或单药治疗未达标的高血压患者，可采用联合抗高血压药物治疗。对中等强度

他汀类调脂药物治疗不能达标的各危险分层的 ASCVD 患者，可联合应用依折麦布和 PCSK9 抑制剂。联合药物治疗包括自由联合或复方制剂（single-pill combination，SPC）治疗，均可明显提高降血压和 LDL-C 的达标率。SPC 治疗有助于提高患者治疗依从性[56]。SPC 有以下 3 种。①不同种类高血压药物组成的 SPC：最常见的是 ACEI/ARB+CCB、ACEI/ARB+利尿剂。②不同种类调脂药物组成的 SPC：他汀类调脂药物+依折麦布。③降压+调脂药物 SPC：CCB+他汀类调脂药物、ACEI+他汀类调脂药物。

联合药物治疗还能减少不良反应，如 ACEI/ARB 可能使血钾水平轻度上升，能抵消噻嗪类利尿剂的低血钾等不良反应。但是联合药物治疗时，需注意药物的相互作用，如大部分他汀类调脂药物在体内通过细胞色素 P450 酶的 CYP3A4 代谢，氨氯地平可抑制 CYP3A4，可能使他汀类调脂药物的血药浓度升高，肌病发生风险升高，因此他汀类调脂药物与氨氯地平合用时，宜采用中等强度剂量。氨氯地平与阿托伐他汀（10～20mg）组成的复方制剂，临床应用安全性较好。临床常用的 ACEI/ARB 较少通过细胞色素 P450 酶的 CYP3A4 代谢，其与他汀类调脂药物合用无互相影响[55]。

三、高血压患者血压联合血脂管理的建议

所有高血压患者均需尽早进行血脂等各项 ASCVD 危险因素筛查，评估个体 ASCVD 危险分层，确定降压和降脂目标值（表 5-58-4）。

表 5-58-4　高血压患者 ASCVD 危险分层评估及降压、降脂目标值

危险分层	临床状态	血压目标值	LDL 目标值（主要靶点）	非 LDL 目标值（次要靶点）
超高危	发生过 2 次严重 ASCVD 事件或 1 次严重 ASCVD 事件合并≥2 个高风险因素 严重 ASCVD 事件：①既往 12 个月内发生过急性冠脉综合征；②心肌梗死史（12 个月以上）；③缺血性脑卒中史；④有症状的周围血管病变、既往接受过血运重建或截肢 高风险因素：①多血管床病变（冠状动脉、脑动脉和外周动脉同时存在 2～3 处有缺血症状的病变）；②早发冠心病史（男性<55 岁，女<65 岁）；③基线 LDL-C>4.9mmol/L；④既往有 PCI/CABG 治疗史；⑤糖尿病；⑥慢性肾脏病（3/4 期）；⑦吸烟；⑧最大耐受剂量他汀类调脂药物治疗后，LDL-C 仍≥2.6mmol/L	原则上<130/80mmHg ≥75 岁的老年患者血压目标可考虑<140/90mmHg 衰弱高血压患者的血压目标可根据患者耐受性个体化设定	下调至<1.4mmol/L 且较基线降幅超过 50% 2 年内发生≥2 次主要心血管事件者，可下调 LDL-C 至<1.0mmol/L 且较基线降幅超过 50%	<2.2mmol/L

续表

危险分层	临床状态	血压目标值	LDL 目标值（主要靶点）	非 LDL 目标值（次要靶点）
极高危	有 ASCVD 证据者		<1.8mmol/L 或降幅 >30%~50%	<2.6mmol/L
高危	高血压合并以下 1 项或 1 项以上疾病者：①糖尿病（年龄≥40 岁）；②LDL-C≥4.9mmol/L；③慢性肾脏病（3/4 期） 高血压合并 3 项其他危险因素 a 高血压合并 2 项其他危险因素且 LDL-C≥2.6mmol/L		<1.8mmol/L	<3.4mmol/L
中危 a	高血压+2 项其他危险因素 b 且 1.8mmol/L≤LDL-C<2.6mmol/L 高血压+1 项其他危险因素 a 且 LDL-C≥2.6mmol/L		<2.6mmol/L	<3.4mmol/L
低危	高血压+1 项其他危险因素 a 且 1.8mmol/L≤LDL-C<2.6mmol/L 高血压不伴其他危险因素 b		<3.4mmol/L	<4.2mmol/L

注：ASCVD 为动脉粥样硬化性心血管疾病，包括急性冠脉综合征、稳定性冠心病、血运重建术后、缺血性心肌病、缺血性脑卒中、短暂性脑缺血发作、外周动脉粥样硬化病等。PCI. 经皮冠状动脉介入治疗；CABG. 冠状动脉旁路移植术。a. ASCVD 中危患者，若<55 岁，具有以下 2 个或 2 个以上危险因素者，其心血管疾病余生风险为高危：①收缩压≥160mmHg 或舒张压≥100mmHg。②非 HDL-C≥5.2mmol/L。③HDL-C<1.0mmol/L。④BMI≥28kg/m²。⑤吸烟。b. 其他危险因素包括：①年龄≥45/55 岁（男性/女性）。②吸烟。③HDL-C<1.0mmol/L。④BMI≥28kg/m²。⑤早发缺血性心血管疾病家族史；1mmHg=0.133kPa。

无论是否采用药物治疗，均应重视生活方式干预，提倡为患者制定个体化指导建议。

所有 ASCVD 高危、极高危和超高危的高血压患者，均需立即启动降压联合降 LDL-C 药物治疗，及早实现血压和血脂双达标，并长期维持。

中危 ASCVD 的高血压患者，若<55 岁，需进行余生心血管风险评估，对余生 ASCVD 高危或伴 LDL-C≥2.6mmol/L 者，在生活方式干预的同时可考虑启动降 LDL-C 药物治疗。只有提高高血压患者降压联合降脂长期治疗的依从性，才能获得 ASCVD 防控的最大效益。

总之，高血压是我国慢性心血管疾病中患病人数最多的疾病，为改变我国心血管疾病死亡率居高不下的现状，需从预防开始，全面管理高血压患者的各种危险因素，提高高血压患者的血压和降脂治疗的达标率。从院内管理延伸到院前的预防和院外的随访管理，着重培养和提高各科医师的高血压患者血压联合血脂的管理理念，逐步建立和健全以各科医师为主体的心血管疾病防治网络。

（欧筱雯 韩 英 谢良地）

参 考 文 献

[1] Wang Z, Chen Z, Zhang L, et al. Status of hypertension in China：Results from the China Hypertension Survey，2012-2015[J]. Circulation，2018，137（22）：2344-2356.

[2] 国家心血管病中心. 中国心血管健康与疾病报告 2019[M]. 北京：科学出版社，2020.

[3] 李苏宁，张林峰，王增武，等. 我国 35 岁及以上人群血脂异常现状[J]. 中国循环杂志，2019，（34）：7.

[4] Laurenzi M, Mancini M, Menotti A. Multiple risk factors in hypertension：Results from the Gubbio study[J]. J Hypertens，1990，8（1）：S7-S12.

[5] Castelli WP, Anderson K. A population at risk：Prevalence of high cholesterol levels in hypertensive patients in the Framingham Study[J]. Am J Med，1986，80（2A）：23-32.

[6] Hjermann I, Helgeland A, Holme I, et al. The association between blood pressure and serum cholesterol in healthy men：The Oslo study[J]. J Epidemiol Community Health，1978，32（2）：117-123.

[7] Criqui MH, Cowan LD, Heiss G, et al. Frequency and clustering of nonlipid coronary risk factors in dyslipopro-teinemia. The lipid research clinics program prevalence study[J]. Circulation，1986，73（2）：40-50.

[8] Bonaa KH, Thelle DS. Association between blood pressure and serum lipids in a population the Tromso study[J]. Circulation，1991，83：1305-1314.

[9] Zavaroni I, Bonora E, Pagliar A, et al. Risk factors for

coronary artery disease in healthy persons with hyperin-sulinemia and normal glucose tolerance[J]. N Engl J Med, 1989, 320: 702-706.

[10] Williams RR, Hunt SC, Hopkins PN, et al. Familial dyslipidemic hypertension: Evidence from 58Utah families for a syndrome present in approximately 12% of patients with essential hypertension[J]. JAMA, 1988, 259 (24): 3579-3586.

[11] Gao F, Zhou YJ, Hu DY, et al. Contemporary mangement and attaiment of cholesterol targets for patients with dyslipidemia in China[J]. PLoS One, 2013, 8(4): e47681.

[12] Zhao S, Wang Y, Mu Y, et al. Prevalence of dyslipid-aemia in patients treated with lipid-lowering agents in China; Results of the dyslipimia International Study (DYSIS)[J], A therosclerosis, 235(2): 463-469.

[13] Okosun IS, Choi S, Hash R, et al. A polipoprote in B, ratio of total cholesterol to HDL-C, and blood pressure in abdominally obese white and black American women[J]. J Hum Hypertens, 2001, 15(5): 299-305.

[14] Uusitupa M, Sarkkinen E, KervinenK, et al. Apolipo-protein E phenotype and blood pressure[J]. Lancet, 1994, 343(8888): 57.

[15] Uusitupa MI, Karhunen L, Rissanen A, et al. Apolipo-protein E phenotype modifiesmetabolic and hemodynamic abnormalities related tocentral obesity in women[J]. Am J Clin Nutr, 1996, 64(2): 131-136.

[16] Isbir T, Yilmaz H, Bihorac A, et al. Mild-to-moderate hypertension and apolipoprotein E genepolymorphism[J]. Am J Hypertens, 1997, 10(7Pt1): 827-828.

[17] Shiwaku K, Gao TQ, Hojo N, et al. Low levels of serum cholesterol and systolic blood pressure in Japanese with the apolipoprotein E3/2 genotype[J]. Clin Chim Acta, 1999, 284(1): 15-23.

[18] Rantala M, Savolainen MJ, Kervinen K, et al. Apolipo-protein E phenotype and diet induced alteration in blood pressure[J]. Am J Clin Nutr, 1997, 65(2): 543-550.

[19] Hagberg JM, Ferrell RE, Dengel DR, et al. Exerci-setraining-induced blood pressure and plasma lipid improvements in hypertensives may be genotype dependent[J]. Hypertension, 1999, 34(1): 18-23.

[20] 刘颖望, 赵水平, 周安, 等. 载脂蛋白 E 基因多态性对血脂及高血压病的影响[J]. 中国动脉硬化杂志, 2002, 10(6): 517-520.

[21] Goldberg IJ. Lipoprotein lipase and lipolysis: Central role sinlipoprote in metabolism and atherogenesis[J]. J Lipid Res, 1996, 37: 693-707.

[22] Sass C, Herbeth B, Siest G, et al. Lipoproteinlipase (C/G)[447] polymorphism and blood pressure in the Stanislas Cohort[J]. J Hypertens, 2000, 18: 1775-1781.

[23] 中国成人血脂异常防治指南修订联合委员会. 中国成人血脂异常防治指南（2016 年修订版）[J]. 中国循环杂志, 2016, 31, 10: 937-953.

[24] Stevens W, Peneva D, Li JZ, et al. Estimating the future burden of cardiovascular disease and the value of lipid and blood pressure control therapies in China[J]. BMC Health Serv Res, 2016, 16: 175.

[25] Ference BA, Bhatt DL, Catapano AL, et al. Association of genetic variants related to combined exposure to lower low-density lipoproteins and lower systolic blood pressure with lifetime risk of cardiovascular disease[J]. JAMA, 2019, 322(14): 1381-1391.

[26] 吴云霞. 利尿剂对高血压患者血脂的影响[J]. 临床医学, 2002, (3): 54.

[27] 李剑, 李勇. 新型袢利尿剂托拉塞米治疗心衰进展[J]. 药学与临床研究, 2007, 15(4): 267-269.

[28] 黎镇赐. β 受体阻滞剂常见不良反应及处理对策[J]. 中华高血压杂志, 2012, 20(5): 419-420.

[29] Reisin E, Owen J. Treatment: Special conditions. Metabolic syndrome: Obesity and the hypertension connection[J]. J Am Soc Hypertens, 2015, 9(2): 156-159.

[30] 范利. 钙离子拮抗剂和 β 受体阻滞剂的抗动脉粥样硬化作用[J]. 中华老年医学杂志, 2007, 26(10): 3.

[31] 田庆印, 刘同涛, 胡瑞梅, 等. 培哚普利和吲达帕胺联合治疗对高血压患者血浆氧化型低密度脂蛋白水平的影响[J]. 中国动脉硬化杂志, 2000, 8(2): 174-175.

[32] Dahlof B, Devereux RB, Kjeldsen SE, et al. Cardiovascular morbidity and mortality in the losartan intervention for end point reduction in hypertension study (LIFE): A randomized trial against atenolol[J]. Lancet, 2002, 359(9311): 995-1003.

[33] Kjeldsen SE, Dahlöf B, Devereux RB, et al. Effects of losartan on cardiovascular morbidity and mortality in patients with isolated systolic hypertension and left ventricular hypertrophy: A losartan intervention for endpoint reduction (LIFE) substudy[J]. JAMA, 2003, 12(1): 32-32.

[34] Brenner BM, Cooper ME, Zeeuw DD, et al. Effects of losartan on renal and cardiovascular outcomes in patients with type 2 diabetes and nephropathy[J]. N Engl J Med, 2001, 11(12): 861-869.

[35] Parving HH, Lehnert H, Mortensen JB, et al. The effect of irbesartan on the development of diabetic nephropahy in patients with type2 diabeties[J]. N Eng J Med, 2001, 345: 870-878.

[36] Ferrier KE, Muhlmann MH, Baguet JP, et al. Intensive cholesterol reduction lowers blood pressure and large artery stiffness in isolated systolic hypertension[J]. J Am Coll Cardiol, 2002, 39(6): 1020-1025.

[37] 史利锋. 阿托伐他汀在老年高血压治疗中对血压和脉压的影响[J]. 中西医结合心血管病电子杂志，2020，8（34）：69-70.

[38] 王芳. 阿托伐他汀联合卡托普利治疗高血压患者疗效及对血压水平、颈动脉 IMT 和血清 ET-1、NO、IL-6 水平的影响[J]. 哈尔滨医药，2019，39（1）：5-7.

[39] 谢良地，杨月榕，吴欣，等. 氟伐他汀对高血压患者血管内皮依赖性舒张功能的影响[J]. 福建医学院学报，2002，36（12）：393-397.

[40] 周杨，李潞. 阿托伐他汀钙治疗老年高血压对血压、血管功能和左心室重塑的影响[J]. 中国现代药物应用，2017，11（2）：6-9.

[41] 马蕾. 阿托伐他汀对高血压患者内皮细胞功能和血压的影响[D]. 郑州：郑州大学，2014.

[42] 马蕾，陈魁，申泱泱，等. 阿托伐他汀对中青年单纯高血压患者内皮细胞功能和血压的影响[J]. 中国实用医刊，2014，41（7）：32-34.

[43] 刘晓华，陈翠林，黄丽娟，等. 地尔硫草联用氟伐他汀对轻中度原发性高血压患者内皮依赖性血管舒张功能的影响[J]. 中华高血压杂志，2010，18（6）：534-538.

[44] 谢良地，杨月榕，吴欣，等. 氟伐他汀对高血压患者阻力血管的影响[J]. 福建医学院学报，2002，（S1）：3.

[45] Wilkinson IB，Prasad K，Hall IR，et al. Increased central pulse pressure and augmentation index in subjects with hypercholesterolemia[J]. J Am Coll Cardiol，2002，39（6）：1005-1011.

[46] Cholesterol Treatment Trialists'（CTT）Collaboration，Baigent C，Blackwell L，et al. Efficacy and safety of more intensive lowering of LDL cholesterol：A meta-analysis of data from 170，000 participants in 26 randomised trials[J]. Lancet，2010，376（9753）：1670-1681.

[47] Sever PS，Dahlöf B，Poulter NR，et al. Prevention of coronary and stroke events with atorvastatin in hypertensive patients who have average or lower than—average cholesterol concentrations，in the Anglo—Scandinavian Cardiac Outcomes Trial-Lipid Lowering Arm（ASCOT-LLA）：A multicentre randomised controlled trial[J]. Lancet，2003，361（9364）：1149-1158.

[48] Sever PS，Poulter NR，Dahlof B，et al. The Anglo—Scandinavian Cardiac Outcomes Trial-Lipid Lowering Arm：Extended observations 2 years after trial closure[J]. Eur Heart J，2008，29（4）：499-508.

[49] Yusuf S，Bosch J，Dagenais G，et al. Cholesterol lowering in intermediate-risk persons without cardiovascular Disease[J]. Journal of Vascular Surgery，2016，64（3）：827.

[50] Yusuf S，Lonn E，Pais P，et al. Blood-pressure and cholesterol lowering in persons without cardiovascular disease[J]. N Engl J Med，2016，374（21）：2032-2043.

[51] Yusuf S，Joseph P，Dans A，et al. Polypill with or without aspirin in persons without cardiovascular disease[J]. N Engl J Med，2021，384（3）：216-228.

[52] Lobo MD，Sobotka PA，Stanton A，et al. Central arteriovenous anastomosis for the treatment of patients with uncontrolled hypertension（the ROX CONTROL HTN study）：A randomised controlled trial[J]. Lancet，2015，385（9978）：1634-1641.

[53] Lu Z，Kou W，Du B，et al. Effect of Xuezhikang，an extract from red yeast Chinese rice，on coronary events in a Chinese population with previous myocardial infarction[J]. Am J Cardiol，2008，101（12）：1689-1693.

[54] Masana L，Pedro-Botet J，Civeira F. IMPROVE-IT clinical implications. Should the "high-intensity cholesterol-lowering therapy" strategy replace the "high-intensity statin therapy"?[J]. Atherosclerosis，2015，240（1）：161-162.

[55] 中华医学会心血管病学分会高血压学组. 中国高血压患者血压血脂综合管理的专家共识 2021[J]. 中华心血管病杂志，2021，49（6）：554-563.

[56] Huffman MD. The polypill：From promise to pragmatism[J]. PLoS Med，2015，12（8）：e1001862.

第59章

伴高同型半胱氨酸血症、吸烟高血压

　　研究表明，高血压是心血管疾病的主要危险因素；高血压患者合并血脂异常、糖耐量异常、吸烟等多种因素会促进心脑血管疾病的发生发展。血压越高，合并的心血管危险因素越多，心血管疾病越严重。

　　我国高血压患者主要的不良结局转归以脑血管病多见，而国外高血压患者以心脏疾病多见。在我国高血压患者中，合并心血管疾病其他危险因素的概率较国外高血压患者低，而血浆同型半胱氨酸（Hcy）、吸烟则明显高于国外患者[1]。研究表明吸烟指数（吸烟指数＝吸烟年数×平均每日吸烟的数量）与血浆 Hcy 浓度呈显著正相关[2]。高 Hcy 血症、吸烟是脑血管病独立危险因素，本章将着重对这 2 个危险因素进行介绍。

第一节　伴高同型半胱氨酸血症高血压

　　与发达国家相比，我国脑卒中的发病率明显高于冠心病（CHD）。最新发表的数据表明，我国每年新发脑卒中至少 200 万例，并以每年 8.7% 的速度增长，而我国高血压、糖尿病、血脂异常、肥胖等疾病的发病率均低于西方国家。研究也提示单纯控制血压不能很好地控制我国人群的脑卒中风险。因此，寻找中国人群特有的脑卒中危险因素势在必行。

　　WHO 的 CDC 疾控分类目录认为健康成人空腹血浆同型半胱酸平均水平在 5～15μmol/L，当 Hcy 水平≥15μmol/L，属于高 Hcy 血症。由我国研究者独立完成、大样本量的一级预防研究"中国脑卒中一级预防研究"（China Stroke Primary Prevention Trial，CSPPT）重大科研成果在 2015 年中国脑卒中大会上发布：抗高血压药物辅以叶酸能更有效降低高血压患者脑卒中的发生风险，伴有高 Hcy 血症的高血压人群获益会更大。该研究揭示了中国高血压患者多发脑卒中的原因，并为中国特色的心血管疾病防治提供了确凿的循证医学证据。由于高血压与高 Hcy 血症在脑卒中发病风险上具有明显的协同作用，在大量循证医学证据的基础上，我国学者提出 H 型高血压的概念。伴 Hcy 升高（Hcy≥15μmol/L）

的高血压被定义为高 Hcy 血症高血压，也称 H 型血压[3]。

从我国高血压人群自身特征出发，制定符合人群特征、具有循证医学证据的高血压治疗方案，是应对我国脑卒中高发的重要策略，也为高血压患者的精准治疗提供可能性。2016 年由中华医学会心血管病学分会高血压学组与精准心血管病学学组以及中国医师协会高血压专业委员会的专家共同讨论制定《H 型高血压诊断与治疗的专家共识》[3]，和《中国高血压防治指南（2018 年修订版）》，其中明确将高 Hcy 血症作为心血管危险因素[4]。

一、基 础 理 论

《中国高血压防治指南（2018 年修订版）》明确指出：高血压是一种"心血管综合征"，多种危险因素可以影响高血压的发生发展，其中 Hcy 水平升高也被纳入其中[4, 5]。北京大学第一医院李建平教授等在一项涉及 6 所城市（北京、上海、南京、沈阳、哈尔滨、西安）的研究数据中显示，我国成年高血压患者中，H 型高血压约占 75%（男性占 91%，女性占 60%）[6]。而 CSPPT 基线数据显示[7]，我国高血压患者中 H 型高血压比例约为 80.3%。

（一）病因与发病机制

1. 引起 Hcy 升高的原因　Hcy 是在肝、肌肉及其他一些组织中由甲硫氨酸脱甲基生成的一种含巯基的氨基酸。Hcy 在体内有 3 种代谢途径：①由维生素 B_6 依赖的胱硫醚 β 合成酶（cystathionine β synthase，CBS）催化，Hcy 通过该转硫途径转变为半胱氨酸。②由甲硫氨酸合成酶（methionine synthase，MS）催化成甲硫氨酸，维生素 B_{12} 是该酶的辅酶，甲基四氢叶酸作为底物，甲基四氢叶酸形成需要维生素 B_{12} 依赖的亚甲基四氢叶酸还原酶（methylenetetrahy-drofolate reductase，MTHFR）催化[6]。③Hcy 亦可被甜菜碱-Hcy 甲基转移酶(betaine homocysteines-methylteansferase，BHMT）再甲基化成为甲硫氨酸，甜菜碱作为甲基供体。Hcy 代谢过程中的任何一个步骤受到影响，Hcy 就会在细胞内蓄积，最终进入血液循环，引起血浆 Hcy 升高。因此，Hcy 合成和代谢相关的亚甲基四氢叶酸还原酶、甲硫氨酸合成酶及胱硫醚 β 合酶等的基因突变导致

酶活性改变，代谢辅助因子叶酸、维生素 B_{12} 和维生素 B_6 的缺乏等亦可引起血浆 Hcy 水平升高。

叶酸缺乏及 *MTHFR* 基因缺陷后，酶的活性降低是导致 Hcy 水平升高的两大主要原因。①叶酸缺乏的主要原因是饮食叶酸摄入不足，尤其是豆类和绿色蔬菜，哺乳和酗酒可加重叶酸缺乏。叶酸在食物的制备和烹调过程中会造成较大损失，尤其在煮沸时损失更大。但是我国饮食的特点是富含叶酸食物摄入量少，且习惯把蔬菜等食物烹调后食用，使大量的叶酸遭到破坏[9]。②*MTHFR* 编码基因上存在着一个单核苷酸基因多态性-C677T，携带 TT 基因型的个体 MTHFR 活性降低 60%。TT 基因型频率在中国高血压患者中高达 25%[10]，远高于西方国家 10%～16%的水平，并且研究证实 *MTHFR* C677T TT 基因型的 Hcy 水平是 CT/CC 基因型的 2 倍[11]。

2. 发病机制　高血压的发生机制目前尚不清楚，但主要有以下几项：肾素-血管紧张素-醛固酮系统激活、交感神经系统活性亢进、肾性水钠潴留、细胞膜离子转运异常及胰岛素抵抗（IR）。H 型高血压患者体内 Hcy 的水平升高，可通过以下机制导致高血压。

（1）Hcy 导致血管内皮细胞功能障碍：Hcy 刺激血管内皮产生超氧化物阴离子、过氧化氢及羟基等活性氧物质，加速 NO 氧化失活，降低 NO 的生物利用度，此外 Hcy 本身可与 NO 反应，直接导致 NO 浓度降低；Hcy 还能使 LDL 自身氧化[12]，促进内皮细胞功能障碍；Hcy 还可通过炎症因子介导上皮钠通道激活，引起内皮功能障碍[13]。血管内皮细胞损伤后可导致血管舒张反应异常，使总外周血管阻力增加，引起血压升高[14]。

（2）Hcy 促进血管平滑肌细胞增殖：Hcy 可使平滑肌细胞内 cyclin mRNA 和 *fos* 癌基因表达增加，诱导静止期细胞进入分裂期，促进平滑肌细胞迅速增殖。平滑肌细胞增殖，一方面引起血管舒张功能减弱，收缩压增高，另一方面引起血管中弹性蛋白/胶原比例下降，导致血管结构破坏，弹性下降[15, 16]。

（3）Hcy 与血脂的协同作用：研究发现当脂蛋白（a）升高和 Hcy 升高同时存在时，其致粥样硬化危险性极大增加[17]。Hcy 致动脉粥样硬化主要与 LDL 有关，导致载脂蛋白 B 的游离氨基巯基化，这种修饰导致巨噬细胞对 LDL 内吞和降解增加并使胆固醇在细胞内堆积，在巨噬细胞中通过水解过程

Hcy 从内吞的巯基化 LDL 中释放出来并产生自由基和脂质过氧化产物，其基本机制与脂质过氧化和抗氧化过程受损有关[18, 19]。

（4）Hcy 增加动脉僵硬度：血 Hcy 升高可促进弹力纤维降解和胶原纤维的合成，血管中层弹性蛋白/胶原比例下降可使大动脉可扩张性下降，僵硬度增加[20]。

（5）Hcy 与 IR：高胰岛素血症可使肾小管对钠的重吸收增加，交感神经活性增强，细胞内钠、钙浓度增加，刺激血管壁增生肥厚，引起血压升高。研究发现 Hcy 水平在高胰岛素血症患者中较胰岛素水平正常者高[21]。Hcy 通过酰基化作用抑制胰岛素原受体裂解并引起胰岛素抵抗[22]。

（6）Hcy 与血小板功能异常：Hcy 损伤血小板 NO/NOS 系统，使 NO 生成减少；改变花生四烯酸代谢，使血栓烷 A_2 合成增加，前列环素生成减少；诱导黏附分子、P-选择素等表达，抑制组织纤溶酶原激活物的形成，抑制二磷酸腺苷（adenosine diphosphate，ADP）酶的活性，增强 ADP 对血小板的黏附和聚集作用，从而促进血小板黏附、聚集及血栓形成。这个过程与 Hcy 加强凝血因子 Ⅶ 和凝血因子 Ⅴ 的活性，阻止组织纤维蛋白溶酶原激活剂（tissue plamnipen activator，t-PA）结合到内皮细胞有关。另外，Hcy 激活活化因子 Ⅴ、活化因子 Ⅹ 的蛋白酶，增加巨噬细胞源性组织因子的产生和活性，提高血浆 D-二聚体、纤维蛋白肽段 A、组织型纤溶酶原激活物抑制剂-Ⅰ 水平，降低 t-PA 水平也在其中有一定作用[23]。

（二）病理生理

1. H 型高血压与脑卒中 研究表明，单独高血压或高 Hcy 血症患者，脑卒中的死亡风险分别为正常人群的 3 倍和 4 倍，当高血压合并 Hcy 升高时，脑卒中发生风险明显增加。在中国人群中，Hcy 每升高 5μmol/L，脑卒中风险相应增加 59%。高血压导致动脉粥样硬化的同时，Hcy 升高抑制血小板 L-精氨酸/NO 途径，减少血小板 NO 合成，NO 浓度的下降可以导致纤溶酶原激活物抑制物的表达和血小板的聚集，导致血栓形成，引发脑血栓[24, 25]。Hcy 还可部分通过肾损害加速动脉粥样硬化进程，引起脑血管疾病[26]。这一结果得到 CSPPT 的临床验证，在该研究中，尿微量白蛋白/肌酐比值 ≥

10mg/g 且 Hcy≥10μmol/L 组比尿微量白蛋白/肌酐比值＜10mg/g 且 Hcy＜10μmol/L 组的脑卒中风险高 1.74 倍[27]。有研究认为 Hcy 可能通过升高尿微量白蛋白/肌酐比值促进了脑卒中的发生[27]。

另外，Hcy 还具有神经毒性作用，Hcy 通过激活细胞外信号调节激酶，兴奋谷氨酸受体，参与氧化应激，影响甲基化，抑制酶活性等途径对神经细胞产生毒性作用[28]。

2. H 型高血压与冠心病 研究证实，血 Hcy 水平与冠心病的发病风险呈正相关，Hcy 升高 5μmol/L，发病风险可增加 60% 左右[29]。H 型高血压易患冠心病，主要受以下因素的影响：首先，血浆 Hcy 升高可导致血管内皮细胞受到严重损伤，在内皮细胞功能遭到破坏后，血小板聚集性与黏附性就会明显增强，因此更容易形成血栓及造成血管堵塞。Hcy 水平升高时还会增加血栓素 B 的合成量，在血栓素 B 的作用下血小板的凝集作用可明显增强，因此可增加冠状动脉硬化风险及引发血栓。其次，Hcy 可对血液合成 NO 的过程产生抑制作用，同时能加速 NO 降解及促进内皮细胞生成大量活性氧，因此可以明显减弱血管舒张功能。如此一来，就会增强血管收缩功能，增加血管外周循环阻力，进而引发动脉硬化。急性冠状动脉综合征（ACS）也与 H 型高血压存在密切联系，在临床中可将 H 型高血压作为 ACS 发生的独立性高危因素，且在血浆 Hcy 水平升高时，ACS 患者的冠脉病变可能出现加重趋势。Hcy 水平升高可以诱导巨噬细胞凋亡导致易损斑块形成[30]。另外，高血压患者的血 Hcy 水平会影响到冠心病发生后的冠状动脉硬化程度，因此不但可以将 H 型高血压作为冠心病发生的独立高危因素，同时也可用于评价冠心病的治疗效果及预后情况等。

二、诊断与鉴别诊断

H 型高血压的诊断标准[3]需同时具有以下 2 个条件：①符合高血压诊断标准[在未用抗高血压药物治疗的情况下，非同天 3 次测量诊室血压，收缩压 ≥140mmHg 和（或）舒张压≥90mmHg，定义为高血压，患者既往有高血压史，目前正在使用抗高血压药物，血压虽然＜140/90mmHg，仍应诊断为高血压]。②血 Hcy≥15μmol/L。

应评估合并的其他心血管疾病危险因素、靶器官损害及相关的临床情况并进行危险分层。

H 型高血压的精准危险分层：H 型高血压人群易患心血管疾病，尤其是脑卒中。Hcy 每升高 5µmol/L，脑卒中的发生率也相对增加 59%；Hcy 每降低 3mol/L，脑卒中的发生率会相对降低 24%。H 型高血压患者动态血压表现为非构型及反构型较非 H 型高血压明显增多，尤其 Hcy≥20µmol/L 者反构型增加更加明显[31]。基因突变致叶酸利用障碍，使 1/4 的亚洲人群血浆 Hcy 升高且对食物添加叶酸不敏感。对于 H 型高血压患者而言，另外 2 个因素——血清叶酸水平、*MTHFR* C677T 基因型都可以进一步增加脑卒中发病风险，合并因素越多，危险性越高。Lewis 和 Casas 等[32, 33]的研究表明，与 *CC* 基因型比较，*TT* 基因型人群冠心病及脑卒中风险显著增加。与之一致还有一项 Meta 分析发现，在中国汉族人群中，*TT* 基因型患者脑卒中风险增加了 55%[34]。

H 型高血压的鉴别诊断同高血压。

三、治疗与预后

（一）治疗

H 型高血压强调高血压与血浆 Hcy 浓度升高的双重危害，所以 H 型高血压治疗也应双管齐下，在控制血压的同时降低 Hcy。

H 型高血压患者除进行一般的高血压患者的生活方式干预外，推荐尽可能多地摄入富含叶酸的食物。富含叶酸的食物包括动物肝脏、绿叶蔬菜、豆类、柑橘类水果、谷类等。食物的制备和烹调会造成叶酸的流失，尤其在煮沸时损失更大。正常膳食摄入很难每天获取 0.4mg 以上的叶酸，欧洲人群每天摄入叶酸男性仅 197～235µg，女性仅 168～214µg[35]。

由于 Hcy 的代谢与 B 族维生素（维生素 B_{12}、维生素 B_6、叶酸）有关，故补充维生素和叶酸是目前治疗 H 型高血压的有效方法之一。2007 年，中美科学家在 *Lancet* 上联合发表的论文《补充叶酸预防脑卒中疗效的荟萃分析》指出：补充叶酸可以使 Hcy 下降超过 20%，进而使脑卒中发病风险下降 25%。叶酸和维生素在 Hcy 水平中起重要作用。一项 Meta 分析表明，与安慰剂相比，单独或联合补充维生素 B_6、维生素 B_9 或维生素 B_{12} 降低 Hcy 的干预措施可降低脑卒中风险[36]。

对无心血管疾病的高血压患者，建议在降压治疗的基础上联合补充叶酸；对有心血管疾病的患者同样推荐，因为没有证据支持补充叶酸有害。以往研究提示，0.8mg/d 的叶酸具有最佳的降低 Hcy 的作用。CSPPT 研究显示含有 0.8mg 叶酸的固定复方制剂具有预防脑卒中的有效性及安全性[37]。更大剂量的叶酸长期使用，是否可以进一步提高疗效没有证据，而且其安全性值得关注。对于补充的时间，Meta 分析结果提示补充 3 年以上才可以降低脑卒中风险，CSPPT 患者服用依那普利叶酸片 4.5 年，显示出良好的有效性及安全性。与单独使用依那普利相比，联合使用依那普利和叶酸可显著降低首发卒中的风险[7]。《美国脑卒中一级预防指南》（2010 版）指出，H 型高血压患者要规范持续治疗 3 年以上才可有效减少脑卒中，Hcy 要降低 20% 以上才可有效减少脑卒中。从治疗依从性以及经济效益比出发对能够耐受者，推荐含有 0.8mg 叶酸的固定复方制剂抗高血压药物。降压方案[3]如下：

1. 血管紧张素转换酶抑制剂 Ntaios 等研究显示，ACEI 与叶酸联合可显著降低心血管不良事件的发生率。Albert 等一项随机研究表明，ACEI 类抗高血压药物和叶酸联合应用，可使心血管事件进一步降低 19%。如马来酸依那普利叶酸片，它是针对我国脑卒中第一位死因特点的原研Ⅰ类新药。推荐马来酸依那普利叶酸片起始剂量为 1 次/天，5mg/0.4mg～10mg/0.8mg，维持剂量为 10mg/0.8mg，可分 1～2 次服用。如果固定复方制剂使用后血压不能达标，可以联合使用其他种类抗高血压药物，直至血压达标。联合用药推荐以马来酸依那普利叶酸片为基础的抗高血压药物，可以联合使用噻嗪类利尿剂或 CCB。

脑卒中患者应用马来酸依那普利叶酸片，在血压和 Hcy 达标方面需要考虑以下内容。①控制血压：对于缺血性脑卒中和 TIA，在参考高龄、基础血压、平时用药、可耐受性的情况下，降压目标一般应该达到≤140/90mmHg，理想应达到≤130/80mmHg。②控制 Hcy 水平：脑卒中患者应将 Hcy 水平控制在 <6.3µmol/L。

糖尿病患者应用马来酸依那普利叶酸片，在控制血压和蛋白尿方面需要考虑以下内容。①控制血压：

糖尿病患者高血压的诊断切点为收缩压≥130mmHg和（或）舒张压≥80mmHg（BP≥130/80mmHg）。>18岁的非妊娠患者血压应控制在<130/80mmHg。对于需控制高血压的糖尿病患者，马来酸依那普利叶酸片属于首选药物类。②控制蛋白尿：从肾病早期阶段（微量白蛋白尿期），无论有无高血压，马来酸依那普利叶酸片属于减少尿白蛋白类的首选药物。

注意事项：由于 ACEI 类药物可导致短期肾小球滤过率下降，因此在开始使用这些药物的前1～2周内应检测血清肌酐和血钾浓度。不推荐血肌酐>3mg/dl 的肾病患者应用 RAAS 抑制剂。此外，还应注意用药剂量及药代动力学。干咳是 ACEI 类药物最为常见的不良反应，但这种不良反应通常是一过性或是轻微的，大部分患者可以耐受，所以如果临床中患者出现干咳，可以先观察，如果无法耐受，可以考虑换用 ARB 类药物。

2. 其他类抗高血压药物　《H 型高血压诊断与治疗的专家共识》推荐 H 型高血压给予 ACEI 后血压未达标可联合 CCB、利尿剂。而到目前为止，H 型高血压患者 ARB 类、β 受体阻滞剂治疗暂无循证医学依据。

（二）预后与预防

H 型高血压患者脑卒中风险是单纯高血压患者的 5 倍，是正常人的 28 倍，堪称"隐秘杀手"。脑卒中是可预防、可干预的一类疾病，有效控制 H 型高血压平均可以减少 72% 的脑卒中发生。Hcy 可预测高血压患者的血管靶器官损害，并可指导一线降压治疗[38]。因此，定期随访血压及 Hcy，规范治疗 H 型高血压能明显降低脑卒中发生的风险，改善预后。

对于 H 型高血压的治疗，《H 型高血压诊断与治疗的专家共识》在高血压一级、二级预防中都推荐 0.8mg/d 叶酸治疗。单纯高 Hcy 患者可能也会从叶酸治疗中获益，但目前无临床证据支持，不做药物治疗推荐。在没有发现高血压、糖尿病和高 Hcy 血症之前，重视"0 级预防"，即更早期预防，更早期发现，更经济、有效、安全地用药。比如，坚持运动锻炼，控制饮食，坚持低盐和低脂肪饮食，保持一定比例蔬菜、水果、豆类等构成的食品的摄入，戒烟限酒，保持良好生活方式，定期进行健康

体检，对工作压力及心理进行自我调整，努力做到心理平衡、生活规律，经常监测血压、Hcy、血脂、血糖及体重，及早发现危险因素，及早采取防治措施。

（沈小梅　阴文杰）

第二节　伴吸烟高血压

20 世纪 60 年代初，高血压和吸烟先后被确立为心血管疾病的危险因素。长期血压升高可导致机体靶器官的损害；高血压合并其他心血管疾病危险因素进一步加重靶器官的损害，合并危险因素越多，靶器官损害越严重。因此，吸烟的高血压患者比不吸烟的高血压患者患心血管疾病的风险更大。

有研究者应用普通水银柱血压计采用偶测血压方法对人群进行血压测量的调查，结果表明吸烟者的血压与不吸烟者的血压数值无明显差异，甚至吸烟者的血压低于不吸烟者，提示偶测血压方法不易证实吸烟人群的高血压患病率高于不吸烟人群。因此，吸烟和高血压的关系还应作进一步研究，以便了解吸烟人群 24h 血压波动特点及规律进而开展吸烟人群的高血压防治工作。通过 24h 动态血压监测对吸烟与不吸烟血压正常者及高血压患者进行观察研究而认识吸烟与血压的关系，对吸烟高血压患者的治疗有特殊意义。

一、基础理论

（一）流行病学

吸烟与高血压均为心血管疾病常见且可改变的危险因素，而我国的吸烟人群数量居全球之首。有学者对我国 2003～2013 年共 528 349 名居民进行调查，探讨吸烟流行趋势及其对慢病的影响发现：中国的标准化吸烟流行率一直居高不下，2003 年烟民比例为 26.0%、2008 年为 24.9%、2013 年为 25.2%。男性吸烟率 2003 年为 48.4%、2008 年为 47.0%、2013 年为 47.2%。2003 年女性吸烟率 3.1%、2008 年为 2.3%、2013 年为 2.7%，在青少年中，男女吸烟的流行率都大幅增加，在年轻女性中也有稳定的增长[39]。王增武等在 2012～2015 年对全国 31 个省份

样本量为 451 755 名年龄≥18 岁居民进行调查发现我国居民的吸烟率为 27.9%[40]。

吸烟者的高血压患病比率目前尚缺乏有说服力的大规模流行病学调查证据，国外学者对 580 名 20～59 岁的成年人进行了横断面调查发现高血压患病率为 37%，吸烟率为 23.7%，吸烟者的高血压患病比率为 58.1%[41]。我国学者对 1646 名曾经和现在吸烟的男性进行动态血压监测和家庭自测血压监测发现，动态血压监测诊断白昼隐蔽性高血压的患病率为 18.7%，而家庭自测血压诊断夜间隐蔽性高血压患病率为 17.6%[42]。进一步研究表明我国居民收缩压水平与吸烟时间呈正相关，即吸烟持续时间每增加 1 年，收缩压升高 0.325mmHg，这种趋势在少数民族中更明显[43]。

吸烟与主要的 3 种动脉粥样硬化性心血管疾病即外周动脉疾病（peripheral arterial disease，PAD）、CHD 和脑卒中的患病风险之间存在明显的剂量反应关系[44]，吸烟不仅与心血管疾病的患病风险增加有关，而且与死亡风险增加密切相关：遗传和生活方式等因素与冠状动脉疾病易感性呈独立相关，即便是高遗传风险者保持良好的生活方式（即没有吸烟和肥胖，有规律的体育活动和健康的饮食）也可以使冠心病患病的相对风险下降 50%[45]。

（二）发病机制

1. 吸烟诱发高血压的机制　烟草燃烧后，其烟雾中有 7000 多种化学物质，引起心血管疾病的物质主要是尼古丁和一氧化碳。这些有害物质可经过呼吸道进入人体血液。尼古丁一方面有兴奋交感神经的作用，使肾上腺素和去甲肾上腺素的分泌增加，使血管收缩导致血压升高，另一方面可导致氧化应激损坏 NO 介导的血管舒张。此外，还可引起烟碱胆碱释放，从而激活诱导脾细胞中 CD161a+/CD68+巨噬细胞的增殖和肾脏炎症细胞浸润，导致血压升高[46]。

2. 吸烟诱发心血管疾病的机制　尼古丁作用于动脉内膜，使之发生脂肪性病变，增加血小板的聚集和黏附，还可使血管内皮细胞屏障功能减低，血小板大量聚集，导致动脉血栓闭塞。尼古丁还可使促进动脉粥样硬化的低密度脂蛋白含量增加，使抑制动脉发生粥样硬化的高密度脂蛋白含量减少。吸烟可使血管内皮功能进一步受损，加重血管内皮

的炎症性反应，脂质沉积，进而内中膜厚度与斑块形成。而一氧化碳与血红蛋白结合会增加碳氧血红蛋白的水平，降低血液携氧能力，影响氧的交换；同时增加血管的通透性，增加脂质的沉积促进动脉粥样硬化的进程。此外，香烟烟雾中的活性氧物质通过降低 NO 的生物利用度而导致氧化应激、炎症细胞因子的上调和内皮功能障碍，增强和基质金属蛋白酶的激活也会导致斑块的形成和易损斑块的发展，并导致血小板活化、凝血级联反应的刺激和抗凝纤维蛋白溶解障碍[47]。

（三）病理生理

在未治疗且无明显心脑肾损害的男性原发性高血压患者中，吸烟者 24h、白昼、夜间的收缩压和舒张压平均值高于不吸烟者，特别是夜间血压相差更明显，导致吸烟高血压患者不出现夜间睡眠时血压下降规律。此外，长期吸烟的男性高血压患者白昼收缩压水平增高，清晨收缩压上升速度明显加快[48]，而且吸烟明显增加了夜间收缩压的短时变异，但对白昼收缩压短时变异则无影响[49]。

健康者戒烟时间的长短对血压产生的影响目前尚存在争议：有研究者[50]通过对接受职业健康检查的 8170 名健康男性职员进行研究，通过校正协变量年龄、BMI、吸烟、饮酒、运动、高血压家族史、收缩压或舒张压以及随访期间 BMI 和饮酒的变化，与当前吸烟者相比，戒烟 1 年、1～3 年和≥3 年的职员患高血压校正相对风险分别为 0.6（95% CI 0.2～1.9）、1.5（95% CI 0.8～2.8）和 3.5（95% CI 1.7～7.4），长期戒烟增加高血压风险的趋势在体重保持者和戒烟后体重增加者中均被观察到，提示健康男性戒烟 1 年内血压下降，而戒烟 1 年以上反而增加了患高血压的风险，无论是否因戒烟导致体重的增加。但最近有研究者对 96 524 名年龄在 20 岁以上的无高血压和糖尿病的参与者进行为期 2 年的随访发现：近期戒烟与高血压发病率之间的相关性不明显，而长期戒烟者患高血压和 2 型糖尿病的风险明显降低[51]。

二、临床特点与诊断

吸烟可导致多个系统的靶器官损伤及功能紊乱，加速高血压和肾病患者肾功能不全的进程，以

及脂类代谢的紊乱和胰岛素抵抗，并导致向心性肥胖，使交感神经紧张性进一步增加，进而激活 RAAS 加剧高血压。随着吸烟时间和尼古丁吸入量的增加，临床上最常出现的共患病是慢性阻塞性肺疾病和高血压[52]，吸烟高血压患者通常出现全天血压的波动较不吸烟者大[53]，白昼收缩压水平增高，晨间收缩压上升速度明显加快[49]，夜间收缩压的短时变异增快等特征性改变。

吸烟增加了高血压患者的心血管事件风险，在同样心血管危险分层下，吸烟患者发生心血管事件的风险是不吸烟者的 1.4 倍[54]，吸烟者发生非致死性心肌梗死的危险是从未吸烟者的 2.95 倍，且每增加一支烟危险性增加 5.6%。此外，持续吸烟者较不吸烟者进展为冠心病的风险高 1.32 倍且为冠心病首次复发事件的最密切相关因素。吸烟通过促进动脉粥样硬化、冠状动脉内血栓形成和冠状动脉痉挛等机制诱发急性冠脉事件甚至猝死的发生。而吸烟与 PAD、CHD 和脑卒中之间存在明显的剂量反应关系，且与 PAD 的关系最为密切，戒烟可降低 PDA、CHD 和脑卒中的风险，但外周动脉疾病戒烟后 30 年和冠心病戒烟后 20 年的风险反而显著升高[44]。

吸烟是一种危害自身及公众健康且可以成瘾的不良行为，是造成吸烟者持久吸烟及难以戒烟的重要原因。根据《中国临床戒烟指南（2015 版）》烟草依赖的标准[55]，在过去 1 年内体验过或表现出如下 6 项中至少 3 项即可做出诊断：①强烈渴求吸烟；②难以控制吸烟行为；③当停止吸烟或减少吸烟后出现戒断症状；④出现烟草耐受表现即需要增加吸烟量才能获得过去吸较少量即可获得的吸烟感受；⑤为吸烟而放弃或减少其他活动或喜好；⑥不顾吸烟的危害而坚持吸烟。烟草依赖者其血压水平符合高血压诊断标准：非同天测量 3 次血压收缩压≥140mmHg 和（或）舒张压≥90mmHg，即可诊断为吸烟高血压患者。

三、伴吸烟高血压患者的处理

吸烟与高血压的关系越来越受到流行病学、预防医学和临床医学专家的重视，心血管疾病已成为首要死亡病因，而吸烟和高血压都是心血管病可控制的危险因素，故高血压患者强调戒烟是非常必要的。

吸烟者的严重依赖程度常与抑郁有关，尤其是女性[56]。成功戒烟需要进行的心理行为治疗主要包括心理教育干预、行为技巧训练和认知行为干预，心理教育干预的内容包括对吸烟与健康关系的认识，了解戒烟策略和保持操作过程中可能遇到的问题，以及有关上述议题的集体讨论。行为技巧训练包括学会在吸烟场所的自我监控，学习时常回想拒绝吸烟的方法和技巧，并随时提醒自己放松等方法。认知行为干预包括改变对于吸烟及戒烟的认识，改变对于与吸烟有关的生理状态和情绪体验的认识，在实际操作中上述 3 种干预内容常同时进行。近年来各种尼古丁替代疗法（nicotine replacement therapy，NRT）（采用口香糖、透皮尼古丁贴片、鼻喷雾剂、吸入器和舌下含片等）[57]，以及安非他酮（bupropion）或伐尼克兰（varenicline）等药物普遍应用于临床戒烟治疗[58,59]，电子香烟作为戒烟的工具之一也在一定程度得到推广[60]，有研究发现将尼古丁贴片与尼古丁电子烟结合使用，可以比使用贴片与不含尼古丁的电子烟（或贴片单独使用）更有效地改善戒烟效果，且短期内没有任何严重危害的迹象[61]。中医药在戒烟治疗中也有一定效果。

伴吸烟高血压患者在停止吸烟后，虽然不像血压正常者那样血压很快恢复正常，但停止吸烟 1～3 个月后相当一部分患者血压可明显下降或完全恢复正常，即使不能降至完全正常，也可明显减少抗高血压药物的用量。因此，对伴吸烟高血压患者的治疗首先是强调戒烟。在戒烟后一段时间，应使用抗高血压药物并定期观察血压，如果随着戒烟时间延长，血压开始下降，可逐渐减少抗高血压药物品种和用量，甚至有部分患者可完全停药。由于吸烟增加心血管病的危险性，戒烟是高血压患者预防心血管疾病及非心血管疾病的最有效的方法，所以 WHO 1999 年再次强调所有吸烟的高血压患者均应接受戒烟的咨询并戒烟。而在戒烟第一个月内医务人员电话随访及干预指导可明显提高戒烟率[62]。

吸烟高血压患者 24h 血压波动特点为夜间血压升高和左室肥厚明显，因此对伴吸烟高血压患者药物治疗要注意降低夜间血压及保护靶器官，选用抗高血压药物要注意以下几方面。

第一，要把血压降下来，所以常用的几大类抗高血压药物都可使用，特别是在血压控制不好的情况下，必须及时合理使用利尿剂。第二，要突出对靶器官的保护作用，如对肾功能损害、左室肥厚、心功能不全的高血压患者强调 ACEI/ARB 类药物的应用，CCB 对预防脑卒中的发病有大量证据支持。第三，优选长效抗高血压药物，使夜间血压控制达标。

（黄荣杰　刘唐威）

参 考 文 献

[1] 《中国吸烟危害健康报告 2020》编写组.《中国吸烟危害健康报告 2020》概要[J]. 中国循环杂志，2021，（10）：937-952.

[2] 乔淑冬，刘娜，樊东升，等. 缺血性脑卒中患者吸烟与同型半胱氨酸水平的相互关系[J]. 中华医学杂志，2008，88（47）：3342-3344.

[3] 中华医学会心血管病学分会高血压学组，中华医学会心血管病学分会精准心血管病学学组. H 型高血压诊断与治疗专家共识[J]. 中华高血压杂志. 2016，24（2）：123-127.

[4] Joint Committee for Guideline Revision. 2018 Chinese Guidelines for Prevention and Treatment of Hypertension—A report of the Revision Committee of Chinese Guidelines for Prevention and Treatment of Hypertension[J]. J Geriatr Cardiol, 2019, 16（3）：182-241.

[5] Zhang W, Sun K, Chen J, et al. High plasma homocysteine levels contribute to the risk of stroke recurrence and all cause mortality in a large prospective stroke population[J]. Clinica Science, 2010, 118：187-194.

[6] 李建平，霍勇，刘平，等. 马来酸依那普利叶酸片降压、降同型半胱氨酸的疗效和安全性[J]. 北京大学学报（医学版），2007，39（6）：614-618.

[7] Huo Y, Li J, Qin X, et al. Efficacy of folic acid therapy in primary prevention of stroke among adults with hypertension in China：The CSPPT randomized clinical trial[J]. JAMA, 2015, 313（13）：1325-1335.

[8] 刘晓慧，梁秀文. MTHFR C677T 基因多态性与 H 型高血压相关性的研究进展[J]. 内蒙古医科大学学报，2019，41（5）：542-544.

[9] 宋林鸿，董波. 高同型半胱氨酸血症相关性高血压的中医研究概况[J]. 中西医结合心脑血管病杂志，2019，17（5）：70-71.

[10] Qin X, Li J, Cui Y, et al. MTHFR C677T and MTR A2756G polymorphisms and the homocysteine lowering efficacy of different doses of folic acid in hypertensive Chinese Adults[J]. Nutr J, 2012, 11：2.

[11] Cui HC, Wang F, Fan L, et al. Association factors of target organ damage：Analysis of 17682 elderly hypertensive patients in China[J]. Chin Med J, 2011, 124（22）：3676-3681.

[12] He P, Yang Y, Tian J, et al. Urinary albumin to creatinine ratio and the risk of first stroke in Chinese hypertensive patients treated with angiotensin-converting enzyme inhibitors[J]. Hypertens Res, 2022, 45（1）：116-124.

[13] Liang C, Wang QS, Yang X, et al. Homocysteine Causes Endothelial Dysfunction via Inflammatory Factor-Mediated Activation of Epithelial Sodium Channel（ENaC）[J]. Front Cell Dev Biol, 2021, 9：672335.

[14] 梅百强，杨希立，许兆延，等. H 型高血压患者斑块特征与同型半胱氨酸相关性研究[J]. 介入放射学杂志，2016，25（1）：70-73.

[15] 高颖. 叶酸对 H 型高血压同型半胱氨酸水平和主要心血管事件的影响[J]. 当代医学，2019，25（17）：102-104.

[16] Ji J, Feng M, Niu X, et al. Liraglutide blocks the proliferation, migration and phenotypic switching of Homocysteine（Hcy）-induced vascular smooth muscle cells（VSMCs）by suppressing proprotein convertase subtilisin kexin9（PCSK9）/low-density lipoprotein receptor（LDLR）[J]. Bioengineered, 2021, 12（1）：8057-8066.

[17] Hopkins PN, Wu LL, Hunt DC, et al. Lipoprotein（a）interactions with lipid and non lipid risk factors in early familial coronary artery disease[J]. Arterioscler Thomb Vasc Biol, 1997, 17：2783-2798.

[18] 肖丹丹，诸葛欣，陶珍珍. 同型半胱氨酸导致血管内皮细胞损伤机制的研究进展[J]. 中华临床医师杂志：电子版，2016，10（18）：2789-2793.

[19] Jin P, Gao D, Cong G, et al. Role of PCSK9 in Homocysteine-Accelerated Lipid Accumulation in Macrophages and Atherosclerosis in ApoE（-/-）Mice[J]. Front Cardiovasc Med, 2021, 8：746989.

[20] Bortolotto LA, Safar ME, Billaud E, et al. Plasma homocysteine, aortic stiffness, and renel function in hypertensive patients[J]. J Hypertens, 1999, 34（4pt 2）：837-842.

[21] Gillum R. Distribution of serum total homocysteine and its association with diabetes and cardiovascular risk factors of the insulin resistance syndrome in Mexican American men：The Third National Health and Nutrition Examination Survey[J]. Nutr J, 2003, 2（1）：2-6.

[22] Zhang X, Qu YY, Liu L, et al. Homocysteine inhibits pro-insulin receptor cleavage and causes insulin resistance

via protein cysteine-homocysteinylation[J]. Cell Rep, 2021, 37（2）: 109821.

[23] 陆冰, 潘晓东, 周林赟, 等. 老年高血压患者同型半胱氨酸水平与脑白质病变分级及认知功能的相关性研究[J]. 中华老年医学杂志, 2019, 38（3）: 251-254.

[24] 孙炜炜, 刘婷, 邵泽伟, 等. 冠心病患者血清同型半胱氨酸与血脂指标的相关性研究[J]. 中国卫生标准管理, 2017, 8（13）: 124-126.

[25] Loscalzo J. Homocysteine-mediated thrombosis and angiostasis in vascular pathobiology[J]. Clin Invest, 2009, 119（11）: 3203-3205.

[26] Spence JD, Urquhart BL, Bang H. Effect of renal impairment on atherosclerosis: Only partially mediated by homocysteine[J]. Nephrol Dial Transpl, 2016, 31: 937-944.

[27] Satoh M. Elevated albumin-to-creatinine ratio as a risk factor for stroke and homocysteine as an effect modifier in hypertensive Asian individuals[J]. Hypertens Res, 2022, 45（1）: 170-171.

[28] Boldyrev AA. Molecular mechanisms of homocysteine toxicity[J]. Biol Chemistry, 2009, 74（6）: 589-598.

[29] Boushey CJ, Beresford SA, Omenn GS, et al. A quantitative assessment of plasma homocysteine as a risk factor for vascular disease. Probable benefits of increasing folic acid intakes[J]. JAMA, 1995, 274（13）: 1049-1057.

[30] Zhang N, Zhu L, Wu X, et al. The regulation of Ero1-alpha in homocysteine-induced macrophage apoptosis and vulnerable plaque formation in atherosclerosis[J]. Atherosclerosis, 2021, 334: 39-47.

[31] 冯仕勇, 赵迎新, 许勇. H 型高血压患者动态血压的特点[J]. 心肺血管病杂志, 2014, 33（2）: 224-231.

[32] Lewis SJ, Ebrahim S, Davey Smith G. Meta-analysis of MTHFR 677C->T polymorphism and coronary heart disease: Does totality of evidence support causal role for homocysteine and preventive potential of folate?[J]. BMJ, 2005, 331（7524）: 1053-1058.

[33] Casas JP, Bautista LE, Smeeth L, et al. Homocysteine and stroke: Evidence on a causal link from mendelian randomisation[J]. Lancet, 2005, 365（9455）: 224-232.

[34] Xu X, Li J, Sheng W, et al. Meta-analysis of genetic studies from journals published in China of ischemic stroke in the Han Chinese population[J]. Cerebrovasc Dis, 2008, 26（1）: 48-62.

[35] De Bree A, van Dusseldorp M, Brouwer IA, et al. Folate intake in Europe: Recommended, actual and desired intake[J]. Eur J Clin Nutr, 1997, 51（10）: 643-660.

[36] Marti-Carvajal AJ, Sola I, Lathyris D, et al. Homocysteine-lowering interventions for preventing cardiovascular events[J]. Cochrane Database Syst Rev, 2017, 8: CD006612.

[37] 李建平, 卢新政, 霍勇, 等. H 型高血压诊断与治疗专家共识[J]. 中华高血压杂志, 2016, 24（2）: 123-127.

[38] Carnagarin R, Nolde JM, Ward NC. Homocysteine predicts vascular target organ damage in hypertension and may serve as guidance for first-line antihypertensive therapy[J]. Clin Hypertens（Greenwich）, 2021, 23（7）: 1380-1389.

[39] Wang M, Luo X, Xu S, et al. Trends in smoking prevalence and implication for chronic diseases in China: Serial national cross-sectional surveys from 2003 to 2013[J]. Lancet Respir Med, 2019, 7（1）: 35-45.

[40] Wang Z, Chen Z, Zhang L, et al. Status of Hypertension in China: Results From the China Hypertension Survey, 2012-2015[J]. Circulation, 2018, 137（22）: 2344-2356.

[41] Maharjan B. Prevalence and awareness of hypertension among adults and its related risk factors[J]. J Nepal Health Res Counc, 2018, 15（3）: 242-246.

[42] Zhang DY, Huang JF, Kang YY, et al. The prevalence of masked hypertension in relation to cigarette smoking in a Chinese male population[J]. J Hypertens, 2020, 38（6）: 1056-1063.

[43] Zhang Y, Feng Y, Chen S, et al. Relationship between the duration of smoking and blood pressure in Han and ethnic minority populations: A cross-sectional study in China[J]. BMC Public Health, 2021, 21（1）: 135.

[44] Ding N, Sang Y, Chen J, et al. Cigarette smoking, smoking cessation, and long-term risk of 3 major atherosclerotic diseases[J]. J Am Coll Cardiol, 2019, 74（4）: 498-507.

[45] Khera AV, Emdin CA, Drake I, et al. Genetic risk, adherence to a healthy lifestyle, and coronary disease[J]. N Engl J Med, 2016, 375（24）: 2349-2358.

[46] Harwani SC, Ratcliff J, Sutterwala FS, et al. Nicotine mediates CD161a+ renal macrophage infiltration and premature hypertension in the spontaneously hypertensive rat[J]. Circ Res, 2016, 119（10）: 1101-1115.

[47] Csordas A, Bernhard D. The biology behind the atherothrombotic effects of cigarette smoke[J]. Nat Rev Cardiol, 2013, 10（4）: 219-230.

[48] 骆景光, 杨明, 韩凌, 等. 吸烟对高血压患者血压变异性的影响[J]. 中华高血压杂志, 2013, 21（2）: 178-180.

[49] 许耀, 郝云霞, 崔爱东, 等. 吸烟对男性高血压患者晨间血压上升速度的影响[J]. 中华高血压杂志, 2012, 20（2）: 141-145.

[50] Lee DH, Ha MH, Kim JR, et al. Effects of smoking cessation on changes in blood pressure and incidence of hypertension: A 4-year follow-up study[J]. Hypertension, 2001, 37（2）: 194-198

[51] Choi JW, Kim TH, Han E. Smoking cessation, weight change, diabetes, and hypertension in Korean adults[J]. Am J Prev Med, 2021, 60（2）: 205-212.

[52] Baliunas D, Zawertailo L, Voci S, et al. Variability in patient sociodemographics, clinical characteristics, and healthcare service utilization among 107302 treatment seeking smokers in Ontario: A cross-sectional compariso[J]. PLoS One, 2020, 15（7）: e0235709.

[53] ristal-Boneh E, Harari G, Green MS. Seasonal change in 24-hour blood pressure and heart rate is greater among smokers than nonsmokers[J]. Hypertension, 1997, 30（3 Pt 1）: 436-441.

[54] Collet JP, Zeitouni M, Procopi N, et al. Long-term evolution of premature coronary artery disease[J]. J Am Coll Cardiol, 2019, 74（15）: 1868-1878.

[55] 向邱, 王霞, 徐素琴. COX 健康行为互动模式在烟草依赖患者戒烟干预中的应用[J]. 中国护理管理, 2021, 21（7）: 991-996.

[56] Yun WJ, Shin MH, Kweon SS, et al. Association of smoking status, cumulative smoking, duration of smoking cessation, age of starting, and depression in Korean adults[J]. BMC Public Health, 2012, 12: 724-731.

[57] Piepoli MF, Hoes AW, Agewall S, et al. 2016 European guideline on cardiovascular disease prevention in clinical practice[J]. Eur Heart J, 2016, 37: 2315-2381.

[58] Jarlenski MP, Chisolm MS, Kachur S, et al. Use of pharmacotherapies for smoking cessation: Analysis of pregnant and postpartum medicaid enrollees[J]. Am J Prev Med, 2015, 48（5）: 528-534.

[59] Silva1 AP, Scholz J, Abe TO, et al. Influence of smoking cessation drugs on blood pressure and heart rate in patients with cardiovascular disease or high risk score: Real life setting[J]. BMC Cardiovascular Disorders, 2016, 16: 2-6.

[60] Farsalinos K, Cibella F, Caponnetto P, et al. Effect of continuous smoking reduction and abstinence on blood pressure and heart rate in smokers switching to electronic cigarettes[J]. Intern Emerg Med, 2016, 11: 85-94.

[61] Walker N, Parag V, Verbiest M, et al. Nicotine patches used in combination with e-cigarettes（with and without nicotine）for smoking cessation: A pragmatic, randomised trial[J]. Lancet Respir Med, 2020, 8（1）: 54-64.

[62] Blebic AQ, Sulaiman SA, Hassali MA, et al. Impact of additional cunselling sessions through phone call on smoking cessation outcomes among smoker in Penang State Malaysia[J]. BMC Public Health, 2014, 14: 460-469.

第三部分　各人群高血压的处理

第60章

老年高血压

随着社会经济和卫生事业的发展，人口老龄化、高龄化已成为全球化的趋势。中国国家统计局发布的第 7 次全国人口普查数据[1]显示，截至 2021 年，60 岁及以上人口为 2.64 亿人，占 18.70%，其中 65 岁及以上人口为 1.91 亿人，占 13.50%。我国已步入老龄化社会阶段。

根据 1999 年 WHO/ISH 相关高血压防治指南[2]，年龄≥60 岁、血压持续或 3 次以上非同天坐位收缩压≥140mmHg 和（或）舒张压≥90mmHg，定义为老年高血压。若收缩压≥140mmHg，舒张压＜90mmHg，则定义为单纯收缩期高血压（ISH）。

流行病学研究显示高血压患病率随年龄增长而增加，2002 年我国卫生部组织的全国居民营养与健康状况调查[3]显示≥60 岁人群高血压的患病率为 49%，2012～2015 年全国高血压分层多阶段随机抽样横断面调查显示患病率为 53.2%[4]，平均每 2 个老年人就有一人患高血压，据此推算，我国老年高血压患者数量已达 1.4 亿。Framingham 心脏研究[5]显示，在 80 岁左右的人群中，75%患有高血压；在年龄＞80 岁的人群中，高血压的患病率＞90%。JNC-7[6]指出，55 岁血压正常者未来患高血压的风险为 90%。随着人口老龄化和高龄化，我国老年高血压的患病人数将明显增加。高血压是导致心血管疾病的主要危险因素，是全球范围内的重大公共卫生问题，我国有超过 50%的心血管疾病发病与高血压有关。与 60 岁以下的高血压患者相比，程度相似的血压升高，老年人发生心脑血管事件的危险性更高，明显增加了老年人发生冠状动脉粥样硬化性心脏病（冠心病）、脑卒中、肾衰竭、主动脉与外周动脉疾病等心血管疾病的危险，是老年人群致残和致死的主要原因之一。与中青年高血压患者相比，老年高血压的发病机制、临床表现和预后等方面均具有一定特殊性，本章将做系统介绍。

第一节 基础理论

一、病理生理

老年高血压的发生与多种机制有关，包括RAAS 和交感神经系统过度激活，大动脉弹性贮器功能减退，以及盐敏感性增加等多个因素。

随着年龄增长，动脉结构和功能发生改变，动脉壁中层弹力纤维减少，胶原纤维增多，钙质沉着，动脉硬化，动脉僵硬度增加，顺应性降低，大动脉弹性贮器功能减退，大动脉对血压的缓冲作用减弱，导致收缩压升高，脉压增大。与年轻人相比，老年人的血压曲线形态会发生明显变化，但血压曲线下面积无明显变化或稍有增加。对于青年人而言，收缩压不太高，舒张压不太低，此时心脏做功相对较少而心脏供血较好；对于老年人而言，收缩压较高，舒张压较低，此时心脏做功相对较多而心脏供血相对不足。

正常情况下，由于大动脉具有良好的弹性和扩张性，心脏收缩期约 60%的血量贮存在大动脉，40%的血量传输到外周循环，这种大动脉的弹性贮器作用可起到缓冲血压、减小心动周期中血压波动幅度的作用（图 5-60-1）。

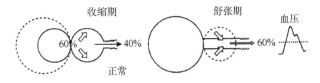

图 5-60-1 大动脉的弹性贮器作用

中青年高血压发生机制主要是由于交感神经系统和 RAAS 过度激活，外周血管阻力增加，而中青年大动脉弹性贮器作用尚好，因此在收缩期时更大比例的血量贮存在大动脉中，更小比例的血量在收缩期传输到外周循环，因此动脉压力波表现为舒张压幅度增加，脉压减小，临床表现为舒张期高血压（图 5-60-2）。

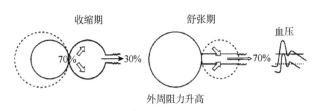

图 5-60-2 外周阻力升高对血压的影响

而老年高血压患者由于大动脉弹性贮器功能减退，在收缩期时更小比例的血量贮存在大动脉中，更大比例的血量在收缩期传输到外周循环，因此动脉压力波表现为收缩压幅度增加，舒张压降低，脉压增大，表现为 ISH（图 5-60-3）。

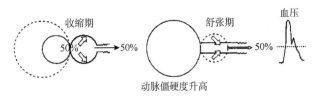

图 5-60-3 动脉僵硬度升高对血压的影响

动脉硬化、动脉僵硬度增加还可导致脉搏波速度增快，反射波速度也增快，反射波叠加在前向波的时相前移，更多成分的反射波叠加在前向波的收缩末期，使中心动脉增强压增大，增强指数增大，导致中心动脉收缩压升高，中心动脉舒张期压力失去了反射波的协同，衰减加速，舒张压降低，中心动脉压增大（图 5-60-4）。研究显示中青年中心动脉收缩压较肱动脉收缩压低 10～15mmHg，而老年人中心动脉收缩压与肱动脉收缩压接近（图 5-60-5）。中心动脉压是心脑肾重要脏器的真正灌注压，与心血管事件相关性强于外周血压[7]，中心动脉收缩压升高增加心脏后负荷，导致心室肥厚，心肌耗氧量增加；中心动脉压增大，舒张压下降导致心肌血供减少（图 5-60-6），尤其当老年高血压患者并存冠心病时，冠状动脉狭窄远端灌注压会更明显下降，加重心肌缺血，引发心脏事件。因此，老年高血压治疗应同时关注中心动脉压，选择降低外周血压的同时也选择可降低中心动脉收缩压及脉压的抗高血压药物。

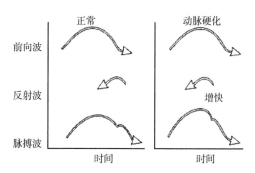

图 5-60-4 动脉硬化对中心动脉压力波的作用

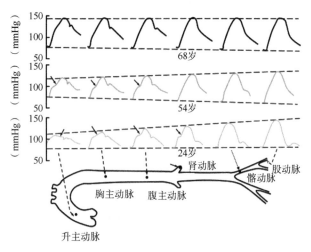

图 5-60-5 增龄对中心动脉压的影响

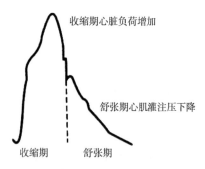

图 5-60-6 中心动脉压增大对心脏负荷及心肌灌注的影响

随着年龄增长，老年人肾功能减退，利钠物质生成减少及肾内钠/钾 ATP 酶活性降低可减少钠排出，加重全身性钠负荷。动脉硬化导致肾血管阻力增大，有效肾血流量减少导致局部 RAAS 激活，近端肾小管钠重吸收增加，进而导致容量负荷增高。动脉硬化使血管顺应性下降，在摄盐稍有增加时，血压即明显增加。研究显示老年盐敏感性高血压更常见。

二、老年人血压特点

（一）收缩压增高为主，脉压增大

老年人收缩压随年龄增长而升高，而舒张压在 50～55 岁后呈现降低的趋势，在老年高血压中 ISH 是最常见的类型（图 5-60-7）。

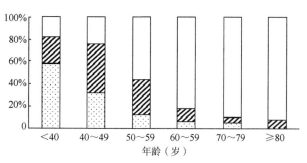

图 5-60-7 不同年龄段血压类型特点

研究[3, 7]显示 60 岁以上高血压患者中 65%为 ISH，70 岁以上高血压患者中 90%为 ISH。流行病学研究显示我国老年高血压中 ISH 达 21.5%，占老年高血压总数的 53.21%。大量流行病学研究显示，与舒张压相比，收缩压与心脑肾靶器官损害的关系更为密切，收缩压是心血管事件更强的独立预测因素。老年 ISH 临床研究显示降压治疗可明显降低心血管事件的风险，因此老年高血压治疗需重视收缩压的达标。脉压是反映动脉弹性的指标，脉压增加是老年高血压的主要特点，老年高血压患者脉压可达 50～100mmHg。大量研究表明，脉压增加是重要的心血管事件预测因子。Framingham 心脏研究[8]显示，老年人脉压是比收缩压和舒张压更重要的危险因素。中国收缩期高血压研究（systolic hypertension in China, Syst-China）、欧洲收缩期高血压研究（systolic hypertension in European, Syst-Eur）和欧洲工作组老年人高血压试验（European working party on high blood pressure in the elderly trial, EWPHE, EWPHE）等老年高血压研究显示，60 岁以上老年人的基线脉压水平与全因死亡、心血管死亡、脑卒中和冠心病发病均呈显著正相关。我国脑血管病患者脉压水平与脑卒中再发的关系研究[9]提示脉压水平与脑卒中复发密切相关，脉压越大，脑卒中复发危险越高。

（二）血压波动大

随着年龄的增长，主动脉弓、颈动脉窦压力感受器敏感性减退，大动脉硬化僵硬度增加，血管顺应性降低，对血压的缓冲作用降低，窦房结功能减退，自主神经调节功能减退及静脉功能不全等也使老年人血压调节能力减弱。血压变异性增大，血压随情绪、季节、体位的变化及进餐后更易出现明显波动，易发生直立性低血压或高血压、餐后低血压。白大衣高血压也很常见（同时白大衣现象也更明显，即诊室血压更明显高于家庭血压）。直立性低血压在 65 岁以上人群中患病比例达 20%，75 岁以上人群可达 30%，在住院和住养老院的老年人中可达 50%[10]。老年高血压者伴有糖尿病、低血容量，使用利尿剂、扩血管药或精神类药物者容易发生直立性低血压。餐后低血压在居家护理的老年人中患病率为 24%～36%[11]，在我国住院老年患者中为 74.7%[12]。其发病机制主要为餐后内脏血流量增加，回心血量和心排血量减少；压力感受器敏感性减低，交感神经代偿功能不全；餐后具有扩血管作用的血管活性肽分泌增多[13]。

Ohasama 研究[14]显示高血压患者血压波动大，心血管疾病和脑卒中风险明显增加，Ascot-BPLA 研究[15]显示血压波动大的高血压患者脑卒中与冠脉事件发生风险显著增加。

明显的动脉硬化在血压测量时升压不能使动脉受压塌陷也导致假性高血压出现。因此，对老年高血压患者进行血压评估时，要注意结合诊室血压、家庭血压及动态血压监测准确评估血压水平及节律，注意体位、餐后血压的变化，治疗过程关注有无低血压症状、重要脏器血供及功能状态。

（三）血压昼夜节律异常

血压昼夜节律异常表现为杓型节律消失，出现极度杓型或反杓型，晨峰高血压或清晨高血压更常见。临床研究显示，老年高血压患者血压昼夜节律异常的发生率高，表现为夜间血压下降幅度不足 10%（非杓型）或超过 20%（超杓型），使心脑肾等靶器官损害的危险明显增加[16]。老年高血压患者非杓型血压发生率可达 60% 以上。与年轻高血压患者相比，老年人靶器官损害程度与血压的昼夜节律更为密切。

（四）老年高血压患者的综合疾病多

老年高血压患者中继发性高血压较常见，评估时应注意有无肾动脉狭窄、慢性肾脏疾病、阻塞性睡眠呼吸暂停低通气综合征及原发性醛固酮增多症等继发原因，并注意有无合用非甾体类消炎药、糖皮质激素等影响血压的药物。

老年高血压患者常并发多种动脉粥样硬化性疾病及糖尿病、老年认知功能障碍、前列腺增生（男性）等多种疾病，常合用多种药物，治疗过程中易发生药物相互作用，增加不良事件的发生率。因此应对老年高血压患者进行全面综合评估，制定合理的治疗方案。

第二节　老年高血压的治疗

一、老年高血压的治疗原则

（一）循证证据

多项关于老年高血压的随机对照大规模临床试验，如 Syst-China、Syst-Eur、EWPHE 及 SPRINT 老年亚组研究[17]和老年高血压人群血压干预策略研究（Strategy of blood pressure intervention in the Elderly hypertensive Patients，STEP）[18]等结果显示，老年高血压患者降压治疗可降低总死亡率，可明显降低脑卒中和心血管事件的发生率。

Holzgreve DMH 对老年高血压临床试验的 Meta 分析[19]表明，降压治疗可使老年高血压患者总死亡率下降 20%，心血管死亡率下降 33%，致死性和非致死性脑卒中减少 40%，冠脉事件发生率降低 15%。研究分析显示平均降低 10mmHg 的收缩压和 4mmHg 的舒张压使治疗组脑卒中的危险性降低 30%、心血管事件发生率和死亡率降低 13%。纳入 8 项老年 ISH 试验的荟萃分析[20]显示 15 693 例 ISH 患者平均随访 3.8 年，降压治疗降低总死亡率 13%，心血管事件死亡率 18%，心血管疾病发生率 26%，脑卒中发生率 30%，冠脉事件发生率 23%。降压治疗可使老年人持久获益，70 岁以上的老年男性、脉压增加或存在心血管系统合并症者获益更多。

尽管许多老年高血压试验证明降压治疗可以使老年患者获益，但在全球范围内老年高血压治疗率及控制率均较低。Framingham 心脏研究[5]显示，随着年龄增长，接受降压治疗的高血压患者血压控制率逐渐下降。我国 2012～2015 年调查显示，≥60 岁人群高血压的知晓率、治疗率和控制率分别为 57.1%、51.4%和 18.2%[4]。

（二）降压目标值

老年高血压治疗的主要目标是保护靶器官，最大限度地降低心血管事件和死亡风险。临床试验证据表明[20-23]，对于血压中重度升高的老年患者，积极合理的降压治疗可以明显降低心血管事件发生率及全因死亡率，并且在心血管疾病高发的老年人群中降压治疗获益更大。

1. 老年高血压患者的推荐降压目标 临床试验证据表明[24, 25]，将老年人血压降至<150/90mmHg 可显著减少脑卒中、心力衰竭及冠心病的发生，JATOS 研究[26]显示老年高血压患者收缩压降至 138mmHg，与对照组（收缩压降至 147mmHg）相比，较低的血压水平并未能给患者带来更多的临床获益。INVEST 研究（国际维拉帕米 SR/群多普利研究）[27]显示，70～79 岁老年人收缩压控制在 135mmHg、≥80 岁老年人收缩压控制在 140mmHg 比收缩压<130mmHg 组死亡、心肌梗死、脑卒中的风险更低。PARTAGE 研究[28]共纳入 1127 例 80 岁以上的老年患者，研究终点为随访 2 年内的全因死亡率，结果显示服用 2 种以上抗高血压药物且收缩压<130mmHg 的受试者发生全因死亡的风险较其他患者增高 81%。

2013 年《ESH/ESC 高血压处理指南》[29]和 2014 年《美国成人高血压管理指南》JNC8[30]上调老年高血压治疗靶目标值。2013 年《ESH/ESC 高血压处理指南》建议对于老年高血压患者，当收缩压≥160mmHg 时应进行抗高血压药物治疗；<80 岁的老年高血压患者，如果能够耐受，收缩压在 140～159mmHg 之间也应该开始抗高血压药物治疗；对于其中收缩压≥160mmHg 的老年高血压患者，强烈推荐血压降至 140～150mmHg；≥80 岁、初始收缩压≥160mmHg 的老年高血压患者，只要身体状态和精神状态良好，收缩压可以控制在 140～150mmHg。JNC8 建议将<150/90mmHg 作为老年高血压患者的血压控制目标，同时指出，在药物治疗过程中若患者血压降至<140/90mmHg 且患者耐

受良好、无不良反应，则无须停药或降低治疗强度。2010 年《中国高血压防治指南》及 2011 年《老年高血压诊治专家共识》建议[31, 32]，对于收缩压水平介于 140～149mmHg 的老年患者，首先推荐积极改善生活方式，可考虑使用抗高血压药物治疗，治疗过程中需要密切监测血压变化，以及有无心脑肾灌注不足的临床表现；若患者血压≥150/90mmHg，应在指导患者改善生活方式的基础上使用抗高血压药物治疗，推荐将<150/90mmHg 作为老年高血压患者的血压控制目标值，若患者能耐受可进一步降低至 140/90mmHg 以下。

但血压靶目标值因 2015 年发布的 SPRINT 研究[33]结果又起波澜，SPRINT 研究显示强化降压（收缩压降至 120mmHg）与传统降压目标（140mmHg）相比，分别使受试者全因死亡风险降低 27%、心血管事件风险降低 25%，并且对于年龄在 75 岁以上的亚组获益更显著。特别要注意的是 SPRINT 研究采取了自动化诊室血压（automated office blood pressure，AOBP）测量[34]。该研究使用自动血压测量仪，受试者在无工作人员的房间休息 5min 后测量 3 次血压，取平均值，这并不是传统血压测量方法。AOBP 测量的血压通常要比传统血压测量方法低 10mmHg 左右，AOBP 有 4 个要素，即无人值守和未受干扰的空间、自动化电子血压测量、多个读数、平均值。越来越多的证据表明，AOBP 测量有助于消除白大衣效应，故应用于常规临床实践有巨大优势。正因为 AOBP 测量的突出优势，著名的高血压循证研究 ACCORD 试验和 SPRINT 研究均采用 AOBP 作为血压测量的方法。基于 SPRINT 研究的巨大影响，2016 年《加拿大高血压防治与评估指南》推荐收缩压≤120mmHg 作为部分高危患者（如年龄≥75 岁）的降压目标值，一定要注意这里指的是 AOBP 收缩压。2017 年《美国成人高血压预防、检测、评估和管理指南》[35]虽然没有用 AOBP 来定义高血压诊断标准、治疗目标值，但为了诊断与管理高血压，推荐在诊室中用更合适的方法来精准测量与记录血压，避免常见的错误，并强调越来越多的证据支持 AOBP 血压测量方法。2018 年《加拿大高血压防治与评估指南》[36]推荐诊室血压测量优先选择 AOBP 测量，高血压的诊断标准为 AOBP 收缩压≥135mmHg 或舒张压≥85mmHg。2019 年 AHA 血压测量声明[37]指出，AOBP 测量较听诊法

能提供更精确的血压测量值，提倡诊室血压测量选择 AOBP 测量。考虑到目前临床试验的证据主要来自传统的诊室血压测量，故多数高血压指南强调高血压诊断界值、降压治疗阈值和靶目标值均为传统诊室血压，《中国高血压防治指南（2018 年修订版）》[38] 指出，AOBP 测量可以减少白大衣效应，值得进一步研究推广。

SPRINT 研究之后，多项 Meta 分析也提示，收缩压<130mmHg 能明显降低心血管事件风险。汇集了 JATOS、VALISH 及 SPRINT 老年亚组等 4 项重要的老年高血压强化降压 RCT 研究的 Meta 分析[39]结果显示，强化降压（收缩压<140mmHg）可使主要心血管事件减少 29%，心血管死亡减少 33%，心力衰竭减少 37%。目前，老年高血压患者收缩压的控制标准在全球范围内仍有争议，但高血压血压目标值在经过 2014 年 JNC8 指南为代表的宽松时代后又重新趋于强化。2017 年《美国成人高血压预防、检测、评估和管理指南》[35]推荐年龄≥65 岁的老年高血压患者，收缩压目标值<130mmHg，对于有多种靶器官损害和心血管疾病且预期生命有限的老年高血压患者，则可以结合临床判断、患者意愿、医疗团队评价风险获益比后制订合理的降压目标值。2018 年《ESC/ESH 高血压处理指南》[40]推荐 65 岁以上的老年高血压患者包括 80 岁以上的高龄老年高血压患者，如果可以耐受，收缩压降至 130～139mmHg。《中国高血压防治指南（2018 年修订版）》[38]建议 65～79 岁的普通老年高血压患者，血压≥150/90mmHg 时推荐开始药物治疗；≥140/90mmHg 时可考虑药物治疗；≥80 岁的老年人，SBP≥160mmHg 时开始药物治疗；65～79 岁的老年高血压患者，首先应将血压降至<150/90mmHg；如能耐受，可进一步降至<140/90mmHg；≥80 岁的老年高血压患者应降至<150/90mmHg。2019 年《中国老年高血压管理指南》[41]推荐标准为<140/90mmHg。2020 年 ISH《国际高血压实践指南》[42]推荐年龄≥65 岁的老年高血压患者，如能耐受，目标血压应<140/90mmHg。

2021 年发布的 STEP[18]结果明确显示，对年龄在 60～80 岁的高血压者，与标准治疗（收缩压目标 130～150mmHg）相比，STEP 试验随访 1 年时，强化降压组（收缩压目标 110～130mmHg）及标准降压组的平均收缩压分别为 127.5mmHg 及

135.3mmHg；随访 3.34 年后，两组的平均收缩压分别为 126.7mmHg 与 135.9mmHg。研究结果显示脑卒中、急性冠脉综合征（急性心肌梗死和因不稳定心绞痛住院）、急性失代偿性心力衰竭、冠状动脉血运重建、心房颤动或心血管原因死亡的复合指标综合风险明显降低 26%，强化降压治疗组的脑卒中风险显著降低 33%，急性冠脉综合征风险明显降低 33%，急性失代偿期心力衰竭风险明显降低 73%。冠状动脉血运重建、心房颤动、心血管原因死亡风险也都表现出降低趋势，但不明显。除了低血压发生率在强化降压治疗组更高（3.4% vs 2.6%），两组的安全性（头晕、晕厥和骨折）和肾脏结局没有明显差异。STEP 研究显示将收缩压降至<130mmHg（平均为 127.5mmHg）的强化降压治疗，能够更加显著地降低心血管不良结局风险，尤其是脑卒中的风险。更加具有现实意义的是，STEP 研究为中国高血压管理和控制提供了确凿的循证医学证据，表明将收缩压降至 130mmHg 以下可为中国老年高血压患者带来心血管获益。STEP 研究印证了 SPRINT 老龄亚组分析的结论，无疑 STEP 夯实了进一步将收缩压降至<130mmHg 的目标血压水平的推荐，必将推动指南的迅速更新。

老年 ISH 患者在收缩压达标过程中，也要注意避免舒张压降得过低，研究显示舒张压下降过低，心血管不良事件发生风险升高。Hanson 研究[43]显示 ISH 患者舒张压下降 5mmHg，心血管事件上升 10%，若舒张压降至 55mmHg 以下，心血管事件增加 99%。对于≥80 岁的老年人，如果出现以下 3 种情况之一，则收缩压≥150mmHg 也是可以接受的：①合理选择 4 种及以上抗高血压药物且其剂量合理。②抗高血压药物引起了严重的不可接受的不良反应，如导致严重直立性低血压。③在降收缩压达标的过程中，舒张压已降至 65mmHg 以下。《中国高血压防治指南（2018 年修订版）》[2]建议老年 ISH 的药物治疗：舒张压<60mmHg 的患者如收缩压<150mmHg，可不用药物；如收缩压为 150～179mmHg，可用小剂量抗高血压药物；如收缩压≥180mmHg，需用抗高血压药物，用药过程中应密切观察血压的变化和不良反应。

老年人健康状况也是决定降压目标值重要因素。PARTAGE 研究[28]显示 80 岁以上、体质较弱者联合应用多种抗高血压药物且收缩压<130mmHg 的患者

死亡风险明显增高。对于一般健康状况较差、行动不便、认知功能障碍、独居、合并明显器质性疾病、身体衰弱者，其血压控制应更为宽松（<150/90mmHg甚至更高）。

老年高血压患者降压速度宜缓慢，在非紧急情况下，低龄老年高血压患者可在 3 个月内达到血压目标值，高龄老年高血压患者达标时间可以更长。如血压>180mmHg 时，先将血压降至 160mmHg 以下；如血压在 160～179mmHg，先降低血压 10～20mmHg，如能耐受，再逐步降低。

2. 合并衰弱的老年高血压的管理　衰弱是一种常见的老年综合征，其特征是个体的恢复力和生理储备下降，导致对外部压力源的脆弱性增加，增加了住院、跌倒、失能及死亡等一系列临床负性事件的发生风险[44, 45]。Meta 分析显示中国社区老年人衰弱患病率为 10%[46]。高血压患者中衰弱的患病率为 14%[47]，研究显示衰弱的高血压患者通常年龄较大，体力活动减少，白细胞计数较高，并且患有多种疾病，如心血管疾病、糖尿病、骨质疏松症、抑郁症、认知障碍和听力损失等，使用多种药物意味着发生药物相互作用和不良反应的风险更高。

衰弱的高血压患者是一组复杂且高度脆弱的人群，其临床特征表明其具有心血管事件高风险，抗高血压治疗可能有潜在的益处，但其他一些特征又显示衰弱的高血压患者容易发生治疗相关的并发症，如晕厥、跌倒、电解质失衡和肾功能障碍。虽然 HYVET 亚组分析[48]与 SPRINT 研究[49, 50]均表明衰弱老年人也可从强化降压治疗中获益，但也有研究显示衰弱是影响高龄老年人降压治疗获益的重要因素之一。Meta 分析[51]表明，在衰弱人群中，与收缩压>140mmHg 相比，收缩压<140mmHg 的死亡率没有差异。在没有衰弱的情况下，与收缩压>140mmHg 相比，收缩压<140mmHg 与较低的死亡风险相关。2017 年 ESH 和欧洲老年医学学会的声明[52]建议，体弱老年人的降压治疗应将收缩压的"安全范围"定为 130～150mmHg，《2019 中国老年高血压管理指南》[41]建议经评估确定为衰弱的高龄高血压患者，血压≥160/90mmHg，应考虑启动抗高血压药物治疗，收缩压控制目标为<150mmHg，但尽量不低于 130mmHg。这可能有助于提供心血管益处，同时最大限度地降低低血压相关并发症的风险。

因此，收缩压<130mmHg 的患者应减少或停用抗高血压药物，以防止过度降压。上述指南均明确强调，衰弱评估是正确管理老年人高血压的基本先决条件，治疗开始前应仔细评估衰弱程度，确定那些不太可能耐受降压并从降压中获益的患者，以及治疗期间及时识别需要调整治疗的衰弱状态变化。2019 年《中国老年高血压管理指南》[41]指出尽管 HYVET 亚组分析与 SPRINT 研究均表明衰弱老年人也可从强化降压治疗中获益，但由于入选研究对象相对健康和评估方法不统一，衰弱对老年高血压预后的影响及衰弱老年人的血压控制目标尚需要进一步研究。

3. 高龄老年高血压　流行病学研究表明对于<80 岁的人群，血压水平与心血管疾病的发病率呈正相关，大量临床研究已证实降压治疗使<80 岁高血压患者获益，能预防心血管并发症，明显降低脑卒中、心肌梗死及死亡风险。但针对≥80 岁的高龄老年人血压水平与心血管病的发病率的相关性研究及高龄老年高血压降压治疗临床研究相对较少。

流行病学研究表明，80 岁或 85 岁以上人群血压较高时，生存率更高，这可能是因为较低血压的患者合并了一些疾病，如心脏疾病、痴呆及肿瘤。一些研究在对死亡预测因素进行校正后，血压与死亡的负相关性消失，但另外一些研究仍显示血压与死亡呈负相关。INDANA Meta 分析[53]纳入 8 个随机对照临床试验中年龄≥80 岁的高血压患者亚组，共有 1670 例患者，结果显示抗高血压药物治疗使致命性和非致命性脑卒中的发生率降低了 34%（P=0.014），严重心血管事件和心力衰竭的发生率分别减少了 22%和 39%，但治疗并不能减少心血管疾病死亡，全因死亡有增加趋势。HYVET 先期可行性研究（HYVET-PILOT）[52]是国际多中心进行的开放研究，结果显示药物治疗组脑卒中事件减少53%，致死性脑卒中减少 43%，但治疗组死亡率增加，研究表明，1000 人年治疗可减少 19 例脑卒中事件，但增加 20 例非脑卒中死亡。HYVET 试验[54]是针对 80 岁以上高龄老年高血压患者的大规模随机、双盲、安慰剂对照临床试验，其结果与HYVET-PILOT 大相径庭，HYVET 试验结果提示：高龄高血压患者收缩压≥160mmHg 接受以吲达帕胺缓释片为基础（合用或不用培哚普利）的降压治疗，目标血压水平是 150/80mmHg，可使高龄老年高血压患者获益，并且脑卒中死亡和总死亡的危险明显下降。HYVET 亚组研究结果显示，降压治疗并不会增加高龄高血压患者发生痴呆的风险，还可能使患者额外获益。

HYVET 研究观察的是身体健康状况良好的老年高血压患者，但对高龄老年高血压患者中体质更虚弱的人群，收缩压＜160mmHg 的降压益处尚不明确；目标血压低于 150/80mmHg 是否获益还需要进一步的研究证实。由于＞80 岁高龄老年高血压患者脏器储备功能明显减退，维持内环境稳定的调节能力明显减弱，常合并心、脑、肾疾病及糖尿病等多种疾病，并常使用多种药物，使其治疗更困难，更容易发生药物不良反应。在治疗过程中需要注意评估伴随疾病的影响，并加强靶器官的保护，避免过度降低血压。高龄老年高血压患者的抗高血压药物选择应更谨慎，从小剂量开始，遵循平稳缓慢适度的原则，尽量减少血压过度波动，在数周甚至数月内逐渐使血压达标，并选择对代谢内环境稳定影响小的药物，HYVET 研究之所以能不同于既往研究取得阳性结果，除研究人群的临床特征及血压目标外，治疗组与安慰剂治疗组间血钾、血糖、肌酐和尿酸等代谢性指标无显著性差异也不无关系。若治疗过程中出现头晕、直立性低血压、心绞痛等心、脑血管灌注不足症状时应及时调整药物剂量。应密切监测血压水平，特别是立位血压，警惕直立性低血压。

《高龄老年人血压管理中国专家共识》[55]建议为了保证重要器官的血流灌注，应避免使收缩压＜130mmHg，舒张压＜60mmHg。总之，对高龄老年高血压患者应综合考虑其健康状况、并存疾病、多重用药风险及依从性，继而决定是否开始药物治疗。治疗过程中，应密切监测血压，并关注降压治疗对患者的影响和耐受性，以便及时调整治疗方案。2019 年《中国老年高血压管理指南》[41]建议高龄老年高血压患者采用分阶段降压，血压≥150/90mmHg，即启动抗高血压药物治疗，首先将血压降至＜150/90mmHg，若能耐受，收缩压可进一步降至＜140mmHg。治疗过程中，应密切监测血压（包括立位血压）并评估耐受性，若出现低灌注症状，应考虑降低治疗强度。

二、老年高血压的治疗方法

（一）非药物治疗

对于老年高血压患者，治疗性的生活方式改变包括纠正不良生活方式和不利于身心健康的行为及习惯，是降压治疗的基础，也是高血压治疗的重要部分。老年高血压患者可通过减轻体重、戒烟、减轻精神压力、减少食盐摄入、酒精摄入、适度运动等进行血压控制。特别是合并代谢综合征、糖耐量受损的老年高血压患者，生活方式干预对改善预后尤为重要。

非药物干预是老年高血压的基础治疗措施，TONE 研究[56]探讨老年高血压患者体重减轻或钠摄入量降低是否有益。该研究共纳入 975 名接受单一抗高血压药物治疗，收缩压低于 145mmHg，舒张压低于 85mmHg，年龄在 60～80 岁的老年高血压患者。其中 585 名肥胖患者被随机分为减少钠盐的摄入、减轻体重，减少钠盐的摄入加减轻体重或常规治疗组（对照组），另外 390 名非肥胖患者随机分为减少钠盐的摄入组或常规治疗组。3 个月的干预后停用抗高血压药物。平均随访 29 个月。终点事件为血压超过 150/90mmHg，再次服用抗高血压药物发生高血压相关并发症。研究结果显示与未减少钠盐摄入组相比，减少钠盐摄入组终点事件发生率下降 31%；在肥胖组，减轻体重组与未减重组相比，终点事件发生率下降 30%；减少钠盐摄入组与常规治疗组相比，终点事件发生率显著下降 40%，减少钠盐摄入加减轻体重组与常规治疗组相比终点事件发生率下降 53%。研究显示减少钠盐摄入和减轻体重可有效降低老年高血压患者的血压。2021年发布的代盐和中风研究[57]，在我国农村地区 600个村庄开展，共纳入了近 21 000 例有脑卒中或高血压病史的居民。受试者平均年龄为 65.4 岁，平均随访时间为 4.74 年，研究发现使用含钾代盐与普通食盐相比，使用含钾代盐组收缩压比对照组低3.3mmHg，使用含钾代盐可以明显减少脑卒中（14%）、主要心血管事件（13%）和死亡（12%），在所有患者亚组中都观察到了这些益处，包括不同年龄、性别、教育背景，以及不同心血管疾病、糖尿病、高血压病史的患者，食用含钾代盐有助于预防脑卒中。在含钾代盐组，由高钾血症引起的严重不良事件发生率没有明显升高。

（二）药物治疗

合理选择抗高血压药物有利于提高老年高血压患者治疗依从性和血压达标率，保护靶器官，降低心血管疾病的发病率及病死率。老年高血压降压治疗的理想药物应符合以下条件：①平稳、有效；②安全性好，不良反应少；③服用简便，依从性好。

常用的五类抗高血压药物CCB、ACEI、ARB、利尿剂和β受体阻滞剂，以及由上述药物组成的单片复方制剂都可作为老年高血压患者的治疗选择。

老年高血压患者动脉僵硬度增加，脉搏波及反射波速度增快，表现为外周动脉及中心动脉收缩压升高，脉压增加，从老年高血压病理生理机制上宜选择降低外周血压同时有益于降低中心动脉压的药物。利尿剂、钙拮抗剂和RAAS抑制剂（ACEI/ARB）是比较适合老年人的抗高血压药物，可以作为老年人降压治疗的基本药物单独和联合使用（不推荐ACEI与ARB联合）。对某些个体，非传统抗高血压药硝酸酯类可能效果较好[58]。

在经济条件允许的条件下，最好选用每天1次具有24h平稳降压作用的长效抗高血压药物，其优点是有助于提高患者治疗的依从性，更平稳地控制血压，保护靶器官，减少发生心血管事件的危险性。

1. 利尿剂 主要通过利钠排尿，降低容量负荷发挥降压作用，通过排钠而降低血管平滑肌细胞内Na^+的浓度，进而通过Na^+-Ca^{2+}交换机制降低血管平滑肌细胞内Ca^{2+}的浓度而降低血管平滑肌对缩血管物质的反应性，增强对舒血管物质的敏感性，降低外周血管阻力发挥降压作用。

常用的降压利尿剂包括噻嗪类利尿剂、袢利尿剂和保钾利尿剂。噻嗪类利尿剂可有效降低老年高血压患者的血压，尤其对盐敏感性高血压、ISH、合并心力衰竭的老年高血压疗效确切，也是顽固性高血压的基础用药。与ACEI、ARB联用，其降压作用明显增强。同时该类药物还有助于增加骨密度及血钙浓度，因此合并骨质疏松或钙调节功能紊乱的高血压患者也推荐使用。研究显示噻嗪类利尿剂可明显降低老年高血压患者心血管事件及肾损害的发生率，高血压防治指南推荐噻嗪类利尿剂作为老年高血压患者的初始抗高血压药物，但用药期间需监测电解质情况。其不良反应与剂量密切相关，

故通常应采用小剂量，对代谢影响小。噻嗪类利尿剂可引起低血钾，长期应用者应定期监测血钾；痛风者禁用；高尿酸血症，以及明显肾功能不全者慎用；肌酐清除率<30ml/（min·1.73m²）的患者如需使用利尿剂，应使用袢利尿剂，如呋塞米等。

2. CCB 包括二氢吡啶类和非二氢吡啶类CCB，通过阻断血管平滑肌钙通道发挥扩张血管、降低血压作用，临床研究显示二氢吡啶类CCB用于老年高血压降压治疗，疗效确切，耐受性好，可明显降低脑卒中和心血管事件。指南推荐长效二氢吡啶类CCB作为老年高血压患者治疗的初始用药或联合用药的基本药物，尤其适用于ISH，伴稳定型心绞痛、颈动脉粥样硬化及外周血管病的高血压患者。由于随着年龄的增长，老年人可能出现心脏传导系统的退行性病变，加重心脏传导阻滞的非二氢吡啶类CCB维拉帕米、地尔硫草需谨慎使用。由于老年患者发生直立性低血压的风险明显高于年轻患者，需避免使用快速降压的二氢吡啶类药物，警惕降压过快、过低致脏器供血不足，诱发心血管事件。硝苯地平、维拉帕米、地尔硫草禁用于左心室收缩功能不全的患者。

3. ACEI/ARB ACEI降压作用明确，对糖脂代谢无不良影响。限盐或加用利尿剂可增强ACEI的降压效应，尤其适用于伴慢性心力衰竭、心肌梗死后伴心功能不全、糖尿病肾病、非糖尿病肾病、代谢综合征、蛋白尿或微量白蛋白尿的老年高血压患者。最常见不良反应为持续性干咳，多见于用药初期，症状较轻者可坚持服药，不能耐受者可改用ARB。偶见血管神经性水肿。长期应用有可能导致血钾升高，应定期监测血钾和血肌酐水平。禁忌证为双侧肾动脉狭窄、高钾血症及妊娠女性。

ARB可降低高血压患者心血管事件风险，降低糖尿病或肾脏疾病患者的蛋白尿及微量白蛋白尿，尤其适用于伴左室肥厚、心力衰竭、心房颤动、糖尿病肾病、代谢综合征、微量白蛋白尿或蛋白尿的老年高血压患者，以及不能耐受ACEI的患者。ARB不良反应少见，长期应用可升高血钾，应注意监测血钾及肌酐水平变化。双侧肾动脉狭窄、妊娠女性、高钾血症者禁用。

4. β受体阻滞剂 主要通过抑制过度激活的交感神经活性、抑制心肌收缩力、减慢心率发挥降压作用。β受体阻滞剂尤其适用于伴快速性心律失

常、冠心病心绞痛、慢性心力衰竭、交感神经活性增高及高动力状态的高血压患者。高度心脏传导阻滞、哮喘患者为禁忌证。老年人常合并窦房结功能减退，使用应从小剂量开始，注意监测。

Meta 分析[34]显示，β 受体阻滞剂对不同年龄阶段的疗效不同，中青年高血压患者使用 β 受体阻滞剂的疗效与其他抗高血压药物相似，而对老年高血压疗效差于其他抗高血压药物。因此，老年高血压患者除非有使用 β 受体阻滞剂的强适应证，否则不建议初始治疗时首选 β 受体阻滞剂。

5. α 受体阻滞剂　一般不作为高血压治疗的首选药，适用于高血压伴前列腺增生患者，也适用于顽固性高血压患者的治疗，开始用药应在入睡前，以防直立性低血压发生，使用中注意测量坐立位血压，最好使用控释制剂。直立性低血压者禁用，心力衰竭者慎用。

6. 血管紧张素受体脑啡肽酶抑制剂（angiotensin receptor neprilysin inhibitor，ARNI）　ARNI 为通过增强利钠肽的血压调节作用，同时抑制 RAAS 的活性而实现多途径降压的新型药物，其中沙库巴曲缬沙坦对原发性高血压患者具有很好的降压作用，对心脏、肾和血管等靶器官也表现出优越的保护作用，可多途径阻断心血管事件链，降低心血管事件的发生风险。我国国家药品监督管理局已批准沙库巴曲缬沙坦钠治疗原发性高血压适应证。

近期发表的《沙库巴曲缬沙坦在高血压患者中临床应用的中国专家建议》[59]和《沙库巴曲缬沙坦钠在基层心血管疾病临床应用的专家共识》[60]建议将沙库巴曲缬沙坦钠用于原发性高血压患者的降压治疗，尤其是老年高血压、盐敏感性高血压、高血压合并心力衰竭、高血压合并左室肥厚、高血压合并慢性肾病（1～3 期）和高血压合并肥胖的患者；对重度肾功能损害[eGFR＜15ml/（min·1.73m²）]、肾动脉狭窄及中度以上肝功能损害者应慎用；妊娠期和哺乳期女性、使用 RAAS 抑制剂出现血管神经性水肿者禁用；脑啡肽酶抑制剂联合 ACEI 可能增加血管性水肿的潜在风险，因此不建议同时服用沙库巴曲缬沙坦钠与 ACEI。如果患者既往应用 ACEI，必须先停止 ACEI 治疗至少 36h 后才可应用沙库巴曲缬沙坦钠，如停止沙库巴曲缬沙坦钠治疗，必须在沙库巴曲缬沙坦钠末次给药 36h 之后才能开始应用 ACEI。

2016 年公布的 PARAMETER 研究结果显示，与 ARB 类药物奥美沙坦相比，ARNI 类药物沙库巴曲缬沙坦钠可更明显降低老年高血压患者的中心动脉收缩压和脉压水平。收缩期高血压提示患者的心力衰竭风险较高，而脉压大提示动脉硬化，在伴有动脉硬化的老年人中降低收缩压和脉压有助于降低其心血管疾病和心力衰竭风险，沙库巴曲缬沙坦钠可能在心脏病、脑卒中和心力衰竭预防中提供更大的保护作用。一个重要的、前所未有的发现是沙库巴曲缬沙坦钠能够明显降低夜间血压水平。夜间血压是心血管疾病风险的强预测因子。

（三）老年人降压治疗应注意的问题

1. 个体化治疗　绝大多数有关高血压的随机对照研究的入选人群的平均年龄在 60 岁，只有少数研究专门探讨老年人，尤其是高龄老年人的降压问题，研究的药物主要为利尿剂和 CCB（β 受体阻滞剂和 RAAS 抑制剂研究较少），探讨联合治疗方案的对比、不同目标血压值的对比，以及在不同临床情况下如何降压也研究较少。因此，对老年人的降压治疗，尤其是高龄老年人的降压治疗，目前仍然以经验性治疗为主。对于具体的老年患者，我们应该充分考虑患者的年龄、靶器官损害、相关危险因素、基础血压水平及患者的耐受情况，以期最大限度地减少靶器官损害，同时又充分保证各个器官的血流灌注，从而最大程度地减少由于高血压而导致的心血管事件。

2. 社会心理因素的影响　老年人可能因为很小的不易觉察的心理波动即会引起明显的血压波动。临床上询问血压波动大的老年人时，他们通常表示生活条件很好，可是再细问通常发现，他们的子女多长期不在身边，缺少交流，经常失眠，担心自己的身体等，从而出现明显的血压波动。对于血压出现明显波动的患者，不能一味地反复换药，应找出波动的内在原因再进行处理。有时心理疏导比药物更有效。

3. 基础血压水平　每个人的基线血压（血压升高前几年的血压）不同，因而其对血压水平的耐受性也不同。长期适应较高血压的患者，如果在短时间内将血压降至正常，患者会出现器官灌注不足的问题。图 5-60-8 为不同个体增龄-血压变化曲线。病例 1 为缓慢升至高血压，若短时间内降至正常，则易出现不耐受情况；病例2血压攀升较为急骤，短时间降至正常，患者耐受性较好。因此，在决定降压治疗时，了解患者的血压变化情况是非常重要的。

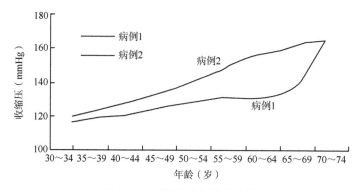

图 5-60-8　增龄-血压变化曲线

4. 合并症多　老年高血压患者常伴有冠心病、脑血管病、慢性阻塞性肺疾病、糖尿病、前列腺肥大等疾病，且同时服用多种药物。若血压长期控制不理想，更易发生或加重靶器官损害，显著增加心血管疾病死亡率及全因死亡率。

（1）合并左室肥厚：高血压常会引起左室肥厚，出现左室肥厚之后心脏的供血就会相应增加，部分消耗心脏的血流储备功能。另外，与无左室肥厚者相比，当血压下降到不太低的水平（如冠脉灌注压≤90mmHg）时，就会出现心脏冠脉血流的急剧下降，说明其调节功能明显减退。而无左室肥厚的患者，冠脉灌注压降至≤70mmHg 时才会出现冠脉血流的急剧下降（图 5-60-9）。因此，对于伴有左室肥厚的高血压患者在降压时要关注其冠脉血流的调节能力。

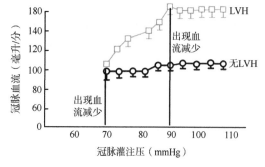

图 5-60-9　伴或不伴左室肥厚冠脉灌注压与
冠脉血流的关系

（2）合并冠心病：冠心病是长期高血压的严重结果。冠心病患者由于冠脉狭窄，其远端血管明显扩张，冠脉血流的调节严重依赖冠脉灌注压；同时，由于大动脉硬化本身使冠脉的储备功能明显下降，因此当血压下降时很容易出现心肌供血不足的情况，患者会出现心绞痛发作甚至会导致心肌梗死[61]。INVEST 研究发现，对于老年冠心病患者，舒张压维持在 70mmHg 左右，收缩压维持在 140mmHg 左右比较理想，如果进一步降低，则可能导致心血管事件的增加[55]（图 5-60-10）。对于老年心肌梗死后或接受血运重建治疗的患者，其理想的血压水平尚不清楚。

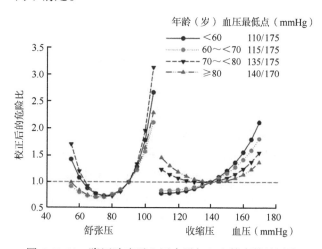

图 5-60-10　降压治疗后血压水平与心血管事件的风险

（3）前列腺肥大：几乎所有的老年男性患者均合并不同程度的前列腺肥大，常有尿频、尿急，并可能发生尿潴留，这些症状易导致患者精神紧张、情绪波动和睡眠不足，从而使血压产生明显的波动；夜间反复起夜会引起反复、急剧的体位变化，易导致直立性低血压并引起跌倒和晕厥等。对于前列腺肥大患者，通常为缓解症状而服用 α 受体阻滞剂，这更容易导致血压降低及直立性低血压。有不少前列腺肥大高血压患者，其血压控制不佳，当医生建议加用氢氯噻嗪等利尿剂时，患者常不接受，他们认为自己的尿量已经很大，再利尿会导致严重问题，遇到此情况，医生应多加解释。在老年人降压治疗前，应仔细了解相关情况并进行解释及注意调整用药，以防血压明显波动和意外情况发生。

（4）血压变异：适度的血压变化往往是机体为了适应不同状态下对血流的需要。直立、运动、激动或晨起时全身需要的血流量较大，此时必须通过升高血压才能满足需要；卧位、休息及睡眠时，机体需要的血流量较小，血压下降。体位等突然变化时，机体通过一些调节反应使血压平稳以保证全身脏器血流的需要。但由于各种原因，老年人机体的调节能力明显下降，因而易出现血压明显波动，如晨起血压明显升高、直立性低血压、餐后低血压等，血压的明显波动不仅能造成器官的损害和功能衰竭，也可能因为血压急剧下降而出现晕厥、跌倒并造成骨折、颅内出血及死亡等严重后果。同时，明显的血压波动也给降压治疗带来了极大的困难。临床上遇到这种情况，我们应该密切观察患者的血压，包括动态血压监测、体位性血压改变、家庭自测血压，并要将血压的变化与服药情况、情绪变化、运动、进餐、体位变化、大小便及自觉症状等联系起来，以便调整治疗方案。在治疗时既要使血压的平均水平基本正常又要减少血压明显波动。

（5）服药方法：对于夜间血压升高、晨起血压升高及血压控制不理想的患者，将部分药物放在睡前服用，可能对血压的控制很有帮助。基于 MAPEC 研究[62]的结果，2013 年《美国糖尿病指南》推荐糖尿病合并高血压患者在睡前服用一种或多种抗高血压药。通过对 MAPEC 研究结果的分析发现，几乎所有的药物均可放在睡前服用，笔者担心以下问题：①β 受体阻滞剂放在睡前服用会不会导致夜间心率太慢等问题。其实，人体是一个机能非常完善的系统，晨起后交感神经兴奋度明显增加，此时 β 受体阻滞剂作用很强；而夜间以迷走神经张力为主，β 受体阻滞剂的作用比较微弱，因而也不易出现心动过缓等严重问题。②在睡前服用利尿剂会不会导致夜尿显著增加等问题。其实，对于高血压患者，虽然容量增加是一个重要机制，但血容量的增加幅度是很小的（与心力衰竭、肾衰竭明显不同），之所以导致血压明显升高，是由于血管容积有限

（特别是在动脉硬化时）致血流的储备及缓冲能力下降，当不能压缩的血流量稍有增加时，血压即明显升高。因此，稍微减少血容量即能明显降低血压。而长时间使用氢氯噻嗪等利尿剂后，其利尿作用轻微，不会对老年高血压患者造成不便。

（曾学寨　刘德平）

参 考 文 献

[1] 国家统计局. 第七次全国人口普查主要数据情况[EB/OL]. http：//www. stats. gov. cn/tjsj/zxfb/202105/ t20210510_1817176. html. [2021-05-11].

[2] Chalmers J. Guideline for the management of hypertension[J]. Med J Aust, 1999, 171：58-59.

[3] 中国居民营养与健康状况调查技术执行组. 中国居民 2002 年营养与健康状况调查[J]. 中华流行病学杂志, 2005, 26（7）：78-84.

[4] 李苏宁, 陈祚, 王增武, 等. 我国老年高血压现状分析[J]. 中华高血压杂志, 2019, 27（2）：40-50.

[5] Franklin Gustin W, Wong ND, et al. Hemodynamic patterns of age-related changes in blood pressure. The Framingham Heart Study[J]. Circulation, 1997, 96（1）：8-15.

[6] Chobanian AV, Bakris GL, Black HR, et al. The seventh report of the joint national committee on prevention, detection, evaluation, and treatment of high blood pressure: The JNC 7 report [J]. JAMA, 2003, 289（19）：560-572.

[7] Burt VL, Whelton P, Roccella EJ, et al. Prevalence of hypertension in the US adult population. Results from the third national health and nutrition examination survey, 1988-1991[J]. Hypertension, 1995, 25（3）：5-13.

[8] Franklin SS, Larson MG, Khan SA, et al. Does the relation of blood pressure to coronary heart disease risk change with aging? The Framingham Heart Study[J]. Circulation, 2001, 103：245-249.

[9] 中国降压治疗预防脑卒中再发研究协作组. 脑血管病患者脉压水平与脑卒中再发的关系[J]. 中国循环杂志, 2003, 18：84-87.

[10] 孙宁玲, 赵连友. 高血压诊治新进展[M]. 北京：中华医学电子音像出版社, 2011：3-6, 87-94, 100-104.

[11] Luciano L, Brennan MJ, Rothberg MB. Postprandial hypotension[J]. Am J Med, 2010, 123：281.

[12] 官玉红, 寒在金, 彭雯. 住院老年人餐后低血压研究[J]. 实用老年医学, 2002, 16：95-97.

[13] 曾学寨, 刘德平. 老年人餐后低血压[J]. 中华老年医学杂志, 2005, 24（6）：76-78.

[14] Kikuya M, Ohkubo T, Metoki H, et al. Day-by-Day

variability of blood pressure and heart rate at home as a novel predictor of prognosis the Ohasama Study[J]. Hypertension, 2008, 52（6）: 45-50.

[15] Rothwell PM, Howard SC, Dolan E, et al. Effects of β blockers and calcium-channel blockers on within-individual variability in blood pressure and risk of stroke[J]. Lancet Neurology, 2010, 9（5）: 69-80.

[16] Kario K, Shimada K. Risers and extreme-dippers of noctumal blood pressure in hypertension: Atihypertensive strategy for nocturnal blood pressure[J]. Clin Exp Hypertens, 2004, 26: 77-89.

[17] Williamson JD, Supiano MA, Applegate WB, et al. Intensive vs standard blood pressure control and cardiovascular disease outcomes in adults aged>/=75 years: Randomized clinical trial [J]. JAMA, 2016, 315（24）: 673-682.

[18] Zhang W, Zhang S, Deng Y, et al. Trial of intensive blood-pressure control in older patients with hypertension[J]. N Engl J Med, 2021, （8）: 1472-1472.

[19] Holzgreve DMH, Middeke DMM. Treatment of hypert-ension in the elderly[J]. Drugs, 1993, 46（2）: 4-31.

[20] Staessen JA, Gasowski J, Wang JG, et al. Risks of untreated and treated isolated systolic hypertension in the elderly: Eta-analysis of outcome trials[J]. Lancet, 2000, 355: 65-72.

[21] Amery A, Birkenhager W, Brixko P, et al. Mortality and morbidity results from the European Working Party on high blood pressure in the elderly trial[J]. Lancet, 1985, 1（8442）: 349-354.

[22] Dahlof B, Lindholm LH, Hansson L, et al. Morbidity and mortality in the Swedish trial in old patients with hypertension（STOP-Hypertension）[J]. Lancet, 1991, 338（8778）: 281-285.

[23] SHEP Coperative Research Group. Prevention of stroke by antihypertensive drug treatment in older persons with isolated systolic hypertension. Final results of the Systolic hypertension in the Elderly Program（SHEP）. SHEP Cooperative Research Group[J]. JAMA, 1991, 265（24）: 255-64.

[24] Rakugi H, Ogihara T, Goto Y, et al. Comparison of strict-and mild-blood pressure control in elderly hypertensive patients: Per-protocol analysis of JATOS [J]. Hypertens Res, 2010, 33（11）: 124-128.

[25] Ogihara T, Saruta T, Rakugi H, et al. Target blood pressure for treatment of isolated systolic hypertension in the elderly: Alsartan in elderly isolated systolic hypertension study[J]. Hypertension, 2010, 56（2）: 96-202.

[26] Kawano Y, Ogihara T, Saruta T, et al. Association of blood pressure control and metabolic syndrome with cardiovascular risk in elderly Japanese: ATOS study [J]. Am J Hypertens, 2011, 24（11）: 250-256.

[27] Denardo SJ, Gong Y, Nichols WW, et al. Blood pressure and outcomes in very old hypertensive coronary artery disease patients: An INVEST substudy[J]. Am J Med, 2010, 123（8）: 19-26.

[28] Benetos A, Gautier S, Labat C, et al. Mortality and cardiovascular events are best predicted by low central/peripheral pulse pressure amplification but not by high blood pressure levels in elderly nursing home subjects: The PARTAGE（predictive values of blood pressure and arterial stiffness in institutionalized very aged population）study[J]. J Am Coll Cardiol, 2012, 60: 503-511.

[29] Mancia G, Fagard R, Narkiewicz K, et al. 2013 ESH/ESC Guidelines for the management of arterial hypertension[J]. Eur Heart J, 2013, 34（28）: 108-109.

[30] James PA, Oparil S, Carter BL, et al. 2014 evidence-based guideline for the management of high blood pressure in adults: Eport from the panel members appointed to the eighth Joint National Committee（JNC 8）[J]. JAMA, 2014, 311（5）: 7-20.

[31]《中国高血压防治指南》修订委员会. 中国高血压防治指南 2010[J]. 中华心血管病杂志, 2011, 39（7）: 579-616.

[32] 老年高血压诊断与治疗中国专家共识组. 老年高血压的诊断与治疗中国专家共识（2011 版）[J]. 中华内科杂志, 2012, 51（1）: 76-82.

[33] The SPRINT Research Group. A randomized trial of intensive versus standard blood-pressure control[J]. N Engl J Med, 2015, 373（22）: 103-116.

[34] 曾学寨, 刘德平. 自动化诊室血压测量[J]. 中国心血管杂志, 2019, 24（2）: 2-4.

[35] Whelton PK, Carey RM, Aronow WS, et al. 2017 ACC/AHA/AAPA/ABC/ACPM/AGS/APhA/ASH/ASPC/NMA/PCNA guideline for the prevention, detection, evaluation, and management of high blood pressure in adults. A report of the American College of Cardiology/American Heart Association task force on clinical practice guidelines[J]. Hypertension, 2018, 71（19）: e227-e248.

[36] Nerenberg KA, Zamke KB, Leung AA, et al. Hypertension Canada's 2018 guidelines for diagnosis, risk assessment, prevention, and treatment of hypertension in adults and children[J]. Can J Cardiol, 2018, 34（5）: 506-525.

[37] Muntner P, Shimbo D, Carey RM, et al. Measurement of blood pressure in humans: Scientific statement from the American Heart Association[J]. Hypertension, 2019, 73

（5）：e35-e66.

[38] 《中国高血压防治指南》修订委员会，高血压联盟（中国），中华医学会心血管病学分会，等. 中国高血压防治指南（2018 年修订版）[J]. 中国心血管杂志，2019，24（1）：24-56.

[39] Bavishi C, Bangalore S, Messerli FH. Outcomes of intensive blood pressure lowering in older hypertensive patients[J]. J Am Coll Cardiol, 2017, 69（5）：86-93.

[40] Williams B, Mancia G, Spicring W, et al. 2018 ESC/ESH guidelines for the management of arterial hypertension. The task force for the management of arterial hypertension of the European Society of Cardiology（ESC）and the European Society of Hypertension（ESH）[J]. G Ital Cardiol（Rome）, 2018, 19（11 Suppl 1）：3S-73S.

[41] 中国老年医学学会高血压分会，国家老年疾病临床医学研究中心，中国老年心血管病防治联盟. 中国老年高血压管理指南 2019[J]. 中国心血管杂志，2019，24（1）：1-23.

[42] Unger T, Borghi C, Charchar F, et al. 2020 International Society of Hypertension global hypertension practice guidelines[J]. J Hypertens, 2020, 38（6）：982-1004.

[43] Hansson L, Zanchetti A, Carruthers SG, et a1. Effects of intensive blood pressure lowering and low dose aspirin in patients with hypertension：Rincipal results of the Hypertension Optimal treatment（HOT）randomized trial[J]. Lancet, 1998, 351（9118）：755-762.

[44] Fried LP, Tangen CM, Walston J, et al. Frailty in older adults：Vidence for a phenotype[J]. J Gerontol A Biol Sci Med Sci, 2001, 56（3）：146-156.

[45] Clegg A, Young J, Iliffe S, et al. Frailty in elderly people[J]. Lancet, 2013, 381（9868）：52-62.

[46] He B, Ma Y, Wang C, et al. Prevalence and risk factors for frailty among community-dwelling older people in China：Systematic review and meta-analysis[J]. J Nutr Health Aging, 2019, 23（5）：42-50.

[47] Ma L, Chhetri JK, Liu P, et al. Epidemiological characteristics and related factors of frailty in older Chinese adults with hypertension：Population-based study[J]. J Hypertens, 2020, 38（11）：192-197.

[48] Peters R, Beckett N, Forette F, et al. Incident dementia and blood pressure lowering in the hypertension in the very elderly trial cognitive function assessment（HYVET-COG）：Double-blind, placebo controlled trial[J]. The Lancet Neurology, 2008, 7（8）：83-89.

[49] Pajewski NM, Williamson JD, Applegate WB, et al. Characterizing frailty status in the systolic blood pressure intervention trial[J]. J Gerontol A Biol Sci Med Sci, 2016, 71（5）：49-55.

[50] Williamson JD, Supiano MA, Pajewski NM. Intensive vs standard blood pressure control for older adults-reply[J]. JAMA, 2016, 316（18）：923.

[51] Todd OM, Wilkinson C, Hale M, et al. Is the association between blood pressure and mortality in older adults different with frailty? A systematic review and meta-analysis[J]. Age Ageing, 2019, 48（5）：27-35.

[52] Benetos A, Bulpitt CJ, Petrovic M, et al. An expert opinion from the european society of hypertension-european union geriatric medicine society working group on the management of hypertension in very old, frail subjects[J]. Hypertension, 2016, 67：20-25.

[53] Gueyffier F, Bulpitt C, Boissel JP, et al. Antihypertensive drugs in very old people：Subgroup meta-analysis of randomized controlled trials[J]. Lancet, 1999, 353（9155）：93-96.

[54] Beckett NS, Peters R, Fletcher AE, et al. Treatment of hypertension in patients 80 years of age or older[J]. N Engl J Med, 2008, 358（18）：887-898.

[55] 中国老年医学学会高血压分会. 高龄老年人血压管理中国专家共识[J]. 中国心血管杂志，2015，20（6）：1-9.

[56] Whelton PK, Appel LJ, Espeland MA, et al. Sodium reduction and weight loss in the treatment of hypertension in older persons：Randomized controlled trial of nonpharmacologic interventions in the elderly（TONE）. TONE Collaborative Research Group[J]. JAMA, 1998, 279（11）：39-46.

[57] Neal B, Wu Y, Feng X, et al. Effect of salt substitution on cardiovascular events and death[J]. N Engl J Med, 2021, 385（12）：67-77.

[58] 曾学寨，刘德平. 单硝酸异山梨酯治疗舒张压≤70mmHg 的老年单纯收缩期高血压 47 例[J]. 中国老年学杂志，2009，29：52-53.

[59] 中国医疗保健国际交流促进会高血压分会，中国医师协会心血管分会，中国高血压联盟，等. 沙库巴曲缬沙坦在高血压患者临床应用的中国专家建议[J]. 中华高血压杂志，2021，29（2）：8-14.

[60] 中国医师协会全科医师分会. 沙库巴曲缬沙坦钠在基层心血管疾病临床应用的专家共识[J]. 中国全科医学，2021，24（23）：885-890.

[61] 刘德平. 以终为始追根求源——不同钙通道阻滞剂治疗心肌梗死患者获益的思考[J]. 中国心血管杂志，2009，14（3）：71-73.

[62] Hermida RC, Ayala DE, Mojon A, et al. Influence of time of day of blood pressure-lowering treatment on cardiovascular risk in hypertensive patients with Type 2 diabetes[J]. Diabetes Care, 2011, 34：270-276.

第 **61** 章
儿童高血压

　　自 20 世纪 70 年代以来，儿童血压流行病学纵向研究发现高血压的发生、发展存在"轨迹现象"，即血压在个体成长过程中所处的百分位数基本不变，儿童期患高血压的患儿到成年期患高血压的风险是儿童期非高血压人群的 4.6 倍，高血压及靶器官（心脑肾）损害虽然主要表现在成年时期，但其发病则起源于儿童时期。

　　近年来，越来越多的研究数据表明，儿童轻、中度血压升高已不罕见，而儿童高血压可以持续至成年，在无干预的情况下约 40% 的儿童高血压会发展为成年高血压[1]，且高血压儿童在成年后发生心血管疾病、肾脏疾病及代谢性疾病的风险也会明显增加[2]。随着医学检测技术的发展，一些过去无法检测和识别的高血压靶器官功能性损害和病理性改变可以被早期检测出来。如在 11 岁血压偏高儿童中就已经出现脉搏波传导速度（PWV）显著增快，

这种血管功能性变化反映了动脉血管壁的弹性下降；同时还检测到颈动脉内膜中层厚度（CIMT）和早期软性斑块，提示大动脉粥样硬化。检测窗口的早期化及精细化加深了研究人员对高血压的了解，以及对血压"轨迹"现象的认识。从儿童青少年期开始防治高血压的重要性和紧迫性日益凸显，特别是对我国这样一个高血压人口大国而言，将高血压防治窗口"下移"到儿童及青少年，是遏制高血压上升趋势的治本之策。

第一节　基础理论

　　1977 年，美国儿童血压管理特别机构（Task Force on BP in Children）首次对儿童高血压制定了诊断标准，规定在不同时间（每次间隔 3 个月以上）3 次测量坐位血压，收缩压和（或）舒张压在同年

龄性别儿童血压的第 95 百分位及以上诊断为高血压[3]。随后在 1987 年首次发布不同年龄的正常血压参考值及百分位数曲线，并在后续研究中利用身高和体重进行修正且逐年更新[4]。《中国高血压防治指南（2018 年修订版）》规定连续 3 个时间点（每 2 个时间点间隔 2 周以上），测量收缩压和（或）

舒张压大于等于同年龄、同性别、同身高儿童血压的第 95 百分位诊断为儿童高血压[5]。而中国儿童血压标准数据协作组于 2017 年发布的中国 3～17 岁儿童性别、年龄别和身高别血压参照标准值（表 5-61-1，表 5-61-2），为我国儿童高血压的诊断提供了本土依据[6]。

表 5-61-1　中国 3～17 岁男童性别、年龄别和身高别血压参照标准

年龄（岁）	身高范围（cm）	收缩压（mmHg）				舒张压（mmHg）				年龄（岁）	身高范围（cm）	收缩压（mmHg）				舒张压（mmHg）			
		P_{50}	P_{90}	P_{95}	P_{99}	P_{50}	P_{90}	P_{95}	P_{99}			P_{50}	P_{90}	P_{95}	P_{99}	P_{50}	P_{90}	P_{95}	P_{99}
3	<96	88	99	102	108	54	62	65	72		128～131	98	112	115	122	60	70	73	81
	96～97	88	100	103	109	54	63	65	72		132～135	100	113	117	124	61	71	74	82
	98～100	89	101	104	110	54	63	66	72		≥136	100	114	117	125	62	71	74	82
	101～103	90	102	105	112	54	63	66	73	8	<121	95	108	111	118	59	68	71	78
	104～106	91	103	107	113	55	63	66	73		121～123	95	108	112	119	59	68	71	79
	107～108	92	104	107	114	55	63	66	73		124～127	97	110	113	120	60	69	72	80
	≥109	93	105	108	115	55	63	66	73		128～132	98	111	115	122	61	70	73	81
4	<102	89	101	104	111	55	64	67	74		133～136	100	113	117	124	62	71	74	82
	102～104	90	102	105	111	55	64	67	74		137～139	101	114	118	125	62	72	75	83
	105～107	91	103	106	113	55	64	67	74		≥140	102	115	119	127	63	73	76	84
	108～110	92	104	108	114	56	64	67	74	9	<125	96	109	112	119	60	69	72	80
	111～113	93	106	109	115	56	64	67	74		125～128	96	109	113	120	60	69	73	80
	114～116	94	107	110	117	56	65	68	75		129～132	98	111	115	122	61	71	74	82
	≥117	95	107	111	117	56	65	68	75		133～137	99	113	117	124	62	72	75	83
5	<109	92	104	107	114	56	65	68	75		138～142	101	115	119	126	63	73	76	84
	109～110	92	104	108	114	56	65	68	75		143～145	102	116	120	128	64	73	77	85
	111～113	93	105	109	115	56	65	68	75		≥146	103	117	121	129	64	74	77	85
	114～117	94	106	110	117	57	65	69	76	10	<130	97	110	114	121	61	70	74	81
	118～120	95	108	111	118	57	66	69	76		130～132	98	111	115	122	62	71	74	82
	121～123	96	109	112	119	58	67	70	77		133～137	99	113	116	124	62	72	75	83
	≥124	97	110	113	120	58	67	70	77		138～142	101	115	119	126	63	73	77	85
6	<114	93	105	109	115	57	66	69	76		143～147	102	117	120	128	64	74	77	85
	114～116	94	106	110	116	57	66	69	76		148～151	104	118	122	130	64	74	77	86
	117～119	95	107	111	117	58	66	69	77		≥152	105	119	123	131	64	74	77	86
	120～123	96	108	112	119	58	67	70	78	11	<134	98	111	115	122	62	72	75	83
	124～126	97	110	113	120	59	68	71	78		134～137	99	112	116	124	63	72	76	84
	127～129	98	111	115	121	59	69	72	79		138～142	100	114	118	126	64	73	77	85
	≥130	99	112	116	123	60	69	73	80		143～148	102	116	120	128	64	74	78	86
7	<118	94	106	110	117	58	67	70	77		149～153	104	119	123	130	64	74	78	86
	118～120	95	107	111	118	58	67	70	78		154～157	106	120	124	132	64	74	78	86
	121～123	96	108	112	119	59	68	71	78		≥158	106	121	125	133	64	74	78	86
	124～127	97	110	113	120	59	68	72	79	12	<140	100	113	117	125	64	73	77	85

续表

年龄（岁）	身高范围（cm）	收缩压（mmHg） P50	P90	P95	P99	舒张压（mmHg） P50	P90	P95	P99	年龄（岁）	身高范围（cm）	收缩压（mmHg） P50	P90	P95	P99	舒张压（mmHg） P50	P90	P95	P99
	140~144	101	115	119	126	64	74	78	86		158-161	106	121	125	133	65	76	79	87
	145~149	102	117	121	128	65	75	78	86		162~166	107	122	127	135	66	76	79	88
	150~155	104	119	123	131	65	75	78	86		167~170	109	124	128	137	66	76	80	88
	156~160	106	121	125	133	65	75	78	86		171~174	110	126	131	139	66	77	80	89
	161~164	108	123	127	135	65	75	78	87		175~178	112	128	132	141	67	77	81	89
	≥165	108	124	128	136	65	75	78	87		≥179	113	129	133	142	67	77	81	90
13	<147	102	116	120	128	65	75	78	86	16	<161	105	121	125	133	66	76	79	88
	147~151	103	117	121	129	65	75	78	87		161~164	106	121	126	134	66	76	79	88
	152~156	104	119	123	131	65	75	79	87		165~168	107	123	127	136	66	76	80	88
	157~162	106	121	125	133	65	75	79	87		169~172	109	125	129	138	66	76	80	88
	163~167	108	123	128	136	65	75	79	87		173~176	111	126	131	140	67	77	80	89
	168~171	110	125	130	138	66	76	79	87		177~179	112	128	133	141	67	77	81	90
	≥172	110	126	130	139	66	76	79	88		≥180	113	129	134	142	67	78	81	90
14	<154	103	118	122	130	65	75	79	87	17	<163	106	121	126	134	66	76	80	88
	154~157	104	119	124	132	65	75	79	87		163~165	107	122	126	135	66	76	80	88
	158~162	106	121	125	133	65	75	79	87		166~169	108	124	128	136	66	76	80	88
	163~167	108	123	128	136	65	75	79	87		170~173	109	125	130	138	67	77	80	89
	168~172	109	125	130	138	66	76	79	88		174~177	111	127	131	140	67	77	81	89
	173~176	111	127	131	140	66	76	80	88		178~180	112	129	133	142	67	78	81	90
	≥177	112	128	133	141	67	77	80	89		≥181	113	129	134	143	68	78	82	90
15	<158	105	120	124	132	65	76	79	87										

注：P_{50}. 第 50 百分位；P_{90}. 第 90 百分位；P_{95}. 第 95 百分位；P_{99}. 第 99 百分位。测量的身高若包含小数，应四舍五入取整数后再查表。

表 5-61-2 中国 3~17 岁女童性别、年龄别和身高别血压参考标准

年龄（岁）	身高范围（cm）	收缩压（mmHg） P50	P90	P95	P99	舒张压（mmHg） P50	P90	P95	P99	年龄（岁）	身高范围（cm）	收缩压（mmHg） P50	P90	P95	P99	舒张压（mmHg） P50	P90	P95	P99
3	<95	87	99	102	108	55	63	67	74		113~116	93	105	109	115	57	65	68	76
	95~96	88	99	103	109	55	63	67	74		117~119	93	106	109	116	57	66	69	77
	97~99	88	100	103	110	55	64	67	74		120~122	94	107	111	117	58	66	70	77
	100~102	89	101	104	111	55	64	67	74		≥123	95	108	111	118	58	67	70	78
	103~105	90	102	105	112	55	64	67	74	6	<113	92	104	108	115	57	65	69	76
	106~107	91	103	106	113	55	64	67	75		113~114	92	105	108	115	57	66	69	77
	≥108	91	103	107	113	56	64	67	75		115~118	93	106	108	116	57	66	69	77
4	<101	89	101	105	111	56	64	67	75		119~121	94	107	110	117	58	67	70	78
	101~103	89	101	105	111	56	64	67	75		122~125	95	108	112	118	58	67	71	79
	104~106	90	102	106	112	56	64	67	75		126~128	96	109	113	119	59	68	71	79
	107~109	91	103	107	113	56	64	67	75		≥129	97	110	114	121	59	69	72	80
	110~112	92	104	107	114	56	65	68	75	7	<116	93	105	109	115	57	66	69	77
	113~114	93	105	109	115	56	65	68	76		116~118	93	106	109	116	57	66	69	77
	≥115	93	105	109	115	56	65	68	76		119~122	94	107	110	117	58	67	70	78
5	<108	91	103	106	113	56	65	68	76		123~126	95	108	112	119	59	68	71	79
	108~109	91	103	107	113	56	65	68	76		127~130	96	109	113	120	59	69	72	80
	110~112	92	104	107	114	56	65	68	76		131~133	97	111	114	122	60	69	73	81

续表

年龄（岁）	身高范围（cm）	收缩压（mmHg）				舒张压（mmHg）				年龄（岁）	身高范围（cm）	收缩压（mmHg）				舒张压（mmHg）			
		P_{50}	P_{90}	P_{95}	P_{99}	P_{50}	P_{90}	P_{95}	P_{99}			P_{50}	P_{90}	P_{95}	P_{99}	P_{50}	P_{90}	P_{95}	P_{99}
8	≥134	98	112	115	122	61	70	73	82	13	<147	101	115	119	126	64	74	77	86
	<120	94	106	110	116	58	67	70	78		147~149	102	116	120	127	64	74	78	87
	120~122	94	107	111	117	58	67	71	79		150~153	103	117	121	128	64	74	78	87
	123~126	95	108	112	119	59	68	71	79		154~157	104	118	122	129	65	74	78	87
	127~131	96	109	113	120	60	69	72	80		158~161	105	119	123	130	65	74	78	87
	132~135	98	111	115	122	61	70	73	82		162~164	105	119	123	131	65	74	78	87
	136~138	99	112	116	123	61	71	74	83		≥165	105	119	123	131	65	75	78	87
	≥139	100	113	117	124	62	71	75	83	14	<149	102	116	120	127	65	74	78	87
9	<124	95	108	111	118	59	68	71	79		149~152	103	117	121	128	65	75	78	87
	124~127	95	108	112	119	59	68	72	80		153~155	104	118	122	129	65	75	78	87
	128~132	97	110	113	120	60	69	73	81		156~159	104	118	122	130	65	75	78	87
	133~136	98	111	115	122	61	71	74	82		160~163	105	119	123	130	65	75	78	87
	137~141	100	113	117	124	62	72	75	84		164~166	105	119	123	131	65	75	78	87
	142~145	101	114	118	125	63	72	76	84		≥167	106	120	124	131	65	75	79	88
	≥146	102	115	119	126	63	73	76	85	15	<151	103	116	120	128	65	75	79	87
10	<130	96	109	113	120	60	69	73	81		151~152	103	117	121	128	65	75	79	88
	130~133	97	110	114	121	61	70	73	82		153~156	104	118	122	129	65	75	79	88
	134~138	99	112	116	123	62	71	75	83		157~160	105	119	123	130	65	75	79	88
	139~143	100	113	117	124	63	72	76	84		161~163	105	119	123	131	65	75	79	88
	144~147	101	115	119	126	63	73	76	85		164~166	105	120	124	131	65	75	79	88
	148~151	103	116	120	128	63	73	77	85		≥167	106	120	124	131	65	75	79	88
	≥152	103	117	121	129	64	73	77	86	16	<151	103	117	121	128	65	75	79	88
11	<136	98	112	115	122	62	71	75	83		151~153	103	117	121	129	65	75	79	88
	136~139	99	113	116	123	62	72	75	84		154~157	104	118	122	130	65	75	79	88
	140~144	101	114	118	125	63	73	76	85		158~160	105	119	123	130	65	75	79	88
	145~149	102	116	120	127	64	73	77	86		161~164	105	119	123	131	66	76	79	88
	150~154	103	117	121	128	64	74	77	86		165~167	106	120	124	131	66	76	79	88
	155~157	104	118	122	129	64	74	77	86		≥168	106	120	124	132	66	76	79	88
	≥158	104	118	122	130	64	74	77	86	17	<152	103	117	121	129	66	76	79	88
12	<142	100	113	117	124	63	73	76	85		152~154	104	118	122	129	66	76	79	89
	142~145	101	114	118	125	63	73	77	85		155~157	104	118	122	130	66	76	80	89
	146~150	102	116	120	127	64	74	77	86		158~161	105	119	123	130	66	76	80	89
	151~154	103	117	121	129	64	74	78	86		162~164	105	119	124	131	66	76	80	89
	155~158	104	118	122	130	64	74	78	87		165~167	106	120	124	132	66	76	80	89
	159~162	105	119	123	130	64	74	78	87		≥168	106	120	124	132	66	76	80	89
	≥163	105	119	123	131	64	74	78	87										

注：P_{50}. 第 50 百分位；P_{90}. 第 90 百分位；P_{95}. 第 95 百分位；P_{99}. 第 99 百分位。测量的身高若包含小数，应四舍五入取整数后再查表。

一、流　行　病　学

随着生活水平的提高，以及不良生活方式和超重肥胖在儿童青少年中的流行，我国儿童高血压的患病率呈升高趋势[7]。根据 1991～2009 年全国 7 个省份 6～17 岁少年儿童血压调查结果，我国少年儿童高血压患病率已从 1991 年的 7.1%上升到 2009 年的 13.8%，年平均上升速度为 0.47%。2010 年《中国高血压防治指南》指出我国儿童高血压的患病率，学龄前儿童为 2%～4%，学龄儿童为 4%～9%。2010 年全国学生体质调研报告显示，我国中小学生高血压患病率为 14.5%，男生高于女生（16.1% vs 12.9%）[8]。由于不同国家儿童高血压诊断标准、医疗水平及临床血压测量规范性的差异，以及遗传和环境因素的影响，各个国家报道的发病率不尽相同，甚至同一个国家不同地区发病率也不同。美国报道经过多时点测量血压得到的儿童高血压患病率为 4%～5%[9]。也有报道儿童及青春期高血压的发病率约为 3.5%，持续性血压升高的发病率为 2.2%～3.5%，且呈升高趋势[10]。整体而言，儿童高血压的发病率男孩高于女孩（15%～19% vs 7%～12%），青春期发病率高于儿童期[11]。在儿童原发性高血压的众多影响因素中，肥胖是关联性最高的危险因素，30%～40%的儿童原发性高血压伴有肥胖[8]，而在超重及肥胖儿童群体中，高血压的发病率在 3.8%～24.8%，与 BMI、上臂围等指标呈正相关。

二、病因与发病机制

（一）病　因

儿童高血压分为原发性高血压和继发性高血压。一般来说，年龄越小，血压越高，为继发性高血压的可能性越大（表 5-61-3）。在 6 岁以下儿童中，肾源性高血压占 63%～74%，故对 6 岁以下高血压儿童，应首先除外肾源性疾病。回顾文献显示儿童高血压常见继发性诱因依次是肾实质疾病、肾血管疾病、主动脉缩窄、嗜铬细胞瘤和各种其他疾病。

表 5-61-3　按年龄分布的高血压常见原因

婴儿	儿童		青少年
	1～6 岁	7～12 岁	
肾动脉或静脉血栓形成	肾动脉狭窄	肾实质疾病	原发性高血压
先天性肾异常	肾实质疾病、肿瘤	肾血管异常	肾实质疾病
主动脉缩窄	神经母细胞瘤	内分泌原因	内分泌原因
支气管肺发育不良	主动脉缩窄	原发性高血压	

（二）发病机制

血压水平的调节主要依赖于左心排血量和外周血管阻力[12]。能使心排血量增加和（或）外周血管阻力增高的因素均可引起血压升高。虽然原发性高血压的发病机制十分复杂，但目前认为其发生的主要病理生理学基础包括交感神经系统及肾素-血管紧张素-醛固酮系统的激活、内皮功能障碍、氧化应激增强等，而血管张力升高及血管壁重构也可能是血压升高的原因，而非结果。

研究已经证实，交感神经广泛分布于心血管系统，交感神经系统活化是原发性高血压发生的始动因素。当交感神经活性增加时所释放的儿茶酚胺不仅作用于心脏，同时可作用于血管壁，引起心率增快、心肌收缩力增强、心排血量增加，以及小动脉收缩、外周阻力增加，最终导致血压升高。

正常情况下 RAAS 处于一个相对平衡的状态，具有调节血管张力、稳定血压、维持水电解质平衡等的作用。RAAS 的调节异常已成为高血压发生的重要病理生理机制。当 RAAS 活化后产生过多的血管紧张素Ⅱ（Ang Ⅱ），后者通过多种途径引起血压升高，其中包括肾血管收缩、醛固酮合成和释放增加、近端肾小管对钠离子的重吸收增加等。在长期的血压调节中，RAAS 通过肾对体液容量的调节比对外周血管阻力的调节更为重要。而肾组织局部的 RAAS 在高血压的发生中起着和全身循环中的 RAAS 同样重要的作用。

虽然高血压的发生发展有多种因素参与，但肾在其中起着非常重要的作用。肾不仅能够分泌升压和降压物质（前列腺素、缓激肽等），同时可通过对水钠代谢的调节影响血压的变化。肾功能异常可导致水钠潴留和血容量增加，从而引起血压升高。动脉血压对肾水钠代谢的调节被称为压力-利尿机制，这种作用主要是通过细胞外液量和血容量的变化而反馈性调节血压。当动脉血压升高时，肾排水和排钠量，即尿量明显增加，血容量将减少；由于血容量减少，心排血量降低，血压会适应性地下降。当各种原因导致压力-利尿机制发生障碍时就会引发高血压。

流行病学调查表明，饮食摄入盐量与血压呈正相关。肾在盐敏感性高血压的发生中起非常重要的作用。生理状态下，摄入过多的盐能够抑制 Ang Ⅱ 产生和释放，促进钠的排泄，保持体内水和钠的平衡。相反，如果摄入盐量减少，Ang Ⅱ 分泌增多，肾对钠的重吸收增加。盐敏感者在盐负荷后尿钠排泄量减少，细胞内钠含量增加，血浆去甲肾上腺素水平增高，血压上升。此外，过量的盐摄入可加速小肠对胆固醇的吸收，诱发动脉血脂沉积，导致内皮功能异常，引起血压增高。利尿剂主要是通过减少体内钠而产生降压效应。

对双胞胎和家族性高血压的研究已证实，原发性高血压具有遗传倾向，是一种多基因遗传性疾病，其基因表达在很大程度上受环境因素的影响。目前认为可能影响高血压的候选基因约有 100 余种，其中包括编码血管紧张素原（angiotensinogen，AGT）的基因（M235T、T174M）、ACE 基因、血管紧张素 Ⅱ 1型受体（AT_1R）基因、醛固酮合成酶基因（CYP11B2）、Na^+-H^+交换基因、一氧化氮合酶基因、内皮素受体基因、热休克蛋白基因等[13]。

另外有研究发现，脂联素也参与高血压的发生[14]。脂联素是一种由脂肪组织分泌的胶原样蛋白质，其编码基因位于人染色体 3q27。脂联素缺乏的动物可出现明显的收缩期高血压，通过腺病毒感染重建脂联素的表达后血压可恢复正常；在肥胖 KKAy 大鼠脂联素的过度表达可使收缩压下降。脂联素影响血压的机制可能与内皮功能失调、RAAS 激活、交感神经系统兴奋等相关。

三、病理生理特点

血压取决于心排血量和血管阻力之间的平衡，改变这两种变量会引起血压的波动。

影响心排血量的因素包括：①压力感受器；②细胞外容积；③有效循环血量，心房利钠激素、盐皮质激素、血管紧张素；④交感神经综合征。

影响血管阻力的因素包括：①激动剂——Ang Ⅱ、钙（细胞内）、儿茶酚胺、交感神经系统、血管升压素。②抑制剂——心房利钠激素、内皮释放因子、激肽、前列腺素 E_2、前列腺素 I_2、电解质内稳态的变化，特别是改变钠、钙、钾浓度的因素。

在正常情况下，钠在尿液中的排出量与摄取量相匹配，从而维持稳定的细胞外容积。钠潴留导致细胞外容积增加，引起血压升高，进而反馈性增加肾小球滤过率（GFR）和减少肾小管重吸收钠，排泄多余的钠，使血压恢复平衡。由于血浆钙离子浓缩及细胞内钙浓度上升，增加血管收缩性。此外，钙刺激促进肾上腺素的合成，交感神经系统的活动。而钾的摄入会抑制肾素的产生和释放，诱发尿钠排泄，从而降低血压。肥胖、高胰岛素血症的儿童因钠重吸收的增加及自身原因会引起血压升高。

第二节　儿童高血压的临床表现与诊断

儿童高血压分为原发性高血压和继发性高血压，以原发性高血压为主。在婴幼儿及学龄前儿童（＜6 岁），原发性高血压的患病率非常低，随年龄增长，学龄期（6～12 岁）及青春期（＞12～18 岁）儿童原发性高血压的患病率升高。单就高血压本身而言，原发性高血压和继发性高血压患者血压升高的临床表现相似，继发性高血压除具有高血压的表现外，还具有原发病的症状和体征，患儿出现心血管疾病时可出现相应的临床表现。对儿童高血压的诊断要重视临床资料的收集，合理应用辅助检查结果综合分析诊疗方案。

一、临床表现

（一）原发性高血压的临床表现

儿童原发性高血压多隐匿起病，为轻中度高血压，无特异性临床表现，多于体检时偶然发现。当血压明显升高或持续性升高时，可出现头晕、头痛、鼻出血、食欲下降、恶心、呕吐、视物模糊等表现，严重者可出现惊厥、偏瘫、失语、昏迷等高血压脑病表现，当血压短期内急骤升高，还会出现心绞痛、充血性心力衰竭、肺水肿等高血压危象。对于年龄

>6 岁，具有阳性家族史（父母或者祖父母患有高血压）、超重或肥胖的高血压患儿，原发性高血压可能性大。

儿童原发性高血压的影响因素较多，其中肥胖是关联性最高的危险因素[15]，30%～40%的儿童原发性高血压伴有肥胖，儿童时期的肥胖会增加成年期患高血压的风险，与肥胖程度呈正相关。肥胖不仅增加高血压的发病率，还会影响血压的昼夜节律变化，约50%的肥胖儿童观察不到夜间血压下降的现象[16]。肥胖常同时伴随血糖及血脂代谢异常，而这种代谢异常也会增加患高血压的风险，所以对于超重和肥胖儿童，监测血压是极有必要的。

早产史及低出生体重也是儿童原发性高血压及成年期其他心血管疾病的高危因素，在有早产史的 3 岁儿童群体中，高血压的发病率为 7.3%，而较大的出生体重对应着较低的成年期高血压风险[17]。在一项针对 10 岁儿童群体的血压研究中发现，母亲患妊娠糖尿病可通过影响胎儿出生体重、胎龄及分娩方式，以及儿童 BMI，进而影响血压[18]。而一项加纳地区的研究则认为，相较于出生体重，母亲血压水平及体重-年龄 Z 值与儿童血压相关性更强[19]。我国学者研究发现，母亲在妊娠晚期暴露于 PM2.5 及更小的颗粒与儿童收缩压升高相关[20]。以上这些研究提示，母亲妊娠期及围产期的多种因素均与儿童原发性高血压相关。

包含多个国家数据的 Meta 分析发现，睡眠时间及睡眠质量的下降也与青少年原发性高血压，尤其是男性的高血压风险增加相关[21]。儿童时期睡眠时间少于 7h 会增加高血压的患病风险[22]。当高血压患儿存在打呼噜、日间精神不振、过度亢奋等表现时，需除外阻塞性睡眠呼吸暂停低通气综合征（OSAHS）。在有睡眠障碍的儿童群体中，不同研究中高血压的发病率不同，为 3.6%～14%。OSAHS 程度越重，患儿童高血压的风险越高。OSAHS 对昼夜血压均有影响，所以最好进行 24h 动态血压监测以评估血压。

另外，儿童时期的精神心理创伤（如虐待、外伤、压力等所致）[23]，运动量过少、饮食不健康等也是原发性高血压的危险因素。

（二）继发性高血压原发疾病的临床表现

与儿童原发性高血压相比，继发性高血压多表现为血压显著升高，可伴头晕、头痛等临床症状，也可仅表现为血压轻、中度升高，除具有高血压的临床表现外，还可伴有相关原发疾病的临床特征。儿童继发性高血压有明确病因，其中肾脏疾病是首位病因，占 80%左右，其他如主动脉缩窄、内分泌疾病、神经系统疾病及药物影响等共占 20%左右。

1. 肾源性　各种急慢性肾炎、肾炎型肾病、先天性多囊肾、结缔组织疾病肾损害等多种肾实质性病变均可引起继发性高血压，肾实质疾病和肾血管疾病是儿童继发性高血压最常见的病因，肾实质疾病和肾脏结构异常占继发性高血压病因的 34%～79%，肾血管病的 12%～13%[24]。而慢性肾功能不全与儿童高血压互为因果，约 50%的肾功能不全患儿患有高血压，而约 20%的儿童高血压会导致慢性肾功能不全。肾源性高血压患儿可以出现血尿、蛋白尿、氮质血症、水肿等表现，且多有水钠潴留，血容量增加，故表现出舒张压增高、脉压减小的特点。另外，肾动脉狭窄、肾动脉炎、肾静脉炎等肾血管疾病也是继发性高血压的常见病因，对于有腹部血管杂音的高血压患儿应高度警惕。

2. 心血管源性　主动脉缩窄是常见的引起血压升高的心血管畸形，患儿可具有多汗、生长发育落后、活动量下降等先天性心脏病表现，导致上肢血压比下肢血压高 20mmHg 以上，其诊断需结合患儿四肢血压、超声心动图及心脏 CT 检查。婴儿期通常选择手术矫治，青春期可考虑支架置入或外科手术矫治。即使手术成功矫治后，高血压仍可持续存在，如果血压恢复正常之后再次出现升高，提示存在主动脉狭窄。术后高血压的发病率随时间推移而增加，大约 45%主动脉缩窄患儿在术后 1～14 年出现隐蔽性高血压[25]，术后动态血压监测可以帮助患者早期发现隐蔽性高血压。

3. 内分泌源性　可引起继发性高血压的内分泌疾病包括引起盐皮质激素增多的疾病如先天性肾上腺皮质增生症（congenital adrenal hyperplasia, CAH）、原发性醛固酮增多症、Carney 综合征、McCune Albright 综合征、Chrousos 综合征、表观盐皮质激素过多综合征、Liddle 综合征、Geller 综合征、Gordon 综合征等；引起糖皮质激素增多的疾病如皮质醇增多症、医源性糖皮质激素使用过多、肾上腺皮质癌等，其他还有甲状腺功能亢进症、嗜铬细胞瘤等。这些疾病除有高血压表现外，多同时具有电解质或内环境紊乱的临床表现。皮质醇增多症即库欣综合征，具有向心性肥胖、水牛背、满月脸、多毛等表现，同时具有高血压、低血钾、碱中毒、糖耐量减退等代谢紊乱。CAH 患儿可同时具有高钾、低钠电解质紊乱及不同程度的男性化或性早熟特点。甲状腺功能亢进症患儿具有多汗、易怒、消瘦等高代谢特点。原发性醛固酮增多症由于醛固酮分泌过多，表现为高血压的同时，具有水钠潴留、低血钾、低肾素活性等临床症候群。嗜铬细胞瘤由于肾上腺嗜铬细胞过度分泌儿茶酚胺引起继发性高血压和多个器官功能及代谢紊乱，其典型特点为持续性高血压伴阵发性加剧。激素分泌异常导致的继发性高血压在儿童高血压中所占比例相对小，发病率在 0.05%～6%，但如果明确诊断为内分泌相关的高血压，通常针对病因进行手术或药物治疗后，升高的血压可以得到有效控制。

4. 遗传性疾病 神经纤维瘤 1 型（neurofibromatosis type 1，NF-1）是一种罕见常染色体显性遗传病，其典型临床症状包括牛奶咖啡斑、神经纤维瘤、虹膜的 Lisch 结节、腋窝雀斑、视神经胶质瘤及特征性骨损伤，且可并发肾动脉狭窄、主动脉弓缩窄、中主动脉综合征及嗜铬细胞瘤。NF-1 患儿具有多项独立潜在高血压高危因素[26]。另有一些单基因遗传病会引起血压升高，如家族性醛固酮增多症Ⅰ型、Liddle 综合征、假性低醛固酮血症Ⅱ型、家族性糖皮质激素抵抗、盐皮质激素受体激活突变及先天性肾上腺增生等。这些疾病可导致血浆肾素水平降低，远端肾小管重吸收钠增多，血钾异常，从而引起高血压。所以有家族史且发病早的高血压儿童应该进行基因检测以除外遗传性疾病[27]。

5. 药物及理化因素 可引起血压升高的药物包括非处方药如减充血剂、咖啡因、非甾体抗炎药、某些中药或营养补剂，处方药如注意力缺陷和多动症的治疗药物，激素类避孕药，三环类抗抑郁药，或安非他明、可卡因等。药物引起的血压升高通常较轻微且停药后可消失，但在药物剂量较大或出现特应性反应时，也可出现血压明显升高。含有减充血剂（如伪麻黄碱、苯丙醇胺）的非处方感冒药可导致血压轻度升高，推荐剂量下也可能出现不良反应，如果服药过量可导致血压重度升高。非甾体抗炎药对正常儿童的血压没有影响，但可拮抗抗高血压药物尤其是 ACEI 类药物的降压作用，导致服药患儿血压升高。而麻黄因含有麻黄素及咖啡因，可导致血压升高。

铅、镉等重金属接触也可导致儿童高血压，血液中铅、镉超标儿童的血压高于无相关接触史儿童。汞具有肾毒性，严重汞中毒患儿可出现急性高血压，临床表现类似嗜铬细胞瘤。产前及儿童期接触邻苯二甲酸盐被证实与儿童高血压相关，但由于其代谢产物复杂，其具体导致血压升高的机制需要进一步研究。

（三）靶器官损害和心血管疾病的临床表现

虽然高血压在儿童和青少年时期较少引起心血管事件，但还是能发现高血压损伤靶器官的证据。

1. 心血管损害 左室肥厚（LVH）是儿童高血压引起靶器官损害的最常见表现，临床工作中可利用超声心动图计算左室质量指数（LVMI）进行判断。CIMT、血管顺应性下降也是反映儿童高血压靶器官损害的一个证据。Zhang 等纵向评估了血压轨迹，发现青春期的血压水平与成人左室肥厚，特别是向心性肥厚密切相关，提示青春期血压增高对靶器官的持续性影响[28]。而相比于成年期，儿童时期肥胖及血压升高对成年期主动脉弹性下降的影响更大[29]。

2. 肾脏损害 儿童高血压对肾的损害主要表现为肾小球滤过率降低，血清肌酐轻度升高或尿微量白蛋白升高，但很多肾脏疾病本身可引起继发性高血压，故发现高血压并伴肾功能改变时，应注意区分是原发性还是继发性。

3. 视网膜损害 儿童高血压引起的视网膜病变多为Ⅱ级，即局灶性小动脉收缩或迂曲。但国外有报道儿童高血压可引起Ⅳ级视网膜病变，导致严重视力丧失。视网膜病变出现较其他靶器官损害要早，对于早期评价高血压的靶器官损害及评价心血管风险具有重要意义。

4. 神经系统损害 中枢神经系统是易受高血压影响的靶器官之一，高血压患儿可表现出神经认知水平及执行能力降低。Adams 等发现原发性高血压患儿学习障碍的发生率高于正常儿童，推测可能与脑血管反应性降低相关[30]。

二、诊　断

（一）诊断标准

正常血压水平与年龄、性别和身高有关，故儿童血压不同于成人，不能建立一个明确阈值作为高血压的诊断标准。为给儿童高血压提供诊断标准，中国儿童血压标准数据协作组于 2017 年发布了我国 3～17 岁儿童性别、年龄别和身高别血压参照标准值（表 5-61-1，表 5-61-2），根据不同年龄组不同身高水平对应的血压 P_{50}、P_{90}、P_{95} 和 P_{99} 值，判定儿童血压水平：收缩压和（或）舒张压在 3 个时点均小于同年龄、同性别、同身高儿童血压第 90 百分位（P_{90}）时判定正常血压；收缩压和（或）舒张压≥P_{90}～＜P_{95} 或≥120/80mmHg 且达不到 1 级高血压为"正常高值血压"；3 个时间点收缩压和（或）舒张压≥P_{95} 诊断为高血压，但 1 次测量达到 P_{99}+5mmHg 时即可诊断为高血压，进而进行高血压程度分级：1 级为收缩压和（或）舒张压≥P_{95} 且达不到 2 级高血压水平；2 级高血压为收缩压和（或）舒张压≥P_{99}+5mmHg（图 5-61-1）。目前我国缺乏 3 岁以内儿童的血压标准参考值。1 岁以内儿童美国参考的仍是 1987 年的标准。而新生儿的血压受到胎龄、出生体重，母孕期状态等多方面影响，正常值较难界定，Dionne 等尝试统计了胎龄 26～44 周的新生儿血压正常值以作参考[31]。

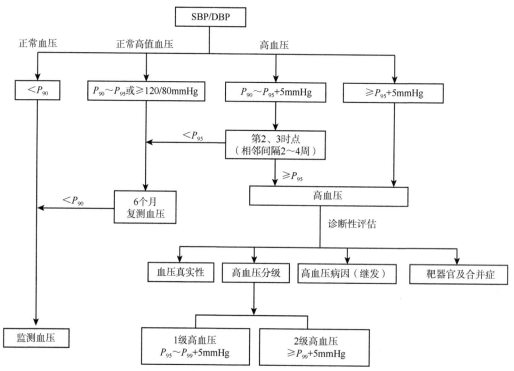

图 5-61-1　儿童高血压的诊断流程[5]

SBP. 收缩压；DBP. 舒张压

在保证早期识别未来（成年后）可能发生心血管事件的高危儿童从而实现早期干预的前提下，为方便临床医生对高血压患儿的快速诊断，范晖等进一步用表格法及公式法分别制定了高血压诊断简化标准（表 5-61-4，表 5-61-5），统计分析发现简化后的"公式标准"相比于"表格标准"，诊断儿童高血压的一致性接近 95%，对成年心血管靶器官损害的预测效果更好[32, 33]，可作为一个有效的筛查工具以发现高血压儿童。

表 5-61-4　儿童高血压筛查简化标准——公式法

性别	收缩压（mmHg）	舒张压（mmHg）
男	100+2×年龄（岁）	65+年龄（岁）
女	100+1.5×年龄（岁）	65+年龄（岁）

表 5-61-5　儿童高血压筛查简化标准——表格法

年龄（岁）	收缩压（mmHg）	舒张压（mmHg）
3～5	107	67
6～11	115	74
12～17	125	79

（二）血压测量和记录

对于 3 岁以上健康儿童，建议每年至少测量一次血压。对于 3 岁以下儿童，存在高血压高危因素时应测量血压。对于肥胖，或患有肾脏疾病、糖尿病、主动脉弓缩窄的患儿，以及正在服用可导致血压升高的药物的患儿，则应规律监测血压。儿童血压波动性较大，不同时间甚至同一就诊过程中测量的血压可能会存在差别，很多因素会导致这种变化，例如情绪紧张、近期有咖啡因摄入等。所以在诊断高血压之前需要使用多种方法，多次测量血压值。

正确测量血压是准确诊断高血压的前提，而选择合适尺寸的袖带对准确测量儿童血压至关重要（表 5-61-6）。为了保持测量一致性，应常规测量右上臂肱动脉血压。

表 5-61-6　儿童血压计袖带型号、上臂围及年龄参照

袖带型号	上臂围（cm）	年龄段（岁）
SS	12～18	3～5
S	18～22	6～11
M	22～32	≥12
L	33～42	-
XL	42～50	-

目前可供选择的血压计主要有水银血压计、电子血压计和动态血压监护仪，现在各国的血压标准均是用水银血压计通过听诊方法制定的。血压测量中注意使用国际标准方法认证的上臂式医用电子血压计。儿童白大衣高血压、隐蔽性高血压和直立性高血压较为常见，可通过 24h 动态血压监测或直立倾斜试验予以诊断。

标准的水银柱血压计测量步骤如下。

（1）测量前准备：测量前 30min 避免剧烈运动，受试者至少安静休息 5min 后测量坐位上臂血压，幼儿可取仰卧位，上臂置于心脏水平，测量时保持安静。

（2）选择合适尺寸的袖带：使用合适规格的袖带对准确测量儿童血压至关重要，袖带气囊的长度

等于上臂围的 80%～100%，袖带宽度为上臂围的40%；袖带气囊中部放置在右上臂肱动脉上方，下缘距肘窝 2～3cm，松紧程度以放进 2 个手指为宜。

（3）水银血压计的操作：测量前检查汞柱位于零点，轻压胸件与皮肤接触，然后向袖带内快速充气，使气囊内压力在桡动脉搏动消失后再升高 20～30mmHg，以每次心跳 2～3mmHg 的速度缓慢放气，仔细听取柯氏音，收缩压取柯氏音第 I 时相（动脉搏动开始音），舒张压取柯氏音第 V 时相（动脉搏动消失音），有相当比例的儿童在血压测量过程中其柯氏音并不消失，即不易辨认第 V 时相，故 12 岁以下儿童取柯氏音第 IV 时相（动脉搏动突然减弱）。

测量腿部血压时，被测量者取俯卧位，尽量选取合适的袖带，听诊器胸件放置在腘动脉处，按上述方法操作水银血压计测量。

每个时点需要经过 3 次（每次间隔 1～2min）血压测量，取后 2 次读数的平均值或较低值记录。

初次测量血压时，应测量四肢血压及不同体位（坐、卧、立）血压。生理状态下，下肢的收缩压通常比上肢高 10%～20%，上肢血压升高表明主动脉缩窄。只有右臂高压表明在左锁骨下动脉的起源近端有狭窄。

（三）病史、症状及体征

在接诊高血压患儿时，应注意询问其围产期病史包括母孕期患病史、出生胎龄、出生体重、新生儿期患病史、有无脐静脉置管病史等。母亲妊娠期高血压病史、低出生体重、早产等因素均可引起儿童期血压升高。饮食、运动情况的询问可以帮助发现生活习惯中的不健康因素，从而为后续生活习惯指导提供依据，应着重询问盐、高脂肪食物、含糖饮料是否过度摄入，水果、蔬菜及低脂乳制品是否摄入不足，有无规律体育锻炼等。家族史有助于快速简便地对高血压儿童进行危险分层，且家族史应该动态随诊更新，尤其是当儿童成长到 18～21 岁年龄段时，其一级、二级亲属易在此期间患高血压，表现出家族史。另外应关注患儿心理健康史，包括抑郁、焦虑、被欺凌感、神经官能症等，对于 11 岁以上儿童，还应注意询问有无吸烟、饮酒及吸毒史。详细的病史询问可以在检查前发现高血压危险因素或诱因，从而为后续检测提供方向。

体格检查可以帮助发现高血压的靶器官损害

及继发性高血压原发疾病。体格检查时应注意验证病史询问中发现的线索，重点关注可能导致高血压或因高血压受损的器官，包括身高、体重、BMI及其在发育量表中的百分位点。发育迟缓提示可能存在慢病。当下肢血压低于上肢血压，股动脉搏动减弱或消失时，提示存在主动脉缩窄、大动脉炎等。对于血压升高的肥胖儿童，若出现股动脉搏动减弱，不能用肥胖来解释该现象，也应除外主动脉缩窄。现将与高血压相关的症状体征及其可能原因列表，以作参考（表5-61-7）。

表 5-61-7　对高血压有提示意义的症状体征

	症状、病史	可能病因
生命体征	心动过速	甲状腺功能亢进症，嗜铬细胞瘤，神经母细胞瘤
	上肢血压升高，下肢血压降低	主动脉缩窄
身高、体重	生长迟缓	慢性肾功能不全
	肥胖（BMI升高）	库欣综合征
	躯干肥胖	胰岛素抵抗
眼	突眼	甲状腺功能亢进症
	视网膜病变	重度高血压
耳鼻喉	扁桃体肥大	OSAHS
	打鼾	OSAHS
头颈	精灵面容	威廉姆斯综合征
	满月脸	库欣综合征
	甲状腺肿大	甲状腺功能亢进症
	颈蹼	特纳综合征
皮肤	面色苍白，脸红，多汗	嗜铬细胞瘤
	痤疮，多毛，皮肤紫纹	库欣综合征，激素滥用
	牛奶咖啡斑	神经纤维瘤
	皮脂腺腺瘤	结节性硬化
	蝶形红斑	系统性红斑狼疮
	黑棘皮	糖尿病
	苍白	慢性肾脏病
血液	镰状细胞贫血	慢性肾脏病
胸腔	胸痛，心悸，运动耐量下降	心脏病
	乳头间距宽	特纳综合征
	胸前区杂音	先心病，主动脉缩窄
	心包摩擦音	心包炎
	心前区隆起	左室肥厚
腹部	腹部肿块	肾母细胞瘤，神经母细胞瘤，嗜铬细胞瘤
	侧上腹杂音	肾动脉狭窄
	肾脏体表可触及	多囊肾，肾积水，多囊性肾发育不良
泌尿生殖系统	男性性早熟，女性男性化	先天性肾上腺增生
	尿路感染，膀胱输尿管反流，血尿，水肿，疲劳，蛋白尿	肾脏疾病
	多尿，夜尿	肾球旁细胞瘤
四肢	关节肿胀	胶原血管病，系统性红斑狼疮
	肌无力	醛固酮增多症，Liddle综合征
神经	头痛，头晕，低血钾	肾球旁细胞瘤

注：BMI. 体重指数。

（四）辅助检查

1. 实验室检查 经过详细的病史询问及体格检查后，可针对性选择合适的实验室检查来进一步明确诊断。

（1）血常规：通过血细胞计数可以发现由于慢性肾脏病引起的贫血。

（2）血生化：包括肝功能、电解质、血糖、尿素氮、血清肌酐、血脂、尿酸、氯化物、总二氧化碳等。血清肌酐浓度增加表明肾脏疾病，电解质异常则应警惕内分泌疾病。另外应注意非高密度脂蛋白胆固醇的检测，非高密度脂蛋白胆固醇升高（高于3.1mmol/L）与 BMI 和舒张压升高相关，且尸检发现，在 15～34 岁年龄段，非高密度脂蛋白胆固醇升高者，冠状动脉粥样硬化病变的风险会增加 2～3 倍。多项研究表明血尿酸增高常伴随血压升高，且尿酸升高会降低生活习惯干预对血压的控制效果。

（3）血液激素水平：血浆醛固酮、皮质醇和儿茶酚胺浓度，肾素、性激素水平及活性，以及甲状腺功能的检测对于内分泌源性疾病的诊断及鉴别有重要意义。

（4）尿液化验：血尿或蛋白尿提示肾源性疾病，尿糖增高提示糖尿病，尿培养可用来评估慢性肾盂肾炎的患者。尿儿茶酚胺和儿茶酚胺代谢产物（变肾上腺素）含量增高提示嗜铬细胞瘤或神经母细胞瘤。尿钠水平可以反映饮食钠摄入量并被用作疗效评估的一个标志物。

（5）其他实验室检查：如糖化血红蛋白可用以评估血糖控制的水平。特定药物浓度测定、重金属测定可以帮助寻找药物摄入或重金属接触的证据。

2. 心电图 可以对心率和心律进行基本的评估。高血压患儿心电图检查可能表现出电轴左偏或左室高电压，提示左室肥厚，但心电图检查对左室肥厚的识别度很低，不能通过心电图来诊断左室肥厚。

3. 24h 动态血压监测 通过更长时间的记录，可以发现隐蔽性高血压和夜间高血压，鉴别白大衣高血压，通过连续的测量可以发现血压的昼夜周期及随时间变化模式，观察到随机血压测量不容易观察到的现象，比如血压持续不降或者清晨血压突然升高，对于高血压的诊断、随访、疗效评价及科研意义重大。在下列情况时，推荐进行动态血压监测：肥胖，OSAHS，继发性高血压，慢性肾脏疾病，肾脏结构异常，糖尿病，实体器官移植后，主动脉狭窄（术后），高血压治疗中的随访患者，有早产史的患者，与高血压相关的遗传综合征（神经纤维瘤、特纳综合征、威廉姆斯综合征等）。

佩戴 24h 动态血压监测装置时，应选择合适的袖带。佩戴前测量四肢血压了解血压分布情况。当双上肢血压不对称时，选择血压较高一侧监测，若双上肢血压对称，选择非优势侧臂监测，除非左右臂粗细差异较大。白天每 15～20min 测量 1 次，夜间每 20～30min 测量 1 次。在记录纸上记录服药、运动及睡眠时间点。结果解读时，应选择其中质量较高的测量值解读，至少每小时 1 个值，全天 40～50 个值，占所有记录值的 65%～75%。计算 24h 平均血压，血压负荷（血压升高次数占总测量次数的百分比），夜间血压下降程度（夜间血压比白天血压下降的百分比）。儿童动态血压解读时应参考根据年龄及身高给出的参考值。

4. 影像学检查

（1）超声心动图：可以评估左心室结构（包括左室质量、左室壁肥厚程度、左室容积）及收缩功能（左室射血分数）。在儿童及青少年高血压中，左室的肥厚程度与成年期心血管不良事件密切相关，而使用抗高血压药物治疗后，左室肥厚的恢复程度也是判断疗效的重要指标，所以超声心动图检查是高血压诊断和随访中的重要检查手段。对于存在高血压的患儿，建议每 6 个月至 1 年复查 1 次超声心动图。

（2）肾脏相关影像学检查：部分专家建议对于 2 级高血压，收缩压升高明显的高血压，伴有血钾升高的高血压以及双肾大小存在显著差异的高血压患者，应着重评价有无肾动脉狭窄。肾多普勒超声检查因其无创性，广泛用于临床筛查，其敏感性可达 64%～90%，特异性为 68%～70%。影响结果准确性的因素包括患者配合度、超声医生的经验、孩子的年龄及BMI。而计算机断层扫描血管成像（CTA）检查及磁共振血管成像（MRA）检查用于诊断肾动脉狭窄具有较高的敏感性及特异性，虽然 CTA 具有放射线暴露，较小儿童进行 MRA 时需要镇静或麻醉，临床使用均有一定局限性，但两者仍可用作常规筛查手段。肾脏核素成像则不建议用作儿童肾血管疾病筛查。肾动脉造影是肾动脉狭窄诊断的金标准，但因其为有创性检查，需根据临床具体情况选用。

5. 其他特殊检查 对于主动脉缩窄,CT 检查和 MRA 检查可以提供更多解剖细节以明确诊断。若不考虑进一步行球囊扩张或支架置入术,心导管检查及降主动脉造影不是必要检查项目。

成人可通过血管超声测量 CIMT、PWV、大动脉血管僵硬度等指标来预测恶性心血管事件(脑卒中、心肌梗死),但由于儿童及青少年群体的相关研究均存在较大局限性,目前不推荐以血管结构及功能对高血压儿童进行风险分层。

多导睡眠图有助于确定睡眠紊乱与高血压的关系。对于打鼾、白天困倦,或存在任何睡眠困难历史的肥胖儿童,应考虑进行此项检查。

眼底视网膜血管检查若发现视网膜血管的变化,则提示高血压对视网膜的损害。

第三节 儿童高血压的治疗

高血压治疗包括非药物治疗、药物治疗及病因治疗,目的是控制血压,减少儿童期靶器官损害,降低成年期患高血压及相关心血管疾病的风险,尽可能恢复受损靶器官的功能。其中非药物治疗主要指对生活方式的干预。

我国的降压目标是对于不合并靶器官损害者,血压控制在同年龄、同性别、同身高儿童血压 P_{95} 以下;对于合并靶器官损害者,血压控制在 P_{90} 以下,以减少对靶器官的损害,降低远期心血管疾病风险。可在 4~12 周逐渐降至目标水平。如果发现患儿血压升高,应该进行生活行为干预,用听诊法规律监测血压至少 6 个月。如果 6 个月后血压仍高,应测量四肢血压,继续监测血压 6 个月。如果监测 1 年后血压仍高,应行动态血压监测,同时进行诊断性筛查。如果初诊时为 1 级高血压,且患儿无症状,可先行生活方式干预,1~2 周后听诊法复测血压,如果监测 3 个月后仍为 1 级高血压,应行动态血压监测及药物治疗。如果初诊时为 2 级高血压,监测 1 周后仍为 2 级高血压,或血压高于 P_{95} 30mmHg(>180/120mmHg),提示需要住院治疗。

一、生活方式干预

研究发现只有不到 1/2 的学龄期男孩及不到 1/3 的学龄期女孩达到了理想的运动强度。按照美国 AHA 指定的心血管健康饮食标准,超过 80% 的 12~19 岁青少年的饮食不合理,不到 10% 的 12~19 岁的青少年摄入了足够的水果蔬菜,不到 15% 的 12~19 岁的青少年每天摄盐量<1500mg[34],而这些不健康的生活习惯均是高血压危险因素,因此高血压儿童应首先改善生活方式并贯彻始终。无论何种病因引起的高血压,所有超重的高血压儿童都应该控制体重,在保证身高发育同时,延缓 BMI 上升趋势,降低体脂含量。

有氧和抗阻力运动对血压有直接的益处,它们有助于减少或保持适当的体重,因此应鼓励患儿多参与运动。每周 3~5 天、每天 30~60min 中到高强度运动可明显降低血压。不管是有氧运动、抗阻运动或两者结合,均对控制血压有帮助。只有严重的不受控制的高血压或心血管畸形患儿需要限制或免除运动锻炼。

调整膳食结构及品种多样化,控制总能量及脂肪供能比是饮食干预的核心思想。健康的饮食应该低盐低糖,低饱和脂肪,包括较多的水果、蔬菜、低脂奶制品、全谷物、鱼肉、家禽肉、坚果及瘦红肉。这样不仅有益血管健康,可直接降低血压,也可以改善超重、肥胖、糖尿病,从而进一步控制血压。虽然目前机制尚不明确,但补充钾可降低血压和降低成人左室肥厚的发生率,因而肾功能正常的患儿适当高钾饮食对血压存在益处。

养成良好的睡眠习惯,当发现睡眠呼吸障碍时,采用减轻体重、扁桃体切除术和腺样体切除术,或使用持续正压通气,可以改善患者的睡眠,继而改善血压。另外避免抽烟喝酒,消除紧张情绪,注重儿童心理健康同样可以降低血压。与此同时,每年应监测血压变化,对血压持续偏高者可采用动态血压监测,识别白大衣高血压并了解血压的昼夜规律。

二、药 物 治 疗

(一)抗高血压药物

关于儿童抗高血压药物安全性及其对未来心血管疾病影响的长期研究较少,最理想的儿童降血压药物目前尚不清楚。一项北京地区的研究中,3 岁以上儿童高血压的推荐药物是 β 受体阻滞剂和噻嗪类利尿剂[35]，而 2017 年美国儿科学会发布的儿童高血压指南中，推荐 ACEI、ARB 和长效 CCB，噻嗪类利尿剂为儿童抗高血压药一线选择，现将其中提到的抗高血压药的用法用量列出（表 5-61-8）以供参考[36]。我国药品监督管理局批准的儿童用药与美国不同，故临床常用药物有所区别。

表 5-61-8　2017 年美国儿科学会推荐抗高血压药物、剂量及用法

药物	年龄	初始剂量	最大剂量	给药频次
ACEI 类				
贝那普利	≥6 岁	0.2mg/（kg·d）（最大 10mg/d）	0.6mg/（kg·d）（最大 40mg/d）	每天 1 次
卡托普利	婴儿	0.05mg/kg/次	6mg/（kg·d）	每天 1~4 次
	儿童	0.5mg/kg/次	6mg/（kg·d）	每天 3 次
依那普利	≥1 月	0.08mg/（kg·d）（最大 5mg/d）	0.6mg/（kg·d）（最大 40mg/d）	每天 1~2 次
福辛普利	≥6 岁，体重<50kg	0.1mg/（kg·d）（最大 5mg/d）	40mg/d	每天 1 次
	体重≥50kg	5mg/d	40mg/d	每天 1 次
赖诺普利	≥6 岁	0.07mg/（kg·d）（最大 5mg/d）	0.6mg/（kg·d）（最大 40mg/d）	每天 1 次
雷米普利		1.6mg/（m²·d）	6mg/（m²·d）	每天 1 次
喹那普利		5mg/d	80mg/d	每天 1 次
ARB 类				
坎地沙坦	1~5 岁	0.02mg/（kg·d）（最大 4mg/d）	0.4mg/（kg·d）（最大 16mg/d）	每天 1~2 次
	≥6 岁，体重<50kg	4mg/d	16mg/d	每天 1~2 次
	体重≥50kg	8mg/d	32mg/d	每天 1~2 次
厄贝沙坦	6~12 岁	75mg/d	150mg/d	每天 1 次
	13 岁	150mg/d	300mg/d	每天 1 次
氯沙坦	≥6 岁	0.7mg/kg（最大 50mg）	1.4mg/kg（最大 100mg）	每天 1 次
奥美沙坦	≥6 岁，体重<35kg	10mg	20mg	每天 1 次
	体重≥35kg	20mg	40mg	每天 1 次
缬沙坦	≥6 岁	1.3mg/kg（最大 40mg）	2.7mg/kg（最大 160mg）	每天 1 次
噻嗪类利尿剂				
氯噻酮	儿童	0.3mg/kg	2mg/（kg·d）	每天 1 次
氯噻嗪	儿童	10mg/（kg·d）	20mg/（kg·d）（最大 375mg/d）	每天 1~2 次
氢氯噻嗪	儿童	1mg/（kg·d）	2mg/（kg·d）（最大 37.5mg/d）	每天 1~2 次
钙拮抗剂				
氨氯地平	1~5 岁	0.1mg/kg	0.6mg/kg（最大 5mg/d）	每天 1 次
	≥6 岁	2.5mg	10mg	每天 1 次
非洛地平	≥6 岁	2.5mg	10mg	每天 1 次
伊拉地平	儿童	0.05~0.1mg/kg	0.6mg/kg（最大 10mg/d）	胶囊：每天 2~3 次，缓释片每天 1 次
硝苯地平缓释片	儿童	0.2~0.5mg/（kg·d）	3mg（kg·d）（最多 120mg/d）	每天 1~2 次

1. ACEI 类药物　可阻断 AngⅡ的生成，抑制激肽酶的降解，从而发挥降压作用。与利尿剂合用可增加 ACEI 的降压效果，适用于合并心功能不全、糖尿病、蛋白尿的患儿。其长期使用有导致血钾升高风险，在有双侧肾动脉狭窄、高钾血症的患儿禁忌使用。经我国药品监督管理局批准可用于各年龄阶段儿童的 ACEI 类药物只有卡托普利。卡托普利半衰期为 2h，口服 1~2h 后达最大血药浓度，推荐

用法为每天 3 次，早产儿及足月儿每次 0.1～0.3mg/kg，24～48h 逐渐加量至每次 0.5mg/kg，6 个月以上婴儿起始剂量为 0.3～0.5mg/kg，最大量为 4mg/（kg·d）。卡托普利为短效制剂，需多次服药不利于血压稳定控制，年长儿可选择如福辛普利等长效制剂。福辛普利的安全性与耐受性好，儿童不良反应与成人相似。ACEI 类药物最常见的不良反应为干咳，多表现于用药初期。ACEI 对胎儿具有毒副作用，对于有潜在妊娠可能的青少年女性患者，应告知此类药物对胎儿的影响或换用其他药物。若高血压同时伴有慢性肾脏疾病，蛋白尿或糖尿病，在除外绝对禁忌证后，ACEI 类药物为首选。

2. ARB 类药物 作用于 AT_1R，不影响缓激肽的水平，故用于不能耐受 ACEI 干咳不良反应的高血压患者。虽然美国儿科学会推荐其为儿童高血压首选药之一，但我国尚无被批准的儿科用药。

3. CCB 可以阻断血管平滑肌细胞上的钙离子通道，扩张血管，从而达到降压作用，其中二氢砒啶类 CCB 常被用作抗高血压药物。目前国内获批的儿童用药只有氨氯地平，其起效缓和，降压平缓，不良反应少，初始剂量为 0.06mg/（kg·d），最大不超过 0.6mg/（kg·d）（最大量 10mg）。另外硝苯地平也在儿科临床使用，其起效迅速，作用明显，舌下含服 10～15min 即可起效，60～90min 达峰值，每次 0.2～0.5mg/kg。CCB 常见的不良反应包括心跳加速、面色潮红、脚踝水肿，二氢砒啶类 CCB 没有绝对禁忌证，但心动过速与心力衰竭者慎用。

4. 利尿剂 利尿剂短期使用通过利尿降低血容量达到降压目的，长期使用则通过降低外周血管阻力降血压。分类包括袢利尿剂、噻嗪类利尿剂及保钾类利尿剂。我国目前获批的儿童用药包括氢氯噻嗪、呋塞米、氨苯蝶啶、氯噻酮。原发性高血压患者多选用噻嗪类利尿剂。氢氯噻嗪用量 1～4mg/（kg·d），因其可影响尿酸及血脂代谢，使用时需动态监测血脂及尿酸水平。伴有肾功能不全的患儿可选用呋塞米，用量每次 0.5～2mg/kg。继发于醛固酮增多症的高血压患儿可使用氨苯蝶啶及螺内酯。使用利尿剂时可能引起电解质紊乱，需注意补充并动态监测。

5. β受体阻滞剂 可通过抑制交感神经的过度激活，抑制 RAAS 发挥降压作用。可分为非选择性β受体阻滞剂（如普萘洛尔）和 $β_1$ 受体阻滞剂（如美托洛尔、阿替洛尔）。目前被批准用于儿童高血

压的药物有普萘洛尔、阿替洛尔。普萘洛尔的剂量为 1～4mg/（kg·d）（总量<60mg）；阿替洛尔的起始剂量为 0.5～1mg/（kg·d），最大不超过 2mg/（kg·d）。也有研究表明美托洛尔在儿童高血压的治疗中有显著作用，且耐受性良好，美托洛尔的起始剂量为 1～2mg/（kg·d），最大不超过 6mg/（kg·d）。运动员及患有周围血管病的患儿慎用 β 受体阻滞剂，患有Ⅱ度及Ⅲ度房室传导阻滞者及哮喘者禁用 β 受体阻滞剂。非选择性 β 受体阻滞剂可能影响糖、脂代谢，故糖耐量异常及血脂异常者慎用。

6. α受体阻滞剂 通过阻断血管平滑肌上的 $α_1$ 受体，阻止内源性儿茶酚胺收缩血管，进而引起血管扩张，发挥降压作用。α 受体阻滞剂可分为非选择性 α 受体阻滞剂如长效类酚苄明、短效类酚妥拉明，选择性 $α_1$ 受体阻滞剂如哌唑嗪。目前国内获批的儿童用药为哌唑嗪，用法为 0.05～0.1mg/（kg·d），最大剂量不超过 0.5mg/（kg·d），分 3 次口服。不良反应包括眩晕、乏力。酚妥拉明可用于高血压危象，用法为每次 0.1～0.5mg/kg。

7. 血管扩张药 硝普钠可在血管平滑肌内代谢产生 NO，从而发挥舒张血管的作用，其不良反应较多，在临床多用于高血压危象的治疗。初始剂量为 0.5～1μg/（kg·min）泵入，根据血压变化每隔 5min 逐渐加量 0.1～0.2μg/（kg·min），通常剂量为 3～5μg/（kg·min），最大不超过 8μg/（kg·min）。硝普钠配制及使用过程中需避光保存，配制时间超过 4～6h 需重新配制。长期大量使用可能导致血浆氰化物浓度升高中毒，对严重肾功能不全、甲状腺功能减退、动静脉分流及主动脉缩窄患儿应慎用。二氮嗪通过促进前列环素合成进而扩张小动脉发挥降压作用，可用于硝普钠禁用的高血压脑病患儿，用法为 1～5mg/kg，15～30s 内快速注射。一般 1～3min 后起效，作用持续 6～24h，如果效果不佳，5～10min 后可重复用药，也可起始静脉注射 0.25μg/（kg·min），最大加至 5μg/（kg·min），持续滴注 20min。

（二）用药原则

对于经过生活干预仍然持续高血压、有症状的高血压、继发性高血压、有靶器官损害的高血压、伴有糖尿病的高血压及达到 2 级高血压的患儿，应加用药物治疗。药物应用从单一药物、小剂量开始，同时动态监测血压，每 2～4 周逐渐加量，直至血

压控制到理想状态或者达到最大剂量，若出现药物不良反应应考虑停药或者换药。如果使用一种药物血压控制不佳，可加用第二种抗高血压药并逐渐加量，考虑到许多抗高血压药物均可引起水钠潴留，噻嗪类利尿剂是第二种药物的最佳选择。如果 2 种药物联合应用降压效果仍差，可考虑加用其他抗高血压药物，如 α 受体阻滞剂、β 受体阻滞剂、保钾利尿剂、直接血管扩张剂或中枢性抗高血压药等。在用药过程中也应持续进行生活行为干预，健康的饮食及规律的锻炼可以提高用药效果。

抗高血压药联合应用时应选择具有互补性和联合降压作用，可互相抵消或减轻不良反应的药物，常用联合方案包括 ACEI+噻嗪类利尿剂、ACEI+CCB、CCB+噻嗪类利尿剂、CCB+β 受体阻滞剂、ACEI+CCB+噻嗪类利尿剂。

考虑到抗高血压药物的敏感性受多种因素影响，现在越来越提倡个体化用药方案。Samuel 等的一项研究比较了赖诺普利、氨氯地平及氢氯噻嗪三种药物对同一个人的降压效果，筛除有较大不良反应或疗效欠佳的药物后，通过动态血压监测选择一种疗效最佳药物。他们发现不同人对不同药物反应不同，赖诺普利疗效最好，在 49%的受试者中最有效，其次是氨氯地平，其是 24%受试者的最佳药物，氢氯噻嗪为 12%受试者的最佳药物。这项研究不仅

印证了 ACEI 类药物为儿童降血压的最佳药物，也为个性化用药提供了一个新视角[37]。

（三）各类型儿童高血压的治疗

1. 高血压危象的治疗　高血压危象指血压急剧升高，持续高于同年龄、同性别、同身高儿童血压的 P_{99}，同时伴有靶器官功能衰竭如高血压脑病、心力衰竭、肾功能不全等。目前关于儿童高血压危象的研究较少，所以其诊断治疗主要参考成人资料。高血压危象时常使用硝普钠、二氮嗪等静脉抗高血压药，降压目标为同年龄、同性别、同身高儿童血压的 $P_{95} \sim P_{99}$。用药时应控制血压下降的速度不能太快，降压过快会突然减少重要脏器的血流灌注，加重甚至诱发永久性器官损害。在最初 6~8h 内血压下降为目标值的 25%~30%，在此后 24~48h 内逐步降至目标血压，1~2 天后可改为口服。美国儿科学会在 2017年《儿童高血压指南》中也给出了急重症高血压的用药指导（表 5-61-9）。儿童原发性高血压较少引起高血压危象，所以高血压危象通常存在诱因，需及时识别并针对性治疗。高血压危象最主要的危害是靶器官的急性损伤导致功能障碍，如充血性心力衰竭、急性肾损伤及脑损伤等，需通过肾功能检查、超声心动图、神经系统影像学检查来及时发现。同时需积极对症治疗，抗心力衰竭，降颅内压和抗惊厥治疗等。

表 5-61-9　2017 年美国儿科学会给出的急重症高血压的用药指导

	药物	分类	用量	给药途径	备注
症状不明显的急重症高血压	可乐定	中枢 α 受体激动剂	每次 2~5mg/kg，最大 10mg/kg，每 6~8h 1 次	口服	不良反应包括口干，嗜睡
	非诺多泮	多巴胺受体激动剂	每次 0.2~0.5mg/（kg·min），最大 0.8mg/（kg·min）	静脉注射	大剂量会加重心动过速，但不会进一步降低血压
	肼屈嗪	直接血管扩张剂	每次 0.25mg/kg，最大 25mg/kg，6~8h 1 次	口服	半衰期因个人乙酰化率不同而不同
	伊拉地平	钙拮抗剂	每次 0.05~0.1mg/kg，最大 5mg/kg，6~8h 1 次	口服	唑类抗真菌药物会加大降压效果
	米诺地尔	直接血管扩张剂	每次 0.1~0.2mg/kg，最大 10mg/kg，每 8~12h 1 次	口服	最有效的口服血管扩张剂，长效
生命体征不稳定的急重症高血压	艾司洛尔	β 受体阻滞剂	每次 100~500μg/（kg·min）	静脉注射	短效，建议持续泵入，可导致心动过缓
	肼屈嗪	直接血管扩张剂	每次 0.1~0.2mg/kg，最大 0.4mg/kg	静脉注射，肌内注射	静注每 4h 1 次，可导致心动过速
	拉贝洛尔	α 受体阻滞剂和 β 受体阻滞剂	静脉推注：每次 0.2~1mg/kg，最大 40mg/kg，静脉滴注：每次 0.25~3mg/（kg·h）	静脉推注，静脉滴注	哮喘和心力衰竭是相对禁忌证
	尼卡地平	钙拮抗剂	静脉推注：每次 30μg/kg，最大 2mg/kg，静脉滴注：0.5~4μg/（kg·min）	静脉推注，静脉滴注	可引起反射性心动过速，增加环孢素及他克莫司血药浓度
	硝普钠	直接血管扩张剂	初始剂量：0~3μg/（kg·min），最大剂量：10μg/（kg·min）	静脉注射	长期使用（＞72h）或肾衰竭时检测氰化物水平

2. 特殊人群的治疗 慢性肾病可以进展为高血压，而高血压又是肾脏疾病的危险因素。与慢性肾病相关的高血压常出现随机血压测量正常，但是24h 动态血压监测异常的情况。所以慢性肾病相关高血压患者，即使随机血压显示治疗效果良好，仍需每年至少进行 1 次 24h 动态血压监测，以除外隐蔽性高血压。虽然伴有慢性肾病的高血压诊断标准与无肾脏疾病的相同，但有研究认为，慢性肾病相关高血压的治疗应更积极，需要治疗的血压阈值应该更低，且其治疗目标血压值也应该更严格（动态血压监测 24h 平均血压 $< P_{50}$）。ACEI 类药物不仅具有降压效果，还能减少蛋白尿，可用于高血压合并肾损害患儿。对于肾实质性疾病继发的高血压，目前推荐 ACEI 及 ARB。但肾血管狭窄继发的高血压慎用这两类药。此外 CCB 和利尿剂也是常规选择。

4%～16%的 1 型糖尿病患儿患有高血压，患病率与 BMI 及血糖化血红蛋白值呈正相关。对 1 型糖尿病患儿进行长达 10 年的随访，发现血压＞130/90mmHg 会导致冠脉疾病发生风险及死亡风险增加 4 倍。2 型糖尿病患儿中高血压的发病率比 1 型糖尿病患儿更高，为 12%～31%，血压升高与 BMI、男性及糖尿病发病年龄相关。与 1 型糖尿病不同的是，2 型糖尿病高血压的发病与糖化血红蛋白水平及血糖衰竭无关，通常在糖尿病早期即出现，且饮食控制疗法疗效欠佳。如果同时患有肥胖及 2 型糖尿病，靶器官损伤的风险会进一步增加。

由于类固醇、钙调神经磷酸酶抑制剂、哺乳动物西罗莫司靶点抑制剂等药物的使用，实体器官移植后患儿常出现高血压，发病率在 50%～90%。对于接受肾移植的患儿，移植前存在的慢性肾脏疾病及可能出现的移植性肾小球疾病会额外增加患高血压的风险。器官移植后的高血压易表现为隐蔽性高血压或夜间高血压，所以动态血压监测尤为重要。研究显示肾移植后血压控制理想的患儿肾功能维持稳定生理状态，如果高血压持续 2 年以上，则可能缓慢进展为肾脏疾病。但移植术后高血压患儿的血压控制对儿科医师是一个挑战，有数据显示这部分患儿的血压有效控制率只有 33%～55%。没有足够的证据证明移植术后 ACEI 及 ARB 疗效优于其他抗高血压药物，反而可能引起酸中毒及高钾血症，不推荐用于肾移植术后患儿。

对于原发性高血压部分合并代谢综合征患儿，ACEI 和 ARB 不仅可以改善胰岛素抵抗，而且不易引起脂质代谢紊乱，推荐使用。对于运动员的高血压，通常选用 ACEI 或 CCB，由于 β 受体阻滞剂在降压过程中可引起心动过缓，心排血量减低及疲乏等不良反应，一般不使用。

三、继发性高血压原发疾病的治疗

对于继发性高血压患儿，需同时对原发疾病进行治疗，肾源性或内分泌源性原发疾病需至相应专科随诊治疗，如果存在嗜铬细胞瘤、神经纤维瘤，需评估有无手术指征。对于主动脉缩窄患儿，通过超声心动图及心脏 CT 检查可评估是否需手术治疗，球囊扩张成形术及支架置入术对于主动脉局限性狭窄的年龄较大的儿童也是优先选择。另外介入导管球囊扩张也能成功地减轻肾动脉狭窄程度。

四、随访与预防

血压未能达标的患儿，需每 2～4 周随访 1 次，已达标者，每 3 个月随访 1 次，评估血压状态及靶器官受损情况[38]。动态血压监测有助于发现隐蔽性高血压和夜间高血压，鉴别白大衣高血压，还可以通过连续的测量发现血压的昼夜周期及随时间变化模式，在高血压的诊断、随访、疗效评价及科研中意义重大。

高血压是随时间进展的，即便是青春期达到成人身高后，血压也呈现随时间增加而增加的趋势。成年早期患高血压的风险取决于儿童期的血压水平，儿童期血压水平越高则成年期患高血压的风险越高。统计发现，每年约有 7%诊断为正常高值血压的患儿进展为高血压。而值得注意的是，初始 BMI 及 BMI 的变化是高血压进展的主要决定因素。成人研究发现预防性应用坎地沙坦可有效阻滞高血压的进展[39]，但儿童群体缺乏相关药物研究，所以目前为止，儿童高血压的预防手段主要是生活习惯干预，包括控制饮食、运动及治疗肥胖等。

（金　梅　上官文）

参 考 文 献

[1] Chen X, Wang Y, Appel LJ, et al. Impacts of measurement protocols on blood pressure tracking from childhood into adulthood: A metaregression analysis[J]. Hypertention, 2008, 51: 642-649.

[2] Yan Y, Hou D, Liu J, et al. Childhood body mass index and blood pressure in prediction of subclinical vascular damage in adulthood: Beijing blood pressure cohort[J]. J Hypertention, 2017, 35: 47-54.

[3] Blumenthal S, Epps RP, Heavenrich R, et al. Report of the task force on blood pressure control in children[J]. Pediatrics, 1977, 59 (52 suppl): 797-820.

[4] Roccella EJ. Update on the 1987 Task Force Report on High Blood Pressure in Children and Adolescents: A working group report from the National High Blood Pressure Education Program[J]. Pediatrics, 1996, 98 (4Pt1): 49-58.

[5] 《中国高血压防治指南》修订委员会，高血压联盟（中国），中华医学会心血管病学分会，等. 中国高血压防治指南 2018 年修订版[J]. 中国心血管杂志, 2019, 24 (1): 24-56.

[6] 范晖，闫银坤，米杰，等. 中国 3~17 岁儿童性别、年龄别和身高别血压参照标准[J]. 中华高血压杂志, 2017, (25): 28-435.

[7] 国家心血管病中心. 中国心血管病报告 2015[M]. 北京: 中国大百科全书出版社, 2016: 3-24.

[8] Dong B, Ma J, Wang HJ. The association of overweight and obesity with blood pressure among Chinese children and adolescents[J]. Biomed Environ Sci, 2013, 26 (6): 437-444.

[9] Lo JC, Sinaiko A, Chandra M, et al. Prehypertension and hypertension in community based pediatric practice[J]. Pediatrics, 2013, 131 (2): 415-424.

[10] Rosner B, Cook NR, Daniels S, et al. Childhood blood pressure trends and risk factors for high blood pressure: The NHANES experience 1988-2008[J]. Hypertension. 2013, 62 (2): 247-254.

[11] Kit BK, Kuklina E, Carroll MD, et al. Prevalence of and trends in dyslipidemia and blood pressure among US children and adolescents, 1999-2012[J]. JAMA Pediatr. 2015, 169 (3): 272-279.

[12] 顾勇，牛建英. 高血压的发病机制及其诊疗对策[J]. 中华内科杂志, 2009, (6): 441-442.

[13] Motd AK, Shoham DA, North KE. Anootensin Ⅱ type 1 receptor polymorphisms and susceptibility to hypertension: HuGE review[J]. Genet Med, 2008, 10: 60-574.

[14] Wang ZV, Scherer PE. Adiponectin, cardiovascular function, and hypertension[J]. Hypertension, 2008, 51: 8-14.

[15] Dhuper S, Buddhe S, Patel S. Managing cardiovascular risk in overweight children and adolescents[J]. Paediatr Drugs, 2013, 15 (3): 81-90.

[16] Macumber IR, Weiss NS, Halbach SM, et al. The association of pediatric obesity with nocturnal non-dipping on 24-hour ambulatory blood pressure monitoring[J]. Am J Hypertens, 2016; 29 (5): 647-652.

[17] Knop MR, Geng TT, Gorny AW, et al. Birthweight and risk of type 2 diabetes mellitus, cardiovascular disease, and hypertension in adults: Meta-analysis of 7646267 participants from 135 studies[J]. J Am Heart Assoc, 2018, 7: 008870.

[18] Miranda JO, Cerqueira RJ, Barros H, et al. Maternal diabetes mellitus as a risk factor for high blood pressure in late childhood[J]. Hypertension, 2019, 73: e1-e7.

[19] Kumordzie SM, Adu-Afarwuah S, Young RR, et al. Maternal-infant supplementation with small-quantity lipid-based nutrient supplements does not affect child blood pressure at 4-6 y in Ghana: Follow-up of a randomized trial[J]. J Nutr, 2019, 149: 522-531.

[20] Zhang M, Mueller NT, Wang H, et al. Maternal exposure to ambient particulate matter ≤2.5μm during pregnancy and the risk for high blood pressure in childhood[J]. Hypertension, 2018, 72: 194-201.

[21] Jiang W, Hu C, Li F, et al. Association between sleep duration and high blood pressure in adolescents: Systematic review and meta-analysis[J]. Ann Hum Biol, 2018, 45: 457-462.

[22] Au CT, Ho CK, Wing YK, et al. Acute and chronic effects of sleep duration on blood pressure[J]. Pediatrics, 2014, 133 (1): e64-e72.

[23] Jakubowski KP, Cundiff JM, Matthews KA. Cumulative childhood adversity and adult cardiometabolic disease: Meta-analysis[J]. Health Psychol, 2018, 37: 1-715.

[24] Gupat-Malhotra M, Banker A, Shete S, et al. Essential hypertension vs. secondary hypertension among children[J]. Am J Hypertens, 2015, 28 (1): 73-80.

[25] Di Salvo G, Castaldi B, Baldni L, et al. Masked hypertension in young patients after successful aortic coarctation repair: Impact on left ventricular geometry and function[J]. J Hum Hypertens, 2011, 25 (12): 739-745.

[26] Dubov T, Toledano-Alhadef H, Chernin G, et al. High prevalence of elevated blood pressure among children with neurofibromatosis type 1[J]. Pediatr Nephrol. 2016, 31 (1): 131-136.

[27] Aglony M, Martinez-Aguayo A, Carvajal CA, et al. Frequency of familial hyperaldosteronism type 1 in a hypertensive pediatric population: Linical and biochemical presentation[J]. Hypertension, 2011, 57 (6): 1117-1121.

[28] Zhang T，Li S，Bazzano L，et al. Trajectories of childhood blood pressure and adult left ventricular hypertrophy：The Bogalusa Heart Study[J]. Hypertension，2018，72：93-101.

[29] Liu Y，Yan Y，Yang X，et al. Long-term burden of higher body mass index and adult arterial stiffness are linked predominantly through elevated blood pressure[J]. Hypertension，2019，73：229-234.

[30] Adams HR，Szilagyi PG，Gebhardt L，et al. Learning and attention problems among children with pediatric primary hypertension[J]. Pediatrics. 2010，126（6）：e1425-1429.

[31] Falkner B，Horan M，Kimm S . Report of the Second Task Force on Blood Pressure Control in Children--1987. Task Force on Blood Pressure Control in Children. National Heart, Lung, and Blood Institute, Bethesda, Maryland[J]. Pediatrics，1987，79（1）：1-25.

[32] 范晖，闫银坤，米杰. 中国 3~17 岁儿童血压简化标准的研制[J]. 中华高血压杂志，2017，25（5）：436-440.

[33] Li S，Chen W. Identifying elevated blood pressure and hypertension in children and adolescents[J]. J Clinical Hypertension（Greenwich，Conn），2018，20（3）：515-517.

[34] Shay CM，Ning H，Daniels SR，et al. Status of cardiovascular health in US adolescents：Revalence estimates from the National Health and Nutrition Examination Surveys（NHANES）2005-2010[J]. Circulation，2013，127（13）：1369-1376.

[35] Wu Y，Cao Y，Song J，et al. Antihypertensive drugs use over a 5-year period among children and adolescents in Beijing，China：An observational study[J]. Medicine（Baltimore），2019，98：17411.

[36] Flynn JT，Kaelber DC，Baker-Smith CM，et al. Clinical practice guideline for screening and management of high blood pressure in children and adolescents[J]. Pediatrics，2017，140：e20171904.

[37] Samuel JP，Tyson JE，Green C，et al. Treating hypertension in children with n-of-1 trials[J]. Pediatrics，2019，143：20181818.

[38] 石琳，张静，姚玮. 儿童高血压的诊断和治疗[J]. 北京医学，2019，（41）：976-979.

[39] Julius S，Nesbitt SD，Egan BM，et al. Trial of Preventing Hypertension（TROPHY）study investigators. Feasibility of treating prehypertension with an angiotensin-receptor blocker[J]. N Engl J Med，2006，354（16）：1685-1697.

第**62**章

中青年高血压

    各部高血压防治指南都是按成人的高血压诊疗标准制定的，但是中青年高血压患者有自己的血压特点：以舒张压升高为主，合并超重/肥胖及代谢异常比例高，所以仍属于高危人群；症状不典型或以无症状为主，加上自测血压比例低，使得高血压难以发现和及时治疗；即使治疗，患者也有治疗依从性差、血压控制率低的表现。中青年高血压患者往往工作压力大、生活节奏快，或有熬夜、饮食不规律、吸烟饮酒等不良习惯，更增加了其心血管疾病风险。因此，为了更好地诊疗中青年高血压患者，避免和减少脑卒中、心肌梗死等心血管疾病的发生、发展，减少家庭和社会的负担，本章重点分析中青年高血压的特点，为临床提供诊治的依据。

第一节 基 础 理 论

    根据 2000 年 WHO 定义 18～44 岁为青年人，45～59 岁为中年人。本章采用 WHO 年龄定义。

一、流行病学与病因

（一）流行病学

    从 1959 年第一次流行病学调查至今 60 多年来我国高血压患病率一直呈上升趋势。1991～2009 年中国居民健康与营养调查对 9 个省份年龄≥18 岁成人先后进行了 7 次横断面调查，结果显示血压正常高值者的总体比率从 1991 年的 29.4% 上升至 2009 年的 38.7%，18～39 岁年龄段由 26.8% 增长至 37.8%，40～59 岁年龄段由 33.6% 增长至 42.8%，而≥60 岁年龄段由 30.0% 增长至 33.5%，可以看出相对于老年人群，正常高值血压者在中青年人群占比大，增长更为明显[1]。高润霖团队的一项涉及全国 31 个省份的调查结果显示，5.2% 的青年人（18～44 岁）患有高血压，41.9% 的青年人为高血压前期，并且高血压患者中知晓率仅有 11.7%，治疗率 6.7%，而控制率仅有 2.3%[2]。据 2012～2015 年全国范围内的高血压抽样调查显示[3]，18～24 岁、25～34 岁、35～44

岁、45～54岁、55～64岁、65～74岁的高血压患病率、知晓率、治疗率、控制率（图5-62-1）。从图5-62-1可以看出，越年轻，高血压的知晓率、治疗率和控制率越低，加强中青年人群高血压的有效防治，将是有效提高我国高血压控制率，积极降低心血管疾病致死、致残率的关键。

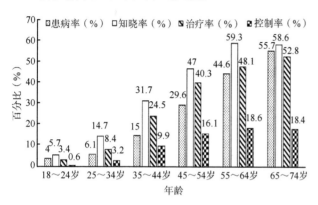

图5-62-1　2012～2015年全国范围内的高血压抽样调查各人群高血压患病率、知晓率、治疗率、控制率情况

（二）病因

我国研究显示[4]，高血压家族史、高盐饮食习惯、肥胖、缺乏运动、吸烟、饮酒、生活作息不规律、精神压力大是中青年高血压的主要危险因素，同时中青年高血压患者合并脂代谢、胰岛素抵抗、糖代谢等代谢性问题的概率较高。

1. 肥胖　许多学者认为肥胖是目前中青年高血压患病率增加的最主要危险因素。随着社会发展我国从事脑力劳动的人数逐渐增加，同时这部分脑力劳动者工作量又比较大，工作时间较长，运动时间少。其次，中青年喜好含糖饮料，又缺乏运动，导致我国肥胖人数越来越多。一项我国的研究发现[5]，肥胖（OR：3.80）、高盐饮食习惯（OR：3.76）、缺乏运动（OR：3.60）、工作压力大（OR：3.02）、吸烟（OR：2.14）是中青年高血压的危险因素。

2. 高钠、低钾饮食　细胞外主要阳离子——钠离子，一直被认为是高血压的关键生化因子。与天然食品相比，加工食品钠含量高而钾的含量低。例如，2片火腿（57g）约含有2.0mmol钠和4.0mmol钾，一杯罐装鸡肉面汤约含48.0mmol钠和1.4mmol钾。相反，富含水果蔬菜的饮食中钠含量低而钾含量高[6]。例如，一个橘子（131g）约含6.0mmol钾而钠含量较低。一杯煮豌豆约含0.3mmol钠和9.8mmol

钾。在某些以天然食品为主的偏远人群中，每人每天钾摄入量超过150mmol，而钠摄入量仅为20～40mmol（饮食中钾钠比>3.0，经常接近10）。相反，生活在工业化国家的人们经常食用加工食品，因此每人每天钾摄入量为30～70mmol，而钠摄入量多达100～400mmol（饮食中钾钠比常低于0.4）[6]。中青年高血压患者往往摄入加工类食物比例增加，使得摄入食物的钠盐水平明显增加，钠钾比例明显升高。其次，中青年高血压患者喜食快餐，有高钠饮食特点。

3. 吸烟、饮酒　吸烟可使交感神经末梢释放去甲肾上腺素增加，并通过氧化应激损害NO介导的血管舒张。长期饮酒者的高血压患病比例及平均血压值比不饮酒和少量饮酒者高，尤其是收缩压的升高值更明显。中青年吸烟、饮酒的比例较高，因此吸烟、饮酒在中青年高血压的发生、发展中发挥了重要作用。

4. 精神紧张　包括过度忧郁、烦躁、缺乏睡眠及休息，反复过度紧张与精神刺激可引起血压升高。中青年因学习、工作或游戏，熬夜已经成为常态，加上很多中青年人工作压力大，因此精神紧张的人数逐渐增加。

5. 遗传因素与年龄　本病属多基因复杂性疾病，其发病可能与众多基因突变有关，并涉及基因-基因和基因-环境的相互作用。在一项研究中发现，青年组与遗传有关者占50.4%（110/218），老年组占36.2%（85/235），两组比较差异有统计学意义（$P<0.001$）[7]。

众所周知，高血压发生的危险因素分为不能改变的因素和可以改变的因素。前者包括遗传和年龄增长；后者包括高盐饮食、肥胖、饮酒、吸烟和精神紧张等。那么遗传和年龄增长在高血压发生过程中到底发挥多大作用呢？从20世纪80年代中期开始，何观清教授主持的四川凉山彝族人群高血压影响因素的研究[8]，得到如下3个方面的重大发现：①凉山地区彝族极少有高血压病例；②单纯过着彝族生活的成人血压水平几乎不随年龄而上升；③当地人若迁居到城镇与汉民杂居生活，其血压模式就与当地汉民一样，也随着年龄增长出现高血压。这个研究说明后天的环境因素在高血压的发生发展中发挥了极其重要的作用。同时2007年发表在 *The New England Journarl of Medicine* 的研究[6]也提示在偏远地区的人群只有不到 1%患高血压，而在工业化国家有近 1/3 的成人患有高血压。人群由偏远地区向城市的迁移与年龄相关的血压升高和高血压的流行上升趋势一致。这就提示积极改善生活方式，改善后天环境因素在有效预防和控制高血压中也发挥了重要的作用。

二、发病机制与病理生理

与老年高血压患者以动脉硬化、容量负荷及大动脉僵硬度增加为主的病理生理特征不同，中青年高血压患者外周阻力增加，但大动脉弹性多无明显异常[9]。

交感神经系统（sympathetic nervous system SNS）激活是中青年高血压发生、发展的重要机制。在高血压的早期阶段，中青年高血压患者血压升高常伴发心率增快，后者是交感神经系统激活的主要表现之一。既往研究发现[10]年龄＜40 岁的高血压患者相对于同年龄层正常血压人群，有交感神经过度激活证据者占 64%；而年龄≥40 岁的高血压患者相对于正常血压者，交感神经过度激活的比例仅为 23%，提示青年患者中交感神经过度激活更加常见。

RAAS 激活对于中青年高血压的发生、发展至关重要，在合并肥胖、代谢综合征的高血压患者中更为显著。我国一项研究[11]在年龄为≤50 岁、>50～60 岁和>60 岁三组患者中，发现血浆肾素水平、血管紧张素Ⅱ水平随着年龄增长而下降。该研究结果提示，中青年原发性高血压患者与老年患者 RAAS 水平不同，患者越年轻，RAAS 水平越高。RAAS 激活可能是中青年原发性高血压的重要发病机制。

此外，肥胖患者中，胰岛素抵抗、肾潴留过多钠盐、内皮细胞功能受损也在高血压发生、发展中发挥了重要作用。近几年发现，免疫异常包括体液中一种血清免疫球蛋白水平显著升高、细胞免疫中 T 淋巴细胞参与血压升高的发生发展。

第二节　中青年高血压诊断与治疗

中青年高血压的诊疗思路与一般成人高血压相同，要解决以下 3 个问题：①患者的血压是继发的，还是原发的；②除高血压以外，患者是否还有其他心血管疾病危险因素；③患者是否有靶器官损

害和心血管疾病的证据。应通过病史采集、体格检查、实验室辅助检查，围绕这几个问题制定合理有效的诊疗方案。

一、诊　　断

高血压诊断除了需要准确的血压测量值，还需要详细的病史采集、系统的体格检查、全面完善辅助检查，然后综合患者资料，明确病因，了解危险因素，判断靶器官损害后给出准确诊断。

（一）病史采集

应全面详细了解患者病史，包括以下内容。①症状：初次发现或诊断高血压的时间、血压水平及发病前有无反复发热、感冒等炎症情况，发病初有无继发性高血压的临床表现，如肌无力、发作性软瘫等；阵发性头痛、心悸、多汗；反复头痛、乏力、夜尿增多；泡沫尿；打鼾伴有呼吸暂停等。②治疗：是否规律使用抗高血压药物治疗，如已接受抗高血压药物治疗，对何种抗高血压药物敏感与高血压的诊断有关，以及病程中血压是否一直控制良好与高血压引起的靶器官损害有关。③靶器官损害与心血管疾病的表现：病程中有无劳力性胸闷、胸痛，夜间阵发性呼吸困难，头昏、头痛，单侧或双侧肢体活动障碍，视物模糊，夜尿增多等心脑眼肾的损害症状。④既往史：初中开始，每 3～5 年记录能追溯到的真实血压值以发现血压的变化，询问既往有无周围血管疾病、糖尿病、痛风、血脂异常等症状及治疗情况。⑤生活方式：盐、酒及脂肪的摄入量，吸烟状况，体力活动量，体重变化，睡眠习惯等情况。⑥心理社会因素：包括家庭情况、工作环境、文化程度及有无精神创伤史。⑦家族史：询问患者有无高血压、脑卒中、糖尿病、血脂异常、冠心病或肾脏病的家族史，包括一级亲属发生心脑血管病事件时的年龄。⑧药物服用情况：是否服用药物如甘草、激素、非甾体抗炎药及避孕药等。

（二）体格检查

中青年高血压患者发现阳性体征，常反映高血压的病因线索，强调初诊体检要仔细全面，应包括以下内容：①测量四肢血压及立卧位血压；②测量身高、体重；③检查眼底，了解有无动脉狭窄、动

静脉受压、出血、渗出和视盘水肿；④颈动脉杂音、颈静脉怒张、甲状腺肿大；⑤心浊音界有无扩大、心前区膨隆、心脏杂音、心律失常、第三和第四心音；⑥腹部血管杂音、腹部肿块、腹主动脉扩张；⑦外周动脉搏动减弱和消失，相应血管部位有无杂音；⑧肢体有无水肿；⑨肌力及肌张力，口角有无歪斜，伸舌是否居中。

提示继发性高血压的线索包括：①腹部或侧腹部肿块要考虑到多囊肾和嗜铬细胞瘤；②腹部血管杂音特别是单侧的要考虑肾血管疾病；③主动脉瓣听诊区收缩期杂音及股动脉搏动消失或延缓，下肢血压低于上肢血压时要考虑主动脉缩窄；④躯干肥胖，有紫纹要考虑库欣综合征等。应注意畸形特征：库欣综合征的满月脸，威廉姆斯-贝伦综合征的精灵样面部特征，特纳综合征的发育不良和面部畸形，与马方综合征相关的蜘蛛手形态，身高异常可能提示肢端肥大症。

（三）实验室检查和辅助检查

高血压患者的常规检查包括血常规、尿常规、电解质、肝功能、肾功能、空腹血糖、餐后 2h 血糖、血脂、甲状腺功能、基础肾素-血管紧张素-醛固酮、心电图、心脏超声、肾血管超声、腹部超声、颈动脉超声、24h 动态血压监测等。

本书前面章节已重点讲解辅助检查的意义，强调对于血压显著升高、有自发或利尿剂诱发的低血钾症怀疑原发性醛固酮增多症的患者，应在启动降压治疗前行醛固酮与肾素活性比值（ARR）测定，以免抗高血压药物如 ACEI/ARB、β 受体阻滞剂及利尿剂影响 ARR，令结果难以解释。高血压伴低血钾还要和遗传性 Liddle 综合征、肾小管酸中毒鉴别。

高血压的诊断和分级是根据血压的具体数值进行的，所以准确的血压测量是诊断高血压的前提和基础。除了传统的诊室血压测量，更推荐积极开展 24h 动态血压监测或家庭血压监测，尤其 24h 动态血压监测可以及时发现一些隐蔽性高血压和确定白大衣高血压。根据《中国高血压防治指南（2018 年修订版）》诊室血压的高血压的诊断标准：在未使用抗高血压药物的情况下，非同天 3 次测量诊室血压，收缩压≥140mmHg 和（或）舒张压≥90mmHg。动态血压的高血压诊断标准为：平均收缩压/舒张压 24h ≥130/80mmHg，白昼 ≥135/85mmHg，夜间 ≥

120/70mmHg。家庭自测血压的高血压诊断血压值为≥135/85mmHg[12]。

（四）鉴别诊断

在高血压诊断过程中，虽然继发性高血压在高血压中仅占 5%～15%，但仍需重视。继发性高血压常见病因有肾实质疾病、肾动脉狭窄、原发性醛固酮增多症、皮质醇增多症及阻塞性睡眠呼吸暂停低通气综合征、主动脉缩窄、多囊卵巢综合征、Liddle 综合征及嗜铬细胞瘤等。常见的继发性高血压的症状：皮肤颜色突然短暂变化（苍白）、突然心悸、心跳过速（心悸）、大量出汗提示嗜铬细胞瘤；反复头痛、乏力、夜尿增多，提示原发性醛固酮增多症；劳力性呼吸困难，提示心力衰竭或主动脉缩窄；夜尿增多、泡沫尿、眼睑水肿提示肾脏疾病；药物引起的高血压，如甘草、激素、非甾体抗炎药、部分肿瘤化疗药物及避孕药诱发的高血压近年来并不少见，女性患者尤其需注意鉴别。

二、治　疗

中青年高血压治疗原则包括及早干预、非药物（生活方式干预）和药物治疗，通过血压平稳达标并综合管理肥胖、血脂异常、糖耐量异常或糖尿病等其他可逆转的心血管疾病危险因素，最大限度地降低心血管疾病的发生和死亡风险。鉴于病理生理机制和临床特征与老年高血压不同，中青年高血压在生活方式干预的强度和优化抗高血压药物的选择等方面应与老年高血压有所区别。

（一）降压目标值

2021 WHO 的《成人高血压的药物治疗》[13]建议对确诊高血压（收缩压≥140mmHg 或舒张压≥90mmHg）的患者进行药物降压治疗；对已有心血管疾病且收缩压为 130～139mmHg 的个体进行药物降压治疗；对无心血管疾病但有高心血管疾病风险、糖尿病或慢性肾病、收缩压为 130～139mmHg 的个体进行药物降压治疗。建议所有无合并症的高血压患者的血压治疗目标为＜140/90mmHg；高血压伴已知心血管疾病的患者的目标收缩压为＜130mmHg；高血压高危患者（心血管疾病高危、糖尿病、慢性肾病患者）的目标收缩压为＜

130mmHg。WHO 建议患者在开始服用抗高血压药物后每月随访 1 次或更换抗高血压药物，直到患者达到目标，对血压得到控制的患者每 3～6 个月进行 1 次随访。本章根据上述指南血压控制目标值进行治疗。

（二）非药物治疗

非药物治疗主要指生活方式干预（又称"治疗生活方式改变"，therapeutic lifestyle change，TLC），即去除不利于身体和心理健康的行为和习惯。TLC 可以有效降低血压、增强抗高血压药物的疗效，从而降低心血管疾病风险，所有高血压患者均应尽早启动 TLC。非药物治疗主要包括以下几个方面。

1. 饮食模式干预　DASH 饮食即摄入足够的蔬菜、水果、低脂（或脱脂）奶，以维持足够的钾、镁、钙等离子的摄入，并尽量减少饮食中油脂量。在高血压患者中，DASH 饮食可使收缩压和舒张压降低 11.4mmHg 和 5.5mmHg[14]。这些数据表明，DASH 饮食为预防和治疗高血压提供了一种有效的营养途径。素食主义和地中海饮食模式也与血压降低有关。素食饮食（定义为从不或很少吃肉的饮食）可使收缩压中位数平均降低 4.8mmHg，舒张压中位数平均降低 2.2mmHg[15]。一项 Meta 分析报告显示，与低脂饮食相比，地中海饮食可使收缩压平均中位数降低 1.7mmHg，舒张压平均中位数降低 1.5mmHg[16]。

2. 限制钠盐，增加钾盐，减少饱和脂肪及胆固醇摄入（包括减少含盐调味品及加工食品中盐量等，食盐总量<6g/d）　多项临床试验的 Meta 分析显示，降低钠摄入量可显著降低高血压和血压正常人群的血压。在这项研究中，平均钠摄入量降低 42mmol，收缩压中位数平均降低 3.23mmHg，舒张压中位数平均降低 2.24mmHg[17]。既往研究显示，平时每日钠盐摄入量<50mmol 人群没有出现随年龄增加的高血压[7]。增加富含钾离子的食物（如新鲜水果、蔬菜及豆类）摄入，高钾饮食与血压下降有关，特别是在高钠饮食的情况下。在一项随机对照试验的 Meta 分析中，补钾与平均收缩压和舒张压显著降低相关，可以分别降低收缩压中位数平均 3.11mmHg 和舒张压中位数平均 1.97mmHg[18]。对于对盐敏感的个体，膳食钾对血压的益处最大。

3. 控制体重　建议 BMI<24kg/m^2，腰围男性<90cm、女性<85cm。86 项流行病学研究一致认为，BMI 和血压之间存在连续的、几乎呈线性的直接关系，没有证据表明存在阈值。血压与腰臀比或中央脂肪分布的计算机断层测量之间的关系甚至比血压与 BMI 之间的关系更为密切。Framingham 心脏研究表明，肥胖导致 78% 的男性高血压和 65% 的女性高血压。一项针对 25 项随机对照试验的 Meta 分析提示体重每减轻 1kg，收缩压下降 1.05mmHg，舒张压下降 0.92mmHg[19]。

4. 不吸烟　即戒烟并远离二手烟。吸烟已被证明与血压急剧升高有关。吸烟主要通过刺激交感神经系统引起血压升高。虽然目前的研究不能确定吸烟与高血压之间的直接因果关系，长期吸烟者停止吸烟后不会降低血压，但停止吸烟能明显减少心血管靶器官损害和心血管疾病。

5. 限制饮酒　建议酒精摄入量男性<25g/d、女性<15g/d。一项针对 15 项随机对照试验的 Meta 分析表明，饮酒量的减少与收缩压（3.31mmHg）和舒张压（2.04mmHg）的明显降低相关。减少 50% 的酒精摄入，可降低收缩压中位数平均 5.50mmHg 和舒张压中位数平均 3.97mmHg[20]。

6. 体育锻炼　建议进行有氧运动，如步行、慢跑、骑车、游泳等，体力活动时间>30min/d，5～7 次/周。一项 Meta 分析报告称有氧运动可使收缩压中位数平均降低 3.84mmHg，舒张压中位数平均降低 2.58mmHg[21]；有氧运动诱导的血压降低在高血压和正常血压者，以及超重和正常体重者中是一致的。这些发现表明，体育锻炼是预防和治疗高血压的一种有效的生活方式干预。

7. 减轻精神压力　减轻精神压力，保持心理平衡，必要时寻求专业心理咨询。心理社会压力和轮班工作也与高血压风险相关。在一项包含 622 名参与者的两项观察性研究的 Meta 分析中，精神压力与高血压风险增加相关。减轻心理压力后血压的获益还需要进一步研究[22]。

非药物治疗对于中青年高血压患者尤为重要。一方面，在中青年阶段及早干预、改变不良生活方式有利于遏制高血压及心血管疾病的发生、发展；另一方面，中青年较老年人可接受较长时间、较高强度的体力锻炼，有助于控制体重、改善心肺功能甚至促进精神心理健康。低盐、低脂、戒烟、运动等健康生活方式费用-效益比更佳，比药物治疗更符合卫生经济学，是在群体水平防治高血压及心血管疾病的重要策略。

（三）药物治疗

中青年高血压患者服药依从性差、易漏服，优先考虑每天 1 次、降压作用持续 24h 的长效抗高血压药物以减少血压波动。《中国高血压防治指南（2018 年修订版）》推荐的五大类抗高血压药物，包括利尿剂、β 受体阻滞剂、钙拮抗剂、ACEI 及 ARB，原则上均可作为中青年高血压初始药物治疗选择[12]。既往随机对照研究发现上述五大类抗高血压药物对于中青年高血压的降压疗效存在一定的差异，ACEI 与 β 受体阻滞剂在降低舒张压方面优于噻嗪类利尿剂及钙拮抗剂[23]，因而有必要基于中青年高血压的病理生理机制选择适宜的抗高血压药物及降压策略，以实现对中青年高血压的有效控制。

1. β 受体阻滞剂　青年高血压患者常呈高动力心脏综合征状态，此综合征由 Gorlin 等报道，患者心排血量增加，心尖搏动剧烈，并可闻及第三心音，心电图提示左室肥厚，心脏耗氧量正常或增加，患者的血压特点是不稳定地升高，收缩压搏动较大，舒张压较稳定。Frohlich 等发现该综合征患者有明显高交感神经兴奋，使用 β 受体阻滞剂治疗后症状显著改善，因此也将其命名为 β 受体功能亢进综合征。既往研究显示[24]，中青年的原发性高血压是由高交感神经活动支持的。在这个年龄组中，高静息心率和高血浆去甲肾上腺素水平（与血压无关）与过早的心血管事件和死亡有关。β 受体阻滞剂与随机安慰剂和其他抗高血压药物相比，在降低年轻（<60 岁）高血压受试者的死亡、脑卒中、心肌梗死风险方面表现良好，并且是合理的一线治疗选择。当前伴随社会-经济转型，年轻人面临更大压力，交感神经系统（SNS）激活在年轻的高血压患者中更为显著。我国一项超过 11 万例高血压患者的大型调查发现[25]，38.2%的无合并症的高血压患者静息心率≥80 次/分；年轻的未服用 β 受体阻滞剂的高血压患者心率更快。β 受体阻滞剂直接抑制尤其适用于存在明显 SNS 激活证据，如静息心率增快（>80次/分）或合并冠状动脉粥样硬化性心脏病（冠心病）、慢性心力衰竭等临床情况的患者。大量研究数据证明了 β 受体阻滞剂类的高选择性代表——比索洛尔对年轻和中年高血压患者具有显著的心

脏保护作用。由于对糖、脂肪代谢潜在的不良影响，对于合并糖尿病或代谢综合征的高血压患者，β 受体阻滞剂与利尿剂合用需谨慎。重点要指出 β 受体阻滞剂可以有效降低舒张压，舒张压是舒张期主动脉等弹性大动脉的收缩产生的压力，β 受体阻滞剂有负性肌力、负性频率的作用，可以有效降低舒张期主动脉内的容量，从而降低舒张压。

2. ACEI/ARB 类药物　Larage 等研究[26]曾提出基于血浆肾素水平将高血压患者分为"高肾素型"（多见于中青年）或"低肾素型"（又称为"高容量型"，多见于老年）。英国高血压学会早先曾根据不同年龄高血压的病理生理特点提出初始抗高血压药物选择的"AB/CD"法则，既往研究显示[27]中青年高血压患者通常有肾素依赖性高血压，对 ACEI/ARB（A）或 β 受体阻滞（B）反应良好。大多数肾素水平较低的患者，对 CCB（C）或利尿剂（D）反应较好。后一类药物激活 RAAS，使患者对肾素抑制疗法产生反应。这些主要药物类别的首字母与字母表的前 4 个字母重合，即 AB/CD 法则。初始降压应在 RAAS 抑制剂（ACEI/ARB 或 β 受体阻滞剂）和容量抑制剂（钙拮抗剂或利尿剂）两类药物中择其一，前者适用于年龄<55 岁的中青年高血压患者，而后者适用于年龄≥55 岁的高血压患者[27]。这一原则也在《中国中青年高血压指南》中得以推荐[28]。RAAS 抑制剂（包括 ACEI 及 ARB）具有明确的降压及靶器官保护作用，可以作为中青年高血压的起始抗高血压药物。《英国高血压指南》[29]推荐年龄<55 岁高血压患者起始采用 ACEI（不能耐受时使用 ARB）降压。研究发现[30]，当存在肥胖、血脂异常、吸烟等危险因素时，RAAS 激活更加显著，RAAS 抑制剂对于此类患者尤为适用。但 RAAS 抑制剂包括 ACEI 及 ARB 具有潜在致畸风险，不宜用于计划妊娠或育龄期的中青年女性高血压患者。在此情况下，β 受体阻滞剂尤其是拉贝洛尔，可以作为替代降压的优先选择。

3. CCB　主要通过阻断血管平滑肌细胞上的钙离子通道发挥扩张血管降低血压的作用。我国以往完成的较大样本的降压治疗临床试验，证实以 CCB 为基础的降压治疗方案可明显降低高血压患者脑卒中风险。CCB 类药物可与其他四类药联合应用，尤其适用于伴稳定型心绞痛、冠状动脉或颈动脉粥样硬化及周围血管疾病患者。

4. 利尿剂　主要通过利钠排尿、降低容量负荷而发挥降压作用。PATS 研究证实吲达帕胺治疗可明显降低脑卒中再发风险。小剂量噻嗪类利尿剂（如氢氯噻嗪 6.25～12.5mg）对代谢影响很小，与其他抗高血压药（尤其是 ACEI 或 ARB）合用可明显增加后者的降压作用。利尿剂常用于中青年高血压患者中伴有心力衰竭或顽固性高血压的治疗。

中青年高血压患者血压控制并不理想，提示有必要尽早启动优化的初始联合降压方案，特别是对单药控制不佳的高血压患者。若无禁忌，联合用药应以 RAAS 抑制剂为基础（静息心率≤80 次/分），联合二氢吡啶类 CCB 或噻嗪类利尿剂；也可以 β 受体阻滞剂为基础（静息心率＞80 次/分），联合二氢吡啶类 CCB 或噻嗪类利尿剂。对于舒张压升高合并心率增快者（如静息心率＞80 次/分），优先选用 β 受体阻滞剂，需要注意的是对于舒张压升高合并心率增快者如同时合并代谢综合征，也可以 ARB 药物与 β 受体阻滞剂联用，但 β 受体阻滞剂和利尿剂联合有潜在代谢风险，应慎用于合并代谢综合征或糖尿病的患者。如两药联合不达标，积极考虑三药联合：ACEI/ARB+CCB+利尿剂，β 受体阻滞剂 +CCB+ 利尿剂，ACEI/ARB+β 受体阻滞剂 +CCB，ACEI/ARB+β 受体阻滞剂 +利尿剂，如果上述方案血压仍不达标，可以考虑联合螺内酯或 α 受体阻滞剂。

三、预　　后

高血压是可防可控的，如积极进行规范治疗，血压长期达标，其预后良好。但现实中中青年高血压控制率低，且预期寿命长，这就使得中青年发生脑卒中、冠心病、心肌梗死、心力衰竭、慢性肾衰竭及周围血管病等心血管疾病的风险明显升高。这要求高血压临床医师对中青年高血压给予足够重视，做好这类人群的血压管理，更好地减少和预防心脑肾靶器官损害。

（刘　莉　余振球）

参 考 文 献

[1] 国家心血管病中心. 中国心血管病报告 2014[M]. 北京：中国大百科全书出版社，2015.

[2] 陈祚，王馨，李苏宁，等. 我国青年人群高血压现状分析[J]. 中国心血管病研究，2018，（10）：865-872.

[3] Wang Z, Chen Z, Zhang L, et al. Status of hypertension in China：Results from the China hypertension survey[J]. Circulation，2018，137（22）：2012-2015.

[4] 马瑞，武文华，张寅斌，等. 青年高血压病患者的临床特点分析[J]. 中国医药科学，2013，（23）：21-23.

[5] 陈悦洪，陈炳忠. 青年高血压相关危险因素分析[J]. 国际医药卫生导报，2013，（24）：3760-3763.

[6] Adrogué HJ, Madias NE. Sodium and potassium in the pathogenesis of hypertension[J]. N Engl J Med，2007，356（19）：1966-1978.

[7] 雷宇春，王忠勇. 青年人高血压病临床特点分析[J]. 人民军医，2003，46（11）：630-631.

[8] 何观清，何江，唐元昌，等. 凉山彝族高血压流行病学调查研究[J]. 医学研究杂志，1995，24（6）：25-25.

[9] Zhang Y, Lacolley P, Protogerou AD, et al. Arterial stiffness in hypertension and function of large arteries[J]. Am J Hypertens，2020，33（4）：291-296.

[10] Goldstein D. Plasma catecholamines and essential hypertension：An analytical review[J]. Hypertension，1983，5（1）：86-99.

[11] 符春晖，严华，陆永光，等. 原发性高血压病患者肾素-血管紧张素-醛固酮系统活性的影响因素[J]. 中华实用诊断与治疗杂志，2011，5（7）：633-635.

[12]《中国高血压防治指南》修订委员会，高血压联盟（中国），中华医学会心血管病学分会，等. 中国高血压防治指南（2018 年修订版）[J]. 中国心血管杂志，2019，24（1）：24-56.

[13] WHO. Guideline for the pharmacological treatment of hypertension in adults[J]. Geneva：World Health Organization，2021.

[14] Appel LJ, Moore TJ, Obarzanek E. A clinical trial of the effects of dietary patterns on blood pressure. DASH Collaborative Research Group[J]. N Engl J Med，1997，336（16）：117-124.

[15] Yokoyama Y, Nishimura K, Barnard ND, et al. Vegetarian diets and blood pressure：A meta-analysis[J]. JAMA Intern Med，2014，174（4）：577.

[16] Nordmann AJ, Suter-Zimmermann K, Bucher HC, et al. Meta-analysis comparing mediterranean to low-fat diets for modification of cardiovascular risk factors[J]. Am J Med，2011，124：841-851.

[17] Newberry SJ, Chung M, Anderson CAM, et al. Sodium and potassium intake：Effects on chronic disease outcomes and risks. Agency for Healthcare Research and Quality（US），2018.

[18] Whelton PK, He J, Cutler JA, et al. Effects of oral potassium on blood pressure. Meta-analysis of randomized

controlled clinical trials[J]. JAMA，1997，（277）：1624-1632.

[19] Neter JE，Stam BE，Kok FJ，et al. Influence of weight reduction on blood pressure：A meta-analysis of randomized controlled trials[J]. Hypertension，2003，（42）：878-884.

[20] Roerecke M，Kaczorowski J，Tobe SW，et al. The effect of a reduction in alcohol consumption on blood pressure：A systematic review and meta-analysis[J]. Lancet Public Heal，2017：e108-e120.

[21] Whelton SP，Chin A，Xin X，et al. Effect of aerobic exercise on blood pressure：A meta-analysis of randomized，controlled trials[J]. Ann Intern Med，2002，136（7）：493-503.

[22] Nagele E，Jeitler K，Horvath K，et al. Clinical effectiveness of stress-reduction techniques in patients with hypertension：Systematic review and meta-analysis[J]. J Hypertens，2014，32（10）：1936-1944.

[23] Deary A，Schumann A，Murfet H，et al. Double-blind，placebo-controlled cross over comarison of five classes of antihypertensive drugs[J]. J Hypertens，2002，20（4）：771-777.

[24] Cruickshank JM. The role of beta-blockers in the treatment of hypertension[J]. Adv Exp Med Biol，2017，956：149-166.

[25] 孙宁玲，霍勇，黄峻. 中国高血压患者心率现状调查[J]. 中华高血压杂志，2015，23（10）：934-939.

[26] Laragh JH，Sealey JE. The plasma renin test reveals the contribution of body sodium-volume content（V）and renin-angiotensin（R）vasoconstriction to long-term blood pressure[J]. Am J Hypertens，2011，24（11）：1164-1180.

[27] Brown MJ，Cruickshank JK，Dominiczak AF，et al. Better blood pressure control：How to combine drugs[J]. J Hum Hypertens，2003，17（2）：81-86.

[28] 刘靖，卢新政，陈鲁原，等. 中国中青年高血压管理专家共识[J]. 中华高血压杂志，2020，（4）：316-324.

[29] Krause T，Lovibond K，Caulfield M，et al. Management of hypertension：Summary of NICE guidance[J]. BMJ，2011，25：343。

[30] Delgado GE，Siekmeier R，Krämer BK，et al. The renin-angiotensin-aldosterone system in smokers and non-smokers of the ludwigshafen risk and cardiovascular health（LURIC）study[J]. Adv Exp Med Biol，2016，935：75-82.

由于女性解剖、生理和神经内分泌等方面的特点，决定了女性高血压在发病率、发病机制、临床表现、治疗方法、药物选择及疾病预后等方面都与男性有许多不同。例如，女性绝经期前后高血压发病率的显著变化，女性发生白大衣高血压比例较男性更高，女性高血压伴心理障碍的比例高于男性，女性特有妊娠期高血压疾病及避孕药相关的高血压。前瞻性抗高血压药物研究显示，在使用血管紧张素Ⅱ受体阻滞剂（ARB）和氢氯噻嗪降压时，女性对药物敏感性更高，血压控制水平优于男性，男性需要更高的药物剂量才可达到与女性相似的降压效果[1]。

尽管这些差异已逐步引起人们的关注，但由于样本数量、女性激素周期的异质性等原因，致使临床对女性高血压发病机制仍不是很清楚，对女性高血压各个时期的诊断和治疗仍在不断探索。

第一节　女性高血压流行病学与病理生理特点

一、流行病学特点

（一）女性高血压流行病学特点

随着社会、家庭、生活压力的增加，女性高血压的发病率呈逐年上升趋势。2012～2015年中国高血压调查（China Hypertension Survey，CHS）结果显示，年龄≥18岁成人高血压患病加权率为23.2%，男性高于女性（24.5% vs 21.9%）[2]。女性高血压发病率在不同年龄段有不同的性别差异。在50岁之前女性高血压发病率低于男性，而女性在绝经后高血压发病率开始上升，并逐渐和男性持平，70岁后超过男性，造成以上现象的原因与女性绝经后性激素水平变化相关[3]。中国慢性病与危险因素监测（China Chronic Disease and Risk Factor Surveillance，CCDRFS）调查对我国 31 个省（自治区、直辖市）年龄≥18 岁共 174 621 名成年人血压水平的调查结果显示，人群收缩压平均水平为 128.8mmHg、舒张压平均水平为 77mmHg，收缩压在 55 岁前男性高于女性，55 岁后则女性高于男性。舒张压与年龄的关系呈非线性，男女变化趋势相似，男性舒张压始终高于女性，但随着年龄增长差距逐渐缩小。女性患者对高血压的知晓率、控制率及达标率均高于男性[4]。

更年期女性发生高血压的风险较高，对女性的身心健康造成了极大的危害。一般情况下，女性的血压值和高血压的发病率均低于男性。更重要的是，以心肌梗死为主的心血管疾病发病率，女性也明显低于男性。但女性的这种优势，在绝经后大多随之消失。绝经后，随着脂质代谢的恶化，在血压上升的同时，血管内皮细胞等也发生变化。这意味着随着绝经，女性患心血管疾病的危险性也加大，其实质系雌激素缺乏所致。绝经后女性高血压的临床特点是随着年龄的增长，收缩压的升高更为明显，主要是大动脉血管硬化导致的血管顺应性下降所致。与男性相比，中老年女性的收缩压升高更明显，这可能与女性更年期内分泌代谢改变有关[5]。在生理情况下，血压存在昼夜差异，夜间血压值比白天血压值低 10%～20%，而绝经后女性血压昼夜差异减小，夜间血压下降不到 10%，这可能与灌注器官损伤及较差的心血管功能有关，这也可能是女性夜间心血管事件发生率较高的原因[6-8]。

（二）女性心血管疾病流行病学特点

心血管疾病是导致女性特别是老年女性死亡最主要的病因之一。流行病学资料显示，约 1/3 的老年女性死于心血管疾病。统计数据表明，1990～2016 年，我国心血管疾病患者数由 4060 万增至 9380 万，其中女性所占比例为 52%，年龄标准化发病率总体上升 14.7%，女性上升 13.3%；每年心血管疾病死亡人数由 251 万增加到 397 万，其中女性由 120 万至 164 万[9]。来自欧洲的数据显示，欧洲每年 400 多万人死于心血管疾病，占所有死亡人数的 49%。女性尤其是老年女性心血管疾病发病率较高，在世界范围内给女性带来极大危害，在我国危害尤甚[10]。

二、病理生理特点

（一）激素变化与血压

1. 雌激素与高血压　雌激素是主要的女性性激素，能够调节和维系女性的性征和生殖系统。女性雌激素绝大部分由卵巢、肾上腺皮质细胞分泌产生，主要包括雌酮、雌二醇、雌三醇，其中雌二醇在体内含量最高且生理活性最强[11, 12]，雌激素通过其经典雌激素核受体（nuclear estrogen receptor，nER）、雌激素膜性受体（membranous estrogen receptor，mER）及 G 蛋白偶联雌激素受体（G protein coupled estrogen receptor，GPER）扩张血管和抑制 RAAS 活性来调节血压。雌激素还可通过抑制肥胖、降低盐敏感性、调节自主神经活动等降血压。研究表明，雌激素的扩血管作用主要通过 2 个途径实现。①血管平滑肌途径：雌激素作用于血管平滑肌细胞雌激素受体 GPER，抑制钙离子细胞内流，松弛血管平滑肌细胞而舒张血管；②内皮细胞途径：雌激素可增加内皮型一氧化氮合酶（eNOS）的基因表达，促进 NO 和内皮依赖性超极化因子（endothelium derived hyperpolarizing factor，EDHF）的产生，引起内皮依赖性血管舒张反应。

大量研究证实，雌激素能够通过调控 RAAS、内皮素系统（ETS）和交感神经系统（SNS）等调节机体血压。雌激素可调控 RAAS 大部分组分的表达，将稳态平衡转向保护性抑制 RAAS 途径[13]，雌激素及其受体通过抑制血管紧张素转换酶表达和活性，抑制 RAAS 激活，并可通过下调肾脏、肾上腺皮质和血管平滑肌细胞中的血管紧张素 II 1 型受体（AT_1R）表达，发挥降压作用[14]。研究发现[15]，切除大鼠卵巢后，大鼠血浆血管紧张素水平明显增加，肾脏血管紧张素 II 2 型受体（AT_2R）表达量显著下调，而当用 17β-雌二醇处理后，AT_2R 表达量可恢复至正常水平。以去卵巢大鼠模型、醋酸去氧皮质酮-盐型高血压大鼠模型等[16]为代表的研究提示，雌激素能够改变心脏、血管、肾等器官内皮素受体的表达，减少钙外流，从而引起心脏的负性变时作用，调节血管内皮的舒缩状态，促进肾脏排钠利尿等。因此，雌激素对内皮素（ET）有明显的抑制作用，可能对心血管疾病如高血压有积极作用。在妊娠期间，当雌激素升高时，ET-1 表达减少，对血管紧张素Ⅱ（AngⅡ）升压作用的敏感性低于非妊娠女性，这也很好地解释了妊娠期间血容量翻倍而血压不升的原因。近年来研究发现，中枢神经末梢神经元上均有雌激素受体，雌激素可抑制交感神经活动、增强副交感神经活动，并且可增强压力感受器的反射作用，从而对血管内皮功能产生有利影响以保护血压[17]。上述研究结果很好地解释了男性及女性血压控制和治疗反应有差异性的原因[18]。

雌激素能促进 NO 介导的血管舒张，抑制血管的损伤反应和动脉粥样硬化的发展。雌激素还可作用于血管内皮细胞和血管平滑肌细胞，两者均有雌激素受体 ERα 和 ERβ。同时表达 eNOS 和雌激素受体的细胞在雌激素的作用下能产生 NO。通常认为雌激素受体作为配体激活的转导因子存在于细胞核，调节雌激素的基因表达。这个基因途径可能是雌激素发挥长期效应的潜在作用机制。雌激素还可升高前列环素合成酶水平而增加前列环素 I_2（PGI_2）分泌，从而舒张血管。雌激素可抑制血栓素引起的血管收缩，呈浓度依赖性抑制作用。同时，研究者还在对细胞内钙浓度变化的研究中发现，雌激素对钙离子敏感性没有影响，但能抑制细胞钙内流，因此雌激素具有类似钙拮抗剂的作用。此外，雌激素还可作用于头端延髓腹外侧区（rostral ventrolateral medulla，RVLM）的雌激素相关受体，导致局部 RAAS 和 NO/NOS 异常变化而调控血压[19]。

2. 雄激素与高血压　除雌激素外，雄激素目前也被认为在女性和男性罹患心血管疾病风险方面起关键作用，目前雄激素作为男性体内的优势激素对男性血压的影响已得到充分证实[20-22]，但雄激素及其受体在女性高血压中的作用仍存在争议。女性体内雄激素水平在个体间差异很大，雄激素一方面通过上调 RAAS，刺激肾素原产生，增加血管紧张素Ⅱ受体的表达，从而激活 RAAS，增强血管和肾血管阻力对血管紧张素Ⅱ的反应升高血压；另一方面通过内皮依赖机制调节血管内皮细胞释放 ET，降低 NO 的生物合成，改变血管紧张性。同时，雄激素可通过细胞膜上特殊的雄激素受体介导对动脉血管的直接调节作用，加剧高血压的发展。女性随年龄增长，围绝经期和绝经后雌激素水平、雌激素/雄激素比值发生明显变化，导致雌激素在扩张血管、抑制儿茶酚胺分泌、降低 RAAS 活性等方面的作用降低，血压升高[23]。

3. 女性肥胖及瘦素与高血压　无论是青春期、妊娠期，还是围绝经期，女性高血压与肥胖显著相关。既往加拿大健康调查研究数据证实在肥胖儿童和青少年中，BMI 对血压的影响显而易见，肥胖青少年组的收缩压比正常体重青少年组平均高 7.6mmHg。肥胖对年轻女孩血压的影响早于男孩[24]。BMI 在 35～40kg/m² 的女性合并先兆子痫的概率高于正常 BMI 女性。围绝经期女性高血压与年龄、BMI 增高相关。肥胖与高血压二者潜在的联系包括代谢异常、内皮及血管功能异常、神经内分泌失衡、钠潴留、肾小球高滤过率、蛋白尿及免疫炎症反应异常。肥胖因素引起的交感神经兴奋均可激活 RAAS，使血压升高。肥胖还可激活肾以外的 RAAS，刺激肾素和醛固酮的合成与释放，从而加重水钠潴留，导致高血压。

腹部脂肪组织可分泌脂联素、瘦素、抵抗素、TNF 和 IL-6 等因子或激素，肥胖与胰岛素抵抗（IR）和瘦素抵抗有关，造成慢性高胰岛素血症或慢性高瘦素血症。研究证实女性绝经后体质量增加，腹部内脏脂肪增多，高血压和糖尿病发病率增高均与瘦素水平相关。Olszanecka 等[25]研究发现，围绝经期女性的血压水平与腰围、瘦素水平呈正相关，提示瘦素作为脂源性激素之一，在肥胖与围绝经期高血压的发病过程中可能发挥一定作用。瘦素具有增加交感神经兴奋性及钠离子重吸收作用，可使 RAAS 激活、交感兴奋性增加、炎症介质增加、氧化应激和降低内皮细胞舒血管活性，导致血压升高[26]。

4. 女性其他激素对血压的影响　松弛素、孕激素、催产素、催乳素和升压素等激素能够交互作用，共同参与调节机体的血管功能和血压水平。既往研究提示这些激素对血压的调节可能也存在性别的二态性。松弛素在两性中均可发挥扩张血管和抗纤维化的作用，但对女性的作用更加强烈，松弛素缺乏导致女性的基础平均动脉压（mean arterial pressure，MAP）增加，但对男性 MAP 影响不大，且松弛素基因敲除的小鼠妊娠后动脉压可显著增加[27]。孕激素可作用于血管系统中广泛表达的受体，调节血管的舒缩性，与雌激素联用可显著降低血压。催产素可舒张雄性大鼠的血管并降低血压，但对雌性动物的血管舒缩和血压调节效应尚无明确结论。升高的催乳素与绝经后女性的内皮功能障碍和血管僵硬度增加有关。雄性大鼠血浆血管升压素水平高于雌性大鼠，导致雄性大鼠尿液流量和游离水清除率相对较低，尿渗透压较高[28]。鉴于目前相关研究较少，这些激素对心血管系统的影响尚处于探索阶段，有必要进一步进行相关研究，以便为高血压的性别差异性干预提供新的靶点。

5. 女性 RAAS 活性与高血压　RAAS 对调节血压和体液容量有着重要作用。女性高血压患者的血浆肾素水平（plasma renin activity，PRA）比男性低，绝经后的女性比绝经前的女性 PRA 高[29]。绝经前，正常血压女性 PRA、血容量和血压随月经周期而变化。黄体期血容量增加，这可能是口服避孕药相关性高血压的部分原因。高血压女性排卵期睾酮水平升高，黄体期睾酮和 PRA 升高。高肾素型高血压女性患者在月经周期血压没有改变，如同正常血压者一样，而低肾素型高血压女性患者排卵期夜间血压升高。由此推测，在女性患者中，高肾素型高血压主要受 RAAS 调节，而低肾素型高血压可能是性类固醇激素起主要调节作用。雌激素对 ACE 的产生有抑制作用，绝经后女性 RAAS 激活增加，主要原因可能是雌二醇阻止了 Ang I 转换为 Ang II，并抑制 Ang II 受体的敏感性[30]。此外，由于雌激素可以通过降低心房利钠肽调节 RAAS 的活性来稳定血压[31]，绝经后女性雌激素水平的下降使 Ang II 升高，从而促进血压的升高。这些机制可能是绝经后血压上升的主要原因。大鼠主动脉中表达的 AT_1R 及 Ang II 的缩血管作用在摘除卵巢后分别增加 160%、140%，而这一增加又在补充雌激素后消失。此结果提示，雌激素对 Ang II 生成系统及其受体均有抑制作用。临床研究表明，女性血管和肾中的 AT_1R 与 AT_2R 比例低于男性，可能也和雌激素的作用有关[32]。以上两点均与雌激素的降血压作用、动脉硬化抑制作用有一定关系。

另外，雌激素对血管紧张素原（AGT）的生成也有促进作用，这也是口服避孕药升血压作用的主要原因。实际上，在血管紧张素原基因的转录调节中存在雌激素的应答序列（estrogen responsive element，ERE），故雌激素能促进血管紧张素原的转录。但血管紧张素原的最大生成器官是肝，如果使用经皮吸收的雌激素，因其没有肝的首过效应，

至少血中的血管紧张素原不会增加。

Shukri 等[33]对 1592 名中青年进行血压影响因素的队列研究，结果发现无论研究对象年龄或高血压状况如何，女性血压对盐的敏感性和对 Ang II 的反应性均高于男性，且在限制盐和自由盐膳食的条件下，女性血压对 Ang II 的反应性也更加明显。研究也发现，性别和醛固酮在 Ang II 的反应性方面有交互作用，Ang II 可引起女性更高的肾血流量，且女性对盐皮质激素受体阻滞的反应性比男性更强。既往研究也观察到，绝经后高血压女性的盐敏感性较绝经后正常血压女性高，具有严重子痫前期病史的女性患者较没有妊娠高血压并发症的女性盐敏感性高[34]。上述研究结果非常清晰地将盐皮质激素和性别差异在血压调控方面的关联性进行相关阐述，较合理地解释了临床上两性基础血压水平的差异性和女性绝经前后高血压罹患风险的差异性。对盐皮质激素信号传导基因表达模式及其在动脉血压控制中性别差异相关变化的了解，有助于完善我们对高血压发病机制的认知，并为不同性别高血压的靶向性干预和治疗提供更多的可能性。

6. 女性 SNS 活性与高血压　SNS 在调节动脉压力方面扮演着重要角色。雌激素水平下降可以激活 SNS，增强 SNS 的兴奋性。雌激素可以增加内皮肾上腺素受体（β_1 和 β_3）的表达，降低血管对去甲肾上腺素的敏感性[35]，还可能改变脑核细胞活性并减弱 SNS 的压力反射调节等。越来越多的证据表明，SNS 可以通过肾交感神经增加肾素释放，从而促进钠的再吸收来调节血压[36]。这些机制可能对绝经后 SNS 介导的血管功能和重构方面具有重要的病理生理意义，其机制尚需进一步研究。

（二）激素变化与心血管疾病

流行病学研究显示，男性与女性的心血管疾病发病率均随年龄增长而逐渐增加，中年以前，男性的心血管疾病发病率高于同年龄段女性，但女性心血管疾病的发病率随着绝经而明显增加，推测雌激素的差异可能在心血管疾病的发展和演变中起关键作用。目前的研究表明，雌激素及其受体是心血管疾病性别差异的关键决定因素。

1. 雌激素对内皮细胞的作用　雌激素通过雌激素受体的调节功能起到保护血管内皮的作用。多

个研究表明，多种不同的细胞线粒体内均存在雌二醇受体，雌激素的减少可能会使线粒体功能受损从而使血管内皮受损，亦有相关研究表明雌激素能促进血管的重内皮化，从而促进血管内膜的完整[37]。雌激素也可通过膜雌激素受体结合，影响细胞外信号调节激酶（extracellular regulated protein kinases 1/2，ERK1/2）通路，上调细胞周期蛋白 D_1（cyclin D_1）的表达，促进内皮细胞增殖；同时抑制降解途径及激活 PI3K/ERK1/2 途径，从而促进微囊蛋白的表达和内皮祖细胞的增殖，使内皮细胞的损伤程度减轻，磷酸化膜突蛋白（moesin），从而使内皮细胞肌动蛋白构象发生改变，形成伪足和突起，加速血管内皮细胞迁移。雌激素可抑制 TNF-α 诱导的内皮细胞凋亡，降低细胞间黏附分子-1、血管细胞黏附分子-1 和 E-选择蛋白等细胞因子水平，使心血管系统的损伤作用降低。Mori 等报道雌二醇对接受颈动脉球囊扩张的雌性大鼠的内膜增生起到积极保护作用。此外，Dubey 等报道雌二醇及其一些代谢物在人主动脉平滑肌细胞、系膜细胞和心脏成纤维细胞中具有抗增殖作用[38]。

2. 雌激素对脂蛋白代谢的影响 雌激素对脂蛋白代谢的作用既有有利的一面，也有不利的一面。有利的方面，雌激素对脂代谢有潜在益处，如降低 LDL-C、升高 HDL-C。氧化修饰的低密度脂蛋白（oxidate low density lipoprotein，ox-LDL）能破坏血管内皮的屏障，使 LDL 易进入内皮下间隙，被巨噬细胞摄取，形成富含脂质的泡沫细胞，而这是构成动脉粥样硬化斑块的主要成分之一。雌激素通过降低脂蛋白(a)，提高 HDL-C 水平，降低 LDL-C 和减少 LDL 的氧化修饰[39]，减少 LDL-C 在动脉壁内的沉积，起到保护心血管和预防动脉粥样硬化的作用。Sack 等[40]研究表明，绝经后女性接受雌激素替代治疗后，LDL 的氧化修饰开始时间延迟 16%，停止雌激素替代治疗后 LDL 延滞时间恢复到用药前。

雌激素对脂蛋白代谢的影响还可能通过降低胰岛素抵抗、改善血管内皮功能、抗氧化作用、降低卵泡刺激素及基因多态性发挥作用等。雌激素通过受体作用调节脂蛋白代谢相关基因的表达可能是影响血脂代谢的核心机制，可直接影响血脂水平。而雌激素降低胰岛素抵抗、提高胰岛素敏感性有利于血脂代谢，提高内皮功能可为血脂代谢提供

良好环境。抗氧化作用可抑制 HDL、LDL 氧化，降低卵泡刺激素诱导的 LDL 增加，间接影响血脂代谢。此外，雌激素受体基因多态性在雌激素作用中表现出个体和群体的差异，不同的基因型也影响血脂代谢平衡。

但是雌激素对血脂还有其他不利影响，临床发现心肌梗死患者雌激素水平升高，男性患者服用人剂量雌激素，心肌梗死复发率增加。用雌激素治疗前列腺癌时发现，患者心血管疾病发病率和死亡率升高，由此可见雌激素与脂蛋白代谢和动脉粥样硬化形成的关系甚为复杂，至今未能给出定论。

3. 雌激素对炎症反应的影响 雌激素可通过调节炎症和免疫机制发挥动脉保护作用，免疫缺乏又会降低雌激素对动脉粥样硬化发展的抑制作用。已有研究表明[41]，雌激素限制免疫炎症反应的机制，可能包括对免疫活性细胞的抑制（如细胞因子的释放），与炎症活动相联系的细胞反应，以及这些细胞的直接活性。即使动脉硬化不存在时，雌激素仍会抑制血管生长相关途径包括核因子（NF）-κB 的活性，炎症介质诱导型一氧化氮合酶（iNOS）的表达等。iNOS 的表达随年龄增长而增加，这可能使血管组织更容易发生炎症活动并增加动脉粥样硬化的发生率。总之，高血压、动脉粥样硬化的发生发展，斑块的破裂等病理过程均与炎症反应有密切联系。雌激素可以通过对血管内皮细胞的作用，减少炎症介质的产生和释放而保护血管，减缓动脉粥样硬化。

C 反应蛋白（CRP）是一种由肝产生的能够即时反映机体炎性状态的功能性蛋白。胱抑素 C（cystatin C，Cys C）的重要作用为抑制内源性半胱氨酸酶的活性，可保护机体细胞免受蛋白酶的水解，影响中性粒细胞的迁移，参与炎症过程等[42]。绝经后女性体内血清 Cys C 含量较未绝经、雌激素水平未发生明显变化的女性明显升高，提示血清 Cys C 与绝经即雌激素变化之间存在一定的关联。有研究表明围绝经期女性高血压患者体内的雌二醇水平与 CRP、Cys C 水平均呈负相关，说明随着围绝经期女性雌二醇水平的降低，体内炎症反应被激活，导致血管内皮损伤、RAAS 激活、氧化应激反应、血管重构等，进而导致血压升高。

4. 疾病状态对雌激素心血管效应的影响 有

证据显示，雌激素的血管效应部分依赖于动脉粥样硬化发生发展的程度。例如，雌激素受体在已发生粥样硬化的动脉上表达明显减少[43]。因此，对于病变动脉而言，雌激素受体依赖的血管效应将减小或消失。此外，血管的健康状态不同，雌激素的作用结果也不同，如雌激素可调节基质金属蛋白酶（MMP）的特殊成员 MMP-9，MMP-9 可降解动脉壁上的细胞外基质。对于无病变的动脉，由雌激素诱导增加的 MMP-9 作用微弱，而对于粥样硬化的动脉，MMP-9 则在斑块的肩部表达，MMP-9 活性增加与斑块破裂的危险性增加及急性冠脉综合征有关。另外，Fitzgerald 实验室报道，高胆固醇血症小白鼠模型显示，由雌激素介导的环氧化酶-2 的上调在延缓动脉粥样硬化中起重要作用[44]，提示伴有环氧化酶-2 反应受损的粥样硬化动脉将失去激素治疗的潜在益处。

第二节　女性高血压临床特点与诊断

一、临　床　特　点

（一）代谢特点

1. 血脂异常与高血压　高血压伴血脂代谢紊乱，血脂异常增加高血压的危险性，两者又同为冠心病的重要危险因素。血清总胆固醇（total cholesterol，TC）水平与血压水平呈正相关已为流行病学观察所证实，这种相关性在男性随年龄增长而减弱，而在女性则随年龄增长而增强。甘油三酯（TG）与血压也呈正相关，在 BMI 超过中位数的人群中，这种相关性比体重轻者更明显，在校正体重指数后仍呈显著正相关。女性绝经后 TC、LDL-C、TG 水平随雌激素的降低而增高，这与女性绝经后高血压发病率增高是一致的。血脂异常（如 TC 和 ox-LDL 增高）可能是通过损害血管内皮的舒张功能，增强血管收缩而使血压升高，调脂药物可能通过改善内皮功能而增强抗高血压药物的疗效。

2. 糖尿病与高血压　在病因学方面两者有许多共同点，如胰岛素抵抗、肥胖、脂代谢异常等，因而高血压人群糖尿病的发病率明显高于非高血压人群，糖尿病人群高血压的发病率也明显高于非糖尿病人群。高血压患者糖尿病的发病率是非高血压糖尿病患者的 3.4 倍，而糖尿病患者高血压的发病率是非糖尿病高血压患者的 2.6 倍，这提示我们在心血管疾病的防治上对高血压和糖尿病应综合考虑、统一规划，在人群防治上对女性给予更多的关注。

3. 女性代谢综合征与高血压　代谢综合征（MS）是多种因素共同作用的结果，主要表现有腹部肥胖、葡萄糖耐受不良、血脂异常、胰岛素抵抗和血压升高等。MS 的发病率随着年龄的增长而增加，女性绝经后其发病率显著增加[45]。高血压是 MS 的主要特征之一，并与 MS 发生发展相互影响。MS 的发病机制与内脏肥胖和胰岛素抵抗有密切关系，其中胰岛素抵抗是血压升高的关键机制[46]。生理情况下胰岛素除了可以调节体内脂肪、糖代谢，也与血管内皮功能密切相关。胰岛素可通过 eNOS/NO 途径保护内皮细胞，也可以直接作用于血管平滑肌细胞，促进血管舒张。胰岛素抵抗中上述血管保护机制减弱，从而促进血压升高[47-49]。胰岛素抵抗引起的血管效应常涉及多种机制，除上述机制外，还可以增加钠的再吸收，改变跨膜离子的转运及增加血管阻力等。也有证据表明，胰岛素可通过脑室周围区域的血脑屏障与弓状核和室旁核的神经元结合，然后向迷走神经发送抑制性脉冲，向交感神经核发送兴奋性脉冲，通过改变神经活动平衡增加交感神经兴奋性升高血压[50]。

（二）心理因素与高血压

近年来研究发现，心理障碍与高血压发生、发展密切相关，高血压状态可诱发焦虑抑郁情绪，尤其是女性患者。近年研究表明，除了传统的高血压危险因素外，社会心理因素，如压力、情绪障碍、社会经济地位低下和睡眠障碍等与心血管疾病和高血压发病、转归密切相关，这种社会心理因素可差异性地导致两性心血管疾病不同的发生发展结局。Hamer 等[51]的前瞻性队列研究提示，女性对急性心理压力的皮质醇反应敏感性与高血压的发生率增加高度相关，而男性则没有该关联性。此外，有学者指出，急性心理压力均可诱导两性水钠潴留和血压升高，但绝经后女性对盐诱导的血压升高的易感性增加。与男性相比，女性心血管健康对婚姻压力的负面反应更加敏感，而工作压力和高血压之间的关联强度在女性中不如在男性中明显[52]。相对而言，社会经济地位较低，教育、收入水平较低女性，更易患抑郁症和焦虑症，因此经济地位造成的序贯心理影响对女性高血压发病率的影响也大于男性[53]。睡眠障碍是高血压发生发展的危险因素之一，其可影响个体抑郁症的发生发展，也参与调节社会心理压力对心血管结局的影响。与男性相比，女性更容易受到睡眠障碍的困扰，精神焦虑、抑郁程度更高，高血压等心血管疾病罹患风险更高[54]。目前已明确心理因素与机体血压波动具有高关联性，心理压力会提升体内血浆儿茶酚胺含量，引起交感神经兴奋，均可激活 RAAS，使血压升高。心理压力直接兴奋交感神经，激活下丘脑-垂体-肾上腺皮质系统，引起全身性应激反应，还可激活促炎途径，促使血压升高。并且焦虑、抑郁等负性情绪还可加重高血压病情，影响患者治疗效果，甚至发展为顽固性高血压。

（三）睡眠呼吸障碍与高血压

尽管大多数研究提供的证据显示阻塞性睡眠呼吸暂停低通气综合征与普通人群高血压之间存在显著关联[55]，且睡眠障碍（包括阻塞性睡眠呼吸暂停低通气综合征）被认为与女性高血压有关，但考虑到激素水平对多方面的影响，女性高血压与睡眠相关呼吸障碍之间关系的研究更加复杂。在多项纵向研究及在不同患者队列研究中，对在不同性别中睡眠呼吸障碍（尤其是阻塞性睡眠呼吸暂停低通气综合征）和高血压之间的关系进行了广泛研究。有研究显示女性阻塞性睡眠呼吸暂停低通气综合征主要变化是睡眠分裂和情绪变化，而男性患者以窒息等典型症状为主，因此诊断率一般较低[56]，而围绝经期及绝经后女性睡眠呼吸障碍比绝经前女性更为多见，且当将雌激素作为激素替代疗法用药时，可使围绝经期女性发病率下降[57]。已知对血压水平有影响的雌激素和黄体酮等孕激素也被提议用于缓解女性睡眠呼吸障碍，一些学者认为黄体酮似乎是一种通气驱动兴奋剂，它能够扩张上气道，增加颏舌肌的运动，从而减少此病的发生[58]。此外多种结论支持雌激素可通过改善女性睡眠呼吸障碍而影响血压。

二、诊断与鉴别诊断

（一）诊断标准与流程

女性高血压的诊断标准和流程与一般人群一样，各临床指南均未将高血压的诊断进行性别区分，2020 年国际高血压学会（ISH）《国际高血压实践指南》将高血压定义为非同天多次重复测量后，诊室收缩压≥140mmHg 和（或）诊室舒张压≥90mmHg。该定义适用于所有成年人（年龄＞18岁）。但在鉴别诊断时应考虑到女性特有的生理和内分泌等方面的不同，如仅见于女性的妊娠高血压、口服避孕药高血压等，同时也应注意在女性中发病率较高的继发性高血压，如继发于肾动脉中层纤维肌性发育不良、慢性肾盂肾炎、原发性醛固酮增多症、多发性大动脉炎等的高血压。只要仔细询问病史和体格检查，以及必要的辅助检查，不难做出正确诊断。应询问其他危险因素和靶器官损害情况，育龄期女性应询问是否服用避孕药及甘草制剂等。体格检查时应特别注意血管杂音，并测量四肢的脉搏和血压。听诊心脏和血管杂音时应选择安静的环境，在晚上或清晨最容易听到异常的血管杂音。根据血压值、心血管疾病危险因素、靶器官损害及相关的心血管疾病情况进行危险分层，以利于选择最佳治疗方案。

（二）鉴别诊断

1. 重视先天性疾病及继发性高血压 为了预防长期的心血管疾病，重视先天性疾病，需谨慎评估青少年和年轻人高血压的继发性原因。在儿童中，约85%有明确的病因，最常见的是肾实质疾病，尤其是女孩。次要原因可能与肾动脉阻塞有关，通常是由于纤维肌性发育不良，其他可能是内分泌原因，包括原发性醛固酮增多症、甲状腺功能减退症、服用含激素的避孕药及其他饮食和药物原因。先天性心脏疾病，如特纳综合征导致的主动脉缩窄[59]、Takayasu 动脉炎、红斑狼疮和风湿性疾病在年轻女性中更常见。特纳综合征是年轻女性中最常见的基因异常疾病之一，其引起的高血压会增加不良心血管事件、大脑和肾脏疾病的风险[60]。

2. 重视药物性高血压 一些药物可通过水钠潴留、增加交感神经兴奋性和收缩血管，以及联合多种机制等引起高血压。如糖皮质激素、盐皮质激素、性激素和甘草等，通过促进肾小管或集合管对钠的重吸收，引起水钠潴留，增加循环容量负荷，进而引起血压升高。环孢素 A 等可直接或间接引起血管收缩物质增加和（或）血管舒张物质减少，导致血管收缩，血压升高。抗抑郁药物能够促进儿茶酚胺类物质合成和释放，增加交感神经兴奋性，导致血压升高。非甾体抗炎药、重组人红细胞生成素和抗血管内皮生长因子抗体等物质通过多种机制，包括水钠潴留和血管收缩等使血压升高。

第三节　女性高血压的处理

一、改善生活方式

改善生活方式主要包括减轻体重、戒烟、限酒、限制钠盐摄入、补充钾和钙等[23]。

1. 减轻体重　无论是青年女性还是绝经期女性，由于运动少、碳水化合物摄入过量，体重增加趋势突出，任何程度体重的增加，尽管还不能称之为超重，但都与高血压发病率的升高密切相关。减轻体重是目前已知的最有效的非药物治疗方法，因此控制和减轻体重显得尤为重要。减轻体重可降低大多数超重高血压患者的血压[62]。长期减重起到的持续抗高血压作用在高血压防治试验中被精确记录下来，故超重的高血压患者均应制定个体化的减重计划。减轻体重的有效方法是合理膳食、减少糖类、油炸食品摄入，增加蔬菜、水果的比例和低脂饮食，并增加有氧运动。减重并维持 BMI $<25kg/m^2$、女性腰围 $<88cm$。

2. 戒烟　吸烟具有升高血压的作用，同时也是公认的心血管疾病的重要危险因素。戒烟能降低心血管疾病的危险，服用抗高血压药物的患者如继续吸烟则不能充分地预防心血管疾病，因此必须坚决地、反复地告诫吸烟者戒烟。

3. 限酒　女性患者饮酒应不超过 $10\sim20g/d$。

4. 限制钠盐摄入　目前最新高血压防治指南均指出，通过限制钠盐的摄入不仅可以降低血压，而且可以降低心血管疾病的发病率和死亡率，这对高血压人群和普通人群均适用。WHO 建议每人食盐摄入量不超过 $6g/d$，提倡食用低钠盐。

5. 补充钾、钙等　两组临床 Meta 分析表明补充钾和钙能降低血压，尤其对高钠饮食的高血压患者，高钾饮食可以降低血压，并可以降低脑卒中、心血管疾病发生率及死亡风险[63,64]。总体来说，基础血压较高和钠摄入量较多的人群，口服补钾的降压作用较明显。

6. 补充叶酸　叶酸通过促进内皮细胞一氧化氮合成，或降低可引发内皮细胞损伤的血浆 Hcy 水平而对血压调控有裨益。Forman 等[65]调查了大剂量叶酸摄入对女性高血压发病风险的影响。受试对象来自两项大型前瞻性试验，其中一项前瞻性试验共纳入 93 803 例 27～44 岁的中青年女性，另一项前瞻性试验共纳入 62 260 例 43～70 岁的中老年女性，基线均无高血压史，人均随访 8 年，结论是女性消耗 800mg/d 或更多叶酸可以明显降低高血压的风险，特别是年轻女性。

7. 其他　女性由于情绪易于波动等特点，减轻心理压力，调整情绪状态，改善睡眠等对降低血压也十分重要。

二、抗高血压药物治疗

（一）抗高血压药物的评价

1. 女性的生理特点和药代动力学特点　从生理学角度，男性和女性的 BMI 不同，器官大小不同，结果造成男性有较大的药物分布容积。而女性脂肪较多，可能会增加脂溶性药物的分布容积。女性心脏较小，左心室比男性小30%，心率较男性快 5～10 次/分[66]，心动周期随月经周期的变化而变化，在月经期较长。女性月经期雌激素增加，可导致水钠潴留。女性肾小球滤过率和内生肌酐清除率较低，而男性睾酮诱导的肌肉代谢可提高肌酐清除率[67]。上述男女在生理上的不同可以导致疾病谱和药物治疗反应上的差异[68]。

从药代动力学角度，一些药物的作用的确有性别差异。性别可通过不同的机制影响药物的吸收、分布、代谢和排泄，从而引起药代动力学的性别差异。

（1）吸收：在药代动力学中，与性别有关的差异主要表现在吸收和生物利用度方面的不同上。胃酸分泌、胃排空时间和药物通过肠腔速率受性别的影响。固体物质从胃中排空的速率女性比男性慢。

肠壁组织中存在大量细胞色素 P4503A4 酶，其性别差异能显著影响一些药物的生物利用度。

（2）分布：血浆中与药物结合的主要蛋白（白蛋白）的浓度较少受性别影响，雌激素可使血浆中 α_1-酸性糖蛋白（α_1-acidglycoprotein，AAG）的浓度下降，因此女性体内 AAG 的血浆浓度比男性体内稍低，脂蛋白浓度也存在性别差异，但由此引起的药代动力学的性别差异很小。通常男性的体重较大，器官的体积和血流量较大，而女性体内脂肪所占比例较高，一些药物在女性体内的分布容积较小，口服清除率较低，这些性别差异主要受体重的影响，因为以体重进行校正后，这些性别差异即消失。另外，由于女性脂肪组织的比例较大，在药物分布上也会存在差异，在相同年龄、相同体重的女性和男性患者体内，亲脂性药物如万古霉素在女性体内的分布容积较大，在肥胖人体内这种性别差异更大，说明万古霉素在女性体内更多地分布在脂肪组织。

（3）代谢：在临床中与性别有关的不同药物效果可能与药物代谢酶的激活有关。许多心血管药物是通过细胞色素 P450（CYP450）系统来代谢的。内源性激素，如雌激素和黄体激素也通过这些酶代谢。男性 CYP450 的同工酶 CYP1A2、CYP2D6，可能还包括 CYP2E1 有较高的活性，而女性清除 CYP3A4 底物的能力较强。CYP 的性别差异在药代动力学的性别差异中有重要作用。CYP3A4 存在于所有个体中，CYP3A5 在 10%~30%高加索人的肝、肠和其他组织中表达。大部分女性可表达 CYP3A5。在高加索人和非洲及美洲人中，女性的 CYP1A2 活性比男性低[69]，CYP1A2 在弱代谢的中国人中无性别差异。除了 CYP 同工酶外，其他一些介导 I 相代谢反应的酶系统也存在性别差异。黄嘌呤氧化酶参与茶碱和咖啡因的代谢，女性的黄嘌呤氧化酶活性比男性高，二氢吡啶脱氢酶在氟尿嘧啶化学治疗中有重要作用，女性体内二氢吡啶脱氢酶活性较高。

（4）排泄：肾脏清除可分为过滤、分泌和再吸收 3 个过程，以体表面积校正后，男性比女性的肾小球滤过率约高 10%，这可以解释为什么男性较女性对地高辛的清除率高 12%~14%[70]。地高辛主要通过肾脏清除，肾小球滤过率与体重呈正相关。当用血清中肌酐水平估计肾小球滤过率，计算地高辛或其他药物剂量时，必须考虑到性别差异，因为男性比女性产生更多的肌酐。

对于女性，月经期、妊娠期、更年期用药应注意药物的药代动力学，大多数与体内激素不同时期浓度的变化有关。有报道月经期间、妊娠期、卵巢切除术后会影响 CYP2D6 的活性。药物的药代动力学还可能进一步受到外源性激素的影响，如口服避孕药和绝经期后的雌激素替代疗法。另外还要认识到受体密度和敏感性及酶活性也存在性别差异。女性发生药物不良反应的风险较男性高 50%~70%，其原因还不清楚，除了药代动力学和药效动力学的差异，也有激素和免疫因素的差异。

针对女性的抗高血压药物的研究较少。虽然药物治疗种类和时机有所不同，但目前未发现抗高血压药物疗效存在性别差异。各高血压防治指南也并没有基于性别对治疗目标或是药物种类有特别的推荐。无论是《中国高血压防治指南（2018 年修订版）》还是国外的高血压防治指南，如 2018 年《ESC/ESH 血压处理指南》，对于女性高血压患者，CCB、ACEI、ARB、利尿剂和 β 受体阻滞剂五类抗高血压药物均可单药或联合治疗，但选择时应注意年龄、种族、遗传、激素水平等对女性高血压的影响，考虑特殊类型女性高血压治疗的用药原则。

2. 常用的抗高血压药物

（1）利尿剂：特别是噻嗪类利尿剂，是在女性中应用和研究最广泛的抗高血压药物。多项大型试验证实噻嗪类利尿剂对女性高血压患者，在有效降压的同时能降低脑卒中的发病率和死亡率。绝经期女性由于盐敏感性的变化，可以选择利尿剂。利尿剂对老年、肥胖、高血容量状态和伴有低血浆肾素活性的女性疗效尤好。约 50%的轻、中度高血压老年女性患者单用氢氯噻嗪就可以将血压降至正常。绝经后女性骨质疏松和骨折是一个令人困扰的问题，噻嗪类利尿剂能减少尿钙排泄，因而有预防骨质疏松和骨折的作用。

（2）β 受体阻滞剂：实验证据表明，雌激素缺乏时心肌的 β_1 受体上调，但与受体的结合力无影响[71]。用雌激素和黄体激素替代治疗可阻止这样的上调。在内源性雌激素的作用下，可以减少儿茶酚胺对心脏的交感神经作用[72]。不同性别药代动力学不同，可能与心脏的选择性和非选择性 β 受体有关。β_1 受体阻滞剂美托洛尔主要由 CYP2D6 代谢，该酶的活性和药物清除率男性均高于女性。因此，女性美托洛尔血药浓度明显升高，最大浓度约是男性的2倍[73]。口服避孕药时，可进一步加大该效应。对于非选择性β受体阻滞剂普萘洛尔，女性血浆浓度较男性高80%，这源于男性血浆药物清除率高，并与睾酮提高CYP2D6的表达有关。因此在同样的条件下，运动时女性的心率较男性增加少[71]。β受体阻滞剂还有利于情绪易于激动的女性患者抑制交感神经兴奋对血压的影响，对于妊娠期、计划妊娠及哺乳期女性可选择β受体阻滞剂拉贝洛尔进行降压治疗[67]。

（3）RAAS抑制剂（ACEI和ARB）：雌激素可以提高血管紧张素Ⅱ的血浆浓度，表达AT_1R[29]。绝经期前的女性较绝经期后的女性 ACE 活性较低[74]。内源性雌激素的心血管保护作用可能在于部分抑制RAAS。给予5mg的雷米普利，女性血浆雷米普利浓度高于男性，原因是女性体重相对较轻[75]。不同的ACEI在男性和女性之间的降压效果是相当的。而绝经期女性由于RAAS的激活，可以选择 ACEI/ARB 类药物。在抗高血压药物的选择上还应充分考虑其不良反应在性别上的差异，如ACEI/ARB 类药物，由于其可能的致畸作用，所以妊娠期、计划妊娠及哺乳期女性应禁用，总之要结合患者危险分层制订综合具体的个体化治疗方案。咳嗽是 ACEI 最主要的不良反应，女性较男性多见，发生率约是男性的 3 倍。血管神经性水肿、荨麻疹发生率没有性别差异。ARB 对心血管疾病也有良好作用。对大多数 ARB，目前尚未观察到与性别相关的药代动力学差异。Israili 研究[76]发现氯沙坦和替米沙坦在女性的血药浓度较男性高 2倍，然而对女性并没有推荐改变剂量。既往对ARB 在高血压、心力衰竭及心肌梗死后治疗的研究，均表明其没有性别差异。

（4）钙拮抗剂（CCB）：关于 CCB 药代动力学的性别差异，已有一些研究，但不包括所有的CCB。这些药物的肝首过效应较大，是 CYP3A4 的底物[77]。针对硝苯地平的研究发现，女性血浆清除率高，血浆浓度低。研究还显示，口服单剂量的维拉帕米，女性清除较男性慢；药物体内浓度达到稳定状态，女性比男性快。维拉帕米降血压作用在女性较强，而女性随年龄增长，清除速度减慢，这就解释了老年女性服用维拉帕米的降压效果比年轻女性好。氨氯地平的心血管研究（ACCT），经剂量体重校正后，氨氯地平对激素替代治疗的女性降压效果更明显[78]。而目前还没有发现钙离子拮抗剂性别间药代动力学的不同对临床用药有何影响。

（5）血管紧张素受体脑啡肽酶抑制剂（angiotensin receptor neprilysin inhibitor，ARNI）：通过抑制脑啡肽酶及血管紧张素Ⅱ受体，升高利钠肽水平，发挥利尿、抗心肌肥厚等作用，还能够降低 AT_1R 活性，抑制血管收缩，抑制交感神经兴奋，减少醛固酮分泌，抑制炎症反应和氧化应激。该药已被纳入治疗射血分数降低的慢性心力衰竭的临床实践指南[79]，而针对 ARNI 对于高血压的疗效及安全性的研究是有限的。在 2020 年 ISH 发布的最新版《国际高血压实践指南》明确提出，ARNI 可替代ACEI/ARB 用于高血压人群射血分数降低性心力衰竭的治疗。中国 ARNI 高血压Ⅲ期临床试验对 1400多例高血压患者开展研究，同时选取 ARB 作为对照。研究发现，治疗 8 周后，ARNI 类药物具有更好的降压效果，且能明显改善患者的血压达标率[80]。2021 年 6 月，我国国家药品监督管理局正式批准 ARNI 类药物高血压适应证的申请，我国也成为 ARNI 类药物首批获批高血压适应证的国家之一。但是 ARNI 类药物治疗高血压的优势及其在心血管疾病治疗和心血管事件链全程管理中的地位仍需进一步研究，ARNI 对男性及女性高血压的治疗效果和心血管结局的影响有无差异也尚待研究。另外，笔者也期待 ARNI 能够广泛应用于真实世界临床研究，助力中国心血管疾病拐点早日到来。

（二）治疗原则与方案

1. 目标血压及临床试验结果 女性高血压治疗原则与男性基本一致。国内外高血压防治指南均未提出高血压治疗目标上存在性别差异，治疗目标与年龄及合并疾病有关。根据 2020 年 5 月 ISH 最新发布了全球通用的《国际高血压实践指南》，修订各种情况的降压目标。高血压的降压目标：3 个月内血压下降≥20/10mmHg，最好<140/90mmHg；理想情况下，年龄<65 岁患者，120/70mmHg≤目标血压<130/80mmHg；年龄≥65 岁患者，目标血压<140/90mmHg。合并糖尿病：目标血压值<130/80mmHg，老年患者<140/90mmHg。

女性高血压的治疗也同样包括非药物治疗和

药物治疗，但由于女性某些特殊的生理时期，在选择药物治疗种类上有所不同，而药物治疗的时机也与女性患者年龄、病理生理状态、血压水平及合并疾病等多种因素有关，并非越早越好。

目前高血压防治指南推荐的降压方案在男性和女性中是相似的，但大部分的临床试验并没有包括性别的危险分层。降压治疗试验者联合机构比较了药物治疗结果，并没有发现性别上的显著差异。相反，一些随机对照试验报道，一些抗高血压药物具有性别特异的不良反应。一般来说，女性应用 CCB 的水肿不良反应与应用 ACEI 的咳嗽不良反应发生率高于男性。LIFE 研究表明，使用噻嗪类利尿剂和 ARB 优于 β 受体阻滞剂联合噻嗪类利尿剂，可以对左室肥厚的高血压患者的心血管结局有预防作用[81]。在 LIFE 和 TOMHS 研究中，女性报告的不良反应多于男性，女性发生 ACEI 相关咳嗽的概率是男性的 3 倍，并更易发生与利尿剂相关的低钠血症和低钾血症，并且与抗高血压治疗相关的性功能障碍可同时发生在男性和女性身上。基于脑卒中是女性死亡的第三大病因，ACCORD-BP 研究观察到更低的降压目标可降低脑卒中的风险，但是对于女性来说代价是更多的药物不良反应[82]。SPRINT 试验旨在阐明两性的最佳血压管理方式[83-84]，虽然明确了更低的降压目标更好，但在女性中结果差异无统计学意义，因为女性的入组率仅为 36%，事件的发生率较低，随访也提前终止。因此认为证据水平最高的女性降压目标尚未建立，这在 2017 年的《高血压临床实践指南》中也得到承认[85]。

2. 女性特殊时期高血压的治疗　女性的血压受年龄、月经周期、生育及疾病过程和特殊药物等多方面影响，比男性高血压更复杂，在不同阶段有其特殊的生理变化，故在治疗上也有所区分[67]。

（1）青春期：青少年女性（7～25 岁，多为学生）。主要是预防高血压的发生，包括调整生活方式，少食油炸食品，限制甜食，增加运动。

（2）育龄期：青年女性（25～40 岁，多为工作的青年）。体重控制不佳是高血压的主要原因，同时规律的月经周期中雌激素水平的变化也是血压波动的原因之一。然而这部分女性雌激素水平良好，保护性作用相对正常。对于月经期高血压的患者，建议周期性使用小剂量利尿剂（经前 1～2 天至经后 1～2 天加利尿剂），也可配合一定的镇静剂以调整血压。

（3）妊娠期：妊娠期高血压的治疗参见相关章节。

（4）哺乳期：哺乳期高血压女性根据血压情况及哺乳需求选择治疗方案。血压水平不高时，可在严密观察血压情况下予以非药物治疗，哺乳终止后重新评估再定。患高血压的女性哺乳时要保证母乳喂养的安全，抗高血压药物可能会分泌到母乳中，患轻度高血压的女性如果希望母乳喂养，可在密切关注血压的情况下短期授乳，终止喂养后开始降压治疗。血压水平很高有药物治疗指征的，应选择小剂量 CCB、甲基多巴、β 受体阻滞剂等药物治疗，禁用 ACEI/ARB 类药物，利尿剂可减少母乳的分泌量甚至闭乳，有哺乳需求的女性不能使用。授乳女性如服用抗高血压药物应密切观察潜在不良反应。

（5）经前期紧张综合征性高血压治疗：经前期紧张综合征指女性在黄体期（月经前 1～10 天）反复出现的乏力、烦躁、抑郁，以及经前 2～3 天体重轻度增加、水肿和血压轻度升高等影响日常生活和工作的躯体、精神和行为方面改变的综合征。发生机制可能与黄体期女性体内雌激素、孕激素分泌水平较高，导致水钠潴留、RAAS 激活及神经末梢儿茶酚胺蓄积而使血压升高有关。经前期紧张综合征高血压患者的治疗以非药物治疗为主，应在经前监测血压。在经前 6～10 天时给予低盐饮食＜6g/d，辅以清淡饮食、适当运动、调节情绪等，如血压明显升高可于每次经前 1～2 天、经期和经后 1～2 天加用利尿剂治疗，必要时可给予适量镇静治疗，加用镇静剂以阻断丘脑及大脑皮质间冲动的传导，从而减轻经前期紧张综合征的症状。

（6）围绝经期高血压：围绝经期指女性绝经前后的一段时期。β 受体阻滞剂和盐酸维拉帕米缓释片可改善交感神经兴奋对高血压的影响，可用于围绝经期女性高血压的治疗；ACEI 或 ARB 也可降低由低雌激素诱发的 RAAS 激活，进而达到降压目的，ACEI/ARB 联合 CCB 有可能作为绝经期后高血压的主流治疗。另外需要重视的是帮助患者保持稳定的精神状态，配合体育锻炼，可使患者平稳度过更年期激素紊乱所带来的高血压状态。

（7）避孕药物相关性高血压：口服避孕药物（oral contraceptive drug，OC）由人工合成的雌激素和孕激素配制而成。口服 OC 的女性应监测血压。

约 5%服药者可进展为轻度高血压，由于 OC 升血压的作用是可逆的，一旦血压升高，治疗可考虑停用 OC，一般停用 1～3 个月后血压可完全正常，偶有高血压进展或恶化情况。高血压家族史、既往曾有妊娠期高血压疾病、隐匿性肾病、肥胖、中年（>35 岁）和 OC 应用的时限等可增加高血压的易感性，因此用药期间应监测血压。2018 年《ESC/ESH 高血压处理指南》建议，>35 岁的女性使用 OC 时应评估心血管疾病风险，包括是否有高血压，不建议血压未控制的女性使用 OC。

（8）妊娠期高血压围手术期血压管理：妊娠期高血压围手术期应注意抗高血压药物对母体及胎儿的双重影响，降压宜平稳。常用药物为 CCB 和乌拉地尔。为保证胎儿血流，血压不应低于 130/80mmHg。

（9）多囊卵巢综合征与高血压：多囊卵巢综合征（polycystic ovary syndrome，PCOS）是一种以月经周期紊乱、雄激素水平增高及卵巢增大伴囊性改变为主的常见内分泌紊乱综合征，其发病率为 15%～20%。PCOS 患者的血浆睾酮水平比正常女性升高 2～3 倍，罹患高血压和血管功能障碍的风险明显增加[86]。多囊卵巢综合征相关性高血压的治疗如下。①非药物治疗：主要针对提高胰岛素敏感性和降低高雄激素血症，健康饮食，适当运动，科学减重，改善糖脂代谢紊乱等。②药物治疗：对于饮食和生活方式干预无效者，药物治疗包括利尿剂、CCB、ACEI 或 β 受体阻滞剂等。螺内酯和非那雄胺可用于治疗雄激素过多引起的症状。

（10）女性高血压患者的双心治疗：女性高血压患者有较高的心理障碍发生率，而有焦虑抑郁障碍的人群，心血管意外的危险性更高，焦虑和抑郁既是高血压的促发因素，高血压也容易使焦虑抑郁状态加重。通过心理干预治疗，可以改善甚至消除负性情绪，从而降低血压。对于女性高血压患者，家属应给予更多的关怀，帮助其缓解心理压力，鼓励患者积极向亲友倾诉、参加家庭活动和社交活动，培养个人兴趣和爱好，注意营养的均衡，保持低盐低脂低糖饮食，以及养成规律的生活作息[87]。女性高血压患者经过心理疏导等综合健康教育，可以控制血压，提高生活质量，降低焦虑抑郁水平，对临床症状改善具有明显作用[88]。当女性高血压患者的血压不易控制时，需联用抗高血压药物和抗焦虑抑郁的药物。

三、女性绝经后激素替代治疗

早期对激素替代疗法的研究显示其有益于冠心病的预防，随后激素替代治疗（hormone replacement therapy，HRT）在围绝经期及绝经后女性中得到大规模应用。2004 年美国妇女健康倡议研究（Women's Health Initiative，WHI）组织发现，HRT 可诱发早期心血管事件增加，还可导致其他心血管相关危险事件如深静脉血栓、脑卒中等的发病率升高[89]。长期应用雌激素易致子宫内膜增生，子宫内膜癌及乳腺癌的发病率明显增加[90]。2016 年修订的更年期激素疗法全球共识声明[57]也提到了上述观点，同时指出激素治疗对伴有严重抑郁症的围绝经期女性可能是有益的，但抗抑郁药仍需作为一线治疗。近期有研究显示一种具有孕激素和抗雄激素作用的抗醛固酮药物 - 屈螺酮（drospirenone，DRSP）与 17β-雌二醇联合应用，在绝经后高血压女性中发挥显著的抗高血压作用[91]。越来越多证据表明，激素种类配伍、给药途径和治疗时间不同，效果也不同，据个体情况而异。关于 HRT 预防及治疗围绝经期高血压的具体机制尚不明确，但可以确定高血压不是应用 HRT 的禁忌证，并且雌激素可通过不同途径扩张血管而控制血压。随着研究的深入，现对其作用及应用存在争议，仍有待进一步研究。

（一）激素替代治疗的随机试验结果

WHI 的初步研究结果表明，与安慰剂相比，雌激素（conjugated estrogens，CE）和醋酸甲羟孕酮（medroxyprogesterone acetate，MPA）联合的更年期激素疗法（menopausal hormone therapy，MHT），可明显增加缺血性心脏病事件，但这在长期随访中无显著差异[92]。相反，与安慰剂相比，单独使用 CE 导致冠状动脉事件无显著减少，尤其对 60 岁以下开始治疗的患者。对 23 项随机对照试验的 Meta 分析显示，60 岁以下或绝经后 10 年内开始接受 MHT 治疗的妇女心肌梗死或心脏病死亡显著减少（>30%）[93]。一项丹麦国家登记研究中，纳入近 70 万名女性，其中约 1/4 受试者目前或过去使用过 MHT 治疗，总的来说，使用 MHT 不会影响心肌梗死的风险，但持续联合雌激素-孕激素似乎会增加其风险，而经皮和阴道应用雌激素会降低其风险，试验中使用的雌激素基本都是雌二醇，阴道雌激素比经皮雌激素作用减弱约 80%，不同激素之间的风险没有差异。进一步的随机对照试验数据来自丹麦骨质疏松症预防研究（Danish Osteoporosis Prevention Study，DOPS），该研究纳入 1000 多名绝经早期女性，随机分为口服 MHT、口服雌二醇同时联合或不联合醋酸炔诺酮（norethisterone acetate，NETA），或不给予治疗组[94]。与安慰剂相比，更年期激素的使用与心肌梗死、死亡或因心力衰竭入院的复合终点发生率显著降低相关。因此，在最初的 WHI 报告之后的许多研究在很大程度上支持 MHT 对心血管疾病的预防作用。最近的 MHT 研究，如 Kronos 早期雌激素预防研究（KEEPS）和早期与晚期雌二醇干预试验（ELITE），主要集中于招募年轻女性（绝经<6 年），使用更有利的 MHT 方案和替代心血管终点[95]。ELITE 试验表明，与绝经 10 年以上的老年女性相比，随机接受 MHT 的年轻女性的颈动脉内膜中层厚度进展较小。MHT 对心血管疾病益处的可能机制包括胰岛素敏感性的增加、脂质分布和身体成分的改善、螺内酯方案引起的血压降低，以及最终的直接血管舒张和抗炎作用。乳腺癌发生风险仍然是 MHT 使用的主要问题。最近一项针对不同入组标准的不同研究的 Meta 分析纳入 108 000 多名被诊断为乳腺癌的女性，得出以下结论：使用 MHT 会导致乳腺癌风险增加 2 倍[96]。虽然一系列关于激素替代的随机、安慰剂对照试验证实激素可能对心血管疾病有益，但激素替代治疗可明显增加乳腺癌的风险，所以激素替代治疗应用于心血管疾病还有待进一步研究。

（二）激素替代治疗的获益和风险

ESC 2021 年 1 月发表的《欧洲心脏病学家、妇科学家和内分泌学家的共识：绝经过渡期、妊娠期疾病和其他妇科疾病后的心血管健康》[97]提出的关于激素替代治疗的风险和获益，是建立在现有研究证据的基础上的。对绝经年龄>45 岁女性更年期激素治疗、早绝经（<45 岁）和卵巢早衰女性的激素替代治疗的获益和风险，目前的证据：首先，MHT 是治疗更年期最有效的方法，可以预防绝经后的骨质流失，并有助于管理因更年期引起的情绪低落；MHT 可降低 60 岁以下及绝经 10 年内女性的心血

管疾病和全因死亡率，在绝经早期开始的 MHT 对心血管健康的益处最大。从风险上来看，单用雌激素的 MHT 会增加子宫内膜癌的风险，MHT 尤其是含有孕激素的 MHT，可能与乳腺癌风险增加有关，这取决于孕激素的类型；65 岁以上女性使用 MHT 可能导致认知功能恶化；MHT 不推荐用于心血管疾病高风险和既往发生过心血管疾病事件的女性。

（李忠艳　王俐达）

参 考 文 献

[1] Zimmerman MA，Harris RA，Sullivan JC. Female spontaneously hypertensive rats are more dependent on ANG（1-7）to mediate effects of low-dose AT$_1$ receptor blockade than males[J]. Am J Physiol Renal Physiol，2014，306（10）：F1136-F1142.

[2] Wang Z，Chen Z，Zhang L，et al. Status of hypertension in China：Results from the China hypertension survey，2012-2015[J]. Circulation，2018，137（22）：2344-2356.

[3] 陈建淑，裴瑛，王琼英，等. 雄激素及其受体与女性高血压关系的研究进展[J]. 中华高血压杂志，2021，29（9）：820-824.

[4] Li Y，Yang L，Wang L，et al. Burden of hypertension in China：A nationally representative survey of 174，621 adults[J]. Int J Cardiol，2017，227：516-523.

[5] Maas AH，Franke HR. Women's health in menopause with a focus on hypertension[J]. Neth Heart J，2009，17（2）：68-72.

[6] Alpsoy S，Dogan B，Ozkaramanli GD，et al. Assessment of salusin alpha and salusin beta levels in patients with newly diagnosed dipper and non-dipper hypertension[J]. Clin Exp Hypertens，2021，43（1）：42-48.

[7] Cho L，Davis M，Elgendy I，et al. Summary of updated recommendations for primary prevention of cardiovascular disease in women：JACC state-of-the-art review[J]. J Am Coll Cardiol，2020，75（20）：2602-2618.

[8] Routledge FS，McFetridge-Durdle JA，Dean CR. Stress，menopausal status and nocturnal blood pressure dipping patterns among hypertensive women[J]. Can J Cardiol，2009，25（6）：e157-e163.

[9] Liu S，Li Y，Zeng X，et al. Burden of cardiovascular diseases in China，1990-2016：Findings from the 2016 global burden of disease study[J]. JAMA Cardiol，2019，4（4）：342-352.

[10] 党爱民. 女性心血管疾病特征与研究现状[J]. 中华老年心脑血管病杂志，2021，23（6）：561-563.

[11] Clegg D，Hevener AL，Moreau KL，et al. Sex hormones and cardiometabolic health：Role of estrogen and estrogen receptors[J]. Endocrinology，2017，158（5）：1095-1105.

[12] Caiazza F，Ryan EJ，Doherty G，et al. Estrogen receptors and their implications in colorectal carcinogenesis[J]. Front Oncol，2015，5：19.

[13] Brosnihan KB，Hodgin JB，Smithies O，et al. Tissue-specific regulation of ACE/ACE2 and AT1/AT2 receptor gene expression by oestrogen in apolipoprotein E/oestrogen receptor-alpha knock-out mice[J]. Exp Physiol，2008，93（5）：658-664.

[14] Nickenig G，Strehlow K，Wassmann S，et al. Differential effects of estrogen and progesterone on AT（1）receptor gene expression in vascular smooth muscle cells[J]. Circulation，2000，102（15）：1828-1833.

[15] Xue B，Zhang Z，Beltz TG，et al. Estrogen regulation of the brain renin-angiotensin system in protection against angiotensin Ⅱ-induced sensitization of hypertension[J]. Am J Physiol Heart Circ Physiol，2014，307（2）：H191-H198.

[16] Gohar EY，Yusuf C，Pollock DM. Ovarian hormones modulate endothelin A and B receptor expression[J]. Life Sci，2016，159：148-152.

[17] Marques-Lopes J，Van Kempen T，Waters EM，et al. Slow-pressor angiotensin Ⅱ hypertension and concomitant dendritic NMDA receptor trafficking in estrogen receptor beta-containing neurons of the mouse hypothalamic paraventricular nucleus are sex and age dependent[J]. J Comp Neurol，2014，522（13）：3075-3090.

[18] Caddeddu C，Franconi F，Cassisa L，et al. Arterial hypertension in the female world：Pathophysiology and therapy[J]. J Cardiovasc Med（Hagerstown），2016，17（4）：229-236.

[19] Guo ZL，Tjen-A-Looi SC，Fu LW，et al. Nitric oxide in rostral ventrolateral medulla regulates cardiac-sympathetic reflexes：Role of synthase isoforms[J]. Am J Physiol Heart Circ Physiol，2009，297（4）：H1478-H1486.

[20] Kelsey TW，Li LQ，Mitchell RT，et al. A validated age-related normative model for male total testosterone shows increasing variance but no decline after age 40 years[J]. PLoS One，2014，9（10）：e109346.

[21] Colafella K，Denton KM. Sex-specific differences in hypertension and associated cardiovascular disease[J]. Nat Rev Nephrol，2018，14（3）：185-201.

[22] Velho I，Fighera TM，Ziegelmann PK，et al. Effects of testosterone therapy on BMI，blood pressure，and laboratory profile of transgender men：A systematic review[J]. Andrology，2017，5（5）：881-888.

[23] 王翔凌，何青. 女性高血压[J]. 中国心血管杂志，2015，20（4）：241-246.

[24] Shi Y，de Groh M，Morrison H. Increasing blood pressure and its associated factors in Canadian children and adolescents from the Canadian Health Measures Survey[J]. BMC Public Health，2012，12：388.

[25] Olszanecka A，Posnik-Urbanska A，Kawecka-Jaszcz K，et al. Adipocytokines and blood pressure，lipids and glucose metabolism in hypertensive perimenopausal women[J]. Kardiol Pol，2010，68（7）：753-760.

[26] DeMarco VG，Aroor AR，Sowers JR. The pathophysiology of hypertension in patients with obesity[J]. Nat Rev Endocrinol，2014，10（6）：364-376.

[27] Mirabito CK，Samuel CS，Denton KM. Relaxin contributes to the regulation of arterial pressure in adult female mice[J]. Clin Sci（Lond），2017，131（23）：2795-2805.

[28] Perinpam M，Ware EB，Smith JA，et al. Key influence of sex on urine volume and osmolality[J]. Biol Sex Differ，2016，7：12.

[29] Fernandez-Atucha A，Izagirre A，Fraile-Bermudez AB，et al. Sex differences in the aging pattern of renin-angiotensin system serum peptidases[J]. Biol Sex Differ，2017，8：5.

[30] 陈源源. 围绝经期高血压[J]. 中华老年心脑血管病杂志，2017，19（6）：670-672.

[31] 邱璐，庄欣. 围绝经期高血压发病机制及激素替代疗法研究进展[J]. 世界最新医学信息文摘，2019，19（28）：38-40.

[32] Toering TJ，Gant CM，Visser FW，et al. Sex differences in renin-angiotensin-aldosterone system affect extracellular volume in healthy subjects[J]. Am J Physiol Renal Physiol，2018，314（5）：F873-F878.

[33] Shukri MZ，Tan JW，Manosroi W，et al. Biological sex modulates the adrenal and blood pressure responses to angiotensin Ⅱ[J]. Hypertension，2018，71（6）：1083-1090.

[34] Martillotti G，Ditisheim A，Burnier M，et al. Increased salt sensitivity of ambulatory blood pressure in women with a history of severe preeclampsia[J]. Hypertension，2013，62（4）：802-808.

[35] Riedel K，Deussen AJ，Tolkmitt J，et al. Estrogen determines sex differences in adrenergic vessel tone by regulation of endothelial beta-adrenoceptor expression[J]. Am J Physiol Heart Circ Physiol，2019，317（2）：H243-H254.

[36] Maranon RO，Lima R，Mathbout M，et al. Postmenopausal hypertension：Role of the sympathetic nervous system in an animal model[J]. Am J Physiol Regul Integr Comp Physiol，2014，306（4）：R248-R256.

[37] Kim JM, Kim TH, Lee HH, et al. Postmenopausal hypertension and sodium sensitivity[J]. J Menopausal Med, 2014, 20 (1): 1-6.

[38] Lima R, Wofford M, Reckelhoff JF. Hypertension in postmenopausal women[J]. Curr Hypertens Rep, 2012, 14 (3): 254-260.

[39] Abplanalp W, Scheiber MD, Moon K, et al. Evidence for the role of high density lipoproteins in mediating the antioxidant effect of estrogens[J]. Eur J Endocrinol, 2000, 142 (1): 79-83.

[40] Sack MN, Rader DJ, Cannon RR. Oestrogen and inhibition of oxidation of low-density lipoproteins in postmenopausal women[J]. Lancet, 1994, 343 (8892): 269-270.

[41] Wolf D, Ley K. Immunity and Inflammation in Atherosclerosis[J]. Circ Res, 2019, 124 (2): 315-327.

[42] Ito R, Yamakage H, Kotani K, et al. Comparison of cystatin C-and creatinine-based estimated glomerular filtration rate to predict coronary heart disease risk in Japanese patients with obesity and diabetes[J]. Endocr J, 2015, 62 (2): 201-207.

[43] Post WS, Goldschmidt-Clermont PJ, Wilhide CC, et al. Methylation of the estrogen receptor gene is associated with aging and atherosclerosis in the cardiovascular system[J]. Cardiovasc Res, 1999, 43 (4): 985-991.

[44] Egan KM, Lawson JA, Fries S, et al. COX-2-derived prostacyclin confers atheroprotection on female mice[J]. Science, 2004, 306 (5703): 1954-1957.

[45] Olszanecka A, Dragan A, Kawecka-Jaszcz K, et al. Influence of metabolic syndrome and its components on subclinical organ damage in hypertensive perimenopausal women[J]. Adv Med Sci, 2014, 59 (2): 232-239.

[46] Oh GC, Kang KS, Park CS, et al. Metabolic syndrome, not menopause, is a risk factor for hypertension in peri-menopausal women[J]. Clin Hypertens, 2018, 24: 14.

[47] Olszanecka A, Dragan A, Kawecka-Jaszcz K, et al. Relationships of insulin-like growth factor-1, its binding proteins, and cardiometabolic risk in hypertensive perimenopausal women[J]. Metabolism, 2017, 69: 96-106.

[48] Wen HJ, Liu GF, Xiao LZ, et al. Involvement of endothelial nitric oxide synthase pathway in IGF1 protects endothelial progenitor cells against injury from oxidized LDLs[J]. Mol Med Rep, 2019, 19(1): 660-666.

[49] Artunc F, Schleicher E, Weigert C, et al. The impact of insulin resistance on the kidney and vasculature[J]. Nat Rev Nephrol, 2016, 12 (12): 721-737.

[50] Davis SN, Colburn C, Dobbins R, et al. Evidence that the brain of the conscious dog is insulin sensitive[J]. J Clin Invest, 1995, 95 (2): 593-602.

[51] Hamer M, Steptoe A. Cortisol responses to mental stress and incident hypertension in healthy men and women[J]. J Clin Endocrinol Metab, 2012, 97 (1): E29-E34.

[52] Sara JD, Prasad M, Eleid MF, et al. Association between work-related stress and coronary heart disease: A review of prospective studies through the job strain, effort-reward balance, and organizational justice models[J]. J Am Heart Assoc, 2018, 7 (9): e008073.

[53] Baek TH, Lee HY, Lim NK, et al. Gender differences in the association between socioeconomic status and hypertension incidence: The Korean Genome and Epidemiology Study (KoGES) [J]. BMC Public Health, 2015, 15: 852.

[54] Bruno RM, Palagini L, Gemignani A, et al. Poor sleep quality and resistant hypertension[J]. Sleep Med, 2013, 14 (11): 1157-1163.

[55] 王静, 林雪, 宋平瑞. 女性更年期高血压病靶器官损害的研究进展[J]. 新疆中医药, 2014, 32 (6): 83-86.

[56] Scarabin-Carre V, Canonico M, Brailly-Tabard S, et al. High level of plasma estradiol as a new predictor of ischemic arterial disease in older postmenopausal women: The three-city cohort study[J]. J Am Heart Assoc, 2012, 1 (3): e1388.

[57] de Villiers TJ, Hall JE, Pinkerton JV, et al. Revised global consensus statement on menopausal hormone therapy[J]. Maturitas, 2016, 91: 153-155.

[58] Yang ZJ, Liu J, Ge JP, et al. Prevalence of cardiovascular disease risk factor in the Chinese population: The 2007-2008 China National Diabetes and Metabolic Disorders Study[J]. Eur Heart J, 2012, 33 (2): 213-220.

[59] Olin JW, Gornik HL, Bacharach JM, et al. Fibromuscular dysplasia: State of the science and critical unanswered questions: A scientific statement from the American Heart Association[J]. Circulation, 2014, 129 (9): 1048-1078.

[60] Wenger NK, Arnold A, Bairey MC, et al. Hypertension across a woman's life cycle[J]. J Am Coll Cardiol, 2018, 71 (16): 1797-1813.

[61] 王晓宇, 孙丽, 李悦. 药源性高血压[J]. 中华高血压杂志, 2012, 20 (12): 1188-1190.

[62] 黄文洁, 李晓敏, 卢永超. 绝经后女性高血压发病机制及防治[J]. 中国医药导刊, 2021, 23 (1): 6-10.

[63] Adrogue HJ, Madias NE. The impact of sodium and potassium on hypertension risk[J]. Semin Nephrol, 2014, 34 (3): 257-272.

[64] Huang L, Wang H, Wang Z, et al. Associations of dietary sodium, potassium, and sodium to potassium ratio with blood pressure-regional disparities in China[J]. Nutrients, 2020, 12 (2): 366.

[65] Forman JP，Rimm EB，Stampfer MJ，et al. Folate intake and the risk of incident hypertension among US women[J]. JAMA，2005，293（3）：320-329.

[66] Hodis HN，Mack WJ，Azen SP，et al. Hormone therapy and the progression of coronary-artery atherosclerosis in postmenopausal women[J]. N Engl J Med，2003，349（6）：535-545.

[67] 陈琦玲. 特殊类型高血压临床诊治要点专家建议[J]. 中国全科医学，2020，23（10）：1202-1228.

[68] Angerer P，Stork S，Kothny W，et al. Effect of oral postmenopausal hormone replacement on progression of atherosclerosis：A randomized，controlled trial[J]. Arterioscler Thromb Vasc Biol，2001，21（2）：262-268.

[69] Relling MV，Lin JS，Ayers GD，et al. Racial and gender differences in N-acetyltransferase，xanthine oxidase，and CYP1A2 activities[J]. Clin Pharmacol Ther，1992，52（6）：643-658.

[70] Yukawa E，Honda T，Ohdo S，et al. Population-based investigation of relative clearance of digoxin in Japanese patients by multiple trough screen analysis：An update[J]. J Clin Pharmacol，1997，37（2）：92-100.

[71] Lehtimaki T，Dastidar P，Jokela H，et al. Effect of long-term hormone replacement therapy on atherosclerosis progression in postmenopausal women relates to functional apolipoprotein e genotype[J]. J Clin Endocrinol Metab，2002，87（9）：4147-4153.

[72] Jochmann N，Stangl K，Garbe E，et al. Female-specific aspects in the pharmacotherapy of chronic cardiovascular diseases[J]. Eur Heart J，2005，26（16）：1585-1595.

[73] Jacobs AK，Eckel RH. Evaluating and managing cardiovascular disease in women：Understanding a woman's heart[J]. Circulation，2005，111（4）：383-384.

[74] 吴燕、李晓微、冯朝辉，等. 绝经后女性甲状腺激素水平与冠状动脉粥样硬化相关性的研究进展[J]. 中国实验诊断学，2017，21（10）：1856-1859.

[75] Vree TB，Dammers E，Ulc I，et al. Lack of male-female differences in disposition and esterase hydrolysis of ramipril to ramiprilat in healthy volunteers after a single oral dose[J]. Scientific World Journal，2003，3：1332-1343.

[76] Israili ZH. Clinical pharmacokinetics of angiotensin Ⅱ（AT₁）receptor blockers in hypertension[J]. J Hum Hypertens，2000，14（Suppl 1）：S73-S86.

[77] Anderson GL，Limacher M，Assaf AR，et al. Effects of conjugated equine estrogen in postmenopausal women with hysterectomy：The Women's Health Initiative randomized controlled trial[J]. JAMA，2004，291（14）：1701-1712.

[78] Naftolin F，Taylor HS，Karas R，et al. The Women's Health Initiative could not have detected cardioprotective effects of starting hormone therapy during the menopausal transition[J]. Fertil Steril，2004，81（6）：1498-1501.

[79] 中华医学会心血管病学分会心力衰竭学组、中国医师协会心力衰竭专业委员会、中华心血管病杂志编辑委员会. 中国心力衰竭诊断和治疗指南 2018[J]. 中华心力衰竭和心肌病杂志，2018，2（4）：196-197.

[80] 中国医疗保健国际交流促进会高血压分会、中国医师协会心血管分会、中国高血压联盟，等. 沙库巴曲缬沙坦在高血压患者临床应用的中国专家建议[J]. 中华高血压杂志，2021，29（2）：108-114.

[81] Os I，Franco V，Kjeldsen SE，et al. Effects of losartan in women with hypertension and left ventricular hypertrophy：Results from the losartan intervention for endpoint reduction in hypertension study[J]. Hypertension，2008，51（4）：1103-1108.

[82] Margolis KL，O'Connor PJ，Morgan TM，et al. Outcomes of combined cardiovascular risk factor management strategies in type 2 diabetes：The ACCORD randomized trial[J]. Diabetes Care，2014，37（6）：1721-1728.

[83] Ambrosius WT，Sink KM，Foy CG，et al. The design and rationale of a multicenter clinical trial comparing two strategies for control of systolic blood pressure：The Systolic Blood Pressure Intervention Trial（SPRINT）[J]. Clin Trials，2014，11（5）：532-546.

[84] Wright JJ，Whelton PK，Reboussin DM. A randomized trial of intensive versus standard blood-pressure Control[J]. N Engl J Med，2016，374（23）：2294.

[85] Whelton PK，Carey RM，Aronow WS，et al. 2017 ACC/AHA/AAPA/ABC/ACPM/AGS/APhA/ASH/ASPC/NMA/PCNA Guideline for the prevention，detection，evaluation，and management of high blood pressure in adults：A report of the American College of Cardiology/American Heart Association task force on clinical practice guidelines[J]. J Am Coll Cardiol，2018，71（19）：e127-e248.

[86] Sanchez-Garrido MA，Tena-Sempere M. Metabolic dysfunction in polycystic ovary syndrome：Pathogenic role of androgen excess and potential therapeutic strategies[J]. Mol Metab，2020，35：100937.

[87] 聂晓峰. 女性更年期焦虑情况与更年期保健策略分析[J]. 临床医药文献电子杂志，2019，6（86）：92.

[88] 敖健明. 健康教育和心理疗法治疗女性更年期综合征的探讨[J]. 中国医药导刊，2015，17（7）：672-673.

[89] 臧金凤、赵丕文、陈梦，等. 雌激素或雌激素样物质对心血管系统的影响及其作用途径与机制[J]. 世界中医药，2016，11（6）：1131-1136.

[90] 孙雪竹、卢美松、李萌，等. 子宫内膜息肉研究进展[J]. 现代生物医学进展，2015（5）：985-987.

[91] Vitale C，Mammi C，Gambacciani M，et al. Effect of hormone replacement therapy with the anti-mineralocorticoid progestin drospirenone compared to tibolone on endothelial function and central haemodynamics in post-menopausal women[J]. Int J Cardiol, 2017, 227: 217-221.

[92] Manson JE，Chlebowski RT，Stefanick ML，et al. Menopausal hormone therapy and health outcomes during the intervention and extended poststopping phases of the women's health initiative randomized trials[J]. JAMA, 2013, 310（13）: 1353-1368.

[93] Salpeter SR，Walsh JM，Greyber E，et al. Brief report: Coronary heart disease events associated with hormone therapy in younger and older women. A meta-analysis[J]. J Gen Intern Med, 2006, 21（4）: 363-366.

[94] Schierbeck LL，Rejnmark L，Tofteng CL，et al. Effect of hormone replacement therapy on cardiovascular events in recently postmenopausal women: Randomised trial[J]. BMJ, 2012, 345: e6409.

[95] Miller VM, Jenkins GD, Biernacka JM, et al. Pharmacogenomics of estrogens on changes in carotid artery intima-medial thickness and coronary arterial calcification: Kronos Early Estrogen Prevention Study[J]. Physiol Genomics, 2016, 48（1）: 33-41.

[96] Collaborative Group on Hormonal Factors in Breast Cancer. Type and timing of menopausal hormone therapy and breast cancer risk: Individual participant meta-analysis of the worldwide epidemiological evidence[J]. Lancet, 2019, 394（10204）: 1159-1168.

[97] Maas A，Rosano G，Cifkova R，et al. Cardiovascular health after menopause transition, pregnancy disorders, and other gynaecologic conditions: A consensus document from European cardiologists, gynecologists, and endocrinologists[J]. Eur Heart J, 2021, 42（10）: 967-984.

第64章

不同地区高血压

我国广大高血压患者生活在不同地区，各地的特殊环境与生活条件，如高海拔，缺氧；进食过多海产品，易出现高尿酸血症（hyperuricemia, HUA）；寒冷地区患者易出现水钠潴留，外周血管收缩；热带地区炎热，人体易出汗等，会影响血压波动和控制情况。因此，对不同地区高血压患者的处理必须要考虑各地域的特殊性，这也体现了高血压个体化治疗的特殊性。本章在总结高原地区、沿海地区、寒冷地区和热带地区高血压防治的研究成果、新进展与方法的基础上，对这些地区高血压患者治疗的特殊性进行介绍，为进一步研究制定我国高血压诊疗规范提供借鉴。这些地区高血压的发病机制与病理、诊断标准、分级、高血压危险度分层与鉴别诊断、处理原则与方法和一般人群相同，本章只介绍这些地区区域性高血压发病特点、病理生理特点及诊断治疗的特殊性。

第一节 高原高血压

高原的定义在地理学与生命科学上是不同的。地理学角度认为凡是海拔 500m 以上，顶面平缓、起伏较小、比较辽阔的高地可称为高原。而生命科学所谓的高原是指能够激发机体生物学效应的环境和高度。由于海拔在 3000m 或以上时，人体氧离曲线开始陡峭，动脉血氧分压（partial pressure of oxygen，PaO$_2$）轻度的下降即可引起动脉血氧饱和度（oxygen saturation，SaO$_2$）显著降低，使机体产生一系列缺氧反应，海拔越高，缺氧越重，机体的生理、病理生理变化越显著。因此，在医学上高原是指使机体产生明显生物学效应的海拔在 3000m 或以上的地域。人移居到高原后发生的病理生理反应是多系统、多脏器的，可能产生各种各样的高原病，因此在医学领域形成了高原生理学及高原医学等学科。

多年来，经过广大高原医学工作者的不懈努力，人类对缺氧低压等高原诸多因素对机体产生的病理生理影响有了较为系统的认识，同时在各种高原病的发生机制及防治方面也取得了显著的成绩。但是由于高原医学研究起步较晚，加之涉及面广，包括基础医学、临床医学、环境及地理流行病学、遗传学、人类学等诸多学科，对各种高原疾病的认识还不够。目前，对高原疾病的命名、术语方面尚不完全统一、规范，其中包括对"高原高血压"认识和定义的不统一。

一、基 础 理 论

（一）定义

平原人进入高原后循环血压可以升高也可以降低，但是以血压升高多见。随着对高原缺氧环境的适应，血压可以恢复正常或维持异常状态，这种高原环境引起的血压升高或降低统称高原血压异常。在适应高原环境的平原人返回平原后，发现原有高原血压异常者的血压水平可以恢复到进高原之前的水平，重返高原时又出现血压异常的现象。因此，我国高原医学工作者将此类疾病命名为"高原高血压"或"高原低血压"，并制定了相应的诊断标准，而国外至今未见此类病例的报道。

有研究者将高原高血压（high altitude hypertension，HAH）定义为平原人尤其是青年人，移居高原之前血压正常，移居高原后出现血压升高，往往以舒张压升高为著，脉压相对缩小，可伴有高原疾病的某些症状，返回低海拔地区后血压较快恢复

正常，排除原发性高血压和其他继发性高血压[1]。但是，在高原地区生活的居民的高血压很难与原发性高血压完全区别，或者说在高原地区缺氧本身即作为原发性高血压的诱发因素之一可能参与其发生机制，两者不能截然分开，所以目前对高原高血压的诊断仍存在争议。实际上，高原医学是研究高原环境对机体影响的特点与规律，以及高原疾病的发生、防治和适应的学科。研究对象不仅是移居高原的人群，还应包括世居高原的人群。世居高原的高血压患者中有一定比例的人移居低海拔地区后血压可以显著下降或恢复到正常水平，毫无疑问这部分患者应该属于高原高血压范畴，或者说缺氧参与了其高血压的发生机制，所以不包括世居高原高血压患者的高原高血压的定义是欠完整的。全国高血压普查结果还表明藏族高血压患者的舒张压水平高于平原地区，这与高原高血压的重要特点相一致，所以在此移居及世居高原人群的高血压合称为高原高血压。

（二）流行病学

高原地区居民长期形成的独特饮食习惯和低氧等环境因素，严重威胁着高原地区居民生命安全。全世界居住在高山区的总人数约有 4 亿，居住在海拔 2500m 以上的人数为 1.4 亿。有研究表明高海拔地区居民高血压检出率高于低海拔地区居民，在海拔 ≥3000m 的高原上，海拔每上升 100m，高血压患病率升高 2%[2]。

西藏林芝县（平均海拔 3000m）、堆龙德庆县（平均海拔 3600m）及安多县（平均海拔 4700m）三地 15 岁以上人群高血压患病率分别为 26.6%、34.2% 及 18.6%。早在 1986 年即有研究显示，居住在海拔 4000m 以上的居民高血压患病率较低。2015 年，印度一项研究发现，居住在海拔 4000~4900m 的居民高血压患病率低于居住在海拔 3000~3999m 的居民。目前，关于海拔对血压的影响仍存在争议，相关机制较为复杂[3]。

据 1991 年全国第三次高血压调查结果显示，青藏地区高血压患病率为 19.54%，居全国首位。其他不同海拔高度地区高血压患病率、知晓率、治疗率和控制率见表 5-64-1。如表 5-64-1 所示，不同海拔高度地区患病率不同，均呈现"三低一高"的特点，即低知晓率、低治疗率、低控制率及高患病率。

表 5-64-1　不同海拔高度国家/地区高血压患病率、知晓率、治疗率和控制率

国家/地区	海拔（m）	年龄（岁）	调查人数（N）	男性 总数（N）	男性 患病率（%）	女性 总数（N）	女性 患病率（%）	患病率（%）	知晓率（%）	治疗率（%）	控制率（%）
新疆	2000～3000	42.5±17.4	1117	538	10.10	579	6.90	8.50	4.70	3.30	1.60
青海	>2000	46.0±15.5	1000	/	/	/	/	36.30	/	/	/
青海	2600～3700	20～59	4198	3026	/	1172	/	28.10	36.50	19.40	6.20
贵州毕节	2900	73.42±3.52	6637	3154	65.28	3383	43.07	53.79	/	/	/
青海海晏县	>3000	66.23±5.19	374	170	/	204	/	42.00	/	/	/
新疆	3000～3500	43.1±14.7	1369	594	16.80	458	20.10	18.70	19.60	12.10	4.30
西藏昌都	3060～4500	18～90	1859	890	/	969	/	64.20	40.20	17.50	7.30
西藏拉萨	3650	≥18	1370	545	56.00	825	48.00	51.20		24.30	31.80
青海玉树	3700	66.89±6.11	132	57	/	75	/	75.00	/	/	/
西藏琼结县	3700	>18	15243	7432	12.96	7811	6.64	9.72	/	/	/
西藏隆子、曲水县	3700	≥30	692	317	35.30	375	38.40	37.00	69.40	59.10	19.50
四川理塘县	>4000	49.44±12.37	284	150	/	134	/	32.70	26.90	9.70	4.30
新疆塔什库尔干地区	>4000	62.93±10.44	204	84	42.90	120	36.70	39.20	/	/	/
青海玉树、果洛	>4000	18～81	25491	15230	42.60	10261	32.70	38.60	/	/	/
西藏羊八井	4300	55.4±11.7	701	301	/	400	/	55.90	19.90	2.60	/
印度	2500～49000	53.8±15	2800	/	/	/	/	37.00%	/	/	/
Mustang	2800	50.3±13.7	165	80	/	85	/	46.10%	/	/	/
Humla	2890	42.9±11.0	251	101	/	148	/	29.10%	/	/	/
Jharkot	3270	55.4±13.2	61	29	/	32	/	40.90%	/	/	/
Muktinath	3620	48.3±12.5	44	19	/	25	/	54.50%	/	/	/

（三）病理生理

人到达高原初期，机体对低氧产生急性应激反应，交感-肾上腺系统活性增强，机体可促使血压升高的生物活性物质增多，心排血量增加，周围小血管收缩，引起血压升高。以后随着其他器官或细胞水平适应的建立，经数周至数月，血压逐步恢复正常。但少数人由于中枢神经对低氧的调节功能紊乱，交感神经活动依然维持在高水平，全身细小动脉痉挛，导致肾缺血分泌肾素，进一步使小动脉收缩而形成恶性循环。

（四）发病机制

高原高血压的确切发病机制尚不清楚，但是具有明确的诱因或发病因素，开展高原高血压的研究对揭示高血压的发病机制具有重要意义。目前的研究结果提示其发生机制至少涉及以下几个方面。

1. 交感-肾上腺系统活性增强　高原环境低氧低压使大脑皮质功能紊乱，外周交感神经活动及肾上腺髓质激素分泌增强，造成血管收缩，外周血管阻力增加，引起血压升高[4]；另外，缺氧环境应激和精神紧张可能参与了血压的升高。

有报道，低氧刺激能使肌肉交感神经活动度（sympathetic nervous system activity，SNA）明显增强颈动脉化学感受器的放电，并反射性地增强交感神经的活动，加强心血管和呼吸反应，导致血压上升。

2. 内皮素活性增强　内皮素（ET）是迄今所知体内活性最强的缩血管物质，除具有高效、长效的缩血管作用外，还可以促进血管平滑肌细胞增殖。高原缺氧可以促进 ET 的释放，直接收缩血管，同时血管平滑肌细胞增殖，增加外周阻力，参

与高血压的发生。

3. RAAS 激活 RAAS 在维持体液平衡和血压调节中起重要作用。在缺氧环境中，RAAS 的反应在不同研究结果中有所不同。多数研究表明长期慢性缺氧可引起体内血液重新分布，肾血流灌注相对减少，RAAS 激活，肾素水平升高。在世居高原人群的研究也表明高血压患者的血浆肾素水平及 Ang Ⅱ 浓度显著高于对照组，因此 RAAS 与高血压的发生有联系。

4. 血液黏滞度增加 长期慢性缺氧使机体分泌过多的红细胞生成素，红细胞代偿性增多，血细胞比容升高，血液黏滞度增加，血液阻力增加，从而引起血压的升高。

5. 高尿酸血症机制 HUA 是高原高血压的重要危险因素之一。HUA 可通过激活 RAAS、参与血管炎症和氧化应激反应等途径，增加血管收缩性和血管阻力，导致血压升高[5, 6]。高原地区人群多进食牛肉、羊肉等富含嘌呤的食物，容易导致尿酸增多。同时，长期缺氧导致红细胞代偿性增多，红细胞产物分解增加，从而引起内源性血尿酸升高。

6. 抗氧化机制 高原地区人们在强烈的紫外线、寒冷的气候、低氧低气压等条件下，体内发生各种氧化应激反应，体内相关的抗氧化物质与氧化反应产物，如氧自由基也会随着应激反应发生量而改变，血清超氧化物歧化酶呈显著下降水平，而丙二醛、过氧化物酶水平则升高，其中活性氧簇通过与细胞的蛋白质、脂质等发生氧化还原反应引起血管内皮功能障碍、平滑肌细胞增生、细胞外基质沉积和降解、血管壁重构和血管收缩，直接或间接影响高原人群的血压水平[7]。

7. 低氧诱导因子（hypoxia-inducible factor，HIF） 是缺氧时细胞产生的蛋白质，具有 HIF-1α 和 HIF-1β 共 2 个亚基，随着氧浓度的下降，HIF-1α 表达增加，使得血管内皮生长因子及其受体、红细胞生成素、诱导型一氧化氮合酶（iNOS）、ET 等分泌增加，从而导致血压升高，进一步导致组织缺氧[8, 9]。

8. 遗传易感性 高血压在移居人群中存在明显的遗传易感性差异，同样对世居高原人群高血压的研究表明高血压遗传度为 77%，并且与 *ACE* 基因相关，提示遗传因素也参与了其发生机制。

二、血压变化特点

近年来随着进入高原地区人群的增多，高原医学日益受到关注，进入高原后血压相关的新的研究成果也日益增多。进入高原后血压的变化是多样的，既有血压升高，也有血压下降，也有没有变化的。对 672 名徒步进入高原不同海拔高度地区者的血压变化情况的研究结果表明，到达海拔 2860～3400m 时，19%研究对象血压下降＞10mmHg，21%研究对象血压升高＞10mmHg，60%研究对象血压波动＜10mmHg[10]，这种不同人群血压的不同变化现象与以往研究报道一致，表明机体对高原环境的血压反应存在个体差异性。

近年来国内外学者对高原地区高血压患者的血压波动趋势研究发现，高原地区高血压患者的血压昼夜生理节律减少或消失，24h 血压波动范围大，其中以舒张压升高更为显著，且夜间血压下降不明显。张雪峰等[11]对进驻海拔 4800m 高原施工、平原医学体检为正常血压的 36 例男性高原高血压患者进行动态血压监测，发现以白昼血压和舒张压升高为主，整体曲线仍呈杓形变化，但平均压夜间下降率均＜10%。陈浩等[12]对久居 3658m 海拔高原地区的 51 例高血压患者进行动态血压监测，发现其中 82.4%的患者血压昼夜节律消失或减少，其中高血压 2 级患者为 69%，高血压 3 级患者为 96%；而正常人仅 8%血压昼夜节律消失。

另外，有研究报道[13]海拔 5400m 之前血压随着海拔升高，血压持续上升，但是海拔 5400m 时 RAAS 却出现抑制，从而出现 ARB 降压作用减弱及消失的现象，所以高原环境血压的变化及高血压的发病机制复杂且有待深入研究。

三、治疗与预后

（一）治疗

治疗目的是尽早使血压恢复正常或得到有效控制，最大限度减少靶器官损害及心血管疾病，提高生活质量。高原高血压的治疗原则与一般的原发性高血压相同，但是由于其明确的诱因及病理生理变化特点，在治疗方面存在一定的特殊性。

1. 非药物治疗 包括适量运动、间歇性吸氧、规律的生活方式、消除紧张、戒烟、减少饮酒量、控制体重、合理化饮食、控制钠盐摄入及保障睡眠等。

2. 药物治疗 在药物治疗方面，应特别注意评估高原环境对机体产生的影响，以及可能并存的其他高原病的情况。药物的选择及应用依据《中国高血压防治指南（2018年修订版）》的规定，同时在具体临床实践中要注意：①高原缺氧可使部分患者发生缺氧性肺动脉高压的病理生理改变。研究表明对此类患者选用 CCB 较合适，可以起到降低肺动脉压、防治高原病的作用。②对合并慢性高原心脏病的患者首选 ACEI。③当合并慢性高原红细胞增多症时，慎用利尿剂，以防止血液进一步浓缩及血液黏滞度升高。有报道称慢性高原红细胞增多症与高血压患者常合并蛋白尿，此时应该首先准确了解肾功能状况，以便能够合理用药。

另外，高原缺氧对机体的损害还表现在心脏窦房结及房室结的功能方面，各种心律失常的发生率高，长期居住在高原地区的人群中缓慢心律失常的发生率更高，因此应用β受体阻滞剂前应该了解患者心电图的情况。由于缺氧时机体的反应是多系统的，包括神经系统及体液因子的调节、功能到结构的改变、机体对药物的效应及不良反应的发生率等方面与平原地区存在一定的差距，因此用药时应善于观察疗效及不良反应。

最近的研究表明替米沙坦和硝苯地平联合可用于海拔 3400m 以下高原地区患者的降压治疗[14]，乙酰唑胺也可用于高原高血压患者降压和改善高原反应，奈比洛尔可有效降低高原高血压，同时又有助于维持血压的昼夜节律[15]。另外，选择性的β受体阻滞剂在高原高血压的降压应用方面较非选择性 β 受体阻滞剂具有运动耐力损害更小的特点。

在传统医学治疗高原疾病的疗效方面，特别值得提出的是藏医药学，这是人们与高原缺氧环境的长期斗争中积累并形成的一整套理论体系，其中传世之作《四部医典》对各种高原病有系统的认识，七十味珍珠丸等藏药对高血压、高原病的防治都具有显著的疗效。

（二）预后

高原高血压一般预后较好。有研究表明，高原高血压患者回到平原后，近 1/2 的患者血压很快恢复正常，其余大多数在 80 天内基本恢复正常，也有少数恢复较慢的报道。如果高原高血压患者未经药物干预治疗，高血压持续时间长，必然损害靶器官，则即使返回平原后仍可能维持高血压状态。

（格桑罗布）

第二节　沿海地区高血压

沿海地区的气候等自然环境因素同内陆地区有明显的差异，居民饮食、生活作息等同内陆地区也有很大不同，因此沿海地区的疾病特点也不同于内陆地区，研究沿海地区高血压的发病特点具有重要的经济、社会意义。

一、基 础 理 论

（一）流行病学

1. 患病率 沿海地区的高血压患病率不尽相同。2018 年"十二五"高血压抽样调查（China Hypertension Survey，CHS）[16]结果显示，高血压患病率目前有 3 个梯队，北京（35.9%）、天津（34.5%）、上海（29.1%）高血压患病率位列全国前三位，云南、黑龙江及沿海的辽宁、广东紧随其后，属于第一梯队；此外沿海的吉林、江苏、福建、浙江等省患病率相对低一些，属于第二梯队。9 个沿海省/自治区中，除山东省和广西壮族自治区外，其余均位列高血压患病率的前两个梯队。与 2016 年的中国 PEACE 百万人群项目结果比较，2018 年沿海城市的高血压患病率（均为加权率），天津市为 34.5%，居全国第二位；上海市为 29.1%，居全国第三位；辽宁省为 28.4%，居全国第四位；广东省为 27.3%，居全国第六位；江苏省为 25.3%，居全国第十位。至此，全国高血压患病率排名前 10 的省市中，沿海城市占了 5 个。此外，福建省为 23.9%，居全国第十三位；河北省为 23.3%，居全国第十六位；浙江省为 23.2%，居全国第十七位；山东省为 22%，居全国第十九位；海南省为 20.3%，居全国第二十四位；广西壮族自治区为 18.2%，居全国第二十六位。与中国 PEACE 百万人群项目调查结果比较，各沿海城市高血压患病率与自身相比都呈增高趋势，且普遍较内陆地区高。

有研究显示，高血压标准化患病率在东经90°～130°及以上随着经度的增加而增加。进一步分析发现，处于东经 90°～<100°、100°～<110°、110°～<120°、120°～<130°及≥130°的人群，高血压风险分别是不到东经80°人群的2.08倍、2.21倍、2.54倍、2.59倍和2.81倍，而且在东经 90°～130°及以上人群的高血压风险具有明显的剂量反应关系。我国沿海地区与内陆都处于高经度地区，研究发现故同纬度区域，经度越高，高血压患病率越高，沿海地区高血压患病率高于内陆地区[17]。

由此可见，沿海地区高血压患病率总体较内陆高，且自身纵向比较，发病率也呈增高的态势。

2. 沿海地区高血压相关危险因素　沿海地区因其独特的地理位置，在气候环境及生活方式方面与内陆有很大区别，因此某些危险因素在沿海地区尤为突出。

（1）生活方式：沿海地区因其得天独厚的自然因素，居民多有嗜食海鲜，如海鱼、虾、蟹、贝类等及其海产品制品的习惯。过多的海鲜摄入可导致饮食偏咸、胆固醇偏高、嘌呤偏高等一系列问题。

高钠膳食是公认的高血压的重要危险因素[18]。有研究对江苏省 7512 名 18～69 岁居民进行 24h 尿钠排泄量测定，估测居民食盐摄入量约 9.68g/d[19]；来自山东地区的调查显示山东居民钠摄入量约为5745mg/d（约为 14.6g/d 食盐）[20]；余鹏等研究发现福建沿海地区人群盐摄入量为（11±2.7）g/d，且钠盐摄入量同血压水平相关[21]。以上盐摄入数值远高于 WHO 关于食盐的推荐量（<6g/d）。而且部分沿海地区，特别是海拔较低的地区，由于受海洋影响，饮用水中的盐含量可能会高于内陆地区[22]，而饮用水中盐含量升高可能会使人群血压水平升高[23]。

沿海地区居民摄入的贝壳类海产品较内陆地区居民多，导致其 HUA 发病率较高。HUA 和痛风是多系统受累的全身性疾病，已受到多学科的高度关注，纳入 18 项研究的大量 Meta 分析证实，血尿酸（serum uric acid，sUA）水平每增加 1%，新发高血压的发病率就会增加 13%。林少凯等分析了福建省 10 个县区的 6159 位居民 HUA 的流行状况及影响因素，结果发现居住在沿海是 HUA 的主要危险因

素之一[24]；魏晓珠等发现深圳沿海地区人群 HUA患病率高于国内平均水平，且呈低龄化趋势，并进一步研究了其与 *SLC2A9* 基因之间的关系[25]。山东青岛的周慧等研究发现，痛风患者中高血压患病率明显高于对照人群（63.25% *vs* 49.19%，χ^2=316.25，*P*<0.01）。在调整多个因素后，痛风组高血压的患病风险比是非痛风组的 1.173 倍，调整 UA 后仍有统计学意义，痛风组是非痛风组的 1.065 倍[26]。2021年《高尿酸血症和高心血管风险患者的诊断和治疗（更新版）专家共识》指出，HUA 是高血压的独立危险因素[27]。

此外，沿海居民有较多进食鱿鱼、贝类、蟹类等海产品的机会，从而摄入更多胆固醇，加之一些社会因素，容易罹患高脂血症、肥胖等。沿海地区高血压前期人群空腹血糖、总胆固醇、甘油三酯、尿酸、肌酐、BMI、腰围及代谢综合征、腹型肥胖、糖调节受损、吸烟、饮酒的发生率均高于正常血压人群[28]。福建沿海地区的研究显示≥30 岁人群（*n*=3343）肥胖及超重的检出率为 34.6%和 10%，且收缩压、舒张压、腰围水平均随 BMI 升高而显著升高[29]。来自连云港市的横断面研究（*n*=17656）显示，45～75 岁高血压患者中肥胖或超重人群占54.4%，且沿海市县的肥胖人群较内陆市多[30]，均较同期发布的《中国居民营养与慢性病状况报告（2015）》（全国 18 岁及以上成人超重率为 30.1%，肥胖率为 11.9%）显示的全国平均超重总比例高。2020 年来自上海的一项研究显示，上海市浦东新区15 岁及以上居民超重率为 23.83%，肥胖率为26.35%[31]；2021 年一项针对青岛市南区居民高血压现况的调查研究显示，该区高血压患者超重率达23.2%，肥胖率达 49.2%[32]。这与《中国居民营养与慢性病状况报告（2020）》中的数据（18 岁及以上居民超重率和肥胖率分别为 34.3%和 16.4%）相比，超重率明显升高。

（2）自然环境及社会环境因素：从自然环境看，当空气的相对湿度为 50%～60%时人体会感觉比较舒适，沿海地区受海雾影响的时间较长，气候相对湿度较内陆地区大[33]。有研究显示，湿度每升高1%，收缩压升高 0.06mmHg，舒张压升高0.04mmHg，两者之间具有相关性[34]。白红革等也发现，不同天气条件对血压水平是有影响的，提示收缩压、舒张压同相对湿度呈正相关[35]。因此，沿

海相对空气湿度高是沿海高血压特有的危险因素。

从社会环境看，既往高血压分布呈北高南低的特点，而现在正在转向以大中型城市和经济快速发展地区为"热点"的岛状分布。在经济发达地区，不健康的生活方式、环境污染、职业及公共关系等社会压力均对血压升高起到不良作用[36]。随着经济的发展，生活节奏加快，工作及生活压力大，尤其是中青年人，加之体力劳动较少、久坐等，肥胖及超重比例亦升高。也由于经济发展的不平衡，使很多青年从农村迁移至沿海城市工作和生活，人口结构发生了变化，使得沿海地区高血压发病年龄呈现年轻化趋势[31, 32]。

（二）病理生理

沿海高血压患者因盐负荷重，多合并 HUA、肥胖等代谢性疾病，容量负荷重，肾脏损害、交感活性增强、胰岛素抵抗等明显[37, 38]，其病理生理改变亦分为 3 个阶段。

第一阶段：功能紊乱期　此期为高血压早期阶段。血管内皮功能障碍是高血压最早、最重要的血管损害，主要表现为全身细小动脉（口径<1mm）间歇性痉挛收缩、血压升高，因动脉无器质性病变，痉挛缓解后血压多可恢复正常。

第二阶段：动脉病变期　①细动脉硬化：如肾入球小动脉、脾中心、视网膜小动脉等。管壁缺氧，平滑肌细胞凋亡，内皮细胞间隙增大，内皮堆积血浆蛋白和细胞外基质，细动脉壁增厚变硬，使得动脉管腔缩小。②小动脉硬化：如肾小叶间动脉、弓形动脉、脑小动脉。动脉内膜胶原纤维及弹性纤维增生，内弹力膜分裂，中膜平滑肌有不同程度的增生和肥大。血管壁增厚，导致管腔狭窄。③大动脉：弹力肌型及弹力型大动脉。可无明显病变或伴发动脉粥样硬化。

第三阶段：靶器官损害阶段　①心脏病变：左室肥厚。病变早期（代偿期），心脏重量增加，左室壁增厚，乳头肌、肉柱增粗，而左心腔不扩张（向心性肥大）；病变晚期（失代偿期），心室壁相对变薄，肉柱、乳头肌变扁平，左心腔扩张（离心性肥大）。②肾脏病变：肾入球小动脉玻璃样变，肾小叶间动脉等小动脉硬化，所属的肾小球萎缩、纤维化、玻璃样变，所属肾小管萎缩、消失，最终导致肾实质缺血和肾单位不断减少。而近曲肾小管

重吸收增加，肾排钠延迟，水钠潴留。③脑血管病变：早期因脑细小动脉的硬化痉挛，造成局部缺血，血管通透性增加，导致脑水肿；随着脑组织缺血坏死，溶解液化，形成质地疏松的筛网状病灶，进而发生脑软化；最终脑细小动脉硬化使血管壁变脆，血压骤升可致血管破裂，脑出血。④视网膜病变：高血压还可以造成眼底视网膜病变，如出血、渗出、视盘水肿等。

总之，沿海高血压具有发病年轻化、盐敏感性增强、血压变异性大、应激反应增强、伴有肥胖及胰岛素抵抗多见、靶器官损害出现早等特点。

二、治　疗

（一）生活方式干预

健康的生活方式能预防或延迟心血管疾病的发生发展，因此对于沿海地区高血压患者，无论是否启动药物治疗，均应倡导健康的生活方式。对于确诊高血压的患者，应立即启动并长期坚持生活方式干预，即"健康生活方式六部曲"：限盐、减重、多运动、戒烟、戒酒、心态平[39]。一些生活方式干预方法可明确降低血压，如减少钠盐摄入、减轻体重、规律的中等强度运动（如快走、慢跑、骑车、游泳、太极拳等常见健身方式）均有直接的降压效果。戒烟、戒酒可直接降低心血管疾病的发生风险，更应大力提倡。此外，协助患者减轻精神压力、保持心理平衡，也是提高治疗效果的重要方面。针对沿海高血压的危险因素及发病特点，以下几点尤为重要。

（1）限制钠盐，补充钾。食盐总摄入量不超过 6g/d，并适当增加富含钾离子的食物，如菠菜、香蕉、橘子、紫菜等。

（2）控制体重。建议所有超重和肥胖患者减重，将体重控制在正常范围内（BMI 在 18.5～23.9kg/m²）；控制腹型肥胖，男性腰围控制在 90cm 以内，女性控制在 85cm 以内。

（3）增加运动。除日常活动外，建议每周 4～7 天、每天 30～60min 中等强度有氧运动（如步行、慢跑、骑自行车、游泳等）。

（4）彻底戒烟，避免吸入二手烟。

（5）减轻精神压力，保持心理平衡，不熬夜。

（二）药物治疗

1. CCB 沿海地区高血压患者多存在盐负荷重的情况，而多数盐敏感者属于低血浆肾素水平类型，因此利尿剂和 CCB 是治疗这一类型高血压的首选药物[40]。目前所有可用的 CCB 均作用于相同的 L 型电压控制的胞质膜通道，仅作用的位点及顺序不同。CCB 适用于各年龄和种族的高血压患者，与其他抗高血压药物相比，其降低冠心病风险效果相似，预防脑卒中效果优于 ACEI[41]，预防心力衰竭效果较差，但在降低总死亡率上效果相似，且降压效果好，通常大多数高血压患者都能很好地耐受。最常见的不良反应有头痛、面部潮红、心率增快、局限性踝部肿胀等。随着制剂工艺水平的提高，许多长效的二氢吡啶类 CCB 的安全性在随机对照试验研究中得到很好的证明。

2. 利尿剂 沿海地区高血压患者高钠饮食较明显，因此容易造成容量负荷增加。利尿剂有噻嗪类、袢利尿剂和保钾利尿剂三类。噻嗪类主要通过排钠减少细胞外容量，降低外周血管阻力达到降压的作用。对于单纯收缩期高血压、盐敏感性高血压、合并心力衰竭和老年高血压患者有较强的降压效应。主要不良反应有低钾血症，以及血脂、血糖、血尿酸代谢异常，往往发生在大剂量用药时，因此推荐使用小剂量。其他还包括乏力、尿量增多等，痛风患者禁用。

3. RAAS 抑制剂 包括 ACEI 和 ARB。RAAS 抑制剂具有明确的降压及靶器官保护作用。ACEI 的降压作用主要通过抑制循环和组织 ACE，使 Ang II 生成减少，同时抑制激肽酶使缓激肽释放减少，ACEI 具有改善胰岛素抵抗和减少尿蛋白作用，对于高血压合并肥胖、糖尿病、蛋白尿、高尿酸血症等尤为适用。ARB 的降压作用主要通过阻滞 Ang II 1 型受体，更充分有效地阻断 Ang II 的血管收缩、水钠潴留与重构作用，对高血压合并高尿酸血症患者适用。ACEI 有血管神经性水肿、干咳等副作用。此外，ACEI/ARB 类抗高血压药物具有潜在致畸风险，不宜用于计划妊娠或育龄期的中青年女性患者，且合并肾功能不全及肾血管疾病的患者慎用。

4. β受体阻滞剂 交感神经系统亦参与血压的调节过程。由于沿海地区高血压呈年轻化趋势，且合并一些导致精神紧张的因素，使得患者交感神经活性增强。β受体阻滞剂可以通过直接抑制交感神经系统的活性，抑制心肌收缩力和减慢心率而发挥降压作用，尤其适用于心率较快的中、青年高血压及慢性心力衰竭等患者。不良反应主要有心动过缓等。

5. 单片复方制剂（single-pill combination，SPC） 近年来，SPC 的使用越来越多。调查显示，SPC 使用率的提升与整体血压达标率提升呈正相关。特别对于沿海地区高血压患者盐负荷高，合并代谢性疾病，A+D 及 A+C 等组合都是较优的选择。

SPC 治疗血压达标率更高且更早达标。在靶器官保护方面，SPC 因可更有效控制血压，故可带来靶器官更早更多获益，预防心脑血管并发症。此外，在提高治疗依从性、减少药物不良反应，以及节省医疗费用方面，SPC 较其他治疗方案，如单药加剂量、单药序贯、先单药后联合和起始自由联合等，均表现出明显的优势[42]。

总之，随着对高血压研究的不断细化及深入，我们对高血压的认识也在不断深入。我国海岸线绵长，沿海岸线人群分布密度高，对沿海高血压的研究有待进一步深入，从而使未来高血压的治疗也因地制宜，更精准。

（葛毅萍　张　彬）

第三节　寒冷地区高血压

广义的寒冷地区包括严寒地区及寒冷地区，大多集中于我国北部。严寒地区指最冷月平均温度≤−10℃或日平均≤5℃持续 145 天以上的地区，包括东北、内蒙古和新疆北部、西藏北部和青海等地。寒冷地区指最冷月平均温度在 0～10℃的地区，包括北京、天津、河北、山东、山西、宁夏、陕西大部分地区、辽宁南部、甘肃中东部、新疆南部、河南、安徽、江苏北部及西藏南部等地区。寒冷低温是这些地区冬季气候的主要特点之一，表现为寒潮频繁、室内外温差可达 50℃、昼夜温差大[43]。低温对人体心血管系统有不利影响，机体会因环境而相应表现出寒冷应激。寒冷与心血管事件密切相关，寒冷季节顽固性高血压、心肌梗死、心房颤动、心力衰竭、心源性猝死的发生率显著增加[44]。然而，寒冷作为健康的危险因素常被低估[45]。寒冷地区人群高血压发病率高、控制率低，与寒冷地区心血管事件高发相一致[46]。因此，探索寒冷地区血压变化的内在规律及机制，有助于揭示寒冷地区人群心血管疾病的防控途径，建立有效的防控体系，科学地进行预防和干预。

一、基础理论

（一）定义及流行病学

血压呈现明显的季节性和地域性[47]。寒冷地区高血压是对居住在寒冷地区人群高血压的专称。高血压患病率在我国主要表现为北方高于南方。2014年一项针对我国高血压患病率趋势及地区差异的系统性综述及荟萃回归分析，通过筛选获得了2002年1月至2012年12月发表的9篇英文文献及38篇中文文献，在这47篇文献中，样本量在1035～153 481例不等，我国东北部、中北部、西北部经年龄标准化的高血压患病率在分别为 28.3%、30.4%、23.6%；东南部、中南部、西南部分别为23.2%、16.2%、19.9%。年龄标化的高血压患病率北方高于南方。用该回归模型估测我国高血压患病率同样北方高于南方，北方为 31.4%，南方为20.9%，提示寒冷地区具有较高的高血压患病率[48]。这种高血压患病率的地域差异在加拿大的研究中亦有所显示。经年龄标准化的高血压患病率，大西洋地区高于加拿大三大地区及加拿大西部地区。加拿大高血压患病率这种东西部阶梯性变化的形势与其对肥胖和糖尿病患病率的研究是一致的，而且心血管健康的结局，如心脏病（高血压为其首要危险因素），也存在这种东西部地域变化[49]。关于加拿大高血压等患病率的研究显示的地域差异是否归因于气候相关因素尚有待进一步研究。

目前，对于寒冷对血压影响的流行病学研究主要体现在以下三个方面。第一，寒冷对血压值的影响。Chen 等[50]通过对我国上海地区1831例高血压患者进行为期3年的随访，累计测量血压6万余次，发现血压的变化与外界环境温度相关。另一项我国的大数据研究显示，冬季（12月到次年2月）的收缩压和舒张压分别较夏季升高10mmHg和4mmHg，且收缩压变化较为明显。当外界环境温度高于 5℃时，外界温度每下降 10℃，收缩压和舒张压分别升

高 5.7mmHg 和 2.0mmHg[51]。第二，寒冷对高血压控制率的影响。Cade 等[52]通过对美国 58 288 例高血压患者进行为期 10 年的随访观察，发现夏季高血压的控制率明显高于冬季。第三，寒冷暴露对清晨血压的影响。清晨血压升高是一种正常的生理现象，其可能受多种因素影响，如血压值、年龄、性别、精神心理因素和寒冷的环境温度等。中国台湾的一项研究发现，早晨醒来前，寒冷暴露下高血压前期人群的血压会急剧升高，出现这种现象的原因主要是寒冷暴露使得清晨交感神经活性增强[53]。

此外，值得注意的是，不同地理地区的地磁活动是不一样的。但有研究显示，地磁活动对血流动力学的影响是相当弱的，其对血管张力的影响类似于气候[54]。

（二）发病因素

高血压的发病除与遗传因素密切相关外，环境因素也起着至关重要的作用。寒冷地区冬季是心血管疾病的高发季节，除外寒冷气温对心血管疾病产生的不利影响及年龄、性别、遗传、职业因素，还包括钠盐摄入过多、大量饮酒、摄入高热量食物、缺乏运动等有关因素。

1. 钠盐摄入过多 食盐摄入有着明显的地域性，北方盐摄入量明显高于南方，食盐摄入量大与血压升高显著相关。一项针对来自 32 个不同国家的 52 组人群的研究，采用相同的研究方案，通过24h 尿钠来测定食盐摄入量。所有的尿液样本送统一的中心实验室进行测定，研究结果表明，盐摄入量低的人群，血压不随年龄的增长而升高且可一直维持在较低的水平。盐摄入量高的人群，血压随年龄的增长而升高且与盐摄入量显著相关，无论患高血压与否，不论性别、年龄、种族，减少盐摄入量均能显著降低血压水平。芬兰在 20 世纪 70 年代实行了全民减盐行动，结果发现，即便在 BMI 上升的情况下，总体血压亦呈下降趋势，同时发现冠心病和脑卒中发病率明显下降。因此，寒冷地区人群摄盐过多成为该地区高血压患病率的重要危险因素。

2. 大量饮酒 寒冷地区由于冬季时间较长，该地区人群往往大量饮酒以驱寒，而大量饮酒与高血压发病相关[55]。

3. 热量摄入过多 寒冷地区人群往往每日摄

入过多的脂肪和碳水化合物，导致热量摄入过多，高血压发病率也随之增加。复旦大学营养科对 240 名高血压患者的膳食行为和营养常识的调查研究显示，膳食营养与高血压病密切相关，良好的膳食有助于高血压患者血压水平的控制。反之，不合理的饮食结构，热量摄入过多，则不利于血压的控制[56]。

4. 适度运动的缺乏 运动与高血压的发病呈负相关[57]。已有大量研究一致表明运动对预防高血压有作用[58]。健康指南推荐至少每周 150min 的中等强度运动或 75min 高强度运动[59]。寒冷地区冬天持续时间较长，室外温度较低，该地区人群户外活动减少，增加了高血压的发病风险。

（三）发病机制

目前，寒冷导致血压升高的发病机制尚未阐明，可能与寒冷引起交感神经系统、RAAS 及内皮素系统的激活，以及舒血管物质生成减少、相关炎症因子的产生、氧化应激和钙通道激活等机制相关。

1. 寒冷引起交感神经系统及 RAAS 的激活 血压的调控受神经-体液机制影响，其中交感神经系统在血压的调控方面起到了至关重要的作用。有动物实验表明，寒冷环境中的大鼠循环系统中肾上腺素和去甲肾上腺素均明显升高[60]。大鼠敲除交感神经系统后则可预防冷应激性高血压[61]。也有报道从侧面表明，给予冷加压后，实验大鼠的交感神经系统活性增加，血压明显升高。寒冷导致血压升高可能是由于寒冷通过激活交感神经系统，使肾素和 Ang Ⅱ 分泌增多。Ang Ⅱ 可通过促进水、钠重吸收及诱导氧化应激使血压升高。因此，交感神经系统的激活在寒冷高血压的发生、发展中扮演着不可或缺的角色。

2. 寒冷可导致内皮素系统的激活 ET 是内皮细胞产生的影响心血管调节的一组多肽[62]，主要包括 ET-1、ET-2 及 ET-3，其中最具代表性的当属 ET-1。ET-1 有 2 种内皮素受体，即 ETA 和 ETB 受体。大量研究证实，ET-1 与相关受体结合，在调节血管紧张度、血压、心肌收缩及血流动力学方面起着至关重要的作用[62]。ET-1 与 ETA 受体结合可通过增加细胞内钙离子的浓度增加血管收缩，导致肾皮质血流量减少和肾小球滤过率降低，进而起到保钠、保

水的作用。关于该机制有报道称，肾皮质中 ETA 受体占优势，寒冷环境中 ETA 受体激活，导致一系列保钠、保水、抗尿钠排泄活动[63]。然而，ETB 受体在肾髓质中占优势，ET-1 与 ETB 受体的结合，可增加 NO 释放和细胞内 cGMP 的水平，进而抑制 Na^+-K^+/ATP 酶的活性，起到促进水、钠排泄的作用。寒冷环境中血压升高主要取决于肾皮质和肾髓质调节的差异[64]。国内外研究表明，慢性冷刺激使心血管和肾组织中 ET-1 水平升高，通过促进水、钠重吸收而升高血压。由此可见，内皮素系统的激活，尤其是 ET-1 与受体的结合对寒冷暴露时血压的升高起到了重要作用。

3. 寒冷导致舒血管物质产生减少 舒血管因子 NO 在血管舒张中有着重要的作用，寒冷导致 NO 的减少，进而使血压升高。冷加压动物实验也证实了这一观点[65]。我国的一项实验在大鼠模型中植入人类的 NOS 基因，使大鼠体内 NO 产生增多，在冷加压实验刺激下，由于 NO 的增加，延缓了寒冷暴露导致的血压升高[66]。可见，NO 与寒冷导致的高血压相关。我国另一项研究提出，寒冷所致的高血压可能与降钙素基因相关肽的合成与释放不足有关[67]。降钙素基因相关肽是目前为止公认的舒血管作用最强的多肽。敬开权等研究发现，在慢性寒冷应激状态下，研究大鼠体内肾素水平升高，降钙素基因相关肽水平降低，他们认为正是这种肾素和降钙素基因相关肽水平的失衡导致寒冷时血压的升高[68]。但仅有的研究尚不完善，寒冷导致舒血管物质的减少仍需进一步证实。

4. 寒冷激活氧化应激 据 Tuo 等报道，寒冷导致血压变异的原因还体现在组织缺氧和氧化应激方面[69]。当外界环境温度降低时，人体组织缺氧和氧化应激增强，进而导致血压升高。可能的发生机制如下：炎症反应可通过还原性烟酰胺腺嘌呤二核苷酸磷酸（nicotinamide adenine dinucleotide phosphate，NADPH）氧化还原途径促进活性氧（reactive oxygen species，ROS）的产生，由于过多的 ROS 会导致血管的氧化损伤，进而导致血管内皮功能障碍及高血压的发生。此外，ROS 的增多还可通过激活相关炎症因子通道，造成钙离子超载，使细胞外基质沉积增多和血管平滑肌反应性增强，导致外周血管阻力增加，血压升高[70]。然而，我国也有报道称，寒冷环境会使大鼠体内 NADPH 氧化酶 gp91phox 蛋白

表达增加，抑制 NADPH 氧化酶的活性，导致活性氧产生减少，进而延缓内皮细胞损伤[71]。但这仅仅是偏隅之言，相关研究结果仍需进一步证实和考证。

5. 寒冷导致钙通道系统的激活 有研究显示，钙通道系统的激活与原发性高血压的发病存在很大的相关性，寒冷的外界环境可导致细胞内钙离子浓度增加。钙通道激活，血管平滑肌收缩是导致血压升高的重要原因之一[72]。Upadhya 等将血管平滑肌置于 4℃的外界环境中，发现 1h 后细胞内钙离子浓度明显高于之前[73]。

二、寒冷地区高血压的特殊性

（一）临床特点

无论是诊室血压，还是动态血压监测，寒冷地区高血压患者都表现出冬季血压高于夏季[74]。给予等条件的寒冷暴露，年轻人和老年人有着不同的血压变化，年轻人以舒张压升高为主，老年人以收缩压变化为主[75]。老年人在寒冷暴露下血压升高更明显，说明老年人血压对季节变化的反应较年轻人更为显著[47]。女性寒冷暴露后血压变化比男性大[76]。出现这种现象的原因可能是寒冷刺激主要通过影响交感神经系统活性，进而影响心排血量和外周血管阻力，导致血压的升高。然而，可能是由于男性和女性的交感神经系统对寒冷刺激敏感性不同，导致女性的血压更易受到寒冷暴露的影响。

（二）靶器官损害

寒冷与心血管事件密切相关，故寒冷地区高血压靶器官损害所致心血管事件在冬季表现更为严重。

1. 冠状动脉粥样硬化性心脏病 研究表明，气温每下降 10℃，总冠脉事件的发生率增加 13%，冠心病事件和死亡率增加 11%，经常性事件增加 26%。适应性产热是机体在寒冷应激时发生的产热反应，以平衡体温及能量。近年的研究显示，持续的寒冷应激导致 ATP 合成不足。研究表明动脉粥样硬化（atherosclerosis，AS）进展期斑块中，寒冷、缺氧环境使能量代谢出现障碍，致使生成的 ATP 严重不足[77]。Levin 研究小组利用生物发光成像技术，在兔主动脉 AS 斑块中证实，当斑块厚度超过 500μm

时，斑块核心部位 ATP 合成不足，可导致巨噬细胞凋亡及坏死核心形成。寒冷应激可通过诱导交感神经兴奋、加重动脉粥样硬化炎症反应，致使内皮细胞功能障碍、适应性产热增加使 ATP 生成不足等相关机制引发急性心肌梗死[78]。

2. 心力衰竭 在寒冷条件下或气候剧变时，血流动力学恶化和神经内分泌激活，诱导心肌缺血或突发的心律失常，进而导致心力衰竭失代偿改变，其他因素如呼吸道感染也是加重心力衰竭的重要因素。心力衰竭的发病具有季节性差异。北半球及南半球的研究都显示心力衰竭的住院率及死亡率在冬季达峰。2014 年日本的一项研究观察了 582 名因急性左心衰竭住院的患者，发现伴收缩压＞140mmHg 的急性左心衰竭在冬季发病率高，而收缩压≤140mmHg 的急性左心衰竭发病未见季节性差异。研究者又将伴收缩压＞140mmHg 的急性左心衰竭住院患者分为冬季住院及其他季节住院两组，经多变量分析显示，缺少袢利尿剂的应用是伴收缩压＞140mmHg 的急性左心衰竭冬季高发的危险因素[79]。冬季，来自食物的钠和热量的摄入增加致体液潴留，由蒸发和出汗损失的液体量减少增加了液体潴留。应用袢利尿剂减少液体潴留是减少心力衰竭冬季发病的治疗策略，且长效袢利尿剂较短效袢利尿剂可能更有利。

3. 心律失常 心房颤动是临床最常见的心律失常之一，其发病率高，患者死亡率比正常人高出 2～3 倍[80]，同时可以诱发心功能不全、脑栓塞及周围血管栓塞，尤其伴心房颤动的脑卒中患者较无心房颤动者具有更高的发病率、致死率及住院率，严重降低人们的生活质量。近来研究表明，心房颤动与寒冷因素密切相关。以色列、芬兰、波兰、苏格兰、澳大利亚心房颤动发生的高峰期都在冬季，其原因可能是空气的温度、湿度、气压及冬季高血压、缺血性心脏病高发[81]。女性患者在阳光相对充足、温度较高的 5～8 月心房颤动发作次数明显减少。

4. 肾损害 寒冷地区高血压对肾的损害具有其独特的特点。寒冷地区的寒冷气温和高盐摄入均能引起血压升高和肾功能损害，有研究显示两者的联合刺激导致的肾损害更为显著[82]，即两者联合具有叠加作用。

5. 脑卒中 无论男性还是女性，老年人还是年轻人，脑出血的发生率均有明显的季节性。出血性脑卒中（intra-cerebral hemorrhage，ICH）发病率在冬季最高，其次是秋季和春季，夏季最低，无论是否存在如高血压、糖尿病、吸烟和饮酒等危险因素，这种季节性变化均存在[83]。冬季ICH发病率较高的原因目前尚不明确，天气因素可能是诱发脑出血的主要诱因。

（三）诊断的注意事项

寒冷地区高血压患者的诊断标准和其他人群无明显区别，但在诊断中存在3个值得注意的问题。

第一，注意季节性的血压变化可对血压测量值产生影响。一项前瞻性研究观察了年龄65～74岁的96例老年人，每2个月在家中为他们测量1次血压。发现冬季血压＞160/90mmHg的比例是夏季的4倍。有研究对法国3个城市8801名65岁以上老年人2年的血压观察发现，该人群冬季高血压的患病率为33%，而夏季仅为24%，表明季节对血压值的影响很大[84]。因此，有关高血压的诊断要考虑到季节性，最好在冬春季进行。如在夏季进行，对部分冬季血压高的人群来说可能延误诊断和治疗。冷加压实验是否可辅助夏季这部分患者高血压的诊断有待深入研究。

第二，在寒冷地区冬季室内外温差很大，诊断高血压时还应考虑到脱衣对血压测量值的影响。研究表明，脱衣后即刻血压明显高于脱衣前，收缩压和舒张压分别增加（4.3±8.4）mmHg和（2.1±5.5）mmHg。其升高幅度因人而异，有的可达20mmHg及以上，尤其是脱衣件数多、有高血压病史的人，脱衣导致的血压升高要5～10min才可恢复[84]。因此，笔者建议应在脱衣后至少休息5min再进行血压测量，特别是老年患者。

第三，关注对温度介导敏感的血压增高人群。有研究显示，体胖者的血压较体瘦者与温度关联性更强，这可能是因为体胖者心血管功能对冷应激的适应能力较弱。然而，也有研究显示体瘦者更易受到寒冷气候的影响。室外气温对血压的影响在老年、女性、低经济收入人群中更强[84]。

值得注意的是，无论诊断哪种类型的高血压都必须鉴别原发性和继发性。

三、治　疗

寒冷地区在高血压治疗方面要考虑到季节对血压的影响。依据经验，夏季可能要调整降压方案，但夏季将抗高血压药物减量滴定这种做法可能会缩短药物作用的时程，导致无法充分控制24h收缩压[85]，况且相关高血压防治指南并未明确寒冷对高血压治疗的修饰作用。所以在季节变换时，寒冷地区高血压患者应于高血压门诊对诊室血压、24h动态血压监测、家庭自测血压进行评估，以明确是否需调整抗高血压药物；如需调整，调整后仍要进行上述血压指标的全面评估。另外伴糖尿病、冠心病、脑卒中和慢性阻塞性肺疾病的人群应调整好季节变换时的降压治疗方案。

关于抗高血压药物的选择，有研究提示RAAS抑制剂可能为寒冷地区药物降压治疗的基础。因为寒冷对那些单独服用ARB/ACEI类或它们与钙拮抗剂联合应用者的血压影响作用很弱，但寒冷会使单独服用钙拮抗剂的高血压患者血压明显增高，高血压患者单独服用钙拮抗剂这类抗高血压药物时，会表现为血压对低温度敏感[86]。

寒冷地区高血压的预防，除原发性高血压的常规预防，还要考虑到其特殊的地域性和明显的气候特点，一级预防显得格外重要。应做到以下几方面：注意御寒、保暖；合理膳食，少盐；限制体重；增加适量的有氧运动；忌大量饮酒。

（田　野　郭　宏）

第四节　热带地区高血压

热带地区指地处南北回归线（南北纬23°26′）之间，赤道两侧的区域，面积占全球总面积的39.8%。我国处于北回归线以南热带地区的有广西壮族自治区，广东、云南等省的部分地区和海南省。这里四季均能得到强烈的太阳光照射，气候炎热，全年平均温度＞16℃，高温变幅很小，部分地区只有相对热季和凉季或雨季、干季之分。在全球气候变暖的大背景下，研究热带地区高血压易患因素、高血压患者的特殊性对热带地区高血压及其他心血管疾病的防治有现实意义。

一、基础理论

（一）流行病学

据 1979 年全国高血压抽样调查资料显示，地处热带的广东省 15 岁以上男性高血压标化患病率为 2.53%，女性为 2.80%；广西壮族自治区 15 岁以上男性高血压标化患病率为 3.45%，女性为 3.93%；云南省男性高血压标化患病率为 3.36%，女性为 4.41%。当年海南尚未建省，以地区级行政区参与广东省普查，其高血压标化患病率为 1.69%[87]。台湾地区未参与普查，参照台湾地区 1976 年 18 岁以上抽样调查资料高血压患病率为 3.4%～6.8%。以上地区的居民高血压患病率较寒冷的北京（男性和女性高血压患病率分别为 12.06% 和 14.84%）偏低。

1991 年全国高血压抽样调查结果，仍然提示广西壮族自治区 15 岁以上男性高血压标化患病率为 10.07%，女性为 8.49%；广东省 15 岁以上男性高血压标化患病率为 10.39%，女性为 8.13%；云南省 15 岁以上男性高血压标化患病率为 9.82%，女性为 8.93%；海南省 15 岁以上男性高血压标化患病率为 7.63%，女性为 5.80%[88]。

2002 年中国居民营养与健康状况调查中显示广西壮族自治区高血压标化患病率为 13.8%[89]；广东省高血压标化患病率为 11.7%[90]；云南省高血压标化患病率为 10.9%[91]；海南省高血压标化患病率为 11.6%[92]。仍然低于同期全国高血压标化患病率（为 18.8%）[93]。

根据王增武等在 2012～2015 年进行的全国第五次高血压调查结果提示：广西壮族自治区高血压标化患病率为 18.2%，广东省高血压标化患病率为 27.3%，均低于全国标化患病率 27.9%[16]；同期海南省调查高血压标化患病率为 17.9%[94]；近期有研究者对云南纳西族、黎族、傣族和景颇族 4 个少数民族（约 5532 名，年龄≥35 岁）进行横断面调查，根据年龄标准化高血压患病率为 33.6%[95]。可见全国和热带及亚热带地区的高血压患病率呈逐年增高趋势，且整个热带地区内呈东（广东）高西（广西和云南）低的地理分布特点，而气温炎热的热带地区的高血压患病率普遍偏低符合我国高血压患病率北高南低的分布规律。

（二）病理生理

气候变化的影响现已被记录在地球上的每个生态系统中，即使到目前为止平均只变暖了 1℃[96]。地处热带的地区尤其是广西壮族自治区、广东省和海南省，每年高温气候持续时间较长，为 5～6 个月，炎热潮湿的气候无疑给当地居民的身体健康带来一定的影响。当室外温度超过 38℃，相应的过热会对先天免疫系统产生有害影响，过高的温度会进一步诱发人体炎症反应，进而导致一系列反应[97]。有学者对 2006～2011 年开滦队列数据进行研究，以检验环境温度对心率（HR）和血压（BP）的短期影响，研究纳入 47 591 名居民，结果发现阈值范围为 22～28℃时，温度与心率和血压均呈 V 形关系，但个体之间的效应存在差异，老年人容易受高温影响，而低 BMI 人群易受冷气温影响[98]。

越来越多的证据表明高温对老年人健康的不利影响，气候变化速度加快，洪水、干旱和火灾的风险增加，更强烈的热带风暴和飓风导致气温升高和海平面上升，使居住在沿海地区和大城市的老年人受气候变化的影响相对较大[99]。为此需要进一步研究老年人适应气候变暖的脆弱性及心血管疾病的影响。近年英国学者研究发现气温升高导致死亡率增加，在气候温暖的地方存在一个较高的最低死亡率温度点，出生在英国（海洋气候）、热带和北方气候的人在 25℃时的死亡风险分别较最低致死温度（minimum lethal temperature，MMT）增加了 26%、35% 和 39%，而死亡率最低的温度为 15.9～17.7℃[100]。

此外，我国热带地区的 5 个省区市之间经济、城镇化、教育文化等发展不平衡，导致高血压危险因素水平如高钠摄入量、低钾摄入量、肥胖、饮酒、缺乏运动和不健康饮食之间的差异，可解释高血压患病率在该地区出现差异的原因。

（三）发病机制

热带地区高血压发病可能与遗传、地理、气候、种族、环境、饮食习惯、社会文化、心理状态等因素有关。

1. 环境气候与血压的关系 地球的纬度一定意义上决定了我国居民的高血压患病率呈现"北高南低"趋势，北方气候比较寒冷，人体周围血管倾向于长期呈收缩状态，容易导致血压升高。无论处于什么地区，通常冬季所测收缩压往往比夏季高出10mmHg 或更高[101]，反映了寒冷气候对血压的影响。由于寒冷刺激为交感神经系统的激活创造了条件，导致肢体末端皮肤血流减少以减少对流热量散失。体温也潜在受到脂肪组织上儿茶酚胺的异化影响，这种作用能够增加热量的利用率，以及随后热能的产生。这一系列改变显示寒冷刺激使外周血管阻力升高，儿茶酚胺分泌过多、过快。这一现象也合理解释了冬季心肌梗死和心脏猝死增多的原因[102]。

和寒冷气候心血管事件增加一样，气温在22～28℃阈值范围时，温度与心率和血压均呈 V 形关系，热带地区高温气候持续时间较长，夏季气温超过30℃时，高血压患者的心率会增快，血压波动明显，加之大量出汗可导致脱水而影响血容量，患者可出现头晕、头痛、心悸等不适症状，尤其是老年高血压患者更易受炎热气候的影响产生症状，甚至心脑肾等靶器官损害而出现相应的临床表现。

Modesti 等通过动态血压监测观察 6404 例患者，发现炎热天气不仅伴随较低的诊室血压，白昼动态血压值也偏低[103]，提示温度高可能是热带地区血压偏低的原因。有学者对来自 10 个不同地区2.3 万名有冠心病危险因素招募者的收缩压季节性变化及其与室外温度关系进行研究，发现夏季的平均收缩压显著低于冬季（136mmHg *vs* 145mmHg；$P<0.001$），在 5℃以上室外温度每降低 10℃，收缩压就会升高 6.2mmHg[104]，但气候或温度未必造成南北高血压患病率差异的唯一原因[105]。近 10 年来，随着全球气候变暖，由此造成的土壤和饮用水盐分增加对大量人口的健康产生影响[106]。由此，全球范围内非最佳温度对每天死亡率的特定原因（缺血性心脏病、脑卒中、心肌病和心肌炎、糖尿病、慢性肾病、下呼吸道感染和慢性阻塞性肺疾病与每天温度呈 J 形关系）相对风险在增加，热效应在我国也最显著，人群归因分值（ population attributable fraction, PAF ）为 0.4%，归因率为 3.25/10万[107]，提示我国居民因气温升高而导致的与高血压相关疾病的死亡风险在增高。

2. 膳食与血压的关系　膳食与血压调节关系密切，热带地区人群口味清淡，不喜油腻，食物中蔬菜、水果丰富，尤其我国"两广"居民日常饮食以粤菜为主，注重质和味，口味比较清淡，力求清中鲜、淡中求美，而且随季节时令的变化而变化，夏秋偏重清淡，冬春偏重浓郁，这些生活习惯可能是这些地区高血压患病率低的原因。

1989 年有学者曾在广西武鸣县华侨农场做过调查，发现该地区血压平均值较低，收缩压为(113.4±16.9) mmHg、舒张压为（74.8±8.7）mmHg，分析其原因是广西武鸣县受检人群盐摄入量较低（仅为 6g/d），提示广西人群高血压患病率偏低与膳食为低盐、富于动物蛋白及植物纤维，动物脂肪不高有关[108]。除了云南省外，我国其余热带地区均为沿海地区，膳食中常有鱼肉等优质蛋白。1976～1977 年有学者曾在与热带地区海南岛隔海相望的广西北海市地角、外沙两个渔村对 9435 名渔民进行高血压病普查，出海渔民每月吃鱼肉达 30kg 以上，远超过其他工种渔民。然而出海渔民高血压患病率最低，次之为后勤渔民，水产公司工人高血压患病率最高，3 个工种渔民高血压患病率分别为 4.50%、5.35%、8.36%，组间比较 $P<0.005$。研究认为膳食结构改变，血压必将发生改变。另有研究证实每周吃鱼 4 次以上冠心病发病率减少28%[109]。

广东省首次"居民膳食营养与健康状况调查"（ 2002 ）提示，目前广东居民蛋白质、脂肪摄入量分别为 86.1g、83.9g，提供能量比例分别为 14.1%、31.0%，动物性食物提供的蛋白质占 45.2%，脂肪中动物性脂肪占 53.2%，脂肪提供的能量高于 WHO推荐的占总热量 25%以下标准。因此，当年广东省15 岁以上居民高血压患病率为 17.4%，较 1991 年的数据上升了 17%。由此估计，广东省现有高血压患者高达 718 万，广东省已不再列入我国高血压病低发区[110]。1982 年研究者在广西武鸣县华侨农场（现为武鸣华侨投资区）进行高血压和心血管疾病防治点建设。同年 11 月对该点 35～59 岁农场工人4158 人调查发现高血压 278 人，患病率为 6.9%，在我国属低发区[111]。2004 年 11 月再到该地进行高血压普查，35 岁以上人群 2005 人中发现高血压 569人，患病率为 28.33%，标化患病率为 20.62%。多因素研究发现，原该区域低盐、低脂肪摄入习惯已改变。超重、高胆固醇者频见（占 39.81%），生活方式变化可能是造成高血压患病率升高的因素之一，表明该地区已由低发跃入高血压患病率高发区行列。

二、治　疗

热带地区高血压的治疗包括药物治疗和非药物治疗，与其他地区的高血压基本相同，但要结合热带地区高血压患者的特征，制订个体化的治疗方案。首先，要考虑气候和季节的变化，适当调整抗高血压药物的剂量和种类，如夏季时因天气炎热出汗较多，可适当减少甚至停用对血容量影响较大的药物如利尿剂等。其次对受气候影响且存在交感神经兴奋导致心率增快的高血压患者，如静息心率超过 80 次/分的人群适当优先考虑使用 β 受体阻滞剂。其次，广东省和海南省地处我国改革开放的前沿地区，考虑到该地区的高血压患者可能面临更大的工作和心理压力，此类患者需要更多的心理辅导和减压。最近有学者对正念干预（mindfulness-based intervention，MBI）对压力导致高血压的患者的影响进行了 Meta 分析，发现正念减压 3～6 个月后分别使办公室收缩压和舒张压降低 6.64mmHg 和 2.47mmHg，提示 MBI 可能是一种潜在的控制高血压患者血压的新型非药物治疗方法[112]。因此，在规范药物治疗和非药物治疗的基础上，对面临工作及心理压力的高血压患者辅以心理辅导及减压干预治疗可能有事半功倍的效果。

（黄荣杰　刘唐威）

参 考 文 献

[1] 孙新甫，朱世楣，王云. 关于高原病的命名、临床分型和诊断标准的建议[J]. 高原医学杂志，1993，（2）：4-7.

[2] Mingji C，Onakpoya IJ，Perera R，et al. Relationship between altitude and the prevalence of hypertension in Tibet：A systematic review[J]. Heart，2015，101（13）：1054-1060.

[3] 亢玉婷，王馨，陈祚，等. 西藏不同海拔地区高血压患病情况调查[J]. 中国慢性病预防与控制，2017，25（6）：427-431.

[4] Rostrup M. Catecholamines，hypoxia and high altitude[J]. Acta Physiol Scand，1998，162（3）：389-399.

[5] Moriel P，Sevanian A，Ajzen S，et al. Nitric oxide，cholesterol oxides and endothelium-dependent vasodilation in plasma of patients with essential hypertension[J]. Braz J Med Biol Res，2002，35（11）：1301-1309.

[6] Doehner W，von Haehling S，Anker SD. Uric acid as a prognostic marker in acute heart failure—new expectations from an old molecule[J]. Eur J Heart Fail，2007，9（5）：437-439.

[7] 宋佳颖，梁贞，强巴单增，等. 高原地区高血压的研究进展[J]. 西藏医药，2021，42（2）：144-148.

[8] Khomenko T，Deng X，Sandor Z，et al. Cysteamine alters redox state，HIF-1α transcriptional interactions and reduces duodenal mucosal oxygenation：Novel insight into the mechanisms of duodenal ulceration[J]. Biochem Biophys Res Commun，2004，317（1）：121-127.

[9] Yu AY，Shimoda LA，Iyer NV，et al. Impaired physiological responses to chronic hypoxia in mice partially deficient for hypoxia-inducible factor 1α[J]. J Clin Invest，1999，103（5）：691-696.

[10] Keyes LE，Sallade TD，Duke C，et al. Blood pressure and altitude：An observational cohort study of hypertensive and nonhypertensive himalayan trekkers in nepal[J]. High Alt Med Biol，2017，18（3）：267-277.

[11] 青格乐图，张雪峰，裴志伟，等. 高原高血压的动态血压变化[J]. 临床心血管病杂志，2006，（10）：583-584.

[12] 陈浩，李献，次仁达瓦，等. 高原高血压患者的动态血压变化[J]. 中国心血管杂志，2003，（3）：207-208.

[13] Revera M，Salvi P，Faini A，et al. Renin-angiotensin-aldosterone system is not involved in the arterial stiffening induced by acute and prolonged exposure to high altitude[J]. Hypertension，2017，70（1）：75-84.

[14] Parati G，Bilo G，Faini A，et al. Changes in 24 h ambulatory blood pressure and effects of angiotensin Ⅱ receptor blockade during acute and prolonged high-altitude exposure：A randomized clinical trial[J]. Eur Heart J，2014，35（44）：3113-3122.

[15] Parati G，Agostoni P，Basnyat B，et al. Clinical recommendations for high altitude exposure of individuals with pre-existing cardiovascular conditions：A joint statement by the European Society of Cardiology，the Council on Hypertension of the European Society of Cardiology，the European Society of Hypertension，the International Society of Mountain Medicine，the Italian Society of Hypertension and the Italian Society of Mountain Medicine[J]. Eur Heart J，2018，39（17）：1546-1554.

[16] Wang Z，Chen Z，Zhang L，et al. Status of hypertension in China：Results from the China Hypertension Survey，2012-2015[J]. Circulation，2018，137（22）：2344-2356.

[17] Pei L，Wu J，Wang Z，et al. Geographic variations and potential macro-environmental exposure of hypertension：From the China hypertension survey[J]. J Hypertens，2020，38（5）：829-838.

[18] 孙宁玲，姜一农，王鸿懿，等. 我国高血压患者的钠盐摄入现状[J]. 中华高血压杂志，2020，28（11）：

1025-1030.

[19] Du X，Fang L，Xu J，et al. Prevalence，awareness，treatment and control of hypertension and sodium intake in Zhejiang Province，China：A cross-sectional survey in 2017[J]. PLoS One，2019，14（12）：e0226756.

[20] Bi Z，Liang X，Xu A，et al. Hypertension prevalence，awareness，treatment，and control and sodium intake in Shandong Province，China：Baseline results from Shandong-Ministry of Health Action on Salt Reduction and Hypertension（SMASH），2011[J]. Preventing Chronic Disease，2014，14（11）：E88.

[21] 余鹏，朱鹏立，黄峰，等. 福建沿海地区盐摄入量调查及其与血压的相关性[J]. 中华高血压杂志，2015，23（1）：57-61.

[22] Talukder MR，Rutherford S，Phung D，et al. Drinking water contributes to high salt consumption in young adults in coastal Bangladesh[J]. J Water Health，2016，14（2）：293-305.

[23] Talukder MR，Rutherford S，Huang C，et al. Drinking water salinity and risk of hypertension：A systematic review and meta-analysis[J]. Archives of Environmental & Occupational Health，2017，72（3）：126-138.

[24] 林少凯，黄峥，薛春洪，等. 福建省居民高尿酸血症流行状况及影响因素[J]. 海峡预防医学杂志，2017，23（4）：21-23.

[25] 魏晓珠，苏维，陈望，等. 沿海地区人群高尿酸血症患病率及其与 SLC2A9 基因 rs2241480 位点多态性的关系[J]. 临床输血与检验，2020，22（2）：160-164.

[26] 周慧，吴秀英，崔凌凌，等. 痛风与非痛风人群高血压相关因素对比分析[J]. 中华内分泌代谢杂志，2017，33（2）：98-102.

[27] Borghi C，Domienik-Karlowicz J，Tykarski A，et al. Expert consensus for the diagnosis and treatment of patient with hyperuricemia and high cardiovascular risk：2021 update[J]. Cardiol J，2021，28（1）：11-14.

[28] 孙瑞霞，高燕燕，咸玉欣，等. 山东沿海地区中青年高血压前期流行特点[J]. 中华高血压杂志，2010，18（5）：486-490.

[29] 林慧榕，朱鹏立，肖华贞，等. 福建沿海地区超重及肥胖人群高血压、血脂现状分析[J]. 心血管康复医学杂志，2016，25（1）：6-11.

[30] Qin X，Zhang Y，Cai Y，et al. Prevalence of obesity，abdominal obesity and associated factors in hypertensive adults aged 45-75 years[J]. Clin Nutr，2013，32（3）：361-367.

[31] 于思雨，邱桦，吴抗，等. 上海市浦东新区 15 岁及以上居民高血压发病危险因素的队列研究[J]. 中国慢性病预防与控制，2020，28（3）：205-209.

[32] 刘鹏，宴毅，张蕊，等. 青岛市南区西部居民高血压现况及家庭因素调查研究[J]. 临床医学进展，2021，11（7），2907-2913.

[33] 任兆鹏，李昊倩，鞠霞，等. 青岛地区海雾分布及大气边界层条件分析[J]. 海洋科学，2020，44（5）：96-106.

[34] 王淑琴，刘德义，高兴斌. 高血压病患者血压的季节性变化与气象因素相关性的前瞻性研究[J]. 中华临床医师杂志（电子版），2011，5（6），1570-1574.

[35] 白红革，舒云，艾帅兵. 不同天气条件对血压水平的影响研究[J]. 中西医结合心血管病电子杂志，2018，6（19）：99-100.

[36] 王增武，杨瑛，王文，等. 我国高血压流行新特征——中国高血压调查的亮点和启示[J]. 中国循环杂志，2018，33（10），937-939.

[37] 霍勇. 高血压[M]//葛均波，徐永健，王辰. 内科学. 9 版. 北京：人民卫生出版社，2018：247-260.

[38] Wu J，Agbor LN，Fang S，et al. Failure to vasodilate in response to salt loading blunts renal blood flow and causes salt-sensitive hypertension[J]. Cardiovasc Res，2021，117（1）：308-319.

[39] 国家心血管病中心，国家基本公共卫生服务项目基层高血压管理办公室，国家基层高血压管理专家委员会. 国家基层高血压防治管理指南 2020 版[J]. 中国循环杂志，2021，36（3）：209-220.

[40] 孙宁玲，陈鲁原，程文立，等. 高血压患者高容量负荷的评估和管理专家建议[J]. 中华高血压杂志，2019，27（5）：410-514.

[41] Sleight P，Redon J，Verdecchia P，et al. Prognostic value of blood pressure in patients with high vascular risk in the ongoing telmisartan alone and in combination with Ramipril Global Endpoint Trial Study[J]. J Hypertens，2009，27（7）：1360-1369.

[42] 《单片复方制剂降压治疗中国专家共识》专家组，中华医学会心血管病学分会高血压学组. 单片复方制剂降压治疗中国专家共识[J]. 中华高血压杂志，2019，27（4）：310-317.

[43] 金熙男，张宝超. 寒冷地区室内外温差对结构造成的危害与防治[J]. 哈尔滨建筑大学学报，2001，（2）：36-38.

[44] Yu W，Mengersen K，Wang X，et al. Daily average temperature and mortality among the elderly：A meta-analysis and systematic review of epidemiological evidence[J]. Int J Biometeorol，2012，56（4）：569-581.

[45] Cheng X，Su H. Effects of climatic temperature stress on cardiovascular diseases[J]. Eur J Intern Med，2010，21（3）：164-167.

[46] Sun Z. Cardiovascular responses to cold exposure[J]. Front Biosci（Elite Ed），2010，2：495-503.

[47] Modesti PA. Season，temperature and blood pressure：A complex interaction[J]. Eur J Intern Med，2013，24（7）：604-607.

[48] Wang X，Bots ML，Yang F，et al. Prevalence of hypertension in China：A systematic review and meta-regression analysis of trends and regional differences[J]. J Hypertens，2014，32（10）：1919-1927.

[49] Robitaille C，Dai S，Waters C，et al. Diagnosed hypertension in Canada：Incidence，prevalence and associated mortality[J]. CMAJ，2012，184（1）：E49-E56.

[50] Chen Q，Wang J，Tian J，et al. Association between ambient temperature and blood pressure and blood pressure regulators：1831 hypertensive patients followed up for three years[J]. PLoS One，2013，8（12）：e84522.

[51] Lewington S，Li L，Sherliker P，et al. Seasonal variation in blood pressure and its relationship with outdoor temperature in 10 diverse regions of China：The China Kadoorie Biobank[J]. J Hypertens，2012，30（7）：1383-1391.

[52] Fletcher RD，Amdur RL，Kolodner R，et al. Blood pressure control among US veterans：A large multiyear analysis of blood pressure data from the veterans administration health data repository[J]. Circulation，2012，125（20）：2462-2468.

[53] Kuo TB，Hong CH，Hsieh IT，et al. Effects of cold exposure on autonomic changes during the last rapid eye movement sleep transition and morning blood pressure surge in humans[J]. Sleep Med，2014，15（8）：986-997.

[54] Marmot MG. Geography of blood pressure and hypertension[J]. Br Med Bull，1984，40（4）：380-386.

[55] Peng M，Wu S，Jiang X，et al. Long-term alcohol consumption is an independent risk factor of hypertension development in northern China：Evidence from Kailuan study[J]. J Hypertens，2013，31（12）：2342-2347.

[56] 宋小红. 膳食营养和高血压病的关系研究[J]. 中国卫生产业，2014，11（25）：22-23.

[57] Huai P，Xun H，Reilly KH，et al. Physical activity and risk of hypertension：A meta-analysis of prospective cohort studies[J]. Hypertension，2013，62（6）：1021-1026.

[58] Liu X，Zhang D，Liu Y，et al. Dose-Response association between physical activity and incident hypertension：A systematic review and meta-analysis of cohort studies[J]. Hypertension，2017，69（5）：813-820.

[59] Garber CE，Blissmer B，Deschenes MR，et al. American College of Sports Medicine position stand. Quantity and quality of exercise for developing and maintaining cardiorespiratory，musculoskeletal，and neuromotor fitness in apparently healthy adults：Guidance for prescribing exercise[J]. Med Sci Sports Exerc，2011，43（7）：1334-1359.

[60] Sun Z，Cade R，Morales C. Role of central angiotensin Ⅱ receptors in cold-induced hypertension[J]. Am J Hypertens，2002，15（1 Pt 1）：85-92.

[61] Sun Z，Wang X，Wood CE，et al. Genetic AT$_1$A receptor deficiency attenuates cold-induced hypertension[J]. Am J Physiol Regul Integr Comp Physiol，2005，288（2）：R433-R439.

[62] Nakano D，Pollock D. New concepts in endothelin control of sodium balance[J]. Clin Exp Pharmacol Physiol，2012，39（1）：104-110.

[63] Nitescu N，Grimberg E，Herlitz H，et al. Role of endothelin ET（A）and ET（B）receptor subtypes in the regulation of intrarenal blood flow and oxygen tension in rats[J]. Clin Exp Pharmacol Physiol，2008，35（10）：1227-1232.

[64] Chen GF，Sun Z. Effects of chronic cold exposure on the endothelin system[J]. J Appl Physiol（1985），2006，100（5）：1719-1726.

[65] Sun Z，Cade R，Zhang Z，et al. Angiotensinogen gene knockout delays and attenuates cold-induced hypertension[J]. Hypertension，2003，41（2）：322-327.

[66] Wang X，Cade R，Sun Z. Human eNOS gene delivery attenuates cold-induced elevation of blood pressure in rats[J]. Am J Physiol Heart Circ Physiol，2005，289（3）：H1161-H1168.

[67] 石红梅，何丽华，张颖，等. 寒冷暴露致冷应激性高血压形成机制的研究[J]. 工业卫生与职业病，2008，（5）：269-272.

[68] 敬开权，曾荣，顾洪丰，等. 慢性寒冷应激对高血压大鼠血浆及脑组织中 ET-1 和 CGRP 表达的影响[J]. 中南医学科学杂志，2013，41（2）：118-123.

[69] Tuo B，Li C，Peng L，et al. Analysis of differentially expressed genes in cold-exposed mice to investigate the potential causes of cold-induced hypertension[J]. Exp Ther Med，2014，8（1）：110-114.

[70] Sedeek M，Hébert RL，Kennedy CR，et al. Molecular mechanisms of hypertension：Role of Nox family NADPH oxidases[J]. Curr Opin Nephrol Hypertens，2009，18（2）：122-127.

[71] Wang X，Skelley L，Wang B，et al. AAV-based RNAi silencing of NADPH oxidase gp91（phox）attenuates cold-induced cardiovascular dysfunction[J]. Hum Gene Ther，2012，23（9）：1016-1026.

[72] 杨冬梅. 冷应激对大鼠血管平滑肌细胞钙通道表达的影响[J]. 中华劳动卫生职业病杂志，2012，29（3）：224-226.

[73] Upadhya GA，Topp SA，Hotchkiss RS，et al. Effect of cold preservation on intracellular calcium concentration and calpain activity in rat sinusoidal endothelial cells[J]. Hepatology，2003，37（2）：313-323.

[74] Jehn M，Appel LJ，Sacks FM，et al. The effect of ambient

temperature and barometric pressure on ambulatory blood pressure variability[J]. Am J Hypertens, 2002, 15（11）: 941-945.

[75] Zhao Q, Gu D, Lu F, et al. Blood pressure reactivity to the cold pressor test predicts hypertension among chinese adults: The gensalt study[J]. Am J Hypertens, 2015, 28（11）: 1347-1354.

[76] Zhang M, Zhao Q, Mills KT, et al. Factors associated with blood pressure response to the cold pressor test: The GenSalt Study[J]. Am J Hypertens, 2013, 26（9）: 1132-1139.

[77] 田野. 寒冷时节缘何急性心梗多[J]. 医药与保健, 2013, 21（3）: 41.

[78] Leppänen O, Ekstrand M, Bräsen JH, et al. Bioluminescence imaging of energy depletion in vascular pathology: Patent ductus arteriosus and atherosclerosis[J]. J Biophotonics, 2012, 5（4）: 336-344.

[79] Hirai M, Kato M, Kinugasa Y, et al. Clinical scenario 1 is associated with winter onset of acute heart failure[J]. Circ J, 2015, 79（1）: 129-135.

[80] 施惠华, 刘旭. 非传统抗心律失常药物在心房颤动治疗中的应用[J]. 中国介入心脏病学杂志, 2008, （5）: 293-295.

[81] Fustinoni O, Saposnik G, Esnaola y RMM, et al. Higher frequency of atrial fibrillation linked to colder seasons and air temperature on the day of ischemic stroke onset[J]. J Stroke Cerebrovasc Dis, 2013, 22（4）: 476-481.

[82] Minor T, von HC, Paul A. Role of temperature in reconditioning and evaluation of cold preserved kidney and liver grafts[J]. Curr Opin Organ Transplant, 2017, 22（3）: 267-273.

[83] Wang K, Li H, Liu W, et al. Seasonal variation in spontaneous intracerebral hemorrhage frequency in Chengdu, China, is independent of conventional risk factors[J]. J Clin Neurosci, 2013, 20（4）: 565-569.

[84] 苏海, 彭强. 血压测量中值得注意的问题[J]. 中华高血压杂志, 2010, 18（5）: 404-405.

[85] Winnicki M, Canali C, Accurso V, et al. Relation of 24-hour ambulatory blood pressure and short-term blood pressure variability to seasonal changes in environmental temperature in stage I hypertensive subjects. Results of the Harvest Trial[J]. Clin Exp Hypertens, 1996, 18（8）: 995-1012.

[86] Chen R, Lu J, Yu Q, et al. The acute effects of outdoor temperature on blood pressure in a panel of elderly hypertensive patients[J]. Int J Biometeorol, 2015, 59（12）: 1791-1797.

[87] 吕长清, 高润泉, 刘国仗, 等. 全国 1979 年高血压抽样普查初步总结[J]. 中华心血管病杂志, 1980, 8.

[88] 周北凡, 陈传荣, 顾复生, 等. 中华医学会第四次心血管病学术会议纪要[J]. 中华心血管病杂志, 1994, 22: 3-11.

[89] 唐振柱, 陈兴乐, 韩彦林, 等. 广西居民营养与健康状况的调查研究[J]. 广西预防医学, 2005, 11: 257-259.

[90] 许燕君, 马文军, 刘小清, 等. 2002 年与 1991 年广东省高血压患病率、知晓率、治疗率及控制率比较分析[J]. 华南预防医学, 2003, 29: 31-33.

[91] 余思杨. 2002 年云南省成人营养状况调查与分析[J]. 昆明医学院学报（专辑）, 2004, （S1）: 15-17.

[92] 李立明, 饶克勤, 孔灵芝, 等. 中国居民 2002 年营养与健康状况调查[J]. 中华流行病学杂志, 2005, 26: 478-484.

[93] 刘力生. 中国高血压防治指南 2010[J]. 中华高血压杂志, 2011, 19（8）: 701-708.

[94] Li Y, Wang L, Feng X, et al. Geographical variations in hypertension prevalence, awareness, treatment and control in China: Findings from a nationwide and provincially representative survey[J]. J Hypertens, 2018, 36（1）: 178-187.

[95] Cai L, Dong J, Cui WL, et al. Socioeconomic differences in prevalence, awareness, control and self-management of hypertension among four minority ethnic groups, Na Xi, Li Shu, Dai and Jing Po, in rural southwest China[J]. J Hum Hypertens, 2017, 31（6）: 388-394.

[96] Scheffers BR, De Meester L, Bridge TC, et al. The broad footprint of climate change from genes to biomes to people[J]. Science, 2016, 354（6313）: aaf7671.

[97] Presbitero A, Melnikov VR, Krzhizhanovskaya VV, et al. A unifying model to estimate the effect of heat stress in the human innate immunity during physical activities[J]. Sci Rep, 2021, 11（1）: 16688.

[98] Madaniyazi L, Zhou Y, Li S, et al. Outdoor temperature, heart rate and blood pressure in Chinese adults: Effect modification by individual characteristics[J]. Sci Rep, 2016, 6: 21003.

[99] Gamble JL, Hurley BJ, Schultz PA, et al. Climate change and older Americans: State of the science[J]. Environ Health Perspect, 2013, 121（1）: 15-22.

[100] Evangelopoulos D, Analitis A, Giannakopoulos C, et al. Does climatic zone of birth modify the temperature-mortality association of London inhabitants during the warm season? A time-series analysis for 2004-2013[J]. Environ Res, 2021, 193: 110357.

[101] Al-Tamer YY, Al-Hayali JMT, Al-Ramadhan EAH. Seasonality of hypertension[J]. Clin Hypertens（Greenwich）, 2008, 10: 125-129.

[102] Gerber Y, Jacobsen SJ, Killian JM, et al. Seasonality

and daily weather conditions in relation to myocardial infarction and sudden cardiac death in Olmsted County Minnesota, 1979 to 2002[J]. Am Coll Cardiol, 2006, 48: 287-292.

[103] Modesti PA, Morabito M, Bertolozzi l, et al. Weather-related changes in 24-hour blood pressure profile: Effects of age and implications for hypertension management[J]. Hypertension, 2006, 47: 155-161.

[104] Yang L, Li L, Lewington S, et al. Outdoor temperature, blood pressure, and cardiovascular disease mortality among 23 000 individuals with diagnosed cardiovascular diseases from China[J]. Eur Heart J, 2015, 36 (19): 1178-1185.

[105] Rosamond W, Flegal K, Friday G, et al. Heart disease and stroke statistics-2010 update: A report from the American Heart Association[J]. Circulation, 2010, 121: e46-e215.

[106] Vineis P, Khan A. Climate change-induced salinity threatens health[J]. Science, 2012, 338 (6110): 1028-1029.

[107] Burkart KG, Brauer M, Aravkin AY, et al. Estimating the cause-specific relative risks of non-optimal temperature on daily mortality: A two-part modelling approach applied to the Global Burden of Disease Study[J]. Lancet, 2021, 398 (10301): 685-697.

[108] 朱爱民, 蔡如升, 周北凡, 等. 山西, 浙江, 广西地区营养因素与血压关系初步研究[J]. 中华心血管病杂志, 1989, 17: 330-332.

[109] 《中国高血压防治指南》修订委员会. 中国高血压防治指南（2005 年修订版）[M]. 北京: 人民卫生出版社, 2006.

[110] 李镒冲, 王丽敏, 姜勇, 等. 2010 年中国成年人高血压患病情况[J]. 中华预防医学杂志, 2012, 46 (5): 409-413.

[111] 广东省疾病预防控制中心. 广东省成人慢性病相关危险因素、青少年健康危险行为监测报告[M]. 广州: 广东经济出版社, 2013.

[112] Lee EKP, Yeung NCY, Xu Z, et al. Effect and acceptability of Mindfulness-Based Stress Reduction Program on patients with elevated blood pressure or hypertension: A meta-analysis of randomized controlled trials[J]. Hypertension, 2020, 76 (6): 1992-2001.

在人们生产劳动、日常生活中有从事不同职业的人群，如矿业、冶金和石油工人，草原的牧民，还有很多上夜班的工作人员。他们在工作中会受到工作环境、天气变化和生活节奏改变的影响，而这些也会影响其血压的波动和控制情况。因此，对这些职业人群高血压患者的处理必须要考虑到各工种的特殊性。

本章列举了几种不同职业人群和夜班工作人员高血压处理情况，启迪临床医师在处理我国各行各业劳动者中的高血压患者时，要结合工作和生活实际情况，使其血压得到最有效的控制，心脑肾得到保护；同时也要研究制定符合这些劳动者实际需要的诊疗方案，保证有效降压能得到真正落实。

第一节　石油工人高血压

石油工人高血压是石油工人这一特殊的职业人群所患原发性高血压的特称，是石油工人的常见病、多发病，也是该人群发生心血管疾病重要的危险因素。虽然我国石油生产作业劳动条件已得到较大改善，但作业环境仍艰苦，需接触有害液体、气体，劳动强度大，远离城市及家人，社交范围小，工作压力大[1]，高盐、高脂饮食，饮酒，吸烟比例高等各种因素均对其身心产生不利影响。尽管原发性高血压不是石油工人所特有的，但由于其发病因素具有职业特殊性，故在治疗上也应考虑其特殊性。原发性高血压可防可控，对于石油工人高血压，只要认识到位，措施及时得当，不仅可以控制石油工人高血压的水平，还可以控制心血管相关危险因素，从而减少靶器官损害，减少心血管事件。

一、基础理论

（一）流行病学

针对石油工人心血管疾病的大规模流行病学研究少见报道。通过对我国新疆维吾尔自治区克拉玛依油田平均年龄为39.77岁的1354名石油工人进行2年的职业应激与高血压风险关联的前瞻性队列研究发现，高血压的累计患病率为17.06%，其中新发单纯收缩期高血压占9.09%，新发单纯舒张期高血压占48.92%，新发收缩压与舒张压皆高的高血压占41.99%；且高血压患病率随年龄和职业紧张水平的增加逐渐增加[1]。通过对1638名22～60岁宁夏地区石油工人的体检结果研究发现，常见病前三位为高血压（21.43%）、血脂异常（14.41%）、糖尿病（9.40%）[2]。俄罗斯一项针对石油工人阶段性体检的横断面研究显示，石油工人高血压的检出率为28%[3]。

在克拉玛依油田石油工人中，工种（生产、运输）、吸烟、超重、肥胖是高血压发病的危险因素，偶尔饮酒为保护因素[1]。高血压发病率随年龄和职业紧张水平的增加逐渐增加。基于职业紧张量表（Occupational Stress Inventory Revised Edition，OSI-R，Osipow，1998）从职业应激对该人群高血压发病的研究显示，高强度的职场应激是女性石油工人高血压发病的危险因素[1]。

（二）发病因素与发病机制

石油工人工作性质特殊，工作环境存在噪声、有毒有害化学物质等职业有害因素；工作压力大，容易出现饮酒、吸烟、熬夜等不健康行为；工作任务重，容易引起失眠、焦虑等心理问题。国内外研究显示，以上条件是石油工人高血压发病的主要危险因素。

1. 环境因素

（1）有害液体、气体：在石油开采过程中，空气中存在烃类和硫化氢，在石油蒸气和硫化氢等混合气体的长期作用下，采油工人可发生神经衰弱综合征，其中苯可具有慢性毒性，接触苯及其同系物可导致血压升高，高暴露苯组（100%）的高血压患病率显著高于较低暴露组（49%）[4]。苯引起高血压的可能机制是三硝基甲苯（trinitrotoluene，TNT）抑制了内皮细胞NO生成，导致收缩压升高，源于内皮细胞为平滑肌细胞，其合成的NO可以引起平滑肌松弛[5,6]。此外，苯还可加速动脉粥样硬化的炎症反应而导致高血压[6]。

（2）噪声：被认为是最普遍的职业暴露，国家职业安全与健康研究所估计，14%的石油工人接触高水平的噪声（>85dB）[6]。基于流行病学调查，暴露于噪声导致工人血压短暂或持续升高[6]。在Mirsaeed等接触职业噪声与混合有机溶剂对汽车制造企业工人血压的联合影响研究中，噪声作业工人与对照组比较，观察到平均收缩压显著升高了 14.7mmHg 和舒张压显著升高了 14.1mmHg [6]。噪声刺激大脑中枢神经系统，致使神经内分泌系统功能失衡，血管运动中枢兴奋性增高，以及肾上腺素和血管紧张素的分泌增加，长时间噪声刺激可造成血管损伤，从而诱发高血压和心血管疾病[8]。

2. 精神因素　工作场所是一个高应激环境。高血压患病率与职业压力和职业紧张度呈正相关。克拉玛依油田石油工人的职业应激高于中国普通人群[1]。与职业任务轻度组比较，职业任务重度组发生高血压 HR 为 1.562（范围为 1.072~2.277）[1]。石油工人职业任务相较于其他人群重，高血压发病风险随职业任务加重而上升，职业任务过重是高血压发生的危险因素。随着石油需求量的增加，人员的扩张已经不能满足需求，导致石油工人的工作量不断增加。无论是生产工人、运输工人，还是炼油工人，各个工种间所面临的职场压力无差别，在较高的职业压力和高强度的工作下，易形成孤独、焦虑和抑郁等慢性心理应激，促进下丘脑-垂体-肾上腺轴的持续刺激，加速肾上腺素（E）、去甲肾上腺素（NE）等物质的分泌。这些物质可以增加血压、心率和呼吸频率，当上述激素一个异常的方式分泌和积累时，可能会导致代谢紊乱[1]。同时，社会支持程度低的工人会在紧张时分泌激素，如皮质醇水平更高[9]。

3. 遗传因素　人群中 20%~50%血压变异可由遗传来解释[7]。对新疆油田中老年职工高血压易患因素流行病学研究显示，父母患高血压对子女血压有明显影响，但未发现有交叉影响现象，遗传度为68%[8]。

4. 生活行为因素　调查显示，克拉玛依油田石油工人有吸烟史者占 43.21%，有饮酒史者占 56.72%[1]。不同的机制已经被用来解释酒精和高血压之间的关联。而吸烟可促进内皮功能损伤，促进氧化应激及激活炎症反应，并可使血管壁内膜增厚，血管弹性改变[9]。克拉玛依油田石油工人中超重与肥胖占 48.23%，其中肥胖占 14.25%[1]，肥胖者常存在胰岛素抵抗，使血清胰岛素水平升高，而高胰岛素血症和胰岛素抵抗可通过增加交感神经兴奋性和钠的重吸收直接促进高血压的发生。

（三）石油工人高血压对靶器官的损害

尽管很少有文献研究石油工人高血压对靶器官损伤的特点，但通过石油工人的工作环境及工作性质，可能会发现其靶器官损害的一些特点线索。对工厂工人的前瞻性队列研究显示，该人群发生脑卒中的风险较高，可能与其生活方式相关[10]。一项前瞻性队列研究显示，严重噪声可使脑卒中的发病率与颅内出血的死亡风险增加 2 倍。职场噪声＞95dB 是心肌梗死的危险因素[10]。日本 6553 人参加的一项多中心基于社区的前瞻性研究，经过 11 年的随访显示职场压力相关的职业应激与日本男性脑卒中的发病相关[11]。职业应激既是心肌梗死的危险因素，也是影响心肌梗死预后的因素[11]。在一项基于人群的工作压力和道路交通职业噪声对心肌梗死联合作用的病例对照研究中，发现暴露噪声和工作压力结合明显增加了心肌梗死的发病率[12]。通过上研究结果我们可以推测石油工人这一特殊人群可能存在较重的由高血压导致相应的心脑肾等靶器官损害。

二、石油工人高血压的处理

尽管石油工人新发高血压以单纯舒张期高血压、收缩压与舒张压皆高的高血压为主，占91%，但也应该注意职场环境噪声与混合的有机溶剂联合暴露时，工人的收缩压可短暂或持续升高[5]。因无法脱离工作环境带来的刺激，石油工人高血压伴有较高的职场应激，以及较高的脑卒中、心肌梗死发病风险。心、脑、肾、周围血管的损害可能较同龄的普通人为重或早发。石油工人在诊断高血压、评估靶器官损害时，应做心理问卷，评价心理及精神健康状态。

全面有效地控制血压是预防心血管疾病的必要前提。在人口水平上，收缩压减少 1mmHg 可以防止大量心血管事件，如脑卒中、心力衰竭和冠状动脉粥样硬化性心脏病[13]。石油工人高血压在治疗前应针对心血管疾病危险因素及影响预后的危险因素、血压采取综合的评估。石油工人存在职业应激，要明确患者是否存在影响血压控制的焦虑、抑郁状态，如存在，应给予心理或药物治疗，促进石油工人降压达标。

目前 WHO 推荐的五大类抗高血压药物，即 CCB、利尿剂、β 受体阻滞剂、ACEI 和 ARB[14]。临床医生根据病情选择上述药物的 1 种或 2 种或以上药物组成的固定低剂量复方降压制剂，联合治疗有利于血压达标。目前没有针对石油工人高血压特殊治疗的文献报道，但是在应用抗高血压药物时，应考虑到石油工人面临的特殊环境及体质，注意抗高血压药物的不良反应。

β 受体阻滞剂可用于石油工人交感神经驱动的神经源性高血压、急性脑卒中后阶段高血压，或伴有心境不稳定的高血压[14]，但应注意石油工人为体力劳动者，该药物可降低心率，导致运动负荷的降低。

联合应用 CCB、ACEI、ARB 能扩张外周血管，提高劳动耐量。

石油工人存在高盐饮食，噻嗪类利尿剂可通过利钠排尿、降低高血容量负荷发挥降压作用，但应注意利尿剂最常见不良反应包括低钠血症、低钾血症、低镁血症、高尿酸血症、高脂血症、高血糖、新发糖尿病、刺激 RAAS，可引起心律失常、无力、肌肉震颤、烦躁不安、人格改变等。大多数的电解质异常出现在开始治疗或向上调定剂量几周内，所以评估血清电解质钠、钾和镁等应在开始利尿剂治疗高血压或上调剂量 2～4 周后[15]。

血压达标是影响石油工人高血压预后的重要因素，需对石油工人采取公共卫生措施以提高石油工人高血压的知晓率、治疗率、控制率，预防心血管疾病的发生，如脑卒中、冠心病、肾和眼部并发症，通过提高石油作业区医务工作人员的技能和配备高血压检测、治疗和持续监控的设施，提升他们处理慢病的能力。

（田 野 郭 宏）

第二节 煤矿工人高血压

我国有约 800 万名煤矿工人，规模庞大。与发达国家比较，我国煤矿作业条件普遍较差，职业危害防治工作仍然比较严峻[16]。对于在矿井这种特殊环境下工作的高血压患者，除了高血压的一般防治措施，也有其需特殊关注的方面。因此，形成了煤矿工人高血压诊断治疗的特殊性。

一、基 础 理 论

（一）流行病学

目前认为高血压是在一定遗传背景下，由于多种环境因素作用使正常血压调节机制失代偿所致，与遗传、摄盐过多、肥胖、吸烟、过量饮酒、职业紧张、焦虑、环境噪声等因素有关[17]。长期从事煤矿作业的人群，在注意力高度集中或长期精神紧张、受环境噪声刺激的环境下，容易患高血压。

流行病学调查研究显示，山东省枣庄市枣庄矿区 5878 名矿工中有高血压患者 2997 例，患病率为 50.98%[18]。在山西省阳泉市阳泉二矿的 5430 名煤矿工人中有 1426 例患高血压，患病率为 26.26%，其中知晓率为 37.03%，治疗率为 21.95%，控制率为 7.87%[19]，和 10 年前我国成人的平均水平相似（知晓率为 44.7%，治疗率为 28.2%，控制率为 8.1%）[20]。高血压患病率随年龄的增长而增加，尤其是 40 岁后增幅明显。工龄 10 年以上者高血压患病率更高[21]。超重或肥胖、吸烟、饮酒与高血压患病率呈正相关，而教育水平与高血压患病率呈负相关。

（二）发病因素与发病机制

许多因素与原发性高血压有关。遗传因素、高盐饮食、饮酒、吸烟等可以使血压升高。随着年龄的增长，高血压患病率增加，且收缩压的增加比舒张压更明显；脑力劳动者的血压水平较体力劳动者高；肥胖者高血压患病率明显高于体重正常者。煤矿工人原发性高血压除了一般人群常见的发病因素外，还有一些特殊因素。

1. 长期精神紧张促进高血压发生 煤矿工人为特殊人群，生活水平低下，饮食严重不合理，工作地点多数时候为井下，长期处于机械噪声环境，精神高度紧张。煤矿事故可以引起矿工剧烈的应激反应，产生精神创伤后应激综合征，长此以往造成高血压患病率增加。

2. 特殊的职业紧张群体与高血压 职业紧张指个体特征与工作环境之间相互作用，导致工作需求超过了个体的应对能力而发生的紧张[22]。长期慢性紧张刺激引起的包括高血压在内的各种身心疾病问题已受到人们高度重视。煤矿工人作为一个特殊的群体，其工作环境较复杂，工作场所存在着各种职业病危害因素，如粉尘、噪声、振动等，职业病危害因素污染严重，这些都会对矿工的心理产生不良影响。同时，井下工作属于高风险工种，且长期在昏暗、空间狭小的环境中工作，会产生紧张、压抑等不良情绪。以上种种情况都使煤矿工人成为职业紧张群体，同时也是高血压发病的高危人群。国外很多流行病学研究表明，长期职业紧张可引起高血压[23, 24]。对于职业紧张是否为引发高血压的独立危险因素，事实上国内外的许多研究都在进行努力地探寻。既往研究运用不同的职业紧张测评模式及不同的调查研究方法，在众多的职业紧张与血压关系研究中，多数结果表明职业紧张与血压的变化有一定的关联[25, 26]。煤矿工人职业紧张在各个维度上均高于常模得分，表明煤矿工人是职业紧张群体，同时也说明煤矿工人高血压患病率高于一般人群，很可能是其长期处于职业紧张状态所致。职业紧张反应越强，高血压的患病比例越高。研究认为，高血压是由职业紧张所引发的最典型的疾病之一，长期慢性紧张刺激使机体产生一系列生理反应，以及通过神经内分泌机制导致血压升高[27]。此外，只有收缩压与职业应激有关，未发现舒张压与职业应激间的关联。如 Cesana 等对 WHO 心血管疾病监测项目资料进行分析，在调整了相关混杂因素后，发现职业紧张程度高的组比职业紧张程度低的组的收缩压平均高 3mmHg[28]。Landsbergis 等对工作时间 25 年以上并且 1/2 以上工作时间处于职业紧张状态的男性工人进行研究，发现他们的动态收缩压明显高于无职业紧张者，平均高 5～8 mmHg[29]。引发煤矿工人高血压的主要职业紧张因素是躯体紧张反应，躯体紧张反应主要包括个体对躯体疾病不适及不良自我保健习惯等。有关躯体紧张反应与高血压的关系，国内外尚未见报道，这可能是由于不同职业引发高血压的职业紧张因素可能有所不同。井下煤矿工人高血压患病率有随工龄增加而增高的趋势[30]。患高血压风险相对小的低年龄段矿工随年龄增长而出现患病率上升[31]。

3. 煤矿工人不健康的生活方式　煤矿工人高血压患病率不仅与其工种、工龄有关，还与其职业噪声污染、吸烟、过量饮酒、肥胖、高脂血症、低钾血症、有高血压家族史等有关[32]。与一般人群相比，煤矿工人劳动强度较大，作业方式单一，社会经济地位和教育水平较低，生活作息不规律，吸烟、

饮酒者居多，而且长期暴露于多环芳烃等有害因素中。这些都有可能对工人的血压产生影响，使煤矿工人成为高血压高危人群[33]。职业噪声污染对我国煤矿工人高血压的产生和听力的丧失有影响，职业噪声污染是其高血压的独立危险因素，会引起收缩压和舒张压的升高[34]。长期睡眠不足也是很强的应激因子，它引起机体对不利生存条件的应激反应，这种反应长期反复，人体则出现动脉硬化和高血压等应激综合征。另外，接触粉尘及有毒有害物质也与高血压有关。煤矿井下工人长期接触粉尘，特别是部分工作粉尘浓度极高，再加上周围其他有害气体，工龄越长，接触粉尘和有害气体的时间越长，积累在体内的有毒物质就越多，这也是导致其血压升高的一个重要原因[35]。国内外相关报道均表明，尘肺患者并发高血压的危险性高于一般人群[36]。职业性多环芳烃暴露也被认为是高血压的危险因素[37, 38]。

（三）病理生理

1. 精神心理因素　煤矿井下作业是一种高危职业，井下作业环境恶劣，作业面狭窄，地质条件复杂，劳动强度大，作业姿势不良，时刻受到生产性粉尘、有害物理因素（噪声、振动、高温、高湿等条件）、生产性毒物（铅、汞、三硝基甲苯等）、矿难灾害（冒顶、瓦斯爆炸、煤尘爆炸、透水、火灾、一氧化碳中毒）等因素的威胁。精神源学说认为，在外因刺激下，出现较长期或反复较明显的精神紧张、焦虑、烦躁等情绪变化时，大脑皮质兴奋抑制平衡失调，导致交感神经末梢释放儿茶酚胺增加（主要是 NE 和 E），从而使小动脉收缩，周围血管阻力上升，血压增高[39]。高血压组血浆肾素水平、血管紧张素Ⅱ（AngⅡ）和醛固酮浓度显著高于非高血压组，矿工平均动脉血压与血浆肾素水平、AngⅡ 和醛固酮浓度呈显著正相关。在高血压患者中，井下作业组血浆肾素水平、AngⅡ、醛固酮浓度和皮质醇水平显著高于地面作业组，且井下作业组中又以安装维修组最高。高盐饮食的煤矿工人血浆醛固酮浓度显著高于正常饮食工人[40]。

2. 长期接触噪声　煤矿工人在回采、掘进、运输及提升等生产过程中都会产生噪声，长期接触职业噪声环境，对人体心血管造成不良影响，可导致高血压的发生。

3. 低氧血症 煤矿工人中的尘肺患者由于广泛肺组织纤维化，支气管狭窄、变形，同时存在慢性支气管炎，病情进展为慢性阻塞性肺疾病，肺通气功能受损，可造成长期的低氧血症，通过以下几种机制导致高血压。

（1）刺激 RAAS：尘肺患者病理切片中可见肺小动脉进行性狭窄、闭锁、坏死。缺氧刺激 RAAS，使得水钠潴留，外周血管阻力增加，回心血量增加，代偿呼吸增加。

（2）刺激红细胞生成素增加：长期缺氧，刺激红细胞生成素分泌增加，血液中红细胞计数增多，血液黏滞度增加，外周阻力增加。

（3）组胺、5-羟色胺（5-HT）、儿茶酚胺等缩血管物质增加：慢性缺氧也可使血液中组胺、5-HT、儿茶酚胺等血管活性物质增多，发挥缩血管作用，增加外周阻力。

4. 血管舒缩功能异常 生产性粉尘（煤尘、矽尘、混合型粉尘）可诱导血管活性物质分泌紊乱。粉尘经呼吸道沉积于肺部，诱发肺部炎症应激反应，加速改变心脏自主神经功能，引起外周血管阻力增加，使血压升高[41]。粉尘还可以通过血液循环直接损害心血管系统，从而使血压改变[42]。目前尘肺尚无特效疗法，患者长期处于精神紧张、焦虑、抑郁状态，刺激大脑皮质，下丘脑和延髓血管运动中枢平衡失调，舒缩中枢释放缩血管冲动占优势，从而使小动脉收缩，周围血管阻力上升，血压升高[43]。

5. 环境和基因的交互作用 有研究认为轮换班与 *RAAS* 基因的交互作用对煤矿工人高血压的影响，发现轮换班与血管紧张素转换酶（angiotensin-converting enzyme，ACE）基因 I/D 多态性、*AT1R* 基因 A1166C 位点多态性间存在基因相加模型的交互作用；轮换班与 *TC/HDLC*、*AGT*、*ACE*、*CYP11B2* 基因存在交互作用，并能增加原发性高血压的发病风险[44]。

二、临床特点与处理

（一）临床特点

煤矿工人以中年男性为主，长期的职业噪声污染、精神紧张突出了收缩压和舒张压均增高、脉压减小、舒张压增高为主的高血压特点，长期的夜班加班、睡眠不足使得 24h 动态血压监测呈现昼夜节律紊乱或倒置，而低收入、低文化水平及对高血压的忽视，伴随吸烟、酗酒等不良生活习惯令煤矿工人高血压患者更容易出现脑出血、心肌梗死、肾功能不全、眼底出血等并发症。

不同工种粉尘暴露的浓度和性质不同，因此应根据煤矿工人粉尘暴露浓度和性质划分工种，进一步分析粉尘与煤矿工人高血压分布的关系。不同工种的煤矿工人高血压发病密度不同，其中采煤工最高，掘进工次之，其次为辅助工和混合工，行政后勤类最低。调整混杂因素的影响后，与行政后勤类相比，掘进工、采煤工、辅助工发生高血压的风险分别增加 62.9%、67.7%、78.2%[16]。既往研究发现，粉尘是高血压发病的危险因素，累积接尘量越大，高血压发病风险越高[45]。另外有研究表明，四个工种中掘进工、采煤工工作粉尘浓度较高，这可能其高血压发病密度较高的原因[46]。掘进工、采煤工、辅助工高血压发病风险较高，也可能是因为该工作与行政后勤类相比，作业方式属于极重体力劳动，身心负担较重，精神长期处于紧绷状态[21, 47]。

对于有长期煤矿工作史、符合高血压诊断标准的患者，逐一排除造成高血压的病因，在诊断思路上应考虑煤矿工人高血压的可能性。诊断要点包括：①符合高血压的诊断标准。②长期煤矿工作史，尤其不良的生活方式及焦虑、紧张情绪持续存在时。③能明确排除其他继发性高血压（如原发性醛固酮增多症、嗜铬细胞瘤等）的证据。④排除精神病。

（二）处理

高血压是一种慢病，掌握一定的防治知识可以有效地预防心血管疾病的发生，延缓病情发展，提高生命质量，因此了解高血压知识在高血压防控工作中有较大意义。预防高血压除了需强调生理及心理上的适当调整、合理休息和药物治疗，同时还应干预去除吸烟、饮酒、肥胖及合并血脂异常、低钾血症等发病因素。不同文化程度的煤矿工人，高血压的知晓率不同。初中及以上文化程度的煤矿工人高血压知晓率、高血压相关疾病知识知晓率及高血压危险因素知晓率高于初中以下文化程度的工人[48]。

许多医师及煤矿工人本人均忽视了非药物治疗措施在降压治疗中的作用。实际上，由于煤矿工人心理应激因素的特殊性，一般的非药物治疗便能收到良好的血压控制效果，即使降压效果不理想，非药物措施也可减少抗高血压药物的用量，是煤矿工人原发性高血压患者治疗的第一步。健康教育和药物使用在年轻煤矿工人的治疗中均非常重要，具体措施如下。

对于 1 级高血压无合并严重并发症的煤矿工人患者，可坚持非药物治疗数周后，以治疗前后 3 个非同天血压的平均值判定降压效果，如果血压未降至目标水平或在原有血压水平基础上，收缩压下降＜10mmHg，舒张压下降＜5mmHg，即视为治疗无效，应加用药物治疗，否则可继续采用非药物治疗，直至血压降至目标水平。6 个月后血压仍不能降至正常水平，应加用药物治疗。对于 2 级和 3 级（中、重度）高血压煤矿工人，在采用非药物治疗的同时，立即选择抗高血压药物治疗。

目前临床上治疗高血压的药物主要包括利尿剂、β 受体阻滞剂、α 受体阻滞剂、CCB、ACEI 和 ARB。大量临床实践已肯定了上述药物抗高血压的疗效，但出于对煤矿工人安全的考虑，可用于煤矿工人的抗高血压药物应该满足以下条件：①疗效强，降压作用平稳；②长效制剂，服用方便；③服用后不降低工作耐力；④不掩盖其他疾病病情变化；⑤长期服用不产生耐药性；⑥不良反应极少，患者能耐受。

CCB、ACEI/ARB，特别是一些长效制剂如第 3 代长效抗高血压药物，可用于煤矿工人原发性高血压的治疗。吲达帕胺是一种具有扩血管作用的长效利尿剂，血浆半衰期为 14h，降压效果好，且不影响血糖、血脂代谢，极少影响血钾浓度，可以代替噻嗪类利尿剂应用于煤矿工人原发性高血压的治疗。美托洛尔、比索洛尔等属于 β 受体阻滞剂，可通过减慢心率，稳定心脏电生理性减轻煤矿工人的焦虑紧张情绪，发挥较弱的降压作用，但考虑到它对中枢神经系统的个体反应，可能会降低工作能力。使用 α 受体阻滞剂时有直立性低血压的个体表现；中枢性交感神经抑制药（如可乐定）有嗜睡的不良反应；交感神经节后阻滞剂（如胍乙啶）可产生直立性低血压，因此这三类药物不建议井下作业的煤矿工人使用。再者，如果病情较重或血压不稳定，不能依靠药物（允许使用的药物）维持

煤矿作业。

煤矿工人原发性高血压的药物治疗应遵循个体化原则，包括药物选择的个体化、药物剂量的个体化、给药途径的个体化、给药时间的个体化等。在进行药物治疗之前应：①进行心电图、超声心动图、动态血压监测等检查。②进行血常规、尿常规检查，查血糖、血脂、肝功能、电解质、血肌酐、尿素氮等，为正确用药提供依据。根据情况，可以选用 1 种或 2 种以上抗高血压药物联合应用来治疗煤矿工人原发性高血压，从小剂量开始，效果不明显时，可逐步增大剂量。结合 24h 动态血压监测，找出高血压患者血压的昼夜节律，选择最合适的药物和最佳的给药时间[49]。

（沈小梅　阴文杰）

第三节　钢铁工人高血压

钢铁行业作为我国重要的原材料产业链，其工人群体庞大、职业环境特殊，接触多项有害因素如高温暴露、噪声、生产性粉尘、有害气体、非电离辐射等，长期作业可导致人体主要功能和代谢发生改变。加强对钢铁工人高血压发病机制特点研究与防治工作，对保护钢铁工人健康意义重大。

一、基础理论

（一）流行病学

我国最早开展心血管疾病流行病学调查的单位是首钢集团，研究对象多为企业职工及家属，为我国早期钢铁工人高血压状况留下了宝贵资料。近年来针对钢铁工人高血压患病率尚无全国性调查资料，但仍有部分学者以企业为单位进行高血压患病率研究，分析其发病现状：1996 年以首钢集团北京地区 29 960 名职工为对象，发现高血压患病率为 15.85%[50]。2003 年包头钢铁（集团）有限责任公司 8012 名职工中高血压患病率为 20.1%，标化率为 18.56%[51]。2017～2018 年针对河北某大型钢厂 7660 名工人的调查显示高血压患病率为 25.56%[52]。

（二）发病因素与发病机制

原发性高血压是多因素疾病，除了公认的遗传、

高钠饮食、饮酒、吸烟、肥胖、职业紧张等因素，还需考虑到与钢铁工人密切相关的职业因素。

1. 高温暴露 高温是高血压的独立危险因素，随着高温累积暴露量的增加，钢铁工人高血压患病风险升高。其机制涉及：①高温环境下机体大量出汗使有效血容量减少，血黏度增加，外周血管阻力增加；同时舒张的皮肤血管网不断运输血液以调节散热，增加心脏负荷，引起血压升高。②高温环境下血浆内皮素（ET）和 Ang II 分泌明显增多，可直接通过缩血管作用提高外周血管阻力，间接刺激儿茶酚胺和醛固酮的释放，加强胸主动脉血管对 NE 诱发的收缩反应[53,54]。③有研究通过对高温高湿环境暴露下的大鼠进行生化指标检测，提示其肌酐水平显著升高，解剖发现大鼠肾组织间质出血明显，推测高温暴露可能造成肾小球滤过率下降[55]。④血脂异常风险随着高温累积暴露量增加呈升高趋势，可能与高温环境降低体内脂肪酸分解代谢速率相关，增加高血压发病风险[56]。⑤汗液中维生素 C、钾和钙的丢失也可能对血压产生不利影响[57]。

2. 工业噪声 多项研究证实，与未接触过职业噪声的工人相比，接触噪声的工人血压水平明显更高[58,59]。机制主要包括交感神经系统活性亢进和 RAAS 的过度激活[60,61]。

3. 空气污染 是高血压重要的危险因素。钢铁冶炼行业中主要的大气污染物有 CO、SO_2、NO、NO_2 等。长期暴露于大气污染物中会促进机体氧化应激和炎症反应、损害血管内皮功能、降低对血管扩张剂反应，引起血压增高[62,63]。

4. 有害粉尘 钢铁工厂作业人群接触的有害粉尘包括煤尘、矽尘、萤石混合性粉尘、石灰石粉尘、其他粉尘等。研究显示，高粉尘累积暴露量组钢铁工人高血压患病率是低剂量对照组的 1.74 倍[64]。粉尘随呼吸进入人体后，可以诱导氧化应激和炎症反应，导致血管收缩，血管内皮细胞功能紊乱，局部细胞损伤，大量活性氧自由基释放入血，引起血液高凝状态、血压升高。还可以通过肺部自主神经反射弧，刺激交感神经中枢。

5. 有害金属 有研究通过测定钢铁工人尿中金属含量，观察到尿液中钼、砷、铅浓度与高血压患病率明显相关。铅、钼、砷和钴可能有联合作用，并与高血压患病率呈强正相关[65]。其中钼作为过渡元素参与体内嘌呤、醛等物质的代谢，钼和铜在体内形成稳定的络合物，过量的钼会导致铜的二次缺乏，从而降低铜（血管生成的重要辅因子）的水平，增加微血管稀疏性（microvascular rarefaction，MVR）和氧化应激反应，引起外周阻力增高，导致高血压[66]。

6. 轮班工作 我国钢铁工厂部分岗位采用24h连续作业制，因此参与轮班工作的人口比例较高。日本一项 14 年的历史队列研究表明，轮班工作是血压升高的独立危险因素，它对血压的影响比其他公认的因素（如年龄和BMI）更明显[67]。我国有研究证实男性钢铁工人轮班年限与高血压患病有关[68]。长期的轮班工作使昼夜节律紊乱，皮质醇水平和血清高敏 C 反应蛋白升高，胰岛素抵抗，诱导高血压的发生。同时由于夜班工作引起的不良生活习惯如大量饮茶、饮酒、吸烟、高脂高钠饮食习惯、睡眠障碍等，均是高血压的危险因素。

二、临床特点与处理

（一）临床特点

1. 以舒张压升高为主 有研究表明，钢铁男工轮班工作与轻度高血压进展为重度高血压和重度舒张期高血压显著相关[69]。《2010 年中国钢铁工业人力资源分析报告》统计得出主业在岗职工的平均年龄为 38.16 岁，符合该年龄段高血压患者血压水平特点。可能机制在于相对良好的动脉弹性[70]。

2. 合并心血管疾病危险因素比例高 钢铁工人的轮班工作、职业紧张等易引起不良生活习惯。一项针对首钢职工慢性非传染性疾病的危险因素调查中，4715 名职工中超重者 47.7%，吸烟者 41.5%，经常超量饮酒者 14.1%，缺乏体育锻炼者 51.5%，高盐饮食者 25.9%，吃蔬菜较少者 19.2%，摄入食用油较多者 11.3%，最后发现高血压、血脂异常的患病率排前两位[71]。此外发病机制中也提到高温累积暴露量与血脂异常之间相关性。国外在研究钢铁工人代谢综合征时发现较高的低密度脂蛋白胆固醇水平是最主要因素[72]。

（二）处理

针对首钢集团男工的长期随访数据显示，高血压是心肌梗死发病的最主要病因，当控制年龄、总胆固醇水平和吸烟后，收缩压每增加20mmHg或舒张压每增加10mmHg，心肌梗死的发病危险增加约40%[73]。通过有效干预措施控制血压，首钢集团职工24年脑卒中的发病率和死亡率分别下降54.7%和74.3%[74]，证明在企业中开展高血压防治是可行的，但需要长期坚持。

1. 非药物措施

（1）加强职业环境治理：国家安全生产监督管理总局专为钢铁冶炼企业制定了职业健康管理规范，如AQ/T 4216-2011，以有效控制生产过程中职业危害的不良影响，改善作业环境条件，保障作业人员身体健康。

（2）改善生活方式：①建立企业食堂食用油、食用盐及蛋、肉使用量的登记、评估制度，保障低盐低脂饮食。②树立健康企业文化，倡导戒烟限酒，积极开展有益的健身运动，形成良好的工作环境和健身氛围[75]。③企业内部设置专业心理咨询师，定期评估员工心理状态，及时干预。

2. 药物治疗　抗高血压药物优先选择长效制剂，针对2级高血压和心血管疾病高危人群倡导单片复方制剂或联合用药。

（1）CCB：是我国社区抗高血压药物中使用率最高的药物，主要原因是药物禁忌证少、降压疗效强，适用于容量性高血压和合并动脉粥样硬化的高血压患者。钢铁工人接触的职业性有害因素会增加其罹患颈动脉粥样硬化的风险[76]。长效二氢吡啶类CCB如氨氯地平、左旋氨氯地平、乐卡地平和拉西地平，具有起效平缓、作用平稳、持续时间久、抗高血压谷峰比值高的特点，更适用于患有高血压的钢铁工人。个别研究表明在噪声环境中，短期内氨氯地平可作为有效的抗高血压药物，但长时间使用会降低作用[77]。因此建议在抗高血压药物使用期间定期监测血压以评估疗效与联合用药时机。

（2）ACEI/ARB：RAAS过度激活是钢铁工人高血压发病的主要机制，两者适用于高血压合并心血管疾病的患者，亦可改善糖脂代谢。正如前文所述，钢铁工人发生代谢综合征、心血管疾病风险高于普通人群，合理使用ACEI/ARB可进一步保护钢铁工人靶器官，但一定要在使用前排除药物禁忌证，并在使用中动态监测肾功能、血钾。

（3）利尿剂：尤其适用于高盐摄入与盐敏感性高血压、顽固性高血压患者等，利尿剂较少单独使用，常作为联合用药之一。首钢早期心血管病调查中，下属2个分厂18岁以上男工平均每人每天盐摄入量分别为16.0g和16.9g[78]。对于盐摄入量＞12g/d的高血压患者可以优先考虑使用低至中剂量的噻嗪类利尿剂，同时由于高盐饮食可激活局部组织RAAS，因此也建议联合ACEI/ARB，这种联合用药不仅可提高降压效果，也能降低不良反应发生风险。但考虑到钢铁工人的高温暴露情况，利尿剂的使用可能加速高温环境下体内血钾的排出，影响神经肌肉正常功能；同时进一步减少血容量，继发醛固酮分泌增加，引起血压波动。若病情需要，应定期监测肾功能和电解质，及时补钾补液，防止水电解质流失。

（4）β受体阻滞剂：尽管国外高血压防治指南中β受体阻滞剂不作为一线推荐药物，但是其总体降压效果不逊于其他抗高血压药物，因此在我国仍被视为一线抗高血压药物。尤其针对以高肾素、高交感活性为特点的中青年高血压患者，β受体阻滞剂的降压疗效可能优于其他类型抗高血压药物，特别适用于高血压合并冠心病或慢性心力衰竭者[79]。临床上通常使用选择性β₁受体阻滞剂，如比索洛尔、美托洛尔。针对β受体阻滞剂服用期间可能出现的乏力、倦怠感、嗜睡等不良反应都需要提前告知患者，以合理安排服药时间，避免出现工作事故。

（李治菁）

第四节　飞行人员高血压

高血压是飞行人员的常见疾病，长期的血压升高可严重危害飞行人员健康，继而威胁飞行安全，也是导致飞行人员停飞的常见疾病。因此，如何预防飞行人员高血压，以及飞行人员高血压经过诊治后对其飞行能力的影响，一直是航空医学工作者重点研究的问题。

一、基础理论

（一）流行病学

飞行人员是一个在特殊环境执行特殊任务的

群体，无论是军队还是民航，对其都有着严格的医学选拔和健康维护规范，因此其高血压的患病率要低于普通职业人群。

长期血压升高可能带来多个重要靶器官损害，继而导致飞行人员飞行耐力下降，甚至有发生空中失能的风险。同时，对于需要应用抗高血压药物治疗的飞行人员，则需考虑抗高血压药物对其飞行耐力的影响，尤其是对高性能飞机飞行员的抗荷耐力的影响。因此，高血压也是导致飞行人员住院甚至停飞的常见疾病。刘玉华调查了2006年11月至2010年11月军事飞行人员住院疾病谱[80]，发现高血压居疾病谱的首位，其比例达7.91%。刘玉华又调查了2007～2009年225名军事飞行人员停飞疾病谱[81]，同样，高血压居军事飞行人员停飞疾病谱的首位，比例达11.11%。随后的2010～2015年飞行人员不合格疾病谱中，高血压居第二位[82]。2021年，中国人民解放军空军特色医学中心分析了近10年军事飞行人员停飞疾病谱，高血压仍居第二位[83]。

（二）危险因素

目前认为，高血压的发生是遗传易感性和环境因素相互作用的结果。飞行人员作为特殊职业人群，高血压的发生与其遗传易感性、一般危险因素及职业特点有关。危险因素包括年龄、性别、超重、肥胖、吸烟、饮酒、食盐摄入量过高、心理因素和飞行环境因素等。

在飞行过程中，要求飞行人员精力高度集中、反应敏捷、动作协调、操作及时准确，使得他们的精神常处于高度应激状态之下，这可能是飞行人员患高血压的危险因素之一。因此，神经、精神源学说在飞行人员高血压的研究中一直受到重视，甚至认为精神应激可能在飞行人员高血压的发病中起主导或始动作用。有研究表明，飞行会对飞行人员血浆中AngⅡ和肾上腺髓质素含量产生影响[84]。此外，调查发现，军事飞行学员医学停飞疾病谱中，高血压居第二位，说明飞行学习对学员的血压产生了明显的影响[85]。因此，飞行中的精神应激与飞行人员高血压的发生密切相关，其可能是通过激活机体神经-体液调节机制，导致血压的升高，但目前还缺乏大规模的流行病学调查证据。

加速度是重要的飞行环境因素，持续性正加速度（$+G_z$）会使血液重新分布，对心血管功能尤其是血压调节会产生明显的影响。同时，抗荷动作和加压呼吸对血压也会产生影响。飞行人员在飞行中反复受到加速度的刺激与高血压的发生发展之间有何联系，值得深入研究。动物实验发现反复的高$+G_z$暴露可以导致动脉血压升高，目前不清楚是由于单纯应激因素所致，还是复合$+G_z$共同作用的结果。人体实验发现，长期暴露于$+G_z$环境中时，歼击机飞行员会产生$+G_z$相关的心血管训练效应，即这些飞行员在做头高位倾斜试验（4s内直立到75°）时，经验丰富的飞行员（飞行小时>1000h）的平均动脉血压升高幅度要高于初级飞行员（飞行小时<500h）[（8±1.7）mmHg vs（5±1.5）mmHg]，这种变化可以使得飞行人员更好地适应加速度的变化[86]，且高$+G_z$耐受性者比低$+G_z$耐受性者有更强的动脉压力反射反应[87]。但是这种效应是否会持续存在且是否会进一步导致高血压的发生，则需进一步证实。另外，噪声对血压的影响也越来越受到重视。研究发现长期暴露于高强度的飞行噪声不仅可以引起飞行人员听力的下降，还可以导致他们的血压升高[88-90]。

总之，在飞行人员高血压的发生、发展过程中有许多因素共同参与，其中包括遗传因素、多种环境因素（包括飞行环境因素）等。这些因素在不同飞行人员高血压的病程中所起的作用可能不同，因此飞行人员的高血压也具有异质性的特点。

二、飞行人员高血压的诊断与对飞行能力的影响

对飞行人员高血压患者做出准确的诊断和心血管疾病风险评估是做好治疗及鉴定工作的基础。风险评估主要有以下目的：证实血压水平长期升高并确定血压水平；排除或找到继发性高血压的原因；寻找可能影响预后及治疗的其他心血管疾病危险因素；确定靶器官损害存在并定量评估损害程度；对飞行工作能力影响的判定。

（一）诊断

1. 血压水平和分级　在对飞行人员高血压进行临床评价时，首先要明确血压水平。目前我国采

用的高血压诊断标准为：在未使用抗高血压药物的情况下，非同天 3 次测量血压，SBP≥140mmHg 和（或）DBP≥90mmHg。SBP≥140mmHg 和 DBP＜90mmHg 为单纯收缩期高血压。患者既往有高血压史，目前正在使用抗高血压药物，血压虽然低于 140/90mmHg，也诊断为高血压。根据血压升高水平，又进一步将高血压分为 1～3 级[91]。

2. 血压测量 应按照正确的方法测量血压。常用汞柱式血压计和电子血压计测量，推荐使用经过验证的上臂式医用电子血压计。测量血压时，应让飞行人员在安静的房间里先休息 5min 以上，测量时应注意袖带的宽度是否合适、被检者的体位是否合乎要求等。

在航空医学实践中，仅依靠汞柱式血压计或电子血压计获得偶测血压值已不能满足飞行人员健康维护及医学鉴定的需要，近年来动态血压监测技术逐渐在航空医学领域内得到重视。

3. 病史采集 详尽的病史是高血压患者临床评价的一个重要组成部分。应尽可能全面采集病史，鼓励飞行人员主动讲述病史，包括有无高血压及其他相关疾病的家族史、高血压的持续时间和既往水平、抗高血压治疗的效果和不良反应、有无冠心病等心血管疾病及其治疗情况、有无提示继发性高血压原发疾病的症状，仔细评价心血管疾病危险因素暴露情况、药物服用史、飞行工作状况、高血压及抗高血压治疗对飞行工作的影响及程度等。

4. 危险因素评价及心血管疾病危险绝对水平分层 对于确诊为高血压的飞行人员，则需全面掌握其有无心血管疾病危险因素暴露、靶器官损害及心血管疾病，对其进行心血管疾病危险分层。具体分层标准根据血压升高水平、心血管疾病危险因素、糖尿病、靶器官损害及心血管疾病情况，分为低危、中危、高危和极高危险度高血压。高血压患者的心血管疾病综合风险分层，有利于确定启动降压治疗时机，优化降压治疗方案，确立更合适的血压控制目标和进行患者的综合管理。

《中国高血压防治指南（2018 年修订版）》虽未对现行高血压诊断标准做出调整，但在高血压心血管疾病危险分层方面，已经对收缩压在 130～139mmHg 和舒张压在 85～89mmHg 人群进行危险分层，危险分层为中高危险度的高血压患者，已然

建议提前介入干预，这对于飞行人员高血压的防控和医学鉴定，都具有重要的指导意义[91]。

（二）对飞行能力的影响

为做好高血压的医学鉴定工作，保证飞行安全，应评价其对飞行人员飞行能力的影响，包括高血压本身及服用抗高血压药物对飞行能力的影响。评价高血压对飞行能力的影响时要综合考虑血压水平、心血管疾病危险因素暴露情况、有无靶器官损害及有无相关临床情况等因素，并据此对其预后危险性做出定量分层。应用抗高血压药物时，除了考虑其降压效果外，对于飞行人员更应注意药物的不良反应，某些药物的不良反应可明显影响飞行耐力，如一些中枢类抗高血压药物。必要时应采用一些实验，如离心机试验、低压舱上升试验，以评价高血压对飞行能力的影响，这对驾驶高性能战斗机的军事飞行员来说尤为重要。

三、飞行人员高血压的预防与处理

飞行人员高血压降压治疗的最终目的是减少靶器官损害和心血管疾病的发生，保障飞行人员身体健康和飞行安全。

（一）预防

高血压的预防在航空航天医学中具有重要意义。实践中应注意从以下三方面做好飞行人员高血压的预防工作。

1. 把好招飞关 严格执行招收飞行学员的血压标准，对静息血压合格者，尚应进行运动负荷试验检查，运动后血压超过标准者也不应录取。

2. 对高危人群实施早期干预措施 高血压高危人群应该包括高血压危险因素暴露多的人员以及已经处于血压正常高值的中青年人员。有研究者根据美国 2017 年 1 级高血压标准（130～139/80～89mmHg），分析了我国 2 万多名居民的 20 年心血管疾病发病风险。根据这个标准，分析结果发现我国居民 1 级高血压发病率达 25.8%，且相对于血压低于 120/80mmHg 人群，这些 1 级高血压人员的心血管病、冠心病、脑卒中和心血管病死亡风险均明显上升。对于 35～59 岁的 1 级高血压，15 年后有 65.0% 的血压升高到 140/90mmHg 以上，与血压

<130/80mmHg 者相比，他们的心血管疾病风险也增加了 3.01 倍[92]。笔者调查了 1127 名飞行人员血压水平情况，发现处于正常高值血压的飞行人员比例达 71.5%，因此，对处于正常高值血压的飞行人员，医师要加大关注和干预。常用的干预措施主要是一些生活方式的改良措施，如戒烟、限制酒精摄入量、减轻体重（如果体重超重）、限制盐摄入量等。需要指出的是，对不同的飞行人员，干预措施的选择及实施需遵循"个体化"原则，即因人而异。

（二）处理

高血压患者发生心血管疾病与血压水平有密切关系，因此降压治疗应确立血压控制的目标值，一般患者血压目标需控制在 140/90mmHg 以下，能耐受者和部分高危及以上患者可进一步降至 130/80mmHg 以下。另外，高血压常与其他心血管疾病的危险因素并存，如肥胖、血脂异常、糖尿病、吸烟等，可协同加重心血管危险，这决定了治疗措施是综合性的。

1. 生活方式改良 由于具有较高的安全性和可靠性，生活方式改良成为预防和治疗飞行人员高血压的首选措施。生活方式改良方法包括减轻体重、减少钠盐摄入、限制饮酒、规律性的体育运动、戒烟、改善膳食结构等。生活方式改良需个体化，根据飞行人员高血压的评估结果，选择相应的生活方式改良方法进行重点干预，不仅可以保证降压效果，亦可提高飞行人员的依从性。在实践中，无论是航空医生还是飞行人员高血压患者，都要重视非药物方法对高血压的治疗作用。因为生活方式改良可以不同程度地降低飞行人员高血压患者的血压，同时可减少抗高血压药物的使用量，降低药物不良反应及对飞行能力的影响，最大程度地发挥抗高血压效果，并且可控制飞行人员其他心血管疾病的危险因素。

2. 抗高血压药物 飞行人员对抗高血压药物的选择不仅要考虑其降压效果，还要考虑其可能会给飞行带来的不良反应。在选择具体药物时，应注意满足以下条件：①不影响飞行人员的认知能力及飞行耐力，如加速度耐力、缺氧耐力等。②能降低血压变异性，维持血压正常的昼夜节律。③长效制剂，能 24h 有效平稳降压。④不良反应少，且可预测并能治疗。⑤服用方便，长期服用不产生耐药性。

（1）军队飞行人员：目前我军飞行人员高血压经非药物治疗无效需使用抗高血压药物时，要给予临时停飞。在实际工作中，我军航空医学工作者针对飞行人员的飞行机种、飞行职务及高血压的疾病特点，对一些无大载荷暴露、双座机的患高血压飞行人员，也允许其带药飞行，为我军飞行人员高血压带药飞行积累了一定的经验。利尿剂、ACEI 和 ARB 对飞行人员的飞行耐力和飞行认知能力影响较小，故可作为治疗飞行人员高血压的首选药物。如果飞行员服用 ACEI 出现咳嗽等不良反应，会影响飞行操作，可建议使用 ARB 药物。β 受体阻滞剂可引起乏力、运动耐力降低、注意力减退，降低心血管的应激反射能力。CCB 可影响血管张力和心肌收缩力，降低心血管的反射能力，导致飞行耐力下降，因此这两类药物可作为二、三线药物使用。但也要认识到，我军缺乏对临床一线抗高血压药物的系统航空医学研究，尤其是现代战机具有高机动性、高认知负荷等特点，更应关注抗高血压药物对飞行人员认知及飞行能力的影响。

（2）民航飞行员：民航飞机飞行过程中载荷很低，飞行人员基本无高过载暴露，因此服用常用抗高血压药物后不会发生过载导致的意识丧失，故利尿剂、ACEI、ARB、CCB 和 β 受体阻滞剂均可作为民航飞行人员的抗高血压药物。

3. 疗效评价 需要对飞行人员高血压患者经非药物或药物治疗的效果进行评价。不能将血压值的降低作为治疗高血压的唯一目标，疗效评价要综合考虑以下问题。

（1）血压值是否降低。关于飞行人员高血压患者血压降低的目标值，尚无定论，但血压至少应降低至正常值范围内，即收缩压<140mmHg，舒张压<90mmHg。

（2）相关心血管疾病危险因素是否得到有效控制。应当消除或控制高血压的主要危险因素，如吸烟、超重、血脂异常等。

（3）靶器官损害是否好转。如应用 ACEI 治疗高血压，可使左室肥厚得到一定程度的逆转，这对高血压患者的预后有利。

（薛军辉）

第五节 海员高血压

海员泛指国际航行和沿海航行的海船船员[93]，这一特殊职业人群所患的原发性高血压称为海员高血压，是海员的常见病、多发病，也是海员发生心血管疾病重要的危险因素。海员长期生活在特殊的环境中，如远离家人、饮食结构单一、时刻处于噪声和振动环境中、轮班工作等，加上潜在的航行风险，可使群体长期处于生理、心理应激状态。这些因素的存在或多因素的叠加，极大增加了海员群体的高血压患病风险。高血压已成为影响海员健康的主要疾病之一，其不仅给海员的身体带来了很大的影响，也影响海员工作情绪，更影响我国经济建设和航运的发展。原发性高血压可防可控，海员高血压也是一样，因此针对海员高血压的特殊性，制订切实可行的综合干预措施，能有效控制和改善高血压的发生和发展。

一、基 础 理 论

（一）流行病学

针对海员高血压的患病率和发病率，目前缺少全国范围的流行病学调查研究，20世纪90年代关于海员高血压的研究提示海员患病率高于普通人员[94]。但近10年的研究显示海员高血压的患病率差异较大，陆芳芳等[95]调查显示2008~2015年经年龄标化后国际海员高血压患病率分别为26.68%、28.26%、24.77%、18.72%、12.89%、8.81%、8.61%和6.17%，海员高血压患病率有下降的趋势，与全国高血压患病率持续增长的趋势相反。不同地区、不同人群的调查数据不同，如2010年李磊[96]对1000名山东烟台远洋海员调查显示高血压患病率为28.1%，2009年陈筱萍[97]对400名长江沿海航运船员调查显示高血压患病率为31.7%，2014年张学艳[98]对524名中国海员的调查显示高血压患病率为34.7%。国外研究报道海员高血压患病率丹麦为44.7%[99]、德国[100]为49.7%、伊朗[101]为19.2%。在多项研究对比中发现，海员高血压患病率因海员类型、船舰类型、海龄、年龄、地区等不同而存在差异。2012年之后中国海员血压异常率有下降趋势，可能与2013年开始实施《中华人民共和国海员船上工作和生活条件管理办法》有关。该管理方法明确对航海船舱环境、娱乐设施、膳食、工作或休息时间、医疗和健康保障进行了规定。海员的健康得到了重视，航海内环境和生活方式的改善，有助于高血压危险因素的去除。

高钠、低钾饮食，超重和肥胖，过量饮酒，精神紧张等同样广泛存在于海员群体中，海员常伴随多种高血压危险因素[98]，增加了其高血压患病风险。意大利远程医疗海上援助服务（telemedical assistance service，TMAS）中心[102]采用随机抽样的策略，对2020年11~12月船上海员进行横断面研究，研究的主要目的是评估在海员自我报告的可改变的心血管疾病危险因素的患病率和聚类性。将4318名海员纳入分析报告，其高血压、糖尿病、目前吸烟和超重或肥胖的患病率分别为20.8%、8.5%、32.5%和44.7%。总体而言，40%、20.9%、6%和1.3%的研究参与者分别有1个、2个、3个和4个可改变的心血管疾病危险因素，超过4/6（68.5%）的研究参与者至少有一种可改变的心血管疾病危险因素。

（二）发病因素与发病机制

海员高血压的发病因素除了与普通人群有相同之处，还有一些是海员职业本身的特点所决定的，即比普通人更多的不良生活方式和生活环境、更多的不良心理因素，以及更多的应激因素有关，最终会引起体内的神经、内分泌和代谢系统失衡，造成海员原发性高血压的发生和发展。

1. 不良生活方式和生活环境 海员长期在海上工作，缺少食用新鲜蔬菜和肉类的条件，食用罐头、腌制品等加工食品偏多，高盐食品的摄入量过高，更易患高血压[103]，摄入蔬果较少者高血压患病率高于摄入蔬果较多者[104]。

海员特殊的工作环境和生活方式，可能导致海员血尿酸水平和BMI升高，伍冬冬[105]等对538名现役男性海员的调查结果显示，高尿酸血症患病率为17.66%，高于当地普通男性健康体检者（5.83%）。血尿酸水平升高不仅与痛风有关，还与心血管疾病[106]、脑卒中、2型糖尿病、脂肪肝等多种疾病相关。海员体重超重有升高趋势，超重和肥胖是海员高血压的强烈预测因素，BMI与血压呈正相关，肥胖者患高血压的风险最高[107]。

海员不良嗜好较多，如船员吸烟人数可高达80%，嗜酒人数高达 70%[97]。姜先雁等应用青岛港健康研究的基线数据，以 2000 年青岛港职工11 947 人为调查对象，探讨每天酒精摄入量与血压的关系，发现酒精摄入量≥20g/d 是高血压的独立危险因素[108]。

轮班工作使海员生物节律发生改变，使血压昼夜节律从杓型向非杓型改变[109]，轮班工作与高血压的发生存在相关性[110]，针对黑种人和亚裔人群的研究表明，轮班与高血压独立相关，轮班可能是该类人群罹患高血压的独立危险因素，但尚需校正噪声、工作负荷及睡眠质量等混杂因素后的完整数据论证，而关于白种人轮班与高血压的相关性尚无确切依据。

由于航海环境的特殊性，海员长期处于噪声和振动中，噪声是常见的职业病有害因素，WHO 已明确将噪声列为原发性高血压的危险因素之一。在一项噪声与高血压的 Meta 分析中[111]，明确的证据表明职业噪声暴露与高血压风险之间存在剂量-反应关系。在 85dB 以上，患高血压的风险比更高，男女之间没有重大的风险差异，但有关数据有限。有关噪声导致高血压的机制，文献中讨论了两种下丘脑介导的机制来解释，一方面自主神经系统（交感神经系统）激活导致儿茶酚胺的释放增加，另一方面内分泌系统释放促肾上腺皮质激素的增加导致皮质醇水平升高，这增加了儿茶酚胺的作用，同时也升高了血压。另一项叙述性评论表明，在噪声暴露的实验室动物和工人中，可使血压升高的激素如肾上腺素、去甲肾上腺素和皮质醇的分泌是增加的[112, 113]。

2. 不良精神、心理因素 海员工作环境具有特殊性，船上空间相对狭小、封闭，业余生活单调，船上噪声，本身职业的高风险性等都易引起海员注意力不集中，产生焦虑、疲乏等情绪和心理失衡，中国海员的焦虑、抑郁、疲劳等心理现象发生率高于普通人群，且与年龄、工种和职务无关[114]。在流感大流行的背景下，保护海员心理健康的特别干预措施比以往任何时候都更加重要[115, 116]。一些研究已经确定了焦虑水平（严重程度）与高血压共病患病率之间的正相关关系；较高的焦虑得分与普遍的高血压的关联较大[117]。

焦虑抑郁患者的不良情绪可对大脑功能产生不良影响，导致下丘脑功能紊乱[118]：①焦虑抑郁的不良情绪使垂体-肾上腺髓质轴活性增强，导致肾上腺髓质分泌儿茶酚胺增加，心率加快，心肌收缩力增强，增加了心排血量，引起了血压的升高。②不良情绪刺激对下丘脑造成的调节功能紊乱，可使垂体-肾上腺皮质轴兴奋性增加，分泌大量类固醇激素，造成机体代谢紊乱、水钠潴留，引起血压升高。

3. 应激较多是海员高血压的重要危险因素 海员在工作中要面对大自然、社会和职业的压力，海员出海频率高，在航时间长，限制用水，受到噪声、震动、磁场等因素的影响，一旦出航，随时会面对恶劣海况等各种强度的应激源，随时做出应激反应。

曾伟杰研究发现海员在船上环境中已产生较强的应激反应。心理应激反应影响神经、内分泌及免疫系统的变化[119]。李珂娴等研究发现，船员航行后，外周血清的促肾上腺皮质激素、促肾上腺皮质激素释放激素、皮质醇、睾酮、促甲状腺激素释放激素、甲状腺激素等出现不同程度的变化；对年龄大、工龄长的船员的影响比年龄小、工龄短的船员大[120]。

（三）对靶器官的损害

海员血压的持续升高再加上长期暴露在多种心血管疾病危险因素下，容易造成不同程度和各种类型的靶器官损害。在一项关于海员职业伤害和疾病发病率的描述性研究中[121]，统计了 2016～2019 年接受海上援助的案例，调查发现船上最常见的疾病是胃肠道疾病，其次是肌肉骨骼疾病和心血管疾病。M. Oldenburg 等[122]统计了从 1998 年 1 月至 2008 年 12 月登记的 68 名德国男性海员的死亡情况。45 例（66%）有死亡原因记录，记录的死亡中 58%（26 例）为非自然死亡（职业事故、自杀），42%被视为自然死亡，心血管疾病是非自然死亡的主要原因。国内的研究[123]也显示海员心脑肾靶器官损害率均高于陆地人员。在另一项研究中，冉守连等[124]对老年海员脑梗死临床特点进行了分析，发现老年海员脑梗死较非海员脑梗死神经功能缺损程度重，老年海员在原发性高血压、糖尿病、吸烟和饮酒方面较非海员明显增高，因此要重视海员高血压对靶器官的损害，积极预防和控制高血压。

二、海员高血压的预防与处理

（一）预防

1. 做好健康宣教 海员常年工作生活在医疗条件缺乏的航海环境中，使其得到医治的现实条件要弱于在陆地上工作的人群。因此海员要掌握基本的医疗知识，并对海员进行血压测量知识及技能培训。强化健康教育及行为干预能有效提高患者治疗依从性[125]。

2. 改善工作环境，保障海员健康 辛苏宁等发现不同船舰类型海员高血压患病率有差别，船舰种类对海员的收缩压、舒张压影响显著，小船上的海员发生高血压的比例较高[126]。因此，船舰大小是高血压发生的一个影响因素，其原因可能与小船内部环境较差和人员密度较高有关。大船生活设施完备，仪器设备相对先进，应激能力和抵抗恶劣海况的能力强，船上噪声和振动小，海员承受的心理压力小。因此提高船舰的性能，改善海员生活的环境，提高硬件质量，有利于减少高血压的发生。

3. 改变不良生活方式

（1）改善海员饮食结构：低脂清淡饮食，限制过多碳水化合物的摄入，不喝或少喝高糖饮料，补充适量优质蛋白，将食用脂肪控制在总热量25%以下。根据WHO建议每人食盐摄入量不超过6g/d，少食咸菜及盐腌食品，多吃新鲜果蔬。

（2）加强锻炼，控制体重：高血压常与肥胖、高脂血症、糖尿病等合并存在，控制体重、增加运动，不仅可以降低血压，对控制高脂血症、糖尿病均有益处。部分海船上有健身器材，应因地制宜或因陋就简地制定健身计划，长期坚持可降低血压、改善代谢。

（3）生活规律，有节制：吸烟可导致血管内皮损害，增加高血压患者发生动脉粥样硬化性疾病的风险。长期大量饮酒可导致血压升高，限制饮酒量则可降低高血压的发病风险。提倡戒烟限酒、坚持规律生活。

4. 保持平和的心态，缓解精神压力，定期开展心理疏导 首先，海船上要给海员创造积极的工作环境，如改善生活条件、增加生活、娱乐设施等，推广有益于海员身心健康的各项活动；其次，海员自身要积极适应工作环境，提高工作能力，培养乐观、豁达、宽容的性格，学会积极表达情感、参与积极的人际交往；建议有条件的海运公司开设心理健康咨询，对海员做长期细致的思想工作，使他们树立正确的人生观和价值观[127]。

（二）药物治疗

1. 降压目标 治疗必须能使血压降至正常范围，尤其是在职的中青年海员。对于当前无合并症的高血压患者，建议依据《中国高血压防治指南（2018年修订版）》将血压降至<140/90mmHg；如能耐受，可以进一步降至<130/80mmHg。对于合并糖尿病、心力衰竭的高血压患者，血压应控制在<130/80mmHg，或参考相关疾病指南制定个体化降压目标水平[70, 91]。

2. 药物治疗的时机 抗高血压药物治疗的时机取决于心血管疾病风险评估的水平，对于部分海员，脱离航海环境，血压可恢复正常，启动药物治疗时应注意海员的这个特点。

3. 药物选择 海员应尽量在陆地将血压控制平稳，且对药物的不良反应做出评估，确定药物治疗方案，以减少远航过程中由药物引起的严重不良反应和航行意外。鉴于航海特殊的工作环境推荐使用长效药物。目前WHO推荐的五大类抗高血压药物均适合海员高血压患者应用。

三、预后与劳动能力鉴定

海员高血压的预后主要取决于相关心血管疾病危险因素的消除、血压治疗是否及时得当、血压的控制水平及有无靶器官损害。海员的工作特殊性强调自己要掌握测量血压的基本知识，高血压危象的自我识别和自救互救处理，长期良好的生活习惯的养成，工作环境的改善对预后尤其重要。

新修订的《中华人民共和国海船船员健康证书管理办法》和《海船船员健康检查要求》相继于2012年4月1日、2012年10月1日起施行。从2012年10月1日起海船船员申请和注册时，其健康条件需符合《海船船员健康检查要求》（海船员〔2012〕678号）的规定要求，其中规定新录船员血压不高于140/90mmHg，现职不高于160/95mmHg。健康证书有效期不超过2年，海员高血压经过非药物治疗或药物治疗后，血压仍控制在正常范围内，也无靶器官损害，仍可从事远洋航行，如果血压不能降至正常和（或）合并靶器官损害和相关疾病者，不宜从事远洋航行，视具体情况可考虑近海、内河航运或陆地工作，且健康证明有效期不得超过 1 年。单纯的高血压不能作为丧失劳动能力的依据，高血压合并心血管疾病者按相应脏器功能损害程度给予鉴定。

（葛毅萍 张 彬）

第六节 牧民高血压

牧民是指放牧牲畜并以此为生者，他们大多生活在地广人稀的草原上，这些地区交通相对不发达，教育卫生条件相对落后，牧民高血压发病率相对高，而防控能力又相对薄弱，高血压对牧民健康的危害更大，因此牧民高血压防治问题不容小觑。

一、基础理论

（一）流行病学

以牧业为生的少数民族主要有蒙古族、藏族、哈萨克族及达斡尔族、鄂温克族、鄂伦春族等，主要分布在内蒙古、新疆、青海、西藏等牧区。不同民族之间高血压患病率存在差异，藏族、满族、蒙古族是较高发的民族，标化患病率分别为 24.7%、20.5%、17.6%，均高于汉族人群（16.2%），而回族、苗族、壮族、布依族高血压的患病率均低于汉族人群，分别为 16.0%、7.7%、11.8%、12.4%[128]。对 5327 名牧民进行纵向观察队列研究显示，新疆哈萨克族牧民新发高血压的发病率为 11.75/100 人年，随年龄的增长，随访血压值逐渐升高。新疆哈萨克族老年牧民高血压患病率为 80.6%，高血压前期（即收缩压在 120～139mmHg，或平均舒张压在 80～89mmHg）患病率为 16.9%，血压控制率为 8.6%[129]。据报道，内蒙古地区蒙古族和汉族居民的高血压患病率分别为 31%～50%和 27%～45%[130-132]。

2018 年公布了 2013 年《中国高海拔工作人群中高血压和高血压前期的患病率和危险因素：横断面研究》的调查报告[133]，中国高海拔地区的高血压患者知晓率、治疗率和控制率分别是 36.5%、19.4%和 6.2%。目前我国高血压防控存在"三高三低"现象，即患病率高、并发症高、致残率高，知晓率低、治疗率低、控制率低。牧民的"三高三低"现象尤为明显。由于牧民大多于偏僻的深部草原分散居住，调查难度很大。因此，截至目前，国内还没有统一的关于牧民生活方式及慢性病分布情况的调查报告，只有一些散在的调查报告。孙刚等[134]采用横断面调查的方法调查了内蒙古地区 2 个旗县的 3465 例常住人口，结果发现，蒙古族人群高血压患病率明显高于汉族（35.8% vs 27.3%，P<0.01）。另外，研究报道，内蒙古赤峰地区蒙古族居民的高血压患病率显著高于当地汉族居民（31.32%）[135]，同时也高于我国其他地区居民（18岁以上患病率为 18.8%，男性为 20.2%，女性为 18.0%）[136]。袁玉敏[137]对新疆额敏县进行了高血压知晓率、治疗率及控制率的现状调查，共调查 47 040 人，结果显示，牧区的高血压控制率（13.8%、15.7%、15.2%）及治疗率（23.9%、37.9%、35.7%）低于农区和城区，与既往研究一致[138]，其中哈萨克族的控制率和治疗率是最低的。牧民患病率更高，知晓率、治疗率、控制率更低。

调查发现牧民知晓率、治疗率、控制率低的原因可能有如下几方面。第一，牧民大多生活在边疆地区的大草原，经济相对滞后。第二，牧民居住相对分散，交通不便，不易组织集中的高血压普查、高血压防治或其他基础健康医疗知识普及等工作。第三，基础医疗设施和技术有待完善，有的地区还是一个牧区医生各处奔走上门看病的状态，这是治疗率低的原因。第四，有调查发现牧民文化程度普遍较低，健康保护意识欠缺，大部分人基本不了解高血压相关知识和心血管疾病的危险因素。如大部分高血压患者无临床症状，调查中发现很多牧民认为无症状没有必要服药，仅在出现头晕和头痛等不适症状后才服药，造成不规则用药，或认为抗高血压药物有"依赖性"而拒绝用药。还有患者服用抗高血压药后不监测血压情况等造成高血压患者血压得不到有效控制。

牧民高血压的另一个特点是各种类型高血压多见，如重度高血压较常见，阻塞性睡眠呼吸暂停低通气相关性高血压、H 型高血压发病率高，隐蔽性高血压相对偏多，白大衣高血压偏少；此外主动接受血压监测者很少；血压波动较大，变异性大，确诊率很低，治疗不规范，不正确用药现象多见，常用药物为五大类药物以外的药物，患者依从性很差。这些特点主要是由于牧区牧民的不健康生活方式、卫生教育落后、医疗条件相对较差及对高血压的认识误区等造成。

（二）危险因素

1. 年龄和遗传因素　研究显示，随着年龄增长，高血压患病风险增加，对于 50 岁以上者，该风险高 4～6 倍（蒙古族调整比值比 AOR=5.28）[139]。多项研究显示牧民的高血压患病率随着年龄的增长而增加，男性患病率高于女性，且男性患者血压水平高于女性，有高血压家族史者患病率高于无高血压家族史者。蒙古族是典型的游牧民族，蒙古族高血压患者家族史更明显。

2. 地理环境因素　我国牧民主要居住在北纬 30°～50°东北地区的西部、内蒙古、西北荒漠地区的山地和青藏高原一带的草原上，平均海拔高于南方地区，天然的地理因素造就了春、秋、冬三季比较寒冷的气候条件，局部地区寒冷期长达 7 个月。中国居民高血压主要危险因素研究指出，高血压患病率在多个研究中出现北方明显高于南方的结果，其中北方寒冷气候时间很长，寒冷环境刺激血管的交感神经兴奋，可直接引起血管收缩，导致血压升高。此外，高原缺氧等环境因素也是影响血压的重要因素，这也可能是牧民高血压高发的地理环境危险因素。

3. 独特的生活方式　牧民作为一个特殊的群体，有着独特的生活方式和饮食习惯，因此其患病危险因素较其他地区和职业有着特殊之处。牧区居民的饮食存在"一低三高"的特点，即膳食结构以高蛋白、高脂肪、高能量的肉制品和奶制品为主，植物油、蔬菜和水果的摄入量较低。冬季食用盐的摄入量较高、进食腌制品较多。这种特殊的膳食结构单一、高盐的饮食习惯，既是多年形成的，也与经济收入、交通状况密切相关。

长期高蛋白、高脂肪、高盐、高能量的肉制品和奶制品的饮食习惯作为多种慢性病，特别是高血压的危险因素，容易导致肥胖和血脂异常，进而增加高血压的患病风险。研究发现，相同地区的牧民

与农民相比，农民高血压检出率较低，究其原因主要是农村饮食主要以谷物和蔬菜为主，肉制品和奶制品较少，形成了低蛋白、低脂肪、高纤维的饮食习惯。研究显示，蒙古族居民的超重和肥胖引起高血压的风险是体重过低和正常者的 3～4 倍（AOR=3.485）[139]。

4. 吸烟与饮酒　除了高盐、高脂等不良饮食习惯，牧民吸烟和饮酒者比例较高，大样本调查资料显示饮酒是导致蒙古族牧民患高血压的主要危险因素之一[140]。调查中发现，当地牧民所吸的烟大部分为含焦油量多的自制卷烟或劣质过滤嘴烟，吸烟量大而持久，烟龄长。所饮的酒多为高度白酒或马奶酒，且饮酒量大，饮酒频率高，醉酒的可能性较高，这进一步增加了高血压心血管疾病的危险性。

5. 肥胖　近几年随着牧区物质生活条件的改善，放牧方式也发生了巨大的改变。放牧的主要方式由游牧转变为圈养，放牧的交通工具也由骑马转变为骑摩托或驾驶越野车。此外，富裕牧民雇佣牧民工放牧现象普遍，导致放牧者和富裕牧民参加体力劳动或活动的机会逐渐减少，更容易出现肥胖和血脂异常，而肥胖和血脂异常又增加了高血压的患病风险。

牧区牧民高血压危险因素复杂多样，危险因素聚集明显，重叠多见，有的具有独特性，这是牧民高血压的鲜明特征。

二、临床特点与处理

（一）临床特点

不同年龄阶段牧民高血压患者有不同的特点。中青年和老年高血压患者的临床特征存在较大差异。中青年高血压患者缺乏典型症状，以 1 级高血压和单纯舒张期高血压更为常见，且合并超重/肥胖和代谢异常的比例高。其高血压患者的自我保健意识差，家庭血压监测比例低，多在体检时偶然发现血压偏高。此外，中青年高血压患者可能基于工作压力大和对药物不良反应的担忧，不太愿意接受抗高血压药物治疗，导致治疗依从性差[141]。老年高血压患者以收缩压增高为主，其收缩压随年龄升高，舒张压在 60 岁后呈降低趋势，脉压增大，老

年人的脉压可达 50～100mmHg。随着年龄的增长，老年高血压患者的血压易随着情绪、季节和体位的变化明显波动，清晨高血压多见。另外，老年患者由于血管硬化、动脉顺应性降低，自主神经系统调节功能减退，容易发生直立性低血压，因此在老年人高血压的诊治过程中需要注意测量卧、立位血压。除以上外，老年人高血压还表现在常合并餐后低血压、常见血压昼夜节律异常、常与多种疾病共存，并发症多、存在诊室高血压现象及继发性高血压容易漏诊[142]。

（二）处理

针对牧民高血压的治疗药物推荐，由于缺少大规模的针对牧民抗高血压药物的临床试验研究，世界各国及我国相关高血压防治指南均未专门论述，故目前治疗需遵循现行的高血压防治指南，需坚持综合治疗原则，提倡个体化原则。具体用药方面，五大类抗高血压药物均可选用，优先考虑应用CCB、利尿剂、β 受体阻滞剂。要注意从小剂量开始，优选长效制剂，联合用药。可以结合各少数民族牧民的生活方式及临床用药经验，给予优化的降压治疗方案。提倡使用单片复方制剂，如复方降压片、降压 0 号等抗高血压药物。还应提倡因地制宜开展牧民高血压的治疗，利用民族医药的独特优势进行高血压的治疗，如茶疗法治疗高血压，罗布麻茶、决明子茶等在牧民高血压的治疗中也取得了一定的效果。这些方法可节省费用，并且与牧民生活紧密融为一体，牧民乐意接受和应用。

要注意对牧民高血压的监测与管理，提倡家庭自测血压，增加服药的依从性，提高达标率。有条件的牧区可以探讨使用远程血压监测系统进行管理，通过这一系统实现与高血压诊疗（防治）中心的网络化、信息化，可以得到高血压专家的治疗指导，提高牧区高血压诊治水平，提高牧区高血压管理能力。在有条件的地区，还可开展针对有需要高血压人群的遗传特征检查，基于现有的科学水平明确遗传特征，从而有利于指导个体化精准治疗。

三、预　防

目前我国牧民高血压的防治现状不理想，牧区

的医疗卫生事业发展相对较慢，牧民对高血压预防知识了解甚少，并对其危害性认知严重不足等多方面因素导致牧民的高血压知晓率、服药率、血压控制率均很低。第一，加强牧区高血压防治队伍的组建，要建立政府主导，高血压专业人员牵头，预防人员与临床医师相结合的高血压防治队伍。第二，建立高血压防治（诊疗）中心等专门机构或专项项目组，建立健全防治体系和制度，引进专业防治人才队伍，吸收先进的防治经验，加强防治专业培训，提高防治能力。第三，利用现代网络技术，构建防治技术云平台，提高防治研究的效果。第四，利用现代媒体宣传工具，大力宣传高血压防治相关的保健知识，普及高血压基础知识，提高牧民对高血压的知晓率，让牧民参与到防治的队伍中，发挥牧民的主观能动性和防治的积极性。第五，创建健康牧区，开展群防群治，形成由卫生部门主导的高血压防治的广泛联盟。

具体预防措施要特别注重改善牧民的生活方式，这一点在牧区预防牧民高血压中尤为重要。特别是针对牧民多饮高盐这一突出的生活方式，采取有针对性的有力措施。如开展戒烟运动，开展限酒活动，倡导牧民远离烟酒，广泛宣传吸烟、饮酒的危害，提高广大牧民对吸烟、饮酒与高血压关系的认识，提升戒烟率，减少饮酒的人群，减少饮酒量，逐渐建立无烟牧区、低酒牧区。牧区牧民的日常生活离不开奶茶和腌制品（如酸菜、咸菜等），因此要想方设法降低牧民生活中的盐含量，改良奶茶，在奶茶中少加盐，尝试加用其他富含镁或钙的替代品。提倡食用新鲜蔬菜，少吃腌制品。改变膳食成分，减少高热量、高蛋白的肉食量，增加蔬菜摄入量，减低体重。牧区高血压的预防是一个综合预防，重点是减少盐、酒摄入量。坚持这一防治策略，可有效降低牧区牧民的高血压发病率。以高血压健康教育和普及为核心的一级、二级预防尤为重要。对牧民尤其要重视对于有高血压家族史的青少年的健康教育工作，提高高危人群的警惕性。

需要指出的是，我国是一个幅员辽阔的大国，存在着明显的地区差异和民族差异。牧区之间、牧民之间也存在较大差异，遗传、环境因素复杂多变多元，因此对牧区牧民高血压的防治应结合各地区的实际情况和特殊性，积极探索各地区高血压防治的有效方法和模式，切不可人云亦云，千篇一律，

照搬照抄。

（赵兴胜　吴　云　田英杰）

第七节　夜班人员高血压

夜班是一种工时制度，长期夜班是罹患高血压的影响因素。随夜班人员工作年限的增长，昼夜节律紊乱，夜间血压增高，对靶器官的损害累积更加明显。

一、基 础 理 论

（一）流行病学

Ferguson 等[143]对 2151 名工人的高血压事件进行了跟踪调查，显示与非夜班工人相比，所有级别的轮岗工作（>0～5%、>5%～50%、>50%～95%、>95%～100%）和各级轮岗工作（<1%、1%～10%、>10%～20%、>20%～30%和>30%）的 HR 均<1%。在考虑夜间工作和轮班工作组合的模型中，与非夜间工作人员相比，大部分夜间工作和频繁轮班（≥50% 夜间和≥10% 轮班）的工人患高血压的风险最高（HR 4.00，95% CI 1.69～9.52）。结果证明夜间和轮班工作与高血压发生风险升高有关。Trudelx 等[144]对 3547 例白领 5 年 3 个时间点（第 1 年、第 3 年和第 5 年）的数据研究分析提示，长期夜班不仅是持续性高血压的危险因素，还是隐蔽性高血压的独立危险因素。Yamasaki 等观察美国女护士值夜班者发现，51%的夜班者睡眠时收缩压下降程度不到清醒状态下的 10%，且夜班者血压下降幅度比白班者少 5.4mmHg[49]。Su 等[145]研究发现，12h 的夜班可能导致血压升高，并与血压恢复延迟有关。Burdelak 等[146]对 725 名护士和助产士进行了横断面研究，发现夜班与高血压之间的关系随着夜班频率的变化而变化。刘振华[147]等对济南市 415 名白班出租车司机和 304 名夜班出租车司机进行问卷调查，并进行影响因素分析。被调查出租车司机高血压患病率为 33.2%，其中白班司机高血压患病率为 29.9%，夜班司机高血压患病率为 37.8%，夜班司机高血压患病率高于白班司机，差异有统计学意义（P<0.05）。一项以某石油化工企业 2573 名

员工为研究对象，夜班年限>10 年和>20 年的人员罹患高血压的风险均高于夜班年限<10 年者（P<0.05）[148]。一项对 1838 名女性工人的研究表明，上夜班的女性比上白班的女性患高血压的风险增加。对一家大型综合医院的 493 名护士进行横断面调查，也得到了类似的结果。一项大规模新研究对我国 13 个城市的 84 697 名女护士展开调查，调查内容包括收缩压、舒张压、夜班频次和夜班模式及其他可能导致高血压的相关因素。对相关数据的逻辑回归分析结果显示，与不值夜班相比，每月值夜班 5 次或不到 5 次不会增加高血压风险；每月值夜班 6～10 次或 10 次以上，高血压风险分别增加 19% 和 32%。值整个夜班（永久性夜班）则会导致高血压风险增加 46%[149]。

（二）发病因素与发病机制

夜班对健康危害及心血管系统的影响是一种综合作用，包括干扰其社会交往，减少与亲人朋友的共享时间，影响其娱乐及自主安排活动，使其适应社会要求的角色能力下降；夜班使工作人员处在心理活动、生理节奏的低潮期，而白天的睡眠又受到白日生理活动高潮的破坏，缩短睡眠时间，食欲及消化常受影响；引起机体自主神经功能调节及神经内分泌代谢改变，表现为倒夜班者血清胆固醇、血糖、尿酸、尿钾均有所增加，尿中去甲肾上腺素、肾上腺素水平改变，而恢复日班则这些指标又变为正常；夜班者吸烟率上升等[49]。根据 Bonham 等[150]的系统综述和 Meta 分析报道，轮班工人 24h 的能量摄入与固定日工人没有明显差异。Moran-Ramos 等[151]研究表明，特别是 24h 周期的错误时间用餐是轮班工人代谢紊乱风险增加的关键因素。因此，用餐时间和时间营养是重要的考虑因素。Gifkins 等[152]研究表明，在整个夜班期间，夜班护士对食物的渴望、咖啡因摄入和零食行为增加，工作时无法摄入足够的液体。同样，在从事轮班工作的矿工中，他们很难遵循典型的饮食模式。对于空乘人员和长途卡车司机等其他夜班工作人员，由于工作时间的波动，用餐时间和食物的选择受到限制。

Sternberg 等观察发现夜班改变了清醒-睡眠状态血压差值幅度，可见血压波动的节律随清醒-睡眠的节律变化而不是随时间变化而波动。刘亚静等[68]的研究结果显示，男性钢铁工人中倒班者高血压的

患病风险是从不倒班者的 1.22 倍，这可能与倒班使人体生物节律紊乱，引起瘦素水平下降、血清超敏C反应蛋白和皮质醇水平升高有关，其均为高血压发生的诱导因素。与白班工作相比，夜班工作打乱了工人生活作息规律，对身体新陈代谢功能有负面影响，易导致生理功能调节紊乱。据调查显示，多数出租车司机就餐不规律，就餐不规律易导致肥胖，而肥胖也是高血压的危险因素[154]。对夜班司机高血压的多因素回归分析显示，BMI、工作年限、工作时长、兼职、睡眠时长、休息天数、饮酒等是高血压的影响因素。通常来说，夜班工作的体力活动水平影响心血管自主神经的昼夜节律，引起代谢的改变和瘦素水平的下降，以及皮质醇水平和血清高敏C反应蛋白升高等，从而造成心血管疾病发生状况的波动[155]。昼夜节律和代谢紊乱，血液黏稠，胰岛素抵抗，不规律就餐致肥胖，工作、运动时交感神经兴奋，心血管功能增强，表现为心率加快，血压升高。长期夜班引起行为改变如大量饮酒、饮浓茶、饮食不规律等，打乱社会节奏也影响心理健康，且夜班者中部分存在职业紧张因素，不利于血压维持稳定水平[153]。

二、临床特点与处理

（一）临床特点

1. 靶器官损害 人体生理性昼夜节律改变和代谢紊乱，自主神经功能受到干扰，导致高血压，夜间高血压尤为明显。早期可无明显病理改变。长期高血压引起的心脏改变主要是左室肥厚和扩大。全身小动脉病变则主要是壁/腔比值增加和管腔内径缩小，导致重要靶器官如心脑肾组织缺血。长期高血压及伴随的危险因素可促进动脉粥样硬化的形成及发展。目前认为血管内皮功能障碍是高血压最早期和最重要的血管损害[156]。

2. 血压变化特点 人体血压存在昼夜生理性的波动。1963 年，斯耐特等首先观察 12 例健康人血压的昼夜变化。观察到白昼工作时血压升高、心率增快，而在夜间睡眠时血压最低、心率最慢，处于一般正常生活节奏者在上午 6~8 时血压升高，以后轻度下降，在下午 2 时开始上升，至晚 6~8

时达到全天最高峰，再以后血压开始下降，于晚间睡眠中血压降至最低点，最大差值达 40mmHg，睡醒时血压可上升 20mmHg 左右。总的说来，大多数人血压昼夜波动表现为"双峰双谷"型，血浆去甲肾上腺素水平的变化往往与血压波动相平行[49]。

关于原发性高血压患者的血压波动节律及变化也积累了许多资料。冯建章等观察高血压患者与正常血压者有相似的血压生理波动，无论收缩压还是舒张压，两者均以睡眠时最低，运动、工作时最高（$P<0.001$）。余振球等[49]观察正常血压者及高血压患者动态血压发现，在正常生活节奏时 1 级（轻度）高血压患者与正常血压组血压变化相类似，即所谓"双峰-双谷"型波动曲线。但正常人睡眠、工余活动和工作时血压的变化低于高血压患者，提示高血压患者交感神经敏感性增高，血压易受环境因素的影响。

调查健康夜班护士发现，夜班和夜班后清醒期间的收缩压、舒张压与活力指数呈正相关，而与思维意识混乱评分呈负相关；夜班导致血压波动变异性（类似血压波动平滑指数）与精神、体力应激引起的心血管反应降低有关。与偶测血压相比，平均血压及血压波动变异性与靶器官损害关系更密切。如 Houben 等观察视网膜动脉病变，Mayet 等观察左室肥厚改变等发现夜间血压较高或者说正常生活节奏者夜间睡眠血压较高，致使平均血压增高，血压波动呈"非杓型"，高血压靶器官损害和心血管疾病明显增多，程度加重。我国范氏等还观察到长期固定上夜班者高血压休工率明显增高。Hirose 等观察固定夜班男性面包工的血压升高，而在凌晨 1~3 时进行短暂的睡眠则可使其收缩压下降。Gatzka 等认为按觉醒-睡眠周期描述 24h 血压波动呈"杓型"，则夜班使之成为"非杓型"概率增加。Kitamura 等[158]连续观察未经治疗的男性高血压工人在 4 天白班结束日、4 天夜班开始日和结束日的动态血压，结果显示白班期间呈"杓型"节律；夜班第一天睡眠-觉醒周期血压下降仅 8.5%，表现为"非杓型"；4 天夜班结束时，成为"反杓型"（白天睡眠时下降、夜间工作时高）[49]。

此外，工作时长越长，司机持续疲劳越明显，对机体的损害也就越大。与白班司机相比，夜班司机因夜间工作，更易出现压抑、烦躁等状态，而在这种状态下极易引起血压升高，增加心血管疾病的风险。出租车司机作为特殊的职业群体，其工作性质具有"三高一长"的特点（高风险、高压力、高紧张度、上岗时间长），是高血压高发人群。

夜班工作的高血压患者 24h 血压节律特点：①夜班高血压人群心血管系统影响更大，表现为病休率高等。②24h 平均血压升高，睡眠中血压下降幅度减小。③失去正常波动节律，夜班者血压波动呈"非构型"者明显高于白班者。④血压高峰：收缩压在夜间 11 时，舒张压在夜间 10 时[49]。

总之，不同的夜班模式对高血压风险的影响也不同。在 3 种夜班模式中，快速轮换夜班人员患高血压的风险最小，永久性夜班人员患高血压的风险最高[149]。随着工龄的增长，长期夜班对靶器官的损害累积也就更加明显。

（二）处理

1. 科学合理地安排值班时间　尽可能减少夜班次数，避免长期固定夜班（时间尽量不超过 12h）工作；适当控制每天工作时间，提高工作效率，缩短夜班人员的疲劳时间；每次连续的轮班工作控制在 4～5 天，且班次相对固定。加大对长期夜班人员的心理支持，加强营养和体育锻炼，控制体重，这些都是简单可行的帮助人们应对夜班高血压的方案[157]。

2. 规律膳食、合理膳食　根据既往研究[158]，血脂异常、高血压、糖尿病、冠心病、体重增加等与不吃早餐有关。然而，夜班人员的早餐时间取决于前一天最后一次摄入能量的时间，以确保有足够的禁食时间让身体重新调整新陈代谢。Barr 等研究了加拿大成年人早餐、营养摄入量和营养充分性之间的关系，以明确摄入的营养类型。与不吃早餐者相比，早餐食麦片者，纤维及多种维生素和矿物质的摄入量明显更高。Bogalusa 心脏研究报告显示，74% 不吃早餐者，维生素和矿物质摄入量未达到推荐膳食摄入量的 2/3，而吃早餐者这一比例为 41%。在早餐期间摄入蛋白质会更有饱腹感，并降低食欲调节胃饥饿素的浓度。Almoosawi 等建议，可以通过增加早晨碳水化合物的摄入量来获得对代谢综合征的长期保护作用。一些研究发现，夜班人员在上夜班时有进食行为，主要是高碳水化合物食物。夜间进食模仿了 Stunkard 等在 1955 年首次描述的夜

食综合征（night-eating syndrome，NES）效应。St-Onge、Berg 和 Cleator 等的多项研究报道称，深夜用餐与肥胖和心脏代谢健康相关。与高脂饮食相比，夜间食用富含碳水化合物的食物更容易增加困倦程度，并降低精神表现，这与身体行为相反。同时，与其他大量营养素摄入相比，蛋白质摄入与饥饿感减弱、饱腹感增加和热量摄入减少之间存在关联。由于生热效应，富含蛋白质的膳食能促进更高的饱腹感和警觉性。因此，建议夜班人员在夜间食用高蛋白食物，减少摄入富含碳水化合物的食物，以便从事高效的夜班工作。

3. 养成科学合理的睡眠方式，学会自我调节，保证充足的睡眠　夜班人员应养成良好的作息习惯，以保证睡眠质量。建议夜班后最少有 2 天完整夜晚睡眠，以便消除疲劳和恢复生物节律。睡前应保证舒适、安静的睡眠环境以及轻松愉快的心理状态，可用热水泡脚和听一些轻松舒缓的音乐。LÚCIA 等在巴西里约热内卢的 18 家大型公立医院进行了一项横断面研究（2588 名女性注册护士），称午睡（即任何睡眠时间小于平均夜间睡眠时间的 50% 的睡眠发作）可以部分弥补夜间工作导致的睡眠不足，也被认为有利于昼夜节律同步，这可能与褪黑素水平的增加进而使血压下降有关，有利于夜班人员的健康[159]。夜班人员应合理安排工作，建立有效缓解压力的方法，促进心理健康。

4. 单一及联合用药　根据患者危险因素、临床靶器官损害、合并心血管疾病情况，以及药物对夜间血压水平与血压昼夜节律的影响，单一及联合用药。目前大多数研究结果显示，心肌缺血、室性心律失常、心绞痛和心脏猝死的发病呈现昼夜节律性变化。这些疾病的发病高峰时间均在上午 6～12 时，而人的生理因素（如血压、心率、血小板凝聚作用、儿茶酚胺的释放）也遵循某一节律变化。因此，在高血压诊治过程中应掌握这些节律变化，并结合药物的药代动力学、药效学变化规律，制定最佳的治疗方案，将有利于提高药物的疗效，降低药物的不良反应[49]。

近年来，在高血压药物治疗中，已注意到人体血压有明显的昼夜变化节律，而控制高血压达到保护靶器官的目的，必须要求 24h 内降低血压，因而要求抗高血压药物具有 24h 内稳定而持续降压的能力。临床观察表明长效抗高血压药物较短效抗高血

压药物能更好地达到上述要求，其指标是降压作用的谷峰比值（trough-to-peak ratio，T/P），即一次给药间隔末和第二次给药前的血压下降值（谷值）与该药物最大效应时的血压下降幅度（峰值）的百分比。通常，长效作用药物的降压 T/P 高，T/P 的最小值应在 50%～66%。而短效作用者的 T/P 较低。高 T/P 表明在给药间隔内降压作用的波动小，有利于靶器官保护[49]。

（1）长效抗高血压药物的应用：《中国高血压防治指南（2018 年修订版）》推荐尽可能使用给药 1 次/天而有 24h 持续降压作用的长效药物，以有效控制夜间血压，更有效预防心血管疾病发生。对夜间血压增高的患者可调整用药时间或在睡前加用中长效药物，建议尽量选用长效抗高血压药，服用方便，有利于改善治疗依从性，稳定控制血压。

对控制夜间高血压而言，目前的研究结果多表明 ACEI 和 ARB 可降低夜间高血压、恢复正常生理节律；CCB 对恢复血压生理节律有益；利尿剂对生理节律无明显影响；β 受体阻滞剂的降压效果在清醒时更明显[160]。

长效抗高血压药物如氨氯地平（T/P：67%～88%）5～10mg，每天 1 次；硝苯地平控释片（T/P＞50%）30～60mg，每天 1 次；依那普利、赖诺普利 T/P 随剂量而变，为 40%～80%，赖诺普利 10～20mg，每天 1 次；雷米普利 2.5mg，每天 1 次；依那普利 10～20mg，每天 1 次。Ang Ⅱ 受体阻滞剂氯沙坦 50～100mg，每天 1 次；缬沙坦 80～160mg，每天 1 次。选用短效药物如硝苯地平（T/P：18%～65%）10～20mg，3～4 次/天；卡托普利（T/P：10%～40%）12.5～25mg，2～3 次/天，且宜在晚上 8 时加量服用[49]。

有条件者应先行动态血压监测，再具体调整用药，临床观察满意后再做动态血压监测评价，做到治疗个体化。另外，进一步观察夜班对高血压患者治疗的影响，了解对血压波动影响的确切机制，有利于合理用药治疗高血压。注意这里主要指原发性高血压，至于继发性高血压，其生理节奏常呈"非杓型"，治疗则仍以治疗原发性高血压为主[49]。

（2）时间治疗学的应用：夜间高血压的治疗需要考虑到血压昼夜节律中的 2 种异常情况——非杓型和血压晨峰。调整给药时间可改变血压的昼夜节律，通过调整给药时间来影响血压，称为时间治疗学。对于夜间血压升高、非杓型高血压患者，调整使用抗高血压药物的时间，有利于血压昼夜节律的恢复及从非杓型血压转化为杓型[160]。时间治疗学是通过在最恰当的时机给药以达到增强药物疗效并提高对药物耐受性的治疗方法，对于夜间高血压，降压治疗应在夜间给药，以获得与血压正常昼夜节律变化一致的血压下降效果，降低发病率和死亡率。

一些研究表明[161]，夜晚服用抗高血压药可能较白昼服药减少心血管事件。Herminda 等[162]研究表明，与早晨一次性使用所有抗高血压药物相比，将一种或多种抗高血压药物移至睡前使用能更好地改善血压控制，更好地减少非杓型高血压患病率，更为重要的是能降低心血管事件发病率和死亡率。Farah 等[163]研究表明，与上午使用抗高血压药物相比，晚上睡前服用抗高血压药物不但可以改善血压控制和减少非杓型高血压患病率，而且能显著降低心血管病的风险。因此，研究者提出对于夜间血压控制欠佳者，应先考虑将抗高血压药物调整至夜间睡前使用。

（3）联合用药：CCB 联合 ACEI 时，在随访期间的血压变异性相较于 CCB 联用 β 受体阻滞剂和 CCB 联用利尿剂时有可能更低。ACEI 联合 CCB 比 AECI 联合利尿剂的疗效更佳[164]。

三、预防与预后

要重视夜班人员健康教育，如什么是高血压、高血压的危害、健康生活方式、定期监测血压、非药物治疗与长期随访的重要性和坚持终身治疗的必要性、正确认识抗高血压药物的疗效和不良反应。夜班人员高血压患者的预后不仅与血压水平有关，而且与是否合并其他心血管疾病危险因素及靶器官损害程度有关。高血压与动脉粥样硬化密不可分，其严重程度与高血压的治疗和预后密切相关。此外，还应注意减轻精神压力，保持心态平衡，保证睡眠质量。

（司胜勇）

参 考 文 献

[1] Li R，Gao X，Liu B，et al. Prospective cohort study to

elucidate the correlation between occupational stress and hypertension risk in oil workers from Kelamayi City in the Xinjiang Uygur Autonomous Region of China[J]. Int J Environ Res Public Health，2016，14（1）：1.

[2] 王耀，白园园. 1638 名石油工人健康体检结果分析[J]. 中外医学研究，2014，12（31）：93-94.

[3] Mukhanietzianov AM. The substantiation of activities concerning primary prevention of stroke in working population[J]. Probl Sotsialnoi Gig Zdravookhranenniiai Istor Med，2015，23（2）：18-22.

[4] Wiwanitkit V. Benzene exposure and hypertension：An observation[J]. Cardiovasc J Afr，2007，18（4）：264-265.

[5] Attarchi M，Golabadi M，Labbafinejad Y，et al. Combined effects of exposure to occupational noise and mixed organic solvents on blood pressure in car manufacturing company workers[J]. Am J Ind Med，2013，56（2）：243-251.

[6] Balligand JL，Cannon PJ. Nitric oxide synthases and cardiac muscle. Autocrine and paracrine influences[J]. Arterioscler Thromb Vasc Biol，1997，17（10）：1846-1858.

[7] Mei H，Gu D，Rice TK，et al. Heritability of blood pressure responses to cold pressor test in a Chinese population[J]. Am J Hypertens，2009，22（10）：1096-1100.

[8] 赵乐修，孟庆目，张振华. 新疆油田中老年职工高血压易患因素流行病学研究[J]. 中国公共卫生学报，1992，（3）：149-150.

[9] Unverdorben M，von HK，Winkelmann BR. Smoking and atherosclerotic cardiovascular disease：Part Ⅱ：Role of cigarette smoking in cardiovascular disease development[J]. Biomark Med，2009，3（5）：617-653.

[10] Kersten N，Backé E. Occupational noise and myocardial infarction：Considerations on the interrelation of noise with job demands[J]. Noise Health，2015，17（75）：116-122.

[11] Consoli SM. Occupational stress and myocardial infarction[J]. Presse Med，2015，44（7-8）：745-751.

[12] Selander J，Bluhm G，Nilsson M，et al. Joint effects of job strain and road-traffic and occupational noise on myocardial infarction[J]. Scand J Work Environ Health，2013，39（2）：195-203.

[13] Hardy ST，Loehr LR，Butler KR，et al. Reducing the blood pressure-related burden of cardiovascular disease：Impact of achievable improvements in blood pressure prevention and control[J]. J Am Heart Assoc，2015，4（10）：e002276.

[14] 王文. 全面理解 2010 年中国高血压防治指南九项要点[J]. 中国心血管杂志，2011，16（5）：325-327.

[15] Blowey DL. Diuretics in the treatment of hypertension[J]. Pediatr Nephrol，2016，31（12）：2223-2233.

[16] 支晨曦，刘雪洋，潘宏伟，等. 河南省男性煤矿工人粉尘暴露与高血压发病风险的关联研究[J]. 中华预防医学杂志，2019，53（6）：597-603.

[17] 王苏中，徐惠琴. 北京方庄社区高血压患病率与管理现状的调查[J]. 中国慢性病预防与控制，2001，11：32-34.

[18] 高鸿山，曹东明，高焕萍. 枣庄矿区高血压患病情况调查[J]. 中国煤炭工业医学杂志，2010，2：267-269.

[19] 李慧珍. 山西阳泉二矿煤矿工人高血压患病率调查[J]. 医学理论与实践，2010，23：240-242.

[20] 顾东风，何江，吴锡桂，等. 中国成年人高血压患病率、知晓率、治疗率和控制情况[J]. 中华预防医学杂志，2003，37：84-89.

[21] 邱卉，范红敏，秦天榜，等. 职业因素与煤矿工人高血压前期和高血压的关系研究[J]. 工业卫生与职业病，2013，39（5）：288-292.

[22] Ross RR，Alnaier EM. Intervention in occupational stress [M]. Londen：Sage Publications，1994，11.

[23] Steptoe A，Willemsen G. The influence of low job control on ambulatory blood pressure and perceived stress over the working day in men and women from the Whitehall Ⅱ cohort [J]. Hypertens，2004，2：915-920.

[24] Guimont C，Brisson C，Dagenais GR，et al. Effects of job strain on blood pressure：A prospectivestudy of male and female white-collar workers [J]. Am Public Health，2006，96：1436-1443.

[25] 范琳波，刘萍，尚莉，等. 1244 名高校教职工职业紧张与血压的关系[J]. 环境与职业医学，2009，（4）：345-348.

[26] Ohlin B，Berglund G. Job strain in men but not in women predicts a significant rise in blood pressure after 6. 5 years of follow-up [J]. Hypertens，2007，22：525-531.

[27] Cooper CL，Stutherland VJ. Job stress, mental health and accidents among off shore workers in the oil and gas extraction industries[J]. Occup Med，1987，29：119-125.

[28] Cesana G，Sega R，Ferrario M，et al. Job strain and blood pressure in employed men and women：A pooled analysis of four northern Italian population samples[J]. Psychosom Med，2003，65：558-563.

[29] Landsbergis PA，Schnall PL，Pickering TG，et al. Life-course exposure to job strain and ambulatory blood pressure in men[J]. Am Epidematol，2003，157：998-1006.

[30] 姜存国，张印明，杨承华. 兖州矿区煤矿工人高血压流行病学分析[J]. 中西医结合心血管病杂志，2007，10：21-23.

[31] SA Maksimov，AE Skripchenko，GV Artamonova. Role of healthy worker effect in epidemiology of arterial hypertension of miners[J]. Human Ecology，2015，9：15-20.

[32] Wang Shu-ping，Fan Jing-jing，Luo Chen et al. Investigation

on health status of cardiovascular system among tunnelers in Datun underground coal mine[J]. Prev Med, 2012, 24: 168-172.

[33] Sun Q, Ma JS, Wang H, et al. Associations between dietary patterns and 10-year cardiovascular disease risk score levels among Chinese coal miners-across-sectional study[J]. BMC Public Health, 2019, 19（1）: 1704-1717.

[34] Jing Liu, Ming Xu, Lu Ding et al. Prevalence of hypertension and noise-induced hearing loss in Chinese coal miners[J] Thorac Dis, 2016, 8: 422-429.

[35] 孙震, 李娜, 蒋晓霞. 2015 年张家港市职业人群高血压患病率调查[J]. 河南预防医学杂志, 2017, 28（5）: 373-375.

[36] Stamler R, Stamler J, Reidlinger WF, et al. Weight and blood pressure: Findings in hypertension screening of 1 million Americans[J]. JAMA, 1978, 240（15）: 1607-1610.

[37] Yang K, Jiang X, Cheng S, et al. Effects of coke oven emissions and benzo[a] pyrene on blood pressure and electrocardiogram in coke oven workers[J]. J Occup Health, 2017, 59（1）: 1-7.

[38] 张永雷, 吕懿, 李扬帆, 等. 焦炉工人高血压发病队列研究[J]. 中国药物与临床, 2016, 16（12）: 1705-1709.

[39] Macmahon SW, Blacket RB, Macdonald GJ, et al. Obesity, alcohol consumption and blood pressure in Australian men and women: The national heart foundation of Australia risk fact or prevalence study[J]. Hypertens, 1984, 2: 85.

[40] Men R, Li Y. Study on the expression levels of plasma aldosterone in coalminers with hypertension[J]. Chinese J Ind Med Aug, 2004, 17: 233-239.

[41] Lehnert BE. Pulmonary and thoracic macrophage subpopulations and clearance of particles from the lung[J]. Environ Health Perspect, 1992, 97: 17-46.

[42] Miller BG, maccalman L. Cause-specific mortality in British coal workers and exposure to respirable dust and quartz[J]. Occup Environ Med, 2010, 67（4）: 270-276.

[43] 姚三巧, 么太成. 特殊环境与高血压[M]//吴寿岭, 王冬梅, 高竞生, 等. 临床高血压病学. 北京: 北京大学医学出版社, 2015: 56-59.

[44] 曹香府. 煤工尘肺患者脉压水平对心血管疾患的影响研究[C]. 中国职业安全健康协会2015年学术年会论文集（下册）. 中国职业安全健康协会, 2015.

[45] Chen W, Liu Y, Wang H, et al. Long-term exposure to silica dust and risk of total and cause-specific mortality in Chinese workers: A cohort study[J]. PLoS Med, 2012, 9（4）: e1001206.

[46] 崔凤涛. 淮北矿业集团煤工尘肺流行规律及发病预测和防治效益研究[D]. 唐山: 华北理工大学, 2016.

[47] 赖智维, 王枭冶, 谭红专, 等. 煤矿井下作业对工人心

血管系统的影响[J]. 中南大学学报: 医学版, 2015, 40（10）: 1103-1108.

[48] 张淑芬, 李应光. 不同文化程度煤矿工人的高血压相关知识知晓状况[J]. 中国健康教育, 2006, 22（1）: 56-57, 60.

[49] 余振球, 赵连友, 惠汝太, 等. 实用高血压学. 第3版[M]. 北京: 科学出版社, 2007: 1019-1026.

[50] 田慧, 潘长玉, 陆菊明, 等. 糖代谢异常人群中冠心病、高血压的患病率及危险因素调查[J]. 中华内科杂志, 1996, （5）: 19-22.

[51] 李巧先, 张春梅. 包头钢铁公司职工高血压患病及血压分布现状[J]. 中国慢性病预防与控制, 2008, （1）: 87, 88.

[52] 崔诗悦, 袁聚祥. 某大型钢厂钢铁工人高温累积暴露量和高血压关系的研究[J]. 中华劳动卫生职业病杂志, 2020, 38（9）: 668-671.

[53] 王灿, 金焕荣, 裴秋铭, 等. 高温作业者血浆内皮素和降钙素基因相关肽水平的研究[J]. 工业卫生与职业病, 2002, （6）: 328-330.

[54] 朱玲勤, 刘法东, 聂黎虹, 等. 高温高湿环境对自发性高血压大鼠胸主动脉血管反应性的影响[J]. 环境与健康杂志, 2018, 35（11）: 966-969, 1034.

[55] 刘诗颖, 陈杰, 李赓觅, 等. 高温高湿环境对 Wistar 大鼠生理病理的影响研究[J]. 西南军医, 2018, 20（1）: 1-4.

[56] 秦盛, 杨永忠, 郑子薇, 等. 职业高温暴露与钢铁工人血脂异常的相关性[J]. 环境与职业医学, 2021, 38（6）: 593-599.

[57] Tang YM, Wang DG, Li J, et al. Relationships between micronutrient losses in sweat and blood pressure among heat-exposed steelworkers[J]. Ind Health, 2016, 54（3）: 215-223.

[58] Zhou F, Shrestha A, Mai S, et al. Relationship between occupational noise exposure and hypertension: A cross-sectional study in steel factories[J]. Am J Ind Med, 2019, 62（11）: 961-968.

[59] Tong J, Wang Y, Yuan J, et al. Effect of interaction between noise and A1166C site of AT_1R gene polymorphism on essential hypertension in an iron and steel enterprise workers[J]. J Occup Environ Med, 2017, 59（4）: 412-416.

[60] Spreng M. Noise induced nocturnal cortisol secretion and tolerable overhead flights[J]. Noise Health, 2004, 6（22）: 35-47.

[61] 俞发荣, 李建军, Yu Xin, 等. 干预措施对噪声污染大鼠脑组织基因表达及去甲肾上腺素水平的影响[J]. 生态科学, 2019, 38（3）: 189-194.

[62] Liu L, Kauri LM, Mahmud M, et al. Exposure to air pollution near a steel plant and effects on cardiovascular

physiology: A randomized crossover study[J]. Int J Hyg Environ Health, 2014, 217 (2-3): 279-286.

[63] Mills NL, Törnqvist H, Robinson SD, et al. Diesel exhaust inhalation causes vascular dysfunction and impaired endogenous fibrinolysis[J]. Circulation, 2005, 112 (25): 3930-3936.

[64] 崔诗悦, 袁聚祥. 基于限制性立方样条模型分析某大型钢厂工人粉尘累积暴露量和高血压关联性研究[J]. 中国公共卫生, 2020, 36 (9): 1286-1291.

[65] Shi P, Jing H, Xi S. Urinary metal/metalloid levels in relation to hypertension among occupationally exposed workers[J]. Chemosphere, 2019, 234: 640-647.

[66] Pavlyushchik O, Afonin V, Fatykhava S, et al. Macro-and Microelement status in animal and human hypertension: The role of the ACE gene I/D polymorphism[J]. Biol Trace Elem Res, 2017, 180 (1): 110-119.

[67] Suwazono Y, Dochi M, Sakata K, et al. Shift work is a risk factor for increased blood pressure in Japanese men: A 14-year historical cohort study[J]. Hypertension, 2008, 52 (3): 581-586.

[68] 刘亚静, 王朝阳, 范红敏, 等. 男性钢铁工人倒班年限与高血压患病的关系: 基于限制性立方样条模型[J]. 环境与职业医学, 2016, 33 (9): 839-844.

[69] Oishi M, Suwazono Y, Sakata K, et al. A longitudinal study on the relationship between shift work and the progression of hypertension in male Japanese workers[J]. J Hypertens, 2005, 23 (12): 2173-2178.

[70] 刘靖, 卢新政, 陈鲁原, 等. 中国中青年高血压管理专家共识[J]. 中华高血压杂志, 2020, 28 (4): 316-324.

[71] 史平, 黎英, 任福秀, 等. 首钢职工慢性非传染性疾病及危险因素调查分析[J]. 中国健康教育, 2009, 25(4): 304-306.

[72] Heidary E, Latifi SM, Afshari D. Prevalence of metabolic syndrome and its associated factors among Iranian steel workers[J]. Work, 2021, 68 (1): 181-188.

[73] 岳寒, 顾东风, 吴锡桂, 等. 首都钢铁公司 5137 名男工心肌梗死发病危险因素的研究[J]. 中华预防医学杂志, 2004, (1): 43-46.

[74] 吴锡桂, 顾东风, 武阳丰, 等. 首都钢铁公司人群心血管病 24 年干预效果评价[J]. 中华预防医学杂志, 2003, (2): 21-25.

[75] 王健松, 郭来敬, 胡大一. 钢铁冶金企业高血压防治的研究[J]. 临床荟萃, 2010, 25 (19): 1747-1749.

[76] 武建辉, 王海东, 王洁, 等. 钢铁工人职业紧张与颈动脉粥样硬化关系的现况研究[J]. 中国全科医学, 2020, 23 (20): 2589-2593.

[77] 彭光义, 郑进昌. 噪声环境下氨氯地平对高血压患者中肾素活性的影响[J]. 中国当代医药, 2013, 20 (14): 25-26.

[78] 曹天秀, 赵连成, 周北凡, 等. 限盐膳食干预的试点研究[J]. 中国慢性病预防与控制, 1993, (5): 225-227, 240.

[79] 施仲伟, 冯颖青, 王增武, 等. β受体阻滞剂在高血压应用中的专家共识[J]. 中华高血压杂志, 2019, 27(6): 516-524.

[80] 刘玉华, 郑军, 翟丽红, 等. 2007—2010 年度军事飞行人员住院疾病谱分析[J]. 军医进修学院学报, 2012, 33 (12): 1224-1226.

[81] 刘玉华, 郑军, 翟丽红, 等. 2007—2009 年军事飞行人员飞行不合格疾病谱分析[J]. 军医进修学院学报, 2011, 32 (9): 883-884+889.

[82] 于东睿, 王学娟, 王广云, 等. 2010—2015 年飞行不合格飞行人员疾病谱分析[J]. 空军医学杂志, 2016, 32 (5): 292-294, 298.

[83] 崔丽, 徐先荣, 郑军, 等. 军事飞行人员医学停飞疾病谱 10 年回顾分析[J]. 空军医学杂志, 2021, 37 (3): 194-198.

[84] 刘玉, 马贵喜, 秦世贞, 等. 夏季低空飞行对飞行员血浆血管紧张素 II 及肾上腺髓质素含量的影响[J]. 中华劳动卫生职业病杂志, 2004, 22 (2): 58-59.

[85] 肖晓光, 陈同欣, 刘庆元, 等. 军事飞行学员医学停飞疾病谱分析[J]. 中华航空航天医学杂志, 2014, 25(1): 10-13.

[86] Newman DG, Callister R. Flying experience and cardiovascular response to rapid head-up tilt in fighter pilots[J]. Aviat Space Environ Med, 2009, 80 (8): 723-726.

[87] Sundblad P, Kölegård R, Migeotte PF, et al. The arterial baroreflex and inherent G tolerance[J]. Eur J Appl Physiol, 2016, 116 (6): 1149-1157.

[88] Tomei F, De Sio S, Tomao E, et al. Occupational exposure to noise and hypertension in pilots[J]. Int J Environ Health Res, 2005, 15 (2): 99-106.

[89] Münzel T, Sørensen M. Noise pollution and arterial hypertension[J]. Eur Cardiol, 2017, 12 (1): 26-29.

[90] Münzel T, Gori T, Babisch W, et al. Cardiovascular effects of environmental noise exposure[J]. Eur Heart J, 2014, 35 (13): 829-836.

[91] 《中国高血压防治指南》修订委员会, 高血压联盟(中国), 中华医学会心血管病学分会, 等. 中国高血压防治指南(2018 年修订版)[J]. 中国心血管杂志, 2019, 24 (1): 24-56.

[92] Qi Y, Han X, Zhao D, et al. Long-term cardiovascular risk associated with stage 1 hypertension defined by the 2017 ACC/AHA Hypertension Guideline[J]. J Am Coll Cardiol, 2018, 72 (11): 1201-1210.

[93] 洪碧光, 姜朝妍. 海船船员适任考试培训用书: 船长业务[M]. 大连: 大连海事大学出版社, 2001: 389-340.

[94] 凌金万. 远洋船员高血压病调查[J]. 中华航海医学杂志, 1995,（4）: 44-45.

[95] 陆芳芳. 国际海员 2008—2015 年 BMI、血压、血糖异常变化趋势及危险因素分析[D]. 广州: 广东药科大学, 2017.

[96] 李磊. 远洋海员高血压患病现状及影响因素分析[D]. 济南: 泰山医学院, 2011.

[97] 陈筱萍, 周元福. 航运船员职工高血压发病情况调查及预防护理[J]. 中外医学研究, 2011, 9（29）: 138-139.

[98] 张学艳, 俞敏, 顾娟, 等. 中国海员高血压流行现状及影响因素研究[J]. 东南大学学报（医学版）, 2016, 35（4）: 583-585.

[99] Tu M, Jepsen JR. Hypertension among danish seafarers[J]. Int Marit Health, 2016, 67（4）: 196-204.

[100] Oldenburg M, Jensen HJ, Latza U, et al. Coronary risks among seafarers aboard German-flagged ships[J]. Int Arch Occup Environ Health, 2008, 81（6）: 735-741.

[101] Baygi F, Jensen OC, Qorbani M, et al. Prevalence and associated factors of cardio-metabolic risk factors in Iranian seafarers[J]. Int Marit Health, 2016, 67（2）: 59-65.

[102] Sagaro GG, Battineni G, Di Canio M, et al. Self-reported modifiable risk factors of cardiovascular disease among seafarers: A cross-sectional study of prevalence and clustering[J]. J Pers Med, 2021, 11（6）: 512.

[103] 王伟文, 廖晓阳, 邓文清, 等. 成都农村社区纯务农居民高血压及其影响因素调查研究[J]. 中国全科医学, 2014, 17: 1639-1642.

[104] 杨瑛, 马爱国, 姜先雁, 等. 不同膳食结构与心血管病危险——青岛港健康研究[J]. 中国分子心脏病学杂志, 2007, 7: 277-280.

[105] 伍冬冬, 郑杰, 尹志勤, 等. 现役男性海员高尿酸血症的调查及影响因素分析[J]. 中华航海医学与高气压医学杂志, 2021, 28（2）: 142-146.

[106] 杨历浩, 李莉, 崔天祥, 等. 原发性高血压患者晨峰血压与血尿酸的相关性[J]. 中国老年学杂志, 2017, 37（7）: 1628-1630.

[107] Sagaro GG, Di Canio M, Amenta F. Correlation between body mass index and blood pressure in seafarers[J]. Clin Exp Hypertens, 2021, 43（2）: 189-195.

[108] 姜先雁, 窦相峰, 杨瑛, 等. 饮酒量与血压相关性研究[J]. 中国慢性病预防与控制, 2006, 14: 91-93.

[109] Kitamura T, Onishi K, Dohi K, et al. Circadian rhythm of blood pressure is transformed from a dipper to a non-dipper pattern in shift workers with hypertension[J]. J Hum Hypertens, 2002, 16（3）: 193-197.

[110] Esquirol Y, Perret B, Ruidavets JB, et al. Shift work and cardiovascular risk factors: New knowledge from the past decade[J]. Arch Cardiovasc Dis, 2011, 104（12）:

636-668.

[111] Bolm-Audorff U, Hegewald J, Pretzsch A, et al. Occupational noise and hypertension risk: A systematic review and meta-analysis[J]. Int J Environ Res Public Health, 2020, 17（17）: 6281.

[112] Babisch W. Stress hormones in the research on cardiovascular effects of noise[J]. Noise Health, 2003, 5（18）: 1-11.

[113] Maschke C, Rupp T, Hecht K, The inflluence of stressors on biochemical reactions-a review of present scientifific findings with noise[J]. Int J Hyg Environ Health, 2000, 203: 45-53.

[114] 朱国锋, 何存道. 中国海员心理健康状况及其影响因素研究[J]. 中国航海, 2002,（3）: 59-63, 66.

[115] 杨元戎, 卢磊. 新冠肺炎疫情影响下海员心理问题及因应对策[J]. 中国海事, 2020,（12）: 39-41.

[116] Qin W, Li L, Zhu D, et al. Prevalence and risk factors of depression symptoms among Chinese seafarers during the COVID-19 pandemic: A cross-sectional study[J]. BMJ Open, 2021, 11（6）: e48660.

[117] Seldenrijk A, Vogelzangs N, Batelaan NM, et al. Depression, anxiety and 6-year risk of cardiovascular disease[J]. J Psychosom Res, 2015, 78（2）: 123-129.

[118] Johnson HM. Anxiety and hypertension: Is there a link? A literature review of the comorbidity relationship between anxiety and hypertension[J]. Curr Hypertens Rep, 2019, 21（9）: 66.

[119] 曾伟杰, 支晓兴, 吴新文, 等. 应激对海员心理及血清甲状腺素、睾酮和皮质醇含量的影响[J]. 中华航海医学与高气压医学杂志, 2004, 11: 20-22.

[120] 李珂娴, 沈先荣, 何颖, 等. 长航对不同年龄和工龄的船员血清激素水平的影响[J]. 中华航海医学与高气压医学杂志, 2018, 25（1）: 9-11.

[121] Sagaro GG, Dicanio M, Battineni G, et al. Incidence of occupational injuries and diseases among seafarers: A descriptive epidemiological study based on contacts from onboard ships to the Italian Telemedical Maritime Assistance Service in Rome, Italy[J]. BMJ Open, 2021, 11（3）: e44633.

[122] Oldenburg M, Herzog J, Harth V. Seafarer deaths at sea: A German mortality study[J]. Occup Med(Lond), 2016, 66（2）: 135-137.

[123] 张永生, 孙铁军, 姜枫, 等. 海勤人员高血压病患者靶器官损害[J]. 中华航海医学与高气压医学杂志, 2001,（2）: 86-88.

[124] 冉守连, 晏昆, 林涛, 等. 老年海员脑梗死的临床特点分析[J]. 中华航海医学与高气压医学杂志, 2011, 18（4）: 247-248.

[125] 荣志宏. 健康教育、行为干预对高血压患者治疗依从

性的影响[J]. 中国医药导报，2011，8：132-132.

[126] 辛苏宁，吕全江，李兵，等. 不同舰船种类海员的血压差别探讨[J]. 中华航海医学与高气压医学杂志，2002，9：73-74.

[127] 胡玉冰. 高血压病前期人群综合干预效果评价[J]. 中国医学创新，2010，7：160-161.

[128] 胡以松，姚崇华，王文志，等. 2002年中国部分民族高血压患病情况[J]. 卫生研究，2006，（5）：573-575.

[129] 王家威，樊琼玲，徐月贞，等. 哈萨克族老年牧民高血压、高血压前期患病率与高血压控制情况及影响因素分析[J]. 现代预防医学，2019，46（16）：2965-2969，3000.

[130] Liang YJ，Xi B，Hu YH，et al. Trends in blood pressure and hypertension among Chinese children and adolescents：China Health and Nutrition Surveys 1991-2004[J]. Blood Press，2011，20（1）：45-53.

[131] Mills KT，Bundy JD，Kelly TN，et al. Global disparities of hypertension prevalence and control：A systematic analysis of population-based studies from 90 countries[J]. Circulation，2016，134（6）：441-450.

[132] Horn LV，Tian L，Neuhouser ML，et al. Dietary patterns are associated with disease risk among participants in the Women's Health Initiative Observational Study[J]. J Nutr，2012，142（2）：284-291.

[133] Shen Y，Wang X，Wang Z，et al. Prevalence，awareness，treatment，and control of hypertension among Chinese working population：Results of a workplace-based study[J]. J Am Soc Hypertens，2018，12（4）：311-322.

[134] 孙刚，杨晓敏，王国君，等. 内蒙古地区蒙古族和汉族高血压患病率及危险因素的差异性[J]. 中华高血压杂志，2013，21（10）：965-968.

[135] 姜海涛，王宇楠，焦应博，等. 赤峰地区蒙古族高血压现状的研究[J]. 山西医药杂志，2018，47（16）：1887-1890.

[136] 李立明，饶克勤，孔灵芝，等. 中国居民营养与健康状况调查技术执行组. 中国居民2002年营养与健康状况调查[J]. 中华流行病学杂志，2005，（7）：478-484.

[137] 袁玉敏. 新疆额敏县成人高血压知晓率、治疗率及控制率的研究分析[D]. 乌鲁木齐：新疆医科大学，2018.

[138] Wu YK，Lu CQ，Gao RC，et al. Nation-wide hypertension screening in China during 1979-1980[J]. Chin Med J，1982，95：101.

[139] 吴广，田英杰，迎春，等. 内蒙古部分地区蒙古族与汉族居民高血压危险因素的差异性分析[J]. 中国心血管杂志，2020，25（4）：361-366.

[140] Pugliese SC，Kumar S，Janssen WJ，et al. A time-and compartmentspecific activation of lung macrophages in hypoxic pulmonary hypertension[J]. J Immunol，2017，198（12）：4802-4812.

[141] 方湘，潘小蓉，程毅松，等.《中青年高血压管理中国专家共识》解读[J]. 中国循证医学杂志，2020，20（7）：753-758.

[142] 中国老年学和老年医学学会心脑血管病专业委员会，中国医师协会心血管内科医师分会. 老年高血压的诊断与治疗中国专家共识（2017版）[J]. 中华内科杂志，2017，56（11）：885-893.

[143] Ferguson JM，Costello S，Neophytou AM，et al. Night and rotational work exposure within the last 12 months and risk of incident hypertension[J]. Scandinavian Journal of Work，Environment & Health，2019，45（3）：256-266.

[144] Trudel X，Brisson C，Gilbert-Ouimet M，et al. Long working hours and the prevalence of masked and sustained hypertension[J]. Hypertension，2020，75（2）：532-538.

[145] Su TC，Lin LY，Baker D，et al. Elevated blood pressure，decreased heart rate variability and incomplete blood pressure recovery after a 12-h night shift work[J]. J Occup Health，2008，50：380-386.

[146] Burdelak W，Bukowska A，Krysicka J，et al. Night work and health status of nurses and midwives cross-sectional study[J]. Med Pr，2012，63（5）：517-529.

[147] 刘振华，王欲晓，闫凤凤，等. 不同班次出租车司机高血压危险因素分析[J]. 中华劳动卫生职业病杂志，2015，33（4）：263-265.

[148] 郑莹，廖锡庆，王海兰，等. 倒班对石油化工企业员工高血压的影响[J]. 中国职业医学，2017，44（6）：745-748，753.

[149] Zhao B，Li J，Feng D，et al. Effect of frequency and pattern of night shift on hypertension risk in female nurses：A cross-sectional study[J]. Journal of Hypertension，2020，39（6）：1170-1176.

[150] Bonham MP，Bonnell EK，Huggins CE. Energy intake of shift workers compared to fixed day workers：A systematic review and meta-analysis[J]. Chronobiol Int，2016，33（8）：1086-1100.

[151] Moran-Ramos S，Baez-Ruiz A，Buijs RM，et al. When to eat? The influence of circadian rhythms on metabolic health：Are animal studies providing the evidence?[J]. Nutr Res Rev，2016，29（2）：180-193.

[152] Gifkins J，Johnston A，Loudoun R. The impact of shift work on eating patterns and self-care strategies utilised by experienced and inexperienced nurses[J]. Chronobiol Int，2018，35（6）：811-820.

[153] 韩瑞，连玉龙，王磊，等. 不同工龄职业人群心理健康与职业紧张相关性研究[J]. 中国健康心理学杂志，2016，24（1）：45-48.

[154] 王志宏，张兵，王惠君，等. 我国成年人体质量指数

及动态变化对高血压发病的影响[J]. 中华高血压杂志, 2010, 18 (12): 1173-1176.

[155] Ito H, Nozaki M, Maruyama T, et al. Shift work modifies the circadian patterns of heart rate variability in nurses[J]. Int J Cardiol, 2001, 79 (2-3): 231-236.

[156] 王辰, 王建安. 内科学[M]. 3 版. 北京: 人民卫生出版社, 2015.

[157] 陈素坤, 李德明. 倒班工作对护士睡眠质量的影响[J]. 中华医院管理杂志, 1994, 10 (7): 420-421.

[158] Mohd AN, Juliana N, Mohd FTN, et al. Consequences of circadian disruption in shift workers on chrononutrition and their psychosocial Well-Being[J]. Int J Environ Res Public Health, 2020, 17 (6): 2043.

[159] Rotenberg L, Silva-Costa A, Vasconcellos-Silva PR, et al. Work schedule and self-reported hypertension-the potential beneficial role of on-shift naps for night workers[J]. Chronobiol Int, 2016, 33 (6): 697-705.

[160] Vij R, Peixoto AJ. Management of nocturnal hypertension[J].

Expert Rev Cardiovasc Ther, 2009, 7 (6): 607-618.

[161] Poulter NR, Savopoulos C, Anjum A, 等. 评估清晨或夜晚服用降压药对 24h 动态血压的影响: 清晨或夜间服用降压药的希腊英国联合研究[J]. 中华高血压杂志, 2018, 26 (10): 999.

[162] Hermida RC, Ayala DE, Mojon A, et al. Influence of circadian time of hypertension treatment on cardiovascular risk: Results of the MAPEC study[J]. Chronobiol Int, 2010, 27 (8): 1629-1651.

[163] Farah R, Makhoul N, Arraf Z, et al. Switching therapy to bedtime for uncontrolled hypertension with a nondipping pattern: A prospective randomized-controlled study[J]. Blood Press Monit, 2013, 18 (4): 227-231.

[164] Mancia G, Fagard R, Narkiewicz K, et al. 2013 ESH/ESC Practice Guidelines for the Management of Arterial Hypertension[J]. Blood Press, 2014, 23 (1): 3-16.

第四部分　不同类型高血压

第 **66** 章

盐敏感性高血压

　　盐是高血压重要的易患因素，人群内个体间对盐负荷或限盐呈现不同的血压反应，存在盐敏感性。盐敏感者存在一系列涉及血压调节的内分泌及生化代谢异常，如肾脏、中枢和血管平滑肌的钠离子转运与代谢紊乱，交感神经系统调节缺陷，胰岛素抗性增加及血管内皮功能失调等，在长期高盐摄入下导致盐敏感性高血压。

第一节　盐敏感性高血压基础理论

　　随着农业社会发展，尤其盐作为食品的保存手段和在现代快餐食品中的广泛应用，人类盐的摄入量增加。近百年来，流行病学、动物实验及临床研究证明了钠盐是原发性高血压重要的易患因素，且盐与血压存在剂量-效应关系[1-4]。

一、定义与分类

　　人类电解质保留机制对自然选择的相对有效性不匀称，造成人们对盐负荷的血压反应呈离散性分布，有着显著的群体性差异；同样，在一个人群内个体间的血压对限盐亦呈现不同的反应。20 世纪 70 年代，在 Dahl 成功培育出盐敏感大鼠的基础上，Luft 和 Kawasaki 分别对人体进行急性和慢性盐负荷试验，对正常受试者进行干预后提出血压盐敏感性的概念，即相对高盐摄入所呈现的一种血压升高反应。盐负荷后血压升高明显者称为盐敏感者（salt sensitivity，SS），血压升高不明显甚至下降者称为盐不敏感者或盐抵抗者（salt resistance，SR）。与盐敏感者相关联的高血压称为盐敏感性高血压（salt-sensitive hypertension，SSH）[5,6]。

盐敏感性属于高血压的一种中间遗传表型，即介于基因型与表型之间的一些参与血压调控的生化及内分泌标志，实际上是细胞和亚细胞功能表现的中间遗传表型又受特定的候选基因调控。盐敏感者反映了机体细胞膜对钠离子转运的能力及血管反应性的某种缺陷。目前一般将盐敏感性高血压分为调节型及非调节型[7]；调节型盐敏感性高血压表现为增加盐的摄入或盐负荷可使血压升高，而限盐及缩容可使血压降低；血浆肾素水平低且对盐的负荷反应迟钝；血清游离钙水平多偏低。减少钠摄入及增加钙摄入有助于降低血压。利尿剂和钙拮抗剂（calcium channel blocker，CCB）是该型高血压的首选药物。非调节型盐敏感性高血压是与低肾素型高血压相反的一种高血压类型，之所以称为非调节型，是因为缺乏钠介导的靶组织对血管紧张素Ⅱ的反应。这类高血压患者血浆肾素水平增高或正常，有遗传性肾排钠缺陷，服用血管紧张素转换酶抑制剂

（ACEI）可以纠正这类高血压患者的异常改变。

二、流 行 病 学

（一）患病率

盐敏感性受人口、民族、社会环境因素及饮食习惯等影响，在不同种族和人群中检出率不同。国际上多数调查显示，盐敏感者在非裔美国人、高龄人群及高血压患者中检出率较高。血压正常人群中盐敏感者的检出率为 15%～42%，高血压患者中盐敏感者的检出率为 28%～74%。白种人青少年中盐敏感者占 18.4%，而非裔美国人中盐敏感者为 37.3%。大型国际多中心流行病学调查项目 GenSalt 研究[8]对我国六省的 1906 名农村 1 级高血压及以下血压的受试者进行慢性盐负荷试验，发现人群中高达 39% 为盐敏感者，且女性（特别是 45 岁以上）盐敏感者多于男性。笔者团队对陕西地区成人及青少年进行盐敏感性调查，盐敏感性检出情况见表 5-66-1。

表 5-66-1　盐敏感者在我国陕西地区不同人群中的检出率

人群	例数	检出例数	检出率（%）	χ^2	P
成人					
高血压	341	200	58.65*	42.5	<0.001
血压正常	189	54	28.57		
高血压家族史					
阳性	237	154	64.98*	49.9	<0.001
阴性	293	100	34.13		
青少年					
血压偏高	149	55	36.91*	0.43	
血压正常	159	53	33.33		
高血压家族史					
阳性	146	65	44.52*	10.91	<0.001
阴性	162	43	26.54		

注：青少年血压偏高定义为血压百分位数$\geq P_{75}$，血压正常定义为血压百分位数$< P_{50}$。

*与对应组比较（高血压 vs 血压正常；家族史阳性 vs 阴性；成人 vs 青少年）。

（二）盐敏感性与心血管风险

我们研究发现，青少年盐敏感者的血压，特别是收缩压随年龄增长的幅度远高于盐不敏感者。有研究对 310 名儿童进行 18 年随访，结果显示，盐敏感儿童远期随访血压增幅大，高血压发生率显著

高于盐不敏感者（RR 值达 2.65）[9]，提示盐敏感性是我国青少年高血压发病的独立危险因素。盐敏感性高血压患者 24h 动态血压监测显示，血压夜间谷变浅，呈"非杓型"改变。与盐不敏感者相比，盐敏感性高血压患者尿微量白蛋白含量、尿白蛋白肌

酐比等更高，而估算的肾小球滤过率（eGFR）较低，提示肾脏损伤更严重[10]。动物实验和临床研究均发现[6, 7]，盐敏感者左心室重量、左心室舒张末内径、室间隔厚度及心室后壁厚度均大于盐不敏感高血压患者，且不论平均动脉压（mean artery pressure，MAP）水平如何，盐敏感者较不敏感者更早表现出心脏舒张功能降低。一般认为，血管内皮功能障碍是高血压造成靶器官损害的基础或关键。我们还发现，盐敏感者在血压正常或轻度偏高阶段已存在血流介导的内皮依赖性血管舒张功能受损、血管内皮损伤。此外，近期的基础和临床研究指出，盐敏感性可能是脑小血管病的重要危险因素。一些研究证实，盐敏感性与代谢紊乱存在内在联系。与盐敏感性高血压患者一样，血压正常的盐敏感者空腹及糖负荷的血胰岛素水平均高于盐不敏感者，其胰岛素敏感指数低于盐不敏感者，提示血压正常的盐敏感者存在胰岛素抵抗现象。

临床研究证实，盐敏感者靶器官损害出现更早、发展更快、程度更重。值得注意的是，盐敏感性对靶器官的损害可能是独立于血压的[11]。有学者分别对盐敏感者进行长达 27 年、18 年的随访调查，结果表明，盐敏感的原发性高血压患者较盐不敏感患者心血管事件发生率及死亡率显著升高，提示盐敏感性是心血管事件的独立危险因子。

三、病　　因

根据现有资料，盐敏感性高血压的发生由遗传性或获得性因素所致。

（一）遗传性因素

遗传性盐敏感者有确定的遗传缺陷和基因型。多年来，盐敏感性候选基因的筛选多集中在与钠离子的膜转运、钠代谢异常及肾排钠障碍等有关的基因上。迄今在啮齿类动物模型中已发现近百个基因与盐敏感有关。临床上已发现并明确了一些符合盐敏感性高血压的单基因疾病[12-14]。

1. 糖皮质激素可矫正的醛固酮增多症（glucocorticoid-remediable aldosteronism，GRA）　是一种常染色体显性遗传病，临床上与原发性醛固酮增多症相似。病因为第 8 号染色体上相邻的两个基因 11-羟化酶基因（*CYP11B1*）的 5′端调节序列和醛固酮合成酶基因（*CYP11B2*）的编码序列融合形成杂合基因。该杂合基因产物具有醛固酮合成酶活性，但基因表达受 ACTH 而不受血管紧张素 II 的调控。主要表现为高醛固酮、低肾素和盐敏感性高血压。

2. Liddle 综合征　又称假性醛固酮增多症，是常染色体显性遗传的高血压疾病，外显率较高，并发症较多。对 Liddle 综合征患者进行外显子测序，结果显示编码肾小管上皮钠离子通道（epithelial Na$^+$ channel，ENaC）β 或 γ 亚单位基因突变，其结果为 ENaC 不能失活，从而导致 ENaC 数量增多。基因的突变导致肾小管上皮钠通道开放增加，对钠离子的重吸收增加，钾的排出增多，血容量扩张，血压升高。扩张的血容量抑制了肾素的分泌，故表现为典型的低肾素型盐敏感性高血压，伴低血钾、高醛固酮。氨苯蝶啶治疗和低钠饮食能有效降低血压。

3. 表征性盐皮质激素增多症（apparent mineralocortocoid excess，AME）　是由于 11β-羟类固醇脱氢酶（11β-hydroxysteroid dehydrogenase II，11β-HSD II，Chr 16q22.1）基因突变，使 11β-HSD II 活性及其 mRNA 水平明显降低，体内积聚大量皮质醇，激活盐皮质激素受体，引起低肾素、低醛固酮和盐敏感性高血压。

4. 类固醇 11β-羟化酶缺乏症　也是一种常染色体显性遗传疾病。正常情况下 11β-羟化酶能将皮质醇转化为皮质酮，而皮质酮不能与盐皮质激素受体结合，因此该酶可阻止血中过高浓度的皮质醇激活非选择性的盐皮质激素受体。基因突变导致 11β-羟化酶缺乏，继而激活盐皮质激素受体。

由于多数盐敏感性高血压受多个基因和环境因素的共同调控（基因-环境作用），近年来采用候选基因策略，通过全基因组关联分析（genome wide association study，GWAS）等方法还发现多个基因遗传变异与血压的盐敏感性存在关联，这些基因主要集中在与肾脏钠、钾代谢相关的离子通道、载体及相关调控因素上，如肾脏上皮钠通道、氯通道、钠/钙交换体、WNK 缺乏赖氨酸蛋白激酶 1、血清和糖皮质激素诱导蛋白激酶 1、肾素-血管紧张素-醛固酮系统（RAAS）（血管紧张素 I / II、血管紧张素受体、CYP11B1 和 CYP11B2 等）、内皮系统组分（内皮素-1 和一氧化氮合酶 3 等）、交感神经系统组分（β_2 受体和 G 蛋白偶联受体激酶 4）、APELIN-APJ 系统（Apelin 受体）、激肽释放酶-激肽系统（激肽释放酶 1）、多巴胺能系统（多巴胺受体、G 蛋白偶联受体激酶 4）等。但由于研究人群不同造成的种族差异及遗传异质性、实验和统计方法差异及样本量偏小等，对上述遗传变异位点与盐敏感性的关联结果的报道并不一致。目前尚缺乏公认的与人类盐敏感性高血压直接相关的致病基因证据。

（二）获得性因素

获得性盐敏感性或盐敏感性高血压是机体血压调节机制受外在因素影响发生紊乱而不能有效排出钠离子的一种病理生理现象，可在诱发因素去除或病理生理机制被纠正后消失或减弱。多数学者认为[15]，后天肾脏微损害可能是盐敏感性高血压的发病机制之一。有研究指出高血压患者肾脏结构最开始时可能是正常的，但是由于某种原因造成轻度的肾脏损害，从而改变了其排钠能力，最终导致水钠潴留形成高血压。向大鼠体内注射去氧肾上腺素用以激活交感神经系统，注射后大鼠的血压轻度升高（10～15mmHg），而且波动明显，肾脏组织活检提示微血管和肾小管间质损害。当给大鼠喂食高盐饮食后血压很快升高，并且血压升高水平同肾小管间质损伤程度相关。间断地过度激活交感神经将引起肾脏微小血管和肾小管间质损害，导致钠排泄障碍，从而形成盐敏感性高血压。此外，年龄增长、胰岛素抵抗及糖皮质激素过量等因素也可导致获得性盐敏感性。临床上，部分人群如肥胖、糖尿病、高龄人群、妊娠期高血压疾病妇女、嗜铬细胞瘤及肾血管性高血压患者倾向于盐敏感性，早产儿、低体重新生儿由于肾脏钠代谢功能缺陷或不足可为获得性盐敏感者。

总之，肾脏结构和功能的损害可能是盐敏感性高血压发病的基础。越来越多的学者已将更多的注意力投向肾脏微观结构及信号转导改变与盐敏感性高血压机制。不可否认的是，血压的升高会进一步损害肾脏功能，这一恶性循环的发生也是形成盐敏感性高血压的重要条件。

四、发病机制与病理生理

（一）发病机制

目前关于盐敏感性高血压的形成机制尚不十分明确，主要有以下学说[5, 6, 16-19]。

1. 肾脏钠代谢障碍和肾脏损伤学说 肾脏钠代谢障碍在盐敏感性高血压形成中处于中心地位。肾脏对钠盐的处理能力失调，在盐负荷时不能减少钠的转运和增加钠的排泄。动物和人群相关研究发现盐敏感者的压力-尿钠排出曲线右移，表现为斜率降低、曲线变得平坦，提示肾脏排钠功能缺陷。与肾脏"压力-尿钠"排出曲线偏移缺陷相关联的高血压发生机制如下：涉及钠排泄的一些血管活性介质或转运分子表达或调控基因的变异；肾髓质血流减少致局部组织缺血；诸多肾内血管活性介质，如RAAS、NO 和髓脂素 II 表达改变；由于氧化失活造成肾内 NO 缺失，刺激管球反馈系统，增加钠的重吸收。

先天性肾单位数目减少，限制钠的滤过，使压力-尿钠排出曲线右移，肾脏排钠功能延迟；肾脏获得性微小损伤和间质纤维化，以及肾血流动力学自我调控异常和遗传性肾排钠缺陷。

2. 中枢神经机制学说 膳食钠盐摄入对循环系统中枢神经调控的影响依赖于延髓头端腹外侧区（rostral ventrolateral medulla，RVLM）脊髓交感神经元。研究发现在增加膳食钠盐摄入的同时于RVLM 局部注射 γ-氨基丁酸（γ-aminobutyric acid，GABA），可增强交感神经抑制反应及降压反应，对 Dahl 盐敏感大鼠表现更为明显。故研究者提出中枢 RVLM 调控作用使交感神经活性增强可能是盐敏感性高血压的发病机制之一。

3. 血管内皮功能紊乱机制学说 大量动物和人群研究显示，盐敏感性动物和患者均存在血管内皮功能的失调，主要表现为盐负荷后内源性一氧化氮合酶（NOS）未能上调，致一氧化氮适应性代偿生成不足和内皮型一氧化氮合酶（eNOS）抑制剂非对称性二甲基精氨酸（asymmetric dimethylarginine，ADMA）合成过量，造成 NO 合成受抑，致使内皮依赖性血管舒张功能障碍，血压升高，进而参与盐敏感性高血压的形成。

4. 皮肤下"第三间隙"缓冲功能调控缺陷学说

Titze 等提出一种新的理论，即在皮肤间质中存在一个新的钠盐存储区域，形成"第三间隙"，该区域间质中含有大量的蛋白聚糖，蛋白聚糖中的糖胺聚糖是多阴离子化合物，具有结合 Na^+ 的作用，结合后的 Na^+ 不再对渗透压起作用；此外，高盐喂食可造成大鼠皮肤的间质高张 Na^+ 积聚，造成正常个体淋巴毛细管网络的密度增加和增生，以上特点构成"第三间隙"的缓冲作用。研究表明高盐摄入可诱导皮肤间质的单核巨噬细胞系统（mononuclear phagocyte system，MPS）的张力应答增强子结合蛋白（tonicity responsive enhancer binding protein，TonEBP），引起血管内皮生长因子 C（vascular endothelial growth factor-C，VEGF-C）信号转导，通过激活 eNOS 生成 NO，进而使淋巴毛细血管扩张增生，最终缓解高盐引起的容量扩张，使血压保持正常。而该信号转导出现异常时，高盐膳食则可使血压明显升高。该理论和研究结果提示"第三间隙"缓冲功能调控缺陷可能是盐敏感性形成的另外一种肾外机制。

5. 免疫系统异常学说　部分学者认为，高血压是一种慢性低级别炎症反应。目前越来越多的研究证实，免疫系统，包括固有免疫及适应性免疫，均在高血压的发生发展中起重要作用。多种固有免疫细胞（如巨噬细胞、自然杀伤细胞）在多种高血压动物模型包括盐敏感性高血压动物模型中被发现，聚集、浸润于动物的肾脏、心脏、血管外膜或管周脂肪。巨噬细胞还被发现可能与高血压靶器官损伤相关。多种细胞因子如肿瘤坏死因子（TNF）、白细胞介素（IL）、γ 干扰素、趋化因子及其受体如单核细胞趋化蛋白 1（monocyte chemoattractant protein 1，MCP1）、CC 趋化因子受体等，会促进炎症细胞在靶器官的聚集及活化。这表明高血压存在固有免疫系统的激活，而激活的固有免疫系统可以通过加重炎症反应和促进炎症细胞活化而加重高血压及其靶器官损害的进展。适应性免疫与高血压也有密切关系，其中 T 细胞在其中的作用尤为突出。近期研究证实，$CD8^+$ T 细胞可能在一些致病因素作用下，与肾脏远曲小管细胞直接接触，通过 ROS-Kir4.1 通路增加 CIC-K 表达及活性，促进氯离子外流，进而增加 CNN 表达及活性，引起钠潴留，诱发盐敏感性高血压。$CD4^+$ T 细胞的一个亚群（Treg 细胞）近年来也被发现在高血压中扮演着重要角色。而其合成的 IL-10 被认为具有抗高血压及

靶器官损害的作用。研究表明，IL-10 干预可以明显改善 Dahl 盐敏感大鼠高盐干预后的收缩压水平及心肌肥厚程度，尿蛋白排泄率也较对照组低。进一步研究证实，IL-10 可以通过下调 NADPH 氧化酶 1 的表达而抑制血管重构和纤维化，也可以通过细胞外调节蛋白激酶 1/2 旁路而抑制内皮素-1（ET-1）的血管收缩作用。

（二）病理生理

盐敏感者存在一系列涉及血压调节的内分泌及生化代谢异常，如肾脏、中枢和血管平滑肌的钠离子转运与代谢异常，交感神经系统调节缺陷，胰岛素抗性增加及血管内皮功能失调等[5, 6, 20-25]。

1. 盐负荷后肾脏排钠反应延迟　与盐不敏感者相比，盐敏感者肾脏近曲小管重吸收钠增加，肾脏排钠功能减低，肾脏的压力-尿钠曲线右移，斜率呈下降趋势，出现肾脏排钠延迟，体内钠潴留。

2. 胰岛素抵抗　临床研究发现，盐敏感者于高盐负荷期的血浆胰岛素水平及糖负荷后的峰值血糖浓度均显著升高，表现为胰岛素抵抗现象。动物实验进一步证明，盐敏感性大鼠的脂肪组织存在由胰岛素刺激的糖摄取缺陷，并伴有胰岛素抵抗现象，存在明显的高胰岛素血症、高甘油三酯血症。而胰岛素抵抗、高胰岛素血症造成肾脏近端钠的重吸收增加是导致盐敏感性血压升高的重要机制之一。此外，应限制高脂和高碳水化合物摄入，因机体脂肪囤积会促进胰岛素抵抗和水钠潴留。近年的研究还发现，高尿酸血症动物常常呈现血压的盐敏感性和高血压，且多伴有内皮功能失调、NO 产生受损和肾脏的损害，认为这种动物盐敏感性的发生与肾小球前血管的病变有关。

3. 交感神经系统活性增强，血压的应激反应性增强　盐敏感者在盐负荷试验时，血浆去甲肾上腺素的水平明显增高；在冷加压试验、心理应激试验时，其前臂血管阻力较盐不敏感者明显增高，血压的应激反应性增强。实验和临床研究提供的证据表明，交感神经系统的激活是造成肾脏压力-尿钠曲线右移、促进血压升高的一个重要因素。长期盐摄入过多造成交感中枢的抑制紊乱和相继外周交感神经张力增加，继而通过影响肾脏的血流动力学、肾小管对钠和水的处理，产生血

压的盐敏感性。

4. 细胞膜钠离子转运异常 主要表现为细胞膜钠/锂反转运速率增加、钠泵活性降低。对血压偏高及血压正常的青少年随访研究发现，红细胞膜钠/锂反转运速率明显增快者，其血压对年龄的增幅更加明显。通过急性和慢性盐负荷方法鉴别盐敏感者的研究发现，在正常盐摄入下，无论血压是否正常，盐敏感者体内红细胞中钠含量均显著高于盐不敏感者，在盐负荷后这一反应更加明显。

5. 内皮功能受损 盐敏感性高血压患者的内皮依赖性肱动脉扩张性和血流变化率均显著低于盐不敏感者，提示较早地存在血管内皮功能障碍。我们的研究发现，血压正常盐敏感者血浆中的一种 NOS 抑制物——ADMA，于盐负荷后明显升高，且与血压升高相平行，提示高盐负荷可能通过增加血浆 NOS 抑制物 ADMA 对盐敏感者产生升压作用。

一般认为，盐敏感性高血压，包括黑种人高血压、低肾素型高血压、肥胖和胰岛素抵抗型高血压，皆属于 ET-1 依赖性高血压。这类高血压常表现为儿茶酚胺刺激的内皮素水平升高，特别是肾脏内皮素异常。动物实验发现，盐敏感性大鼠与自发性高血压大鼠相比，尽管血压水平相同，但前者的主动脉壁和左室厚度均显著增加，尿蛋白排泄量为后者的 5 倍，肾小球的损伤程度为后者的 9 倍。临床观察证明，盐敏感性高血压患者 24h 尿内皮素排泄量明显低于盐不敏感者；尿内皮素排泄与血压，特别是夜间血压呈负相关。此外，盐敏感者脉搏波传导速度（pulse wave velocity，PWV）增快，大动脉弹性功能下降。

第二节 盐敏感性高血压诊断与治疗

一、临床特点

除高血压的一般临床表现外，盐敏感性高血压患者还具有以下特点[5, 6, 20]。

第一，盐负荷后血压明显升高。盐敏感者在盐负荷或高盐摄入后血压上升幅度较盐不敏感者明显增加，而给予低盐饮食、限制盐的摄入量或利尿缩容后血压可显著降低。

第二，血压变异性大。盐敏感性高血压患者的血压昼夜节律性改变，呈典型的"非杓型"变化，即在高盐和低盐摄入时均表现为夜间血压下降不显著，24h 血压波动曲线的夜间谷变浅或消失，甚至夜间血压高于白天血压。短时血压变异性分析显示，无论收缩压还是舒张压，盐敏感者血压变异性均大于盐不敏感者。进一步分析显示，盐敏感者的这种血压变异与心脏质量指数及尿微量白蛋白增加相关，尤其在盐负荷后进一步加重。限盐干预或使用利尿剂则可以减弱高盐所致的血压变异，可能与盐敏感者尿排钠反应延迟及交感神经活性增强等有关。

第三，血压的应激反应增强。对盐敏感者进行精神激发试验和冷加压试验后，其血压的增幅明显高于盐不敏感者，持续时间也较长。

第四，靶器官损害出现早。盐敏感性高血压患者更易出现心脑肾等靶器官损害，且进展较快，程度更严重。大量临床研究和流行病学调查显示盐敏感者无论是高血压患者还是血压正常者，尿微量白蛋白排泄量、左心室重量均明显高于盐不敏感者，远期生存率也明显下降。

第五，存在胰岛素抵抗现象。盐敏感者往往伴有胰岛素抵抗表现，特别是在盐负荷情况下，盐敏感者的血浆胰岛素水平较盐不敏感者明显升高，胰岛素敏感性指数降低。

第六，内皮功能受损表现。盐敏感性高血压患者表现为 NO 介导的血管舒张功能受损，且先于高血压，随着年龄的增加和血压的升高，这种损伤进一步加重。盐敏感者 PWV 增快，血流介导的肱动脉扩张性低于盐不敏感者。盐敏感性高血压患者 24h 尿内皮素排泄量明显低于盐不敏感者。

二、诊 断

迄今为止，有关人群盐敏感性确定方法的报道较多，尚无统一、规范的测量方法和判断标准，应用最多的是急性盐负荷试验（Weinberger 法）和慢性盐负荷试验（Weir 法）。

（一）急性盐负荷试验

急性盐负荷法于 1977 年由 Luft 等首先报道，之后 Weinberger 等在此基础上进行了改进，故称为

Weinberger 法，具体方法如下[26]。

第一天（盐水负荷期）：随意饮食下，晨起 8∶00 测量血压 3 次，计算平均值，排空膀胱尿液，随之开始静脉滴注生理盐水 2000ml（滴速 500ml/h），12∶00 生理盐水滴完时，再测量血压 3 次，计算平均值，并收集 8∶00～12∶00 的全部尿液，用于计算盐水负荷期排钠量及尿量，血压取平均动脉压。

第二天（消减钠量期）：全天低钠饮食（含钠量 10mmol），于 10∶00、14∶00、18∶00 分别口服呋塞米 40mg，收集 10∶00～18∶00 的尿液以备尿测定及计算尿量之用；测量 10∶00 及 18∶00 时的血压各 3 次，取平均值，计算平均动脉压。

急性盐负荷试验时盐敏感者的判定标准：盐负荷末 MAP 较试验前升高≥5mmHg，或消减钠量期末平均动脉压下降≥10mmHg 称为盐敏感者；若盐负荷及（或）消减钠量期末平均动脉压升高和（或）降低<5mmHg，称为盐不敏感者；若消减钠量期末平均动脉压下降<10mmHg 但>5mmHg，则称为不确定型盐敏感者（indeterminate salt sensitivity，ISS）或中间型，详见表 5-66-2。

表 5-66-2　急性盐负荷试验（Weinberger 法）判定标准

盐敏感性	盐负荷末 MAP 升高（mmHg）	消减钠量期末 MAP 下降（mmHg）
盐敏感者（SS）	≥5	≥10
盐不敏感者（SR）	<5	<5
不确定型盐敏感者（ISS）	<5	5～10

注：MAP，平均动脉压。

（二）慢性盐负荷试验

慢性盐负荷干预方法差异较大，目前最广为学者们接受的是 Weir 法。该试验分四期：导入期（placebo run-in）、高盐期（high salt diet）、洗脱期（wash out）及低盐期（low salt diet），受试者在完成低盐→洗脱→高盐后，再按照高盐→洗脱→低盐进行一次试验。导入期、洗脱期及低盐期口服安慰剂胶囊，高盐期每天口服含 160mmol Na⁺ 的胶囊（该 Na⁺ 量为饮食含 Na⁺ 量之外需额外增加的量）。具体如下[27]。

导入期：4 周，受试者停用抗高血压药物，随意饮食。

高盐期：2 周，受试者每日饮食中含钠 200mmol。

洗脱期：1 周，随意饮食。

低盐期：2 周，受试者每日饮食中含钠 40mmol。

慢性盐负荷试验的判断标准：受试者 MAP 从高盐→低盐，或低盐→高盐时增加或下降≥3mmHg 即判定为盐敏感者；MAP 改变不满足此标准则判定为盐不敏感者。

（三）冷加压试验

以上急慢性盐负荷试验虽具有可重复性，但执行过程繁杂，不适用于大规模人群筛查。近几年研究表明，冷加压试验是一种测试自主神经活性的有效方法。国内也有研究结果显示，冷加压试验对血压正常者的盐敏感性检出与急性静脉盐水负荷试验完全一致，是替代后者用于大规模人群盐敏感性筛查的一种可能方法。

冷加压试验判定标准：受试者在室温 25～30℃房间内休息 20min 后，使用标准汞柱血压计测量坐位血压 3 次，取平均值为基础血压。之后受试者左手浸入 3～5℃的冰水中，水面没过手腕并停留 1min，分别在左手从冰水中取出的 0s、60s、120s、240s 时，对右上臂进行血压测量 4 次。

冷加压试验阳性标准：刺激后收缩压、舒张压、MAP 任何一项较基础血压升高≥15mmHg 者为阳性，<15mmHg 者为阴性[22]。

目前的盐敏感性检测方法过于复杂，过程烦琐，花费时间较长，不利于在临床和人群中开展。探索通过生化检测、基因检测等方法寻找更简便、易行的检测盐敏感性的方法仍是研究热点，也有利于高血压人群防治及盐敏感性发生机制的探索。

三、治　疗

（一）非药物治疗

1. 限盐　正常情况下，人体对钠的生理需要量仅为 0.5g（不到 2g 盐），但日常生活中人们的钠盐摄入量远高于生理需要量。2010 年全球钠盐摄入水平调查显示，全球平均钠摄入 3.95g/d（相当于钠盐 10.06g/d），99% 以上的成人钠摄入量超过 WHO

推荐的 2g/d，51 个国家的摄入量是推荐量的 2 倍以上，而我国即属于高钠膳食国家之一。长期，甚至终身限盐是防治盐敏感性高血压最重要和最有效的措施之一[28-30]。2010 年，美国一项钠盐摄入与高血压的分析指出，美国白种人高血压患者每减少 1g 的钠盐摄入，收缩压可降低 1.2～1.9mmHg，钠盐摄入减少 3g 可使收缩压降低 3.6～5.6mmHg；美国非裔高血压患者减少 1g 的钠盐摄入可使收缩压降低 1.8～3.0mmHg，钠盐摄入减少 3g 可使收缩压降低 5.4～9.1mmHg[31]，提示限盐对不同种族的人群均有降压作用。美国限盐干预试验，即 TOHP Ⅰ 及 TOHP Ⅱ 研究结果提示，给予限盐干预并校正种族、年龄、性别等因素后，限盐组心血管事件风险较对照组下降 25%（RR 75%，57% vs 99%；95% CI，P=0.04），进一步校正基线尿钠及体质量后，心血管风险下降 30%，且将钠摄入量降低到 1.5～2.3g 仍能降低心血管风险[32]。

（1）限盐管理的目标：不同指南针对不同人群的盐摄入推荐量见表 5-66-3。

表 5-66-3　中国及世界各国高血压防治指南有关盐摄入量的建议

指南	目标人群	推荐目标（盐）
《中国高血压防治指南（2018 年修订版）》	高血压患者	低于 6g/d
2013 年 WHO《成人与儿童钠摄入量指南》	成人	低于 5g/d
美国膳食指南	成人	低于 6g/d
	盐敏感人群（非裔美国人、高血压、糖尿病、慢性肾脏病、>51 岁）	低于 3.8g/d
2018 年 ESH/ESC《动脉高血压管理指南》	高血压患者	低于 5g/d
2017 年 AHA/ACC《美国成人高血压指南》	高血压患者	低于 3.8g/d
2019 年 JSH《高血压管理指南》	高血压患者	低于 6g/d

注：WHO. 世界卫生组织；ESH. 欧洲高血压学会；ESC. 欧洲心脏病学会；AHA. 美国心脏协会；ACC. 美国心脏病学会；JSH. 日本高血压学会。

（2）限盐管理策略：为达到限盐管理目标，推荐以下管理策略[4]：①加强宣传，提高全民限盐意识，医务工作者应承担教育责任。②坚持循序渐进的原则，在现有每日钠盐摄入量的基础上逐渐减少

达到目标值。③推动实施操作性强、方便可行、可量化的限盐方法和措施。④增加膳食钾摄入，降低钠/钾比值，我国人群膳食摄入钠高、钾低，钠/钾比值偏高，特别是北方。增加膳食中钾的摄入量有利于促进钠从肾脏的排泄。⑤限盐管理与药物降压治疗结合限盐与抗高血压药物可发挥协同作用。⑥限盐应从生命早期开始。

（3）限盐管理具体措施：现代社会人们可从多渠道摄取钠盐，例如①一些熟食、副食、佐料及食品生产加工制作过程中加入的盐。②烹饪食物时加入的盐。③餐桌上加入的盐。④某些天然含钠食物，如动物性食物含钠较多，尤其是动物内脏；蛤贝类、菠菜等绿叶菜含钠亦较高。⑤饮料中含的盐分。⑥某些药物中含有的钠盐等。当然后两种仅占日常食盐量的极小部分。西方国家人群，从加工食品（如香肠、火腿等）中摄取的盐占总摄盐量的 80% 以上，而烹饪及餐桌上摄入的盐量仅占 15% 左右。我国人群食盐量普遍偏高，尤其是北方地区。在广大农村、城镇社区人群中，日常摄取的盐近 80% 来自烹饪时放入的食盐或含盐较高的调料（如酱油、黄酱、豆瓣酱等），以及用盐保存的腌制食品，如北方的咸菜及南方的咸鱼、腊肉等。依据 INTERMAP 中国饮食调查，我国 75.8% 的人群摄入的钠盐来自家庭烹调，其次为高钠盐调味品，如酱油和咸菜等[28, 29]，见图 5-66-1。

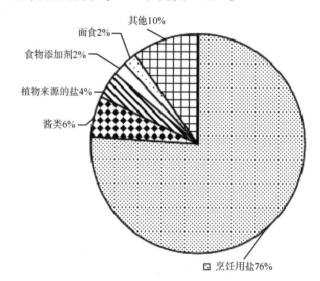

图 5-66-1　中国居民钠盐摄入来源分析

针对我国广大农村、城镇人群膳食高盐的具体特征，限盐措施应从以下几个方面入手。

1）首先应尽量减少烹饪时的加用盐量，以及含钠高的佐料、酱油、黄酱、豆瓣酱等。具体计算限制用盐量的方法：可以按实际就餐人数，计算出总共应摄取的盐量，除食物中天然含钠量及佐料、副食品中含盐量外，还有大约多少克盐，无论炒几个菜，用盐量不能超过此量。就餐人员较稳定的单位或家庭也可根据每月或每周食盐及调味品的消耗量来推算。

2）丰富蔬菜供应，改进保鲜条件，尽可能多食用新鲜蔬菜，减少咸肉、咸鱼、咸菜等传统的腌制品。

3）改变烹饪方法。当菜为两个以上时，可把有限的盐集中放在一个菜中；可将盐撒在菜面上，使舌尖部味蕾受到刺激，感受盐度；充分利用酸、甜、辣、麻佐料，以减少食盐用量；合理搭配，增加食物的色香味。

4）积极推动使用低钠盐，减少钠而增加钾摄入量。

5）对加工食品如肉制品、豆制品、方便面等，应严格限制其含盐量。

除公众的参与外，首先，限盐措施一定要取得食堂管理人员、厨师及家庭主妇的合作，他们在很大程度上决定了相应群体的摄盐量，也是限盐成败的关键；其次，应该有指导人们科学、有效减盐的具体措施与方法，包括食品的采购、选择、保存与烹饪等；最后，根据我国居民长期摄盐量较高且各地不平衡的特点，宜分地区、分步骤逐渐减盐，使人群有一个相对适应的过程。

家庭是社会的细胞，是最基本的组成单位。特别是根据我国国情，针对广大农村、城镇社区人群的生活起居以家庭为单位，大多在家就餐的特点，应积极推荐以家庭为单位的限盐活动，唤起家庭对控制高血压的责任，改善其家庭功能，强化家庭支持，提高家庭成员的健康意识，改变不好的生活习惯，创造一个良好的生活环境，从而对高血压进行有效的预防与保健。

（4）限盐管理的综合评价。限盐的目标是通过健康教育、行为干预，改变不良的生活方式与饮食习惯，实际减少日常钠盐的摄入量，获得对血压和心血管的保护作用。在采取限盐措施前后进行包括健康知识、行为方式及其有关生理指标状况和生活质量的综合评价。

对盐和血压的关系相关健康知识的认识程度。通过问卷、谈话、随访等形式，了解盐敏感者对盐和血压关系相关健康知识的掌握程度，以及通过宣传教育改进的情况。内容包括导致高血压的危险因素，摄盐过多的危害，盐与高血压、脑卒中等疾病的关系，以及每人日均摄入多少盐合理等。

对行为方式和饮食习惯的测定。实地调查盐敏感者每日盐的实际摄入量，以及通过干预后盐摄入是否减少，减到多少；盐阈是否下降；通过哪些具体措施减少盐的摄入；食物的选择、采购、烹饪与加工的方法是否科学、合理等。

对相关生理指标的测定，包括：①连续 3 天饮食回顾性调查，确定每日平均钠盐摄入量。②留取多次 24h 尿，测定尿钠、钾等的排泄量。③血压、心率、体重指数等。

对高血压患者及某些高危人群，还应尽可能进行以下临床评价：①24h 动态血压监测。②心脑肾等靶器官状况，如心脏肥大程度、心功能状态；脑血管功能及脑卒中；肾血流及尿微蛋白排泄量，肾排钠功能；糖耐量及胰岛素抵抗状况；交感神经活性等。③其他有关高血压及心血管疾病的危险因素等。

高血压患者服用抗高血压药物的情况。了解高血压患者服用抗高血压药物种类、剂量及其干预后是否停药或减少服药次数、剂量等。

对生活质量的评定。生活质量涉及医学、心理学和社会学范畴，可反映个体的主观感受、社会活动、家庭生活、个人爱好，以及情绪和心理等的健康状况。除生物学指标外，能否保持或改善生活质量应成为限盐综合评价的一项基本内容。

2. 补钾 近年来的研究表明，增加膳食中钾、钙的摄入，通过与钠离子的相互复合作用，促进钠的排泄，可以产生显著降压效应。因此，补钾补钙和限盐一样是防治盐敏感性高血压的另一有效措施。流行病学研究证实，高血压与钾摄入量及尿钠/钾比值存在密切关系，血压与钾排泄量成反比，与尿钠/钾比值成正比。对汉中青少年及其家庭成员进行补钾补钙的高血压一级预防随机对照试验[33]结果显示：经过两年干预，补钾补钙组（每日补钾补钙各 10mmol）血压较基线分别下降了 5.9/2.8mmHg，限盐组下降了 5.8/1.0mmHg，对照组血压偏高青少年血压则上升了 1.3/2.3mmHg，提示在家庭日常膳食中适量添加钾盐和钙盐有助于降低血压偏高青少年的血压，且其效果与限制钠盐相当，是我国高血压一级预防的有效途径之一。目前我国人群尤其是北方地区人群的膳食结构特点是高钠低钾。调查显示，陕西农民每日摄取钾约 35mmol，而每日钠摄入量约为 220mmol，饮食钾钠比仅为 0.14，与美国高血压教育项目委员会推荐的每日120mmol钾摄入量及饮食钾钠比达到 2.0 相距甚远，故积极改善膳食中钾摄入量及饮食钾钠比迫在眉睫。最现实的方法是多食用含钾丰富的食物，如新鲜蔬菜中的菠菜、油菜、苋菜，豆类中的毛豆、豌豆及根茎类的土豆等，蘑菇、紫菜、海带、木耳、香菇等也是钾的重要来源。此外，在日常饮食中适量添加钾盐或推荐使用钾钠复合盐也是一种值得推广的方法。

（二）药物治疗

基于我国人群普遍存在盐摄入量过多的情况，高血压患者中 60%左右为盐敏感者，且这类高血压患者多数血浆肾素水平偏低，为容量依赖型。因此，我国高血压人群的降压治疗，尤其是在无明显并发症的患者中应以利尿剂或 CCB 为最佳选择。

1. CCB 研究证明，盐敏感性高血压患者存在细胞内钠、钙及镁的代谢异常，应用 CCB 有助于对抗盐介导的细胞内离子改变和升压反应；另外，CCB 可增加肾血流量和肾小球滤过率，降低肾血管阻力，产生排钠、利尿作用。因此，CCB 对盐敏感性高血压具有良好降压效果。美国国家高血压预防、检测、评价和治疗委员会（JNC）、ESC 的有关高血压指南都将 CCB 作为盐敏感性高血压的首选药物。老年收缩期高血压试验（Syst-China）、中国高血压最佳治疗试验（Hot-China）、降低高血压并发症研究（FEVER）、高血压综合防治研究（CHIEF）等一系列在我国高血压人群中进行的临床试验也充分证明了 CCB 在降压和保护靶器官方面的卓越效果。我们的研究发现，盐敏感性高血压患者容易较早地发生肾损害，尿微量白蛋白排泄量增加。而给予 CCB 氨氯地平干预治疗，在降低血压的同时能有效减少尿微量白蛋白，保护肾脏。近年来的多项国际 Meta 分析几乎一致地证明，CCB 在降低脑卒中风险方面显著优于其他任何一类抗

高血压药物。CCB 可以部分进入血脑屏障，减少脑缺血后的钙超载现象，有利于脑细胞保护。此外，CCB 有抗颈动脉粥样硬化的作用，尤其长效 CCB 可平稳降压，减少血压波动，适用于脑血管病患者。因此，CCB 特别适用于有高脑卒中风险的人群，如亚洲人及老年单纯收缩期高血压患者。

2. 利尿剂 利尿剂的利钠缩容机制对盐敏感性高血压具有良好效果，特别适用于盐敏感性高血压的控制。黑人高血压国际学会于 2010 年发表的黑种人高血压诊疗意见中，推荐将利尿剂和 CCB 作为首选药物，尤其是高盐摄入和盐敏感性高血压患者。2014 年的日本高血压指南特别指出利尿剂对盐敏感性高血压有明确的疗效。小剂量利尿剂作为在高盐摄入-盐敏感性高血压人群中证据最多、效果最确切的药物，应得到广泛使用。尽管利尿剂在高血压治疗中的地位总是受到争议，但因其降压效果好、作用稳定、价格低廉，一直是世界各国高血压防治指南推荐的一线用药。值得强调的是，利尿剂的有效性和安全性与其剂量密切相关。一项入选 8 项随机对照临床试验（RCT）的 meta 分析显示，小剂量利尿剂能降低冠心病风险（28%）；另一项入选 11 项 RCT 的 Meta 分析则表明，大剂量利尿剂会升高冠心病风险（1%）。小剂量利尿剂降低高血压患者心力衰竭和脑卒中风险的作用也得到肯定。在 PROGRESS 研究、PATS 研究中，利尿剂显著减少高血压患者再次脑卒中风险的结果，确立了利尿剂在我国人群脑卒中二级预防中的地位。

但利尿剂长期治疗不可避免地会出现尿钾的丢失，诱发低钾血症。由于噻嗪类利尿剂阻滞了钠在远端肾小管的重吸收，使含更多钠的肾小管液到更远一些的肾小管进行钾和钠的交换。剂量越大，尿钾的丢失也越多。利尿剂诱发的低血钾可能与某些大规模临床试验猝死率比较高有一定关系。特别是我国人群日常钾的摄入量较低，仅为西方国家人群的 1/3～1/2，利尿剂更易导致低钾血症，造成不良后果。因此，长期单独使用利尿剂对中国人群可能并不合适，可行的策略是利尿剂与 RAAS 抑制剂（ACEI/ARB）联合。

3. RAAS 抑制剂 高盐、盐敏感性高血压患者多数血浆肾素水平偏低，单一使用 RAAS 抑制剂在这类高血压患者中疗效欠佳，但高盐摄入可增加组织中 RAAS 的激活，血管紧张素 II 水平升高。后者

介导血管壁炎症和氧化应激，促进内皮功能障碍，加重血压升高并导致靶器官损害。在心脏，其可使心肌肥厚、纤维化、结构重构；在血管，其可使血管壁增生、增厚；在肾脏，其可使肾组织增生，提高肾小球内压力；此外，组织血管紧张素Ⅱ还参与中枢血压调控及脂肪组织的一些异常代谢。因此，充分阻断组织中RAAS活性，在高盐、盐敏感性高血压及其靶器官保护治疗中具有重要意义。

ACEI/ARB具有卓越的靶器官保护作用，长期应用可明显抑制血管重塑，改善血管性疾病的内皮功能，逆转心肌肥大，降低尿蛋白，延缓动脉粥样硬化的进展，保护血脑屏障，从而降低临床心血管事件和脑卒中发病风险。

（三）合理联合用药

对高盐、盐敏感性高血压患者最合理有效的治疗是利尿剂或联合CCB与RAAS抑制剂。这一联合不仅可增强降压疗效，有效保护靶器官，且可抵消或减轻各自的不良反应。2010年4月，ASH正式发表的《联合应用降压药物意见书》，对各类抗高血压药物之间不同组合方式的疗效与安全性进行了重新评估，将利尿剂或CCB与RAAS抑制剂的联合列为优选方案。摄盐量较多或盐敏感性高血压患者、高血压伴容量负荷增加患者、老年或单纯收缩期高血压患者、高血压合并糖尿病患者、高血压合并肥胖患者、顽固性高血压患者均为这一联合的受益人群。

（牟建军 马 琼 胡佳文）

参 考 文 献

[1] Mozaffarian D, Fahimi S, Singh GM, et al. Global sodium consumption and death from cardiovascular causes[J]. N Engl J Med, 2014, 371（7）: 624-634.

[2] Angelico F, MD Ben, I Group. Intersalt: An international study of electrolyte excretion and blood pressure. Results for 24 hour urinary sodium and potassium excretion. Intersalt Cooperative Research Group[J]. BMJ, 1988, 297（6644）: 319-328.

[3] Muntzel M, Drueke T. A comprehensive review of the salt and blood pressure relationship[J]. Am J Hypertens, 1992, 5（4 Pt 1）: 1S-42S.

[4] 刘治全. 盐敏感性高血压[M]. 北京：人民卫生出版社，

2011.

[5] Weinberger MH. Salt sensitivity of blood pressure in humans[J]. Hypertension, 1996, 27（3 Pt 2）: 481-490.

[6] 刘治全. 血压的盐敏感性与盐敏感性高血压[J]. 高血压杂志，2005, 13（3）: 131-132.

[7] 牟建军, 任珂宇. 盐敏感性高血压的诊断和机制[J]. 诊断学理论与实践，2012, 11（6）: 543-546

[8] Chen J. Sodium sensitivity of blood pressure in Chinese populations[J]. Curr Hypertens Rep, 2010, 12（2）: 127-134.

[9] 牟建军, 杨军, 刘治全, 等. 盐敏感性对青少年远期血压变化及高血压发生的影响[J]. 中华高血压杂志，2008, 16（5）: 400-403.

[10] Chu Y, Zhou Y, Lu S, et al. Pathogenesis of Higher Blood Pressure and Worse Renal Function in Salt-Sensitive Hypertension[J]. Kidney Blood Press Res, 2021, 46（2）: 236-244.

[11] Elijovich F, Laffer CL, Sahinoz M, et al. The Gut Microbiome, Inflammation, and Salt-Sensitive Hypertension[J]. Curr Hypertens Rep, 2020, 22（10）: 79.

[12] 宋雷. 与钠盐代谢相关的单基因疾病[M]//孙宁玲. 高血压进展2016. 北京：中华医学电子音像出版，2016, 109-115.

[13] 牟建军. 基于基因-环境机制的盐敏感性高血压新认识[J]. 中国循环杂志，2017, 32（10）: 940-942.

[14] Sanada H, Jones JE, Jose PA. Genetics of salt-sensitive hypertension[J]. Curr Hypertens Rep, 2011, 13: 55-66.

[15] Franco M, Martinez F, Rodriguez-Iturbe B, et al. Angiotensin Ⅱ, interstitial inflammation, and the pathogenesis of salt-sensitive hypertension[J]. Am J Physiol Renal Physiol, 2006, 291（6）: F1281-1287.

[16] 牟建军, 褚超. 盐敏感性高血压的研究进展与展望[J]. 中华高血压杂志，24（8）: 706-708.

[17] Ando K, Fujita T. Pathophysiology of salt sensitivity hypertension[J]. Ann Med, 2012, 44（Suppl 1）: S119-126.

[18] Mauro C, Marelli-Berg FM. T cell immunity and cardiovascular metabolic disorders: Does metabolism fuel inflammation?[J]. Frontiers in Immunology, 2012, 3: 173.

[19] Liu Y, Rafferty TM, Rhee SW, et al. CD8+ T cells stimulate Na-Cl co-transporter NCC in distal convoluted tubules leading to salt-sensitive hypertension[J]. Nature Communications, 2017, 8: 14037.

[20] Elijovich F, Weinberger MH, Anderson CA, et al. Salt sensitivity of blood Pressure: A scientific statement from the American Heart Association[J]. Hypertension, 2016, 68: e7-e46.

[21] Fuenmayor N, Moreira E, Cubeddu LX. Salt sensitivity is associated with insulin resistance in essential hypertension[J]. Hypertension, 1998, 11（4）: 397-402.

[22] Chen J, Gu D, Jaquish C, et al. Association between blood

pressure responses to the cold pressor test and dietary sodium intervention in a Chinese population[J]. Arch Intern Med, 2008, 168（16）: 1740-1746.

[23] Lluch M, Sierra Adl, Poch E, et al. Erythrocyte sodium transport, intraplatelet pH, and calcium concentration in salt-sensitive hypertension[J]. Hypertension, 1996, 27: 919-925.

[24] 陈红娟, 刘治全, 刘杰, 等. 红细胞经含钠液孵育后细胞内钠含量增幅作为盐敏感性的标志[J]. 中国循环杂志, 2001, 16（5）: 342-344.

[25] Liu F, Mu J, Liu Z, et al. Endothelial dysfunction in normotensive salt-sensitive subjects[J]. J Hum Hypertens, 2011, 26: 247-252.

[26] Weinberger MH. Salt sensitivity of blood pressure[J]. Humans Hypertension, 1996, 27: 481-490.

[27] Weir MR, Dengel DR, Behrens MT, et al. Salt-induced increases in systolic blood pressure affect renal hemodynamics and proteinuria[J]. Hypertension, 1995, 25: 1339-1344.

[28] 牟建军, 刘治全. 关注盐和盐敏感性 提高我国高血压

防治水平[J]. 中华高血压杂志, 2010, 3: 201-202.

[29] Anderson CA, Appel LJ, Okuda N, et al. Dietary sources of sodium in China, Japan, the United Kingdom, and the United States, women and men aged 40 to 59 years: The INTERMAP study[J]. J Am Diet Assoc, 2010, 110（5）: 736-745.

[30] 王波, 和渝斌. 高血压诊断与治疗进展[J]. 临床药物治疗杂志, 2010, 8（2）: 31-35.

[31] Bibbins-Domingo K, Chertow GM, Coxson PG, et al. Projected effect of dietary salt reductions on future cardiovascular disease[J]. N Engl J Med, 2010, 362（7）: 590-599.

[32] Cook NR, Cutler JA, Obarzanek E, et al. Long term effects of dietary sodium reduction on cardiovascular disease outcomes: Observational follow-up of the trials of hypertension prevention（TOHP）[J]. BMJ, 2007, 334（7599）: 885-888.

[33] 牟建军, 刘治全, 刘富强, 等. 食盐中添加钾、钙对青少年及其家庭成员高血压一级预防的随机对照试验[J]. 中华高血压杂志, 2009, （6）: 502-506.

第67章
清晨高血压和夜间高血压

　　人们的日常活动、生理功能与生化代谢等，常以 24h 为周期发生规律性变化，这种变化节律称为昼夜节律。血压水平受日常活动、交感神经活性和肾素-血管紧张素-醛固酮系统（RAAS）等的影响，在 24h 内呈周期性波动：白昼活动时血压水平相对较高，夜间睡眠中血压最低，继而在清晨时段血压迅速上升[1]。通常在夜间睡眠时的血压水平比白昼下降 10%～20%，称为杓型血压。

　　临床研究发现，心源性猝死、急性心肌梗死、恶性心律失常及急性脑卒中在清晨时段高发[2]。夜间血压水平较高的患者靶器官损害程度较重[3]，对

40 岁以上日本冈山居民的研究发现，夜间血压水平每升高 5%，9 年后死于心血管事件的风险增加 20%[4]。对于瑞典乌普萨拉老年居民的研究发现，夜间舒张压每增加 9mmHg，7～12 年后发生心力衰竭的风险增加 26%[5]。因此归纳如下：清晨高血压与心血管事件高峰时间一致，夜间高血压与靶器官损害程度相关。

　　清晨/夜间高血压是高血压患者常见的伴随现象，属特殊类型高血压的范畴。近年来 24h 动态血压监测（ABPM）仪器广泛应用于研究血压昼夜节律的内在变化规律，特别是清晨/夜间高血压，有助

于揭示和发现高血压相关靶器官损害发生发展的机制,对于了解心血管疾病的发生、发展也有重要提示作用。《中国高血压防治指南(2018年修订版)》推荐使用 ABPM 观察血压节律性、变异性,诊断单纯夜间高血压等。

清晨/夜间高血压研究衍生出来的高血压时间治疗学(chronotherapeutics in hypertension)通过选择合适的抗高血压药物和合适的治疗时间,使抗高血压药物效应与高血压发生节律一致,24h 血压平稳降低,维持夜间血压水平适度下降,恢复正常的构型血压模式,平安度过清晨高血压危险期,减少血压变异性,从而减轻心、脑、肾、血管等靶器官损害,避免心肌梗死和脑卒中等急性心血管事件[6]。

但目前白昼和夜间的界限尚不确切。2013 年《欧洲高血压指南》指出,夜间血压的时间段有两种分类方法:①夜间平均血压即睡眠平均血压;②夜间时间段人为规定为 0:00~6:00。《中国高血压防治指南 2010》规定[7],ABPM 中白昼血压时间段为 6:00~21:59,夜间血压时间段为 22:00 至次晨 5:59。也有学者认为,夜间血压是指夜间休息状态下靶器官灌注所需要的最低血压,倾向于根据患者熄灯后就寝的时间来精确计算,即用夜间睡眠血压代替夜间血压更合理[8]。

第一节 清晨高血压

正常人和高血压患者血压呈明显的昼夜节律变化,清晨时段的血压水平称为"清晨血压"(morning blood pressure,MBP),清晨时段人体由睡眠状态转为清醒并开始活动,血压从相对较低的水平上升至较高水平,即出现"血压晨峰"(morning blood pressure surge,MBPS),MBPS 一般持续 4~6h,收缩压升高幅度一般小于 15~20mmHg。MBPS 概念最早由 Millar-Craig 等[9]通过有创动脉内血压监测发现并提出,随后经 ABPM 证实了这一现象。Kario 等[10]系统阐述了 MBPS 的机制和危害,即生理状态下血压晨峰是正常昼夜节律体现,但清晨时段血压病理性上升幅度过大则对人体是有害的。

正常人和高血压患者都有"血压晨峰"的现象,

正常人因觉醒反应会出现血压晨峰现象,但高血压患者的血压晨峰会表现得更明显[11]。一项纳入 1419 例轻中度高血压患者的分析发现,觉醒后 2h 是血压快速上升期,其中 60% 的患者升高幅度≥25mmHg(从睡眠到觉醒按 2.5h 计算,平均每小时升高约 10mmHg)[12]。

笔者提出,高血压患者因为血压昼夜节律异常,和(或)睡眠状态转换为清醒后出现的异常血压晨峰反应,在清晨时间段表现出血压水平急剧升高现象,称为"清晨高血压"(early morning hypertension,EMH)。EMH 不仅存在于诊室血压、家庭血压和 ABPM 诊断的高血压患者中,也可以在血压正常者中发现;清晨血压升高而其他时间段正常者也确定为 EMH。EMH 是隐蔽性高血压的一种类型,随着 ABPM 技术的不断完善及应用,发现许多患者存在 EMH。

为了临床研究方便,笔者建议,当患者的清晨血压水平超过一定范围时,用 EMH 涵盖 MBPS 定义。这样的话,血压晨峰与 EMH 的关系就像血压与高血压的关系,只要清晨时段血压高于相应水平就是 EMH。由此可以更简便地发现 EMH 的内在规律,并且有助于揭示 EMH 发病机制,积极采取相应措施,更好地防治心血管疾病急性发作,减轻甚至逆转高血压导致的相关靶器官损害。

一、基础理论

(一)清晨高血压的流行病学及其危害

EMH 十分常见,尤其在亚洲人群中非常普遍且危害严重[13],近 1/3 的原发性高血压患者存在清晨血压升高,1/2 左右的老年高血压患者表现为 EMH[14]。

EMH 是心血管事件重要的危险因子,清晨血压升高使冠状动脉的紧张度增加,血管收缩形成固定的狭窄,其结果使冠脉血流明显减少,可能导致心血管事件。清晨血压骤升会在原有靶器官损害基础上,进一步增加心血管事件发生率。流行病学显示,EMH 与心血管事件发生高峰时间段一致:急性心血管事件高发时段均发生在清晨觉醒后 4~6h,40%的急性心肌梗死、29%的心源性猝死事件发生在 6：00～12：00，且该时间段的脑卒中发生率增加 3～4 倍[15, 16]；心血管死亡风险在 7：00～9：00 增加 70%[17]，该时间段缺血性脑卒中的发生率是其他时间段的 4 倍[18]。

EMH 已成为心血管事件清晨时段高发的主要"幕后推手"。Meta 分析发现[19]，30%～45% 的心血管事件发生与 EMH 相关，且睡眠-谷血压晨峰在 20mmHg 时心血管疾病风险最低；≥37mmHg 时冠脉事件增加 45%，所有心血管事件增加 30%，全因死亡增加 32%。前瞻性队列研究发现[20]，家庭自测清晨血压每升高 1mmHg，心血管死亡风险增加 2.1%。

EMH 增加脑血管病发生率，血压晨峰每增高 10mmHg，脑卒中发生风险增加 22%～44%[10, 21, 22]，且 EMH 患者腔隙性脑梗死的发病率显著增高[23]。一项老年高血压前瞻性研究平均随访 41 个月，共发生 44 例脑卒中事件，提示 EMH 是脑卒中事件最强的独立预测因子[24]。

（二）清晨高血压的影响因素及发病机制

正常情况下人体存在许多具有昼夜节律的生命现象，其调节中枢位于丘脑与视交叉上核附近的时间中枢，提示 EMH 出现也源于时间中枢调控，由于脑内蛋白质合成加快，脑中缝核下部去甲肾上腺素递质系统激活，中缝核上部 5-羟色胺（5-HT）递质受抑制，从而引起血压迅速升高。EMH 发生可能与以下几点因素相关：生理因素包括体位、日常活动等；病理因素包括交感神经系统、RAAS、合并其他心血管疾病危险因素、合并靶器官损害及心血管疾病、继发性高血压和药物使用不当等。药物使用不当通常指高血压患者服用短效抗高血压药物或服药时间不当，抗高血压药物不能覆盖 24h 导致 EMH。清晨血压升高与患者醒后体位改变和活动增多使交感神经兴奋性迅速增强有关，尤其是老年高血压患者。Leary 等[25]比较清醒后立即活动的高血压患者和仍卧床的高血压患者清晨血压之间的差异，发现清醒后仍卧床患者的血压并未升高，而醒后立即活动者血压迅速升高。

1. 交感神经系统活性增加 正常人体在清醒瞬间交感神经系统的活性迅速增加，血浆儿茶酚胺水平显著升高，心率加快，心肌收缩力增强，心排血量增加；同时外周血管收缩、阻力增加导致血压适度升高。交感神经系统激活 RAAS 改变肾脏容量，使清晨血压升高。Dodt 等[26]连续测量夜间至清晨血浆儿茶酚胺水平的研究显示，夜间血浆去甲肾上腺素（NE）和肾上腺素（E）水平显著低于清醒时，清晨首先是血浆 E 升高，起床活动后血浆 E、NE 进一步显著升高。

高血压患者由于外周血管重构及血管收缩反应性增强，交感神经系统激活后血压急剧升高，出现 EMH。老年高血压患者由于长期代谢异常，导致交感-副交感神经对抗失衡，致使血压、心率调节失衡，导致血压大幅波动，清晨觉醒反应过度和活动后交感神经系统兴奋性迅速增强，形成 EMH。

2. 内分泌激素系统激活 正常人体体内肾素、血管紧张素、醛固酮均存在"昼高夜低"变化节律，构成血压昼夜波动的化学基础，血浆醛固酮水平与血浆肾素水平的昼夜节律相似。清晨时段交感神经逐渐兴奋，激活 RAAS 产生血管紧张素 Ⅱ（Ang Ⅱ）并分泌醛固酮，通过水钠潴留扩大血容量，促使肾上腺髓质和交感神经末梢释放儿茶酚胺类物质，显著升高血压水平，并加剧血压晨峰的程度而导致 EMH 发生。心血管组织 RAAS 也呈现与时钟基因有关联的昼夜节律，清晨时段活性最强。清晨时段，人体内皮素-1、肾上腺皮质激素水平升高，脑型利钠肽分泌增加，纤溶活性改变，增加心血管系统对肾上腺能神经的反应性和敏感性，增强抗利尿作用，加剧血压升高，促使 EMH 的形成。

3. 压力感受器敏感性下降 随年龄的增大，动脉粥样硬化程度加剧，动脉顺应性降低，过大的脉压持续刺激颈动脉窦和主动脉弓压力感受器，导致压力感受器敏感性下降；血压变异性增大导致血压大幅波动发生 EMH[27]。动脉硬化、小动脉重构（内径变小、壁/腔比例增加）、血管收缩反应增强、氧化应激等因素也会导致 EMH。

4. 血液流变学与外周阻力变化 清晨时段，血液黏稠，全血黏滞度、红细胞聚集率及血浆纤维蛋白原浓度升高，血小板容易凝集，血小板碎裂后衍生物产物增加血栓素 A₂（TXA₂）、5-HT，造成血管内皮依赖性舒张功能障碍，外周血流阻力增加，激活 RAAS，血浆肾素水平升高，导致 EMH 发生；另外，中枢或外周 α 受体激活，外周血管明显收缩，导致 EMH。Gould 等[28]研究发现，EMH 主要与外周血管收缩有关，特别是与 α 受体激活增加有关。

有临床证据表明，钠摄入量增加会导致 EMH[29]；此外，EMH 还常见于经常吸烟、酗酒、血糖异常/糖尿病、代谢综合征、精神焦虑者[30, 31]。

二、清晨高血压的诊断标准与临床分型

遗憾的是，目前 EMH 诊断缺少世界公认的标准，而各个临床试验的标准也不尽相同，见表 5-67-1。

表 5-67-1　各个临床试验的 EMH 诊断标准

定义		研究者	计算方法	诊断标准
差值法	睡眠-谷晨峰	Kario 等[10]	清晨醒来/起床后 2h 平均收缩压与包括夜间最低值在内的 1h 收缩压差值	>55mmHg
		Marfella 等[32]	上午 6～10 点血压的最高值与夜间血压平均值的差值	收缩压≥50mmHg 和（或）舒张压≥22mmHg
	觉醒前晨峰	Kario 等[10]	起床后 2h 平均收缩压与起床前 2h 平均收缩压之间的差值	>55mmHg
		Leary 等[25]	起床后 4h 平均血压与起床前 4h 平均血压之间的差值	>23/15mmHg

为了方便患者管理，本章采用中华医学会心血管病学分会高血压学组主编的《清晨血压临床管理的中国专家指导建议》的标准：清晨血压指清晨醒后 1h 内、服药前、早餐前的家庭血压测量结果，或动态血压监测记录的起床后 2h 或早晨 6：00～10：00 点的血压。家庭自测血压/白昼动态血压监测≥135/85mmHg，诊室血压≥140/90mmHg，符合三者任意一项即可诊断 EMH。通过家庭自测血压（home blood pressure measurement，HBPM）、ABPM、诊室血压多种手段实现对清晨血压的监测和评估，但三者各有优缺点，临床要有机结合使用三种测量方法，更全面地了解清晨血压变化情况。需注意的是，因诊室血压存在白大衣高血压现象，诊断 EMH 和评价降压治疗过程的最佳方法还是诊室外血压测量（ABPM/HBPM）。

EMH 依据起床前后不同的升高方式，可分为起床前 EMH（preawaking morning hypertension，PMH）和起床后 EMH（rising morning hypertension，RMH）两种形式。清晨血压由夜间睡眠时血压水平和清晨觉醒反应期间升高的血压水平两部分相加组成，基于 EMH 的定义及 ABPM 结果，笔者认为临床上分为三个亚型更合适（图 5-67-1）。

（1）PMH 型：表现为睡眠过程中血压水平逐渐升高，有夜间血压水平基础值较高的特点，多见于单纯的中青年高血压患者或合并靶器官损害的高血压患者。

（2）RMH 型：表现为醒来后血压立即升高，

可能与患者对觉醒反应过度增强有关，多见于血压调节机制异常单纯的老年高血压患者。

（3）混合型：表现为夜间血压水平较高，同时对觉醒反应过度增强，即清晨血压水平的异常升高（PMH+RMH），多见于老年高血压同时合并严重靶器官损害的患者，此种类型更容易发生心血管事件。

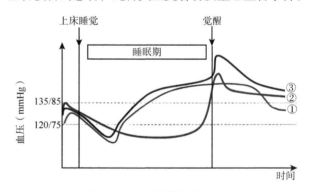

图 5-67-1　三种类型的 EMH
①起床前 EMH；②起床后 EMH；③混合型 EMH

三、清晨高血压的处理策略

Lewington 等对 61 个前瞻性研究进行 meta 分析发现，若收缩压降低 10mmHg 或舒张压降低 5mmHg，脑血管事件发生率下降 40%，心血管事件发生率下降 30%，认为降低 EMH 是降低心血管事件发生率、改善临床结局的重要手段。

然而，目前清晨血压控制欠佳。西班牙和日本的研究表明，即使在诊室血压控制达标的患者中，仍有 51.7%～60% 存在 EMH 未达标[14, 30]。北京大

学第三医院心内科门诊登记，清晨血压达标率仅为 54.6%[33]。一项对已经接受降压治疗的高血压患者进行的观察性研究发现，各年龄组患者的清晨血压达标率均低于诊室血压达标率[34]。

因此，有效控制 EMH 需要降压的全面治疗，即全天血压平稳达标，合理选用抗高血压药物，制订个体化的治疗方案及策略。

（一）基本策略

EMH 的降压目标是晨起达标（第一个 24h 达标）、持久达标（24h 平均值达标）、平稳达标（24h 血压变异度小）及长期达标（终身达标）。

EMH 选用抗高血压药物的原则：①首选长效（高谷峰比值，T/P＞50%/60%）、平稳（高平滑指数，SI＞0.8）药物，注意调整给药时间，有效覆盖晨峰时间，防止血压波动。②使用长效降压制剂后仍然存在高晨峰现象，则应当在清晨醒后立即加服一次中短效抗高血压药物。③如果初始使用的是中短效抗高血压药物，则一定要按时给药，如清晨醒后即刻服药或按药物半衰期服药。④可以使用药物定时释放制剂如维拉帕米定时释放系统，根据患者动态血压监测情况定时释放药物，最合适的制剂是夜间肠道控释制剂，后半夜开始发挥作用，控制 EMH。但此类药物目前临床上尚难获得，相关定时治疗方案个体化要求很高，仍需更多的循证医学证据及进一步推广。

对于大多数 ABPM 呈杓型及超杓型的高血压患者，推荐晨起即刻服抗高血压药物，越早越好；选用长效或控释剂型抗高血压药物，确保药物降压效果能覆盖 24h。推荐血管紧张素转换酶抑制剂（ACEI），如培哚普利；β 受体阻滞剂，如美托洛尔缓释片、比索洛尔；钙拮抗剂（CCB），如氨氯地平、非洛地平缓释片及硝苯地平控释片，上述抗高血压药物会对 24h 达标和第一个 24h 达标有帮助。

（二）其他相关处理与评价

EMH 与血小板稳定性相关，清晨血小板易聚集，血液呈高凝状态，因此口服阿司匹林既可以增加抗 EMH 疗效，又可以预防血栓形成。美国内科医师健康研究（The Physician Health Study）证明，阿司匹林可使清晨心肌缺血事件减少 59.3%，其他

时间段心肌梗死事件减少 34.1%，24h 心肌梗死事件减少 44.8%。但需强调的是，清晨血压异常升高时应避免使用阿司匹林，以防止出现脑出血等严重并发症。

第二节　夜间高血压

正常人夜间睡眠时交感神经活性降低，副交感神经活性增加，血压下降和心率减慢，具有典型的昼夜变化，ABPM 呈杓型血压改变，夜间血压不降或下降少于 10%，称为"非杓型血压"[3, 35]。

血压昼夜节律异常，常常出现非杓型血压，为了研究的方便，许多学者倾向用夜间高血压（nocturnal hypertension，NH）。NH 概念的提出旨在更好地发现血压内在变化规律，帮助我们揭示靶器官损害的发病机制而采取相应对策。

当然，非杓型血压不一定是 NH，非杓型血压也可见于正常血压者。Cugini 等[36]研究了 298 例原发性高血压患者（EH 组）、84 例继发性高血压患者（SH 组）和 93 例正常血压者（NS 组），非杓型血压者在 EH 组占 14%，在 SH 组占 27%，在 NS 组占 16%。但 Izzedine 指出[3]，不管是高血压患者还是正常血压者，非杓型血压都具有更多靶器官损害。非杓型血压与靶器官损害和心血管疾病的关系见图 5-67-2。

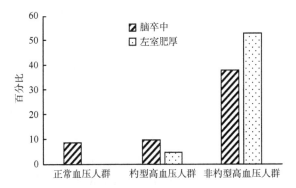

图 5-67-2　非杓型血压与靶器官损害和心血管疾病的关系

一、基　础　理　论

（一）流行病学

随着年龄增加，正常人血压"昼高夜低"的昼夜节律逐渐弱化，83.3%的 80 岁以上老年人丧失了这种节律。既往研究表明，中老年人有近 50%夜间

血压不下降，24.6%的人夜间血压不降反升。西班牙对全国 500 个初级保健中心的 42 947 例高血压患者调查 ABPM 结果显示[37]，老年人、肥胖且合并糖尿病、慢性肾脏疾病及心脏疾病的患者常伴随夜间血压下降迟缓。

NH 在临床上常见，基于动态血压监测的多种族国际合作数据库显示，日本和非洲南部人群单纯 NH（夜间规定为 22：00～次日 4：00，平均血压 ≥120/70mmHg，白昼血压正常）患病率分别为 10.2%和10.5%，中国浙江景宁患病率为 10.9%[38]，超过了东欧人群（7.9%）和西欧人群（6.0%）。

Friedman 等[39]发现，无论白昼血压正常还是增高的人群，NH 发生的比率均较高，且常常与非杓型血压并存。2014 年西班牙高血压协会对 62 788 例接受药物治疗的高血压患者的调查显示，白昼高血压、NH、日夜均高血压的患病率分别为 12.9%、24.3%、60.0%，NH 患者数约是白昼高血压的 2 倍[40]。JHS 研究显示[41]，425 名正常血压或高血压非裔美国人中，白昼高血压、NH、日夜均高血压患病率分别为 4.9%、10.9%、38.4%。

（二）危害

临床上发现，有靶器官损害的高血压患者夜间血压水平高，且非杓型/反杓型血压比例高；夜间血压轻度升高单纯 NH 患者较动态血压正常人群靶器官损害更严重。O'Brien 等[42]证明非杓型血压形态与相关靶器官损害程度、心血管事件显著相关：左室肥厚发生率明显增高，蛋白尿发生率是血压正常者的 3 倍；与脑卒中呈线性关系，NH 是全因病死率和心血管病死率的独立危险因素。PAMELA 研究表明，夜间血压是未来发生心血管死亡事件的最佳预测因素，NH 更容易造成诸如左室肥厚、颈动脉硬化、肾功能下降等靶器官损害。Lee 等[43]对确诊的青少年 1 型糖尿病患者进行 ABPM 和颈动脉内中膜厚度测定，发现 NH 患者颈动脉内中膜增厚更明显。非杓型血压和夜间血压水平与靶器官损害和预后相关，夜间血压监测已成为高血压及相关疾病发生、发展的重要监测指标。

1. 导致 NH 的几种常见情况

（1）肥胖、糖耐量异常、吸烟、阻塞性睡眠呼吸暂停及自主神经功能障碍：原发性高血压伴体重指数（BMI）增加患者 NH 比率占 51%（27/53）[44]。

有学者研究糖耐量异常患者动态血压改变特点，对血压正常和血压增高的糖耐量减低（IGT）、糖尿病（DM）患者，分设对照组研究，结果血压正常组 IGT、DM 患者和对照组血压昼夜节律异常率分别为 45%、45%和 85%。吸烟的高血压患者中，夜间血压不下降或下降<10%，与不吸烟者相比有显著差异[45]。高血压合并阻塞性睡眠呼吸暂停低通气综合征（OSAHS）患者，在夜间呼吸暂停期间收缩压明显升高，几乎都存在 NH[46]。自主神经功能障碍患者交感-副交感系统平衡能力下降，其血压可表现为昼夜节律消失，可导致 NH 的发生。

（2）伴随靶器官损害的高血压：多项前瞻性人群研究显示，NH 与靶器官损害关系密切，夜间血压高或夜间血压下降迟缓者伴发心脏、肾脏等靶器官损害及心血管疾病死亡的风险增加[47]。高血压伴左室肥厚患者中约 67.6%为 NH。伴冠心病的高血压患者约 30%表现为 NH[48]；23%的脑卒中患者存在 NH，只有 1%的脑卒中患者 NH 正常；50%合并胰岛素抵抗的患者存在 NH[49]。ABPM 与高血压损害相关性研究表明，高血压肾损害患者中 NH 者占比高[50]；也有资料表明，60 岁以上高血压老年人动态血压监测的睡眠谷与午间谷收缩压与舒张压无显著差异性，夜间血压下降不明显与靶器官缺血损伤有关[51]。

（3）继发性高血压：继发性高血压患者发生 NH 较普遍，27%的继发性高血压患者昼夜节律异常[52]，也有学者研究发现继发性高血压患者几乎绝大部分发生 NH[53]。

2. NH 与靶器官损害的类型

（1）心脏损害：夜间平均血压与左心室质量指数成正比。余振球发现[54]，夜间平均收缩压及诊室收缩压与左心室质量指数呈相关性，而 24h 平均收缩压和舒张压、白昼平均收缩压和舒张压、夜间平均舒张压均与左心室质量指数无明显关系。门诊 ABPM 监测发现[55]，夜间血压水平（≥120/70mmHg）而不是非杓型血压形态的高血压，与心脏超声诊断的左室肥厚密切相关。韩国一项动态血压多中心观察性研究显示[56]，夜间血压水平能更好地预测左室肥厚。

（2）脑血管损害：NH 可加重脑损害，对脑血管的损害有颅内出血、血栓形成、血管性痴呆等。MAAS 研究发现 NH 与记忆功能、反应能力下降明

显相关[57]。Klarenbeek 等[58]用 ABPM 随访腔隙性脑
梗死患者 2 年发现，NH 使患者发生脑出血的风险
增加 1.84～2.69 倍。一项我国高血压合并脑出血患
者的回顾性分析显示[59]，夜间平均血压是颅内出血
的独立危险因素，反杓型血压与颅内出血分析增加
相关。

（3）肾脏损害：NH 患者肾功能明显下降，表
现为肌酐清除率下降[49]。Felicio 等[60]应用 ABPM
追踪 2 型糖尿病合并高血压且尿蛋白排泄正常患
者，随访发现进展为糖尿病肾病的患者夜间血压明
显增高，NH 与尿蛋白关系密切，可加速糖尿病肾
病的进展，而降低夜间血压水平可延缓。

3. 其他 针对浙江景宁单纯 NH 患者大动脉
弹性的分析研究发现[38]，单纯 NH 患者踝臂脉搏波
传导速度为 16.4m/s，白昼及夜间血压升高患者为
17.3m/s，明显高于动态血压正常个体（14.7m/s）；
且中心动脉反射波增强指数分别为 154.4%、147.4%，
明显高于动态血压正常个体（134.0%）。瑞典糖尿
病研究也证实，单纯 NH 患者大动脉弹性更差[61]。
NH 还会对心脏瓣膜、大血管及胰腺造成损害，主
动脉瓣膜病变患者肾素水平、醛固酮浓度增加，导
致 NH。长期未控制的 NH 患者，合并心血管危险
因素增加，除左室肥厚外，还有左室舒缩功能障碍、
颈动脉内膜增厚、蛋白尿等亚临床靶器官损害，从
而导致冠状动脉事件、充血性心力衰竭、脑卒中等
心血管疾病的发生，使死亡率增加，其中以脑卒中
和心脏事件最为多见[62]。

（三）夜间高血压的影响因素及发病机制

夜间血压水平和血压昼夜节律受到内在因素
和外在因素的共同影响，前者主要涉及神经激素、
情绪状态等，后者主要包括不良生活方式（如吸烟、
嗜酒、睡眠质量差、缺乏体力活动与高盐摄入）和
靶器官损害程度。在内在因素和外在因素的共同
作用下，血压调节缺陷导致夜间血压呈非杓型/
反杓型节律改变。

总的来说，不管何种病因引起 NH，最后都通
过以下途径发病：①交感神经兴奋，引起心排血量
增加、阻力血管收缩增强，血管肥厚、管腔变小，
总外周阻力升高，肾动脉收缩而激活 RAAS，产生
AngⅡ，调节血压水平。②血管内皮细胞释放活性
物质（如 5-羟色胺、缓激肽、AngⅡ等）及产生凝

血物质，并可释放内皮细胞生成的舒张物质（内皮
舒张因子）及收缩物质（内皮素、血管收缩因子）。
③胰岛素抵抗激活交感神经系统，导致水钠潴留和
血管肥厚。④颈动脉窦调节机制（体位）。

1. 胰岛素抵抗（IR） IR 与 NH 关系密切，
Giordano 等[63]共纳入 101 例非酒精性脂肪肝患者，
其中 76 例夜间血压升高。与夜间血压正常者相比，
其口服葡萄糖耐量试验 0min、60min、120min 血糖
水平及胰岛素显著升高，胰岛素敏感指数显著降低。
IR 导致夜间血压升高可能与以下机制相关[64-66]：①增
加交感神经活性。胰岛素可通过血脑屏障作用于弓
状核胰岛素受体，激活交感神经从而升高血压；胰
岛素增敏剂在改善血糖水平的同时还能抑制交感
神经活动、降低舒张压水平。②通过水钠潴留影响
血压，IR 和醛固酮密切相关，形成恶性循环，可独
立于年龄、性别、血压和体重指数。胰岛素作为肾
上腺素的促分泌剂，介导其分泌。

2. 钠代谢障碍 根据血压-尿钠排泄机制，肾
动脉灌注压升高将导致肾脏钠及水的排泄增加；同
时，当饮食中钠摄入量超过排出量时可能导致高血
压，Sachdeva 等[67]认为，夜间非杓型血压模式可能
与白昼尿钠排泄障碍有关：白昼高钠潴留使血压升
高，夜间为了维持钠平衡刺激尿钠排泄，为保持 24h
水钠平衡，促进白昼钠排泄可能有助于缓解夜间血
压升高。一些证据支持单纯 NH 可能是钠代谢障碍
的结果，中国人和日本人饮食中钠摄入高而钾摄入
低。我国浙江景宁的研究提示，单纯 NH 患者尿钠
排泄明显降低。虽然尿钠排泄障碍机制不明，但这
一现象提示钠代谢障碍可能与 NH 相关。

3. 交感神经和 RAAS 活性异常 NH 患者生理
节奏异常，交感神经活性增高，儿茶酚胺、肾素、
AngⅡ、缓激肽等生长因子释放增多，这些因子在
心血管疾病病理生理过程起重要作用，对靶器官造
成损害。Grassi 等[68]认为，肌肉交感神经传导在反
杓型高血压患者中显著增高，而夜间血压下降与交
感神经传导呈负相关。另有研究表明，高血压患者
各时间段 AngⅡ水平均高于正常人群，与平均动脉
压呈正相关，夜间 AngⅡ水平与夜间收缩压呈正相
关，表明 AngⅡ可能是高血压患者夜间血压水平升
高与夜间节律异常的直接效应因子。

4. 合并相关临床疾病 近年来的研究显示，
NH 与靶器官损害的发生密切相关，NH 提示靶器

官损害，而靶器官损害和心血管疾病可促进 NH 的发生。

（1）OSAHA：多项临床与流行病学研究证实，OSAHA 与高血压的发生、发展密切相关，50%～92%的 OSAHA 患者合并高血压，而 30%～50%的高血压患者伴有 OSAHA[69]。OSAHA 患者血压节律紊乱，ABPM 显示为非杓型高血压，甚至反杓型高血压，夜间收缩压升高尤为明显，且高血压程度和呼吸暂停严重程度密切相关。OSAHA 患者夜间缺氧，动脉血氧饱和度下降，压力感受器敏感性减低，通过刺激化学感受器纠正低氧血症，引起交感神经系统活性增加，使血浆儿茶酚胺水平增加、阻力小动脉收缩增强、外周血管阻力升高而致高血压[69]。研究证明，OSAHA 患者夜间动脉血氧饱和度为 78.61%±21%。压力感受器的敏感度为（7.04±0.8）ms/mmHg，与对照组有显著差异[46]。

（2）糖耐量异常：糖耐量异常的高血压多伴自主神经病变[49]、肾脏病变，易产生胰岛素抵抗，导致血压昼夜节律异常，通过交感神经系统兴奋引起夜间血压升高。研究发现肥胖伴高血压患者在睡眠中仍有较高的糖代谢，激活交感神经系统导致 NH[44]。

（3）靶器官损害：心脑肾等靶器官损害可激活心血管的调节系统，通过抑制夜间血压下降来维持这些重要器官的血流量，防止下丘脑-垂体-肾上腺周期失调而进一步下降。NH 可加重靶器官损害，导致心血管风险增高，不仅与血压水平持续升高有关，而且和这类患者常伴有多种其他心血管疾病危险因素及体内生长因子水平高有密切关系。持续的血压增高会引起靶器官损害及相关疾病已被公认，NH 容易导致较高的平均血压水平和持续的血压增高。

（4）继发性高血压：继发性高血压昼夜节律异常主要由肾脏疾病引起。肾脏疾病（肾动脉狭窄、肾实质病变）等引起肾功能下降，而与之相关的血管活性物质24h持续分泌增加可引起NH[49]。Fukuda 等[70]认为，肾功能减退患者夜间血压升高是白昼排钠减少、水钠潴留的继发性代偿现象。

5. 褪黑素分泌不足 褪黑素是夜间由松果体分泌的一种激素，在维持血压昼夜节律方面有显著的作用。Obayashi 等[71]在老年高血压患者中发现，随着尿硫酸褪黑素排泄量（urine melatonin sulfate excretion，

UME）减少，夜间收缩压明显增高，当 UME 从 10.5µg 降至 4.2µg，夜间平均收缩压升高 2mmHg；同时在 UME 高值组，非杓型高血压模式比值比显著降低。褪黑素参与夜间血压调控的可能机制：①褪黑素与受体结合后，促使内皮细胞释放 NO，增加胞质 Ca^{2+} 水平，降低血清去甲肾上腺素水平，引起血管舒张和降压效应。②褪黑素抑制交感神经系统活性，这可能与髓过氧化物酶的作用有关。③褪黑素直接扩张外动脉，从而减少外周血管阻力。

二、夜间高血压的诊断标准与临床分型

NH 是高血压患者常见的伴随现象，单纯 NH 属于隐蔽性高血压。与传统诊室血压相比，ABPM 对 NH 诊断、昼夜节律及临床结果预测更有价值，《中国高血压防治指南（2018 年修订版）》推荐通过 ABPM 进行诊断[72]，2013 年，欧洲高血压学会（ESH）/欧洲心脏病学会（ESC）高血压处理指南以夜间平均血压≥120/70mmHg 作为诊断标准[73]。笔者认为，在规范夜间血压测量值基础上，根据夜间血压造成的靶器官损害或心血管事件横断面研究结果，NH 诊断标准应包含：夜间平均血压≥120/70mmHg，血压节律异常的高血压患者。

根据动态血压监测结果和发病机制，NH 可分为以下三个亚型。

（1）孤立型：白昼血压水平正常（≤135/85mmHg），仅夜间升高的反杓型隐匿性升高（≥120/70mmHg）。

（2）非杓型：白昼血压≥135/85mmHg，白昼与夜间的血压水平相当，节律为非杓型的高血压。

（3）反杓型：白昼血压≥135/85mmHg，且夜间血压水平＞白昼血压水平，夜间更高的反杓型节律高血压。

三、夜间高血压的处理策略

尽管 NH 与靶器官损害程度和未来发生心血管疾病的风险密切相关，但目前无可靠证据证实，如何正确恰当地管理 NH，且单纯 NH 是否需药物治疗仍存在争议。高血压科医师应根据患者具体病情制订治疗方案，预防、延缓靶器官损害和心血管疾病的发生。

（一）基本策略

结合目前的共识和临床实践，笔者认为应区分 NH 类型，并根据其特点来选择治疗策略，根据心血管危险分层制订个体化的降压治疗方案：患者应立即启动治疗性的生活方式干预，筛查并纠正相关的心血管危险因素，逆转相关靶器官损害，尽早排除继发性高血压。

对于单纯 NH 患者，在上述处理后仍须使用抗高血压药物，建议选择中/短效制剂覆盖夜间时段；对于非构型/反构型 NH 患者，多数是 3 级（重度）高血压，多合并靶器官损害、糖尿病、肾脏疾病，属高危或极高危人群，笔者认为这类患者应合理选用抗高血压药物并及时规范治疗，其中对一些患者降压有特殊要求的，甚至可运用高血压时间治疗学来调整方案。

WHO 推荐的几大类抗高血压药物都可作为治疗 NH 用药，原则上主张选用长效抗高血压药物，尽量不用短效药物。需要强调的是，因 NH 合并其他心血管疾病危险因素和相关靶器官损害，给予严格生活方式干预的同时强调保护靶器官策略。

治疗目标：控制 24h 血压全面达标（尤其是夜间血压达标）和维持正常的血压昼夜节律。

（二）其他相关处理与评价

1. 褪黑素 研究显示褪黑素能使夜间血压下降，部分临床研究建议服用外源性褪黑素来控制 NH。Grossman 等[74]对 NH 患者导入外源性褪黑素进行 meta 分析，根据导入快慢将患者分为快速释放组和缓慢释放组，结果显示褪黑素组与安慰剂组在夜间血压下降方面没有显著变化，仅亚组分析时显示缓慢释放组的夜间血压下降明显，而快速释放组则没有。

2. 阿司匹林 阿司匹林通过调节内皮功能及 RAAS 昼夜分泌节律来降低夜间血压水平。Hermida 等[75]研究显示，未治疗的高血压患者睡前服用阿司匹林可以使血压下降 7.2/4.9mmHg，且睡前服用阿司匹林者夜间血压显著下降。

3. 噻唑烷二酮类 噻唑烷二酮类通过增强机体对胰岛素的敏感性、改善胰岛 B 细胞的功能，改善胰岛素抵抗，从而减低 NH。

第三节 高血压时间治疗学

近年来，人们对人体血压昼夜节律现象及其时间生物学特征进行大量研究，其中高血压的时间治疗学日益受到人们的关注。根据高血压患者的血压节律特征制订合理给药剂量和给药时间的个体化治疗方案，以获得最佳疗效和最小不良反应。

高血压时间治疗学是根据不同抗高血压药物的药代动力学特点，使用不同剂型抗高血压药物、控制抗高血压药物释放时间，以改变异常血压昼夜节律。高血压时间治疗的主要目的有 3 个：①平稳降低整体血压水平；②维持夜间血压适度降低；③抑制清晨的血压骤升，减少心血管事件。

一、抗高血压药物时间治疗学疗效再评价

WHO 推荐的几大类抗高血压药物适用于 EMH，也适用于 NH 治疗，有的抗高血压药物能使 EMH 达标，防治心血管事件；有的可降低夜间血压，使之恢复构型，防止靶器官损害，从而全面保护心脑肾。

（一）RAAS 抑制剂

RAAS 抑制剂通过阻断血管和心脏组织中 Ang Ⅱ 的生成，抑制 RAAS 激活，帮助恢复血压昼夜节律，防止靶器官损害，在控制 EMH 和 NH 中有较好的疗效。夜间服用 RAAS 抑制剂有两大优势：①前段降压效应更强，更有利于降低 NH，甚至降低 EMH。②降压效应的持续时间更长，有利于控制 24h 平均血压。

合理应用 RAAS 抑制剂有效降低 EMH，如奥美沙坦、替米沙坦、厄贝沙坦、培哚普利等。替米沙坦与氯沙坦均明显降低 24h 平均血压，但替米沙坦较氯沙坦在降低各个时段的血压更有效，尤其是在用药后 18～24h。尤其需指出的是，RAAS 抑制剂对 OSAHA 造成的 EMH 有独特治疗作用，OSAHA 低通气低氧导致交感神经兴奋，激活 RAAS，Ang Ⅱ 增加，小动脉收缩；中心静脉回流增加，心排血量增加，同时低氧血症导致血管内皮受损，内皮素等缩血管物质分泌增加，外周血管阻力增加，最终导致 NH 和 EMH。对于合并 OSAHA 的 EMH 患者，优先考虑应用 RAAS 抑制剂。

RAAS 抑制剂目前作为控制 NH 的首选药物使用。贝那普利、依那普利、培哚普利、缬沙坦、替米沙坦和奥美沙坦能降低夜间血压，恢复血压正常昼夜节律，且夜间给药效果优于清晨给药。Hermida 等纳入未治疗的高血压患者进行研究，发现夜间服用雷米普利能更快达到峰效应，服药后 6h 内产生更强降压效应[76]。Hermida 等的研究还证实，夜间服药降压效应可持续 24h，夜间服药前 8h 降压效应显著优于晨间服药前 8h。

当然，肾素水平在夜间开始升高，凌晨达高峰，肾素抑制剂阿利吉仑可能是治疗 NH 的理想药物，但目前循证医学证据不多。

（二）β 受体阻滞剂

β 受体阻滞剂通过阻断交感神经兴奋，抑制儿茶酚胺与 β 受体的结合，控制清晨交感神经兴奋状态，既可控制高血压，还可以减少心律失常、猝死的发生。Yang 研究提示富马酸比索洛尔在控制 EMH 方面不劣于琥珀酸美托洛尔缓释片[77]。无 β 受体阻滞剂禁忌证的 EMH 患者，如合并冠心病、心力衰竭、快速性心律失常的 EMH 患者首选 β 受体阻滞剂，但夜间发作变异型心绞痛患者禁用。应根据半衰期合理选择给药时间控制 EMH，如拉贝洛尔口服后血药浓度 1~2h 达高峰，半衰期 5h；酒石酸美托洛尔片口服后血药浓度 1.5~2h 达高峰，

半衰期 4~5h，使用时至少应该是 6~8h 1 次。

NH 与儿茶酚胺增加有关，使用 β 受体阻滞剂可持续有效降低 NH，改善交感神经的兴奋，但其在 NH 治疗中的作用未被详细报道。有研究证明塞利洛尔具有良好的降低 NH 的作用；阿替洛尔较其他抗高血压药物（阿米洛利、依那普利、氢氯噻嗪、氯沙坦）降低 OSAHA 患者的 24h 及夜间血压更显著；Acelajado 等[78]证实夜间服用奈必洛尔能显著降低患者睡醒前 2h 的平均血压。有研究提示 β 受体阻滞剂可能增加血压变异性，其对 NH 的疗效有待进一步研究和证实；非选择性 β 受体阻滞剂（如普萘洛尔）可能增加气道阻力和呼吸暂停的次数，应避免使用。

（三）钙拮抗剂

长效 CCB 通过阻断血管平滑肌上的钙通道来减少钙离子内流，使血管平滑肌松弛，外周阻力血管扩张；药理上有药物谷峰比值、平滑指数高等特点，是降低 EMH 的主要药物，如乐卡地平、贝尼地平、氨氯地平、拉西地平、硝苯地平控释片、非洛地平缓释片等。大量临床循证证据证实其效果肯定，尤其适用于老年单纯收缩期高血压患者。但不同的长效 CCB 在控制 EMH 方面还是有区别的（图 5-67-3）。另外近年来有研究发现维拉帕米控释片、地尔硫䓬控释片对 EMH 的控制效果良好，值得进一步关注。

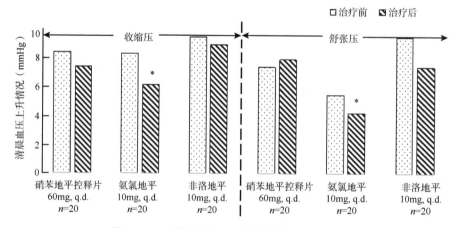

图 5-67-3 不同长效 CCB 控制清晨血压的差异

*$P<0.05$

长效 CCB 在控制 NH 方面也有着良好的效果。Meta 分析显示，CCB 对杓型高血压患者血压昼夜节律影响较小。Hermida 等[79]开展的一项纳入 238 例未治疗的高血压患者的前瞻性试验显示，夜间较晨间服用硝苯地平控释片能显著降低夜间血压水平，使非杓型患者比例由 51% 下降到 35%。一项小样本研究显示伊拉地平夜间给药较清晨给药能更有效控制非杓型患者的夜间血压；也有研究证实夜间服用尼群地

平使得夜间睡眠血压下降显著。Hermida 等的研究还发现，氨氯地平 5mg 每日 1 次或硝苯地平控释片 20mg 每日 2 次均能降低夜间血压，但氨氯地平降低夜间血压有效率为 39.3%，而硝苯地平控释片可达 71.4%。

（四）利尿剂

利尿剂治疗 EMH 未见相应的文献报道，而且对睡眠会有影响，不推荐短效利尿剂控制 EMH。若在上述 4 种抗高血压药物联合治疗的基础上，EMH 未被控制，可考虑加用小剂量的长效利尿剂以增加疗效。

利尿剂能够有效降低 NH，特别是以非杓型高血压为主的老年性高血压、顽固性高血压，加用小剂量利尿剂可以收到较好效果。TROPHY Study Group 试验研究证明，氢氯噻嗪或赖诺普利都能有效降低 NH，但氢氯噻嗪可改变盐敏感性高血压患者的血压昼夜模式。UzuT 等使用呋塞米治疗原发性高血压患者 21 例，根据其治疗前后的 ABPM 结果，发现非杓型高血压患者的夜间血压水平均显著降低。当然，不同利尿剂对 NH 的疗效还有待进一步研究。

（五）α 受体阻滞剂

α 受体阻滞剂通过阻断外周血管壁上的 α 受体，使血管扩张，对心率无影响，对糖、脂代谢有益，对老年高血压合并前列腺肥大患者尤为适用，也适用于 EMH 合并糖尿病、高脂血症的患者。

高晨峰现象与 α 受体激动有较密切的关联，临床优选长效制剂如多沙唑嗪控释片等控制清晨血压。Kazuomi 等研究发现多沙唑嗪可以控制 EMH，延缓靶器官损害，给药时间在清晨醒来且起床之前为宜。Kario 等研究发现，吸烟的高血压患者异常血压晨峰与交感神经活动增强有关，睡前服 α₁ 受体阻滞剂是这类患者控制 EMH 的特效疗法。

α 受体阻滞剂对糖代谢紊乱和脂肪代谢紊乱有益，合并糖尿病、脂肪代谢紊乱的 NH 患者可考虑选用。Kario 等报道多沙唑嗪显著降低 NH 水平，促进昼夜节律恢复。

二、清晨高血压的时间治疗学

（一）长效抗高血压药物是治疗和控制 EMH 的有效方法

研究显示，睡前服用控释抗高血压药物可以有效降低早晨危险时刻的血压，如夜间服用维拉帕米控释片可 24h 连续控制血压，最大降压作用出现在早晨 6：00 到中午或清晨。有研究比较了普萘洛尔控释片与传统缓释片，发现控释片药物吸收推迟约 4h，而后血药浓度稳步上升，在早上 10：00 达最高水平，正好与血压晨峰及心血管事件高峰重合，而缓释片服用后血药浓度立即开始上升，典型峰值出现在 4：00～10：00。

（二）控释剂型与分子长效降压制剂治疗 EMH 的比较

长效降压制剂的特性为长半衰期，伴有高谷峰比，这些制剂通常在早上服用一次，并提供 24h 平稳血压控制，降低 EMH，保持正常的 24h 血压节律。而控释抗高血压药物剂型中含有的是短效的抗高血压药物，只是通过特殊工艺使其进入缓释作用系统内，这些制剂通常被设计为夜间一次给药，使其峰值血药浓度与血压的 EMH 相吻合，提供 24h 的平稳血压控制。对于依从性好的患者，长效降压制剂与控释抗高血压药物剂型都可以良好控制血压；然而，对于依从性低、常漏服药物的患者，长效降压制剂在剂量间隔期仍有效的血药浓度也可保证平稳控制血压，可能更为有效。

（三）睡前服用控释剂型可能是控制 EMH 较好的选择

服用控释剂型既可保证清晨抗高血压药物的最大血药浓度，又不影响夜间睡眠血压。研究认为，夜间服用半衰期足够长的抗高血压药物，有可能导致夜间低血压，而对于某些老年人或有冠心病、心功能损害、脑血管意外病史的患者，过分地降低夜间血压可能会诱发心肌缺血、视神经损害和脑卒中。而且胃肠道对药物的吸收亦有一定节律性，夜间较白昼吸收少，因此夜间要达到一个相当的药物浓度，需要大剂量地给药，合并胃肠道疾病的高血压患者不建议使用缓释/控释技术的抗高血压药物。

（四）EMH 时间治疗学重在调整服药时间

鉴于 24h 血压波动，应调整服药时间。①杓型高血压者可清晨服用 1 次长效抗高血压药物制剂，该类药物能减少晨峰高血压的发生，是目前认为有效抑制血压晨峰现象的最佳选择，但不宜在睡前或夜间服用，尤其是夜间血压不高的患者。②非杓型或反杓型高血压患者，可睡前服用长效缓释抗高血压药物，并给予全日剂量的一部分，以免血压过度降低而发生不良后果，并且一定要掌握患者夜间血压升高的证据。必要时可考虑晚餐后服药1次，这样对控制夜间血压升高有效；或服药2次：清晨1次，一种药（如ACEI）；睡前1次，另一种药（如长效CCB）；对于深杓型或超杓型高血压患者，应早上服药，而不要晚上服用抗高血压药物，以免夜间血压过度降低而诱发缺血性脑卒中。③晨峰高血压：睡前1h给予长效抗高血压药物。④夜间血压下降率≥20%的"超杓型"人群，为避免夜间血压过低导致重要脏器灌注不足，可于晨峰前1h服药。⑤对于联合治疗患者，不宜均在清晨使用两种长效药物，最好在清晨和午后分开服用，如果所用为中效抗高血压药物，应在清晨醒后立即服1次抗高血压药物，下午4：00～5：00再服药1次，晚上忌用；如使用短半衰期药物，则需要使血药浓度峰时间与高血压晨峰时间一致。

临床应用中，我们还应根据患者的血压昼夜变化模式选择恰当的抗高血压药物与服药时间。尽管很多研究证明了高血压时间治疗学的优越性，但还需更多循证医学证据来证实其在预防心血管事件发生方面的确优于其他治疗。

三、夜间高血压的时间治疗学

时间治疗学对于NH的控制尤为重要，可通过调整药物的服药时间，也可通过特殊药物释放技术来实现，普遍认为睡前给药更有利于降低夜间血压。应根据药物自身特点，通过选择合适的抗高血压药物、合理的给药时间来降低夜间血压水平，恢复异常的昼夜节律，从而最大限度地减少/逆转靶器官损害、预防心血管疾病发生[80]。通过NH时间治疗学发现，夜间服用至少一种抗高血压药物的NH患者，心血管事件发生率、全因死亡率均显著降低。降低夜间血压、恢复昼夜血压节律也成为一种可操作、效果显著的治疗措施，具有重要临床意义。

大量临床研究证实，相比于晨间服药，夜间能更显著地降低血压水平，恢复血压昼夜节律。①分子长效制剂：如氨氯地平作为分子长效抗高血压药物，有利于NH的治疗。②控释制剂：如硝苯地平控释片24h恒速释放药物，有利于夜间血压控制；患者夜间服用缓释维拉帕米制剂，在清晨清醒前其血药浓度和疗效达到最大，从而也可控制NH。③调整服药时间：NH患者通过改变服药时间而改变异常血压的昼夜节律，使非杓型转变为杓型。不管哪种剂型药物，如果1次/天给药谷峰比相对较低，也可改为2次/天给药。Minutolo等[80]发现从早上到晚上改用不同的抗高血压药物，结果血压昼夜节律恢复、夜间收缩压降低。Hermida等[81]将高血压患者随机分为一组早上服药，另一组晚上至少服一种抗高血压药物，结果显示睡前服抗高血压药物的患者全天血压控制平稳、睡眠血压降低。

需注意的是，尽管将睡眠时血压由非杓型向杓型转化存在可能获益，但过度地降低夜间血压仍存一定风险，如睡眠期间出现超杓型血压可能引发夜间脑梗死及导致心血管事件增加，因此在治疗过程中也要加强夜间血压的监测。

（匡泽民）

参 考 文 献

[1] Mancia G, Ferrari A, Gregorini L, et al. Blood pressure and heart rate variabilities in normotensive and hypertensive human beings[J]. Circ Res, 1983, 53: 96-104.

[2] Giles TD. Circadian rhythm of blood pressure and the relation to cardiovascular events[J]. J Hypertens Suppl, 2006, 24: S11-S16.

[3] Izzedine H, Launay-Vacher V, Deray G. Abnormal blood pressure circadian rhythm: A target organ damage[J]. Int J Cardiol, 2006, 107: 343-349.

[4] Ohkubo T, Hozawa A, Yamaguchi J, et al. Prognostic significance of the nocturnal decline in blood pressure in individuals with and without high 24-h blood pressure: the Ohasama study[J]. J Hypertens, 2002, 20: 2183-2189.

[5] Ingelsson E, Bjorklund-Bodegard K, Lind L, et al. Diurnal blood pressure pattern and risk of congestive heart failure[J]. JAMA, 2006, 295: 2859-2866.

[6] 黄素兰，田国平，匡泽民，等. 高血压时间治疗学研究进展[J]. 中华临床医师杂志（电子版），2013，（14）：6565-6568.

[7] 《中国高血压防治指南》修订委员会. 中国高血压防治指南2010[J]. 中华心血管病杂志，2011，39：579-616.

[8] Gatzka CD, Schmieder RE. Improved classification of dippers by individualized analysis of ambulatory blood pressure profiles[J]. Am J Hypertens, 1995, 8: 666-671.

[9] Millar-Craig MW, Bishop CN, Raftery EB. Circadian variation of blood-pressure[J]. Lancet, 1978, 1: 795-797.

[10] Kario K, Pickering TG, Umeda Y, et al. Morning surge in blood pressure as a predictor of silent and clinical cerebrovascular disease in elderly hypertensives: A prospective study[J]. Circulation, 2003, 107: 1401-1406.

[11] Pickering TG, Harshfield GA, Kleinert HD, et al. Blood pressure during normal daily activities, sleep, and exercise. Comparison of values in normal and hypertensive subjects[J]. JAMA, 1982, 247: 992-996.

[12] Neutel JM, Schumacher H, Gosse P, et al. Magnitude of the early morning blood pressure surge in untreated hypertensive patients: A pooled analysis[J]. Int J Clin Pract, 2008, 62: 1654-1663.

[13] Hoshide S, Yano Y, Haimoto H, et al. Morning and evening home blood pressure and risks of incident stroke and coronary artery disease in the Japanese general practice population: The Japan morning surge-home blood pressure study[J]. Hypertension, 2016, 68: 54-61.

[14] Poulter NR. Benefits and pitfalls of cardiovascular risk assessment[J]. J Hum Hypertens, 2000, 14 (Suppl 2): S11-S16.

[15] White WB. Clinical assessment of early morning blood pressure in patients with hypertension[J]. Prev Cardiol, 2007, 10: 210-214.

[16] Muller JE, Ludmer PL, Willich SN, et al. Circadian variation in the frequency of sudden cardiac death[J]. Circulation, 1987, 75: 131-138.

[17] Willich SN, Levy D, Rocco MB, et al. Circadian variation in the incidence of sudden cardiac death in the Framingham Heart Study population[J]. Am J Cardiol, 1987, 60: 801-806.

[18] Imai Y, Abe K, Munakata M, et al. Circadian blood pressure variations under different pathophysiological conditions[J]. J Hypertens Suppl, 1990, 8: S125-S132.

[19] Li Y, Thijs L, Hansen TW, et al. Prognostic value of the morning blood pressure surge in 5645 subjects from 8 populations[J]. Hypertension, 2010, 55: 1040-1048.

[20] Ohkubo T, Imai Y, Tsuji I, et al. Home blood pressure measurement has a stronger predictive power for mortality than does screening blood pressure measurement: A population-based observation in Ohasama, Japan[J]. J Hypertens, 1998, 16: 971-975.

[21] Ohkubo T. Prognostic significance of variability in ambulatory and home blood pressure from the Ohasama study[J]. J Epidemiol, 2007, 17: 109-113.

[22] Shimizu M, Ishikawa J, Yano Y, et al. The relationship between the morning blood pressure surge and low-grade inflammation on silent cerebral infarct and clinical stroke events[J]. Atherosclerosis, 2011, 219: 316-321.

[23] Metoki H, Ohkubo T, Kikuya M, et al. Prognostic significance for stroke of a morning pressor surge and a nocturnal blood pressure decline: The Ohasama study[J]. Hypertension, 2006, 47: 149-154.

[24] Kario K, Ishikawa J, Pickering TG, et al. Morning hypertension: The strongest independent risk factor for stroke in elderly hypertensive patients[J]. Hypertens Res, 2006, 29: 581-587.

[25] Leary AC, Struthers AD, Donnan PT, et al. The morning surge in blood pressure and heart rate is dependent on levels of physical activity after waking[J]. J Hypertens, 2002, 20: 865-870.

[26] Dodt C, Breckling U, Derad I, et al. Plasma epinephrine and norepinephrine concentrations of healthy humans associated with nighttime sleep and morning arousal[J]. Hypertension, 1997, 30: 71-76.

[27] 沈潞华. 老年高血压的临床特点[J]. 中华老年多器官疾病杂志, 2011, 10: 193-195.

[28] Gould BA, Raftery EB. Twenty-four-hour blood pressure control: An intraarterial review[J]. Chronobiol Int, 1991, 8: 495-505.

[29] Osanai T, Okuguchi T, Kamada T, et al. Salt-induced exacerbation of morning surge in blood pressure in patients with essential hypertension[J]. J Hum Hypertens, 2000, 14: 57-64.

[30] Ishikawa J, Kario K, Hoshide S, et al. Determinants of exaggerated difference in morning and evening blood pressure measured by self-measured blood pressure monitoring in medicated hypertensive patients: Jichi Morning Hypertension Research (J-MORE) Study[J]. Am J Hypertens, 2005, 18: 958-965.

[31] Lee JH, Bae JW, Park JB, et al. Morning hypertension in treated hypertensives: Baseline characteristics and clinical implications[J]. Korean Circ J, 2011, 41: 733-743.

[32] Marfella R, Gualdiero P, Siniscalchi M, et al. Morning blood pressure peak, QT intervals, and sympathetic activity in hypertensive patients[J]. Hypertension, 2003, 41: 237-243.

[33] 汪宇鹏, 李昭屏, 白琼, 等. 高血压患者清晨血压控制现状和用药分析[J]. 中华心血管病杂志, 2013, 41: 587-589.

[34] Redon J, Bilo G, Parati G. Home blood pressure control is low during the critical morning hours in patients with hypertension: The SURGE observational study[J]. Fam Pract, 2012, 29: 421-426.

[35] Prisant LM. Blunted nocturnal decline in blood pressure[J]. J Clin Hypertens (Greenwich), 2004, 6: 594-597.

[36] Cugini P, Kawasaki T, Coen G, et al. Who are the non-dippers? A better definition via the blood pressure circadian rhythm[J]. Clin Ter, 1998, 149: 343-349.

[37] de la Sierra A, Redon J, Banegas JR, et al. Prevalence and factors associated with circadian blood pressure patterns in hypertensive patients[J]. Hypertension, 2009, 53: 466-472.

[38] Li Y, Staessen JA, Lu L, et al. Is isolated nocturnal hypertension a novel clinical entity? Findings from a Chinese population study[J]. Hypertension, 2007, 50: 333-339.

[39] Friedman O, Logan AG. Nocturnal blood pressure profiles among normotensive, controlled hypertensive and refractory hypertensive subjects[J]. Can J Cardiol, 2009, 25: e312-e316.

[40] Banegas JR, Ruilope LM, de la Sierra A, et al. High prevalence of masked uncontrolled hypertension in people with treated hypertension[J]. Eur Heart J, 2014, 35: 3304-3312.

[41] Ogedegbe G, Spruill TM, Sarpong DF, et al. Correlates of isolated nocturnal hypertension and target organ damage in a population-based cohort of African Americans: The Jackson Heart Study[J]. Am J Hypertens, 2013, 26: 1011-1016.

[42] O'Brien E, Sheridan J, O'Malley K. Dippers and non-dippers[J]. Lancet, 1988, 2: 397.

[43] Lee SH, Kim JH, Kang MJ, et al. Implications of nocturnal hypertension in children and adolescents with type 1 diabetes[J]. Diabetes Care, 2011, 34 (10): 2180-2185.

[44] Chamontin B, Amar J, Garelli-Flores, et al. Dippers and non-dippers among overweight hypertensive men[J]. Blood Press Monit, 1996, 1: 329-332.

[45] Mundal HH, Hjemdahl P, Urdal P, et al. Beta-thromboglobulin in urine and plasma: Influence of coronary risk factors[J]. Thromb Res, 1998, 90: 229-237.

[46] Heitmann J, Grote L, Knaack L, et al. Cardiovascular effects of mibefradil in hypertensive patients with obstructive sleep apnea[J]. Eur J Clin Pharmacol, 1998, 54: 691-696.

[47] Hermida RC, Ayala DE, Calvo C, et al. Chronotherapy of hypertension: Administration-time-dependent effects of treatment on th circadian pattern of blood pressure[J]. Adv Drug Deliv Rev, 2007, 59: 923-939.

[48] Pierdomenico SD, Bucci A, Costantini F, et al. Circadian blood pressure changes and myocardial ischemia in hypertensive patients with coronary artery disease[J]. J Am Coll Cardiol, 1998, 31: 1627-1634.

[49] Chen JW, Jen SL, Lee WL, et al. Differential glucose tolerance in dipper and nondipper essential hypertension: the implications of circadian blood pressure regulation on glucose tolerance in hypertension[J]. Diabetes Care, 1998, 21: 1743-1748.

[50] Redon J. Ambulatory blood pressure and the kidney[J]. Blood Press Monit, 1998, 3: 157-161.

[51] Parati G, Di RM, Bonsignore MR, et al. Autonomic cardiac regulation in obstructive sleep apnea syndrome: Evidence from spontaneous baroreflex analysis during sleep[J]. J Hypertens, 1997, 15: 1621-1626.

[52] Harshfield GA, Hwang C, Grim CE. Circadian variation of blood pressure in blacks: Influence of age, gender and activity[J]. J Hum Hypertens, 1990, 4: 43-47.

[53] Jensen LW, Pedersen EB. Nocturnal blood pressure and relation to vasoactive hormones and renal function in hypertension and chronic renal failure[J]. Blood Press, 1997, 6: 332-342.

[54] 余振球, 栾姝蓉, 王荣贵. 夜间血压和左室肥厚关系的研究[J]. 中华心血管病杂志, 1998.

[55] Perez-Lloret S, Toblli JE, Cardinali DP, et al. Nocturnal hypertension defined by fixed cut-off limits is a better predictor of left ventricular hypertrophy than non-dipping[J]. Int J Cardiol, 2008, 127: 387-389.

[56] Yi JE, Shin J, Ihm SH, et al. Not nondipping but nocturnal blood pressure predicts left ventricular hypertrophy in the essential hypertensive patients: The Korean ambulatory blood pressure multicenter observational study[J]. J Hypertens, 2014, 32: 1999-2004.

[57] van Boxtel MP, Gaillard C, Houx PJ, et al. Is nondipping in 24h ambulatory blood pressure related to cognitive dysfunction[J]. J Hypertens, 1998, 16: 1425-1432.

[58] Klarenbeek P, van Oostenbrugge RJ, Rouhl RP, et al. Higher ambulatory blood pressure relates to new cerebral microbleeds: 2-year follow-up study in lacunar stroke patients[J]. Stroke, 2013, 44: 978-983.

[59] Sun J, Yang W, Zhu Y, et al. The relationship between nocturnal blood pressure and hemorrhagic stroke in Chinese hypertensive patients[J]. J Clin Hypertens (Greenwich), 2014, 16: 652-657.

[60] Felicio JS, de Souza AC, Kohlmann N, et al. Nocturnal blood pressure fall as predictor of diabetic nephropathy in hypertensive patients with type 2 diabetes[J]. Cardiovasc Diabetol, 2010, 9: 36.

[61] Wijkman M, Lanne T, Engvall J, et al. Masked nocturnal hypertension--a novel marker of risk in type 2 diabetes[J]. Diabetologia, 2009, 52: 1258-1264.

[62] Peixoto AJ, White WB. Circadian blood pressure: clinical implications based on the pathophysiology of its variability[J]. Kidney Int, 2007, 71: 855-860.

[63] Giordano U，Della CC，Cafiero G，et al. Association between nocturnal blood pressure dipping and insulin resistance in children affected by NAFLD[J]. Eur J Pediatr，2014，173：1511-1518.

[64] Cassaglia PA，Hermes SM，Aicher SA，et al. Insulin acts in the arcuate nucleus to increase lumbar sympathetic nerve activity and baroreflex function in rats[J]. J Physiol，2011，589：1643-1662.

[65] Straznicky NE，Grima MT，Sari CI，et al. A randomized controlled trial of the effects of pioglitazone treatment on sympathetic nervous system activity and cardiovascular function in obese subjects with metabolic syndrome[J]. J Clin Endocrinol Metab，2014，99：E1701-E1707.

[66] Huan Y，Deloach S，Keith SW，et al. Aldosterone and aldosterone：Renin ratio associations with insulin resistance and blood pressure in African Americans[J]. J Am Soc Hypertens，2012，6：56-65.

[67] Sachdeva A，Weder AB. Nocturnal sodium excretion, blood pressure dipping，and sodium sensitivity[J]. Hypertension，2006，48：527-533.

[68] Grassi G，Seravalle G，Quarti-Trevano F，et al. Adrenergic, metabolic，and reflex abnormalities in reverse and extreme dipper hypertensives[J]. Hypertension，2008，52：925-931.

[69] 李南方，孙宁玲，何权瀛，等. 阻塞性睡眠呼吸暂停相关性高血压临床诊断和治疗专家共识[J]. 中国实用内科杂志，2013，12（5）：785-791.

[70] Fukuda M，Kimura G. Salt sensitivity and nondippers in chronic kidney disease[J]. Curr Hypertens Rep，2012，14：382-387.

[71] Obayashi K，Saeki K，Tone N，et al. Relationship between melatonin secretion and nighttime blood pressure in elderly individuals with and without antihypertensive treatment：A cross-sectional study of the HEIJO-KYO cohort[J]. Hypertens Res，2014，37：908-913.

[72] 《中国高血压防治指南》修订委员会，高血压联盟（中国），中华医学会心血管病学分会，等. 中国高血压防治指南（2018 年修订版）[J]. 中国心血管杂志，2019，24（1）：24-56.

[73] Mancia G，Fagard R，Narkiewicz K，et al. 2013 ESH/ESC guidelines for the management of arterial hypertension：The task force for the management of arterial hypertension of the European Society of Hypertension（ESH）and of the European Society of Cardiology（ESC）[J]. J Hypertens，2013，31：1281-1357.

[74] Grossman E，Laudon M，Zisapel N. Effect of melatonin on nocturnal blood pressure：Meta-analysis of randomized controlled trials[J]. Vasc Health Risk Manag，2011，7：577-584.

[75] Hermida RC，Ayala DE，Calvo C，et al. Differing administration time-dependent effects of、aspirin on blood pressure in dipper and non-dipper hypertensives[J]. Hypertension，2005，46：1060-1068.

[76] Hermida RC，Ayala DE. Chronotherapy with the angiotensin-converting enzyme inhibitor ramipril in essential hypertension：Improved blood pressure control with bedtime dosing[J]. Hypertension，2009，54：40-46.

[77] Yang T，Jiang Y，Hao Y，et al. Comparison of bisoprolol to a metoprolol CR/ZOK tablet for control of heart rate and blood pressure in mild-to-moderate hypertensive patients：The CREATIVE study[J]. Hypertens Res，2017. 40（1）：79-86.

[78] Acelajado MC，Pisoni R，Dudenbostel T，et al. Both morning and evening dosing of nebivolol reduces trough mean blood pressure surge in hypertensive patients[J]. J Am Soc Hypertens，2012，6：66-72.

[79] Hermida RC，Ayala DE，Mojon A，et al. Reduction of morning blood pressure surge after treatment with nifedipine GITS at bedtime，but not upon awakening，in essential hypertension[J]. Blood Press Monit，2009，14：152-159.

[80] Minutolo R，Gabbai FB，Borrelli S，et al. Changing the timing of antihypertensive therapy to reduce nocturnal blood pressure in CKD：An 8-week uncontrolled trial[J]. Am J Kidney Dis，2007，50：908-917.

[81] Hermida RC，Calvo C，Ayala DE，et al. Decrease in urinary albumin excretion associated with the normalization of nocturnal blood pressure in hypertensive subjects[J]. Hypertension，2005，46：960-968.

第 **68** 章
白大衣高血压和隐蔽性高血压

在临床上，有的患者在诊室内测量血压升高而动态监测的平均血压水平正常，而有的患者虽然诊室血压正常，但动态血压值升高，这就是越来越受到人们关注的两种特殊现象，前者称为白大衣高血压（white coat hypertension，WCH），后者称为逆白大衣高血压（reverse white-coat hypertension，rWCH），又称为隐蔽性高血压（masked hypertension，MH）。自从 30 余年前 Pickering 等描述了白大衣高血压[1]，人们越来越关注这一家庭血压监测（HBPM）未能证实，而仅通过诊室测量血压诊断为高血压的情况。最初这一定义仅限于未经治疗的个体，近期学界也将其扩展至定期服用抗高血压药物的患者，即白大衣未控制高血压（white-coat uncontrolled hypertension，WUCH）[2]。在过去几十年中，几项横向和纵向研究及其 meta 分析针对 WCH 的临床和预后意义进行了阐述，涉及的预后包括代谢紊乱、靶器官损害、心血管死亡率及全因死亡等[3-5]。有观点认为，与 WCH 相关的心血管疾病风险和持续正常血压个体相似[6]，而其他研究则证实 WCH 带来的风险介于正常血压和高血压之间[7]。近期一项

meta 分析表明，在未治疗的人群中，与血压正常人群相比，WCH 可增加心血管疾病风险 38%、增加总死亡率 20%，而在接受治疗的患者中，WCH 患者的心血管疾病风险和总死亡率均未增加[8]。2005年，欧洲高血压学会（ESH）会议及《美国心脏病学会杂志》（*Journal of the American College of Cardiology*，JACC）公布了一项题为"24h 动态血压监测评价隐蔽性高血压和白大衣高血压患者的预后"的报告，在此报告中，研究者对通过动态血压监测（ABPM）与诊室血压（OBP）诊断的隐蔽性高血压、白大衣高血压及临床明确诊断为收缩期高血压的患者连续追踪随访了 10 年发现，发生心血管死亡及脑卒中复合终点的危险，在隐蔽性高血压患者为 2.13，在白大衣高血压患者为 1.28，在明确的收缩期高血压患者为 2.26。目前一般情况下，依据血压值对高血压患者的处理方法不适于这两类人群。因此，非常有必要对这两类人群的诊断标准、流行病学、病因与发病机制，特别是心脑肾损害及处理方法进行讨论，这样才能帮助各级医师合理处理高血压，减少心血管疾病发生。

第一节　白大衣高血压

1940 年，Ayman 和 Goldshine 报道了 38 例未治疗的高血压患者诊室血压明显高于在家测量的血压，他们认为这种诊室内的血压升高是由患者到诊室内产生的应激与紧张造成的。1983 年，Mancia 等指出，某些患者仅在诊室内血压升高而诊室外血压正常，这种高血压被称为"白大衣高血压"。Pickering 明确指出单纯 WCH 患者在诊室测量血压总是升高，但在诊室外血压始终是正常。尽管 WCH 患者多次到医院与医护人员接触，但诊室血压不会自动降低。多年来，各国专家重视研究，逐渐了解其流行病学规律、发病机制和临床意义，并有部分研究采取相关干预措施观察其预后及转归。尽管有关 WCH 对靶器官损害和预后影响的研究仍存在分歧，在是否需要治疗等问题上也仍有争议，但目前越来越多的证据表明，WCH 对靶器官损害和预后的影响介于正常血压和持续性高血压之间，明确诊断后须对其进行相应干预。

一、基础理论

（一）白大衣高血压的诊断标准与流行病学

1. 诊断标准　白大衣高血压指部分患者诊室血压始终较高，而白昼或 24h 平均血压正常，又称为"单纯诊所高血压"（isolated office hypertension），其动态血压特征见图 5-68-1。与 Pickering 的原始定义不同，ESH 指南建议，诊室血压至少为 140/90mmHg 且平均 24h 血压低于 130/80mmHg 的患者应诊断为 WCH[9]，因为其采用了 24h 而非日间 ABPM，而夜间血压已被证明是比日间血压更强的结局预测因子，因而该更新的定义更为科学。不同高血压防治指南对 WCH 的定义见表 5-68-1。有一部分高血压患者存在白大衣效应（white coat effect），在诊室内测量的血压值与平均白昼动态血压均值不同，诊室内测量值高于平均白昼动态血压均值，该效应描述了未治疗患者和治疗患者中门诊血压升高与家庭或动态血压降低之间的差异。如果门诊和诊室外血压之间的差异超过 20/10mmHg，则认为白大衣效应具有临床意义[10]。ABPM 正常者存在白大衣效应时即为白大衣高血压，但白大衣效应还可存在于动

态血压异常者，即诊室血压和动态血压均高于正常值。1999 年，Owens[11]提出了"动态白大衣效应"的概念，即用 ABPM 的第 1 个小时或最后 1 个小时内的最大血压值减去 ABPM 的白昼平均血压值所得的差值来表示白大衣效应的大小。

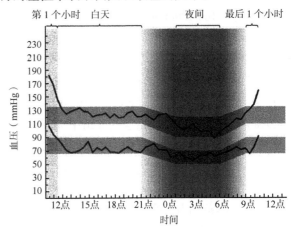

图 5-68-1　白大衣高血压患者的典型动态血压图

表 5-68-1　不同高血压防治指南对 WCH 的定义

指南	定义
ESH 高血压指南（2018）	诊室血压≥140/90mmHg，24h 平均血压＜130/80mmHg
ACC/AHA 高血压指南（2017）	诊室血压≥130/80mmHg，日间动态或家庭血压＜130/80mmHg
NICE 高血压指南（2019）	诊室血压≥140/90mmHg，日间动态或家庭血压＜135/85mmHg

注：ESH. 欧洲高血压学会；ACC/AHA. 美国心脏病学会/美国心脏协会；NICE. 英国国家健康和临床优化研究所。

Giuseppe[12]在此基础上做了进一步研究，用 ABPM 的第一个测量值与 24h 平均值的差值来表示白大衣效应，发现这个差值与左心室质量指数（LVMI）有良好的相关性，且能够更好地反映白大衣效应与靶器官损害的关系。

2. 流行病学　由于各研究者所用的诊断标准和研究对象不同，WCH 的发生率不尽相同。Dolan 等[13]对 5716 例高血压患者进行队列研究显示 WCH 的发生率为 15.4%，回归分析表明，年龄和性别是 WCH 的独立预测因素，其发生率随着年龄的增长而逐步增加（$P<0.001$），其中女性 WCH 患者高于男性（16.8% vs 13.7%，$P<0.001$），且诊室收缩压较低的高血压患者 WCH 的发生率较高，1 级高血压患者中 WCH 的发生率为 31.2%，2 级和 3 级高血压患者中 WCH 的发生率分别为 18.7% 和 11.8%

（*P*＜0.001）。黄建凤等[14]对 224 例高血压患者进行 ABPM 发现 WCH 的发生率为 10.3%，多见于年轻女性、轻型高血压患者，与国外报道一致。

近期一项基于远程医疗（TeleMRPA）家庭动态血压监测的回顾性研究纳入了诊室血压≥120/80mmHg 且＜160/100mmHg、未使用抗高血压药物的 1273 名参与者，其中 58.1% 为女性，随机收缩压和舒张压均高于家庭监测血压（7.6/5.2mmHg），具有统计学意义。其中 279 例（21.9%）有白大衣高血压，而在 1 级高血压患者中，WCH 的患病率则更高（48.9%），提示应尽可能在这些亚组中进行诊室外血压监测，避免漏诊[15]。近期一项来自巴西的横断面研究纳入了 8809 例未治疗和 9136 例治疗的高血压患者，以调查 WCH 和 WUCH 的患病率，结果显示在所有年龄范围内，单纯收缩期高血压（ISH）和单纯舒张期高血压（IDH）人群的 WCH 和 WUCH 患病率均高于收缩期舒张期高血压（SDH）人群。此外，60 岁以下的 ISH 人群及所有年龄段的经治疗的 IDH 人群，表现出 WCH 的风险最高[16]。

联合分析 PUMA 和威尼西亚的高血压和动态记录研究（Hypertension and Ambulatory Recording Venetia Study，HARVEST）的数据库（*n*=1546）发现，较低的诊室舒张压（*P*=0.002）、女性（*P*=0.002）、不吸烟（*P*=0.038）、LVMI 较低（*P*=0.002）是 WCH 的独立预测因子。其他特殊人群中 WCH 的发生率相对较高，妊娠妇女中 WCH 的发生率可达 29.1%（74/254），阻塞性睡眠呼吸暂停低通气综合征（OSAHS）患者中 WCH 的发生率为 33.3%（15/45），空勤人员中 WCH 的发生率为 63.6%（35/55），2 型糖尿病伴糖尿病肾病患者中 WCH 的发生率高达 56.7%（34/60），青少年 1 型糖尿病患者中 WCH 占 67.8%（240/354）。

（二）白大衣高血压的病因与发病机制

与原发性高血压一样，WCH 的发病机制还不明确。交感神经和内分泌系统、性别、遗传及血管内皮功能障碍等因素均与 WCH 的发生有关。

1. 神经体液因素 一般日常生活活动量对血压影响不大。有学者认为 WCH 是对测量血压的条件反射，多见于抽象思维能力较强者或年轻轻型高血压患者，可能是交感神经过度反应和副交感神经活动受抑制所致。Grassi 等的研究表明受试者在医师访视期间血压和心率均升高，伴随皮肤交感神经交通的增加和肌肉交感神经交通的相应减少，这些变化在访视结束后持续数分钟[17]。Neumann 等的研究表明 WCH 患者心率变异性（heart rate variability，HRV）频域指标中低频成分（low frequency，LF）和高频成分（high frequency，HF）降低，LF/HF 比值升高，提示 WCH 存在副交感神经张力下降[18]。Moncia 认为医务人员测量血压对患者有"加压素效应"，可能与患者产生的应激反应（stress reaction）和警觉反应（alert reaction）有关。Weber 等发现 WCH 患者体内的神经系统与肾素-血管紧张素-醛固酮系统（RAAS）具有高度活性，WCH 患者血浆中的肾素、醛固酮及去甲肾上腺素水平均升高。

2. 心理因素 焦虑是许多疾病的新发风险因素，但其在 WCH 中的作用尚不清楚[19]。焦虑和其他特质的水平可以使用人格量表进行量化。WCH 者可能存在心理疾患，对新的环境过度紧张。这也与交感神经系统的激活和紊乱有一定的关系。紧张可以在血压测量时自发增加诊室血压。医务人员的语言可以影响血压值，因此有人提出为了使 WCH 的诊断准确，应在就诊后至开始问诊前的沉默时间内测量血压，以避免谈话和情绪的影响。有趣的是，护士测量血压可以明显减少由医师测量血压引起的警觉反应和升压条件反射[20]。在接受抗高血压药物治疗的患者中，由于白大衣效应，高水平的焦虑已被证明会增加假性顽固性高血压的风险。虽然这些研究为 WCH 的心理因素提供了有趣的见解，但仍需要更多的研究来充分理解这种关系。

3. 代谢因素 高血压与血糖、血脂代谢异常、胰岛素抵抗密切相关。有文献报道，WCH 患者存在血脂、血糖等代谢紊乱，其中低密度脂蛋白胆固醇（LDL-C）、甘油三酯（TG）、总胆固醇（TC）水平高于正常血压者，高密度脂蛋白胆固醇（HDL-C）低于正常血压者，以及空腹血胰岛素水平高，存在胰岛素抵抗。但也有研究发现，WCH 患者的 TC、LDL-C 与血压正常者无显著差异。WCH、MH 和未控制高血压患者的代谢危险因素多于已控制高血压患者。然而，代谢危险因素的发生率在 WCH 和 MH 患者之间没有差异[21]。Cuspidi 等的研究发现 WCH 与新发代谢综合征的风险增加相关[3]。

4. 性别 WCH 在女性中的发生率明显高于男

性[22]。WCH 女性平均年龄较男性大，前者收缩压水平较后者高，但血浆肾素水平较低。WCH 伴随的动脉变化在男性和女性中存在差异，女性比男性表现出更大的向心性重构趋势、更大的管壁应力和更快脉搏波传导速度[23]。

5. 遗传　波兰学者 Winnicki 等发表报道，认为和高血压相关的血管紧张素原（AGT）、血管紧张素转换酶（ACE）及 G 蛋白 β3 亚单位（GNB3）的基因多态性与舒张期高血压有关。舒张期高血压在有 *ACE*（*P*=0.043）、*AGT*（*P*<0.0001）、*GNB3*（*P*=0.08）基因多态性的受试者中存在。多变量分析发现，*ACE*（*P*<0.05）、*AGT*（*P*<0.0001）、*GNB3*（*P*<0.05）与舒张期 WCH 独立相关。无高血压家族史（*P*<0.03）和饮酒史（*P*=0.025）也与舒张期 WCH 相关。因此，对个体应分别评估 WCH 对收缩压、舒张压和心率的影响，而不能假定白大衣的影响是一致的。与遗传有关的收缩期 WCH 对心率的影响尚未证实。

6. 内皮功能障碍　血管内皮合成的一氧化氮（NO）可影响血压的调节。原发性高血压常见内皮功能障碍。Karter 等的研究发现 WCH 患者血中 NO 水平显著低于血压正常者，内皮素-1（ET-1）、血管内皮生长因子（VEGF）和 E-选择蛋白（E-selectin）水平高于血压正常者[24]。WCH 患者血浆中反映内皮功能障碍的内源性一氧化氮合酶（NOS）抑制剂不对称甲基精氨酸（ADMA）浓度升高，NO 浓度降低[25]。但 Pierdomenico 等通过循环中一氧化氮代谢产物——硝酸盐与亚硝酸盐及内皮依赖性舒张作用（endothelium dependent dilatation，EDD）评价其内皮功能[26]，发现 WCH 患者的硝酸盐与亚硝酸盐水平和 EDD 均明显高于持续性高血压（sustained hypertension，SH）患者，与血压正常者之间无明显差别。SH 患者的内皮非依赖性血管舒张（18%±4.2%）与 WCH 患者（18.3%±3.9%）和血压正常者（18.6%±4.8%）无明显差别，提示无其他心血管疾病危险因素的中年 WCH 患者与 SH 患者对比，未见内皮功能障碍。血浆血管性血友病因子（von Willebrand factor，vWF）水平升高反映内皮损伤或内皮功能障碍。有研究发现 WCH 患者 vWF 水平较血压正常者升高，与 SH 患者相同，但在老年 WCH 患者中，vWF 水平与血压正常者没有区别。

二、白大衣高血压与靶器官损害及预后

WCH 患者是否需要药物治疗一直存在争议，争论焦点是 WCH 对靶器官是否有损害，所以研究阐明 WCH 患者靶器官损害是必要的，既能对患者进行及时治疗，又能帮助判断预后。

（一）白大衣高血压与靶器官损害

目前比较公认的观点是，WCH 造成靶器官损害的概率较血压正常者大，但危险性低于持续性高血压患者。

1. WCH 对心脏的影响

（1）白大衣高血压对心脏结构的影响：Muscholl 等[27]对 1677 例入选者（包括 WCH 者、SH 者和血压正常者）进行超声心动图检查，与正常血压者比较，WCH 左心室肥厚的发生率增高（27.7% *vs* 10.3%，OR=1.9，*P*=0.009），调整年龄、体重指数（BMI）和基线血压后，WCH 仍与左心室肥厚的发生明显相关。研究者多采用 LVMI 反映心脏结构的变化。最近的一项 meta 分析纳入 25 项研究的 7382 例患者，其中 1705 例患有 WCH，LVMI 显示从正常血压、WCH 到 SH 受试者分级显著增加，且 WCH 左心房内径（LA）明显高于正常血压患者和 SH 患者[28]（图 5-68-2）。

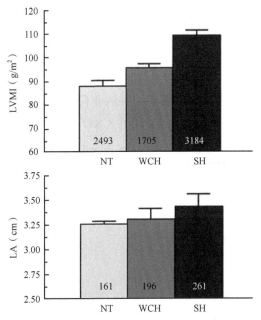

图 5-68-2　SH 患者、WCH 患者和血压正常（NT）者的 LVMI 及 LA 特点[28]

（2）白大衣高血压对心脏功能的影响：大量研究[29-35]表明 WCH 患者的左室射血分数与血压正常组及 SH 组无明显差异，说明 WCH 患者左心室收缩功能未受到明显影响。尽管 WCH 患者尚未出现心功能不全症状，但已出现左心室肥厚及左心室舒张功能异常。高血压左心室舒张功能异常可出现左心室松弛性降低。超声心动图检查发现 SH 患者与 WCH 患者的二尖瓣舒张早期 E 峰最大流速与晚期 A 峰最大流速比值明显低于血压正常人群（表 5-68-2），WCH 对 E/A 值的影响介于 SH 患者和血压正常者之间，已出现左心室舒张功能异常。

此外，Nalbantgil 等[37]通过 24h 动态心电图发现心肌缺血的发生率：SH 为 26.2%，WCH 为 18.8%，血压正常者为 6.4%，表明 WCH 已存在部分持续性高血压的特征，但尚处于早期阶段。

表 5-68-2　各研究中血压正常者、WCH 患者和 SH 患者的 E/A 值[29-36]

作者	n（WCH/总人数）	血压正常者	WCH 患者	SH 患者
李静等	65/251	1.32±0.30	1.11±0.41	1.01±0.37
金伟东等	35/95	1.40±0.29	1.17±0.25	0.78±0.18
Erdogan 等	35/120	1.11±0.22	1.13±0.25	1.05±0.29
Palatini 等	331/1037	1.49±0.05	1.40±0.03	1.41±0.02
Cardillo 等	18/72	1.32±0.37	1.06±0.27	1.01±0.29
李明平等	22/64	1.30±0.40	1.00±0.50	0.93±0.30
Glen SK 等	22/65	1.24±0.31	1.06±0.21	0.94±0.23
Björklund 等	49/288	1.03±0.40	0.94±0.30	0.86±0.20

注：WCH. 白大衣高血压；SH. 持续性高血压。

2. 白大衣高血压对肾脏的影响　尿微量白蛋白是高血压肾损害的早期指标。有研究观察了 430 名新确诊的白大衣高血压患者，主要表现为 ISH，平均尿白蛋白、白蛋白/肌酐比率都明显升高，因此对白大衣高血压患者要密切随访，监测可能出现的血管和肾脏损害。如表 5-68-3 所示，尽管 SH 患者的肾功能损害程度显著高于 WCH 患者和血压正常人群，但 WCH 患者与血压正常人群相比肾功能仍有轻度损害。与控制良好的非慢性肾脏病（CKD）患者相比，伴有 WCH 的 CKD 患者的其他心血管疾病风险也显著增加（HR=2.14）[38]。与 MH 和 SH 明确的预后价值相反，WCH 在原发性高血压和高血压合并 CKD 患者中的预后价值仍存在争议[39]。在一些研究中，与 CKD 患者 NT 相比，WCH 则与更高的靶器官损害发生率相关且预后更差。近期 C-STRIDE 研究纳入了 1714 例非透析依赖的 CKD 患者，WCH 的总患病率为 16.6%。在中位随访 4.8 年期间，肾脏事件的发生率为 26.51/1000 人年。充分校正后，WCH 与肾脏事件风险增加相关（OR=1.90；95%CI 1.04～3.49）[40]。

表 5-68-3　血压正常者、WCH 患者和 SH 患者的肾功能比较[26, 33-35]

	作者	血压正常者	WCH 患者	SH 患者
AER（mg/24h）	Palatini	7.9±8.0	8.7±20.7	13.7±45.6
	Pierdomenico	4.31±1.1	4.45±1.48	15.1±13.8
AER（μg/min）	Björklund	9.6±24.1	14.1±44.7	17.5±43.8
尿微量白蛋白尿发生率（%）	Björklund	5.5	6.8	15.7
	Aydinli M	0	18.5	16.10
	Pierdomenico	0	0	22
尿 β_2-MG（mg/L）	李明平	0.1±0.1	0.2±0.1	0.2±0.1
尿白蛋白（mg/L）	李明平	5.2±3.9	12.4±10.28	15.2±13.7

注：AER. 尿蛋白排泄率；尿 β_2-MG. 尿 β_2 微球蛋白。

3. 白大衣高血压对血管的影响　颈动脉内膜中层厚度（CIMT）增加是反映动脉粥样硬化的早期无创性指标。各国研究者采用颈动脉超声测量正常血压人群、WCH 患者和 SH 患者的 CIMT（图5-68-3），其中多数研究结果表明 WCH 患者也存在 CIMT 增厚的现象，其增厚程度介于 SH 和血压正常者之间。一项 meta 分析纳入 3478 例未治疗个体，其中 940 例血压正常，666 例患有 WCH，1872 例患有 SH，CIMT 显示从正常血压到 WCH 和 SH 患者逐渐增加[41]。最近研究发现，WCH 患者的平均 CIMT 显著高于血压正常者，显著低于 SH 个体，校正年龄和心血管疾病危险因素（如吸烟、糖尿病和高胆固醇血症）后，这些结果仍然显著[42]。

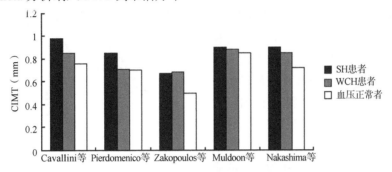

图 5-68-3　相关研究中正常血压人群、WCH 患者和 SH 患者的 CIMT 比较

脉搏波传导速度（PWV）是评价主动脉硬度的经典测量指标。大动脉弹性指数 C_1 和小动脉弹性指数 C_2 反映动脉顺应性或弹性，C_1 和 C_2 越小，表示动脉弹性越差。Longo 等[43]研究白大衣高血压对中青年动脉弹性的影响（WCH 患者 117 例）时发现，WCH 患者的 PWV 值增高，C_1 和 C_1 值均降低，表明白大衣高血压对中青年动脉弹性的影响与持续性高血压类似。颈-股动脉脉搏波传导速度（cfPWV）被认为是未来心血管疾病的独立预测因素。近期来自希腊的一项 meta 分析表明，与血压正常组相比，MH 和 WCH 患者的 cfPWV 值显著升高。持续性高血压人群的 cfPWV 值显著高于 MH 人群，而与WCH 人群相当[44]。

（二）白大衣高血压的预后

1. WCH 可发展成 SH　WCH 的自然进程和预后一直是备受关注的问题。既往观点是一天内持续较长时间的高血压才会对心脑肾等重要脏器产生危害，所以认为 WCH 没有危害，无须药物治疗。但有研究指出，WCH 患者的血压易受环境影响，且常处于紧张、焦虑等不良环境刺激中，日后患持续性高血压的概率较高。Márquez 等[45]对血压正常者（43例）和 WCH 患者（43 例）进行了前瞻性队列研究，随访 1 年后，正常血压组高血压的发生率为 9.8%，WCH 组高血压的发生率为 46.3%（$P=0.001$），WCH 发展成 SH 的比率高于血压正常者。Polónia 等[46]对血压正常者（39 例）和 WCH 患者（接受治疗者34 例，未接受治疗者 45 例）随访 7.4 年后，血压正常组高血压的发生率为 15.4%（6/39），WCH 接受治疗组持续高血压的发生率为 22.2%（8/36），未接受治疗组为 25.5%（11/43）。Ugajin 的随访 8年研究[47]表明，WCH 患者进展为 SH 的比例高于血压正常者（46.9% vs 22.2%，OR 值为 2.86，$P<$0.001）。Strandberg 等[48]对 536 例患者（WCH 18 例）进行了长达 21 年的观察，白大衣效应>30mmHg 患者的病死率较其余组显著增高（$P=0.0005$），WCH中发展为需要药物治疗的高血压者较正常血压者为高（27.8% vs 13.4%，$P<0.0001$）。

2. WCH 为心血管系统的危险因素之一　研究表明 WCH 患者具有与 SH 患者相同的代谢异常[49]。这种异常与胰岛素抵抗综合征相符合，并可能是由交感神经肾上腺素活性增加介导的。一项持续 20年的随访观察发现[34]，WCH 患者和 SH 患者均存在心率增快、诊室血压升高、糖代谢异常；20 年后仍为 WCH 的患者与发展为 SH 的患者相比，基线状态下，WCH 患者体重轻，BMI 低，血清胆固醇的构成优于持续性高血压，亚油酸比例较高，而十六烷酸比例较低，花生四烯酸比例略低，这可能与WCH 患者靶器官损害较轻有关。已有前瞻性研究证明，血浆纤维蛋白原水平与动脉粥样硬化风险相关，纤维蛋白原和纤维蛋白 D-二聚体水平均与高血压靶器官损害及其严重程度相关。而研究表明 WCH 患者血浆纤维蛋白原和纤维蛋白 D-二聚体水平均高于健康人群，低于原发性高血压患者[50]。对于近年来备受关注的新的独立的心血管事件危险因素——同型半胱氨酸（Hcy）来说，研究发现 WCH 患者的 Hcy 水平低于持续性高血压患者，但是否与血压正常者存在差异，各报道的看法不一[51, 52]。

IDACO 研究对 653 例未治疗的 WCH 受试者和 653 例血压正常的对照受试者进行年龄和队列匹配，经过 10.6 年的随访，159 例 WCH 高危受试者新发心血管事件的发生率高于 159 例匹配的血压正常高危人群（校正 HR 2.06，95%CI 1.10～3.84，P=0.023）；494 例低危 WCH 受试者和匹配的低危正常血压受试者的 HR 则不显著。按年龄进行的亚组分析显示，WCH 与心血管事件之间的关联仅限于年龄较大（年龄≥60 岁）的高危 WCH 受试者[53]。在 Cohen 等最近的一项研究中，与血压正常人群相比，未治疗的 WCH 与心血管事件（HR 1.36，95%CI 1.03～2.00）和心血管死亡率（HR 2.09，95%CI 1.23～4.48）的风险增加相关。当 WUCH 患者与血压正常受试者比较时未观察到差异，这表明未治疗的 WCH 可能比 WUCH 具有更高的心血管疾病风险[54, 55]。在 Huang 等的另一项 meta 分析中（n=20 445，平均随访 9.6 年），未治疗的 WCH 患者的心血管疾病风险显著高于血压正常者（RR 1.38，95%CI 1.15～1.65）[8]。

Verdecchia 等[56]的 meta 分析发现与血压正常组比较，WCH 组脑卒中的校正危险率为 1.15（P=0.66），持续高血压组为 2.01（P=0.001），随访 6 年后，WCH 组脑卒中发病率倾向于增加，到随访 9 年时，相应的危险曲线与 SH 组交叉（图 5-68-4）。因此 WCH 不是确定的伴脑卒中危险增加，但长时间的 WCH 对脑卒中来说可能不是一种良性状态。Gustavsen 等[57]对 WCH 患者平均随访 10.2 年后发现，WCH 患者与 SH 患者心血管事件发生率相似（P=0.03）（图 5-68-5）。

但也有研究表明 WCH 的心血管死亡和脑卒中复合终点与血压正常者没有区别。Ohkubo 等[58]对一个社区普通人群中的 872 名女性和 460 名男性进行了动态血压监测和诊室血压监测（WCH 为 170 例），平均随访 10 年后，发生心血管死亡及脑卒中

复合终点的危险，SH 组 RH 为 2.26（P<0.0001），WCH 组 RH 为 1.28（P=0.4）。

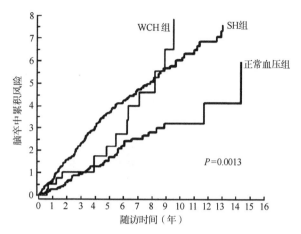

图 5-68-4　WCH、SH 和正常血压的脑卒中累积风险

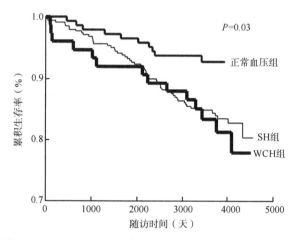

图 5-68-5　WCH、SH 患者和正常血压人群 K-M 生存曲线

三、白大衣高血压的治疗

从上述分析发现，WCH 患者已发生了心脑肾等靶器官结构和功能的改变，WCH 患者较易发展为 SH，WCH 患者有代谢异常，这些异常与高血压共同形成心血管疾病危险因素，因此应该对 WCH 患者进行防治，使与高血压相关的心血管疾病发生率和死亡率可能相应地减少。目前，评价抗高血压药物治疗 WCH 相关心血管事件的大型随机对照试验（RCT）很少。SYST-EUR 研究中 695 例年龄 60 岁以上、中心收缩压为 160～219mmHg、舒张压<90mmHg 的受试者的亚组分析提示，积极治疗可显著降低 SH 患者的门诊和动态血压，但仅降低非 SH 患者的门诊血压[59]。SYST-EU 和 HYVET 试验结果

表明，在 60 岁或 80 岁以上治疗 WCH，可能对未来的心血管事件提供保护，但也需考虑研究的局限性背景，因为两者均为针对 SH 药物治疗研究的回顾性分析[60]。

对 WCH 患者治疗的具体措施如下。

（1）应密切观察 WCH 患者心脑肾的结构与功能。

（2）未合并其他心血管疾病危险因素者，应改善生活方式，如戒烟、勿饮酒、低盐饮食、增加活动及减肥。

（3）合并糖尿病、靶器官损害和其他心血管疾病危险因素时可以选用药物，要针对 WCH 产生机制来用药，同时强调应用生理性抗高血压药物，因此 β 受体阻滞剂、血管紧张素转换酶抑制剂（ACEI）、钙拮抗剂（CCB）均适用于临床，但应进一步通过严密设计的临床试验或长期随诊来验证。

（4）不应因诊室血压不降而过多增加抗高血压药物的种类及用量。

（5）对于临床难以治疗的顽固性高血压、并无明显靶器官损害的临床证据者，应考虑到 WCH，让患者在家里自己或由家属帮助测血压或（和）进行 24h ABPM，如果在家里测血压正常或平均白昼动态血压正常，应劝患者放松紧张情绪，以家中测量的血压作为评价疗效的依据。

（吴海英　马文君）

第二节　隐蔽性高血压

高血压通常是通过在诊室测量血压升高来诊断的。然而，在诊室外通过 ABPM 或 HBPM 测量的血压水平在临床上可能存在很大差异。隐蔽性高血压，又称逆白大衣高血压（rWCH），即部分高血压患者在诊室内测量血压正常，而在诊室外血压高于正常（≥140/90mmHg）的现象[61]，这意味着在当今高血压检出率相当高的情况下，仍有一定比例的高血压患者尚未被临床医师所诊断，rWCH 就是其中的一部分，它具有在诊室时血压正常，而日间或 24h 平均血压高的特点。rWCH 在研究和临床实践中得到了越来越多的认可，大多数横向研究结果显示，rWCH 患者不应被视为正常人群，这类患

者的血压水平明显高于正常人群的血压水平，靶器官损害与 SH 相近，因此，应及早诊断和进行积极治疗。目前的高血压防治指南对发现和治疗 rWCH 的实践提供了较少的指导，这在一定程度上是由于缺乏足够的证据作为建议的基础。

一、基 础 理 论

（一）隐蔽性高血压的诊断标准与流行病学

1. 诊断标准　从 1993 年开始就陆续有 rWCH 现象的相关报道，有的学者称之为"假性正常血压"，有的称为"反白大衣高血压""白大衣性正常血压"，也有的称为"孤立性动态高血压"等，"rWCH"更贴近临床，易与 WCH 鉴别。最初，rWCH 指个人不服用抗高血压药物时诊室内测量血压正常，而在诊室外血压高于正常。rWCH 同时也适用于服用抗高血压药物的患者。对于这些患者，称为"masked uncontrolled hypertension"。在此，为便于阅读，我们使用 "rWCH"来统一描述不服用和服用抗高血压药物的患者。

OBP 和 24h ABPM 测定血压结果有以下四种情况：①采用两种方法测定的血压均在正常范围者为血压正常者。②均高出正常范围者为高血压。③OBP 高，ABPM 正常为 WCH 者。④OBP 正常（<140/90mmHg）、ABPM 高（日间血压≥135/85mmHg，24h 平均血压≥130/80mmHg）为 rWCH。在临床实践中，成功诊断 rWCH 常面临着许多困难，如血压的测量易受情绪、体位、血压计袖带宽度及仪器的准确性等较多因素的干扰。所以，强调 OBP 的重复测量结合 ABPM 来确定 rWCH。建议 OBP 分三步测量：①患者进入诊室后，直立位测 1 次；②卧位即刻测 1 次；③卧位 5min 后测 1 次，这样将大大降低 rWCH 的误诊率。

2. 流行病学　自 1993 年以来，已有大量 rWCH 的相关文献报道，以人群为基础的研究的系统评价报道认为，在诊室血压正常的个人中，rWCH 的患病率为 15%～30%，接受抗高血压药物治疗的非控制性 rWCH 的患病率估计为 66%[62-64]。rWCH 的发病率差异可能是因为不同的人群抽样及不同时间段（即白昼、24h、夜间）的检测时间差异。研究表明，rWCH 的患病率在不同人群、不同国家、不

同民族间有差异，在对 Artemis 注册中心（一个进行 ABPM 的国际网络诊所）的分析中，观察到不同地理区域的显著差异。在该研究中观察到，采用 24h ABPM 定义 rWCH 的患病率在欧洲为 9%，在亚洲为 16%，在非洲为 17%[65]。美国最近的一项研究强调了 rWCH 患病率的种族差异。在一项分析中，一个已就业成年人的社区样本被用于美国国家健康和营养调查（The National Health and Nutrition Examination Survey，NHANES，2005～2010 年），Wang 等估计美国人群中 rWCH 的患病率为 12.3%，其中西班牙裔为 10.6%，非西班牙裔白种人为 11.8%，非裔美国人为 15.7%[66]。美国 Tecumseh 的社区研究发现，10%的居民家中自测血压较 OBP 高。涉及 3200 名意大利人的 PAMELA（Pressioni Arteriose Monitorate E Loro Associazioni）临床研究对所有受试者分别进行 OBP 和 ABPM，结果显示血压正常者占 67%（OBP 为 112/77mmHg）、SH 患者占 12%（OBP 为 159/98mmHg）、WCH 患者占 12%（OBP 为 140/88mmHg）、rWCH 患者占 9%（OBP 为 129/84mmHg）[67]。Selenta 等学者对 319 例健康体检者分别进行 OBP 和 ABPM，发现 OBP 正常而 ABPM 升高者约占 23%，即被认为是 rWCH[68]。Brown 等学者研究了 276 例偶测血压正常的孕妇，将其分为 9～17 周、18～22 周、23～29 周、≥30 周 4 个妊娠期阶段，分别进行 ABPM，平均日间血压正常值上限分别为 130/77mmHg、132/79mmHg、133/81mmHg、135/86mmHg，日间平均动态血压随妊娠进程而增高，较相应的 OBP 升高 11～12/5～11mmHg。与不服用抗高血压药物的人群相比，服用抗高血压药物的患者有更高的 rWCH 患病率。国际动态血压与相关心血管预后关系数据库（International Database of Ambulatory Blood Pressure in relation to Cardiovascular Outcome，IDACO）纳入 6432 名诊室血压未升高的患者，其中服用抗高血压药物的患者中，使用 ABPM 人群的 rWCH 患病率约为未服用抗高血压药物人群 rWCH 患病率的 1.7 倍（31.9%接受治疗 vs 19.2% 未接受治疗）[69]。可见，rWCH 在一般人群中是普遍存在的。

（二）隐蔽性高血压的病因与发病机制

rWCH 发病机制目前尚不清楚。早期文献报道，rWCH 者以 40～50 岁多见，较持续性高血压人群年轻[70]，男性比例高于女性，BMI 显著高于血压正常组[68, 71]，血清 TC 及 LDL-C、血肌酐水平、血糖显著升高[72]。Stergiou 等发现在儿童中隐藏性高血压似乎比白大衣高血压或高血压更常见，导致出现靶器官损害和心血管疾病[73]。目前有大量文献报道证实了 rWCH 与饮酒、吸烟及咖啡因摄入等因素有关，吸烟者和过度饮酒者容易患 rWCH[64]。rWCH 儿童多伴肥胖，尤其是向心性肥胖，久坐不动、肥胖的个体可能在全天的活动中运动耐力较差，同时 rWCH 儿童脉率有高于血压正常人群的趋势[74]，提示肥胖、脉率与 rWCH 相关。Palatini 等认为这种现象可能与日常生活压力和体位变化有关[75]。此外，随着年龄的增长，压力感受器敏感度降低和血压变异性增加，导致以男性为主的 rWCH 的患病率更高[76]。Godman 认为直立时"体位反射"可使舒张压升高，OBP 通常采用坐位和卧位，而 ABPM 可以记录多时段、多个体位变换时的血压，因此可能造成 ABPM 比 OBP 监测的血压值高。睡眠时间缩短和阻塞性睡眠呼吸暂停与夜间高血压和 rWCH 有关[77]。交感神经系统（SNS）过度激活是 rWCH 进展的一个潜在机制。rWCH 患者与血压正常或真正的已控制高血压患者相比，诊室 SNS 活性增加[78]。此外，Siddiqui 等的研究发现，在相关矩阵分析中，与真正控制的高血压患者相比，rWCH 患者的诊室外尿醛固酮水平较高。较高的 SNS 活性很可能通过刺激肾素的释放激活 RAAS，增加肾素介导的醛固酮分泌，可能是导致较高的诊室外血压的原因之一[79]。另外，有学者认为与 WCH 相反，一些患者可能存在反常"警觉反应"情绪放松而出现血压下降，导致 OBP 较真实血压低。还有的学者认为 WCH 与 rWCH 均与交感神经活动相关[80]。综上所述，研究结果一致表明：大量吸烟、大量饮酒、肥胖、压力反射灵敏性、血清肌酐水平增加、尿蛋白增加、心率增快、SNS 活性增强等是 rWCH 的高危因素，因此在临床工作中要结合 OBP 和 ABPM 明确诊断 rWCH。目前对 rWCH 发病机制的认识尚有限，有待进一步研究。

二、隐蔽性高血压的筛检人群与方法

最近的《中国高血压防治指南（2018 年修订

版）》强调了通过诊室外血压监测来检测 rWCH 的重要性，从而避免治疗不足导致心血管疾病风险增加[10, 81]。rWCH 的筛查难点是确定筛查人群，筛查所有诊室外血压是不现实的，欧洲心脏病学会/欧洲高血压学会（ESC/ESH）和 ACC/AHA 的相关指南最近提出了一个可行的替代方案：筛查最有可能患 rWCH 的人群，这样的建议是根据诊室血压进行筛查，因为诊室血压水平越高，rWCH 的患病率就越高。Brgujan-Hitij 等最近的一项分析证明了这一点。在 IDACO 的队列研究中，最佳血压（＜120/80mmHg）个体的 rWCH 患病率为 7.5%，而高血压前期个体（130～139mmHg）的 rWCH 患病率为 29.3%[82]。ESC/ESH 指南的另一个建议是将筛查限制在有不明原因高血压靶器官损害的个体，如蛋白尿、左心室肥厚或外周血管疾病个体[81]。这种方法可以识别最需要治疗的人，同时最大限度地减少不必要的检查。然而，这将不可避免地意味着 rWCH 的发现和治疗将推迟到终末器官损害发生后，亚临床终末器官损害将无法被发现和治疗，这可能会影响患者受益的机会。更理想的预防性策略是在高危人群出现高血压相关合并症之前发现他们，确保那些心血管事件风险高的人从降压治疗中获得最大的益处并降低风险。

当前的建议是使用 ABPM 或 HBPM 测量诊室外血压。然而，几乎没有证据表明应该首选 ABPM 还是 HBPM。ABPM 是使用连续佩戴的便携式血压测量设备进行的，设备可以在 24h 内自动测量血压，在正常活动和睡眠期间提供血压评估。相比之下，HBPM 是患者自行触发家庭测血压设备进行的，该设备可测量静息时的血压。虽然 ABPM 和 HBPM 在预测预后方面都优于诊室血压，在实现长期血压控制方面可能是互补的，但它们有重要的差异，目前尚不清楚在预测心血管事件或死亡率方面，这两种方法哪种更好。HBPM 在日常使用中可能更实用，成本较低，而且在家庭中的普及性越来越高。然而，HBPM 的一个局限性是，临床可靠和可操作的数据需要患者自行记录及提供，此外，大多数 HBPM 设备无法评估夜间高血压，夜间高血压是预测心血管事件和隐蔽性高血压的潜在关键组成部分。越来越多的研究表明，夜间高血压（睡眠血压≥120/70mmHg）存在于 30%～45% 的成年人中，并增加心血管事件和靶器官损害的风

险[83, 84]。

三、隐蔽性高血压与靶器官损害

众所周知，高血压可导致心脑肾等重要靶器官损害和心血管疾病。近年来，不断有研究证实 WCH 与靶器官损害相关，其损害程度介于血压正常人群和持续确定高血压患者之间。大量文献报道 rWCH 也可引起心脑肾等重要靶器官的损害[74, 85, 86]。许多医学调查证据证明了 rWCH 患者常合并 BMI 过高、糖尿病等情况，可以造成左心室肥厚、蛋白尿、血肌酐偏高等靶器官损害情况，甚至会导致严重心血管事件的发生[87-89]。Ohkubo 等针对 rWCH 和 WCH 预后的前瞻性研究结果支持上述观点[58]，该研究对 1332 个普通日本人平均随访 10 年，受试者被分为血压正常组、WCH 组、rWCH 组和 SH 组，尽管 WCH 组 24h 平均血压在正常血压范围，但清晨血压较血压正常组稍高，心血管疾病发病率和死亡率也均增高。相反，剔除了性别、使用抗高血压药物和心血管疾病危险因素的影响后，rWCH 组的心血管疾病发病率和死亡率较血压正常组升高了 2 倍，接近 SH 组。rWCH 组心血管疾病脑卒中的发生率和死亡率与 SH 组的相对危险指数（relative hazard，RH）相似，分别为 2.13 和 2.26，而 WCH 组的 RH 为 1.28，与 SH 的 RH 间比较差异没有统计学意义。2001 年，意大利的 PAMELA 研究结果显示，rWCH 较易发展为 ISH，超声心动图检查提示其左心室肥厚较血压正常人群明显增多，心血管事件的发生率也较高[75]。有研究报道成年人 rWCH 可以增加其心血管疾病发生的危险性[90]，且 rWCH 较易发展为 SH。在 Cuspidi 等最近的一项 meta 分析中，与持续血压正常的个体相比，隐蔽性高血压患者的左心室质量指数[（79.2±0.35）g/m^2 vs（91.6±4.0）g/m^2] 增加，左心室肥厚患病率增加（3.7% vs 14.1%，P ＜0.05）[91]。一项单独的 meta 分析发现，rWCH 与 CIMT 增加有关，CIMT 被认为是早期颈动脉粥样硬化的指标[92]。Lurbe 等随访 3 年的研究发现，儿童、青少年中有近半数 rWCH 患者发展为 SH，儿童中 rWCH 发展为 SH 组较血压正常组左心室肥厚的危险性高[74]。

综上所述，rWCH 可增加靶器官损害、心血管疾病发病率、心血管事件发生率。因此，应给予高

度重视，对其进行随访观察和必要的生活模式干预，以达到阻止血压进一步升高或发展为损害高血压的目的，从而减少对靶器官的损害。

四、隐蔽性高血压的治疗

目前针对 rWCH 的治疗及治疗后心血管事件影响的相关研究较少，近期有一项随机、安慰剂对照试验观察中药天麻钩藤颗粒（gastrodia-uncaria granules，GUG）对 rWCH 患者降压治疗的有效性和安全性。该研究将诊室血压<140/90mmHg，日间动态血压 135～150/85～95mmHg 的患者随机分为 2 组，给药每日 2 次，每次 5～10g，共治疗 4 周。主要疗效评估为日间动态血压变化，GUG 组和安慰剂组的日间收缩压/舒张压分别降低了 5.44/3.39mmHg 和 2.91/1.60mmHg。两组间白天血压（2.52/1.79mmHg，$P \leqslant 0.025$）和 24h 血压（2.33/1.49mmHg，$P \leqslant 0.012$）的降压差异有统计学意义，但诊室血压和夜间血压无显著性差异（$P \geqslant 0.162$）。中药 GUG 降压治疗 rWCH 疗效确切[93]。ESC/ESH 是唯一明确推荐对 rWCH 患者可给予生活方式改善及药物治疗的学会。由于 rWCH 可能发展为 SH 和靶器官损害，应早期进行全面评估和有效的处理。对于儿童和成年人中的 rWCH，抗高血压药物的选择和治疗时机的把握有赖于对患者进行全面的心血管疾病风险评估。应早期干预，改善生活方式（低盐、低脂饮食，戒烟、戒酒，降低体重）。存在靶器官损害、心血管疾病时积极给予药物治疗控制血压，可以明显降低心血管事件的发生率。

此外，许多 rWCH 患者有额外的心血管疾病发生风险，如糖尿病、OSAHS 和慢性肾脏病，这些都需要额外的治疗。未来还需要开展随机对照试验，评估白昼和夜间血压降低的最佳水平，如何监测诊室外血压水平，是否应该通过 ABPM 监测，以便权衡预防心脏疾病发作、脑卒中和高血压的其他心血管疾病的治疗益处。

综上所述，rWCH 可能是 SH 的前期阶段，儿童和成年人是其高危人群。及早识别并对其进行干预有望延缓靶器官损害、降低心血管事件发生率，可以说 rWCH 的研究具有重要的意义。因此，需进一步研究其发病机制，并开展更大规模的长期前瞻性研究来观察和证实 rWCH 的靶器官损害及治疗效果。

（赵建雯　洪　静　李南方）

参 考 文 献

[1] Pickering TG，James GD，Boddie C，et al. How common is white coat hypertension?[J]. JAMA，1988，259：225-228.

[2] Mancia G，Facchetti R，Cuspidi C，et al. Limited reproducibility of MUCH and WUCH：Evidence from the ELSA study[J]. Eur Heart J，2020，41（16）：1565-1571.

[3] Cuspidi C，Facchetti R，Bombelli M，et al. Risk of new-onset metabolic syndrome associated with white-coat and masked hypertension：Data from a general population[J]. J Hypertens，2018，36：1833-1839.

[4] 刘玉华，杨华英，裴素霞. 白大衣高血压的预后评价[J]. 实用心脑肺血管病杂志，2003，11（5）：301-303.

[5] Tientcheu D，Ayers C，Das SR，et al. Target organ complications and cardiovascular events associated with masked hypertension and white-coat hypertension：Analysis from the Dallas Heart Study[J]. J Am Coll Cardiol，2015，66：2159-2169.

[6] 姚婧瑶，杨骏，贾娇坤，等. 欧洲高血压学会/欧洲心脏病学会：高血压管理指南（第一部分）[J]. Chin J Stroke，2014，9（1）.

[7] Banegas JR，Ruilope LM，de la Sierra A，et al. Relationship between clinic and ambulatory blood-pressure measurements and mortality[J]. N Engl J Med，2018，378：1509-1520.

[8] Huang Y，Huang W，Mai W，et al. White-coat hypertension is a risk factor for cardiovascular diseases and total mortality[J]. J Hypertens，2017，35：677-688.

[9] O'Brien E，Parati G，Stergiou G，et al. European Society of Hypertension Working Group on Blood Pressure Monitoring. European society of hypertension position paper on ambulatory blood pressure monitoring[J]. J Hypertens，2013，31：1731-1768.

[10] Whelton Paul K，Carey Robert M，Aronow Wilbert S，et al. 2017ACC/AHA/AAPA/ABC/ACPM/AGS/APhA/ASH/ASPC/NMA/PCNA guideline for the prevention，detection，evaluation，and management of high blood pressure in adults：Executive summary：A report of the American College of Cardiology/American Heart Association Task Force on clinical practice guidelines[J]. Circulation，2018，138：e426-e483.

[11] Owens P，Atkins N，O'Brien E. Diagnosis of white coat hypertension by ambulatory blood pressure monitoring[J].

Hypertension，1999，34：267-272.

[12] Mulè G，Nardi E，Cottone S，et al. Relationships between ambulatory white coat effect and left ventricular mass in arterial hypertension[J]. Am J Hypertens，2003，16：498-501.

[13] Dolan E，Stanton A，Atkins N，et al. Determinants of white-coat hypertension[J]. Blood Press Monit，2004，9：307-309.

[14] 黄建凤，吴海英，谢晋湘，等. 白大衣高血压的发生率及其与左心室肥厚的关系[J]. 中华全科医师杂志，2004，3（16）：358-360.

[15] Barroso WKS，Feitosa ADM，Barbosa ECD，et al. Prevalence of masked and white-coat hypertension in pre-hypertensive and stage 1 hypertensive patients with the use of TeleMRPA[J]. Arq Bras Cardiol，2019，113：970-975.

[16] Feitosa ADM，Mota-Gomes MA，Barroso WS，et al. Relationship between office isolated systolic or diastolic hypertension and white-coat hypertension across the age spectrum：A home blood pressure study[J]. J Hypertens，2020，38：663-670.

[17] Grassi G，Turri C，Vailati S，et al. Muscle and skin sympathetic nerve traffic during the"white-coat" effect[J]. Circulation，1999，100：222-225.

[18] Neumann Serina A，Jennings J Richard，Muldoon Matthew F，et al. White-coat hypertension and autonomic nervous system dysregulation[J]. Am J Hypertens，2005，18：584-588.

[19] Allgulander C. Anxiety as a risk factor in cardiovascular disease[J]. Curr Opin Psychiatry，2016，29：13-17.

[20] Grassi G，Seravalle G，Buzzi S，et al. Muscle and skin sympathetic nerve traffic during physician and nurse blood pressure measurement[J]. J Hypertens，2013，31：1131-1135.

[21] Yoon HJ，Ahn Y，Park JB，et al. Are metabolic risk factors and target organ damage more frequent in masked hypertension than in white coat hypertension?[J]. Clin Exp Hypertens，2010，32：480-485.

[22] 李静，华琦. 白大衣高血压在不同类型人群中的发生率[J]. 首都医科大学学报，2003，24（2）：141.

[23] Scuteri A，Morrell CH，Orru'M，et al. Gender specific profiles of white coat and masked hypertension impacts on arterial structure and function in the SardiNIA study[J]. Int J Cardiol，2016，217：92-98.

[24] Karter Y，Ertürk NT，Aydín S，et al. Endothelial dysfunction in sustained and white coat hypertension[J]. Am J Hypertens，2003，16（10）：892.

[25] Curgunlu A，Uzun H，Bavunoğlu I，et al. Increased circulating concentrations of asymmetric dimethyl-arginine（ADMA）in white coat hypertension[J]. J Hum Hypertens，2005，19：629-633.

[26] Pierdomenico Sante D，Cipollone F，Lapenna D，et al. Endothelial function in sustained and white coat hypertension[J]. Am J Hypertens，2002，15：946-952.

[27] Muscholl M W，Hense H W，Bröckel U，et al. Changes in left ventricular structure and function in patients with white coat hypertension：Cross sectional survey[J]. BMJ，1998，317：565-570.

[28] Cuspidi C，Rescaldani M，Tadic M，et al. White coat hypertension，as defined by ambulatory blood pressure monitoring，and subclinical cardiac organ damage：A meta-analysis[J]. J Hypertens，2015，33：24-32.

[29] Nakashima T，Yamano S，Sasaki R，et al. White-coat hypertension contributes to the presence of carotid arteriosclerosis[J]. Hypertens Res，2004，27：739-745.

[30] 李静，华琦. 白大衣高血压对心脏结构和功能的影响[J]. 中国医学影像技术，2002，18（6）：573-575.

[31] 金伟东，王以敏. 白大衣高血压对心脏功能的影响[J]. 临床心血管病杂志，2000，16（8）：355-356.

[32] Cavallini M C，Roman M J，Pickering T G，et al. Is white coat hypertension associated with arterial disease or left ventricular hypertrophy?[J]. Hypertension，1995，26：413-419.

[33] Palatini P，Mormino P，Santonastaso M，et al. Target-organ damage in stage Ⅰ hypertensive subjects with white coat and sustained hypertension：Results from the HARVEST study[J]. Hypertension，1998，31：57-63.

[34] Björklund K，Lind L，Vessby B，et al. Different metabolic predictors of white-coat and sustained hypertension over a 20-year follow-up period：A population-based study of elderly men[J]. Circulation，2002，106：63-68.

[35] 李明平. 白大衣高血压对左心室结构和肾功能的影响[J]. 中华心血管病杂志，1999，27（1）：67.

[36] Glen SK，Elliott HL，Curzio JL et al. White-coat hypertension as a cause of cardiovascular dysfunction[J]. Lancet，1996，348：654-657.

[37] Nalbantgil I，Onder R，Nalbanigil S，et al. The prevalence of silent myocardial ischaemia in patients with white-coat hypertension[J]. J Hum Hypertension，1998，12（5）：337-341.

[38] Kushiro T，Kario K，Saito I，et al. Increased cardiovascular risk of treated white coat and masked hypertension in patients with diabetes and chronic kidney disease：The HONEST study[J]. Hypertens Res，2017，40：87-95.

[39] Tang H，Gong WY，Zhang QZ，et al. Prevalence，determinants，and clinical significance of masked hypertension and white-coat hypertension in patients with chronic kidney disease[J]. Nephrology（Carlton），2016，

21: 841-850.

[40] Wang Q, Wang Y, Wang J, et al. White-coat hypertension and incident end-stage renal disease in patients with non-dialysis chronic kidney disease: Results from the C-STRIDE Study[J]. J Transl Med, 2020, 18: 238.

[41] Cuspidi C, Sala C, Tadic M, et al. Is white coat hypertension a risk factor for carotid atherosclerosis? A review and meta-analysis[J]. Blood Press Monit, 2015, 20: 57-63.

[42] Manios E, Michas F, Stamatelopoulos K, et al. White-coat isolated systolic hypertension is a risk factor for carotid atherosclerosis[J]. J Clin Hypertens (Greenwich), 2016, 18: 1095-1102.

[43] Longo D, Zaetta V, Perkovic D, et al. Impaired arterial elasticity in young patients with white-coat hypertension[J]. Blood Press Monit, 2006, 11: 243-249.

[44] Antza C, Vazakidis P, Doundoulakis I, et al. Masked and white coat hypertension, the double trouble of large arteries: A systematic review and meta-analysis[J]. J Clin Hypertens (Greenwich), 2020, 22: 802-811.

[45] Márquez CE, Joaquín CMJ, Fernández OA, et al. Evolution of white coat hypertension to sustained hypertension. One year follow-up by ambulatory blood pressure monitoring[J]. Med Clin (Barc), 2001, 116: 251-255.

[46] Polónia JJ, Gama GM, Silva JA, et al. Sequential follow-up clinic and ambulatory blood pressure evaluation in a low risk population of white-coat hypertensive patients and in normotensives[J]. Blood Press Monit, 2005, 10: 57-64.

[47] Ugajin T, Hozawa A, Ohkubo T, et al. White-coat hypertension as a risk factor for the development of home hypertension: The Ohasama study[J]. Arch Intern Med, 2005, 165: 1541-1546.

[48] Strandberg TE, Salomaa V. White coat effect, blood pressure and mortality in men: Prospective cohort study[J]. Eur Heart J, 2000, 21: 1714-1718.

[49] Xiang H, Xue Y, Wang J, et al. Cardiovascular alterations and management of patients with white coat hypertension: a meta-analysis[J]. Frontiers in Pharmacology, 2020, 11: 570101.

[50] Coban E, Ozdogan M, Akçit F. Levels of plasma fibrinogen and D-dimer in subjects with white-coat hypertension[J]. J Hum Hypertens, 2004, 18: 291-292.

[51] Pierdomenico SD, Bucci A, Lapenna D, et al. Circulating homocysteine levels in sustained and white coat hypertension[J]. J Hum Hypertens, 2003, 17: 165-170.

[52] Curgunlu A, Karter Y, Uzun H, et al. Hyperhomocysteinemia: An additional risk factor in white coat hypertension[J]. Int Heart J, 2005, 46: 245-254.

[53] Franklin SS, Thijs L, Asayama K, et al. IDACO Investigators. The cardiovascular risk of white coat hypertension[J]. J Am Coll Cardiol, 2016, 68: 2033-2043.

[54] Cohen JB, Lotito MJ, Trivedi UK, et al. Cardiovascular events and mortality in white coat hypertension: A systematic review and meta analysis[J]. Ann Intern Med, 2019, 170: 853-862.

[55] Ku E, Hsu RK, Tuot DS, et al. Magnitude of the difference between clinic and ambulatory blood pressures and risk of adverse outcomes in patients with chronic kidney disease[J]. Journal of the American Heart Association, 2019, 8 (9): e011013.

[56] Verdecchia P, Reboldi GP, Angeli F, et al. Short-and long-term incidence of stroke in white-coat hypertension[J]. Hypertension, 2005, 45: 203-208.

[57] Gustavsen PH, Høegholm A, Bang LE, et al. White coat hypertension is a cardiovascular risk factor: A 10-year follow-up study[J]. J Hum Hypertens, 2003, 17: 811-817.

[58] Ohkubo T, Kikuya M, Metoki H, et al. Prognosis of "masked" hypertension and "white-coat" hypertension detected by 24-h ambulatory blood pressure monitoring 10-year follow-up from the Ohasama study[J]. J Am Coll Cardiol, 2005, 46: 508-515.

[59] Fagard RH, Staessen JA, Thijs L, et al. Response to antihypertensive therapy in older patients with sustained and nonsustained systolic hypertension. Systolic hypertension in Europe (Syst-Eur) trial investigators[J]. Circulation, 2000, 102: 1139-1144.

[60] Bulpitt CJ, Beckett N, Peters R, et al. Does white coat hypertension require treatment over age 80?: Results of the hypertension in the very elderly trial ambulatory blood pressure side project[J]. Hypertension, 2013, 61: 89-94.

[61] Pickering TG, Davidson K, Gerin W, et al. Masked hypertension[J]. Hypertension, 2002, 40 (6): 795-796.

[62] de la Sierra A, Banegas JR, Vinyoles E, et al. Prevalence of masked hypertension in untreated and treated patients with office blood pressure below 130/80 mmHg[J]. Circulation, 2018, 137 (24): 2651-2653.

[63] Peacock J, Diaz KM, Viera AJ, et al. Unmasking masked hypertension: Prevalence, clinical implications, diagnosis, correlates and future directions[J]. J Hum Hypertens, 2014, 28 (9): 521-528.

[64] Bobrie G, Clerson P, Menard J, et al. Masked hypertension: A systematic review[J]. J Hypertens, 2008, 26 (9): 1715-1725.

[65] Omboni S, Aristizabal D, De la Sierra A, et al. Hypertension types defined by clinic and ambulatory blood pressure in 14 143 patients referred to hypertension clinics worldwide. Data from the ARTEMIS study[J]. J

Hypertens, 2016, 34（11）: 2187-2198.

[66] Wang YC, Shimbo D, Muntner P, et al. Prevalence of masked hypertension among US adults with nonelevated clinic blood pressure[J]. Am J Epidemiol, 2017, 185（3）: 194-202.

[67] Mancia G, Bombelli M, Corrao G, et al. Metabolic syndrome in the Pressioni Arteriose Monitorate E Loro Associazioni（PAMELA）study: Daily life blood pressure, cardiac damage, and prognosis[J]. Hypertension, 2007, 49（1）: 40-47.

[68] Selenta C, Hogan BE, Linden W. How often do office blood pressure measurements fail to identify true hypertension? An exploration of white-coat normotension[J]. Arch Fam Med, 2000, 9（6）: 533-540.

[69] Franklin SS, Thijs L, Li Y, et al. Masked hypertension in diabetes mellitus: Treatment implications for clinical practice[J]. Hypertension, 2013, 61（5）: 964-971.

[70] Rasmussen SL, Torp-Pedersen C, Borch-Johnsen K, et al. Normal values for ambulatory blood pressure and differences between casual blood pressure and ambulatory blood pressure: Results from a Danish population survey[J]. J Hypertens, 1998, 16（10）: 1415-1424.

[71] Liu JE, Roman MJ, Pini R, et al. Cardiac and arterial target organ damage in adults with elevated ambulatory and normal office blood pressure[J]. Ann Intern Med, 1999, 131（8）: 564-572.

[72] Colantonio LD, Anstey DE, Carson AP, et al. Metabolic syndrome and masked hypertension among African Americans: The Jackson Heart Study[J]. J Clin Hypertens（Greenwich）, 2017, 19（6）: 592-600.

[73] Stergiou GS, Yiannes NJ, Rarra VC, et al. White-coat hypertension and masked hypertension in children[J]. Blood Press Monit, 2005, 10（6）: 297-300.

[74] Lurbe E, Torro I, Alvarez V, et al. Prevalence, persistence, and clinical significance of masked hypertension in youth[J]. Hypertension, 2005, 45（4）: 493-498.

[75] Palatini P, Winnicki M, Santonastaso M, et al. Prevalence and clinical significance of isolated ambulatory hypertension in young subjects screened for stage 1 hypertension[J]. Hypertension, 2004, 44（2）: 170-174.

[76] Cacciolati C, Tzourio C, Hanon O. Blood pressure variability in elderly persons with white-coat and masked hypertension compared to those with normotension and sustained hypertension[J]. Am J Hypertens, 2013, 26（3）: 367-372.

[77] Li F, Huang H, Song L, et al. Effects of obstructive sleep apnea hypopnea syndrome on blood pressure and C-reactive protein in male hypertension patients[J]. J Clin Med Res, 2016, 8（3）: 220-224.

[78] Siddiqui M, Judd EK, Jaeger BC, et al. Out-of-clinic sympathetic activity is increased in patients with masked uncontrolled hypertension[J]. Hypertension, 2019, 73（1）: 132-141.

[79] Siddiqui M, Judd EK, Zhang B, et al. Masked uncontrolled hypertension is accompanied by increased out-of-clinic aldosterone secretion[J]. Hypertension, 2021, 77（2）: 435-444.

[80] Obara T, Ohkubo T, Kikuya M, et al. Prevalence of masked uncontrolled and treated white-coat hypertension defined according to the average of morning and evening home blood pressure value: From the Japan Home versus Office Measurement Evaluation Study[J]. Blood Press Monit, 2005, 10（6）: 311-316.

[81] Williams B, Mancia G, Spiering W, et al. 2018 ESC/ESH guidelines for the management of arterial hypertension[J]. Eur Heart J, 2018, 39（33）: 3021-3104.

[82] Brguljan-Hitij J, Thijs L, Li Y, et al. Risk stratification by ambulatory blood pressure monitoring across JNC classes of conventional blood pressure[J]. Am J Hypertens, 2014, 27（7）: 956-965.

[83] Abdalla M, Booth JR, Seals SR, et al. Masked hypertension and incident clinic hypertension among blacks in the Jackson Heart Study[J]. Hypertension, 2016, 68（1）: 220-226.

[84] Muntner P, Lewis C E, Diaz KM, et al. Racial differences in abnormal ambulatory blood pressure monitoring measures: Results from the Coronary Artery Risk Development in Young Adults（CARDIA）Study[J]. Am J Hypertens, 2015, 28（5）: 640-648.

[85] Sega R, Trocino G, Lanzarotti A, et al. Alterations of cardiac structure in patients with isolated office, ambulatory, or home hypertension: Data from the general population（Pressione Arteriose Monitorate E Loro Associazioni[PAMELA] Study）[J]. Circulation, 2001, 104（12）: 1385-1392.

[86] Wing LM, Brown MA, Beilin LJ, et al. 'Reverse white-coat hypertension' in older hypertensives[J]. J Hypertens, 2002, 20（4）: 639-644.

[87] Drawz PE, Alper AB, Anderson AH, et al. Masked hypertension and elevated nighttime blood pressure in CKD: Prevalence and association with target organ damage[J]. Clin J Am Soc Nephrol, 2016, 11（4）: 642-652.

[88] Hanninen MR, Niiranen TJ, Puukka PJ, et al. Target organ damage and masked hypertension in the general population: The Finn-Home study[J]. J Hypertens, 2013, 31（6）: 1136-1143.

[89] 余振球, 赵连友, 刘国仗. 高血压诊断与治疗手册[M].

北京：科学出版社，2001：28-29.

[90] 聂连涛，郭琳，李世锋，等. 隐匿性高血压患者心电图 P 波改变分析[J]. 中国全科医学，2015，18（9）：1042.

[91] Cuspidi C，Sala C，Tadic M，et al. Untreated masked hypertension and subclinical cardiac damage：A systematic review and meta-analysis[J]. Am J Hypertens，2015，28（6）：806-813.

[92] Cuspidi C，Sala C，Tadic M，et al. Untreated masked hypertension and carotid atherosclerosis：A meta-analysis[J]. Blood Press，2015，24（2）：65-71.

[93] Zhang DY，Cheng YB，Guo QH，et al. Treatment of masked hypertension with a Chinese herbal formula：A randomized，placebo-controlled trial[J]. Circulation，2020，142（19）：1821-1830.

顽固性高血压的定义：在改善生活方式的基础上，应用合理可耐受的足量≥3种抗高血压药物（包括利尿剂）治疗，达到最大药效后血压仍未达标[1]。评估血压是否达标采用的是诊室血压，容易将假性顽固性高血压纳入，对顽固性高血压患者，建议行24h动态血压监测或者家庭自测血压监测，排除白大衣高血压，必要时行桡动脉穿刺直接测压排除老年患者中严重动脉硬化导致的假性顽固性高血压。在评估的过程中，还需注意排除因治疗不当及治疗依从性差导致的干扰。顽固性高血压是高血压治疗中一个比较常见的临床问题，也是治疗方面的一个棘手问题。血压控制不良会导致心脑肾等靶器官损害，从而促进临床血管事件的发生。为了提高医师对顽固性高血压的认识，改善顽固性高血压的治疗现状，现将顽固性高血压的特点从病理生理、病因、诊断和治疗方面进行归纳总结。

第一节　流行病学、病理生理及病因

一、流 行 病 学

顽固性高血压在临床并不少见，在一些大规模临床试验中，有20%～30%的高血压患者为顽固性高血压。由于老龄和肥胖是导致血压难以控制的两种主要因素，随着人群老龄化和肥胖的流行，在高血压患者中，顽固性高血压的患病率将会逐渐升高。由于顽固性高血压患者需要坚持按规律服药，且易受到治疗不当或治疗依从性差的干扰，诊室血压评估难以排除假性高血压，真正意义上的顽固性高血压数据难以获取，往往观察到的都是表观顽固性高血压[2]，即广义的顽固性高血压，其中包括病因治疗方案不恰当、治疗依从性差及白大衣高血压。对于广义的顽固性高血压在普通人群中的发生率尚缺乏研究资料，在成人高血压治疗中，美国国家营养与健康调查数据（NHANES）表明，广义顽固性高血压发生率为12%～15.95%[3]，英国的研究数据提示发生率为14.3%[4]。广义顽固性高血压在高风险及靶器官损害人群中发生率更高，慢性肾功能不全队列研究（chronic renal insufficiency cohort study, CRIC）[5]显示，高血压合并非透析慢性肾功能不全患者广义顽固性高血压的发生率高达40.4%。

二、病 理 生 理

顽固性高血压患者中2/3以上伴有血浆容量超负荷[6]，其常见原因如下：摄入过多钠盐、严重肾功能不全及醛固酮浓度异常升高。膳食中摄入过多钠盐或者由肾功能严重损害导致容量负荷过重，以及醛固酮浓度异常升高导致水钠潴留，都会导致回心血量增加，心排血量也会增加；心排血量增加后，各组织器官的血流灌流增加，自身调节全身小动脉收缩，总的外周血管阻力增加，从而产生高血压。另外，容量负荷过重可导致血管壁增厚、血管阻力及对升压药物的敏感性增加。故在顽固性高血压患者中，控制钠盐的摄入和增加利尿剂的使用有助于血压达标。但要注意，如果长期尤其是过量利尿剂治疗也可使极少数患者的血压顽固性升高，这是因为长期大量利尿剂治疗可能导致肾素水平和儿茶酚胺分泌增加，反而会导致血容量增加和外周血管收缩。儿茶酚胺异常升高，过度激活交感系统，是引起血压顽固性升高的另一重要机制。儿茶酚胺作用于心血管系统，可引起心率增快、心肌收缩力增强、心排血量增加、外周血管收缩，从而导致血压升高。

三、病 因

顽固性高血压的发生发展与血浆容量超负荷、交感系统过度激活有关。引起顽固性高血压的病因归纳为以下四类：假性顽固性高血压、伴随因素未纠正、继发性高血压和靶器官损害，也可能是它们之间相互作用的结果，详见表5-69-1。

表 5-69-1　顽固性高血压的病因

一、假性顽固性高血压

　白大衣高血压

　老年患者假性高血压

二、伴随因素未纠正

　摄入过多钠盐

　肥胖

　吸烟

　饮酒

　精神因素

三、继发性高血压

　肾性高血压

　原发性醛固酮增多症

　阻塞性睡眠呼吸暂停低通气综合征

　嗜铬细胞瘤

　药物性高血压

四、靶器官损害

　肾功能损害

　肾动脉狭窄

　脑出血

（一）假性顽固性高血压

假性顽固性高血压主要包括白大衣高血压、老年高血压患者严重动脉硬化所致的顽固性高血压。白大衣高血压是指由环境、心理因素的影响导致诊室血压升高，而诊室外血压可正常，它在顽固性高血压患者中亦常见，患者在家或24h动态血压监测获得的血压值比在医院获得的血压值要低，且更具有参考价值[7]。一些表现为顽固性高血压的老年患者，可能由于严重的动脉硬化和钙化而导致血压测量不准确，一般可通过Osler试验辅助诊断，即将袖带充气使压力超过收缩压20mmHg，若仍能触及桡动脉搏动，则提示假性高血压可能。此种情况下，可通过桡动脉穿刺直接测压来排除假性高血压。

（二）伴随因素未纠正

引起血压升高，导致血压顽固的伴随因素主要有摄入过多钠盐、肥胖、吸烟、饮酒及精神因素。高血压的发生、发展与膳食中钠盐摄入量密切相关。摄入过多钠后，可引起体内水钠潴留，循环血量增加，钠还可引起小动脉张力增高及血管平滑肌的肿胀、管腔变细、血管阻力增加。在高血压人群中，约 50% 为盐敏感性高血压，常见于老年、糖尿病、肾衰竭及交感神经激活状态的高血压患者，而低钠饮食可改善其对抗高血压药物的抵抗性。肥胖人群中约 50% 有高血压。有研究证实低钠饮食对这类患者减肥的降压效果明显优于服用各种抗高血压药物。在不限盐饮食的高血压肥胖患者中，当体重减轻 10kg 时，75% 的患者血压恢复正常[8]。因此，对肥胖高血压患者来说，减肥比限盐更重要。此外，肥胖患者因颈部脂肪堆积，常伴阻塞性睡眠呼吸暂停低通气综合征（OSAHS），亦可加重血压的顽固性，形成恶性循环。吸烟是心血管疾病的独立危险因素，吸烟能平均增加血压 5～10mmHg，但无剂量依赖关系[9]。吸烟还会降低患者服药的顺应性和对抗高血压药物的敏感性，使患者不得不增加抗高血压药物的剂量。吸烟的高血压患者还更易发生或加重靶器官损害。大量饮酒者不仅易患高血压，而且易发生顽固性高血压。饮酒会导致血压升高，且饮用酒精的量与血压呈独立正相关。大量横向研究表明[10]，每天平均饮酒 30～40g 者，收缩压比不饮酒者高 3～4mmHg，舒张压高 1～2mmHg，高血压患病率高 50%；如每天平均饮酒 50～60g，则收缩压比不饮酒者高 5～6mmHg，舒张压高 2～4mmHg；每天平均饮酒 60～70g 者，高血压患病率比不饮酒者高 100%。戒酒后，人群能够获益，中度饮酒者戒酒后，血压下降7.2/6.6mmHg，高血压的患病率从 42% 下降至 12%。长期大量饮酒，尤其是既吸烟又饮酒，不仅会加重动脉硬化，更可直接导致猝死及急性脑出血。精神压力大，长期处于高度紧张状态，也是引起血压升高的重要因素。抑郁、焦虑尤其是惊恐发作亦可导致血压升高，往往多种抗高血压药联合应用效果不佳，给予抗抑郁、焦虑治疗后血压容易控制，应注意鉴别。以下是几种常见的引起血压升高的应激形式：①创伤后应激障碍；②紧张、焦虑、愤怒和抑郁等精神压力；③A 型性格。多种伴随因素通过水钠潴留或过度激活交感神经等机制，引起血压升高，不易控制，通过纠正伴随因素往往能取得较好的血压控制效果。

（三）继发性高血压

对于顽固性高血压患者，排除假性顽固性高血压、治疗不当、治疗依从性差等原因后，需进一步探讨引起血压升高的继发性因素。有因可循的继发性高血压往往由于病因隐匿而易于漏诊和误诊。以往认为继发性高血压占高血压的 5%～10%，近年随着对高血压病因认识的不断深入和临床诊断技术的逐步提高，继发性高血压所占比例比预测的要高很多，如 OSAHS 是最为常见的继发性高血压的原因，可能占成年继发性高血压患者的 30%；原发性醛固酮增多症（简称原醛症）这种非常隐匿的继发性高血压不再是罕见病，占继发性高血压的 10% 以上。继发性高血压患者对抗高血压药物的反应较差，常见的病因包括肾脏器质性疾病、原醛症、OSAHS、肾动脉狭窄；不常见的原因有嗜铬细胞瘤、库欣综合征、甲状旁腺功能亢进症、主动脉缩窄、肾上腺皮质腺癌和颅内肿瘤等，其中以肾实质性高血压（包括慢性肾小球肾炎、结构性肾病、梗阻性肾病等）最为常见。近年来，原醛症和 OSAHS 越来越受到重视。随着检测水平的提高及肾上腺静脉采血等医疗新技术的进展，原醛症的检出率逐年上升，在顽固性高血压患者中约占 20%，且约 1/3 的患者血钾在正常范围内。OSAHS 在顽固性高血压患者中诊断率高达 83%[11]，其引起血压升高的机制可能与间断的低氧血症及上气道阻力增加导致交感神经系统兴奋性增强，以及肾素-血管紧张素-醛固酮系统（RAAS）激活有关。原醛症和 OSAHS 可合并存在，两者均可导致醛固酮水平增加，引起容量超负荷，导致血压进一步升高。其他少见的继发性病因还有垂体及异位促肾上腺皮质激素（ACTH）分泌瘤、肾上腺皮质腺癌、主动脉缩窄、肾球旁细胞瘤等。主动脉缩窄在西方国家发病率较高，有报道占先天性心脏病的 4%，但在我国少见，占0.52%～1.6%，极少数患者有家族史，属于先天性心脏病。笔者所在高血压专科还发现 1 例肾球旁细胞瘤，是一种少见的肾脏良性肿瘤。几乎所有病例都有高血压，常为首发症状。血浆肾素水平升高是其特征性改变，可继发高醛固酮及低血钾。

药物性高血压也属于继发性高血压，在治疗过程中，药物由于本身的作用或与其他药物的相互作用，导致血压升高，不同的药物引发高血压的作用机制不同。主要有如下几类：①各种激素类药物，包括性激素和肾上腺激素。性激素中又以雌激素与高血压的形成关系最为密切。肾上腺素包括皮质激素和髓质激素，皮质激素主要有糖皮质激素和盐皮质激素。肾上腺髓质激素包括肾上腺素、去甲肾上腺素和多巴胺，其中糖皮质激素对血压的影响最为常见。还要注意茶碱类药物可能导致内源性肾上腺素和去甲肾上腺素释放增加，从而导致血压升高。②作用于中枢神经系统的药物，主要有氯胺酮、γ-羟丁酸钠等麻醉药物，盐酸纳洛酮、哌甲酯、三环类抗抑郁药、文拉法辛、左旋多巴、西布曲明等药物。③非类固醇类抗炎药物，常用药物为吲哚美辛（消炎痛）、塞来昔布（西乐葆）、奥斯克（双氯芬酸钠米索前列醇片）、布洛芬、双氯芬酸缓释胶囊（英太青）等。这一类药物引起血压顽固性升高的主要机制包括促进水钠潴留；抑制前列腺素的直接扩血管作用；拮抗β受体阻滞剂、利尿剂和血管紧张素转换酶抑制剂（ACEI）的降压作用。④中草药类，主要是甘草类及麻黄碱类。治疗慢性肝炎的药物甘草酸二铵是甘草提取物，长期使用可以升高血压。麻黄碱是拟交感神经药，与抗组胺药、解热镇痛抗炎药、镇咳祛痰药等可组成复方制剂，用于治疗感冒、鼻炎、鼻黏膜充血、支气管炎、支气管哮喘、关节炎等。⑤其他引起血压升高的药物还包括单胺氧化酶抑制剂（苯乙肼、反苯环丙胺、托洛沙酮等）、重组人红细胞生成素、免疫抑制剂（环孢素）、抗微生物药物（主要有青霉素类、头孢类、喹诺酮类等抗生素）和左甲状腺素钠等。

（四）靶器官损害

高血压靶器官损害不仅是高血压的结果，也是血压顽固的病因。常见的导致血压进一步升高的靶器官损害主要是严重肾功能不全、肾动脉粥样硬化导致肾动脉狭窄及急性脑出血等。高血压患者早期就可出现肾功能的损害，肾功能的不断恶化又可以进一步加重高血压。两者互为因果，如果不加以控制，就会形成恶性循环。高血压损伤血管内皮，导致肾动脉粥样硬化，形成肾动脉狭窄后进一步加剧血压升高，如此恶性循环，形成顽固性高血压。高血压亦可导致脑出血，急性脑出血引起颅内高压，当颅内压力增高到一定程度时，脑灌注压下降，脑血流减少，并通过自主神经系统的反射作用，使全身血管收缩，血压升高。同时，脑出血还可损伤血管舒缩中枢，从而导致血压升高。血压顽固时我们还要注意靶器官损害是否得到有效的控制。

第二节　顽固性高血压的诊断与处理

一、诊　断

（一）病因诊断思路

根据顽固性高血压的诊断标准，诊断顽固性高血压并不困难，但其病因诊断有时并不容易，找出病因也是有关顽固性高血压最重要的问题。对于某一顽固性高血压患者，1种或多种原因可能起主要作用。对每一位患者均应进行系统化评价并提出处理方法，而对绝大多数患者应提供识别顽固性高血压的原因和指导治疗意见，以及正确的评价和处理的程序。在经过详细的病史询问和体格检查后，顽固性高血压的常见原因应当不难被怀疑和发现，然后通过进一步必要的实验室检查和诊断技术对难治的原因进行深入详细的评价，寻找出引起顽固性高血压的隐藏原因。

完整的顽固性高血压诊断应包括以下四部分：①正确诊断血压，排除假性高血压；②纠正伴随因素；③排除继发性原因；④严格评价靶器官的损害。诊断思路详见图5-69-1[12]。

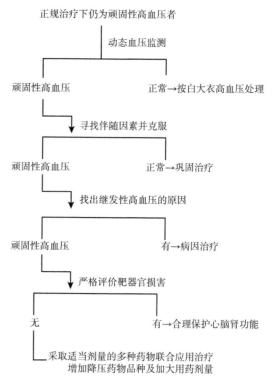

图 5-69-1　顽固性高血压的诊断思路

顽固性高血压的诊断流程如下。第一步，要做出正确的诊断，对于怀疑顽固性高血压的患者，应行家庭血压测量和 24h 动态血压监测，从而排除白大衣高血压。第二步，确定伴随因素的影响，一般来说，高盐摄入（盐摄入>18g/d）、过度焦虑、大量吸烟、重度肥胖及精神压力大等伴随因素常常与血压的控制不良有关，需要进行有效的纠正。第三步，寻找继发性高血压的线索（如 OSAHS、原醛症、肾性高血压、肾血管性高血压、嗜铬细胞瘤及药物性高血压等），如高血压考虑为继发性因素所致，需针对病因进行治疗。第四步，严格评价靶器官的损害，合理保护心脑肾功能。

（二）诊断方法

通常通过诊室偶测血压来发现顽固性高血压。诊室血压具有随机性，受测量是否规范的影响。动态血压监测能客观评价对各种降压治疗抵抗的程度，还能详细了解全天血压负荷，以及白昼、夜间收缩压、舒张压各负荷量，对病情的判断及治疗会更加准确。我们应对顽固性高血压患者进行动态血压监测，以排除假性顽固性高血压，并且经治疗偶测血压达标后，复查动态血压监测是否达标。

1. 重视临床资料的收集 顽固性高血压的病因广泛，涉及的学科众多，在平时的诊疗过程中，我们需要在繁杂的信息中理清思路，抽丝剥茧，找到顽固性高血压的真正病因。虽然诊断技术的发展迅速，但永远不能忽视基础的病史询问、体格检查及常规化验，因为这些是诊断的基础，所以对高血压患者要注意病史、体格检查及常规化验等临床资料的收集。

还要注意对任何继发性高血压患者的鉴别诊断需考虑到原发性高血压的可能，对原发性高血压的诊断必须建立在继发性高血压被排除的基础上。即使继发性高血压的病因已被确定，是否有原发性高血压并存的问题也需认真考虑，因为这影响去除继发性高血压病因后对血压控制的效果及预后的判断，尤其对老年高血压患者更为重要。随着观察诊断技术的不断进展，使我们有了选择诊断方法的可能。一般应从简单无创的技术开始，并尽可能少做或不做创伤性检查。如一时诊断不清可先控制血压并进行密切随诊，因为有的疾患在最早期不易被发现。

2. 各种继发性高血压的常见临床表现 肾实质性高血压除了具有高血压的各种症状之外，根据其不同病因又有肾脏疾病的相关症状。疑似肾实质性高血压患者往往有以下特点：①有急、慢性肾炎病史；②水肿，以面部水肿为主；③高血压，对一般抗高血压药物反应差；④慢性肾功能不全患者往往有贫血表现；⑤尿常规可见血尿、蛋白尿或颗粒管型等；⑥血清尿素氮和肌酐水平升高；⑦异常的眼底表现。

肾动脉狭窄所致高血压的特点是：①病程短，病情进展较快；②血压变化以舒张压升高最为明显；③35%～60% 的患者于脐上可闻及高调的收缩期杂音；④上下肢收缩压差增大。

原醛症的临床特点：①高血压是原醛症最常见的首发症状，可早于低钾血症 2～7 年出现。②自发性低血钾，以及低钾血相关症状，表现为肌无力和周期性麻痹，初发有麻木感、蚁走感，继而多在清晨起床时突然感双下肢不能自主移动，反射降低或消失，双侧对称，可出现软瘫，还可累及呼吸肌及消化道，引起呼吸及吞咽困难，可伴有心律失常。③失钾性肾病，引起多尿、夜尿增多，醛固酮过多使尿钙及尿酸排泄增多，易发生肾结石及泌尿系感染。④更容易出现左心室肥厚，而且发生早于其他靶器官损害。在诊断过程中，要注意立卧位试验前应进行药物洗脱并纠正电解质紊乱。

OSAHS 主要临床特征表现：①通常有鼻咽部解剖的异常，一般体态肥胖、颈短，部分患者存在上呼吸道畸形等病变。②夜间睡眠过程中打鼾且鼾声不规律，呼吸及睡眠节律紊乱。③还可以表现为睡眠行为的异常。④因夜间睡眠相对不足，白天感觉疲劳、困倦、没精神、晨起头痛、迟钝，以及记忆力、注意力、判断力和警觉力下降，其中最明显的症状是白天嗜睡，严重者可以随时入睡。⑤晚期可出现多系统的损害。⑥合并 OSAHS 患者高血压的特征表现如下：非杓型血压、昼夜节律消失、清晨高血压、一过性血压升高。

嗜铬细胞瘤临床特征主要表现：①阵发性高血压是嗜铬细胞瘤的特征性表现。②嗜铬细胞瘤亦可表现为持续性高血压，血压波动大，可骤然降低。③低血压，可有多种表现形式。机体有效循环血量减少是其主要原因。④头痛、心悸、多汗被称为嗜铬细胞瘤三联征，是嗜铬细胞瘤特征性表现。⑤其他临床表现，15%的病例可在中上腹部触及肿块，个别肿块可很大。肿块体积较大者，一般超声就能看到。有的嗜铬细胞瘤从腔静脉分段取血可查到 2 个以上峰值时，则需查间碘苄胍显像，必要时需 2 种以上显像技术互补长短。⑥约 10%的嗜铬细胞瘤是家族性的。

库欣综合征的主要临床特征表现：①向心性肥胖是库欣综合征的特征性表现，见于 80%以上的患者。皮肤改变表现为皮肤菲薄、有宽大紫纹、毛细血管脆性增加而易有皮肤瘀斑、伤口不易愈合、肌肉无力及肌肉萎缩等。②代谢障碍，8%～10%的库欣综合征患者有糖尿病，约半数患者表现为糖耐量减低。胰岛素抵抗常见。③高血压，80%的库欣综合征患者合并高血压，血压呈持续性中重度升高，一般在 150/100mmHg 以上。④生长发育障碍及性腺功能紊乱。⑤抵抗力下降。⑥多数患者常有不同程度的情绪变化和精神症状。⑦骨质疏松及泌尿系结石。⑧少数患者可出现消化性溃疡，严重者发生出血穿孔。

（三）实验室检查

顽固性高血压患者除进行普通高血压患者的生化、影像学等检查外，还应进行有针对性的特殊检查，以便明确病因。

1. 常规检查

（1）血常规：红细胞增多可见于红细胞增多症或过量使用红细胞生成素。相反，若贫血则提示可能患有慢性肾功能不全或其他恶性肿瘤等所致高血压。

（2）血清钾测定：血清钾正常值为 3.5～5.5mmol/L。当血钾<3.5mmol/L，同时尿钾排出>40mmol/d 时，提示可能患有醛固酮增多症，应进一步测定血浆肾素水平和醛固酮浓度，以及影像学的定位检查。高血钾（>5.5mmol/L）可见于肾衰竭患者，以及长期应用 ACEI 和血管紧张素 II 受体阻滞剂（ARB）、保钾利尿剂者。

（3）血清钠测定：血清钠正常值为 135～145mmol/L，升高见于盐摄入过多、原醛症及慢性肾上腺皮质功能亢进症。降低可见于慢性肾上腺皮质功能减退症、大量应用利尿剂、无盐饮食等。

（4）血清氯测定：血清氯正常值为 98～106mmol/L，升高可见于肾衰竭、氯化物摄入过多等。降低可见于慢性肾上腺皮质功能减退症、大量应用利尿剂、无盐饮食等。

（5）血糖测定：血糖正常值为 3.9～6.1mmol/L。升高见于糖尿病、甲状腺功能亢进症、肾上腺皮质功能亢进症、垂体功能亢进症、嗜铬细胞瘤、应用大量利尿剂、口服避孕药、情绪紧张等情况。糖尿病患者选用抗高血压药物时，应避免使用可能影响糖耐量的药物，如大剂量噻嗪类利尿剂和大剂量 β 受体阻滞剂。另外，β 受体阻滞剂能减轻低血糖时儿茶酚胺释放引起的心搏加快，对低血糖的症状有掩盖作用。

（6）血脂测定：通常包括总胆固醇、甘油三酯、低密度脂蛋白胆固醇及高密度脂蛋白胆固醇。前三者血浆水平与冠心病、动脉粥样硬化及高血压的发病呈正相关；后者与冠心病及动脉粥样硬化呈负相关。另外，长期患有高脂血症者多合并较重的动脉粥样硬化，常提示可能同时存在肾动脉粥样硬化。

（7）血尿酸正常值（90～420μmol/L）：据报道，在高血压患者中约半数有高尿酸血症，故高血压患者中痛风也较常见。因噻嗪类利尿剂可干扰尿酸自近曲小管的分泌，导致血尿酸水平增高，易诱发痛风发作，故高尿酸血症患者应尽量避免使用噻嗪类利尿剂。另肾功能不全患者如伴有血尿酸显著升高，应进一步检查排除铅中毒肾病。高血压妊娠妇女出现高尿酸血症是先兆子痫的一个重要征候。

（8）尿常规检查：通过尿常规检查可初步确定有无肾实质疾患及肾脏受损情况。

（9）X 线检查：普通胸部 X 线片可观察到心脏大小及有无胸主动脉增宽，对顽固性高血压诊断意义不大。

2. 特殊检查

（1）血浆肾素水平、醛固酮浓度测定：原醛症是顽固性高血压中较常见的继发性高血压病因，原醛症的典型临床表现是高血压、低血钾、血浆肾素水平显著低下和血浆醛固酮浓度升高。因而通过检测血浆肾素水平、醛固酮浓度可初步判定患者有无原醛症。

（2）血浆游离 3-甲氧基肾上腺素测定：3-甲氧基肾上腺素（metanephrine，MN）是肾上腺素的中间代谢产物，在血浆中的水平相对稳定，不受食物的影响，MN 测定诊断嗜铬细胞瘤的敏感度为

97%～99%，特异度为 82%～96%，是确定和排除嗜铬细胞瘤最好的试验方法，对怀疑嗜铬细胞瘤的患者应首选此方法。检查阴性几乎可排除嗜铬细胞瘤。

（3）血尿儿茶酚胺测定：儿茶酚胺是肾上腺髓质、肾上腺素能神经元，以及肾上腺外嗜铬体合成、分泌的激素，包括肾上腺素、去甲肾上腺素和多巴胺。血、尿中儿茶酚胺升高，尤其在症状缓解期升高对嗜铬细胞瘤的诊断有价值，但其特异度、敏感度和准确度均不及 MN。既往诊断嗜铬细胞瘤的定性检测多是检测血浆中儿茶酚胺（肾上腺素、去甲肾上腺素、多巴胺）、尿儿茶酚胺，以及尿中肾上腺素和去甲肾上腺素的最终代谢产物 3-甲氧基-4-羟基扁桃酸（3-methoxy-4-hydroxymandelic acid，又称香草扁桃酸）。血浆中儿茶酚胺测定诊断嗜铬细胞瘤的特异度差，与应激和焦虑患者的血浆水平有重叠，敏感度约为 84%。尿儿茶酚胺测定敏感度为 86%。

（4）香草扁桃酸（vanilly mandelic acid，VMA）测定：VMA 是肾上腺素和去甲肾上腺素的最终代谢产物，尿 VMA 诊断嗜铬细胞瘤虽然敏感度高达 95%，但特异度仅为 64%，临床意义不如血浆 MN 测定。

（5）血浆皮质醇测定：当考虑患者有皮质醇增多症时，应测定血浆中皮质醇及其节律，皮质醇增多症患者血浆皮质醇显著升高并且失去其节律。

（6）双侧肾上腺影像检查：如薄层计算机断层扫描（CT）（1.5～3.0mm）检查可发现直径 7mm 左右的肿瘤，增强扫描可显著提高阳性率。磁共振成像（MRI）检查与 CT 相比，MRI 检查费用高、扫描时间长，而且磁场强度、脉冲频率等缺乏统一标准，因此它对肾上腺微小占位或增生的诊断价值并不优于 CT 检查。无创超声技术诊断肾上腺腺瘤和增生的阳性率低，微小的病变很难发现。

（7）双肾影像学检查：当怀疑患者有肾实质肿瘤或其他肾实质疾病所致顽固性高血压时，可选择的检查有无创超声技术、CT 和放射性核素扫描检查。超声技术对大多数肾实质肿瘤、结石、大小及形态异常的肾脏有较高的诊断价值，阳性率近100%，但对肾球旁细胞瘤的诊断阳性率较低。螺旋CT 扫描检查诊断肾球旁细胞瘤准确度高，尤其是增强扫描可更进一步提高准确度。放射性核素扫描虽然可发现肿瘤及周围血流情况，但对较小肿瘤的诊断效果差。

（8）血管的影像学检查：与高血压相关的血管疾病有多发性大动脉炎、肾动脉狭窄等，在选择影像学检查时既要考虑到诊断的阳性率，也要考虑到费用问题。①彩色多普勒超声检查：无创、安全、方便，是普遍的一线筛查，但检查易受呼吸、肥胖、肠道气体、操作者经验的影响。②CT 血管造影（CTA）：敏感度、特异度＞90%，对肾动脉和副肾动脉显示清楚，结果容易判读，重建图像立体显示，具有无创伤、价格适当且能清晰显示肾动脉等优势，为诊断肾动脉狭窄的有价值且实用的方法。eGFR＜60ml/min 时应注意造影剂肾病。③磁共振血管成像（MRA）：钆增强造影，敏感度、特异度同CTA，像素不如 CTA，但可用于肾功能不全的患者，还可以显示动脉壁厚度，用于鉴别多发性动脉炎，注意肾源性系统性纤维化风险，透析患者患病率为1%～6%，GFR＜30ml/min 为相对禁忌，置入起搏器、大支架不适合。④数字减影血管造影检查：为诊断肾动脉狭窄的金标准，亦是诊断肾动脉纤维肌性发育不良最准确的方法，可以显示肾主动脉情况，还可以准确显示动脉瘤形成和分支血管解剖情况。

（9）血管内超声检查：主要用于肾动脉狭窄病因的鉴别及肾动脉夹层的治疗，费用高。

（10）光学相干断层成像：是近年来发展的一种非接触性、无创伤、无辐射的生物组织扫描手段，起源于 20 世纪 90 年代，利用近红外光源，观测活体组织微米级结构，分辨率更高，图像更清晰逼真。光学相干断层成像在肾动脉中的应用尚处于起步阶段，目前主要用于肾动脉支架置入和辅助去交感神经射频消融术。

（11）血流储备分数：指血管狭窄时最大血流量与假设不存在血管狭窄时的最大血流量的比值。血管造影过程通过压力导丝测量肾动脉狭窄远端的压力和肾动脉处主动脉的压力获得，用于评估是否需进行血运重建。

（12）分侧肾静脉肾素水平测定：是指测定两侧肾静脉肾素水平的比值，以及周围循环肾素的水平或对侧肾静脉肾素与周围血肾素的比值。一般认为周围血肾素水平高而两侧肾静脉肾素的水平差别大于 2 倍时，外科疗效良好，Kaufman 报道有效率达 93%。Rossi 等[13]研究认为，分侧肾静脉肾素水平测定对肾动脉闭塞伴肾萎缩的肾动脉狭窄患者是否需要肾切除更有诊断意义，对双侧肾动脉狭窄患者，往往仅肾动脉闭塞侧血浆肾素活性（plasma renin activity，PRA）增高，具有鉴别诊断意义。

（13）肾上腺静脉取血（adrenal vein sampling，AVS）检查：目前，AVS 检查技术是《原发性醛固酮增多症的功能分型诊断：肾上腺静脉采血专家共识》等指南公认的最重要的诊断技术之一，也是原醛症定位及鉴别诊断的金标准，有助于患者决定是否行手术治疗。AVS 技术在判别肾上腺优势分泌方面的灵敏度和特异度可达 95% 和 100%，经 AVS 证实后行肾上腺切除术的高血压治愈率可提高到 60%。该技术采用微创介入技术，将导管分别插入双侧肾上腺中心静脉处分段采血，可以直接、准确地测定醛固酮、肾素等肾上腺局部激素水平。由于肾上腺静脉解剖变异大，对操作者的介入技术要求高，难度大，目前该项技术仅在国内少数医院开展。

二、处　　理

仔细询问顽固性高血压患者的病史，明确原因后针对性地选择相应的治疗措施，患者血压均可逐步达标。具体治疗方法如下。

（一）生活方式干预

部分顽固性高血压患者虽然能严格按照医嘱服药，但仅靠抗高血压药物来控制血压，吸烟、酗酒、高脂饮食、高盐饮食等不良习惯并未纠正，导致血压居高不下。高脂饮食可引起肥胖，对于肥胖高血压患者，减肥比限盐更重要。医生应测量患者的体重指数和腰围，明确告知患者体重超出正常的数据，为患者制订具体减肥计划。过度肥胖患者不要减肥太快，应逐渐将体重控制在目标水平，不建议服减肥药物。顽固性高血压伴抑郁症的患者，采用抗高血压药物联合抗抑郁药治疗可以达到很好的效果。

（二）白大衣高血压的治疗

诊室顽固性高血压患者中有 37% 为白大衣高血压[14]，其发展成高血压的概率是正常血压患者的 2.51～3.81 倍[15]，且相较于正常血压人群，白大衣

高血压患者更易出现左心室质量指数增加及颈动脉硬化等靶器官损害。因此，对于白大衣高血压患者也应积极干预。应持续监测靶器官损伤情况及诊室外血压，积极干预生活方式，以减少心血管危险因素，对于精神过度紧张者，可采取适当的心理干预，如血压仍高，建议药物治疗。

（三）继发性高血压的治疗

继发性高血压的治疗主要是针对病因，血压仍高时联用抗高血压药物，现将各个继发性病因的治疗总结如下。

1. 肾性高血压治疗　无论是急性或慢性肾小球疾病所致的高血压，均应严格控制血压，慢性肾脏疾病患者血压＜130/80mmHg，如患者蛋白尿＞1g/d，血压应＜125/75mmHg[16]。各类抗高血压药物均可用于高血压伴慢性肾脏病（CKD）患者，大多数患者需多种药物联合治疗才能达标。而那些不仅能降低血压，又能改善肾内血流动力学、延缓肾损害的抗高血压药物是治疗的首选。ACEI/ARB 类药物通过抑制 RAAS，能够有效降低血压，且是目前证据最多的延缓肾脏病发展的抗高血压药物，成为肾性高血压治疗的首选药物，并常与钙拮抗剂、小剂量利尿剂及 β 受体阻滞剂联合应用。除应用抗高血压药物外，还应严格控制水、钠摄入。小剂量利尿剂可作为肾性高血压的治疗基础。当肌酐清除率＜30ml/min 时需换袢利尿剂。强力利尿剂不宜过多、过长时间应用，以防导致水、电解质平衡失调，加重对肾功能的损害，以及因血容量降低而激活 RAAS。

2. 肾动脉狭窄的治疗　肾动脉狭窄的治疗方法主要包括药物治疗、经皮肾动脉成形术和（或）支架术治疗及外科治疗。

（1）药物治疗：肾血管性高血压在肾功能正常的情况下，血压目标是 140/90mmHg。对单侧动脉狭窄所致的肾素依赖型高血压，在应用其他抗高血压药物无效时，可服用 ACEI/ARB 类药物，以便有效地控制血压，减少并发症，但此类药物可降低患侧肾血流量，故服用时应监测肾功能变化，以防肾衰竭的发生。对单侧肾动脉狭窄患者，降压首选 ARB 类药物，如降压效果不好或不能耐受，改用 ACEI 或加用氢氯噻嗪。对双侧肾动脉狭窄或孤立肾的肾动脉狭窄所致的容量依赖型高血压，ACEI

或 ARB 类抗高血压药物是绝对禁忌的，以防使用后肾脏血流量进一步减少，造成肾功能的恶化。

（2）对于以下情况：合并高血压；肾动脉主干或主要分支狭窄＞50%，不伴有明显肾萎缩；肾动脉狭窄远端、近端收缩压差＞30mmHg；肾动脉无钙化者，可考虑介入治疗，根据形态、功能及病因，选择球囊扩张或者支架治疗。大动脉炎累及肾动脉的患者，在炎症不活动且稳定 2 个月以上的情况下，可给予球囊扩张成形治疗，尽量不使用支架置入，除非合并肾动脉夹层或者难以恢复有效血流。肾动脉纤维肌性结构发育不良的介入治疗也是以球囊扩张成形为主，尽量不置入支架。

（3）外科手术：适用于肾动脉狭窄介入治疗无效、多分支狭窄或狭窄远端有动脉瘤形成等情况。手术的目的在于缓解高血压，防止肾萎缩与肾功能丧失。手术治疗方法包括血管重建、动脉内膜切除、自身肾移植等。

3. 原醛症的治疗　原醛症的治疗取决于病因。单侧醛固酮瘤应及早手术治疗，术后大部分患者可治愈。醛固酮生成腺癌早期发现、病变局限、无转移者，手术可有望提高生存率，术后 5 年生存率为 15%～47%，术后可用顺铂进行化疗。特发性醛固酮增多症及糖皮质激素可抑制性醛固酮增多症宜采用药物治疗。

4. OSAHS 的治疗　OSAHS 的主要治疗手段包括病因治疗，如减肥、戒烟、睡前禁酒、禁服镇静催眠药等。减少 OSAHS 发生的各种危险因素非常重要，其中减轻体重显得尤为重要[17]。持续气道正压通气是目前治疗 OSAHS 的方法中疗效最确切的一种，也是治疗的最主要方法。口腔矫治器虽然对重症患者也可能有一定的作用，但主要用于轻中度患者。鼻腔手术主要针对有鼻息肉、鼻中隔偏曲、鼻甲肥大的患者，通过手术减轻或解除阻塞。扁桃体肥大是小儿 OSAHS 的常见原因，偶尔也是成人 OSAHS 的原因，对因扁桃体肥大所致 OSAHS，摘除扁桃体可取得良好疗效。另外，腭垂腭咽成形术是一项经过切除部分肥厚软腭组织、腭垂、多余的咽侧壁软组织及肥大的腭扁桃体，以达到扩大软腭后气道的手术，但这一手术有复发的可能，术前睡眠呼吸紊乱指数高的患者效果较差。

5. 嗜铬细胞瘤的治疗　嗜铬细胞瘤必须手术摘除才能治愈。手术前确诊后应立即用药物控制，以防出现高血压急症。主要药物有 α 受体阻滞剂，包括酚妥拉明、哌唑嗪、特拉唑嗪。合并高血压急症时可静脉应用酚妥拉明或静脉滴注硝普钠。合并室上性心动过速和心绞痛时，可口服选择性 β 受体阻滞剂，如美托洛尔、阿替洛尔等。然而本类药物在嗜铬细胞瘤患者中不能单独使用，应与 α 受体阻滞剂合用，否则会因 β 受体阻滞剂抑制了肾上腺素的扩血管作用而使血压明显升高。急诊手术时 α 受体阻滞剂与 β 受体阻滞剂合用的时间不得少于 18h，非急诊手术则合用的时间不得少于 2 周。应特别注意应用顺序，先用 α 受体阻滞剂后加用 β 受体阻滞剂，减药时先减 β 受体阻滞剂至停用后再减 α 受体阻滞剂。

6. 皮质醇增多症的治疗　根据皮质醇增多症的不同病因而采取不同的治疗方法。手术治疗：对于蝶鞍明显增大，有视交叉压迫症状的垂体 ACTH 瘤，应及时经蝶窦行显微外科摘除术。对肾上腺瘤也应行手术治疗，术后半年至 1 年，对侧萎缩的肾上腺多数能够重新获得功能，少数不能恢复者终身以激素替代。对肾上腺腺癌和异位 ACTH 分泌综合征均应尽早手术治疗。药物治疗：目前作为手术前准备或术后疗效不理想时暂时减轻病情的辅助治疗。作用于下丘脑的药物有赛庚啶，作用于肾上腺使皮质醇合成减少的药物有氨鲁米特（氨基导眠能）、美替拉酮、酮康唑及米托坦等。

（四）特殊情况的处理

高血压与肾损害互为因果，形成恶性循环，导致血压难以控制，因此高血压肾损害患者既要严格控制血压又要注意保护肾脏。抗高血压药物的剂量应根据肌酐清除率进行调整，为有效防治高血压肾硬化症的发生和进展，必须将患者的高血压水平控制在靶目标值。对于一些持续性的长期难以控制的高血压，应当逐渐降低患者的高血压水平，避免快速或者是过猛地降低。对于近期血压突然增高，并且肾功能出现急剧恶化的患者，应当给予强有力的抗高血压药物。通常可以首选静脉应用抗高血压药物，血压控制后可以逐渐替换为口服抗高血压药物。透析患者，应避免透析后血容量骤减阶段使用抗高血压药物，以免发生严重的低血压。抗高血压药物剂量需根据血流动力学变化及透析对药物的清除情况调整。透析前或诊室测量的血压并不能很好地反映透析患者的平均血压，推荐患者进行家庭血压测量。肾动脉粥样硬化性狭窄患者，综合评估后，达到介入指征者，应行肾动脉支架置入术治疗，打破恶性循环；未达到介入指征者，积极用药物控制血压。急性脑出血导致的血压升高本质是颅内压增高，因此，降低颅压治疗是降低血压的直接手段。多数情况，随着颅内压的下降，血压恢复或接近正常。

三、顽固性高血压的管理

顽固性高血压并不是一种特殊类型的高血压，定义顽固性高血压是为了对部分治疗抵抗的高血压人群进行特殊管理。生活方式干预仍然是顽固性高血压治疗的基石，其中体育锻炼和戒烟是两个影响最大的因素[18]，戒烟能使心血管风险降低46%，而每周进行4次以上体育锻炼的人和完全不运动的人相比，其心血管风险降低了33%。部分顽固性高血压患者通过配合健康的生活方式，尤其是戒烟并保持规律的运动，可使血压得到有效控制。此外，要寻找继发性高血压的病因，仔细甄别。对于不太典型的继发性高血压，要规律随访，在控制血压的基础上，定期复查（如相关生化及影像学检查），带着发展的眼光看待病情。对于容易忽视的一些外源性药物的影响，要注意仔细询问。还要注意，部分顽固性高血压患者可能合并导致血压顽固的多种因素，如吸烟、肥胖、OSAHS及原醛症等，我们要整体考虑，从多个方面着手进行综合干预。90%以上的顽固性高血压通过评估、鉴别和有效的治疗，是可以改善血压状况的，血压的降低对减少心血管事件的发生和死亡具有重要意义。

（翁春艳　唐晓鸿　袁　洪）

参 考 文 献

[1] 孙宁玲，霍勇，王继光，等. 难治性高血压诊断治疗中国专家共识[J]. 中华高血压杂志，2013，21（4）：321-326.

[2] Carey RM，Calhoun DA，Bakris GL，et al. Resistant hypertension：Detection，evaluation，and management：A scientific statement from the American Heart Association[J]. Hypertension，2018，72：e53-e90.

[3] Patel KV，Li X，Kondamudi N，et al. Prevalence of apparent treatment-resistant hypertension in the United States according to the 2017 high blood pressure guideline[J]. Mayo Clin Proc，2019，94：776-782.

[4] Borghi C，Tubach F，De Backer G，et al. Lack of control of hypertension in primary cardiovascular disease prevention in Europe：Results from the EURIKA study[J]. Int J Cardiol，2016，218：83-88.

[5] Thomas G，Xie D，Chen HY，et al. Prevalence and prognostic significance of apparent treatment resistant hypertension in chronic kidney disease：Report from the chronic renal insufficiency cohort study[J]. Hypertension，2016，67：387-396.

[6] 王浩，严丽洁. 顽固性高血压概述[M]//王浩，赵海鹰. 顽固性高血压. 北京：科学出版社，2010：1-32.

[7] 《中国高血压防治指南》修订委员会，高血压联盟（中国），中华医学会心血管病学分会，等. 中国高血压防治指南（2018年修订版）[J]. 中国心血管杂志，2019，24（1）：24-56.

[8] 秦晓毅，卢新政. 欧洲肥胖研究学会和欧洲高血压学会关于肥胖与难治性高血压的共识简介[J]. 中华高血压杂志，2013，21（11）：1009-1010.

[9] Okubo Y，Suwazono Y，Kobayashi E，et al. An association between smoking habits and blood pressure in normotensive Japanese men：A 5-year follow-up study[J]. Drug Alcohol Depend，2004，73：167-174.

[10] Wildman Rachel P，Gu Dongfeng，Muntner Paul，et al. Alcohol intake and hypertension subtypes in Chinese men[J]. Journal of Hypertension，2005，23（4）.

[11] 中国医师协会高血压专业委员会，中华医学会呼吸病学分会睡眠呼吸障碍学组. 阻塞性睡眠呼吸暂停相关性高血压临床诊断和治疗专家共识[J]. 中华高血压杂志，2012，20（12）：1119-1124.

[12] 屈丰雪，余振球. 顽固性高血压和波动大的高血压[M]//余振球，赵连友，惠汝太，等. 实用高血压学. 3版. 北京：科学出版社，2007：1163-1170.

[13] Rossi GP，Cesari M，Chiesura-Corona M，et al. Renal vein renin measurements accurately identify renovascular hypertension caused by total occlusion of the renal artery[J]. J Hypertens，2002，20：975-984.

[14] de la Sierra A，Segura J，Banegas JR，et al. Clinical features of 8295 patients with resistant hypertension classified on the basis of ambulatory blood pressure monitoring[J]. Hypertension，2011，57：898-902.

[15] Bombelli M，Toso E，Peronio M，et al. The Pamela study：Main findings and perspectives[J]. Curr Hypertens Rep，2013，15：238-243.

[16] Radhakrishnan J, Cattran DC. The KDIGO practice guideline on glomerulonephritis: Reading between the (guide) lines--application to the individual patient[J]. Kidney Int, 2012, 82: 840-856.

[17] Ng SS, Tam WW, Lee RW, et al. Effect of weight loss and cpap on osa and metabolic profile stratified by craniofacial phenotype: A randomized clinical trial[J]. Am J Respir Crit Care Med, 205 (6): 711-720.

[18] Gray MS, Wang HE, Martin KD, et al. Adherence to Mediterranean-style diet and risk of sepsis in the REasons for Geographic and Racial Differences in Stroke (REGARDS)cohort[J]. Br J Nutr, 2018, 120: 1415-1421.

第 70 章

波动大的高血压

　　血压是反映人体生命体征的一个重要指标。200 多年前，人们就认识到血压不是恒定的，而是在一定范围内波动。随着检测技术的发展和人们对血压波动的认识，一个新的概念于 20 世纪 80 年代被提出，即血压波动性或血压变异性（BPV）[1]。BPV 是指个体在一定时间内血压波动的程度，其不依赖于血压水平而存在，通常用特定时间段内动态血压值的标准差（standard deviation，SD）、变异系数（coefficient of variability，CV）、独立于均值的血压变异系数（variation independent of mean，VIM）或 24h 动态血压记录的平均真实可变性（average real variability in 24-hour ambulatory BP recordings，ARV24）来表示[2, 3]。其中，ARV24 是指连续动态测量血压的绝对差值的平均值，计算公式如下[3]。

$$ARV = \frac{1}{\sum w} \sum_{k=1}^{n-1} w \times |BP_{k+1} - BP_k|$$

　　ARV 计算公式中 k 的范围为 $1 \sim (n-1)$，w 是 BP_k 和 BP_{k+1} 之间的时间间隔。n 是血压读数的数量。

　　年龄、性别、种族，以及吸烟、高盐饮食、酗酒等不健康的生活方式，并发靶器官损害和心血管疾病，服用抗高血压药物种类等均可不同程度地影响血压波动性。目前临床上主要通过 24h 动态血压监测（ABPM）、家庭自测血压（HBPM）及诊室血压的方法来检测血压波动性。对正常血压者 BPV 值的多项大型研究的结果存在一定差异，尚不统一。例如，一项国外研究对西班牙 ABPM 登记的 18 395 例研究对象进行分析[4]，结果显示 2910 例正常血压者的血压标准差（mmHg）分别为 24h 收缩压 SD 12.5，24h 舒张压 SD 10.3，夜间收缩压 SD 9.1，夜间舒张压 SD 7.6；另一项国外研究对 280 例血压正常者进行 ABPM 分析[5]，结果显示其血压标准差分别为 24h 收缩压 SD（13.1±0.4）mmHg，24h 舒张压 SD（11.2±0.3）mmHg；还有一项研究[6]随机选取 2012 例研究对象，用 ABPM 监测获得血压标准差分别为 24h 收缩压 SD（13.7±3.5）mmHg，24h 舒张压 SD（11.9±3.6）mmHg，夜间收缩压 SD（9.4±3.3）mmHg，夜间舒张压 SD（7.9±2.6）mmHg。因此，BPV 正常参考值还需要更多的大型临床研究确定。

正常人血压波动呈周期性，且在人体可耐受的适当范围内变化，但部分患者血压波动变化明显，不仅引起头痛、心悸、胸闷等各种症状，还能诱发心血管疾病的急性发作，称为波动大的高血压[7]。自 2010 年盎格鲁-斯堪的纳维亚心脏终点试验降压分支（Anglo-Scandinavian Cardiac Outcomes Trial-Blood Pressure Lowering Arm，ASCOT-BPLA）[2]关于 BPV 的研究结果公布，BPV 与冠心病和脑卒中事件的关系受到广泛关注，之后国内外出现大量着眼于 BPV 临床价值和干预措施的临床研究。尽管目前《中国高血压防治指南（2018 年修订版）》和美国心脏协会（AHA）制定的《高血压临床指南（2018 版）》中暂未包含 BPV 的相关内容，但目前普遍肯定 BPV 的临床价值。本章将结合国内外研究现状来讨论波动大的高血压，以便临床上正确认识和合理处理波动大的高血压问题。

第一节 基础理论

一、血压波动性的分类

按时相、来源及血压节律等不同方法，BPV 有多种分类。

（1）按时相划分：2010 年欧洲高血压学会（ESH）将 BPV 按时相划分为：①短时 BPV，包括数次心搏之间、数分钟及 24h 内的 BPV；主要受睡眠和活动情况影响，也有内源性因素的参与。研究表明[8, 9]，短时 BPV 与高血压患者发生靶器官损害的危险性密切相关，短时 BPV 较大的患者未来发生不良心血管事件的风险明显增加。②长时 BPV，包括日间、数周、数月甚至数年间的 BPV。ASCOT-BPLA 研究[2]对 BPV 的分析发现，长时 BPV 可独立于平均血压水平来预测心血管事件的风险，当长时 BPV 较大时，心血管风险也较大。

（2）按来源划分：①生理性 BPV，一般而言，人体血压在白昼活动时较高而在夜间睡眠中较低，24h 为周期的规律性波动，这种波动称为昼夜节律，即生理性的 BPV。生理性 BPV 是人类漫长进化的结果，是机体执行正常生理功能和从容应对环境突发变化的重要保障。②病理性 BPV，是指因动脉弹性降低、血容量增加及神经内分泌调节功能减退所引起的血压升高，通常会表现为 BPV 的增大，也可表现为原本生理性 BPV 减小。近年来 BPV 增大带来的心血管风险日益受到关注，较典型的是晨起血压升高，即晨峰血压。一项国际动态血压与相关心血管终点研究（International Database on Ambulatory Blood Pressure in Relation to Cardiovascular Outcomes，IDACO）使用国际合作的 24h ABPM 数据库，对随访 10 年以上的 5000 名自然人进行分析发现，当晨峰血压升高＞37mmHg 时，心血管疾病风险明显升高[10]。在中国、日本等东亚国家，主要是脑出血风险增加；而在欧洲人群中，则主要是冠状动脉性心脏病事件的风险增加。另有研究发现[11]，中国人群单纯夜间高血压患者比例高于欧洲，高血压患者夜间血压下降幅度不足，进而导致原本生理性的 BPV 减小。③药理性 BPV，是指抗高血压药物在有效降低血压的同时所引起的 BPV。许多抗高血压药物在有效降低血压的同时会影响 BPV。例如，一项 meta 分析研究结果显示，钙拮抗剂（CCB）和非袢类利尿剂可降低 BPV，而血管紧张素 II 受体阻滞剂（ARB）和 β 受体阻滞剂可增加 BPV。其中，CCB 类降低 BPV 最明显，而 β 受体阻滞剂增加 BPV 最明显[12]。

（3）按血压节律划分：正常人的血压表现为夜低昼高型，多数学者认为正常人 24h 血压节律呈双峰双谷，即清晨觉醒和起床后明显升高，8∶00～10∶00 达高峰；此后下降，在 16∶00～18∶00 血压再次升高；以后缓慢下降，直至凌晨 2∶00～3∶00 至最低值，即"构型"现象，对适应机体活动、保护心血管结构和功能起着十分重要的作用。血压昼夜节律异常是靶器官损害[13]、心血管事件[13]、脑卒中[14]和死亡[15]的独立预测因素。

因此，血压的波动性按血压节律划分如下。①构型：指夜间血压均值较白昼均值降低 10%～

20%；②超构型或深构型：指夜间血压降低超过20%；③非构型：即夜间血压下降不足10%；④反构型：夜间血压高于白昼血压5%。越来越多的研究表明，人体血压的昼夜节律特征具有重要临床意义。欧洲老年收缩期高血压试验（Syst-Eur）的一项亚组分析对患者血压的昼夜节律特征与发生心血管事件的危险性进行了研究[16]，该组共入选了未经治疗的老年高血压患者808例，随机入组时测量诊室血压与动态血压，然后对患者随机应用抗高血压药物治疗（CCB、血管紧张素转换酶抑制剂与噻嗪类利尿剂）或安慰剂治疗，随访1年并进行24h动态血压监测，观察心血管疾病病死率及其他心脏终点事件发生率。结果表明，在安慰剂组，夜间收缩压水平较日间血压更能准确预测心脏终点事件的发生；而且，夜间与白昼收缩压比值越高，发生心血管事件的危险性就越大，且这种相关性独立于血压的平均水平之外。

二、血压波动大的原因及发病机制

产生血压波动的机制目前尚未阐明，国外研究者[17]将血压波动的可能影响因素归结如图5-70-1所示。

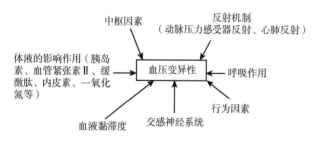

图5-70-1 影响血压波动的因素

血压波动的影响因素有以下四类。①行为因素：包括体力活动（体位改变、运动、排尿、排便、食物消化等），脑力活动（大声说话、快速发音、忧虑、快乐等情绪变化），以及吸烟、饮酒、喝咖啡等。②中枢神经系统作用和神经反射：血压波动性主要受自主神经对心血管中枢调控的影响。白昼以交感神经占优势，血压波动性增强；夜间以迷走神经为主导，血压波动性减弱。③机械和激素因素：血压变异与呼吸运动有关，与血浆儿茶酚胺、肾上腺皮质激素、肾素-血管紧张素-醛固酮系统（RAAS）、

血管紧张素、一氧化氮、生长激素等有关[18]。一般认为中枢神经系统对血压变异的发生起调控作用，但具体的神经调节机制尚不清楚。④季节因素：研究表明24h ABPM有显著的季节差异，测得的血压最低值在夏季，最高值在冬季[19]。因此，在寒冷的冬天，血压会有更加明显的升高，并且较难控制。

因为血压受到包括生理反射、神经、体液等多种因素的调节，同时也与年龄、种族、生活方式等先天因素和后天因素相关，所以造成血压波动大的原因有很多，相应的机制也各不相同。

（一）心血管疾病急性发作期

如果合并冠心病、脑血管病、肾血管病，在这些疾病急性发作期，有时首发表现为原有控制平稳的血压出现较大波动。其机制可能是病情发作时精神紧张，呼吸运动加快，交感神经兴奋，RAAS激活，引起心肌收缩力增强及外周血管收缩，最终导致血压升高。因此针对波动大的高血压，收集病史时应着重询问患者是否存在胸闷、胸痛、心慌、黑矇、肢体活动障碍等原发疾病症状。

（二）继发性高血压

1. 嗜铬细胞瘤 嗜铬细胞瘤在高血压患者中的发病概率为0.05%～0.2%，发病高峰年龄为20～50岁，男女患病率无明显差异。高血压是其最主要表现，临床上分为阵发性高血压和持续性高血压两型，约50%的患者为持续性高血压，45%的患者为阵发性高血压，5%的患者血压大致正常。阵发性高血压是该病的特征性表现，一般历时数分钟，如未及时治疗，发作会趋于频繁且发作时间延长。需注意的是，阵发性高血压往往可由情绪激动、体位改变、吸烟、创伤、大小便等诱发。在嗜铬细胞瘤患者阵发性高血压发作时及在手术过程中切除肿瘤前后，观察到血压随血浆儿茶酚胺水平而变化，因为在这两种情况下，肿瘤快速释放大量的儿茶酚胺，直接影响血压变化。嗜铬细胞瘤除分泌儿茶酚胺外，还分泌嗜铬粒蛋白、肾上腺髓质素、神经肽Y等，这些激素与儿茶酚胺共同释放，对血压的调节也起重要作用。

2. 肾血管性高血压 国外报道，肾血管性高血压在人群中的发病率为0.5%～5%，我国尚无确切统计。其主要是由于单侧或双侧肾动脉主干或分支

狭窄引起肾脏的血流量减少，相应支配区域缺血，从而激活与血压调控相关的 RAAS，通过血管收缩、水钠潴留、氧化应激等多种机制，引起血压升高。大部分肾血管性高血压患者血压呈持续性增高，有的患者呈阵发性升高，甚至与嗜铬细胞瘤相似。经腹主动脉造影证实为肾主动脉狭窄，手术纠正后，血压基本可降至正常。

3. 阻塞性睡眠呼吸暂停低通气综合征（OSAHS）　我国 OSAHS 的患病率为 2%～15%，65 岁以上人群高达 20%～40%，男女患病率之比为（2～3）：1，但女性绝经后发病率接近男性水平。多数 OSAHS 与高血压并存，经治疗纠正呼吸暂停后一般可控制住高血压，或明显下降或恢复正常。其引起高血压的机制主要是由呼吸暂停导致间歇性缺氧、胸腔内压力发生变化及睡眠觉醒等，可能会导致内皮功能紊乱和一氧化氮水平下降、压力反射敏感性降低、交感系统激活、激活 RAAS、氧化应激增加等多种机制共同作用，最终引起血压升高。

（三）患者自身因素

1. 血脂异常　血脂异常引起内皮细胞功能紊乱可能是高血压与血脂异常相关的潜在机制，血脂异常可损害动脉血管内皮功能，而动脉的收缩性在很大程度上受血管内皮功能的调节。当血管内皮功能受损时，对动脉血压也将产生影响。研究发现 BPV 与血脂异常具有正相关性，两者间存在密切关系[20]。当血脂异常患者的总胆固醇（TC）/高密度脂蛋白胆固醇（HDL-C）>5.10 时，其 24h BPV 和白昼 BPV 升高，然而在血脂异常患者与健康对照者之间比较其动脉顺应性，却无显著性差异。

2. 糖尿病　研究发现 2 型糖尿病患者体内存在心血管系统自主神经病变，其程度与体内动脉顺应性下降相关。由此推测糖尿病不仅损害心血管系统自主神经功能，而且可能通过加重原发性高血压引起的动脉血管壁硬化，而最终破坏血管压力顺应性，导致 BPV 增大[21]。有研究发现 BPV 增大与 2 型糖尿病的心力衰竭风险呈正相关，可能是舒张期缺血的结果[22]。

3. 长期持续高血压未得到控制　长期持续的高血压会造成心脑肾等靶器官受损，致 RAAS 和交感系统激活，从而引起全身小动脉强烈收缩，使外周血管阻力增加；水钠潴留，心排血量增加，抑制

心房利钠肽，增加远端肾小管和集合管对钠、水的重吸收，从而多方面升高血压。

4. 与体位相关的血压波动大　体位引起的血压波动是一种短时血压调节，主要依赖压力感受性反射。而压力感受器位于颈动脉窦和主动脉弓血管外膜下，它感受血管壁的机械牵张。目前认为，直立性高血压是由于站立后下肢静脉容量过大，加重了循环容量不足，进而刺激交感神经过度兴奋及小血管收缩，过度代偿的升压反应导致直立性高血压。而当压力感受器反应受损时，直立后血容量下降明显，但不能引起正常的交感神经兴奋和小血管收缩，从而导致直立性低血压。

（1）直立性低血压：是指从卧位转为站立位后 3min 内，收缩压下降>20mmHg 和（或）舒张压>10mmHg，伴或不伴各种低灌注症状的临床综合征，是 BPV 过大的一种典型形式。其主要与压力感受器敏感性减退、营养失调、某些抗高血压药物的不规范应用及自主神经功能障碍有关。例如，不恰当应用 α 受体阻滞剂（包括具有 α 受体阻断作用的 α、β 受体阻滞剂）、直接作用于中枢神经系统的抗高血压药物或者神经节阻断剂等，都会导致部分患者出现直立性低血压，从而使得瞬时 BPV 显著增加。

（2）直立性高血压：由卧位转为直立后的 3min 内收缩压升高>20mmHg。老年人直立性高血压发生率为 8.7%～11.0%[23]。临床通常无特异性表现，多数在体检或偶然的情况下被发现，个别严重者可伴有心悸、易疲倦、入睡快等症状。一般认为，直立性高血压的发生机制与静脉、静脉窦的"重力血管池"过度充盈有关。

（3）直立性低血压合并卧位高血压：指有直立性低血压，且卧位时收缩压≥140mmHg 和（或）舒张压≥90mmHg，发病率高达 30%[24]，是老年人较为常见的临床类型。直立性低血压引起的灌注不足及卧位高血压所致的靶器官损害均可对患者造成危害。

（4）清晨高血压：人体由睡眠状态转为清醒状态并开始活动，血压从相对较低水平迅速上升至较高水平，称为"血压晨峰"，是正常的生理现象。但是，如果晨峰血压过高，则可导致不良预后。我国老年人晨峰血压增高的发生率为 21.6%，高血压患者较正常人更多见[25]。晨峰血压增高的患者，心

脑血管事件和全因死亡率均显著增加。

5. 与测量地点相关的高血压

（1）白大衣高血压：指患者的诊室内血压≥140/90mmHg，但诊室外血压不高的现象。在整体人群中的发生率约为13%，老年人尤其高发，可达40%[26]。白大衣高血压主要是由于患者在见到穿着白大衣的医师后精神紧张，交感神经活跃，分泌大量的儿茶酚胺，导致心率加快，外周血管收缩，导致外周血管的阻力增加，引起血压的上升。白大衣高血压并非一个完全良性的状态，该类人群发生持续性高血压、靶器官损害、心血管疾病和死亡的风险显著高于正常血压者。

（2）隐蔽性高血压：指患者在诊室内血压正常，动态血压或家庭自测血压升高的现象。其在整体人群中的患病率为7.6%～23.0%，随着年龄增长，这一数字也明显增加[27]。研究表明，其发病可能与体位反射、血管活性物质平衡失调、交感神经系统过度激活、不良生活方式（吸烟、过量饮酒、不合理膳食、缺乏体力活动）等因素有关。与白大衣高血压相比，隐蔽性高血压有着更高的心血管事件及全因死亡风险，其对预后的影响与持续性高血压相近。

（四）医疗方面因素

1. 用药不恰当或不规范 使用短效抗高血压药物可能增加短时BPV。患者依从性不佳等导致用药不规律亦增加BPV。

2. 血液透析 透析前后及透析间期的血压波动，透析治疗对血压有较大影响，透析前后血压存在显著差异。而透析间期，随着时间的延长，患者体重增加，血压水平逐渐升高。另外，血液透析患者的白大衣高血压现象更为突出，发生比例可达20%以上，部分原因是紧张、焦虑，测量血压时诱发持续的压力反应。研究表明[28]，患者到达透析中心时的血压平均高出6h前血压25/13mmHg，即使在休息10min后，19%的患者血压仍处于较高水平。其中，血液透析患者中50%的高血压与水钠潴留有关，患者透析前数小时内血压迅速升高，透析后血压自行下降，但在12～24h后血压又上升，故血压曲线呈"U"形。另有一部分血液透析患者，透析中血压明显下降，其发生可能与下列原因有关：①超滤率；②自主神经功能异常；③透析液温度；④抗高血压药物的滤出等。

3. 动态血压测量误差 ESH发布的2014版《动态血压监测实践指南》中表示，对于有心律失常特别是心房颤动的患者，由于血压变异较大，动态血压测量的准确性还需进一步研究。但中国高血压联盟发布的《2020中国动态血压监测指南》中表示，心房颤动患者由于心律绝对不齐，单次血压测量易产生误差，多次测量可提高血压评估的准确性。在已发表的几项小样本研究中，动态血压的监测成功率在心房颤动患者与窦性心律人群中并无明显差异。另外，国外一项大型SPRINT研究（Systolic Blood Pressure Intervention Trial）通过对897例患者的诊室血压、ABPM和第二次ABPM结果进行分析发现，三者之间的血压值和BPV的一致性较低，该研究结果强调了在临床诊疗前进行多次血压测量的必要性[29]。

三、血压波动大的危害

血压波动大的危害及预后主要反映在心血管系统，它是高血压患者靶器官损害和心血管疾病风险增加的独立预测因素，并且相对于波动小的高血压，它对靶器官危害性更大[13, 30-32]。受血压波动性影响大的靶器官主要为心、脑、肾及血管。

（一）对心脏的损害

2001年欧洲拉西地平治疗动脉粥样硬化的研究（European Lacidipine Study on Atherosclerosis，ELSA）发现，BPV与冠状动脉斑块增厚存在相关性[33]。另外研究发现合并较大BPV的患者心肌梗死的发生率显著增加，这也提示BPV增加成为未来心血管事件发生的独立危险因素[34]。其机制可能是血压波动大、剪切力增大可导致心脏大血管内皮损伤，促进动脉粥样硬化发生或原有斑块破裂、血管壁增厚等，从而影响心脏功能和心血管事件发生；另外，还可能与BPV增高使生物体内神经-体液系统紊乱及促进心肌细胞凋亡有关[35]。国外研究者通过主动脉去窦弓神经的方法将自发性高血压大鼠制作成高血压伴高BPV的动物模型，发现该模型存在左心室肥厚及纤维化，左心室的收缩功能减退，同时大鼠的平均动脉压并没有改变[36]。左心室肥厚是高血压导致心脏损害的重要特征。研究表明BPV与高血压左心室肥厚之间密切相关[37, 38]。

因此，相比平均血压水平，BPV 在心血管损害中所起的作用可能更重要。

（二）对肾脏的损害

微量白蛋白是提示肾小球电荷选择性屏障损伤的主要标志性蛋白，它反映早期肾脏损害，也是提示全身血管内皮细胞受损的一个重要标志。国内研究发现，24h 尿微量白蛋白升高的高血压患者 BPV 增大明显，提示 BPV 与肾功能受损存在一定相关性[39]。国外也有研究表明慢性肾衰竭患者中 BPV 增大[40]，并且清晨高血压与血管内皮功能损伤程度密切相关，使有"晨峰现象"者较非清晨高血压者更易引起血管内皮功能损伤，从而更易出现肾损害。另有研究发现，患者非心脏手术的术中 BPV 越高，术后发生急性肾损伤（acute kidney injury，AKI）的风险越高，且与平均血压水平、低血压的发生和其他临床特征无关[41]。

（三）对脑的损害

大脑血管通过自动调节机制于血压波动中维持供血的稳定，但如果该机制紊乱，突然出现血压下降或升高即 BPV 增加时，易造成大脑灌注不足或大脑动脉痉挛等，最终导致大脑缺血、大脑萎缩、皮质下受损、认知功能受损等[42]，而多数高血压患者易出现的清晨高血压正是其中的典型案例，许多研究结果也表明"晨峰现象"正是脑卒中发生的重要前兆因素，且与平均血压水平缺乏相关性。国外某研究将 744 例受试者的收缩压波动分为 3 个时间段（24h、白昼和夜间）进行研究[14]，结果表明夜间收缩压 BPV 增大是脑卒中的独立危险因素。对于既往有脑卒中病史的患者来说，BPV 增加，脑卒中的风险增大，提示 BPV 是脑卒中强有力的预测因子，且相比于心血管事件，BPV 增大与脑卒中更加密切相关。另外，颈动脉是大脑的主要供血动脉。研究表明[30]，与平均血压水平相比，异常升高的 BPV 与颈动脉内膜中层厚度的增加相关性更加显著，可促进颈动脉硬化或狭窄，随后影响大脑血流供应，使大脑缺血缺氧，而最终可发生缺血缺氧性脑病。

（四）对血管的损害

大动脉僵硬度增加是导致高血压患者心血管

事件增加的重要原因。现有资料表明，BPV 与大动脉弹性密切相关，BPV 越大，大动脉的脉搏波传导速度越快，血管弹性越差。研究发现臂踝脉搏波传导速度与夜间收缩压 BPV 呈正相关[43]。研究显示以 ABPM 获得的高血压患者 BPV 比血压正常者 BPV 更高，且与颈动脉内膜中层厚度增加相关，BPV 增大可对血管壁产生更大压力，导致大动脉内膜增厚；认为 24h 收缩压 BPV 是颈动脉内膜中层厚度除年龄外最重要的决定因素[30, 44]。总之，血管重构与 BPV 密切相关，可能互为因果。

第二节　诊断与鉴别诊断

一、诊　　断

（一）针对血压波动大的诊断

目前对于波动大的高血压的诊断尚无统一标准。通过规范地测量诊室血压、24h ABPM 或HBPM，结合文献报道[45]，诊断波动大的高血压应具备以下三个条件之一：①24h 内收缩压最高值和最低值之差≥50mmHg 和（或）舒张压最高值和最低值之差≥40mmHg；②24h 脉压≥60mmHg；③血压变异性≥20%。

（二）针对血压波动大的病因诊断

波动大的高血压种类较多，有的较相似或叠加，最为重要的是做好各个病因之间的鉴别诊断，最终明确病因诊断。

1. 心血管疾病急性发作期　患者合并冠心病、脑血管病或肾血管病等其他心血管疾病时，在疾病急性发作期，有时首发表现为血压骤然升高。此时应当格外注意询问既往病史、发病情况、有无合并其他症状，如胸痛胸闷、头痛呕吐、认知或运动障碍等，同时应当进一步完善必要检查，查清诊断。

2. 继发性高血压　继发性高血压原发疾病包括动脉粥样硬化性肾动脉狭窄、原发性醛固酮增多症、OSAHS、嗜铬细胞瘤或者甲状腺功能亢进症（简称甲亢）等。继发性高血压起病较隐匿且发展缓慢，临床症状往往不够典型，常常以血压升高为首发症状，其血压升高状态常见昼夜节律异常，呈非构型或超构型改变；也可表现为血压骤然升高[46]。在询问病史和详细的体格检查后，针对血压波动特点，进一步完善必要的相关检查，如肾血管彩超、血电解质、睡眠呼吸检查、肾脏计算机断层扫描和甲状腺激素检查等。

3. 患者自身因素

（1）血脂异常、糖尿病、长期持续高血压未得到控制：《中国高血压防治指南（2018 年修订版）》提出的降压目标是在患者能耐受的情况下，逐步降压达标。一般高血压患者，应将血压降至 140/90mmHg 以下；65 岁及以上的老年人的收缩压应控制在 150mmHg 以下，如果能耐受还可进一步降低；对于伴有肾脏疾病、糖尿病或病情稳定的冠心病高血压患者，治疗更宜个体化，可以将高血压患者一般血压目标定为＜140/90mmHg。若长期持续的高血压未治疗或治疗不达标，也可造成 BPV 增大，诊断时应注意既往是否有高血压病史及评估血压控制情况。

（2）与体位变化相关的高血压：①直立性低血压。根据《老年人异常血压波动临床诊疗中国专家共识》（2017 年版）诊断直立性低血压的标准：从卧位转为站立位后 3min 内，收缩压下降＞20mmHg 和（或）舒张压＞10mmHg，或直立倾斜试验阳性，伴或不伴各种低灌注症状的临床综合征。一般出现症状会发生在突然直立时，出现包括头晕、乏力、易疲劳、恶心、晕厥、认知障碍、头痛，以及视物模糊、颈部痛、肩痛等症状。②直立性高血压。目前没有统一的诊断标准，国内外文献[47, 48]中所采用的定义，通常是指由卧位转为直立位后 3min 内收缩压升高幅度≥20mmHg 和（或）舒张压升高幅度≥10mmHg。临床通常无特异性表现，严重者可出现心慌、疲倦等症状。③直立性低血压合并卧位高血压，指有直立性低血压且卧位时收缩压≥140mmHg 和（或）舒张压≥90mmHg。④清晨高血压。《中国高血压防治指南（2018 年修订版）》定义清晨高血压是患者起床后 2h 内的收缩压平均值减去夜间睡眠时收缩压最低值（包括最低值在内 1h 的平均值），当这个差值≥35mmHg 时就可以认为存在清晨血压增高。

（3）与测量地点相关的高血压：①白大衣高血压。欧洲心脏学会/欧洲高血压学会（ESC/ESH）在《2013 年 ESC/ESH 高血压处理指南》中进一步更新

和完善了白大衣高血压的诊断标准：要求诊室血压≥140/90mmHg，ABPM 所测 24h 平均血压＜130/80mmHg，白天平均血压＜135/85mmHg；或诊室血压≥140/90mmHg，HBPM 多次测量所得血压均值＜135/85mmHg。②隐蔽性高血压。根据《动态血压监测临床应用中国专家共识（2015 年版）》诊断隐蔽性高血压的标准：诊室血压测量值＜140/90mmHg，而白天动态血压平均值或家庭自测血压≥135/85mmHg；或诊室及家庭血压虽处于正常偏高水平，但已出现明显靶器官损害，而又无其他明显心血管危险因素，应进行 24h 动态血压监测，以便及时发现高危者。

4. 医疗方面因素

（1）用药不恰当或不规范。降压治疗药物应用应遵循以下 4 项原则：小剂量开始，优先选择长效制剂，联合应用及个体化。在排除其他引起血压波动大的原因后，评估患者所用的抗高血压药物方案是否规范合理，同时还应该仔细询问用药史，排查是否服用了其他具有影响血压作用的药物。

（2）血液透析：若患者血压的波动与做血液透析在时间上显著相关，在排查其他引起血压波动的原因后，考虑血压的波动是由血液透析操作引起的。

（3）动态血压测量误差：对于有严重心律失常如心房颤动的患者，单次血压测量易产生误差，多次血压测量或 ABMP 可提高血压评估的准确性，以便排除测量引起的误差。

二、整体诊断思路

第一，"过筛子"（想到）。熟悉和想到每种波动大高血压的临床特点，详细询问病史和仔细查体，对号入座。

第二，重点怀疑（查到）。对重点可疑患者应按相应疾病的检查项目进行检查。原则是先简单后复杂，先无创后有创，先主要后次要，明确诊断即可，不必面面俱到。

第三，排除其他（排除）。波动大的高血压的种类较多，有的较相似或可叠加，所以应做好鉴别诊断。在明确病因诊断时，最好有支持该诊断的各种临床检查的依据，也有否定其他病因波动大的高血压的相关临床或检查依据。

第四，明确诊断。首先做到对波动大高血压的种类和临床特点心中有数，然后抓住患者的症状和体征要点，通过"想到"、"查到"和"排除"相结合争取尽早明确诊断，及时治疗。

第三节　治　疗

首先应予以规范性的临床评估。血压波动大对靶器官的危害极大，而治疗高血压的最终目的是保护靶器官，所以应当对患者的相关危险因素及各器官功能状态给予全面评估。具体可参考本书第5章"高血压患者的评估"。

一、继发性高血压的处理

如遇到血压波动突然且剧烈、顽固且难以控制或有特定药物明显造成低血压等情况，则需优先考虑继发性高血压的可能。如果能明确为继发性高血压，则需先治疗原发性疾病，如嗜铬细胞瘤行手术治疗，甲亢患者在甲状腺功能正常后也可达到血压平稳。

二、生活方式干预

（一）健康的生活方式

及时了解患者的基本情况，包括饮食、不良嗜好、职业、体重及生活规律性等。劝告患者戒烟酒、适当饮食（包括低盐、低脂、高钾、高维生素C等）、控制体重，保持情绪稳定及适度的规律运动等健康生活方式也有重要的意义。

（二）纠正不利因素

纠正贫血、血容量不足、营养不良、慢性疼痛、便秘、长期焦虑、抑郁或失眠等不良状态。

如果确定为体位性原因所致，则建议患者在体位改变时动作要缓慢。①直立性低血压：建议患者睡醒后躺几分钟再坐起，随后在床边坐1~3min，逐渐过渡到站立位，这样有助于促进静脉血向心脏回流，减少直立性低血压的发生。还应该尽可能减少长时间卧床；避免洗澡水过热或洗澡时间过长。直立性低血压引起症状时，应尽快蹲、坐或躺下，

有助于维持血压及脑灌注。2017年发布的《老年人异常血压波动临床诊疗中国专家共识》推荐治疗直立性低血压的药物主要是氟氢可的松和米多君。此外，红细胞生成素有助于治疗与贫血有关的直立性低血压。对原发性高血压合并直立性低血压患者，不能单纯追求血压的下降，维持血压稳定更为重要，从而提高老年人生活质量及生活自理能力。②直立性高血压：通常无须治疗。个别症状明显者，可服用适量神经功能调节药（如B族维生素）或安定类镇静剂辅助治疗。③直立性低血压合并卧位高血压：二者共存造成了治疗上的矛盾，目前尚无确切的干预方案。因此，首先应去除诱因和治疗原发病。

关注老年人治疗的依从性，加强围手术期血压管理。

尽量减少生活方式、气候和环境改变对血压的影响，如秋冬季及时增加衣物、避免室温过低等。

干预心血管疾病的危险因素，包括血脂异常、糖耐量异常/糖尿病、超重和肥胖、代谢综合征等，应按照循序渐进的原则，避免药物不良反应。例如，合并高胆固醇血症的老年人，如需药物治疗，首选中小剂量的他汀类调脂药物，必要时联合降脂（如他汀类调脂药物+胆固醇吸收抑制剂）[49]；避免血糖控制过低或体重下降过快等。

白大衣高血压和隐蔽性高血压患者的处理。①白大衣高血压：非药物干预治疗，包括健康宣教和生活方式干预，并做好血压监测和定期随访；同时进行心血管疾病风险和靶器官损害的评估；对心血管疾病风险高危或伴有靶器官损害的患者，可给予相应药物治疗，包括服用抗高血压药物、调脂类药物和降血糖类药物等。②隐蔽性高血压：治疗与持续性高血压相同，在生活方式干预等基础上服用抗高血压药物，保证血压达标，加强家庭自测血压监测。

三、抗高血压药物的选择

目前常用的抗高血压药物为CCB、β受体阻滞剂、ARB、血管紧张素转换酶抑制剂（ACEI）、利尿剂五类。近年研究发现不同种类的抗高血压药物对个体间BPV的影响有很大差别，meta分析研究

认为，CCB 类及非祥类利尿剂可降低 BPV，而 ARB 类及 β 受体阻滞剂可增加 BPV。其中，CCB 类降低 BPV 最明显，而 β 受体阻滞剂增加 BPV 最明显[12]，详见图 5-70-2。

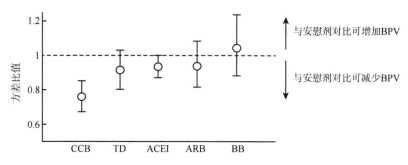

图 5-70-2　抗高血压药物对长期 BPV 影响的 meta 分析

CCB. 钙拮抗剂；TD. 噻嗪类利尿剂；ACEI. 血管紧张素转换酶抑制剂；ARB. 血管紧张素受体阻滞剂；BB. β 受体阻滞剂

CCB 类可通过松弛平滑肌细胞，扩张动脉血管，使得外周血管阻力下降，动脉顺应性增加，从而更好地降低 BPV[50]；相反，ARB 类在外周血管可能存在 $β_2$ 受体的阻滞，反而使 α 受体兴奋，外周血管收缩、阻力增加，血管顺应性降低，不能更好地改善 BPV[51]。有研究对比了五类抗高血压药物的常用代表药物（左旋氨氯地平、依那普利、厄贝沙坦、美托洛尔、吲达帕胺）对 BPV 的影响，结果发现左旋氨氯地平在改善 BPV 方面优于其他 4 种代表药物，其中依那普利对舒张压降低最有效[52]。抗高血压药物包括长效抗高血压药物及短效抗高血压药物，短效抗高血压药物会因为服药而造成短时 BPV 增加，而长效抗高血压药物可避免因服药带来的 BPV 增加。

根据《老年人异常血压波动临床诊疗中国专家共识》（2017 年版）及国内外研究结果，降压治疗上推荐优先使用长效抗高血压药物，在专注降 BPV 方面，CCB 类药物为首选，考虑到靶器官保护，ACEI 类亦可作为首选。对于 BPV 过大的患者，可能需谨慎使用 β 受体阻滞剂。对于老年人晨峰高血压，可调整服药时间至晚上服用长效缓和抗高血压药物，联合用药推荐 ARB 联合利尿剂、ARB 联合 CCB 或 β 受体阻滞剂联合利尿剂。另外，直立性低血压患者禁用 α 受体阻滞剂。

四、保护靶器官

对合并靶器官损害的高血压患者，如合并短暂性脑缺血发作（TIA）时，应予以相对应的保护性治疗。

最新发布的《AHA/ASA 卒中与短暂性脑缺血发作患者卒中预防指南（2021 年版）》提出：对于高血压并发脑卒中和 TIA 患者，用下列药物降压可预防脑卒中再发：噻嗪类利尿剂，ACEI/ARB 类。推荐血压控制在低于 130/80mmHg，可降低脑卒中和血管疾病的复发风险。《中国高血压防治指南（2018 年修订版）》提出：二氢吡啶类 CCB 联合噻嗪类利尿剂治疗，可降低高血压患者脑卒中发生风险。

随着动态血压监测技术在临床的广泛应用，ABPM 的各项指标日益引起广大科研工作者和临床医师的高度重视，降压目标已不再局限于只降低平均血压值，还应关注患者的血压波动性。波动性大的高血压的治疗以去除病因为前提，首选长效制剂、联合用药，根据 24h 动态血压监测的血压波动情况及药代动力学，结合时间治疗学调整给药时间，以达到有效、平稳地控制全天血压及防治靶器官损害的目标。联合非药物和药物治疗，提高血压达标率，血压达标有助于减少异常血压波动。但血压波动性控制在什么范围，血压波动性是不是越小越好则有待更多的大型研究进一步探究。

（杨天伦　肖　轶）

参 考 文 献

[1] Milon H，Pasquier J，Chapuy P，et al. Blood pressure variability in the aged：Study of 50 subjects living in a hospital environment[in French] [J]. Lyon Med，1972，228：351-359.

[2] Rothwell PM，Howard SC，Dolan，E，et al. Prognostic significance of visit-to-visit variability，maximum systolic

blood pressure, and episodic hypertension[J]. Lancet, 2010, 375（9718）: 895-905.

[3] Tine WH, Lutgarde T, Yan L, et al. Prognostic value of reading-to-reading blood pressure variability over 24 hours in 8938 subjects from 11 populations[J]. Hypertension, 2010, 55: 1049-1057.

[4] Hoshide S, Bilo G, De L, et al. Ambulatory blood pressure variability in normotension and in white coat masked and sustained hypertension[J]. J. Hypertension, 2010, 28: e78.

[5] Zakopoulos NA, Tsivgoulis G, Barlas G, et al. Time rate of blood pressure variation is associated with increased common carotid artery intima[J]. Hypertension, 2005, 45（4）: 505-512.

[6] Mancia G, Bombelli M, Facchetti R, et al. Long-term prognostic value of blood pressure variability in the general population: Results of the Pressioni Arteriose Monitorate e Loro Associazioni Study[J]. Hypertension, 2007, 49（6）: 1265-1270.

[7] 王永刚, 黄熙. 血压波动性与高血压靶器官损伤相关性研究进展与策略[J]. Journal of Integrative Medicine, 2006, 4（2）: 211-214.

[8] Li Y, Thijs L, Hansen TW, et al. Prognostic value of the morning blood pressure surge in 5645 subjects from 8 populations[J]. Hpertension, 2010, 55（4）: 1040-1048.

[9] Modolo R, Barbaro NR, de Faria AP, et al. The white-coat effect is an independent predictor of myocardial ischemia in resistant hypertension[J]. Blood Pressure, 2014, 23（5）: 276-280.

[10] Hansen TW, Thijs L, Li, Y, et al. International database on ambulatory blood pressure in relation to cardiovascular outcomes investigators. Prognostic value of reading-to-reading blood pressure variability over 24 hours in 8938 subjects from 11 populations[J]. Hypertension, 2010, 55（6）: E27-E27.

[11] Li Y, Staessen JA, Lu L, et al. Is isolated nocturnal hypertension a novel clinical entety findings from a Chinese population study[J]. Hypertension, 2007, 50（2）: 333-339.

[12] Webb AJ, Fisher U, Mehta Z, et al. Effects of antihypertensive-drugs class on interindividual variation in blood pressure and risk of stroke: A systematic review and meta-analysis[J]. Lancet, 2010, 375（9718）: 906-915.

[13] 华琦, 皮林, 李东宝, 等. 高血压病患者昼夜血压节律对心脏结构和功能的影响[J]. 中华心血管病杂志, 2003, 31（8）: 594-596.

[14] Metoki H, Ohkubo T, Kikuya M, et al. Prognostic significance for stroke of amorning pressor surge and anocturnal blood pressure decline: The Ohasama study[J]. Hypertension, 2016, 47（2）: 149-154.

[15] Verdecchia P, Angeli F, Mazzotta G, et al. Day-night dip and early-morning surge in blood pressure in hypertension: Prognostic implications[J]. Hypertension, 2012, 60（60）: 34-42.

[16] Staessen JA, Fagard R, Thijs, L, et al. Randomised double-blind comparison of placebo and active treatment for older patients with isolated systolic hypertension. The Systolic Hypertension in Europe（Syst-Eur）Trial Investigators[J]. Lancet, 1997, 350（9080）: 757-764.

[17] Mancia G, Grassi G. Mechanisms and clinical implications of blood pressure variability[J]. J Cardiovasc Pharmacol, 2000, 35（suppl4）: 15-19.

[18] Parati. How to deal with blood pressure variability. ambulatory blood pressure recording[M]. New York: Raven Press Ltd, 1992: 71.

[19] Sega R, Cesana G, Bombelli, M, et al. Seasonal variations in home and ambulatory blood pressure in the PAMELA population. Pressione Arteriose Monitorate E Loro Associazioni[J]. J Hypertens, 1998, 16（11）: 1585-1592.

[20] 张征, 邓顺有. 原发性高血压血压变异性与血脂异常的相关性研究[J]. 中华生物医学工程杂志, 2005, 4: 309-310.

[21] Bokhari S, Plummer E, Emmerson P, et al. Glucose counterregulation in advanced type 2 diabetes: Effect of beta-adrenergic blockade[J]. Diabets Care, 2014, 37（11）: 3040-3046.

[22] Daniel SN, Juraj K, Gideon B, et al. Blood pressure variability and risk of heart failure in ACCORD and the VADT[J]. Diabetes Care, 2020, 43（7）: 1471-1478.

[23] Kario K. Orthostatic hypertension: A measure of blood pressure variation for predicting cardiovascular risk[J]. Circ J, 2009, 73（6）: 1002-1007.

[24] 李华, 李锐洁. 老年人体位性低血压合并卧位高血压[J]. 中华高血压杂志, 2007, 15（4）: 346-349.

[25] 王银玲, 谢志泉, 邓玉. 中老年男性高血压患者血压晨峰临床分析[J]. 中华内科杂志, 2011, 50（12）: 1030-1033.

[26] 李静, 华琦. 白大衣高血压在不同类型人群中的发生率[J]. 首都医科大学学报, 2003, 24（2）: 141-143.

[27] 周言, 罗偶, 黄红光. 隐蔽性高血压与靶器官损害的研究进展[J]. 中国心血管杂志, 2014, 19（1）: 62-65.

[28] Mitra S, Chandna SM, Farrington K. What is hypertension in chronic haemodialysis? The role of interdialytic blood pressure monitoring[J]. Nephrol Dial Transplant, 1999, 14: 2915-2921.

[29] Lama G, Nicholas MP, Dena ER, et al. Effect of intensive and standard clinic-based hypertension management on the concordance between clinic and ambulatory blood pressure and blood pressure variability in SPRINT[J]. J

Am Heart Assoc，2019，8（14）：e011706.

[30] Cesare C，Stefano C，Marijana T. Blood pressure variability and target organ damage regression in hypertension[J]. J Clin Hypertens，2021，23：1159-1161.

[31] Takashi H，Takayoshi O. Home blood pressure variability and target organ damage[J]. Hypertens Res，2021，45（3）：543-545.

[32] Mehlum MH，Liestøl K，Kjeldsen SE，et al. Blood pressure variability and risk of cardiovascular events and death in patients with hypertension and different baseline risks[J]. Eur Heart J，2018，39（24）：2243-2251.

[33] Mancia G，Parati G，Hennig M，et al. Relation between blood pressure variability and carotid artery damage in hypertension：Baseline data from the European Lacidipine Study on Atherosclerosis（ELSA）[J]. J Hypertens，2001，19（11）：1981-1989.

[34] Eto M，Toba K，Akishita M，et al. Impact of blood pressure variability on cardiovascular events in elderly patients with hypertension[J]. Hpertension Res，2005，28（1）：1-7.

[35] Nardin C，Rattazzi M，Pauletto P. Blood pressure variability and therapeutic implications in hypertension and cardiovascular diseases[J]. High Blood Press Cardiovasc Prev，2019，26：353-359.

[36] Kai H，Kudo H，Takayama N，et al. Large blood pressure variability and hypertensive cardiac remodeling-role of cardiac inflammation[J]. Circ J，2009，73（12）：2198-2203.

[37] 徐倩瑛. 动态血压变异性与高血压左心室肥厚的关系研究[J]. 医药论坛杂志，2009，30：2011-2013.

[38] 张品菊. 动态血压变异性与高血压左心室肥厚的关系探讨[J]. 临床心电学杂志，2002，11：13-14.

[39] 上官新红，张维忠. 血压变异性与高血压靶器官损害的关系[J]. 高血压杂志，1998，6（2）：181.

[40] Clausen P，Feldt-Rasmussen B，Ladefoged J. Circadian variation of blood pressure in patients with chronic renal failure on continuous ambulatory peritoneal dialysis[J]. Scand J Clin Lab Invest，1995，55（3）：193-200.

[41] Sehoon P，Hyung-Chul L，Chul-Woo J，et al. Intraoperative arterial pressure variability and postoperative acute kidney injury[J]. Clin J Am Soc Nephrol，2020，15（1）：35-46.

[42] Yerim K JaeSung L，Mi Sun O，et al. Blood pressure variability is related to faster cognitive decline in ischemic stroke patients：PICASSO subanalysis[J]. Sci Rep，2021，11：5049.

[43] 邱萌，朱昀，张福春. 老年高血压患者动脉僵硬度与血压变异性的关系[J]. 中国循环杂志，2015，30（2）：136-139.

[44] 原庆丹，沈小梅. 血压变异指标与高血压靶器官损害风险相关性研究进展[J]. 中国全科医学，2019，22（22）：2766.

[45] 平丽. 波动大的高血压对靶器官的损害[J]. 中国实用医药，2010，5（34）：113-114.

[46] Hla KM，Young T，Finn L，et al. Longitudinal association of sleep-disordered breathing and nondipping of nocturnal blood pressure in the Wisconsin sleep cohort study[J]. Sleep，2008，31（6）：795-800.

[47] 樊晓寒，惠汝太. 体位性高血压[J]. 中华高血压杂志，2011，19（9）：818-821.

[48] Mahboob R，Nishigandha P，Zhengyi C，et al. Orthostatic hypertension and intensive blood pressure control；Post-hoc analyses of Systolic Blood Pressure Intervention Trial（SPRINT）[J]. Hypertension，2021，77（1）：49-58.

[49] 中国成人血脂异常防治指南修订联合委员会. 中国成人血脂异常防治指南[J]. 中华心血管病杂志，2016，44（10）：833-853.

[50] 吴湘杰，赵立群，刘敏. 高血压左心室肥厚与动态血压变异性关系研究[J]. 实用医技杂志，2006，13（12）：2011-2013.

[51] 高学义. β受体阻滞剂与钙离子通道阻滞剂对个体血压变异及卒中风险的影响分析[J]. 当代医学，2013，19（9）：96.

[52] 周军，陈立荪，易志红，等. 五种常用降压药物对高血压患者动态血压变异性的影响[J]. 中国药物与临床，2014，14（2）：228-229.

我国成年人中有高血压患者 2.45 亿，这一群体不仅会患继发性高血压各种原发疾病、各种心血管疾病，还会出现耳鸣、听力损失、特殊致病因素和临床表型的高血压，以及肝功能异常和贫血的高血压。对于以上各类高血压患者的处理，一是强调抗高血压药物不会加重已受损的器官功能，且要保护这些器官的功能；二是在降低血压的同时，注意不应将血压降得过低，避免因血压过低导致心血管不良事件。

第一节　伴耳鸣与听力损失高血压

听觉是人类最重要的感觉之一，耳聋严重影响患者的生存和生活质量。2021 年世界卫生组织（WHO）发布的官方数据显示，世界范围内约有 4.66 亿人患有残疾性听力损失，其中成人 4.32 亿。据估计，到 2030 年将有 6 亿多人患残疾性听力损失，到 2050 年预计此类患者人数达 9 亿多[1]。中国是耳聋人口最多的国家，耳聋患者超过 7200 万，其中老年患者最多，约 6000 万。尽管听力损失已经成为影响全球人口的常见疾病，但其发病机制仍未得到完整阐述。目前除遗传、噪声刺激、药物损伤等因素外，慢病也被认为与听力损失相关[2]。慢病影响内耳的微循环、脂质代谢、糖代谢等，进而导致听力下降，并继发耳鸣。在诸多慢病中，高血压被认为是导致听力下降最多见的高危风险因素之一[3]。本节就高血压与耳鸣及听力下降的关联性进行概述。

一、基础理论

（一）高血压与听力下降及耳鸣的关联性

最早于 1962 年便有学者开始研究高血压与听

力损失之间的关联性，认为老年人的听觉分辨能力随着血压的上升而下降，研究认为高血压可能是加速老年人耳聋的主要因素[4]。近年来，多数学者研究认为高血压会提高人群患听力损失的风险[5]。1990 年，捷克学者 Markova[6]等对 50 例高血压患者进行听力检测，显示 47 例患者存在双侧感音神经性听力损失，3 例患者表现为单侧感音神经性听力损失，研究认为高血压与听力损失之间存在关联。2008 年，Agrawal[7]等对 1999～2004 年美国国家健康与营养调查（NHANES）数据库中的 5742 例 20～69 岁公民进行高血压与听力损失的相关性研究，结果提示患高血压的人群听力损失的发生率在语频段（500Hz、1000Hz、2000Hz 和 4000Hz）和高频段（4000Hz 及以上）分别为 26% 和 47%，远高于未罹患高血压的人群，后者在上述两个频段听力下降的比率分别为 14% 和 26%。

2016 年，一项针对 54 721 名女性护士的前瞻性队列研究结果显示，在 19 296 名存在听力损失的患者中有 30.8% 存在高血压，同时结果显示高血压是听力损失的独立风险因素，OR 值为 1.04（95%CI 1.01～1.07）[8]。另外，Marchiori 等[9]研究了 45～64 岁中年人的纯音测听结果和血压之间的关联性。在听力受损的一组受试者中，46.8% 的受试者患有高血压，而听力正常人群中只有 29.9% 的人患有高血压，研究发现高血压、高龄和男性是听力损失的独立危险因素。国内目前尚未见大样本量的高血压致听力损失相关性研究报道。

（二）发病机制

目前关于高血压导致听力损失的发病机制尚不清楚，主要涉及以下几个学说。

1. 耳蜗微循环障碍学说 高血压导致听力损失的机制尚未得到公认，具有较高认可度的理论为内耳微循环障碍学说[10-12]。慢性高血压在疾病的发生及病理变化过程中，持续的微循环障碍造成血流减慢、血液黏度增加，使微血管淤堵痉挛。由于内耳动脉为终末动脉，动脉之间无侧支循环，当高血压导致动脉硬化使得某一支动脉发生阻塞，不能由其他动脉进行血液供给时，便会影响内耳的血液循环，导致血液黏滞度、神经递质和相关酶等在内耳组织中的含量发生改变，进而引起内耳供血、供氧不足，耳蜗毛细胞缺血、缺氧，从而导致听力损失，

并继发耳鸣[13, 14]。一项针对心血管疾病与听力损失的回顾性研究结果显示，心血管系统的病变导致外周和中枢听觉系统的损伤，改善心血管系统功能有助于改善听力的进一步下降[15]。

2. 内耳出血理论 内耳血管系统中的动脉高压可能会导致内耳出血。内耳血液循环由小脑前下动脉分出的迷路动脉供应，迷路动脉又可以分为耳蜗总动脉和前庭动脉，见图 5-71-1。这些动脉分支的出血继发内耳缺血，进一步导致内耳毛细胞突触释放大量谷氨酸，在随后的再灌注中，钙结合氨基-3-羟基-5-甲基-4-异噁唑丙酸（amino-3-hydroxy-5-methyl-4-isoxazole propionic acid，AMPA）和 *N*-甲基-D-天冬氨酸（*N*-methyl-D-aspartate，NMDA）受体，进而导致神经元远端严重损伤[17]。

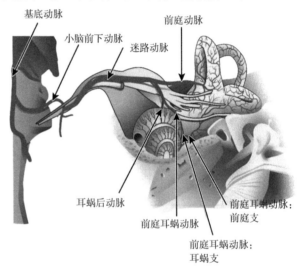

图 5-71-1　内耳的血液供应示意图

引自杨军主编《耳源性眩晕自助手册》[16]

研究认为这种内耳出血/缺血/再灌注损伤是高血压相关听力损失，尤其是突发性听力损失的重要理论基础。对于那些存在高血压的重度和（或）极重度突发性听力损失的言语分辨率极差的临床现象，或许可以基于这一理论来解释。

3. 低氧导致血管纹损伤的机制学说 1984 年，Tachibana 等[18]最早提出大鼠耳蜗高血压损伤的主要靶点是耳蜗血管纹。电镜扫描显示高血压的大鼠耳蜗损伤的首发部位是血管纹，继而损伤 Corti 器。Corti 器是耳蜗内重要的听觉感受器，由内、外毛细胞，支持细胞及与细胞相连接的螺旋神经组成。内耳组织器官中的氧气一方面从血管纹通过内淋巴扩散到 Corti 器；另一方面从中耳通过圆窗膜和前

庭窗膜弥散到 Corti 器。正常情况下，耳蜗管不同部位的氧分压（partial pressure of oxygen，PO_2）是不同的，在 Corti 器附近的 PO_2 达最低。因此，即使是微小的 PO_2 下降也会导致 Corti 器的损伤，继而导致听力下降。

4. K⁺循环障碍学说 大鼠耳蜗电位与高血压收缩压呈正相关，研究推测利尿钠激素可能通过抑制耳蜗血管纹中的钾泵而加速感音神经性听力损失的发生和发展。正常情况下毛细胞静纤毛的弯曲引起钾通道开放，K^+ 从内淋巴流入毛细胞内。细胞内 K^+ 的流入引起钙通道激活和毛细胞去极化，反过

来又引起钾外流，导致毛细胞复极化，外流的 K^+ 通过支持细胞之间的缝隙连接蛋白通道运输到血管纹，然后返回至内淋巴中（K^+ 的回收），从而维持毛细胞内和内淋巴液中 K^+ 的动态平衡。抑制血管纹中的钾泵可以阻止 K^+ 进入毛细胞，从而阻止毛细胞的去极化。这一系列病理生理过程的变化，最终导致水钠潴留，引起细胞外体积的增加，导致淋巴管周围压力增加[19-21]，见图 5 71 2。细胞内和内淋巴中 K^+ 浓度的分布，在年龄相关性听力损失的模型动物研究中被观察并证实[22]。

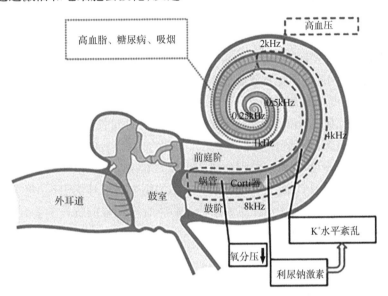

图 5-71-2 内耳的氧分压分布及 K^+ 平衡示意图

此外，研究认为急性高血压患者耳蜗的血管保护机制可以维持耳蜗内电位的稳定，而慢性高血压患者则可能发生永久性损伤。一项针对小鼠进行的研究发现，高血压与耳蜗电位的降低相关，而不损害血-淋巴液屏障对小分子的渗透性作用[23]。

5. 糖代谢机制 Oh 等对 37 773 名体检人群进行大规模横断面调查，分析高血压与听力损失的关联性，在调整年龄与糖尿病因素后，提示高血压与听力损失无关，OR=1.098（95%CI 0.934～1.628）[24]。研究认为高血压与听力损失的关系可能受糖代谢的影响。Duck 等[25]通过构建高血压和糖尿病的动物模型进一步研究了糖尿病和高血压对听力的不利影响。研究发现胰岛素依赖型糖尿病和高血压共病的小鼠的听力损失程度与单纯胰岛素依赖型糖尿病患者相比明显加重，差异具有统计学意义；而无高血压

和胰岛素依赖型糖尿病的小鼠没有明显的听力损失。Meneses-Barriviera 等基于横断面的临床研究进一步支持高血压是导致高频感音神经性听力损失的主要因素，并受胰岛素依赖型糖尿病的影响[26]。

6. 内耳噪声不耐受理论 高血压导致耳蜗毛细胞功能受损，对噪声的耐受力降低，在日常生活中更容易受到环境噪声的损伤，导致噪声性听力损失的发生[27]。

二、临床特征与诊断

（一）临床特征

慢性高血压导致的听力损失多以双侧、对称性、感音神经性听力下降为主，以高频听力损失更为多见，常伴发耳鸣、头晕或眩晕等耳蜗症状。研

究显示高血压导致的这些耳蜗功能异常的症状在年龄大的男性高血压患者中更为多见。高血压相关的听力损失可表现为不同类型。

1. 高频听力损失（最常见的听力损失类型）高血压相关的听力损失患者中以高频听力损失更为多见。与正常人群相比，高血压患者在2kHz、4kHz和8kHz频率上的听力阈值有统计学意义。高血压患者在8kHz存在明显听力下降，此外，畸变产物耳声发射（distortion product otoacoustic emission，DPOAE）结果显示4~8kHz时，DPOAE信号无法引出，提出这些频段耳蜗外毛细胞功能存在损伤。此外，研究发现当血压超过180/110mmHg时，患者在高频区的听力损失更明显[28]。

2. 全频段听力损失 国内学者研究显示高血压患者组不同频段听阈均明显高于对照组，推测高血压对老年人全频听阈均有影响[29]。同时患有高血压、糖尿病的患者的全频听阈[（52±9.83）dB HL]均高于对照组[（39.66±8.36）dB HL]，差异均有统计学意义[30]。

3. 低频段听力损失 Gates等[31]研究发现高血压和女性低频（0.25~1.0kHz）听力损失之间存在相关性。高血压导致的低频听力损失在女性患者中更为多见，认为与血管纹损伤机制有关。

4. 特殊类型的听力损失 主要表现为0.5~2kHz时，听力损失常在25dB HL以上，不同频率之间可能存在15dB HL的差异，当存在这种类型的听力损失时，建议应密切随访其可能存在的高血压相关的心血管疾病危险因素。

5. 耳鸣 高血压患者中耳鸣的比例高于无高血压患者。一项耳鸣与高血压的系统综述与meta分析的研究显示，高血压患者中耳鸣的发病率高达52%[32]。另一项横断面观察研究显示[33]，在耳鸣患者中高血压患者占44%，高于无耳鸣者（31.4%）。研究再次强调了耳鸣和高血压之间的关系，特别是在老年高血压患者中耳鸣的发病率随着年龄的增长和高血压病程的延长逐渐增加。

目前认为高血压可能通过两种主要机制诱发耳鸣或加重已有的耳鸣：①高血压可能对耳蜗微循环造成损伤，类似于高血压致听力损失的发病机制；②抗高血压药物的耳毒性作用[34]。一项前瞻性单盲观察性研究显示[35]，使用血管紧张素Ⅱ受体阻滞剂（ARB）时耳鸣的发生率为13.5%，使用α受体阻滞剂时为21.8%、使用3-羟基-3-甲戊二酰辅酶A

（3-hydroxy-3-methylglutaryl-CoA，HMG-CoA）还原酶抑制剂时为12.3%，使用利尿剂时为27.2%。使用利尿剂的高血压患者的耳鸣发生率明显高于使用其他抗高血压药物患者，存在显著性差异。尽管研究认为抗高血压药物治疗可能对内耳产生耳毒性，但缺乏循证医学等级较高的文献支持，仍需要远期前瞻性的临床队列研究探索两者之间的关联[36]。

另外需要注意的是一些高血压伴搏动性耳鸣的患者，在经过颞骨计算机断层扫描（CT）检查排除颈静脉球高位、乙状窦憩室等其他耳部及侧颅底病变后，要考虑抗高血压药物不良反应的可能。研究显示维拉帕米和依那普利可引起搏动性耳鸣，在药物终止后耳鸣可消失[8]，考虑主要是因药物降低了外周血管阻力，导致内耳微循环过度，引起搏动性耳鸣。

6. 高血压病程与听力损失的关联性 高血压发病的时间长短与听力损失的发生和程度存在相关性，主要表现在高频区。研究将高血压病程时间分为6年及以上组和6年以下组进行比较，结果显示两组人群双耳均表现为在高频6kHz和8kHz两个频率存在明显的统计学差异[37]。高血压病程时间在6年及以上组，上述两个频率的听力损失较严重，如图5-71-3所示。此外，Nawaz的一项研究[38]也证实高血压病程超过5年的患者其听力水平低于5年以下病程的患者[（24.21±8.92）dB HL *vs*（22.6±8.02）dB HL，*P*=0.0001]，研究提示对于长期高血压患者应定期进行听力筛查，以评估其听力状况。

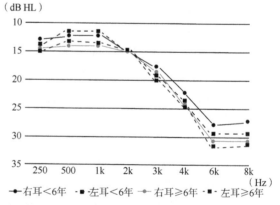

图5-71-3 高血压发病年限与听力损失的相关性

图中可见高血压年限越长，高频区（6kHz和8kHz）听力损失越显著，差异有统计学意义。横坐标为频率，纵坐标为听阈（数值越大，表示听力损失越重）；右耳<6年和左耳<6年示高血压病程小于6年，右耳>6年和左耳>6年示高血压病程大于6年

（二）辅助检查

目前临床上用于评估高血压导致听力损失的主要检测项目如下。

1. 纯音测听 可表现为高频、低频和全频段的听力损失，其中以高频听力损失更为多见，程度可从轻度至重度、极重度，见图5-71-4。

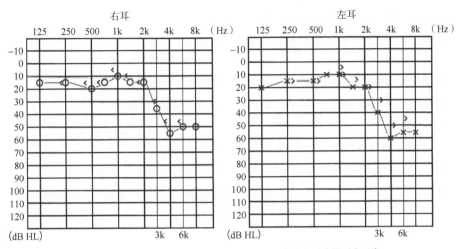

45岁高血压患者的纯音听力图，高血压病程7年；双侧高频对称性听力下降；
O，X：气导＞，＜：骨导

图5-71-4 高血压患者纯音测听示意图
图中显示双耳高频2kHz以上对称性下降

2. 言语测听 由于听力损失常以高频区听力损失为主，类似于老年性听力下降的表现。常见的患者主诉是听得见声音，但听不懂讲话的内容（听得见，但听不清），表现为言语识别率的下降，部分病程较长的高血压患者表现为言语分辨率与纯音听阈不成比例的下降，甚至出现明显的回跌现象，提示存在蜗后听神经或听皮层的损伤。

3. 耳声发射（otoacoustic emission，OAE）OAE包括DPOAE和瞬态诱发性耳声发射（transient evoked otoacoustic emissions，TEOAE）。OAE引不出或幅值下降，高度提示耳蜗外毛细胞功能损伤。由于大多数高血压相关的听力下降是一个缓慢渐进的病程，并且与相应频段的听力损失具有高度的频率一致性，如图5-71-5所示。因此，临床可以通过OAE检查进行早期听力筛查，高血压患者早期在未明显感知听力下降的情况下，OAE结果也会表现出幅值下降的情况，提示耳蜗毛细胞已经开始存在损伤了。通过OAE检查可以动态监测耳蜗外毛细胞的功能状况，及时发现高血压相关的听力损失的发生。关于损伤的频率方面，研究显示早期DPOAE的振幅在4kHz和6kHz时降低，此外，有研究[39]认为TEOAE对耳蜗病变的敏感性高于DPOAE，可更敏感地检测到早期耳蜗毛细胞的病变。

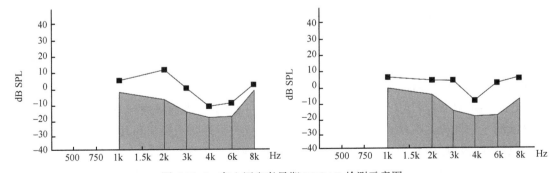

图5-71-5 高血压患者早期DPOAE检测示意图
图中显示早期DPOAE的振幅在4kHz和6kHz时降低

4. 听性脑干诱发电位（brainstem auditory evoked potential，BAEP） BAEP主要用于评估蜗后听神经传导通路的病变，可用于评估高血压相关听力下降是蜗性还是蜗后听神经的病变。BAEP可表现为波形未引出、重复性差、潜伏期延长或幅值降低，出现上述异常提示蜗后听神经的相关病变。此外，可以通过分析BAEP的各波（Ⅰ、Ⅱ、Ⅲ、Ⅳ、Ⅴ、Ⅵ、Ⅶ波）情况，综合评估损伤的可能部位，如损伤在听神经的远端（Ⅰ波）、听神经的近端（Ⅱ波）、耳蜗核（Ⅲ波）、上橄榄核（Ⅳ波）、外侧丘系（Ⅴ波）、下丘（Ⅵ波）和听皮层（Ⅶ波）。

5. 影像学检查 主要用于排除第Ⅷ对脑神经的病变。常用的影像学检查为内耳增强磁共振成像（MRI）检查，排除内听道和桥小脑角区的肿瘤。

（三）鉴别诊断

1. 听神经瘤 多表现为单侧感音神经性听力下降、耳鸣，伴或不伴眩晕、头晕。患者可存在高血压的情况。听力学检测表现为纯音测听显示单侧高频区的感音神经性听力下降，声反射同侧和对侧常无法引出，BAEP检测显示患侧波形分化不清，Ⅰ、Ⅲ、Ⅴ波潜伏期延长；通过内耳增强MRI可明确诊断。

2. 突发性耳聋 是指突然发生的感音神经性听力下降，多表现为单侧，病因常常不明。高血压可以是其发病的高危风险因素之一。高血压导致内耳微循环障碍（出血或梗死），出现急性突发性听力下降伴耳鸣及眩晕，但这只是临床的推测，目前尚缺乏精准的检测方法可以明确这些血管事件发生的直接证据。临床提到的高血压相关性听力损失多指缓慢进行性加重的双侧对称性的感音神经性听力损失。

3. 药物性耳聋 有明确的耳毒性药物用药史，在用药前听力正常，用药后开始出现听力下降，多表现为双侧、高频区听力下降，类似于高血压相关听力下降的表现，但药物性耳聋的发生与患者耳毒性药物使用史具有明显的时间相关性。

4. 中耳疾病 中耳相关疾病包括急慢性化脓性中耳炎、急慢性分泌性中耳炎、中耳胆脂瘤、中耳良恶性肿瘤等，主要表现为单侧或双侧传导性或混合性耳聋，颞骨CT检查可以明确中耳相关病变。

三、治疗及预后

应注意休息，改善睡眠质量，控制相关基础疾病（高血脂、高血糖），避免紧张焦虑，减少噪声刺激，并定期复查听力。另外，临床医师在进行抗高血压药物治疗的过程中，应注意保持血压控制的平稳性，研究显示不稳定或变异性高血压会缩短和（或）加重高血压相关听力损失的进程和程度，并增加耳鸣的发生率[40]。

（一）抗高血压药物的选择

抗高血压药物的耳毒性目前在临床上已经得到公认。研究报道不同种类抗高血压药物致耳鸣的发生率存在差异。HMG-CoA还原酶抑制剂可以显著改善内耳血管内皮功能，降低血管张力，同时可下调血管紧张素Ⅱ1型受体（AT$_1$R）和2型受体（AT$_2$R）的表达，进而起到减缓内耳动脉粥样硬化的进程[41]。此外，研究推测HMG-CoA还原酶抑制剂可能更有利于耳蜗微循环解剖结构和生理功能的重构，进而减缓听力损失的发生并降低耳鸣的发生率，是首选推荐的降压治疗药物[42, 43]。研究还发现，在使用阻断交感神经激活（如α受体阻滞剂）或阻滞肾素-血管紧张素-醛固酮系统（RAAS）（如ARB）血管效应药物治疗的患者中，耳鸣的患病比率也显著降低，考虑此类抗高血压药物可能更有利于改善血管-耳蜗系统的自身调节特性，并保护其免受低灌注损伤的风险；另外，ARB类药物可以通过防止血管重构和动脉粥样硬化疾病的进展来降低血压和血管张力，从而改善内耳血管功能，减缓高血压相关听力损失的发生并降低耳鸣的发生率[44]。因此，建议临床医师在进行抗高血压药物的选择时，应进行全面综合评估，在保证生命安全的情况下，优先选择能减少或不会进一步加重内耳损伤的抗高血压药物。

（二）耳鸣与听力损失的治疗

1. 急性听力损失和耳鸣 高血压患者中出现急性突发性听力损失和耳鸣的情况较为多见，一旦出现此类情况，建议应积极完善相关听力检查和影像学检查，明确突发性耳聋的诊断，在积极控制血压平稳的情况下，应早期及时地口服或静脉注射糖皮质激素治疗，根据听力损失的严重程度，可以同时局部鼓室内注射糖皮质激素治疗，并辅助高压氧治疗。

2. 助听干预　主要适用于表现为渐进性感音神经性听力损失的高血压患者。目前尚无有效的药物可以治愈听力，因此在听力损失后明显影响日常生活交流时，可以通过助听干预的方式改善听力。目前主要有以下两种方式。

（1）助听器选配：主要适用于听力损失在重度及以下的听力损失患者。选配前需要进行全面的听力诊断评估，预选配、专业调试，选配后需要定期进行随访。

（2）人工耳蜗植入：主要适用于重度及以上的耳聋患者。采用手术的方式将人工电极植入患者耳蜗内，并通过电刺激蜗后听神经的方式，产生听觉。

3. 耳鸣的治疗　急性耳鸣可以按照突发性耳聋的治疗方案，但是对于持续时间 3 个月及以上的慢性耳鸣的高血压患者，药物治疗往往很难彻底消除耳鸣，对此类患者可以采用物理声治疗的方式。通过声音达到掩盖耳鸣的目的，并训练大脑控制对耳鸣的注意，舒缓大脑紧张的情绪状态，最终提高大脑对耳鸣的认知能力，临床可根据患者的主观感受对耳鸣音调进行个体化匹配和定制[45]。

尽管大多数临床研究提示高血压是感音神经性听力损失的重要危险因素，但其会受到患者年龄、性别、糖尿病等基础疾病、环境噪声和生活压力等混杂因素的相互影响。伴有其他合并症的高血压患者，其听力损失除高频外，还可累及低中频，甚至是全频段。目前关于高血压相关听力损失的病理生理发病机制的理论基础主要来自模式动物研究，未来仍需要介入更多的新技术方法来精细化诊断和评估高血压相关耳蜗损伤的部位和功能变化。通过更深入的研究，明确感音神经性听力损失是否应该被列为高血压相关靶器官的损害之一，类似于高血压导致的左心室肥厚、颈动脉内膜中层增厚或脑白质损害等。通过高质量的研究更好地阐述听力损失与高血压之间的关系将具有重要的临床意义。制订高血压患者早期听力筛查模式可能成为未来预防听力残疾的重要策略之一。

（陈建勇　张　华）

第二节　特殊致病因素、特殊临床表型高血压

原发性高血压确切的病因虽未完全阐明，但已认识到多基因遗传与生活方式在内的一些外在因素共同作用是其发病的主要模式。多种基因、不同的外在因素使高血压的发病机制具有很高的异质性；而这种致病机制与临床表型的异质性决定了高血压治疗的个体化。因此本节试着将一些或有特殊致病因素，或伴有一些特殊临床表型的高血压，归类为特殊类型高血压，并加以综述，讨论其发病机制，提出可能有益的个体化治疗方法。因特殊类型高血压的类型繁多，仅择其几种主要类型加以介绍，旨在抛砖引玉，为高血压个体化治疗提供参考。

一、特殊致病因素高血压

肥胖型高血压，又称肥胖相关性高血压。肥胖是指人体能量的摄入远远超过消耗，使脂肪过多蓄积的一种病理状态。目前，超重与肥胖的诊断标准并未统一。1999 年 WHO 发布的针对亚洲人体重指数（BMI）的分级标准，将 BMI 25～29.9kg/m² 诊断为Ⅰ度肥胖，BMI≥30kg/m² 诊断为Ⅱ度肥胖。中国肥胖问题工作组和中国糖尿病学会将 24～27.9kg/m² 定义为超重，≥28kg/m² 定义为肥胖[46]。肥胖可分为单纯性与继发性两大类，前者属特发性，可能与遗传因素和热量摄入过多、消耗过少的不良生活方式有关，并且排除其他如神经-内分泌-代谢疾病等继发性原因。尽管对肥胖型高血压的定义会存在一些争议，但事实上，原发性高血压病因极其复杂，对于大多数高血压患者，超重或肥胖肯定会影响血压水平，减重有助于降低血压，因此虽然肥胖并非高血压的唯一因素，但临床存在以肥胖为主要发病机制的高血压，故将单纯性肥胖者伴原发性高血压称为肥胖型或肥胖相关性高血压，以阐明这类高血压的主要发病机制及其治疗上的特点。

1. 流行病学　肥胖型高血压的流行病学研究显示：人群高血压患病率为 10%～30%，而中国成年人高血压患者患病率超 20%；在一些西方国家患

病率更高。高血压患者中肥胖者占 30%～75%。高血压的患病率预计会随着全球肥胖症患病率的增加而增加。根据 WHO 的估计，2016 年有超过 10 亿成年人超重，其中超过 6.5 亿人患有肥胖症[47]。Doll 等[48]研究发现，无论是发达国家还是发展中国家，无论年龄和体脂分布有何差异，个体收缩压和舒张压均与 BMI 和腰围呈正相关。减轻体重后，多数肥胖型高血压患者的血压可下降。肥胖和高血压都与心血管疾病及靶器官损害密切相关。尽管伴随体重过度增加而导致的血压升高最初是轻微的，但对于慢性肥胖患者，器官逐渐受损，从而又加剧高血压。Chang 等[49]发现 BMI $40kg/m^2$ 者与 $25kg/m^2$ 者相比，BMI $40kg/m^2$ 者肾功能下降 40%或终末期肾病的风险高出 2 倍。

2. 发病机制与病理生理

（1）发病机制：肥胖，尤其是内脏脂肪增加可以引起一系列生理功能紊乱，如胰岛素抵抗、血脂异常、动脉粥样硬化、高血压、自主神经功能紊乱、肾功能障碍。肥胖是原发性高血压的一个重要发病因素，其促使血压升高的机制如下：①遗传因素，肥胖型高血压具有家族聚集性，因此推测肥胖与高血压具有遗传性的内在联系。②神经-内分泌异常，胰岛素抵抗及高胰岛素血症促进交感神经活性增加、血浆瘦素水平升高、RAAS 激活，刺激醛固酮分泌增加。肥胖时，交感神经被激活而心脏副交感神经活性降低。这些神经内分泌紊乱可促进血管收缩、水钠潴留、血容量增加及心肌、血管重塑等。③糖脂代谢异常，肥胖常伴有糖脂代谢异常，包括糖耐量异常或糖尿病；甘油三酯和（或）胆固醇水平增高，促进动脉粥样硬化形成。④内皮功能障碍，使血管扩张及抗细胞增殖功能降低。同时，过量的内脏脂肪是细胞因子和其他因子的重要来源，这些因子会产生氧化应激和炎症环境，导致内皮功能障碍、血管硬化，最终导致动脉粥样硬化。

（2）病理生理：因肥胖型高血压时，左心室前、后负荷均增加，所以心脏多呈混合性（向心性与离心性）肥厚；同时，交感神经兴奋、心腔扩大、心肌内外脂肪沉积等，使室颤阈值下降，猝死及心力衰竭发生的危险性增加。随着肥胖型高血压病程延长，动脉血压、肾小球跨毛细血管静水压和肾小球滤过率的升高，以及机体代谢异常，进一步损害肾小球及肾脏压力性尿钠排泄作用，导致水钠潴留、

高血压和肾功能减退进一步加重；如伴有蛋白排泄增加，将进一步加快肾脏衰竭的进程。

3. 诊断与处理

（1）临床表现及诊断：肥胖型高血压患者的主要临床特点是高血压伴代谢综合征其他几种组合，如同时合并血脂异常、糖代谢异常或胰岛素抵抗、阻塞性睡眠呼吸暂停低通气综合征等，因此顽固性高血压多见；肥胖者全身性总外周血管阻力低于消瘦者；减轻体重即可有明显降低血压的作用。

肥胖型高血压应符合各自的诊断标准，同时要除外继发性高血压。首先，应除外的继发性高血压为库欣综合征。其具有典型的临床表现：除高血压外，可见向心性肥胖、满月脸、水牛背、多血质、皮肤菲薄、皮肤紫纹、痤疮、多毛等。实验室检查：糖耐量下降或糖尿病，尿皮质醇升高，血皮质醇昼夜节律消失，地塞米松抑制试验阳性，影像学检查可见肾上腺或垂体占位性病变。

（2）治疗：肥胖型高血压的治疗主要包括控制体重和高血压的处理。

1）控制体重：是治疗肥胖型高血压的关键。需要运用多重干预手段和联合治疗方法，以阻止肥胖症的发生发展。饮食控制、加强运动（尤其是有氧运动）、生活方式及心理干预、中西医治疗、减肥药物及手术治疗等，都是治疗肥胖症的有效手段[50]。

2）高血压的处理：对于高危、极高危险度高血压患者和减重疗效不佳的低、中危险度高血压患者，需联合抗高血压药物治疗。宜首选血管紧张素转换酶抑制剂（ACEI）及 ARB，其可增加胰岛素敏感性，对改善糖脂代谢异常有潜在益处；钙拮抗剂（CCB）降压作用强，对代谢无不良影响，亦可作为首选药物之一或与 ACEI/ARB 联合应用。小剂量利尿剂、小剂量选择性 β 受体阻滞剂可以作为联合用药，尤其是用于顽固性高血压。但因其长期、大量应用对糖脂代谢存在潜在的不利影响，故对于肥胖型高血压患者不提倡首先单独使用或联合、长期、大剂量应用这两大类抗高血压药物。

预防超重或肥胖是防治这一类型高血压的关键。预防应从小开始，尤其是有肥胖或高血压家族史者；成年后超重或肥胖者应尽早减重干预。肥胖型高血压患者中以顽固性高血压多见，且肥胖

时心、肾等功能减退，使发生心血管事件的危险性增加。

二、特殊临床表型高血压

（一）假性高血压

1974 年，Taguchi 和 Sumangool 在一例患者中发现并提出假性高血压这一概念。假性高血压（pseudohypertension，PHT）是指由患者严重动脉硬化导致常规袖带测压法所测的血压值高于通过动脉穿刺而直接测得的血压值（直接测压），使得收缩压测量值假性升高的现象。如果袖带测压所测收缩压（SBP）或（和）舒张压（DBP）值分别高于直接测压值 10mmHg，即可诊断为假性高血压。

PHT 应包括 3 种不同的情况：①直接测压完全正常，但袖带测压高于正常。如果发现老年患者血压的读数高，但无靶器官受累，周围血管触诊时缺乏弹性感，应高度怀疑 PHT。②直接测压高于正常，但袖带测压更高，PHT 同时也存在原发性高血压，此为 PHT 现象。③直接测压完全正常，袖带测压亦正常，但后者比前者高 10mmHg 以上也称为 PHT 现象。我们通常所说的 PHT 是指前两种情况。PHT 的患病率难以估计，不仅因为文献中的定义不同和研究队列中已经怀疑 PHT 患者的选择偏倚，而且缺乏方便、无创、无痛且准确的方法来验证这种情况。通过动脉穿刺进行的有创动脉内压测量仍然是 PHT 的金标准诊断方法[51]。尽管各研究报道的 PHT 患病率各不相同，但可发现随着年龄的增长，PHT 患病率呈现逐渐升高的趋势，原因可能与老年高血压患者动脉粥样硬化程度较重有关。PHT 主要见于老年患者，但也有年轻人和儿童患此病的报道。1993 年，Narasimhan 确诊了一例 5 岁的 Williams 综合征患儿发生假性高血压，并证实其是由动脉壁增厚所引起的。

1. 发病机制与病理生理特点

（1）发病机制：目前所用间接测量血压的方法主要为柯氏法，即通过气囊施加压力于上臂肱动脉以阻断血流，然后放气直至听到柯氏音而确定血压值。袖带的长度、系缚手臂的位置、压力计的刻度、气囊释放速度及 DBP 的判定标准，这些因素都直接影响测压结果，相关研究表明，柯氏法所测得的

SBP、DBP 比直接动脉内测压要分别高出 5mmHg 和 5～10mmHg。

同时，通常认为 DBP 听诊标准是柯氏音消失，而在假性舒张期高血压患者中，袖带压力还未达到动脉内 DBP 时，柯氏音就提前消失。而且，如果动脉壁硬度增加会减少机械刺激引起的动脉壁振动，那袖带放气时，在较高压力下动脉壁振动就会终止，从而造成听诊 DBP 高于动脉内 DBP[52]。

如果肱动脉壁重度硬化，只有很高的压力才能压迫硬化的动脉，从而阻断血流，这样听到柯氏音后所确定的血压值就会偏高，而且其误差程度与动脉硬化程度直接相关。动脉硬化显著的患者用袖带血压计测定血压时，袖带并不能将动脉血管完全压迫，袖带要阻断血流，就必须克服血液压力和硬化血管的弹力，这时测得的"血压"实际上是血压和血管弹力的和，因此测出的血压读数高于实际血压，这就形成了假性高血压。

（2）病理生理特点：老龄时动脉中膜弹力纤维减少，胶原纤维含量增多，加之钙盐沉着、内膜粥样斑块形成等，均使主动脉及周围动脉硬化，弹性减退。同时，小动脉壁有透明样变性，增加毛细血管前小动脉壁/腔比例，使周围血管阻力增高，对神经内分泌刺激及血管活性物质的反应增强。

由于严重的中层动脉硬化、钙化，使动脉呈"管茎"样改变，这样的变化同时影响 SBP 及 DBP 的测量值。Sacks 等在一项模拟动脉血压听诊研究中发现动脉壁增厚 1 倍会造成 32mmHg 的血压测量误差。所以，收缩性或舒张性 PHT 的病理生理机制是肱动脉中膜增厚、硬化，但并非所有的有严重中层动脉硬化、钙化者都有严重的 PHT。只有当动脉粥样硬化和（或）中层动脉硬化、钙化处在同一部位时，如上臂肱动脉处有较均匀的动脉壁增厚、变硬，才易导致 PHT。

2. 诊断与处理　PHT 患者的临床表现为患者长期血压升高，但无明显的高血压引起的心脑肾靶器官损害和眼底损害，尤其在老年高血压患者中相对较常见，多有动脉僵硬度增加的表现，而且这些患者服用抗高血压药物后易出现血容量减少的症状。PHT 亦可见于糖尿病、弥漫性硬皮症等患者。

直接动脉内测压具有有创性，是 PHT 的确诊方法，其值明显低于袖袋测压读数。目前临床诊断 PHT 的无创性方法常用 Osler 征（Osler's maneuver）。当

袖带加压至血管搏动声音消失时停止充气（通常超过患者 SBP 大约 20mmHg），此时阻断肱动脉和桡动脉血流，但仍能清楚地摸到条索状僵硬的桡动脉或肱动脉搏动，即 Osler 试验阳性。Prochazka 等提出 Osler 征检测的重复性差，不同观察者甚至同一观察者在不同时间的检测结果均存在差异[53]。其他方法，如脉搏波传导速度（PWV）、手臂软组织的 X 线平片、造影示前臂动脉钙化、桡动脉示波器、指端数字血压记录仪等检查均仅作为诊断的一种参考，现在还没有一种好的诊断方法。

PHT 的诊断：①多见于老年人，血压持续增高，但无明显靶器官损害。②采取降压治疗，血压降低不明显，但可能出现低血压症状。③Osler 征阳性；如果同时伴有周围动脉硬化表现等，均提示 PHT 可能。通过直接动脉内测压法与柯氏法测得的血压差值结果可明确诊断。需要与之鉴别的疾病：顽固性高血压、老年单纯收缩期高血压、肾血管性高血压等，这些疾病多有明显的靶器官损害、预后不佳及特征性临床表现，能通过一些有效的检查方法明确诊断[54]。

老年患者在诊断高血压或顽固性高血压时要注意排除 PHT，尤其在决定药物治疗时。临床一旦确诊为 PHT，一般不需要使用抗高血压药物治疗，因为过度治疗会导致一些不良后果。但 PHT 主要是由动脉粥样硬化或相关疾病所致，可根据病情需要进行必要的抗动脉粥样硬化或原发病的治疗。

（二）直立性高血压

直立性高血压（OHT）是指患者在立位或坐位时血压升高，收缩压升高≥10mmHg，而在平卧位时血压正常，也属血压调节异常，与靶器官损害及随后的心血管疾病发生风险密切相关，且被认为是高血压前期表现，但临床往往重视不够。目前尚无统一的诊断标准，多数研究以直立后 3min SBP 升高≥20mmHg 和（或）DBP 升高≥10mmHg 为诊断标准[55]。在健康人群中其发生率约为 4.2%。此病的特点是一般没有高血压的特征，多数在体检时或偶然的情况下发现，其血压多以舒张压升高为主，且波动幅度较大。

OHT 发生一般被认为与体内静脉、静脉窦的"重力血管池"过度充盈有关。人体心脏水平面以下部位的静脉和静脉窦称为"重力血管池"，当直立时此池内血液受重力影响，会过度充盈；而在平卧时这些"血管池"无重力影响。当人由卧位转变为站立或坐位时，由于淤滞在静脉"血管池"内的血液过多，回心血量减少，心排血量降低，反射引起交感神经兴奋，全身小血管尤其是小动脉收缩，引起血压升高[56]。在倾斜试验中发现，OHT 患者的肾上腺素水平增高，引起血管收缩。同时，这些患者的血浆肾素水平也较高。关于 OHT 的血流动力学和神经体液贡献的机制研究很少，并且通常在小样本中进行。近期，有研究者发现，平时血压正常的 2 型糖尿病患者若出现 OHT，表示其可能已出现了糖尿病早期神经并发症。

对 OHT 患者一般不采用抗高血压药物治疗。用利尿剂不仅不能降压，反而会激发血压进一步升高。因此，主要处理方法是加强体育锻炼，提高肌肉运动能力。OHT 患者一般预后较好，并不增加远期临床事件的危险性。但在诊断时应明确是否为 OHT，以免采取不必要或错误的治疗措施。

（三）高血压伴餐后低血压

餐后低血压（postprandial hypotension，PPH）是一种老年人常见的疾病，主要表现为餐后 2h 内 SBP 比餐前下降 ≥ 20mmHg；或餐前 SBP ≥ 100mmHg，而餐后 <90mmHg；或餐后血压下降未达到上述标准，但出现餐后引起嗜睡、眩晕、黑矇、跌倒、晕厥及心绞痛等心血管疾病症状[57]。PPH 在护理机构老年患者中的发生率为 25%～38%。在合并高血压、糖尿病、帕金森病及自主神经功能损害等疾病的老年患者中，PPH 发生率可达 29%～70%。PPH 也可见于健康老年人，但其发生率要低于老年患者。PPH 在住院老年患者中很常见，其危害性并不亚于高血压，它不仅可降低生活质量，还可增加心血管疾病的风险。

PPH 多发于老年人，是一种老年人特有的疾病，随着年龄增长，PPH 发生率显著增高，即使在健康的老年人中，也有餐后血压下降的现象，可见年龄是 PPH 的独立危险因素。餐后血压下降程度与心血管和精神类药物服用的数量有关，特别是利尿剂、扩血管药物的使用容易诱发 PPH。膳食对 PPH 也有影响，研究表明，膳食量、营养成分和温度等都会对餐后血流动力学具有显著影响。进食量增大会加重餐后低血压及症状；碳水化合物较蛋白质及脂肪引起的餐后降压效果更为明显；早餐较午餐、晚餐更易引起 PPH，可导致严重的低血压症状。目前认为高血压患者更易出现 PPH；餐前血压越高，餐后血压下降幅度越大。糖尿病、帕金森病和终末期肾病透析患者也是 PPH 的高危人群。

1. 发病机制 目前，PPH 的发病机制尚未完全阐明，其发生可能是神经、体液流失代偿等各种因素综合作用所致。发病机制主要有以下几种学说。

（1）压力感受器敏感性下降：衰老可诱发压力感受器敏感性下降，表现为老年人进餐后心率增速反应减弱，部分自主神经功能病变的老年患者心率增速反应甚至消失，进而发生 PPH。

（2）交感神经系统功能不全：PPH 患者餐后交感神经活性增加明显低于正常老年人。

（3）内脏血流灌注增多：PPH 患者餐后内脏血流灌注增多，主要是门静脉和肠系膜血管明显扩张。

（4）餐后胰岛素水平升高，胰岛素引起 PPH 的机制可能有：①激活中枢神经和交感神经，作用于肾上腺受体引起血管扩张，血压下降。②内皮依赖性血管扩张。③激活钠泵，血管平滑肌去极化，血管扩张。④骨骼肌肉系统氧耗增加引起代谢性血管扩张。⑤拮抗去甲肾上腺素引起的血管收缩反应。⑥降低压力感受器灵敏度，影响血压稳态。目前对于胰岛素是否参与了 PPH 的发生存在较大争议。

（5）胃血管反应减弱：进餐后近端胃血管紧张可刺激胃压力感受器调整交感神经活动，从而升高收缩压。胃血管反应减弱在老年患者 PPH 的形成中可能发挥一定的作用。

（6）葡萄糖在肠内吸收速度过快：葡萄糖在肠内吸收的速度与餐后血压下降的幅度呈正相关。在健康老年人中，葡萄糖以 3kcal/min 的速度在肠内扩散，15min 内即可引起血压下降；而以 1kcal/min 的速度在肠内扩散则对血压没有明显影响；果糖、木糖醇、蛋白质和脂肪对餐后血压影响较小，表明葡萄糖、淀粉是影响 PPH 的重要因素。

2. 诊断与处理 对于有晕厥及跌倒等低血压症状的老年患者，都需要考虑 PPH 的可能性。对高危患者尤其是帕金森病、糖尿病、终末期肾病患者应注意监测餐后血压。通常情况下，餐后 30min 至 1h 的血压下降最明显，但在临床诊断时，血压需监测至餐后 2h，因为部分患者餐后最低血压出现在餐后 2h。餐后血流压力反应在每天同一时间是相似的，因此一次监测不正常即为 PPH 的诊断。相反，

一次阴性结果不能完全排除 PPH 的可能性。一般手动或使用 24h 血压监测仪测定餐前 30min 至餐后 2h 的血压，动态监测时，需在一次血压测量完毕后开始用餐，并记录确切的用餐时间。每隔 15～30min 测一次，以最低血压值作为餐后血压。符合以下 3 条标准之一则诊断为 PPH：①餐后 2h 内 SBP 较餐前 SBP 下降＞20mmHg。②餐前 SBP＞100mmHg，而餐后 SBP＜90mmHg。③餐后血压下降未达到标准，但出现餐后心、脑缺血等症状者。需注意与心血管疾病发作时低血压等情况鉴别。

PPH 的治疗包括饮食治疗、基础疾病治疗和药物治疗。对该类患者，应减少每餐碳水化合物的摄入量，少食多餐。此外，人体摄入水后的生理反应对血流动力学有显著影响。饮水会升高血浆去甲肾上腺素，从而使自主神经衰竭患者的血压升高，所以餐前饮用低温水均对预防餐后低血压有一定效果。合理降压避免餐前血压过高也可避免餐后血压过度下降。咖啡因、瓜尔胶等可能会减少餐后血压下降，但疗效缺乏有效验证，目前未在临床推广。近期的一项 meta 研究显示，阿卡波糖可减轻 PPH 合并糖代谢异常患者餐后血压下降，避免 PPH 的发生。Eschlbock 等认为弹性腹带治疗可用于直立性低血压，但需开展相关的研究来进一步证实。

PPH 由于症状隐匿，在临床中极易被患者及医护人员忽视，但具有较高的危害性，所以在临床工作中，对于老年合并高血压、糖尿病、帕金森病、终末期肾病等，尤其有餐后嗜睡、眩晕、黑矇、跌倒、晕厥、胸痛等症状的患者，要按照要求测量餐前及餐后血压，及时发现并处理。

（孔 燕 初少莉）

第三节 伴肝功能异常、贫血高血压

在临床上遇到伴肝功能异常和贫血的高血压患者，应该避免抗高血压药物对肝功能和血液系统的影响。不健康生活方式导致体重增加、肥胖、血脂异常等代谢综合征的高血压患者可能合并脂肪肝而导致肝功能异常，选用抗高血压药物时考虑到肝脏保护作用，可能更有利于高血压患者的处理。

一、伴肝功能异常高血压

肝脏是人体最大的代谢器官，肝脏承担着多种生理功能，胃肠道吸收的物质几乎全部经肝脏处理后进入血液循环。各种致肝损伤因素损害肝脏细胞，使其合成、降解、解毒、贮存、分泌及免疫等功能发生障碍，机体可出现黄疸、出血、感染、肾功能障碍及肝性脑病等临床综合征，称为肝功能不全（hepatic insufficiency）。肝功能不全晚期一般称为肝衰竭（hepatic failure），主要临床表现为肝性脑病及肝肾综合征[58]。

肝功能异常的常见病因：生物性因素、药物及肝毒性物质、免疫性因素、营养性因素、遗传性因素。肝功能异常时机体的功能、代谢变化有以下几方面。

（1）代谢障碍：包括糖代谢障碍、肝细胞功能障碍，导致低血糖；脂类代谢障碍，导致血浆胆固醇升高；蛋白质代谢障碍，表现为低白蛋白血症。

（2）水钠潴留：肝脏损害及门静脉高压等原因使血液淤积在脾、胃、肠等脏器，有效循环血量减少，肾血流量减少，可致：①肾小球滤过率降低；②肾血流量减少，激活 RAAS，加之肝脏灭活功能不足导致醛固酮过多，钠、水重吸收增强；③抗利尿激素（antidiuretic hormone，ADH）增高，心房利钠肽可减少，促进肾脏水、钠重吸收。水钠潴留是肝性腹水形成的全身性因素。

（3）低钠血症：有效循环血量减少引起 ADH 分泌增加，同时因肝脏灭活 ADH 不足，肾小管水重吸收增多，加之体内水钠潴留，可造成稀释性低钠血症，也可导致血压升高。

此外，胆汁分泌和排泄障碍、凝血功能障碍、生物转化功能障碍和免疫功能障碍可导致内毒素入血增加、内毒素清除减少。

（一）机制和诊断

肝功能异常的病理生理激活 RAAS、肝脏灭活功能不足导致醛固酮过多、ADH 增高、心房利钠肽减少，促进肾脏水、钠重吸收，有效循环血量增加引起高血压。研究表明某些急性肝病（如乙型肝炎）可能与肾脏受累和动脉高血压的发展有关[59]。众所周知，酒精性脂肪肝患者的血压可

能升高[60-62]。高血压在大多数西方国家非常普遍，从肝硬化患者最常见的 40～60 岁年龄段人群的高发病率来看，肝硬化患者中高血压的患病率预计在 10%～15%[63,64]。这类患者往往心率和心排血量增加，处于高动力状态。高动力体循环与疾病严重程度、水钠潴留和腹水有关；全身血管阻力降低，血容量分布异常，出现绝对和相对中央性低血容量，常见心、肾等器官功能障碍，包括神经激素调节异常[65-67]。

大多数肝硬化患者的整体系统性血管阻力降低，但个别器官和组织可发现低灌注区、正常灌注区和高灌注区，这表明血管床具有高阻力（如肾脏）和低阻力（如内脏系统）[68,69]。为了阐明高血压和肝硬化相关的病理生理机制，Gentilini 等[70]调查了早期非酒精性肝硬化和高血压患者，发现两者的主要区别在于，高血压性肝硬化患者血流动力学正常，心率和心排血量正常；然而血压正常的肝硬化患者在仰卧位时表现出明显的高动力，但在直立位时消失；正常血压和高血压性肝硬化患者的血浆肾素水平没有差异。这与之前 Veglio 等[71]的研究结果相矛盾，他们发现高血压性肝硬化患者无论是仰卧位还是直立位，血浆肾素水平都较低。Gentilini 等[70]得出结论，高血压性肝硬化患者体位变化引起的心血管反应受损，但与正常血压患者相比，站立时肾功能不全程度较轻；Veglio 等[71]认为，高血压性肝硬化患者外周血管活性激素的升压作用增加，有效血容量增加。Moller 等[72]报道了肝硬化患者 24h 动态血压监测结果，与对照组相比，他们的血压白昼大幅降低，而夜间出人意料的正常。肝硬化患者的血压-心率关系变化平缓，提示血压调节异常。所以，根据标准建议，肝硬化患者的动脉血压一般在醒着和仰卧休息的早晨测量，要根据 24h 动态血压监测确定高血压。

大多数处于晚期失代偿状态的肝硬化患者血管升压素系统活性显著升高，血浆肾素水平、循环去甲肾上腺素和血浆血管升压素水平显著升高[73-75]。最近的研究表明，输注白蛋白可能会抑制 RAAS，这可能有助于进一步减轻晚期肝硬化患者循环功能障碍[76]，有助于控制高血压。

（二）治疗

根据肝功能异常高血压的发生机制，可增加胶

体渗透压，输注白蛋白，抑制 RAAS，改善水钠潴留，通常使用利尿剂、CCB、β受体阻滞剂和 ACEI 进行有效治疗。慢性肝病患者 RAAS 被激活，且 RAAS 在慢性肝病如肝纤维化和肝细胞癌（hepatocellular carcinoma，HCC）的进展中发挥着关键作用，血管紧张素Ⅱ（AngⅡ）激活肝星状细胞的收缩性和增殖，并通过血管紧张素Ⅱ1型受体（AT_1R）增加转化生长因子-β（TGF-β）的表达，研究表明 ACEI/ARB 可作为治疗慢性肝病的新策略[77]。许多研究表明，在实验研究和临床实践中，ACEI 和 ARB 可显著减缓肝纤维化的发展。AngⅡ还可强烈促进新生血管的形成，这在肿瘤的发展中起着关键作用。AngⅡ可诱导一种有效的血管生成因子，即血管内皮生长因子（VEGF）。有报道称，ACEI 可显著抑制实验性肝癌的发生和生长，同时抑制新生血管的形成。VEGF 在肿瘤中的表达也被 ACEI 抑制，ACEI 是肝硬化患者降压治疗的很好选择。

近年来的研究表明[78]，抗高血压药物肼屈嗪在降压的同时可加重非酒精性脂肪性肝炎的细胞外基质合成和逆转肝纤维化的进展，肼屈嗪对于肝脏疾病患者也是一种选择。可见对于伴肝脏疾病高血压患者，阻止肝纤维化、肝癌发展也是我们需要考虑的，在降压的同时阻止肝病的恶化，但各种 ACEI、ARB 及其他抗高血压药物的代谢机制不一样，需要根据它们在肝脏的代谢来选择，根据肝功能的情况，在降压的同时保护肝脏，实行个体化用药，可参考常用抗高血压药物对肝脏的影响（表 5-71-1）。

表 5-71-1　常用抗高血压药物对肝脏、血液的影响

	药物	肝肾排泄	肝功能不全患者使用的不良反应及禁忌	血液系统不良反应
血管紧张素Ⅱ受体阻滞剂（ARB）	缬沙坦	30%从尿排出。大约70%的缬沙坦以原形经胆汁排泄，缬沙坦不经生物转化	轻至中度肝功能不全患者缬沙坦剂量不应超过80mg/d。缬沙坦主要以原形从胆汁排泄，胆道梗阻患者排泄减少，这类患者使用缬沙坦应特别小心。偶见肝功能指标升高	罕见情况下，缬沙坦引起血红蛋白和血细胞比容降低，中性粒细胞减少
	氯沙坦	氯沙坦及其代谢产物经胆汁和尿液排泄。35%的放射活性出现在尿中，58%出现在粪便中	偶尔有肝酶和（或）血清胆红素升高	血液系统：贫血，血红蛋白的质量和血细胞比容体积下降（分别平均下降约 0.11%和 0.09%）
	厄贝沙坦	主要由细胞色素 P450 酶 CYP2C9 氧化代谢，其余经粪便排泄。由胆道和肾脏排泄，不足 2%的剂量以原形在尿液中排泄	肝胆异常，罕见肝功能异常、肝炎。轻至中度肝功能损害患者无须调整本品剂量。对严重肝功能损害患者，目前无临床经验	有 1.7%的患者（属于常见）出现血红蛋白减少，但无临床意义
	替米沙坦	替米沙坦几乎完全随粪便排泄，主要以原形排出。累积尿液排泄量小于剂量的 2%	胆道阻塞性疾病、胆汁淤积、严重肝功能不全患者禁用。肝功能不全患者：轻至中度肝功能不全患者，每天不应超过 1 片（40mg）	—
	奥美沙坦酯	奥美沙坦酯不通过肝脏细胞色素 P450 系统代谢，35%～50%从尿液中排出，其余经胆汁从粪便中排出	偶见肝酶上升和（或）血胆红素上升，但会自行恢复。正常患者或者中度至显著肝功能不全患者无须调整剂量，但肝功能不全、中度肝功能损害患者的 AUC 和最大血药浓度（C_{max}）都增高，AUC 增加了约 60%	偶见血红蛋白和血细胞比容略下降

续表

药物		肝肾排泄	肝功能不全患者使用的 不良反应及禁忌	血液系统不良反应
血管紧张素Ⅱ受体 阻滞剂（ARB）	坎地沙坦	主要以原形经尿、粪排泄，尿、粪 中分别回收33%、67%的放射活 性物	有肝功能障碍的患者使用有可能 使肝功能恶化，并且据推测，活 性代谢物坎地沙坦的清除率降 低，因此应从小剂量开始服用， 慎重用药。禁忌证：严重肝、肾 功能不全或胆汁淤滞患者	主要为粒细胞缺乏症，可见贫 血、白细胞减少、白细胞增 多、嗜酸性粒细胞增多、血 小板计数降低
血管紧张素转换酶 抑制剂（ACEI）	卡托普利	在肝内代谢为二硫化物等，经肾脏 排泄，40%～50%以原形排出， 其余为代谢物	偶有血清肝酶升高	7%～10%伴嗜酸性粒细胞增 多，少见的有白细胞与粒细 胞减少
	依那普利	主要由肾脏排泄	肝功能异常者依那普利转变为依 那普利拉的速度延缓。禁忌证： 原发性肝脏疾病或肝衰竭	偶发血红蛋白、血细胞比容、 白细胞、血小板减少，罕见 中性粒细胞减少、嗜酸性粒 细胞增加
	贝那普利	主要由肾脏排泄，贝那普利拉 11%～12%从胆汁排泄	血清胆红素和肝酶升高，出现肝 炎和肝衰竭，黄疸或肝酶明显 升高，应停用ACEI，并对患 者进行监测	血小板减少症、溶血性贫血， 血红蛋白降低少见，粒细胞 缺乏症/中性粒细胞减少症
	赖诺普利	在肝脏无明显代谢，主要以原形经 肾脏排泄	—	血红蛋白和血细胞比容稍有 减少，偶有白细胞或粒细 胞减少
	雷米普利	从肾脏排泄（大约60%从尿中排 泄，40%从粪便排泄）	由于缺乏治疗经验，不能用于原 发性肝脏疾病或肝功能损害	—
	福辛普利	通过肝肾两种途径排泄，肾或肝功 能不全患者可通过替代途径代 偿性排泄	有极少数潜在胆汁性黄疸和肝细 胞损害的致死病例。出现黄疸 或肝酶明显升高的患者应该停 止治疗	轻度暂时性的血红蛋白和红细 胞减少，偶有粒细胞减少和 骨髓抑制
	西拉普利	以原形从肾脏排出	禁忌证：腹水	—
	培哚普利	通过尿液排泄	极少数情况下肝衰竭，ACEI与 胆汁淤积性黄疸有关，并可进 展为突发性肝坏死和死亡，出 现黄疸或明显的肝酶升高时， 应停用	已报道有贫血
钙拮抗剂	硝苯地平	经肠黏膜和肝脏的CYP3A4代谢，绝 大多数以代谢物形式经肾脏排 泄，另有5%～15%经胆汁排泄到 粪便中	肝功能损害患者：基于Child-Pugh 评分的轻度、中度或重度肝功 能损害患者用药应仔细监控， 可能需要减少剂量。极罕见肝 功能异常（肝内胆汁淤积、氨 基转移酶升高）	罕见红细胞、白细胞及血小板 计数降低，以及由血小板减 少引起的粒细胞缺乏症
	尼卡地平	主要通过肝脏广泛代谢，仅21%的 代谢物由尿液排出	有时会出现肝功能障碍，有时出 现谷草转氨酶（GOT）、谷丙 转氨酶（GPT）、γ-谷氨酰转 肽酶（γ-GTP）升高，偶有胆 红素升高	—
	非洛地平	经肝脏代谢，给药量中约70%以 代谢物形式分泌入尿，其余经 粪便排泄	肝功能增强，本品在肝功能不全 患者体内的清除率为正常年轻 受试者的60%	—

续表

	药物	肝肾排泄	肝功能不全患者使用的 不良反应及禁忌	血液系统不良反应
钙拮抗剂	氨氯地平	通过肝脏被广泛（约90%）代谢为无活性的代谢产物，其他10%以原形排出，60%的代谢物经尿液排出	极罕见肝炎、黄疸、氨基转移酶升高的报道（通常与胆汁淤积一致）	紫癜，血小板减少性紫癜，白细胞减少
	左旋氨氯地平	通过肝脏广泛代谢为无活性的代谢物，以10%的原形药和60%的代谢物由尿液排出	极罕见肝炎、黄疸、氨基转移酶升高的报道（通常与胆汁淤积一致）	紫癜，血小板减少性紫癜，白细胞减少
	拉西地平	主要经肝脏代谢（包括 CYP3A4），药物剂量的 70%以代谢物形式从粪便排出，其余代谢物存在于尿液中	肝功能不全者须减量或慎用，因其生物利用度可能增加	—
	乐卡地平	全通过 CYP3A4 代谢；在尿液和粪便中没有发现药物的原形成分。药物主要转化为无活性的代谢产物，约 50%从尿液中排出	可逆的血清肝氨基转移酶升高。禁忌证：重度肝肾功能损害，轻至中度肝或肾功能异常患者在开始本品治疗时应谨慎	—
	维拉帕米	维拉帕米及其代谢产物主要通过肾脏途径代谢，其中 3%～4%为原形药物，约有 16%的药物通过粪便排出	偶见可逆性肝酶升高，可能是过敏性肝炎的一种表现，伴有肝硬化的患者，由于口服清除率下降（降至正常人的 30%）及药物分布容积增加，药物清除半衰期将会延长	极少数情况下，可出现皮肤或黏膜的点状或片状出血（紫癜）
	地尔硫草	在体内经细胞色素 P450 氧化酶进行生物转化，在体内代谢完全，仅 2%～4%以原形由尿液排出	碱性磷酸酶增加，GOT、GPT 和乳酸脱氢酶轻度升高	溶血性贫血，出血时间延长，白细胞减少，紫癜，血小板减少
β受体阻滞剂	普萘洛尔（心得安、萘心安）	经肾脏排泄，主要为代谢产物，少部分（<1%）原形药不能经透析排出	肝功能不全者慎用本品	有明显的抗血小板聚集作用，更少见粒细胞缺乏、出血倾向（血小板减少）
	美托洛尔	在肝脏由 CYP2D6 代谢，约 5%的以原形由肾脏排出，其余均被代谢	罕见氨基转移酶升高	罕见血小板减少
	阿普洛尔	在肝内主要代谢为具有活性的 4-羟基阿普洛尔，主要以代谢物形式随尿液排出	尚不明确	尚不明确
	比索洛尔	通过两条途径从体内排出。50%通过肝脏代谢为无活性的代谢产物，然后从肾脏排出，剩余 50%以原形由肾脏排出	肝酶升高（GOT，GPT），罕见肝炎。尚无本品严重肝功能损害的经验	
	卡维地洛	主要通过胆道，由粪便排出，少部分以代谢物形式从肾脏排出	偶见血清氨基转移酶改变。有肝功能异常表现的患者禁忌使用	偶见血小板减少、白细胞减少等
	拉贝洛尔	55%～60%的原形药物和代谢产物由尿液排出	—	—
利尿剂	呋塞米	88%以原形药经肾脏排出，12%经肝脏代谢由胆汁排出。肾功能受损者经肝脏代谢增多	肝功能损害，严重肝功能损害者因水电解质紊乱可诱发肝性脑病	骨髓抑制导致粒细胞减少、血小板减少性紫癜和再生障碍性贫血

续表

	药物	肝肾排泄	肝功能不全患者使用的 不良反应及禁忌	血液系统不良反应
利尿剂	托拉塞米	肝代谢率和尿排泄率分别约为80%和20%	禁忌证：肝性脑病前期或肝性脑病	胃肠出血，直肠出血，食管出血，血红蛋白、血细胞比容及红细胞数轻度减少，白细胞数、血小板数及血清碱性磷酸酶轻度增加
	氢氯噻嗪	主要以原形由尿液排出	严重肝功能损害者，水、电解质紊乱可诱发肝性脑病	血白细胞减少或缺乏症、血小板减少性紫癜等亦少见
	螺内酯	进入体内后80%由肝脏迅速代谢为有活性的坎利酮，无活性代谢产物从肾脏和胆道排出，约10%以原形从肾脏排出	本药引起的电解质紊乱可诱发肝性脑病	月经失调
	盐酸阿米洛利	约50%以原形从尿液中排出，40%在72h内随粪便排出	—	—
	氨苯蝶啶	大部分迅速由肝脏代谢，经肾脏排出，少数经胆汁排出	肝功能不全者慎用	如粒细胞减少症、粒细胞缺乏症、血小板减少性紫癜、巨幼红细胞性贫血（干扰叶酸代谢）
α受体阻滞剂	哌唑嗪	主要通过去甲基化和共价键结合形式在肝内代谢，随胆汁与粪便排出，尿中仅占6%～10%。5%～11%以原形排出，其余以代谢物排出	可见肝功能异常	巩膜充血，鼻出血
血管扩张剂	肼屈嗪	代谢产物75%由尿液排出，粪便排出8%，仅1%～2%以原形从尿液中排出	—	—

引自：《中华人民共和国药典（2015年版）》二部、《国家食品药品监督管理局国家药品标准》、《进口药品注册标准》、《中华人民共和国药典（2010年版）》第一增补本。

二、伴贫血高血压

贫血是指人体外周血红细胞容量减少，低于正常范围下限，不能运输足够的氧至组织而导致的综合征。临床上常以血红蛋白（hemoglobin，Hb）浓度来评价。我国血液病学专家认为，在我国海平面地区，成年男性 Hb＜120g/L，成年女性（非妊娠）Hb＜110g/L，孕妇 Hb＜100g/L 即为贫血。应注意，婴儿、儿童及妊娠妇女的 Hb 浓度较正常成人低，久居高原地区居民的 Hb 正常值较平原地区居民为高。同时在妊娠期、低蛋白血症、充血性心力衰竭、脾大及巨球蛋白血症时，血容量增加，此时即使红细胞容量正常，但因血液被稀释，Hb 浓度降低，容易被误诊为贫血；在脱水或失血等循环血容量减少时，由于血液浓缩，Hb 浓度增高，即使血细胞比容减少，有贫血也不容易表现出来，容易漏诊。因此，在判定有无贫血时，应考虑上述影响因素[79]。

（一）贫血分类、机制、病因

基于不同的临床特点，贫血有不同的分类。例如，按贫血进展速度分为急、慢性贫血；按红细胞形态分为大细胞性贫血、正常细胞性贫血和小细胞低色素性贫血；按 Hb 浓度分为轻度、中度、重度和极重度贫血；按骨髓红系增生情况分为增生不良性贫血（如再生障碍性贫血）和增生性贫血（除再生障碍性贫血以外的贫血）等，诸种分类虽对辅助诊断和指导治疗有一定意义，但下列依据发病机制或（和）病因的分类更能反映贫血的病理本质。

（1）大细胞性贫血平均红细胞体积（mean corpuscular volume，MCV）＞100fl，平均红细胞血红蛋白浓度（mean corpuscular hemoglobin concentration，

MCHC）为 32%～35%，主要常见于巨幼细胞性贫血、伴网织红细胞大量增生的溶血性贫血、骨髓增生异常综合征、肝脏疾病；正常细胞性贫血 MCV 为 32～35fl，MCHC 为 80%～100%，主要常见于再生障碍性贫血、纯红细胞再生障碍性贫血、溶血性贫血、骨髓病性贫血及急性失血性贫血；小细胞低色素性贫血 MCV<32fl，MCHC<80%，常见于缺铁性贫血、铁粒幼细胞贫血、珠蛋白生成障碍性贫血。

根据 Hb 浓度可将贫血严重程度分为：轻度，Hb>90g/L，中度，Hb 60～90g/L，重度，Hb 30～59/L，极重度，Hb<30g/L。

（2）红细胞生成减少性贫血。红细胞生成主要取决于三大因素：造血细胞、造血调节及造血原料。①造血细胞，包括多能造血干细胞、髓系祖细胞及各期红系细胞。②造血调节，包括细胞调节和因子调节。细胞调节如骨髓基质细胞、淋巴细胞的影响和造血细胞本身的凋亡（程序性死亡）；因子调节如干细胞因子（stem cell factor，SCF）、白细胞介素-2、粒细胞-单核细胞集落刺激因子（colony stimulating factor of granulocyte and monocyte，GM-CSF）、粒细胞集落刺激因子（granulocyte colony stimulating factor，G-CSF）、红细胞生成素（erythropoietin，EPO）、促血小板生成素（thrombopoietin，TPO）、血小板生长因子、肿瘤坏死因子（tumor necrosis factor，TNF）和干扰素（interferon，IFN）等正负调控因子。③造血原料，是指造血细胞增殖、分化、代谢及细胞构建必需的物质，如蛋白质、脂类、维生素（叶酸、维生素 B_{12} 等）、微量元素（如铁、铜、锌）等。这些因素中的任何一种出现异常都可能导致红细胞生成减少，进而发生贫血。

（3）红细胞破坏过多性贫血即溶血性贫血。

（4）失血性贫血根据失血速度分为急性和慢性，根据失血量分为轻度、中度、重度，根据失血的病因分为出凝血性疾病（如特发性血小板减少性紫癜等）和非出凝血性疾病（如外伤、肿瘤、结核等）。慢性失血性贫血往往合并缺铁性贫血。

（二）治疗

与一般高血压患者一样，贫血患者高血压可以选择常用的抗高血压药物，五类抗高血压药物对血液系统的影响见表 5-71-1，应根据贫血患者情况采用个体化治疗，更好地控制贫血患者的血压，但需要注意贫血患者的特殊性。

Pahor 等[80]发表了一项涉及高血压患者（年龄在 68 岁或以上）的前瞻性队列研究，该研究表明，与 β 受体阻滞剂治疗相比，CCB 有更高的胃肠道出血风险，许多其他研究对 CCB 治疗增加出血风险提出了类似的观点[81]。CCB 治疗增加出血风险的机制包括抑制血小板血管收缩剂的聚集和减少对出血的反应，通常会出现反应性出血[81, 82]。ALLHAT 试验[83]提示 CCB 的使用与胃肠道出血的过度风险之间没有明显的关系，在 ALLHAT 试验中，赖诺普利与氨氯地平相比，胃肠道出血（非黑种人中发生率为 16%，黑种人 28%）更常见，伴高血压的贫血患者选择 CCB 降压需要更深入地研究和探讨。根据研究，抗高血压药物对血液系统影响的大小排序如下：β 受体阻滞剂<CCB<ACEI，具体情况见表 5-71-1。

在慢性肾脏病（CKD）和（或）心力衰竭患者中，ACEI/ARB 起主要作用，但 ACEI/ARB 最常影响血红蛋白浓度，在肾功能正常的患者中，使用 ACEI 和 ARB 不会导致临床显著的红细胞产量下降。ACEI 可能通过两种机制抑制红细胞生成，首先 ACEI 可降低循环中的胰岛素样生长因子 1，从而限制红细胞生成；其次，ACEI 增加了天然干细胞调节剂 N-乙酰-丝氨酸-天冬氨酸-赖氨酸脯氨酸（N-acetyl-seryl-aspartyl-lysyl proline，AcSDKP）的血浆水平，这抑制了多功能造血干细胞的生长[85, 86]。继发性红细胞生成增多在许多情况下并不少见，如肾移植后、长时间暴露在高海拔地区、肥胖-通气不足和囊性肾病等，在这些情况下，ACEI/ARB 可以很好地抑制红细胞的产生，这些患者可选择 ACEI 及 ARB 降压治疗。

接受 β 受体阻滞剂或可乐定治疗的危重创伤患者的 Hb 趋势良好，如手术失血（operative blood loss，OBL）、放血失血（phlebotomy blood loss，PBL）和红细胞输注的患者。β 受体阻滞剂和可乐定可缓解持续性损伤相关贫血，在老年人中效果最好[87]，这类高血压患者可选择此类抗高血压药物。

中枢性抗高血压药物甲基多巴在引起溶血性贫血方面没有一致的剂量-效应关系，一些病例的剂量范围为 0.125～3.0g/d。α-甲基多巴可以诱发自身免疫性溶血性贫血，直接 Coombs 试验测试结果阳性，建议接受长期 α-甲基多巴治疗的高血压患者定期进行 Coombs 检查和（或）血常规检查。但是，如果出现贫血，应该停止使用该药物，因为由 α-甲基多巴引起的溶血性贫血通常是可逆的，不需要特殊治疗，如果出现严重贫血，皮质类固醇治疗可以加速康复[88]。

（李志昭）

参 考 文 献

[1] World Health Organization. World Report on Hearing [R/OL]. Geneva：WHO, 2021. https：//www. who. int/ publications/ i/ item/world-report-on-hearing.

[2] Cunningham LL, Tucci DL. Hearing loss in adults[J]. N Engl J Med, 2017, 377（25）：2465-2473.

[3] Yikawe SS, Iseh KR, Sabir AA, et al. Cardiovascular risk factors and hearing loss among adults in a tertiary center of Northwestern Nigeria[J]. World J Otorhinolaryngol Head Neck Surg, 2017, 4（4）：253-257.

[4] Przewozny T, Gojska-Grymajlo A, Kwarciany M, et al. Hypertension and cochlear hearing loss[J]. Blood Press, 2015, 24（4）：199-205.

[5] Wattamwar K, Qian ZJ, Otter J, et al. Association of cardiovascular comorbidities with hearing loss in the older old[J]. JAMA Otolaryngol Head Neck Surg, 2018, 144（7）：623-629.

[6] Markova M. The cochleovestibular syndrome in hypertension[J]. Cesk Otolaryngol, 1990, 39（2）：89-97.

[7] Agrawal Y, Platz EA, Niparko JK. Prevalence of hearing loss and differences by demographic characteristics among US adults：Data from the national health and nutrition examination survey, 1999-2004[J]. Arch Intern Med, 2008, 168（14）：1522-1530.

[8] Lin BM, Curhan SG, Wang M, et al. Hypertension, diuretic use, and risk of hearing loss[J]. Am J Med, 2016, 129（4）：416-422.

[9] Marchiori LLM. Tinnitus complaint and blood hypertension in the aging process[J]. Rev Bras Hipert, 2009, 16（1）：63-68.

[10] Yamasoba T, Lin FR, Someya S, et al. Current concepts in age-related hearing loss：Epidemiology and mechanistic pathways[J]. Hear Res, 2013, 303：30-38.

[11] 张坤, 曲芃, 周星宇, 等. 血脂异常在内耳疾病的研究进展[J]. 中华耳科学杂志, 2018, 16（1）：98-101.

[12] 徐慧, 庄益珍, 张龙, 等. 慢性病与听力损失相关性的研究进展[J]. 中华耳科学杂志, 2019, 17（5）：757-762.

[13] Morizane I, Hakuba N, Shimizu Y, et al. Transient cochlear ischemia and its effects on the stria vascularis[J]. Neuroreport, 2005, 16：799-802.

[14] Figueiredo RR, Azevedo AA, Penido NO. Positive association between tinnitus and arterial hypertension[J]. Front Neurol, 2016, 7：1-6.

[15] Przewoźny T, Gójska-Grymajło A, Kwarciany M, et al. Hypertension is associated with dysfunction of both peripheral and central auditory system[J]. J Hypertens, 2016, 34（4）：736-744.

[16] 杨军. 耳源性眩晕自助手册[M]. 北京：科学出版社, 2021：43.

[17] Foster CA, Breeze RE. The Meniere attack：An ischemia/ reperfusion disorder of inner ear sensory tissues[J]. Med Hypotheses, 2013, 81（6）：1108-1115.

[18] Tachibana M, Yamamichi I, Nakae S, et al. The site of involvement of hypertension within the cochlea. A comparative study of normotensive and spontaneously hypertensive rats[J]. Acta Otolaryngol, 1984, 97（3-4）：257-65.

[19] McCormick JG, Harris DT, Hartley CB, et al. Spontaneous genetic hypertension in the rat and its relationship to reduced ac cochlear potentials：Implications for preservation of human hearing[J]. Proc Natl Acad Sci USA, 1982, 79（8）：2668-2672.

[20] Ikeda K, Morizono T. Electrochemical profiles for monovalent ions in the stria vascularis：Cellular model of ion transport mechanisms[J]. Hear Res, 1989, 39（3）：279-286.

[21] Nin F, Hibino H, Doi K, et al. The endocochlear potential depends on two K^+ diffusion potentials and an electrical barrier in the stria vascularis of the inner ear[J]. Proc Natl Acad Sci USA, 2008, 105：1751-1756.

[22] Rarey KE, Ma YL, Gerhardt KJ, et al. Correlative evidence of hypertension and altered cochlear microhomeostasis：Electrophysiological changes in the spontaneously hypertensive rat[J]. Hear Res, 1996, 102（1-2）：63-69.

[23] Mosnier I, Teixeira M, Loiseau A. Effect of acute and chronic hypertension on the labyrinthine barriers in rat[J]. Hear Res, 2001, 151（1-2）：227-236.

[24] Oh IH, Lee JH, Park DC, et al. Hearing loss as a function of aging and diabetes mellitus：A cross sectional study[J]. Plos One, 2014, 9（12）：1-12.

[25] Duck SW, Prazma J, Bennett PS, et al. Interaction between hypertension and diabetes mellitus in the pathogenesis of sensorineural hearing loss[J]. Laryngoscope, 1997, 107（12 Pt 1）：1596-1605.

[26] Meneses-Barriviera CL, Bazoni JA, Doi MY, et al. Probable association of hearing loss, hypertension and diabetes mellitus in the elderly[J]. Int Arch Otorhinol-

aryngol，2018，2（4）：337-341.

[27] Li W，Yi G，Chen Z，et al. Association of occupational noise exposure，bilateral hearing loss with hypertension among Chinese workers[J]. J Hypertens，2021，39（4）：643-650.

[28] Umesawa M，Sairenchi T，Haruyama Y，et al. Association between hypertension and hearing impairment in health check-ups among Japanese workers：A cross-sectional study[J]. BMJ Open，2019，9（4）：e028392.

[29] 金桂英. 老年性耳聋与糖尿病、高血压的相关性探析[J]. 心血管病防治知识，2015，10：30-31.

[30] 邢奋丽，滕支盼，唐辉. 糖尿病与高血压对老年性聋患者听觉功能影响[J]. 临床军医杂志，2016，44（11）：1181-1183.

[31] Gates GA，Cobb JL，D'Agostinho RB，et al. The relation of hearing in the elderly to the presence of cardiovascular disease and cardiovascular risk factors[J]. Arch Otolaryngol Head Neck Surg，1993，119（2）：156-161.

[32] Yang P，Ma W，Zheng Y，et al. A systematic review and meta-analysis on the association between hypertension and tinnitus[J]. Int J Hypertens，2015：583493.

[33] Figueiredo RR，de Azevedo AA，Penido Nde O. Tinnitus and arterial hypertension：A systematic review[J]. Eur Arch Otorhinolaryngol，2015，272（11）：3089-3094.

[34] Pirodda A. Antihypertensive drug and inner ear perfusion：A n otologist's point of view[J]. Pharmaceuticals（Basel），2009，2（2）：44-48.

[35] Borghi C，Brandolini C，Prandin MG，et al. Prevalence of tinnitus in patients with hypertension and the impact of different anti-hypertensive drugs on the incidence of tinnitus：A prospective，single-blind，observational study[J]. Curr Ther Res Clin Exp，2005，66（5）：420-432.

[36] Joo Y，Cruickshanks KJ，Klein BE，et al. The contribution of ototoxic medications to hearing loss among older adults[J]. J Gerontol A Biol Sci Med Sci，2020，75：561-566.

[37] Reed NS，Huddle MG，Betz J，et al. Association of midlife hypertension with late-life hearing loss[J]. Otolaryngol Head Neck Surg，2019，161（6）：996-1003.

[38] Nawaz MU，Vinayak S，Rivera E，et al. Association between hypertension and hearing loss[J]. Cureus，2021，13（9）：e18025.

[39] Kemp DT. Otoacoustic emissions，their origin in cochlear function, and use[J]. Br Med Bull，2002，63（1）：223-241.

[40] Bao M，Song Y，Cai J，et al. Blood pressure variability is associated with hearing and hearing loss：A population-based study in males[J]. Int J Hypertens，2019：9891025.

[41] Sonmez Uydes-Dogan B，Topal G，Takir S，et al. Relaxant effects of pravastatin，atorvastatin and cerivastatin on isolated rat aortic rings[J]. Life Sci，2005，76：1771-1786.

[42] Strehlow K，Wassmann S，Bohm M，et al. Angiotensin AT_1 receptor over-expression in hypercholesterolaemia[J]. Ann Med，2000，32：386-389.

[43] Borghi C，Modugno GC，Pirodda A. Possible role of HMG-CoA reductase inhibitors for the treatment of sudden sensorineural hearing loss（SSHL）[J]. Med Hypotheses，2002，58：399-402.

[44] Schiffrin EL，Park JB，Intengan HD，et al. Correction of arterial structure and endothelial dysfunction in human essential hypertension by the angiotensin receptor antagonist losartan[J]. Circulation，2000，101：1653-1659.

[45] 石青霞，马群，赵晶晶，等. 耳鸣的个体化声治疗[J]. 中华耳科学杂志，2021，19（4）：679-682.

[46] 中华医学会内分泌学分会，中华中医药学会糖尿病分会，中国医师协会外科医师分会肥胖和糖尿病外科医师委员会，等. 基于临床的肥胖症多学科诊疗共识（2021 年版）[J]. 中华内分泌代谢杂志，2021，37（11）：959-972.

[47] Hall ME，Cohen JB，Ard JD，et al. weight-loss strategies for prevention and treatment of hypertension：A scientific statement from the American Heart Association[J]. Hypertension，2021. 78（5）：e38-e50.

[48] Doll S，Paccaud F，Bovet P，et al. Body mass index，abdominal adiposity and blood pressure：Consistency of their association across developing and developed countries[J]. Int J Obes Relat Metab Disord，2002，26（1）：48-57.

[49] Chang AR，Grams ME，Ballew SH，et al. Adiposity and risk of decline in glomerular filtration rate：Meta-analysis of individual participant data in a global consortium[J]. BMJ，2019，364：k5301.

[50] Jensen MD，Ryan DH，Apovian CM，et al. 2013 AHA/ACC/TOS guideline for the management of overweight and obesity in adults：A report of the American College of Cardiology/American Heart Association Task Force on Practice Guidelines and The Obesity Society. Circulation[J]. Circulation，2014，129（25 Suppl 2）：S102-S138.

[51] Dai X，Wang H，Fang N. Prevalence and clinical characteristics of pseudohypertension in elderly patients prepared for coronary artery angiography[J]. Medicine（Baltimore），2017，96（48）：e8386.

[52] Wright JC，Looney SW. Prevalence of positive Osler's manoeuver in 3387 persons screened for the Systolic Hypertension in the Elderly Program（SHEP）[J]. J Hum Hypertens，1997，11（5）：285-289.

[53] 戴茜茜，汪海娅. 假性高血压的研究进展[J]. 上海交通大学学报（医学版），2015，35（3）：450-453.

[54] Belmin J，Visintin JM，Salvatore R，et al. Osler's maneuver：absence of usefulness for the detection of pseudohypertension in an elderly population[J]. Am J Med，1995，98（1）：42-49.

[55] 康美华，许毅，邹润梅，等. 中国人直立性高血压的年龄和性别差异—单中心研究[J]. 中南大学学报（医学版），2016，41（8）：783-788.

[56] Jordan J，Ricci F，Hoffmann F，et al. Orthostatic hypertension：Critical appraisal of an overlooked condition[J]. Hypertension，2020，75（5）：1151-1158.

[57] 华琦，范利，李静，等. 高龄老年人血压管理中国专家共识[J]. 中华高血压杂志，2015，23（12）：1127-1134.

[58] 王建枝，钱睿哲. 病理生理学. 9 版[M]. 北京：人民卫生出版社，2020：226-228.

[59] Cohen L，Guillevin L，Meyrier A，et al. [Malignant arterial hypertension in periarteritis nodosa. Incidence，clinicobiologic parameters and prognosis based on a series of 165 cases][J]. Arch Mal Coeur Vaiss，1986，79（6）：773-778.

[60] Klatsky AL，Friedman GD，Siegelaub AB，et al. Alcohol consumption and blood pressure. Kaiser-Permanente multiphasic health examination data[J]. N Engl J Med，1977，296（21）：1194-1200.

[61] Ascherio A，Rimm EB，Giovannucci EL，et al. A prospective study of nutritional factors and hypertension among US men[J]. Circulation，1992，86（5）：1475-1484.

[62] Potter JF，Beevers DG. Pressor effect of alcohol in hypertension[J]. Lancet，1984，1（8369）：119-122.

[63] Krousel-Wood MA，Muntner P，He J，et al. Primary prevention of essential hypertension[J]. Med Clin North Am，2004，88（1）：223-238.

[64] Andersen UO，Henriksen JH，Jensen G. Sources of measurement variation in blood pressure in large-scale epidemiological surveys with follow-up[J]. Blood Press，2002，11（6）：357-365.

[65] Henriksen JH，Bendtsen F，Sorensen TI，et al. Reduced central blood volume in cirrhosis[J]. Gastroenterology，1989，97（6）：1506-1513.

[66] Henriksen JH，Fuglsang S，Bendtsen F，et al. Arterial compliance in patients with cirrhosis：Stroke volume-pulse pressure ratio as simplified index[J]. Am J Physiol Gastrointest Liver Physiol，2001，280（4）：G584-G594.

[67] Moller S，Henriksen JH，Bendtsen F. Central and noncentral blood volumes in cirrhosis：Relationship to anthropometrics and gender[J]. Am J Physiol Gastrointest Liver Physiol，2003，284（6）：G970-G979.

[68] Schrier RW，Arroyo V，Bernardi M，et al. Peripheral arterial vasodilation hypothesis：A proposal for the initiation of renal sodium and water retention in cirrhosis[J]. Hepatology，1988，8（5）：1151-1157.

[69] Groszmann RJ. Vasodilatation and hyperdynamic circulatory state in chronic liver disease. In Portal Hypertension. Pathophysiology and Treatment[M]. Edited by Bosch J，Groszmann RJ. Oxford：Blackwell，1994：17-26.

[70] Gentilini P，Romanelli RG，Laffi G，et al. Cardiovascular and renal function in normotensive and hypertensive patients with compensated cirrhosis：Effects of posture[J]. J Hepatol，1999，30（4）：632-638.

[71] Veglio F，Pinna G，Melchio R，et al. Hormonal aspects of the relation of liver cirrhosis to essential hypertension[J]. Clin Exp Hypertens A，1992，14（5）：889-903.

[72] Moller S，Wiinberg N，Hernriksen JH. Noninvasive 24-hour ambulatory arterial blood pressure monitoring in cirrhosis[J]. Hepatology，1995，22（1）：88-95.

[73] Arroyo V，Gines P，Jimenez W，et al. Ascites，renal failure，and electrolyte disorders in cirrhosis. Pathogenesis，diagnosis，and treatment. In Oxford Textbook of Clinical Hepatology[M]. Edited by McIntyre N，Benhamou JP，Bircher J，et al. Oxford：Oxford University Press，1991：427-470.

[74] 韩涛，聂彩云. 肝硬化腹水发病机制研究现状[J]. 实用肝脏病杂志，2016，17（4）：340-344.

[75] Schrier RW. Renin-angiotensin in preascitic cirrhosis：Evidence for primary peripheral arterial vasodilation[J]. Gastroenterology，1998，115（2）：489-491.

[76] Brinch K，Moller S，Bendtsen F，et al. Plasma volume expansion by albumin in cirrhosis. Relation to blood volume distribution，arterial compliance and severity of disease[J]. J Hepatol，2003，39（1）：24-31.

[77] Yoshiji H，Noguchi R，Ikenaka Y，et al. Renin-angiotensin system inhibitors as therapeutic alternatives in the treatment of chronic liver diseases[J]. Curr Med Chem，2007，14（26）：2749-2754.

[78] Yuan Y，Naito H，Kitamori K，et al. The antihypertensive agent hydralazine reduced extracellular matrix synthesis and liver fibrosis in nonalcoholic steatohepatitis exacerbated by hypertension[J]. PLoS One，2020，15（12）：e243846.

[79] 葛均波，徐永健. 内科学. 9 版[M]. 北京：人民卫生出版社，2020：536-540.

[80] Pahor M，Guralnik JM，Furberg CD，et al. Risk of gastrointestinal haemorrhage with calcium antagonists in hypertensive persons over 67 years old[J]. Lancet，1996，347（9008）：1061-1065.

[81] Kizer JR，Kimmel SE. Epidemiologic review of the calcium channel blocker drugs. An up-to-date perspective on the proposed hazards[J]. Arch Intern Med，2001，161（9）：1145-1158.

[82] Zucker ML, Budd SE, Dollar LE, et al. Effect of diltiazem and low-dose aspirin on platelet aggregation and ATP release induced by paired agonists[J]. Thromb Haemost, 1993, 70: 332-335.

[83] L-Lacoste L, Lam JY, Hung J, et al. Oral verapamil inhibits platelet thrombus formation in humans[J]. Circulation, 1994, 89: 630-634.

[84] Allhat Officers and Coordinators for the Allhat Collaborative Research Group. The antihypertensive and lipid-lowering treatment to prevent heart attack trial. Major outcomes in high-risk hypertensive patients randomized to angiotensin-converting enzyme inhibitor or calcium channel blocker vs diuretic: The antihypertensive and lipid-lowering treatment to prevent heart attack trial (ALLHAT) [J]. JAMA, 2002, 288 (23): 2981-2997.

[85] Azizi M, Rousseau A, Ezan E, et al. Acute angiotens-inconverting enzyme inhibition increases the plasma levels of the natural stem cell regulator N-acetyl-seryl-aspartyl-lysylproline[J]. J Clin Invest, 1996, 97: 839-844.

[86] van der Meer P, Lipsic E, Westenbrink BD, et al. Levels of hematopoiesis inhibitor N-acetyl-seryl-aspartyl-lysylproline partially explain the occurrence of anemia in heart failure[J]. Circulation, 2005, 112: 1743-1747.

[87] Loftus TJ, Rosenthal MD, Croft CA, et al. The effects of beta blockade and clonidine on persistent injury-associated anemia[J]. J Surg Res, 2018, 230: 175-180.

[88] Shalev O, Mosseri M, Ariel I, et al. Methyldopa-induced immune hemolytic anemia and chronic active hepatitis[J]. Arch Intern Med, 1983, 143: 592-593.

第72章

肺动脉高压

肺动脉高压（pulmonary hypertension，PH）是肺循环中最危重的一种慢性病变，是由多种病因和发病机制导致的以肺血管阻力持续性增高为特征的病理生理综合征，随病情的发展，常会引起右心衰竭和死亡。随着对肺动脉高压发病机制认识的不断深入，肺动脉高压的诊治技术得到了较大提高，靶向药物、手术、介入等治疗方法的应用使患者的生命质量明显提高，患者的寿命进一步延长。本章就肺动脉高压的分类及动脉型肺动脉高压（pulmonary artery hypertension，PAH）的发病机制、诊断和治疗方面的进展进行重点介绍。

第一节 基础理论

一、定义与分类

长期以来，PH 被定义为在海平面静息状态下右心导管测量的肺动脉平均压（mean pulmonary artery pressure，mPAP）≥25mmHg。2018 年 WHO 第 6 届肺动脉高压论坛提出将 PH 定义修改为 mPAP ＞20mmHg[1, 2]。健康人群的 mPAP 为（14±3）mmHg，因而超过 20mmHg 即应诊断为肺动脉高压。长期以来，mPAP 在 21～24mmHg 被认为是 PH 的灰区，其临床意义不明。随着循证医学证据的不断增加，发现对于合并结缔组织疾病患者，即使 mPAP 在 21～24mmHg，仍预示其预后不佳。而对于 mPAP 在 21～24mmHg 的慢性血栓栓塞性疾病（chronic thromboembolic disease，CTED）患者，对其进行早期干预会明显改善患者的预后。

PAH 是以肺动脉病变为特征的肺动脉高压，除了上述 PH 的诊断标准之外，尚包括肺动脉楔压（pulmonary artery wedge pressure，PAWP）或左心室舒张末期压或左心房压≤15mmHg，肺血管阻力（pulmonary vascular resistance，PVR）＞3 Wood Units

（1WU=80dyn·s/cm^5）。在 PAH 中，其中一型为特发性肺动脉高压，即原因不明的肺动脉高压，其预后差，也是临床需要特别关注的一类少见病。2021 年，中华医学会呼吸病学分会参照 WHO 第 6 届肺动脉高压论坛与 2018 年欧洲心脏病学会（ESC）/欧洲呼吸学会（ERS）对肺动脉高压的分类进行了中文命名及分类，见表 5-72-1。

表 5-72-1　肺动脉高压的命名和分类[3]

1. 动脉型肺动脉高压
　　1.1 特发性肺动脉高压
　　1.2 遗传性肺动脉高压
　　1.3 药物和毒物相关肺动脉高压
　　1.4 疾病相关的肺动脉高压
　　　　1.4.1 结缔组织病
　　　　1.4.2 HIV 感染
　　　　1.4.3 门静脉高压
　　　　1.4.4 先天性心脏病
　　　　1.4.5 血吸虫病
　　1.5 对钙拮抗剂长期有效的肺动脉高压
　　1.6 具有明显肺静脉/肺毛细血管受累（肺静脉闭塞症/肺毛细血管瘤病）的肺动脉高压
　　1.7 新生儿持续性肺动脉高压
2. 左心疾病所致肺动脉高压
　　2.1 射血分数保留的心力衰竭
　　2.2 射血分数降低的心力衰竭
　　2.3 瓣膜性心脏病
　　2.4 导致毛细血管后肺动脉高压的先天性/获得性心血管病
3. 肺部疾病和（或）低氧所致肺动脉高压
　　3.1 阻塞性肺疾病
　　3.2 限制性肺疾病
　　3.3 其他阻塞性和限制性并存的肺疾病
　　3.4 非肺部疾病导致的低氧血症
　　3.5 肺发育障碍性疾病
4. 慢性血栓栓塞性肺动脉高压和（或）其他肺动脉阻塞性病变所致肺动脉高压
　　4.1 慢性血栓栓塞性肺动脉高压
　　4.2 其他肺动脉阻塞性疾病：肺动脉肉瘤或血管肉瘤等恶性肿瘤、肺血管炎、先天性肺动脉狭窄、寄生虫病（包虫病）
5. 未明和（或）多因素所致肺动脉高压
　　5.1 血液系统疾病（如慢性溶血性贫血、骨髓增殖性疾病）
　　5.2 系统性和代谢性疾病（如结节病、戈谢病、糖原贮积症）
　　5.3 复杂性先天性心脏病
　　5.4 其他（如纤维性纵隔炎）

二、流行病学与发病机制

（一）流行病学

成人 PAH 人群患病率约 15/100 万，而其中特发性肺动脉高压（idiopathic pulmonary arterial hypertension，IPAH）为一种少见病，在非选择性尸检中的检出率为 1.3‰,注册登记研究报道 IPAH 最低患病率约为 5.9/100 万[4]。种族间的发病率无明显差别。IPAH 可发生于任何年龄，多见于 20～30 岁，而做出明确诊断的平均年龄约为 36 岁，近年的注册登记研究发现，IPAH 中的中老年人有增多趋势。女性患者较男性多见，发病率之比为（1.7～3.5）∶1。在 PAH 中，遗传性肺动脉高压占 6%～10%。

在注册登记研究中，特发性、遗传性和药物相关性肺动脉高压约占 PAH 的一半。严重慢性左心衰竭患者中有 60% 会发生肺动脉高压，而严重的间质性肺疾病或阻塞性肺疾病患者常罹患轻度肺动脉高压。目前尚无关于我国慢性血栓栓塞性肺动脉高压（chronic thromboembolic pulmonary hypertension，CTEPH）发病率的确切统计资料。

根据美国国立卫生研究院（NIH）对 194 例 IPAH 患者的统计，在无特异性治疗方法的年代，IPAH 患者估计平均生存期仅为 2.8 年，1 年、3 年和 5 年的生存率分别为 68%、48% 和 34%。大部分患者最终死亡的原因是右心衰竭，而突发死亡人数占总死亡人数的 7%。随着肺动脉高压靶向治疗药物的使用，患者的寿命明显延长，有研究发现，在现有治疗方案下，IPAH、遗传性肺动脉高压及减肥药相关的肺动脉高压的预期 1 年、2 年和 3 年的生存率分别增至 85.7%、69.6% 和 54.9%[2]。日本研究者通过靶向药物的联合治疗，可以将 IPAH 患者的 5 年生存率提高到 96%，10 年生存率也可达到 78%。我国的研究数据表明，随着靶向药物的使用，IPAH 患者的生存率也明显提高，基本可达到发达国家的水平。

（二）发病机制

肺动脉高压的发生机制非常复杂，涉及细胞、体液介质和分子遗传等多个途径，常常不能以单一的机制来解释。血管收缩、血管重构和原位血栓形成是肺动脉高压发生发展的重要病理生理学基础，内皮细胞、平滑肌细胞、成纤维细胞和血小板等参与其中，血管收缩因子和血管舒张因子、促增殖因子和抑制增殖因子、促凝物质和抗凝物质等多种血管活性物质的失衡促进其发生、发展，而近年来遗传因素在肺动脉高压发病机制中的作用受到了广泛关注。

1. 肺动脉高压形成的细胞学机制 一般认为肺微小动脉内皮损伤是 IPAH 的起始环节，内皮受损功能失调，血管活性物质及细胞因子产生异常，直接作用于血管平滑肌，早期肺血管收缩，后期肺血管壁发生病理改变，导致肺动脉高压。

内皮损伤破坏了内皮的屏障作用及内皮细胞和平滑肌细胞之间的肌-内皮连接，也破坏了血管内皮舒张因子和收缩因子之间的平衡，以及内皮细胞对平滑肌细胞的调节作用，从而促使肺血管平滑肌细胞增殖，引起肺血管重构。内皮损伤不仅可引起增殖和凋亡失衡，还可影响凝血过程。

肺动脉高压时，肺动脉中膜平滑肌细胞发生表型转化，由静止状态的收缩表型转化为增殖状态的合成表型，导致平滑肌细胞增生、肥大，使中膜肥厚。另外，在正常情况下，基本无发育的平滑肌前体细胞分化为新的平滑肌细胞，部分肌型动脉及无肌型动脉发生肌化，形成新的肌型动脉[5]。肺动脉平滑肌细胞还可以合成和分泌多种血管活性物质，调节肺血管的重构和肺动脉高压的形成。

血管外膜成纤维细胞增殖及结缔组织异常沉积等细胞外基质的改变是肺血管重构的重要组成部分。动物实验表明，随着肺动脉高压的形成，大鼠肺动脉中胶原含量升高，Ⅰ、Ⅲ型胶原蛋白及前胶原 mRNA 的表达也明显增加。还有研究显示低氧诱导的大鼠肺动脉高压模型中弹性蛋白酶活性明显增高，导致弹性蛋白的变化，也参与了肺动脉高压的发生。

2. 肺动脉高压形成的分子机制 肺动脉高压组织学特征为内皮和平滑肌细胞增殖、中膜增厚和原位血栓形成。在肺动脉高压的发病过程中，局部产生的血管舒张和血管收缩物质之间的不平衡导致肺血管阻力增高起着重要的作用。

（1）前列环素：前列环素最初是从兔或猪的主动脉中分离出来的，是前列腺素的一种，具有抑制血小板聚集和舒张肺循环的作用。目前已证明在重度肺动脉高压患者中前列环素合酶的表达降低，也有报道在肺动脉高压患者的尿中缩血管物质血栓素的代谢产物增多，说明血管舒张/细胞生长抑制因子和血管收缩/细胞生长促进因子之间的不平衡是肺动脉高压产生的原因之一。

（2）一氧化氮（NO）：内源性 NO 的生物利用度降低在肺动脉高压的发病中起着重要的作用。目前认为 NO 是一种重要的血管舒张因子，同时也具有抑制血小板聚集和抑制血管平滑肌细胞增殖的作用。动物实验表明，NO 还可介导对低氧性肺动脉高压的保护作用，下调内皮素-1（ET-1）的产生，并且在血管发生、内皮细胞寿命及活化骨髓祖细胞方面具有积极的促进作用。

（3）ET：肺动脉高压患者的血浆 ET-1 水平明显增高。ET-1 是由血管内皮细胞分泌的一种小肽类物质，是强力的缩血管物质并具有促进平滑肌细胞有丝分裂的作用。肺是 ET 产生和清除的主要部位。ET-1 通过两种不同的 G 蛋白受体进行信号转导，即 ET_A 和 ET_B。ET_A 的活化可以使血管收缩，而 ET_B 随细胞类型的不同产生不同的作用，作用于平滑肌细胞可引起血管收缩，而作用于内皮细胞则可导致血管舒张。

（4）血管内皮生长因子：20 世纪 80 年代末至 90 年代初发现了血管内皮生长因子（VEGF），VEGF 不仅在保持肺的形态、生长、调节肺动脉结构和保持肺泡完整性方面发挥着重要作用，而且对肺血管内皮细胞的生存和死亡也起着关键作用。正常内皮细胞并不能特异性地分泌 VEGF，但是肺动脉高压患者的内皮细胞却可以表达 VEGF，且血小板 VEGF 水平也升高。动物实验表明，VEGF 水平的增加可以改善低氧性肺动脉高压鼠的肺动脉血流动力学状态，而 VEGF 受体阻滞剂可以使内皮细胞增生，增生的内皮细胞堵塞血管腔，导致毛细血管前小肺动脉闭塞，最后形成严重的肺动脉高压。

（5）5-羟色胺：肺动脉高压患者血液中 5-羟色胺（5-HT）的水平明显升高。5-HT 和乙酰胆碱是改变肺血管张力的分子，5-HT 可以使肺血管收缩和平滑肌细胞增殖。研究表明，低氧刺激可以显著增加肺动脉平滑肌细胞中 5-HT 转运体的表达，5-HT 转运体基因的缺失对低氧诱导的小鼠低氧性肺动脉高压有明显的保护作用。IPAH 患者 5-HT 转运体具有多态性，使培养的肺动脉平滑肌细胞对 5-HT 的促增殖作用更为敏感。

（6）其他：血小板源性生长因子（PDGF）、表皮生长因子（EGF）、成纤维细胞生长因子（FGF）和 c-kit 受体是酪氨酸激酶受体（RTK）通路上重要的 4 个因子。有研究发现，这 4 个因子在 IPAH 中的异常表达或高表达可以促进平滑肌细胞和内皮细胞的增殖，而酪氨酸激酶阻滞剂在动物实验中已被证实可降低肺动脉高压。

三、肺动脉高压形成的遗传学机制

1954 年 Dresdale 首次报道了一个家族性肺动脉高压的家系，随后美国和欧洲对家族中有两名及以上肺动脉高压患者的家系陆续进行了报道。研究表明，遗传性肺动脉高压为常染色体显性遗传，女性与男性遗传比率为 2∶1，具有遗传变异大、不完全外显的特点，基因定位于第 2 号染色体的长臂 q31—q32 上。NIH 特发性肺动脉高压注册登记研究表明，特发性肺动脉高压中有 6% 的患者有家族史。

编码骨形成蛋白受体-2（bone morphogenetic protein receptor 2，BMPR2）的基因发生异形接合体突变是遗传性肺动脉高压的基础。BMPR2 是转化生长因子-β（TGF-β）家族的一个成员，目前认为 TGF-β 具有调控组织修复、结缔组织生长、细胞因子（包括 ET）生成、离子通道表达及血管形成等重要作用，而 BMP 主要调控对胚胎发育、组织稳态等起关键作用的细胞功能，并可抑制血管平滑肌细胞增殖，诱导其凋亡。其 II 型受体是 I 型受体的激活剂，二者结合在一起形成受体复合物，共同作用于一系列底物来调控基因转录，维持血管稳态。已证明在 70% 遗传性肺动脉高压患者中存在 BMPR2 的基因突变。BMPR2 基因突变与肺血管平滑肌细胞增殖有直接的关联。随着研究的深入，目前还发现其他基因如 CAV1、KCNK3、EIF2AK4 也参与遗传性肺动脉高压的发病过程[6, 7]。

第二节　肺动脉高压临床表现与辅助检查

一、临 床 表 现

（一）症状

大多数肺动脉高压患者以活动性呼吸困难为首发症状，预示着对运动时肺血流的增加无代偿能力，但是由于呼吸困难的非特异性，通常不会引起足够的重视，所以肺动脉高压的诊断常被延误。研究表明，肺动脉高压患者常常在症状出现后 2 年多才做出明确诊断。其他的表现和症状包括：①劳力性胸痛，为右心室缺血所致。②头晕或晕厥、乏力。③水肿的出现则往往表明存在严重的右心功能不全。④雷诺现象在特发性肺动脉高压患者中的发生率约为 10%，几乎均发生于女性患者，此症状的出现提示预后不良。⑤由于扩张的肺动脉压迫喉返神经，引起声音嘶哑（Ortner 综合征）；个别患者出现咯血。

（二）体征

肺动脉高压的体征均与右心室负荷增加相关。颈静脉充盈或怒张，有时可见颈静脉搏动是由右心室顺应性差及三尖瓣反流所致。有严重右心室肥厚的患者可沿胸骨左缘触及抬举性搏动，在胸骨左侧第二肋间区即肺动脉流出道的前方可触及膨出。最常见的体征是肺动脉瓣区第二心音（P2）亢进和右心室第四心音奔马律。当发生右心室功能失代偿和右心衰竭时，静脉压力升高，肺动脉瓣膜环或右心室流出道扩张，可于胸骨左缘第 3~4 肋间听到一个柔和低调的收缩期杂音，即肺动脉瓣反流的 Graham Steell 杂音。

二、辅 助 检 查

对肺动脉高压患者进行辅助检查的目的是排除肺动脉高压的继发性因素并判断疾病的严重程度。

（一）实验室检查

1. 血液学检查　除常规检查外，还应包括肝功能和 HIV 抗体检测、免疫学检查及甲状腺功能检查，以除外肝硬化、HIV 感染、隐匿的结缔组织病和甲状腺功能异常。IPAH 患者中 40%有血清学异常，通常为抗核抗体阳性，但滴定度低，没有特异性。

评估疾病严重程度，通常进行脑钠肽（BNP）或 N 端脑钠肽前体（NT-proBNP）、心肌肌钙蛋白等检查。

2. 动脉血气分析 几乎所有肺动脉高压患者均存在呼吸性碱中毒，由于通气/灌注不匹配可使多数患者有轻至中度低氧血症，而重度低氧血症多与心排血量明显下降、合并肺动脉血栓（包括多发性肺细小动脉原位血栓形成）或卵圆孔开放导致心内右向左分流有关。

（二）影像学检查

1. 胸部 X 线检查 该检查对于明确肺动脉高压的病因如肺实质性病变或左心病变很有帮助，并可提示肺动脉高压，但不能准确反映肺动脉高压的严重程度。提示肺动脉高压的 X 线征象：①右下肺动脉增宽，横径≥15mm；②肺动脉段突出，横径≥3mm；③近端肺动脉扩张与外围分支纤细形成鲜明的对比；④右心房、右心室扩大；⑤心胸比例增大，见图 5-72-1。

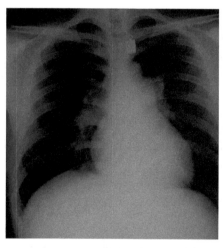

图 5-72-1　肺动脉高压 X 线胸片表现

2. 心电图 心电图检查不能直接反映肺动脉压升高，只能提示右心增大或肥厚劳损。通常显示电轴右偏及顺钟向转位等。此外，Ⅱ、Ⅲ、aVF

和右胸前导联 ST-T 改变也较为常见。心电图的改变特异度较高，但对于早期肺动脉高压患者的判断价值不大，且对于评价疾病的严重性或预后没有帮助。

3. 超声心动图检查 在怀疑可能存在肺动脉高压的患者中，超声心动图检查为首要的筛查工具。除了可以提示肺动脉高压的可能性外，超声心动图还可帮助除外先天性心脏病和引起肺动脉高压的毛细血管后性原因，如二尖瓣病变或左心室功能障碍。

根据超声心动图检查提示的三尖瓣反流峰值流速和其他提示肺动脉高压的征象，可以将患者分为低度、中度和高度可能性的肺动脉高压，见表 5-72-2、表 5-72-3。

表 5-72-2　超声心动图评估肺动脉高压的可能性

三尖瓣反流峰值流速（m/s）	其他提示肺动脉高压的征象	肺动脉高压可能性
≤2.8 或者不能测量到	没有	低度可能
≤2.8 或者不能测量到	有	中度可能
2.9～3.4	没有	中度可能
2.9～3.4	有	高度可能
>3.4	不需要	高度可能

表 5-72-3　其他提示肺动脉高压的征象

心室征象	肺动脉征象	下腔静脉和右心房征象
右心室/左心室基底内径>1.0	右心室流出道加速时间<105ms，收缩中期切迹	下腔静脉直径>21mm，同时吸气塌陷率减低（深吸气时塌陷率<50%或平静呼吸时塌陷率 < 20%）
室间隔平坦（左心室偏心指数>1.1）	舒张早期肺动脉反流速度>2.2m/s	右心房面积（收缩末）>18cm²
	肺动脉直径>25mm	

注：以上三类征象中同时具备两类，则具有提示肺动脉高压的征象。

4. 肺通气/灌注扫描 肺通气/灌注扫描可以用来除外 CTEPH。CTEPH 典型的肺通气/灌注扫描征象为至少一个肺段的灌注缺损，与通气显像不匹配，见图 5-72-2。但灌注缺损也可能是肺动脉肉瘤、肺动脉炎、肺血管受压等疾病所致，需要进一步进行鉴别。

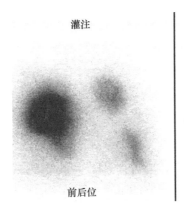
灌注
前后位

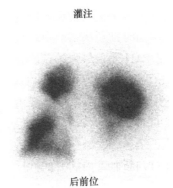
灌注
后前位

图 5-72-2 慢性血栓栓塞性肺动脉高压的肺灌注扫描图

男性，45 岁，肺血栓栓塞症病史 5 年，诊断为 CTEPH，肺灌注扫描示双肺多发灌注缺损

5. 胸部 CT 和肺动脉断层扫描造影（CTPA）可以提示肺动脉高压的病因，如严重的气道或肺实质病变。CTEPH 在 CTPA 上可表现为右心房室扩大（图 5-72-3），CTPA 显示主动脉肺动脉窗明显扩张（图 5-72-4），肺动脉及其分支可见附壁充盈缺损、完全闭塞或缺支。肺实质异常包括肺梗死病灶和马赛克灌注（图 5-72-5）。另外，CTPA 可帮助鉴别导致肺灌注缺损的原因，如大动脉炎、外压性肺动脉狭窄等（图 5-72-6）。

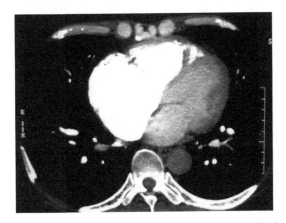

图 5-72-3 CTPA 在心脏四腔心层面显示右心房室扩大

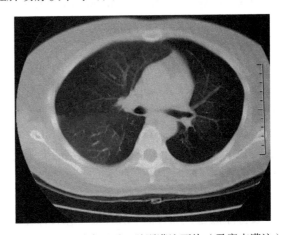

图 5-72-5 CT 肺窗显示双肺野灌注不均（马赛克灌注）

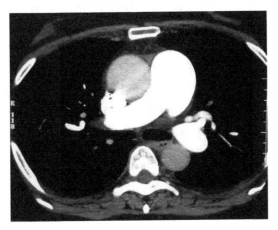

图 5-72-4 CTPA 显示主肺动脉明显扩张

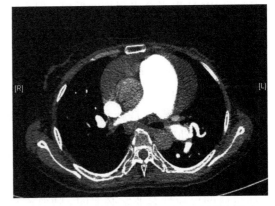

图 5-72-6 CT 显示右主肺动脉"鼠尾样"狭窄

6. 心脏磁共振（CMI） 是评价右心大小、形态和功能较为准确的方法，还可以帮助计算右心排血量、射血分数，以及右心收缩末和舒张末容积。研究表明，CMI 对右心功能的评估与右心导管检查（right heart catheterization，RHC）相比具有较高的

一致性，且 CMR 具有无创、可重复的特点，因而可作为 PAH 患者基线和随访时判断病情严重程度的方法。右心室射血分数是 PAH 死亡最强的预测指标，右心室舒张末期容积、收缩末期容积和右心室质量也对疾病进展有重要的预测意义[8]。增强的 CMI 对于一些不能应用 CTPA 诊断的肺动脉阻塞性疾病患者如孕妇、肾功能不全患者、碘造影剂过敏患者等有较大帮助，另外对判断血管内病变的性质也有一定的价值。

（三）其他辅助检查

1. 肺功能检查 可以用来除外肺实质或气道病变。半数以上 IPAH 患者表现为第 1 秒用力呼气容积（forced expiratory volume in one second，FEV$_1$）和用力肺活量（forced vital capacity，FVC）的轻度降低或弥散量轻至中度减低，弥散量低于预计值的 45%～55% 往往预示着肺动脉高压进行性加重。

2. 心肺运动试验 可以用来监测对治疗的反应性，并可通过最大耗氧量的降低和过度通气反应提示运动受限的程度。右心导管检查和 6min 步行试验可以为血流动力学变化和预测存活期限提供有用的信息。

3. 多导睡眠呼吸监测 10%～20% 的阻塞性睡眠呼吸暂停低通气综合征（OSAHS）患者存在肺动脉高压，所以有白天嗜睡的患者应行多导睡眠监测。75% 的 IPAH 患者会出现夜间低氧，但无睡眠呼吸障碍。因为低氧是导致肺血管收缩的主要原因，所以对于所有存在不能解释的肺动脉高压的患者，均应进行血氧饱和度的评价，包括睡眠和运动时的血氧饱和度。

4. 右心导管检查 是肺动脉高压的确诊方法，也是评价肺动脉高压类型及严重程度的检查手段之一。对于 PAH 患者，全面评价右心和左心的血流动力学、分流的存在，以及血管对药物和运动负荷的反应性是非常必要的。肺血流动力学各参数与患者的生存期之间有明显的相关性，所以也可以用于对预后的评估。推荐进行右心漂浮导管检查，心排血量的测定可以用热稀释法，当存在心内及大动脉水平分流及严重的三尖瓣反流时，需使用 Fick 法进行心排血量的测定。

三、诊　　断

（一）诊断与鉴别诊断

肺动脉高压的诊断及鉴别诊断是比较复杂的，诊断流程见图 5-72-7。中华医学会呼吸病学分会肺血管病组发布的《中国肺动脉高压诊断与治疗指南（2021 版）》推荐，肺动脉高压从疑诊（临床及超声心动图筛查）、确诊（血流动力学诊断）、求因（病因诊断）和功能评价（严重程度分层）四个层面进行。对于超声心动图检查为肺动脉高压中度或高度可能性的患者，在除外左心疾病或肺部疾病所致肺动脉高压，V/Q 显像除外 CTEPH 的基础上，需要进一步完善右心导管检查，经导管测得 mPAP ≥25mmHg 时可以诊断肺动脉高压。鉴别肺动脉高压的病因十分重要，对于左心及肺部疾病所致肺动脉高压，如果肺动脉高压不能完全用原发疾病解释，则也需做进一步的病因鉴别。通过全面病因筛查才能明确肺动脉高压类型，而不全面的病因筛查可能会导致类型诊断错误，从而使治疗效果不佳甚至治疗错误。对于 IPAH、遗传性 PAH，以及肺静脉闭塞症/肺毛细血管瘤病（PVOD/PCH）、遗传性出血性毛细血管扩张症（HHT）患者，如有条件，应对患者及其家庭成员进行基因筛查和基因咨询。

（二）严重程度评价

对 PAH 患者进行严重程度评价，有助于根据不同的严重程度制订相应的治疗策略。目前常用的 PAH 严重程度评价指标如下。

1. WHO 功能分级 是根据临床表现判断患者严重程度的一个较为简单的指标（表 5-72-4），分为 Ⅰ～Ⅳ 级，其分级原则与纽约心脏病协会（NYHA）心功能分级相似，但增加了晕厥症状的描述。一般处于 WHO 功能 Ⅰ～Ⅱ 级者预后较好。该功能分级也可以作为评价患者药物治疗是否有效的判断指标。

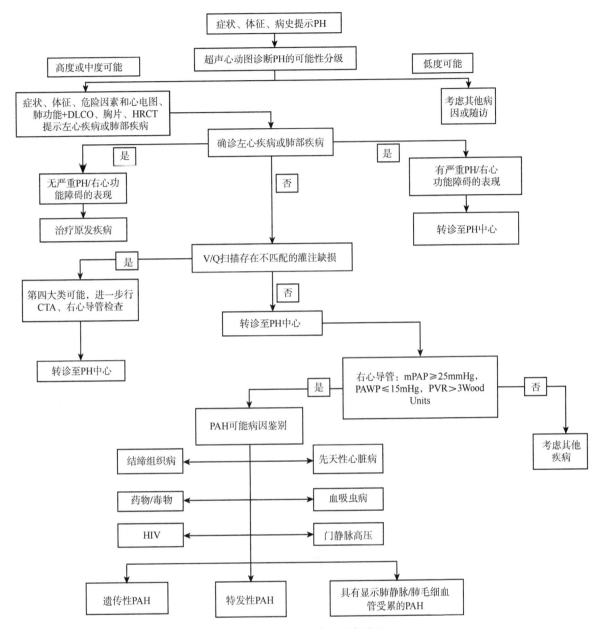

图 5-72-7　肺动脉高压诊断流程

PVR. 肺血管阻力；V/Q. 肺通气/灌注扫描；DLCO. 肺-氧化碳弥散量

表 5-72-4　WHO 功能分级

分级	分级标准
I 级	患者体力活动不受限，日常体力活动不会导致呼吸困难、乏力、胸痛或接近晕厥
II 级	患者体力活动轻度受限，休息时无不适，但日常活动会出现呼吸困难、乏力、胸痛或接近晕厥
III 级	患者体力活动明显受限，休息时无不适，但低于日常活动会出现呼吸困难、乏力、胸痛或接近晕厥
IV 级	患者不能进行任何体力活动。存在右心衰竭征象，休息时可出现呼吸困难和（或）乏力，任何体力活动均可加重症状

2. 6min 步行距离试验　是一个较为简单的预测患者病情严重程度的检查方法。患者在一个长度为 30m 的走廊往返走，计算患者 6min 所行走的距离。研究表明，6min 步行距离与预后有明显的相关性。但是，由于该方法受患者主观因素的影响较大，因而不能准确判断患者的疾病严重程度。

3. 生物标志物　目前，BNP 或 NT-proBNP 被广泛用于患者疾病严重程度的判断。有研究表明，NT-proBNP 与血流动力学指标有较好的相关性，是评价右心功能和预后的较好指标[9]。治疗后如果该指标降低则表明治疗有效。

4. 血流动力学指标 右心房压力、心脏指数和混合静脉血氧饱和度（SvO₂）是反映右心功能和预后的重要指标，这些指标均来源于右心导管检查，因而初次诊断肺动脉高压及治疗过程中出现病情变化时，进行右心导管检查是非常重要的。

PAH 的严重程度是根据患者 1 年内不良预后的发生风险所制订的，仅根据单一的指标不能准确进行危险分层，需要综合多项指标进行判断。在 2018

年 WHO 第 6 届肺动脉高压论坛上，推荐了简化的危险分层方法（表 5-72-5），评价方法如下：A、B、C、D 四个标准至少符合三项低危标准且不具有高危标准为低危；符合两项高危标准，其中包括心脏指数或混合静脉血氧饱和度为高危；不属于低危和高危者为中危。该危险分层临床易于操作，我国相关指南也对此分层进行了推荐。在该危险分层中，低危患者 1 年预期死亡率<5%，中危患者为 5%～10%，高危患者>10%。

表 5-72-5 动脉型肺动脉高压（PAH）危险分层[10]

	预后预测因素	低危	中危	高危
A	WHO 功能分级	Ⅰ、Ⅱ	Ⅲ	Ⅳ
B	6min 步行距离	>440m	165～440m	<165m
C	血浆 NT-proBNP/BNP 水平及 RAP	BNP<50ng/L NT-proBNP<300ng/L 或 RAP<8mmHg	BNP 50～300ng/L，NT-proBNP 300～1400ng/L 或 RAP 8～14mmHg	BNP>300ng/L，NT-proBNP>1400ng/L 或 RAP>14mmHg
D	CI 或 SvO₂	CI≥2.5L/（min·m²）或 SvO₂>65%	CI 2.0～2.4L/（min·m²）或 SvO₂ 为 60%～65%	CI<2.0L/（min·m²）或 SvO₂<60%

注：RAP. 右心房压力；CI. 心脏指数；SvO₂. 混合静脉血氧饱和度。

四、动脉型肺动脉高压的治疗与预后

（一）一般治疗

1. 抗凝治疗 对于特发性肺动脉高压、遗传性肺动脉高压和减肥药物相关性肺动脉高压患者，在没有禁忌证的情况下应考虑抗凝治疗，因为这些患者显微镜下可发现微血栓的发生；另外，有右心衰竭的患者静脉可能发生淤滞，血栓栓塞的危险性增加。抗凝治疗并不能改善患者的症状，但在某些方面延缓了疾病的进程，从而改善了长期预后。研究表明，采用华法林抗凝治疗的患者寿命明显延长，1 年、2 年和 3 年生存率分别为 91%、62% 和 47%，而未用抗凝治疗患者的 1 年、2 年和 3 年生存率分别为 52%、31% 和 31%。目前建议将国际标准化比率（INR）维持在 1.5～2.5。硬皮病、先天性心脏病相关肺动脉高压患者不建议抗凝治疗，因为尚无抗凝有效性的证据，且硬皮病患者抗凝治疗会增加胃肠道出血的危险，先天性心脏病患者咯血的风险性增加。对每一例患者在抗凝治疗前都应该仔细评价抗凝治疗的风险效益比，谨慎使用抗凝治疗[11]。对于由房间隔缺损或卵圆孔未闭所致心内右到左分流的患者，以及有短暂性脑缺血发作或脑梗死患者应

该使用抗凝治疗。对长期静脉输入依前列醇（epoprostenol）的患者，如无禁忌证也应长期抗凝治疗，因为此类患者有发生导管相关性血栓的危险。

2. 利尿治疗 当患者存在右心衰竭、外周水肿或腹水时，需要使用利尿剂减低右心室负荷，但使用时要注意避免右心室负荷的突然降低，从而导致体循环血压下降及肾功能不全。推荐使用螺内酯和醛固酮拮抗剂类利尿剂，使用利尿剂时还要密切监测血清电解质及肾脏功能，以及体重的变化。需要注意的是，使用利尿剂的患者不要随意停药，以免造成右心负荷的增加而使心力衰竭加重。

3. 强心治疗 对肺动脉高压患者使用强心药物治疗尚无广泛的临床研究，目前地高辛主要用于肺动脉高压顽固性右心衰竭的治疗。另外，晚期右心功能不全患者经常并发心房颤动或其他房性心律失常，对此类患者使用地高辛有助于心室率的控制。

4. 氧疗 低氧血症会导致肺血管收缩，所以应使用氧疗以保持血氧饱和度在 90% 以上，尤其应注意低氧患者应该在吸氧条件下进行运动，运动时的血氧饱和度保持在 90% 以上较为安全。

5. 保持电解质平衡 研究发现，43% 的特发

性肺动脉高压、46%的硬皮病合并肺动脉高压、56%的艾森曼格综合征患者伴电解质紊乱，这些电解质紊乱会加重活动耐力减低，可能会影响预后。鉴于此，肺动脉高压患者需要规律监测电解质，积极纠正电解质平衡，避免电解质丢失。尤其是使用利尿剂的患者，更需要进行电解质监测。

6. 纠正贫血　PAH 患者常伴有铁缺乏，而贫血与患者的不良预后相关。研究表明，由于 PAH 患者肠道对铁的吸收减少，接受口服铁剂治疗效果不佳。因而，对于铁缺乏的 PAH 患者，建议使用静脉补铁治疗。

（二）血管扩张剂治疗

1. 钙拮抗剂（CCB）　正确的治疗应包括急性血管反应试验和长期药物治疗两个步骤，急性血管反应试验是评估肺动脉高压患者是否适合 CCB 治疗的重要检查步骤。

急性血管反应试验可以提供以下信息：①是否存在血管收缩或固定的肺血管结构改变；②预后判断；③长期 CCB 治疗的血流动力学安全性。目前用于急性血管反应试验的药物有依前列醇、腺苷、一氧化氮和伊洛前列素等。药物的用法用量见表 5-72-6。在我国，吸入伊洛前列素是普遍用于急性血管反应试验的药物。

表 5-72-6　用于急性血管反应试验的药物及使用方法

药物	用药途径	初始剂量	追加剂量	单步骤持续时间	最大剂量
依前列醇	静脉注射	1～2ng/（kg·min）	2～2.5ng/（kg·min）	5～15min	12ng/（kg·min）
腺苷	静脉注射	50μg/（kg·min）	50μg/（kg·min）	10min	500μg/（kg·min）
一氧化氮	吸入	10～20ppm	20ppm	5min	80ppm
伊洛前列素	吸入	20μg	—	15～20min	20μg

急性血管反应试验阳性标准：患者 mPAP 下降 10mmHg 以上；mPAP 下降 40mmHg 以下；心排血量增加或不变。满足以上三个条件者称为血管反应试验阳性。

只有急性血管反应试验阳性的患者方可考虑口服 CCB 治疗，而急性血管反应试验阴性的患者使用 CCB 可能无效甚至有害。

最常用的 CCB 是硝苯地平和地尔硫䓬（合心爽）。原则上心率较快的患者选择地尔硫䓬，首先从小剂量 30mg，每日 3 次开始，数周内增加到最大耐受剂量，一般有效剂量为 240～720mg/d。心率较慢者建议选择硝苯地平，首先从 10mg 每日 3 次开始，数周内增加到最大耐受剂量，一般有效剂量为 120～240mg/d。剂量应该遵循个体化原则，治疗期间应密切进行监测。由于部分患者长期服用 CCB 就不再敏感，因而在 CCB 治疗的 6～12 个月要重复进行右心导管检查来判断患者是否对 CCB 持续敏感。应避免使用具有负性肌力作用的 CCB，如维拉帕米等。

2. 前列环素类似物　前列环素是血管内皮细胞花生四烯酸的代谢产物，具有许多药理学作用，包括强有力的血管扩张作用，可扩张肺动脉、体动脉和血管床，抑制血小板聚集，抑制平滑肌细胞增生。基于以上原因，前列环素是治疗肺动脉高压的一种理想药物。目前应用于临床的药物如下。

（1）依前列醇：目前依前列醇仍然是治疗效果最好的前列环素类药物，长期静脉输入可改善特发性、硬皮病相关性肺动脉高压患者的运动耐量和血流动力学状态。依前列醇的应用比较复杂，需要持续静脉输入，常温下性质不稳定，输注前需要低温保存；酸性条件下不稳定，不能口服给药。应用依前列醇治疗时一般从小剂量开始[1～2ng/（kg·min）]，随后根据药物的不良反应和患者的耐受性，以 1～2ng/（g·min）的速度逐渐上调药物剂量。许多患者的稳态剂量在 20～40ng/（kg·min）。由于药物的不断降解或内源性拮抗剂如血栓素的产生不断增加，依前列醇的使用剂量需逐渐增加。依前列醇对外周静脉的刺激作用较大，因而需要经中心静脉导管给药。药物常见不良反应包括头痛、下颌痛、恶心、皮疹、腹泻和肌肉骨骼痛。严重不良反应是由药物输注系统引起的，包括导管相关性感染及因注射泵功能失灵而突然停药，使肺动脉压骤然升高而威胁生命。对于 PVOD/PCH 患者，依前列醇治疗为禁忌，因为它可使阻塞部位的血流增加，从而可以导致急性肺水肿。

（2）曲前列尼尔：为前列环素的三环联苯胺衍生物，半衰期 3h，化学性质稳定，可以通过静脉或皮下和口服给药。已经在大量的特发性、先天性心脏病和结缔组织病(connective tissue diseases，CTD) 所致肺动脉高压病例中进行了应用研究，证明它可以显著改善患者的 6min 步行距离，而且随着剂量的增大，其改善作用更加明显。但是，由于注射部位的疼痛，患者往往不能耐受较大剂量。持续注射治疗起始剂量为 1.25ng/（kg·min），逐渐增加至有效剂量，与依前列醇相似，在长期使用中也需要逐渐增加剂量。最大运动耐量的改善更多见于能够耐受剂量 13.8ng/（kg·min）的患者。最常选择的注射部位是腹部皮下脂肪多的部位，也可选择臀部或大腿外侧及上臂内侧。曲前列尼尔常见的不良反应有输注部位疼痛、头痛、恶心、腹泻、颜面发红、下颌疼痛。静脉及皮下曲前列尼尔已被批准用于动脉型肺动脉高压治疗，口服曲前列尼尔刚结束Ⅲ期临床研究。

（3）伊洛前列素：是一种稳定的前列环素类似物，血液半衰期 20～25min。伊洛前列素可通过静脉注射或雾化吸入给药，而吸入疗法由于使用简便，近来受到广泛关注。对于特发性肺动脉高压患者，短期吸入伊洛前列素较吸入一氧化氮能产生更好的肺动脉扩张作用。由于吸入伊洛前列素所产生的降压作用持续时间相对较短，所以为维持治疗的效果，需要每日吸入 6～9 次。一项多中心临床研究发现，每次吸入 2.5～5μg，每日 6～9 次治疗 3 个月，患者 6min 步行距离和 NYHA 心功能分级均明显改善，血流动力学状况也明显改善。主要的不良反应有咳嗽、颜面发红、头痛和下颌痛。该药物在欧洲批准应用于 NYHA 心功能分级Ⅲ级的特发性肺动脉高压患者，美国 FDA 批准将其应用于 NYHA 心功能分级Ⅲ和级Ⅳ级的肺动脉高压患者。

（4）贝前列素：是第一个可以通过口服给药的前列环素类似物，一次口服给药后半衰期 35～40min，一般用于病情较轻的患者，能改善各种原因所致肺动脉高压的 6min 步行距离，对特发性肺动脉高压患者的改善程度最大，但长期的观察发现，在 9～12 个月后该药物的治疗作用消失。目前该药在日本被批准用于肺动脉高压的治疗。

3. ET 受体拮抗剂 内皮素系统的活化在肺动脉高压的发病机制中起重要作用，ET-1 与 ET_A 受体、ET_B 受体结合后，作用于血管的平滑肌细胞，起到收缩血管和正反馈产生 ET-1 的作用。这一机制成为 ET 受体拮抗剂治疗肺动脉高压的药理学基础。

（1）波生坦：是第一个以内皮素系统为治疗靶点的非肽类口服制剂，可同时阻滞 ET_A 和 ET_B 受体，在美国、加拿大、瑞士对 NYHA 心功能分级Ⅲ级和Ⅳ级的特发性和结缔组织病所致肺动脉高压患者进行的随机临床试验证明，波生坦能够显著改善运动能力、症状和功能状态并能延缓病情恶化。目前推荐的波生坦合理有效剂量为 125mg，每日 2 次。主要不良反应是肝功能损害，因此在服药期间至少每月检查一次肝功能。另外，该药物也可能会引起贫血、水肿、睾丸萎缩和男性不育，妊娠时服用会引起胎儿畸形，并且不能与格列本脲（优降糖）或者环孢素同时服用。

（2）安立生坦：是一种选择性 ET_A 受体拮抗剂，适应证为 WHO 功能分级Ⅱ～Ⅲ级，肝功能损害的发生率为 0.8%～3%，较波生坦引起肝功能损害的概率小，所以不需要常规每个月监测肝功能。

（3）马昔腾坦：是将波生坦结构改良后的新型非选择性 ET 受体拮抗剂，同时拮抗 ET_A 和 ET_B 受体，安全性和有效性更高。在 SERAPHIN 研究中，742 例动脉型肺动脉高压患者接受了 3mg、10mg 的马昔腾坦，与对照组相比较，马昔腾坦组并发症发生率和死亡率显著降低，活动耐力显著改善，临床恶化时间明显延长。

4. 磷酸二酯酶-5 抑制剂 NO 扩张血管的作用依赖于血管平滑肌内环磷酸鸟苷（cGMP）的放大作用。细胞间 cGMP 的作用非常短暂，主要是由于磷酸二酯酶将 cGMP 迅速降解而失去活性。选择性抑制 cGMP 特异性的磷酸二酯酶-5 可以延长和增强前列腺素类和一氧化氮相关的血管效应。

（1）西地那非（sildenafil）：为新型选择性磷酸二酯酶-5 抑制剂，对健康个体仅引起非常轻微的体循环血流动力学变化。西地那非具有较强的选择性肺血管扩张作用，而且长期使用安全有效。西地那非治疗肺动脉高压的大规模多中心临床试验共入选了 278 名肺动脉高压患者，包括 IPAH、结缔组织病相关的肺动脉高压和先天性体-肺分流所致肺动脉高压，给予西地那非 20mg、40mg 或 80mg，每日 3 次口服，治疗 12 周后，发现其可改善患者的活动耐量、NYHA 心功能分级和血流动力学指标。当与吸入伊洛前列素联合应用时，能够降低 PVR，作用比单一用药时更强且持续时间延长。不良反应有头痛、鼻腔充血和视力障碍，但轻微且发生率低。

（2）他达拉非（tadalafil）：是一种长效的磷酸二酯酶-5 抑制剂，于 2009 年被美国 FDA 批准用于治疗特发性肺动脉高压。在他达拉非治疗肺动脉高压随机对照研究中，实验组患者活动耐力及血流动力学都得到有效改善。他达拉非的治疗剂量为 40mg，每天 1 次，但需要由低剂量逐渐递增。与西地那非相比，他达拉非服用更为方便，副作用小，主要副作用为头痛、脸红和鼻出血，偶可引起一过性低血压。

5. 可溶鸟苷酸环化酶激动剂　利奥西呱（riociguat）是作用于 NO 途径的药物，它有两方面的作用：一方面与内源性 NO 有协同作用，另一方面直接刺激鸟苷酸环化酶（soluble guanylyl cyclase，sGC），使 cGMP 水平升高，从而产生舒张血管、抑制平滑肌增生等作用。Ⅲ期临床试验证实利奥西呱 2.5mg、每天 3 次可以明显改善患者活动耐力、血流动力学、WHO 功能分级和临床恶化时间。目前利奥西呱已被广泛用于 PAH 和不可手术的 CTEPH 的治疗。

6. 前列环素受体激动剂　司来帕格是一种长效的口服前列环素受体激动剂。该药物的Ⅲ期临床试验纳入 1156 例 PAH 患者，结果显示与安慰剂相比，不管是否接受背景治疗，司来帕格可使 PAH 患者恶化/死亡事件的风险显著降低 40%，6min 步行距离及 WHO 功能分级均明显改善。

7. 药物治疗策略　目前针对肺动脉高压的药物治疗多主张使用不同作用途径药物的联合治疗。一项 meta 分析提示联合治疗可以减少临床恶化，提高 6min 步行试验，改善血流动力学。目前联合治疗方案有两种：一种为序贯联合，即一种药物治疗后效果不好，再加用第二种、第三种。另一种为起始联合，即一开始就联合使用两种或三种治疗途径的药物。

肺动脉高压的治疗目标为努力将病情控制在低危状态。有证据表明，延迟达标会影响患者的长期预后，因而建议应使患者尽早达到低危状态[12]。为达此目标，各指南建议对于 PAH 患者，即使初始评估为低危到中危，也均应起始联合治疗，尽早达标。而对于初始评估为高危的患者，则应使用包括静脉前列环素类药物的联合治疗。药物治疗策略见图 5-72-8。

在临床上，大部分 PAH 患者均应使用不同类型靶向药物的联合治疗，仅有少数类型人群适合进行单药治疗，包括对 CCB 长期有效的患者；长期单药治疗史（＞5～10 年），且稳定于低危状态的患者；75 岁以上，有多种危险因素导致左室射血分数保留的心力衰竭患者；怀疑或有高度可能合并静脉或毛细血管受累征象（PVOD/PCH）的患者；HIV 或门静脉高压或未修复的先天性心脏疾病所致 PAH 患者；极轻度 PAH 患者（如 WHO FC 1 级，PVR＜4WU，mPAP＜30mmHg，超声心动图显示右心正常）；联合治疗不可获得或有禁忌的患者[10]。PAH 患者的治疗策略见图 5-72-8。

（三）外科手术治疗

1. 房间隔造口术　对于严重右心衰竭的患者，球囊房间隔造口术（balloon atrial septostomy，BAS）可以降低右心充盈压，减轻右心的容量负荷。此技术也可用于左心充盈减少而反复发作的晕厥。术后，心房右到左的分流使右心负荷降低并改善了左心腔的充盈状态，由此心排血量的增加部分抵消了由分流所致的氧饱和度下降，使体循环总体氧的供应得到改善。房间隔造口术是一种姑息性治疗方法，或是肺移植的中间过渡阶段。患者的选择、治疗时机和造口的大小与患者的预后有关。

2. 肺移植　1982 年，临床成功对 IPAH 患者进行了心肺联合移植手术，单肺和双肺移植也取得了成功。如果患者通过积极的内科治疗，病情不能得到控制且逐渐加重，就应考虑肺移植。肺动脉高压患者肺移植的 1 年生存率为 66%～75%。

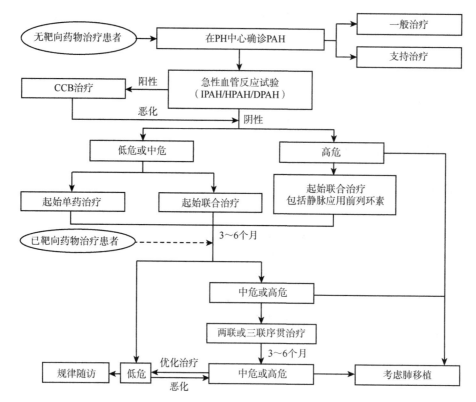

图 5-72-8　肺动脉高压的治疗策略

FC. 功能分级；SC. 皮下注射；IV. 静脉注射

3. 经皮肺动脉去神经术　经皮肺动脉去神经术是一种微创性介入手术，由我国学者研发，用于治疗 PAH，是近年来该治疗领域的创新性技术。一项多中心临床研究已完成所有患者的入组，初步结果令人鼓舞。

总之，肺动脉高压的治疗除一般治疗外，要根据急性血管反应试验的结果选择 CCB 治疗，对于急性血管反应试验阴性的患者，按照 PAH 的病因及危险分层的标准，选择靶向药物联合治疗，并进行规律随访；对于靶向药物控制不佳的患者，可考虑进行外科干预或肺移植。

（杨媛华）

参 考 文 献

[1] Simonneau G, Montani D, Celermajer DS, et al. Haemodynamic definitions and updated clinical classific-ation of pulmonary hypertension[J]. Eur Respir J, 2019, 53（1）: 1801913.

[2] Hoeper MM, Humbert M. The new haemodynamic definition of pulmonary hypertension: Evidence prevails, finally[J]. Eur Respir J, 2019, 53（3）: 1900038.

[3] 中华医学会呼吸病学分会肺栓塞与肺血管病学组，中国医师协会呼吸医师分会肺栓塞与肺血管病工作委员会，全国肺栓塞与肺血管病防治协作组，等. 中国肺动脉高压诊断与治疗指南（2021 版）[J]. 中华医学杂志，2021，101（01）: 11-51.

[4] McGoon MD, Benza RL, Escribano-Subias P, et al. Pulmonary arterial hypertension: Epidemiology and registries[J]. J Am Coll Cardiol, 2013, 62（25 Suppl）: D51-D59.

[5] 汤秀英，杜军保，齐建光，等. 实验性缺氧性肺动脉高压肺腺泡内动脉的超微结构观察[J]. 电子显微学报，2004，（5）: 523-526.

[6] Austin ED, Loyd JE. The genetics of pulmonary arterial hypertension[J]. Circ Res, 2014, 115（1）: 189-202.

[7] 王瑾，向莉莉，李晓晖. 骨形成蛋白Ⅱ型受体信号通路与肺动脉高压：新进展与希望[J]. 中国药理学与毒理学杂志，2017，31（2）: 119-130.

[8] Peacock AJ, Crawley S, McLure L, et al. Changes in right ventricular function measured by cardiac magnetic resonance imaging in patients receiving pulmonary arterial hypertension-targeted therapy: The EURO-MR study[J]. Circ Cardiovasc Imaging, 2014, 7（1）: 107-114.

[9] Frantz RP, Farber HW, Badesch DB, et al. Baseline and

serial brain natriuretic peptide level predicts 5-year overall survival in patients with pulmonary arterial hypertension：Data from the REVEAL registry[J]. Chest, 2018, 154（1）: 126-135.

[10] Galiè N, Channick RN, Frantz RP, et al. Risk stratification and medical therapy of pulmonary arterial hypertension[J]. Eur Respir J, 2019, 53（1）: 1801889.

[11] 熊长明. 动脉性肺动脉高压抗凝治疗之争议[J]. 中华医学杂志, 2018, 98（2）: 81-83.

[12] Hoeper MM, Pittrow D, Opitz C, et al. Risk assessment in pulmonary arterial hypertension[J]. Eur Respir J, 2018, 51（3）: 1800279.